古代经典名方研究与应用

主编 ◎ 彭成

中国健康传媒集团

中国医药科技出版社

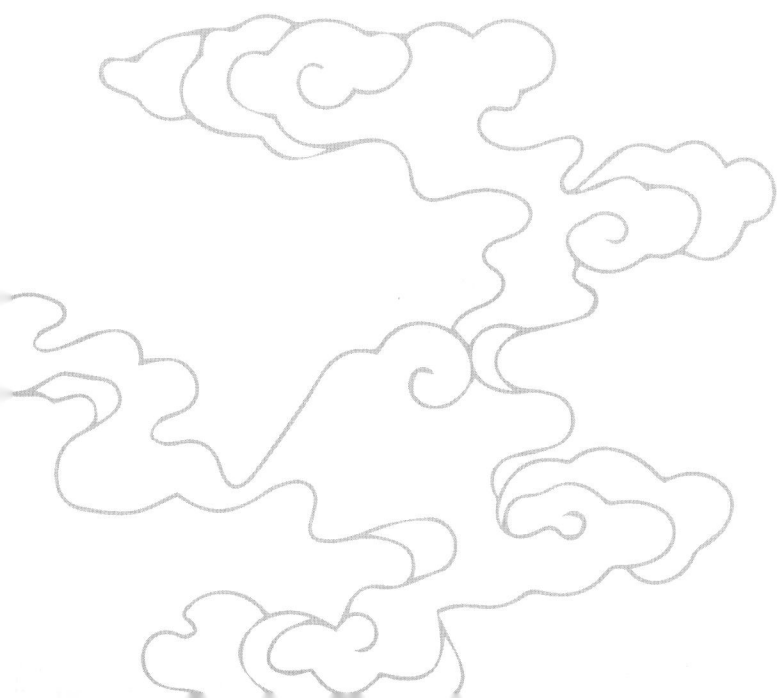

内 容 提 要

本书对《古代经典名方目录（第一批）》100首分上篇和下篇两部分进行了详细阐述。上篇主要介绍经典名方的科学内涵、追本溯源、组方原理、现代研究和临床应用。下篇是各论，主要按目录顺序对100首经典名方进行介绍，包括概述、历史沿革、名方考证、药物组成、功能主治、方义分析、用法用量、药学研究、药理研究、临床应用、使用注意、按语等内容。

本书可为从事经典名方研究、开发、生产、销售及临床应用的读者提供参考。

图书在版编目（CIP）数据

古代经典名方研究与应用 / 彭成主编 . -- 北京：
中国医药科技出版社，2024. 12. -- ISBN 978-7-5214
-4771-2

Ⅰ . R289.2

中国国家版本馆 CIP 数据核字第 2024QS5075 号

美术编辑　　陈君杞
版式设计　　南博文化
责任编辑　　张　睿　王　梓

出版　**中国健康传媒集团** | 中国医药科技出版社
地址　北京市海淀区文慧园北路甲 22 号
邮编　100082
电话　发行：010-62227427　邮购：010-62236938
网址　www.cmstp.com
规格　889×1194mm ¹/₁₆
印张　60 ¹/₄
字数　1576 千字
版次　2024 年 12 月第 1 版
印次　2024 年 12 月第 1 次印刷
印刷　北京盛通印刷股份有限公司
经销　全国各地新华书店
书号　ISBN 978-7-5214-4771-2
定价　**380.00 元**

获取新书信息、投稿、
为图书纠错，请扫码
联系我们。

编委会

主　编　彭　成

副主编　傅超美　裴　瑾　余成浩　敖　慧

编　委（按汉语拼音排序）

陈　江　　陈翠平　　陈鸿平　　程　芳　　程　浩　　董　艳　　冯五文

冯叶雯　　付　煜　　高　飞　　高继海　　何　瑶　　何宇新　　胡慧玲

黄旭龙　　贾尚美　　江华娟　　雷杰婷　　冷　静　　李　玲　　廖　婉

刘　芳　　刘　捷　　罗　丽　　欧凯西　　潘　媛　　彭　芙　　任超翔

史莎莎　　谭　瑾　　谭玉柱　　唐　飞　　万　彦　　文飞燕　　吴姣姣

吴清华　　奚子晴　　夏　佳　　谢晓芳　　徐菲飞　　闫　婕　　杨　雨

余　蕾　　张　黎　　张　臻　　章津铭　　赵　辉　　赵玉民　　周　涛

周勤梅　　周彦希　　周永峰

编写说明

经典名方，是中医药伟大宝库中的精华，是历代名医大家临床经验的总结，是中药方剂的杰出代表，也是体现中国文化思想、中国医学形象、中国医药制造的重要载体。经典名方的研究、开发、应用，将促进中医方药的学术创新、提高中医临床疗效、赋能中药产业发展。

近年来，我国出台一系列法律法规和政策文件，积极鼓励开发经典名方。2017年7月1日实施的《中华人民共和国中医药法》规定："生产符合国家规定条件的来源于古代经典名方的中药复方制剂，在申请药品批准文号时，可以仅提供非临床安全性研究资料。"2018年国家中医药管理局发布的《古代经典名方目录（第一批）》允许企业在简化的审批流程（提供非临床安全性研究，无需临床试验）下申报生产100首古代经典名方。这100首古代经典名方遴选自《伤寒论》《金匮要略》等103种医籍记载的10万余首方剂，包括汤剂、煮散、散剂和膏剂四种剂型；囊括解表、泻下、和解等15种传统功用，所治疾病涵盖内、妇、儿、外，特别是中医临床优势病种。2019年10月发布的《中共中央 国务院关于促进中医药传承创新发展的意见》提出："加快构建中医药理论、人用经验和临床试验相结合的中药注册审评证据体系，优化基于古代经典名方、名老中医方、医疗机构制剂等具有人用经验的中药新药审评技术要求，加快中药新药审批。"2020年，国家中医药管理局和国家药品监督管理局发布了《古代经典名方关键信息考证原则》，苓桂术甘汤等7首方剂关键信息研究形成专家共识，为经典名方中药新药注册审批奠定基础。

成都中医药大学西南特色中药资源国家重点实验室依托国家双一流学科——中药学，秉承"系统中药，多维评价，医药结合"，多年来致力于经典名方研发工作，在本草考证、物质基准建立、产品开发等方面独树一帜。为促进"双一流"学科建设和学术影响力提升，助力古代经典名方传承创新，我们联合四川大学、西华大学、陕西中医药大学、浙江中医药大学、中国中医科学院、四川省人民医院等从事经典名方考证、资源评价、药理研究、制剂研究、物质基准研究及临床应用的专家学者形成医药结合、多学科联合的编写团队，以面向科学研究、面向新药开发、面向临床应用为编写原则，突出科学性、实用性，对经典名方研究成果进行全面总结、归纳和凝练，积极打造兼具学术性、前沿性、实用性的精品读物——《古代经典名方研究与应用》。本书的顺利出版，亦将充分彰显经典名方"中国智慧，中国创造，中国制造"的独特优势与魅力，推动产学研用深度融合，实现先贤智慧、现代科技与医药产业无缝对接，促进中医药事业在继承与创新中行稳致远。

本书分上篇和下篇两部分。上篇是总论，主要对经典名方的科学内涵、追本溯源、组方原理、现代研究和临床应用五个方面进行了详细介绍。上篇由成都中医药大学彭成、傅超美、裴瑾、余成浩、敖慧、陈鸿平负责编写。下篇是各论，主要按国家中医药管理局公布的100首经典名方顺序对单个品种进行阐述。每个品种主要包括概述、历史沿革、名方考证、药物组成、功能主治、方义分析、用法用量、药学研究、药理研究、临床应用、使用注意、按语等内容。下篇由成都中医药大学陈翠平、陈江、程芳、程浩、董艳、冯五文、高飞、高继海、何瑶、胡慧玲、黄旭龙、贾尚美、江华娟、李玲、雷杰婷、廖婉、刘芳、刘捷、罗丽、欧凯西、潘媛、任超翔、文飞燕、吴姣姣、吴清华、奚子晴、夏佳、谢晓芳、闫婕、杨雨、余蕾、张黎、张臻、章津铭、周勤梅、周涛、周彦希、周永峰，四川大学彭芙、西华大学何宇新、四川省人民医院徐菲飞、重庆市中医院冷静、陕西中医药大学史莎莎、中国中医科学院赵辉、浙江中医药大学冯叶雯、好医生药业集团有限公司谭瑾、贵州省黔东南州民族医药研究院付煜、江西省南昌市高新区卫生健康和疾病预防控制中心赵玉民负责编写。统稿及附录编写工作由敖慧、史莎莎、奚子晴、张臻、谭玉柱、万彦、唐飞负责。在此对各位编者的辛勤付出及编者所在单位的支持表示感谢。

由于时间仓促，水平有限，错漏之处在所难免，恳请广大读者赐教雅正。

彭成

2024年10月

目 录

上篇

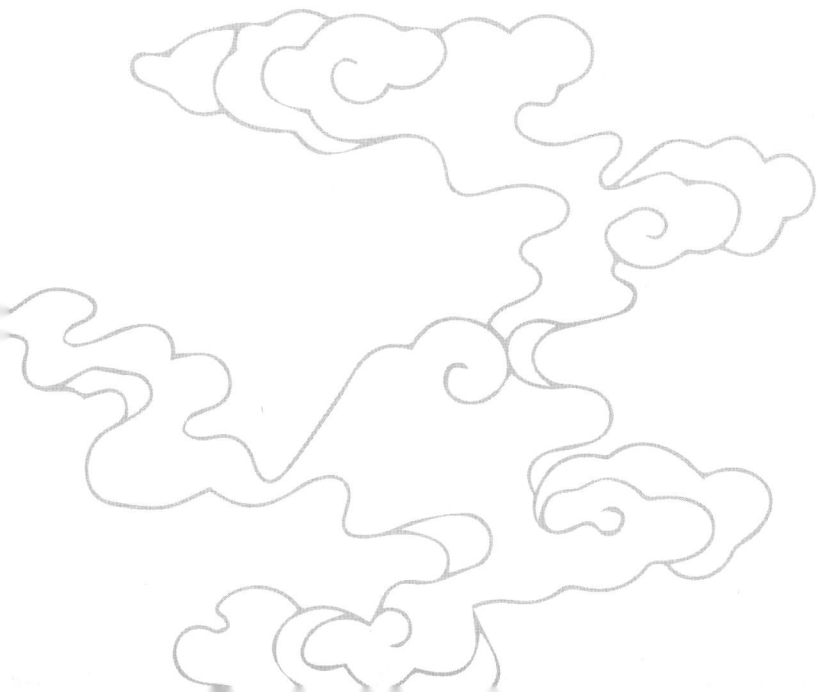

第一章　经典名方的科学内涵

经典名方，是中医药伟大宝库中的精华，是历代名医大家临床经验的总结，是中药方剂的杰出代表，也是体现中国文化思想、中国医学形象、中国医药制造的重要载体。经典名方科学内涵的研究揭示和开发应用，将促进中医方药的学术创新、提高中医临床疗效、赋能中药产业发展。

第一节　基本概念

"方"指药方、处方、医方，是方剂的简称。方，《辞源》释义为"药方，单方"，引庄子逍遥游"客闻之，请买其方百金"。处方，《辞源》谓"医师所开的药方"。《隋书·经籍志》"医方者，所以除疾疢保性命之术者也"。由此可见，方是由药物组成的，药物的组成是有方法的、有规矩的。如《左传昭公二十九年》"夫物物有其官，官修其方"。杜预注："方，法术。"《周礼·考工记》"圆者中规，方者中矩"。"不以规矩，不能成方圆"（《孟子·离娄上》）。"方剂"一词，最早见于南北朝《梁书·陆襄传》"襄母卒患心痛，医方须三升粟浆……忽有老人诣门货浆，量如方剂"。《说文解字》"方，併船也"，段玉裁注："併船者，并两船为一"。《说文解字》"劑，齐也。释言，剂，剪齐也"，段玉裁注："按《周礼》或言质剂，或言约剂……是剂所以齐物也。《周礼》又多用齐字……今人药剂字乃《周礼》之齐字也"，剂有整齐之义。金代张从正《儒门事亲》"剂者，和也；方者，合也。故方如瓦之合，剂有羹之和也"。剂有调剂之义，如《汉书艺文志》"调和之所宜"。由此可见，"方"是方剂的简称，"方剂"的原义是药物按一定的规矩和方法组合调剂成方，现指在中医药理论指导下，针对中医病症的病因病机，应用"君臣佐使"等组方原理，将中药配伍组合使用的形式。

"经典名方"源于2008年国家食品药品监督管理局发布的《中药注册管理补充规定》中第七条"来源于古代经典名方的中药复方制剂，是指目前仍广泛应用、疗效确切、具有明显特色与优势的清代及清代以前医籍所记载的方剂"。2016年国家颁布的《中华人民共和国中医药法》第三十条明确指出"生产符合国家规定条件的来源于古代经典名方的中药复方制剂，在申请药品批准文号时，可以仅提供非临床安全性研究资料。具体管理办法由国务院药品监督管理部门会同中医药主管部门制定"。2017年国家中医药管理局发布了《古代经典名方目录制定的遴选范围和遴选原则》，遴选范围为"1911年前出版的古代医籍"。遴选原则中总体要求"体现目前仍广泛应用、疗效确切、具有明显特色及优势；古代中有较多记载及医案证据，现代文献中有较多临床及实验研究报道；得到中医临床进一步凝练、权威专家广泛认可；各类中医药教材中广为收录等"。具体原则包括："1.以健康需求为导向，围绕中医优势病种选择方剂，主治要兼顾已上市中成药涉及较少的病证；处方中不含有《中华人民共和国药典》2015年版收载的大毒药材；处方中不涉及国家重点保护的野生动物药材品种目录的一级保护品种。2.处方中药味均按2015年版《药典》的法定标准；处方适合工业化生产，成药性较好；给药途径与古代医籍记载一致；处方中不含有十八反和十九畏等配伍禁忌。3.原则上处方适用范围不包括急症、危重症、传染病，不涉及孕妇、婴幼儿等特殊用药人群；但对确有疗效的、特色突出的方剂，酌情列入，以适应临床需求。

4.国内未上市品种。"2018年国家中医药管理局公布了《古代经典名方目录（第一批）》100首。由此可见，"经典名方"是古代医家长期临床实践过程中形成，并经过临床验证与实验研究，目前仍广泛应用、疗效确切、具有明显特色与优势的清代及清代以前医籍所记载的方剂。

第二节　基本特点

"经典名方"必须具有"三定八性"的特点，即组方结构固定、药物质量稳定、临床效用确定，具有有序性、恒定性、可变性、稳定性、整体性、可控性、有效性、安全性。

一、结构固定

"经典名方"的组方结构是固定的，具有有序性、恒定性和可变性。①有序性是指方剂的组成是有序的，它是按照"君臣佐使"的结构进行组方，按照"七情和合"的原则进行配伍。如《伤寒论》麻黄汤，由麻黄、桂枝、杏仁、炙甘草四味药物组成，以麻黄为"君"、桂枝为"臣"，"相须"为用，辛温发汗解表；"佐"以杏仁，降利肺气，与麻黄配伍，一宣一降，以恢复肺气之宣降，加强宣肺平喘之功能；"使"以炙甘草，既能调和麻、杏之宣降，又能缓和麻、桂相合之峻烈。四药合用，发汗解表、宣肺平喘，主治外感风寒表实证。②恒定性是指方剂的组方是恒定的，尤其是基础方、代表方，药物的组成是恒定的。如《太平惠民和剂局方》四君子汤，由人参、白术、茯苓、炙甘草组成，是治疗脾胃气虚证的基础方，后世众多补脾益气方剂多从此方衍化而来。又如《温病条辨》银翘散，以银花一两、连翘一两、苦桔梗六钱、薄荷六钱、竹叶四钱、生甘草五钱、芥穗四钱、淡豆豉五钱、牛蒡子六钱，上杵为散，每服六钱（18g），鲜苇根汤煎，香气大出，即取服，勿过煮；功能辛凉透表、清热解毒，主治温病初起，发热无汗，或

有汗不畅，微恶风寒，头痛口渴，咳嗽咽痛，舌尖红，苔薄白或薄黄，脉浮数；是辛凉解表的代表方剂。③可变性是指方剂药味的加减、药物剂量的调整、药物剂型与给药途径的选择是可以随临床病症的改变而变化的。如《伤寒论》大承气汤，由大黄、厚朴、枳实、芒硝组成，治疗阳明腑实证；去芒硝，减少厚朴、枳实用量，即《伤寒论》小承气汤，主治阳明腑实轻证。《金匮要略》厚朴三物汤、厚朴大黄汤的组成药物与小承气汤一样，为大黄、厚朴、枳实，但剂量不同，方名不同，功用也不同。小承气汤重用大黄为君，以泻下为主，泻热通便、消积除满；厚朴三物汤重用厚朴、枳实为君，重在行气除满、泻热通腑；厚朴大黄汤重用厚朴为君，理气逐饮、荡涤实邪通腑。若见急腹症肠梗阻阳明腑实证，可用承气汤类药物灌肠治疗，效果更好。

二、质量稳定

"经典名方"质量的稳定与保障，离不开组成药物的基原、产地、炮制、用量、剂型和煎服方法，尤其要注意"经典名方"的关键信息"药材基原、饮片炮制、药物剂量、功能主治、用法用量"的古今变化和现代研究，做到五个明确。①明确基原。厘清历代药物基原及其变迁情况、现代标准规范以及植物志等关于该药材的情况，结合当前种、养殖生产情况，综合考虑古籍记载、历史变迁、当前实际等因素选定所用基原。②明确炮制。梳理相关药物炮制古今发展脉

络，明晰历代主流炮制方法，结合原方所提的炮制要求，结合当前工业化生产水平，综合加以考证，确定可行的炮制方法。③明确剂量。系统研究古代度量衡与现代对应关系，探索计量单位的折算方法，在尊重原方药物用量、考证历史变迁、结合现代研究及保障处方安全的基础上，明确古方计量单位折算现代剂量方法，明确组成药物相关剂量。④明确功能主治。系统梳理方剂源流演变，对其功能主治和处方组成进行研究，在与古籍记载原义保持一致的基础上，充分参考广为认可的现代教材等功能主治表述，确定方剂功能主治。⑤明确用法用量。系统研究古方的传统的剂型、煎煮方法、服用次数及用量，结合当前工业化制药生产技术水平，综合确定可行的制备工艺参数、质量标准、使用说明。如《伤寒论》桂枝汤，由桂枝、芍药、炙甘草、生姜、大枣组成。基原方面：桂枝《名医别录》谓"箘桂，味辛、温……生交趾、桂林山谷"；"牡桂，味辛、温……生南海山谷"。《新修本草》云："箘者，竹名，古方用筒桂是……""或云牡桂，即今木桂及单名者也。此桂花、子与箘桂同……大、小枝皮俱名牡桂。然大枝皮肉理粗虚如木兰，肉少味薄不及小桂皮也。小枝皮肉多半卷，中必皱起，味辛美。一名肉桂、一名桂枝、一名桂心。"可见唐以前，肉桂、桂枝、桂心都是肉桂 Cinnamomum cassia Presl 的树枝之皮。北宋林亿将《伤寒论》等经典中的桂类药材，统称为桂枝。与后世不同的是，北宋的"桂枝"是桂的枝皮，而非嫩枝，至于干皮在当时不入药用。南宋开始，医家注意到桂之树皮（包括干皮、枝皮）与嫩枝功能上的差异，于是宋元时期，其树皮被称为"肉桂"，作为补益肾火之品，使用中逐渐以干皮占优势；嫩枝最初称为"柳桂"，后渐改称"桂枝"，用作发表之剂，沿袭至今。桂枝的产地，《神农本草经》《名医别录》谓牡桂"生南海山谷"、箘桂"生交趾、桂林山谷岩崖间"、桂"生桂阳"，今主产于广西、广东，福建、云南等亦产，以两广产者为道地。芍药，陶弘景《名医别录》载："今出白山、蒋山、茅山

最好，白而长尺许，余处亦而多赤，赤者小利。"始分赤、白二种，将白芍与赤芍区别。苏颂《本草图经》载："芍药二种，一者金芍药，二者木芍药。救病用金芍药，色白多脂肉，木芍药色紫瘦多脉。"与当前以家种经加工而成白芍和以野生细瘦多筋木加工为赤芍有相似之处。李时珍谓："根之赤白，随花之色也。"仲景用芍药一般赤芍、白芍皆有。本方偏补，故为白芍，来源于毛茛科芍药 Paeonia lactiflora Pall.。炮制方面：中药蜜制的技术出于宋代，成熟并全面应用于临床是在明清时期。明代以前的"炙"是水蘸湿炙之，明代以后的"炙"为蜜制。原炙甘草是用水蘸湿炙之，即"炒甘草"，现炙甘草即取甘草片，蜜炙至黄色至深黄色，不粘手为度。剂量方面，度量衡古今差异很大，唐以前，1两约为13.75g，唐以后1两约为31.25g，现1两为50g。功能主治方面，功能解肌发表、调和营卫，主治外感风寒表虚证。用法用量方面，桂枝汤五味药，㕮咀，以水七升，微火煮取三升，去滓，适寒温，服一升。服已须臾，啜热稀粥一升余，以助药力。温覆令一时许，遍身漐漐微似有汗者益佳，不可令如水流漓，病者必不除。若一服汗出病瘥，停后服，不必尽剂；若不汗，更服依前法，又不汗，后服小促其间，半日许令三服尽。若病重者，一日一夜服，周时观之。服一剂尽，病证犹在者，更作服；若汗不出，乃服至二三剂。现代用法即水煎服，温服取微汗；也可制成颗粒剂，温水冲服。

三、效用确定

"经典名方"是针对疾病主治病症的病因病机，立法处方、随证用药，功能主治效用是确定的，具有整体性、可控性、有效性和安全性。①整体性是指方剂针对主治病症的病因病机，按照组方原则的要求，组合成为治疗疾病的整体形式，概言之，就是方证对应、方证一体。如热证中有热在气分、营分、血分以及虚热、实热之不同，故清热方剂中可分为清气分热、清营凉血、清退虚热、清脏腑热之不同。清气分热方剂，以

《伤寒论》白虎汤为代表，由石膏、知母、粳米、甘草组成，具有清气分热，清热生津之功效，主治气分热盛证。清营分热方剂，以《温病条辨》清营汤为代表，由犀角（水牛角代替）、生地黄、金银花、连翘、玄参、黄连、竹叶心、丹参、麦冬组成，具有清营解毒、透热养阴功效，主治热入营分证。清血分热方剂，以《外台秘要》犀角地黄汤为代表，由犀角（水牛角代替）、生地黄、芍药、牡丹皮组成，具有清热解毒、凉血散瘀功效，主治热入血分证。清虚热方剂，以《证治准绳》清骨散为代表，由银柴胡、胡黄连、秦艽、鳖甲、地骨皮、青蒿、知母、甘草组成，具有清虚热、退骨蒸功效，主治肝肾阴虚，虚火内扰证。清脏腑热方剂，又分别以清心热的《小儿药证直诀》导赤散、清肝热的《医方集解》龙胆泻肝汤、清肺热的《小儿药证直诀》泻白散、清胃热的《脾胃论》清胃散、清肠热的《伤寒论》白头翁汤为代表。②可控性是方剂最大的特点，就是可以根据疾病的状况和疾病发展的趋势，调控药物发挥作用的方向；调控药物治疗的范围，达到治病救人的目的。如《太平惠民和剂局方》四君子汤，由人参、白术、茯苓、炙甘草组成，具有益气健脾功效，主治脾胃气虚证。若脾胃气虚兼脘腹胀闷者，属气虚兼气滞，加陈皮理气化滞，为《小儿药证直诀》异功散；若脾胃气虚兼有咳嗽、痰多、痰白清稀、气短者，属气虚兼痰湿，需加半夏、陈皮理气化痰，为《医学正传》六君子汤；若脾胃气虚兼有脏器下垂、脱肛、久泻久痢者，属气虚下陷，需四君子汤去茯苓，加黄芪、当归、陈皮、升麻、柴胡，为《内外伤辨惑论》补中益气汤；若气虚兼有头晕、心悸、舌淡、脉细，属气血两虚，需四君子汤加熟地黄、白芍、当归、川芎，为《瑞竹堂经验方》八珍汤；若气血两虚兼有阳气不足，加黄芪、肉桂，为《太平惠民和剂局方》十全大补汤。③有效性是"经典名方"源远流长的根基、中医药立于世界科学之林生生不息的根本，也是决定"经典名方"最终能否开发成为中成药上市服务人类生命健康的关键。"经典名方"的有效性是指经过古代医家长期临床实践形成，疗效确切、具有明显优势特色，并经临床验证与实验研究，目前仍广泛应用、行之有效的特性。"经典名方"有效性，要求源于古代经典名方的药品名称，应与古代医籍中的方剂名称相同；应规范表述处方来源的朝代、著作及作者，提供原文记载的处方药味组成、炮制方法和剂量，同时说明处方中每一药味的规范名称，提供原文记载的功能主治、用法用量；要应用中医理论对经典名方主治病症的病因病机、治则治法进行论述，对处方的组成原则（如君、臣、佐、使）及药物配伍组成之间的相互关系进行分析，系统梳理历代方义及其相对应治则治法的衍变情况，并注明文献出处。要应用文献研究方法，系统梳理既往有效性研究结果及临床应用情况，总结分析反映经典名方有效性的药理药效、临床应用资料，重点阐明其在当今临床应用的价值，同时对市场前景的预测加以论述。应提供申请人对主要研究结果进行的总结，对所申报品种的综合评价，按有关规定起草的药品说明书样稿、说明书各项内容的起草说明、有关有效性等方面的参考文献。④安全性是"经典名方"的基础，事关人民身体健康和社会和谐稳定。"经典名方"的安全性是指按规定的适应证和用法、用量使用后，人体产生不良反应的程度。国家发布的《古代经典名方目录制定的遴选范围和遴选原则》明确要求，处方中不含有《中华人民共和国药典》2015年版收载的大毒药材，处方中不含有十八反和十九畏等配伍禁忌。然而"经典名方"的安全性是一个相对的概念，取决于"经典名方"制备成中成药上市前的安全评价、中成药风险与收益量化评价，不追求"零风险"，而要求对风险进行有效控制，使其控制在可接受的范围内。首先应按照现行中药复方制剂非临床安全性研究的技术要求，在通过GLP认证的机构进行非临床安全性研究总结、安全药理学试验、单次给药毒性试验、重复给药毒性试验、遗传毒性试验、生殖毒性试验、致癌性试验、制剂安全性试验（刺激性、溶血性、过敏性试验等）、其他毒性试验。非临床安全性研究综合评价方面，分析各项非临床安全性试验结果，综合评价各项试验结果之间的相关性，种属和性别的差异性。综合现有的非临床安全性研究资料，分析说明是否支持申请品种的上市申请。安全药理学试验方面，根据需要进行安全药理学试验，可以用文献综述代替试验研究。单次给药毒性试验方面，可进行至少一种动物的单次给药毒性试验。重复给药毒性试验方面，可先进行一种动物（啮齿类）重复给药毒性试验，当发现明显毒性时，为进一步研究毒性情况，再进行第二种动物（非啮齿类）的重复给药毒性试验。若适用人群包括儿童，还应提供支持相应儿童年龄段的幼龄动物重复给药毒理学试验资料。过敏性（局部、全身和光敏毒性）、溶血性和局部（血管、皮肤、黏膜、肌肉等）刺激性方面，主要应提供与局部、全身给药相关的特殊安全性试验资料和文献资料，若制剂为经皮肤、黏膜、腔道等非口服途径给药，需要根据给药途径及制剂特点提供相应的特殊安全性试验资料，如：研究对用药局部产生的毒性（如刺激性、局部过敏性等）、对全身产生的毒性（如全身过敏性、溶血性等）。遗传毒性试验方面，若重复给药毒性试验中发现有异

常增生、处方中含有高度怀疑的遗传毒性的药味或成分等，应根据具体情况提供相应的遗传毒性研究资料。用于育龄人群并可能对生殖系统及其功能产生影响的药物（如治疗性功能障碍药、促精子生成药、促孕药、保胎药、围产期用药、具有性激素样作用或有细胞毒作用等的药物），应进行遗传毒性试验。在上市前，应完成标准组合的遗传毒性试验；若出现可疑或阳性试验结果，应进一步进行其他相关试验。生殖毒性试验方面，用于育龄人群并可能对生殖系统及其功能产生影响的药物（如治疗性功能障碍药、促精子生成药、促孕药、保胎药、围产期用药、具有性激素样作用或有细胞毒作用等的药物）以及遗传毒性试验阳性、重复给药毒性试验中发现对生殖系统有明显影响的药物，应根据具体情况提供相应的生殖毒性研究资料。致癌试验方面，若在重复给药毒性试验或其他毒性试验中发现有细胞毒性或者对某些脏器生长有异常促进作用的，或者遗传毒性试验结果为阳性的，应提供致癌性试验。致癌性试验资料一般应在上市前提供。依赖性试验方面，具有依赖性倾向的药物，应提供药物依赖性试验。

第三节　历史沿革

　　"经典名方"是中药临床应用最基本的单元，是我国劳动人民在与疾病做斗争的实践中发明的使用中医药治疗疾病的最基本的用药形式，具有悠久的历史，凝聚了中华民族的医药学成就，蕴含着丰富的用药经验与中医药防病治病的基本原理。其发展主要经历了"经典名方"形成、发展和现代研究三个重要阶段。

一、"经典名方"的形成

　　"经典名方"，源于"经方"。《汉书·艺文志》谓"经方者，本草木之寒温，量疾病之浅深，假药味之滋，因气感之宜，辨五苦六辛，致水火之剂，以通闭解结，反之于平"。《汉书·艺

文志·方技略》记载经方有十一家，包括《五脏六腑痹十二病方》三十卷、《五脏六腑疝十六病方》四十卷、《五脏六腑瘅十二病方》四十卷、《风寒热十六病方》二十六卷、《泰始黄帝扁鹊俞跗方》二十三卷、《五脏伤中十一病方》三十一卷、《客疾五脏狂颠病方》十七卷、《金疮疭瘛方》三十卷、《妇女婴儿方》十九卷、《汤液经法》三十二卷、《神农黄帝食禁》七卷，原书今俱已失传。然魏晋南北朝陶弘景谓"经方"来自于殷商时代伊尹所著的《汤液经法》，其上而又源于《神农本草经》及《桐君采药录》，所著《辅行诀脏腑用药法要》，辑录了《汤液经法》和《桐君采药录》部分内容，记载了张仲景是依据

《汤液经法》撰写的《伤寒杂病论》。晋代皇甫谧《针灸甲乙经·序》"仲景论广《伊尹汤液》为十数卷，用之多验"。由此可见，"经方"源于《神农本草经》，发展于《汤液经法》，形成于《伤寒杂病论》。《伤寒杂病论》收录的汉以前的医方，以及张仲景创制的、收录在《伤寒杂病论》中的方剂为"经方"。

实际上，在东周、秦汉之际，"经方"学派、"经典名方"体系、方剂学科已经形成。不论甘肃武威出土的汉简、长沙马王堆出土的《五十二病方》、成都老官山出土的《六十病方》汉简，还是现存的中医药典籍《黄帝内经》《神农本草经》《伤寒杂病论》，对方剂的理论和应用已发展到相当高的程度。《黄帝内经》提出了组方的理论和基本结构，载方13首、剂型6种。如《素问·至真要大论》"治诸胜复，寒者热之，热者寒之，温者清之，清者温之，散者收之，抑者散之，燥者润之，急者缓之，坚者软之，脆者坚之，衰者补之，强者泻之"是方剂治法理论的基础；又如《素问·至真要大论》"方制君臣，何谓也？岐伯曰：主病之谓君，佐君之谓臣，应臣之谓使，非上下三品之谓也"，君臣佐使的组方结构，至今沿用。《神农本草经》是我国现存最早的药物学专著，不仅系统地总结了秦汉以来医家和民间的用药经验，而且介绍了药物配伍时的相须相使和相恶相反的特性，以及制药服药方法，丰富了方剂学的内容。张仲景"勤求古训，博采众方"，著《伤寒杂病论》，方剂的内容完整齐全，涉及方名、组成、剂量、制法、煎服法、功效、主治、宜忌、加减等组成方剂的全部要素，而且至今行之有效，被后世尊崇为"方书之祖"。《伤寒杂病论》是一部以论述外感热病与内科杂病为主要内容的医学典籍，分为《伤寒论》和《金匮要略》；《伤寒论》全书10卷，共22篇，列方113首，应用药物82种，系统分析了外感伤寒的原因、症状、发展阶段和处理方法，创造性地确立了"六经分类"的辨证施治原则，奠定了理、法、方、药的理论基础；《金匮要略》分上、中、下三卷，共25篇，载疾病60余种，收方262首，病证以内科杂病为主，兼及外科、妇科疾病及急救猝死、饮食禁忌等内容；被后世尊为"经方"。正如明代施沛《祖剂·祖齐小叙》所言"方者，仿也。医者，意也。自仲景而本之伊尹，由伊尹而上溯轩农，其于方剂之道，庶几焉近之矣"。

"经方"历经千百年临床应用，实践证明其方药组成简练、选药精当、配伍法度严谨，功专而力宏，体现了"经典名方"结构固定、质量稳定、效用确定的特点，故"经方"基本上就是"经典名方"。

二、"经典名方"的发展

"经典名方"，发展于"时方"。"时方"与"经方"相对，指汉代张仲景以后医家所创制使用的方剂。随着"时方"的兴起与快速发展，"经典名方"也得到了发展。如魏晋南北朝时期葛洪所著《肘后备急方》《玉函方》，范汪著《范东阳方》，陈延之著《小品方》，刘涓子著《刘涓子鬼遗方》。隋唐方书大量涌现，现存的《备急千金要方》载方5300多首，《千金翼方》载方2200余首，《外台秘要》收方6800余首，反映了隋唐方剂发展的水平。宋金元时期，随着经济、科技与文化显著进步，方剂学术发展到新的高度。宋代活字印刷术的发明、雕版印刷术的推广应用，为本草、方书的校刊汇纂提供了重要基础，成书于992年的《太平圣惠方》集唐宋医方之大成，载方16834首；加之宋朝政府高度重视本草和方书的收集与编纂，北宋政府官办药局"太平惠民和剂局"，精选常用有效成方制剂788首，颁行全国，是我国历史上第一部由政府组织编制的成药药典。金元时期，战争频发，疾病流行，加之元代疆土扩拓，中西医药交流扩大，宋儒理学"格物致知"影响中医药学术发展，涌现出一批杰出的医药学家和学术流派，如刘完素善用寒凉，著《宣明论方》；张子和善攻下，著《儒门事亲》；朱丹溪善于滋阴，著《丹溪心法》；李东垣善补脾胃，著《脾胃论》《内外伤辨惑论》。以金元四大家为代表的学术流派，极大地丰富了时方的内容，使方剂的学术水平达到了一个新的高度。明清时代，方剂学术发展出现了三方面的特点。一是形成鸿篇巨著，如官修《普济方》，收录方剂61739首，是我国古代收录方剂最多的方剂大全，堪称方剂巨著。二是温病学派的方剂研究与创新达到新的高度，如吴鞠通的《温病条辨》，王孟英的《温热经纬》，叶天士的《外感温热篇》，薛生白的《湿热病篇》等，补前人之所未备。三是方剂理论研究进入繁荣、升华、提高阶段，方书由博返约，偏于临床实用，如吴谦等编纂的《医宗金鉴》，吴仪洛的《成方切用》，汪昂的《医方集解》，罗美的《古今名医方论》等，把方剂理论和临床应用推向更高层次。

随着"时方"的兴起与发展，"经典名方"不断涌现。如唐代孙思邈《备急千金要方》温脾汤、温胆汤、开心散等，唐代王焘《外台秘要》黄连解毒汤等，宋代许叔微《普济本事方》槐花散、竹茹汤，宋代钱乙《小儿药证直诀》泻白散、泻黄散、六味地黄丸、白术散等，宋《太平惠民和剂局方》清心莲子饮、华盖散、甘露饮、香苏散、逍遥散、四物汤、四君子汤、二陈汤等，金代李东垣《脾胃论》补中益气汤和《兰室秘藏》清胃散、圣愈汤、当归六黄汤等，明代张景岳《景岳全书》桑白皮汤、金水六君煎、玉女煎、化肝煎、济川煎等，明代朱橚《普济方》石决明散，明代吴又可《温疫论》达原饮，清代吴瑭《温病条辨》桑菊饮、桑杏汤、益胃汤、沙参麦冬汤、增液承气汤，清代傅山《傅青主女科》易黄汤、完带汤、清经散等，组方结构简练固定、质量稳定可靠、效用明确显著，丰富和发展了"经典名方"的内容。

三、"经典名方"的现代研究

近代，西方医药传入我国，出现了东西方、中西医两大医学体系的碰撞和渗透。老一辈医药学家开始应用西医西药的理论、技术和方法来研究中药与方剂，开启了"经典名方"现代研究，如1939年《中华医学杂志》报道，明代韩

懋《韩氏医通》三子养亲汤制成流膏，治疗慢性支气管炎有效[1]。但由于国弱战乱、医运不昌，其研究零星、散在，且主要集中在单味中药的化学与药理研究方面，很少联系中医药理论和临床，"经典名方"的现代实验研究报道很少。

1949年以后，我国政府高度重视中医药的研究与发展，"经典名方"的实验研究才逐渐形成并不断完善。

20世纪50~60年代，我国医药工作者，应用现代药理、药化、药剂、临床对比实验的方法，开创性地开展了方剂的实验研究，实验方剂学学科的形成出现了端倪。主要表现在以下五个方面：一是政府重视，党和国家领导人毛泽东同志明确指出"中国医药学是一个伟大的宝库，应当努力发掘，加以提高"。政府制定的一系列中医药政策，促进了卫生界学习、应用和研究中医药的热潮。二是开展了方剂临床应用实践与临床实验的研究。如细野史郎从实验方面，阐述汉代张仲景《伤寒论》芍药甘草汤的临床药理[2]；徐迪华等观察了芍药甘草汤治疗72例腓肠肌痉挛的临床疗效，认为，芍药甘草汤的基本作用，一是缓急止痛，二是敛精液、养阴血，芍甘二者有协同的药理作用。尤其是面对当时的大疫大病，中医药工作者应用"经典名方"防治乙脑、晚期血吸虫病、阑尾炎等现代疾病，疗效明显，得到国内外医药界同行认可[3]。如叶佐臣等应用宋代陈无择《三因极一病证方论》控涎丹治疗晚期血吸虫病腹水有强烈的导泻和利尿作用[4]。三是应用药理实验方法研究和解释"经典名方"的药理作用。如山西医学院药理拉丁文教研组高应斗应用大鼠利尿实验，比较研究了五苓散、胃苓汤、八正散、肾气丸的利尿作用[5]。四是应用药化的实验方法，研究"经典名方"的质量。如中国中医科学院中药研究所应用药化分析测试的方法，研究了泻心汤煎出物中蒽醌的含量、四逆汤煎出物中乌头碱的含量、四物汤煎出物中总糖的含量和归脾汤等方总煎出物含量的测定方法[6,7]。五是应用药剂的实验方法，进行"经典名方"的剂型改革。如西南制药厂对葛根芩连汤进行了剂

型改革，在《中药通报》杂志上交流了葛根芩连片的试制报告[8]。但研究分散，缺乏系统性，缺乏中医药理论的指导与联系。

20世纪70~80年代，是"经典名方"实验研究的蓬勃发展期，"经典名方"实验研究的数量不断增加，范围不断扩大，层次不断深入。据姜廷良研究员统计，研究的方剂超过760个，实验研究的论文超过1400篇。方剂实验研究的范围不仅有经方、古方的研究，还有时方、经验方的研究；实验研究的内容，既有药效、药剂的研究，也有药代、药化的探索；实验研究的层次，既有全方的研究，也有配伍加减的深入实验。但基础方、代表方的研究不够，方剂实验研究与临床应用和生产实践结合不够。

20世纪末，随着现代科学技术的迅速发展，"经典名方"实验研究的思路出现了变革，实验研究的学术交流异常活跃。这个时期，学界重视中医证候、治法、方剂的实验研究，形成了"以药测方、以方探法、以法说理"，逆向探索中医"理、法、方、药"的辨证思维模式，在活血化瘀、扶正固本、通里攻下、清热解毒等重要治法和血府逐瘀汤、桃红四物汤、四君子汤、补中益气汤、六味地黄丸、参附汤、大承气汤、黄连解毒汤等常用"经典名方"研究方面，取得重大进展。方剂实验研究的学术交流也异常活跃，多次召开全国性的学术交流会，出版了谢鸣主编的《中医方剂现代研究》、陈奇主编的《中成药名方药理与临床》等学术著作；尤其1995年创刊了《中国实验方剂学杂志》，为方剂实验研究的学术交流提供了平台，"经典名方"实验研究理论、方法、实践等方面的文章大量涌现，出现了"经典名方"实验研究的繁荣景象。

21世纪，国家大力支持中医药的发展与创新，"经典名方"的关键科学问题、共性技术问题和产品开发，发展更为迅速。主要表现在以下三个方面：一是"经典名方"已经成为国家科学技术支持的重点领域，国家高度重视"经典名方"的物质基础、作用原理和产品开发。二是"经典名方"的研究方法更加与时俱进，随着科学技术的进步，基因组学、蛋白组学、代谢组学、微生物组学和化学生物学、结构生物学、网络药理学等新技术、新方法，广泛应用于"经典名方"的研究。三是"经典名方"的研究内容更加系统广泛，"经典名方"的研究内容既涉及"经典名方"药效物质基础、作用原理、配伍规律、量效关系等科学问题，也涉及"经典名方"的关键信息考证、药材资源评价、化学提取纯化、筛选模型建立、药效毒理评价、药代测试、临床试验、制药生产等共性技术，还涉及"经典名方"的产品开发。

今后，"经典名方"作为中医药现代化、产业化最活跃的力量，将不断完善学术体系，创新研究方法，丰富研究内容，取得重大成果，服务中医临床需求和中药生产实践，更好地为广大人民生命健康和中药产业发展服务。

参考文献

[1] 余云岫. 三子养亲汤小治验[J]. 中华医学杂志，1939，25（1）：55-62.

[2] 细野史郎，萧友山. "芍药甘草汤"的临床药理（原载现代汉方医学大观）[J]. 上海中医药杂志，1957，（10）：17-21.

[3] 徐迪华，孙有根. 芍药甘草汤治疗72例腓肠肌痉挛症的临床分析报告[J]. 中医杂志，1959，（9）：40-43.

[4] 叶佐臣，王百麟，许鹏里，等. 三因控涎丹（又名子龙丸）治疗晚期血吸虫病腹水的疗效初步报告[J]. 江西中医药，1957，（8）：15-18.

[5] 高应斗. 中药方剂五苓散胃苓汤八正散肾气丸的利尿作用的研究[J]. 山西医学杂志，1957，（1）：59-67.

[6] 佚名. 中药汤剂粗末煎药的初步介绍[J]. 中医杂志，1961，（4）：9-11.

[7] 蒙光容，陈玟，林育华. 中药汤剂粗末煎药的实验研究[J]. 中医杂志，1962，（5）：14-17.

[8] 西南制药厂. 重庆市中药剂形改进工作[J]. 中药通报，1956，（4）：144-147.

第二章 经典名方的追本溯源

为贯彻落实《中共中央 国务院关于促进中医药传承创新发展的意见》，加快推动古代经典名方中药复方制剂简化注册审批，国家中医药管理局、国家药品监督管理局积极组织推进古代经典名方关键信息考证研究工作，制定《古代经典名方关键信息考证原则》。《古代经典名方关键信息考证原则》指出，关键信息考证是经典名方开发利用的关键性、源头性问题，"传承精华、守正创新"是考证研究中需贯彻的首要原则，在"遵古"的基础上充分考虑当前临床和生产实际，注重厘清经典名方历代发展脉络，尊重历史演变规律，正本清源，传承不泥古，用历史和发展的角度去认识经典名方中药物的基原、炮制、剂量、煎煮法、功效等关键共性问题，为经典名方的开发提供依据。考证总则包括以下四方面：①传承精华。系统梳理方药发展脉络，厘清经典名方历代传承的主线，以服务临床疗效为目的，兼顾增效减毒，确保经典名方制剂的有效性和安全性。②古为今用。在遵从古方原义的基础上，充分考虑方药的历史发展演变和当前生产应用实际，结合资源可持续性、工艺可行性、市场可及性等因素，保障经典名方制剂的现代化生产和上市后应用。③古今衔接。以历代医籍记载为依据，遵古而不泥古，正视经典名方的历史沿革，以现行标准规范为参照，衔接古籍记载和现行规范，支撑经典名方制剂的统一质量控制。④凝聚共识。针对经考证仍尚有争议的难点问题，求同存异，在科学的探索中不断寻求共识。

《古代经典名方目录（第一批）》（以下简称《目录》）及对古代经典名方中药复方制剂实施简化审批的系列政策发布以来，激发了行业内外对于经典名方开发利用的积极性和创新活力，而在药材基原、药味炮制、剂量折算等关键信息上的不统一、不规范和缺乏共识，成为阻碍经典名方复方制剂研发进程中的难点和瓶颈。2020年9月28日，国家药品监督管理局发布的《中药注册分类及申报资料要求》中，将古代经典名方复方制剂按照中药新药进行注册管理，并将其细化为"按古代经典名方目录管理的中药复方制剂（3.1类）"和"其他来源于古代经典名方的中药复方制剂（3.2类）"，在申报中要求提供处方、药材基原、药用部位、炮制方法、剂量、用法用量、功能主治等关键信息，其中3.1类的关键信息应与国家公布的一致。关键信息考证仍是经典名方开发利用的关键性、源头性问题，直接关系到后续开发中的药材取样、炮制、质量标准制定等环节，继而影响整个制剂的物质基准建立和后续研发工作。特别是经典名方中的药材基原、道地、炮制方法、剂量、资源供给等均不同程度地遇到了古今异同的难题。应采取"尊古而不泥古"的态度，客观看待历史演变，亦可根据历代名方沿用及后世应用情况确定经典名方中药物的相关信息，在尊重古代医籍原文记载本意的基础上，充分梳理历代变迁，结合当前生产实际情况，最终确定经典名方关键信息。

综上，根据总则的要求，结合学科发展动态，系统梳理、归纳和总结经典名方的本草考证、炮制考证、剂量考证、资源评估等重要基础性工作，将更好地传承发展中医药理论精髓，推动经典名方在临床得到广泛应用。

第一节　本草考证

1. 丁香

丁香又名鸡舌香,《南方草木状》有记载:"交趾有蜜香树。干似柜柳,其花白而繁,其叶如橘。其花不香,其实乃香,为鸡舌香,珍异之木也。"北魏贾思勰《齐民要术》云:"鸡舌香,俗人以其似丁子,故为丁子香也。"《新修本草》云:"鸡舌香树叶及皮并似栗,花如梅花,子似枣核,此雌树也,不入香用。其雄树虽花不实,采花酿之以成香。"宋代《开宝本草》:"按广州送丁香图,树高丈余,叶似栎树。花圆细,黄色,凌冬不凋。子如钉,长三四分,紫色。"《本草图经》云:"木类桂,高丈余,叶似栎,凌冬不凋。花圆细,黄色。其子出枝,蕊上如钉子,长三四分,紫色。其中有粗大如山茱萸者,谓之母丁香。二月、八月采子及根。又云:盛冬生花,子至次年春采之。"这些描述基本符合今用桃金娘科植物丁香 Eugenia caryophyllata Thunb. 的特征。

《南方草木状》认为出交趾,《新修本草》记载出昆仑及交州、爱州以南。《海药本草》又云:"丁香生东海及昆仑国。"直至宋代《开宝本草》《本草图经》都指出生交、广、南番。古代丁香的产地集中在越南等东南亚国家及我国两广等部分地区。交趾,即是今越南北部,交州即是今广西钦州、广东雷州半岛及越南部分地区,爱州指越南北境,东海在长江以南、台湾海峡以北,凡福建、浙江及江苏南部之海岸,皆其区域。昆仑在唐代泛指中印半岛南部及南洋诸岛地区。自宋代开始,广州产的丁香受到了宋王朝的注意,并且当时在编撰《开宝本草》时,所用丁香图就是广州送上来的,明代《药镜》就明确认为丁香出广州者佳。清代屈大均在《广东新语》中云:"丁香,广州亦有之。"

主产于广东、海南。以广东为道地产区。

2. 人参

《名医别录》载:"如人形者有神。生上党及辽东。二月、四月、八月上旬采根,竹刀刮,曝干,无令见风。"《本草图经》载:"春生苗,多于深山中背阴近椴漆下湿润处,初生小叶者三四寸许,一桠五叶……中心生一茎,俗名百尺杆。三月、四月有花,细小如粟,蕊如丝,紫白色。秋后结子,或七八枚,如大豆,生青熟红,自落。"结合产地及描述,人参为五加科人参属植物人参 Panax ginseng C. A. Mey. 的干燥根和根茎。

《名医别录》提到人参出辽东。道地产区为辽东地区,正如清《皇朝通志》卷125所言:"人参,三桠五叶,间成人形,产辽阳深山中,为医经上品。"

主产于我国东北或朝鲜半岛等。吉林参产于吉林长白山一带,朝鲜参产于朝鲜半岛,东洋参产于日本。其中,吉林参品质最优。道地产区为辽东地区。

3. 干姜

陶弘景曰:"干姜,今惟出临海、章安,两三村解作之。蜀汉姜旧美,荆州有好姜而不能作干者,凡作干姜法,水淹三日毕,去皮置流水中六日,更去皮,然后晒干,置瓮缸中,谓之酿也。"《本草图经》云:"生姜,生犍为(今四川犍为县)山谷及荆州、扬州(今江苏扬州),今处处有之,以汉、温、池州(今四川成都、浙江温州、安徽贵池)者良,苗高二三尺,叶似箭竹叶而长,两两相对,苗青根黄,无花实。秋时采根。"《本草纲目》谓:"姜宜原隰沙地。四月取母姜种之。五月生苗如初生嫩芦,而叶鞘阔如竹叶,对生,叶亦辛香。秋社前后新芽顿长,如列指状,采食无筋,谓之子姜。秋分后者次之,霜后则老矣。"由上记载可知古今姜的原植物一致。现代使用的干姜与历代本草记载一致。

主产于四川、贵州等地。道地产区为四川。

4. 大枣

《齐民要术》引《广志》说："河东安邑枣；东郡谷城紫枣，长二寸；西王母枣，大如李核，三月熟；河内汲郡枣，一名墟枣；东海蒸枣；洛阳夏白枣；安平信都大枣；梁国夫人枣。大白枣，名曰蹙咨，小核多肌；三星枣；骈白枣；灌枣。又有狗牙、鸡心、牛头、羊矢、猕猴、细腰之名。又有氏枣、木枣、崎廉枣、桂枣，夕枣也。"《本草经》亦说大枣"生河东平泽"，皆指今山西运城地区。结合产地、形态、色泽等特征考证，古代所用之大枣，为鼠李科植物枣 *Ziziphus jujuba* Mill.。

《本草图经》载："大枣干枣也，生枣并生河东（山西西南部）。今迳北州郡皆有，而青、晋、降州者特佳。"李时珍谓："枣木赤心有刺，四月生小叶，尖觥光泽。五月开小花，白色微青。南北皆有，唯青、晋所出者肥大甘美，入药为良。其类甚繁……密云所出小枣，脆润核细，味亦甘美，皆可充果食，不堪入药，入药须用青州及晋地晒干大枣为良。"《本草乘雅半偈》载："近北州郡皆出，青州者特佳，木心绛赤，枝间有刺，四月生小叶尖泽，五月开小花青白，作蓝香，七八月果熟，南北皆有，不及青州者肉厚多脂，种类甚多，如御枣、水菱枣味虽美，不堪入药。"

主产于山东、山西、四川、陕西、河南、河北等地。山西为其道地产区。

5. 大黄

《吴普本草》对大黄的植物形态有仔细描述："二月卷生，生黄赤叶，四四相当，黄茎，高三尺许，三月华黄，五月实黑。三月采根，根有黄汁，切，阴干。"陶弘景谈到大黄药材"好者犹作紫地锦色"，再结合《神农本草经》以来历代医方本草对大黄泻下作用的强调，可以确定大黄是蓼科大黄属 *Rheum* 掌叶组 *Sect. Palmata* 植物，所含结合型蒽醌口服后具有接触性泻下作用。至于早期药用大黄的具体来源，难于确指，但根据

产地分析，今用的掌叶大黄 *Rheum palmatum* L.、唐古特大黄 *Rheum tanguticum* Maxim. ex Balf. 及药用大黄 *Rheum officinale* Baill. 三个品种应该包括在内。

《吴普本草》云："或生蜀郡北部，或陇西。"颇疑生蜀郡北部者为今之南大黄，即药用大黄一类，而出陇西者为北大黄。《名医别录》只提到北大黄"生河西山谷及陇西"。

掌叶大黄主产于甘肃、青海、四川；唐古特大黄主产于青海、甘肃、西藏东北部及四川西北部；药用大黄主产于四川、重庆与陕西、湖北、贵州及云南接壤的毗邻地带。南大黄（药用大黄）以四川为道地产区，而北大黄（掌叶大黄、唐古特大黄）则以甘肃、青海为道地。

6. 小麦

河南安阳出土的甲骨文中，就有记载小麦收获后的卜辞"登来乙且"。这里的"来"即小麦，禾本科小麦属植物小麦 *Triticum aestivum* L. 的干燥果实。

全国均产。

7. 小茴香

《新修本草》名蘹香子，云："叶似老胡荽极细，茎粗，高五六尺，丛生。"《本草图经》云："七月生花，头如伞盖，黄色，结实如麦而小，青色。"《本草蒙筌》云："小茴香，家园栽种，类蛇床子，色褐轻虚。"其后《本草纲目》亦有"茴香宿根，深冬生苗作丛，肥茎丝叶"等记载。依据上述植物特征，再参考《本草图经》所附"蘹香子"及"简州蘹香子"图的形态考证，古今所用小茴香原植物均为伞形科植物茴香 *Foeniculum vulgare* Mill.，且早有栽培。

《本草图经》："《本经》不载所出，今交、广、诸番及近郡皆有之。入药多用番舶者，或云不及近处者有力。"《救荒本草》："今处处有之，人家园圃多种。"

我国各地多有栽培。以广东为道地产区。

8.山茱萸

《本草经集注》载："出近道诸山中，大树，子初熟未干赤色，如胡颓子，亦可啖。既干，皮甚薄。"《本草图经》载："木高丈余，叶似榆，花白，子初熟未干，红色，大如枸杞，亦似胡颓子有核，九月后采实，亦可啖。"《本草衍义》云："山茱萸和吴茱萸甚不相类，山茱萸色红大如枸杞子。"《救荒本草》载："实枣儿树，本草名山茱萸……木高丈余，叶似榆叶而宽，稍团，纹脉微粗，开淡黄白花，结实似酸枣大，微长，色赤，既干则皮薄味酸。"《本草品汇精要》载："春初生叶，九月十月取实。"《质问本草》载："木高丈余，初春开花，生叶，结实……此一种，辨其实，即中国之山茱萸也。"综上所述，历代本草对山茱萸原植物形态的描述与山茱萸科山茱萸 Cornus officinalis Sieb. et Zucc.相符，说明山茱萸古今用药一致。

《名医别录》称其"生汉中山谷及琅邪冤句，东海承县，九月十月采实，阴干"。

主产于河南、浙江、陕西、安徽等地。

9.山药

山药原名薯蓣，始载于《神农本草经》，列为上品。因唐代宗名预，避讳改名薯药，又因宋英宗讳署，改为山药。此物别名甚多，《山海经·北山经》云："景山，其草多藷萸。"郭璞注："今江南单呼为藷。"《广雅》云："玉延、藷萸，署预也。"见于本草，还有山芋、土藷、修脆等名。《名医别录》谓："薯蓣生嵩高山谷，二月八月采根暴干。"《范子计然》："诸萸本出三辅，白色者善。"苏颂《本草图经》云："薯蓣生嵩高山谷，今处处有之，以北都、四明者为佳。春生苗，蔓延篱援，茎紫叶青，有三尖角似牵牛更厚而光泽……刮之白色者为上，青黑者不堪，暴干用之。"所谓茎紫叶青，有三尖角似牵牛叶的，即指的是山药。《救荒本草》谓："人家园圃种者，肥大如手臂，味美，怀孟（指旧河南怀庆府及孟县）间产者入药最佳，味甘性温平无

毒。"所称怀孟间产者入药最佳，即今栽培的怀山药，由此可知自明代以来，即以河南栽培山药为品质最佳。可见，古代山药即有数种，广泛分布于各地，主要为薯蓣属薯蓣 Dioscorea opposita Thunb.。

《植物名实图考》亦云："生怀庆山中者白细坚实，入药用之，种生者根粗。"除东北各省、内蒙古、新疆、西藏、青海等地外，全国广为栽培。以河南为道地产区。

10.川贝母

据陶弘景解释："形似聚贝子，故名贝母。"此处应为川贝母。清代《本草从新》说到川贝母"圆正底平，开瓣味甘"，基本与现代所说的松贝类似。松贝基原可来自川贝母 Fritillaria cirrhosa D.Don、暗紫贝母 Fritillaria unibracteata Hsiao et K. C. Hsia、甘肃贝母 Fritillaria przewalskii Maxim.。此外，《纲目拾遗》引《百草镜》云："忆庚子春有友自川中归，贻予贝母，大如钱，皮细白而带黄斑，味甘，云此种出龙安，乃川贝中第一不可多得。"按其描述，当是炉贝中具虎皮斑纹之虎皮贝，其原植物主要是梭砂贝母 Fritillaria delavayi。

自明代川贝母与浙贝母等区分开来后，一般认为川产为佳。张景岳《本草正》"泻火诸药"中有川贝母之名，《本草汇言》则有"川者味淡性优"之说，《本草崇原》云："贝母川产者味甘淡，土产者味苦辛"，又"根形象肺，色白味辛，生于西川，清补肺金之药也。"乃知贝母重川产开始于明代。明代后期开始以川产者为优，正式提出川贝母之名。据清雍正七年《四川通志》川贝出理塘、龙安府青川、松潘卫，并说："（松潘卫）平番出甘松无渣者佳，他处皆不及。"其产地与今之松贝、炉贝相合。《药物出产辨》指出，道地产地为"打箭炉、松潘县等"。

川贝母主产四川、西藏、云南等地；暗紫贝母主产四川、甘肃、青海；甘肃贝母主产甘肃、青海、四川、西藏等地；梭砂贝母主产四川、甘肃、青海、云南、西藏等地；太白贝母主产于陕

西、重庆等地；瓦布贝母主产四川省。

11. 川芎

魏晋时期的《吴普本草》对川芎有产地和形态的描述："（芎藭）生胡无桃山阴，或斜谷西岭，或太山（今泰山），叶香细青黑，文赤如藁本，冬夏丛生，五月华赤，七月实黑，茎端两叶，三月采，根有节，似马衔状。"《本草经集注》云："（芎藭）今惟出历阳，节大茎细，状如马衔，谓之马衔芎藭。蜀中亦有而细。"陶氏指出历阳成为芎藭唯一主产地，并对应蜀中细瘦的芎藭而有"马衔芎藭"之称，这种芎藭似乎和吴普所指为一物。《本草图经》载："其苗四、五月间生叶似芹、胡荽、蛇床辈，作丛而茎细……关中出土者形块重实，作雀脑状者为雀脑芎，最有力。"由以上描述来看，为伞形科植物川芎 *Ligusticum chuanxiong* Hort.，与现今药用川芎来源一致。

魏晋时期的《吴普本草》对川芎有了形态的描述："（芎藭）生胡无桃山阴，或斜谷西岭，或太山（今泰山）。"《名医别录》云："其叶名蘼芜，生武功（陕西武功县）、斜谷（陕西终南山）西岭。""胡无桃"可能指胡地的地名"无桃"，已难以考究，"武功""斜谷"均在古之秦地。《本草图经》载："今关陕、川蜀、江东山中多有之，而以蜀川者为胜。"并附有永康军（今四川省灌县境内）芎藭图。民国《灌县志·食货书》有"河西商务以川芎为巨，集中于石羊场一带，发约400万~500万斤，并有水陆兴，远达境外"的记载，这说明了当时灌县（今都江堰市）川芎产销两旺。《药物出产辨》载："芎藭产四川名川芎，出自灌县。"《增订伪药条辨》关于民国时各地芎藭产出的变迁论述颇详，且与现代情况一致，曹云："蓝田县出者嫩小，曰蓝芎，陕西出扁小，为西芎，皆次。浙江温州及金华出，曰南芎，更次。川芎各处虽出，因地命名，除蜀产者外，皆不道地。近年蜀省产额颇广，足敷全国所需求，所以除川芎外，他如蓝芎、西芎、南芎等，现出产较少，已在淘汰之列。"

主产于四川都江堰、彭州。都江堰为其道地产区。

12. 川楝子

《本草纲目》载："楝长甚速，三五年即可作椽。其子正如圆枣，以川中者为良。"《植物名实图考》亦云："楝，处处有之。四月开花，红紫可爱，故花信有楝花风。"据《证类本草》所附简州（今四川简阳）楝子图及梓州（今四川三台县）楝实图，前者叶全缘，后者叶具缺刻，应分别为川楝 *Melia toosendan* Sieb. et Zucc. 和楝 *Melia azedarach* Linn.，而《植物名实图考》楝图，小叶有明显锯齿，此特征与苦楝相似。可见古代所谓楝包括川楝、苦楝两种。但明代《本草正》开始称川楝子，并附苦楝根，将两种植物首次分开。因此，古今用药来源一致。

据《证类本草》所附简州（今四川简阳）楝子图，宋代开始大量使用川楝的果实，处方称"川苦楝子"或"川楝子"。据《药物出产辨》云："川楝子产四川重庆。"

主产于四川、重庆等地。以四川为道地产区。

13. 广藿香

西晋嵇含的《南方草木状》记载了藿香的产地、种植和采收加工："藿香，榛生。民自种之，五六月采。曝之，乃芳芬耳。出交趾、武平、兴古、九真。"东晋刘欣期在《交州记》中对广藿香的气味加以描述，云："藿香似苏合。"唐杜佑在《通典》中的记述"顿逊国出藿香，插枝便生，叶如都梁，以裹衣"，再次印证当时广藿香的栽培方式为扦插繁殖，及其广泛用作香料的事实。《本草图经》云："藿香旧附五香条，不著所出州土，今岭南郡多有之，人家亦多种植。二月生苗，茎梗甚密，作丛，叶似桑而小薄。六月、七月采之暴干，乃芳香，须黄色然后可收。"之后唐慎微在《证类本草》中强调"然今南中所有，乃是草类"。明代李时珍之《本草纲目》为藿香释名曰："豆叶曰藿，其叶似之，故名"，并详述藿香性状及药用部位应用变迁"方茎有节中虚，叶微似茄叶"。综合以上典籍记述之藿香的形态、插枝便生、须黄色然后可收及产地等依据，结合广藿香的形态特点、扦插繁殖、叶片因含有较高的黄棕色或橙黄色挥发油而在成熟时呈现黄绿色等特点，可以推定各本草中所述之藿香应为现今之广藿香 *Pogostemon cablin*（Blanco）Benth.。

东汉杨孚的《异物志》，"藿香交趾有之"，首次明确了藿香的产地交趾，即今之越南河内地区。三国时期，吴时康泰的《吴时外国传》云："都昆在扶南南三千余里，出藿香"，提及藿香的另一产地都昆。而同时期万震的《南州异物志》云："藿香出典逊国也，属扶南，香形如都梁，可以着衣服中。"宋代苏颂的《本草图经》一改合条记述方式，自成一条，并绘蒙州藿香为图。据考证，蒙州即今广西蒙山县，由此可见宋代藿香的种植，已涵盖广东和广西地区。之后唐慎微在《证类本草》中亦绘蒙州藿香。

广藿香主产广东省，以广东为道地产区。

14.天冬

据《神农本草经》天冬"一名颠勒"，陶弘景引《博物志》云："天门冬，逆捋有逆刺。若叶滑者，名絺休，一名颠棘，可以浣缣素，白如绒，金城人名为浣草，擘其根，温汤中挪之，以浣衣胜灰。此非门冬，相似尔。"又引《桐君药录》云："叶有刺，蔓生，五月花白，十月实黑，根连数十枚。"尽管《博物志》说浣草非天冬，陶弘景云："按如此说，今人所采，皆是有刺者，本名颠勒，亦粗相似，以浣垢衣则净。"又说："如此殊相乱，而不复更有门冬，恐门冬自一种，不即是浣草耶。"但事实上，张华、陶弘景所称的这种能浣衣的植物，很可能就是今百合科天门冬属 *Asparagus* L.植物。相对而言，《新修本草》所说更为合理："此有二种，苗有刺而涩者，无刺而滑者，俱是门冬。俗云颠刺、浣草者，形貌名之，虽作数名，终是一物。二根浣垢俱净，门

冬、浣草，互名之也。"但各书所指具体植物种，实未可知。历代文献所载天门冬应为天冬属植物，但来源复杂，天冬 *Asparagus cochinchinensis*（Lour.）Merr.被确定为正品恐与大宗产区的栽培习惯有关。

15.天花粉

《本草正义》："药肆之所谓天花粉者，即以蒌根切片用之，有粉之名，无粉之实。"《尔雅·正义》描述其形态："栝楼四月生苗，引藤蔓生，及秋而华，秋末成实，下垂如拳，或长而锐，或小而圆。"《本草经集注》云："出近道，藤生，状如土瓜而叶有叉……其实，今以杂作手膏用。根入土六七尺，大二三围者，服食亦用之。"《本草图经》曰："今所在有之。实名黄瓜……根亦名白药，皮黄肉白。三、四月内生苗，引藤蔓。叶如甜瓜叶，作叉，有细毛，七月开花，似葫芦花，浅黄色。实在花下，大如拳，生青，至九月熟，赤黄色。二月、八月采根，刮去皮，曝干，三十日成。其实有正圆者，有锐而长者，功用皆同。"《雷公炮炙论》曰："其栝并楼样全别。若栝，自圆，黄皮厚，蒂小；若楼，唯形长，赤皮，蒂粗，是阴人服。若修事，去上壳皮革膜并油了。"根据以上本草所述考证，原植物与栝楼 *Trichosanthes kirilowii* Maxim. 相符。清《植物名实图考》收载的栝楼图，其特征与双边栝楼 *T. rosthornii* Harms 相符。

《神农本草经》云："栝楼生弘农川谷。"弘农为今之河南灵宝市。《新修本草》曰："今出陕州者，白实最佳。"唐代以陕州（今河南陕县）出者较优，《通典》记载："陕郡贡柏子仁、栝楼根各三十斤。今陕州。"《元和郡县图志》《新唐书》皆同。明代《本草汇言》也说："苏氏曰栝楼出弘农、陕州山谷者最胜。今江南、江北、浙江、河南、山野僻地间亦有。"故知天花粉历来以河南所出为佳。

主产于河南。以河南为道地产区。

16.天麻

《本草经集注》载："赤箭亦是芝类，其茎如箭竿，赤色，叶生其端，根如人足，又云如芋。"《吴普本草》载："茎如箭无叶，根如芋子。"《开宝本草》载："叶如芍药而小。当中抽一茎直上如箭竿，茎端结实，状苦续随子，至叶枯时子黄熟，其根连一二十枚，犹如天门冬之类，形如黄瓜，亦如芦菔，大小不定。"《本草图经》载："春生苗，初出若芍药，独抽一茎直上，高三二尺，如箭竿状，青赤色，故名赤箭脂。茎中空，依半以上贴茎微有尖小叶，梢头生成穗，开花结子如豆粒大，其子至夏不落，却透虚入茎中，潜生土内，其根形如黄瓜，连生一二十枚，大者有重半斤或五、六两，其皮黄白色，名白龙皮，肉名天麻。"《本草衍义》把"赤箭"与"天麻"合为一条，谓："赤箭，天麻苗也。"《本草别说》载："今医家见用天麻即是赤箭根……赤箭用苗，有自表入里之功；天麻用根，有自内达外之理。"《本草纲目》将《神农本草经》赤箭与《开宝本草》重出天麻并为一条。根据历代本草所述，赤箭与天麻为同一植物，与今用之兰科天麻特征相符，即兰科天麻属植物天麻 *Gastrodia elata* Bl. 的干燥块茎。

《名医别录》载："生陈仓（今陕西宝鸡）川谷、雍州（今陕西凤翔）及太山少室。"《药材出产辨》："四川、云南、陕西汉中产者均佳。"

主产于四川、云南、贵州等地。

17.天葵子

《本草纲目拾遗》："紫背天葵根也。百草镜云：二月发苗，叶如三角酸，向阴者紫背为佳，其根如鼠屎，外黑内白，三月开花细白，结角亦细，四月枯。按：东壁纲目苋葵下注云：即紫背天葵。于主治只言其苗，不及其根之用，今为补之。"与毛茛科植物天葵 *Semiaquilegia adoxoides* (DC.) Makino 特征一致。

《本草纲目拾遗》："出金华诸暨深山石罅间者，根大而佳。春生夏枯，秋冬罕有。"

主产于江苏、湖南、湖北。此外，安徽、广西、贵州、云南、江西、浙江等地亦产。道地性不明显。

18.木瓜

《雷公炮炙论》云："木瓜，皮薄，微赤黄，香、甘、酸，不涩……向里子头尖，一面方，是真木瓜。"《本草图经》谓："今处处有之，而宣城者为佳。其木状若柰，花生于春末而深红色，其实大者如瓜，小者如拳。"上述描写，与今宣城产的宣木瓜，即蔷薇科贴梗海棠 *Chaenomeles speciosa*（Sweet）Nakai 一致，又称皱皮木瓜，即目前《中国药典》唯一收载的正品木瓜。《本草图经》又云："楔楂，有重蒂如乳者为木瓜，无此者为楔楂也。"这里所指楔楂与木瓜（楔楂）*Chaenomeles sinensis*（Thouin）Koehne 很相似，又称之光皮木瓜。即为蔷薇科木瓜属植物贴梗海棠 *Chaenomeles speciosa*（Sweet）Nakai 或木瓜 *Chaenomeles sinensis*（Thouin）Koehne 的干燥近成熟果实，前者习称"皱皮木瓜"，后者习称"光皮木瓜"。现行药典未收载光皮木瓜，但部分省标如湖南、山东、四川等地有收录。

《本草经集注》载："山阴兰亭尤多。"在北宋时期，《本草图经》里就对产于安徽宣城的木瓜大加赞赏。清代《江南通志》亦载宣木瓜质优，又载出临淮者佳。另外，《浙江通志》湖州府志引《太平寰宇记》曰："吴兴产木瓜，糁煎重，杭子长，《兴县志》，木瓜出长兴者其实大。"《湖广通志》《江西通志》皆有木瓜所载。可见，木瓜产地较广。

皱皮木瓜主产于安徽、浙江、四川、湖南、福建、湖北、陕西、山东、贵州、云南等地。以产于宣城者为道地药材。光皮木瓜主产于山东、陕西、安徽、江苏、湖北等地。

19.木香

《名医别录》载："生永昌山谷（今云南保山）。"《本草经集注》载："此即青木香，永昌不复贡。今皆从外国舶上来。乃云大秦国以疗毒肿，消恶气有验。"说明木香非我国所产，乃外来药，又称青木香。青木香（马兜铃科植物）在唐宋的使用相当普遍，但其来源开始出现了混乱。《新修本草》云："此有二种，当以昆仑来者为佳，出西胡来者不善。叶似羊蹄而长大，花如菊花，其实黄黑，所在亦有之。"《四声本草》云："青木香功用与此（指木香）同。又云：昆仑船上来，形如枯骨者良。"根据以上记载可推断，直到唐代，木香仍然依赖进口，有两个来源地，以昆仑（可能为东南亚地区的某个国家）所产质量为优，而西胡大约指今阿富汗、伊朗一带，这两种进口青木香都有可能是现在的正品木香，即菊科云木香属植物木香 *Aucklandia lappa* Decne.的根，气味芳香，似枯骨状。

《新修本草》载："此有二种，当以昆仑来者为佳，西胡来者不善。"《本草图经》曰："今惟广州舶上来，他无所出"；"以其形如枯骨，味苦粘牙者为良。"《本草纲目》载："木香南番诸国皆有。"综上所述，可见古代药用之木香，来源复杂，不止一种，既有国产，亦有进口。但以进口至广州，药材形态形如枯骨者佳，故有广木香之称。此种木香原产印度，后来我国云南有大量引种，故又有云木香之名。

主产于云南丽江、迪庆、大理等地，销全国并出口。此外，湖南、湖北、广东、广西、陕西、甘肃、西藏亦产。云南为其道地产区。

20.木通

吴普曰："通草，一名丁翁，一名附支，神农黄帝辛，雷公苦，生石城山谷。叶青蔓延，止汗，自正月采。"《名医别录》曰："一名丁翁，生石城及山阳，正月采枝，阴干。"苏敬《新修本草》注云："此物大行径叹寸，每节有二、三枝，枝头有五叶，其子长三、四寸，核黑攘白，食之甘美。"以上所述之通草，是指木通科木通 *Akebia quinata*（Thunb.）Decne.。也就是说《新修本草》以前本草中收载的通草是木通科木通。宋《本草图经》云："通草……今泽、潞、汉中、江淮、湖南州郡亦有之……枝头出五叶，颇类

石韦，又似芍药……三叶相对……今人谓之木通。"所述产地与今川贵、陕西、湖广、江浙的木通产地一致，形态特征亦同《新修本草》所载。但"颇类石韦，又似芍药"，表明木通不只是一种来源。"三叶相对"与"枝头出五叶"为两种不同的叶型，"三叶相对"即三出复叶，"枝头出五叶"即掌状复叶。与现今药典收录的木通 *Akebia quinata*（Thunb.）Decne.、三叶木通 *Akebia trifoliata*（Thunb.）Koidz.、白木通 *Akebia trifoliata*（Thunb.）Koidz. var. *australis*（Diels）Rehd.形态特征较为吻合。故古今木通来源基本一致。

主产华东地区，浙江、四川等地。其道地性不明显。

21.五灵脂

《开宝本草》云："出北地。此是寒号虫粪也。"《嘉祐本草》曰："寒号虫四足，有肉翅不能远飞。"《本草图经》曰："今淮河东州郡有之。云是寒号虫粪，色黑如铁，采无时。"《纲目》谓："五台诸山甚多。其状如小鸡，四足有肉翅。夏月毛采五色，自鸣若曰：凤凰不如我。至冬毛落如鸟雏，忍寒而号曰：得过且过。其深恒集一处，气甚臊恶，粒大如豆。采之有如糊者，有粘块如糖者。"从上述古人对五灵脂原动物形态的描述来看，完全与鼯鼠类动物吻合，特别是"四足，有肉翅（即前后肢间的皮膜），不能远飞"等特征，更证明为鼯鼠无疑。从药物性状记述："其屎恒集一处，其气臊恶，粒大如豆，采之有如糊者，有粘块如糖者。"所说粒大如豆即现谓之"灵脂米"，如糊、粘块如糖者，即现谓之"糖灵脂"。再从产地看：古之河东州郡，五台诸山，均系现今河北、山西一带。这正是现今五灵脂之主要产地。同现在所用的五灵脂亦完全相符。

主产于河北、山西、陕西、四川、云南、西藏等。道地产区不明显。

22.五味子

陶弘景曰："今第一出高丽，多肉而酸甜，

次出青州（今山东）、冀州（今河北），味过酸，其核并似猪肾，又有建平（今重庆市巫山县）者少肉，核形不相似，味苦亦良。"苏敬谓："五味，皮肉甘、酸，核中辛、苦，都有咸味。此者五味具也。"又谓："其叶似杏而大，蔓生木上，子作房如落葵，大如蘡子，一出蒲州及蓝田山中。"《本草图经》载："今河南、陕西州郡尤多，而杭越间亦有，春初生苗，引赤蔓于高木，其长六七尺。叶尖圆似杏叶，三四月开黄白花，类小莲花，七月成实、如豌豆许大，生青熟红紫……今有数种，大抵相似，而以味甘者为佳。"结合产地，古代五味子应包括五味子属 Schisandra Michx. 的多种植物，现今使用的五味子 Schisandra chinensis（Turcz.）Baill.（北五味子）和华中五味子 Schisandra sphenanthera Rehd. et Wils.（南五味子）亦包括在内。

李时珍谓："五味今有南北之分，南产者色红，北产者色黑，入滋补药必用北产者乃良。"从历代本草所载五味子的产地和植物形态，可见现今朝鲜和我国东北、河北、山东一带应是古今一致的商品药材北五味子的产区，原植物为五味子。李时珍根据药材的颜色，明确将五味子分成南、北两种。经考证，五味子古今用药基本一致。习惯认为辽宁产者油性大，紫红色，肉厚，气味浓，质量最佳，故有"辽五味"之称。

主产于辽宁、吉林、黑龙江、山西等地。其中辽宁为北五味子道地产区。

23. 车前子

《尔雅·释草》"芣苢，马舄"，郭璞注："今车前草，大叶长穗，好生道边，江东呼为虾蟆衣。"《本草图经》描述说："春初生苗，叶布地如匙面，累年者长及尺余，如鼠尾，花甚细，青色微赤；结实如葶苈，赤黑色。"并绘有"滁州车前子"图。据其图文，其为车前科车前属 Plantago L. 植物。

车前虽是常见植物，如《本草经集注》"人家及路边甚多"，但唐宋皆以蜀产为优。《新修本草》云："（车前子）今出开州（今重庆开县）者

为最。"《新唐书》亦云："开州盛山郡土贡芣苢实。"芣苢实即车前子。《通典》记："盛山郡贡车前子一升。今开州。"

主产于江西、河南。无明显道地性。

24. 牛膝

牛膝始载于《神农本草经》，谓："一名百倍，生川谷"，列为上品。《本草经集注》云："今出近道，蔡州者最长大柔润，其茎有节似牛膝，故以为名也。"《本草纲目》载："名牛茎、百倍、山苋菜和对节菜。又名百倍，隐语也。言其滋补之功如牛之多力也。其叶似苋，其节对生，故有山苋，对节之称。方茎暴节，叶皆对生，颇似苋菜而长且尖角肖，秋月开花作穗，结子状如小鼠负虫，有毛，皆贴茎倒生。"历代本草所载牛膝与现今药用牛膝来源一致，为苋科牛膝属植物牛膝 Achyranthes bidentata Bl. 的干燥根。

《名医别录》谓："生河内川谷及临朐。""河内"系指怀庆府，怀庆乃今黄河以北的河南沁阳、武陟、孟县、辉县、博爱一带；"临朐"在今山东省蔡州；"近道"系指江苏一带，由此可见牛膝最早产于河南、山东、江苏等地，且又以河南怀庆产的，即今称之为"怀牛膝"的为主。

主产于河南、山西、河北、山东、江苏等地；尤以河南武陟、温县、夏邑等地最为适宜。河南为道地产区。

25. 升麻

《本草品汇精要》载正品升麻"叶似麻，四五月着生白色粟穗状的花，根黑有多须痕，谓之'鬼眼升麻'"。结合《大观本草》《政和本草》和《绍兴本草》中的茂川升麻（四川茂县）及汉州升麻（四川成都）的附图，可认为历史上升麻的正品来源于毛茛科升麻属 Cimicifuga L. 植物。

《名医别录》载："升麻生益州山谷，二月，八月采根日干。"《本草经集注》载："旧出宁州者第一，形细而黑，极坚实，顷无复有。"这里所说的形细黑而坚实即为古代最早使用的升麻，结合苏颂谓："今蜀汉、陕西、淮南州郡皆有之，

以蜀川者为胜。"

关升麻（大三叶升麻）主产辽宁、吉林及黑龙江；北升麻（兴安升麻）主产河北、山西及内蒙古等；川升麻（升麻）主产四川、甘肃、青海、陕西等地。四川为升麻的道地产区。

26.乌药

乌药出自宋《开宝本草》，云："生岭南邕、容州及江南。树生似茶，高丈余。一叶三桠，叶青阴白，根色黑褐，作车毂形，状似山芍药根，又似乌樟根，自余直根者不堪。八月采根。"《本草图经》："今台州、雷州、衡州亦有之，以天台者为胜，木似茶槚，高五七尺，叶微圆而尖作三桠，面青背白，五月开细花，黄白色，六月结实。如山药而有极粗大者，又似钓樟根。"并附有天台乌药、信州乌药、潮州乌药、衡州乌药四幅药图。四种乌药来源各不相同，其中天台乌药应为今药用樟科植物乌药 *Lindera aggregata* (Sims) Kosterm.。明《本草纲目》入香木类，云："吴楚山中极多，人以为薪，根叶皆有香气，嫩者肉白，老者肉褐色。其子如冬青子，生青熟紫，核壳极薄，其仁亦香而苦。"清《植物名实图考》云：乌药"开花如桂"，附一图，也极似本种。

乌药是南方植物，《开宝本草》指出其生于岭南和江南，后来苏颂明确认定天台乌药品质佳。清《浙江通志》转载《本草别说》云："世称天台者为胜，肉色颇赤，差细小耳。可见浙江自古以来就是乌药的道地产区。"

主产于我国浙江、江西、福建、安徽、湖南、广东、广西、台湾等地，浙江为其道地产区。

27.乌梅

《名医别录》载："梅实，生汉中（今陕西南部、四川北部）川谷，五月采，火干。"《本草经集注》云："此亦是今乌梅也，用当去核……生梅子及白梅亦应相似，今人多用白梅和药。"《本草图经》曰："今襄汉、川蜀、江湖、淮岭皆有之。"《本草衍义》载："梅，花开于冬，而实熟于夏……叶有长尖，先众木而花……绿萼梅，枝跗皆绿……红梅，花色如杏。"综上所述，并对照《本草图经》及《本草纲目》附图，古之乌梅即蔷薇科植物梅 *Prunus mume* (Sieb.) Sieb. et Zucc.的果实加工而成。

有关乌梅的产地，宋代《本草图经》曰："今襄汉、川蜀、江湖、淮岭皆有之。"可见乌梅的产地在宋代时已经发展到了南方大部分地区。清代《浙江通志》载："嘉靖《浙江通志》湖州出。吴兴掌故，安吉之梅溪以梅得名，而乌梅特为名产，他方所制取残落，安吉特摘完好者为之。"可见浙江的乌梅在清代就为世人所称道。

主产于浙江、福建、重庆、四川、湖南、广东等地，浙江长兴、萧山为其道地产区。

28.火麻仁

李时珍曰："大麻即今火麻，亦曰黄麻。叶狭而长，状如益母草叶，一枝七叶或九叶。五、六月开细黄花成穗，随即结实，大如胡荽子，可取油。剥其皮作麻。其秸白而有棱，轻虚可为烛心……据此说则麻勃是花，麻是实，麻仁是实中仁也。普三国时人，去古未远，说甚分明。"故原植物为大麻 *Cannabis sativa* L.。

作为经济植物，大麻以种植为主，故《本草图经》说："今处处有，皆田圃所莳。"另据《本草衍义》说："大麻子，海东来者最胜，大如莲实，出毛罗岛。其次出上郡北地，大如豆。南地者子小。"则以北方出产者为优。

全国大部分地区均产。道地性不明显。

29.巴戟天

《新修本草》载："巴戟天苗，俗方名三蔓草。叶似茗，经冬不枯，根如连珠，多者良，宿根青色，嫩根白紫。"《药物学备考》（1924年）载："巴戟天产地：广西南宁。"其所附巴戟天图和现今药用巴戟天相近，即茜草科巴戟天属植物巴戟天 *Morinda officinalis* How 的干燥根。

《名医别录》载："生巴郡（今重庆、四川阆中等地）及下邳（今江苏淮宁县）山谷，二月、八月采根阴干。"清《植物名实图考长编》载："四川志：巴州（今巴中市）、剑州（剑阁县）、广元俱出。元和志：剑州贡巴戟。天重合环宇记：巴州贡巴戟天。"可见古代巴戟天产于重庆、四川、湖北、江苏、安徽。

主产于广东、广西、福建、四川、重庆。四川、重庆为其道地产区。

30. 玉竹

《名医别录》载："葳蕤，无毒，一名地节，一名玉竹，一名马熏，生大山及丘陵。立春后采，阴干。"《本草拾遗》载："……女葳与葳蕤不同，其葳蕤一名玉竹，为其似竹，一名地节，为其有节。"玉竹与黄精相似，但叶如竹（即互生），根大如指，长一三尺，即说明为圆柱形。因此，历代本草记载，正品玉竹应是百合科黄精属 Polygonatum Mill. 植物中互生叶而根茎圆柱状者。《植物名实图考》"按近时所具葳蕤，通呼玉竹，以其根细长，有节如竹也，与黄精绝不类"及其附图，更证实了这一点。鉴于黄精属多种植物皆具有互生叶，根茎粗细如指，因而古代玉竹的来源是多基原的。

《吴普本草》载："一名葳蕤，一名玉马，一名地节……一名玉竹……生太山山谷，叶青黄色，相值如姜叶，二月七月采，治中风暴热，久服轻身。"《本草图经》载："葳蕤，生泰山山谷丘陵，今滁州、舒州及汉中皆有之。叶狭而长，表白里青，亦类黄精。茎干强直似竹箭，干有节。根黄多须，大如指，长一二尺，或云可啖。三月开青花，结圆实。"《证类本草》载："女葳，一名荧，不名地节，一名玉竹，一名马熏，生太山山谷及丘陵。"《本经》女葳，乃《尔雅》委、葳二字，即《别录》葳蕤也，上古抄写讹为女葳尔……诸家不察，因中品有女葳，名字相同，遂致费辨如此……其治泄痢女葳。乃蔓草也。葳蕤，处处山中有之。其根横生似黄精，差小，黄白色，性柔多须，最难燥。其叶如竹，两两相值，亦可采根种之，极易繁也。"

主产于湖南、湖北、河南、江苏、浙江等地。无明显道地性。

31. 甘草

《本草图经》："春生青苗……叶如槐叶……紫花似柰；冬结实作角子如毕豆……皮赤，上有横梁，梁下皆细根也。"《本草衍义》："叶端微尖而糙涩，似有白毛。实作角生。子如小扁豆。"《本草纲目》："甘草枝叶悉如槐……叶端微尖而糙涩，似有白毛，结角如相思角，作一本生……子扁如小豆，极坚。"《本草乘雅半偈》："青苗紫花，白毛槐叶。"由以上植物形态描述来看，传统医用甘草应是豆科甘草属甘草 Glycyrrhiza uralensis Fisch.。

《名医别录》："生河西（武威往西的广大地区）积沙山及上郡（今陕西榆林）。"《本草经集注》云："河西上郡不复通市，今出蜀汉中，悉从汶山诸夷（四川茂汶羌族自治县）中来。赤皮断理，看之坚实者，是抱罕草，最佳。"蜀川不出甘草，陶说"今出蜀汉中悉从汶山诸夷中来"，乃是指当时的贸易渠道，其原初产地"抱罕"在今甘肃临夏一带。另据《梁书·诸夷传》云："天监四年，（宕昌国）王梁弥博来献甘草、当归。"宕昌在今甘肃岷县一带，故知齐梁时期甘肃是南方药用甘草的主要产地。《千金翼方·药出州土》出甘草者有岐州、并州、瓜州，位置在今陕西、山西、甘肃，《新唐书·地理志》土贡甘草的州郡有五：灵州灵武郡（今宁夏灵武）、太原府太原郡（今山西太原）、朔州马邑郡（今山西朔县）、洮州临洮郡（今甘肃临潭）、岷州和政郡（今甘肃岷县）。至于产于内蒙古的"梁外草"，唐代已有记载，《元和郡县志》卷5云："九原县，本汉之广牧旧地，东部都尉所理。其九原县，永徽四年重置，其城周隋间俗谓之甘草城。"甘草城当以产甘草得名，其地正在今内蒙古鄂尔多斯市杭锦旗。宋代以来甘草产地变化不大，仍以山西、陕西、甘肃为主，《本草图经》云："今陕西河东州郡皆有之。"《经史证类备急本草》附图府州、汾州甘草，府州在今陕西府谷，汾州在今山西汾阳。《品汇精要》云："山西隆庆州者最胜"，隆庆州即今北京延庆县，此或为当时甘草集散地。《药物出产辨》云："产内蒙古，俗称王爷地。"

综上，甘草的道地产区不同时代都以陕、甘、宁地区为基本中心，随时代变迁，甘草道地产区有东移之势，至宋代时期，陕西、山西甘草逐渐繁荣，出现府州甘草、汾州甘草。时间延至明代，山西仍是甘草的主要道地产区，并且区域扩至北京一带。到了清代，受疆域演变的影响，甘草产地已经逐渐向北、向东延伸至内蒙古、东北一带，直到现代这一地区已经成为甘草的主产区。

甘草主产于内蒙古、甘肃、宁夏、新疆，以内蒙古鄂尔多斯市杭锦旗及甘肃、宁夏的阿拉善旗一带所产品质最佳；胀果甘草主产于新疆、甘肃、内蒙古、陕北等地；光果甘草主产于新疆。以内蒙古为道地产区。

32.石决明

《新修本草》载："此是鳆鱼甲也，附石上，状入蛤，惟一片，无对，七孔者良。今俗用紫贝，全别非此类。"与鲍科动物特征相符。《蜀本草》载："今出莱州即墨县南海内，三月四月采。"据鲍科动物的地理分布来看，应为皱纹盘鲍 *Haliotis discus hannai* Ino。《开宝本草》载："石决明生广州海畔，壳大者如手，小者如三、两指大，其肉南人多啖之。亦取其壳，以水渍洗眼，七孔、九孔良，十孔以上不佳。"应为杂色鲍 *Haliotis diversicolor* Reeve。苏颂谓："石决明生南海，今岭南州郡及莱州皆有之，旧说或以为紫贝或以为鳆鱼甲，按紫贝及今人砑螺，古人用以为货币者殊非此类，鳆鱼王莽所食者，一边着石，光明可爱，自是一种与决明相近耳，决明壳大如手，小者如三、两指大，可以浸水洗眼，七孔、九孔良，十孔者不佳。"李时珍谓："石决明形长如小蚌而扁，外皮甚粗，细孔杂杂，内侧光耀，背侧一行有孔如穿成者。生于石崖之上，海人泅水，乘其不意，即易得之。"《证类本草》附

"雷州石决明"图，与杂色鲍（九孔鲍）*Haliotis diversicolor* Reeve 相符。综上所述我国历代药用石决明的主流品种为我国产杂色鲍和皱纹盘鲍，历代认为杂色鲍为优良品种。

《开宝本草》谓："石决明生广州海畔。"苏颂云："石决明，生南海。今岭南州郡及莱州皆有之。"

杂色鲍产我国福建以南沿海地区。皱纹盘鲍主产我国辽宁、山东、江苏等沿海地区；朝鲜、日本均有分布。羊鲍和耳鲍主产我国台湾、海南岛、西沙群岛。澳洲鲍主产我国海南以及澳洲、新西兰。白鲍主产澳大利亚。道地性不明显。

33.石菖蒲

石菖蒲之名始见于《本草图经》，载："亦有一寸十二节。采之初虚软，曝干方坚实，折之中心色微赤，嚼之辛香少滓，人多植于干燥砂石土中，腊月移之尤易活……生上洛池泽及蜀郡严道，今处处有之。"并谓："蜀人用治心腹冷气㽲痛。"宋陈承《本草别说》载："今阳羡山中，生水石间者，其叶逆水而生，根须络石，略无少泥土，根叶紧细，一寸不啻九节，入药极佳……近方多用石菖蒲，必此类也。"从形态上看，古代石菖蒲为天南星科石菖蒲 *Acorus tatarinowii* Schott。

《名医别录》载："菖蒲生上洛池泽及蜀郡严道（四川荥经县），一寸九节者良。"《新修本草》载："菖蒲……生上洛池泽及蜀郡严道。"《药物出产辨》载："以四川者为佳。"

主产于四川、浙江、江苏、福建、江西。四川为其道地产区。

34.石斛

《名医别录》载："一名禁生，一名杜兰，一名石蓫。生六安水傍石上，七月八月采茎。"陶弘景谓："今用石斛出始兴。生石上，细实，以桑灰汤沃之，色如金，形如蚱蜢髀者佳。"《新修本草》描述为："一种茎大如雀髀，叶在茎头，名雀髀石斛。其他斛如竹，而节间生叶也。"《本

草图经》更详细记载为："石斛……一种似大麦，累累相连，头生一叶。而性冷名麦斛；一种茎大如雀髀，叶在茎头，名雀髀石斛。其他斛如竹，而节间生叶也。"李时珍谓："石斛丛生石上，其根纠结甚繁，干则白软。其茎叶生皆青色，干则黄色，开红花。节上自生须根。人亦折下，以砂石栽之。或以物盛挂屋下，频浇以水，经年不死，俗称千年润石斛，短而中实。"参考《本草纲目》《证类本草》及《植物名实图考》中的石斛附图，可见古代所用的石斛已有多种植物来源，主要为兰科石斛属 *Dendrobium* Sw.，具细茎而花小的类群，与现代药用情况基本相符。

苏颂《本草图经》谓："石斛生六安山谷水傍石上，今荆湖川广州郡及温台州亦有之，以广南者为佳。多在山谷中。"

石斛主产于广西、贵州、四川、云南、安徽、西藏、湖北、湖南、江西、浙江、福建、台湾、海南等地。金钗石斛以广西为道地产区。

35. 石膏

《名医别录》云："细理白泽者良，黄者令人淋。生齐山山谷及齐卢山、鲁蒙山，采无时。"《本草图经》云："石膏自然明莹如玉石，此有异也。"《本草纲目》曰："石膏有软硬二种：软石膏，大块生于石中，作层如压扁米糕形，每层厚数寸，有红白二色，红者不可服，白者洁净、细文短密如束针，正如凝成白蜡状，松软易碎，烧之即白烂如粉。"又曰："今人以石膏收豆腐，乃昔人所不知。"以上记载的形态、产状等与现今所用石膏的特征相符。即硫酸盐类矿物硬石膏族石膏，主含含水硫酸钙（$CaSO_4 \cdot 2H_2O$）。

陶隐居云："二郡之山，即青州（今山东青州）、徐州（今江苏徐州）也。今出钱塘县，皆在地中，雨后时时自出，取之皆如棋子，白澈最佳。彭城者亦好，即江苏徐州者为佳。"而陈藏器云："陶云出钱塘县中。按钱塘在平地，无石膏，陶为错注。"《本草图经》曰："石膏，生齐山山谷及齐卢山、鲁蒙山，今汾、孟、虢、耀州，兴元府亦有之。"据《山西通志》卷47记载，入贡者为山西石膏。

主产于湖北、甘肃、山西、河南、内蒙古、湖南、广西。湖北应城为道地产区。

36. 北沙参

民国29年（1940年）陕西西京市（西安市）国药商业同业公会《药材行规》之北沙参条云"详沙参条"，而沙参条注："产北方沙地"，这意味着直接以北沙参作沙参的处方应付。此外，同样是民国年间的"辽沙参"中药内票上所印药物图形，依稀还能看出这种所谓"北沙参"就是今用之伞形科植物珊瑚菜 *Glehnia littoralis* Fr. Schmidt ex Miq.。

据民国曹炳章《增订伪药条辨》云："北沙参，山东日照县、故墩县、莱阳县、海南县俱出，海南出者条细质坚，皮光洁色白，鲜活润泽为最佳。莱阳出者质略松，皮略糙，白黄色，亦佳。日照、故墩出者，条粗质松，皮糙黄色者次。关东出者粗松质硬皮糙，呆黄色更次。其他台湾、福建、湖广出者粗大松糙为最次，不入药用。"

主产于山东、河北、江苏、广东、福建及辽宁等地。以山东省为道地产区。

37. 生姜

《本草图经》云："生姜，生犍为（今四川犍为县）山谷及荆州、扬州（今江苏扬州），今处处有之，以汉、温、池州（今四川成都、浙江温州、安徽贵池）者良，苗高二三尺，叶似箭竹叶而长，两两相对，苗青根黄，无花实。秋时采根。"《本草纲目》谓："姜宜原隰沙地。四月取母姜种之。五月生苗如初生嫩芦，而叶鞘阔如竹叶，对生，叶亦辛香。秋社前后新芽顿长，如列指状，采食无筋，谓之子姜。秋分后者次之，霜后则老矣。"结合产地及描述，生姜原植物为姜科植物姜 *Zingiber officinale* Rosc.。

主产于四川，其道地产区亦为四川。

38. 白术

陶弘景《本草经集注》载："术有两种：白术叶大有毛而作桠，根甜而少膏，可作丸散用；赤术叶细无桠，根小苦而多膏，可作煎用。"《本草图经》云："今白术生杭（今浙江余杭）越（今浙江绍兴）舒（今安徽潜山）宣（今安徽宣城）州高岗上，叶叶相对，上有毛、方茎，茎端生花、淡紫碧红数色，根作桠生。二月、三月、八月、九月采根，暴干，以大块紫花者为胜，又名乞力伽。"根据形态，白术来源于菊科植物白术 *Atractylodes macrocephala* Koidz.。

主产于浙江、安徽、湖北、湖南、江西、四川等地。浙江为白术道地产区。

39. 白芍

陶弘景《名医别录》载："今出白山、蒋山、茅山最好，白而长尺许，余处亦而多赤，赤者小利。"始分赤、白二种，将白芍与赤芍区别。苏颂《本草图经》载："芍药二种，一者金芍药，二者木芍药。救病用金芍药，色白多脂肉，木芍药色紫瘦多脉。"又谓"春生红芽作丛，茎上三枝，五叶，似牡丹而狭长，高一二尺，夏初开花，有红白紫数种，结子似牡丹子而小，秋时采根"。由此可知，宋代已采用栽培的芍药入药，且已分色白多脂肉者和色紫瘦多脉者二种。与当前以家种经加工而成白芍和以野生细瘦多筋木加工为赤芍有相似之处。李时珍谓："根之赤白，随花之色也。"仲景用芍药一般赤芍、白芍皆有。来源于毛茛科芍药 *Paeonia lactiflora* Pall.。

六朝以来，芍药即以南方为优，陶弘景记载江苏南京及其周围地区出产优质白芍。芍药作为观赏植物，栽培历史悠久，药用栽培，见于《本草别说》："今世所用者，多是人家种植。欲其花叶肥大，必加粪壤，每岁八、九月取其根分削，因利以为药，遂曝干货卖，今淮南真阳尤多。"其主要栽培品以杭白芍、亳白芍、川白芍最有名，其中有记载的川白芍栽种历史最晚，一般认为开始于清代中期，至光绪初年（1875年），在

中江、渠县已开始种植，以后在中江、渠县、广安、达县、金堂、铜梁、剑阁等地区有大量栽培，其中以中江所产白芍质量最好。但检索明代《普济方》，已有多处使用"川芍药"，则川中芍药的栽培历史还可提前。民国时期白芍、赤芍的出产情况可以参考陈仁山的《药物出产辨》："白芍产四川中江、渠县为川芍；产安徽亳州为亳芍；产浙江杭州为杭芍。亳芍、杭芍色肉气味均同川芍，色略红黄，质略结，味略苦。"又云："赤芍原产陕西省汉中府。向日均以汉口来之狗头芍为最，好气味，但不能开片，药肆不用。近所用者，俱产自北口外，由天津运来。三伏天出新，山西产者为京芍，粉白色。四川亦有出，次之。"

主要产于浙江、四川、安徽以及贵州、山东等地。以四川中江、安徽亳州和浙江杭州为道地。

40. 白芷

《名医别录》载："……生河东川谷下泽。"《本草图经》载泽州（今山西晋城）一带白芷的图，并言："所在有之，吴地尤多。根长尺余，粗细不等，白色。枝干去地五寸以上。春生叶，相对婆娑，紫色，阔三指许。花白微黄。入伏后结子，立秋后苗枯。"结合地域看，应为白芷 *Angelica dahurica*（Fisch. ex Hoffm.）Benth. et Hook. f.。但亦云："白芷生河东川谷下泽，今所在有之，吴地尤多。"吴地所产白芷应为杭白芷。《本草纲目》沿用了这一记载和附图。从"入伏后结子，立秋后苗枯"来看，应与白芷相近或一致，另外花白微黄也与现在的杭白芷一致。

宋代白芷以江南出者受重视，《本草衍义》说："出吴地者良。"吴地即南宋《乾道临安志》《咸淳临安志》亦提到临安（今杭州）产白芷，此毫无疑问为杭白芷。川白芷的年代较杭白芷略晚，据《遂宁白芷志》记载，川白芷约在600年前（南宋时期）由杭州引种而来，或是由于气候土壤适宜，加之栽培技术精良，逐渐后来居上。

从南宋《妇人大全良方》开始，便有在方书中直接要求采用"川白芷"者，可见其影响。至于禹白芷的历史或许更晚，《证类本草》绘有泽州白芷药图，有研究从地域分析，认为是禹白芷一类，姑且存疑。

杭白芷主产于四川；白芷主产于河南、河北、山东、山西等地。杭白芷以四川为道地产区；白芷以河南、河北为道地产区。

41.白果

白果即银杏，始载于《绍兴本草》，有云："七月八月采实暴干。以其色如银，形似小杏，故名之。乃叶如鸭脚，而又谓之鸭脚子。"

《绍兴本草》云："诸处皆产之，唯宣州形大者佳。"

全国广泛栽种，以安徽宣城为道地产区。

42.白扁豆、扁豆花

《本草纲目》："硬壳白扁豆，其子充实，白而微黄，其气腥香。"《本经疏证》："豆体椭圆，然首大尾小，轻重有殊，凡布种必重者向下。"与现代所言白扁豆原植物扁豆 Dolichos lablab L.相同。其果实和花即白扁豆和扁豆花。

主产于湖南、安徽、河南等地。无明显道地性。

43.瓜蒌、瓜蒌子

《尔雅·正义》描述其形态："栝楼四月生苗，引藤蔓生，及秋而华，秋末成实，下垂如拳，或长而锐，或小而圆。"《本草经集注》云："出近道，藤生，状如土瓜而叶有叉……其实，今以杂作手膏用。根入土六七尺，大二三围者，服食亦用之。"《本草图经》曰："今所在有之。实名黄瓜……根亦名白药，皮黄肉白。三、四月内生苗，引藤蔓。叶如甜瓜叶，作叉，有细毛，七月开花，似葫芦花，浅黄色。实在花下，大如拳，生青，至九月熟，赤黄色。二月、八月采根，刮去皮，曝干，三十日成。其实有正圆者，有锐而长者，功用皆同。"《雷公炮炙论》曰："其栝并楼样全别。若栝，自圆，黄皮厚，蒂小；若楼，唯形长，赤皮，蒂粗，是阴人服。若修事，去上壳皮革膜并油了。"根据以上本草所述考证，原植物与栝楼 Trichosanthes kirilowii Maxim.相符。后世《植物名实图考》有收载瓜蒌图，根据特征应为双边栝楼 T. rosthornii Harms。

《尔雅》郭璞注云："今齐人呼之天瓜。""齐"即今之山东。可见山东产瓜蒌有久远的历史。《神农本草经》记载："生川谷及山阴。"产地大约在陕西、山西、河南、山东等地。《名医别录》曰："栝楼生弘农川谷及山阴地。"弘农为今之河南灵宝县。《新修本草》曰："今出陕州者，白实最佳。"《千金翼方》载药所出州土曰：栝楼的产地为河南道的陕州及虢州；陕州相当于当今河南的三门峡市、陕县、洛宁、渑池、灵宝及山西平陆、芮城、运城东北部地区；虢州即当今河南省西部灵宝、栾川以西、伏牛山以北地区。即河南、山西、陕西交界处，西有华山，东有伏牛山，北至黄土高原南端三门峡之间。

主产于长江以北和西部大部分地区，河北、山东、陕西、江苏、安徽、四川、河南等地。以河南为道地产区。

44.玄参

陶弘景云："茎似人参而长大。根甚黑，亦微香，道家时用，亦以合香。"《开宝本草》记载："玄参，茎方大，高四、五尺，紫赤色而有细毛，叶如掌大而尖长。根生青白，干即紫黑，新者润腻，合香用之。"苏颂曰："二月生苗。叶似脂麻，又如槐柳，细茎青紫色。七月开花青碧色，八月结子黑色。亦有白花，茎方大，紫赤色而有细毛。有节若竹者，高五六尺。叶如掌大而尖长如锯齿。其根尖长，生青白，干即紫黑，新者润腻。一根可生五、七枚，三月、八月采暴干。"《本草纲目》云："今用玄参正如苏颂所云其根有腥气，故苏颂以为臭也……花有紫白二种。"参考《本草图经》的衡州玄参及《本草纲目》之附图，与玄参科植物玄参 Scrophularia ningpoensis Hemsl.相符。

《名医别录》云："生河间川谷及兔句。"陶弘景云："今出近道，处处有。"宋代苏颂《本草图经》云："今处处有之。"因其处处皆有，故自宋代以来的诸多本草文献，对玄参的产地少有记载。明代《本草品汇精要》记载江州、衡州、邢州为道地，即今之江西九江、湖南衡阳、河北邢台。《外台秘要方》卷31记载华州（今陕西华县）产玄参。《明一统志》卷17记载建平县（今辽宁建平）、德化县（今福建德化）土产玄参。《福建通志》卷11、《景定建康志》卷42分别记载玄参产建宁府（今福建建瓯）、溧阳县（今江苏溧阳）。近代《药物出产辨》云："产浙江杭州府。"

主产于浙江、四川、湖南、湖北、山东等地，其中浙江为其道地产区。

45. 半夏

《新修本草》载："生平泽中者，名羊眼半夏，圆白为胜。然江南者大乃径寸，南人特重之。顷来互用，功状殊异。其苗似是由跋，误以为半夏也。"《本草图经》："二月生苗一茎，茎端三叶，浅绿色，颇似竹叶，而生江南者似芍药叶，根下相重，上大下小，皮黄肉白，五月、八月采。五月采则虚小，八月采则实大。"《植物名实图考》记载："有长叶、圆叶二种，同生一处，夏亦开花，如南星而小，其梢上翘如蝎尾。"《本草纲目》附有半夏图，从古代本草的描述及附图分析，与现今所用半夏 *Pinellia ternata*（Thunb.）Breit. 相符。

《范子计然》最早记载半夏"出三辅，色白者善"。魏晋《名医别录》记载半夏产地"生槐里川谷"，陶弘景则曰："槐里属扶风，今第一出青州，吴中亦有，以肉白者为佳，不厌陈久。"槐里，古县名，治今陕西省兴平市东南，扶风即扶风郡，三国魏改右扶风置，治槐里县，属雍州，辖境约今陕西省永寿、礼县、户县以西、秦岭以北地区。青州为上古九州之一，在山东省中部，大体指泰山以东至渤海的一片区域。吴中，泛指春秋时吴地，即今江苏、上海及安徽、浙江

等地，可知半夏的主产地在陕西、山东一带，江苏、安徽等地亦产，然而质量最好的是山东中部半夏，以肉白者为佳。可见，自宋、明、清、民国来，半夏以山东济南一带所产者为最上，但是在清朝时安徽半夏质量也佳。唐《千金翼方·药出州土》记载半夏者产河南道谷州、江南东道润州、江南西道宣州三处。谷州即为今河南省新安县、洛宁县西北、宜阳县、光山县西一带。润州辖境约为当今江苏省南京、镇江。

半夏在唐代以前，以陕西关中一带为主产区，后来逐渐移至山东；宋、明则以山东的"齐州半夏"为道地；明代以后又扩展为河南、山东、江苏所产的为道地。随着用药经验的积累，道地药材的主产地经历了一个由西至东，又由东至西的历史变迁过程。

主产于四川、湖北、河南、安徽、贵州等地。

46. 地龙

《名医别录》载："入药用白颈，是其老者……若服干蚓，须熬作屑。""白颈蚯蚓"始见于《千金翼方》，《本草图经》和《证类本草》收载"白颈蚯蚓"并附有"蜀州白颈蚯蚓"图，认为"功同蚯蚓"。明《本草原始》附有两种蚯蚓图，突出了白颈蚯蚓的特点。"地龙"之名始出《圣惠方》，后来的本草仍沿用"蚯蚓"或"白颈蚯蚓"。苏颂谓："须破土，盐之日干，方家谓之地龙。"《本草纲目》在蚯蚓项下收载"白颈蚯蚓"，着重论述其功效，并引郭义恭广志谓："闽越山蛮啖蚯蚓旺蜘为馐。"说明在古代，人们已认识到地龙的来源不止一种。从现代分类学角度看，白颈就是指似戒指状的环带（生殖带），色乳白或肉红，是东方分布最多的环毛蚓属最显著的标志，到了性成熟时才显现出来。因此，白颈蚯蚓是指环毛蚓属（*Pheretimea*）蚯蚓一类。从历代本草多收载"白颈蚯蚓"作药用，强调"入药宜大"来看，与现今的广地龙 *Pheretima aspergillum*（E. Perrier）相近。故地龙为钜蚓科动物参环毛蚓 *Pheretima aspergillum*（E. Perrier）、

通俗环毛蚓 *Pheretima vulgaris* Chen、威廉环毛蚓 *Pheretima guillelmi*（Michaelsen）或栉盲环毛蚓 *Pheretima pectinifera* Michaelsen 的干燥体。

李时珍谓："今处处平泽膏壤中有之"，"乍透迤而蟮曲，或宛转而蛇行，任性行止，物击便曲。"广地龙主产于广东、广西、福建，沪地龙主产于上海、河南、山东、安徽等地。广地龙以广东为道地产区。

47.地骨皮

苏颂谓："今处处有之，春生苗，叶如石榴叶而软薄堪食，俗称呼为甜菜。其茎干高三五尺，作丛。六月、七月生小红紫花，随便结红实，形微长如枣核。其根名地骨。"所指基本与今用茄科宁夏枸杞 *Lycium barbarum* L. 同。即茄科枸杞属植物枸杞 *Lycium chinense* Mill. 或宁夏枸杞 *Lycium barbarum* L. 的干燥根皮。

《名医别录》谓："生常山平泽及诸丘陵阪岸。"唐代开始，即重视西北出产者。《通典》记："张掖郡贡枸杞子六斗、叶二十斤。今甘州。"甘州即今甘肃张掖。到明代，枸杞乃以河西走廊所出者为最优。《本草纲目》云："后世惟取陕西者良，而又以甘州者为绝品。今陕之兰州、灵州、九原以西枸杞，并是大树，其叶厚根粗。河西及甘州者，其子圆如樱桃，暴干紧小少核，干亦红润甘美，味如葡萄，可作果食，异于他处者。"

主产于河北、内蒙古、山西、陕西、甘肃、宁夏、青海等。宁夏中宁为其道地产区。

48.地黄

《本草图经》记载："二月生叶，布地便出似车前，叶上有皱纹而不光，高者及尺余，低者三四寸，黄花似油麻花而红紫色，亦有黄色者，其实作房如连翘，中子甚细而沙褐色。根如人手指，通黄色，粗细长短不常，二月、八月采根。"所附冀州、沂州地黄药图，皆与今用玄参科植物地黄 *Rehmannia glutinosa* Libosch. 无异。

《名医别录》载："生咸阳川泽，黄土地者佳，二月、八月采根。"《本草图经》记载："地黄生咸阳川泽，黄土地者佳，今处处有之，以同州（今陕西大荔县）为上。"地黄各地皆有产出，明代开始，乃以河南怀庆府所出为上，《本草纲目》云："今人惟以怀庆地黄为上。"《本草品汇精要》："今怀产者为胜。"《本草从新》："以怀庆肥大而短，糯体细，菊花心者佳。"

主产于河南、浙江等地。河北、湖南、湖北、四川等地亦产。以河南为道地产区。

49.地榆

始载于《神农本草经》，列为中品。《名医别录》载："生桐柏（河南南部与湖北交界处）及冤朐（山东菏泽市西南）山谷，二八月采根、暴干。"《本草经集注》载："今近道处处有，其叶似榆而长，初生布地，故名玉鼓，一茎长直上。"苏颂谓："宿根三月内生苗，初生布地，独茎直上，高二、四尺，对分出叶。叶似榆，稍狭细长，作锯齿状，青色，七月开花如椹子，紫黑色。根外黑里红，似柳根。"并附有"江宁府地榆"和"衡州地榆"，综合以上历代文献关于地榆的记述，并结合"江宁府地榆"图的特征看，古代所用地榆为蔷薇科地榆 *Sanguisorba officinalis* L.，"衡州地榆"为长叶地榆 *Sanguisorba officinalis* L. var. *longifolia*（Bert.）Yü et Li。本草考证古今药用品种基本相同。

主产于黑龙江、吉林、辽宁、内蒙古、山西、陕西、山东、甘肃、贵州等地。道地产区不明显。

50.芒硝

《雷公炮炙论》："芒消是朴消中炼出，形似麦芒者，号曰芒消。"根据历代本草的描述分析，传统医用芒硝应是酸盐类矿物芒硝族芒硝，与今药用情况一致。

陶弘景曰："旧出宁州，黄白粒大，味极辛苦。顷来宁州道断都绝。"

主产于河北、天津、山东、河南、江苏、安徽、山西等地。道地产区不明显。

51.百合

《农政全书》："开淡黄白花，如石榴嘴而大，四重向下，覆长蕊；花心有檀色，每一棵须五六花。子紫色，圆如梧桐子，生于枝叶间。根白色，形如松子壳，四面攒生，中间出苗；又如胡蒜，重叠生二三十瓣。"《新修本草》云："此药有二种，一种细叶，花红白色；一种叶大，茎长，根粗，花白，宜入药用。"《本草图经》说："百合生荆州川谷，今近道处处有之。春生苗，高数尺，干粗如箭，四面有叶如鸡距，又似柳叶，青色，叶近茎微紫，茎端碧白，四五月开红白花，如石榴嘴而大，根如胡蒜重叠，生二三十瓣。二月、八月采根，暴干。人亦蒸食之，其益气。又有一种，花黄有黑斑，细叶，叶间有黑子，不堪入药。"李时珍云："叶短而阔，微似竹叶，白花四垂者，百合也。叶长而狭，尖如柳叶，红花，不四垂者，山丹也。茎叶似山丹而高，红花带黄而四垂，上有黑斑点，其子先结在枝叶间者，卷丹也。"此见历代药用百合乃是百合科百合属 *Lilium* 多种植物。

《别录》曰："百合生荆州山谷。"弘景曰："近道处处有之。"道宋李石《续博物志》卷6所说："江淮百合，根大而味甘。"《药物出产辨》说："百合，湖南湘潭宝庆产者，名拣片外合，为最佳。由湘潭经北江到广州，在北江栈沽。以龙牙合为最，拣片次之。一产湖北麻城，名麻城合，用硫磺熏至其味酸，不适用。有产四川者，名川合，亦可用。有产江苏省，名苏合，味略苦。"

主产于湖南邵阳、浙江、江苏、陕西、四川、安徽、广西等地。

52.当归

《本草经集注》载："生陇西川谷，二月、八月采根阴干。""今陇西阳黑水当归，多肉少枝，气香，名马尾当归，稍难得。西川北部当归，多根枝而细。历阳所出，色白而气味薄，不相似，呼为草当归，阙少时乃用之。"《新修本草》载："当归苗有二种，于内地一种似大叶芎䓖，一种似细叶芎䓖，惟茎叶卑下于芎䓖也。今出当州、宕州、翼州、松州，宕州最胜，细叶者名蚕头当归，大叶者名马尾当归，今用多是马尾当归，蚕头者不如，此不复用，陶称历阳者是蚕头当归也。"《本草图经》的记载稍具体，苏颂云："春生苗，绿叶有三瓣，七八月开花似时罗，浅紫色。根黑黄色。二月、八月采根阴干。然苗有二种，都类芎䓖，而叶有大小为异，茎梗比芎䓖甚卑下。根亦二种，大叶名马尾当归，细叶名蚕头当归。"所附文州（今甘肃文县）当归药图，即今用之伞形科当归 *Angelica sinensis* (Oliv.) Diels。

甘肃自古为当归的道地产区，《名医别录》云："当归生陇西（今甘肃临洮）川谷，二月八月采根阴干。"《本草图经》提到川产者："今川蜀、陕西诸郡及江宁府，滁州皆有之，以蜀者为胜。"《本草纲目》云："今陕、蜀、秦州（今甘肃）、汶州诸州人多栽莳为货，以秦归头圆，尾多色紫，气香肥润者名马尾归，最胜他处。"可见历代本草记载多以陇西（今甘肃）产者质量最好，且以马尾归最佳，与今之观点相符。

主产于甘肃、云南、四川、陕西等地。以甘肃岷县为道地产区。

53.肉苁蓉

五代以来，《蜀本草》："图经曰：出肃州禄福县（今甘肃酒泉肃州区）沙中，三月、四月掘根，切取中央好者三四寸，绳串阴干，八月始好，皮如松子鳞甲。"苏颂《本草图经》曰："今陕西州郡多有之，然不及西羌界（甘肃、青海一带）中来者，肉厚而力紧……苗下有一根扁根，长尺余，三月采根。"《证类本草》肉苁蓉附图特征与今用肉苁蓉 *Cistanche deserticola* Y. C. Ma 相似。故古今肉苁蓉基本来源一致，即列当科肉苁蓉属植物肉苁蓉 *Cistanche deserticola* Y. C. Ma 或管花肉苁蓉 *Cistanche tubulosa* (Schenk) Wight 的干燥带鳞叶的肉质茎。

《本草经集注》云："代郡雁门属并州（相当于山西省大部，内蒙古、河北的一部分及陕西北部），多马处便有，言是野马精落地所生。"直至《日华子本草》才对此说提出了质疑，其谓："采访人方知生勃落树下，并土堑上，此即非马交之处，陶说误耳。"肉苁蓉是多产地的药物，与黄芪一样，陶弘景按其产地对肉苁蓉进行了质量优劣的分等，其谓："河南（今甘肃西南部黄河以南地区）间至多。今第一出陇西（今甘肃临洮县南），形扁广，柔韧多花而味甘；次出北国者，形短而花小。巴东建平（四川东北部）间亦有，而不如也。"

主产于新疆、内蒙古、青海、宁夏、甘肃、陕西等地。以甘肃为道地产区。

54.竹茹

《本草图经》："菫竹、淡竹、苦竹，《本经》并不载所出州土，今处处有之。竹之类甚多，而入药者惟此三种，人多不能尽别。甘竹似篁而茂，即淡竹也。淡竹肉薄，节间有粉，南人以烧竹沥者，医家只用此一品，与《竹谱》所说，大同而小异也。"由此可见，古代竹茹原植物指的是竹类植物。

明《本草纲目》："竹惟江河之南甚多，故曰九河鲜有，五岭寔繁。"

主产于长江流域。道地性不明显。

55.冰糖

《本草纲目》："石蜜，即白沙糖也。凝结作饼块如石者为石蜜，轻白如霜者为糖霜，坚白如冰者为冰糖，皆一物而有精粗之异也。以白糖煎化，模印成人物狮象之形者为飨糖，《后汉书》注所谓猊糖是也；以石蜜和诸果仁及橙橘皮、缩砂、薄荷之类作成饼块者为糖缠；以石蜜和牛乳、酥酪作成饼块者为乳糖；皆一物数变也……按王灼《糖霜谱》云，古者惟饮蔗浆，其后煎为蔗饧，又曝为石蜜。"故以甘蔗为原植物。

《新修本草》："石蜜，出益州及西戎，煎炼沙糖为之，可作饼块，黄白色。用水、牛乳、米粉和煎，乃得成块。西戎来者佳，江左亦有，殆胜蜀者。"《本草纲目》："故甘蔗所在植之，独

有福建、四明、番禺、广汉、遂宁有冰糖，他处皆颗碎，色浅、味薄，惟竹蔗绿嫩昧厚，作霜最佳，西蔗次之。"

主产于南方各地。道地性不明显。

56.决明子

《吴普本草》载决明子又名草决明，《本草纲目》："决明有两种，一种马蹄决明，茎高三四尺，叶大于苜蓿，而木小未葶，昼开夜合，两两相贴，秋开淡黄花五出，结角如初生细豇豆，长五六寸，角中子数十粒，参差相连，状如马蹄，青绿色，入眼目药最良。一种茫茫决明，《救荒本草》所谓山扁豆是也，苗茎似马蹄决明，但叶之本小未尖，正似槐叶，夜亦不合，秋开深黄五出，结角大小如小指，长二寸许，角中子成数列，状如黄葵子而扁，其色褐，味甘滑。"由以上可见决明有数种，马蹄决明即今之决明，为豆科植物钝叶决明 Cassia obtusifolia L. 或决明（小决明）Cassia tora L.，而茫茫决明似同属植物望江南 Cassia occidentalis L.。

《本草纲目》："生田野间。"《名医别录》云："决明生龙门川泽。"《神农本草经集注》云："龙门乃长安北。"即今山西省河津市与陕西省韩城市交界处。《本草图经》谓："今出广州、桂州。"《本草品汇精要》亦载："道地广州、桂州。"即指今广州和桂林一带。

主产于安徽、广西、四川、浙江、广东等地。其道地性不明显。

57.米酒

《周记·天官·清正》记载："辨三酒之物，一曰事酒二曰昔酒，三曰清酒。"汉代郑玄注云："事酒……其酒则今之醇酒也。昔酒，今之酉久白酒，所谓旧醇者也。清酒，今中山冬酿接夏而成。"郑玄注云："式法，作酒之法式。作酒既有米、曲之数，又有功沽之巧。"可见这些酒，是以米为原料，按比例加入酒曲，依特定的方法而制作的。此外，《千金要方》称白酒为"白浆"，《外台秘要》谓"白酒，酢浆也，即米酒

之第一淋，色白味甘而未酸者"；也有医家认为白酒为古代的米酒，如赵以德曰"白酒，熟谷之液，色白，通于胸上"，由此可知，白酒又名昔酒，是冬酿春成的陈米酒。因色白而得名，非现代白酒。

58.灯心草

晋崔豹《古今注》有虎须草，即灯心草。《开宝本草》云："灯心草生江南泽地，丛生，茎圆细而长直，人将为席。"《本草衍义》云："陕西亦有。蒸熟，干则拆取中心白穰燃灯者，是谓之熟草。又有不蒸但生干剥取者，为生草。入药宜用生草。"《本草品汇精要》云："灯心草，莳田泽中，圆细而长直，有干无叶。南人夏秋间采之，剥皮以为蓑衣。其心能燃灯，故名灯心草。"《本草纲目》载："此即龙须之类，但龙须紧小而瓤实，此草稍粗而瓤虚白。"《植物名实图考》云："江西泽畔极多。细茎绿润，夏从茎旁开花如穗，长不及寸，微似莎草花。"上述文献的描写突显了灯心草的三个特征：丛生泽地、茎圆细长直、可燃灯。再参照《本草纲目》与《植物名实图考》的灯心草药图，本草所记之灯心草系现时所用灯心草科植物 *Juncus effusus* L.。

《开宝本草》说"灯心草生江南泽地"，清代《浙江通志》卷104、《福建通志》卷11皆记载本品产出。民国29年（1940年）陕西西京市（西安市）国药商业同业公会《药材行规》灯心产地条则说："湿地皆生，四川最多。"今以江苏产者最著名。

主产江苏、四川、云南等。

59.防己

南北朝时《雷公炮炙论》"凡使，勿用木条……惟要心有花文黄色者"，则有可能是指今药用的防己科植物粉防己 *Stephania tetrandra* S. Moore。《新修本草》载："防己本出汉中者，作车辐解，黄实而香。其青白虚软者，名木防己，都不任用。"可见唐代所用防己不仅有马兜铃科的汉中防己、木防己，还有防己科粉防己。

《经史证类备急本草》附图兴化军（今福建莆田市）防己，有可能是防己科植物，其根确为当今防己的一种，也有称其为汉防己。《本草图经》中另有一黔州防己图，从其聚球形果序及蔓生藤本的特征来看，亦为防己科植物。

主产于浙江、安徽、湖北、湖南、江西等地。

60.防风

《吴普本草》载："生邯郸、上蔡，正月生，叶细圆，青黑黄白，五月花黄，六月实黑。"《名医别录》载："生沙苑川泽及邯郸、琅琊、上蔡，二月、十月采根暴干。"《本草经集注》载："今第一出彭城兰陵，即近琅琊者，郁州百市亦有之。次出襄阳、亦阳县界，亦可用；即近上蔡者。惟以实而脂润，头节坚如蚯蚓头者为佳。"《新修本草》载："今出齐州，龙山最善，淄州、兖州、青州者亦佳，叶似牡蒿、附子等。"又云："沙苑在间州南，亦出防风，轻虚不如东道者。"《本草图经》云："今京东、淮、浙州即皆有之。根土黄色，与蜀葵根相类；茎叶俱青绿色，茎深而叶淡，似青蒿而短小，初时嫩紫，作菜茹极爽口。五月开细白花，中心攒取作大房，似莳萝花，实似胡荽而大。"从上述诸家本草记载的特征、产地及附图形态来看，古代所药用的防风原植物并非一种。其中《本草图经》所述各器官形态及所附"解州防风"图根稍弯曲，但无侧根，根头顶部有毛状基生叶柄残基，伞形花序顶生和侧生等特征，均与现今所用伞形科防风 *Saposhnikovia divaricata*（Turcz.）Schischk. 相符。

《范子计然》云："防风出三辅，白者善。"《名医别录》称防风"生沙苑（今陕西渭南地区）川泽及邯郸（今河北南部）、琅珸（今山东）、上蔡（今河南）"等地。唐代防风产地十分广泛，《新修本草》云："（防风）今出齐州，龙山最善。淄州、兖州、青州者亦佳。"《通典》云："淄川郡贡防风五十斤、进理石五斤。今淄州。"此外，在《千金翼方》《外台秘要方》《元和郡县图志》《新唐书》等文献中亦记载淄州出产并进贡防风。

明代《救荒本草》载防风"今中牟田野中亦有之"。民国《药物出产辨》云："防风产黑龙江省洮南县，为最多。"民国29年（1940年）陕西西京市（西安市）国药商业同业公会《药材行规》防风产地条则说："蒙古、山西、陕西、河南。"

主产于东北三省。以黑龙江西部草甸草原产为道地药材。

61.红花

据《本草图经》说始于张仲景："仲景治六十二种风，兼腹内血气刺痛，用红花一大两，分为四分，以酒一大升，煎强半，顿服之，不止再服。"而正式进入本草的年代则相对较晚。《本草图经》对红花的植物形态描述甚详："今处处有之，人家场圃所种，冬而布子于熟地，至春生苗，夏乃有花，花下作梂彙，多刺，花出梂上，圃人乘露采之，采已复出，至尽而罢，梂中结实，白颗如小豆大，其花暴干，以染真红及作胭脂。"《证类本草》药图未著产地，茎直立，上部分枝，叶卵状披针形或长椭圆形，头状花序顶生，此即菊科植物红花 *Carthamus tinctorius* L.。

据《博物志》"今沧、魏地亦种之"，沧、魏皆在北方，《齐民要术》亦南北朝时后魏贾思勰所撰，乃知红花最初栽种地可能在今冀鲁豫数省市。据《新唐书·地理志》，土贡红蓝的州郡有灵州灵武郡（今宁夏灵武）、青州北海郡（今山东青州）、兴元府汉中郡（今陕西南郑）、蜀州唐安郡（今四川崇庆）、汉州德阳郡（今四川德阳）等，又《太平寰宇记》卷16临淮县（今江苏泗洪）有红蓝河，据说"隋炀帝宫人种红蓝于此，以名焉"。但这些产地所出红花恐作染料者居多，药用产地更宜以本草为准。清末民国红花产地又有变化，《药物出产辨》以河南、安徽、四川为最，而曹炳章《增订伪药条辨》卷2云："河南归德州出者名散红花，尚佳，亳州出者亦名散红花，略次。浙江宁波出者名杜红花，亦佳，皆红黄色。山东出者名大散花，次之。孟河出者更次。河南淮庆出者名淮红花，略次。湖南产者亦佳。陕西产者名西红花，较次。日本出

者，色淡黄，味薄，名洋红花。"赵燏黄《祁州药志》草红花条云："原产于埃及，传播于吾国中部及南部，如河南、湖南、浙江等省。又河南之禹州及怀庆，盛行栽培之，祁州地方，前数年亦从事于培植，只因风土不宜，收获不丰。"

主产于新疆、云南、四川等地。四川、河南为道地产区。

62.麦冬

《名医别录》所云："叶如韭，冬夏长生。"《吴普本草》云："生山谷肥地，叶如韭，肥泽，丛生……实青黄。"《本草拾遗》将麦冬分为大小两类："出江宁者小润，出新安者大白。其大者苗如鹿葱，小者如韭叶，大小有三四种，功用相似，其子圆碧。"由此可见古代麦冬品种甚为复杂，大致为百合科沿阶草属 *Ophiopogon* Ker-Gawl.植物。《本草图经》云："今所在有之，叶青似莎草，长及尺余，四季不凋，根黄白色，有须根，作连珠形，似扩麦颗，故名麦门冬，四月开淡红花如红蓼花，实碧而圆如珠。"从有关麦冬植物形态、生境、花期等的描述来看，与现今百合科植物沿阶草属 *Ophiopogon* Ker-Gawl.相似。

《本草图经》谓："江南出者叶大，苗如鹿葱，小者如韭，大小有三四种，功能相似，或云吴地者尤胜。"

主产于浙江、四川、江苏、湖北、福建、等地。以浙江的杭州、余姚，四川的三台为麦冬道地产区。

63.远志

《本草经集注》载："小草状似麻黄而青。"《开宝本草》载："茎叶似大青而小。"《本草图经》又云："根黄色，形如蒿根，苗名小草……三月开花，白色，根长及一尺。四月采根、叶……"《本草纲目》又记："远志有大叶、小叶两种。陶弘景所说者小叶也，马志所说者大叶也，大叶者花红。"其所说小叶一种，与现今远志 *Polygala tenuifolia* Willd.一致；大叶一种，与现今卵叶远志 *Polygala sibirica* L.一致。

《名医别录》载："远志生太山及冤句川谷。"清《本草崇原》补充道："今河洛陕西州郡皆有之。"

主产于东北、华北、西北以及河南、山东、安徽等。山西、陕西为道地产区。

64.赤芍

陶弘景《名医别录》载："今出白山、蒋山、茅山最好，白而长尺许，余处亦而多赤，赤者小利。"始分赤、白二种，将白芍与赤芍区别。苏颂《本草图经》载："芍药二种，一者金芍药，二者木芍药。救病用金芍药，色白多脂肉，木芍药色紫瘦多脉。"又谓"春生红芽作丛，茎上三枝，五叶，似牡丹而狭长，高一二尺，夏初开花，有红白紫数种，结子似牡丹子而小，秋时采根"。由此可知，宋代已采用栽培的芍药入药，且已分色白多脂肉者和色紫瘦多脉者二种。与当前以家种经加工而成白芍和以野生细瘦多筋木加工为赤芍有相似之处。

芍药作为观赏植物，栽培历史悠久，药用栽培，见于《本草别说》："今世所用者，多是人家种植。欲其花叶肥大，必加粪壤，每岁八、九月取其根分削，因利以为药，遂曝干货卖，今淮南真阳尤多。"民国时期赤芍的出产情况可以参考陈仁山的《药物出产辨》："赤芍原产陕西省汉中府。向日均以汉口来之狗头芍为最，好气味，但不能开片，药肆不用。近所用者，俱产自北口外，由天津运来。三伏天出新，山西产者为京芍，粉白色。四川亦有出，次之。"

主产于内蒙古、河北、辽宁、吉林、黑龙江、安徽、河南等地。以内蒙古为道地产区。

65.花椒

《本草经集注》说："秦椒，今从西来，形似椒而大，色黄黑，味亦颇有椒气，或呼为大椒。"其"蜀椒"条云："出蜀郡北部，人家种之，皮肉厚，腹里白，气味浓。江阳（今四川泸州）、晋原（今四川崇州）及建平（今重庆巫山）间亦有而细赤，辛而不香，力势不如巴郡。"宋代

《本草图经》蜀椒条提到："人家多作园圃种之。高四五尺，似茱萸而小，有针刺，叶坚而滑。四月结子，无花，但生于叶间，如小豆颗而圆，皮紫赤色。八月采实，焙干。"结合产地，古代所称蜀椒即来源于芸香科植物花椒 *Zanthoxylum bungeanum* Maxim.。

《诗经》有"椒聊之实，蕃衍盈升"之句，《离骚》"杂申椒与菌桂"，其中的"椒"皆是芸香科 *Zanthoxylum* 属植物。《神农本草经》之"秦椒""蜀椒"和"蔓椒"，也是此类。秦椒与蜀椒应该都是因产地而得名，秦椒"生太山川谷及秦岭上或琅玡"，蜀椒"生武都川谷及巴郡"。*Zanthoxylum* 属植物种类较多，除常用的花椒 *Z. bungeanum*、青椒 *Z. schinifolium* 外，如野花椒 *Z. simulans* 等，也在其中。《新修本草》云："秦椒树、叶及茎、子都似蜀椒，但味短实细，蓝田南、秦岭间大有也。"唐代秦椒与蜀椒皆有进贡，《通典》记载："洪源郡贡蜀椒一石。今黎州。"《元和郡县图志》亦云："（黎州）开元贡椒一石。"黎州即四川汉源县，至今仍是花椒的主要产地。而《新修本草》又说："今椒出金州西城者，最善。"金州在今陕西安康县，《通典》也说："安康郡贡椒目十斤。"这可能是指秦椒。

主产区为四川、陕西、重庆。道地产区为四川、陕西。

66.芥子

《名医别录》载有芥，陶弘景说："似菘而有毛，味辣，好作菹，亦生食。其子可藏冬瓜。又有葶，以作菹，甚辣快。"这是十字花科 *Brassica* 属植物。汉代《急救篇》有"芸蒜荠芥茱萸香"之句，颜师古注谓芥有两种，《新修本草》则说有三种："叶大粗者，叶堪食，子入药用，熨恶疰至良；叶小子细者，叶不堪食，其子但堪为齑尔；又有白芥，子粗大白色，如白粱米，甚辛美，从戎中来。"其中前两者当为十字花科芸薹属植物芥 *Brassica juncea* (L.) Czern. et Coss.；白芥当是同科白芥属植物白芥 *Sinapis alba* L.。与今药用一致。

从产地看,《新修本草》说白芥 Sinapis alba "从戎中来",意即是外来植物。《本草拾遗》谓其"生太原",说明内地已有种植。另外,《蜀本草·图经》称:"一种叶大,子白且粗,名曰胡芥。"也似白芥,则五代四川亦有栽种。晚近白芥子主要出产于北方地区,《药物出产辨》云:"白芥子产中国张家口及绛镇等处。"民国29年(1940年)陕西西京市(西安市)国药商业同业公会《药材行规》白芥子产地条则说:"山东,今处处均能产。"

主产于山东。其道地性不明显。

67.苍术

《本草图经》曰:"术今处处有之,以茅山、嵩山者为佳。春生苗,青色无桠。茎作蒿秆状,青赤色,长三二尺以来。夏开花,紫碧色,亦似刺蓟花,或有黄白色者。入伏后结子,至秋而苗枯。根似姜而旁有细根,皮黑,心黄白色,中有膏液紫色。"寇宗奭曰:"苍术长如大拇指,肥实,皮色褐,其气味辛烈,须米泔浸洗去皮用。"《本草纲目》载:"苍术,山蓟也,处处山中有之。苗高二三尺,其叶抱茎而生,梢间叶似棠梨叶,其脚下有三五叉,皆有锯齿小刺。根如老姜之状,苍黑色,肉白有油膏。"以上所述苍术为菊科植物茅苍术 Atractylodes lancea(Thunb.)DC.。与现时药用情况相符。

陶弘景长期在茅山修道。《真诰》卷11陶弘景注:"(茅山之积金岭)山出好术,并杂药。"又据庾肩吾《答陶隐居赍术煎启》有云:"绿叶抽条,生于首峰之侧,紫花摽色,出自郑岩之下。"此见陶弘景所作术煎、术蒸的原料皆出于茅山,其为茅苍术无疑。梁代的《名医别录》:"生郑山、汉中、南郑。"《新修本草》以注释:"郑山即南郑也,今处处有,以蒋山、白山、茅山为胜。"

主产于江苏、安徽、浙江、内蒙古、辽宁、吉林、黑龙江等地。以江苏茅山为道地产区。

68.芡实

《本草纲目》描述其植物特征最详:"芡茎三月生叶帖水,大于荷叶,皱文如縠,蹙衄如沸,面青背紫,茎、叶皆有刺。其茎长至丈余……五六月生紫花,花开向日结苞。外有青刺,如猬刺及栗球之形。花在苞顶,亦如鸡喙及猬喙。剥开内有斑驳软肉裹子,累累如珠玑。壳内白米,状如鱼目。"考其生境、形态,此即睡莲科芡 Euryale ferox Salisb.,古今一致。

《本草图经》:"处处有之,生水泽中。其叶俗名鸡头盘,花下结实。其茎嫩者名,亦名菜,人采为蔬茹。"

主产于江苏、湖南、湖北、山东等地。无明显道地性。

69.杜仲

陶弘景对其鉴别之法描述较详:"今用出建平、宜都者,状如厚朴,折之多白丝为佳。用之,薄削去上皮,横理,切令丝断也。"《本草图经》载:"今出商州、成州、峡州,近处大山中亦有之。木高数丈,叶如辛夷,亦类柘,其皮类厚朴,折之内有白丝相连。"这些都符合今用杜仲科植物 Eucommia ulmoides Oliv. 的特征,故可认为本草记载的杜仲与现代使用的品种来源相同。

民国《药物出产辨》记载:"杜仲产四川、贵州为最;其次湖北宜昌府各属;陕西省兴安汉中又其次;广西亦有出,但不佳。"民国29年(1940年)陕西西京市(西安市)国药商业同业公会《药材行规》杜仲产地条则说:"豫、燕、川、陕、晋。"赵燏黄《本草药品实地之观察》记载:"药市中以四川产者为上品,称川杜仲而出售之。"

主产于四川、湖北、陕西、河南、贵州、云南等地。以四川为道地产区,习称"川杜仲"。

70.豆蔻

《酉阳杂俎》云:"白豆蔻出迦古罗国,呼为多骨。形如芭蕉，叶似杜若，长八九尺，冬夏不凋，花浅黄色，子作朵如葡萄，初出微青，熟则变白，七月采。"此文被《开宝本草》全文采录，其原植物为姜科植物白豆蔻 Amomum kravanh。

《药物出产辨》云："豆蔻产安南菩萨山、东波山，又名东波蔻，为最正地道。暹罗次之，巨港、井里文所产者为什路蔻，不适用。"民国29年（1940年）陕西西京市（西安市）国药商业同业公会《药材行规》白豆蔻条记载产地说："暹罗、印度、南洋群岛。"

白豆蔻主产于泰国，我国海南、云南有栽培；爪哇白豆蔻主产于印度尼西亚，海南、云南多有栽培。

71.连翘

《新修本草》云："此物有两种，大翘、小翘。大翘生下湿地，叶狭长如水苏，花黄可爱，著子似椿实之未开者，作房，翘出众草。其小翘生冈原之上，叶、花、实皆似大翘而小细。山南人并用之，今京下惟用大翘子。"《证类本草》绘有五幅连翘药图，其中"鼎州连翘"基本能确定为金丝桃科植物黄海棠 Hypericum ascyron。一般认为，这便是早期药用"连轺"或"连翘"的主流品种。《本草图经》提到："今南中医家说云，连翘盖有两种，一种似椿实之未开者，壳小坚而外完，无附萼，剖之则中解，气甚芬馥，其实才干，振之皆落，不著茎也。"《本草衍义》也说："连翘亦不至翘出众草，下湿地亦无，太山山谷间甚多。今止用其子，折之，其间片片相比如翘，应以此得名尔。"从《证类本草》所绘"泽州连翘"的图例来看，似乎就是今用木犀科植物 Forsythia suspensa。这一品种从宋代开始，逐渐取代金丝桃科连翘，而成为药用主流。《本草衍义》载："连翘亦不至翘出众草，下湿地亦无，太山山谷间甚多。今止用其子，折之，其间片片相比如翘，应以此得名尔。"此两段论述及《植物名实图考》之附图，与今连翘 Forsythia suspensa（Thunb.）Vahl 相符。

《本草图经》载："连翘，生泰山山谷，今近京及河中、辽宁府、泽、润、淄、灾、鼎、岳、利州、南康军皆有之。大翘……叶青黄而狭长如榆叶、水苏辈，茎赤色，高三四尺许，花黄可爱，秋结实似蓬作房，翘出众草，以此得名。"《证类本草》绘"泽州连翘"。据《药物出产辨》记载："连翘产河南恒庆府，湖北紫荆关、郧阳府，山东、山西等处均有出产。"

主产于山西、陕西、湖北、山东等地。河南、山西为其道地产区。

72.吴茱萸

《本草图经》载："今处处有之，江、浙、蜀、汉尤多。木高丈余，皮青绿色，似椿而阔厚，紫色，三月开花，红紫色。七月八月结实，似椒子，嫩时微黄，至成熟时则深紫。"所附两幅插图，一幅是临江（今江西省清江县）吴茱萸，图中叶片两两对生，看似4~6枚叶片轮生，伞形花序腋生，近似山茱萸科植物吴茱萸 Cornus officinalis Sieb. et Zucc；另一幅是越州（今浙江绍兴）吴茱萸，从图中看出，叶为奇数羽状复叶，对生，小叶5~7片，椭圆形，最下面的一对小叶为不严格的对生；小花密集成聚伞状的圆锥花序，可能为石虎 Evodia rutaecarpa（Juss.）Benth. var. officinalis（Dode）Huang。《本草纲目》载："茱萸枝柔而肥，叶长而皱，其实结于梢头，累累成簇而无核，与椒不同。一种粒大，一种粒小，小者入药为胜。"李时珍对吴茱萸的描述基本与现在使用的吴茱萸相符，粒大的可能指吴茱萸，粒小的可能指吴茱萸的变种石虎或疏毛吴茱萸。所附的吴茱萸插图和《植物名实图考》附图均与芸香科植物石虎近似。因此，本草所指吴茱萸原植物与现今基本一致。

关于吴茱萸产地的记载，最早见于《神农本草经》。《名医别录》："吴茱萸生上谷、川谷及冤朐。"其所指即现在的山西与河北边境附近及山东菏泽地区。唐·陈藏器谓："茱萸南北总有，入药以吴地者为好，所以有吴之名也。"《证类本草》引《本草图经》有"吴茱萸生川谷及冤朐，今处处有之，江浙蜀汉尤多"之说，插图有临江军（即今之江西省清江县等地）吴茱萸、越州（今之浙江省绍兴一带），可见宋时吴茱萸已见于长江流域的江苏、湖北、浙江、四川等地。明代《本草品汇精要》："道地以临江军、越州吴地。"

主产于贵州、广西、湖南、江西、四川等地。以贵州为道地产区。

73.牡丹皮

牡丹以根皮入药始于《神农本草经》，列为中品。据《名医别录》云："牡丹生于巴郡山谷及汉中，二月八月采根阴干。"《本草经集注》云："今东间亦有，色赤者为好。"《本草图经》曰："今丹、延、青、越、滁、和州山中皆有之。"《本草衍义》谓："牡丹用其根上皮，花亦有绯者，又有深碧色者，惟山中单叶花红者为胜。"

《日华子本草》曰："巴、蜀、渝、合州者上，海盐者次之。"《本草纲目》又载："丹州、延州以西及褒斜道中最多……其根入药尤妙。"《本草品汇精要》称："道地巴蜀、剑南、合州、和州、宣州并良。"

牡丹皮主产于安徽、四川、甘肃、陕西、湖北、湖南、山东、贵州等地。安徽铜陵为道地产区。

74.牡蛎

《本草图经》云："今海旁皆有之，而南海、闽中及通、泰间尤多。此物附石而生，磈礧相连如房，故名蛎房，一名蠔山，晋安人呼为蠔莆。初生海边才如拳石，四面渐长，有一二丈者，崭岩如山。每一房内有蠔肉一块，肉之大小随房所生，大房如马蹄，小者如人指面。每潮来则诸房皆开，有小虫入则合之以充腹。"综上，古代医家所用牡蛎为牡蛎科牡蛎属动物如长牡蛎、大连湾牡蛎或近江牡蛎。

《名医别录》云："生东海池泽，采无时。"《蜀本草》曰："海中蚌属，以牡者良。今莱州昌阳县海中多有，二月、三月采之。"

长牡蛎主产于山东以北至东北沿海；大连湾牡蛎主产于辽宁、山东、河北等地；近江牡蛎产区较广，北起东北，南至海南岛沿海。以东海为主要道地产区。

75.何首乌

苏颂《本草图经》谓："今在处有之，以西洛、嵩山及南京柘县者为胜。春生苗，蔓延竹木墙壁间，茎紫色，结子有棱，似荞麦而细小，秋冬取根，大者如拳，各有五棱瓣，似小甜瓜。有赤白二种：赤者雄，白者雌。"由上可见，古代何首乌的原植物有混淆的情况，苏颂所言"结子有棱，似荞麦而细小"者与今用蓼科植物何首乌 *Polygonum multiflorum* Thunb.的特征基本相符。

《开宝本草》云："本出顺州南河县，今岭外江南诸州皆有。"《药物出产辨》云："何首乌产广东德庆为正，名曰何首乌。北江、连州亦有出，以广西南宁、百色为多出。"

主产于贵州、四川、云南、重庆、广东、广西、湖南、湖北、陕西、河南、江西、安徽、浙江、江苏、甘肃、福建、山西等地。今以广东德庆产量大，为道地。

76.皂角刺

《本草崇原》："皂荚处处有之，其树高大，叶如槐叶，枝间有刺，即皂角刺也。夏开细黄花，结实有三种，一种小如猪牙，一种大而肥厚，多脂而粘，一种长而瘦薄，枯燥不粘，皆可入药。"即古今药用品种相同，为豆科植物皂荚 *Gleditsia sinensis* Lam.。

《本草易读》："（皂角）生雍州山谷，今在处处有之。"

主产于江苏、湖北、河北、山西、河南、山东。此外，广东、广西、四川、安徽、浙江、贵州、陕西、江西、甘肃等地亦产。道地性不明显。

77.龟甲

陶弘景谓："采得，生取甲，剔去肉者，为好。"《名医别录》载："生南海池泽及湖水中，采无时。"苏颂谓："以岳州，沅江所出甲有九肋者为胜。入药以醋炙黄用。"《本草纲目》载："古者上下甲皆用之，至日华始用龟板，而后人遂主之矣。"由上述记载可见，古代药用以水龟为主，上下甲均可使用。

《本草纲目》："藏器曰：生海边。甲有文，堪为物饰。非山龟也。"

主产于湖北、湖南、江苏、浙江、安徽等地。无明显道地性。

78. 辛夷

《本草拾遗》云："辛夷花未发时，苞如小桃子，有毛，故名侯桃。初发如笔状，北人呼为木笔。其花最早，南人呼为迎春。"《本草纲目》曰："夷者，荑也。其苞初生如荑（草木始生之芽）而味辛也。杨雄《甘泉赋》云：列辛雉于林薄。《服虔注》云：即辛夷。雉、夷声相近也。"《名医别录》云："生汉中川谷，九月采实。"《本草经集注》曰："今出丹阳近道，形如桃子。"恭云："其树大连合抱，高数仞，叶大于柿叶，所在皆有。"《蜀本草》进一步描述辛夷的植物形态："树高树仞，叶似柿叶而狭长，正月、二月花似有毛小桃，色白而带紫，花落而无子。夏杪复著花，如小笔。又有一种花蕊皆同，但三月花开，四月花落，子赤似相思子，二种所在山谷皆有。"《本草衍义》记载："辛夷有红紫二本，一本如桃花色者，一本紫者，今入药当用紫色者。未开时收之，已开者不佳。"李时珍云："辛夷花初出枝头，苞长半寸而尖锐，俨如笔头重重，有青黄茸毛顺铺，长半分许，及开则似莲花而小如盏，紫苞红焰作莲及兰花香。亦有白色者，人呼为玉兰。又有千叶者，诸家言苞似小桃者，比类欠当。"综上，古代所用辛夷来源不止一种，但根据描述来看，均应为木兰属*Magnolia* Linn.植物。其中生汉中，叶似柿叶而狭长，正月、二月开花，花色白带紫的应该是望春花*Magnolia biondii* Pamp.；《蜀本草》所描述的另外一种三月开花的品种，为开花稍迟的武当玉兰*Magnolia sprengeri* Pamp.；陶弘景所说出丹阳一带的，则

是分布于江南的玉兰 *M. denudata* Desr.。

《本草经集注》："今出丹阳近道，形如桃子，小时气辛香。"《浙江通志》卷110云："万历灵隐寺志唐时灵隐寺有此花，鲜红可爱。"《四川通志》卷38之6、《湖广通志》卷19、《甘肃通志》卷20记载成都府（今四川成都）、永顺府（今湖南永顺县）、秦州（今甘肃天水）亦产辛夷。另外，《河南通志》《陕西通志》《云南通志》也有记载物产辛夷。

主产于河南、四川、陕西、湖北、安徽、浙江等地。河南、安徽为其道地产区。

79. 羌活

《本草经集注》云："此州郡县并是羌地，羌活形细而多节，软润，气息极猛烈。出益州北部西川为独活，色微白，形虚大，为用亦相似，而小不如，其一茎独上，不为风摇，故名独活。"总结起来，羌活的特点是主产羌地（今甘肃），药材细软油润而多节，香味浓烈。陶氏描述的羌活，与今羌活商品药材"蚕羌"的特征非常接近，蚕羌的原植物主要为伞形科羌活*Notopterygium incisum*，挥发油含量较高，与《本草经集注》所说"气息极猛烈"相符。《经史证类备急本草》绘有凤翔府独活、茂州独活、文州独活、文州羌活、宁化军羌活5幅药图，其文州羌活从药图上可判定为羌活*Notopterygium incisum*，至于宁化军羌活，亦可肯定其为伞形科植物。故从品种来源上分析，宋代羌活药材的原植物，已基本与今用品种相一致。

80. 没药

李珣曰："按徐表《南州记》云：是波斯松脂也。状如神香，赤黑色。"苏颂曰："今海南诸国及广州或有之。木之根株皆如橄榄，叶青而密。岁久者，则有脂液流滴在地下，凝结成块，或大或小，亦类安息香。采无时。"《本草蒙筌》："没药，黄黑类安息香，出产自波斯国。亦木脂液，逐日结凝成块，大小不等，断碎光莹可爱。"李时珍曰："按《一统志》云：没药树高大

如松，皮厚一二寸。采时掘树下为坎，用斧伐其皮，脂流于坎，旬余方取之。"与现代药用品种基本一致。

《本草图经》："没药，生波斯国，今海南诸国及广州或有之。"

主产于非洲索马里和埃塞俄比亚的干旱地区及肯尼亚北部。以索马里所产者最佳。

81. 沉香

嵇含《南方草木状》云："蜜香、沉香、鸡骨香、黄熟香、栈香、青桂香、马蹄香、鸡舌香，案此八物，同出于一树也。交趾有蜜香树，干似柜柳，其花白而繁，其叶如橘。欲取香，伐之经年，其根干枝节各有别色也。木心与节坚黑沉水者为沉香，与水平面者为鸡骨香，其根为黄熟香，其干为栈香，细枝紧实未烂者为青桂香，其根节轻而大者为马蹄香。"唐代《新修本草》对沉香树的描述更加具体："沉香、青桂、鸡骨、马蹄、煎香等同是一树，叶似橘叶，花白，子似槟榔，大如桑葚，紫色而味辛。树皮青色，木似榉柳。"此毫无问题，都是指瑞香科沉香属 *Aquilaria* Lam. 植物。

如《本草衍义》所说："岭南诸郡悉有之，旁海诸州尤多。"《证类本草》绘有"崖州沉香"与"广州沉香"二图。又引杨文公《谈苑》说："岭南雷州及海外琼崖山中多香树，山中夷民斫采卖与人，其一树出香三等，曰沉香、栈香、黄熟香。"综上所述，历代本草记载之沉香出自我国广东、海南及东南亚各国，今用沉香为白木香含有树脂的木材。

我国台湾、广东、广西有栽培；国外分布印度、印度尼西亚、越南、马来西亚。国内以广东、海南为道地产区。

82. 阿胶

据《别录》，古阿胶乃是"煮牛皮作之"，《齐民要术》"煮胶第九十"虽然提到多种原料，但仍强调"沙牛皮、水牛皮、猪皮为上"，而"驴、马、驼、骡皮为次"。直到唐代，《本草拾遗》云："凡胶，俱能疗风止泄补虚，驴皮胶主风为最。"仍然以多种动物的皮煮胶，只是认为驴皮疗风为佳。同样的，《广济方》专门称"驴皮胶"，也证明当时驴皮为原料尚不普遍。宋代开始，渐渐以驴皮为正宗。《本草图经》云："造之，阿井水煎乌驴皮，如常煎胶法。"至于牛皮煮胶，则称"黄明胶"，以示区别。

阿胶因产地得名，《名医别录》言"生东平郡"，又云"出东阿"，其地在今山东东阿县，此地战国时属于齐国，名阿邑；秦汉皆有东阿县，属东郡，乃知"阿胶"，即是"阿"地所产之胶，渊源久远。东阿之胶所以有名，主要与当地井水有关，《水经注》卷5云："（东阿县）大城北门内西侧，皋上有大井，其巨若轮，深六七丈，岁尝煮胶，以贡天府。本草所谓阿胶也，故世俗有阿井之名。"《证类本草》因此专门绘有"阿井图"，《本草图经》也说："以阿县城北井水作煮为真。"因此，历代其他地方虽然也煮胶，并冒称"阿胶"售卖，但都不及东阿者道地。

主产于河南、山东、河北、云南等地。以山东东阿为道地产区。

83. 陈皮

以"橘柚"之名始载于《神农本草经》："一名橘皮……其后讲究以经年陈久者入药。"《本草经集注》云："凡狼毒、枳实、橘皮、半夏、麻黄、吴茱萸皆须陈久者良，其余须精新也。"陈皮之名，首见孟诜《食疗本草》，后则取代"橘皮"，成为专名。《神农本草经》的时代橘柚不分，更早的文献甚至误认为橘与枳会因产地不同而发生变异。《本草拾遗》说："其类有朱柑、乳柑、黄柑、石柑、沙柑。橘类有朱橘、乳橘、塌橘、山橘、黄淡子。此辈皮皆去气调中，实总堪食。就中以乳柑为上。《神农本草经》合入果部，宜加实字，入木部非也。岭南有柚，大如冬瓜。"按此意见，"柑"或许是指甜橙 *Citrus sinensis* 一类，《开宝本草》新增的"橙子皮"即是此物；"橘"是 *Citrus reticulata* Blanco 及其栽培变种。由此可见，古代陈皮（橘皮）来源与现代同。

《本草图经》云："橘柚生南山川谷及江南，今江浙、荆襄、湖岭皆有之。"此后，《食鉴本草》《药品化义》《本草必用》《握灵本草》都一致认为广东产者佳。《本草纲目》也说："今天下多以广中来者为胜，江西者次之。"可见陈皮的道地产地一直主要为广东、湖北、湖南、福建等地，以广东产者为最佳，古今道地产区变化不大。民国张寿颐《本草正义》言："以广东化州产者为佳。"其通用者，"则新会所产，故通称曰新会皮。"《药物出产辨》也说："陈皮产广东新会为最，四会、潮州、四川所产者，俱不适用。"今天的新会皮出产于广东新会，依然是佳品。

主产于广东、重庆、四川等地。陈皮的道地产地一直主要为广东、湖北、湖南、福建等地，以广东产者为最佳，古今道地产区变化不大。

84. 附子

《本草图经》："其苗高三、四尺以来，茎作四棱，叶如艾，花紫碧色作穗，实小紫黑色如桑椹。"《彰明附子记》："十一月播种，春月生苗。其茎类野艾而泽，其叶类地麻而厚。其花紫瓣黄蕤，长苞而圆。"后代本草多沿用以上说法。由以上植物形态描述来看，传统医用附子的来源应是乌头 *Aconitum carmichaeli* Debx.。

四川历来是附子的道地产区，《范子计然》云："附子出蜀武都，中白色者善。"《名医别录》云："附子生犍为山谷及广汉。"《吴普本草》云："或生广汉。"齐梁时因南北暌隔，交通不便，陶弘景有感叹说："假令荆益不通，则全用历阳当归、钱塘三建，岂得相似。"故在《本草经集注》中陶赞叹宜都很山（今湖北长阳县）所出为最好。唐代国家统一，四川又重新恢复附子的道地优势，《新修本草》云："天雄、附子、乌头等，并以蜀道绵州、龙州者佳，余处纵有造得者，力弱，都不相似。江南来者，全不堪用。"《千金翼方·药出州土》记附子产地亦此两处，《新唐书·地理志》提到明州余姚郡（浙江宁波市鄞州区）、龙州应灵郡（四川江油）土贡皆有附子，其中浙江所出，大约如苏敬所说"江南来者，全

不堪用"之类。宋代附子的产地更加明确，《本草图经》云："绵州彰明县（四川江油）多种之，惟赤水一乡者最佳。"赤水在今江油河西一带。江油附子杨天惠《彰明附子记》论之最详："绵州故广汉地，领县八，惟彰明出附子。彰明领乡二十，惟赤水、廉水、会昌、昌明产附子。总四乡之地，为田五百二十顷有奇，然秔稻之田五，菽粟之田三，而附子之田止居其二焉。合四乡之产，得附子一十六万斤已上，然赤水为多，廉水次之，而会昌、昌明所出微甚。"这一记载与今江油河西数乡出产附子，而河东诸地不产，仍完全一致。此后各地附子虽亦有产出，但总以四川江油为道地。因川乌系附子的母根，显然也应以川产为正。

主产于四川省的江油、平武、安县、布拖等地，四川江油为其道地产区。

85. 青皮

《本草品汇精要》将青皮以"青橘皮"之名列于果部上品，认为"未经十月霜降"的为"青橘"，"采于十月且经霜降"的是"黄橘"，因"由其所采时月生熟及体色性味不同，故攻疾有异"。书中更以详细条目区分黄橘皮与青橘皮之不同，如黄橘皮采收应在"霜后，有穰"，而青橘皮应在"六七月未成熟时青小未穰"时采。《本草蒙筌》认为其"与橘红同种，此未成熟落之"。韩彦直《橘录》云：橘红为"橘皮去尽脉"，王好古《汤液本草》则指出"橘皮以色红日久者为佳，故曰红皮、陈皮，去白者曰橘红也"。由此可知，《本草蒙筌》中的橘红应该是指芸香科橘干燥成熟外果皮，且青橘皮又与橘红同种，因此认为青橘皮的药材来源应为橘 *Citrus reticulata* Blanco 及其栽培变种的幼果或未成熟果实的果皮。

本草中的产地内容参见"陈皮"。

我国长江流域以南各地广泛栽培，主产于广东、重庆、四川等地。以广东、湖北、湖南、福建等地为道地产区。

86.青蒿

《神农本草经》中名草蒿，又名青蒿，"味苦，寒。主疥瘙、痂痒、恶创，杀虫，留热在骨节间，明目。一名青蒿，一名方溃。生川泽"。明代《本草纲目》载："青蒿，二月生苗，茎粗如指而肥软，茎叶色并深青。其叶微似茵陈，而面背俱青。其根白硬。七八月开细黄花颇香。结实大如麻子，中有细子。"结合历代本草所绘青蒿药图，发现现代植物学中的菊科植物黄花蒿 Artemisia annua L.符合这些特征。

明代《本草品汇精要》记载："道地汝阴、荆、豫、楚。"清宫用药取材范围广泛，多使用道地药材，清宫应用各地进宫药材出处档案记载"青蒿出荆州"。上述记载青蒿多用于治疗暑热、截疟等，从治疗暑热、截疟讲，青蒿的道地产区应在历史上的荆州（今湖北）及其周边地区。

《神农本草经》记载："生川泽"；陶弘景的《本草经集注》记载："处处有之，即今之青蒿"；《本草蒙荃》记载："山谷川泽、随处有生"；本草中有产地记载的，多分布在陕西一带，如《名医别录》记载："生华阴川泽"；宋代《本草图经》记载："生华阴川泽，今处处有之"；北宋《本草衍义》记载："草蒿今青蒿也，处处有之，陕西绥、银之间有青蒿（陕西省榆林市绥德县周边，宁夏银川周边）"；民国时期的《药物出产辨》记载："各属均有，以英德（今广东）为多。"可见从古至今黄花蒿的分布范围均较广。

产吉林、辽宁、河北、陕西、山东、江苏、安徽、浙江、江西、福建、河南、湖北、湖南、广东、广西、四川（东部）、贵州、云南等地。

87.苦杏仁

《本草图经》："今处处有之，其实亦数种，黄而圆者名金杏，相传云种出济南郡之分流山，彼人谓之汉帝杏，今近都多种之，熟最早。其扁而青黄者名木杏，味酢，不及金杏。杏子入药，从东来人家种者为胜，仍用家园种者，山杏不堪入药。"《本草纲目》载："诸杏，叶皆圆而有尖，二月开红花，亦有千叶者，不结实。"综上所述，参考《本草图经》附图，可知古代药用杏仁均来源于蔷薇科李属多种植物的种仁，并以家种的杏仁为主，与现今药用品种基本一致。

《药物出产辨》分为北杏与南杏两类，北杏即苦杏仁："北杏产自直隶，烟台、牛庄，山东均有出。山西、陕西、湖北、河南、襄樊亦有。"

主产于山西、陕西、河北、内蒙古、辽宁、吉林、山东等。道地性不明显。

88.枇杷叶

《证类本草》引掌禹锡等按蜀本图经云："树高丈馀，叶大如驴耳，背有黄毛，子梂生如小李，黄色味甘酸，核大如小栗，皮肉薄，冬花春实，四月五月熟，凌冬不凋，生江南山南，今处处有"，又引图经曰："枇杷叶旧不着所出州郡，今襄汉吴蜀闽岭皆有之，木高丈馀，叶作驴耳形，皆有毛……四月采叶，暴干。"《本草纲目》引郭义恭广志云："枇杷易种，叶微似栗，冬花春实。其子簇结有毛，四月熟，大者如鸡子，小者如龙眼，白者为上，黄者次之。无核者名焦子，出广州。"又杨万里诗云："大叶耸长耳，一枝堪满盘。"《植物名实图考》谓："浙江产者实大核少。"根据上述记载及所附的枇杷图，皆指蔷薇科植物枇杷，与今用一致。

主产于广东、江苏、浙江、福建、湖北等地。其道地性不明显。

89.郁李仁

《名医别录》载："郁核，一名车下李，一名棣，生高山川谷及丘陵上，五六月采根。"《证类本草》载："郁李仁……李仁处处有之，木高五六尺，枝条叶花皆若李，唯子小若樱桃，赤色而味甘酸，核随子熟，六月采根并实，取核中仁用。"再者，《名医别录》中提到"一名棣"，《尔雅》云"常棣，棣"，陆玑《草木疏》"白棣树也，如李而小，如樱桃正白"，又云"唐棣即奥李也，一名雀梅，亦曰车下李"。吴其濬在《植物名实图考》认为陆玑所述的唐棣即为郁李：

"插秧毕而熟……又多生田埂上，高五六尺，叶也似榆而圆，实正似樱桃而更赤，味酸，野生者花单而实繁，家栽者花缛而实少。"为淮河南北所称的秧李；而常棣象郁李"今北地四五月间，野人采赤白棣，假为樱桃货之，实为樱而圆，如李又尖小，而有微毛，颇酢，其叶稍狭"。由于与李植物形态相似的多为蔷薇科李属（*Prunus*）植物，可见，在历代本草中郁李仁所用原植物较多，名称也较复杂。可认为郁李仁来源于李属多种植物。

主产于东北、内蒙古、河北、河南、山东等地。

90.知母

知母一名蚳母、一名蝭母。据李时珍解释："宿根之旁初生子根，状如蚳虻之状，故谓之蚳母，讹为知母、蝭母也。"《本草图经》载："知母生河内川谷，今瀛河诸郡及解州、滁州亦有之。根黄色，似菖蒲而柔润，叶至难死，掘出随生，须燥乃止。四月开青花如韭花，八月结实。二月、八月采根，暴干用。"并附各地知母形态图。《本草纲目》谓："宿根之旁，初生子根，状如蝭虻之状，故谓之蝭母，讹知母、蝇母也。"《植物名实图考》卷七知母条云："今药肆所售，根外黄，肉白，长数寸，原图三种，盖其韭叶者。"据所附知母图中，以形似韭叶者与药铺所售知母相符。综上本草所述，古代所用知母，有异物同名现象，但百合科植物知母*Anemarrhena asphodeloides* Bge.为历代本草传统用药，应为知母的正品。

《名医别录》知母"生河内川谷"，陶弘景说"今出彭城"。据《千金翼方》《外台秘要》《元和郡县图志》和《新唐书》记载，知母出相州、幽州，说明唐代北方是知母的主要产区。宋代《元丰九域志》记相州土贡知母十斤。《明一统志》载彰德府、卫辉府土产知母，以上皆在河南。晚近《药物出产辨》说："产直隶东陵、西陵等。"则完全以河北、北京所出为道地了。

主产于内蒙古、河北、山西、黑龙江、吉林、辽宁、陕西、甘肃、宁夏、河南、山东等地。以河北、河南、山西为道地产区。

91.侧柏叶

《本草纲目》："柏有数种，入药惟取叶扁而侧生者，故曰扁柏。其树耸直，其皮薄，其肌腻，其花细琐，其实成丛，状如小铃。霜后四裂，中有数子，大如麦粒，芬芳可爱。柏叶松身者，桧也。松叶柏身者，枞也。松桧相半者，桧柏也。峨眉山中一种竹叶柏身者，谓之竹柏。"与今药用品种一致。

主产区和道地产区均不明显。

92.金银花

《新修本草》载："此草藤生，绕覆草木上，苗茎赤紫色，宿者有薄白皮膜之，其嫩茎有毛。叶似胡豆，亦上下有毛。花白蕊紫。"《曲洧旧闻》卷3云："郑、许田野间二三月有一种花，蔓生，其香清远，马上闻之，颇似木犀，花色白，土人呼为鹭鸶花，取其形似也。亦谓五里香。"按其所说，即是金银花，郑许皆在河南。《本草纲目》载："忍冬在处有之，附树延蔓，茎微紫色，对节生叶。叶似薜荔而青，有涩毛。三四月开花，长寸许，一蒂两花二瓣，一大一小，如半边状。长蕊。花初开者，蕊瓣俱色白；经二三日，则色变黄。新旧相参，黄白相映，故呼金银花，气甚芳香，四月采花阴干；藤叶不拘时采。阴干。"以上描述，基本为同一植物忍冬*Lonicera japonica* Thunb.的特征。

《本草经集注》载："今处处皆有，似藤生，凌冬不凋，故名忍冬。"《救荒本草》说"今辉县山野中亦有之"，并有附图，《植物名实图考》亦说"皆中州产"。

主产于山东、河南、河北等地。以山东平邑和河南封丘为道地产区。

93.乳香

大部分古籍中，皆认为熏陆香与乳香为同一物。《本草纲目》："熏陆香（乳香），释名：马尾香、天泽香、摩勒香、多伽罗香。气味：微湿、无毒。"《本草害利》中曰："乳香，一名熏陆香，出诸番，圆大如乳头，明透者良，性粘难研，水沸过用钵坐热水中，以灯心同研则易细。今松脂枫脂中亦有此状者，市人或以伪之。"《诸蕃志》卷下载："乳香，一名薰陆香，出大食之麻罗拔、施曷、奴发三国深山穷谷中。其树既类榕，以斧斫株，脂溢於外，结而成香，聚而成块。"故原植物为乳香属 *Boszvellia* 植物。

《本草衍义》曰："薰陆香，木叶类棠梨，南印度界，阿吒厘国出，今谓之西香，南番者更佳，此即人谓之乳香。"

主产于索马里、也门、阿曼、埃塞俄比亚等国家。无明显道地性。

94.饴糖

陶弘景："方家用饴糖，乃云胶饴，皆是湿糖如厚蜜者，建中汤中多用之。其凝强及牵白者不入药。今酒用曲，糖用蘖，犹同是米麦，而为中上之异，糖当以和润为优，酒以醨乱为劣。"《蜀本草》："《图经》云，饴即软糖也，北人谓之饧。粳米、粟米、大麻、白术、黄精、枳椇子等，并堪作之，惟以糯米作者入药。"《本草纲目》："按刘熙《释名》云，餹之清者曰饴，形怡怡然也；稠者曰饧。"因此，古代饴糖与现代饴糖品种相同。

全国各地均产。道地性不明显。

95.泽泻

《诗经·魏风》云："言采其藚。"陆玑疏："今泽舄也，其叶如车前大，其味亦相似。"其所描述者皆与今用泽泻相类。陶弘景云："形大而长，尾间必有两歧为好。叶狭长，丛生诸浅水中。"似指现在的窄叶泽泻。《本草图经》云："春生苗，多在浅水中，叶似牛舌草，独茎而长，秋时开白花作丛，似谷精草。"并附有邢州泽泻、齐州泽泻及泽泻三幅药图。《本草纲目》《植物名实图考》亦绘有泽泻的原植物图。由上所述再参照附图可判断古今泽泻用药一致，均为泽泻科植物东方泽泻 *Alisma orientale*（Sam.）Juzep.。

《名医别录》谓："生汝南池泽。"《本草经集注》云："今近道亦有，不堪用，唯用汉中、南郑、青弋。"《本草图经》说："今山东、河、陕、江、淮亦有之，汉中者为佳。"《植物名实图考》曰："抚州志川：临川产泽泻，其根圆白如小蒜。"而《药物出产辨》更是记载："福建省建宁府上。"

主产于福建、四川、江西等省。福建为泽泻道地产区。

96.细辛

《吴普本草》载："细辛如葵叶，赤黑，一根一叶相连。"《名医别录》载："今处处有之，然它处所出者，不及华阴者真。生华阴山谷，二月、八月采根阴干。"《本草经集注》载："今用东阳临海者，形段乃好，而辛烈不及华阴、高丽者。用之去头节。"《本草衍义》载："今惟华州者佳，柔韧，极细直，深紫色，味极辛，嚼之习习如椒……叶如葵叶，赤黑，非此则杜蘅也。"《本草纲目》载："叶似小葵，柔茎细根，直而色紫，味极辛者，细辛也。"又谓"大抵能乱细辛者，不止杜衡，皆当以根苗色味细辨之"。古代药用细辛包括了马兜铃科细辛属 *Asarum* L.的多种植物，主流为华细辛 *Asarum sieboldii* Miq.、北细辛 *Asarum heterotropoides* Fr. Schmidt var. *mandshuricum*（Maxim.）Kitag.，与现今细辛商品情况基本一致。

北细辛主产于东北地区，华细辛主产于陕西、河南、山东、浙江等地，汉城细辛主产于辽宁、吉林。以陕西产华细辛为道地。

97.荆芥、荆芥穗

《吴普本草》云："叶似落藜而细，蜀中生嗷之。"《证类本草》所绘成州（今甘肃成县）假苏和岳州（今湖南岳阳市）荆芥图，依其图形均与现用之唇形科植物荆芥 *Schizonepeta tenuifolia* Briq.相似。据《齐民要术》，这种姜芥（荆芥）在北魏时期即有种植。

《神农本草经》言假苏（荆芥）"生汉中（今陕西汉中）川泽"，《吴普本草》介绍说蜀中人生啖之。《通典》称"彭原郡贡假苏荆芥，今宁州"，即今甘肃宁县。根据《证类本草》药图提示，宋代似乎以甘肃成县（成州）和湖南岳阳产者为正。晚近《药物出产辨》云："荆芥产江西，红梗者更佳；其次浙江杭州府；再次湖北广城。广东产者名土荆芥，全无辛香，不适用。"

主产于河北、江苏、浙江、江西、湖北、湖南等地。今以南方出产者为优。

98.草豆蔻

《本草图经》描述植物："豆蔻，即草豆蔻也，生南海。今岭南皆有之。苗似芦，叶似山姜、杜若辈，根似高良姜。花作穗，嫩叶卷之而生。穗头深红色，叶渐展，花渐出，而色渐淡，亦有黄白色者，南人多采以当果实，尤贵其嫩者，并穗入盐同淹治，叠叠作朵不散落。"据此可判断为姜科山姜属植物草豆蔻 *Alpinia katsumadai* Hayata 的干燥近成熟种子。

主产于广东、云南及广西等地。云南为道地产区。

99.草果

《本草纲目》说："草豆蔻、草果虽是一物，然微有不同。今建宁（福建建瓯）所产豆蔻，大如龙眼而形微长，其皮黄白，薄而棱峭，其仁大如砂仁而辛香气和。滇广所产草果，长大如诃子，其皮黑厚而棱密，其子粗而辛臭，正如斑蝥之气。"乃知当时以草果与草豆蔻为一物。《本草品汇精要》描述草果云："生广南及海南。形如橄榄，其皮薄，其色紫，其仁如缩砂仁而大。又云南出者名云南草果，其形小差耳。"应该就是今之姜科草果 *Amomum tsao-ko* Crevost et Lemaire。

草果主要出产于广西、云南，《云南通志》卷27记广南府出草果，地在今云南广南、富宁。《药物出产辨》云："草果产云南百色、广西龙州等处。"云南省种植草果已有三百多年历史，以云南金平县为主产地，约占全国总产量一半，元阳、绿春、麻栗坡、马关、河口及红河、文山、保山、德宏等地均出产草果。广西的靖西、睦边和贵州罗甸等地亦有产。与广西、云南两省区相毗邻的越南也是草果的主要出产国。

主产于云南、广西、贵州等地。云南为道地产区。

100.茵陈

苏颂曰："以《本草》论之，但有茵陈蒿而无山茵陈。《本草》注云：茵陈蒿，叶似蓬蒿而紧细，今京下北地用为山茵陈者是也。"李时珍说得很清楚，"茵陈昔人多漪为蔬，故入药用，山（野）茵陈，所以别家茵陈也。"故明代以前文献中的山茵陈，实即野生之茵陈。陶弘景谓："今处处有，似蓬蒿而叶紧细，茎，冬不死，至春又生。"《本草拾遗》载："茵陈本功外通关节，去滞热伤寒用之，虽蒿类，苗细，经冬不死，更因旧苗而生，故名茵陈，后加'蒿'字也，今又详此，非菜中茵陈也。"韩保升谓："叶似蒿而背白。"综上所述结合生态地理分布，可认为《名医别录》和《证类本草》附绛州茵陈为滨蒿 *Artemisia scoparia* Waldst. et Kit.。《本草图经》载："春初生苗，高三五寸，似蓬蒿而叶紧细，无花实，五、七月采茎叶阴干，今谓山茵陈。"《本草纲目》载："今山茵陈二月生苗，其茎如艾，其叶如淡色青蒿而背白，叶歧紧细而扁整，九月开细花，黄色，结实大如艾子……五、七月采茎叶，阴干。"其描述和附图与茵陈蒿 *Artemisia capillaris* Thunb. 相似。可见历史上茵陈来源于滨蒿 *Artemisia scoparia* Waldst. et Kit. 和茵陈蒿 *Artemisia capillaris* Thunb. 两个近缘种，与今药用品种一致。

《本草纲目》："近道皆有之，不及太山者佳。"

茵陈蒿主产陕西、山西、安徽等地；滨蒿主产于东北地区及河北、山东等地。以湖南为道地产区。

101.茯苓

《史记·龟策列传》："所谓伏灵者，在菟丝之下，状似飞鸟之形。"《名医别录》云："生太山山谷大松下，二月、八月采，阴干。"陶弘景云："自然生成者，如三、四升器，外皮黑细皱，内白坚，形如鸟兽龟鳖者良。"《新修本草》云："今太山亦有茯苓，白实而块小，而不复采用。第一出华山，形极粗大。雍州南山亦有，不如华山者。"《蜀本草》云："生枯松树下，形块无定，以似人龟鸟形者佳，今所在大松处皆有，惟华山最多。"根据形态描述，茯苓原植物为多孔菌科真菌茯苓 Poria cocos（Schw.）Wolf 的干燥菌核。

因茯苓被认为是"安魂养神，不饥延年"的上品仙药，故记其产地多数在名胜山川，如《神农本草经》说茯苓"生太山山谷大松下"，《范子计然》云："茯苓出嵩山及三辅"，《初学记》引《嵩山记》云："嵩高山有大松树，或百岁，或千岁，其精变为青牛，为伏龟，采食其实得长生。"《千金翼方·药出州土》贡茯苓者有雍州、华州、虢州，证以其他资料，唐代茯苓主要产于华山及其周围地区，《通典》卷6："华阴郡贡茯苓三十八斤，茯神三十八斤。"吴融《病中宜茯苓寄李谏议》诗中有句"千年茯菟带龙鳞，太华峰头得最珍"，贾岛诗："常言吃药全胜饭，华岳松边采茯神。"仲景时代多以大山为产地，唐代及五代以华山为道地产区，明清野生品以云贵（特别是云南）产茯苓为道地。

主产于云南、安徽、湖北、贵州、四川、广西、福建、台湾、浙江、河南、湖南等地。云南为道地产区。

102.胡黄连

胡黄连载《新修本草》，谓其"出波斯国，生海畔陆地"，又说"苗若夏枯草，根头似鸟觜，折之肉似鸜鹆眼者良"。《开宝本草》云："生胡国，似干杨柳，心黑外黄。一名割孤露泽。"从简单的描述看，应是玄参科 Picrorhiza 属植物。藏医亦使用本品，载《四部医典》，藏名为洪连窍（洪连）。《度母本草》云："生于高山岩石地带，叶状如青稞麦叶；雄者有花有茎，雌者无茎。"《宇妥本草》记载："生于山坡和草甸间，叶厚、叶缘柔锯齿状，花如青稞穗；茎紫色椭圆形，长者约有一卡，短者约有一指；根状如藏雪鸡之粪。"《鲜明注释》云："洪连按种分雌、中、雄三种；按性能又分上、下品；上品产于西藏南方门巴等处，外皮灰白色，内皮褐色；下品产于西藏各地。"《晶珠本草》云："最佳的二类为产于西藏上部高原地区的湿生草类，根茎紫红色，腐烂状；另一类色灰，松软，状如高山辣根菜。"《甘露本草明镜》描述其植物形态"根状如索罗，外皮为褐色的薄皮，有皱纹，内皮淡红色，松软，腐烂状，具相互连接的须根，叶小，蓝绿色，状如剖脉刀，叶背灰绿色，先端急尖或钝圆，上部边缘具锐锯齿；叶基生，叶柄短，各叶互相覆盖，呈莲座状。穗状花序顶生，花小，蓝紫色密集，雌蕊多数，坚硬果实内种子黄紫色多而密集"。根据各地藏医用药，洪连最佳为印度、尼泊尔等地进口，其原植物为胡黄连 Picrorhiza scrophulariiflora Pennell。

胡黄连分布于西藏、青海、云南等地。

主产于西藏、四川、云南高寒地区。青藏高原是其道地产区。

103.南沙参

沙参始载于《神农本草经》，根据记述，是指现在的桔梗科沙参属 Adenophora Fisch.植物，但因描述简单且无附图，而沙参属植物种很多，难以确认到种。《本草图经》对沙参的生境、产地、形态作了较详细的描述，苏颂云："今出淄、齐、潞、随州，而江、淮、荆、湖州郡或有之，苗长一、二尺以来，丛生崖壁间，叶似枸杞而有义牙，七月间紫花。"均应是沙参属植物，根据附图，随州沙参似轮叶沙参 Adenophora tetraphylla（Thunb.）Fisch.。《本草纲目》对沙参的产地和形态描述作了补充并附图，应为沙参 Adenophora stricta Miq.。即清代以前的本草书籍关于沙参仅有现南沙参的记载。至《本经逢原》

（1695年）把沙参分为南、北二种："沙参有南北二种，北者质坚性寒，南者体虚力微，功同北沙参而力稍逊。"《本草从新》（1757年）首次把南沙参与北沙参分别列出，就性味功能有了进一步的认识，根据其描述"沙参体虚无心"是指沙参属植物根的三生构造，仍指沙参属植物。

《本草图经》云："今出淄、齐、潞、随州，而江、淮、荆、湖州郡或有之。"当时山东、山西、湖北、湖南、安徽、江苏等地皆产沙参。明代《本草品汇精要》以"淄州、归州、随州、华州"为道地。《本草蒙筌》云："江淮俱多，冤句尤妙"，以江淮产者为多。清代《本草述钩元》云："出淄、齐、潞、随、江、淮、荆、湖州郡沙碛中。"由此可知，明代虽安徽、江苏亦产，但仍以山东、湖北、陕西产者为道地，清代时的道地产区基本同上。

轮叶沙参主产于贵州；沙参主产于安徽、江苏、浙江等地。

104. 枳壳

古本草中枳壳和枳实不分，以枳实之名首载于《神农本草经》，列为中品。《名医别录》谓："枳实九十月采。"陶弘景曰："枳实采，破令干，除核，微炙令香用。"从以上描述来看，九、十月采的枳实应是已成熟或近成熟的果实，而非幼果，也只有成熟果实或近成熟果才有核可除。这说明上古本草所述枳实为成熟果实或近成熟果实，即后世所称之枳壳。根据古代本草的描述，除枸橘可作枳实枳壳外，尚有其他种柑橘类植物也作枳实枳壳，正如苏颂说："……今医家以皮厚而小者为枳实，完大者为枳壳，皆以翻肚如盆口状，陈久者为胜。"枸橘的成熟或未成熟的果实横切者均无此特征，而酸橙果实横切者才有这种特征，由此可知古代枳壳的原植物不止一种。《本草纲目》对枳的记载并不明确，但从其附图的叶型为单身复叶看，为柑橘类植物，类似酸橙。由此可见药用枳壳、枳实为柑橘属 *Citrus* L. 的果实，与现今药用习惯一致。

《本草图经》："枳实，生河内川泽，枳壳生商州山谷，今京西江湖州郡皆有之，以商州者为佳。如橘而小，高亦五、七尺，叶如根，多刺。春生白花，至秋成实。"

主产于江西、湖南、四川、福建等地。江西、湖南、四川为枳壳道地产区。

105. 枳实

《名医别录》谓："枳实九十月采。"陶弘景曰："枳实采，破令干，除核，微炙令香用。"从以上描述来看，上古本草所述枳实为成熟果实或近成熟果实，即后世所称之枳壳。《本草拾遗》载："江北有枳无橘。"对照《证类本草》附图，汝州（今河南临汝县）枳壳和成州（今甘肃成县）枳实为芸香科植物枳（枸橘）*Poncirus trifoliata*（L.）Raf.。苏颂说："……今医家以皮厚而小者为枳实，完大者为枳壳，皆以翻肚如盆口状，陈久者为胜。"推测宋代有两种枳实并存，除枸橘可作枳实外，尚有其他种柑橘属 *Citrus* L. 植物也作枳实。《本草纲目》对枳的记载并不明确，但从其附图的叶型为单身复叶看，肯定为柑橘属植物。

主产于江西、四川、湖南、江苏、福建。以江西为道地产区。

106. 栀子

陶弘景《本草经集注》载："处处有亦两三种小异，以七棱者为良，经霜乃取之。"《本草图经》曰："栀子生南阳川谷，今南方西蜀州郡皆有之……生白花，花皆六出，甚芬香……夏秋结实如诃子状，生青熟黄，中人深红，九月采实暴干……入药者山栀子，方书所谓越桃也，皮薄而圆小，刻房七棱至九棱者佳，其大而长者乃作染色，又谓之伏尸栀子，不堪入药用。"《本草纲目》曰："卮，酒器也。卮子象之，故名。卮子叶如兔耳，厚而深绿，春荣秋瘁，入夏开花，大如酒杯，白瓣黄蕊，随即结实，薄皮细子有须，霜后收之。"由此可见，栀子原植物为茜草科植物栀子 *Gardenia jasminoides* Ellis。

《名医别录》曰："栀子……生南阳（今河南

省南阳市）",《本草图经》曰:"栀子生南阳川谷,今南方西蜀州郡皆有之……"并附图临江军(江西清江)栀子、江陵府(湖北江陵)栀子、建州(福建建瓯)栀子。《植物名实图考》:"述异记云:洛阳有卮茜园。"

主产于浙江、江西、湖南、福建、四川等地。道地产区为江西。

107.枸杞子

《尔雅》"枸檵",郭璞注:"今枸杞也。"《诗经·小雅·四牡》:"载飞载止,集于苞杞。"陆玑疏云:"一名苦杞,一名地骨。"枸杞入药则载于《神农本草经》,列为上品。此物别名甚多,有枸忌、地辅、却署、地仙苗、枸檵、苦杞、托卢、仙人杖、西王母杖、羊乳、天精、却老等,或形容其功效,或描述其生态,但所指基本与今用茄科植物宁夏枸杞 *Lycium barbarum* L.变化不大。

枸杞原植物分布甚广,《名医别录》谓:"生常山平泽及诸丘陵阪岸。"苏颂谓:"今处处有之,春生苗,叶如石榴叶而软薄堪食,俗称呼为甜菜。其茎干高三五尺,作丛。六月、七月生小红紫花,随便结红实,形微长如枣核。其根名地骨。"但唐代开始,即重视西北出产者。《通典》记:"张掖郡贡枸杞子六斗、叶二十斤。今甘州。"甘州即今甘肃张掖。到明代,枸杞乃以河西走廊所出者为最优。《本草纲目》云:"后世惟取陕西者良,而又以甘州者为绝品。今陕之兰州、灵州、九原以西枸杞,并是大树,其叶厚根粗。河西及甘州者,其子圆如樱桃,暴干紧小少核,干亦红润甘美,味如葡萄,可作果食,异于他处者。"

主产于宁夏、内蒙古、甘肃、青海等地。宁夏为其道地产区。

108.柿蒂

李时珍曰:"柿高树大叶,圆而光泽。四月开小花,黄白色。结实青绿色,八、九月乃熟。"这些描述即现代药材来源柿 *Diospyros kaki* Thunb.。

《本草纲目》引苏颂:"柿南北皆有之,其种亦多。"

主产于河南、山东、福建、河北、山西等地。道地性不明显。

109.厚朴

颜师古注《急就篇》解释说:"厚朴,一名厚皮,一名赤朴。凡木皆谓之朴,此树皮厚,故以厚朴为名。"《本草经集注》云:"厚朴出建平、宜都(四川东部、湖北西部),极厚,肉紫色为好,壳薄而白者不佳。"这与现四川、湖北出产的厚朴紫色而油润相一致,应即正品厚朴。《证类本草》附有商州(今四川宜宾)厚朴与归州(今湖北西部)厚朴图,商州厚朴皮孔大而明显,叶大集生于枝端;花大型,单生于枝端,花被离生,心皮离生,为厚朴 *Magnolia officinalis* Rehd. et Wils.,与现今用药来源基本一致。

《新唐书·地理志》记龙州土贡厚朴,龙州在今四川平武县。唐末《云仙杂记》卷6引《穷幽记》云:"蜀中厚朴若酒后采之,紫色荡散,用辄无力。"此处更明确以川产为优,惜未注明具体产地。《本草品汇精要》称:"道地蜀川、商州、归州、樟州、龙州为佳。"《药物出产辨》载:"产四川打箭炉为正。"

主产于四川、重庆、湖北、浙江、江西等地。道地产区为四川、湖北。

110.香附

《新修本草》云:"(此草)茎叶都似三棱,根若附子,周匝多毛,交州者最胜,大者如枣,近道者如杏人许。"《本草图经》曰:"今处处有之……近道生者苗叶如薤而瘦,根如筋头大。"《本草衍义》云:"莎草,其根上如枣核者,又谓之香附子。"《本草纲目》谓:"莎叶似老韭叶而硬,光泽有剑脊棱,五六月中抽一茎,三棱中空,茎端复出数叶,开青花成穗如黍,中有细子,其根有须,须下结子一二枚,转相延生,子上有细黑毛,大者如羊枣而两头尖。采得燎去毛，暴干货之。"《植物名实图考》亦予收载，并附有莎草图。从历代本草记载和附图看，与现今所用香附原植物莎草 *Cyperus rotundus* L.一致。

《本草图经》曰："今处处有之，水香棱原生博平郡池泽中，河南及淮南下湿地即有，今涪都最饶。""涪都"包括现今的重庆涪陵、南川、武隆等地。《本草蒙筌》记载："近道郊野俱生，高州出者独胜。""高州"即现在的广东阳江市。《本草品汇精要》则云："澧州、交州者最胜。""澧州"为今湖南境地，"交州"指今广东红河三角洲一带。

主产于山东、河南、福建、湖南、浙江等地。以山东的"东香附"和浙江的"金香附"为道地。

111.香薷

《本草经集注》载："家家有此，惟供生食，十月中取干之，霍乱煮饮，无不差，作煎，除水肿尤良。"《本草图经》载："所在皆种，但北土差少，似白苏而叶更细，寿春及新安皆有之，彼间又有一种石香茅，生石上，茎叶更细，色黄而辛弥甚，用之尤佳。"上述并结合《本草图经》的附图来看，古代最先药用的香薷可能为唇形科香薷属植物香薷 *Elsholtzia ciliata*（Thunb.）Hyland.。明代《本草蒙筌》载："又有一种名石香薷，延生临水附崖，叶细辛香弥甚，今多采此，拯治亦佳。"《本草纲目》在香薷条云："有细子细叶者，仅高数寸，叶如落帚叶，即石香薷也。"并在香薷条后单列石香薷一条，云："香薷、石香薷一物也。但随而名尔。生平地叶大，崖石生者叶细，可通用之。"由此可见，从宋代到明代经过了几百年的时间，石香薷其功效已逐渐为大多数医家所认可。根据上述本草记载对石香薷形态特征的描述，并结合《植物名实图考》中所附石香薷形态图，可以判定本草中所记石香薷之原植物应为唇形科石荠苎属的石香薷 *Mosla chinensis* Maxim.。此外，《嘉祐本草》引唐代萧炳《四声本草》之言曰："香薷，今新定、新安有，石上者彼人名香石菜，细而辛更

绝佳。"明代《本草品汇精要》则进一步明确香薷道地："江西新定、新安者佳。"按古新安在今江西吉安县东南，盛产江香薷 *Mosla chinensis* 'Jiangxiangru' 的分宜县正处于该地理位置，说明历史上江西就是香薷的主产区，亦即现时江香薷道地产区所在地。再从《本草品汇精要》项来看，它将"香茸""香戎""石香菜"统统视为"香薷"的别名。由此可见，清代的香薷来源应包括石香薷和江香薷。

主产于江西、广西、湖南、四川、安徽、浙江、江苏、湖北、广东、福建、山东等地。以江西为道地产区。

112.独活

《本草经集注》载："生益州北部西川为独活，色微白，形虚大……茎一茎直上，不为风摇，故名独活。"《本草图经》云："独活、羌活，出雍州川谷或陇西、南安，今蜀汉出者佳。春生苗，叶如青麻，六月开花作丛，或黄或紫，结实时叶黄者是夹石上生，叶青者是土脉中生。此草得风不摇，无风自动，故一名独摇草。二月八月采根，暴干用。《神农本草经》云二物同一类，今人以紫色而节密者为羌活，黄色而作块者为独活。一说按陶隐居云，独活生西川益州北部，色微白，形虚大，用与羌活相似。今蜀中乃有大独活，类桔梗而大，气味了不与羌活相类，用之微寒而少效。今又有独活，亦自蜀中来，形类羌活，微黄而极大，收时寸解，干之，气味亦芳烈，少类羌活，又有槐叶气者，今京下多用之，极效验，意此为真者，而市人或择羌活之大者为独活，殊未为当。大抵此物有两种，西川者黄色，香如蜜，陇西者紫色，秦陇人呼为山前独活。古方但用独活，今方既用独活而又用羌活，兹为谬矣。"《经史证类备急本草》绘有凤翔府独活、茂州独活、文州独活、文州羌活、宁化军羌活5幅药图，结合苏颂的描述，茂州独活颇接近今用正品独活，即当归属植物重齿毛当归 *Angelica pubescens* Maxim. f. *biserrata* Shan et Yuan。

主产于甘肃、四川、重庆、湖北等地。甘肃为道地产区。

113. 姜黄

《本草纲目》载："近时以扁如干形姜者，为片子姜黄，圆如蝉腹者，为蝉腹郁金，并可染黄。"《植物名实图考》载："姜黄《唐本草》始著录，今江西南城县里龟都种之成田，以贩他处染黄，其形状全似美人蕉而根如姜，色极黄，气亦微辛。"可见古代本草所载姜黄的原植物可能是姜黄属 *Curcuma* 数种植物，明清时代姜黄 *Curcuma longa* L. 开始作药用，并逐步成为商品主流。

主产于四川、广东、江西、福建等地。其道地性不明显。

114. 秦艽

《神农本草经》谓其"生飞鸟山谷"，陶弘景说："今出甘松、龙洞、蚕陵。以根作罗文相交，长大黄白色者为佳。"《本草图经》云："其根土黄色而相交纠，长一尺以来，粗细不等，枝干高五六寸。叶婆娑连茎梗，俱青色，如莴苣叶。六月开花，紫色，似葛花，当月结子，每于春秋采根阴干。"《本草纲目》说"秦艽出秦中"，从描述来看今用的几种秦艽比如秦艽 *Gentiana macrophylla* Pall.、麻花秦艽 *Gentiana straminea* Maxim.、粗茎秦艽 *Gentiana crassicaulis* Duthi et Burk.、小秦艽 *Gentiana dahurica* Frisch. 皆包括在内。

《名医别录》载："秦艽生飞鸟山谷（今四川）。"陶弘景曰："今出甘松、龙洞、蚕陵（今四川、陕西）。"《新修本草》载："今出泾州（今甘肃）、鄜州、歧州（今陕西）者良。"《本草图经》："今河陕州郡多有之。"

主产于甘肃、青海、内蒙古、陕西、山西、河北、四川等地。甘肃、陕西、山西、四川等为秦艽的道地产区。

115. 莲子

莲藕皆见于《尔雅》，《神农本草经》称"藕实茎"，其原植物为睡莲科植物莲 *Nelumbo nucifera*。除了以莲藕与莲子入药外，陶弘景又提到藕皮止血，陈士良《食性本草》记载莲心。明代李时珍《本草纲目》莲藕条下："至秋房枯子黑，其坚如石，谓之石莲子。八九月收之，斫去黑壳，货之四方，谓之莲肉。"石莲肉即睡莲科莲属植物莲 *Nelumbo nucifera* Gaertn. 的成熟度较高的干燥成熟种仁。

按照《神农本草经》记载，藕实茎"生汝南池泽"，《李当子药录》云："所在池泽皆有，豫章、汝南者良。"随着地理条件的改变，莲子的产地逐渐向南方转移，其品类繁多，《药物出产辨》云："莲子，白莲产江西至山县，原色者为最。其余浙江省金华府，安徽省均有出。已上名白莲。建莲产福建，观其外质似丑陋，皮色老红，但质味之甘甜居首。湘莲产湖南湘潭，肉质幼嫩，宫粉红皮色，食谱喜用之。安南东京产者名东京莲，类似湘莲，但细粒些。岳州洞庭湖所产者名为湖莲，细粒皮瘀，红且味劫。湖北省宋河、朱河，江西省鄱阳、饶州等。暹罗所产者名为暹莲，与湘莲同类，略为大粒。"

主产于福建、江苏、浙江、江西、湖南、湖北等。以湖南、江西、福建和浙江为道地产区。

116. 莪术

莪术古名蓬莪茂，始载于《药性论》。《新修本草》姜黄条云："西戎人谓之述药。"说明当时莪术与姜黄是混用的。《本草拾遗》曰："一名蓬莪，黑色；二名述，黄色；三名波杀，味甘有大毒。"姜黄属植物无大毒，因此波杀非本属植物。宋《本草图经》云："蓬莪茂古方不见用者，今医家治积聚诸气，为最要之药，与荆三棱同用之良，妇人药中亦多使。"说明宋代方始盛用莪术。其在《本草图经》中又曰："蓬莪茂生西戎及广南诸州，今江浙或有之，三月生苗在田野中，其茎如钱大，高二三尺，叶青白色，长一二尺，大五寸已来，颇类襄荷，五月有花作穗，黄色，头微紫，根如生姜，而茂在根下，似鸡鸭卵，大小不常。"并附"端州蓬莪茂"和"温州蓬莪茂"图。温州蓬莪茂即今温郁金 Curcuma wenyujin，端州蓬莪茂应为广西莪术 C. kwangsiensis。由《本草图经》一书中载"蓬莪术生西戎及广南诸州，今江浙或有之"可知，在盛用莪术的宋代，上述地区已成为莪术的主要产区，这一情况沿袭至今，并且今莪术的主流品种与古时一致。

莪术产于四川温江、乐山；温郁金产于浙江瑞安；广西莪术产于广西贵县、大新、邕宁等。

117. 荷叶

李时珍曰："荷叶生于水土之下，污秽之中，挺然独立。其色青，其形仰，其中空，象震卦之体。"与现代用药来源一致，为睡莲科莲属植物莲 Nelumbo nucifera Gaertn. 的干燥叶。

全国各地均产。

118. 桂枝、肉桂

《神农本草经》（尚志钧校）："箘桂，味辛、温……生交趾、桂林山谷"；"牡桂，味辛、温……生南海山谷。"《新修本草》云："箘者，竹名，古方用筒桂是……或云牡桂，即今木桂及单名者也。此桂花、子与箘桂同，唯叶倍长，大、小枝皮俱名牡桂。然大枝皮肉理粗虚如木兰，肉少味薄不及小桂皮也。小枝皮肉多半卷，中必皱起，味辛美。一名肉桂、一名桂枝、一名桂心。"可见唐以前，肉桂、桂枝、桂心都是肉桂 Cinnamomum cassia Presl 的树枝之皮。北宋时为了纠正这一问题，林亿将《伤寒杂病论》等经典中的桂类药物统一为桂枝，而苏颂则在《本草图经》中将本草三种桂并为一条，其所称之桂，系以肉桂组 Sect. Cinnamomum 的肉桂 Cinnamomum cassia Presl 和钝叶桂 Cinnamomum bejolghota（Buch.-Ham.）Sweet 等为主流的多种植物。与后世不同的是，北宋的"桂枝"是上述桂的枝皮，而非嫩枝，至于干皮在当时不入药用。南宋开始，医家注意到桂之树皮（包括干皮、枝皮）与嫩枝功能上的差异，于是宋元时期，其树皮被称为"肉桂"，作为补益肾火之品，使用中逐渐以干皮占优势；嫩枝最初称为"柳桂"，其后渐改称"桂枝"，用作发表之剂，这一情况沿袭至今。

早期文献如《山海经》《楚辞》多有涉及，不例烦举，秦统一中国，置桂林郡，当以产桂得名，其地跨今广西的桂林、柳州、河池、贵港、梧州和广东的茂名、阳江、肇庆，基本包括了桂的产区。《神农本草经》《名医别录》谓牡桂"生南海山谷"，箘桂"生交趾、桂林山谷岩崖间"，桂"生桂阳"，也在这一区域内。

主产于广东、广西、福建。以两广产者为道地。

119. 桔梗

《名医别录》载："生嵩高山谷及宛句，二、八月采根，暴干。"《本草经集注》载："桔梗，近道处处有，叶名隐忍，二、三月生，可煮食之。"《新修本草》载："荠苨、桔梗，又打叶差互者，亦有叶三四对者，皆一茎直上，叶既相乱，惟以根有心无心为别尔。"《本草图经》载："今在处有之，根如小指大，黄白色，春生苗，茎高尺余，叶似杏叶而长椭，四叶相对而生，嫩时亦可煮食之，夏开花紫碧色，颇似牵牛子花，秋后结子，八月采根……其根有心，无心者乃荠苨也。"李时珍则进一步将桔梗与荠苨分为两条，认为两者性味功效皆不同。《植物名实图考》载："桔梗处处有之，三四叶攒生一处，花未开时如僧帽，开时有尖瓣，不钝，似牵牛花。"按诸家本草记述，可见在《本草经集注》以前桔梗与沙参属荠苨 Adenoporha trachelioides Maxim. 不分，之后《新修本草》《本草图经》《本草纲目》及《植物名实图考》等均指出了两者植物形态上的区别，并有附图。即唐以后与今天所用桔梗属桔梗 Platycodon grandiflorum（Jacq.）A. DC. 相符。

全国大部分地区均产。无明显道地性。

120.桃仁

《本草经集注》载："当取解核种之为佳。又有山桃，其仁不堪用。"《本草图经》谓："大都佳果多是圃人以他木接根上栽之，遂至朋美，殊失本性，此等药中不可用之，当以一生者为佳。"《本草衍义》载："桃品亦多……山中一种正是《月令》中桃始华者，但花多子少，不堪啖，惟堪取仁……入药惟以山中自生者为正。"《本草纲目》载："桃品甚多，易于栽种，且早结实……惟山中毛桃，小而多毛，核粘味恶。其仁充满多脂，可入药用。"综上所述，可知古代桃仁来源于李属多种植物的种子，但以非嫁接的桃 Prunus persica (L.) Batsch 和山桃 Prunus davidiana (Carr.) Franch. 的种子为好，与今药用情况一致。

《本草经集注》载："今处处有之。京口（今江苏镇江市）者亦好。"《本草图经》谓："京东、陕西出者尤大而美。"

主产于北京、山东、陕西、河南及辽宁、四川等地。道地性不明显。

121.柴胡

《雷公炮炙论》文："雷公曰：凡使，茎长软、皮赤、黄髭须。出在平州平县，即今银州银县（位于今陕西北部）也。"《名医别录》载："一名山菜，一名茹草叶，一名芸蒿，辛香可食，生弘农川谷及冤句，二月八月采根暴干。"《本草图经》曰："二月生苗甚香，茎青坚硬，微有细线，叶似竹叶稍紧小，亦有似斜蒿者；亦有似麦门冬而短者……根赤色，似前胡而强，芦头有赤毛如鼠尾，独窠长者好。"认为柴胡为伞形科柴胡属 Bupleurum L. 植物，宋及以前历代官方本草均以狭叶柴胡（又称南柴胡、软柴胡）Bupleurum scorzonerifolium Willd. 或银州柴胡 Bupleurum yinchowense Shan et Y. Li 为柴胡之正宗品种。《证类本草》附有丹州柴胡、襄州柴胡、寿州柴胡、淄州柴胡及江宁府柴胡药图五幅，除寿州柴胡外，其余四种可以肯定为伞形科柴胡属 Bupleurum L. 植物，其中淄州柴胡和襄州柴胡为柴胡（又称北柴胡）Bupleurum chinense DC.，丹州柴胡则多为狭叶柴胡或其近缘品种银州柴胡，江宁府柴胡为今江苏、安徽一带使用的少花红柴胡 Bupleurum scorzonerifolium Willd. f. pauciflorum Shan et Y. Li。缪希雍始将柴胡分为北柴胡和银柴胡："柴胡有两种，一种色白而大者名银柴胡，专治劳热骨蒸；色微黑而细者为北柴胡，用于发表散热。"相对于北柴胡，《本草纲目》又分化出南柴胡："北地所产者，亦如前胡而软，今人谓之北柴胡是也，入药亦良，南土所产者不似前胡，正如蒿根，强硬不堪使用。"即至明代，医药学家从临床应用和形态上发现柴胡和银柴胡（石竹科植物）的区别，并观察到柴胡有北柴胡、南柴胡、竹叶柴胡等不同产地之别。

古本草以关陕柴胡为道地，银州所出者最优，银州在今陕西米脂县附近，《雷公炮炙论》说："凡使，茎长软，皮赤，黄髭须。出在平州平县，即今银州银县也。"《本草图经》云："今关陕江湖间近道皆有之，以银州者为胜。"《本草别说》亦云："柴胡，唯银夏者最良，根如鼠尾，长一二尺，香味甚佳。今虽不见于《本草图经》，俗亦不识其真，故市人多以同华者代之，然亦胜于他处者。盖银夏地多沙，同华亦沙苑所出也。"

北柴胡主产于河北、河南、辽宁、陕西、湖北等地，南柴胡主产于湖北、四川、安徽、黑龙江等地。道地性不明显。

122.浙贝母

清代赵学敏《本草纲目拾遗》始明确将川贝母与浙贝母分开，并单列浙贝母条，引叶闇斋云："宁波象山所出贝母，亦分两瓣，味苦而不甜，其顶平而不尖，不能如川贝之象荷花蕊也。"这一品种应即今之浙贝母 Fritillaria thunbergii Miq.。

《千金翼方》和《新唐书·地理志》中都曾提到浙贝母："润州（江苏镇江）出贝母。"《新修本草》亦云："贝母出润州、荆州、襄州者最佳，江南诸州亦有。"

主产于浙江、江苏、上海、安徽、湖南等

地。为浙江著名道地药材"浙八味"之一。

123.海风藤

《本草纲目》载："南藤（末开宝），释名石南藤（图经）、丁公藤（开宝）、丁公寄（别录）、丁父（别录）、风藤……今江南、湖南诸大山有之、细藤圆腻，紫绿色，一节一叶。叶深绿色，似杏叶而微短厚。其茎贴树处有小紫瘤疣，中有小孔。四时不调，茎叶皆臭而极辣。白花蛇食其叶。"《名医别录》曰："丁公寄生于石间，蔓延木上。叶细，大枝赤茎，母大如破黄有汁。七月七日采。"《本草拾遗》曰："丁公寄，即丁公藤也。始因丁公用有效，因以得名……出蓝田。"宋《本草图经》曰："南藤，即丁公藤也，生南山山谷，今泉州，荣州有之。生依南木，茎如马鞭，有节紫褐色，叶如杏叶而尖，采无时。"从形态特征和产地等因素分析，海风藤原植物应为胡椒属 *Piper* 植物。《植物名实图考》记载："南藤，今江南、湖南市医皆以治风，亦呼石南藤或作蓝藤音近而讹。"

主产于浙江、福建、台湾、广东等地。道地产区不明显。

124.通草

唐代《本草拾遗》始载通脱木谓："俗亦名通草，心中有瓤，轻白可爱，女工取以饰物。"宋《本草图经》所附通脱木图，可以断定是 *Tetrapanax papyrifer*（Hook.）K. Koch。苏颂虽然将通脱木置于通草条下，但却强调了"今人谓之木通，而俗间谓通草，乃通脱木也……古方所用通草，皆今之木通，通脱稀有使者……"说明在当时通脱木已混作通草（木通）药用。金元时代，李杲在《大畅玄旨》中将通脱木等同通草入药，并说其色白体轻，入太阴肺经。于是王好古在《汤液本草》中就把通草和木通列为两种不同药物。明代《本草品汇精要》将通脱木的正名列为通草，并将《神农本草经》内所述的通草的一切功效全部收归到了通脱木之下。李时珍谓："今之通草，乃古之通脱木也。"可见明代开始所用通草就为五加科植物通脱木的茎髓。

《本草图经》曰："生江南，高丈许，大叶似荷而肥，茎中有瓤正白者是也。"

主产于贵州等西南地区。

125.桑叶

《诗经·泮水篇》有谓："食我桑椹，怀我好音。"此即今天桑科植物。桑树作为一种经济植物，广泛种植，其果实、叶、枝干、根皮等皆入药。《本草纲目》记述了五种不同的桑，李时珍说："桑有数种，有白桑，叶大如掌而厚；鸡桑叶花而薄；子桑，先椹而后叶；山桑，叶尖而长。以子种者，不若压条而分者，桑生黄衣谓之金桑，其木必将槁也。"《种树书》云："桑以构接，则桑大，桑根下埋龟甲，则茂盛不蛀。"说明古代药用桑来源多种，其中白桑与现时药用的桑 *Morus alba* L. 相似。

主产于浙江、江苏、广东、四川、安徽、河南、江苏、湖南等地。无明显道地性。

126.桑白皮

《神农本草经》原名"桑根白皮"，唐甄权《药性论》简称桑白皮，现时通称桑根皮。古代药用桑来源多种，其中白桑与现时药用的桑 *Morus alba* L. 相似。

《药物出产辨》记载："桑白皮以产广东南海、西樵、三水、横江为好。味以东沙岛为好，肉粉口，清远次之，其余东莞等亦有。"

主产于浙江、江苏、广东、四川、安徽、河南、江苏、湖南等地。无明显道地性。

127.桑枝

本草考证内容参见"桑叶"。

主产于浙江、江苏、广东、四川、安徽、河南、江苏、湖南等地。无明显道地性。

128.黄芩

据陶弘景说："圆者名子芩为胜，破者名宿芩，其腹中皆烂，故名腐肠，惟取深色坚实者为好。"按黄芩以根入药，药材有条芩与枯芩两种，一般认为生长年限较短者根圆锥形，饱满坚实，内外黄色，外表有丝瓜网纹，此即陶说的"子芩"，"黄文"之名亦由此而来。年限过长则药材体大而枯心甚或空心，内色棕褐，陶说"宿芩"，别名"腐肠""空肠""内虚"皆本于此，由此证明从《本草经》以来药用黄芩品种变化不大，基本都是唇形科 Scutellaria 属植物。《吴普本草》描述黄芩植物："二月生赤黄叶，两两四四相值，茎中空或方圆，高三四尺，四月花紫红赤，五月实黑，根黄。"《新修本草》云："叶细长，两叶相对，作丛生，亦有独茎者。"《本草图经》载："苗长尺余，茎干粗如箸，叶从地四面作丛生，类紫草，高一尺许，亦有独茎者，叶细长青色，两两相对，六月开紫花，根如知母粗细，长四五寸，二月八月采根暴干。"结合《证类本草》所绘"耀州黄芩""潞州黄芩"药图，大致可以认为今用正品 Scutellaria baicalensis Georgi 一直是药用主流。

《范子计然》云："黄芩出三辅，色黄者善"，汉代三辅即今陕西中部广大地区；《本草经》《别录》记载黄芩产地"生秭归川谷及冤句"，秭归为今湖北秭归，冤句为山东菏泽；《本草经集注》"今第一出彭城，郁州亦有之"，彭城、郁州皆在江苏；《新修本草》"今出宜州、鄜州、泾州者佳，兖州者大实亦好，名豚尾芩"，宜州即今湖北宜昌，鄜州为陕西富县，泾州在甘肃泾县；《本草图经》"今川蜀、河东、陕西近郡皆有之"；《植物名实图考》说："滇南多有，土医不他取也"；《药物出产辨》云："山西、直隶、热河一带均出。"一言以蔽之，汉魏迄明清，黄芩产地遍及除华南以外的全国多数省区。

主产于东北、河北、山西、内蒙古、河南等。山西为道地产区。

129. 黄芪

《本草经集注》谓："第一出陇西、洮阳，色黄白甜美，今亦难得，次用黑水、宕昌者，色白肌粗，新者亦甘而温补，又有蚕陵、白水者，

色理胜蜀中而冷补。又有赤色者可作膏贴，俗方多用，道家不须。"可见黄芪的最初产地是四川、甘肃、陕西三省毗邻地区，品质各异。同时红芪（多序岩黄芪 Hedysarum polybotrys Hand.-Mazz.）亦药用。《新修本草》载："此物叶似羊齿或如蒺藜而作丛生……今出原州及华州者最良，蜀汉不复采用，宜州、宁州者亦佳。"表明黄芪的产地已北移至陕西的中部和宁夏的南部地区。《本草图经》载："今河东陕西州郡多有之，根长二三尺已来，独茎，作丛生，枝杆去地三四寸。其叶扶疏作羊齿状，又如蒺藜苗。七八月开黄紫花，其实作荚子长寸许，八月采根，其皮折之如绵谓之绵芪，然有数种，有白水芪、有赤水芪、有木芪，功用并同而力不及白水者。"进一步阐明黄芪并非一种，功效也不尽相同，并有山西（河东）产黄芪的记载。以后《本草别说》谓："出绵上为良。"《本草求真》载："出山西黎城。"《植物名实图考》谓："有数种，山西、蒙古产者佳。"综历代本草文献中有关黄芪产地、品质、原植物和药材等记载，以及宋代后本草书籍中所附的黄芪原植物图和药材图，结合黄芪的生态和分布情况，可认为黄芪在我国古代就存在品种混乱、产地变化的情况，且品质、性效各异；然黄芪的主流品种仍为蒙古黄芪 Astragalus membranaceus (Fisch.) Bge. var. mongholicus (Bge.) Hsiao 和膜荚黄芪 Astragalus membranaceus (Fisch.) Bge.。故古今用药基本一致。

主产于山西、陕西、内蒙古。山西、内蒙古为其道地产区。

130. 黄连

《本草纲目》释其名曰："其根连珠而色黄，故名。"《广雅》云："黄连，王连也。"此物自古以来均以四川为其主要产地，《范子计然》云："黄连出蜀郡，黄肥坚者善。"《名医别录》提到："黄连生巫阳（今四川省巫山县）川谷及蜀郡（今四川省雅安市境内）太山之阳，二月、八月采根。"结合资源调查，产于巫阳者应该是黄连，蜀郡所出者为三角叶黄连和峨眉黄连。《新修本草》

记载："蜀道者粗大节平，味极浓苦，疗渴为最；江东者节如连珠，疗痢大善。今澧州者更胜。"江东指今芜湖以下的长江南岸地区，澧州者是指今湖南省澧县。唐时医家经过比较发现川产黄连与浙、皖产黄连品种、疗效各不相同，其中川产黄连"粗大节平，味极浓苦"，善于疗渴，江东黄连节如连珠，最能疗痢。《千金翼方》中记载黄连的产区有7个州，包括江南西道的宣州、饶州，江南东道的婺州、睦州、建州、歙州和剑南道的柘州等。其中产于蜀道和剑南道的柘州为黄连 Coptis chinensis Franch.。至于目前药典收载的云连 C. teeta Wall. 是《滇南本草》开始收载的品种。

综上，东汉时期黄连以四川为道地产区，但唐宋时期以江南为道地产区，明代到现代恢复了四川的道地产区地位，同时出现了以云南为云连的道地产区。

味连主产于重庆、湖北，多为栽培；雅连主产四川洪雅、雅安、峨眉，多为栽培；云连主产云南德钦、碧江和西藏，多为野生；四川、云南黄连产量较大。以四川、云南为道地产区。

131. 黄柏

《嘉祐本草》载："按蜀本图经云：黄檗树高数丈。叶似吴茱萸，亦如紫椿，经冬不凋。皮外白，里深黄色……皮紧，厚二三分，鲜黄者上。二月、五月采皮，日干。"《本草图经》载："处处有之，以蜀中出者肉厚色深为佳。"从上述本草记述的产地、植物形态及《证类本草》所附"黄檗"和"商州黄檗"图看，可认为与现今黄柏（习称川黄柏）相符，来源于芸香科植物黄皮树 Phellodendron chinense Schneid.。

《本草经集注》载："今出邵陵（今湖南邵阳）者，轻薄色深为胜。出东山（今福建东山岛附近）者，厚重而色浅。"

黄柏主产于四川、云南、贵州、湖北等地，四川为其道地产区。

132. 菟丝子

《名医别录》载："生朝鲜川泽田野、蔓延草本之上，色黄而细为赤网，色浅而大为菟累，九月采实暴干。"《本草图经》载："夏生苗如丝综，蔓延草木之上，或云无根，假气而生，六、七月结实，极细如蚕子，土黄色，九月收采暴干。"《本草纲目》载："多生荒园古道，其子入地，初生有根，及长延草物，其根自断。无叶有花，白色微红，香亦袭人，结实如秕豆而细，色黄，生于梗上尤佳。惟怀孟林中多有之，入药更良。"据上述可见，古人已认识到菟丝子为寄生植物，并分出色黄而细者、色浅而大者两种。"色黄而细者"与菟丝子 Cuscuta chinensis Lam. 相似，"色浅而大者"与日本菟丝子 C. japonica Choisy 相似；《本草品汇精要》载："用坚实细者为好。"说明古代认为小粒菟丝子入药为佳。可见本草记述与今所用之菟丝子基本一致。

《神农本草经》曰："生朝鲜川泽田野。"陶弘景言："田野墟落中甚多，皆浮生于蓝、乡宁、麻、蒿上。"《本草图经》称："今近京也有之，以冤名者为胜。"冤名即今山东曹县。可见，自古以来菟丝子就是一种比较广布的植物，古人认为以山东、河南产的菟丝子质量较好。

主产于江苏、辽宁、吉林、河北、山东、河南等地。河南、山东为菟丝子道地产区。

133. 菊花

《本草经集注》云："菊有两种：一种茎紫气香而味甘，叶可作羹食者为真菊；一种青茎而大，作蒿艾气，味苦不堪食者，名苦薏，非真菊也。南阳郦县最多，今近道处处有之，取种便得。"《本草图经》说："处处有之，以南阳菊潭者为佳。"菊花作为观赏植物，有若干栽培变异，但入药仍以原种为正，如《本草衍义》说："菊花近世有二十余种，唯单叶花小而黄，绿叶色深小而薄，九月应候而开者是也。邓州白菊单叶者亦入药。"《本草纲目》亦说："其茎有株蔓紫赤青绿之殊，其叶有大小厚薄尖秃之异，其花有千叶单叶、有心无心、有子无子、黄白红紫、间色深浅、大小之别，其味有甘苦辛之辨，又有夏菊、秋菊、冬菊之分。大抵惟以单叶味甘者入药。"综上所述，古代所用菊花有多种品种，其形态、生境、生态与现今所用菊 Chrysanthemum morifolium Ramat. 基本相同。

《名医别录》载："菊花生雍州川泽及田野。"陶弘景曰："南阳郦县最多。"《本草纲目拾遗》引《百草镜》云："甘菊即茶菊，出浙江、江西者佳，形细小而香。产于亳州者不可用（作茶菊），白而微臭。近日杭州笕桥、安徽池州、绍兴新昌唐公市、湖北皆产入药。"李时珍曰："甘菊始生于山野，今则人皆栽之。"《药物出产辨》说法亦同："菊花有黄白之分。白者以产安徽亳州为最，其次河南怀庆府，又其次则产广东潮州，色黑味苦。又有一种白杭菊，产浙江杭州府，合药用少，茶用居多。又有一种黄杭菊，亦产浙江杭州府。又有一种大朵者，名黄菊王，亦产浙江杭州府。黄菊近日广东小榄有种，花瓣略大，色黄而带红，味不香。杭州产者，色黄而带青，味温香大有，可别白菊。再有一种名绿蒂菊，产安徽滁州，又名滁州菊，味最清凉，不甜不苦，白菊之中以此味合药为适当。"

主产于安徽、河南、河北、浙江等地。亳菊、滁菊、贡菊以安徽为道地产区；杭菊以浙江为道地产区；怀菊以河南为道地产区。

134.野菊花

元代吴瑞《日用本草》："花大而香者为甘菊，花小而黄者为黄菊，花小而气恶者为野菊。"李时珍曰："苦薏处处原野极多，与菊无异，但叶薄小而多尖，花小而蕊多，如蜂窠状，气味苦辛惨烈。"即与现代野菊花，即 Chrysanthemum indicum L. 来源一致。

清《本草从新》曰："家园所种杭产者良，花小味苦者名苦薏非真菊也。景焕牧竖闲谈云真菊延年，野菊泻人。蘜青叶救垂危方毒……"

全国皆产，无明显道地性。

135.银柴胡

《本草纲目》："近时有一种，根似桔梗、沙参，白色而大，市人以伪充银柴胡。殊无气味，

不可不辨。"据谢宗万先生的意见，此即石竹科银柴胡，并因此认为，李中立《本草原始》中银夏柴胡"根类沙参而大，皮皱，色黄白，肉有黄纹，市卖皆然"，也是此种。《神农本草经疏》将柴胡分为北柴胡和银柴胡，说"一种色白而大者名银柴胡，专治劳热骨蒸"，也应是今药典品种石竹科银柴胡 Stellaria dichotoma L. var. lanceolata Bge.。

至清代《本草纲目拾遗》单列银柴胡条目，并引《药辨》说："银柴胡出宁夏镇，形如黄芪。"这种银柴胡的产地则没有疑问，《本经逢原》说："银川者良，今延安府五原城所产者长尺余，肥白而软。"《药物出产辨》云："银柴胡出银夏旗。"

主产于宁夏、甘肃、陕西、内蒙古、青海等地。宁夏是其道地产区。

136.梨皮

《本草图经》："梨，医家相承用乳梨、鹅梨。乳梨出宣城，皮厚而肉实，其味极长。鹅梨出近京州郡及北都，皮薄而浆多，味差短于乳梨，其香则过之。咳嗽热风痰实药多用之。其余水梨、消梨、紫煤梨、赤梨、甘棠御儿梨之类甚多，俱不闻入药也。"《本草纲目》："梨品甚多，必须棠梨桑树接过者，则结子早而佳。梨有青、黄、红、紫四色，乳梨即雪梨，鹅梨即锦梨，消梨即香水梨也，俱为上品，可以治病。"可见药用梨皮为梨类水果。

主产于北方省区。道地性不明显。

137.猪苓

《本草经集注》云："是枫树苓，其皮去黑作块，似猪屎，故以名之，肉白而实者佳，用之削去黑皮乃秤之。"《本草图经》曰："旧说是枫木苓，今则不必枫根下乃有，生土底，皮黑作块，似猪粪。"并附有龙州（四川江油）猪苓和施州（今湖北恩施）刺猪苓图各一幅。根据古代本草对猪苓生境和形态的描述，并参考《本草图经》及《本草纲目》猪苓附图，证明古代所用猪苓即

多孔菌科多孔菌属真菌猪苓 *Polyporus umbellatus* （Pers.）Fries 之菌核。

苏颂记载："猪苓生衡山山谷及济阴（今山东曹县西北）、冤句（山东菏泽），今蜀州（四川崇庆）、眉州（今四川眉山）亦有之。"可见在宋代，猪苓主要集中产于山东、四川等地。《本草品汇精要》基本赞同苏颂的看法，并提出"龙州者良"，即四川江油所产猪苓为佳。

主产于山东、四川。以四川为道地产区。

138.麻黄

《嘉祐本草》载："麻黄茎端开花，花小而黄，簇生子如覆盆子。可食。"《本草图经》载："苗春生，至夏五月则长及一尺以来。梢上有黄花，结实如百合瓣而小，又似皂荚子，味甜，微有麻黄气，外红皮裹人（仁）子黑，根紫赤色。俗说有雌雄二种，雌者于三月、四月内开花，六月内结子，雄者无花，不结子。至立秋后收采其茎，阴干令青。"从苏颂的描述来看，无论是雌雄异株，还是植株大小，也接近于今之草麻黄 *Ephedra sinica*。《证类本草》附"茂州麻黄""同州麻黄（木贼麻黄 *Ephedra equisetina* Bge.）"图。古代药用的麻黄的主流为草麻黄和木贼麻黄。

《名医别录》载："麻黄生晋地及河东（今山西省及河北西部），立秋采茎，阴干令青。"陶弘景云："今出青州（今山东益都）、彭城（今江苏铜山）、荥阳（今河南荥阳一带）、中牟（今河南中牟、汤阴）者为胜，包青而多沫；蜀中亦有；不好。用之折除节，节止汗故也。"《新修本草》载："郑州鹿台及关中沙苑河傍沙洲上太多，其青、徐者今不复用，同州沙苑最多也。"《开宝本草》载："今用中牟者为胜，开封府岁贡焉。"《本草图经》载："生晋地及河东，今近京多有之，以荥阳、中牟者为胜。"并附"茂州麻黄""同州麻黄"图。《本草衍义》载："麻黄出郑州者佳。"《本草品汇精要》载："茂州（今四川茂、汶县）、同州（今陕西大荔）、荥阳、中牟者为胜。"

主产于内蒙古、吉林、新疆、青海、甘肃、陕西、河北、山西等地。

139.旋覆花

《本草纲目》谓："诸名皆因花状而命也。"《名医别录》云："生平泽山谷，五月采花。"《本草经集注》曰："出近道下湿地，似菊花而大。"《蜀本草》记载："叶似水苏黄，花如菊，六月至九月采花。"苏颂描述其植物形态，谓："今所在皆有，二月以后生苗，多近水傍，大似红蓝而无刺，长一二尺已来，叶似柳，茎细，六月开花如菊花，小铜钱大，深黄色。上党田野人呼为金钱花，七月、八月采花。"并附图"随州旋覆花"，其形态特征与旋覆花 *Inula japonica* Thunb.一致。《本草纲目》中记载的旋覆花亦是此种。《救荒本草》云："苗长二三尺已来，叶似柳叶，稍宽大，茎细如蒿杆。开花似菊花，如铜钱大，深黄色。"附图则与欧亚旋覆花 *I. britanica* L.相近。

《太平寰宇记》卷3记载河南土产旋覆花，《畿辅通志》卷56引《金史地理志》云："河间府（今河北）出。"《湖广通志》卷18记载："旋覆花出随州（今湖北随州）。"

主产于河南、江苏、河北、浙江、湖北等省。道地性不明显。

140.淡豆豉

《纲目》："豉，诸大豆皆可为之，以黑豆者入药。"故香豉原植物为豆类。即豆科大豆属植物大豆 *Glycine max*（L.）Merr.。

141.续断

始载于《神农本草经》，列为上品。《本草经集注》《新修本草》《蜀本草》《日华子本草》《本草图经》等均有记载。但从所述形态考证，续断在古代本草的收载比较混乱，如李时珍说："续断之说不一。桐君言是蔓生，叶似荏。李当之、范汪并言是虎蓟。《日华子本草》言是大蓟，一名山牛蒡。苏恭、苏颂皆言叶似苎麻，根似大蓟。而《名医别录》复出大小蓟条，颇难依据。但自汉以来，皆以大蓟为续断，相承久矣。究其实，则二苏所云似与桐君相符，当以为正。今人所用以川中来，色赤而瘦，折之有烟尘者良焉。"川续断之名始见于唐《理伤续断方》，宋《普济本事方》中多次提到川续断，说明至迟在宋代，川续断已经使用，其后的本草著作，如《本草纲目》《植物名实图考》之续断，根据其文字记载的产地、形态特征及附图，与现今所用的川续断 *Dipsacus asper* Wall. ex Henry 符合。

明代《本草品汇精要》之续断，更为明确指出以蜀川者为"道地"。

主产于湖北、四川、重庆、云南、湖南等地。四川为其道地产区。

142.玄参

陶弘景云："茎似人参而长大。根甚黑，亦微香，道家时用，亦以合香。"《开宝本草》记载："玄参，茎方大，高四五尺，紫赤色而有细毛，叶如掌大而尖长。根生青白，干即紫黑，新者润腻，合香用之。"苏颂曰："二月生苗。叶似脂麻，又如槐柳，细茎青紫色。七月开花青碧色，八月结子黑色。亦有白花，茎方大，紫赤色而有细毛。有节若竹者，高五六尺。叶如掌大而尖长如锯齿。其根尖长，生青白，干即紫黑，新者润腻。一根可生五、七枚，三月、八月采暴干。"《本草纲目》云："今用玄参正如苏颂所云其根有腥气，故苏颂以为臭也……花有紫白二种。"参考《本草图经》的衡州玄参及《本草纲目》之附图，应该就是指玄参科植物玄参 *Scrophularia ningpoensis* Hemsl.。

《名医别录》云："生河间川谷及冤句。"陶弘景云："今出近道，处处有。"宋代苏颂《本草图经》云："今处处有之。"因其处处皆有，故自宋代以来的诸多本草文献，对玄参的产地少有记载。明代《本草品汇精要》记载江州、衡州、邢州为道地，即今之江西九江、湖南衡阳、河北邢台。《外台秘要方》卷31记载华州（今陕西华县）产玄参。《明一统志》卷17记载建平县（今辽宁建平）、德化县（今福建德化）土产玄参。《福建通志》卷11、《景定建康志》卷42分别记

载玄参产建宁府（今福建建瓯）、溧阳县（今江苏溧阳）。近代《药物出产辨》云："产浙江杭州府。"

主产于浙江、四川、湖南、湖北、山东等地，其中浙江为其道地产区。

143.葛根

葛根药用最早记载于《神农本草经》，列为中品，仅简单记载其性味功效。至梁代，陶弘景云："即今之葛根，人皆蒸食之……南康、庐陵间最胜，多肉而少筋，甘美。但为药用之，不及此间尔。"由此可见当时江西境内葛根产量较多，并药食兼用。《本草图经》谓："春生苗，引藤蔓，长一二丈，紫色。叶颇似楸叶而青，七月着花似豌豆花，不结实，根形如手臂，紫黑色，五月五日午时采根曝干，以入土深者为佳。"这与豆科野葛 *Pueraria lobata* (Willd.) Ohwi、甘葛藤 *Pueraria thomsonii* Benth. 等植物的形态较为接近。《本草纲目》载："葛有野生，家种，其蔓延长，取治可作绤绤。其根外紫内白，长者七八尺。其叶有三尖，如枫叶而长，面青背淡。其花成穗，累累相缀，红紫色。其荚如小黄豆荚，亦有毛，其子绿色，扁扁如盐梅子核，生嚼豆腥气，八九月采，本经所谓葛谷是也。"据上所述，葛有野生、家种两种，均供药用。综上所述，可以判定古代本草所记载的葛根应为豆科葛属植物，且野葛和粉葛应为正品。

《名医别录》载："葛根生汶山（今四川茂县）、川谷，五月采根，爆干。"陶弘景谓："南康（今江西南康）、庐陵（今江西吉安）间最胜，多肉而少筋，甘美，但为药不及耳。"《本草图经》谓："今处处有之，江浙尤多。"《神农本草经》虽谓葛根"生汶山川谷"，而事实上 *Pueraria* 属植物，无论家种、野生资源分布甚广，道地性不强。《本草品汇精要》以江浙、南康、庐陵为道地，《植物名实图考》说"葛有家园种植者，亦有野生者"，又说"今则岭南重之，吴越亦觇，无论燕豫、江西、湖广，皆产葛"。《花镜》云："惟广中出者为最。"总之，葛根没

有明显的道地性可言，各地可根据产地适宜进行栽培。

主产于湖南、河南、广东、浙江、四川。道地性不明显。

144.紫花地丁

紫花地丁之名始见于《千金方》，散见于唐、宋各种方书。《救荒本草》载："堇堇菜，一名箭头草。生田野中。苗初塌地生。叶似钺箭头样，而叶蒂甚长。其后，叶间窜葶，开紫花。结三瓣蒴儿，中有子如芥子大，茶褐色。"根据形态描述，并参照其附图，所指应为堇菜科植物紫花地丁 *Viola yedoensis* Makino。故古今用药一致。

《本草纲目》载："处处有之。其叶似柳而微细，复开紫花结角，平地生者起茎，沟壑生者起蔓。"《植物名实图考》载有"堇堇菜"，一名箭头草，是紫花地丁的一种，曰："按此草江西、湖南平隰多有之，或呼紫花地丁。"

主产于江苏、浙江、安徽、福建和东北地区。道地性不明显。

145.紫苏叶、紫苏子

《本草纲目》曰："紫苏、白苏皆以二三月下种，或宿子在地自生。其茎方，其叶圆而有尖，四围有巨齿，肥地者面背皆紫，瘠地者面青背紫，其面背皆白者，即白苏，乃荏也。紫苏嫩时采叶，和蔬茹之，或盐及梅卤作菹食，甚香，夏月作熟汤饮之。五六月连根采收……八月开细紫花，成穗作房，如荆芥穗。九月半枯时收子，子细如芥子而色黄赤，亦可取油如荏油。"《植物名实图考》云："今处处有之，有面背俱紫、面紫背青二种，湖南以为常茹，谓之紫菜。"据上述描述及紫苏附图，古代所用紫苏来源与今用紫苏 *Perilla frutescens* (L.) Britt.基本相符。

《本草图经》云："旧不载所出州土，今处处有之。"明代《本草品汇精要》以吴中者佳。《浙江通志》则云："《至元嘉禾志》海盐（今浙江海盐县）出者佳。"

主产于湖北、河南、四川、江苏、广西、山东、广东、浙江、河北、山西等地。道地性不明显。

146.黑芝麻

李时珍认为："胡麻即脂麻也。有迟、早二种，黑、白、赤三色，其茎皆方。秋开白花，亦有带紫艳者。节节结角，长者寸许。有四棱、六棱者，房小而子少；七棱、八棱者，房大而子多，皆随土地肥瘠而然。""古者中国止有大麻，其实为蕡，汉使张骞始自大宛得油麻种来，故名胡麻，以别中国大麻也。"由此可知，胡麻仁即是脂麻科植物脂麻 *Sesamum indicum* L.。

主产于山东、河南、湖北、四川、安徽、江西、河北等地。无明显道地性。

147.黑豆

《本草图经》："大豆有黑白二种，黑者入药，白者不用。其紧小者为雄豆，入药尤佳。"与豆科大豆属植物大豆 *Glycine max* (L.) Merr.的干燥成熟种子一致。

《本草图经》："今处处种之。"

主要为栽培品。全国各地广泛栽培。无明显道地性。

148.滑石

陶弘景云："滑石，色正白，《仙经》用之以为泥。""泥"即是六一泥，用于丹鼎固济密封。陶弘景又说："又有冷石，小青黄，性并冷利，亦能熨油污衣物。今出湘州、始安郡诸处。初取软如泥，久渐坚强，人多以作家中明器物。"这种"冷石"或许是《山海经》中的"泠石"，字形相近，遂致讹误。《山海经·西山经》云："号山，多泠石。"郭璞注："泠或音金，未详。"郝懿行笺疏云："《说文》泠本字作淦，云泥也。盖石质柔软如泥者，今水中土中俱有此石也。"今按，郝说甚是。《山海经·中山经》两处提到"泠石"（鹿蹄之山、柴桑之山），其实也是"泠石"之讹。据《说文》"泠"字有两意，一指水入船中，一指泥。泠石乃是似泥之石，与《本草经集注》冷石"初取软如泥，久渐坚强"的特征正合，故疑同是一物。滑石有软硬两种，硬滑石即矿物学之滑石，为单斜晶系或斜方晶系的硅酸盐矿物，分子式为 $Mg_3(Si_4O_{10})(OH)_2$。滑石硬度虽低，但并不呈泥状。被陶弘景形容为"初取软如泥，久渐坚强"的滑石，其实是粘土质滑石，或称为"软滑石"，化学组成大致是 $Al_2O_3 \cdot 2SiO_2 \cdot 2H_2O$。日本正仓院藏有唐代滑石标本，化学分析证实也是软滑石。汉代药用滑石以硬滑石为主；南北朝时期滑石软硬兼用，品种复杂；自唐代开始软滑石一直是药用的主流。

据《新修本草》云："此石所在皆有。岭南始安出者，白如凝脂，极软滑。其出掖县者，理粗质青白黑点，惟可为器，不堪入药。齐州南山神通寺南谷亦大有，色青白不佳，至于滑腻，犹胜掖县者。"《本草拾遗》云："按始安及掖县所出二石，形质既异，所用又殊……苏敬引为一物，深可嗟讶。其始安者，软滑而白，是滑石。东莱者，硬涩而青，乃作器石也。"按照正仓院标本所提示，唐代以软滑石入药，其产地自然以岭南出者为佳；而山东东莱掖县（今莱州）、齐州（今济南）出者为硬滑石，当时不入药用，今则使用硬滑石，故当以山东所出为道地。

主产于山东、辽宁、江西等地。山东为其道地产区。

149.蒺藜

《本草经集注》云："多生道上而叶布地，子有刺，状如菱而小。"《本草图经》引郭璞注《尔雅》云："布地蔓生，细叶，子有三角刺人是也。"《本草衍义》记载："蒺藜有两等，一等杜蒺藜，即今之道傍布地而生，或生墙上，有小黄花，结芒刺。此正是墙有茨者。"李时珍描述其植物形态："蒺藜，叶如初生皂荚叶，整齐可爱。刺蒺藜状如赤根菜子及细菱，三角四刺，实有仁。"根据以上蒺藜的植物形态及生长环境的描述，并参考《证类本草》附图"秦州蒺藜子"及《植物名实图考》的蒺藜图，其原植物应是蒺藜科，与今药用蒺藜 *Tribulus terrestris* L.基本相符。

《证类本草》绘"秦州蒺藜子"药图，秦州即今甘肃天水。晚近《药物出产辨》云："蒺藜产湖北襄阳、樊城，但不及河南怀庆、禹州之多出，秋季新。直隶武城县亦有，山东省曹州府亦有出。"

全国各地均产。以陕西为道地产区。

150.蒲公英

《新修本草》："蒲公英，叶似苦苣，花黄，断有白汁，人皆啖之。"宋代《本草衍义》中有"蒲公英今地丁也，四时常有花，花罢飞絮，絮中有子，落地即生，所以庭院间亦有者，盖因风而来也"之说。即是现代菊科蒲公英属 *Taraxacum* 植物。

宋代《本草图经》亦有"蒲公英旧不著所出州土，今处处平泽田园中皆有之。春初生讹为蒲公罂是也。水煮汁以疗妇人乳痈，又捣以敷疮，皆佳"的记载。

主产于东北、华北、华东、华中、西南及陕西、甘肃、青海等地。

151.槐花

《本草衍义》说："槐花今染家亦用，收时折其未开花。"宋元医方使用槐花，极少言专用花蕾，不知是否受染作的影响，明代后渐渐改用花蕾。《本草纲目》云："其花未开时，状如米粒，炒过煎水，染黄甚鲜。"《景岳全书》中亦有使用"槐米"的处方。《尔雅》："槐有数种，昼合夜开者名守宫槐，叶细而青绿者但谓之槐，其功用不言有别。四月、五月开花，六月、七月结实，七月采嫩实捣取汁作煎，十月采老实入药，皮根采无时。今医家用槐者最多。"与今药用品种一致。

槐树广布全国，但以北方为常见。《神农本草经》言槐实"生河南平泽"，《救荒本草》专载中州一带可食植物，亦有"槐树芽"，证明河南出产。而晚近《药物出产辨》则记载："槐花以产广西桂林者为最，广东连州、东陂、乐昌出者亦佳，染料必须用之。山东青州府更多出产，但其质色不及两广之好。"《本草图经》："槐，今处处有之。"

现南北各省区均有栽培，华北和黄土高原地区尤为多见。尤以山东济南最为适宜。无明显道地性。

152.槐角

《神农本草经》有"槐实"。李时珍《本草纲目》："槐之生也，季春五日而兔目，十日而鼠耳，更旬而始规，二旬而叶成。"与现行药典收录的槐 Sophora japonica L.特征一致。

产地信息同"槐花"。

153.粳米

《本草纲目》云："粳乃谷稻之总名也。"《北京市中药饮片炮制规范2008年版》载粳米为禾本科植物稻属粳稻 Oryza sativa L. subsp. japonica S. Kato 的果实。

《本草纲目》载："北方气寒，粳性多凉，八、九月收者即可入药。南方气热，粳性多温，惟十月晚稻气凉乃可入药。"

全国各地均有栽培。道地产区不明显。

154.蔓荆子

《新修本草》云："蔓荆，苗蔓生，故名蔓荆。生水滨，叶似杏叶，而细茎长丈余，花红白色。"所云即指本品。又云："今人误以小荆为蔓荆，遂将蔓荆子为牡荆子也。"可见，古代蔓荆子与牡荆子二者常混淆。如《本草图经》即误将牡荆作为蔓荆，谓："苗茎高四尺，对节生枝，初春因旧枝而生，叶类小楝……说作蔓生，故名蔓荆，而今所有并非蔓也。"《本草纲目》中曾予以纠正，谓："其枝小弱如蔓，故曰蔓生。"从植物形态上看，古代蔓荆子来源与现代品种基本一致，即马鞭草科植物单叶蔓荆 Vitex trifolia L. var. simplicifolia Cham.或蔓荆 Vitex trifolia L.。

历代本草关于产地的记载与现今蔓荆子的产地基本一致。《新修本草》"生水滨"，《本草蒙筌》"不拘州土，惟盛水滨"，指植物的生境为水边。《日华子本草》注云："海盐亦有。"海盐即浙江海盐。《本草品汇精要》以眉州为道地，眉州即今四川眉山。《本草乘雅半偈》载："出汴京、秦、陇、明、越州诸处。"汴京指今河南开封；秦州是晋置州名，辖境相当于今甘肃天水市，陕西凤阳、略阳，四川平武及青海黄河以南贵德以东地区；陇州即今陕西陇县境内；明州、越州指今浙江宁波、绍兴境内。《药物出产辨》记载："蔓荆子产山东，牟平县为多出，各省均有出，四月新。"近代文献《中华本草》《中国植物志》记载其主要分布在我国的东北、华北、西南等广大地区。由此可见，自古以来，蔓荆子产地分布范围一直较广泛。

单叶蔓荆主产于江西、山东、安徽、浙江、湖南等；蔓荆主产于广东、海南、福建、云南等。其道地药材产区为山东。

155.槟榔

《齐民要术》卷10引《南方草物状》云："槟榔，三月花色，仍连着实，实大如卵。十二月熟，其色黄。剥其子，肥强可不食，唯种作子。青其子，并壳取实曝干之，以扶留藤、古贲灰合食之。食之则滑美，亦可生食，最快好。交趾、武平、兴古、九真有之。"此即今之槟榔 Areca catechu L.。

唐代槟榔主要由安南都护府、爱州进贡，两地所辖，今多在越南境。《通典》专门提到："安南都护府贡蕉十端、槟榔二千颗、鲛鱼皮二十斤、蚺蛇胆二十枚。""（爱州）贡槟榔五百颗，犀角二十斤。"此外，交州也产槟榔，《千金翼方·药出州土》。槟榔的产地此后基本无变化，如《本草图经》云："槟榔生南海，今岭外州郡皆有之。"《医林纂要·药性》："槟榔，生闽、广濒海之地。"综上，槟榔在国内主要出产于海南、广东、广西等地。

主产于海南、台湾，广西、云南、福建等地也有栽培。历来以海南、广东、广西为道地产区。

156.赭石

《名医别录》载："代赭生齐国（今山东省）山谷，赤红青色，如鸡冠有泽，染爪甲不渝者良。"苏颂《本草经集注》曰："今医家所用，多择取大块，其上纹头。如浮沤丁者为胜，谓之丁头赭石。"《本草纲目》名代赭石，李时珍曰："赭，赤色也。代，即雁门（郡名，在今山西省代县西北）也。今俗呼为土朱、铁朱。"管子云："山上有赭，其下有铁。铁朱之名或缘此，不独因其形色也。"出代郡者名代赭，足见其名之含义。综合上述产地、形态、色泽等特征考证，古代所用之赭石，与今用之相同。

157.薤白

《新修本草》云："薤乃是韭类，叶不似葱……薤有赤白二种：白者补而美，赤者主金疮及风，苦而无味。"《本草图经》谓："薤，生鲁山平泽，今处处有之。似韭而叶阔，多白无实。人家种者有赤白二种，赤者疗疮生肌，白者冷补，皆春分莳之，至冬而叶枯。"《本草纲目》曰："薤……叶状似韭。韭叶中实而扁，有剑脊。薤白叶中空，似细葱叶而有棱，气亦如葱。二月开细花，紫白色。根如小蒜，一本数颗，相依而生。"按上述记载，古代药用薤白至少有二种，生鲁山（今河南境内），叶似韭而阔多白者，与小根蒜 Allium macrostermon Bunge 相符，《本草纲目》所载"叶中空，似细葱叶"与藠头 Allium chinense G. Don 相吻合。

主产于河南、江苏、河北、湖北及东北地区。以河南为道地产区。

158.薏苡仁

薏苡之名始见于《吴越春秋》："嬉於砥山得薏苡而吞之，意若为人所感，因而妊孕，剖胁而产高密。"《说文解字》名"赣"，《广雅》："赣，起实，薏苢也。"薏苡在医书中最早见于《素文·玉机真藏论》，但正式入药则载于《神农本草经》，列为上品。陶弘景说："近道处处多有，

人家种之。"历代本草记述，与现今薏苡仁 Coix lacryma-jobi L. var. ma-yuen（Roman.）Stapf 一致。

《本草图经》云："薏苡所在有之。春生苗，茎高三四尺，叶如黍，开红白花，作穗。五月六月结实，青白色，形如珠子而稍长，故人呼为薏珠子。"李时珍谓："薏苡人多种之。二三月宿根自生。叶如初生芭茅。五六月抽茎开花结实。有两种：一种粘牙者，尖而壳薄，即薏苡也。其米白色如糯米，可作粥饭及磨面食，亦可同米酿酒。一种圆而壳厚坚硬者，即菩提子也，其米少，即粳穄也。"

主产于江苏、福建、河北、辽宁等地。其道地性不明显。

159.橘红

韩彦直《橘录》云：橘红为"橘皮去尽脉"，王好古《汤液本草》则指出"橘皮以色红日久者为佳，故曰红皮、陈皮，去白者曰橘红也"。由此可知，《本草蒙筌》中的橘红应该是指芸香科橘干燥成熟外果皮。

160.藁本

在历代本草中已注意与芎藭相区别。《本草图经》云："叶似白芷，香又似芎藭，但芎藭似水芹而大，藁本叶细耳。根上苗下似禾藁，故以名之。"《证类本草》所附三幅图中，并州藁本及宁化军藁本属伞形科植物。李时珍云："江南深山中皆有之。根似芎而轻虚，味麻，不堪作饮也。"附图近于现代所用之藁本。今用藁本原植物主要有二：一为藁本 Ligusticum sinense，主要分布于四川、河南、江西、湖北、湖南、广西、陕西、甘肃等；一为辽藁本 L. jeholense，主要分布于东北、华北及山东等地。南北两个藁本品种宋代皆有药用。《本草图经》云："今西川、河东州郡及兖州、杭州有之。叶似白芷香，又似芎藭。但芎藭似水芹而大，藁本叶细耳。根上苗下似禾藁，故以名之。五月有白花，七八月结子，根紫色。"描述本身不太能够确定品种，不过结合产地分析，西川（今四川中西部）所出

藁本大约是 *L. sinense*，而山东兖州所出或许是 *L. jeholense*。《证类本草》所绘威胜军（今山西沁县）藁本不详是何物，而宁化军（今山西宁武县）藁本、并州（今山西太原）藁本恐亦是 *L. jeholense*。元代危亦林《世医得效方》卷15神应圆处方提到"川藁本"。明代《救荒本草》记载卫辉县（今河南新乡）有藁本，据其药图确实是 *L. sinense*。《本草纲目》所绘，也近于此种。但从明代开始，尤其是清代，产于北方地区的 *L. jeholense* 更加受到重视。

宋代似乎特别中意于杭州出产的藁本。不仅苏颂提到杭州出藁本，宋室南迁以后，《乾道临安志》卷2、《咸淳临安志》卷58、《梦粱录》卷18都记有杭州藁本。《明一统志》卷1记顺天府（今北京）土产有"藁本香"，注释说："密云县出。"

主产于陕西、甘肃、四川、贵州、湖北、湖南、江西、浙江、安徽、河南、福建、广东、广西、云南、重庆等地。藁本以四川产者为道地，辽藁本以辽宁等北方地区为道地。

161. 藿香

明代以前本草记载之藿香，均为今之广藿香；到了明代各著作中的"藿香"所指出现了差异；至清代，《本草述》《本草经疏辑要》等著作中均转引卢之颐所述。吴其濬《植物名实图考》云："藿香《南方草木状》有之，《嘉祐本草》始著录。今江西、湖南人家多种之。为避暑良药，盖以其能治脾胃吐逆，败霍乱必用之。"并附有植物形态图，从其图可明确看出此种藿香应为唇形科藿香属藿香 *Agastache rugosa*（Fisch. et Mey.）O. Ktze.。明代兰茂所著、清代刻本的《滇南本草》亦开始记载"土藿香"，然只记有药用功效，未记载基原植物性状特征。明清时期对藿香品种开始区分，推测从明代开始，由于对藿香药用需求增多，岭南所产"藿香"不足，而医药学家维持藿香入药，急于寻找新藿香品种补充，最后发现江浙一带所产"藿香"可供一定程度替代，土藿香从此开始药用。故此处植物为藿香 *Agastache rugosa*（Fisch. et Mey.）O. Ktze.。

162. 鳖甲

《本草纲目》："鳖，甲虫也。水居陆生，穹脊连胁，与龟同类。四缘有肉裙，故曰龟，甲里肉。鳖，肉里甲。无耳，以目为听。纯雌无雄，以蛇及鼋为匹。"即鳖 *Trionyx sinensis* Wiegmann。

《千金翼方·药出州土》记出产鳖甲或鳖头的有华州（陕西华县）、岳州（湖南岳阳），《新唐书》土贡鳖甲者有岳州、广州。《本草图经》说："以岳州沅江将其甲有九肋者为胜。"这就明确以湖南沅江流域至洞庭湖水系出产的鳖甲为道地。此外，《太平寰宇记》卷145记载襄阳土贡鳖甲，明代《山堂肆考》卷84专门提到"沅江鳖甲，九肋者稀"；清代《湖广通志》亦记岳州府出产鳖甲。故确定湖南岳阳为鳖甲道地产区。晚近《药物出产辨》说法不同，录出备参："鳖甲以产暹罗大只厚甲为正，近日各熟药店所用小只薄甲，乃水龟壳也。中国各省均有，以扬子江一带为多出，功力不及厚甲之佳。"

主产于湖北、湖南、江苏、安徽等地的沿江地区。以湖南岳阳为道地产区。

第二节　炮制考证

炮制是中医临床用药的特色之一。经典名方的处方组成充分体现了中药炮制用药特点。为支持经典名方开发，国家及相关管理部门先后发布了相关鼓励性政策。处方药味炮制方法的考证及确定是经典名方开发过程中的关键问题之一，目前还未能形成统一的共识和标准。《古代经典名方关键信息考证原则》指出："明确炮制。在原方记载炮制方法的基础上，梳理相关药物炮制古今发展脉络，明晰历代主流炮制方法，结合当前工业化生产水平，综合加以考证，确定可行的炮制方法。"因此，炮制考证是开展经典名方开发引用工作至关重要的基础性工作，是体现中医药特色及优势的重要环节。

第一批名方目录中的炮制考证研究面临着许多问题，如：①药味名称的不对应性，有的药味名称虽然不同，但实际上可视为同一种中药；有的药味名称虽然相同，但按《中国药典》2020年版尚不能确定是否为同一种药材。②炮制方法的不对应性，不同历史时期、不同地域、不同医家对于炮制方法的记载存在"同名异义""异名同义"等情况，需要甄别对待，以弄清炮制方法的确切涵义，达到临床炮制品精准配伍的目的。③经典名方中许多药物的炮制也未见加辅料的用量比例，且名方中的辅料原料与现今辅料存在一定的差别。④较少规定炮制程度。⑤某些药味的炮制方法未延续至今，即名方目录中收载的炮制方法在《中国药典》2020年版中未收载。

正文中所述现代炮制品数目为现有炮制规范中囊括的品种，后述"另按××炮制××"为暂无炮制规范的传统方法，不计入现代炮制品中。

1.人参

人参的古代炮制方法主要有生切片、焙制、烘制、蜜炙等法，传统用法要求去芦头。唐代有剉入药中，焙干的炮制方法；宋代有焙制、微炒，黄泥裹煨，去芦，上蒸等方法；元代有蜜炙法；明代增加了生碾为末、湿纸裹煨、盐炒、陈酒浸；清代又增加了药汁制、五灵脂制、川乌煮、煎膏等炮制方法。

现代有1种炮制品。

人参片：润透，切薄片，干燥，或用时粉碎、捣碎。

历代《本草》将参芦列为催吐剂，故临床使用时将芦头去掉认为"不去使人吐"，现代药理研究表明参芦并没有致吐作用，且成分含量与人参基本相同，总皂苷含量高于人参2~3倍，故现

代炮制加工时不去芦头。

2.山药

南北朝刘宋时代有蒸法；唐代有熟者和蜜法；宋代增加了姜炙、炒黄、酒浸、酒蒸、酒煎等法；金、元时代有白矾水浸焙、酒浸、火炮法；明、清时代又增加了姜汁浸炒、乳汁浸、葱盐炒黄姜汁拌蒸、酒炒、乳汁拌微焙、醋煮、乳汁蒸、炒焦、土炒、盐水炒等炮制方法。

现代有2种炮制品。

山药片：取毛山药或光山药除去杂质，分开大小个，泡润至透，切厚片，干燥。

麸炒山药：取山药片，照麸炒法炒至黄色。

另可按清炒法炮制炒山药。

山药有补脾养胃，生津益肺，补肾涩精的功能，现代临床应用大多以生用为主，广泛应用于脾胃虚弱、肺虚喘咳、阴虚消渴及肝肾阴虚等证的方剂配伍中。而在脾虚久泻、泄泻便溏时才偶见以麸炒山药、炒山药入药剂的。

3.天冬

汉代有去心用。南北朝刘宋时代有酒蒸法。唐代有捣汁、蜜煮法。宋代有蒸制、焙制法。元代增加了炒制法。明、清时代又增加了慢火炙、煮制、酒浸、姜汁浸、盐炒、甘草蜜糖共制、熬膏等炮制方法。

现代有1种炮制品。

天冬：取原药材，除去杂质及泛油色黑者，快速洗净，晒至半干，切薄片，干燥。

天冬产地加工时已于沸水中微煮，或蒸至透心，便于除去外皮和干燥，减少黏腻之性。

4.五灵脂

宋代有醋熬、醋炒、酒研、微炒法。元代增加了姜制、酒淘、酒洗、烧制等法。明代有制炭、煮、醋面煨、土炒、火炮等法。

现代有3种炮制品。

五灵脂：取原药材，除去杂质及灰屑；灵脂块，捣碎。

醋五灵脂：取净五灵脂置锅内，用文火加热，微炒后喷淋米醋，炒至微干，有光泽时取出晾干。五灵脂每100kg用米醋10kg。

酒五灵脂：取净五灵脂置锅内，用文火加热，炒至有腥气溢出，色黄黑时，立即取出，趁热均匀喷淋定量黄酒，摊开晾干。五灵脂每100kg用黄酒15kg。

另可按清炒法炮制炒五灵脂。

五灵脂醋炙后能引药入肝，增强散瘀止痛的作用，并可矫臭矫味。酒炙后能增强活血止痛的作用，也可矫臭矫味。

5. 车前子

宋代有酒浸、微炒、焙制、酒蒸等炮制方法；明代又增加了米泔水浸和酒煮的方法；清代除沿用宋代方法外，又增加了酒炒、青盐水炒等炮制方法。

现代主要有2种炮制品。

车前子：除去杂质。

盐车前子：取净车前子，置炒制容器内，用文火加热，炒至略有爆声时，喷淋盐水，炒干，取出放凉。车前子每100kg，用食盐2kg。

另可按酒炙法炮制酒车前子。

车前子在方剂中以生品常用，其次是炒车前子。炒车前子寒性稍减，并能提高煎出效果，作用与生品相似，长于渗湿止泻。用于湿浊泄泻，小便短少。如《本草备要》就有"炒研，入利水泄泻药"的记载。盐车前子泻热作用较强，利尿而不易伤阴，能益肝明目。用于眼目昏暗，视力减退。

6. 玉竹

南北朝刘宋时代有蜜水浸蒸法。宋代有刮皮蒸、焙制等法。明代增加了蜜浸法。清代又增加了蜜水或酒浸蒸、炒香等炮制方法。

现代有1种炮制品。

玉竹：取原药材，除去杂质，洗净，闷润至透，切厚片，干燥。筛去碎屑。

另可按清炒法炮制炒玉竹。

生用以生津止渴为主。用于素体阴虚，发热咳嗽，口渴咽痛，或燥邪伤津，口干舌燥，或胃火炽盛，烦渴善饥等。炒玉竹以滋阴益气为主。

7. 甘草

历代甘草的主要炮制方法为炙法。唐代之前未提及辅料，唐代出现蜜作为辅料的相关记载，宋代出现蜜炙法，明清时期蜜炙的相关记载进一步增多，并延续至今，形成"炙甘草"的炮制规范。

现代主要有2种炮制品。

甘草：除去杂质，洗净，润透，切厚片，干燥。

炙甘草：取甘草片，照蜜炙法炒至黄色至深黄色，不沾手时取出，晾凉。

另可参照现行药典清炒法炮制炒甘草，将甘草原药材除去杂质，洗净，润透，切厚片，炒至微黄。

生甘草、炒甘草、炙甘草都有补脾益气之功效，皆能适用于脾胃虚弱、倦怠乏力等症，而生甘草更侧重于清热解毒，祛痰止咳，缓急止痛等方面的应用。炒甘草则可以入脾经燥湿健脾，以助脾胃运化水谷，生成气血津液，从而补中益气，养正和中。蜜制甘草润肺止咳，源于甘草味甘，可缓急，蜜制后加强甘缓的药性，且蜂蜜亦可以润肺止咳，两者相使而用，用于止咳。

8. 地黄

汉代有蒸后绞汁；梁代有酒浸；南北朝刘宋时代有蒸后拌酒再蒸；唐代有多次蒸制、熬制、蜜煎等方法；宋代有烧令黑、醋炒、洒酒九蒸九曝、姜汁炒、九蒸等方法，并在酒制地黄的质量上提出了当"光黑如漆，味甘如饴糖"的要求；元代有酒拌炒、酒煮、盐水炒等炮制方法；明代增加了盐煨浸炒、煮制、蜜拌、酒与砂仁九蒸九曝、砂仁-茯苓-酒煮、黄连制、砂仁炒、砂仁-茯苓煮、姜汁浸焙后火煅、姜酒拌炒、砂仁沉香制等方法；清代又增加了炒焦、纸包烧存性、面包煨、乳汁浸、人乳山药拌蒸、青盐水炒、纸包火煨、人乳炒、童便煮、童便拌炒、砂仁酒姜拌蒸、红花炒、蛤粉炒等炮制方法。古籍若没提及辅料，则为蒸法。

现代主要有4种炮制品。

鲜地黄：取鲜药材洗净泥土，除去杂质，用时切厚片或绞汁。

生地黄：取干药材，除去杂质，用水稍泡，洗净，闷润，切厚片。

酒洗生地黄：除去杂质，洗净，闷润，切厚片（2~4mm），干燥。取地黄，用黄酒拌匀，使之吸尽后干燥。每100kg地黄片，用黄酒30~50kg。

熟地黄：取生地黄，照酒炖法炖至酒吸尽，取出，晾晒至外皮黏液稍干，切厚片或块，干燥，即得。或取生地黄，照蒸法蒸至黑润，取出，晒至约八成干，切厚片或块，干燥，即得。

生地黄性寒，为清热凉血之品。以清热凉血、养阴、生津见长。经蒸制成熟地黄后，可使药性由寒转温，味由苦转甜，功能由清转补。

9. 白术

唐代有熬黄、土炒的方法。宋代有炮、炒黄、米泔浸、米泔水浸后麸炒、醋浸炒、煨制、焙制、土煮、米泔浸后炒等法。元代有用黄芪、石斛、牡蛎、麸皮各微炒黄色，去余药，只用白术的方法。明代增加了蜜炒、水煮、绿豆炒、附子、生姜、醋煮、酒制、乳汁制、米泔浸后黄土拌九蒸九晒、盐水炒、面炒、炒焦、米泔浸后土蒸切片、蜜水拌匀炒、姜汁炒等多种辅料制的方法。清代又增加了枳实煎水渍炒、酒拌蒸、米泔浸后麦芽拌炒、香附煎水渍炒、紫苏–薄荷–黄芩–肉桂汤煮、蜜水拌蒸、烧存性、米制、陈皮汁制等炮制方法。

现代有3种白术炮制品。

白术：取原药材，除去杂质，大小个分开，用水润透，切厚片，干燥。筛去碎屑。

土炒白术：先将土置锅内，用中火加热，炒至土呈灵活状态时，投入白术片，炒至白术表面均匀挂上土粉时，取出，筛去土粉，放凉。白术片每100kg用灶心土25kg。

麸炒白术：先将锅用中火烧热，撒入麦麸，待冒烟时，投入白术片，不断翻炒，炒至白术呈黄褐色，取出，筛去麦麸，放凉。白术片每100kg用麦麸10kg。

生用健脾燥湿，利水消肿；麸炒、土炒后增强健脾作用，并能缓和其燥性，临床用于脾胃不和，脾虚泄泻等症。

10. 白芍

南北朝刘宋时代有蜜水拌蒸的方法；唐代有熬令黄、炙令黄色、炒黄等法；宋代有焙制、煮制、微炒、炒焦、酒炒等炮制方法；元代有米泔水浸炒、酒浸、炒炭等法；明代增加了童便制、煨制、煅存性、醋炒、姜汁浸炒、盐酒炒、陈米炒、盐水炒、酒浸蒸、煨熟酒焙、薄荷汁炒等辅料制的方法；清代又增加了酒洗、酒拌、肉桂汤浸炒、桂酒炒、土炒等炮制方法。

现代主要有4种炮制品。

白芍：取原药材，除去杂质，大小分开，洗净，浸泡至六七成透，取出闷润至透，切薄片，干燥。筛去碎屑。

酒白芍：取白芍片，加入定量黄酒拌匀，稍闷润，待酒被吸尽后，置炒制容器内。用文火加热，炒干，取出晾凉。筛去碎屑。白芍片每100kg用黄酒10kg。

炒白芍：取白芍片，置炒制容器内，用文火加热，炒至表面微黄色，取出晾凉。筛去碎屑。

醋白芍：取白芍片，加入定量米醋拌匀，稍闷润，待醋被吸尽后，置炒制容器内，用文火加热，炒干，取出晾凉。筛去碎屑。白芍片每100kg用米醋15kg。

炒白芍寒性有所减弱，具有养血调经的功效。酒白芍寒性缓解，活血功效增强。醋白芍偏于敛肝止痛，养血止血。

11. 芥子

唐代有蒸熟和微熬法。宋代有微炒和炒熟，勿令焦的要求。明代沿用炒法，并增加炒黑法。

清代有炒、研末法。现行有炒、炒焦、烤制法。

现代有2种炮制品。

芥子：取原药材，洗净，干燥。用时捣碎。

炒芥子：取净芥子，置炒制容器内，用文火加热，炒至有爆裂声，呈深黄色或深棕黄色，并散出香辣气为度，取出晾凉，用时捣碎。

炒后可缓和辛辣之性，并易于煎出有效成分；同时使所含的白芥子酶受到破坏，有利于白芥子苷类成分保存，并能减少刺激性，增强温胃化痰作用。

12.瓜蒌子

宋代用清炒、炒令香熟的方法。明代有去壳膜微炒，乳汁炒香、制霜，蛤粉炒等法。清代有焙制、炒制、麸炒等炮制方法。

现代有3种炮制品。

瓜蒌子：取原药材，除去杂质及干瘪的种子，洗净，干燥。用时捣碎。

炒瓜蒌子：取净瓜蒌子，置炒制容器内，用文火加热，炒至微鼓起，取出晾凉。用时捣碎。

瓜蒌子霜：取净瓜蒌仁，碾成泥状，用布包严后蒸至上气，压去油脂，碾细。

生瓜蒌仁寒滑之性明显，长于清肺化痰，滑肠通便。常用于痰热咳嗽，痰热结胸，肠燥便秘。炒瓜蒌子寒性减弱，能理肺化痰，用于痰浊咳嗽。瓜蒌子霜功专润肺祛痰，但滑肠作用显著减弱，且能避免恶心、腹泻。用于肺热咳嗽，咯痰不爽，大便不实的患者。

13.半夏

春秋战国时代有制半夏；汉、唐时代有汤洗、生姜浸、煮制、芥子与醋洗、微火炮、焙制等法；宋代有汤洗后麸炒、姜汁拌、炒黄、热酒荡后姜汁浸、浆水–雪水各半同煮、半夏曲、酒浸后麸炒、矾制、米炒、醋煮、明矾生姜水煮、生姜与萝卜煮、生姜汁与甘草制、姜–矾–牙皂煎水炒、姜汁浸后菜油拌炒等方法；元代有姜洗、姜汤泡、皂角水浸、米泔浸的方法；明代增加了吴茱萸煮、萝卜煮、盐–猪苓制、面炒、煨制、矾–皂角–巴豆制、姜竹沥制、姜煨、甘草制、制炭、明矾–皮硝–生姜制、杏仁炒、矾–牙皂煅制等法；清代又增加了姜–桑叶–盐制、姜汁青盐制等炮制方法。此时半夏的炮制方法已发展到将近70种之多，其中单姜汁制就有十余种方法；药汁制有30多种方法；此外如半夏曲、法半夏、仙半夏的炮制方法已形成。

现代主要有3种炮制品。

法半夏：取半夏，大小分开，用水浸泡至内无干心，取出；另取甘草适量，加水煎煮两次，合并煎液，倒入用适量水制成的石灰液，搅匀，加入上述已浸透的半夏，浸泡，每日搅拌1~2次，并保持浸液pH值12以上，至剖面黄色均匀，口尝微有麻舌感时，取出，洗净，阴干或烘干，即得。每100kg净半夏，用甘草15kg、生石灰10kg。

姜半夏：取净半夏，大小分开，用水浸泡至内无干心时，取出，另取生姜切片煎汤，加白矾与半夏共煮透，取出，晾干，或晾至半干，干燥；或切薄片，干燥。每100kg净半夏，用生姜25kg、白矾12.5kg。

清半夏：取净半夏，大小分开，用8%白矾溶液浸泡至内无干心，口尝微有麻舌感，取出，洗净，切厚片，干燥。每100kg净半夏，用白矾20kg。

清半夏燥湿化痰，以治寒痰见长；姜半夏降逆止呕，可疗湿痰；法半夏壮脾理气，治风痰眩晕。

14.地骨皮

地骨皮从刘宋代开始有甘草汤制的炮制方法。南北朝有甘草汤制；唐代有切法；宋代有去心、炒黄、甘草水浸焙、酒炒、焙等法；清代增加了酒蒸、酒洗等炮制法。近年来各地炮制规范中收载的大多是生地骨皮。

现代主要有1种炮制品。

地骨皮：除去杂质及残余木心，洗净，晒干或低温干燥。焙地骨皮可按地方炮制标准焙法炮制。

炮制后使药物洁净。

15.地榆

唐代有炙制法。宋代有醋炒、炒制等方法。明代增加了煨制、酒洗、酒炒的方法。清代又增加了炒黑止血、酒拌后炒黑用的炮制方法。

现代有2种炮制品。

地榆：取原药材，除去杂质；未切片者，洗净，除去残基，润透，切厚片，干燥。筛去碎屑。

地榆炭：取地榆片，置炒制容器内，用武火加热，炒至表面焦黑色、内部棕褐色，喷淋少许清水，灭尽火星，取出，晾凉。

地榆生品以凉血解毒为主，用于血痢经久不愈，烫伤，皮肤溃烂，湿疹，痈肿疮毒等，地榆炒炭后，以收敛止血力胜，用于便血、痔疮出血、崩漏下血等，各种出血证均可选用。

16.当归

当归的古代炮制方法主要有生切片、炒、酒浸、酒洗、醋炒、盐水炒等法，以酒当归最为常见。此外宋代有米拌炒、醋浸后炒焦等方法；明代增加了生地黄汁浸、姜汁浸、米泔浸后炒、煅存性、姜汁炒、火烧存性、炒黑等方法；清代又增加了酒蒸、醋煮、童便制、吴茱萸炒、土炒、芍药汁炒、半酒半醋炒等炮制方法。

现代有2种炮制品。

当归：除去杂质，洗净，润透，切薄片，晒干或低温干燥。

酒当归：取当归片，加入定量黄酒拌匀，稍闷润，待酒被吸尽后，置炒制容器内，用文火加热，炒至深黄色，取出，晾凉。当归片每100kg用黄酒10kg。

当归酒制能增强其活血化瘀作用。

17.肉苁蓉

南朝宋时有酒酥复制法。宋代增加了浸法、酒洗法、水煮法、酒煮法、酒蒸法、焙制等炮制方法。元、明代又有了面煨、酒炒法、酥炒法。

清代增加了"泡淡法"。

现代有2种炮制品。

肉苁蓉：取原药材，除去杂质，大小个分开，稍浸泡，润透，切厚片，干燥。

酒苁蓉：取肉苁蓉片，加入黄酒拌匀，置炖罐内，密闭，隔水加热炖透。或置适宜的容器内，蒸透，至酒完全被吸尽，表面黑色时取出，干燥。肉苁蓉每100kg用黄酒20kg。

酒制能增强其补肾阳作用。

18.红花

历代红花炮制方法包括捣、炒制、酒制等，以酒制最为常见，分为与酒同煮或酒处理后干燥两种方式。

现代有1种炮制品。

红花：取原药材，除去杂质、花萼及花柄，筛去灰屑。

另可按酒炙法炮制酒洗红花。

红花酒洗后可增强其活血化瘀之效。

19.麦冬

历代麦冬的炮制方法主要围绕去心与不去心展开，麦冬去心始于汉代，后世多沿用汉代说法去心使用，至清代出现麦冬不去心的观点。此外，唐代有取汁、煮制、熬制等方法；宋代有焙制、炒制；元代出现酒浸法；明、清时期增加了盐炒、酒浸生姜汁－杏仁制、姜汁炒、糯米拌炒、酒浸、糯米拌蒸、炒焦、辰砂拌、青黛拌等炮制方法。

现代主要有1种炮制品。

麦冬：除去杂质，洗净，润透，轧扁，干燥。

另《中国药典》（1963年版）规定麦冬应"润透后去心"，此后版次均未出现去心要求。

古代医家认为麦冬不去心使人"烦"，故认为使用时应去心，清代出现反对麦冬去心的记载。研究表明麦冬去心后黄酮含量增高，但麦冬去心前后的有效成分含量变化对疗效的影响有待进一步验证；此外临床并未发现麦冬心有令人烦的作用，且麦冬心仅占麦冬总重的3%，考虑工业化生产去心工艺繁琐，现代临床使用一直均以未去心麦冬入药，临床上使用前压扁即可。

20.远志

南齐时代就有去心用；至南北朝刘宋时期的熟甘草汤浸法沿用至今；宋代增加了炒黄、甘草煮、生姜汁炒，酒浸、焙制、酒蒸、姜汁淹、酒蒸炒等方法；明、清时代又增加了小麦炒、干姜汁蘸焙、灯心煮，甘草、黑豆水煮后姜汁炒、米泔浸、米泔煮、微炒、甘草汁浸后蒸、炙制、炒炭等炮制方法。

现代主要有4种炮制品。

远志：除去杂质，略洗，润透，切段，干燥。

制远志：取甘草，加适量水煎汤，去渣，加入净远志，用义火煮至汤吸尽，取出，干燥。

炒远志：取净远志肉，置热锅内，用武火炒至表面焦黑色，内部焦褐色，取出，喷淋清水少许，灭净火星，晒干。

蜜远志：取炼蜜，用适量开水稀释后，加入净远志段拌匀，闷透，置锅内，用文火加热，炒至不粘手为度，取出放凉。远志段每100kg，用炼蜜25kg。

生远志有"戟人咽喉"的副作用，甘草水制后能缓和其燥性，消除麻喉的副作用，以安神益智为主。蜜炙亦能缓和燥性，消除副作用，并能增强化痰止咳的作用。炒远志能增加皂苷含量。

21.花椒

汉代有炒去汗的方法。此法为历代沿用。晋代有"熬令黄"的记载。南北朝刘宋时代有酒拌蒸的方法。梁代用熬法。唐代有微熬令汗出、火炮、醋浸等炮制方法。宋代有醋浸、醋煮、火熨、酒醋制、炒出汗和焙法等。明代广泛地采用辅料炮制，有隔纸炒、酒醋童便米泔制、去油、酒闷、甘草煮、酒蒸、阿胶醋制等炮制方法。清代则有炒出汗、面炒、烘制、炒熟、酒蒸、盐炙、炒炭等方法。

现代有2种炮制品。

花椒：除去椒目、果柄等杂质。

炒花椒：取净花椒，照清炒法炒至有香气。

花椒生用治湿疹及皮肤瘙痒。炒和炙后，毒性降低，辛散之性缓和。

22.苍术

唐代有米汁浸炒、醋煮的方法；宋代有炒黄、米汁浸后麸炒、米泔浸后醋炒、皂荚煮后盐水炒、米泔水浸后葱白罨再炒黄、土炒等炮制方法；金、元时代增加了用多种辅料制，米泔水、茴香炒、茱萸炒、猪苓炒、米泔浸后酒炒、童便浸、东流水浸焙、粟米泔浸、米泔浸后乌头、川楝子同炒焦黄等方法；清代还增加了米泔浸后麻油拌炒、九蒸九晒、蜜水拌饭上蒸、炒焦、烘制等各类炮制方法，已达近50种之多。

现代有4种炮制品。

苍术：除去杂质，洗净，润透，切厚片，干燥。

麸炒苍术：先将锅烧热，撒入麦麸，用中火加热，待冒烟时投入苍术片，不断翻炒，炒至深黄色时，取出，筛去麦麸，放凉。苍术片每100kg用麦麸10kg。

制苍术（米泔水制苍术）：取净苍术片用米泔水浸泡片刻，取出，照清炒法，用文火炒干，筛去灰屑。

炒苍术：取苍术饮片置锅内，用中火炒至切面呈黄棕色至棕褐色，取出，晾凉，筛去碎屑，即得。

苍术温燥而辛烈，有化湿和胃、祛风除湿之功能。麸炒后或米泔制后缓和燥性，增强了健脾燥湿的功能。

23.芡实

唐代有蒸后晒干去皮取仁的方法；宋代仍为蒸法；明代则用炒制和防风汤浸的方法；清代仍沿用炒法。

现代有3种炮制品。

芡实：除去杂质。

麸炒芡实：取麦麸撒热锅内，用中火加热，待麦麸冒烟时，投入净芡实，拌炒至表面呈微黄色时取出，筛去麦麸，晾凉。用时捣碎。芡实每100kg用麸皮10kg。

炒芡实：取原药材，置热锅内，不断翻动，用文火炒至微黄色，取出晾凉。

清炒芡实和麸炒芡实功效相似，均以补脾固涩力胜。主要用于脾虚泄泻和肾虚精关不固的滑精；亦可用于脾虚带下。

24. 杜仲

南北朝时期有酥蜜炙。唐代有去皮炙。宋代有炙微黄、涂酥炙、姜汁炙、姜酒制、蜜炙、"炒令黑"、姜炒断丝、麸炒黄、盐酒拌炒断丝和盐水炒等。元、明时代增加了油制及小茴香、盐、醋汤浸炒和醋炙。清代又增加了童便制和"面炒去丝"。并有"去皮用，治泻痢酥炙，除寒湿酒炙，润肝肾蜜炙，补腰肾盐水炒，治酸痛姜汁炒"的记述。

现代有2种炮制品。

杜仲：除去粗皮，洗净，润透，切成方块或丝条，晒干。

盐杜仲：先用食盐加适量开水溶化，取杜仲块或丝条，使与盐水充分拌透吸收，然后置锅内，用文火炒至微有焦斑为度，取出晾干。

杜仲盐制后能增强其补益功效。

25. 吴茱萸

水洗吴茱萸首见于《伤寒论》。宋代有醋熬、醋炒、酒研、微炒法。元代增加了姜制、酒淘、酒洗、烧制等法。明代有制炭、煮、醋面煨、土炒、火炮等法。

现代炮制品有4种。

吴茱萸：取原药材，除去杂质及果柄、枝梗。

制吴茱萸：取甘草片置锅内，加水（1∶5）煎煮两次，去渣，趁热加入吴茱萸拌匀，稍润，候吸尽汁液，用文火炒干，取出放凉。吴茱萸每100kg，用甘草6kg。

盐吴茱萸：取净吴茱萸于适宜容器内，加入盐水拌匀，稍润至尽，置锅内，用文火炒至裂开，稍鼓起时，取出放凉。吴茱萸每100kg，用食盐2kg。

黄连制吴茱萸：取黄连片或碎块，置锅内，加适量水煎汤，捞出黄连渣，投入净吴茱萸，闷润至黄连水吸尽时，用文火炒至微干，取出晒干。吴茱萸每100kg，用黄连12kg。

吴茱萸炮制的主要目的为降低毒性，缓和温热之性或燥性。

26. 阿胶

汉代有炙令尽沸；南北朝刘宋时代有猪脂浸炙；唐代出现了炙珠、炒制、熬制；宋代增加了麸炒、蛤粉炒制、米炒制、蚌粉炒珠、白面炒制、蒸制、炒黄等方法；元有火炮法；明代有酥制、草灰炒制、酒制等方法。清代又增加了牡蛎粉炒制、葱姜汁制、煮胶法、蒲黄炒、童便制、土炒制等炮制方法。此时，其炮制方法已达20余种。

现代有2种炮制品。

阿胶：取原材料，捣成碎块。

阿胶珠：取阿胶，烘软，切成1cm左右的丁，照炒法用蛤粉烫至成珠，内无溏心时，取出，筛去蛤粉，放凉。

蛤粉炒等炮制方法增强阿胶滋阴降火、化痰的作用。

27. 附子

汉代始有火炮法；晋代有炒炭法；南北朝刘宋时代有用东流水并黑豆浸的方法；唐代有蜜涂炙、纸裹煨的方法；宋代有水浸、生姜煮、姜汁淬、醋浸、以大小麦酿曲造醋浸、烧灰存性、盐汤浸炒、黄连炒、姜汁煮、黑豆煮、盐水浸后炮、醋淬、童便浸后煨、童便煮、赤小豆煮、生姜米泔浸、姜炒等炮制方法；明代增加了煮制、蜜水煮、巴豆煮、防风、盐、黑豆同炒，青盐炒、猪脂煎、童便浸后炮，盐、姜汁煮、黄连、甘草、童便煮，童便浸，米泔水煮，麸炒、甘草汤浸炒，醋炙等方法。清代又增加了单蒸、甘草、防风同煮后再用童便煮、姜汁浸后煨、甘草汤泡、黄连甘草制、酒泡、酒煮、甘草汤浸后煨、盐腌等。此时其炮制方法已达40余种。

现代主要有4种炮制品。

黑顺片：取泥附子，按大小分别洗净，浸入胆巴的水溶液中数日，连同浸液煮至透心，捞出，水漂，纵切成厚约0.5cm的片，再用水浸漂，用调色液使附片染成浓茶色，取出，蒸至出现油面、光泽后，烘至半干，再晒干或继续烘干。

白附片：选择大小均匀的泥附子，洗净，浸入胆巴的水溶液中数日，连同浸液煮至透心，捞出，剥去外皮，纵切成厚约0.3cm的片，用水浸漂，取出，蒸透，晒干。

淡附片：取盐附子，用清水浸漂，每日换水2~3次，至盐分漂尽，与甘草、黑豆加水共煮透心，至切开后口尝无麻舌感时，取出，除去甘草、黑豆，切薄片，晒干。每100kg盐附子，用甘草5kg，黑豆10kg。

炮附片：取附片，照烫法用砂烫至鼓起并微变色。

生附子有毒，炮制后降低毒性，确保了用药的安全和有效。黑顺片、白附片、炮附片、淡附片、黄附片等不同规格饮片在临床应用中作用相似，惟淡附片的作用稍弱，毒性亦小，而黄附片的毒性较大。

28.苦杏仁

汉代有去皮尖炒，熬黑，捣令如膏法等。晋代有熬令黄法。南北朝刘宋时代有与乌豆同煮法。唐代有麸炒法。宋代增加面炒、制霜法。明代有去皮尖、麸炒、蜜拌炒、蛤粉炒、童便浸、酒浸、盐水浸法等。清代有制霜、去皮尖、蒸熟捣碎法等。

现代有4种炮制品。

苦杏仁：取原药材，除去杂质、残留的硬壳及霉烂者，筛去灰屑。使用时捣碎。

燀苦杏仁：取净苦杏仁，置沸水中略烫，至外皮微胀时，捞出，用凉水稍浸，取出搓开种

皮，晒干后簸去种皮，取仁。用时捣碎。

炒苦杏仁：取燀苦杏仁，置炒制容器内，用文火加热，炒至表面黄色，取出晾凉。用时捣碎。

苦杏仁霜：取燀苦杏仁，碾碎如泥状，照去油制霜法，用压榨机冷压榨除油或用粗草纸包裹反复压榨至油尽，碾细，过筛。

苦杏仁炮制后能减轻毒性。

29.枇杷叶

晋代载有去毛炙法，以后历代文献都有类似记载；南北朝刘宋时代有甘草汤洗后酥炙法；唐代有蜜炙法；宋代还有枣汁炙法、姜炙法；明清时代基本沿用前法。

枇杷叶主要有2种炮制品。

枇杷叶：取原药材，除去杂质及枝梗，刷净绒毛，喷淋清水，润软，切丝，干燥。

蜜枇杷叶：先将炼蜜用适量开水稀释后，加入枇杷叶丝中拌匀，闷润，用文火炒至老黄色，不粘手时，取出，摊晾，凉透后及时收藏。枇杷叶每100kg用炼蜜20kg。

枇杷叶从晋代开始有"拭去毛炙"的方法。经历代发展，有蜜炙、枣汁炙和姜汁炙等方法，近年来各地的炮制规范中收载的大多是蜜制法，认为蜜制能增强润肺止咳的作用，可治疗肺燥咳嗽。

30.荆芥

宋代有纸裹焙、煨法、烧炭法。明代有炒制和炒黑。清代又有童便制、醋调制、醋炒黑。

现代有3种炮制品。

荆芥：取原药材，除去杂质，抢水洗净，稍润，切断，干燥，筛去碎屑。

炒荆芥：取荆芥段，置热锅内，文火炒至微黄色，取出，放凉。

荆芥炭：取荆芥段，置热锅内，武火炒至表面黑褐色，内部焦褐色时，喷淋少量清水，灭尽火星。取出，晾干凉透。

生荆芥辛散之性较强，炒后辛散之性减弱。

炒炭后产生了止血作用。

31.枳壳

南北朝刘宋时代用麸炒；唐代有炙和麸炒的方法；宋代有麸炒、醋制、制炭、炙去穰、炒制、酒制、浆水制、米泔浸后麸炒、面炒等炮制方法；金元时代有炒制、麸炒、面炒、火炮、煨等法；明代有炒制、米炒、萝卜制、巴豆制、米泔水浸、四炒枳壳、面炒、麸炒、巴豆醋制、煨制、槐花炒等方法；清代有麸炒、酒炒、蒸制、醋炒、盐炙、蜜水炒、炒黑等法。

现代有2种炮制品。

枳壳：除去杂质，洗净，润透，切薄片，干燥后筛去碎落的瓤核。

麸炒枳壳：取麸皮撒入热锅内，用中火加热，待冒烟时，加入枳壳片，不断翻动，炒至淡黄色时取出，筛去麸皮，晾凉。枳壳每100kg用麸皮10kg。

枳壳麸炒既能存效，又能消除某些不良反应。

32.枳实

汉代有去穰炒、制炭、炙等炮制方法；梁代有去核炙的方法；唐代有熬制、炒黄、制炭等法；宋代有麸炒、面炒、爁、醋炒等法；元代有面炒黄再切片的方法；明代有米泔浸后麸炒、蜜炙、面炒、姜汁炒、饭上蒸、炒黑、焙制等炮制方法；清代有酒炒、麸砂、土炒等法。

现代有2种炮制品。

枳实：除去杂质，洗净，润透，切薄片，干燥。

麸炒枳实：取枳实片，照麸炒法炒至色变深。

另可按清炒法炮制炒枳实。

枳实炒后可缓和烈性，长于消积化痞，用于食积胃脘痞满，积滞便秘，湿热泻痢。

33.栀子

晋代有炒炭、烧末的方法；南北朝刘宋时

代有甘草水制；唐代有炙法；宋代有烧灰、炙酥拌微炒、炒香、糖灰火煨、姜汁炒焦黄等炮制方法；元代有蒸法、火煨、炒焦黑、烧灰存性等法；明代炮制方法较多，有微炒、煮制、纸裹煨、酒浸、童便炒、蜜制、盐水炒黑、炒焦、酒洗等法；清代多用辅料制，有酒炒、姜汁炒黑、乌药拌炒、蒲黄炒、炒黑等方法。

现代有3种炮制品。

栀子：除去杂质，碾碎。

炒栀子：取净栀子，照清炒法炒至黄褐色。

焦栀子：取栀子碎块，置炒制容器内，照清炒法用中火炒至表面焦褐色或焦黑色，果皮内表面和种子表面为黄棕色或棕褐色，取出，晾凉。

生品栀子苦寒之性较强，易伤中气，且对胃有一定刺激性，脾胃虚弱者易致恶心，炒后可缓和苦寒之性，消除副作用。炒栀子与焦栀子功用相似，二者均能清热除烦，用于热郁心烦。炒栀子比焦栀子苦寒之性略强，一般热较盛者可用炒栀子，脾胃较虚弱者可用焦栀子。

34.厚朴

汉代有去皮炙；南北朝有酥炙法、姜炙法；唐代有姜汁炙；宋代增加了姜煮、生姜枣制、姜焙、姜罨等法；明代又增加了酒制、盐制、姜蜜制、糯米粥制、姜汁浸后入醋淬等法；清代增加了醋炒。据统计，历代应用的厚朴炮制品有14种之多，临床以姜制厚朴应用最为广泛。

现代有2种炮制品。

厚朴：刮去粗皮，洗净，润透，切丝，干燥。

姜厚朴：取厚朴丝，加姜汁拌匀，闷润至姜汁被吸尽，用文火炒干。或取定量生姜切片，加水煎汤，另取刮净粗皮的厚朴，捆成捆，置姜汤中，用文火加热共煮至姜汤吸尽，取出，切丝，干燥。厚朴每100kg用生姜10kg。

另可按清炒法炮制炒厚朴。

现代认为，姜汁炙厚朴可消除其对咽喉的刺激性，并能增强温中和胃的功能。

35.香附

唐代有炒法。宋代有微炒、去毛、麸炒舂去皮、炒去皮毛、饭上蒸、煮制、炒令极黑、生姜汁甘草浸，米泔水浸、与大蒜仁共煮，酒炒，半酒半醋浸炒，石灰炒，黄子醋、盐共煮、醋炒、童便、醋、盐水制法。金元时代有盐水炒、童便浸、醋煮法。明代有生姜汁浸焙后炒焦，烧存性，与巴豆同炒焦，去巴豆；皂角水浸、用巴豆泥煨；用童便、酒、醋、盐水、茴香汤、益智仁汤、萝卜汤七制，青盐炒等。清代有蜜水炒，用酒、醋、酥、盐水、姜汁五制等。

现代有5种炮制品。

香附：取原药材，去毛须及杂质，碾成块，或润透，切薄片，干燥，筛去碎屑。

醋香附：取净香附粒块或片，加入定量米醋拌匀，稍闷润，待醋被吸尽后，置炒制容器内，用文火加热，炒干，取出，晾凉，筛去碎屑。或取净香附，加入定量米醋，与米醋等量的水，共煮至醋液基本吸尽，再蒸5小时，闷片刻，取出微凉，切薄片，干燥，筛去碎屑；或取出，干燥后，碾成绿豆大粒块。香附粒块或片每100kg用米醋20kg。

四制香附：取净香附粒块或片，加入定量的生姜汁、米醋、黄酒、盐水拌匀，稍闷润，待汁液被吸尽后，置炒制容器内，用文火加热，炒干，取出，晾凉，筛去碎屑。香附粒块或片每100kg用生姜5kg（取汁），米醋、黄酒各10kg，食盐2kg（清水溶化）。

酒香附：取净香附粒块或片，加入定量黄酒拌匀，稍闷润，待酒被吸尽后，置炒制容器内，用文火加热，炒干，取出，晾凉，筛去碎屑。香附粒块或片每100kg用黄酒20kg。

香附炭：取净香附，大小分开，置炒制容器内，用中火加热，炒至表面焦黑色，内部焦褐色，喷淋清水少许，灭尽火星，取出，晾干，凉透。

另可按照清炒法炮制炒香附。

香附醋炙后增强疏肝止痛作用，并能消积化滞。酒炙后，能通经脉，散结滞。四制香附，以行气解郁，调经散结为主。香附炭味苦涩，能止血，用于妇女崩漏不止等。

36.桃仁

桃仁古代文献记载的炮制方法主要为去皮尖和炒法。此外南北朝刘宋时代用白术乌豆制；南齐有去皮炒切的方法；宋代有去皮尖麸炒、面炒去皮尖、去皮尖熬令黑烟出、去皮尖微炒、盐炒等炮制方法；明代有吴茱萸炒、酒制、焙等方法；清代有干漆炒、制炭等方法。明清两代还对去皮尖与不去皮尖、生用与炒用的药效差异作了记述。

现代有5种炮制品。

桃仁：除去杂质。用时捣碎。

燀桃仁：取待生桃仁适量投入沸水中，翻动片刻，捞出。燀至种皮由皱缩至舒展、易搓去时，捞出，放入冷水中，除去种皮，晒干。

燀山桃仁：同燀桃仁，但炮制生品为山桃来源种仁。

炒桃仁：取适量燀桃仁，置炒制容器内，用文火加热，炒至黄色。用时捣碎。

炒山桃仁：同炒桃仁，但炮制生品为山桃来源种仁。

桃仁燀一方面可洁净药物，另一方面有利于有效成分煎出，避免发生中毒事故。

37.桑白皮

汉代有烧灰存性；南北朝有焙法；唐代有炙令黄黑；宋代有微炙、炒、蜜炙、豆腐制、豆煮等法；明代还有酒炒、麸炒、蜜蒸等法；清代在炮制作用方面有进一步说明，如"桑白皮须蜜酒相和，拌令湿透，炙熟用。否则伤肺泻气，大不利人"等。

现代有3种炮制品。

桑白皮：除去杂质，刮去粗皮，抢水洗净，润透，切丝，干燥，筛去灰屑。

蜜桑白皮：取炼蜜，用适量开水稀释后，加入净桑白皮丝中，拌匀，闷润，文火炒至表面深黄色，不粘手时，取出，摊晾，凉透后及时收藏。桑白皮每100kg用炼蜜25kg。

炒桑白皮：取桑白皮丝，置炒制容器内，文火炒至表面淡棕黄色至棕黄色，微具焦斑时，取出晾凉，筛去灰屑。

生桑白皮性寒，泻肺行水之力较强；蜜炙品寒泻之性缓和，偏于润肺止咳。炒制后减轻寒性。

38.黄芩

唐代有酒洗、酒炒、炒制、去黑心法。宋代有烧淬酒、微炒、煅存性、姜汁制、炒焦法。元代有去芦、米醋浸炙七次、去腐、酒浸焙、姜汁炒、土炒法。明代有去枯杇、童便炒、炒紫黑、醋炒、猪胆汁炒。清代有皂角子仁、侧柏制、吴茱萸制、水炒等。

现代有3种炮制品。

黄芩：除去杂质，置沸水中煮10分钟，取出，闷透，切薄片，干燥；或蒸半小时，取出，切薄片，干燥（注意避免曝晒）。

酒黄芩：取黄芩片，加酒拌匀，闷透，置锅内，用文火炒干，取出，放凉。每黄芩片100kg，用黄酒10kg。

黄芩炭：取黄芩片置锅内，用武火加热，炒至黑褐色时，喷淋清水少许，灭尽火星，取出，凉透。

酒黄芩升提之性增强，偏清上焦之热。黄芩炒炭凉血止血之性增强。

39.黄连

唐代有熬制；宋代有清炒、酒煮制、酒浸制、酒洗、酒洗炒、生姜炒、蜜浸一宿炙令香熟、烧焦制炭、米泔浸制、麸炒焦黄色、同吴茱萸共炒制、同巴豆共煮制，酒煮时要求用银器；元代增加了酒蒸、陈壁土炒制、童便浸制、姜汁拌炒；明代新增了吴茱萸煎汤炒、朴硝炒制、干漆炒制、猪胆汁炒、人乳炒制、酽醋制、盐汤制、吴茱萸合益智仁共炒制、冬瓜汁浸制七次、酒洗后再与吴茱萸共炒制、用湿槐花拌炒、牛胆

汁浸制。清代有入猪大肠中煮熟用、黄土、姜汁、酒和蜜四制黄连。此时，其炮制方法已达24种。

现代有4种炮制品。

黄连片：取原药材，除去杂质，抢水洗净，润透，切薄片，晾干。或用时捣碎。

酒黄连：取黄连片，用黄酒拌匀，闷润至酒被吸尽，置炒药锅内，用文火加热，炒干，取出放凉。黄连片每100kg用黄酒12.5kg。

姜黄连：取黄连片，用姜汁拌匀，闷润至姜汁被吸尽，置炒药锅内，用文火加热，炒干，取出放凉。黄连片每100kg，用生姜12.5kg捣汁或干姜4kg煎汁。

萸黄连：取净吴茱萸，加水适量，煎煮半小时，去渣取汁拌入黄连片中，闷润至吴茱萸汁被吸尽，置炒药锅内，用文火加热，炒干，取出放凉。黄连片每100kg用吴茱萸10kg。

另可按清炒法炮制炒黄连。

黄连炮制品在中医临床辨证灵活组方上发挥着不同的治疗作用，如生用清心火，治热病；炒制后或减低苦寒之性，或用于止血；酒炙清上焦之火；姜炙清胃热止呕；吴茱萸制多用于吞酸、胁痛等。

40.黄柏

晋代载有锉。南北朝有蜜炙法。唐代有切、去皮炙、蜜炙、醋渍等法。宋代增加了炒、酒炒、盐水炒、炒炭等法。明代又增加了乳汁炒、童便炒。清代还有煅炭，姜制、附子汁制等炮制法。

现代有4种炮制品。

黄柏：取原药材，抢水洗净，润透，切丝，干燥。

盐黄柏：取黄柏丝，用食盐水拌匀，稍润，用文火炒干，取出，放凉。黄柏每100kg用食盐2kg。

酒黄柏：取黄柏丝，用黄酒拌匀，稍润，用文火炒干，取出，放凉。黄柏每100kg用黄酒10kg。

黄柏炭：取黄柏丝，置热锅内，用武火炒至表面焦黑色，内部焦褐色，喷淋清水少许，灭尽火星，取出，及时摊晾，凉透。

明代《本草纲目》中说："黄柏性寒而沉，生用则降实火，熟用则不伤胃，酒制则治上，盐制则治下，蜜制则治中。"清代《本草辑要》中说："炒黑能止崩带。"《药品辨义》中说："用咸水炒，使咸以入肾，主降阴火，以救肾水。"

41. 菟丝子

晋代最早记载菟丝子炮制方法，以酒浸为主。唐朝继续延续酒浸法，宋朝出现了蒸法、盐制、酒煮制饼，明代出现了清炒。清代改良了酒制法。

现代有4种炮制品。

菟丝子：取原药材，除去杂质，淘净，干燥。

盐菟丝子：净菟丝子，照盐炙法炒至微鼓起。

炒菟丝子：取净菟丝子置锅内，文火炒至微黄，有香气时，取出，放凉。

菟丝子饼：取菟丝子置锅内，加适量水煮至开裂吐丝，不断翻动，待水被吸尽呈稠粥状时，取出，捣烂，压成饼状，待稍干后切成小块，干燥。

炒菟丝子与生品功用相似，但炒后可提高煎出效果。盐菟丝子可增强其补肾功效。菟丝子饼可增强温补脾肾的作用，并能提高煎出效果。

42. 紫苏子

宋代有炒、蜜炙法等。炒法沿用至今。明代增加了焙制、酒炒法。清代又有良姜拌炒、制霜法等。

现代有2种炮制品。

紫苏子：除去杂质，洗净，干燥。

炒紫苏子：取净紫苏子，置热锅中，用文火炒至有爆裂声时，取出，放凉。

炒制后，除去了部分挥发性成分，药性缓和，使质脆易碎，利于煎出有效成分。

43. 黑芝麻

南北朝刘宋时代有酒拌蒸法。唐代有九蒸九曝法。宋代则有炒法。清代有酒蒸晒法。

现代有2种炮制品。

黑芝麻：取黑芝麻，除去杂质。

炒黑芝麻：取净黑芝麻，用清炒法炒至有香气为度。

生黑芝麻滑痰，凉血解毒。炒黑芝麻香气浓，具有补益肝肾、填精补血、润肠通便的功效。

44. 蒺藜

南北朝刘宋时代有单蒸、干燥后去刺再用酒拌蒸法。唐代则有烧灰和熬法。此后，炒法历代沿用。宋代有酒炒和酒拌蒸法。明代沿用酒炒法。

现代有2种炮制品。

蒺藜：净制，除去硬刺及杂质。

炒蒺藜：取净蒺藜置热锅中，用文火炒至微黄色，取出，放凉。

蒺藜炒制目的是缓和药性，便于去刺。

45. 槐花

唐代出现炒焦。宋金元代出现蒸、煮、炒等炮制方法。明代出现麸炒、瓦焙、炒香、酒炒、人乳拌等炮制方法。

现代有3种炮制品。

槐花：取原药材，除去杂质及枝梗，筛去灰屑。

炒槐花：取净槐花，置热锅内，文火炒至深黄色，取出晾凉。

槐花炭：取净槐花，置热锅内，中火炒至焦褐色，喷洒少许清水，灭尽火星，炒干，取出凉透。

生槐花苦寒之性较强。炒槐花缓和苦寒之性。槐花炭清热凉血作用极弱，收涩之性增强，偏于止血。

46.槐角

南北朝刘宋时代有乳汁制。唐代有烧灰和炒法。宋代有炒制、麸炒等法。明代增加了胆汁制、煮制和黑豆汁拌蒸等炮制方法。清代除沿用炒黄、炒炭、麸炒等法而外，又增加了清蒸的方法。

现代有3种炮制品。

槐角：取原药材，除去杂质及果柄，筛去灰屑，长角折断。用时捣碎。

蜜槐角：取净槐角，置炒制容器内，用文火加热，炒至鼓起，再取炼蜜加适量开水稀释，喷洒均匀，再炒至光亮不粘手为度，取出晾凉。用时捣碎。槐角每100kg用炼蜜5kg。

槐角炭：取净槐角，置炒制容器内，用武火加热，炒至表面焦黑色，内部黄褐色，取出晾凉。用时捣碎。

生品清热凉血力较强，用于血热妄行出血证。蜜槐角苦寒之性减弱，并有润肠作用。槐角炭寒性大减，并具收涩之性。

47.鳖甲

汉代有炙制。南北朝刘宋时代有醋制、童便制。唐代有制炭，烧灰捣筛为散的方法。宋代有蛤粉炒，童便浸炙，醋硇砂炙、醋浸反复炙。元代出现了醋淬、醋煮。明代有童便酒醋炙、酒洗醋炒、桃仁酒醋反复制。清代有酥炙法等炮制方法。此时，其炮制方法有十余种。

鳖甲有2种炮制品。

鳖甲：取原药材，放入热水中，立即用硬刷除去皮肉，晒干。或置蒸锅内，沸水蒸45分钟，取出，放凉，洗净，日晒夜露至无臭气，干燥。

醋鳖甲：取砂子置锅，用武火炒热，放入净鳖甲，拌炒至表面呈淡黄色时，取出筛去砂子。趁热投入醋液中淬之，捞出，干燥，捣碎。鳖甲每100kg用醋20kg。

生鳖甲质地坚硬，有腥臭气，养阴清热，潜阳息风之力较强，用于热病伤阴或内伤虚热，虚风内动等证。砂炒醋淬后，质变酥脆，易于粉碎及煎出有效成分，并能矫臭矫味。醋制还能增强药物入肝消积，软坚散结的作用。

第三节　剂量考证

一、汉唐剂量考证

汉代是我国传统计量理论的成型时期。在《汉书·律历志》中，人们完整归纳了秦汉时期的度量衡单位体系。在嘉量方面，《汉书·律历志》记载："量者，龠、合、升、斗、斛也，所以量多少也。本起于黄钟之龠，用度数审其容。以子谷秬黍中者，千有二百实其龠，以井水准其概。合龠为合，十合为升，十升为斗，十斗为斛，而五量嘉矣。"据研究调查，东汉时期的1斗折合为现今的2000ml，1升为200ml，1合为20ml。在权衡方面，《汉书·律历志》记载："权者，铢、两、斤、钧、石也，所以称物平施，知轻重也。本起于黄钟之重。一龠容千二百黍，重

十二铢，两之为两。二十四铢为两，十六两为斤，二十斤为钧，四钧为石。"可概括为：1两=24铢，1斤=16两，1钧=20斤，1石=4钧。据《唐元典》论述，因唐称有大小两制，小称与汉称相同且限用于"合汤药"等领域，故晋唐医书中的用药量仍与汉代相同。

现代医家对东汉仲景方的剂量折算多有不同观点。少许医家赞同古之"神农秤""大小秤"之说，而许多高校教材认同仲景古方之一两约为现代的3g，如1964年成都中医学院主编的《伤寒论讲义》、1979年广州中医学院主编的《方剂学》教材以及湖北中医药大学主编的《伤寒论选读》。大多数医家认为汉之一两约为13.8~15.6g之间更为合理。他们依据现藏于中国历史博物馆

的"光和大司农铜权"对东汉重量单位进行了考证。东汉时期中央政府将该权作为整顿统一全国衡器而颁布的标准铜权，权重3996g。按照秦汉衡制的单位量值和权的量级程序，认为该权12斤，折算为一斤249.7g，一两约15.6g。依据汉代文物考证以及史学资料记载，还有学者认为汉代一两较15.6g小，约13.8g左右。其中，渠敬文等人对东汉的大量文物资料考证，认为东汉秤每斤为220g，每两为13.92g。此外，《古代经典名方关键信息表（7首方剂）》将汉唐时期的一两核定为13.80g。

综上所述，现已证实汉唐时期的一斤约合今之220g，一两约合今之13.80g，一升约合今之200ml。

二、宋金元剂量考证

宋金元是我国传统计量理论发生变革的时期。宋朝政府颁布的《太平圣惠方》对药物剂量进行了规范，规定："其方中凡言分者，即二钱半为一分也。凡言两者，即四分为一两也。凡言斤者，即十六两为一斤也。凡煮汤，云用水一盏者，约合一升也。一中盏者，约五合也。一小盏者，约三合也。务从简易，庶免参差，俾令修合煎调，临病济急，不更冗繁，易为晓了也。"上述规范几乎实施于整个宋朝。要弄清楚宋朝的药物剂量问题，还得结合当时的度量衡状况。

宋代改制的一个显著特点是将传统的铢分两进位制，改为钱两的十进位制。沈括在《梦溪笔谈·辨证》中曾对当时的量衡进行过考证："予考乐律及受诏改铸浑仪，求秦汉以前度量斗升，计六斗当今一斗七升九合；秤，三斤当今十三两（一斤今当四两三分两之一，一两当今六铢半）。"此外，宋代多以煮散的方法用药，每次用药仅三钱至五钱，少数也有用"三大钱""四大钱"者。按大制每钱4g计算，常用量约为12~20g。

金代成无己在《注解伤寒论》中将仲景药物剂量与当时的用量进行了折算："云铢者，六铢为一分，即二钱半也。二十四铢为一两也。云三两者，即今之一两，二两即今之六钱半也。"成

无己的"六铢为一分，即二钱半也，二十四铢为一两也"，显然是指小制而言。其量值是大制的三分之一。因此，从考证材料来看，金代剂量可以与宋代相当。

元太医院御医吴恕在宋代李知先《活人书括》基础上增补的《伤寒图歌活人指掌》中就宋元时期的药物剂量问题有精辟的阐述，其曰："伤寒方内，所载衡量，皆依汉制，与今之轻重浅深不同者，盖随时更变也……后世以古之三两，为今之一两，则仿佛也。"此外，吴氏还记载了自宋代（或唐、五代）已经运用而不见于史书的"字秤"及升与盏的换算关系："然秤有铢秤，有字秤，铢秤以六铢为一分，四分为一两。字秤以四字为一钱，十钱为一两。若升合者，古方谓一升，准今之一大白盏也。一合二合，微此酌量之。后之杂方谓水一盏者，准今一中盏。是乃酌古准今，以便修制云。"这一升盏的换算，与宋代《太平圣惠方》基本相同。

现今根据对丘氏《中国历代度量衡考》和郭正忠《三至十四世纪中国的权衡变量》的考证，认为宋时一斤合今约634~640g左右，一两当今39.625~40g，一钱约3.9~4g。此外，根据吴氏的记载，可以知道一字为一钱的四分之一，即二分半。按一钱合今4g计算，一字约合今1g。据前文所述，金元时期官方权衡量值变化不大，一斤约为现今661g，则一两约为现今41.3g，一两为10钱，一钱约为现今4.13g。张勋燎据《永乐大典》及相关的详细资料，考证宋一升容量为598.99~601.96ml。丘光明据宋文思院方斗之尺寸，折算一升约为585ml。此外，东汉一升约为现今200ml，根据《注解伤寒论》"一升者，即今之大白盏也"，即金代（大）盏为200ml。

总的来说，现已证实宋元时期的一斤约合634~640g，一两约为39~40g，一钱约为3.9~4.0g，而金代一斤约为现今661g，一两约为现今41.3g，一钱约为现今4.13g。由于采用煮散法，临床用药之量是历史上用量最小时期；"字秤"的量值，一字是一钱的四分之一，约合1g；宋元时的一升约为600ml，而金时的一升约为200ml。

三、明清剂量考证

明清时期，官方权衡量值较宋金元时期略有缩小。明清一斤约折合为600g，一两约折合为37.3g。这个量值与东汉官方权衡量值相比，达不到三倍。但由于唐宋实行三倍于汉制的"大制"是人人所周知的事实，加之金元名家对明代医家的影响深远。因此，明清医家仍大多持"古三两即今一两"的换算观点。

明代大型官修方书《普济方》卷五记载："凡衡者，本以黄钟龠容十二铢，合龠为合，重二十四铢。今以钱准，则六铢钱四个，比开元钱三个重，每两则古文六铢钱四个，开元钱三个，至宋广秤以开元十个为两，今之三两，得汉唐十两明矣。"此书以"钱谱"为依据，对前代度量衡差异予以考证。因其通过对宋代开元钱与古钱的量值比较而得出，因此这个约为1∶3的量值实则还是承袭宋制而来。明代许宏在《金镜内台方议》中云："伤寒方中，乃古分两，与今不同，详载之。铢：曰铢，二十四铢为一两。两：曰两，古之三两为今一两。分：曰一分者，即今之二钱半也。"明确指出"古之三两为今一两"的换算比例。明代陈嘉谟《本草蒙筌》和明代李中梓《伤寒括要》中认定的古今量值折算同样以"古三两为今一两，古三升为今一升"为准则。此外，中国历史博物馆藏有明万历年间制造的，专用于称量金银等名贵物品及贵重药物的戥秤二杆。其中一杆每两合今36.5g，每斤合584g。另一杆每两合今35.8g，每斤合572.8g。将两个数值平均则每两约36.3g左右，每钱合3.6g左右，每斤约580g左右，这个数值反映了明代药秤的衡值。同藏中国历史博物馆的明代"成化兵子铜斗"容9600ml，按十升为一斗计则每升为960ml。

清朝诸多医家也认同的"古三两即今一两"的换算比例。清代李杲曰："六铢为一分，即今之二钱半也，二十四铢为一两，古云三两即今一两，云二两即今六钱半也。"此外，李冠仙、陈修园、张锡纯、曹颖甫等人亦主张按

该比例进行临床折算。然而，同时代的其他医家表示有不同观点，他们甚至采用一些考证方法对古之称量物件进行了实际测定。清代徐灵胎在对汉代铜量亲自考证后提出"余亲见汉时有六升铜量，容今之一升二合"的观点。他认为汉的容量量值是清的五分之一，所以推断权衡量值存在同样比例。因此，徐氏在《慎疾刍言》中云："古时权量甚轻，古一两今二钱零。古一升，今二合。"此外，根据对现藏于中国历史博物馆的清"拾两铜砝码"和故宫博物院的清"户部铁方升"考证得出，清朝一斤合今579.2g，一两合今36.2g，一钱约今3.6g，一升合今1043ml，可见清朝的单位衡制与明朝大体一致。

《中国科学技术史》一书认为，明清时期的一斤约合今之596.8g，一两约合今之37.3g，一钱约合今之3.73g，一升约合今之1035ml，与上述医家看法基本一致。

四、特殊单位折算研究

经方用量单位还有刀圭、方寸匕、钱匕、一字等名称，大多用于散药。所谓方寸匕者，即作匕正方一寸，抄散取不落为度；钱匕者，是以汉五铢钱抄取药末，亦以不落为度；半钱匕者，则为抄取半；一字者，即以开元通宝钱币（币上有"开元通宝"四字）抄取药末，填去一字之量；至于刀圭者，乃一方寸匕的十分之一。其中，一方寸匕药散约合五分，一钱匕药散约合三分，一字药散约合一分。亦有以类比法作药用量的，如一鸡子黄＝一弹丸＝40桐子＝80粒大豆＝160粒小豆＝480粒大麻子＝1440粒小麻子（古称细麻，即胡麻）。一刀圭药散＝0.5分，一方寸匕＝10刀圭，一方寸匕药散＝5分，一钱匕药散＝3分，一字药散＝1分。此外，经方中以数量、容量和尺度计量的药物也可按原数或折算为现代的容量和尺度后再称重。许多医家从实物考证角度试图客观反映经典名方剂量折算，如：范吉平等对部分非标准重量单位药物进行实际测量。采取无选择（即不区分大小

地实测，测定3次，取其平均值；对个别药物则区分大小实测，也以3次平均值为准；部分药物则取其大者、小者（舍弃中等者）。以容量升、合等计量药物，以东汉时期一升合200ml计算，用量杯实测之，得出了实际的测量结果。结果发现，没有明显地区差异的部分药物实测值较为接近；具有地区特色、为"道地药材"的部分药物悬殊较大，实测结果见右表。通过这样的折算，可以看出经方药量比例虽然和现代用方基本一致，但每剂药的药量大多比现今每剂药的计量大。

非标准重量单位计量药物实物考证参考

药材	原方计量	折算剂量（g）
半夏	1升	69
陈皮	1升	31.5
竹茹	1升	31
麦冬	1升	106
粳米	1升	264
石膏	如鸡子大	50~60
杏仁	1升	112
蜀椒	1合	4.2
五味子	1升	76
小麦	1升	18
吴茱萸	1升	75
竹叶	1把	10

第三章　经典名方的组方原理

　　方剂是中医理法方药体系的重要组成部分，经典名方是中药方剂的杰出代表，关于经典名方的基本概念、基本特点、历史沿革，彭成教授已在本书第一章"经典名方的科学内涵"中进行了精辟论述和总结凝练。经典名方的组方原理应从病因病机、功能主治、组方原则、方剂配伍、七情和合、辨证要点等方面多维分析，其理论和实验研究主要包括以下方面：一是治法研究，治法是指导用药组方的原则和依据，方剂是体现和完成治法的主要手段，"方从法出，法随证立"；二是组方原则研究，在治法指导下的遣方用药不是中药的简单堆积，而是要遵循一定规律和准则，即方剂的组成原则用"君臣佐使"四字概括，用以说明药物间的配伍关系。

　　辨证论治是中医学的灵魂，临床实践遵循证法方药，有是证用是方。治法具有层次性和系统性等特点，从实际讲，一种治法代表的是一类功用相近的方剂，治法的对象是证，方药就是治法的载体，治法是通过方药的应用而实现其防治作用。治法的现代机理研究主要包括治法对证候动物模型、病证结合动物模型与疾病动物模型的作用机制研究，从宏观症状与体征到微观病理组织学、分子生物学、基因组学、转录组学、蛋白质组学、代谢组学、微生物组学等多学科、多层次来研究与阐明治法作用机制。如对活血化瘀法的研究发现，其对应方药通过改善血液流变学、改善器官血液供应、保护血管内皮细胞、增强免疫、抗氧化等方面发挥作用，提高了方剂的临床疗效。

　　由于疾病病机的复杂性与可变性，出现同病异治和异病同治。在治法的研究中开展不同治法比较研究，通过比较同一种疾病哪种治法最有效、不同的疾病为什么同一治法会有效，可以进一步探明疾病发病的新机制和可能干预靶点，有助于探明方药有效部位和活性成分。比如，动脉粥样硬化（AS）是临床上心脑血管疾病常见的致病因素，中医临床常见气虚血瘀型和肝胆气郁型，治法分别为益气活血法和疏肝理气法，在实验研究中常以高胆固醇猪油（1:2）喂饲法制备实验性高脂血症家兔模型来进行益气活血方和疏肝理气方"同病异治"的实验研究，结果发现：①两种治法方药均有降低血胆固醇、改善动脉粥样斑块的作用，且益气活血方优于疏肝理气方；②两种治法方药均能改变胆汁中脂质含量，减少胆石生成，但疏肝理气方优于益气活血方；③改善动脉粥样硬化的作用机理与降低血脂、降低 LPO、提高 cAMP/cGMP 及改善 $TXB_2/6-KPGF1\alpha$ 比值有关。研究结果提示不同方剂可作用于相同发病环节而起到同病异治的作用，揭示了同病异治的科学原理。

　　方剂配伍是在中医药理论指导下，研究方剂配伍规律及其临床运用技巧，其内容不仅包括"七情"，还包括药性（四气、五味、归经、升降浮沉、有毒无毒）、君臣佐使等，可见，方剂配伍是在中药配伍的基础上，运用君臣佐使的组方形式，将配伍"七情"之间关系有机地整合在一起，借以阐释方剂的内在、本质联系。经典名方组方原理在实验研究方面主要采用整方研究法和拆方研究法。整方研究法是将方剂作为一个整体进行研究，即研究复方整体的药理作用及其机制或药物化学分析等内容；拆方研究法是在近代还原论影响下形成的，包括单味药研究法、药对研究法、撤药分析法、药物组间关系研究法、析因分析法、正交设计法、均匀设计法、数据挖掘法、聚类分析法等，拆方研究在一定程度上阐明方剂配伍原理的科学性，如麻黄汤、四逆汤、吴茱萸汤等的君臣佐使配伍关系研究。彭成教授提出"一个核心、两个环境、三个性质、四个层次"中药配伍理论，即以提高临床疗效为核心，注重配伍内环境和外环境的变化，注意配伍的复杂性、相对性和可控性，在药对、饮片、组分、成分四个层次研究中药的相关配伍，提出应从配伍原理、配伍层次、配伍性质等方面进行中药方药配伍规律的研究，为中药配伍研究提供了新思路。

第一节 理法方药体系

一、病因病机概述

病因病机理论是中医理论体系的组成部分，主要研究导致人体疾病的体内外致病因素，疾病发生、发展、转归机理及一般规律，通过理解疾病人体的物质、结构变化，疾病现象与物质、结构变化的关系，病因性质对人体的伤害，疾病的一般发展过程，从而掌握关于疾病的本质、疾病的发生、演变机理和一般规律。病机是指疾病发生、发展与变化的机理，是对临床所获信息进行综合病因、病位、病性得出的结论。任何疾病都会出现一系列相应的证象，"有诸内必形诸外"，证象之间具有内在有机联系，共同反映着疾病在一定阶段上的阴阳失调、邪正盛衰、气血津液升降逆乱等病变本质。

中医的辨证论治贯穿着理、法、方、药四个环节。医者通过望闻问切等多种手段获得大量材料，经过认真分析归纳，明确病因、病位、病性，正确判断病机，因而病机是确定治法的依据，法随证立。

1. 病因病机源流 病因病机理论从医学实践活动中被抽象出来，立即又回到医学实践过程中，不断推进对疾病过程的总体认识和具体病症诊治，在历代中医著述中较为丰富。隋代巢元方等撰写的《诸病源候论》是我国现存第一部论述病因病机的专著。"病机"早在《内经》中提出，包含疾病本质及其变化意义。

古代巫医不分。到殷代，医逐渐与巫分离，药物与砭石用于疾病防治，中医学萌芽，《山海经》中记载了某药"已某病""止某病""为某病"的经验，殷墟甲骨文中有人体解剖和生理方面的粗略记载，该阶段人们对疾病认识一般都停留在直观和感性水平上，谈不上什么病因病机理论。

周代，在医药独立发展过程中，医药二字已联结为一个词，阴阳学说和五行学说开始向医学渗透，如《周礼·天官》记载"四时皆有疠疾……以五药、五谷、五味养其病"。

春秋战国时期，医学发展明显进步，屡见各种病因及不同致病作用的文献记载，如《左传》记载医和提出六淫，指出阴阳风雨晦明六气，为后世外感六淫病因学奠定基础。齐国晏婴认为疾病是"纵欲"的结果，《庄子·齐物论》载"民湿寝则腰疾偏死"，《吕氏春秋》载"室大则多阴，台高则多阳"，对后世情欲治病、环境致病，提出"内因""不内外因"都有启发。

两汉时期，产生早期病因病机理论，如《淮南子·精神训》载"耳目淫于声色之乐……气志虚静恬愉而省嗜欲"，《史记·扁鹊列传》载"阳入阴中""破阴绝阳"，《晏子春秋》曰"一阴不胜一阳，故病将已"，《吕氏春秋·尽数篇》载"形不动则精不流，精不流则气郁"。《黄帝内经》构筑了病因病机理论的基本框架，无论对疾病总体认识，还是对具体病因病机认识，都达到了前所未有的理论高度，从病因、病位、病质、气血津液的升降出入以及疾病的传变规律，都有详略不同的叙述，这些论述为后世将病机发展成为完整的理论体系奠定了基础。《内经》正确揭示了疾病的本质在于人体的阴阳失调，从哲学高度上把疾病变化和天地万物的生灭都归结为阴阳演变的结果，如《素问·阴阳应象大论》指出"阴阳者，天地之道也，万物之纲纪，变化之父母，生杀之本始，神明之府也，治病必求于本"。在病因方面：《内经》认为人与天地相参，与日月相应；人体自身也是形神合一，形随意使。外感六淫，内伤七情，都是引起疾病的原因，《灵枢·口问》"夫百病之始生也，皆生于风雨寒暑，阴阳喜怒，饮食居处，大惊卒恐"为宋代陈无择的三因学说提供了理论依据，病因学说开始逐渐形成。在病位方面：《内经》以五脏六腑为主体，结合营卫气血确定病位的概念非常明确。《素问·调经论》云："百病之生，皆生于五脏，五脏之道，皆出于经遂，以行血气，血气不和，百病乃变化而生，是故守经隧焉。"这些论述为后世研究病机应以脏腑为其基础奠定了基调。在病性方面：《内经》强调治病要辨别阴阳、表里、寒热、虚实。万事万物总不离乎阴阳，阴平阳秘才是正常状态。《素问·阴阳应象大论》指出"察色按脉，先别阴阳"。这些论述为八纲辨证奠定了基础。在气机升降方面：《素问·六微旨大论》曰："出入废则神机化灭，升降息则气立孤危……升降出入，无器不有。"说明体内气血津液的运行，反映了升降出入的运动形式。气血津液能不停地升降出入，需要五脏的协同作用。这一论述成为分析病机要审察升降出入的理论依据。在疾病传变规律方面：《内经》总结了两条规律，一是风寒之邪，从表入里；一是五脏之间，相互移易。《素问·热论》曰："伤寒一日，巨阳受之，二日阳明受之……六日厥阴受之。"《素问·玉机真脏论》言："五脏相通，移皆有次，五脏有病，则各传其所胜。"两条疾病传变规律对于正确估计疾病的发展和预后，都有参考价值。《素问·至真要大论》的病机十九条，以五脏为主体定位，结合病因、病性讨论病机，成为探讨病机的典范。其中"诸风掉眩，皆属于肝；诸寒收引，皆属于肾"，是将病因与病位融为一体的实例。"诸热瞀瘛，皆属于火；诸痉项强，皆属于湿"，是结合病因、病性探求病机的佐证。总而言之，《内经》对于病机的分析较为全面，为后世的病理研究开创了先河。

继《内经》以后病因病机理论经历了十分漫长的发展时期，从东汉末年张仲景《伤寒杂病论》到清末民初中西医汇通派兴起约1700年。《伤寒杂病论》内容包括伤寒和杂病两个部分，建立了六经脏腑辨证论治体系，确立了以五脏为中心的病机学思想，在病因方面，侧重发展了《内经》风寒致热的理论，首先提出"千般灾难，不越三条"的三因分类法；在病机方面，对伤寒热病不同阶段和典型证的病机认识深刻，如阐明了太阳证的营卫不和、蓄水、蓄血问题，阳明证的经、腑和"胃家实"问题，少阳证的非表、非里问题，三阴证的虚寒问题。六经病证是脏腑病变的反映，反映了疾病在不同阶段的病机。《伤寒论》内容都是脏腑病机的体现，此书一方证出多条，证象虽然不同，只要病机相同就可以使用同一方剂，反映了以病机为纲、异病同治的辨证模式。《金匮要略》也是以脏腑病机作为基础，此书已开同病异治之端，与《伤寒论》的异病同治构成了一经一纬的辨证体系。

魏晋时期，皇甫谧《针灸甲乙经》、葛洪《肘后备急方》论述了经络病变及某些传染病的病因。

隋唐时期，隋代巢元方《诸病源候论》是我国现存第一部论述病机的专著，全书以证象为纲阐述内、外、妇、儿各科疾病的病机，每一条目包括发病原因、病变部位、临床证候，论述广博，对后世医学发展影响很大。唐代王冰注解《素问》补入七篇大论，使运气学说得以发扬，唐代孙思邈《备急千金要方》和《千金翼方》对伤寒性热病、五脏杂病、痈疽等病证的病因病机理论作了较全面的总结。

宋金元时期，在病因病机理论方面，形成了历史性的大飞跃。宋代王怀隐等奉命撰《太平圣惠方》最早认识到"破伤风"的病因是创伤破坏形体，"毒气风邪"从创口侵入。宋代陈无择在病因学上首创"三因"学说，把六淫归入"外因"，七情、劳倦、房室归入"内因"，各种创伤因素归入"不内外因"；刘完素、李东垣、朱丹溪、张从正"金元四大家"开创了杂病理论的四大门派，各家著述对病机均有建树。

明清时代，杂病理论进一步深化，温病学派兴起。明代王道安《医经溯洄集》打开了"中风"证病因病机理论的新局面，把外风引起的风证称"真中风"，把内风引起的风证称"类中风"。明代张景岳《景岳全书》博大精深，有力推动了命门学说的发展，创立"真阴论"和"大宝论"，对虚火病因病机作了高度概括，指出"虚火之源有二"：阴虚发热和阳虚发热。明代喻嘉言《医门法律》在痰浊的转移方面结合人体结构作了清晰的描述，"痰饮之患未有不从胃者起矣"在病机理论上有相当价值。清代程钟龄《医学心悟》按八纲阐述病机，王清任《医林改错》与唐宗海的《血证论》对瘀血形成的多种因素和瘀血致病机理及特点都有较深入的认识。温热学派开始形成，自刘完素提出"六气皆从火化"以后，各代医家开始突破伤寒热病理论框架，"温病不得混称伤寒"，吴又可《温疫论》首先提出"温疫"是不同于伤寒的一种发热性传染病，其病因"非风、非寒、非暑、非湿"，而是"感天地之疠气"。叶天士较系统地创立了温病病因病机理论，首创卫气营血辨证体系，提出"温邪上受，首先犯肺"和"湿热受自口鼻"，开创了疫病多从口鼻而入新说。温病学之集大成者吴鞠通《温病条辨》提出三焦传变理论。薛生白、陈平伯在外感湿温病因病机方面及雷丰、章虚谷、王孟英等在温病病因病机方面均有丰富和发展。

1840年以后随着西学东渐，逐步形成了一支新的医学流派"中西医汇通派"，如唐宗海、张锡纯、张山雷、陆渊雷等医家致力于中西医结合，主观上希望引进西医学以弥补中医的不足，但在客观上并未在病因病机方面产生大的突破。

1949年以后，各省先后创办了中医药高等院校，以内容系统化、知识条理化、概念标准化、语言现代化为基本特点的现代中医教材更易读、更易学、更易解、更易用，从基础到临床各科在病因病机分析方面阐述地更为全面、准确和深入。

综上所述，病因病机理论发展经历了从源到流的漫长岁月，直到今天才成为较为完备的理论体系。

2.脏腑病机的生理依据 藏象学说是脏腑病机的生理依据，包括四个方面的内容：①脏腑经络系统；②脏腑功能活动的物质基础；③升降出入是物质运动的基本形式；④四时与五脏相应的天人相应观。

（1）脏腑经络系统 人体的组织结构和生理功能，可以五脏为中心划分为五大系统。心、肝、脾、肺、肾五脏，是五大生理系统的主体，通过经络的连属，以脏腑相合、五体所主、苗窍所系等方式，把人的一切组织器官经过系统归类，隶属于五大系统之中。同时人体的各种复杂生命现象，包括精神情志、意识思维以及各类基础物质的摄纳、生化、运行、调节、排泄，也可经过相应的分类，从属于五大系统。

经络是沟通人体表里上下的通道，有运行气血津精、传递元神给五系所发指令与反馈五系信息给元神的功能。经络系统以十二正经、奇经八脉为主干，以别络和孙络为分支，内源五脏六腑，外达肢节毛窍，使人体既有各自独立的系统，又是相互联系的整体。五脏生理系统的形成，以及气血津液在体内的流通，都建立在经络联属这一基础之上。

（2）五脏功能活动的物质基础 精、气、血、津、液是五脏功能活动的物质基础，脏腑功能活动正常与否，与基础物质的生化输泄紧密相关。基础物质分为阴阳两类，精属阴，气属阳。阳气无形有质，有温煦、推动等作用；阴精有形有质，有濡润、滋养等作用。阴精有精、血、津液之分，阳气有元气、营气、卫气之别。由于肾精藏而不泄，故仅以营运于经脉内外、流通于三焦上下的气、血、津液作为基础物质的分类。

以五脏为主的生理系统与以精气为代表的基础物质，构成了中医藏象学说的主要内容。精气的正常运动，是五脏生理功能活动的能源，五脏功能正常与否，又直接关系到基础物质的摄纳、生化、贮调、输泄。

（3）升降出入是物质运动的基本形式　升降出入是宇宙万物运动的基本形式，天地之气的升降出入运动，是形成自然界生长化收藏规律的根源。升降出入反映了人体阴阳运动的基本形式，是藏象学说的主要内容。

五脏功能的升降出入，各有侧重。肺主宣降，脾主升清，胃主降浊，心肾水火相济，肝主疏泄，反映了五脏协同维持升降出入的动态平衡。作为脏腑功能活动的物质基础——气、血、津、精，其生化和代谢过程，就是通过五脏气机的升降出入形式来实现的。元气发于下焦，经肝脾的升运，心肺的宣发，体现了向上向外的特征；经肺气的肃降，胆胃的和降，心阳的下交，肾气的摄纳，反映了向下向内的趋向，故物质之气有出有入、有升有降。

（4）四时与五脏相应的天人相应观　人体的功能活动，是与四时气候和环境相适应的。古人在长期生活实践中，通过对"象"的观察，形成了以五脏为中心而外应四时阴阳的理论。这一理论强调人与自然不可分割，反映了天人相应的整体观念。

3.构成病机的三个要素　构成病机的三要素是病因、病位、病性。临证时要有清晰的思路，才能做到定性、定位准确，审证求因，随证治之。

病因是指疾病发生的原因，古人将其分为三类：一是外感六淫，称为外因；二是内伤七情，称为内因；三是饮食不节、虫兽外伤等，称为不内外因。

人与天地相参，与日月相应。气候反常，寒热不调，燥湿失度，机体不能适应，就会导致人体的组织结构和基础物质发生病变，根据不同原因分为风、寒、暑、湿、燥、火六类，称为外感六淫。喜、怒、忧、思、悲、恐、惊是导致情志发生病变的七种因素。情志突然受到强烈刺激或长期抑郁不舒，导致经隧弛张失度，气血升降出入异常，才会发生病变。由于是因自身情志改变所致，故称内伤七情。

中医学的病位反映了结构定位和功能定位相结合的特点。《伤寒论》的六经辨证，是以三阴三阳为纲，作为定位依据；温病学的卫气营血辨证和三焦辨证分别以气血津液的受损程度及上、中、下三焦的功能障碍状态作为定位依据；脏腑定位则是建立在藏象学说系统定位基础之上。

病性是指疾病的性质，一是审其阴阳盛衰确定寒热，二是察其气血盈亏确定虚实。寒热定性，是为施治时应用温热或寒凉药的依据；虚实定性，是为施治时应用补益药、固涩药或通泻药的依据。临证之际，用八纲辨证审其寒热，气血津液辨证察其虚实，从而反映中医学辨证定性的理念。

4.病因病机分类

（1）外感病因　外感病因来源于自然界，包括六淫、疠气等，多从肌表、口鼻侵入人体而发病。六淫是指风、寒、暑、湿、燥、火六种外感病邪，其致病具有外感性、季节性、地区性、转化性、相兼性等特点。风邪的性质及致病特点：风性轻扬开泄，易袭阳位，善行而数变，风性主动，为百病之长。寒邪的性质及致病特点：寒为阴邪，易伤阳气，寒性凝滞，寒性收引。湿邪的性质及致病特点：湿为阴邪，易阻滞气机、伤阳气，湿性重浊、黏滞、趋下，易袭阴位。燥邪的性质及致病特点：燥性干涩，易伤津液，燥易伤肺。暑邪的性质及致病特点：暑为阳邪，其性炎热、升散，易伤津耗气，多夹湿。热（火）邪的性质及致病特点：热为阳邪，易伤津耗气，火性炎上，热邪易生风、动血、扰心神、致疮痈。疠气的致病特点：传染性强，发病急骤，病情危笃，一气一病，症状相似。

（2）内伤病因　内伤病因是指因人的情志或行为失常，包括七情、饮食失宜、过劳、过逸等，直接伤及脏腑而发病。七情的致病特点：七情皆从心而发，直接伤及内脏，多发为情志病，病势变化与情志关系密切，影响脏腑气机（喜则气缓，怒则气上，悲则气消，恐则气下，惊则气乱，思则气结）。过劳包括劳力过度、劳神过度和房劳过度。过逸指长期不参加劳动，又不进行体育锻炼。饮食失宜包括饥饱失常、饮食不洁和饮食偏嗜。

（3）病理产物形成的病因　致病因素除外感、内伤以外，在疾病过程中形成的病理产物也能成为引起其他疾病的致病因素，病理产物又成为新病症发生的病因，也称继发性病因，包括水湿、痰饮、瘀血、结石。水湿痰饮的致病特点：阻滞气机、阻碍气血，致病广泛、变化多端，病势缠绵、病程较长，易扰乱神明，多见滑腻舌苔。瘀血包括气虚血瘀、气滞血瘀、血寒致瘀、血热成瘀、久病从瘀，其致病特点：疼痛痛处固定，肿块，出血，发绀，舌质紫暗，脉涩或结代。结石的致病特点：多发于六腑等脏器，病程较长，症状不定，易阻滞气机、损伤脉络，甚则发生绞痛。

（4）其他病因　其他包括外伤、寄生虫、药邪、医过、先天因素。外伤包括枪弹、金刃伤、跌打损伤、烧烫伤、冻伤、溺水、雷击伤、虫兽伤等。寄生虫包括蛔虫、钩虫、蛲虫、绦虫、血吸虫等。药邪是用药不当造成疾病，如用药过量、炮制不当、配伍不当、用法不当等。医生的过失包括语言不妥、文字不规范、操作不当、误治等。先天因素是指人未出生前因父母体质遗传或胎儿发育过程中形成的致病因素。

（5）中医病机　包括以下几个方面：①基本病机，包括阴阳失调、邪正盛衰、气血失常、津液代谢失常等。②系统病机，包括外感热病病机（如六经病机、卫气营血病机、三焦病机等）、脏腑病经络病机、形体官窍病机等。③症状发生机理，包括全身症状和各系统病变常见症状的发生机理，以及疾病的传变（病位传变、寒热传变、虚实传变）。

二、治法概述

治法是在审明病因、辨清证候的基础上所制定的治疗方法，是根据病机拟定的治疗方案，即"法随证立"。清代程钟龄《医学心悟》曰："论病之源，以内伤外感四字括之……而论病之方，则又以汗、和、下、消、吐、清、温、补八法尽之……一法之中，八法备焉。八法之中，百法备焉。"治法是指导制方的理论依据，是连接病机与方药的桥梁，是辨证论治的重要环节，即"方从法出"。辨证论治是中医诊治疾病的基本原则，辨证的关键在于捕捉病机，论治的关键在于确定治法，治法是否切中病情，决定治疗成败。

1.治法源流　治法是方剂发展到一定数量时总结出来的组方规律，再反过来指导配方，从有方到有法，是认识上的一次飞跃。治法发展成为今天的格局，经历了一个漫长过程。先由《内经》提出治疗原则和治疗大法，而后经过历代医家的深化，才出现具体的治法。

《内经》是研究治法的先驱，奠定了中医治法理论基础，有关治法的记载较丰富。《素问》等篇提出"治病必求于本""谨察阴阳所在而调之，以平为期""实则泻之，虚则补之"等原则，至今仍有指导价值。三篇大论提出治疗大法，有的针对病因，如"寒者热之，热者寒之"；有的针对病位，如"形不足者，温之以气；精不足者，补之以味；其高者，因而越之；其下者，引而竭之；中满者，泻之于内。其有邪者，渍形以为汗；其在皮者，汗而发之"；有的针对病性，如"散者收之，结者散之"。

《伤寒杂病论》一方体现一法，甚至针对不同的疾病，体现不同的治法，遂使治法由抽象的理论变为可证的实体。所载诸方，体现汗、吐、下、和、温、清、消、补、理气、理血、除湿、祛痰、润燥、固涩诸法。

唐代对于治法亦有新的发展。如王冰总结提炼的"壮水之主，以制阳光"和"益火之源，以消阴翳"已成为治疗阴虚、阳虚之定法。

金元时期刘完素主火，张从正善攻，有助于汗、清、吐、下、消法的形成；朱丹溪倡导"阴常不足，阳常有余"，有助于滋阴降火法形成；李杲制补中益气汤、生脉散诸方，为气虚下陷、气虚发热、气阴两虚病变创立新方，开拓治法。

《景岳全书》重视方按补、和、攻、散、寒、热、固、因八门分类，开创了以法统方的先河。

清代治法渐趋成熟，汪昂《医方集解》按方的功用归类；程钟龄《医学心悟》提出汗、吐、下、和、温、清、消、补"八法"理论最具代表性和概括性。叶天士开温病卫气营血辨证之端，成为第三层次的治法。雷少逸所载之方，不以方名而以治法名之，给学者提示方即是法，法即是方，使治法由粗到细，成为完整的治法体系。

综合上述，治法从内经时代流传至今，已形成多层次：第一层次是以《内经》为代表提出的治疗原则；第二层次是以程钟龄为代表形成的治疗大法；第三层次是以叶天士等为代表针对病机提出的治法；第四层次是以吴鞠通等为代表提出的具体治法。

2.治法的分类 现在常用的"八法"为清代程钟龄根据历代医家对治法的归类总结而来，即汗、和、下、温、清、补、消、吐。汗法是通过开腠理、调营卫、宣肺气等作用，使在表的外感六淫之邪随汗而解。和法是通过和解、调和的方法，使半表半里之邪或脏腑、阴阳、表里失和之证得以解除。下法是通过泻下、荡涤、攻逐等作用，使停留在胃肠的宿食、燥屎、冷积、瘀血、结痰、停水等从下窍而出。和法是通过和解、调和的方法，使半表半里之邪或脏腑、阴阳、表里失和之证得以解除。补法是通过补益人体气血阴阳，以治各种虚弱证候。温法是通过温里祛寒以治疗里寒证。清法是通过清热、泻火、解毒、凉血等作用，清除里热之邪。消法是通过消食导滞、行气活血、化痰利水、驱虫等方法，使气、血、痰、食、水、虫等有形之邪渐消缓散。吐法是通过涌吐方法，使停留在咽喉、胸膈、胃脘的痰涎、宿食或毒物从口中吐出。

治法根据功能又可分为解表法、和解法、泻下法、温里法、清热法、补益法、理气法、活血法、止血法、祛湿法、祛痰法、固涩法等。

三、方剂概述

方剂是在中医药理论指导下，在审证求因、确定治法的基础上，按照一定组方原则，选择合适药物，酌定剂量，规定适宜剂型及用法，配伍而成的药物组合。方剂是中医运用中药防治疾病的主要形式和手段，是理、法、方、药中的一个环节。方剂与治法的关系是相互依存、密不可分，治法是用方或组方的依据，方剂是体现治法的主要手段。"方"有药方、处方、医方的含义，既包括单方，又包括复方；"剂"为调剂、调配、调和与制剂之意。方剂具有整体性、有序性、恒定性、可变性、可控性的特点。方剂是一个整体，它针对疾病主治病症的病因病机，立法处方、随证用药。方剂的组成是有序的，按照"君臣佐使"的结构进行组方，按照"七情和合"的原则进行配伍。方剂的组方有恒定性，尤其是基础方、代表方，药物的组成是恒定的、有效的。但方剂是可以随证进行药味的加减，进行药物剂量的调整，这就是方剂的可变性。方剂最大的特点，就是可以根据疾病状况和发展趋势，调控药物发挥作用方向，扩大治疗范围，达到防治疾病的目的。

1.方剂源流 我国现存方剂，《内经》所载十三方最早。《五十二病方》是现存最古老的方书，《伤寒杂病论》将理、法、方、药融为一体，因其方剂配伍严谨、用药精当、疗效卓著，后人尊为方书之祖。晋代葛洪《肘后备急方》3卷，所选方剂药多易得，价廉而效。唐代孙思邈《备急千金要方》《千金翼方》，王焘《外台秘要》都是汇集汉、晋以来医药方剂资料编辑而成。宋代《太平圣惠方》与《圣济总录》收载方剂最多，分别载方16834首和2万余首。《和剂局方》精选常用有效方剂788首，并由太医局颁行全国作为修制成药典籍。严用和《济生方》、陈自明《妇人良方》、钱乙《小儿药证直诀》已是典型的专科著作，对内、妇、儿各科有着极其深远的影响。成无己《伤寒明理论》是第一部注解《伤寒论》和剖析制方原理的专著，为注释《伤寒论》的先驱，开方论的先河。

明代朱橚编纂《普济方》载方61739首，数量空前，自古之方无不赅备，为研究方剂的宝贵资料之一。《景岳全书》中的古方八阵，按方剂功效或治法分为补、和、攻、散、寒、热、固、因八阵。吴崑《医方考》选方700余首，是继《明理论》以后剖析方理的又一部专著。

清代温病学派针对热病创制新方，有助于清热法的发展。方论专著较有影响的方书有汪昂的《医方集解》，按方剂效用分为22门。

1949年以后，各省中医学院相继成立，1960年卫生部在广州召开第一次教材编写会议，中医司吕炳奎指出编写方剂学要以法统方，讲授方剂学要讲某方体现某法。根据他的意见，才在方剂学教材的每一大法之下，分立若干子目作为小法，遂使方剂学的发展又上一层台阶。

2.方剂的分类　历代医家创立了多种分类方法，主要有"七方"说、祖方分类、病症分类、功用分类、综合分类法等。

"七方"说始于《黄帝内经》，至金代成无己《伤寒明理论》云"制方之用，大、小、缓、急、奇、偶、复七方是也"，明确提出"七方"说。按病症分类的方书首推《五十二病方》，记载了52类病证，涉及内、外、妇、儿、五官等科，《伤寒杂病论》《外台秘要》《太平圣惠方》《普济方》《医宗金鉴》等均为病症分类的代表作。按病因分类如《三因极一病证方论》《张氏医通》等。

祖方分类如施沛《祖剂》，该书"首冠《素问》《灵枢》二方，次载伊尹汤液一方以为宗，而后悉以仲景之方为祖，其《太平惠民和剂局方》二陈、四君子、四物等汤，以类附焉"，选《黄帝内经》《伤寒杂病论》以及后世医家的部分基础方剂，冠以祖方，归纳其他同类方剂，共载历代名方788首，列主方70余首，附方700余首，对归纳病机、治法共性的类方研究具有较好的作用。《张氏医通》编著"祖方"一卷选古方36首为主，附衍化方391首。

功用分类法始于北齐徐之才《药对》，金代成无己《伤寒明理论·药方论》云："制方之体，宣、通、补、泻、轻、重、滑、涩、燥、湿，十剂是也。"张景岳《景岳全书·新方八略

引》共选1516首古方，自制新方186首，分别称为"古方八阵"和"新方八阵"，八阵分类法是对原有功用分类法的进一步完善和发展，程钟龄提出的"八法"是对治法分类方剂的理论总结。

《医方集解》开创了新的综合分类法，既能体现依法统方，又能结合方剂功用和证治病因，分别为补养、发表、涌吐、攻里、和解、理气、祛风等22类。

四、中药概述

药（藥），是指"治病草也"；中药，传统称"本草"，是现代西方医药传入我国后，人们对我国传统药物的称谓，是指在中医药理论指导下，用于预防、治疗、诊断疾病并具有康复、保健作用的物质，具有独特的理论体系和应用形式，是一个复杂体系。中药来源于天然药物及其加工品，主要包括植物药、动物药、矿物药及部分化学、生物制品类药物。

1.中药的源流　现存最早的本草专著《神农本草经》载药365种，分为上、中、下三品。梁代陶弘景《本草经集注》全书载药730种，分玉石、草、木、虫兽、果菜、米食、有名未用七类，按药物自然属性分类的方法当属首创；还首创了"诸病通用药"，分别列举80多种疾病的通用药物。

唐代撰写的《新修本草》是由国家组织修订和推行的，全书卷帙浩繁，共收录中药844种，新增药物114种，由药图、图经、本草三部分组成，开创了世界药学著作图文并茂方法先例，是世界上最早公开颁布的药典。

宋代唐慎微的《经史证类备急本草》，载药1558种，附方3000余首。方例是药物功能的直接例证，每味药物附有图谱，采用方药兼收、图文并重的编写体例。

明代李时珍的《本草纲目》共52卷，载药1892种，附方11096首，新增药物374种。由于本书不仅总结了我国16世纪以前的药物学知识，而且介绍了植物学、动物学、矿物学、冶金学等

多学科知识，其影响远远超出了本草学范围，被誉为中国古代百科全书。

中药辞书的产生和发展是民国时期中药学发展的一项重要成就，其中陈存仁主编的《中国药学大辞典》成就和影响最大，录入词目4300条，约200万字。新中国成立后，当代中药新著数量繁多且种类齐全，其中最能反映本草学术成就的是《中国药典》《全国中草药汇编》《中华道地药材》《中药大辞典》《中华本草》等。

2. 药性理论 药性理论是研究药性形成机制及其运用规律的理论，内容主要包括四气、五味、归经、升降浮沉、配伍、有毒无毒、禁忌等。

四气又称四性（寒热温凉四种药性），其中寒凉药具有清热泻火、凉血解毒、泻热通便等作用，温热药具有温里散寒、暖肝散结、补火助阳等作用。

五味是指酸、苦、甘、辛、咸，具有不同的功能，其中辛味能行、能散，具有发散、行气活血的作用；甘味能补、能和、能缓，具有补益、和中、调和药性和缓急止痛的作用；酸味能收、能涩，具有收敛、固涩的作用；苦味能泄、能燥、能坚，具有清泄火热、燥湿、坚阴等作用；咸味能下、能软，具有泻下通便、软坚散结的作用；淡味能渗、能利，具有渗湿利尿的作用。

升降沉浮是指药物对人体作用的趋向性。升是指上升提举，趋向于上；降是指下达降逆，趋向于下；沉是指收敛向内，趋向于内；浮是指向外发散，趋向于外。升降沉浮是指药物对机体有向上、向下、向内、向外四种不同作用趋向，它与疾病所表现的趋向性是相对而言的。

归经是指药物对于机体作用部位的选择性，即某药对某些脏腑经络有特殊的亲和作用，对部位的病变起着主要或特殊治疗作用，药物归经不同，其治疗作用也是不同的。

配伍是根据病情需要和药物的不同作用特点，有选择地将两种以上的药物合在一起应用。中药的"七情"配伍关系包括单行、相须、相使、相畏、相杀、相恶、相反。单行就是单用一味药来治疗某种病情单一的疾病。相须就是两种功效相似的药物配合应用，能够增强原有药物功效。相使是指以一种药物为主，另一种药物为辅，辅药可以提高主药功效。相畏是指一种药物的毒副作用能被另一种药物所抑制。相杀是指一种药物能够消除另一种药物的毒副作用。相恶是指一种药物能破坏另一种药物的功效。相反是指两种药物同用能产生剧烈的毒副作用。

第二节　君臣佐使

方剂配伍是在中医理论指导下，研究复方配伍规律及应用技巧，是在中药配伍的基础上，运用君臣佐使的组方原则，将"七情"配伍关系有机地整合在一起，借以阐释方剂内在本质联系。每一首方剂应当根据病情需要，遵循"君、臣、佐、使"的组方原则，在辨证立法基础上选择合适药物，妥善配伍而成，应具有严密的组方结构。

关于"君、臣、佐、使"理论，最早见于《素问·至真要大论》曰："主病之为君，佐君之为臣，应臣之为使。""君一臣二，制之小也。君二臣三佐五，制之中也。君一臣三佐九，制之大也。"其后，金代张元素有"力大者为君"之说；补土派代表李东垣提出"主病之为君……兼见何病，则以佐使药分治之，此制方之要也"及"君药分量最多，臣药次之，佐使药又次之，不可令臣过于君。君臣有序"。明代何柏斋云："大抵药之治病，各有所主。主治者，君也。辅治者，臣也。与君药相反而相助者，佐也。引经及治病之药至病所者，使也。"

《方剂学》教材对君臣佐使的含义进行了全面分析归纳。君药是方剂组成中不可缺少的主药，针对主病或主证起主要治疗作用的药物。臣药：有两种含义。①辅助君药加强治疗主病或主证的药物；②针对兼病或兼证起主要治疗作用的药物。佐药：有三种含义。①佐助药，即配合君臣药以加强治疗作用，或直接治疗次要兼证的药物；②佐制药，即用以消除或减弱君臣药的毒性，或能制约君、臣药峻烈之性的药物；③反佐药，即病重邪甚可能拒药时，配用与君药性味相反而又能在治疗中起相成作用的药物。使药：有两种含义。①引经药，即能引方中诸药至病所的药物；②调和药，即具有调和方中诸药作用的药物。

如四逆散具有透邪解郁、疏肝理脾之功，主治阳郁厥逆证、肝脾不和证，症见手足不温，或腹痛，或泄利，胁肋胀痛，脘腹疼痛，脉弦。方中柴胡入肝胆经，疏肝解郁，升发阳气，透邪外出，为君药。白芍养血柔肝敛阴为臣药，与柴胡合用，以补养肝血，条达肝气，可使柴胡升散而无耗伤阴血之弊；二者为疏肝法基本配伍，体现肝体阴用阳之性。枳实具有行气破结，解郁泄热的功效，与柴胡一升一降，增强调畅气机、升清降浊之效；与白芍相配，又能理气和血，使气血调和。甘草调和诸药，补脾和中。四药配伍，疏柔结合，升降同用，肝脾同调，共奏透邪解郁、疏肝理脾之功，使邪去郁解，气血调畅，清阳得升，四逆自愈。

配伍特点：肝脾同治，气血并调，升降兼施。以胁肋、脘腹胀满疼痛，脉弦为辨证要点。

综上所述，一首方剂中药物的君、臣、佐、使角色主要是以药物在方中所起作用的地位为依据而定。除君药外，臣、佐、使药都具有两种以上的意义。在遣药组方时没有固定模式，既不是每首方的臣、佐、使药都必须具备，也不是每味药只任一个角色。前者如病情比较单纯，可仿上述"君一臣二"之制。后者如方中君、臣药无毒或作用并不峻烈时，便不须用消除、减弱毒性或制其峻烈之性的佐制药，或君药兼有引药至病所的作用，便不须用引经的使药。每一方剂具体药味多少，以及君、臣、佐、使是否齐备，主要根据具体病情需要及所选药物功能来决定。但是，任何方剂组成中，君药不可缺少。一般而言，君药的药味较少，方中君药用量一般都比臣、佐、使药应用时要大。至于有些药味多的大方，或多个基础方组合而成的"复方"，分析时只需按其组成方药的功用归类，分清主次。

中医方剂配伍是指在中医药理论指导下，在审机辨证立法的基础上，以药物的性味、归经、功效及七情和合为依据，以君臣佐使为组方原则，将两种或两种以上的中药配伍组合。按中医方剂学君臣佐使的理论，方中的药物有主次之分，这决定了配伍的多层次；方中具有两个或多个功效的药物，与多功效的单味或多味药物同时发生关系，即产生功效的多向性；佐层次的药物与君、臣层次的药物配伍，臣层次的药物与君、佐层次的药物配伍，形成配伍的多交叉；药物相互之间产生相须、相使、相畏、相杀、相恶、相反等交互作用，这种组合具有配伍多层次、功效多向性、配伍多交叉及作用多交互的特点。方剂配伍是中医药理论依据的关键科学问题，关于方剂组方原理与配伍规律的研究一直是方剂研究领域的热点，其配伍规律研究对于临床、新药研发及其中医药科学内涵揭示具有重要意义。针对证或病的病因病机、按君臣佐使组方原则选择的药物组合决定了方剂的功用，按照"一个核心、两个环境、三个性质、四个层次"配伍理论，应从配伍原理、配伍层次、配伍性质等方面进行中医方药配伍规律的研究，方剂具有稳定的功用与适应性，配伍规律研究的有效载体是药物，当配伍规律研究针对的对象是中医学的证或病时，方剂的配伍规律才能产生客观的必然性与可重复性。

第三节 七情和合

一、七情和合理论源流

1.七情和合理论的形成 《神农本草经》最早记载七情和合理论，曰："药有阴阳配合，子母兄弟，根茎华实，草石骨肉。有单行者，有相须者，有相使者，有相畏者，有相恶者，有相反者，有相杀者。凡此七情，合和视之。当用相须、相使者良，勿用相恶、相反者。若有毒宜制，可用相畏、相杀者，不尔勿合用也。"李时珍对此条文进行了较为权威和简明的诠释："药有七情：独行者，单方不用辅也。相须者，同类不可离也，如人参、甘草，黄檗、知母之类。相使者，我之佐使也。相恶者，夺我之能也。相畏者，受彼之制也。相反者，两不相合也。相杀者，制彼之毒也。古方多有用相恶、相反者。盖相须、相使同用者，帝道也。相畏、相杀同用者，王道也。相恶、相反同用者，霸道也。有经有权，在用者识悟尔。"《雷公药对》中有关药物配伍论述是对《神农本草经》的有益补充阐释。

2.七情和合理论的发展 汉代张仲景在《金匮玉函经》中对传统中药七情和合理论进行了新发挥，强调了注重本草药性与合理配伍的研究，以达到"君臣相理，佐使相持"。"药有相生、相杀、相恶、相反、相畏、相得，气力有强有弱，有君臣相理，佐使相持……若调和得宜，虽未去病，犹得利安五脏，令病无至增剧。"其中张仲景现存诸方中就有一些相恶、相反合用的例子，其中较明显的相反例证有：甘遂半夏汤中甘草与甘遂同用治留饮；附子粳米汤选用半夏配附子治腹痛雷鸣。比较明显的相恶例证如生姜恶黄芩，人参恶莱菔子。比较明显的十九畏例证有：风引汤中桂枝与赤石脂同用治癫痫。陶弘景从临床角度在《本草经集注》中对七情理论进行了生动形象的阐释："右本说如此……其相须、相使者，不必同类，犹如和羹、调食鱼肉，葱、豉各有所宜，共相宣发也……相反为害，深于相恶。相恶者，谓彼虽恶我，我无忿心，犹如牛黄恶龙骨，而龙骨得牛黄更良，此有以制伏故也。相反者，则彼我交仇，必不宜合。"明确指出了存在着"用药亦有相恶、相反者，服之乃不为害"的客观事实。由此得知，陶弘景是第一位对"七情和合"理论进行认真思考，发现问题，分析问题，归纳总结并提出了原则意见的名家。后蜀韩保昇《蜀本草》中不但包含了《新修本草》基本内容，还有一部分增广和注释内容，掌禹锡、林亿等人撰著的《嘉祐本草》保存了《蜀本草》对《神农本草经》七情内容进行分类统计的珍贵资料，曰："臣禹锡等谨按蜀本注云：凡三百六十五种，有单行者七十一种；相须者十二种；相使者九十种；相畏者七十八种；相恶者六十种；相反者十八种；相杀者三十六种，凡此七情和合视之。"

3.中药七情理论的演变 宋朝对于中药七情概念认识上的一个重大变化发生于"十九畏歌诀"出现后，据载"十九畏歌诀"可能最早见于南宋淳昇八年（1248年）的《宝庆本草折衷》。尚志钧曾指出：随着"十九畏歌诀"的出现，十九畏中相畏的概念其实已演变为相恶的概念。所谓"相畏"，是指一种药物的毒性反应或副作用能被另一种药物减轻或消除，如生半夏、生南星的毒性能被生姜减轻或消除，所以生半夏和生南星畏生姜。而"相恶"是两种药物合用，能相互牵制，使作用降低或丧失，如人参恶莱菔子等。后世流行的十九畏的内容正与"相恶"一致，而与"相畏"不完全相同。凌一揆的观点与尚志钧几乎一致，认为："自宋代始相恶就与相畏混淆起来，被视为配伍禁忌，使《本经》药性七情'相畏'的涵义发生了质的改变。"提出："从明清以来……无论诸家医籍列举的相反、相畏药怎样增减，但仍沿用十八反、十九畏的名称，可见十八反、十九畏早就没有固定的数量涵义，乃是中药配伍禁忌的代词而已。"金元李东垣《珍珠囊补遗药性赋》明确地解释了相畏与相恶的关系，曰："所谓畏者，畏其制我，不得自纵……所谓恶者，恶其异我，不得自尽……统而论之，彼所畏者，我必恶之；我所恶者，彼亦畏我。"由宋至今的近千年间，相畏的概念由有毒宜制的可用，变为尽量勿用的禁忌应当是个渐变的过程。明代李时珍《本草纲目》对明以前中药七情理论进行了系统完整的归纳总结，产生了七情和合药在数量累积上的飞跃，这种"集大成"性质的贡献主要体现在以下两个方面：一是《本草纲目》对七情理论在术语上进一步丰富拓展，除了使用传统"七情"术语外，还有"制""胜""伏""消""养""柔""忌"等描述术语；二是《本草纲目》对七情药物在数量上的增补，在"相须相使相畏相恶诸药"及"相反诸药"等部分收录302种相互制使之药，并增益了相互关系的药物，而《证类本草》"七情药例"仅收录231种相互制使之药；粗略统计《本草纲目》"七情"药物如下：相须2对，相使229对，相畏554对，相杀11对，相恶282对，相反33对，相制62对，相伏45对，相养1对，相柔2对，得良120对，相忌70对。

4.七情和合理论的扩展运用　在漫长的中医药发展过程中，七情和合在中药炮制中起着重要指导作用。实际上用于炮制的蜜、酒、姜、矾等就是中药，用来炮制其他药物其实质就是药物间的配伍关系，清代徐灵胎在理论上对炮制进行了阐述："凡物气厚力大者，无不有偏，偏则有利必有害。欲取其利而去其害，则用法以制之……其制之义又各不同，或以相反为制，或以相资为制，或以相恶为制，或以相畏为制，可以相喜为制，而制法又复不同。或制其形，或制其性，或制其味，或制其质，此皆巧于用药之法也。"可以看出清代医家已从理论上认识到了七情对中药炮制的指导作用。比如：同气相求的醋制元胡是相须配伍的体现；姜汁制竹茹、蜜炙冬花是同功相使配伍的体现；醋制狼毒、姜制南星等是相畏相杀配伍的体现；酒制常山是相恶配伍在炮制上的一个体现（酒制常山一方面有减毒作用，一方面也降低了疗效）；古代有甘草汁制甘遂的相反

配伍在炮制中应用的先例。吕景山《施今墨对药》："伍用功能，即是着重论述两味药物配伍的功能、作用……总之二药相合，有其相互促进、相互制约、相互依赖、相互转化之意义。"徐国龙等人在《药对与临床》中总结了"相须、相使、相畏、相杀、相反、气血、寒热、辛甘、辛苦、辛酸、酸甘、升降、动静、刚柔、润燥、补泻、调和、引经配对"共18种药对配对方式。虽然方式衍化渐趋繁杂，但受"七情和合"理论的影响却也是事实。田代华《实用中医对药方》："历代的对药方涵盖了中药复方配伍的各种基本形式，如君臣、反佐、相须、相使、阴阳、寒热、补泻、散敛、升降、开合、刚柔、润燥、动静等。"

二、"七情和合"配伍法度体现了"和谐"

观方剂功效与方中药物有关，但更重要的是组方配伍法度。"七情和合"是方药配伍成功的最高法度，《神农本草经》对"七情"除单行外，皆指药物间的配伍关系，其应用原则可概括为：充分利用相须、相使配伍等协同增效，对有毒副作用的药物则利用相制配伍抑制毒性，扬长避短；对某些确有可能引起药效下降或产生不良反应者，则避免合用。方剂配伍得当，则能达到"七情和合"之和谐效果，用以治病则事半功倍；配伍不当，药物之间不相和谐，反伤机体。因此准确把握配伍方法及相应的和谐统一法度是用药治病的关键。如《伤寒杂病论》运用了行之有效的药对达147对之多，所选药物既分工明确又协同配合，常常是补泻兼施，寒温同用，刚柔相济，散收相合，避免了药味简单相加或堆砌。相须配对如麻黄汤中麻黄配桂枝。相使配对如黄芪与茯苓相配。相畏配对如十枣汤中甘遂配大枣。相反配对如小承气汤中之大黄与厚朴的配伍，大黄苦寒，攻积导滞；厚朴苦温，行气消满，两者配伍，可使泻下作用明显增强。寒热配对如半夏泻心汤中黄连配干姜，治心下痞满。

散收配对：即向外发散与向内收敛的药物合用，而达到共同的治疗目的。如桂枝汤中桂枝、

生姜辛温发散表邪，配伍白芍酸敛，如此发中有补，散中有收，以达解肌发表、调和营卫之效。

升降配对：两药相配一升一降，使脏腑气机升降调畅。如麻杏石甘汤中麻黄配杏仁，一宣一降，肺气通调，止咳平喘作用益显。

补泻配对：①补散合用，是仲景治疗表证时应用的配伍方法。如麻黄细辛附子汤中麻黄辛温发散解表、附子温里助阳，适于素体阳虚、外感风寒者。②攻补合用，多见于通便的方剂中，麻子仁丸中小承气汤泻热导滞，麻子仁、杏仁、蜂蜜润肠通便，治津液不足而兼肠胃燥热之便秘。③补利合用，多见于利水消肿方剂中，如真武汤中附子温补脾肾阳气、白芍益阴柔肝，又用茯苓利水渗湿，治疗脾肾阳虚、水湿泛溢的阳虚水泛证。④补通合用，多用于治疗血虚、经脉不畅的方剂。如当归四逆汤中桂枝、通草、当归通脉畅血，又用白芍、当归补益营血，治疗营血虚弱、寒滞经脉、血行不利之寒厥证，具有温经散寒、养血通脉之效。⑤补清合用，常见于清热方剂中。如竹叶石膏汤中用石膏、竹叶清透气分余热，人参、麦冬补气养阴，四药合用而成清补之剂。⑥补温合用，常见于温里方剂中。如理中丸之干姜与人参、白术、炙甘草合用，吴茱萸汤之吴茱萸与人参、大枣合用，均属补温合用的配伍方法。

第四章 经典名方的现代研究

第一节 资源评估

中药材历史上一直以野生资源为主，20世纪90年代后期由于需求量剧增才开始大面积种植。与此同时，随着中药材种植区域的不断扩大，盲目引种造成的中药材质量问题日益突出。中药材道地性缺失，品质下降，以及因产地、生境、种质、栽培技术、采收加工方式等因素引起的中药材质量变异现象时有发生。

《中医药法》《中共中央 国务院关于促进中医药传承创新发展的意见》《药品注册管理办法》均强调重视古代经典名方的挖掘、传承、研究、开发与应用，让古代经典名方更好地造福百姓健康。通过资源评估以保证中药材质量为核心，促进中药原料药固定产地，结合中药材规范化生产、采收及加工，可有效控制中药材质量变异及有害污染物，促进中药工业生产企业质量管理前移，这是从源头确保中药安全生产的必由之路。

一、基本原则

（一）坚持资源保护与产业发展相结合

中药资源评估工作应与"坚持节约资源和保护环境的基本国策"相符，在加强中药资源保护的同时，积极推动中药资源可持续利用。

（二）药材资源的供给与消耗平衡原则

使用药材资源的药品上市许可持有人或生产企业应提供评估资料证明预计药材年消耗量与可获得药材资源量之间平衡。如使用野生药材，应保证药材年消耗量低于相应药品上市许可持有人或生产企业可获得的规定产地药材的年增长量。应强化质量优先意识，在保证质量符合产品要求的前提下评估可持续的产量，从质量和供应两方面进行综合评估。

（三）坚持动态评估原则

中药产品在其立项、研制、上市后等阶段均应开展药材资源评估。根据中药资源预计消耗量和预计可获得量的变化及时更新评估报告。

已上市中药产品原则上每5年对中药资源重新评估一次。中成药再注册时，如处方中含有濒危野生药材，其生产有可能导致相应药材资源枯竭的，药品上市许可持有人或生产企业应在再注册前开展中药资源评估。

二、中药资源评估内容

中药资源评估主要包括预计消耗量、潜在风险和可持续利用措施三个方面。对于复方中成药，其处方中所含的每一药味均应当单独进行资源评估。

（一）背景资料

1.市场规模分析 中成药从产品适应证定位、目标人群、所治疗疾病的发病率、达到治疗效果的每个患者平均所需药品量和生物量、产品潜在的市场规模等方面论述。中药饮片从销售目标市场覆盖范围论述。

2.处方及实际投料 列出每一药味的名称及其处方量；明确每一药味的实际投料量。

3.中药资源基本信息 明确药品上市许可持有人或生产企业所用中药资源基原物种及其生物学特性，所使用中药资源的药用部位和产地初加工信息，野生或种植养殖的来源情况。

4.产地基本信息 中药材产地地理位置（野

生提供来源区域）、种植养殖基地面积、生产和组织方式。进口中药材应当提供原产地证明及进口商相关信息。

5.中药材质量信息 选择中药资源物种、基地位置或来源区域的主要依据；对中药材质量进行的相关研究。

（二）预计消耗量

中药资源预计消耗量是指在评估年限内产品预计消耗掉的中药材总数量。

1.中成药 中成药根据处方和预计年销售量计算被评估产品预计消耗量，计算公式为：

预计消耗量（吨）=每个最小包装单位消耗中药材量（克）×预计年销售最小包装总数×百万分之一

其中：①每个最小包装单位消耗中药材克数，以背景资料2提供的资料为依据计算。②预计年销售最小包装总数可以参考同类上市产品近5年的年销售量，或根据产品自身既往销售情况估算，此部分资料主要从背景资料1获得。

2.中药饮片 每个产品可根据其每年所有销售终端（医院、药房等）的累计销售量或参考同类产品市场销售量估算。此部分资料主要从背景资料1和2获得。

（三）预计可获得量

重点描述中药生产企业能够获得特定药材资源的途径及可获得量。

对来源于人工种植养殖的中药材品种，应当说明基地的范围、基地年产量；对来源于野生的中药材品种，应当说明野生中药材的来源区域范围、可获得量等。

（四）潜在风险

中药资源潜在风险可从中药材再生能力、中药材成药周期、分布区域、濒危等级、特殊价值等方面分析，相关内容可来源于背景资料3、4。

1.再生能力 应当说明所使用中药材是否为可再生资源以及再生的限制条件，包括人工繁殖是否存在障碍、特殊生境需求等。

2.中药材成药周期 应当说明中药资源从幼苗生长到繁殖器官成熟所需要的时间和生产符合

药品标准的中药材所需要的时间，可以引用文献数据或实测数据。

3.分布区域 应当说明所使用中药资源分布范围，重点从中药资源道地性和品质变异的角度说明，可以引用文献数据或实测数据。

4.濒危等级 应当关注国家、地方或国际珍稀濒危保护名录的更新情况，并说明所使用中药资源是否被列为保护对象，以及是否收录在相关保护名录中。

5.特殊价值 应当说明所使用中药资源在生态系统和生物多样性中的特殊作用和价值。例如，甘草、麻黄对防风固沙具有重要生态价值，过度采挖可能导致土壤沙化。

6.风险特别提示 所使用中药资源含有以下任何一种情形时，需要在中药资源评估报告结论部分对该资源含有的风险进行特别提示。

①不可进行人工繁育：该类中药材生长条件或繁育机制尚不清楚，不能进行人工种植养殖，中药材可持续供给存在障碍。

②中药材成药周期在5年以上（含5年）：该类中药材从繁殖体种植养殖开始计算，生长成为达到药用标准中药材的时间超过5年，生产周期长导致产量波动大，供需动态匹配困难。诸如重楼、厚朴、人参、红景天等，需特殊说明。

③对生境有特殊需求，分布较窄：该类中药材仅分布在特定区域，产量难以扩大，过度采挖极易导致物种濒危。

④为野生珍稀濒危资源：该类药材已经出现资源问题，已收入野生珍稀濒危资源名录，国内外法律法规对该种资源的使用有限制措施。

⑤质量不稳定：该类中药材不同区域质量变异较大或品种易混杂，容易出现质量问题。

⑥存在严重连作障碍：该类中药材由于病虫害、营养等因素，无法在同一地块反复种植，需要不断更换种植地，质量管理有难度。

⑦其他可能造成资源量或质量问题的风险：如进口药材、产地变迁、气候变化、环境污染等。

（五）可持续利用和稳定质量措施

1.可持续获得性　对来源于人工种植养殖的中药材品种，应当提供基地发展5年规划；对来源于野生的中药材品种，应当明确年产量，说明5年自然更新、野生抚育和野生变家种家养等情况。

2.稳定质量措施　应当明确并固定中药材基原、来源区域、采收时间、产地初加工方法等。来源于人工种植养殖的，还应当说明种植养殖符合中药材生产质量管理规范要求的措施。

固定产地并非要求企业一定固定在某一块地，而是要求药品上市许可持有人或生产企业的基地必须固定在某一地域内，因为在这一地域内中药质量变异较小，相对均一［而地域的界定根据中药材种类、质量特性及随生境的变化规律而不同，需要不同的技术方法进行区划研究，通常在传统方法基础上结合统计分析、地理信息系统（GIS）、遥感分析（RS）等现代技术手段］。

三、中药资源评估决策和动态调整

分析可持续利用措施是否能够有效防范潜在风险，根据预计消耗量与预计可获得量的匹配情况，可做出中药资源评估决策。

可持续利用措施能够有效防范潜在风险，预计消耗量与预计可获得量相匹配的，说明中药产品对中药资源可持续利用带来的风险较低。

可持续利用措施无法有效防范潜在风险，预计消耗量与预计可获得量不相匹配的，说明中药产品对中药资源可持续利用带来的风险较高，则应慎重考虑产品的研发或上市，并需要调整预计消耗量或可持续利用措施。

经过调整，仍无法有效防范潜在风险，预计消耗量与预计可获得量不相匹配的，说明中药产品的生产有可能导致相关中药资源的枯竭。

四、关键问题解读

（一）可执行范围

中药资源评估存在宏观和微观2个层面的差异，即全国大仓库和企业小仓库的差异。宏观上，中药资源评估需要评估中药产品生产对资源和生态环境造成的影响，需要掌握全国中药资源储量、市场流通量和新产品开发预计消耗量的变化，确保新药审批不会损害中药资源的可持续利用，这是全国大仓库的概念；微观上，中药资源评估主要评估企业所消耗中药资源与可持续获得资源之间的平衡。对企业自己所需中药资源的预计消耗量、潜在风险和可持续利用措施进行评估，保证企业资源生产和企业工业消耗相一致，这是企业小仓库的概念。

（二）评估的对象和主体

根据《药品管理法》对药品的定义，中药材、中药饮片、中成药都属于药品的范围，中药资源作为药品直接消耗和使用的主要是中成药和中药饮片。中药资源评估的对象是中成药和中药饮片的开发和生产行为，应本着谁索取谁付费，谁服务谁受益的原则。生产企业作为中药资源的使用者，应自主承担开展中药资源评估的义务。由于中药资源评估是一个全新研究领域，资源评估报告涉及中药资源、产品销售、生态、环境保护、经济价值评估等多方面专业知识，但国家和企业目前都缺乏这样的专业人才和团队，要保障中药资源评估的顺利开展，就必须储备专业的团队。建议由国家药监部门牵头，邀请多个领域的专家参与建立资源评估专家团队，并对生产企业和相关专家做定期培训。此外，企业也可以自主邀请生态、资源、市场等领域的专家参与报告的编写。

（三）评估时间及周期

美国食品药品管理局在《企业指导原则：人用药品和生物制品的应用对环境影响的评估》等文件中要求企业尽早识别可能存在的风险。在中药资源评估的讨论时，专家也建议尽早开展中药资源评估，这有助于企业及时发现资源存在的问题，从而避免因中药资源短缺导致药品注册申请被拒绝或生产无法维持。考虑到药品研发立项是企业自主行为，相关监管部门很难对药品研究的立项阶段是否开展中药资源评估进行监管，故要求企业在产品研发立项、研制和上市阶段均应开展中药资源评估，主要是为了降低企业后期因资源问题导致注册失败的概率。

（四）简化中药资源评估过程

中药资源评估时需要考虑是否对某些资源采取简化评估的方式。支持简化评估的观点是，有些中药资源栽培技术成熟或无资源风险，可以简化评估流程，这样可以减少企业的工作量；不支持简化评估的观点是，所有中药资源无论是野生还是栽培，都存在资源供给和质量问题，不能对栽培药材的要求简化。经过专家反复论证，对栽培资源和野生资源开展评估时进行了一定的区分，但整体要求全部资源必须评估。另外，在资源评估报告的应用环节（如新药评审时），对不能栽培的中药资源应格外重视，企业使用不能栽培的中药资源时，应提供更多的证明材料。因此《指导原则》特以附件形式提供"可人工栽培中药材的名录"，以便于企业和管理部门参考。

（五）企业数据获取要求

中药资源评估数据需要满足4个条件，分别为完整性、代表性、准确性、可比性。中药生产企业（或委托第三方评估机构）通过文献资料、数据库、企业提供、实地调查等途径获取上述评估所需数据，申请企业有义务提供已经掌握的相关数据和资料，并书面承诺数据来源的真实性，且应保留所使用的原始数据来源以供监督检查。在引用上述文献时，须在评估报告的适当位置注明引用文献的作者或机构名称、题目、文献出处等信息，如果文献是来自权威机构网站，还需注明网址及网页更新时间等，评估数据存在的不足、对评估结果的影响等不确定因素应在资源风险特征描述中进行详细叙述。

（六）进口中药材及矿物药评估

国家药监管理部门要求中药生产企业从正规渠道有保障地进口中药资源。进口中药材因产地超出我国管辖范围，无法确定实际生产面积并估算产量，在进行资源评估时需提供原产地证明和进口相关信息。此外，天然矿物药大多为不可再生资源，虽然在市场份额较少，但是无限采挖也会引起资源问题，如代赭石、龙骨等；部分矿物药可通过工业生产获得，但也需要一定的生产周期，如明矾、芒硝等。因此，生产企业也有必要开展矿物药资源评估，向国家药监管理部门提供保证资源可持续利用的相关措施。

（七）中药资源特殊价值的评估

评估中药资源的直接价值和其他隐性的特殊价值有利于解决因价值认识不当导致的资源浪费和破坏的难题，从而促进中药资源的保护和可持续利用。生态系统与生物多样性经济学（TEEB）是目前国际上有关资源价值评估研究中影响力较大的理论之一，评估方法主要有成本效益分析方法（CBA）和成本效果分析方法（CEA）两种。TEEB参考千年生态系统评估（MA）体系，将22类生态系统服务分为4个大类，即供给服务、调节服务、栖息地服务、文化和休闲服务；将生态系统和生物多样性效益和价值主要分为生态、社会文化、经济三大类；根据实际市场有无情况，计算自然资源价值的方法有直接市场价格法、替代法、条件价值评估法等多种。

五、展望

中药资源评估将在中药新药的开发和利用方面扮演着不可或缺的角色。中药资源评估并非是要求研发机构或企业停止存在资源隐患的新药研发，而是充分认识到该药品可能存在的风险，从而提前采取相应措施，包括中药资源的繁育、种植等。中药新药研发时开展中药资源评估，可以让企业从中药资源的视角重新审视研发过程的价值和意义。中药资源自然属性的评估过程和对未来市场的分析可以对研发起到重要的启迪作用，从而进一步提升我国中药产业水平，也为发展优质优价中药提供依据。

附：个药资源评估

1.丁香

丁香为桃金娘科植物丁香 *Eugenia caryophyllata* Thunb. 的干燥花蕾。在花蕾开始呈白色，渐次变绿色，最后呈鲜红色时可采集。将采得的花蕾除去花梗晒干即成。

丁香属热带低潮湿森林树种，生于高温、潮湿、温差小的热带雨林气候环境中。较不耐低温和干旱，不抗风，宜肥沃、深厚、疏松、pH值为5~6的砂壤土。丁香幼树喜阴，不耐烈日曝晒，生长缓慢，成龄树喜阳光，阳光充足才能早开花、开花多。

丁香历来为中国进口药物，国内种植较少，全球范围内一般以东南亚为产区，国内一般是海南和广东两地为道地产区。

丁香以个大、粗壮、色红棕、油性足、能沉于水、香气浓郁、无碎末者为佳。主要成分为挥发油，油中主要含丁香油酸、乙酰丁香油酸及丁香烯、甲基正戊酮、甲基正庚酮、香荚兰醛等成分。《中国药典》2020年版规定，丁香药材含丁香酚（$C_{10}H_{12}O_2$）不得少于11.0%。

2.人参

人参为五加科人参属植物人参 *Panax ginseng* C. A. Mey. 的干燥根和根茎。多于秋季采挖，洗净经晒干或烘干。栽培的俗称"园参"；播种在山林野生状态下自然生长的称"林下山参"，习称"籽海"。

人参为多年生、长日照、阴生性草本植物，生长在海拔200~900m的山区针阔混交林下。常在阴坡或半阴坡生长，对环境条件要求较严格。喜凉爽，耐严寒，喜湿润、怕干旱，要求土壤水分适当，排水良好。喜弱光、散射光和斜射光，怕强光和直射光。因此栽培人参时，选择阳口为好，即荫棚高檐的朝向为东北阳、北阳，俗称露水阳（上午10时以前的阳光，北偏东30°）。要

求土层深厚、富含腐殖质、pH值为5.8~6.3的砂质壤土。

野生人参主要分布于长白山脉和小兴安岭东南部的山林地带，但由于所依赖的原始森林受到破坏，再加上大量采挖，不注意保护和繁殖，数量逐渐减少，故现在所用的人参主要是园参，主产于吉林抚松、集安、长白、靖宇、安图、通化、浑江、敦化、桦甸、舒兰，辽宁桓仁、宽甸、新宾、本溪、清原，黑龙江五常、尚志、东宁、宁安等地。

园参商品，均以身长、支大、芦（根茎）长者为佳。野山参性状除全形外，均与相应的园参商品相似：以支大、浆足、纹细、芦长、碗密、有圆芦及珍珠点者为佳。主要含三萜类、糖类、氨基酸类、肽类和维生素类等成分。《中国药典》2020年版规定，人参药材含人参皂苷Rg_1（$C_{42}H_{72}O_{14}$）和人参皂苷Re（$C_{48}H_{82}O_{18}$）的总量不得少于0.30%，人参皂苷Rb_1（$C_{54}H_{92}O_{23}$）不得少于0.20%。

3.干姜

干姜为姜科植物姜 *Zingiber officinale* Rosc. 的干燥根茎。趁鲜切片晒干或低温干燥者称为"干姜片"。姜是世界范围内的一种重要的香辛调味料，它在热带、亚热带地区广为种植，是迄今为止国际贸易中最重要的根茎类香料，世界年贸易量超过2万吨。我国是姜的主要出口国之一，年出口量占世界总出口量的40%。老姜、干姜、干姜片、干姜粉、生姜、姜汁、姜油等被广泛用作食品调味品。除了作为香辛调味料之外，也是亚洲传统的药食两用植物。

姜喜温暖、湿润、荫蔽的气候环境，不耐寒，忌潮湿，怕强光直射。生长最适宜温度是25~28℃，温度低于20℃则发芽缓慢。生长区年均温度18℃以上，全年无霜期330天以上，年降雨量900~1300mm，空气相对湿度为80%左右。

对土壤要求较严，适于在上层深厚、疏松、肥沃、排水良好、pH值为5~7的砂壤土至重壤土种植。

在四川、贵州、广西、浙江、山东、湖北、广东、陕西等气候温暖、湿润的亚热带气候区均有栽培。南方的姜受气候环境影响，根茎瘦小、粉性强、辣味浓烈、水分较少，适合药用，主产四川、贵州等地，以四川犍为最适宜干姜生产，为古今干姜主产地。

干姜以质坚实、断面色黄白、粉性足、气味浓者为佳。主要成分为挥发油、姜酚、二苯基庚烷和少量氨基酸等。《中国药典》2020年版规定，干姜药材含挥发油不得少于0.8%（ml/g），含6-姜辣素（$C_{17}H_{26}O_4$）不得少于0.60%，浸出物不得少于22.0%。

4.大枣

大枣为鼠李科植物枣 *Ziziphus jujuba* Mill. 的干燥成熟果实。秋季果实成熟时采收，晒干。枣果味美、营养丰富，是经济作物之一，可充食用。

枣树适应性强，喜光，耐热耐寒，抗旱抗涝，年降雨量在400~1000mm以上的地区均能栽种，最低温度-35℃时仍能安全越冬。对土壤的要求不高，砾质土、砂质土或黏质土，酸性土或碱性土都可栽培，但土壤含盐量不得超过0.3%，受害极限为0.32%~0.4%。由于枣的根系伸展范围宽，因此种植时，以土层深厚达1m以上砂质土或砾质土为佳。

大枣在全国各地均有栽培，主产于河南灵宝、山东、河北、四川、贵州、山西、甘肃等地。以山东产量最大，销全国并出口，其他产地多自产自销。

大枣以外果皮薄、中果皮棕黄色或淡褐色、肉质、柔软、富糖性而油润者为佳。主要含有有机酸类、糖类、皂苷类、生物碱类、黄酮类等。《中国药典》2020年版规定，大枣药材总灰分不得过2.0%，大枣每1000g含黄曲霉毒素B_1不得过5μg，黄曲霉毒素G_2、黄曲霉毒素G_1、黄曲霉毒素B_2和黄曲霉毒素B_1的总量不得过10μg。

5.大黄

大黄为蓼科植物掌叶大黄 *Rheum palmatum* L.、唐古特大黄 *Rheum tanguticum* Maxim. ex Balf. 或药用大黄 *Rheum officinale* Baill. 的干燥根和根茎。产地加工时，需要采根后除去外皮，进行干燥。历代药用大黄的生物学品种来源较多，但根据历代本草记载结合所附药图来看，从汉朝开始，历代本草所用大黄的基原植物相差不大，明清时期所用大黄主流为今《中国药典》2020年版所载3种正品大黄。大黄基原植物的人工栽培始于明代，野生资源逐年减少。

野生唐古特大黄生长区域海拔为2500~4000m，掌叶大黄生长区域海拔为2500~4400m，而药用大黄生长区域海拔范围广，1200~4000m皆有分布。其年平均温度在10℃左右，无霜期90~130天；相对湿度50%~70%；掌叶大黄适宜土壤多微偏酸性，唐古特大黄适宜土壤多微偏碱性。

如今大黄的道地产区主要为甘肃东部、陇中及东南部、青海东部及东南部、四川西部及西北部、西藏东部、重庆南部、陕西西部及南部、湖北北部，以四川、甘肃所产质量最佳。道地产区与主产区基本一致，如甘肃礼县、宕昌县、岷县、陇西县、渭源县；四川平武、松潘县；陕西陇县、镇巴等地，四川松潘县、甘肃甘南州、陕西镇巴县均建有大黄中药材GAP种植基地。

大黄以有锦纹、味苦、色黄者为佳。主要含有蒽衍生物类、有机酸类、挥发油类、苷类化合物和鞣质类等多种有效成分。《中国药典》2020年版规定，大黄药材含游离蒽醌以芦荟大黄素（$C_{15}H_{10}O_5$）、大黄酸（$C_{15}H_8O_6$）、大黄素（$C_{15}H_{10}O_5$）、大黄酚（$C_{15}H_{10}O_4$）和大黄素甲醚（$C_{16}H_{12}O_5$）的总量计，不得少于0.20%；含总蒽醌以芦荟大黄素（$C_{15}H_{10}O_5$）、大黄酸（$C_{15}H_8O_6$）、大黄素（$C_{15}H_{10}O_5$）、大黄酚（$C_{15}H_{10}O_4$）和大黄素甲醚（$C_{16}H_{12}O_5$）的总量计，不得少于1.5%。

6.山茱萸

山茱萸为山茱萸科植物山茱萸 *Cornus officinalis* Sieb. et Zucc.的干燥成熟果肉。秋末冬初果皮变红时采收果实，用文火烘或置沸水中略烫后，及时除去果核，干燥。山茱萸野生资源极为稀少，主要靠人工栽培。

山茱萸为暖温带阳性树种，生长适温为20~30℃，超过35℃则生长不良。抗寒性强，可耐短暂的-18℃低温，生长良好，山茱萸较耐阴但又喜充足的光照，通常在山坡中下部地段、阴坡、阳坡、谷地以及河两岸等地均生长良好，一般分布在海拔400~1800m的区域，其中600~1300m比较适宜。山茱萸宜栽于排水良好，富含有机质、肥沃的砂壤土中。黏土要混入适量河沙，增加排水及透气性能。

山茱萸在山西、陕西、甘肃、山东、江苏、浙江、安徽、江西、河南、湖南等地均有栽培，现以河南、浙江和陕西等为主要产区，质量最佳。目前产量较大能供应市场的主要是河南省的西峡县和内乡县。并于河南省南阳市西峡县建立了山茱萸GAP基地，既是中国第一个山茱萸GAP基地，也是全国首批、河南首家GAP中药材基地。

山茱萸以肉肥厚、色紫红、油润柔软者为佳。主要含有挥发性成分、环烯醚萜苷、有机酸、鞣质、糖类等成分。《中国药典》2020年版规定，山茱萸药材浸出物不得少于50.0%，含莫诺苷（$C_{17}H_{26}O_{11}$）和马钱苷（$C_{17}H_{26}O_{10}$）的总量不得少于1.2%，同时对铅、镉、砷、汞、铜等重金属含量也有要求。

7.山药

山药为薯蓣科植物薯蓣 *Dioscorea opposita* Thunb.的干燥根茎。冬季茎叶枯萎后采挖，切去根头，洗净，除去外皮和须根，干燥，习称"毛山药"；或除去外皮，趁鲜切厚片，干燥，称为"山药片"；也有选择肥大顺直的干燥山药，置清水中，浸至无干心，闷透，切齐两端，用木板搓成圆柱状，晒干，打光，习称"光山药"。

薯蓣是短日照、喜温作物。野生于山区向阳的地方，喜温暖，耐寒，在北方稍覆盖即可越冬。由于山药是一种深根性植物，故栽培地区应选择土层深厚、排水良好、疏松肥沃的砂质壤土。土壤酸碱度以中性最好，若土壤为酸性，易生支根和根瘤，影响根的产量和质量；过碱，其根部不能充分向下生长。

除东北各省、内蒙古、新疆、西藏、青海等地外，南起广西，北至陕西，东起河北，西至云南均有野生分布或栽培，主产河南温县、武陟、沁阳、孟州、博爱，大都集中在河南泌阳县（旧属怀庆府），故名怀山药，为全国驰名的"四大怀药"之一。此外，河北安国、安平、永年、辛集，陕西的华县、大荔产量亦大，浙江、江苏、山东、四川、江西、贵州亦产。

山药以条粗、质坚实、粉性足、色洁白者为佳。主要成分为甾体皂苷类、多糖、氨基酸、尿囊素、微量元素等。《中国药典》2020年版规定，二氧化硫残留量，毛山药和光山药不得过400mg/kg，山药片不得过10mg/kg；水溶性浸出物，毛山药和光山药不得少于7.0%，山药片不得少于10.0%。

8.川贝母

川贝母为百合科植物川贝母 *Fritilaria cirrhosa* D. Don、暗紫贝母 *F. unibracteata* Hsiao et K. C. Hsia、甘肃贝母 *F. przewalskii* Maxim.、梭砂贝母 *F. delavayi* Franch.、太白贝母 *F. taipaiensis* P. Y. Li 或瓦布贝母 *F. unibracteata* Hsiao et K. C. Hsia var. *wabuensis*（S. Y. Tang et S. C. Yue）Z. D. Liu，S. Wang et S. C. Chen的干燥鳞茎。按性状不同分别习称"松贝""青贝""炉贝"和"栽培品"。"松贝"和"青贝"主要来源于川贝母、暗紫贝母和甘肃贝母；"炉贝"主要来源于梭砂贝母；栽培品主要来源于瓦布贝母和太白贝母。目前贝母属野生资源极度匮乏，所有种均被列入2021年《国家重点保护野生植物名录》二级保护植物。

川贝母主要为野生，生于海拔3500~4000m高寒地区阳光充足及土壤较湿润的地方，主要分布于川西南山地河谷及川西高山峡谷区南段；暗紫贝母主要为野生，亦有栽培，生于海拔3600~4300m腐殖质多及土壤疏松、阳光充足的高山灌丛、草甸，主要分布于川西北高原区及川西高山峡谷区北段；甘肃贝母主要为野生，生于海拔2800~4400m的灌丛中或草地上，主要分布于川西北高原区及川西高山峡谷区北段；梭砂贝母主要为野生，生于海拔3800~4700m的砂石或流沙岩石的缝隙中，主要分布于川西北高原区及川西高山峡谷区；太白贝母和瓦布贝母主要为栽培，生于海拔2400~3100m的山坡草丛中或水边。川贝母夏、秋二季或积雪融化后采挖。以排水良好、土层深厚、疏松、富含腐殖质的砂壤土种植为好。

主产于四川、青海和西藏等地区，以四川松潘、康定一带所产最为知名，奉为道地。在四川松潘县建有川贝母GAP种植基地。

川贝母以小而尖白者良。主要含有异甾体类生物碱、生物碱类和贝母素类成分。《中国药典》2020年版规定，川贝母药材含总生物碱以西贝母碱（$C_{27}H_{43}NO_3$）计，不得少于0.050%。

9.川芎

川芎为伞形科植物川芎 *Ligusticum chuanxiong* Hort.的干燥根茎。川芎自古以来就有数种，产地不同，植物各异，因此芎藭一名常冠以地名，以示区别，如甘肃（西芎 *L. sinense* cv. *chanxiong*）、云南（金芎 *L. sinense* cv. *jinxiong*）、江西（抚芎 *L. sinense* cv. *fuxiong*）、吉林［东芎 *Cnidium officinale*（*L. officinale*（Makino）Zhang）］等。目前已选育品种有川芎1号、绿芎1号、新绿芎1号。

川芎多栽培于海拔450~1000m的平坝或丘陵。喜气候温和，雨量充沛、日照充足而又较湿润，春秋两季日间晴朗，清晨有雾，昼夜温差大的亚热带季风气候环境。在土层深厚、疏松肥沃、排水良好、有机质含量丰富、中性或微酸性的砂质壤土中生长良好。川芎采用苓子进行无

性繁殖，川芎苓子应在海拔900~1500m的山区培育，然后移栽到平坝、丘陵地区种植。

主产于四川，产区集中分布在金马河上游以西的盆地西缘，山地与平原交错区，包括都江堰、彭州、郫都、崇州、新都等地，其中都江堰市石羊镇一带为其传统道地产区，彭州市敖平镇是目前全国最大的川芎产区，已建立了川芎的GAP生产基地。

川芎以个大饱满、质坚实，断面色黄白、油性大香气浓者为佳。主要成分为挥发油、生物碱、内酯类、有机酸等。《中国药典》2020年版规定，川芎药材浸出物不得少于12.0%，含阿魏酸（$C_{10}H_{10}O_4$）不得少于0.10%。

10.川楝子

川楝子为楝科植物川楝 *Melia toosendan* Sieb. et Zucc.的干燥成熟果实。冬季果实成熟时采收，除去杂质，干燥。川楝为落叶乔木，目前野生、栽培均有。

川楝生于海拔300~500m的地带，喜欢阳光充足、温暖湿润的气候环境，土壤以紫色夹沙泥土为最适宜。其他土壤只要肥沃湿润、土层较厚，地势向阳，亦能正常生长。

主产于四川绵阳、乐山、南充、温江；重庆地区的万州、涪陵、长寿、城口、璧山、巫山、巫溪、奉节；贵州务川、湄潭、凤岗、遵义。此外，湖南、湖北、云南等地亦产。以四川邛崃、宜宾、达州、重庆万州为最适宜区。目前川楝子主要来自传统栽培品，传统种植基地位于宜宾和达州。

川楝子以个大、饱满、外皮黄色、果肉黄白者为佳。主要含有三萜类化合物如川楝素，紫罗兰酮型倍半萜糖苷类，以及挥发油、黄酮、脂肪酸、酚酸和多糖等成分。《中国药典》2020年版规定，川楝子药材含川楝素（$C_{30}H_{38}O_{11}$）的总量应为0.060%~0.20%。

11.广藿香

广藿香为唇形科植物广藿香 *Pogostemon*

cablin（Blanco）Benth.的干燥地上部分。在枝叶茂盛时采割，除净泥土和须根，先晒数小时，使叶片稍呈皱缩状态，收回捆扎成把，然后分层交替堆叠一夜，将叶色闷黄，翌日再摊晒，摊晒时最好在上面用稻草铺盖，这样可保持叶片不脱落或少脱落。最后除去根部，即成商品。广藿香商品以海南广藿香（包括湛江地区商品）为大宗，销国内多数地区，并供香料厂用。传统经验认为石牌广藿香质较优，但产量少，现在供应广州地区及外省部分地区。高要广藿香质量与石牌广藿香接近，除供省内也有少量销往外省。海南藿香主要用于蒸油和出口。

广藿香原产菲律宾热带地区，引种到我国热带、亚热带地区种植。喜温暖湿润、喜肥，怕低温，忌干旱。很少见开花，即使开花亦不结果。适宜于在年平均温度22~25℃，年降水量1600~2000mm，雨量分布均匀，相对湿度在80%以上的地区种植。苗期不耐烈日，成株则可在全光照下生长。对土壤要求较为严格，在排水良好、疏松肥沃、土层深厚、保水、保肥能力强的微酸性砂壤土中生长良好，在黏土、石骨子土、低洼积水、干旱贫瘠的土壤中生长不良。

主产于广东高要、遂溪、吴川、石牌，海南万宁。此外，广西、福建、台湾、四川、云南、贵州亦有栽培。产于广州石牌者名"石牌藿香"，产于广东高要地区者称"高要藿香"，产于海南省万宁市者称"海藿香"，产于广东湛江者称"湛江藿香"，以石牌藿香和高要藿香为最好，海藿香次之。

广藿香以茎枝粗壮、色青绿、叶多、香气浓者为佳。主要含有挥发油（广藿香油）、黄酮类化合物、生物碱类、微量元素等成分。《中国药典》2020年版规定，广藿香药材含百秋李醇（$C_{15}H_{26}O$）不得少于0.10%。

12.小麦

小麦为禾本科植物小麦*Triticum aestivum* L.的干燥成熟果实。其干瘪轻浮的种子称为浮小麦，种皮称为麦麸。目前小麦以栽培为主，全国各地均栽培小麦，资源丰富。

小麦对气候和土壤的适应能力较强，在南北方均可种植。小麦发芽出苗的适宜温度为15~20℃，最低是1~2℃，最高是30~35℃。由于各地自然条件的差异，自古以来南北地区小麦的种植有不同，可分为春（播）麦区、冬（播）麦区和冬春麦兼播区三大区。

小麦的栽培遍及全国，作为农作物的主产区有河南、山东、山西、安徽、河北、湖北、江苏、四川、陕西、新疆等，以河南产量最大。作为药用小麦，无明显地域分布。

小麦呈椭圆形，表面浅黄棕色或黄色，略皱缩，腹中央有纵沟，顶端带有黄白色柔毛，质硬，断面白色、粉性，气微，味微甘。主要含有淀粉、蛋白质、糖类、糊精、脂肪、粗纤维等成分。小麦曾收录于《中国药典》（1990年版），未被《中国药典》2020年版收录，但见于一些地方标准。如2011年版《广东省中药材标准》规定小麦药材浸出物不得少于3.0%，水分不得超过13%。

13.小茴香

小茴香为伞形科植物茴香*Foeniculum vulgare* Mill.的干燥成熟果实。果实成熟时采割植株，晒干，打下果实，除去杂质。

小茴香目前主要为栽培品，喜湿润凉爽的气候，耐盐，适应性强。种植宜选择地势平坦、肥沃疏松、排水良好的砂壤土或轻碱性黑土，播种后出土较困难，因此，需要细致整地，土地平整。前茬以玉米、高粱、荞麦和豆为好。

在新疆、甘肃、内蒙古、山东及东北三省均有栽培，资源丰富。主产山西朔州，内蒙古托克托县、五原、临河，甘肃民勤、玉门、酒泉，主产区相对集中。

小茴香以颗粒均匀、色黄绿、香气浓者为佳。主要含脂肪油、挥发油、糖苷、氨基酸及甾醇、三萜、鞣质、黄酮等多种类型化学成分。《中国药典》2020年版规定，小茴香药材含挥发油不得少于1.5%（ml/g），含反式茴香脑

（$C_{10}H_{12}O$）不得少于1.4%。

14.天冬

天冬为百合科植物天冬 *Asparagus cochinchinensis*（Lour.）Merr.的干燥块根。秋、冬二季采挖，洗净，除去茎基和须根，置沸水中煮或蒸至透心，趁热除去外皮，洗净，干燥。

天冬适应性较广，喜疏松、多孔、透气、肥沃的砂壤土，用腐叶土、碎黏土和腐熟马粪混合而成，产量较高，品质较好。最适宜生长在海拔1500~2200m的地区，适宜温度为15~30℃，耐阴，忌烈日暴晒。我国滇中地区紫色土比较多，是发展天冬种植的极佳环境，市场前景广阔。近年来，食用天冬需求量大，野生天冬逐渐减少，必须通过人工栽培才能满足市场需要。

主产于我国中部、西北、长江流域及南方各地，蕴藏量较大。我国天冬商品主要来源于野生资源，湖北、四川、贵州、河南、广东、广西、福建、山西等省（区）虽有人工种植，但面积、产量均不大。根据其分布和栽培历史，将贵州、四川确定为道地产区。

天冬以肥满、致密、黄白色、半透明者为佳。天冬的根块提取物中发现有天冬酰胺、谷氨酸、瓜氨酸等19种氨基酸成分，还含有寡糖类、多糖类等成分。《中国药典》2020年版规定，天冬药材二氧化硫残留量不得过400mg/kg，浸出物不得少于80.0%。

15.天花粉

天花粉为葫芦科植物栝楼 *Trichosanthes kirilowii* Maxim. 或双边栝楼 *Trichosanthes rosthornii* Harms 的干燥根。《中国药典》2020年版记载秋、冬二季采挖，洗净，除去外皮，切段或纵剖成瓣，干燥。

栝楼生于海拔200~1800m的山坡林下、灌丛中、草地和村旁田边，喜温暖潮湿的环境，较耐寒，不耐干旱，忌积水。

野生栝楼主要分布于我国西南、中南、华南及陕西、甘肃等地。至今仍推崇以河南所产为佳，故河南为天花粉道地产区；现代栝楼主要为人工栽培品，主产于河南、陕西、河北、四川等地；主产区与道地产区基本一致。目前我国已认证的天花粉GAP基地为河北省邢台市南和县天花粉GAP种植基地。

天花粉以块大、色白、干燥、粉性足、质坚细腻、纤维少者佳。主要含三萜皂苷、氨基酸、糖类、有机酸类成分。《中国药典》2020年版规定，天花粉药材二氧化硫残留量不得过400mg/kg，水溶性浸出物不得少于15.0%。

16.天麻

天麻为兰科植物天麻 *Gastrodia elata* Bl. 的干燥块茎。目前天麻以人工种植为主，野生天麻资源逐步衰竭濒危，已分别被《中国珍稀濒危植物名录》《国家重点保护野生植物（第二批）》《中国植物红皮书》列为国家保护Ⅱ级品种。

天麻喜生长在较疏松的腐殖质土、砂土和砂壤土中，生长具有避光性、向气性和向湿性，喜凉爽、潮湿的环境。天麻的生境范围较窄，对生态环境要求较高，一般生长在海拔800~2800m的山区。人工种植分有性繁殖和无性繁殖两种，采用块茎或种子繁殖，一般在冬至后进行采挖，称其为"冬麻"，体重坚实，品质佳；立春后采挖的成为"春麻"，质量较次于冬麻。将天麻挖出后洗净，蒸透，敞开低温干燥即可。

野生天麻分布于贵州大方、云南昭通和陕西汉中，栽培产区主要在湖北、贵州、云南、四川、陕西等地。

天麻以质坚、鹦哥嘴、断面明亮为佳，以质地坚实沉重、无空心者质佳。主要含有酚类及苷类化合物，包括天麻素和对羟基苯甲醇等。《中国药典》2020年版规定，天麻药材含天麻素（$C_{13}H_{18}O_7$）和对羟基苯甲醇（$C_7H_8O_2$）的总量不得少于0.25%，并且二氧化硫残留量不得过400mg/kg。

17.天葵子

天葵子为毛茛科植物天葵 *Semiaquilegia*

adoxoides（DC.）Makino 的干燥块根。目前天葵子主要源于野生资源，生于海拔 100~1050m 疏林下、路边或山谷较阴处。天葵属畏寒怕热的植物，中性偏微酸、富含有机物的腐殖质土、黑色石灰土、砂壤土十分有利于天葵的生长。

野生天葵分布于河南、江苏、安徽、浙江、江西、福建、湖北、湖南、广东、广西、陕西、四川、贵州等地，安徽、贵州为主产区。

天葵子以个大、断面皮部色白者为佳。主要含有生物碱、黄酮类、内酯类、二萜类、酚类等成分。《中国药典》2020 年版中，天葵子的质量标准仅限于薄层定性，未对天葵子的有效成分作出规定。

18.木瓜

木瓜为蔷薇科植物贴梗海棠 *Chaenomeles speciosa*（Sweet）Nakai 的干燥近成熟果实。当果皮呈青黄色稍带紫色时即可采收，置沸水中烫至外皮灰白色，对半纵剖，晒干。木瓜产地较广，资源丰富，以人工种植为主。

木瓜适应性较强，对土壤要求不严，但不耐水涝，忌湿耐旱，喜阳光，喜排水良好的深厚土壤，不宜低洼栽植，有一定的耐寒能力。种植时宜选光照充足、疏松肥沃的砂壤土。贴梗海棠可采用种子繁殖或扦插等无性繁殖，在生产上为缩短生产周期，多采用无性繁殖的方式。

木瓜现以安徽宣城为道地产区，浙江淳安、湖北长阳所产质量亦佳。除此以外，湖北五峰、巴东、鹤峰，浙江开化，湖南桑植，贵州赤水、习水，重庆江津、綦江，四川乐山等地均适宜栽培。

木瓜以外皮皱缩、肉厚、内外紫红色、质坚实、味酸者为佳。主要含有有机酸、萜类、黄酮类、挥发油、糖类、蛋白质和氨基酸等成分。《中国药典》2020 年版规定，木瓜药材浸出物不得少于 15.0%，含齐墩果酸（$C_{30}H_{48}O_3$）和熊果酸（$C_{30}H_{48}O_3$）的总量不得少于 0.50%。

19.木香

木香为菊科植物木香 *Aucklandia lappa* Decne. 的干燥根。主要来源于栽培。唐宋时期正品木香已不能满足需求，逐渐出现各种代用品和伪品，主要包括土木香 *Inula helenium* 的根、独行根即马兜铃 *Aristolochia debilis* 的根等，但历代所指正品木香均指木香 *Aucklandia lappa* 的干燥根，建议经典名方中使用木香用此来源的药材。

木香喜冷凉、湿润环境，宜选择土层深厚、疏松肥沃、排水良好、富含腐殖质的微酸性或中性砂土进行栽种，砂质壤土亦可进行栽种。可种子繁殖亦可用根茎进行无性繁殖。一般种植 3 年的根产量和质量最好。秋、冬二季采挖，除去泥沙和须根，切段，大的再纵剖成瓣，干燥后撞去粗皮。木香宜风干或低温烘干，温度过高易出油影响质量。

木香原由印度等地经广州进口，称"广木香"；现主产于云南丽江、迪庆、大力、维西、福贡等地，称"云木香"。我国云南丽江、维西、福贡、香格里拉、宁蒗、贡山、德钦，四川平武，重庆南川、巫溪、开县，湖北宣恩、利川、鹤峰，湖南龙山、桑植、安华，贵州赫章，陕西平利、岚皋、镇坪，甘肃文县等地均有栽培。

木香以质坚实、香气浓、油性大者为佳。主要含挥发油、内酯类及氨基酸等成分。《中国药典》2020 年版规定，木香药材含木香烃内酯（$C_{15}H_{20}O_2$）和去氢木香内酯（$C_{15}H_{18}O_2$）的总量不得少于 1.8%。

20.木通

木通为木通科植物木通 *Akebia quinata*（Thunb.）Decne.、三叶木通 *Akebia trifoliata*（Thunb.）Koidz. 或白木通 *Akebia trifoliata*（Thunb.）Koidz. var. *australis*（Diels）Rehd. 的干燥藤茎。

据基原考证和用药沿革，木通科木通 *Akebia quinata*（Thunb.）Decne. 在清代以前一直是木通药材的正品和用药主流，其品种变迁应发生在近现代。《中国药典》（1963 年版）对木通科木通、毛茛科川木通、马兜铃科关木通同时收录；由于木通科木通资源缺乏，《中国药典》（1977年版）将其删去；后关木通 Aristolochia manshuriensis 因发生肾毒事件被2005年版删除，同时为保证木通药材临床供应，重新收载植物木通，并增收历史上作木通使用的三叶木通 Akebia trifoliata（Thunb.）Koidz. 和 白 木 通 Akebia trifoliata（Thunb.）Koidz. var. australis（Diels）Rehd. 为新基原，此后沿用。

木通科的3种木通均为多年生藤本，喜凉爽湿润的环境，常生于半阴处的林中。根据野外调查，木通生长于丘陵、平原地区，且可成片生长；三叶木通野外很少见到成片生长，对生长环境要求较为苛刻，一般是生长在山区阴湿处，长到一定高度时需半阳生环境；白木通类似于三叶木通，分布区域广但资源蕴藏量少。3种植物对生长环境皆有一定要求，生长周期长，且生物量不高，因此野生资源难以满足市场需求。

现代主产于四川、湖南、湖北、广西、浙江、江苏等地。木通 Akebia quinata（Thunb.）Decne. 分布于长江流域各省，西至四川，南至广东，北至陕西；三叶木通 Akebia trifoliata（Thunb.）Koidz. 分布于山西南部、河南南部、湖北西部、陕西南部、四川及甘肃；白木通 Akebia trifoliata（Thunb.）Koidz. var. australis（Diels）Rehd. 分布于江苏、安徽、浙江、福建、台湾、江西、湖北、湖南、广东、广西、云南、贵州、四川、陕西及河南等地。

木通以"色黄白而细者"为佳。主要含有木通皂苷、木通苯乙醇苷B、常春藤皂苷元、齐墩果酸，还含有大量的糖、维生素、氨基酸等成分。《中国药典》2020年版规定，木通药材含木通苯乙醇苷B（$C_{23}H_{26}O_{11}$）不得少于0.15%。

21. 五灵脂

五灵脂为鼯鼠科动物复齿鼯鼠 Trogopterus xanthipes Milne-Edwards 的干燥粪便。复齿鼯鼠多栖息于长有柏树的山地，筑窝于岩石陡壁的岩洞或石壁中，五灵脂采得后常混杂有砂石，因此采收后需将砂石、泥土等杂物除净。目前复齿鼯鼠主要以人工养殖为主，野生资源极度匮竭，现已将其列入《世界自然保护联盟濒危物种红色名录》，归属于濒危种名单；列入《中国物种红色名录》，归属特有易危物种；并列入《国家保护的有益的或者有重要经济、科学研究价值的陆生野生动物名录》，其国家自然保护区分布于河北、山西、湖北、四川、贵州、甘肃等地。

复齿鼯鼠栖息在海拔1000m以上的险峻山岭地带，植被主要为针叶林或针阔叶混交林。复齿鼯鼠在裸岩缝隙及石洞、树洞及松树枝杈上营巢，所居石洞或石隙深1m左右、高20~60cm，巢椭圆形，内铺树枝、杂草等。复齿鼯鼠为夜行性动物，昼伏夜出，清晨或黄昏时活动频繁。活动时攀爬或张开四肢和皮膜，在大树之间滑翔，由高处向低处滑翔数百米。常在离巢约15m左右的固定地点排便，素有"千里觅食一处屙"的习性。其粪便与尿液的混合物，即传统中药材五灵脂。

目前五灵脂的产区以山西、河北两省太行山一带为主，已形成复齿鼯鼠的饲养基地，如河北的平山县、陕西商洛及山西的介休市、灵石县和平定等地区已成为道地产区。

五灵脂以"表面色黑，有光泽，质油润，杂质少"的灵脂块为佳。主要含有穗花杉双黄酮等黄酮类、三萜类、苷类以及有机酸类等成分。2015年版及2020年版《中国药典》已不再收录五灵脂，目前仅存在于部分地方药材标准中。2015年版《陕西省药材标准》规定五灵脂浸出物不得少于8.0%。

22. 五味子

五味子为木兰科植物五味子 Schisandra chinese（Turcz.）Baill. 的干燥成熟果实。习称"北五味子"。《中国药典》收载的华中五味子 Schisandra sphenanthera Rehd. et Wils.，称"南五味子"。目前五味子大多为野生，亦有人工栽培。李时珍根据药材颜色，明确将五味子分成南、北两种。另外，还有同属二色五味子 Schisandra bicolor Cheng、中间近缘五味子 Schisandra propinqua（Wall.）Baill. var. intermedia A. C. Smith、毛叶五

味子 *Schisandra pubescens* Hemsl. et Wils.、红花五味子 *Schisandra rubriflora*（Franch）. Rehd. et Wils.等在各地亦作五味子入药。目前五味子以野生为主，亦有栽培。

五味子野生于针叶混交林中及山沟、溪流两岸的小乔木和灌木丛间，缠绕其他树木或生长在林缘及林中空旷的地方。喜湿润环境，但不耐低洼水浸，耐寒，需适度荫蔽，幼苗期尤忌烈日照射。宜在富含腐殖质的砂质壤土上栽培。五味子可以种子繁殖、扦插繁殖和根茎繁殖，实生苗5年后结果，无性繁殖3年挂果，一般栽培后4~5年大量结果，待果实呈紫红色，摘下晒干、阴干或烘干。

现今朝鲜和我国东北、河北、山东一带是北五味子的主产区，以辽宁所产者最佳，故有"辽五味"之称，并在辽宁建立了五味子的GAP基地。而陕西、甘肃、浙江等地是南五味子的主产区。

五味子以粒大、果皮紫红、肉厚、柔润者为佳。主要含有木脂素类、三萜类、酚酸类、挥发油等。《中国药典》2020年版规定，五味子药材含五味子醇甲（$C_{24}H_{32}O_7$）不得少于0.40%。

23. 车前子

车前子为车前科植物车前 *Plantago asiatica* L. 或平车前 *Plantago depressa* Willd. 的干燥成熟种子。夏、秋二季种子成熟时采收果穗，晒干，搓出种子，除去杂质。除种子外，车前子的茎、种子壳等均可入药，具有利尿、清热、明目、祛痰等药理功效。

车前喜向阳，湿润的环境，耐寒、耐旱。常野生于山区、丘陵、平原的田边、地角、路旁及房前屋后。耐寒性强，可耐受−30℃以下的低温，适宜生长的温度为25℃。适应性广，从南到北均有野生。对土壤要求不严，但在疏松肥沃、湿润、向阳的砂质壤土上生长良好。土质黏重，低洼易涝地不宜种植。

全国大部分省区均产，主产区为江西和黑龙江，为江西省道地药材"三子一壳"之一。

车前子以颗粒饱满、色黄棕、纯净者为佳。主要含有黄酮类、多糖类、萜类、挥发油类等成分。《中国药典》2020年版规定，车前子药材含京尼平苷酸（$C_{16}H_{22}O_{10}$）不得少于0.50%，毛蕊花糖苷（$C_{29}H_{36}O_{15}$）不得少于0.40%。

24. 牛膝

牛膝为苋科植物牛膝 *Achyranthes bidentata* Bl. 的干燥根。从宋代起，牛膝主要基原为栽培品，与现今用牛膝 *Achyranthes bidentata* Bl. 一致。据考证经典名方中除三痹汤建议用川牛膝 *Cyathula officinalis* Kuan外，宋代的温经汤及明清4首均建议用牛膝 *Achyranthes bidentata* Bl.。历代本草记载牛膝多以怀产为佳，其道地产区为河南省武陟、温县、沁阳、孟州、博爱、修武等，处于中纬度地区。

牛膝宜选土层深厚、疏松肥沃、排水良好且地下水位较低的砂质壤土地种植。牛膝喜温暖、干燥、阳光充足的环境，其道地产区属温带大陆性季风气候，四季分明，雨量集中，日照充足。一般在谷雨前后播种，北方宜早，南方宜迟，可条播、撒播和穴播。牛膝收获以下霜后封冻前最好，北方在10月中旬到11月上旬收获，南方在11月下旬至12月中旬收获。除去须根和泥沙，捆成小把，晒至干瘪后，将顶端切齐，晒干。

野生牛膝分布于除东北以外的全国大部分地区。河南、山西、河北、山东、江苏均适宜其栽培生产；尤以河南武陟、温县、夏邑、博爱、沁阳等地最为适宜。河南产的怀牛膝为道地药材。

牛膝形态上以根粗长、质地润、色泽白、皮细者为佳，颜色上以外皮黄白色者为佳。主要含有皂苷类、甾酮类、黄酮类及多糖类等成分。《中国药典》2020年版规定，牛膝药材醇溶性浸出物不得少于6.5%，β-蜕皮甾酮（$C_{27}H_{44}O_7$）不得少于0.030%，同时要求二氧化硫残留量不得过400mg/kg。

25. 升麻

升麻为毛茛科植物大三叶升麻 *Cimicifuga*

heracleifolia Kom、兴安升麻 *Cimicifuga dahurica* (Turcz.) Maxim 或升麻 *Cimicifuga foetida* L. 的干燥根茎。

野生资源多生于阴坡或阳坡的落叶松林、针阔混交林、阔叶林、林缘、灌木丛、沟塘或溪边等，伴生植物种类较多。喜微酸性或中性的腐殖质土，很少生长在低洼潮湿处，低洼处易积水致根部腐烂。年降水量400mm以上均可满足其正常生长，但长势有所不同，以蒸发量较小的林下地、沟塘等湿润地长势健壮。对光线要求较严格，大多数是散射光，占生长发育期55%~65%，少数是直射光，占生长发育期35%~45%。土壤干旱、贫瘠、光照度强，植株矮小、瘦弱。

兴安升麻主产于黑龙江、河北、山西、内蒙古、辽宁、吉林、河南、湖北等地；大三叶升麻主产于辽宁、吉林、黑龙江等地；升麻主要以四川为道地产区。

升麻以个大、质坚、无细根、表面色黑褐者为佳。主要含三萜皂苷、有机酸和色原酮类等成分。《中国药典》2020年版规定，升麻药材含异阿魏酸（$C_{10}H_{10}O_4$）不得少于0.10%。

26.乌药

乌药为樟科植物乌药 *Lindera aggregata* (Sims) Kosterm. 的干燥块根。全年均可采挖，除去细根，洗净，趁鲜切片，晒干（为乌药片），或直接晒干（为乌药个）。目前乌药以野生资源为主，亦有人工栽培。

乌药喜温、喜阳，适应性强。对土壤要求不严，一般土壤都能种植。野生于海拔200~1000m的向阳山坡、山谷或疏林灌木丛中。乌药主要以种子进行繁殖，一般栽培4~5年后采挖。挖出的根除去细根，洗净，趁鲜切片，晒干或微火烘干。

乌药产浙江、江西、福建、安徽、湖南、广东、广西、台湾等地，越南、菲律宾也有分布。其中因浙江天台所产乌药量大而质佳为道地产区，称"天台乌药"或"台乌药"。

乌药个以个大、质嫩、折断后香气浓郁者为佳；切片以色红微白、无黑色斑点者为佳。主要含有挥发油、黄酮、生物碱及呋喃倍半萜及其内酯类成分。《中国药典》2020年版规定，乌药药材醇溶性浸出物不得少于12.0%，含乌药醚内酯（$C_{15}H_{16}O_4$）不得少于0.030%，含去甲异波尔定（$C_{18}H_{19}NO_4$）不得少于0.40%。

27.乌梅

乌梅为蔷薇科植物梅 *Prunus mume* (Sieb.) Sieb. et Zucc. 的干燥近成熟果实。梅原产我国南方，已有三千多年的栽培历史，无论作观赏或果树均有许多品种。许多类型不但露地栽培供观赏，还可以栽为盆花，制作梅桩。鲜花可提取香精，花、叶、根和种仁均可入药。果实可食、盐渍或干制，或熏制成乌梅入药，有止咳、止泻、生津、止渴之效。梅又能抗根线虫危害，可作核果类果树的砧木。

梅喜温暖湿润的环境。分布地区平均气温为16~23℃，生长期1~10月，平均温度19~21℃最为适宜；年降雨量1000mm以上。开花期平均气温5℃左右为宜，花期气温低于-6℃时，会受冻害；高于20℃，坐果率低。对土壤要求不严，在砾质壤土、黏壤土和砂质壤土中均能正常生长，但在土层深厚、疏松肥沃、排水良好，微酸性或中性砂质壤土中植株生长良好。质地黏重或低洼积水地，不利于植株生长，往往出现枝叶徒长，长势早衰，落花落果严重等现象；而在保水保肥性能差的砂质土中，则易受干旱，后期脱肥，生长不良。

我国各地均有栽培，以长江流域以南各省最多，江苏北部和河南南部也有少数栽种，某些品种已在华北引种成功。日本和朝鲜也有。以浙江产品质较好，肉厚色黑，四川产量最大。

乌梅以个大、肉厚、核小、外皮乌黑色、味极酸者为佳。主要含有机酸、黄酮类、糖类、氨基酸、脂类、挥发性成分、生物碱、萜类、甾醇、微量元素及其他成分。《中国药典》2020年版规定，乌梅药材含枸橼酸（$C_6H_8O_7$）不得少于12.0%。

28.火麻仁

火麻仁为桑科植物大麻 *Cannabis sativa* L.的干燥成熟果实。大麻雌雄异株，雄株称枲，雌株名苴，泛称则作麻。大麻在古代是主要的纤维作物。大麻作为经济作物，《齐民要术》详载其种植之法。我国各地均有分布，栽培或沦为野生；新疆常见野生分布。

大麻生于海拔1000~3000m的各种气候和土壤类型区，喜温暖湿润气候，幼苗期能耐-5~-3℃霜冻，生长适宜温度为19~23℃。对土壤要求不严，以砂质壤土或黏质壤土栽培为宜。10~11月果实大部分成熟时，割取果株，晒干，脱粒，扬净。火麻仁主要是采用种子进行繁殖。生产上多选用高产株作留种株。高产株一般具有分枝多、抗病强、籽粒饱满等特点。清明前后播种，每亩约需种子1kg，一周左右出苗。

现代火麻仁主要为人工栽培品，主产区于黑龙江、辽宁、吉林、四川、甘肃、云南等地，主产区与道地产区一致。

火麻仁以粒大、种仁饱满者佳。主要含胡芦巴碱、异亮氨酸、甜菜碱、麻仁球朊酶、亚麻酸、亚油酸等成分。《中国药典》2020年版中并未对火麻仁成分做含量规定。

29.巴戟天

巴戟天为茜草科植物巴戟天 *Morinda officinalis* How的干燥根。加工时先洗去泥沙，剪去茎和须根，日晒或火烘至6~7成干，待质柔软时，用木槌轻轻打扁，切成8~12cm长的小段，干燥。历代本草所记载巴戟天形态完全不同，并非同一种原植物，现代所用巴戟天的主要来源为茜草科的一个新种 *Morinda officinalis* How，被《中国药典》作为巴戟天正品收载。

巴戟天生于山地疏、密林下和灌丛中，常攀于灌木或树干上，目前已有人工栽培。喜温暖湿润，耐高温、怕严寒，适宜生长温度为20~25℃。适合生长在阳光充足、雨量充沛、土壤肥沃疏松且呈弱酸性的黄土壤或砂质土壤中，如坡地、丘陵。

现主要分布于福建、广东、海南、广西等热带和亚热带地区，除海南外，其他三省（区）均有栽培，现今道地产区为广东德庆、高要、郁南。

历代本草均认为巴戟天"连珠肉厚者为胜"。生巴戟天以条粗壮、连珠状、肉厚、色紫者为佳。巴戟肉以条粗壮、肉厚、色浅褐者为佳。主要含有多糖、环烯醚萜类及蒽醌类等成分。《中国药典》2020年版规定，巴戟天药材含耐斯糖（$C_{24}H_{42}O_{21}$）不得少于2.0%。

30.玉竹

玉竹为百合科植物玉竹 *Polygonatum odoratum*（Mill.）Druce的干燥根茎。秋季采挖，除去须根，洗净，晒至柔软后，反复揉搓、晾晒至无硬心，晒干；或蒸透后，揉至半透明，晒干。

玉竹生于海拔500~3000m的山野林下或石隙间，喜温暖湿润气候、阴湿环境及排水良好的微酸性砂质壤土。目前玉竹临床以及保健品行业需求量越来越大，日渐减少的野生资源已经无法满足玉竹的需求。

现代玉竹主要为人工栽培品，主产区在湖南、湖北、河南、江苏、浙江等地；主产区与道地产区一致。

玉竹以条长、肉肥、黄白色、光泽柔润者佳。主要含有多糖、甾体皂苷、黄酮、挥发油等成分，具有降血糖、免疫调节、抗氧化等药理作用。《中国药典》2020年版规定，玉竹药材含玉竹多糖以葡萄糖（$C_6H_{12}O_6$）计，不得少于6.0%。

31.甘草

甘草为豆科植物甘草 *Glycyrrhiza uralensis* Fisch.、胀果甘草 *Glycrhiza inflata* Bat.或光果甘草 *Glycyrrhiza glabra* L.的干燥根和根茎。

甘草喜凉爽、干燥气候，喜光、耐旱、耐寒，对土壤适应性较强，甘草原野生于草原钙质土上，是抗盐性很强的植物。春、秋二季皆可采挖，春季由清明至夏至采收；秋季由白露至地冻采收；传统认为宜春季采收。但因各地的气候、土壤条件差异很大，采收期也不尽相同。

甘草在我国北方地区分布广泛，主产于内蒙古、甘肃、宁夏、新疆，以内蒙伊盟的杭锦旗、阿拉善盟阿拉善旗及甘肃、宁夏所产品质最佳；胀果甘草主产于新疆喀什、阿拉苏、甘肃、内蒙古、陕北等地；光果甘草主产于新疆塔城等地。目前，野生甘草主要分布于以下地区：内蒙古、新疆和宁夏，此外，青海、甘肃、陕西、山西、吉林、黑龙江和辽宁等地也有所分布。

带皮甘草以外皮细紧、有皱沟、红棕色、质坚实、粉性足、断面黄白色者为佳；外皮粗糙、灰棕色、质松、粉性小、断面深黄色者为次；外皮棕黑色、质坚硬、断面棕黄色、味苦者不可入药。粉草较带皮甘草为佳。主要含三萜类、黄酮类、挥发油等成分。《中国药典》2020年版规定，甘草药材含甘草苷（$C_{21}H_{22}O_9$）不得少于0.50%，甘草酸（$C_{42}H_{62}O_{16}$）不得少于2.0%。

32. 石决明

石决明为鲍科动物杂色鲍 *Haliotis diversicolor* Reeve、皱纹盘鲍 *Haliotis discus hannai* Ino、羊鲍 *Haliotis ovina* Gmelin、澳洲鲍 *Haliotis ruber*（Leach）、耳鲍 *Haliotis asinina* Linnaeus 或白鲍 *Haliotis laevigata*（Donovan）的贝壳。

石决明以人工养殖为主，人工繁殖石决明的时间一般在6~9月，采用紫外线照射法、变温刺激法等催产幼鲍，成鲍的饲养采用浮筏式养殖、放流养殖等方式。2~3年后鲍壳长达5cm之后开始采收，采收时间多在夏季和秋季，采收时用刀划开，取出壳肉，保留外壳。

主产于广东、福建等地的杂色鲍，辽宁、山东等地的皱纹盘鲍，海南、西沙群岛、南沙群岛等地的羊鲍、澳洲鲍、耳鲍或白鲍均为其正品来源。

石决明形态上以"壳厚"者为佳，颜色上以"内面鲜艳""无杂"为佳。主要含碳酸钙、有机质、镁、铁、磷酸盐、氯化物和碘等。《中国药典》2020年版规定，石决明药材含碳酸钙（$CaCO_3$）不得少于93.0%。

33. 石菖蒲

石菖蒲为天南星科植物石菖蒲 *Acorus tatarinowii* Schott 的干燥根茎。自生或栽培在池塘或水田内。

石菖蒲喜冷凉湿润气候，阴湿环境，耐寒，忌干旱；野生长于海拔500~1000m的河流阶地、溪流谷地、溪涧旁石上或常绿阔叶林密林下湿地，所在地表季节性积水，土壤为泥炭沼泽土。石菖蒲以无性繁殖为主，常采用根茎分株繁殖。栽后3~4年采收。一般在早春或冬末挖出根茎，剪去叶片和须根，洗净，晒干，撞去毛须。

从古至今四川均为石菖蒲的道地产区，适宜生长于四川盆地边缘山区以及盆地中央丘陵平原区的成都平原亚区、长江河谷西段和盆地北部深丘亚区，主要包括雅安、荥经、洪雅、峨眉山市、夹江、彭州、大邑、邛崃、宜宾、筠连、琪县、叙永、古蔺、金河、峨边、马边等。其中以雅安、荥经、洪雅、峨眉山市等地为最适宜种植区。

石菖蒲以条粗壮、坚实质脆，表面色黄、断面色白、香气浓者为佳。主要含有挥发油、氨基酸类。《中国药典》2020年版规定，石菖蒲药材浸出物不得少于12.0%，含挥发油不得少于1.0%（ml/g）。

34. 石斛

石斛为兰科植物金钗石斛 *Dendrobium nobile* Lindl.、霍山石斛 *Dendrobium huoshanense* C. Z. Tang et S. J. Cheng、鼓槌石斛 *Dendrobium chysotoxum* Lindl. 或流苏石斛 *Dendrobium fimbriatum* Hook. 的栽培品及其同属植物近似种的新鲜或干燥茎。

石斛喜温暖湿润的气候及半阴半阳的环境，不耐寒。石斛通常采用分株繁殖，一般在春分至清明间播种。分根栽培的一年可采收，分枝栽培需两年收获。收获适宜期在立冬后至清明之前。

现今石斛主产于广西、四川、安徽、湖北、广东等地，并习惯认为金钗石斛以产于广西靖西者质最优。

石斛以青绿色、肥满多叶、嚼之发黏者为佳。干品以色金黄、有光泽、质柔者为佳。主要含生物碱类、酚类、倍半萜类、香豆素类等成分。《中国药典》2020年版规定，金钗石斛含石斛碱（$C_{16}H_{25}NO_2$）不得少于0.40%，霍山石斛含多糖以无水葡萄糖（$C_6H_{12}O_6$）计不得少于17.0%，鼓槌石斛含毛兰素（$C_{18}H_{22}O_5$）不得少于0.030%。

35.石膏

石膏为硫酸盐类矿物石膏族石膏，主含含水硫酸钙（$CaSO_4 \cdot 2H_2O$），采挖后，除去杂石及泥沙。常产于海湾盐湖和内陆湖泊形成的沉积岩中。

目前石膏基本为野生资源，主要来源于石膏矿，湖北应城为道地产区，其他各地如安徽、四川、贵州、湖南等地均有分布。

石膏以有细纹且白泽者为佳。《中国药典》2020年版规定，石膏药材含含水硫酸钙（$CaSO_4 \cdot 2H_2O$）不得少于95.0%，且对重金属及砷盐含量也有要求，规定重金属含量不得过10mg/kg，砷盐含量不得过2mg/kg。

36.北沙参

北沙参为伞形科植物珊瑚菜 *Glehnia littoralis* Fr. Schmidt ex Miq. 的干燥根，又被称为莱阳参、野香菜根、海沙参等。夏、秋二季采挖，除去须根，洗净，稍晾，置沸水中烫后，除去外皮，干燥；或洗净直接干燥。

北沙参多栽培于肥沃疏松的砂质土壤或野生于海边沙滩。现野生品种已濒临灭绝，为国家三级保护濒危植物，已载入《中国植物红皮书》和《广东省珍稀濒危植物图谱》。北沙参耐寒力强，休眠期根可在 −38℃下安全越冬。播种于10℃情况下，15~20天出苗，高于20℃对幼苗生长不利。喜阳光，光照强叶片光滑油亮，色泽浓绿而厚，被遮荫的叶片失绿变黄，薄且无光。北沙参对土壤的适应性较强，以深厚的砂壤土、轻壤

土、中壤土栽培较适宜，这类土壤土质疏松、通透性好，利于根系深扎，产药质量优良。

野生北沙参主要分布于辽宁、河北、山东、江苏、浙江、福建、台湾、广东等地。栽培品主产于山东莱阳、烟台、文登、江苏连云港、河北秦皇岛及辽宁大连，产量大，品质佳，供销全国并出口。其中，以莱阳高格庄胡城村产北沙参最为著名，是北沙参的传统道地产区，所产北沙参以"莱阳沙参""莱胡参"著称，但其种植面积与产量却逐年萎缩。另一方面，河北与内蒙古的北沙参引种区域在不断扩大，加之价格便宜，已成为该品种的主流产区。据调查，现山东莱阳仅有少量种植北沙参，栽培北沙参主要产于河北安国和内蒙古赤峰牛营子。

北沙参以根条细长、均匀色白、质坚实者为佳。主要含有香豆素、挥发油、酚酸类、糖苷类、多炔类等成分。《中国药典》2020年版中，北沙参的质量控制项仅有形态鉴别内容，缺少指标成分或有效成分的含量测定方法。

37.生姜

生姜为姜科植物姜 *Zingiber officinale* Rosc. 的新鲜根茎。姜是世界范围内一种重要的香辛调味料，它在热带、亚热带地区广为种植，是迄今为止国际贸易中最重要的根茎类香料，世界年贸易量超过2万吨。我国是姜的主要出口国之一，年出口量占世界总出口量的40%。老姜、干姜、干姜片、干姜粉、生姜、姜汁、姜油等被广泛用做食品调味品。除了作为香辛调味料之外，也是亚洲传统的药食两用植物。

姜喜温暖、湿润、荫蔽的气候环境，不耐寒，忌潮湿，怕强光直射。生长最适宜温度是25~28℃，温度低于20℃则发芽缓慢。生长区年均温度18℃以上，全年无霜期330天以上，年降雨量900~1300mm，空气相对湿度为80%左右。对土壤要求较严，适于在上层深厚、疏松、肥沃、排水良好、pH值为5~7的砂壤土至重壤土种植。

主产于四川、贵州、广东、山东、云南、陕

西等地。四川主产于犍为县、沐川县、荣县、宜宾等地。其中以犍为县辖内的新民、榨鼓、九井、铁炉、芭沟、孝姑、龙孔、马庙等乡镇产量大、质量好。

生姜以表面黄褐或灰棕色，有环节、质脆、断面浅黄色、气香、味辛辣者为佳。主要成分为挥发油、姜辣素和二苯基庚烷三大类，还含有黄酮、氨基酸、蛋白质等。《中国药典》2020年版规定，生姜药材含挥发油不得少于0.12%（ml/g），6-姜辣素（$C_{17}H_{26}O_4$）不得少于0.050%，8-姜酚（$C_{19}H_{30}O_4$）与10-姜酚（$C_{21}H_{34}O_4$）总量不得少于0.040%。

38. 白术

白术为菊科植物白术 Atractylodes macrocephala Koidz. 的干燥根茎。冬季下部叶枯黄、上部叶变脆时采挖，除去泥沙，烘干或晒干，再除去须根。

白术生于山区丘陵地带，山坡草地及山坡林下，喜凉，耐寒，怕湿热干旱。以疏松、排水良好的砂质壤土为宜，忌连作，需间隔5年以上再作，否则易发病，前作以禾本科作物为好。用种子繁殖条播、育苗移栽法。最佳采收时期为霜降至立冬（10月底~11月初）。

目前，白术仍以人工种植为主，野生资源分布在江西、湖南、浙江、四川等地，几已绝迹。随着多年来全国白术生产发展的变迁，如今形成浙江白术、亳州白术、湖南白术、安国白术四大白术品系，主产地有安徽亳州、河北安国、湖北来凤、重庆秀山、湖南邵阳、四川雅安、四川乐山等。白术以浙江栽培的数量最大，以浙江嵊州市、新昌地区产量最大；于潜所产品质最佳，药材气清香，甜味强而辣味少，特称为"于术"。

白术以体形硕大、气清味甘为佳，即"白术根甜而少膏"。主要含有挥发油、内酯、多糖等成分。《中国药典》2020年版规定，白术药材二氧化硫残留量不得超过400mg/kg，未对白术药材的含量作出规定。

39. 白芍

白芍为伞形科植物芍药 Paeonia lactiflora Pall. 的干燥根。根茎挖出后将根与种芽分开，洗净，去除头尾和细根，置沸水中煮后去外皮或去皮后再煮，晒干。

白芍是多年生草本植物，喜湿温、耐寒冷；野生多生长于山坡、山谷的灌木丛中；适于在平坝、丘陵或较低山地栽培。对土壤的要求相对较高，一般而言，肥厚、疏松的土壤更加有利于白芍的生长发育。

目前白芍主要为人工栽培，野生资源较少，以安徽亳州、浙江磐安、四川中江和山东菏泽产居多，形成亳白芍、杭白芍、川白芍和菏泽白芍等品种。目前认为杭白芍和亳白芍历史产出最为悠久。杭白芍自古以来一直被称为"浙八味"之一，磐安地区的白芍也列入"磐五味"之一，近代认为白芍以浙江白芍品质最佳。同时亳州白芍产量最大，且亳州气候土壤非常适合白芍生长，因此在亳州市谯城区十八里镇建立了亳白芍GAP生产基地。同时随着芍药栽培产业的不断发展，四川中江、渠县，浙江杭州等地也已建立了GAP基地。

白芍以根粗、坚实、无白心或裂隙、粉性足者为佳。主要含有单萜苷类化合物如芍药苷、芍药内酯苷以及微量的多元酚类化合物如丹皮酚和苯甲酸。《中国药典》2020年版规定，白芍药材浸出物不得少于22.0%，芍药苷（$C_{23}H_{28}O_{11}$）含量不得少于1.6%，同时对铅、镉、砷、汞、铜等重金属含量及二氧化硫残留量也有要求。

40. 白芷

白芷为伞形科植物白芷 Angelica dahurica（Fisch. ex Hoffm.）Benth. et Hook. f. 或杭白芷 Angelica dahurica（Fisch. ex Hoffm.）Benth. et Hook. f. var. formosana（Boiss.）Shan et Yuan 的干燥根。目前白芷主要为人工栽培，野生资源极少见。历代本草记载白芷原植物为白芷 Angelica dahurica，现主要栽培于河南、河北等北方地区，形成了

祁白芷、禹白芷等商品品种；杭白芷 *Angelica dahurica* var. *formosana* 为白芷引种到江浙一带栽培后形成的变种，四川于明朝引种杭白芷后大面积种植，遂形成商品杭白芷、川白芷；此外，主要从四川引种种植的还有渝白芷、亳白芷等。

白芷喜温暖、湿润、阳光充足的生长环境：怕高温，耐寒，适应性较强，对光照长短、强弱不甚敏感，但光照能促进其种子发芽；对水分的要求以湿润为度，怕干旱。适合生长于地势平坦、土层深厚、土壤肥沃、质地疏松、排水良好、含大量磷钾矿物质的弱碱性钙质砂土。分布在我国东亚季风气候区，即半湿润、半干旱大陆性季风气候的华北平原与亚热带季风气候的长江中下游平原和四川盆地。

目前白芷主要产自四川、河南、河北、安徽等地，浙江、重庆等地也有少量种植，已形成以产地命名的川白芷、祁白芷、亳白芷、杭白芷、渝白芷等品种，其中以四川所产川白芷产量最大，质量最佳，而四川又以遂宁为中心的涪江流域所产白芷质量最佳，并于遂宁市建立了横跨船山区、射洪县及蓬溪县的白芷GAP基地。

白芷以干燥、根条肥大、表面黄泽、体坚实、无分枝、粉性足、香气浓郁者为佳。主要含有香豆素、挥发油、苷类成分。《中国药典》2020年版规定，白芷药材浸出物不得少于15.0%，欧前胡素（$C_{16}H_{14}O_4$）含量不得少于0.080%，同时对铅、镉、砷、汞、铜等重金属含量也有要求。

41. 白果

白果为银杏科植物银杏 *Ginkgo biloba* L. 的干燥成熟种子。10~11月采收成熟果实，堆放地上，或浸入水中，使肉质外种皮腐烂（亦可捣去外种皮），洗净，晒干。

银杏树是最古老的孑遗植物之一，为多年生高大乔木类植物；银杏树对气候条件的适应范围很广，喜温暖湿润气候，喜阳、耐寒、耐旱、忌涝。在年平均温度10~18℃，冬季绝对最低气温不低于零下20℃，年降雨量600~1500mm的气候及土层深厚的砂质壤土中生长良好。不宜在阴坡、积水或盐分太重的土壤中栽种。银杏树常用扦插繁殖的方法培育种苗，再适时栽植。其生长缓慢，寿命较长，一般实生苗移栽后15~20年左右开花结实，嫁接者5~10年开花结实，可延续300~500年；现代科学技术推广可使银杏结果提早到5~7年。秋季待种子成熟后采收。

浙江天目山海拔500~1000m的天然林有野生，现代全国广大地区均有引种栽种，主要分布在江南地区，主产广西、四川、河南、山东、湖北、辽宁、江苏，以山东郯城、江苏邳州、广西兴安、灵川产者最佳。

白果以外壳白色、种仁饱满、里面色白者佳。主要含有黄酮、萜内酯类、酚酸类、氨基酸、蛋白质、淀粉和脂肪酸等，另外还含有银杏醇、白果酸、白果酚、聚戊糖、氢化白果酸、氢化白果亚酸等成分。《中国药典》2020年版规定，白果药材浸出物不得少于13.0%。

42. 白扁豆

白扁豆为豆科植物扁豆 *Dolichos lablab* L. 的干燥成熟种子。秋、冬二季采收成熟果实，晒干，取出种子，再晒干。

扁豆喜温暖湿润气候，怕寒霜；苗期需潮湿，花期要求干旱，空气和土壤湿度大容易落花；喜欢肥沃、排水良好的砂质壤土；种子繁殖，发芽率90%以上，播种后10~14天出苗。

主产区在湖南、安徽、河南等地；主产区与道地产区一致。

白扁豆以粒大、饱满、色白者佳。主要含有脂肪、多糖、蛋白质、维生素等营养物质。《中国药典》2020年版规定，白扁豆药材水分不得过14.0%。

43. 瓜蒌

瓜蒌为葫芦科植物栝楼 *Trichosanthes kirilowii* Maxim. 或双边栝楼 *Trichosanthes rosthornii* Harms 的干燥成熟果实。其种子入药称为瓜蒌子，果皮入药称为瓜蒌皮，根入药称为天花粉。瓜蒌于秋季果实成熟时，连果梗剪下，置通风处阴干。天花粉于秋冬二季采挖，洗净，除去外皮，切段或纵剖成瓣，干燥。

栝楼生于海拔200~1800m的山坡林下、灌丛、草地和田边，双边栝楼生于海拔400~1850m的山谷林中、山坡灌丛及草丛中。喜温暖、湿润气候，对温度适应性较强，适宜土质肥沃疏松、透水良好的砂质壤土，忌黏性较大的土壤。栝楼可采用种子繁殖、分根繁殖或压条繁殖。栽后1~2年开始结果，果实的最佳采收期为10月上旬。栽后3年可以采挖根，最佳采收期为10月下旬，果实采摘后。

在我国大部分地区均有栽培，主产于长江以北和西部大部分地区，如河北、山东、陕西、江苏、安徽、四川、河南等地。其中山东长清、肥城、淄博，河南安阳等地所产质量为佳，以山东、河南为道地产区，与主产区基本一致。

瓜蒌以完整、皱缩、外皮色橙红、皮厚、糖性足者为佳，即"白实最佳"。主要含有油脂、挥发油、瓜蒌酯碱、氨基酸及微量元素等成分。《中国药典》2020年版规定，瓜蒌药材水溶性浸出物不得少于31.0%。

44. 玄参

玄参为玄参科植物玄参 Scrophularia ningpoensis Hemsl. 的干燥根。暴晒6~7天待表皮皱缩后，堆积并盖上麻袋或草，使其"发汗"，4~6天后再暴晒，如此反复堆、晒，直至干燥、内部色黑为止。如遇雨天，可烘干，但温度应控制在40~50℃，且须将根晒至4~5成干时方可采用烘干。

玄参喜温暖湿润气候，并有一定的耐寒耐旱能力。适应性较强，在海拔1000m以上地区均可种植。通常以土层深厚、肥沃、疏松、排水性良好的土地为宜。土壤黏结、排水不良的低洼地不宜栽种。玄参吸肥力强，病虫害多，不宜连作。前茬以禾本科作物为好，也不宜同白术等药材轮作。

分布于安徽、江苏、浙江、福建、江西、湖南、湖北、贵州、陕西等地。玄参以浙江地区产量大，质量好，其中浙江磐安、东阳、杭州等地所产玄参为传统的道地药材。

玄参以身干、皮细、支条肥壮、体质坚实、内色乌黑、芦头短小而修净、无细须者为佳。主要含环烯醚萜、倍半萜、三萜、苯丙素、黄酮、甾醇、脂肪酸、糖类等成分，其中环烯醚萜类和简单苯丙素类为其主要活性成分。《中国药典》2020年版规定，玄参药材含哈巴苷（$C_{15}H_{24}O_{10}$）和哈巴俄苷（$C_{24}H_{30}O_{11}$）的总量不得少于0.45%。

45. 半夏

半夏为天南星科植物半夏 Pinellia ternata (Thunb.) Breit. 的干燥块茎。目前半夏商品来自于栽培或野生。野生半夏除内蒙古、新疆、青海、西藏外，全国各地在海拔2500m以下广泛分布，常见于草坡、荒地、田边或疏林中，为旱地的杂草之一。

半夏根浅喜肥、喜湿润、怕水涝，适宜在湿润肥沃、保水保肥力强、质地疏松、排灌良好的砂质壤土种植。生产上常用块茎繁殖为主，种植当年夏秋季茎叶枯萎倒苗后即可采挖，洗净泥土，除去外皮及须根，晒干或低温烘干。

目前半夏药材主产于四川、湖北、河南、贵州等地，并于甘肃天水建立半夏GAP示范种植基地。

半夏以个大、色白、质坚实、粉性足者为佳。主要含有生物碱类、挥发油、脂肪酸、甾醇类成分。《中国药典》2020年版规定，生半夏水溶性浸出物不得少于7.5%。炮制品姜半夏和清半夏，还规定了白矾的限量。

46. 地龙

地龙为钜蚓科动物参环毛蚓 Pheretima aspergillum（E. Perrier）、通俗环毛蚓 Pheretima vulgaris Chen、威廉环毛蚓 Pheretima guillelmi（Michaelsen）或栉盲环毛蚓 Pheretima pectinifera Mkhaeken 的干燥体，前一种习称"广地龙"，后三种习称"沪地龙"。由于地龙生长发育和繁殖能力直接受到外界环境和饲养条件的限制，甚至于影响到药材成品的质量,《中国药典》规定的正品地龙尚未形成大规模的工业化生产,因此地龙药材的主要来源仍依靠野生资源。

蚯蚓为穴居性动物,全身布满了感光器官,对光线非常敏感,喜阴暗,喜欢温暖、潮湿和安静的生活环境。多生活在土表以下的0~40cm处,越往下层越少,且随季节变化上下移动,春秋两季多集中在地表于20cm处。夏季和冬季则集中于15~30cm处。蚯蚓在土质松软,温度适宜,富含有机质,结构良好,pH值为6~7.5的砂壤土中数量较多,最怕接近盐、碱性土壤,或盐碱性水源。土壤的上层常有大量的落叶、枯草、植物根茎叶以及腐烂的瓜果、动物粪便等含有丰富有机质的物质。一般蚯蚓的活动温度为5~30℃,生长繁殖最适温度为15~25℃,在0~5℃则停止生长发育,进入休眠状态,0℃以下或40℃以上常导致死亡。土壤的湿度一般要求在40%~60%,空气的相对湿度在60%~80%为好。

目前地龙除西北干燥沙质地之外,在全国大部分地区均有分布,已形成广地龙、沪地龙等品种。广地龙主产于广东南海、茂名、阳江、灵山、龙门、高要、韶关、佛山、平远、钦县,广西容县、梧州、北流等近河边地方,以广东产品质优;沪地龙主要分布在浙江、湖北、上海等地,其中上海市的南汇、奉贤等各郊县为主要收购地。

地龙以"颈白身紫、条大身干、肉厚肥满"者为佳。主要含有脂肪酸、氨基酸、蛋白质和微量元素等成分。《中国药典》2020年版规定,地龙药材浸出物不得少于16.0%,同时对重金属及黄曲霉毒素B_1、B_2、G_1、G_2等含量也有要求。

47.地骨皮

地骨皮为茄科植物枸杞 *Lycium chinense* Mill. 或宁夏枸杞 *Lycium barbarum* L.的干燥根皮。全世界枸杞属物种约有80种,在全球呈现离散分布,我国有枸杞属7个种及3个变种。

宁夏枸杞分布于北纬30°~44°,东经80°~122°区域,枸杞适应性强,耐盐碱,耐沙荒,耐寒,在-25℃越冬无冻害,耐干旱,根系发达,可深达5~6m。在砂壤土、壤土、黄土、沙荒地、盐碱地均能生长。栽培枸杞喜凉爽、喜光、喜肥,萌蘖力强,寿命长达50~80年。

主产于宁夏、内蒙古、甘肃、青海、新疆、陕西、河北等地,我国中部和南部一些地区也有引种栽培。宁夏回族自治区的中宁、银川栽培者质量最佳,为道地药材。

地骨皮以筒粗,肉厚,整齐,无木心及碎片者为佳。主要含有生物碱类、有机酸类、肽类、苷类、蒽醌类及其他类化合物。《中国药典》2020年版规定,以显微和薄层色谱对其进行鉴别。

48.地黄

地黄为玄参科植物地黄 *Rehmannia glutinosa* Libosch.的新鲜或干燥块根。生地黄是将地黄新鲜或干燥块根缓缓烘焙至约八成干所得,亦称"干地黄"。

地黄喜温暖气候,较耐寒,以阳光充足、土地深厚、疏松、肥沃的砂质土壤栽培为宜。忌连作,前作宜选禾本科作物,不宜选棉花、芝麻、豆类、瓜类等作物,否则病害严重。块根繁殖为主,种子繁殖多在繁育新品种时应用。种用块根来源于倒栽法,窖藏及春地黄露地越冬等,以倒栽法的地黄种产量高、质量好。怀地黄最佳采收期为11月中下旬顶芽枯萎至第二年2月底萌发之前,采挖时有人工采挖和机械采挖两种方式。

现人工种植的主产区为河南、河北、山东、山西等地,其中主产于河南焦作地区的道地药材被称为怀地黄。

生地黄以块大、体重、断面乌黑者为佳。地黄中含有环烯醚萜及其苷类、糖、苷类、氨基酸、微量元素等成分。《中国药典》2020年版规定,地黄药材浸出物不得少于65.0%,生地黄含梓醇($C_{15}H_{22}O_{10}$)不得少于0.20%,生地黄含地黄苷D($C_{27}H_{42}O_{20}$)不得少于0.10%。

49.熟地黄

熟地黄为玄参科植物地黄 *Rehmannia glutinosa*

Libosch.的新鲜或干燥块根的炮制加工品。

熟地黄以块根肥大、软润、内外乌黑有光泽者为佳。主要的化学成分有环烯醚萜苷类、糖苷类、紫罗兰酮类以及氨基酸类等。《中国药典》2020年版规定，熟地黄药材含地黄苷D（$C_{27}H_{42}O_{20}$）不得少于0.050%。

50.地榆

地榆为蔷薇科植物地榆 Sanguisorba officinalis L.或长叶地榆 Sanguisorba officinalis L. var. longifolia（Bert.）Yü et Li的干燥根。后者习称"绵地榆"。

地榆喜温暖湿润气候、耐寒，在高温多雨季节生长最快，怕干旱。生于山坡、谷地、草丛以及林缘或林内。适应性很强，除寒冷的冬季外，其余季节均可长出新叶。在贫瘠、干旱的土壤中生长更旺。早期主要以野生为主，栽培较少，现已形成种子繁殖、分根繁殖等栽培模式。种子繁殖的生长期为2~3年，分株繁殖的生长期为1年。春秋两季均可采收，除去残茎、须根及泥土，晒干。

地榆分布区域较广，道地性不强，主产于河南、东北、江西、江苏等地。

地榆形态上以条粗、质硬者为佳，颜色以断面色红者为佳。主要含有鞣质、酚酸、皂苷、黄酮和多糖等化学成分。《中国药典》2020年版规定，地榆药材含鞣质不得少于8.0%，含没食子酸（$C_7H_6O_5$）不得少于1.0%。

51.芒硝

芒硝为硫酸盐类矿物芒硝族芒硝，经加工精制而成的结晶体。晶体多呈棱柱状，或不规则块片状、颗粒状，无色透明，质脆，气无，味苦咸而有清凉感。其中形如圭角状的不规则长方形结晶体即为古代本草所称马牙硝。

芒硝多产于海边碱土地区，矿泉、盐场附近及潮湿的山洞中，或形成于内陆盐湖中。全年均可采制，但以秋冬季为佳，因气温低易结晶。取天然产之不纯芒硝，俗称土硝，加水溶解，放置，使杂质沉淀，过滤，滤液加热浓缩，放冷后即析出结晶，取出晒干，通称"皮硝"。

全国大部分地区均有生产。

芒硝以无色、透明、呈长条棱柱结晶者为佳。主含含水硫酸钠（$Na_2SO_4 \cdot 10H_2O$）。《中国药典》2020年版规定，芒硝药材含硫酸钠（Na_2SO_4）不得少于99.0%。

52.百合

百合为百合科植物卷丹 Lilium lancifolium Thunb.、百合 Lilium brownii F. E. Brown var. viridulum Baker或细叶百合 L. pumilum DC.的干燥肉质鳞叶。近年有不少经过人工杂交而产生的新品种，如亚洲百合、香水百合、火百合等。鳞茎含丰富淀粉，可食，亦作药用。

百合喜凉爽，较耐寒。高温地区生长不良。喜干燥，怕水涝。对土壤要求不严，但在土层深厚、肥沃疏松的砂质壤土中，鳞茎色泽洁白、肉质较厚。黏重的土壤不宜栽培。根系粗壮发达，耐肥。一般在大暑前后（7月下旬）选晴天采挖。收后，切除地上部分、须根和种子根，放在通风处贮藏。

主产于湖南、四川、河南、江苏、浙江，全国各地均有种植，少部分为野生资源。

百合以鳞片均匀肉厚、色黄白、质硬、脆，无黑片、油片的质量较好。百合除含有淀粉、蛋白质、脂肪及钙、磷、铁、维生素B_1、B_2、C等营养素外，还含有一些特殊的营养成分，如酚酸类、酚酸甘油酯糖苷类、皂苷类、百合多糖类成分。《中国药典》2020年版规定，百合药材含百合多糖以无水葡萄糖（$C_6H_{12}O_6$）计，不得少于21.0%。

53.当归

当归为伞形科植物当归 Angelica sinensis（Oliv.）Diels的干燥根。当归野生产于高山地区，对温度的要求严格，喜凉爽，怕高温，在海拔1500~3000m的高寒山区生长适宜，向低海拔引种时往往因夏季高温的影响而失败。近年来，我国培育了多个产量高、抗病耐寒的新品种，如岷归1号、岷归2号、岷归3号和岷归4号。

当归在微酸性至中性土壤中生长较好，宜选择土层深厚，肥沃疏松，排水良好，富含有机质的砂壤土、腐殖土，忌连作，轮作期2~3年。育苗移栽后当年或直播繁殖后的第二年10月中下旬采收。甘肃在秋末采挖，云南在立冬前后采挖。采挖前，先将地上部分茎叶割去，采挖后，摊开于干燥通风处，晾晒至水分稍蒸发，根变软时捆成小把，架于棚顶上，熏干，不宜阴干或太阳晒，否则品质低。

主产于甘肃岷县、渭源、漳县、武都、文县一带及云南省曲靖市沾益县，其中以岷县所产的"岷归"产量最大，质量最佳，销往全国并出口东南亚。除上述地区外，当归还在我国多个省（区）有分布，包括甘肃宕昌，云南维西、丽江、德钦、香格里拉，四川九寨沟、宝兴、汉源、平武，湖北恩施、巴东、鹤峰、利川，陕西陇县、平利、镇坪，宁夏固原的西吉，青海贵德、湟中、大通，贵州习水、威宁、黄平，山西吕梁、运城等。

当归以主根大、身长、支根少、断面黄白色、气味浓厚者为佳。主根短小、支根多、气味较弱及断面变红棕色者质次。主要含挥发油、有机酸、氨基酸、微量元素等成分。《中国药典》2020年版规定，当归药材含挥发油不得少于0.4%（ml/g），含阿魏酸（$C_{10}H_{10}O_4$）不得少于0.050%。

54.肉苁蓉

肉苁蓉为列当科植物肉苁蓉 Cistanche deserticola Y. C. Ma 或管花肉苁蓉 Cistanche tubulosa（Schenk）Wight 的干燥带鳞叶的肉质茎，别名金笋、地精、大芸。春季采收的称为"春苁蓉"或"春大芸"，秋季采收的称为"秋苁蓉"或"秋大芸"。

肉苁蓉多生于荒漠、沙漠地区。产地气候特征为干旱少雨、风大沙多、蒸发量大、冬季严寒、日照时数长、温差大等，属于极端典型的大陆性气候。海拔400~1200m，地下水位较高的固定或半固定沙地、沙丘以及大沙漠边缘，生有旱生灌木的群落多有寄生。土壤为中细沙，呈中性或偏碱性，含盐分较高，土壤水溶性盐分中钾、钠、钙、镁和硅含量高，氮、磷、有机质含量低。

现今肉苁蓉主要分布于内蒙古西北部、宁夏、新疆、青海及甘肃河西等地。管花肉苁蓉主要分布于新疆南疆的塔克拉玛干沙漠及其周边地区。近年来，由于市场需求量不断增加、肉苁蓉野生资源日渐稀少，肉苁蓉的人工栽培规模逐渐扩大。目前，宁夏永宁县有较大面积的肉苁蓉人工种植，管花肉苁蓉仅分布于新疆南疆地区，内蒙古、宁夏、河北等地先后开展了人工引种种植。

肉苁蓉以肉质、条粗长、棕褐色柔嫩滋润者为佳。主要含有苯乙醇苷类及环烯醚萜类、木脂素等成分。毛蕊花糖苷、异毛蕊花糖苷、松果菊苷等苯乙醇苷类，甘露糖醇等多糖，6-去氧梓醇、京尼平苷酸等环烯醚萜类，（+）-丁香树脂酚-O-β-D-葡萄糖苷等木脂素类物质及绿原酸、咖啡酸等有机酸，缬氨酸、亮氨酸、赖氨酸等氨基酸成分可作为其质量标志物。《中国药典》2020年版规定，肉苁蓉含松果菊苷（$C_{35}H_{46}O_{20}$）和毛蕊花糖苷（$C_{29}H_{36}O_{15}$）的总量不得少于0.30%；管花肉苁蓉含松果菊苷（$C_{35}H_{46}O_{20}$）和毛蕊花糖苷（$C_{29}H_{36}O_{15}$）的总量不得少于1.5%。

55.肉桂

肉桂为樟科植物肉桂 Cinnamomum cassia Presl 的干燥树皮。肉桂见于本草主要有箘桂、牡桂、桂三种，而医方所用，则有肉桂、桂枝和桂心等。因本草名和处方名之间有所交错，且同一名称在不同时期、不同文献中，名实不同，由此造成很多混淆。北宋时期林亿将桂类药物统一为桂枝，苏颂则将本草三种桂并为一条，以肉桂 Cinnamomum cassia Presl 和钝叶桂 Cinnamomum bejolghota 为主流。宋元时期，才将树皮称为"肉桂"，嫩枝称为"桂枝"。目前，肉桂以人工栽培为主。

肉桂喜温暖、怕霜雪，要求雨量分布均匀，年平均降雨量1200~2000mm，大气相对湿度在80%以上的地区种植为好。对土壤的要求较严，以排水和透水性良好，土层疏松深厚、肥沃湿润、土壤pH值为4.5~5.5的酸性红壤、红褐壤和山地黄红壤为好。可种子繁殖、扦插繁殖和高空压条繁殖。肉桂的采收可分为传统的砍树剥皮和现代的环状剥皮技术，目前以后者多用。多选择定植后10~15年的树进行剥皮，根据采收期可分为"春桂"和"秋桂"，以春桂质量较佳。另外，根据生长年限和加工方式的差异，还可以分别加工为"官桂""企边桂""板桂"和"油桂"等商品规格。

主产于广西桂平、玉林、容县、平南、大瑶山、上思、宁明、贵县，广东德庆、信宜、茂名、肇庆、罗定，以及云南、福建、四川、浙江等地。此外，越南、斯里兰卡、柬埔寨、印度等国家也有栽培。以广西平南、苍梧，广东高要最为适宜，并在广东省德庆县武垄镇建立了肉桂生产基地。

肉桂以不破碎、质重、皮细而坚实、断面紫红色、富油性、香气浓厚、微甜辣、嚼之少渣者为佳。主要含有挥发油、双萜化合物等。《中国药典》2020年版中规定，肉桂药材含挥发油不得少于1.2%（ml/g），含桂皮醛（C_9H_8O）不得少于1.5%。

56.竹茹

竹茹为禾本科植物青秆竹 *Bambusa tuldoides* Munro、大头典竹 *Sinocalamus beecheyanus*（Munro）McClure var. *pubescens* P. F. Li. 或淡竹 *Phyllostachys nigra*（Lodd.）Munro var. *henonis*（Mitf.）Stapf ex Rendle 的茎秆的干燥中间层。全年均可采制，取新鲜茎，除去外皮，将稍带绿色的中间层刮成丝条，或削成薄片，捆扎成束，阴干。前者称"散竹茹"，后者称"齐竹茹"。取新鲜淡竹截断后，架起，烧其中央部分，二端即有淡黄色的汁液流出，以器皿盛容，即为竹沥。

竹茹原植物为常见栽培竹类，喜温暖潮湿气候，忌严寒及强风。宜选择背风向阳山坡、村庄附近缓坡平地及水旁栽种。以湿润、肥沃、排水良好中性或微酸性、微碱性的砂质壤土栽培，不宜在瘠薄、黏重的土壤上栽种。

主产于四川、江西、湖北、安徽等地。

以色绿、丝细均匀、质柔软、有弹性者为佳。主要含2,5-二甲氧基-对苯醌、对羟基苯甲醛、丁香醛等。目前《中国药典》2020年版关于竹茹药材的质量控制标准仅有水分和浸出物项目，竹茹水分不得过7.0%，浸出物不得少于4.0%。

57.决明子

决明子为豆科植物钝叶决明 *Cassia obtusifolia* L.或决明（小决明）*Cassia tora* L.的干燥成熟种子。

决明喜温暖湿润的环境，在多雨高温的环境中生长较快，但不耐寒。对土壤要求不严，黏土、腐殖土都可以种植，但在肥沃疏松的砂质壤土中生长最佳。多野生于荒山坡。

钝叶决明分布于我国南北各省（区）大部分地区，栽培或逃逸为野生；小决明分布于华东、中南、西南及吉林、辽宁、河北、山西等地。我国东南、南部及西南各省（区）的大部分地区均适宜其生产，尤以河南洛阳及南阳、河北邯郸最为适宜。

决明子以种粒饱满、身干、绿棕色、无沙土和杂质者为佳。主要含蒽醌类、氨基酸、糖类及微量元素等成分。《中国药典》2020年版规定，决明子药材含大黄酚（$C_{15}H_{10}O_4$）不得少于0.20%，含橙黄决明素（$C_{17}H_{14}O_7$）不得少于0.080%，每1000g含黄曲霉毒素B_1不得过5μg，黄曲霉毒素G_2、黄曲霉毒素G_1、黄曲霉毒素B_2和黄曲霉毒素B_1的总量不得过10μg。

58.冰糖

冰糖为禾本科植物甘蔗 *Saccharum officinarum* 茎中的液汁，制成白砂糖后再煎炼而成的冰块状结晶。

甘蔗为一年生或多年生高大实心草本，种植于热带及亚热带地区。甘蔗为喜温、喜光作物，年积温需5500~8500℃，无霜期330天以上，年均空气湿度60%，年降水量要求800~1200mm，日照时数在1195小时以上。用茎秆埋植法进行人工种植，可用蔗梢和蔗茎作种苗，多于秋冬季采收，除去叶、根，留茎。历代本草记载冰糖都为甘蔗茎中的液汁，制成白砂糖后再煎炼成冰糖。

目前甘蔗种植面积最大的国家是巴西，其次是印度，中国位居第三。中国的主产甘蔗区分布在北纬24°以南的热带、亚热带地区，包括广东、台湾、广西、福建、四川、云南、江西、贵州、湖南、浙江、湖北、海南等。

甘蔗以外形饱满、中等个头、果色鲜亮、表皮光亮、两手指轻压弹性好、底部呈凹形者为佳。甘蔗含有丰富的营养成分，甘蔗汁中含有多种氨基酸，如天冬酰胺、天冬氨酸、谷氨酸、丝氨酸、丙氨酸、缬氨酸、亮氨酸等，甘蔗茎中含有维生素B_1、维生素B_2（即核黄素）、维生素B_6（即吡哆素）和维生素C（即抗坏血酸）、蔗糖、果糖和葡萄糖。

59. 米酒

米酒是用蒸熟的江米（糯米）拌上酒酵发酵而成的一种甜米酒，其酿制工艺简单，口味香甜醇美，乙醇含量低，酒精含量约为15%~25%，含有10多种氨基酸，其中有8种是人体不能合成而又必需的。

我国大部地区都出产米酒，产地主要分布在湖北孝感、浙江绍兴、四川大竹等地。

60. 灯心草

灯心草为灯心草科植物灯心草 *Juncus effusus* L. 的干燥茎髓。夏末至秋季割取茎，晒干，去除茎髓，理直，扎成小把。

灯心草为一年生草本植物，可再生性强，植物资源比较丰富，通常生长在阴湿环境处。灯心草为长日照植物，喜湿润环境，耐寒性不强，忌干旱。对土壤条件要求不严，通常生长在水沟、河边、池旁、沼泽等阴湿处。宜选潮湿、肥沃疏松地栽培。可种子撒播、条播、穴播，秋季采收成熟种子，晒干贮藏待播，上覆细土1cm左右。播后勤浇水，保持土壤湿润。

我国野生灯心草在河北、黑龙江、江苏、四川、贵州等地均有发现，但以南方为多。药用灯心草在全国栽培较少，主产于江苏苏州、吴县，四川武胜，云南陆良等地。今以江苏产者最著名。

灯心草以细圆柱形、表面白色或淡黄白色、体轻、质软、略有弹性、易拉断、气微、味淡者佳。主要含有菲类、黄酮类、萜类、甾体及挥发油等成分。《中国药典》2020年版规定，灯心草药材浸出物不得少于5.0%。

61. 防己

防己为防己科植物粉防己 *Stephania tetrandra* S. Moore 的干燥根。目前防己主要为人工栽培，野生资源极少见。防己分布较广阔，主要分布于中国长江流域及其以南各省（区），北至陕西南部，南至广东和广西北部，日本（模式产地）也有分布。全国各地以防己为名的同名异物植物有20余种，大部分来自马兜铃科与防己科，随着2005年版《中国药典》正名，粉防己成为市场主流。

防己生于山地丘陵的山坡、沟谷溪边林缘、灌草丛中，或攀援于树干、岩石上；生态幅度宽广，适应性强，对气候、土壤要求不严，为多年生缠绕藤本，生长周期比较长，种植4~5年后可采挖，一般在秋、冬二季挖取。

主产于浙江、安徽、湖北等地，以江西所产的粉防己为佳。

防己以质坚实、断面平坦、灰白色、富粉性、在弯曲处常有深陷横沟而成结节状的瘤块样者为佳。主要含有生物碱、黄酮苷、酚类、有机酸、挥发油类成分，其中生物碱的主要成分是双苄基异喹啉类生物碱（汉防己甲素和汉防己乙素）。《中国药典》2020年版规定，防己药材浸出物不得少于5.0%，粉防己碱（$C_{38}H_{42}N_2O_6$）和防己诺林碱（$C_{37}H_{40}N_2O_6$）的总量不得少于1.6%。

62.防风

防风为伞形科植物防风 Saposhnikovia divaricata（Turcz.）Schischk. 的干燥根。目前防风主要以栽培品为主，野生资源减少。

防风耐寒、耐干旱，忌过湿和雨涝，多生长于草原、丘陵、多砾石山坡，以地势高燥的向阳土地最适宜。防风秋播春播均可，于栽培第三年10月上旬地上部分枯萎或春季萌芽前采收，摘去叶及叶残基，洗净晒干或45℃烘干即可。加工时重点在于"去叉枝"，即支根等部位。

野生防风主要产于东北、内蒙古一带，称为"关防风"，现以关防风为商品主流。

防风以"坚实脂润者为良""黄色而润者为佳"，即以质地坚实、色黄而润为佳。主要含有色原酮、香豆素、挥发油等活性成分。《中国药典》2020年版规定，防风药材浸出物不得少于13.0%，含升麻素苷（$C_{22}H_{28}O_{11}$）和5-O-甲基维斯阿米醇苷（$C_{22}H_{28}O_{10}$）的总量不得少于0.24%。

63.红花

红花为菊科植物红花 Carthamus tinctorius L.的干燥花，主要为人工栽培。红花是一种全球性、多用途的综合资源植物，分布于中国、伊朗、印度、美国、澳大利亚、土耳其、加拿大等国家。红花亦是重要的油料作物，还可作为食品、化妆品天然色素添加剂。近年来我国选育出无刺品种、含油量30%以上或亚油酸含量在80%以上的油用专用型品种，如川红1号、云红1号、AC-1无刺红等。

红花喜光，有抗寒、耐旱和耐盐碱能力，适应性较强，一年生，生活周期短。一般在夏季由黄变红时采摘，产地不同采收时间有差异。云南、四川等地区冬播，次年3~5月份采收；而新疆及西北地区春播，当年的7~9月采收。"花熟一晌，蚕落一时"，红花的采收时间很紧迫，为保证红花药材颜色鲜艳，花朵完整，采后须在产地迅速干燥加工。

全国多个省份在历史上都有种植，如四川简阳、遂宁、南充，河南卫辉、延津、封丘、新乡，浙江宁波等地，其中以四川简阳、资阳、遂宁等地的"川红花"、河南新乡、卫辉、延津和商丘等地的"怀红花"最出名。而近年来红花主产于光热资源丰富的新疆、云南、甘肃等地，新疆红花生产主要集中在塔城的裕民县、伊宁市、霍城县、察布查尔县以及昌吉的吉木萨尔县、奇台县等地，甘肃红花主产于酒泉、玉门；云红花产区主要集中在大理、丽江、临沧、楚雄等地。各地都逐步引进云南苞大、无刺红花品种及油用品种。目前，在新疆裕民、吉木萨尔、伊宁建有四个红花GAP基地。

红花以花冠长、色红黄鲜艳、质柔润者为佳。主要含有黄酮类、多糖类、木脂素类、生物碱类、甾醇类、聚炔类、有机酸类等成分。《中国药典》2020年版规定，红花药材含羟基红花黄色素A（$C_{27}H_{32}O_{16}$）不得少于1.0%，含山柰酚（$C_{15}H_{10}O_6$）不得少于0.050%。

64.麦冬

麦冬为百合科植物麦冬 Ophiopogon japonicus（L. f）Ker-Gawl. 的干燥块根。今用麦冬以 O. japonicus 为正品，浙江产的为浙麦冬（杭麦冬），四川产的为川麦冬。目前麦冬以人工栽培为主。

麦冬喜温暖气候和较潮湿环境，稍能耐寒，冬季-10℃左右的低温下也不会受冻害。宜稍荫蔽，在强烈阳光下，叶片发黄，对生长发育不利。以疏松肥沃，湿润和排水良好的中性或微碱性的夹砂土为好。在过砂、过黏的土壤中均生长不良。栽培于海拔400m左右、土质肥沃、质地疏松、排水良好的平坝地，若在坡地栽培，要选水源方便的地方。忌连作，栽培一季后，要经过2~3年才可再种。麦冬采用分株直播方式进行栽种，第二年夏季采挖，洗净，反复暴晒、堆置，至七八成干，除去须根，干燥。

道地产区古今基本一致，以四川绵阳、三台

县，浙江余姚、杭州所产者为道地。目前，四川有建立麦冬的GAP生产基地。

麦冬以颗粒大、饱满、色黄白、半透明、质柔韧、味甜，嚼之发黏者质佳。麦冬主要含有甾体皂苷、黄酮等成分。《中国药典》2020年版规定，麦冬药材含麦冬总皂苷以鲁斯可皂苷元（$C_{27}H_{42}O_4$）计，不得少于0.12%。

65.远志

远志为远志科植物远志 *Polygala tenuifolia* Willd.或卵叶远志 *Polygala sibirica* L.的干燥根。据考证，历代本草就记载远志有大、小叶两种，其中小叶一种，与现今远志 *Polygala tenuifolia* Willd.基原一致；大叶一种，与现今卵叶远志 *Polygala sibirica* L.基原一致。目前远志以野生资源为主，亦有人工栽培。全国大部分地区均有分布。

远志或卵叶远志生长的最适海拔为350~700m，年平均气温在12℃以上。喜冷凉气候，耐干旱，忌高燥，以排水良好的砂质壤土和壤土为宜，潮湿和积水地对植株生长不利。土壤酸碱度以中性为好。远志以种子繁殖为主，播种第三年寒露后，宜晴天采收。新采挖的远志条堆放1~2天后，晾晒至松软。人工抽除木芯，成远志筒。将抽好的筒立即晒至8成干，分级后，置50~60℃烘干。

主产于东北、华北、西北以及河南、山东、安徽等，以山西、陕西产量最大；山西阳高、稷山、万荣、闻喜、榆次、芮城，陕西韩城、合阳、华阴、绥德、咸阳、大荔等地为道地产区。卵叶远志全国多数地区均产。

远志以条粗、肉厚、去净木心者为佳。主要含有皂苷类、糖及糖苷类、叫酮、生物碱、寡糖酯类等。《中国药典》2020年版规定，远志药材浸出物不得少于30.0%，含细叶远志皂苷（$C_{36}H_{56}O_{12}$）不得少于2.0%，含远志叫酮Ⅲ（$C_{25}H_{28}O_{15}$）不得少于0.15%，含3,6'-二芥子酰基蔗糖（$C_{36}H_{46}O_{17}$）不得少于0.50%。

66.赤芍

赤芍为毛茛科植物芍药 *Paeonia lactiflora* Pall.或川赤芍 *Paeonia veitchii* Lynch 的干燥根。早期芍药均为野生，自宋代起药用芍药多为栽培品。现如今，野生资源破坏严重，资源蕴藏量下降，有赤芍道地产区之称的内蒙古多伦，野生芍药已处于生产性濒危状态。其中，川赤芍只有野生资源，芍药栽培野生皆有且栽培资源丰富。目前市场上的赤芍商品多来源于川赤芍、野生芍药和栽培芍药。

赤芍有抗旱、耐寒以及喜光的特性，多生长在北方的山地和草原。赤芍由于种子萌发率低，直根系、地下茎扩展范围小，更新速度极慢。目前人工栽培赤芍5年为一个生产周期，赤芍种植选择壤土以及砂壤土为宜。赤芍喜肥，一般选用豆饼，在分栽时施肥即可，每年春秋施肥1~2次，同时除草。待到秋季收获后，需进行秋翻以达到驱除害虫的目的。一般在春、秋二季采挖，除去根茎、须根及泥沙，晒干即可。

近代认为，赤芍产于内蒙古、河北、辽宁等地。川赤芍主要分布于西藏东部、四川西部、青海东部及甘肃。其中，以内蒙古多伦野生品为佳。目前芍药栽培产业不断发展，四川中江、渠县，安徽亳州，浙江杭州等地已建立了GAP基地，按物种与生产方式结合来定义赤芍，已有相当部分可作赤芍药用，产量逐年增加。

赤芍以条粗长、外皮易脱落、断面白色粉性大者为佳，尤以有"糟皮粉碴"特征的多伦产赤芍为道地药材。主要含有单萜糖苷类、三萜类、黄酮类、鞣质类、酚酸类、糖类、甾体类和挥发油等成分。《中国药典》2020年版规定，赤芍药材含芍药苷（$C_{23}H_{28}O_{11}$）不得少于1.8%。

67.花椒

花椒为芸香科植物青椒 *Zanthoxylum schinifolium* Sieb. et Zucc.或花椒 *Zanthoxylum bungeanum* Maxim. 的干燥成熟果皮。花椒是药食两用之品，其果皮、果梗、种子、根、茎、叶均可入药，种子称为"椒目"。花椒还是"八大调味品"之一，果皮有浓郁的麻香味，具有除腥去膻的作用，是重要的调味佳品。除此之外，花椒籽中富含油脂，是一种潜在的油料资源，可提取生物活性物质，提炼芳香油、香精和食品香料。

花椒为灌木阳性树种，性喜光照，喜温暖湿润气候，喜阳光，不耐严寒，要求有良好的通风透气条件和充足光照的环境；生长区域的特点：适宜生长温度20~30℃，年平均气温≥18℃，年均日照≥1450小时，全年无霜期≥300天，年均降水量≤750mm，昼夜温差大。根系好气性强，比较耐旱但不耐涝，最适于微碱性钙质或石灰岩母质的土壤，在中性或微酸性土壤里，也能正常生长发育。适宜生长于亚热带季风性湿润气候区，海拔600~1800m的山区。

花椒主产四川汉源、汶川、茂县、雅安、冕宁、越西、甘洛、西昌，一直以四川产者为道地。据《汉源县志》记载，当地花椒已有两千多年栽培历史，黎椒、清椒之别名是以产于四川汉源（古称黎州，该县有清溪镇）而得名，红椒则因其果皮猩红而得名。在汉源县尤以建黎乡（牛市坡）种植的为黎椒中佳品。

花椒以身干个大、色红、香气浓烈、麻辣味重而持久、无果梗和椒目者为佳；青椒以色绿、皮厚、香气浓、无果梗及椒目者为佳。主要含有生物碱类、酰胺类、香豆素类、木脂素类等。《中国药典》2020年版规定，花椒药材含挥发油不得少于1.5%（ml/g）。

68.芥子

芥子为十字花科植物白芥 Sinapis alba L.或芥 Brassica juncea（L.）Czern. et Coss. 的干燥成熟种子。前者习称"白芥子"，后者习称"黄芥子"。

白芥和芥主要分布在温暖湿润的地区，对土壤要求不严，但一般在湿润肥沃的砂质土壤中生长较好。白芥忌涝，不应在低洼处种植。芥子一般春播时于7~8月采收，秋播于次年5月中、下旬采收，待果实大部分出现黄色时割下全株，后

熟数日，选晴天晒干，脱出子粒，簸除杂质即可入药。

白芥和芥以人工种植为主，其中白芥主要分布于安徽、河南、山东、四川等地，芥则全国各地皆有栽培。现在我国辽宁、山西、山东、安徽、新疆、四川等省（区）皆有引种栽培，主产于安徽阜阳、涡阳，河南商丘、许昌，山东济宁、菏泽，四川万州、中江、南充，河北保定、承德、张家口，陕西石泉、汉中等。芥原产于中国，为全国各地栽培的常用蔬菜。

白芥子以粒大、饱满、色黄白、纯净者为佳，黄芥子以饱满、均匀、鲜黄色、无杂质者为佳。含有多糖、挥发油、脂肪酸、生物碱、黄酮等成分，主要为硫代葡萄糖苷类和芥子碱类。《中国药典》2020年版规定，芥子药材含芥子碱以芥子碱硫氰酸盐（$C_{16}H_{24}NO_5 \cdot SCN$）计，不得少于0.50%。

69.苍术

苍术为菊科植物茅苍术 Atractylodes lancea（Thunb.）DC.或北苍术 Atractylodes chinensis（DC.）Koidz.的干燥根茎，是一种常用重要的大宗中药材，为华中、华东、东北3个道地药材产区的优势道地药材品种。近年来，由于人为因素及苍术自身的生物学特性如授粉障碍及种群自身恢复能力差等原因，中国苍术分布区及种群数量呈现明显的衰退倾向，生物遗传资源日趋枯竭。其中，江苏省镇江市茅山周边苍术野生品种几乎消失，茅苍术被列为江苏省级珍稀保护植物，为该省4种濒危药用植物之一。

苍术多生长在丘陵、杂草或树林中，喜凉爽温和湿润的气候，耐寒力较强，但怕强光和高温高湿。生长期要求温度15~25℃，幼苗能耐-15℃左右低温。以半阳半阴、土层深厚、疏松肥沃、富含腐殖质、排水良好的砂质壤土栽培为宜。家种的苍术需生长2年后收获。

苍术是华中、华东、东北3个道地药材产区的优势道地药材品种，南苍术又名茅苍术，主要分布于湖北、江苏、浙江、安徽、河南、陕西、

重庆、四川、湖南、江西等地，其中江苏省镇江市茅山地区历史上曾是茅苍术道地药材的主产区。北苍术主要分布于黑龙江、内蒙古、辽宁、吉林、河北、山西、陕西、甘肃、山东、宁夏、青海等省（区）。

苍术以个大、形如连珠状，质坚实，有油性，无须毛，外表皮黑棕色，断面朱砂点多，放置后生白毛状结晶及香气浓郁者为佳。主要含有挥发油，另外还含有黄酮类成分和其他成分。其中主要活性成分为倍半萜类和聚乙烯炔类。《中国药典》2020年版规定，苍术药材含苍术素（$C_{13}H_{10}O$）不得少于0.30%。

70.芡实

芡实为睡莲科植物芡 Euryale ferox Salisb. 的干燥成熟种仁。"自扬而北产者"指刺芡，即北芡，刺芡为历史沿用的野生品种，入药用。"江南产者"为现在的苏芡，为芡实的栽培种，主要为食用。芡实以人工栽培为主，为常见的多年生大型水生草本植物，全国大部分地区均有分布。

芡实喜温暖湿润气候，喜阳光，不耐霜冻干旱。适宜温度20~30℃，水深30~120cm，在水位比较稳定，有一定疏松污泥的池塘、湖泊、水库或沟渠种植。土壤酸性不宜过大，寒冷地区不宜栽培。通常用种子进行繁殖，4月上旬将种子催芽后进行播种，分苗假植、定植，做好田间管理，8~9月待果实成熟后开始采收，去果皮，取种子，除硬壳，晒干。

芡实主要分为野生种和栽培种两个品种，野生种芡实特点是浑身带刺，为刺芡实，主要种植于长江以北，也称北芡实，产于山东、苏北、皖北等北方地区的湖泊水面；山东是芡实的传统产区，山东微山湖、东平湖等，是我国芡实的第二大产区，也是野生芡实的主产区；皖北及苏北一带也有野生种芡实栽培，主要供药用。南芡实比较适宜种植在长江以南，产于湖南、苏南、皖南等南方地区，广东肇庆西江流域是我国芡实的第一大产区，也是南芡实的主产区，以苏州地区所产的南芡实品质为最佳，即苏芡，主要为食用。

目前建有江西灵素芡实种植基地，江苏省宝应县天然芡实种植基地。

芡实以饱满、断面白色、粉性足、无碎末者为佳。芡实作为一种药食两用植物，其营养丰富，主要含淀粉、蛋白质及脂肪。《中国药典》2020年版中质量控制仅限于性状显微鉴别，至今无明确指标衡量芡实药材品质。

71.杜仲

杜仲为杜仲科植物杜仲 Eucommia ulmoides Oliv. 的干燥树皮。近代医学研究还发现杜仲含有17种游离氨基酸，其中有7种是人体必需而又不能在人体内合成的，所以具有保健功能，有多种杜仲保健品在市销售。另外，杜仲果皮含杜仲胶10%~15%，杜仲皮含杜仲胶6%~12%，杜仲叶含杜仲胶1.5%~4.2%，杜仲胶有很好的经济效益，其制成的硬橡胶可塑性强、绝缘性好、耐磨性高，同时还能隔热，并对酸、碱稳定，可用于制作航空电器和海底电缆，也是生产各种车辆的轮胎、黏合剂和胶鞋等的材料，还可用于制造各种耐酸碱容器的衬里和输油胶管。由于杜仲胶的特殊性能，通过提胶、硫化改性及深度加工，可开发许多的新型功能材料。

杜仲喜温暖湿润、阳光充足的环境，耐阴性差，对光照要求较高。温度的适应范围比较广，在年平均气温9~20℃，极端最高气温不高于44℃，最低气温不低于-19℃，植株均能正常生长发育。杜仲土壤适应性很强，平原区或土层较深厚的丘陵山区，酸性土和钙质土都能成活生长。土层深厚、湿润肥沃、排水良好、土质疏松的砂质壤土、壤土或砾质壤土，pH值在5.0~7.5之间最适宜杜仲的生长，过于黏重，透气性差的土壤不利于杜仲的生长。地形以山脚、山中下部为宜，缓坡优于平地，阳坡优于阴坡。杜仲生长于海拔800~2000m的山地，尤以海拔800~1200m的中低山丘陵地区为宜。

杜仲主产于四川、湖北、陕西、河南、贵州、云南等地。广西、湖南、江西、浙江、安徽等省（区）亦产。以四川和贵州产量最大，且以四川通江为道地产区，习称"川杜仲"。

杜仲以皮厚、完整、去净粗皮、内表面暗紫色、断面丝多者为佳。主要含木脂素类，环烯醚萜类，苯丙素类，黄酮类，氨基酸和微量元素。《中国药典》2020年版规定，杜仲药材含松脂醇二葡萄糖苷（$C_{32}H_{42}O_{16}$）不得少于0.10%。

72.豆蔻

豆蔻为姜科植物白豆蔻 Amomum kravanh Pierre ex Gagnep. 或爪哇白豆蔻 Amomum compactum Soland ex Maton 的干燥成熟果实。按产地不同分为"原豆蔻"和"印尼白蔻"。当今所述豆蔻主要为白豆蔻，而历代本草中豆蔻一词起初多指草豆蔻。

豆蔻生于气候温暖、潮湿、富含腐殖质的林下，多年生草本，我国广东、云南有栽培，原产泰国、越南、柬埔寨等国；爪哇白豆蔻生于排水及保肥性能良好的热带林下，我国海南、云南有栽培，原产印度尼西亚（爪哇）。性喜温暖、凉爽、湿润气候，成年植株遇0℃时地上部分死亡。宜选向阳、富含有机质的壤土或砂质壤土栽培，不宜在黏土或砂砾土种植。种子繁殖或分株繁殖。采收时间多为秋季7~10月份果实成熟未开裂时，加工方法一般净制即可。

豆蔻来源分为本土和进口，原产于柬埔寨、泰国等地，我国云南、广东、广西等地均有栽培。

豆蔻以其个大、饱满、果皮薄而完整、皮色洁白、香气浓厚者为佳。两种豆蔻均含有挥发油。原豆蔻油中主成分为1,8-桉油精、α-蒎烯、β-蒎烯、丁香烯等；印尼白蔻油中主成分为1,8-桉油精、葛缕酮、α-松油醇等，还有皂苷、色素和脂肪油等。《中国药典》2020年版规定，原豆蔻仁含挥发油不得少于5.0%（ml/g），印尼白蔻仁不得少于4.0%（ml/g）；豆蔻仁含桉油精（$C_{10}H_{18}O$）不得少于3.0%。

73.连翘

连翘为木犀科植物连翘 Forsythia suspensa （Thunb.）Vahl 的干燥果实。秋季果实初熟尚带绿色时采收，除去杂质，蒸熟，晒干，习称"青翘"；果实熟透时采收，晒干，除去杂质，习称"老翘"。

连翘生于山坡灌丛、林下或草丛中，或山谷、山沟疏林中，海拔250~2200m。连翘为阳性树种，喜光，有一定程度的耐荫性，耐寒，耐干旱瘠薄，怕涝，不择土壤，抗病虫害能力强。连翘的萌生能力强，在平茬后的根桩或干支，都能繁殖萌生，能较快地增加分株数量，增大分布幅度。连翘以扦插为主，亦可压条、分株或播种繁殖。目前，《中国药典》2020年版依据秋季果实初熟尚带绿色时和果实熟透时采收分别定义为青翘和老翘，且采集后的青翘需要进行蒸煮和干燥。

连翘以栽种为主，品种单一。现连翘主产于山西、河南、陕西等地，但以山西所产最为道地。近百年来，药材学方面的文献多以山西太行山区域为连翘的道地产区和主产地。

青翘以色青绿、无枝梗者为佳；黄翘（老翘）以色黄、壳厚、无种子、纯净者为佳。主要含有连翘酚、甾醇化合物、皂苷（无溶血性）及黄酮醇苷类、马台树脂醇苷、齐墩果酸等成分。《中国药典》2020年版规定，青翘含连翘酯苷A（$C_{29}H_{36}O_{15}$）不得少于3.5%；老翘含连翘酯苷A（$C_{29}H_{36}O_{15}$）不得少于0.25%。

74.牡丹皮

牡丹皮为毛茛科植物牡丹 Paeonia suffruticosa Andr. 的干燥根皮。将剪下的牡丹鲜根皮堆放1~2天，待失水稍变软后，剪下须根，晒干即为"丹须"。用手紧握鲜根，用力捻转顶端，使一侧破裂，再把木心顺破裂口往下拉，边分离边剥出木心，并把根条理直，晒干，即得"连丹皮"或"原丹皮"。趁鲜刮去外皮，纵剖，抽去木心，晒干，习称"刮丹皮"或"粉丹皮"。

牡丹喜温和，湿润，向阳的环境，较耐寒，冬季气温-7℃可安全越冬。较耐旱，怕水涝。若土壤排水不良，易烂根。过分干旱会影响植株生长。牡丹是深根植物，以土层深厚、疏松肥沃、排水透气性能良好的砂质壤土或轻壤土为宜，酸碱度以微酸性至中性为好。

安徽是牡丹皮的道地产区，以安徽铜陵县凤凰山出产的牡丹皮为最佳，被称为凤丹皮；安徽省南陵县出产牡丹皮同样量多质优，被称为瑶丹皮，而陕西、山西、四川、重庆等地亦为牡丹皮的主产区。

牡丹皮以条粗长、皮厚、粉性足、香气浓、结晶状物多者为佳。有效成分主要为丹皮酚、芍药苷、没食子酸。《中国药典》2020年版规定，牡丹皮药材含丹皮酚（$C_9H_{10}O_3$）不得少于1.2%，醇溶性浸出物不得少于15.0%。

75.牡蛎

牡蛎为牡蛎科动物长牡蛎 *Ostrea gigas* Thunberg、大连湾牡蛎 *Ostrea talienwhanensis* Crosse 或近江牡蛎 *Ostrea rivularis* Gould 的贝壳。全年均可捕捞，去肉，洗净，晒干即可。

我国沿海均有分布牡蛎，是人类可利用的重要海洋生物资源之一，为全球性分布种类，具有独特的保健功能和药用价值。牡蛎为广温性贝类，在0~32℃水温中能生活，最适生长水温为15~25℃。它对盐度的适应范围很广，在盐度为10‰~40‰范围内均有分布，在盐度低的海区生长快。宋代即有"插竹养蚝"的方法，目前常选用插竹、投石、立石等方法，牡蛎苗的育苗期约9个月。

主产于江苏南通、东海，上海，福建平潭、长乐、莆田，广东深圳市宝安区、惠阳、阳江，浙江乐清、舟山、平湖，天津，河北黄骅、唐山，辽宁大连、庄河及山东沿海一带。主销西北、西南等离海远的地区，其他地区多系自产自销。浙江乐青、舟山平湖，福建平潭、莆田，广东宝安、惠阳，辽宁大连等地为道地产区。

生牡蛎以个大、整齐、里面光洁者为佳。主要含80%~95%的碳酸钙、磷酸钙及硫酸钙，并含镁、铝、硅及氧化铁等成分。《中国药典》2020年版规定，生牡蛎药材含碳酸钙（$CaCO_3$）不得

少于94.0%。

76.皂角刺

皂角刺为豆科植物皂荚 *Gleditsia sinensis* Lam. 的干燥棘刺。全年均可采收，干燥，或趁鲜切片，干燥。皂角刺作为传统药物之一，具有来源广泛、价格低廉、作用多样化且疗效确切的优点。

皂角刺生于山坡林中或谷地、路边、沟旁、村舍旁的向阳处，多栽培。分布于我国南北各地。

主产江苏、湖北、河北、山西、河南、山东。此外，广东、广西、四川、安徽、浙江、贵州、陕西、江西、甘肃等地亦产。

皂角刺以片薄、纯净、整齐者为佳。主要含黄酮类、三萜类、酚酸类、香豆素类化合物，其中黄酮类化合物可能是其主要活性成分。花旗松素（$C_{15}H_{12}O_7$）是皂角刺中含量较高的黄酮类化合物。目前《中国药典》中还没有对皂角刺的含量测定作出规定。

77.龟甲

龟甲为龟科动物乌龟 *Chinemys reevesii*（Gray）的背甲及腹甲。《中国药典》2020年版记载，全年均可捕捉，以秋、冬二季为多，捕捉后杀死，或用沸水烫死，剥取背甲和腹甲，除去残肉，晒干。

乌龟为变温动物，25~30℃时龟的新陈代谢旺盛，摄食量大；高于32~36℃或低于10℃进入休眠状态。生长缓慢，性成熟一般为需4~5年，寿命长。

现代龟甲主要为人工养殖，主产于湖北、湖南、江苏、浙江、安徽等地，主产区与道地产区基本一致。

生龟甲以板片大、带血迹、鳞甲完整光滑者佳。主要含动物胶、骨胶原、角蛋白、氨基酸、碳酸钙、磷酸钙、碘、维生素D及锌、铜、锰等微量元素。《中国药典》2020年版规定，龟甲药材水溶性浸出物不得少于4.5%。

78.辛夷

辛夷为木兰科植物望春花 *Magnolia biondii* Pamp.、玉兰 *Magnolia denudata* Desr.或武当玉兰 *Magnolia sprengeri* Pamp.的干燥花蕾。辛夷药材资源丰富，在河南、四川、湖北等地广泛栽培。商品按产地分有会春花（产于河南）、安春花（产于安徽）、杜春花（产于浙江）。除作为药用，辛夷也因其富含的芳香性挥发油而应用到化妆品、保健品、食品添加剂、香料等多个领域，并出口多个国家。

辛夷适宜生长在年平均气温为14.8℃，春秋季昼夜温差6~10℃，无霜期216天，年平均降水量为912mm的地区。在褐土化壤土和砂壤土中生长较好。喜温暖气候，平地或丘陵地区均可栽培。

望春花主产于河南、四川、陕西、湖北等地；玉兰主产于浙江、安徽、江西等地；武当玉兰主产于四川、湖北、陕西等地。以河南所产望春花 *M. biondii* 之花蕾奉为道地，因经禹州集散，而习称"会春花"。河南南召被称为"中国辛夷之乡"，并建有GAP规范化种植基地。

辛夷以花蕾完整、内瓣紧密、无枝梗、香气浓者为佳。主要含有挥发油类、木质素类成分。《中国药典》2020年版规定，辛夷药材含挥发油不得少于1.0%（ml/g），含木兰脂素（$C_{23}H_{28}O_7$）不得少于0.40%。

79.羌活

羌活为伞形科植物羌活 *Notopterygium incisum* Ting ex H. T. Chang 或宽叶羌活 *Notopterygium franchetii* H. de Boiss.的干燥根茎和根。历代以来羌活的品种较为清晰，均为羌活属植物。其中羌活根茎因形似蚕，习称"蚕羌"；又因节间延长，形如竹节状，习称"竹节羌"。而宽叶羌活根茎有较密的环纹，习称"条羌"；个别根茎顶部具数个茎基，根较细，习称"大头羌"。近年来我国野生羌活的数量在持续减少，栽培羌活成为满足药品市场供应的唯一途径。

羌活属于高寒植物，生性喜凉、耐寒、稍耐阴、怕强光，适宜在中高海拔的土层深厚、疏松、排水良好、富含腐殖质的砂壤弱酸性土中栽培，低湿地区不适合栽种。羌活生长周期较长，一般采用生长两年以上植株的种子留种，春季解冻后直播。一般春、秋二季采挖，除去须根及泥沙，晒干。

羌活主产于四川、云南、青海、甘肃等地。宽叶羌活主要分布于四川、青海、陕西、湖北、河南、甘肃等地。四川省内主要分布在阿坝藏族自治州小金、松潘、甘孜藏族自治州及绵阳地区的平武。云南主要分布在怒江地区。青海省主要分布在黄南、海南、化隆等地。甘肃省主要分布在天祝、岷县、漳县等地。

羌活以质脆、条粗壮、有隆起曲折环纹、断面质紧密、朱砂点多、香气浓郁者为佳。主要含有香豆素类化合物如异欧前胡素、羌活醇以及酚性化合物如阿魏酸等。《中国药典》2020年版规定，羌活药材含羌活醇（$C_{21}H_{22}O_5$）和异欧前胡素（$C_{16}H_{14}O_4$）的总量不得少于0.40%，浸出物不得少于15.0%。

80.沉香

沉香为瑞香科植物白木香 *Aquilaria sinensis* （Lour.）Gilg 含有树脂的木材。全年均可采收，割取含树脂的木材，除去不含树脂的部分，阴干。在自然条件下，白木香经受雷电击伤、风折断及虫蚁蛀等自然伤害后，形成的沉香称为天然沉香；经人为干预，通过物理法（砍伤等）、化学法（滴注化学试剂等）、真菌法（滴注真菌发酵液等）和综合法（化学法结合真菌法等）刺激诱导形成的沉香称为人工沉香。

白木香植物资源主要分布于我国北纬24°以南的山区、丘陵。目前，野生白木香树种遭到掠夺式采挖，使白木香野生资源遭到严重的破坏，1987年白木香被列为国家珍稀濒危三级保护植物，1999年至今白木香被列入《国家重点保护野生植物名录》，成为国家二级重点保护植物，2003年被载入《广东省珍稀濒危植物图谱》。

白木香喜生于土壤肥沃、深厚的山地、丘陵地的雨林或季雨林中以及台地平原的村边。白木香喜高温，适宜生长的气候条件为年平均温度20℃以上，最高气温37℃，最低气温3℃，在冬季短暂的低温霜冻期也能生长。喜湿润，耐干旱，年平均降雨量1500~2000mm。幼株喜阴，荫蔽度以40%~60%为宜，成株喜阳，只有充足的光照，才能正常开花结果，结出高质量的沉香。对土壤要求不严，具抗瘠的特性，野生品分布于瘠薄黏土，生长缓慢，但木材坚实，香味浓厚，容易结香；土层深厚、肥沃湿润的土壤，不利于结香。

国产沉香唯一植物资源是瑞香科植物白木香 *Aquilaria sinensis*（Lour.）Gilg，主要分布于广东省东南部、西南部、中部以南地区以及广西和海南，以海南及广东的莞香尤为著名，是国产沉香野生药材的重要产地。进口沉香主要为沉香 *Aquilaria agallocha*（Lour.）Roxb 含有树脂的木材，主产于印度尼西亚、马来西亚、越南等国家。

沉香以色黑、质坚硬、油性足、香气浓而持久、能沉水者品质为佳。沉香中的化学成分主要以色酮类、倍半萜类以及芳香族类为主。《中国药典》2020年版规定，沉香药材含沉香四醇（$C_{17}H_{18}O_6$）不得少于0.10%，醇溶性浸出物不得少于10.0%。

81. 没药

没药为橄榄科植物地丁树 *Commiphora myrrha* Engl. 或哈地丁树 *Commiphora molmol* Engl. 的干燥树脂，分为天然没药和胶质没药，为我国传统进口药物。

没药原植物生于海拔500~1500m山坡地，为低矮灌木或乔木，高约3m。树干具多数不规则尖刺状枝。树皮薄，光滑，小片状剥落，淡橙棕色，后变灰色。叶散生或簇生，单叶或三出复叶，柄短，小叶倒长卵形或倒披针形。花小，丛生短枝上。核果卵形，棕色。种子1~3枚，但仅1枚成熟，其余均萎缩。花期夏季。每年11月至次年2月间将树刺伤，树脂由伤口或裂缝口自然渗出。初为淡黄白色液体，在空气中渐变为红棕

色硬块。采后拣去杂质，为没药。亦有在6~7月采收者。

主产于索马里、埃塞俄比亚以及阿拉伯半岛南部，以索马里质量最佳。

没药以色棕红、杂质少、辛辣气浓者为佳，习惯认为天然没药优于胶质没药。主要含有树脂、挥发油、树胶等成分。《中国药典》2020年版规定，没药药材含挥发油天然没药不得少于4.0%（ml/g），胶质没药不得少于2.0%（ml/g），醋没药不得少于2.0%（ml/g）。

82. 阿胶

阿胶为马科动物驴 *Equus asinus* L. 的干燥皮或鲜皮经煎煮、浓缩制成的固体胶。驴是由距今约6000万~7000万年前第三纪出现的"骒节目"一类动物进化而来。世界上的野驴分为亚洲野驴与非洲野驴两大类。亚洲野驴主要分布于阿拉伯、叙利亚、印度及我国西部的沙漠地带和干旱草原等亚洲内陆。中国境内人工养殖驴的祖先来自非洲野驴，开始自新疆、甘肃传入，养殖历史悠久。驴性情较温驯，饲养管理方便，饲料粗劣。主要以麦秸、谷草为食，也吃高粱、大麦、豆类。

阿胶自东汉起以山东省东阿县所产的东阿阿胶最为正宗、道地，现主产于山东、浙江。山东产者最为著名，浙江产量最大。此外上海、北京、天津、武汉、沈阳等地亦产。

阿胶以表面棕褐色或黑褐色、有光泽、质硬而脆、断面光亮者为佳。含蛋白质、多肽、氨基酸及微量元素等成分。《中国药典》2020年版规定，阿胶药材含L-羟脯氨酸不得少于8.0%，甘氨酸不得少于18.0%，丙氨酸不得少于7.0%，L-脯氨酸不得少于10.0%。含特征多肽以驴源多肽 A_1（$C_{41}H_{68}N_{12}O_{13}$）和驴源多肽 A_2（$C_{51}H_{82}N_{18}O_{18}$）的总量计应不得少于0.15%。

83. 陈皮

陈皮为芸香科植物橘 *Citrus reticulata* Blanco 及栽培变种的干燥成熟果皮。橘在我国已有2000多

年的栽培历史，在我国长江以南，气候温暖湿润的平原、丘陵、低山地带及江河湖泊沿岸广泛栽培。

橘适合生长于高温多湿的亚热带气候，宜选阳光充足，地势高燥，土壤深厚，降水充裕、通气性能良好的砂质壤土或壤土栽培为宜。橘多用嫁接繁殖，嫁接砧木有枳橙、构橙、红柠檬、酸橘等。通常在橘可食用时采收，广陈皮通常3瓣，陈皮四瓣或成不规则片状。

药材分"陈皮"和"广陈皮"，陈皮一般产于四川、福建、浙江等地的芸香科大红袍 *Citrus reticulata* 'Zhuhong'、福橘 *Citrus reticulata* 'Tangerina' 和温州蜜柑 *Citrus reticulata* 'Unshiu' 等的干燥成熟果皮；广陈皮主产于广东新会、四会一带的芸香科植物茶枝柑 *Citrus reticulata* 'Chachiensis' 的干燥成熟果皮，新会所产茶枝柑皮名新会陈皮，为广陈皮中上品，最为道地。2006年广东新会陈皮成为国家的地理标志产品。陈皮主产于广东新会、四会、市郊、江门；重庆江津、合川、江北；四川简阳、蒲江、新津；浙江黄岩、温州、台州；江西南丰、樟树等地。

陈皮香味醇厚，质量更佳，广陈皮以瓣片大、三瓣完整、外色紫褐、内色白、皮厚、质柔软、油润醇香者为佳。主要含有挥发油、黄酮类、生物碱类、酚酸类、柠檬苦素类及微量元素等化学成分。《中国药典》2020年版规定，陈皮药材中橙皮苷（$C_{28}H_{34}O_{15}$）不得少于3.5%；广陈皮含橙皮苷（$C_{28}H_{34}O_{15}$）不得少于2.0%，含川陈皮素（$C_{21}H_{22}O_8$）和橘皮素（$C_{20}H_{20}O_7$）的总量不得少于0.42%。

84. 附子

附子为毛茛科植物乌头 *Aconitum carmichaelii* Debx. 的子根的加工品。6月下旬至8月上旬采挖，除去母根、须根及泥沙，习称"泥附子"。

乌头喜温暖湿润气候，宜选择阳光充足、表层疏松排水良好、中等肥力土壤，适应性强，海拔2000m左右均可栽培。忌连作，宜在阳光充足的高平地种植，前茬作物以水稻、玉米、蔬菜、小麦为好。选向阳较瘠薄的砂壤土育种，因为乌头为宿根性草本植物，生产上一般采用块根繁殖。块根健壮，支根细，作种栽。于12月上中旬，表土10cm地温10℃以上时栽种，7天后发出新须根。一般冬至前20天栽种的先发根后出苗，产量较高。

目前四川江油、陕西汉中地区建立了附子种植基地，扩大商品生产，四川布拖、云南禄劝、河北、河南等省引种试种，形成了新产区。已形成以产地命名的川乌等品种，其中以四川江油所产附子产量最大，质量最佳，并于绵阳市建立了江油市、布拖县的乌头GAP基地。整个川西平原及周围的低山丘陵、川西南高原布拖、陕西汉中等均适合附子栽种，江油附子以其精细而繁复的2次修根、1次打尖和多次除掉侧芽的栽培技术以及精湛而独特的加工炮制技术而赢得了道地药材的美誉。

盐附子以个大、坚实、表面起盐霜者为佳；黑顺片以片均匀、表面油润光泽者为佳；白附片以片匀、黄白色、油润、半透明状者为佳。含有的化学成分主要是生物碱。《中国药典》2020年版规定，附子药材含苯甲酰新乌头原碱（$C_{31}H_{43}NO_{10}$）、苯甲酰乌头原碱（$C_{32}H_{45}NO_{10}$）和苯甲酰次乌头原碱（$C_{31}H_{43}NO_9$）的总量，不得少于0.010%。

85. 青皮

青皮为芸香科植物橘 *Citrus reticulata* Blanco 及其栽培变种的干燥幼果或未成熟果实的果皮。5~6月收集自落的幼果，晒干，习称"个青皮"；7~8月采收未成熟的果实，在果皮上纵剖成四瓣至基部，除尽瓤瓣，晒干，习称"四花青皮"。

橘喜高温多湿的亚热带气候，不耐寒，稍能耐阴，生长适宜温度23~27℃，高至37℃则停止生长，低于−5℃则造成冻害。产区年平均温度在15℃以上，年积温在3000℃以上，年降水量多在1000~2000mm，土壤含水量保持其最大持水量的60%~80%，相对湿度75%为宜。对光照条件的要求较甜橙、柚为高，属较喜光植物。宜选阳光充足，地势高燥，土层深厚，通气性能良好的砂质壤土或壤土栽培。

青皮来源与陈皮相同，四花青皮主产于福建、四川、广西、贵州、广东、云南等地，多自产自销，亦有部分外销。个青皮主产于福建、江西、四川、湖南、浙江、广西、广东，除供应本地外，亦有部分外销。

四花青皮以外皮青、内白、皮厚者为佳；个青皮以个匀、质硬、体重、肉厚、瓤小、香气浓者为佳。各种青皮均含有挥发油，且多含黄酮苷等。《中国药典》2020年版规定，青皮药材含橙皮苷（$C_{28}H_{34}O_{15}$）不得少于5.0%，醋青皮含橙皮苷（$C_{28}H_{34}O_{15}$）不得少于3.0%。

86.青蒿

青蒿为菊科植物黄花蒿 *Artemisia annua* L.的干燥地上部分。植物学上另外一种与黄花蒿 *A. annua* 形态较相似的同属植物 *Artemisia carvifolia* Buch.–Ham.也叫青蒿，中药青蒿与植物青蒿的关系比较容易混淆。

中药青蒿生长于河岸、砂地及海边，喜温暖湿润气候，不耐阴蔽，忌涝。种子发芽温度8~25℃。于阳光充足、疏松肥沃、富含腐殖质、排水良好的砂质壤土栽培为宜。为扩大产量，现已通过野生驯化，多采用种子繁殖、分株繁殖、摘尖等技术。青蒿主要在秋季花盛开时采收。

现今青蒿主产于重庆西阳、广西、广东等地。重庆西阳最为道地，其享有"世界青蒿之乡"的美誉，是世界上最主要的青蒿生产基地，也是青蒿素高含量的富集区，由此可见青蒿的道地产区与主产区基本一致，重庆西阳建有青蒿的GAP种植基地。

青蒿形态上以"叶完整"者为佳，颜色上以"深青"为佳。主要含有萜类、黄酮、挥发油等成分。《中国药典》2020年版规定，青蒿药材醇溶性浸出物不得少于1.9%。

87.苦杏仁

苦杏仁为蔷薇科植物山杏 *Prunus armeniaca* L. var. *ansu* Maxim.、西伯利亚杏 *Prunus sibirica* L.、东北杏 *Prunus mandshurica*（Maxim.）Koehne 或杏 *Prunus armeniaca* L.的干燥成熟种子。目前苦杏仁主要为人工栽培，夏季采收成熟果实，除去果肉和核壳，取出种子，晒干；主要产地为新疆地区，其次是河北和山东。

苦杏仁喜光照，在干旱贫瘠的土壤中也可栽培，但不耐涝，开花期常常遭受晚霜影响。因此，应选择具有较高地势、土层较厚、排水通畅、向阳背风的区域栽培，并且加强防护林体系建设。此外，不宜在核果迹地进行栽培，以免发生"再植病"。

山杏主产于辽宁、河北、内蒙古、山东等省（区），多野生，亦有栽培。西伯利亚杏主产于东北、华北地区，系野生。东北杏主产于东北各地，系野生。杏主产于东北、华北及西北等地区，系栽培。

苦杏仁以颗粒饱满、完整、味苦者佳。主要含有苦杏仁苷、苦杏仁酶和脂肪油等化学成分。《中国药典》2020年版规定，苦杏仁药材含苦杏仁苷（$C_{20}H_{27}NO_{11}$）不得少于3.0%。

88.枇杷叶

枇杷叶为蔷薇科植物枇杷 *Eriobotrya japonica*（Thunb.）Lindl.的干燥叶。

枇杷的适宜生长条件以红壤山地，年均气温17.6~18.6℃，年积温5547~5913℃，无霜期286~311天，年均降雨量14897mm为宜。全年均可采收，晒至七、八成干时，扎成小把，再晒干。

枇杷叶在全国各地均有栽培。浙江杭州塘栖、福建莆田和苏州东山是中国三大枇杷叶产地。

枇杷叶以叶大、灰绿色者为佳。主要的化学成分为黄酮类、三萜类、皂苷类、有机酸类和多糖类等。《中国药典》2020年版规定，枇杷叶药材浸出物不得少于18.0%。

89.郁李仁

郁李仁为蔷薇科植物欧李 *Prunus humilis*

Bge.、郁李 *Prunus japonica* Thunb. 或长柄扁桃 *Prunus pedunculata* Maxim. 的干燥成熟种子，前二种习称"小李仁"，后一种习称"大李仁"。郁李仁以野生为主，部分栽培。一般栽培三四年开始开花结果，植株不同，花期和果期也不相同，大致花期为4~5月，果期6~10月，夏秋季节采收成熟的果实。

郁李仁生于荒山坡或砂丘边，性喜光，对气候条件要求不严，在冬季−15℃下能自然越冬；夏季40℃时，若水分充足，能耐高温。耐旱，喜湿润，忌涝。对土壤适应性较强，砂质壤土、黏质、黄土均可，因吸收根系分布较浅，故以保水保肥力较强的黏质壤土为佳。春季和秋季均可播种，以秋播为好，播后，可借助冬季低温，使核壳破裂，利于发芽。夏、秋季采收成熟果实，除去果肉及核壳，取出种子，干燥即得郁李仁。

现在所用郁李仁以野生为主，部分栽培。小李仁主产于辽宁海城、盖平、凤城、辽阳，内蒙古东部，河北北部等地。大李仁主产于内蒙古、河北、山东、辽宁、吉林、黑龙江等地，此外，山西、陕西、湖北等地亦产。

郁李仁以粒小、饱满、均匀、不泛油者为佳。主要含有黄酮、有机酸、三萜类等化学成分。《中国药典》2020年版规定，郁李仁药材中含苦杏仁苷（$C_{20}H_{27}NO_{11}$）不得少于2.0%，同时对酸值、羰基值和过氧化值也有要求。

90. 知母

知母为百合科植物知母 *Anemarrhena asphodeloides* Bge. 的干燥根茎。采挖新鲜知母的根茎，除去须根及泥沙，晒干，习称"毛知母"；或除去外皮，晒干，习称"知母肉"。

野生知母生于海拔1450m以下的山坡、草地或路旁较干燥或向阳的地方。栽培知母可用种子繁殖或分株繁殖，宜选择土壤疏松、排水良好、阳光充足的地块，土层深厚的山坡荒地也能种植。知母有效成分含量最高时期为花前的4~5月，其次是果后的11月，在此期间采收质量最佳。

目前，知母为栽培或野生，主产于河北省，山西、内蒙古、陕西及东北的西部亦产。以河北、河南、山西为道地产区。道地产区与主产区基本一致。

知母以条肥大、质充实而硬、断面黄白者为佳。主要含有甾体皂苷类化合物，如知母皂苷A I、A II、A III、A IV、B I、B II，其皂苷元有菝葜皂苷元、新吉托皂苷元、马尔可皂苷元、异菝葜皂苷元等；黄酮成分如芒果苷、异芒果苷等；还含有知母多糖、有机酸、胆碱等。《中国药典》2020年版规定，知母药材含芒果苷（$C_{19}H_{18}O_{11}$）不得少于0.70%，含知母皂苷B II（$C_{45}H_{76}O_{19}$）不得少于3.0%。

91. 侧柏叶

侧柏叶为柏科植物侧柏 *Platycladus orientalis* （L.）Franco. 的干燥枝梢和叶。多在夏、秋二季采收，阴干。将净侧柏叶置于锅内，武火加热，炒至表面黑褐色，内部焦黄色，存性，喷洒清水，取出，晒干，即为侧柏炭。侧柏为中国特产，可药用也可做庭院观赏植物。

侧柏喜光，幼时稍耐荫，适应性强，对土壤要求不严，在酸性、中性、石灰性和轻盐碱土壤中均可生长。耐干旱瘠薄，萌芽能力强，耐寒力中等，耐强太阳光照射，耐高温、浅根性。

药材全国各地均产，其道地性不明显。

侧柏叶以叶肥枝嫩、干燥、色绿、无碎末者为佳。主要含挥发油，黄酮类化合物。《中国药典》2020年版规定，侧柏叶药材含槲皮苷（$C_{21}H_{20}O_{11}$）不得少于0.10%。

92. 金银花

金银花为忍冬科植物忍冬 *Lonicera japonica* Thunb. 的干燥花蕾或带初开的花。金银花即忍冬花。《中国药典》（1963年版）首次收载金银花，其植物来源为忍冬科植物忍冬。《中国药典》（1977年版）增加了3种植物来源：红腺忍冬、华南忍冬和毛花柱忍冬。2005年版《中国药典》将忍冬作为金银花的唯一来源，去掉毛花柱忍冬。将灰毡毛忍冬、红腺忍冬、华南忍冬和黄褐毛忍冬以山银花收载，将金银花和山银花分为2种药材。

金银花生态适应性较强，喜温耐寒、喜光、喜湿润，耐旱、耐涝、对土壤的要求不严。多栽培于海拔600~1200m地形开阔、遮阴较少的地区。生长区环境以气温条件11~25℃，年平均气温11~14℃，全生育期≥0℃，无霜期185天；年日照时数1800~1900小时，每日日照时数在7~8小时；年降水量750~800mm，空气相对湿度60%~75%。以湿润、肥沃、深厚、pH值为5.8~8.5的砂壤土为宜。

分布于除西藏、宁夏、内蒙古、青海和新疆外的大部分地区。尤以山东平邑、费县、苍山、日照以及河南新密、原阳、封丘等地最为适宜。河南新密为道地产区，所产银花质量最佳，商品称"密银花"；山东产的"东银花""济银花"产量大，质量也较好，销全国并出口。此外，安徽、四川、江苏、山西、陕西、浙江、江西、湖北、湖南、贵州等地亦产。四川全省均产金银花，产量大且绿原酸含量高。

金银花以花未开放、色黄白、肥大者为佳。化学成分主要为挥发油类、黄酮类、有机酸类、三萜皂苷类等。《中国药典》2020年版规定，金银花药材含绿原酸（$C_{16}H_{18}O_9$）不得少于1.5%；含酚酸类以绿原酸（$C_{16}H_{18}O_9$）、3,5-二-O-咖啡酰奎宁酸（$C_{25}H_{24}O_{12}$）和4,5-二-O-咖啡酰奎宁酸（$C_{25}H_{24}O_{12}$）的总量计，不得少于3.8%；含木犀草苷（$C_{21}H_{20}O_{11}$）不得少于0.050%。

93.乳香

乳香为橄榄科植物乳香树 *Boswellia carterii* Birdw. 及同属植物 *Boswellia bhaw-dajiana* Birdw. 树皮渗出的树脂。分为索马里乳香和埃塞俄比亚乳香，每种乳香又分为乳香珠和原乳香。乳香以"薰陆香"一名始载于梁代陶弘景《名医别录》，历代药用乳香的生物学品种来源较多，唐之前所用薰陆香应为漆树科黄连木属黏胶乳香树 *P. lentisus* 的树脂，今称洋乳香。而后随着海上丝绸之路的兴盛，阿拉伯的橄榄科乳香树 *Boswellia carterii* 及其同属近缘植物渐渐成了乳香的主流来源植物。乳香作为外来药物的典例，产地为埃塞俄比亚、索马里以及阿拉伯半岛、土耳其等，我国乳香多数为进口。

乳香树是热带主要树种之一，多生长在炎热、干旱、贫瘠的石灰石土壤，清晨有露珠的环境。乳香一般于春夏二季切伤树皮后进行采收，将树干的皮部由上而下顺序切伤，并开小沟，使树脂由伤口渗出，流入沟中，数天后凝成干硬的固体，即可从树上采集。

乳香树主产于红海沿岸的埃塞俄比亚、索马里以及阿拉伯半岛、土耳其等地，我国云南、天津、广东等地也有引种栽培。

乳香以形如乳头、通明者为佳。乳香化学成分多样，主要含有三萜、二萜、单萜以及糖类等成分。《中国药典》2020年版规定，索马里乳香含挥发油不得少于6.0%（ml/g），埃塞俄比亚乳香含挥发油不得少于2.0%（ml/g）。

94.饴糖

饴糖是由玉米、大麦、小麦、粟或玉蜀黍等粮食经发酵糖化而制成的食品。将米或其他淀粉物质浸渍蒸熟后，加入麦芽，使其发酵，再加水煎熬，溶出所有糖分，滤除渣质，浓缩，即成饴糖。又称麦芽糖浆或麦芽糖饴，是生产历史最为悠久的淀粉糖品。饴糖有软、硬之分，软者为黄褐色黏稠液体，俗称糖稀，非糖类成分多；硬者系软饴糖经过滤提纯，除去渣滓，混入空气后凝固而成，为多孔之黄白色糖块。药用以软饴糖为好。

全国各地均产。

饴糖以色深、半透明、甜味较淡为佳。主要含麦芽糖，以及维生素B和铁等。《中国药典》2020年版未收录饴糖。

95.泽泻

泽泻为泽泻科植物东方泽泻 *Alisma orientate*（Sam.）Juzep. 或泽泻 *Alisma plantago-aquatica* Linn.

的干燥块茎。泽泻喜温暖湿润的气候，为沼生植物，多在水源充足的河滩、烂土塘、水沟等地生长，幼苗喜荫蔽，成株喜阳光，怕寒冷，在海拔800m以下地区均可生长，喜富含腐殖质且稍带黏性的壤土或水稻土。

泽泻主要分布于四川、福建、江西、广东、广西、云南、贵州、湖南、浙江、上海、江苏、安徽。以福建产泽泻为道地药材。

泽泻以块大、质坚实、黄白色、粉性足者为佳。主要含三萜类、倍半萜类、挥发油等成分。《中国药典》2020年版规定，泽泻药材含23-乙酰泽泻醇B（$C_{32}H_{50}O_5$）和23-乙酰泽泻醇C（$C_{32}H_{48}O_6$）的总量不得少于0.10%。

96. 细辛

细辛为马兜铃科植物北细辛 *Asarum heterotropoides* Fr. Schmidt var. *mandshuricum*（Maxim.）Kitag.、汉城细辛 *Asarum sieboldii* Miq. var. *seoulense* Nakai 或华细辛 *Asarum sieboldii* Miq. 的干燥根和根茎，前两种习称"辽细辛"，其中汉城细辛为华细辛的变种，在吉林同作细辛入药。

细辛喜冷凉气候和阴湿环境，喜土质疏松、肥沃的壤土或砂质壤土，疏松肥沃的森林腐殖土和山地棕壤土均可。栽培品用根状茎繁殖者，栽种4~5年采收；种子繁殖者6~7年后采收，以根入药最佳。采收期为4月、5月和9月；采收时连根挖去全草，抖净泥土，水洗，低温烘干。

目前细辛主要为人工栽培，野生资源比较少见。一般以东北所产辽细辛为道地药材，现如今商品药材主要为北细辛，汉城细辛产量小。主产区集中在辽宁抚顺与吉林通化交界等地，该区主要栽培品种为北细辛。

细辛以质脆、气辛香、味辛辣、麻舌者为佳。主要含有挥发油（细辛醚、甲基丁香酚等）、木脂素及硝基酚类（细辛脂素和马兜铃酸等）成分。《中国药典》2020年版规定，细辛药材浸出物不得少于9.0%，含细辛脂素（$C_{20}H_{18}O_6$）不得少于0.050%，含马兜铃酸Ⅰ（$C_{17}H_{11}NO_7$）不得过0.001%。

97. 荆芥

荆芥为唇形科植物荆芥 *Schizonepeta tenuisfolia* Briq. 的干燥地上部分。市场上流通的荆芥主要是河北安国生产的北荆芥，以及江苏、浙江、江西、湖北和湖南等地的南荆芥。

荆芥为一年生草本，对气候、土壤等环境条件要求不严，我国各地均可种植。生于海拔在540~2700m的山坡路旁、山谷或林缘。喜温暖、湿润气候，喜阳光充足、怕干旱、忌积水、忌连作。夏、秋两季花开到顶，穗绿时，晴天采割。因产地不同，采割方法略有不同。北方是距地面数厘米处割取地上部分；南方是连根拔出，也有单独摘取花穗，再割取茎叶。

主要分布在河北、江苏、浙江、江西、湖北、湖南和东北三省等地，并且在河北省唐山市玉田县建有荆芥GAP种植基地。

荆芥以色淡黄绿、穗长而密、香气浓者为佳。主要含有挥发油、黄酮类、萜类成分。《中国药典》2020年版规定，荆芥药材含挥发油不得少于0.60%（ml/g），含胡薄荷酮（$C_{10}H_{16}O$）不得少于0.020%。

98. 荆芥穗

荆芥穗为唇形科植物荆芥 *Schizonepeta tenuisfolia* Briq. 的干燥花穗。早期本草以荆芥全草入药，自宋代《本草图经》开始有荆芥地上部分全草和花穗2个药用部位分离入药的记载，且部分本草强调仅用花穗入药。二者的入药分离不仅满足了临床用药的不同需求，而且充分体现出中药资源合理开发利用的观念。

荆芥穗以穗长、无茎秆、香气浓郁、无杂质者为佳。主要含有挥发油、黄酮类、萜类成分。《中国药典》2020年版规定，荆芥穗药材含挥发油不得少于0.40%（ml/g），含胡薄荷酮（$C_{10}H_{16}O$）不得少于0.080%。

99. 草豆蔻

草豆蔻为姜科植物草豆蔻 *Alpinia katsumadai*

Hayata的干燥近成熟种子，主要为人工栽培。草豆蔻还是一种重要的香料，在食品烹饪和加工中普遍使用。草豆蔻目前以野生为主，家种较少，国内产区主要是自产自销，多数为进口。

草豆蔻为阴性植物，喜温暖阴湿，怕旱，不耐强烈日光直射，耐轻霜，以年平均温度18~22℃、年降雨量1800~2300mm为宜。对土壤的要求不严，一般腐殖质丰富和质地疏松的微酸性土壤均适合其生长。

草豆蔻主要产地自古以来变化较小，记载趋于一致，均产于热带、亚热带低海拔地区。国内主产于广东徐闻、雷州、遂溪，海南万宁、陵水、崖县、文昌、澄迈，云南临沧、墨江及广西玉林、钦州等地。国外产地有泰国、印度尼西亚等国家。

草豆蔻以类球形、种子饱满、质坚实、气味浓者为佳。挥发油含量较高，不但使其具有特殊的芳香味，也是其药效成分之一，同时还含有二苯基庚烷类、黄酮类、内酯类、微量元素等其他活性成分。《中国药典》2020年版规定，草豆蔻药材中挥发油含量不得少于1.0%（ml/g），含山姜素（$C_{16}H_{14}O_4$）、乔松素（$C_{15}H_{12}O_4$）和小豆蔻明（$C_{16}H_{14}O_4$）的总量不得少于1.35%，桤木酮（$C_{19}H_{18}O$）不得少于0.50%。

100.草果

草果为姜科植物草果 Amomum tsao-ko Crevost et Lemaire 的干燥成熟果实。草果的基原植物记载模糊，品种来源不一，原植物与白草果、豆蔻、草果药、草豆蔻都有混淆，经调查发现目前云南尚有以野草果 A. koenigii 作草果使用的现象。

草果喜温和气候，怕高温又怕霜冻，适宜生长在冬暖夏凉，年平均温度18~20℃的地区，短暂低温不会受冻害，种子发芽温度要求在18℃以上，当气温降至15℃以下时，种子停止发芽。性喜湿润，怕干旱，以空气相对湿度80%的环境为宜。花期雨量适中，结果多，保果率也高，雨量过多，会发生烂果或不坐果；花期遇天旱，花多数干枯不能坐果。喜荫蔽的环境条件，不耐烈日强光直射，但是荫蔽度不宜过大，一般控制在50%~60%为宜，野生草果多生长在山谷疏林阴湿的地方，人工栽培应选择有树林遮阴的环境为宜。适宜栽培于腐殖质丰富，质地疏松肥沃、微酸性砂壤土上。喜欢生长在热带、亚热带海拔700~1200m山区。

目前草果以人工种植为主，以云南金平县为主产地，约占全国总产量的一半，广西靖西、睦边和贵州罗甸等地均产草果，另有部分进口于越南、老挝等东南亚国家。

草果以种仁饱满，香气较浓者为佳，即"内子大粒成团，外壳紧厚黑皱，味辛气烈"。主要含有挥发油、二苯基庚烷、双环壬烷和甾醇类等化学成分。《中国药典》2020年版规定，草果药材种子团含挥发油不得少于1.4%（ml/g）。

101.茵陈

茵陈为菊科植物滨蒿 Artemisia scoparia Waldst. et Kit. 或茵陈蒿 Artemisia capillaris Thunb. 的干燥地上部分。既是北方各地早春常吃的野菜，又是一味常用中药。春季幼苗高6~10cm时采收或秋季花蕾长成至花初开时采割，除去杂质和老茎，晒干。春季采收的习称"绵茵陈"，秋季采割的称"花茵陈"。现在市场上流通的绝大多数为绵茵陈。

茵陈耐寒、耐旱、耐涝，生长时对土壤要求不严，以土质疏松，向阳肥沃的壤土或砂质壤土最宜。

滨蒿主产于东北地区及河北、山东等省，还产于陕西华县、华阴、潼关的秦岭山区和合阳、韩城靠近黄河与沟川地区；茵陈蒿主产于陕西、山西、安徽等省。以陕西所产者质量最佳，称西茵陈。

茵陈以质嫩、绵软、色灰白、香气浓者为佳。主要含挥发油、香豆素、色原酮类、黄酮类、绿原酸等成分。《中国药典》2020年版规定，绵茵陈药材含绿原酸（$C_{16}H_{18}O_9$）不得少于0.50%；花茵陈含滨蒿内酯（$C_{11}H_{10}O_4$）不得少于0.20%。

102.茯苓

茯苓为多孔菌科真菌茯苓 *Poria cocos*（Schw.）Wolf 的干燥菌核。有野生和人工栽培两种药用来源。干燥菌核内部白色部分加工切制为块状或片状称"白茯苓"，干燥菌核近外皮部的淡红色部分称"赤茯苓"。茯苓为药食两用之品，其可做为原料制作醋、面包、酸奶、饼干等。

茯苓喜温暖、干燥、向阳、雨量充沛的环境，在海拔700m左右的松林中分布最广，温度以10~35℃为宜。寒冷潮湿的气候不利于茯苓的生长发育，菌丝在15~30℃均能生长，但以20~28℃较适宜。当温度降到5℃以下或升到35℃以上，菌丝生长受到限制，但能忍受−5~−1℃的短期低温。适宜在土壤含水量为25%~30%，pH值为5~6，砂多泥少、疏松通气、排水良好、土层深厚的砂质壤土中生长。茯苓的生长发育可分为菌丝和菌核两个阶段。在适宜条件下，茯苓的孢子与松木结合，先萌发产生单核菌丝，而后发育成双核菌丝，形成菌丝体。菌丝体不断地分解和吸收木材中的营养物质，生长的中后期开始聚结成团，形成菌核。菌核初时为白色，后颜色渐变深，最终变为棕褐色或黑褐色，这一阶段为菌核生长阶段，俗称结苓阶段。野生茯苓常在7月至次年3月到松林中采挖；人工栽培茯苓于接种后的第二年7~9月采挖。

药用茯苓产自我国，品种古今无变化，由于资源枯竭，近年来开始人工培育，产地逐渐由中原向云南等边远地区转移。栽培者以安徽产量较大，称为"安苓"；野生者以云南产质量为佳，称为"云苓"。

茯苓以体重坚实、外皮色棕褐、皮纹细、无裂隙、断面白色细腻、粘牙力强者为佳。主要含有多糖、三萜、脂肪酸、甾醇、酶等。《中国药典》2020年版规定，茯苓药材浸出物不得少于2.5%。

103.胡黄连

胡黄连为玄参科植物胡黄连 *Picrorhiza scrophulariiflora* Pennell 的干燥根茎。历代本草及藏医记载，胡黄连又名洪连，生于高山岩石地带，产于西藏，或从印度、尼泊尔等地进口。胡黄连主要为野生，有少量栽培。根据历代本草及各地藏医用药，洪连最佳的两类是从印度、尼泊尔等地的进口药，其原植物印度胡黄连 *P. kurrooa* 与胡黄连 *P. scrophulariiflora* 基本一致。胡黄连分布于西藏、青海、云南等地。印度胡黄连分布于喜马拉雅山区，以进口为主，产印度。与现代药典收载基原胡黄连 *P. scrophulariiflora* 基本一致。

胡黄连喜凉爽湿润，适宜在土质肥沃的高海拔地区栽培，生于海拔3600~4400m高寒地区的岩石及石堆中。常用种子繁殖的方法。于秋季8~10月地上部分枯萎时采挖，除去须根和泥沙，晒干。

目前主产于西藏、四川、云南高寒地区，青藏高原是其道地产区。

胡黄连以条粗、质脆、味苦浓者为佳。主要含有环烯醚萜苷类、四环三萜类、苯丙素类和苯乙醇苷类化合物。《中国药典》2020年版规定，胡黄连药材含胡黄连苷Ⅰ（$C_{24}H_{28}O_{11}$）与胡黄连苷Ⅱ（$C_{23}H_{28}O_{13}$）的总量不得少于9.0%。

104.南沙参

南沙参为桔梗科植物轮叶沙参 *Adenophora tetraphylla*（Thunb.）Fisch. 或沙参 *Adenophora stricta* Miq. 的干燥根。春、秋二季采挖，除去须根，洗后趁鲜刮去粗皮，洗净，干燥。

南沙参生于海拔500~2000m的草地和林木地带，多见于草地、灌木丛和岩缝中；适应性较强，喜温暖、凉爽和光照充足的气候条件，能耐阴、耐寒和耐旱；对土壤要求不甚严格，忌积水；播种后2或3年采收，产地加工直接影响药材质量。

现代南沙参主要为人工栽培品，轮叶沙参主产于贵州（兴仁、安龙、普安、毕节）、四川（峨边、峨眉山）；沙参主产于安徽、江苏、浙江等地。主产区与道地产区一致。

南沙参以粗细均匀、肥壮、色白者佳。主要含有多糖、萜类、酚酸类、香豆素、甾醇、挥发油等化学成分，具有镇咳祛痰、抗氧化、抗衰老、免疫调节等现代药理作用。《中国药典》2020年版规定，南沙参药材醇溶性浸出物不得少于30.0%。

105. 枳壳

枳壳为芸香科植物酸橙 *Citrus aurantium* L. 及其栽培变种的干燥未成熟果实。喜温暖潮湿的气候。一般适宜地区年平均气温15℃以上，发芽的有效温度为10℃以上。最低温度在−5℃时，生长较安全。酸橙喜温暖湿润、雨量充沛、阳光充足的气候条件，相对湿度以75%左右为宜。

主要分布在四川、江西、湖南、浙江等省，道地产区与主产区基本一致。

枳壳以外皮绿色、果皮肉厚而有白色凸起、质坚硬、香气浓者为佳。主要含有挥发油、黄酮类、生物碱类等成分。《中国药典》2020年版规定，枳壳药材含柚皮苷（$C_{27}H_{32}O_{14}$）不得少于4.0%，新橙皮苷（$C_{28}H_{34}O_{15}$）不得少于3.0%。

106. 枳实

枳实为芸香科植物酸橙 *Citrus aurantium* L. 及其栽培变种或甜橙 *Citrus sinensis* Osbeck 的干燥幼果。枳实多以人工栽培为主，其中主要以四川、江西、福建以及江苏和秦岭以南等地为主，市场上流通的商品枳实极少是野生的。

枳实生长于海拔700~1000m，其抗旱、抗寒、抗病能力以及耐荫性较强，喜温暖湿润气候，年平均气温要求在15℃以上，偏酸性的土壤。可种子繁殖和嫁接繁殖；种子繁殖在栽后8~10年开花结果，嫁接苗栽后4~5年结果。于5~6月间采摘幼果或待其自然脱落后拾其幼果，大者横切成两半，晒干。

枳实现在主要分布在四川、江西、湖南、浙江等省，道地产区与主产区基本一致。酸橙枳实主产于四川江津、湖南沅江、江西新干，分别称川枳实、湘枳实、江枳实。甜橙枳实主产于四川、贵州。四川泸县建有枳实GAP种植基地。

枳实以皮厚且白、气香浓烈的酸橙晒干或晾干为佳。主要含有黄酮类、挥发油、生物碱、香豆素类成分。《中国药典》2020年版规定，枳实药材含辛弗林（$C_9H_{13}NO_2$）不得少于0.30%。

107. 栀子

栀子为茜草科植物栀子 *Gardenia jasminoides* Ellis 的干燥成熟果实。《药性论》中首见"山栀子"一名，指明药用栀子即"山栀子"，明清时期将"伏尸栀子"与药用栀子区分更加明显。栀子汉代已被引种栽培，历史悠久。野生栀子的数量正在逐年减少。

栀子生于海拔0~300m，除四川万源、巴中一带在海拔在700m以上；适宜生长在气候温暖，全年平均气温10~18℃的亚热带和中亚热带季风性湿润气候区。喜疏松肥沃、排水良好的酸性轻黏壤土地。

主产于江西、四川、湖南、湖北、浙江、福建等省，其中以湖南产量大，浙江品质佳。此外，河南、江苏、安徽、广东、广西、云南、贵州等地亦产，多自产自销。

栀子以体小形圆、表皮7~9棱者为佳，即"皮薄而圆小，刻房七棱至九棱者为山栀子，甚佳"。主要成分为以栀子苷为主的环烯醚萜苷类、二萜类、黄酮类及有机酸酯类等。《中国药典》2020年版规定，栀子药材含栀子苷（$C_{17}H_{24}O_{10}$）不得少于1.8%。

108. 枸杞子

枸杞子为茄科植物宁夏枸杞 *Lycium barbarum* L. 的干燥成熟果实。枸杞古今品种存在差异，南北朝时期栽培品种主要为枸杞 *Lycium chinense* Mill. 及其变种北方枸杞 *Lycium chinense* Mill. var. *potaninii*（Pojark.）A. M. Lu，近代商品中的"血枸杞"即为此种，至清代药用品种逐渐变迁为宁夏、甘肃等地的宁夏枸杞 *Lycium barbarum* L.。

枸杞喜冷凉气候，喜光、喜肥、耐寒、耐旱、耐盐碱。当气温稳定在7℃左右时，种子即可萌发，幼苗可抵抗-3℃低温；春季气温在6℃以上时，春芽开始萌动；枸杞在-25℃越冬无冻害。枸杞根系发达，抗旱能力强，在干旱荒漠地仍能生长，多生长于碱性土和砂质壤土，最适合在土层深厚、肥沃的壤土上栽培。

现枸杞子主产于宁夏、甘肃、青海、新疆、内蒙古等西北地区，以宁夏中宁为核心产区。

枸杞子以粒大、色红、肉厚、质柔、籽少、味甜者为佳。主要含有枸杞多糖、黄酮多酚、类胡萝卜素、生物碱等成分。《中国药典》2020年版规定，枸杞子药材含枸杞多糖以葡萄糖（$C_6H_{12}O_6$）计不得少于1.8%，甜菜碱（$C_5H_{11}NO_2$）不得少于0.50%。

109.柿蒂

柿蒂为柿树科植物柿 *Diospyros kaki* Thunb. 的干燥宿萼。柿开花坐果后，会出现很多风落果，树下会有很多青绿色没成熟的柿蒂，此时比较容易收集，并且产量也很可观。市场上现在流通的柿蒂药材多为此种来源。

柿树是深根性树种，又是阳性树种，喜温暖气候，充足阳光和深厚、肥沃、湿润、排水良好的土壤，适生于中性土壤，较能耐寒，较能耐瘠薄，抗旱性强，不耐盐碱土。枝叶萌发温度一般要求气温在12℃以上，较一般落叶果树迟。柿宜温暖气候，也相当耐寒，由于中国北方日照充足，雨量适中，花量、坐果数、产量及品质皆优于南方。柿适生于年平均气温9~23℃，冬季极端气温-20℃以上，最适年降水量500~700mm的地区。柿对地势和土壤要求不严，不论山区、平地或沙滩均可生长，但以土层深厚、排水良好而能保持相当湿度的土壤为好，对土壤酸碱度要求不严，pH值6~7.8为宜。

柿多为栽培。分布于辽宁、河北、河南、山东、安徽、江苏、浙江、福建、广东、江西、湖南、湖北、山西、陕西、甘肃等地。主产于河南、山东、福建、河北、山西等地亦产。

柿蒂以红棕色或黄褐色、质厚、味涩、表面带柿霜者为佳。主要活性成分为齐墩果酸、熊果酸和没食子酸。《中国药典》2020年版柿蒂项下虽无含量测定项，但有研究对不同产地柿蒂没食子酸含量进行测定，结果表明不同产地柿蒂中没食子酸含量有较大的差异，对药材质量鉴别有一定参考意义。

110.厚朴

厚朴为木兰科植物厚朴 *Magnolia officinalis* Rehd. et Wils. 或凹叶厚朴 *Magnolia officinalis* Rehd. et Wils. var. *biloba* Rehd. et Wils. 的干燥干皮、根皮及枝皮。目前厚朴以人工种植为主，野生资源极度匮乏，被列为国家二级珍稀濒危保护物种。

厚朴生于海拔300~1500m的山地林间，喜温凉湿润气候和排水良好的酸性土壤。可种子撒播或条播，幼苗2年可移栽，另可使用粗树干新的蘖条移栽种植。结合有效成分的积累及产量，厚朴最佳采收年限为10年以上，目前采收多采用砍树法，砍树留兜，来年可再生幼苗。一般于立夏至夏至间剥皮。历代本草及《中国药典》记载厚朴的药用部位为干皮、根皮及枝皮，但目前商品均已干皮为主。

厚朴作为重要的三木类药材广泛种植，道地产区与主产区基本一致，如四川的都江堰、北川、宝兴、平武及湖北的恩施、鹤峰、建始、利川、来凤等地，四川省都江堰建有厚朴GAP种植基地。传统厚朴产地加工时需堆积"发汗"，这直接影响厚朴品质及道地性。

厚朴以皮厚、肉紫、油润、味辛者佳，即"皮极鳞皱而厚，紫色多润者佳"。主要含有木脂素类、挥发油类、生物碱类成分。《中国药典》2020年版规定，厚朴药材含厚朴酚（$C_{18}H_{18}O_2$）与和厚朴酚（$C_{18}H_{18}O_2$）的总量不得少于2.0%。

111.香附

香附为莎草科植物莎草 *Cyperus rotundus* L. 的干燥根茎。将香附挖出洗净后放锅内煮至熟透无白心，捞出晒干，即为"毛香附"。将毛香附晒至七、八成干。碾去毛须，扬净晒至全干，即成"光香附"。利用香附的行气作用，日常生活中可以用来制作香附良姜鸡肉汤等药膳，还可用于生产灵应茶饼、香附茶、双花香附解郁茶等保健产品。

香附生于田野、河边、洼地等处。喜温和潮湿气候，宜选疏松湿润的砂质壤土。干旱缺水时，将明显影响植株正常生长，生活力很强，耐寒，北京可露地越冬。一般不需要特殊管理，栽种一次就能蔓延生长，可连年收获。

香附野生资源分布全国，除黑龙江、内蒙古、宁夏、新疆及西藏等省、自治区外，各地田野及阴湿地常见生长。以浙江、山东、河南、湖南、安徽为多。自唐朝以来，广东、广西及浙江地区始终为香附的优质产区。其中广东省西部地区产者习称"广香附"，浙江产者习称"南香附"。

香附以色棕褐、香气浓者为佳。主要含挥发油，油中主要成分为倍半萜类，此外还有糖类、生物碱。《中国药典》2020年版规定，香附药材浸出物不得少于15.0%，含挥发油不得少于1.0%（ml/g）。

112.香薷

香薷为唇形科植物石香薷 *Mosla chinensis* Maxim. 或江香薷 *Mosla chinensis* 'Jiangxiangru' 的干燥地上部分。前者习称"青香薷"，后者习称"江香薷"。历代药用香薷的来源较多，至少包括香薷和石香薷两个品种，并以江西香薷为质优的道地药材。

香薷喜温暖湿润的气候，黄壤或红壤，多生于东经114°40′~114°42′，北纬27°46′~27°48′的地区，忌水涝。多采用种子繁殖。春播者一般在8月中下旬采收，夏播者在秋季采收，当香薷到达开花盛期或有少部分果实成熟时采收，采收方式是割取地上部分，捆成小把，于干净场地晒干或于通风处阴干，除去残根和杂质，切段。

目前香薷以人工种植为主，全国大部分地区均有分布，以江西分宜县、湖南资兴、浙江、江苏、四川为主，其中以江西产品质地最佳，为道地药材，称为"江香薷"，销往全国各地，其余各地的香薷多自产自销。

青香薷和江香薷均以枝嫩、穗多、香气浓者为佳。含有挥发油、黄酮、香豆素、木脂素、脂肪酸、萜类等。《中国药典》2020年版规定，香薷药材含挥发油不得少于0.60%（ml/g），含麝香草酚（$C_{10}H_{14}O$）与香荆芥酚（$C_{10}H_{14}O$）的总量不得少于0.16%。

113.独活

独活为伞形科植物重齿毛当归 *Angelica pubescens* Maxim. f. *biserrata* Shan et Yuan 的干燥根。

独活生于海拔1500~2500m，温度适宜、气候温和的山区阴湿山坡、林下草丛中或稀疏灌丛中，耐寒、喜光、喜潮湿环境，喜富含腐殖质的碱性砂质土壤等，忌连作。可种子撒播或条播，春秋两季均可播种，幼苗1年可移栽。结合有效成分的积累及产量，独活最佳采收年限是2~3年，目前在秋季霜降之后，挖掘采收独活。

如今道地产区以甘肃华亭，湖北宜昌、恩施产量最大；四川、陕西、重庆产量次之。独活在各产区被广泛种植，各产区独活质量随着地理位置的条件不同，其质量也有所差异。独活已经具有规范化的种植模式，如湖北省五峰土家族自治县、甘肃省平凉市华亭县、四川省绵阳市平武县、重庆市巫溪县等地，都建有独活GAP种植基地。

独活以独根、粗壮、有油性者为佳。主要含有香豆素、挥发油、甾醇和糖类等化学成分。《中国药典》2020年版规定，独活药材含蛇床子素（$C_{15}H_{16}O_3$）不得少于0.50%，含二氢欧山芹醇当归酸酯（$C_{19}H_{20}O_5$）不得少于0.080%。

114.姜黄

姜黄为姜科植物姜黄 *Curcuma longa* L. 的干燥根茎，是一种药食同源的品种。

姜黄喜温暖湿润，阳光充足，雨量充沛的环境，怕严寒霜冻，怕干旱积水。宜在土层深厚，上层疏松，下层紧密的砂质土壤栽培，忌连作，栽培时多与高秆作物套种。四川、陕西等地多于夏至前后栽种，浙江地区在清明前后栽种，种植两年后可采收，多在冬季茎叶枯萎时采挖，洗净，煮或蒸至透心，晒干，除去须根。主根茎称"母姜"，侧根茎称"白三色"。

主产于四川犍为、沐川、双流、秀山、崇庆等地，广东、广西、福建、贵州及云南均有产，以四川产为优。目前我国主要有两大姜黄产区：一是四川省犍为县、宜宾县等的家种姜黄，主要作药用，二是云南金平县、河口县等所产野生姜黄，主要作提取色素用。

姜黄以质坚实，断面金黄，香气浓厚者为佳。主要成分为姜黄素和挥发油。《中国药典》2020年版规定，姜黄药材含姜黄素（$C_{21}H_{20}O_6$）不得少于1.0%，含挥发油不得少于7.0%（ml/g）。

115.扁豆花

扁豆花为豆科植物扁豆 *Dolichos lablab* L. 的花。一年生缠绕草质藤本，长达6m。茎常呈淡紫色或淡绿色，无毛或疏被柔毛。花期6~8月，果期9月。7~8月间采收未完全开放的花，晒干或阴干。扁豆原产印度，汉、晋时期引入我国。扁豆花有白色和紫色两种，豆荚有绿白、浅绿、粉红或紫红等颜色，其中结白色种子的入药。

扁豆花的生长条件不苛刻，故全国范围内均有栽种，并非道地药材。目前主要分布于辽宁、河北、山西、陕西、山东、江苏、安徽、浙江、江西、福建、台湾、河南、湖北、湖南、广东、海南、广西、四川、贵州、云南等地。

扁豆花以朵大、色黄白、气香者为佳。主要含有原花青苷、黄酮类、花青素、香豆精、芦丁、木犀草素、大波斯菊苷、木犀草素–4'–O–葡萄糖苷、木犀草素–7–O–葡萄糖苷、野漆树苷和甘露醇等成分。

116.秦艽

秦艽为龙胆科植物秦艽 *Gentiana macrophylla* Pall.、麻花秦艽 *Gentiana straminea* Maxim.、粗茎秦艽 *Gentiana crassicaulis* Duthie ex Burk. 或小秦艽 *Gentiana dahurica* Fisch. 的干燥根。秦艽野生资源匮乏，面临濒危的境地，被列为国家三级重点保护野生药材。

秦艽主要分布在海拔较高的草甸、潮湿林地、河滩等地，喜湿润怕水涝，喜冷耐寒，忌强光，对土壤要求不严，以疏松肥沃的腐殖土或沙质土为好。秦艽以种子繁殖为主，定植后第3年秋季或第4年春季采收，完整挖出全株，切忌伤根，保持完整。将采挖的秦艽除去茎叶、须根、泥沙后晒干，堆置发汗1~2天待颜色变成红黄色或灰黄色时，摊开晒干。

目前秦艽以野生资源为主。秦艽分布于甘肃、青海、宁夏、陕西、新疆、山西、河北、内蒙古、黑龙江、辽宁西部、河南北部及四川西北部；粗茎秦艽分布于甘肃、四川、西藏、青海、内蒙古；麻花秦艽分布于甘肃、青海、四川、西藏；小秦艽分布于甘肃、青海、内蒙古、四川、宁夏、陕西、山西、河北、新疆、西藏。近年来将陕西汉中所产者为道地，名曰西秦艽，其次云南产者为多，四川产者少，总其名曰川秦艽。

秦艽以个大、色黄亮、形如鸡腿为佳。主要含有生物碱、苷类、糖类及挥发油等。《中国药典》2020年版规定，秦艽药材浸出物不得低于24.0%；含龙胆苦苷（$C_{16}H_{20}O_9$）和马钱苷酸（$C_{16}H_{24}O_{10}$）的总量不得少于2.5%。

117.莲子

莲子为睡莲科植物莲 *Nelumbo nucifera* Gaerth. 的果实或种子。秋季果实成熟时采割莲房，除去果皮，干燥。

莲生长的适宜温度为12~25℃，喜爱在平静的浅水中生长，当池水过深或水流过快时将立叶冲倒，则会影响生长。莲田土壤pH值应在6.5~7之间；莲花要求强光照射，在庇荫或疏荫的环境条件下会生长不良，更不能开花，花期6~8月，果期8~10月。

莲子产于我国南北各省，自生或栽培在池塘或水田内。苏联、朝鲜、日本、印度、越南、亚洲南部和大洋洲均有分布。现今莲子主产区较多，以福建、湖南、江西产量较大。

莲子以表面浅黄棕色至红棕色，颗粒大而饱满、肉色白、富粉性肉质为佳。主要含有淀粉、棉子糖、蛋白质、脂肪、碳水化合物、钙、磷、铁等成分；子荚含有荷叶碱、N-去甲基荷叶碱、氧化黄心树宁碱和N-去甲亚美罂粟碱等成分。《中国药典》2020年版规定，莲子药材每1000g含黄曲霉毒素B_1不得过5μg，黄曲霉毒素G_2、黄曲霉毒素G_1、黄曲霉毒素B_2和黄曲霉毒素B_1总量不得过10μg。

118. 莪术

莪术为姜科植物蓬莪术 Curcuma phaeocaulis Val.、广西莪术 Curcuma kwangsiensis S. G. Lee et C. F. Liang 或温郁金 Curcuma wenyujin Y. H. Chen et C. Ling 的干燥根茎。莪术的野生资源已极为匮乏，目前主要依赖人工栽培。

野生广西莪术多分布于桂南和桂西南地区的低丘陵山坡、山谷及田埂、地角的湿润向阳处。喜欢温暖湿润的气候条件，生长地区年平均气温在21℃以上，7月份平均气温在25℃以上，1月份平均气温10℃以上，霜期较短，正常年份霜期不超过3天。充足的光照和水分有利于广西莪术生长发育，易获得高产。

目前蓬莪术主产于四川、福建、广东等地；广西莪术主产于广西，云南亦有少量分布；温郁金主产于浙江。

莪术以个大、质坚实、断面灰绿色、气香者为佳。主要含有挥发油、姜黄素及多糖3大类活性成分。《中国药典》2020年版规定，莪术药材含挥发油不得少于1.5%（ml/g）。

119. 荷叶

荷叶为睡莲科植物莲 Nelumbo nucifera Gaertn. 的干燥叶。荷叶在我国有十分丰富的资源，是天然的药食两用的保健食品，莲（荷）品种较多，目前主要为人工栽培，野生资源也较常见。

莲是一种水生植物，适宜在水田种植，在整个种植周期内水田都不可缺水。种植莲的土壤要保证腐殖质丰富，充足的营养可促进莲的生长。此外，种植地周围要有一定的防风植物，防止风量过大导致莲茎叶折断。荷叶的采收应在6~7月花未开放时进行，除去叶柄，晒至七八成干，对折成半圆形后晒干。

主要分布在福建、湖北、江西、湖南、江苏等地。根据其地域分布特征，通常将分布于福建的莲称为建莲，湖南的俗称湘莲，江西广昌、宁都、石城的俗称白莲。

荷叶以叶大、完整、色绿、无斑点者为佳。含有较多的生物碱、黄酮类物质。《中国药典》2020年版规定，荷叶药材含荷叶碱（$C_{19}H_{21}NO_2$）不得少于0.10%。

120. 桔梗

桔梗为桔梗科植物桔梗 Platycodon grandiflorum （Jacq.）A. DC. 的干燥根。现代将生长于东北辽宁、吉林、内蒙古以及华北地区的桔梗，称为"北桔梗"；而生长在华东地区，比如安徽、江苏等地的桔梗，称为"南桔梗"，如今安徽和县为桔梗道地产区。

桔梗为多年生草本植物，能耐-40℃的低温，也能耐40℃的高温，耐寒耐旱、喜光、喜凉爽气候、怕水渍，在海拔1100m以下的丘陵地带均可栽培。桔梗最适宜的土壤条件为土层深厚，磷钾肥丰富的砂壤土或壤土。桔梗多通过种子繁殖，也可通过根茎繁殖。结合有效成分的积累及产量，桔梗一般2年采收，且在9~11月采收的桔梗质量最佳。

桔梗现主产区为东北、华北、华东、华中各省以及广东、广西（北部）、贵州、云南东南部（蒙自、砚山、文山）、四川（平武、凉山以东）、陕西。

桔梗以身干、条粗均匀、体质坚实、色白、味苦者为佳。含有桔梗皂苷、黄酮、酚酸类等多种化学成分。《中国药典》2020年版规定，桔梗药材含桔梗皂苷D（$C_{57}H_{92}O_{28}$）不得少于0.10%。

121. 桃仁

桃仁为蔷薇科植物桃 *Prunus persica*（L.）Batsch 或山桃 *Prunus davidiana*（Carr.）Franch. 的干燥成熟种子。多部本草表示桃仁当以野生非嫁接者为佳，但目前桃仁多为人工栽培，以嫁接为主，全国均有产。

桃仁的原植物桃和山桃均喜光，耐寒耐旱，对自然环境的适应性强，7~8月结果。果实成熟后采收，除去果肉和核壳，取出种子，晒干，即为桃仁。

全国皆产。

桃仁以粒饱满、完整均匀、外皮色棕红、内仁白富油性者为佳。主要含有蛋白质、甾醇、苷类、黄酮类、酚酸类等成分。《中国药典》2020年版规定，桃仁药材含苦杏仁苷（$C_{20}H_{27}NO_{11}$）不得少于2.0%，同时对铅、镉、砷、汞、铜、黄曲霉素等重金属及有害物质有一定的限量要求。

122. 柴胡

柴胡为伞形科植物柴胡 *Bupleurum chinense* DC. 或狭叶柴胡 *Bupleurum scorzonerifolium* Willd. 的干燥根。按性状不同，分别习称"北柴胡"和"南柴胡"。柴胡属植物种类繁多、外形相似，存在较多的近缘易混物种，非专业人士难以区分。柴胡属植物生境适应范围广，多个物种的自然分布区域常常重叠。长期以来，各地区依据当地柴胡资源分布状况，采集当地野生柴胡资源混作柴胡使用，形成了各自独特的用药习惯。

我国野生柴胡广泛分布于海拔200~2800m的半干燥山坡、林缘、草丛及沟渠旁，适宜生长在砂质土、栽培土、腐殖质土上，土壤pH值在7左右。目前，野生柴胡品种资源已不能满足市场对柴胡的需求，栽培柴胡由于供应稳定、产量可观，已成为主要来源。

目前甘肃、山西、陕西已成为我国种植柴胡面积和柴胡市场影响最大的省份，黑龙江、四川、内蒙古、河北、河南等地也有大规模种植。

柴胡以主根粗长、分枝少、残留茎较少、质地柔软者为佳。柴胡根中主要含柴胡皂苷，其次有植物甾醇、侧金盏花醇，以及少量挥发油、多糖；地上部分主要含黄酮类、少量皂苷类、木脂素类、香豆素类成分。《中国药典》2020年版规定，北柴胡药材含柴胡皂苷a（$C_{42}H_{68}O_{13}$）和柴胡皂苷d（$C_{42}H_{68}O_{13}$）的总量不得少于0.30%。

123. 浙贝母

浙贝母为百合科植物浙贝母 *Fritillaria thunbergii* Miq. 的干燥鳞茎。初夏植株枯萎时采挖，洗净。大小分开，大者除去芯芽，习称"大贝"；小者不去芯芽，习称"珠贝"。分别撞擦，除去外皮，拌以煅过的贝壳粉，吸去擦出的浆汁，干燥；或取鳞茎，大小分开，洗净，除去芯芽，趁鲜切成厚片，洗净，干燥，习称"浙贝片"。

浙贝母喜温暖湿润、雨量充沛的海洋性气候，较耐寒、怕水浸。出苗的适宜地温为6~7℃，植株生长最适气温为10~22℃，低于4℃或高于30℃停止生长。开花适宜气温为22℃左右，喜阳光充足。鳞茎在地下5cm处，日平均地温10~25℃时能正常膨大，高于25℃时休眠，低于-6℃时鳞茎受冻。生长期3个半月左右，故称短命植物。以阳光充足、土层深厚、肥沃、疏松、排水良好的微酸性或中性砂质壤土栽培为宜，黏土、干旱的地方不宜栽培。

主产于浙江宁波鄞州、余姚等地，为浙江著名道地药材"浙八味"之一。近年江苏、上海栽培面积较大。此外，湖南、安徽、福建也有栽培。浙江宁波地区产者为道地药材，嵊州为浙贝母之乡。

浙贝母以鳞叶肥厚、质坚实、粉性足、断面色白、味苦者为佳。主要含有甾醇类生物碱和微量元素等。《中国药典》2020年版规定，浙贝母药材含贝母素甲（$C_{27}H_{45}NO_3$）和贝母素乙（$C_{27}H_{43}NO_3$）的总量，不得少于0.080%。

124. 海风藤

海风藤为胡椒科植物风藤 *Piper kadsura*

（Choisy）Ohwi 的干燥藤茎。历代作为海风藤使用的有胡椒科植物风藤、山蒟、石南藤和毛蒟。现代药典应用为胡椒科植物风藤 Piper kadsura（Choisy）Ohwi。由于风藤的植物资源极度匮乏，全国大多数省区应用最广、流通量最大的海风藤的原植物是山蒟的藤茎，销往全国并有少量出口。

海风藤生于低海拔林中，攀援于树上或石上。一年生木质藤本，除野生资源外，可种子撒播，然后将种源种子培育的 1 年生裸根苗进行移栽定植。花期 5~8 月，夏、秋二季采割，除去根、叶，晒干。

目前海风藤以野生资源为主，分布于我国台湾沿海地区及广东、福建、浙江等地，日本、朝鲜也有分布。现福建泉州、浙江台州盛产风藤，湖北南部的宜都市、四川中部偏南的荣州盛产石南藤。

海风藤以香气浓郁者为好。主要含有木脂素类、挥发油、生物碱类等成分。《中国药典》2020 年版中未对海风藤的某一成分做出特殊含量规定。

125. 通草

通草为五加科植物通脱木 Tetrapanax papyrifer（Hook.）K. Koch 的干燥茎髓。通草始载于东汉《神农本草经》，唐代之前历代本草中仅有"通草"之名，唐代出现"木通"别名，其药材基原均为木通科木通 Akebia quinata（Thunb.）Decne.。宋代木通、通草名实发生混淆，民间多以五加科通脱木 Tetrapanax papyrifer（Hook.）K. Koch. 作通草用，而将前代本草中的通草唤作"木通"，来源为木通科、毛茛科等植物。元代正式将木通与通草分称。明代木通药材主流来源为木通科植物，通草来源则为五加科通脱木，清代本草中木通、通草分类逐渐清晰，木通基原多为毛茛科植物，木通科木通的使用逐渐减少。近代出现关木通、川木通、小通草等药材，而关木通自马兜铃事件后被禁用。自 2005 年版《中国药典》起收载木通、川木通 2 类，而通草亦分成通草与小通草 2 类。

通草生于海拔 10~2800m 的向阳肥厚的土壤中，或栽培于庭园中，喜光，喜温暖，在湿润、肥沃的土壤上生长良好，根的横向生长力强，并能形成大量根蘖，不甚耐寒，越冬温度在 5℃以上，适于肥沃的砂质壤土栽培，生命力强，又能自行衍生。

通草产地分布于西南及陕西、江苏、安徽、浙江、江西、福建、台湾、湖北、湖南、广东、广西等地，目前中国市场多用川木通、白木通（白通草）、通脱木代替，日本则使用五叶木通、三叶木通，台湾市场多使用川木通、长序木通（台湾木通），大陆一度使用关木通替代，但因有毒而禁止。

通草以条粗、色洁白、有弹性者为佳。化学成分以三萜及其三萜皂苷类化合物为主。《中国药典》2020 年版中，通草的质量控制项仅有形态和理化鉴别内容，缺少指标成分或有效成分的含量测定方法。

126. 桑叶

桑叶为桑科植物桑 Morus alba L. 的干燥叶。初霜后采收，除去杂质，晒干。桑树作为一种经济植物，广泛种植，其果实、叶、枝干、根皮等皆入药。我国桑资源十分丰富，自古以来桑树就是药食同源的植物及重要的经济作物，具有丰富的营养和保健功能。

桑生于丘陵、山坡、村旁、田野等处；喜温暖湿润气候，稍耐荫；耐旱、不耐涝、耐瘠薄，对土壤的适应性强，最佳采收期为 10~11 月霜降后采收经霜之叶；产地初加工直接影响桑叶品质及道地性。

桑叶、桑白皮等主产于河南、安徽、浙江等省。桑叶主要为人工栽培品，全国各地均有栽培，以南部育蚕区产量较大；主产区与道地产区一致。

桑叶以叶片完整、大而厚、色黄绿、质脆、无杂质者佳。主要含黄酮类、多酚、多糖、生物碱类、甾醇类、挥发油等成分，具有降血脂、降血糖、抗衰老等药理作用。《中国药典》2020年版规定，桑叶药材含芦丁（$C_{27}H_{30}O_{16}$）不得少于0.10%。

127.桑白皮

桑白皮为桑科植物桑 Morus alba L.的干燥根皮。另外，其嫩枝入药，称为桑枝；叶入药，称为桑叶；果穗入药，称为桑葚。历代本草记载药用桑不止一种，唐宋及以前桑白皮基原主要为桑、鸡桑；自唐以后，药材基原逐渐多样，有桑、白桑、黑桑、奶桑、鸡桑、华桑、山桑、荆桑、鲁桑等，历代主流品种为桑 M. alba L.及其栽培变种，与现代药用基原桑 M. alba L.基本一致。桑白皮的主要来源为人工栽培的桑树，因丝绸贸易而广泛种植于全国各地。

桑树，树皮厚，呈灰色，喜日照，适宜在25~30℃、海拔1200m以下的条件下生长，需大量水，但不耐涝；适宜在土层厚度50cm以上、pH值6.5~7.0（中性偏酸）、肥沃、疏松的壤土或砂壤土中生长。常用种子、嫁接和压条繁殖。

目前主产安徽、河南、浙江、江苏、湖南等地；其他各地亦产。河南、安徽产量较大，皮厚，宽而硬；浙江产量较少，皮薄，条细长整齐，洁白柔软。

桑白皮以纯根皮、色白、皮厚、质柔韧、粉性足、无粗皮、嚼之有黏性、成丝团者为佳。主要含有黄酮类、苷类等成分。《中国药典》2020年版中并未对桑白皮成分作含量规定。

128.桑枝

桑枝为桑科植物桑 Morus alba L.的干燥嫩枝。是我国的传统药食两用植物，全国每年产量超100万吨，销往全国并有少量出口。

桑喜光，对气候、土壤适应性都很强。根系发达，生长快，萌芽力强，耐修剪，寿命长，一般可达数百年，个别可达数千年。新育成的桑品种已有千余个。如浙江和江苏有湖桑和火桑两个桑品种群。湖桑一般枝条粗长，叶形大，硬化迟，适应性强。火桑有红皮火桑和白皮火桑，其新梢嫩叶呈紫红色。四川有川南乐山嘉定桑，枝条长，叶稀，叶质好；川东北的冠桑枝条细直，皮色青灰。山东有鲁桑，枝条粗短、节密、硬化早、耐寒。

桑枝以质嫩、断面黄白色者为佳。主要成分有生物碱、香豆精、黄酮、多糖、有机酸、氨基酸、挥发油及维生素等多种成分。《中国药典》2020年版中未对桑枝的有效成分含量作出规定。

129.黄芩

黄芩为唇形科植物黄芩 Scutellaria baicalensis Georgi 的干燥根。目前主要以人工栽培为主，部分野生。历代本草使用黄芩药材存在不同原植物，有黄芩、甘肃黄芩、丽江黄芩、西南黄芩、滇黄芩等，其中正品黄芩与《中国药典》2020年版一部收载品种相符，即 Scutellaria baicalensis Georgi。

黄芩适宜生长在海拔500~1500m的山顶、山坡、林缘、路旁等向阳较干燥的地方。喜温暖凉爽气候，耐严寒，耐旱，耐瘠薄，成年植株地下部分可忍受−30℃的低温。以阳光充足、土层深厚、肥沃的中性或微碱性壤土或砂质壤土栽培为宜。忌连作。一般分为春播和秋播，春播3~4月中旬，秋播8月中旬。温暖地区1.5~2年采收，冷凉地区2.5~3年采收。将根刨出后去除茎叶，抖净泥土，晒干即可。

主要分布于东北、华北、西南和部分华中地区，遍及黑龙江、吉林、辽宁、河北、内蒙古、山西、山东、河南、陕西、甘肃、宁夏等地，其中河北、内蒙古、陕西、山西、山东分布较多。河北热河一代（河北省燕山坝上和承德地区）为黄芩道地产区，有"热河黄芩"之称。

黄芩以条粗长、质坚实、色黄、除净外皮者为佳。主要含有黄芩苷、萜类化合物、挥发油、多糖等化学成分。《中国药典》2020年版规定，黄芩药材按干燥品计算，含黄芩苷（$C_{21}H_{18}O_{11}$）不得少于9.0%；黄芩片按干燥品计算，含黄芩苷（$C_{21}H_{18}O_{11}$）不得少于8.0%。

130.黄芪

黄芪为豆科植物蒙古黄芪 *Astragalus membranaceus*（Fisch.）Bge. var. *mongholicus*（Bge.）Hsiao 或膜荚黄芪 *Astragalus membranaceus*（Fisch.）Bge. 的干燥根。野生蒙古黄芪分布于黑龙江、内蒙古、河北、山西北部，生于向阳草地、灌丛、林缘及山坡上；膜荚黄芪分布于东北、华北及西北，生于林缘、灌丛或疏林下。由于大量采挖或砍伐，野生蒙古黄芪被世界自然保护联盟濒危物种红色名录（IUCN）列入易危（VU）物种。由于国内外市场对黄芪的需求量巨大，致使黄芪野生资源几近枯竭，目前商品黄芪主要为栽培品。

黄芪适宜在土层深厚、土质疏松肥沃、排水良好、向阳、高燥的中性或微酸性砂质壤土中生长，强盐碱地不宜种植，存在连作障碍。常于春、秋二季采收，以3~4年采挖为好，生长6~7年者质量更佳。将根挖出后除净泥土、须根，切去芦头，晒干。目前已选育出陇芪4号、文黄11等新品种。

现代黄芪的主产区在内蒙古、山西、甘肃、黑龙江等地。道地产区与主产区一致。并于山西浑源、内蒙古乌兰察布察右前旗建有黄芪GAP种植基地。目前，甘肃省黄芪产量最大，甘肃省药品监督管理局2019年发布了《黄芪产地片（传统）加工技术规范》，对黄芪产地片的传统加工方法、工艺流程、产地加工基地、规格与等级等提出了详细的要求。

黄芪以身干、根条粗长、皱纹少、粉性足、质硬而绵、不易折断、味甘、无黑心及空心者为佳。其中"折之如绵者"称绵芪，此品韧皮纤维束较多且因年限较长而呈空泡之状，质地绵韧。主要含有皂苷、黄酮及多糖类成分。《中国药典》2020年版规定，黄芪药材含毛蕊异黄酮葡萄糖苷（$C_{22}H_{22}O_{10}$）不得少于0.020%，含黄芪甲苷（$C_{41}H_{68}O_{14}$）不得少于0.080%，并对铅、镉、砷、汞、铜等重金属含量有所要求。

131.黄连

黄连为毛茛科植物黄连 *Coptis chinensis* Franch.、三角叶黄连 *Coptis deltoidea* C. Y. Cheng et Hsiao 或云连 *Coptis teeta* Wall. 的干燥根茎，以上三种分别习称"味连""雅连""云连"。目前，味连主要为栽培，野生品少见，是商品黄连的主要来源。雅连及云连野生或有少量栽培。黄连、三角叶黄连、云连均收录于《国家重点保护野生植物名录》，属国家二级保护植物。

黄连喜高寒冷凉的环境，喜阴湿、忌强光直射和高温干燥。栽培时宜选海拔1400~1700m半阴半阳的缓坡地最为适宜，以土层深厚、肥沃、疏松、排水良好、富含腐殖质的壤土和砂壤土为好。忌连作。黄连用种子进行繁殖，从播种到收获根茎，整个生长发育期需要6~7年，即育苗2年，大田培育4~5年。秋季采挖，除去须根和泥沙，干燥，撞去残留须根。

味连主产于重庆石柱县，四川洪雅、峨眉等地，湖北、陕西、甘肃等地亦产，主要为栽培品，野生已多不见，为商品黄连的主要来源。雅连主产于四川洪雅、峨眉等地，为栽培品，极少野生。云连主产于云南德钦、碧江及西藏东南部，多为野生，现有少量栽培。

黄连以粗壮、坚实、断面皮部橙红色、木部鲜黄色或橙黄色味极苦者为佳。主要含有异喹啉类生物碱、有机酸类成分，《中国药典》2020年版规定，味连药材按干燥品计算，以盐酸小檗碱（$C_{20}H_{18}ClNO_4$）计，含小檗碱（$C_{20}H_{17}NO_4$）不得少于5.5%，表小檗碱（$C_{20}H_{17}NO_4$）不得少于0.80%，黄连碱（$C_{19}H_{13}NO_4$）不得少于1.6%，巴马汀（$C_{21}H_{21}NO_4$）不得少于1.5%。

132.黄柏

黄柏为芸香科植物黄皮树 *Phellodendron chinense* Schneid. 的干燥树皮。

黄皮树喜温和、湿润的气候环境，具有较强的耐寒、抗风能力，苗期稍能耐荫，成年树喜光照湿润，不适荫蔽、不耐干旱，常混生于稍荫蔽的山间河谷及溪流附近或老林及杂木林中。以土层深厚、湿润疏松的腐殖质壤土生长最好，在干旱瘠薄的山谷或黏土层上虽有分布，但生长发育不良，在沼泽地带不宜生长，适宜生长的气候条件一般为：年均气温 –1~10℃，年降水量 500~1000mm，最冷月均温 –30~–5℃，最热月均温 20~28℃，无霜期 100~180 天。

主要分布于湖北、湖南西北部、四川东部，常混生于海拔 900m 以上稍荫蔽的山间河谷及溪流附近或老林及杂木林中。

黄柏以身干、皮厚、断面色鲜黄、粗皮去净、皮张均匀、纹细、体洁、味极苦者为佳。主要含小檗碱、四氢小檗碱、药根碱、四氢药根碱、木兰花碱、黄柏碱、N–甲基大麦芽碱、巴马汀、四氢掌叶防己碱、蝙蝠葛碱等生物碱；金丝桃苷、黄柏兹德、二氢黄柏兹德等黄酮类成分；此外，含有黄柏酮、黄柏内酯、白鲜交酯、黄柏酮酸、青荧光酸、7–脱氢豆甾醇等、β–谷甾醇、菜油甾醇等成分。《中国药典》2020 年版规定，黄柏药材含小檗碱以盐酸小檗碱（$C_{20}H_{17}NO_4 \cdot HCl$）计，不得少于 3.0%，含黄柏碱以盐酸黄柏碱（$C_{20}H_{23}NO_4 \cdot HCl$）计，不得少于 0.34%

133.黄蜡

黄蜡为蜜蜂科动物中华蜜蜂 Apis cerana Fabricius 或意大利蜂 Apis mellifera Linnaeus 分泌的蜡。蜜蜂在我国大部分地区均有养殖，蜂蜡以广东、云南、福建、江苏等地产量较大。春、秋季，将取去蜂蜜后的蜂巢，置水中加热，滤过，冷凝取蜡而成。外用适量，熔化敷患处；常作成药赋型剂及油膏基质。

我国大部分地区均有养殖。

黄蜡以色黄、纯净、质较软而有油腻感、显蜂蜜样香气者为佳。主要成分可分为四大类，即酯类、游离酸类、游离醇类和烃类，还含微量的挥发油及色素。其中软脂酸蜂花酯约占 80%，是其主要成分。另外《中华人民共和国国家标准》规定东方黄蜡酸值为 5~9，西方黄蜡酸值

为 17~22，熔点 62~67℃，杂质 ≤ 1%，折光率为 1.441~1.443，皂化值 75.0~110.0mg/g，碳氢化合物 ≤ 18%。

134.菟丝子

菟丝子为旋花科植物南方菟丝子 Cuscuta austalis R. Br. 或菟丝子 Cuscuta chinensis Lam. 的干燥成熟种子。目前，资源均处于野生状态。

菟丝子喜高温、湿润气候，对土壤的要求不严，适应性较强。在平原、荒地等均能生长，但尤以疏松、肥沃排水良好的砂壤土或壤土为最佳。喜寄生在河谷河岸两旁的草本或灌木丛植物上，寄主尤以大豆、黑豆等豆科植物为好。除此之外菟丝子还有美容、保健的作用。

菟丝子主要分布在山东、河南等华北地区，有少量种植，主要以野生为主，总量不大。南方菟丝子主要种植在内蒙古、宁夏、甘肃等西北地区，多以种植为主，产量较大，是商品流通的主流品种，其中以内蒙古质量最佳。

菟丝子以颗粒饱满、无尘土及杂质者佳。化学成分主要包括黄酮类、甾类、萜类、挥发油、生物碱类、木脂素类、多糖类化合物等成分。《中国药典》2020 年版规定，菟丝子药材含金丝桃苷（$C_{21}H_{20}O_{12}$）不得少于 0.10%。

135.菊花

菊花为菊科植物菊 Chrysanthemum morifolium Ramat. 的干燥头状花序。菊花作为我国的传统中药材，种类繁多，分布广泛，具有很高的药用价值，且是我国卫生部发布的第一批药食两用药材。近年来，菊花在药品及保健食品中的应用越来越广泛，主要在于其不少品种的花、叶具有很高的药用、保健价值，特别是食用菊花营养丰富，可制成菜品、饮料。

菊花喜阳光充足、温暖湿润的环境，具有耐寒，耐旱，怕涝特性，并能忍受霜冻。属于短日照植物，在日照 12 小时以下及夜间温度 10℃左右时花芽才能分化。对土壤要求不严，旱地和水田均可种植，在排水良好、肥沃的砂质壤土上生

长旺盛。

菊属植物全球约100种，原产于旧大陆亚热带及温带地区，主要分布于中国、日本、朝鲜等。中国菊属植物有18种，药用品种有11种，主要分布于浙江、安徽、河南等省。浙江、安徽、河南、上海、江苏、四川、湖北、湖南、福建、河南、广东等地均适宜菊花的生产，尤以安徽滁州最适宜生产"滁菊"，安徽南州最适宜生产"亳菊"，安徽歙县最适宜生产"贡菊"，浙江桐乡和海宁最适宜生产"杭菊"，河南沁阳、武陟、博爱最适宜生产"怀菊"。

菊花以花朵完整、颜色鲜艳、气清香、无杂质者为佳。化学成分主要有黄酮类、挥发油、苯丙素类、萜类、氨基酸等，其中黄酮和苯丙素类化合物为菊花的主要药效成分。《中国药典》2020年版规定，菊花药材含绿原酸（$C_{16}H_{18}O_9$）不得少于0.20%，含木犀草苷（$C_{21}H_{20}O_{11}$）不得少于0.080%，含3,5-O-二咖啡酰基奎宁酸（$C_{25}H_{24}O_{12}$）不得少于0.70%。

136.野菊花

野菊花为菊科植物野菊 *Chrysanthemum indicum* L.的干燥头状花序。

野菊花头状花序的外形与菊花相似，生于山坡草地、灌丛、河边水湿地、滨海盐渍地、田边及路旁。野菊是一个多型性的种，有许多生态的、地理的或生态地理的居群，表现出体态、叶形、叶序、伞房花序式样以及茎叶毛被性等诸特征上的极大多样性。山东、河北滨海盐渍土上的野菊，全形矮小，侏儒状，叶肥厚；江西庐山地区的野菊，显示出叶下面有较多的毛被物；江苏南京地区及浙江的野菊中，有一类叶在干后呈橄榄色。

主产于东北、华北、华中、华南及西南各地。印度、日本、朝鲜、俄罗斯也有分布。

野菊花以色黄无梗、完整、苦辛、花未全开者为佳。主要成分是黄酮、挥发油、甾体、萜类等。《中国药典》2020年版规定，野菊花药材含蒙花苷（$C_{28}H_{32}O_{14}$）不得少于0.80%。

137.银柴胡

银柴胡为石竹科植物银柴胡 *Stellaria dichotoma* L. var. *lanceolata* Bge.的干燥根。由于长期无序的过度采挖，我国各地区野生银柴胡资源急剧减少，而发展银柴胡的人工种植是保障资源可持续利用的根本手段。历史上银柴胡长期作柴胡药用，尽管二者功效迥异；银柴胡市场流通以栽培品为主，但质量良莠不齐；山银柴胡冒充银柴胡药用的情况普遍存在。

野生银柴胡多生于海拔1200m左右的荒漠草原地带或灌丛及天然林地。耐旱怕涝，最适宜生长温度为15~25℃。银柴胡生命力十分旺盛，能适应含水量3.9%、有机质含量0.3%~0.4%的松砂土，可存活于年降水量200mm以下的地区，-30℃依然能安全过冬。松砂土或砂壤土有深厚的土层，非常适合银柴胡的生长，其不适合生长在盐碱低洼处或黏重土壤中。

宁夏作为银柴胡的道地产区之一，率先在全国开展了对银柴胡种植技术的研究，一直以来，宁夏陶乐、盐池、灵武、中卫等县为道地产区，甘肃、内蒙古亦产。

银柴胡以宁夏产，色白质软者为佳，即"今以银夏者为佳，根长尺余，色白而软，俗呼银柴胡"。在银柴胡中发现的化学成分主要包含五大类，分别为甾醇类、环肽类、挥发性物质、生物碱类和酚酸类，其中甾醇类化合物为银柴胡主要活性成分，其次为生物碱类物质、环肽类化合物。《中国药典》2020年版规定，银柴胡以甲醇作溶剂，其浸出物不得少于20.0%。

138.猪苓

猪苓为多孔菌科真菌猪苓 *Polyporus umbellatus*（Pers.）Fries的干燥菌核。

猪苓一般生长在桦树、柞树等根系附近，腐殖土中带有蜜环菌 *Armillariella mellea* 菌索。菌核有白色、灰色和黑色3种（俗称"白苓""灰苓"和"黑苓"）。每年4~5月份，当地温升高到约10℃，土壤含水量在30%~50%时，菌核开始萌动。在灰苓或黑苓上的某几点，菌丝突破菌核表皮，萌生出几束洁白色绒毛状的菌丝，菌丝不断繁殖增多形成菌丝团，逐渐变成米粒般大小的菌球，在菌球表面菌丝排列成一层致密的对菌丝起保护作用的白色膜，即是"白苓"。白苓在越冬后颜色变黄或灰黄色，即成"灰苓"。翌年春天又从原母苓或灰苓上萌发出新白苓，原来的灰苓经夏、秋季后颜色变成褐色或黑褐色，再经过一个冬季完全变成黑色，即"黑苓"。所以，白苓、灰苓和黑苓实际上为生长年限不同（当年、次年、第3年）的猪苓菌核。商品药材主要来源于野生猪苓，野生猪苓资源濒临枯竭，目前，将猪苓菌核同蜜环菌菌棒共培养人工半野生栽培技术已获成功。

猪苓现代主产于陕西、河北、四川、云南等地。以四川江油所产猪苓为佳。

猪苓以个大、外皮黑褐色光亮、肉色粉白、体较重者为佳。主要含有猪苓多糖、麦角甾醇、麦角甾-4,6,8（14），22-四烯-3-酮等成分。《中国药典》2020年版规定，猪苓药材含麦角甾醇（$C_{28}H_{44}O$）不得少于0.070%。

139. 麻油

麻油为脂麻科植物脂麻 *Sesamum indicum* L. 的成熟种子压榨得到的脂肪油，别名芝麻油、胡麻油等。目前脂麻主要为人工栽培，一年生直立草木，由于人工栽培产量大、质优、效高，药用麻油一般采用人工栽培的脂麻制成。脂麻在全国均有分布，现主要栽培于黄河及长江中下游各省。

脂麻是喜温怕涝的植物，种植脂麻的土地以地势高、排水方便、透水性良好的砂壤土最为适宜。脂麻的种植有夏秋之分，夏脂麻适宜的播期是5月下旬至6月上旬，秋脂麻适宜的播期是7月上旬、中旬。脂麻大部分的叶子都变成黄色、脱落，最底端的蒴果微微裂开时可以采收，其种子用水洗净、晒干去杂后，直接压榨取油即可。

中国脂麻种植区域主要在黄河及长江中下游各省，以及河南、湖北、安徽、江西、河北

等地，其中以河南产量最多，约占全国的30%左右。

麻油以颜色澄清、香气浓郁者为佳。主要含有脂肪酸，其中不饱和脂肪酸含量达85%左右，芝麻素含量也较丰富，一般在0.1%~1%。《中国药典》2020年版规定，麻油酸值应不大于2.5，皂化值应为188~195，同时对碘值、加热试验、杂质、水分与挥发物等均有所要求。

140. 麻黄

麻黄为麻黄科植物草麻黄 *Ephedra sinica* Stapf 中麻黄 *Ephedra intermedia* Schrenk et C. A. Mey. 或木贼麻黄 *Ephedra equisetina* Bge. 的干燥草质茎。9~10月割取地上部分，除去杂草、残茎、须根及泥沙，将采收的绿色草质茎扎成小把，在通风处阴干或晾至7~8成干时再晒干。麻黄分布于亚洲、美洲、欧洲东南部及非洲北部等干旱、荒漠地区。我国有12种4变种，分布区较广，除长江下游及珠江流域各省区外，其他各地皆有分布。

麻黄属荒漠旱生型灌木植物，雌雄异株，靠风媒传粉，自然结实率不高，在自然条件下，成熟的种子落地后，多因环境恶劣而很少发芽。野生生长于荒漠、沙丘、干燥坡地、浅沙干草原或向阳多石山坡等较干燥地区，常成片丛生，形成单一或简单植被群落。对土壤要求不严，砂质壤土、砂土、壤土均可栽培，麻黄对防风固沙具有重要生态价值，过度采挖可能导致土壤沙化，低洼地和排水不良的黏土不宜栽培，生长适宜pH值为7.0~8.5。

主要为野生品，栽培品亦有。其道地产区为内蒙古阿鲁科尔沁、巴林右旗、开鲁、奈曼旗、赤峰、科尔左旗等地，亦产于黑龙江、辽宁、宁夏、山西、河北、甘肃、四川、青海等地。

麻黄以干燥、茎粗、淡绿色、内容充实、味苦涩者为佳。主要含有生物碱、黄酮、鞣质、挥发油、有机酸、多糖等成分。《中国药典》2020年版规定，麻黄药材含盐酸麻黄碱（$C_{10}H_{15}NO \cdot HCl$）和盐酸伪麻黄碱（$C_{10}H_{15}NO \cdot HCl$）的总量不得少于0.80%。

141.旋覆花

旋覆花为菊科植物旋覆花 *Inula japonica* Thunb.或欧亚旋覆花 *Inula britannica* L.的干燥头状花序。旋覆花全国分布广泛，既有野生资源也有人工栽培资源。野生的旋覆花主要生于海拔150~2400m的山坡路旁、湿润草地、河岸和田埂上。

旋覆花喜温暖、湿润气候，以土层深厚、疏松肥沃、富含腐殖质的砂质壤土栽培为宜；旋覆花种子属光照变温萌发类型，在恒温箱内萌发不好，而在变温有光照的温室条件下萌发较好。变温幅度为7~25℃。旋覆花有种子繁殖和分株繁殖，在夏、秋二季花开放时采收。

旋覆花产于全国大部分地区，以东北、华北、华东、华中及广西等地为多，其中以浙江产的色浅黄、朵大、花丝长、毛多、不散碎、无梗叶等杂质者为最佳。欧亚旋覆花主产东北、华北及陕西、甘肃、新疆、河南等地。

旋覆花以叶基部渐窄、无小耳或叶基宽、抱茎、有小耳、花序较大者为佳。主要含有黄酮、挥发油、多糖、萜类和生物碱等化学成分。《中国药典》2020年版规定，旋覆花药材浸出物不得少于16.0%。

142.淡竹叶

淡竹叶为禾本科植物淡竹叶 *Lophatherum gracile* Brongn.的干燥茎叶。多生于丘陵、山坡、谷地、林下等较阴湿处。多为野生，少见栽培。

淡竹叶耐贫瘠，喜温暖湿润，耐阴亦稍耐阳，在阳光过强的环境中生长不良，常表现为植株低矮、分蘖力降低、叶色发干偏黄等。其栽培用土以肥沃、透水性好的黄壤土、菜园土为宜。

主产于长江流域至南部各省区，以浙江东乡、余姚、奉化、仙居、临海等地最为适宜。

淡竹叶以色青绿、叶大、梗少、无根及花穗者为佳。主要含黄酮、多糖、氨基酸等化学成分。《中国药典》2020年版规定，淡竹叶药材水分不得过13.0%，总灰分不得过11.0%。

143.淡豆豉

淡豆豉为豆科植物大豆 *Glycine max*（L.）Merr.的干燥成熟种子（黑豆）的发酵加工品。大豆是我国十分重要的农作物，在食用、饲用、医疗以及工业等领域被广泛利用。

大豆为一年生草本，对紫外线敏感，属短日照作物，喜温暖的地区。大豆生长过程中对土壤水分的需求量较高，黑钙土更适合大豆的生长发育。现知约有1000个大豆栽培品种，根据我国天气和土壤条件，目前东北春大豆已选育黑河43、克山1号、东生7号为代表品种；黄淮海夏大豆选育出中黄13、齐黄34、冀豆12、豫豆22、郑1307等；目前南方多熟制大豆品种选育出了一大批高产、优质、抗逆性强的大豆品种。

全国各地均有栽培，以东北最著名，亦广泛栽培于世界各地。

淡豆豉以色黑、附有膜状物者为佳。主要含有蛋白质、脂肪、维生素 B_1、维生素 B_2、多糖、大豆异黄酮等。《中国药典》2020年版规定，淡豆豉药材含大豆苷元（$C_{15}H_{10}O_4$）和染料木素（$C_{15}H_{10}O_5$）的总量不得少于0.040%。

144.续断

续断为川续断科植物川续断 *Dipsacus asper* Wall. ex Henry 的干燥根。川续断喜温暖湿润的气候，以山地气候最适宜，一般生长在海拔900~2700m的山地草丛中。土壤以排水良好、土层深厚、疏松肥沃的砂质壤土和腐殖质壤土为宜，黏土及低洼地不宜栽种。

主产于四川盐源、木里、西昌、德昌、汉源、宁南、米易、雷波，湖北鹤峰、巴东、长阳、五峰、宜都、兴山，重庆涪陵地区，湖南石门、慈利、桑植，贵州毕节地区。云南、江西、广东、广西、陕西等地亦产。以四川产者质量好，湖北产量最大。

续断以粗肥、质坚、易折断、外色黄褐、内色灰绿者为佳。主要含有三萜皂苷类、环烯醚萜类、生物碱类、挥发油类、微量元素等成分。《中国药典》2020年版规定，续断药材含川续断皂苷Ⅵ（$C_{47}H_{76}O_{18}$）不得少于2.0%。

145.葛根

葛根为豆科植物野葛 *Pueraria lobata*（Willd.）Ohwi. 的干燥根。习称野葛。秋、冬二季采挖，趁鲜切成厚片或小块，干燥。野葛的种质资源十分丰富且分布广泛，主要分布于亚热带和温带地区，具有很高的食用营养价值及良好的保健、药用功能，素有"亚洲人参""南葛北参"之称。2002年卫生部将葛根列入第一批药食同源物品名单。

野葛喜温暖潮湿的气候，耐寒耐旱，但不耐水淹和霜冻。对环境适应性很强，但以腐殖土或砂质壤土为好，多分布于海拔1700m以下温暖潮湿的坡地、沟谷及灌木丛中。

全国除新疆、青海、西藏外，大部分省、区均产。主产于湖南的邵阳、怀化、益阳，河南的南阳、信阳，浙江的杭州、金华，四川的宜宾、绵阳，重庆的涪陵等地。

葛根以块肥大、质坚实、色白、粉性足、纤维性少者为佳。主要含有黄酮类、三萜皂苷类化合物。《中国药典》2020年版规定，葛根药材含葛根素（$C_{21}H_{20}O_9$）不得少于2.4%。

146.紫花地丁

紫花地丁为堇菜科植物紫花地丁 *Viola yedoensis* Makino 的干燥全草。自古以来，紫花地丁药材的基原植物就比较混乱且学名较多，作为紫花地丁使用的植物大致可分为堇菜科堇菜属 *Viola*，豆科米口袋属 *Gueldenstaedtia*，罂粟科紫堇属 *Corydalis*，远志科远志属 *Polygala* 和龙胆科龙胆属 *Gentiana* 植物。通过考证地丁的不同品种及抗菌效价实验，得出历代诸家本草所描述的紫花地丁原植物当为堇菜科堇菜属诸植物，堇菜科紫花地丁应为正品药用地丁。现今，无论是从用药历史还是使用地区，堇菜科堇菜属植物都是紫花地丁药材的主流品种。

紫花地丁为多年生草本，生于田间、荒地、山坡草丛、林缘或灌丛中，喜温暖或凉爽气候，忌涝。宜选排水良好的砂质壤土、黏壤土栽培，可种子撒播或条播，当苗长至5片叶以上时即可移栽。紫花地丁采收时间春、夏、秋均有，有学者认为是紫花地丁分布广、地理气候差异较大所致。也有研究表明，紫花地丁花期不一，种子成熟期也不一致，必须分批分期采收，5月份采收的紫花地丁种子的质量要优于10月份采收的种子。

目前紫花地丁多为野生。野生紫花地丁产地以安徽、江苏、浙江为主，现全国各地均有分布，朝鲜、日本及俄罗斯远东地区也有分布。

紫花地丁以完整、色绿、根黄者为佳。所含化学成分包括黄酮及其苷类、香豆素及其苷类、植物甾醇、生物碱、挥发油、糖类等。《中国药典》2020年版规定，紫花地丁药材含秦皮乙素（$C_9H_6O_4$）不得少于0.20%。

147.紫苏子

紫苏子为唇形科植物紫苏 *Perilla frutescens*（L.）Britt. 的干燥成熟果实。其叶入药称为紫苏叶，干燥茎入药称为紫苏梗。紫苏主要为人工栽培，供药用和香料用。

紫苏喜温暖、湿润气候，适宜在疏松、肥沃、排灌方便的土壤栽培。常用种子繁殖，直播或育苗移栽。紫苏叶在夏季枝叶茂盛时采收，紫苏子在秋季果实成熟时采收，紫苏梗在秋季果实成熟后采割，除去杂质，晒干，或趁鲜切片，晒干。

全国大部分地区均有栽培，药材主产于湖北、河南、山东、江西、江苏、浙江、河北等地，以湖北产量较大，其道地性不明显。

紫苏子以粒大饱满、色灰棕、油性足者为佳。主要含有蛋白质、油脂类、酚酸类及甾醇类化合物。《中国药典》2020年版规定，紫苏子药材含迷迭香酸（$C_{18}H_{16}O_8$）不得少于0.25%。

148.紫苏叶

紫苏叶为唇形科植物紫苏 *Perilla frutescens*

（L.）Britt. 的干燥叶（或带嫩枝）。紫苏为唇形科紫苏属一年生草本植物，原产于喜马拉雅山及中国的中南部地区，现主要分布于印度、中国、日本、朝鲜等国，美国、加拿大近两年来也出现商业性栽培。

野生资源主产区有河南、四川、安徽、江西、广西、湖南、江苏及浙江；栽培药用资源产区有河北安国、安徽亳州、重庆涪陵、广西玉林；栽培籽用资源产区包括甘肃庆阳、黑龙江桦南、吉林、重庆彭水及云南；栽培出口资源产区有浙江湖州、江苏连云港和山东烟台。

紫苏叶以叶大、色紫、不碎、香气浓、无枝梗者为佳。紫苏叶油是紫苏叶的主要成分，包括紫苏酮、紫苏醛、紫苏烯、石竹烯、α-法尼烯等成分。《中国药典》2020年版规定，紫苏叶药材含挥发油不得少于0.40%（ml/g）。

149.黑芝麻

黑芝麻为脂麻科植物脂麻 *Sesamum indicum* L. 的干燥成熟种子。黑芝麻是一种古老的油料作物，在食品、化工和医药行业都有应用。目前黑芝麻均为人工种植，资源分布广泛。我国黑芝麻品种数量有随纬度和海拔增高而减少的趋势。从品种数量来看，江淮区最多，其次是华南区，华北和华东两区也有一定的数量分布，东北、西北区和云贵高原区最少，其中黑龙江、吉林、甘肃无黑芝麻资源。

黑芝麻的种植应选择土质疏松、透气性好、肥力中等偏上的砂壤土或壤土，于5月底或6月播种，播种前晒种子1~2天。为防止芝麻黑斑病和茎点枯病，用50~55℃温水浸种15分钟左右，冷却后捞出，晾干播种。收获应控制在终花期后半个月到20天，或打顶后5天左右收割。收割后堆放一段时间再脱粒，让种子充分成熟。

现今在山东、河北、河南、四川、安徽、江西、湖北等地均有产，且以河南驻马店所产为最佳。

黑芝麻主要含有脂肪油、芝麻素、芝麻林素

和黑色素，《中国药典》所设检验项中并未对各项成分含量进行规定，仅要求杂质、水分和总灰分达标。

150.黑豆

黑豆为豆科植物大豆 *Glycine max*（L.）Merr. 的干燥成熟种子，有野生亦有栽培，在各地栽培品种很多，仅列入《中国大豆品种志》和《福建大豆品种志》的就有97个。

黑豆喜光，适于在土壤细碎，厢面平整的土壤上生长，有耐旱、耐瘠、耐盐碱的能力，一年生，生活周期短。一般在5cm土层日平均温度达到10~12℃时开始播种，中低海拔地区3月底至4月初为适宜播种期，在秋季采收成熟果实。

全国各地均有栽培。

黑豆以肾形或类圆形、表面黑红色或紫红色、有光泽、种皮薄而脆者为佳。主要含有多种微量元素、维生素、强心苷、大豆皂苷和多酚类等成分。黑豆中花色苷、异黄酮等多酚类物质的含量明显高于其他豆类。《中国药典》2020年版规定，黑豆浸出物不得少于12.0%。

151.滑石

滑石为硅酸盐类矿物滑石族滑石，主含含水硅酸镁 [$Mg_3(Si_4O_{10})(OH)_2$]。采得后，去净泥土、杂石，或将滑石块刮净，用粉碎机粉碎，过细筛后即成滑石粉。我国滑石资源丰富，多产于变质岩、石灰岩、白云岩、菱镁矿及页岩中。

滑石产于山东莱阳、栖霞、莱州，辽宁本溪、海城、宽甸，江西鹰潭等。此外，广东、四川、云南、河北等地亦产。

滑石以整洁、色青白、滑润、无杂石者为佳。

152.蒺藜

蒺藜为蒺藜科植物蒺藜 *Tribulus terrestris* L. 的干燥成熟果实。全国各地有分布。生于沙地、荒地、山坡、居民点附近。全球温带都有。

秋季果实成熟时采割植株后晒干，打下果实，除去杂质。

蒺藜适应性广，对土壤要求不严，但适生于土质疏松，质地肥沃的砂壤土。10月份采收为宜。

蒺藜各地均产，主要分布于我国北方半湿润半干旱地区，特别适应于中生和中旱生沙地生境，吉林省西部是其主产区。

蒺藜以质坚硬、无臭、味苦、辛者为佳。主要含有皂苷、黄酮、生物碱、多糖等成分，其中皂苷类成分是其主要活性成分。《中国药典》2020年版规定，蒺藜药材含总皂苷以蒺藜苷元（$C_{27}H_{38}O_4$）计，不得少于1.0%。

153.蒲公英

蒲公英为菊科植物蒲公英 *Taraxacum mongolicum* Hand.–Mazz.、碱地蒲公英 *Taraxacum borealisinense* Kitam. 或同属数种植物的干燥全草。广泛生于中、低海拔地区的山坡草地、路边、田野、河滩。

蒲公英属短日照植物，高温短日照条件下有利于抽薹开花；较耐荫，但光照条件好，则有利于茎叶生长。适应性较强，生长不择土壤，但以向阳，肥沃，湿润的砂质壤土生长较好；早春地温1~2℃时即可萌发，种子在土壤温度15~20℃时发芽最快，在25~30℃以上时则发芽较慢，叶生长最适温度为15~22℃。

全国大部分地区均有分布。

蒲公英以叶多、色灰绿、根完整、无杂质者为佳。主要含有蒲公英甾醇、胆碱、菊糖和果胶等成分。《中国药典》2020年版规定，蒲公英药材含菊苣酸（$C_{22}H_{18}O_{12}$）不得少于0.45%。

154.槐花

槐花为豆科植物槐 *Sophora japonica* L. 的干燥花及花蕾，前者习称"槐花"，后者习称"槐米"。现南北各省区广泛栽培，资源丰富，华北和黄土高原地区尤为多见，野生资源较少。

槐是温带树种，喜光，喜干冷气候，但在高温高湿的华南也能生长。要求深厚、排水良好的土壤，石灰性土、中性土及酸性土壤均可生长，在干燥、贫瘠的低洼处生长不良。

主要分布于山东、河北、天津、河南、陕西等地，其中有"槐花之乡"之称的是"隋唐夏宫"陕西省永寿县。

槐花以色黄白、整齐、无枝梗杂质者为佳。主要含有总黄酮、芦丁、皂苷和脂肪酸等成分。《中国药典》2020年版规定，槐花药材含总黄酮以芦丁（$C_{27}H_{30}O_{16}$）计，不得少于8.0%。

155.槐角

槐角为豆科植物槐 *Sophora japonica* L. 的干燥成熟果实。

槐树在我国分布较广，南北各地普遍栽培，尤以黄土高原及华北平原最为常见。于9~11月果实成熟近干燥时，打落或摘下。过早不成熟，过晚则多胶质，不易干。以晒干为好，防止冻干，切忌翻动，否则变色。晒干后除去枝梗及杂质即可。

目前槐角以人工种植为主，现产地集中于天津，北京，河南上蔡、虞城、沁阳、清丰、罗山，山东济南、菏泽、高密，江苏沭阳、泗阳，安徽固镇、庐江，陕西长武、丹凤，河北石家庄，陕西等地。

槐角以肥大、角长、黄绿色、充实饱满者为佳。主要含有黄酮、植物甾类、鞣质、氨基酸、蛋白质、烯酸及微量元素等多种成分。《中华药典》2020年版规定，槐角药材含槐角苷（$C_{21}H_{20}O_{10}$）不得少于4.0%，蜜槐角含槐角苷（$C_{21}H_{20}O_{10}$）不得少于3.0%。

156.粳米

粳米为禾本科植物稻 *Oryza sativa* L. 的干燥种子，为《北京市中药饮片炮制规范 2008年版》收载品种。粳米以人工栽种为主，适应性广，全国各地均有栽种。主要产于我国黄河流域、北部和东北部；在南方则分布于海拔1800m以上，较耐冷寒，是中纬度和较高海拔地区发展形成的亚种。秋季颖果成熟时采收，脱下果实，晒干，除去稻壳即可。

主产于我国东北三省及日本、朝鲜半岛。我国江苏、浙江、云南、安徽、湖北、河南等地有较大规模种植。

粳米约含75%以上的淀粉，8%左右的蛋白质，0.5%~1%的脂肪，还含有少量B族维生素。维生素的含量因稻的种类和种植地点而异。

157.蔓荆子

蔓荆子为马鞭草科植物单叶蔓荆 *Vitex trifolia* L. var. *simplicifolia* Cham. 或蔓荆 *Vitex trifolia* L. 的干燥成熟果实。蔓荆子具有较高的药用价值，经检测含有大量的氨基酸、微量元素、不饱和脂肪酸及黄酮类化合物，尤其是亚油酸、锌、硒的含量远高于一般果蔬、作物，赋予其极大的开发利用潜力，在促进生长发育、增强智力、防衰老、抗癌等方面都起到非常重要的作用，已开发研制出蔓荆口服液、蔓荆子保健枕等保健产品。

野生蔓荆子于海滨、湖泽、江河的沙滩、荒洲上。多栽培于靠近水源的荒坡地、平原及溪边。为阳性树种，蔓荆子喜阳光充足，较耐高温和短暂霜冻，耐寒怕涝，耐碱怕酸，凡土层深厚的沙滩荒洲上都能种植，适应性较强，有防风固沙的作用，是耐旱、耐瘠薄、耐盐碱的优良固沙植物。

蔓荆子分布范围较广泛，野生与栽培均有。单叶蔓荆主产于江西都昌、新建、永修、南昌、新余、丰城、临川、进贤，山东荣成、聊城、文登、蓬莱、威海、烟台，安徽怀宁、太湖，浙江象山、青田、嵊泗，湖南茶陵、湘阴、望城等地。蔓荆主产于广东惠阳、惠东、澄海，海南东方、琼海，福建莆田、厦门、晋江、漳浦、长乐，云南景谷、盈江、临沧等地。

蔓荆子以粒大、饱满、气芳香、无杂质者为佳。主要含有二萜类化合物、黄酮类化合物、苯丙素类等化学成分。《中国药典》2020年版规定，蔓荆子药材含蔓荆子黄素（$C_{19}H_{18}O_8$）不得少于0.030%。

158.槟榔

槟榔为棕榈科植物槟榔 *Areca catechu* L. 的干燥成熟种子。槟榔在我国南方热带地区有分布，且广泛栽培，资源丰富。槟榔喜高温湿润气候，耐肥，不耐寒，16℃就有落叶现象，5℃就受冻害，最适宜生长温度为25~28℃，年降雨量1500~2200mm地区适宜生长。幼苗期荫蔽度50%~60%为宜，成年树应全光照。以土层深厚，有机质丰富的砂质壤土栽培为宜。种子有果内后熟特性，一般采用种子繁殖、育苗移栽，移植后7~8年开始结果，每年4~5月果实黄熟，达到每千克24~32个时即可采收。

我国福建、台湾、广东、海南、广西、云南等地有栽培。海南的万宁、陵水、琼海是我国最大的槟榔种植基地，其种植面积占海南全省的45.3%。万宁市建成了槟榔GAP种植与产业化开发示范基地1000亩。

槟榔以果大体重、坚实、不破裂者为佳。主要含生物碱，缩合鞣质，脂肪及槟榔红色素等化合物。《中国药典》2020年版规定，槟榔药材每1000g含黄曲霉毒素 B_1 不得过5μg，含黄曲霉毒素 G_2、黄曲霉毒素 G_1、黄曲霉毒素 B_2 和黄曲霉毒素 B_1 总量不得过10μg，含槟榔碱（$C_8H_{13}NO_2$）不得少于0.20%。

159.赭石

赭石是氧化物类矿物刚玉族赤铁矿，主含三氧化二铁（Fe_2O_3）。采挖后，除去杂石。赭石为一种矿产资源，在我国分布广泛，全年均可采收。

赭石在全国各地均有产出，主要产于河北、山西、山东、河南、湖南、广东、四川等地。

赭石以色棕红、有"钉头"、断面层叠状者为佳。《中国药典》2020年版规定，赭石药材含铁（Fe）不得少于45.0%。

160.薤白

薤白为百合科植物小根蒜 *Allium macrostemon*

Bge.或薤 *Allium chinense* G. Don 的干燥鳞茎。薤白在全国各地均有分布，资源丰富，在我国多数地区均有种植，生长在田间、果树下、地头路边。

薤白生长的适宜温度为15~20℃，10℃以下生长缓慢。生长期间要求较高的土壤湿度和较低的空气湿度，干旱会减少分蘖，湿度过大则降低产量。对光强度要求不严，可间作栽培。分株繁殖只适用于小面积种植，生长速度快，成活率高。而种子繁殖则是一种比较通用的种植方法，但是在播种前需要进行烫种、催芽。薤白种植时间可以选在每年的春季或秋季，春季在4月左右，秋季在8月左右。

主产于湖北孝感、黄冈，浙江黄岩、临海，河北保定、唐山。此外，山东、四川、广西、云南、湖南、河南、安徽、陕西及东北各地均有野生。以湖北产量最大，销售全国。

薤白以黄白色、粒大、半透明、无鳞叶者为佳。主要含有挥发油、甾体皂苷、生物碱等成分。《中国药典》2020年版规定，薤白药材浸出物不得少于30.0%。

161.薏苡仁

薏苡仁为禾本科植物薏米 *Coix lacryma-jobi* L. var. *mayuen*（Roman.）Stapf 的干燥成熟种仁。薏苡属植物主要分布于中国、日本、韩国、印度及东南亚地区。近年来，我国培育出产量高、品种优、抗性强且适合环境土壤的薏苡品种，如蒲薏1号、龙薏1号、仙薏1号等。

薏米是一种既抗旱又抗涝的植物，对种植土壤要求不十分严格，一般土地均可种植，以向阳、肥沃的壤地以及低洼涝地为宜。薏米为一年生草本，秋季果实成熟时采割植株，晒干，打下果实，再晒干，除去外壳、黄褐色种皮和杂质，收集种仁即可。

我国大部分地区均产，主产于福建、河北、辽宁、河南、浙江、贵州等地。

薏苡仁以粒大、饱满、色白、完整者为佳。作为药食兼用品，其活性成分主要为多糖、脂肪酸及其酯类化合物和酚类化合物。《中国药典》2020年版规定，薏苡仁药材含甘油三油酸酯（$C_{57}H_{104}O_6$）不得少于0.50%，每1000g含黄曲霉毒素 B_1 不得过5μg，含黄曲霉毒素 G_2、黄曲霉毒素 G_1、黄曲霉毒素 B_2 和黄曲霉毒素 B_1 的总量不得过10μg，含玉米赤霉烯酮不得过500μg。

162.橘红

橘红为芸香科植物橘 *Citrus reticulata* Blanco 及其栽培变种的干燥外层果皮。栽培变种主要有大红袍 *Citrus reticulata* 'Dahongpao'、福橘 *Citrus reticulata* 'Tangerina'。目前橘在我国长江以南各省区广泛栽培，其干燥幼果或未成熟果实的外果皮入药，称为青皮；干燥成熟种子入药，称为橘核。橘分布于秦岭南坡以南、伏牛山南坡诸水系及大别山区南部，向东南至台湾，南至海南岛，西南至西藏东南部海拔较低地区。

橘喜高温多湿的亚热带气候，不耐寒，稍能耐阴，生长适宜温度23~27℃，高至37℃则停止生长，低于-5℃则造成冻害。产区年平均温度在15℃以上，年积温在3000℃以上，年降水量多在1000~2000mm，土壤含水量保持其最大持水量的60%~80%，相对湿度75%为宜。对光照条件的要求较甜橙、柚为高，属较喜光植物。宜选阳光充足，地势高燥，土层深厚，通气性能良好的砂质壤土或壤土栽培为宜。常用空中压条或嫁接法繁殖。栽后5~6年结果，在10~11月果实成熟时采收，用刀削下外果皮，晒干或阴干。

主产于广东、重庆、四川、福建、浙江、江西、湖北、湖南、江西等地。

橘红以片大、色红、油润者为佳。主要含有挥发油类、黄酮类等成分。《中国药典》2020年版规定，橘红药材含橙皮苷（$C_{28}H_{34}O_{15}$）不得少于1.7%。

163.藁本

藁本为伞形科植物藁本 *Ligusticum sinense* Olive.或辽藁本 *Ligusticum jeholense* Nakai et Kitag. 的干燥根茎和根。秋季茎叶枯萎或次春出苗时采挖，除去泥沙，晒干或烘干。

藁本生长于海拔1000~2700m的林下、草甸、阴湿石砾山坡、沟边草丛中及湿润的水滩边。喜凉爽、湿润气候，耐寒，忌高温，怕涝，忌连作。对土壤要求不严，以疏松肥沃、排水良好的砂壤土为好，黏土或干燥瘠薄地不宜种植。

藁本主产于陕西安康、汉中，湖北恩施、建始、巴东，湖南，四川，重庆，贵州，江西等地。辽藁本主产于河北承德、隆化、龙关，辽宁，吉林，内蒙古，山西等地。

藁本以身干、无杂质、香气浓者为佳。主要含挥发油、萜类等成分。《中国药典》2020年版规定，藁本药材含阿魏酸（$C_{10}H_{10}O_4$）不得少于0.050%。

164. 藿香

藿香为唇形科植物藿香 *Agastache rugosa*（Fisch. et Mey.）O. Ktze. 的干燥地上部分，亦称"土藿香"。土藿香和广藿香名称相似，功效类同，多年以来，医师处方多为藿香，而处方应付广藿香的情况普遍存在。

藿香喜欢生长在湿润、多雨的环境，怕干旱，要求年降雨量达1600mm以上。幼苗期喜雨，生长期喜湿度大的环境。雨量较少地区要注意灌溉。苗期喜荫，需搭棚或盖草，成株可在全光照下生长。根比较耐寒，在北方能越冬，次年返青长出藿香；地上部不耐寒，霜降后大量落叶，逐渐枯死。

主要分布在四川、江苏、浙江、湖南、广东等地，为地区性民间习用药材，但常因产地不同而名称有异，如产于江苏苏州者称苏藿香；产于浙江者称杜藿香；产于四川者称川藿香。

藿香以茎枝青绿、叶多、香浓者为佳。主要

含挥发油、黄酮类、木脂素类、酚酸类等成分。《中国药典》自1977年版后未有收录藿香，未有质量标准规定。《河南省中药材标准》1991年版规定，藿香药材挥发油不得少于0.4%（ml/g）。

165. 鳖甲

鳖甲为鳖科动物鳖 *Trionyx sinensis* Wiegmann 的背甲。除新疆、宁夏、青海、西藏，全国各地均有分布。随着国际贸易和养殖业的发展，商品鳖甲来源物种增加，市场可见鳖科动物佛罗里达鳖 *Apalone ferox*（Schneider）、中南半岛巨鳖 *Amyda cartilaginea*（Boddaert）等的背甲混入。

现以人工养殖为主，并形成了分级饲养、合理分配饲养密度、科学管理等人工养殖技术。鳖是变温动物，对环境温度的变化尤为敏感。其适宜生长温度为20~33℃，最适生长温度为28~30℃。20℃以下时，代谢强度降低；15℃以下停止摄食，活动呆滞；12℃开始潜伏于泥沙中；低于10℃时，进入冬眠状态。当水温超过35℃，摄食减弱，潜居避暑。鳖对水的盐度比较敏感，一般养殖水体要求盐度不超过0.1%，如果超过这个浓度则会影响鳖的生长乃至生存。鳖捕捉全年均可，以夏秋季为旺季。

现代鳖甲主要为人工养殖，主产于湖北、安徽、江苏、河南、湖南、浙江、江西等地。以湖北、安徽、湖南产量最大。

鳖甲以个大、肉厚、无残肉、洁净无腐臭味者为佳。主要含有氨基酸、多糖、微量元素等有效成分，此外还含有动物胶、角蛋白、维生素D、磷酸钙、碳酸钙等成分。《中国药典》2020年版规定，鳖甲药材醇溶性浸出物不得少于5.0%。

第二节　药学研究

根据《中华人民共和国中医药法》，古代经典名方是指"至今仍广泛应用、疗效确切、具有明显特色与优势的古代中医典籍所记载的方剂"。按古代经典名方目录管理的中药复方制剂属于中

药注册分类3.1类（以下简称中药3.1类）。申请人应按古代经典名方目录管理的中药复方制剂的要求提供相应药学研究。

一、经典名方制剂工艺研究

（一）处方药味及药材资源评估

1.处方药味

（1）处方药味的相关信息　提供处方中各药味的来源（包括生产商/供货商等）、执行标准以及相关证明性信息。应提供药材的基原（包括科名、中文名、拉丁学名）、药用部位（矿物药注明类、族、矿石名或岩石名、主要成分）、药材产地、采收期、饮片炮制方法、药材是否种植/养殖（人工生产）或来源于野生资源等信息。对于药材基原易混淆种，需提供药材基原鉴定报告。药材基原与药用部位应与国家发布的古代经典名方关键信息内容一致，若为多基原的药材除必须符合质量标准的要求外，一般应固定一种基原，并提供基原选用的依据。鼓励使用优质药材为原料。

（2）处方药味的质量研究　药材应固定产地，提供产地选择的依据，尽可能选择道地药材和（或）主产区的药材。药材的产地应在道地产区和（或）主产区中选择，一般应针对不少于3个产地总计不少于15批次药材的质量进行研究分析，确定药材产地、生长年限、采收期、产地加工及质量要求等信息。应根据药材质量分析和相关性研究结果，制定完善药材质量标准。涉及濒危物种的药材应符合国家的有关规定，保证可持续利用，并特别注意来源的合法性。

自拟质量标准或在原质量标准基础上进行完善的，提供质量标准草案及起草说明、药品标准物质及有关研究等，并提供批药材的质量研究。提供处方药味的检验报告。

（3）新药材申报研究　提供药材的国家药品标准。无国家药品标准应研究建立药材标准，作为经典名方的附件。根据药材的质量特点，研究确定药材标准中各检测项目的质量要求。需提供药材生态环境、形态描述、生长特征、种植养殖（人工生产）技术等。植物、动物、矿物标本，植物标本应当包括全部器官，如花、果实、种子等。

2.药材资源评估

保证药材资源的可持续利用。应加强药材生产全过程质量控制，并采取有效措施保证药材质量相对稳定和质量可追溯。鼓励使用符合中药材生产质量管理规范（GAP）要求的药材。药材资源评估内容及其评估结论的有关要求见相关技术指导原则。

（二）饮片

1.饮片炮制信息

简述研究所用饮片的炮制规格、炮制工艺的历代演变情况及炮制工艺确定的依据，说明与古代医籍记载的一致性。若与古代医籍记载不一致，应提供依据。说明处方所用饮片的炮制工艺，包括净制、切制、炮炙等的工艺方法及参数。加辅料炮炙的，应明确辅料的名称、用量、来源及质量标准等。

2.饮片炮制方法

饮片的炮制规格应与国家发布的古代经典名方关键信息一致。

国家发布的古代经典名方关键信息明确的炮制规格收载于《中国药典》或省、自治区、直辖市炮制规范等的，应按照经典名方研发相关技术规定进行炮制，明确工艺参数；尚无相关标准或规范收载的，一般应根据其古籍文献记载并参照《中国药典》炮制通则相关内容进行炮制工艺的研究，明确工艺参数。

3.饮片质量研究

提供采用符合标准的药材为原料经炮制所得多批饮片的质量分析结果，为饮片标准的建立提供依据。质量指标可包括但不限于饮片的浸出物、含量测定等，并应采取措施控制饮片的质量波动。

提供饮片质量研究的试验资料及文献资料。结合药材、饮片、中间体、对应实物的相关性研究结果，确定饮片的关键质量属性和质量标准的质控指标。

4.饮片标准研究

应根据饮片的质量分析和相关性研究结果，建立完善的饮片质量标准。

申请上市许可时，应说明药物研发各阶段饮片炮制方法的一致性，必要时提供相关研究。提供饮片标准。如饮片标准质控水平较低，应研究完善饮片标准，列于经典名方物质基准的附件。炮制用辅料若无法定质量标准的，应研究建立质量标准，并提供检验报告。

（三）基准样品

1. 工艺描述 描述基准样品的制备方法及参数、设备等。简述工艺参数确定的依据。提供基准样品工艺流程图，应涵盖所有的工艺步骤，标明主要工艺参数和所用溶媒等。明确基准样品的基本形态、包装和贮存条件。

2. 工艺研究 应根据国家发布的古代经典名方关键信息及古籍记载内容制备基准样品。若国家发布的古代经典名方关键信息或古籍记载内容中仅为"水煎服"等无详细工艺制法的表述，应参照《医疗机构中药煎药室管理规范》（国中医药发〔2009〕3号）并结合具体情况，合理确定制备工艺。

基准样品一般为浓缩浸膏、干燥品，原则上不加辅料，可考虑采用低温浓缩、冷冻干燥或其他适宜的方法，并选择适宜的贮存容器、贮存条件，保证基准样品在研究期间质量稳定。应固定炮制、前处理、煎煮、滤过、浓缩、干燥等制备方法和工艺参数，制备不少于15批基准样品，并明确煎液得量和出膏率范围。

以下仅以水煎为例进行说明。如不涉及以下工序，可保留编号并在内容中注明"不适用"，并根据实际情况进行描述。

（1）前处理 提供前处理方法及工艺参数确定的研究资料。如需粉碎，应说明具体方法、粉碎的粒度以及确定依据。

（2）煎煮 明确煎煮用饮片的批次、投料规格及每煎饮片量等，说明饮片取样规则和取样饮片的代表性。

明确煎煮所用容器（包括材质、容量、尺寸、厚薄等）、加热设备及加热条件；明确煎煮用水、浸泡条件、煎煮次数、加水量、煎煮时间、是否加盖，是否有先煎、后下或包煎等特殊煎煮要求等；应尽可能定量描述煎煮过程及控制方法，如火力和火候的控制、加热至沸腾的时间等。明确煎煮液的得量等信息。

应提供上述煎煮方法、参数及条件确定的依据。煎煮方法等原则上应与经典名方古代医籍记载一致。

（3）滤过、浓缩与干燥 提供滤过、浓缩的方法、参数、设备等研究资料。明确煎煮液过滤的条件（滤材材质、孔径、压力、温度等）。说明浓缩的温度、时间、浓缩设备（包括原理、关键工艺参数等），明确浓缩前后药液的体积。

需制成干燥品的，应明确干燥方法、温度、时间、干燥设备（包括原理、关键工艺参数等），原则上不加辅料。明确干膏粉得量、水分等上下限，并说明其稳定性。

（4）关键工艺步骤和中间体 提供煎煮液浓缩及干燥前后的质量对比研究资料，评估确定的工艺及参数对质量的影响。明确关键步骤的工艺参数范围、中间体得量及质量要求的上下限，并提供确定依据。

3. 质量研究

（1）化学成分及关键质量属性研究 提供充分的对应实物化学成分及关键质量属性文献和试验研究资料，为经典名方基准样品研究提供基础。结合已有研究资料，分析对应实物的关键质量属性及其影响因素。

（2）质量分析 应开展基准样品的质量研究，采用专属性鉴别和多成分、整体质量评价指标（至少应包括出膏率、浸出物、指标成分的含量及转移率、指纹/特征图谱）表征其质量。根据充分的对应实物化学成分及关键质量属性的研究结果，提供对应实物中有效成分、指标成分、大类成分、指纹图谱等拟列入经典名方基准样品中各项目的研究资料，以及分析方法学验证资料。应说明对照品来源，并提供说明书和批号。如果使用了自制或其他来源的对照品，应提供标定的证明资料。对基准样品进行质量汇总分析，应针对质量离散程度较大（均值的70%~130%以外）的基准样品分析原因。根据具体品种的研究结果，合理确定关键质量属性量值的波动范围，研究确定基准样品的质量标准。

（四）制剂生产研究

工艺路线、给药途径和剂型应当与国家发布的古代经典名方关键信息及古代医籍记载一致。

1.制剂处方　提供1000个制剂单位的处方组成。明确每1000个制剂单位的处方组成（包括辅料名称和用量）、制剂的剂型。

2.剂型选择　提供剂型选择依据。提供剂型（汤剂可制成颗粒剂）与古籍记载一致性的说明研究。

3.制剂成型工艺研究　描述制剂成型工艺流程、主要工艺参数及范围等。提供中间体、辅料研究以及制剂处方筛选研究，明确所用辅料的种类、级别、用量等。

提供成型工艺方法、主要工艺参数的确定依据。生产工艺参数范围的确定应有相关研究数据支持。对与制剂性能相关的理化性质进行分析。

4.经典名方制备方法　初步确定制剂处方组成，明确所用辅料的种类、型号、规格、用量等。通过制剂成型研究进一步改进和完善处方设计，最终确定制剂处方、工艺和设备，并关注制剂的稳定性。应根据产品的影响因素及稳定性研究结果，选择直接接触药品的包装材料（容器）。直接接触药品的包装材料（容器）的选择，应符合直接接触药品的包装材料（容器）、药品包装标签管理等相关要求。

按照制备工艺步骤提供完整、直观、简洁的工艺流程图，应涵盖所有的工艺步骤，标明主要工艺参数和所用提取溶剂等。简要描述经典名方制剂生产的前处理、制备工序及关键工艺参数，明确经典名方制剂的制备方法与古代医籍记载的一致性。

二、经典名方中试研究

中试研究是保证经典名方工艺达到生产稳定性、可操作性的必经环节，对药品的安全、有效和质量可控有重要意义，是经典名方研究工作的重要内容之一。按古代经典名方目录管理的中药复方制剂应提供按照国家发布的古代经典名方关键信息及古籍记载制备的样品、中试样品和商业规模样品的相关性研究。

（一）样品生产企业信息

临床研究用药物，应当在符合《药品生产质量管理规范》条件的车间制备，制备过程应当严格执行《药品生产质量管理规范》的要求。

申报生产时，应当在取得《药品生产质量管理规范》认证证书的车间生产；新开办的药品生产企业、药品生产企业新建药品生产车间或者新增生产剂型的，其样品的生产过程必须符合《药品生产质量管理规范》的要求。申请上市许可时，需提供样品生产企业的名称、生产场所的地址等。提供样品生产企业合法登记证明文件、《药品生产许可证》复印件。

（二）关键工艺参数研究

中试研究应以小试结果为基础，结合设备特点，以及不同工艺和不同剂型，选择适宜的评价指标，有针对性地对各关键工艺参数进行考察。

应根据工业生产的实际并通过充分对比，以制剂和基准样品的质量基本一致为目标，研究确定前处理、提取、固液分离、浓缩、干燥和制剂成型等工艺和参数（范围），并完成商业规模生产工艺验证，拟定详细的操作规程。应至少从出膏率、浸出物、指标成分的含量及转移率、指纹/特征图谱等方面，说明商业规模生产药品的质量与基准样品质量的一致性。

1.批处方　产品的批处方组成应列出各药味（如饮片）及辅料的用量及执行的标准，对于制剂工艺中使用到但最终去除的溶剂也应列出。

2.工艺描述　按单元操作过程描述（申请上市许可时，以商业规模生产工艺验证批次）样品的工艺（包括包装步骤），明确操作流程、工艺参数和范围。

（1）处方药味前处理工艺　提供处方药味的前处理工艺及具体工艺参数。申请上市许可时，还应明确关键工艺参数控制点。

（2）提取、纯化工艺研究　描述提取纯化工艺流程、主要工艺参数及范围等。提供提取纯化工艺方法、主要工艺参数的确定依据。生产工艺参数范围的确定应有相关研究数据支持。申请上市许可时，还应明确关键工艺参数控制点。

（3）浓缩工艺　描述浓缩工艺方法、主要工艺参数及范围、生产设备等。提供浓缩工艺方法、主要工艺参数的确定依据。生产工艺参数范围的确定应有相关研究数据支持。申请上市许可时，还应明确关键工艺参数控制点。

（4）干燥工艺　描述干燥工艺方法、主要工艺参数及范围、生产设备等。提供干燥工艺方法以及主要工艺参数的确定依据。生产工艺参数范围的确定应有相关研究数据支持。申请上市许可时，还应明确关键工艺参数控制点。

（5）辅料、生产过程中所用材料　提供所用辅料、生产过程中所用材料的级别、生产商/供应商、执行的标准以及相关证明文件等。如对辅料建立了内控标准，应提供。提供辅料、生产过程中所用材料的检验报告。如所用辅料需要精制的，提供精制工艺研究、内控标准及其起草说明。申请上市许可时，应说明辅料与药品关联审评审批情况。

（三）主要生产设备研究

通过中试研究，应为大生产的设备选型提供依据，因实验室所用的设备技术参数可能和中试生产的设备不同，但中试生产和大生产的设备应基本一致。在中试研究时，一定要结合生产实际选择中试设备。提供工艺验证（适用上市许可申请）过程中所用主要生产设备的信息。申请上市许可时，需关注生产设备的选择，应符合生产工艺的要求。

1.设备材质的选择　中试规模或工业生产的反应装置一般为铝、铸铁、不锈钢或搪玻璃等材质。

2.设备的性能考察　设备的传质与传热问题在很大程度上与设备的搅拌有关，在中试研究中，必须根据物料性质和设备特点来选择搅拌器的形式。中试研究中，要结合设备的工艺条件和热效应，选择特殊的加热或制冷设备，对设备的热传导问题进行考察，获得设备的最佳参数，并确保相关设备的功率和效率可以满足要求。

3.设备条件优化研究　中试研究时要对影响设备结果的主要因素进行深入的研究，掌握变化规律，从而得到更适合的设备条件，通常这些因素包括：加料速度、设备的传热面积与传热系数、搅拌速率、搅拌时间等。

（四）工艺流程与工艺生产数据研究

1.关键步骤和中间体的控制　中试研究可以为后续的工业生产提供依据，通过中试研究，可以确定生产工艺流程、各个单元操作的工艺规程和安全操作的要求及制度。需列出所有关键步骤及其工艺参数控制范围。提供研究结果支持关键步骤确定的合理性以及工艺参数控制范围的合理性。申请上市许可时，还应明确关键工艺参数控制点。列出中间体的质量控制标准，包括项目、方法和限度，必要时提供方法学验证。明确中间体（如浸膏等）的得率范围。

2.生产数据和工艺验证研究　提供研发过程中代表性批次（申请上市许可时，应包括但不限于中试放大批、临床试验批、商业规模生产工艺验证批等）的样品情况汇总，包括：批号、生产时间及地点、生产数据、批规模、用途（如用于稳定性试验等）、质量检测结果（例如含量及其他主要质量指标）。申请上市许可时，提供商业规模生产工艺验证研究，包括工艺验证方案和验证报告，工艺必须在预定的参数范围内进行。

生产工艺研究应注意实验室条件与中试和生产的衔接，考虑大生产设备的可行性、适应性。生产工艺进行优化的，应重点描述工艺研究的主要变更（包括批量、设备、工艺参数等的变化）及相关的支持性验证研究。

申请上市许可时，应详细描述改变情况（包括设备、工艺参数等的变化）、改变原因、改变时间以及相关改变是否获得国家药品监督管理部门的批准等内容，并提供相关研究。

（五）中试安全性问题及"三废防治"问题研究

1.中试研究的安全问题　中试研究时要对放大程序进行风险评估，为进行合理的放大程序提供保障，并对放大过程中可能出现的安全问题提出合理的预防措施和解决手段。

在对研究工艺进行风险评估时，要充分参考相关的文献、资料和书籍，详细收集数据，对生产工艺中所涉及的设备可能存在的风险提出防治措施，条件允许时对可能发生的安全问题进行风险评估。如果实在没有更好的工艺，只能按原工艺进行生产，那么在风险评估资料中应该明确指出在放大过程的每一阶段可能发生的风险问题，以及确保安全操作的控制措施和安全措施。

2."三废"防治措施的研究 在中试研究中，对于废水产生，若污染程度不大，可经简单处理达标排放，当净化要求较高时，要根据废水处理等级的不同选用合适的处理方法，主要有物理法、化学法、物理化学法和生物法。废气的处理要根据所含污染物的物理、化学性质，通过冷凝、吸收、燃烧、催化等方法进行无害处理。对于废渣，要本着"减量化、资源化和无害化"的原则，最大限度地从源头上减少废渣产生和排放，对可利用物料和资源尽可能回收综合利用，对无法综合利用的废渣进行无害化处理。

三、经典名方质量标准研究

药品质量标准是国家对药品质量及检验方法所做的技术规定，是药品生产、经营、使用、检验和监督管理部门共同遵循的法定依据，对指导生产、提高质量、保证用药安全有效具有重要意义。经典名方的质量标准研究是经典名方开发研究中重要的组成部分，目的在于保证经典名方的可控性、重现性和稳定性。所制定的各项内容要能充分地反映出该制剂所含成分及其作用与该方功效主治的一致性、剂型的合理性、工艺的可行性、质量标准的针对性、临床安全有效性等。

（一）质量标准研究程序

经典名方质量标准的研究应在国家市场监督管理总局颁布的《药品注册管理办法》的基础上进行，质量标准拟定的各项内容应参照《中国药典》（现行版）、部（局）颁药品标准。

经典名方的质量标准必须在处方（药味、用量）固定、原料（净药材、饮片、提取物）质量稳定、制备工艺稳定的前提下方可制定，以便能确实反映和控制最终产品的质量。所研究样品必须是经过工艺研究，且用经全面系统研究较为合理的工艺生产的中试产品。其基本步骤为：查阅资料→设计方案→检测样品→制定草案→反复试验→修改完善。

（二）质量标准研究

提供质量研究工作的试验研究及文献研究。按古代经典名方目录管理的中药复方制剂应提供药材、饮片按照国家发布的古代经典名方关键信息及古籍记载制备的样品、中间体、制剂的质量相关性研究。

提供药品质量标准草案及起草说明，并提供药品标准物质及有关研究。对于药品研制过程中使用的对照品，应说明其来源并提供说明书和批号。对于非法定来源的对照品。申请上市许可时，应说明非法定来源的对照品是否经法定部门进行标定，提供相关证明性文件。

1.名称 中药材名称包括中文名、汉语拼音及拉丁名。药物名称的汉语拼音，按照中国文字改革委员会规定，第一个字母必须大写，并注意药品的读音习惯，同时不用音标符号，药名较长者，可按音节分为2组拼音。拉丁名一般应先写药用部位，然后写药名，如果该药材包括了两个不同药用部位时，一般把主要的药用部位列在前面，用"ET"相连接，药材的拉丁名一般采用属名或属种名命名。具体可参照《中国药典》2020年版一部的格式。

中药制剂名称包括中文名、汉语拼音，其命名是药品标准化中的一项基础工作，应该按照《药品注册管理办法》中命名要求执行。

2.处方 确定处方中各组分（含辅料）符合法定标准。处方中药味的排列应根据中医药理论，按君、臣、佐、使顺序排列，非传统处方，按药物作用主次排列。一般情况下，药味（中药饮片）名称均应使用药材法定标准中的名称。凡《中国药典》、部颁标准收载的中药材，应采用最新版本规定名称。当地方标准收载品种与国家标准名称不同，而来源相同时，应采用国家标准名称。当国家标准中未收载，可采用地方药品标准收载名称，并注明出处。各药味处方量应与成品制成量相对应，通常按1000个制剂单位的成品制成量来进行折算。药引与辅料不列入处方中，但在制法项下应注明名称与用量。

3.性状 用于性状描述的药材、饮片,应经鉴定确认为正确物种,且为正确采收期采收的样品。药材除必须鲜用的按鲜品描述外,一般以完整的干药材为主,易破碎的药材还需描述破碎部分;饮片按成品描述,一般按照外形、颜色、表面特征、质地、断面、气味的顺序描述。制剂性状是指药品除去包装后的色泽、形态、气味等,是在稳定性试验过程中根据实际观察情况所拟定的,是多批样品综合描述的结果。

4.鉴别 中药材的鉴别通常是指用可靠的理化方法来证明已知药物的真伪,而不是对未知物进行定性分析。常用的鉴别方法包括经验鉴别、显微鉴别(组织切片、粉末或表面制片)、显微化学、一般理化鉴别、色谱或光谱鉴别及其他方法的鉴别。

(1)经验鉴别 经验鉴别方法包括形状、表面、颜色、质地、断面、气、味、水试、火试、水火共试等,在制剂性状描述项多采用。

(2)显微鉴别 一般的显微鉴别主要包括显微组织鉴别法和显微化学反应鉴别法。其中显微鉴别选择药材的显微特征时,应注意突出易检出的、稳定的、专属的显微特征。组织构造特殊,或有明显特征可以区别类似品或伪品,外形相似或破碎不易识别,或常以粉末入药的毒性或贵重药材、饮片等一般都设有显微鉴别项。根、根茎、藤茎、皮、叶类药材,一般制作横切片观察,必要时也可制作纵切片;果实、种子类多制作横切片或纵切片观察;木类药材制作横切片、径向纵切片及切向纵切片三个面观察。观察粉末类药材或药材粉末特征时,制作粉末装片。

(3)理化鉴别 用能够反映中药及其提取物的有效成分或有效部位及其特征成分的理化性质,来鉴别真伪或纯度。由于凡有相同功能团的成分,均可能成正反应,一般来说理化反应专属性不强。通常在制定质量标准初期阶段,可作为成分预试筛选实验,一般情况下不宜作为标准中的最终鉴别项目,所做的理化鉴别工作可写入说明中。

(4)薄层色谱鉴别 在中药的色谱鉴别中薄层色谱是应用最多的。中药成分复杂,干扰成分较多,薄层色谱鉴别要设阴性对照和阳性对照,试验条件要经过优选,薄层色谱图通过3批以上样品均有重现。没有阴性对照的情况下,样品与对照品(或对照药材)的薄层色谱在同一板上得到证实时,才能作为判断标准。

(5)检查 中药材的检查包括杂质、水分、灰分(总灰分、酸不溶性灰分)、重金属及有害元素的检查(砷、汞、铅、镉、铜)、农药残留量检查(有机氯类、有机磷类或生产中大量使用的农药)、二氧化硫残留量检查、黄曲霉素检测等项目。检查的方法一般都是按照《中国药典》2020年版四部要求测定。同时,除了制剂通则中的项目之外,还应该根据制剂的特性、工艺及稳定性考察结果,制订其他的检查项目。含有毒药物的制剂,原则上应制订有关毒性成分的检查项目,以确保用药安全。

(6)浸出物 浸出物系指用水、乙醇或其他适宜溶剂,有针对性地对药材、饮片、制剂中可溶性物质进行测定,根据采用溶剂不同分为:水溶性浸出物、醇溶性浸出物及挥发性醚浸出物等。测定方法按照《中国药典》2020年版四部中"浸出物测定法"测定,含量按药材、饮片的干燥品计算。

(7)含量测定 含量测定必须在鉴别无误、杂质检查合格的基础上进行。含量测定首选有效或活性成分,如药材、饮片含有多种活性成分,应尽可能选择与中药新药功能或与主治相关成分。同时应选择测定药材、饮片所含的原形成分,不宜选择测定水解成分。对于确立的含量测定方法应按《中国药典》2020年版四部"分析方法验证指导原则"进行方法学研究。对制剂中有效成分或有效部位进行定量分析,以评价和控制制剂工艺稳定性和成品质量。包括高效液相色谱法、薄层扫描法、气相色谱法、分光光度法。

(三)经典名方指纹/特征图谱研究

指纹/特征图谱等应尽可能体现处方所有药味的信息,主要成分在指纹/特征图谱中应尽可能得到指认,必要时应研究建立多张指纹/特征图谱。应研究建立多个药味的含量测定方法。同时关注与安全性有关的因素（内源性毒性成分和外源性污染物）。

应根据研究结果合理制定制剂的质量标准。其中，指纹特征图谱应明确相似度、相对保留时间、相对峰面积等要求，浸出物、含量测定等项目应确定上下限。定量检测项目的限度波动范围应与基准样品的要求一致。

（四）样品检验报告

申请上市许可时，提供连续3批样品的自检及复核检验报告。

四、经典名方相关性研究

以国家发布的古代经典名方关键信息为依据，对药材、饮片的质量进行研究，制备基准样品，并对药材、饮片、中间体、制剂开展相关性研究，明确关键质量属性和关键工艺参数，建立和完善符合中药特点的全过程质量控制体系，保证药品质量及其均一、稳定。

1.建立量值传递规律　药材、饮片和基准样品之间应具有较好的相关性。应采用指标成分的含量及转移率、指纹/特征图谱等指标，对中试规模以上生产的中间体、制剂及所用的药材、饮片进行相关性研究，并与基准样品的质量标准进行对比，说明生产全过程的量值传递情况。根据研究结果确定药材、饮片、基准样品的质控指标，合理确定其波动范围。关注基准样品制备过程中受热等因素对质量的影响等。

2.建立质量可溯源体系　质量追溯体系更能促进质量评价体系的完善化。追溯体系的核心是信息锚定的过程，国家中药材流通追溯体系和中国药品电子监管码管理系统是现阶段与中药质量相关的追溯体系。经典名方制剂需要的溯源体系须是将药材、饮片、基准样品、制剂相联系的系统，相关部门可在完善中药材质量体系的基础上，借鉴或者依托电子监管系统平台，构建经典名方产业链全程追溯和质量控制体系。

经典名方质量追溯系统的形成必须依托各环节的衔接，每个环节设有"输入质量"与"输出质量"，通过各环节加工、炮制、煎煮、浓缩、制剂成型等处理进行转变，各环节的输入质量和输出质量要以科学合理的指标进行评估。

五、经典名方稳定性研究

通过稳定性试验，考察药品在不同环境条件（如温度、湿度、光线等）下药品特性随时间变化的规律，以认识和预测药品的稳定趋势，为药品生产、包装、贮存、运输条件的确定和有效期的建立提供科学依据。

1.稳定性总结　总结稳定性研究的样品情况、考察条件、考察指标和考察结果，并拟定贮存条件和有效期。应以长期试验的结果为依据确定有效期，一般情况下，申报时应提供6个月加速稳定性试验和18个月长期稳定性试验研究。

2.稳定性研究数据

（1）样品的批次和规模　影响因素试验可采用一批小试规模样品进行。加速试验和长期试验应采用3批中试以上规模样品进行。

（2）包装　加速试验和长期试验所用包装材料和封装条件应与拟上市包装一致。

一般先根据影响因素试验结果，初步确定包装材料或容器，再结合稳定性研究结果，认定贮存期相对较长，且药品质量不受影响的材料作为上市包装。长期试验与加速试验结果应显示各考察时间点的各项目结果无明显变化。对药品影响因素试验而言，当药物处于裸露条件下进行试验时，有的项目可能变化明显，甚至有的项目不符合规定；而将包装好的同样药物再做同样试验时，又会得出各考查条件下，各取样时间点的各个考察项目的试验结果无明显变化。

（3）考察时间点　稳定性研究中需要设置多个时间点。考察时间点应基于对药品理化性质的认识、稳定性变化的趋势而设置。

（4）考察项目　稳定性研究的考察项目（或指标）应根据所含成分和（或）制剂特性、质量要求设置，应选择在药品保存期间易于变化，可能会影响到药品的质量、安全性和有效性的项目，以便客观、全面地评价药品的稳定性。一般以经典名方质量标准相关指导原则及现行版《中国药典》制剂通则中与稳定性相关的指标为考察项目。必要时，应超出质量标准的范围选择稳定性考察指标。

（5）分析方法　稳定性试验研究应采用专属性强、准确、精密、灵敏的分析方法，并对方法进行验证，以保证稳定性检测结果的可靠性。

3.稳定性研究结果评价

（1）储存条件的确定　药品应综合加速试验和长期试验的结果，同时结合药品在流通过程中可能遇到的情况进行综合分析。选定的贮存条件应按照规范术语描述。已有国家标准药品的贮存条件，应根据所进行的稳定性研究结果，并参考已上市同品种的国家标准确定。

（2）包装材料/容器的确定　一般先根据影响因素试验结果，初步确定包装材料或容器，结合稳定性研究结果，进一步验证采用的包装材料

和容器的合理性。并提供包装材料和容器执行标准、检验报告、生产商/供货商及相关证明文件等。提供针对所选用包装材料和容器进行的相容性等研究（如适用）。

申请上市许可时，应说明包装材料和容器与药品关联审评审批情况。

4.上市后的稳定性研究方案及承诺（适用于上市许可申请）

对采用实际生产规模的药品进行留样观察，以考察上市药品的稳定性。应承诺对上市后生产的前三批产品进行长期稳定性考察，并对每年生产的至少一批产品进行长期稳定性考察，如有异常情况应及时通知药品监督管理部门。根据考察结果，对包装、贮存条件进行进一步的确认或改进，并进一步确定有效期。提供后续稳定性研究方案。

第三节　毒理评价

一、毒理评价概述

中药毒性理论的记载，最早见于《神农本草经》，用"有毒无毒"来标明药物的属性，谓"药有酸、咸、甘、苦、辛五味，又有寒、热、温、凉四气及有毒无毒"，并将其所载365味药物，依照有毒无毒、延年益寿及祛邪分为上中下三品，云"下品多毒，不可久服"，如大戟、芫花、甘遂、乌头、附子、巴豆、狼毒等列入此类，毒性强烈易致死亡。在具体药物条目下标有"毒性"的文献，最早见于《吴普本草》。此后，历代的本草著作在各药物条目下，一般都有"有毒"或"无毒"的记载，或按大毒、有毒、小毒、微毒标注其毒性的大小，以保证用药安全。如《名医别录》载录有毒药物131种，《新修本草》载录有毒药物143种，《证类本草》载录有毒药物223种，《本草纲目》载录有毒药物361种，并列有毒本草专注。传统中医药主要根据

中药中毒剂量、中毒时间、中毒反应程度和有效剂量与中毒剂量之间的范围大小进行中药的毒性分级，将有毒中药毒性分为大毒、有毒、小毒三级。如《素问·五常政大论》将中药毒性分为大毒、常毒、小毒三级，但未涉及具体药物；《名医别录》《新修本草》将有毒药物分大毒、有毒、小毒三级；《中国药典》按大毒、有毒、小毒三级标注中药毒性。

19世纪中叶，西方医药进入了我国，出现了中西两大医学体系的碰撞和渗透。医药学家逐渐开始应用现代毒理学的理论、技术和方法来研究中药、方剂的毒性、毒作用机制及产生毒作用的物质基础，研究内容涉及急性毒性、长期毒性、局部毒性、溶血性、光敏性、依赖性等。

我国制定和颁布中药毒理评价研究法规的时间较晚，1992年卫生部在《药品法》《新药审批办法》的基础上，制定发布了新药审批办法《有关中药部分的修订和补充规定》；1994年卫生部

颁发的《中药新药研究指南》，其中包括《中药新药毒理学研究指南》；1999年国家药品监督管理局出台了《中药新药药理毒理研究的技术要求》，2005年国家食品药品监督管理局发布了《中药、天然药物研究技术指导原则》；2007年1月1日后进行的中药注射剂或5类以上创新药物非临床安全性评价，原则上应在通过《药物非临床研究质量管理规范》（GLP）认证的实验室进行，中药毒理评价逐渐走向规范化、法制化的轨道。2017年中国成为ICH（The International Council for Harmonisation of Technical Requirements for Pharmaceuticals for Human Use）正式成员，2018年国家药品监督管理局成为ICH管理委员会成员，中国药品真正融入国际药品监管体系。2020年国家药监局发布《中药注册分类及申报资料要求》（2020年第68号），毒理评价包括："单次给药毒性试验，重复给药毒性试验，遗传毒性试验，生殖毒性试验，致癌性试验，依赖性试验，刺激性、过敏性、溶血性等与局部、全身给药相关的制剂安全性试验，其他毒性试验等。"2021年10月12日国家药品审评中心发布了公开征求《古代经典名方中药复方制剂毒理学研究技术指导原则》意见的通知，对毒理学研究评价提出了要求。

中药毒性是客观存在的，是中药的基本属性。中药毒理具有毒性成分复杂、毒性表现多样、毒性可以控制的特点。但并不意味着任何中药，在任何情况下都会对人体造成伤害，引起毒性反应。中药使用后，是否对人体造成伤害，出现毒性反应，以及毒性的大小，主要与药物的毒性、机体的状态和临床是否合理应用有关。因此，中药毒理评价的研究，必须应用"系统中药"的思维方式，对有毒中药的"品、质、性、效、用"进行多维评价，对有毒中药的"毒–效"物质基础–"毒–效"机制–增效减毒原理进行整合分析，从而揭示有毒中药"毒""效"的物质基础，阐明"毒""效"物质对机体的作用、作用环节与效应，以及"毒""效"物质基础在体内吸收、分布、代谢、排泄的动态变化过程及

在不同的病理（病证）状态下，毒性物质基础与药效物质基础的角色相互转换的条件、过程、结果；尤其要坚持中医药理论特色，在"系统中药"指导下，采用组学、网络生物学、系统毒理学的手段，研究中药"毒–效"系统关键要素的涨落，整合研究分析减毒增效或控毒增效的理论、技术和临床实践，破解中药"毒–效"研究的难题。

中药新药毒理评价应当在经过GLP认证的机构开展，基于不同申报阶段的要求提供相应毒理研究评价资料。①中药创新药，应尽可能获取更多的安全性信息，以便于对其安全性风险进行评价。根据其品种特点，对其安全性的认知不同，毒理学试验要求会有所差异。新药材及其制剂，应进行全面的毒理学研究，包括安全药理学试验、单次给药毒性试验、重复给药毒性试验、遗传毒性试验、生殖毒性试验等，根据给药途径、制剂情况可能需要进行相应的制剂安全性试验，其余试验根据品种具体情况确定。提取物及其制剂，根据其临床应用情况，以及可获取的安全性信息情况，确定其毒理学试验要求。如提取物立题来自于试验研究，缺乏对其安全性的认知，应进行全面的毒理学试验。如提取物立题来自于传统应用，生产工艺与传统应用基本一致，一般应进行安全药理学试验、单次给药毒性试验、重复给药毒性试验，以及必要时其他可能需要进行的试验。中药复方制剂，根据其处方来源及组成、人用安全性经验、安全性风险程度的不同，提供相应的毒理学试验资料，若减免部分试验项目，应提供充分的理由。对于采用传统工艺，具有人用经验的，一般应提供单次给药毒性试验、重复给药毒性试验资料。对于采用非传统工艺，但具有可参考的临床应用资料的，一般应提供安全药理学、单次给药毒性试验、重复给药毒性试验资料。对于采用非传统工艺，且无人用经验的，一般应进行全面的毒理学试验。临床试验中发现非预期不良反应时，或毒理学试验中发现非预期毒性时，应考虑进行追加试验。②中药改良型新药，根据变更情况提供相应的毒理学试验资

料。若改良目的在于或包含提高安全性的，应进行毒理学对比研究，设置原剂型/原给药途径/原工艺进行对比，以说明改良的优势。③古代经典名方中药复方制剂，毒理学研究一般包括单次给药毒性试验、重复给药毒性试验；若毒理学试验中发现非预期毒性时，应考虑进行追加试验；若临床应用涉及特殊人群，或已有信息显示存在特殊担忧，需根据具体情况提供相应的毒理学试验。④中药增加功能主治，需延长用药周期或者增加剂量者，应说明原毒理学试验资料是否可以支持延长周期或增加剂量，否则应提供支持用药周期延长或剂量增加的毒理学研究资料。⑤若受试物的工艺发生可能影响其安全性的变化，应进行相应的毒理学研究。⑥一般情况下，安全药理学、单次给药毒性、支持相应临床试验周期的重复给药毒性、遗传毒性试验资料、过敏性、刺激性、溶血性试验资料或文献资料应在申请临床试验时提供。后续需根据临床试验进程提供支持不同临床试验给药期限或支持上市的重复给药毒性试验。生殖毒性试验根据风险程度在不同的临床试验开发阶段提供。致癌性试验资料一般可在申请上市时提供。⑦毒理学研究报告：根据要求提交单次给药毒性试验、重复给药毒性试验、遗传毒性试验、生殖毒性试验、致癌性试验、依赖性试验、局部毒性实验、安全药理试验等。

二、毒理评价的内容

1.单次给药毒性试验 单次给药毒性研究（single dose toxicity study）是考察单次给予受试物后所产生的急性毒性反应。由于中药毒性相对较低，单次给药毒性研究，可采用单次或24小时内多次给药的方式获得药物急性毒性信息。单次给药毒性可用半数致死量（median lethal dose，LD_{50}）、最大耐受量（maximal tolerance dose，MTD）和最大给药量（maximal feasible dose，MFD）来表示，LD_{50}是指预期引起50%动物死亡的剂量，该值是经统计学处理所推算出的结果，MTD是指动物能够耐受的而不引起动物死亡的最高剂量，MFD是指动物单次或24小时内多次（2~3

次）给药所采用的最大给药剂量。单次给药毒性试验对初步阐明药物的毒性作用和了解其毒性靶器官具有重要意义。单次给药毒性试验所获得的信息对重复给药毒性试验的剂量设计和某些药物临床试验起始剂量的选择具有重要参考价值，并能提供一些与人类药物过量所致急性中毒相关的信息。

受试物：受试物应采用能充分代表临床试验拟用样品和（或）上市样品质量和安全性的样品。应采用工艺路线及关键工艺参数确定后的工艺制备，一般应为中试或中试以上规模的样品，否则应有充分的理由。应注明受试物的名称、来源、批号、含量（或规格）、保存条件、有效期及配制方法等，并提供质量检验报告。由于中药的特殊性，建议现用现配，否则应提供数据支持配制后受试物的质量稳定性及均匀性。当给药时间较长时，应考察配制后体积是否存在随放置时间延长而膨胀造成终浓度不准的因素。如果由于给药容量或给药方法限制，可采用原料药进行试验。试验中所用溶媒和（或）辅料应标明名称、标准、批号、有效期、规格及生产单位。

实验动物：①种属：不同种属的动物各有其特点，对同一受试物的反应可能会有所不同。从充分暴露受试物毒性的角度考虑，采用不同种属的动物进行试验可获得较为充分的安全性信息。因此，对于化学药，单次给药毒性试验应采用至少两种哺乳动物进行，一般应选用一种啮齿类动物和一种非啮齿类动物。若未采用非啮齿类动物进行试验，应阐明其合理性。对于中药、天然药物，根据具体情况，可选择啮齿类和（或）非啮齿类动物进行试验。实验动物应符合国家对相应等级动物的质量规定要求，并具有实验动物质量合格证明。②性别：通常采用两种性别的动物进行试验，雌雄各半。若采用单性别动物进行试验，应阐明其合理性。③年龄：通常采用健康成年动物进行试验。如果受试物拟用于或可能用于儿童，必要时应采用幼年动物进行试验。④动物数：应根据动物种属和研究目的确定所需的动物数。动物数应符合试验方法及结果分析评价的需要。⑤体重：试验中的每批动物初始给药时的体重差异不宜过大，啮齿类动物初始给药时体重不应超过或低于平均体重的20%。

给药途径：给药途径不同，受试物的吸收速度、吸收率和暴露量会有所不同。通常情况下给药途径应至少包括临床拟用途径。如不采用临床拟用途径，应说明理由。

试验方法与给药剂量：单次给药毒性试验的重点在于观察动物出现的毒性反应。单次给药毒性试验的试验方法较多，常用的试验方法有近似致死量法、最大给药量法、最大耐受量法、固定剂量法、上下法（序贯法）、累积剂量法（金字塔法）、半数致死量法等。应根据受试物的特点选择合适的方法，根据不同的试验方法选择合适的剂量。原则上，给药剂量应包括从未见毒性反应的剂量到出现严重毒性反应的剂量，或达到最大给药量。不同动物和给药途径下的最大给药容量可参考相关文献并根据实际情况来确定。根据所选择的试验方法，必要时应设置空白和（或）溶媒（辅料）对照组。考虑到胃内容物会影响受试物的给药容量，而啮齿类动物禁食时间的长短会影响到受试物的肠道内吸收和药物代谢酶活性，从而影响毒性的暴露。因此，动物经口给药前一般应进行一段时间的禁食，不禁水。

观察时间与指标：给药后，一般连续观察至少14天，观察的间隔和频率应适当，以便能观察到毒性反应的出现时间及恢复时间、动物死亡时间等。如果毒性反应出现较慢或恢复较慢，应适当延长观察时间。观察指标包括临床症状（如动物外观、行为、饮食、对刺激的反应、分泌物、排泄物等）、死亡情况（死亡时间、濒死前反应等）、体重变化（给药前、观察期结束时各称重一次，观察期间可多次称重，动物死亡或濒死时应称重）等。记录所有的死亡情况，出现的症状以及症状的起始时间、严重程度、持续时间，体重变化等。所有的试验动物应进行大体解剖。试验过程中因濒死而安乐死的动物、死亡动物应及时进行大体解剖，其他动物在观察期结束

后安乐死并进行大体解剖。当组织器官出现体积、颜色、质地等改变时，应进行组织病理学检查。在一些情况下，为获得更为全面的急性毒性信息，可设计多个剂量组，观察更多的指标，如血液学指标、血液生化学指标、组织病理学检查等，以更好地确定毒性靶器官或剂量反应关系。

结果分析与评价：①根据所观察到的各种反应出现的时间、持续时间及严重程度等，分析各种反应在不同剂量时的发生率、严重程度。对观察结果进行归纳分析，判断每种反应的剂量-反应及时间-反应关系。②判断出现的各种反应可能涉及的组织、器官或系统。③根据大体解剖中肉眼可见的病变和组织病理学检查的结果，初步判断可能的毒性靶器官。应出具完整的组织病理学检查报告，检查报告应详细描述，尤其是有异常变化的组织。对于有异常变化者，应附有相应的组织病理学照片。④说明所使用的计算方法和统计学方法，必要时提供所选用方法合理性的依据。⑤根据各种反应在不同剂量下出现的时间、发生率、剂量-反应关系、不同种属动物及实验室的历史背景数据、病理学检查结果以及同类药物的特点，判断所出现的反应与药物的相关性。判断受试物引起的毒性反应性质、严重程度、可恢复性以及安全范围；根据毒性可能涉及的部位，综合大体解剖和组织病理学检查的结果，初步判断毒性靶器官。

2.重复给药毒性试验 重复给药毒性试验是描述动物重复接受受试物后的毒性特征，它是非临床安全性评价的重要内容。重复给药毒性试验可以：①预测受试物可能引起的临床不良反应，包括不良反应的性质、程度、量效和时效关系以及可逆性等；②判断受试物重复给药的毒性靶器官或靶组织；③如果可能，确定未观察到临床不良反应的剂量水平（no observed adverse effect level，NOAEL）；④推测第一次临床试验（first in human，FIH）的起始剂量，为后续临床试验提供安全剂量范围；⑤为临床不良反应监测及防治提供参考。

受试物：参见单次给药毒性试验中"受试

物"相关内容。

实验动物：重复给药毒性试验通常采用两种实验动物，一种为啮齿类，另一种为非啮齿类。理想的动物应具备以下特点：①对受试物的代谢与人体相近；②对受试物敏感；③已有大量历史对照数据，来源、品系、遗传背景清楚。在重复给药毒性试验前应采用合适的试验方法对实验动物种属或品系进行选择。通常，啮齿类动物首选大鼠、非啮齿类动物首选Beagle犬，特殊情况下可选用其他种属或品系动物进行重复给药毒性试验，必要时选用疾病模型动物进行试验。实验动物应符合国家对相应等级动物的质量规定要求，具有实验动物质量合格证明。一般选择正常、健康、性成熟动物，同性别体重差异应在平均体重的20%之内。应根据试验期限和临床拟用人群确定动物年龄，一般大鼠为6~9周龄，Beagle犬6~12月龄，猴3~5岁，动物年龄应尽量接近，注明开始给药时动物年龄。每个剂量组动物数，啮齿类一般不少于每性别15只（主试验组10只，恢复组5只），非啮齿类一般不少于每性别5只（主试验组3只，恢复组2只）。

给药方案：①给药剂量：重复给药毒性试验原则上至少应设低、中、高3个剂量组，以及1个溶媒（或辅料）对照组，必要时设立空白对照组和（或）阳性对照组；高剂量原则上使动物产生明显的毒性反应，低剂量原则上相当或高于动物药效剂量或临床使用剂量的等效剂量，中剂量应结合毒性作用机制和特点在高剂量和低剂量之间设立，以考察毒性的剂量–反应关系。②给药途径：原则上应与临床拟用途径一致，如不一致则应说明理由。③给药频率：原则上重复给药毒性试验中动物应每天给药，特殊类型的受试物就其毒性特点和临床给药方案等原因，可根据具体药物的特点设计给药频率。④试验期限：建议分阶段进行重复给药毒性试验以支持不同期限的临床试验。试验期限的选定可以根据拟定的临床疗程、适应证、用药人群等进行设计。

检测指标：重复给药毒性试验应检测指标包括一般状态，摄食量、体重、眼科检查，体温和心电图检测（非啮齿动物），血液学检测，血液生化学检测，尿液观察和分析，脏器组织与组织病理学检查。

此外，还应结合受试物的特点及其他试验中已观察到的改变或背景信息（如关于处方组成成分毒性的文献报道等），在不影响正常毒性观察和检测的前提下增加合理的指标。实验动物相关指标的历史背景数据在重复给药毒性试验中具有重要的参考意义。在结束动物安乐死时进行一次全面检测；当试验期限较长时，应根据受试物的特点及相关信息选择合适的时间点进行阶段性检测；试验期间对濒死或死亡动物应及时采集标本进行检测，分析濒死或死亡的原因；恢复期结束时进行一次全面的检测。给药前应对动物进行适应性饲养，啮齿类动物应不少于5天，非啮齿类动物不少于2周。在适应性饲养时，对实验动物进行外观体征、行为活动、摄食情况和体重检查，非啮齿类动物至少应进行2次体温、血液学、血液生化学和至少1次心电图检测。给药期间，根据试验期限的长短和受试物的特点确定检测时间和检测次数。原则上应尽早发现毒性反应，并反映出观测指标或参数变化与试验期限的关系。给药结束，对主试验组动物进行系统的大体解剖，称重主要脏器并计算脏器系数；进行组织病理学检查并出具完整的病理学检查报告，如发现有异常变化，应附有相应的组织病理学照片。非啮齿类动物对照组和各给药组主要脏器组织均应进行组织病理学检查；啮齿类动物对照组、高剂量组、尸检异常动物应进行详细检查，如高剂量组动物某一组织发生病理改变，需要对其他剂量组动物的相同组织进行组织病理学检查；通常需要制备骨髓涂片，以便当受试物可能对动物造血系统有影响时进行骨髓检查。给药结束后，继续观察恢复期动物，以了解毒性反应的可逆性和可能出现的迟发毒性；应根据受试物代谢动力学特点、靶器官毒性反应和恢复情况确定恢复期的长短，一般情况下应不少于4周。

结果分析与评价：重复给药毒性试验的最终目的在于预测人体可能出现的毒性反应。只有通过对试验结果的科学分析和全面评价才能够清楚描述动物的毒性反应，并推断其与人体的相关性。重复给药毒性试验结果的分析和评价是重复给药毒性试验的必要组成部分。分析重复给药毒性试验结果，判断动物是否发生毒性反应及毒性靶器官，描述毒性反应的性质和程度（包括毒性反应的起始时间、程度、变化规律和消除时间），如果有动物死亡应分析死亡原因，确定安全范围，并探讨可能的毒性作用机制。①正确理解试验数据的意义：在对重复给药毒性试验结果进行分析时，应正确理解均值数据和个体数据的意义。啮齿类动物重复给药毒性试验中组均值的意义通常大于个体动物数据的意义，实验室历史背景数据和文献数据可以为结果的分析提供参考；非啮齿类动物单个动物的试验数据往往具有重要的毒理学意义，是试验动物数量较少、个体差异较大的原因。此外，非啮齿类动物试验结果必须与给药前数据、对照组数据和实验室历史背景数据进行多重比较，要考虑文献数据参考价值有局限性。在分析重复给药毒性试验结果时应综合考虑数据的统计学意义和生物学意义，正确利用统计学假设检验有助于确定试验结果的生物学意义，要考虑具有统计学意义并不一定代表具有生物学意义；在判断生物学意义时要考虑参数变化的剂量–反应关系、其他关联参数的改变、与历史背景数据的比较等因素；分析试验结果时，对出现的异常数据应判断是否由受试物毒性引起并给予科学解释。②正确判断毒性反应：给药组和对照组之间检测结果的差异可能来源于受试物有关的毒性、动物对药物的适应性改变或正常的生理波动，也可能源于试验操作失误和动物应激。在分析试验结果时，应关注参数变化的剂量–反应关系、组内动物的参数变化幅度和性别差异，同时综合考虑多项毒理学指标的检测结果，分析其中的关联和受试物作用机制，以正确判断药物的毒性反应。单个参数的变化往往并不足以判断化合物是否引起毒性反应，可能需要进一步进行相关的试验。此外，毒代动力学试验可以为毒性反应和毒性靶器官的判断提供重要的参考依据。

动物毒性反应对于临床试验的意义：将重复给药毒性试验结果外推至人体时，不可避免地会涉及受试物在动物和人体内毒性反应之间的差异。首先，不同物种、同物种不同种属或个体之间对于某一受试物的毒性反应可能存在差异；其次，由于在重复给药毒性试验中通常采用较高的给药剂量，受试物可能在动物体内呈非线性动力学代谢过程，从而导致与人体无关的毒性反应；另外，重复给药毒性试验难以预测一些在人体中发生率较低的毒性反应或仅在小部分人群中出现的特异质反应；同时有些毒性反应目前在动物中难以观察，如头痛、头昏、头晕、皮肤瘙痒、视物模糊等。鉴于以上原因，动物重复给药毒性试验的结果不一定完全再现于人体临床试验。但如果没有试验或文献依据证明受试物对动物的毒性反应与人体无关，在进行药物评价时必须首先假设人最为敏感，重复给药毒性试验中动物的毒性反应将会在临床试验中出现。进行深入的作用机制研究将有助于判断动物和人体毒性反应的相关性。

综合评价：重复给药毒性试验是药物非临床安全性研究的有机组成部分，是药物非临床毒理学研究中综合性最强、获得信息最多和对临床指导意义最大的一项毒理学试验。对其结果进行评价时，应结合受试物的药学特点，药效学、药代动力学和其他毒理学的试验结果，以及已取得的临床试验结果，进行综合评价。对于重复给药毒性试验结果的评价最终应落实到受试物的临床不良反应、临床毒性靶器官或靶组织、安全范围、临床需重点检测的指标，以及必要的临床监护或解救措施。

3.遗传毒性试验 遗传毒性研究（genotoxicity study）是药物非临床安全性评价的重要内容，与其他研究尤其是致癌性、生殖毒性等研究有着密切的联系，是药物进入临床试验及上市的重要环节。遗传毒性试验是指用于检测通过不同机制直接或间接诱导遗传学损伤的受试物的体外和体内试验，这些试验能检测出DNA损伤及其损伤的固定。遗传毒性试验方法有多种，根据试验检测的遗传终点，可将检测方法分为三大类，即基因突变、染色体畸变、DNA损伤；根据试验系统，可分为体内试验和体外试验；具体试验方法主要包括细菌回复突变试验、体外哺乳动物细胞染色体畸变试验、体外小鼠淋巴瘤细胞 *tk* 基因突变试验、体外哺乳动物细胞微核试验、哺乳动物体内微核试验、体内碱性彗星试验。

评价受试物的潜在遗传毒性时，应全面考虑各项试验结果、体内和体外试验方法的内在价值及其局限性，进行综合分析与评价。通常采用体外和体内试验组合的方法，以全面评估受试物的遗传毒性风险。当遗传毒性试验结果为阳性时，对进入临床试验是否安全，应考虑所有的安全性资料，包括对所有遗传毒性资料的全面评价，以及拟进行的临床试验的性质。对于遗传毒性试验出现阳性结果、但不直接与DNA发生作用的受试物，不全都会带来明显的体内给药的风险。因此，当遗传毒性试验出现阳性结果时，建议提供有关遗传毒性机制的证据以及这种机制与预期体内暴露的相关性，或者通过试验排除为直接与DNA作用的机制，如证明受试物不使DNA烷化或DNA链断裂，并提供未观察到遗传毒性的剂量水平。若确认受试物可直接损伤DNA，在极特殊情况下，可能会被允许用于危及生命的疾病（如晚期癌症），但不能在健康受试者中使用。

4. 生殖毒性试验　生殖毒性研究（reproductive toxicity study）是药物非临床安全性评价的重要内容，它与急性毒性、长期毒性、遗传毒性等毒理学研究有着密切的联系，是药物进入临床研究及上市的重要环节。拟用于人体的药物，应根据受试物拟用适应证和作用特点等因素考虑进行生殖毒性试验。生殖毒性研究的目的是通过动物试验反映受试物对哺乳动物生殖功能和发育过程的影响，预测其可能产生的对生殖细胞、受孕、妊娠、分娩、哺乳等亲代生殖机能的不良影响，以及对子代胚胎-胎儿发育、出生后发育的不良影响。生殖毒性研究在限定临床研究受试者范围、降低临床研究受试者和药品上市后使用人群的用药风险方面发挥重要作用。

常用的生殖毒性试验方案相当于对下述各阶段影响的联合研究：生育力和早期胚胎发育、胚胎-胎仔发育、围产期发育（包括母体功能）。主要包括生育力与早期胚胎发育毒性试验（Ⅰ段）、胚胎-胎仔发育毒性试验（Ⅱ段）、围产期毒性试验（Ⅲ段），也可根据受试物、拟用适应证及临床用药等特点，综合考虑其他试验方案，以全面、合理地反映受试物的生殖毒性特点，即单一（全程）试验设计（啮齿类动物）、两段试验设计（啮齿类动物）。

动物生殖毒性试验的最终目的在于预测人体可能出现的生殖、发育相关的毒性反应。试验结果的分析和评价是试验的必要组成部分，应对研究结果进行科学、全面的分析和评价。尤其要对生殖毒性、发育毒性、母体毒性进行综合分析评价。①生殖毒性为可能影响F0代生殖能力的结构和功能性改变，包括对生育力、分娩和哺乳的毒性影响等。②发育毒性为对F1代的毒性影响，包括死亡、畸形（结构异常）、生长异常和功能性毒性等。③很多情况下，亲代和子代所表现出来的生殖毒性可能是母体毒性所继发的。应结合相关毒性研究结果，如长期毒性研究等，判断表现出来的生殖毒性是否为母体毒性的继发结果。

5. 致癌性试验　致癌试验的目的是考察药物在动物体内的潜在致癌作用，从而评价和预测其可能对人体造成的危害。任何体外实验、动物毒性试验和人体应用中出现的潜在致癌性因素均可提示是否需要进行致癌试验。国际上，对于预期长期使用的药物已经要求进行啮齿类动物致癌试验。在研究药物的潜在致癌作用中，致癌试验比现有遗传毒性试验和系统暴露评价技术更有意义。

致癌实验是在中药研究和新药开发的安全性评价中试验周期最长、费用最高昂、动物消耗量最大的一种试验。我国中药新药致癌实验要求中对致癌实验的动物选择、剂量设置、试验结果评估与判断标准均有规定。若中药有效成分及其制剂、中药新药材制成的制剂、中药材新的药用部位制成的制剂、无法定标准的中药材代用品、来源于无法定标准中药材的有效部位制剂、含有无法定标准药材的现代中药复方制剂中，含有与已知致癌物有关、代谢产物与已知致癌物质相似的成分，或长期毒性试验中有细胞毒作用及对某些脏器和组织细胞有异常显著促进作用、致突变实验为阳性的中药新药，要求进行致癌实验。致癌实验可采用rasH2-Tg小鼠致癌性试验、小鼠致癌性试验和两年大鼠致癌性试验。

致癌性实验结果的判断标准是：给药组出现了对照组没有发生的肿瘤类型；对照组和给药组均发生肿瘤，但给药组肿瘤发生率高于对照组；与对照组比较，给药组有更多不同器官和组织发生肿瘤；对照组和给药组之间的肿瘤发生率虽然没有差异，但给药组的肿瘤发生时间比对照组早，符合上述条件之一的可判定受试物致癌阳性。

6.依赖性试验 药物依赖性是指药物长期与机体相互作用，使机体在生理机能、生化过程和（或）形态学发生特异性、代偿性和适应性改变的特性，停止用药可导致机体的不适和（或）心理上的渴求。依赖性可分为躯体依赖性和精神依赖性。躯体依赖性主要是机体对长期使用依赖性药物所产生的一种适应状态，包括耐受性和停药后的戒断症状。精神依赖性是药物对中枢神经系统作用所产生的一种特殊的精神效应，表现为对药物的强烈渴求和强迫性觅药行为。依赖性倾向可以在动物或人体的药物研究过程中反映出来。

药物依赖性研究一般包括神经药理学试验、躯体依赖性试验和精神依赖性试验三部分内容。①神经药理学试验：利用神经药理学方法，对行为学效应和神经递质进行测定，初步判断受试物有无依赖性倾向，这些内容可通过药效学试验、一般药理学试验或毒理学试验进行观察。②躯体依赖性试验：各种有依赖潜力的药物产生躯体依赖症状不同，没有理想的反映躯体依赖性的单一指标，所以需要多种指标来综合评价。生理指标可采用体重、体温、呼吸、摄食量等；在行为学试验中，可采用反映运动功能、学习能力、记忆能力和动机行为改变的指标。指标选择的标准为：适宜在给药前、给药期间和给药后进行动态观察，从而有利于描述机体产生的耐受及敏化的程度、特征及发展过程。评价药物躯体依赖性的一般试验方法有三种：自然戒断试验、催促戒断试验、替代试验。包括小鼠自然戒断试验、小鼠催促戒断试验、大鼠自然戒断试验、大鼠催促戒断试验、大鼠替代试验、小鼠替代试验、猴自然戒断试验、猴催促戒断试验。③精神依赖性试验：具有精神依赖性的药物能促使用药者周期性或连续性地出现感受欣快效应的用药渴求，但这是一种主观体验，只能间接用药物所导致的动物行为改变来反映。常选用的方法有：自身给药试验、药物辨别试验、条件性位置偏爱试验、行为敏化试验。包括猴自身给药试验、大鼠自身给药试验、大鼠条件性位置偏爱试验、小鼠条件性位置偏爱试验、大鼠药物辨别试验、小鼠行为敏化试验、大鼠行为敏化试验。

为了获得足够的药物依赖性信息，药物依赖性研究内容的选择需要参考药效学、一般药理学及其他毒理学试验结果，同时至少应进行躯体依赖性试验（自然戒断和催促戒断）和一项精神依赖性试验。有强烈精神活性并拟用于改变精神神经活动的药物，应有灵长类动物试验数据。

7.局部毒性试验 刺激性、过敏性、溶血性是指药物制剂经皮肤、黏膜、腔道、血管等非口服途径给药，对用药局部产生的毒性（如刺激性和局部过敏性等）和（或）对全身产生的毒性（如全身过敏性和溶血性等），为临床前安全性评价的组成部分。药物的原形及其代谢物、辅料、有关物质及理化性质（如pH值、渗透压等）均有可能引起刺激性、过敏性和（或）溶血性的发生，因此药物在临床应用前应研究其制剂在给药部位使用后引起的局部和（或）全身毒性，以提示临床应用时可能出现的毒性反应、毒性靶器官、安全范围。

受试物：受试物应能充分代表临床试验样品或上市药品。应采用工艺路线及关键工艺参数确定后的工艺制备，一般应为中试或中试以上规模的样品，否则应有充分的理由。应注明受试物的名称、来源、批号、含量（或规格）、保存条件及配制方法等。由于中药的特殊性，建议现用现配，否则应提供数据支持配制后受试物的质量稳定性及均匀性。试验中所用溶媒和（或）辅料应标明名称、标准、批号、规格及生产单位。

实验动物：动物应符合国家有关规定的等级要求，并具有实验动物质量合格证。动物种属的选择根据观察指标和模型合理性确定，如刺激性试验应选择与人类皮肤、黏膜等反应比较相近的动物，如兔、小型猪等。

刺激性试验：刺激性是指非口服给药制剂给药后对给药部位产生的可逆性炎症反应，若给药部位产生了不可逆性的组织损伤则称为腐蚀性。刺激性试验是观察动物的血管、肌肉、皮肤、黏膜等部位接触受试物后是否引起红肿、充血、渗出、变性或坏死等局部反应。

过敏性试验：过敏性又称超敏反应，指机体受同一抗原再刺激后产生的一种表现为组织损伤或生理功能紊乱的特异性免疫反应。过敏性试验是观察动物接触受试物后的全身或局部过敏反应。

溶血性试验：溶血性是指药物制剂引起的溶血和红细胞凝聚等反应。溶血性反应包括免疫性溶血与非免疫性溶血。溶血性试验是观察受试物是否能够引起溶血和红细胞凝聚等。

光毒性（光刺激性）试验：光敏反应是用药后皮肤对光线产生的不良反应，包括光毒性反应和光过敏反应，均由受试物所含的感光物质引起，产生光敏反应需同时满足以下条件：吸收自然光线（波长范围为290~700nm），吸收UV/可见光后产生活性物质，在光暴露组织（如皮肤、眼睛等）有充分的暴露。光毒性是由光诱导的非免疫性的皮肤对光的反应，是指药物吸收的光能量在皮肤中释放导致皮肤损伤的作用。光毒性反应是光敏反应中最常见的一种反应，其临床表现与晒伤相似，表现为红斑、水肿、皮肤瘙痒和色素沉着，严重者可产生局部坏死、溃烂或表皮脱落。皮肤给药光毒性试验的目的是观察受试物接

触皮肤或应用后遇光照射是否有光毒性反应。若受试物的化学结构或某些组成（包括药物和赋形剂）文献报道有光毒性作用，或其化学结构与已知光敏剂相似，或曾有报道其具有或疑似具有光毒性作用，建议进行皮肤给药光毒性试验。

8.安全药理学研究　安全药理学（safety pharmacology）主要是研究药物在治疗范围内或治疗范围以上的剂量时，潜在的不期望出现的对生理功能的不良影响，即观察药物对中枢神经系统、心血管系统和呼吸系统的影响。根据需要进行追加和（或）补充的安全药理学研究。

安全药理学的核心组合试验：目的是研究受试物对重要生命功能的影响，研究的内容包括中枢神经系统、心血管系统、呼吸系统，也就是核心组合试验，也可根据科学合理的原则，在某些情况下，增加或减少部分试验内容，但应说明理由。①中枢神经系统：定性和定量评价给药后动物的运动功能、行为改变、协调功能、感觉/运动反射和体温的变化等，以确定药物对中枢神经系统的影响。可进行动物的功能组合试验。②心血管系统：测定给药前后血压（包括收缩压、舒张压和平均压等）、心电图（包括Q-T间期、P-R间期、QRS波等）和心率等的变化。建议采用清醒动物进行心血管系统指标的测定（如遥测技术等）。如药物从适应证、药理作用或化学结构上属于易于引起人类Q-T间期延长的化合物，例如：抗精神病类药物、抗组织胺类药物、抗心律失常类药物和氟喹诺酮类药物等，应进行深入的试验研究，观察药物对Q-T间期的影响。③呼吸系统：测定给药前后动物的各种呼吸功能指标的变化，如呼吸频率、潮气量、呼吸深度等。

追加和（或）补充的安全药理学试验：当核心组合试验、临床试验、流行病学、体内外试验以及文献报道提示药物存在潜在的与人体安全性有关的不良反应时，应进行追加和（或）补充的安全药理学研究。追加的安全药理学试验是除了核心组合试验外，反映受试物对中枢神经系统、心血管系统和呼吸系统的深入研究。追加的安全药理学试验根据已有的信息，具体情况具体

分析，选择追加的试验内容。补充的安全药理学试验是出于对安全性的关注，在核心组合试验或重复给药毒性试验中未观察泌尿/肾脏系统、自主神经系统、胃肠系统等相关功能时，需要进行的研究。①追加的安全药理学试验。中枢神经系统：对行为、学习记忆、神经生化、视觉、听觉和（或）电生理等指标的检测。心血管系统：对心输出量、心肌收缩作用、血管阻力等指标的检测。呼吸系统：对气道阻力、肺动脉压力、血气分析等指标的检测。②补充的安全药理学试验。泌尿/肾脏系统：观察药物对肾功能的影响，如对尿量、比重、渗透压、pH、电解质平衡、蛋白质、细胞和血生化（如尿素、肌酐、蛋白质）等

指标的检测。自主神经系统：观察药物对自主神经系统的影响，如与自主神经系统有关受体的结合，体内或体外对激动剂或拮抗剂的功能反应，对自主神经的直接刺激作用和对心血管反应、压力反射和心率等指标的检测。胃肠系统：观察药物对胃肠系统的影响，如胃液分泌量和pH、胃肠损伤、胆汁分泌、胃排空时间、体内转运时间、体外回肠收缩等指标的测定。

其他安全药理学研究：在其他相关研究中，尚未研究药物对下列器官系统的作用但怀疑有影响的可能性时，如潜在的药物依赖性、骨骼肌、免疫和内分泌功能等的影响，则应考虑药物对这方面的作用，并作出相应的评价。

第五章 经典名方的临床应用

《古代经典名方中药复方制剂简化注册审批管理规定》（以下简称《规定》）指出，古代经典名方制剂注册审批可免药效及临床研究。这一政策在国内外引发了热议，甚至有专家怀疑这是中国有意降低中药审方的研发上市门槛。根据此规定，经典名方的功能主治不需进行药效和临床评价，但需与古代医籍记载一致。事实上，完全采用古代医籍语言描述其适应证将不可避免限制其使用。且对于缺少中医思维的西医医生，使用经典名方更不切实际。因此，在尊重传统功能主治的基础上明确经典名方的现代优势病种和临床定位，是经典名方研发和生产单位需解决的主要问题。

目前，许多中药学者认为完全按照化药的要求来管理有长期临床经验的中药复方不合适。作为中药复方的典型代表，经典名方在药品注册方面突破较大，实属可喜可贺。事实上，从中医历代10万首方剂中遴选出来的经典名方在人体有着千百年的使用经验，从古至今有着大量的临床样本，足以证明其确切的疗效和显著的优势。免除经典名方制剂的药效试验和临床研究，可合理缩短新药研发周期，减少研发成本，降低研发风险，提高经典名方制剂审批效率，有益于传统中药的弘扬发展。

但值得注意的是，经典名方免除了药效和临床研究，不等于成为临床医生治病救人的"万金油"。临床定位研究，依然是经典名方研发过程中不可或缺的核心性工作。因此，在开发经典名方时，一定要在临床定位方面开展针对性研究。经典名方源于古代名医临床实践经验，经历了千百年临床实践，至今仍然应用于一线临床。经典名方其临床定位的核心内容应为原书对该方功能主治的描述及后世医家对其功能主治的理解和发挥。

第一节 功能主治

一、概念

国家药品监督管理局和国家中医药管理局共同发布的《古代经典名方中药复方制剂简化注册审批管理规定》（以下简称《规定》）中提出，经典名方制剂"功能主治应当采用中医术语表述，与古代医籍记载基本一致"。中药的功能主治即"按中医或民族医学的理论和临床用药经验对饮片和制剂所作的概括性描述；天然药物以适应证形式表述。此项内容作为临床用药的指导"。经典名方中药复方制剂与其他中药制剂功能主治既有相同之处，又有其特殊性。值得注意的是，古代经典名方功能主治内容的准确与否，直接决定其制剂的临床定位及其上市后是否能合理、有效、安全使用，即是否有效服务临床和体现其最终生命力。

二、功能主治的科学内涵

功能主治的确认是中成药继续获得上市许可，开展质量控制和作用机制研究的基石，也是医疗政策和指南制定的依据。经典名方的功能主治，应充分体现中医辨证论治的特色，在"功能"上准确、规范地反映复方治则治法，在"主治"上应反映该方主治病机及主要临床表现，尽可能全面体现病、证、症等核心要素及其内在联系。考证古代经典名方功能主治过程中可能会遇到原文记载表述不规范、历代方义衍变及临床应用变化等问题。如何科学、规范、合理地确定功能主治，有利于更好地指导经典名方的临床应用、保证公众用药的安全、有效。如何科学研究并充分理解和应用经典名方的功能主治，决定了经典名方的临床价值发挥程度。

中医学的基本特点是整体观和辨证论治。中医学认为，人体是一个不可分割的有机整体，功能上相互协调、相互作用，病理上相互影响。同时，人和自然界也是一个有机整体，人体生理病理必受环境、地理等因素的影响。因此，中医在诊病时应根据病情表现，因时、因地、因人制宜，全面考虑，不能以偏概全。

辨证用药是指通过中医辨证，运用中药组方配伍的综合知识安全、有效、简便、经济地使用药物，使药效得到完全发挥，并将毒副作用降至最低限度，从而起到最佳治疗效果。辨证用药是辨证施治的具体运用，是中医在治疗疾病时理法方药的具体概括。有人认为成方制剂是"制药以俟病"，没有体现中医辨证论治、圆通活法的精髓。事实上，中成药针对某种证型，体现治疗法则，依然遵从"方从法出，以法统方"的原则。临床合理应用中药汤剂或中成药，应掌握中医学的基本知识，在辨证论治思想指导下才能有的放矢，做到"药证相符"。2009年，《关于印发国家基本医疗保险、工伤保险和生育保险药品目录的通知》明确指出："医师开具西药处方须符合西医疾病诊治原则，开具中成药处方须遵循中医辨证施治原则和理法方药。对按西医诊断开具中成药、按中医诊断开具西药等不合理用药、重复用药和药物滥用等，各地要明确相应的处罚措施并纳入定点协议管理。"如不了解处方组成、药物性能，尤其是功能主治，便很难取得疗效甚至导致不良反应发生。如中成药治疗感冒，要辨风寒和风热。但在临床上混用感冒类中成药的情况时有发生，从而导致疗效欠佳或有不良反应发生。

因此，经典名方制剂上市后临床应用也应遵循根据功能主治辨证用药这一基本原则。首批经典名方共涵盖17种传统功效，其中涉及清热和祛湿功效的处方最多，分别占20%和13%。如治疗咳嗽，《古代经典名方目录（第一批）》共有六首方剂涉及咳嗽，分别是4号麻黄汤、28号厚朴麻黄汤、43号华盖散、56号清金化痰汤、58号金水六君煎和67号清肺汤，但其主治证候有所不同。其中麻黄汤和华盖散病证在表，脉浮。麻黄汤功效为发汗解表，宣肺平喘。主治外感风寒表实证，证见恶寒发热，头身疼痛，无汗而喘，舌苔薄白，脉浮紧。华盖散功效为宣肺解表，止咳化痰，主治咳嗽上气，胸膈烦满，项背拘急，声重鼻塞，头昏目眩，痰气不利，呀呷有声。华盖散较麻黄汤祛痰降气增强，发汗力度减弱。而厚朴麻黄汤、清金化痰汤、金水六君煎和清肺汤病位偏里。厚朴麻黄汤功效为宣肺降逆，化饮止咳，主治咳嗽喘逆，胸满烦躁，咽喉不利，痰声漉漉，苔白滑，较麻黄汤化饮力度增强。清金化痰汤清肺化痰，主治咳嗽，咯痰黄稠腥臭，或带血丝，面赤，鼻出热气，咽喉干痛，舌苔黄腻，脉象濡数。金水六君煎养阴化痰，主治肺肾虚寒，水泛化痰，或年迈阴虚，血气不足，外受风寒，咳嗽呕恶，喘逆多痰。清肺汤清热化痰，主治持续咳嗽，痰多黏稠，咯痰不爽，声音嘶哑等。临证遇到咳嗽患者，医生应根据其临床表现准确辨证，并处以其功能主治与患者证候符合的经典名方，或处以其他中成药或方药。切勿将这6个经典名方作为治疗咳嗽的"万金油"，随意处方。因此，经典名方功能主治的确认是其发挥临床最佳效应的重要步骤。

三、规范与修订

2020年11月10日，国家中医药管理局和国家药品监督管理局共同发布了《古代经典名方关键信息考证原则》和《古代经典名方关键信息（7首方剂）》。2022年9月27日，国家中医药管理局、国家药品监督管理局又共同发布了《古代经典名方关键信息表（25首方剂）》。这些文件的发布推进了古代经典名方关键信息考证研究工作，为经典名方中药复方制剂的研发和注册审评提供可实施依据，也为后续相关工作提供了范例。《古代经典名方关键信息考证原则》在功能主治原义的表述方面确定了"在与古籍记载原义保持一致的基础上，充分参考广为认可的国家规划教材等功能主治表述，确定方剂功能主治"的总体思路。故原则上第一批100首方剂的功能主治应与目录原文一致。但值得注意的是，这100首方剂源自东汉至清代共32位医家的37部经典医籍。因朝代较多，时间跨度较大，各医家学术特点各异，经典名方的原始功能主治表述规范性和准确性存在问题较多，亟待规范和修订。

（一）规范功能主治

受朝代、医家背景等因素的影响，经典名方的功能主治原文表述形式各异。如《伤寒论》功能主治是按六经辨证原则定义的；金元时期的经典名方功能主治主要体现了金元四大家的学术特点；明清时期的经典名方功能主治较多地体现了脏腑和三焦理论。且医家不同，表达习惯和方式各异。因此，不同历史时期的经典名方在功能主治表述上尚未统一。与现代成方制剂功能主治表述要求的规范不符。

在功能主治的表述上，有些方剂记载较详细，有些则简明扼要。在涉及功能主治的原文中，有的是病因病机的分析，有的是对主治病证或症状的记载，并不统一、规范。古籍对某一方剂的功用主治记载不能全部涵盖功能、病机、主治病证、症状等内容，尤其是有关功效的记载通常较少或极为简略，如苓桂术甘汤出处原文中仅有"当从小便去之"的记载。由于原文出处记载信息的不完整，为准确界定经典名方功能主治带来困难，故应在明确经典名方出处的基础上确定其病因病机和治则治法，正确把握其组方原义和临床定位。如《金匮要略》言："咳而脉浮者，厚朴麻黄汤主之。"即咳为主症，表现为咳喘气

急，脉浮，浮主邪气在表，也主邪气攻上。故功能主治为"宣肺降逆，化饮止咳。主治痰饮伏肺证。证见咳嗽喘逆，胸满烦躁，咽喉不利，痰声漉漉，苔白滑"。

如《古代经典名方目录（第一批）》（以下简称为《目录》）中甘露饮的原方主治记载为："治丈夫、妇人、小儿胃中客热，牙宣口气，齿龈肿烂，时出脓血，目睑垂重，常欲合闭；或频饥烦，不欲饮食，及赤目肿痛，不任凉药，口舌生疮，咽喉肿痛，疮疹已发、未发，皆可服之。又疗脾胃受湿，瘀热在里，或醉饱房劳，湿热相搏，致生疸病，身面皆黄，肢体微肿，胸满气短，大便不调，小便黄涩，或时身热，并皆治之。"并未谈及功效。根据其主治证候，归纳功效为"清热养阴，行气利湿"，参照现代中药说明书规范表述其功能为：脾胃受湿，胃中客热证，症见牙宣口臭，齿龈肿烂，时出脓血；或目睑垂重，常欲合闭；或饥饿心烦，不欲饮食；或目赤肿痛；或口舌生疮，咽喉肿痛；或疮疹已发未发；或身面皆黄，肢体微肿，胸闷气短，大便不调，小便黄涩，或时身热。

经典名方的功能主治应有机衔接古今知识，从中医特点、方义衍变及现代临床应用等角度综合考虑定义。对于部分专业性过强、难于理解的特殊术语，应在尊重原义的基础上有机衔接古今术语，以利于经典名方功能主治的准确表达和临床合理应用。如《目录》中半夏厚朴汤原文主治记载为"妇人咽中如有炙脔"，即"梅核气"且其后世方义衍变较少。为便于理解和临床应用，将其功能主治定义为："行气散结，降逆化痰。主治梅核气，症见咽中如有物阻，咯吐不出，吞咽不下。"

（二）修订功能主治

《目录》有17首方剂功能主治涉及了多个主治病证，部分方剂主治较为宽泛。如《伤寒论》小承气汤主治为："①阳明病脉迟，虽汗出不恶寒者，其身必重，短气，腹满而喘，有潮热者，此外欲解，可攻里也。手足濈然而汗出者，此大便已鞕也，大承气汤主之。若汗多，微发热恶寒

者，外未解也，其热不潮，未可与承气汤。若腹大满不通者，可与小承气汤，微和胃气，勿令至大泄下。②下利谵语者，有燥屎也，宜小承气汤。③若不大便六七日，恐有燥屎，欲知之法，少与小承气汤，汤入腹中，转矢气者，此有燥屎也，乃可攻之。若不转矢气者，此但初头鞕，后必溏，不可攻之，攻之必胀满，不能食也，欲饮水者，与水则哕。其后发热者，大便必复鞕而少也，以小承气汤和之。不转矢气者，慎不可攻也。"其主治表述非常宽泛，虽然涉及出汗、谵语、便秘等多种病症，但其病机均为热结阳明，

且较大承气汤证轻。故在规范其主治时，应修订为"轻下热结。治谵语，潮热，大便秘结，胸腹痞满，舌苔老黄，脉滑"。

又如原方记载的功能主治与当前临床实际差异较大，应以满足现代临床应用需求为准则来修订功能主治。如保元汤最初多用于治疗小儿痘疹，但痘疹已不是儿科临床常见疾病，故在其功能主治上不再有所体现，而是应重点将其功能主治修订为"温补元气，主治虚损劳怯，元气不足证"。

第二节　后世发挥

经典名方的开发绝对不是增加一个新药品种，更重要的是增加一个治疗现代疾病有明显临床特色与优势的中药品种。如前所述，《目录》所载医籍对功能主治的描述多为对证候的描述。故在大多数未接受正规中医教育的西医医生或患者的眼中，经典名方古籍类似"万金油"式的药物记载，其适用范围非常宽泛，其临床定位并不清晰。对于西医师和临床初级中医师来说，如何在临床上正确辨证用药也非常困难。单纯以中医证候为功能主治的经典名方开发将面临临床应用严重受限的不利局面。因此，经典名方的后世发挥宜定位在基于中医"证"而具有临床优势的"病"，重点研究和强调其临床优势病种。进行文献调研和整理，并在此基础上开展适当的药效和临床评价是非常必要的。只有这样，才能在不改变古代医籍功能主治的前提下，进一步将特定现代疾病确定为经典名方的临床定位，使经典名方的现代临床价值得以充分展现。

一、现有后世发挥的整理和提炼

（一）历代古代医家经验

经典名方之所以经典，最主要原因在于是经后世临床检验疗效满意的方剂。后世医家受时代背景、医学流派、临床病种的影响，在应用这些方剂时往往不局限于原方所载，不断拓展其功能主治，使经典名方历久弥新，在不同时代焕发勃勃生机。如《目录》中温胆汤原文为"治大病后虚烦不得眠，此胆寒故也"。就理论研究而言，历代医家关于温胆汤之"寒温""病位"的争论从未停止。他们对于温胆汤认识和应用的区别较大，一方面源于相关理论的不断发展，直接或者间接地导致医家对于温胆汤方证的认识也在不断发生变化；另一方面，这些不断的争鸣进一步促进了温胆汤及类方的发展及临床应用，极大地拓宽了温胆汤方证的主治范围。宋代陈无择《三因方·卷十·惊悸证治》一书中温胆汤的主治增加了"心胆虚怯，触事易惊，或梦寐不祥，或异象惑，遂致心惊胆慑，气郁生涎，涎与气搏，变生诸证，或短气悸乏，或复自汗，四肢浮肿，饮食无味，心虚烦闷，坐卧不安"等症，其主治扩展为心胆虚怯，痰气相搏而变生的诸症，而现代温胆汤则在临床上更广泛地治疗各种"痰证"，囊括了内科、妇科、儿科等多科杂病，如干呕、吐涎、胀满、烦躁、厥逆、头痛、项痛、眩晕、反酸、嘈杂、腹痛、脏厥、泄泻、咳嗽、心悸、发斑、痢疾、霍乱等。但其证候本质依然为厥阴寒气上逆侵犯阳明、少阴。

因此，系统梳理经典名方在历代医家记载中

的临床使用情况对于临床合理应用经典名方具有指导意义。

（二）现代名医名家用药经验和临床研究扩展经典名方功能主治

文献考证决定了经典名方真实科学内涵和临床定位大方向的精准性。但经典名方诞生于清以前，其疾病谱与现代有一定差异性。随着时代发展，中医学理论不断融合创新，经典名方的方义与临床价值在不断发展和变化。现代名医名家在治疗现代疾病的临床实践中积累了丰富的经验。在经典名方应用方面，既考虑了原方原义，又结合目前临床实际情况灵活应用经典名方，师古不泥古，创新不离宗，使经典名方在21世纪依然焕发着勃勃生机。如现代名医名家主要应用温胆汤于心脑血管疾病、精神神经系统疾病以及消化系统疾病等，特别是与"痰扰""胆郁"病机相关的病证，均可选用温胆汤加减治疗。其中，杨树千、刘渡舟、步玉如等认为温胆汤药性平和，有清降积热、化痰宁神之妙用，可通治虚、实、寒、热、表、里等证，主要针对两类证候：①气机郁滞，如痰阻于心则心悸、胸闷、胸痛；痰阻于脑则眩晕、头痛甚则。风痰阻于中焦则纳呆、胃痞、恶心等，间接也会影响到肝胆的气机不利；②由痰郁而导致的痰热或痰火扰乱心神，如烦躁、失眠、惊悸、多梦等。这些经典名方的名家经验既体现中医药辨证施治特点，又颇具时代特色，为临床合理应用经典名方起到了拓展视野的积极作用，并为解决多种现代医学棘手的难题提供了思路和途径。

（三）药效与物质基础研究及临床研究为经典名方临床应用提供了科学依据

经典名方的临床适应证研究不仅散在于现代名医名家的医案中，更通过较为严格的临床试验和药理实验，将其医学价值展现出来，值得研究者给予高度关注。如关于桃核承气汤，药理实验证实，桃核承气汤可改善血瘀证、蓄血证、热瘀证动物模型相关血流动力学指标；临床研究表明，桃核承气汤对于慢性肾功能衰竭有一定治疗作用。

二、经典名方临床应用相关研究方向

（一）加强方证对应研究

辨证论治是中医学的特色与精髓，是疾病诊治时应遵循的基本原则，也是经典名方临床应用的主要法则。辨证论治可根据患者病情灵活处理，提升了医生对疾病的处理能力。中医注重从整体出发认识人体，采用比类取象、司外揣内等方式来观察和研究生理功能和病理变化。辨证就是通过收集疾病外在表象综合分析，推测出相应疾病的病因、病性、病位、病势等要素，从而归纳出"证"的特征。机体内因外因相互作用的一种"功能态"可能随疾病发展而变化，故中医证候具有整体性、时相性、动态性、复杂性等特点。虽然现阶段中医证候实质研究取得了一定成绩，但尚不能完全揭示中医证实质，其技术难题如研究结果的特异性较差，研究的可靠性和科学性问题较难解决，不利于中医证候本质的探究。

大量研究表明，"证"的客观指标特异性较少、实质模糊不清，大抵是缘于诊断模糊。始于清末民初的"中西汇通、衷中参西、中体西用"热潮，一定程度上为"证"的现代化研究揭开了序幕。20世纪60年代来，国内的肾本质研究及脾本质研究开辟了微观辨证的先河。近年来对"证"实质的研究进行了有益探索。研究比较多的有阴虚证、阳虚证、脾气虚证、脾阳虚证、血瘀证等，取得了一定成果，但依然存在不足。主要表现为试图从解剖结构的异常或特定物质的变化来探究证的实质。凡在具体研究中认定证有特异性的指标；并且无论是一证一指标、多证一指标，还是一证多指标的本质研究，研究结果却恰恰是其弱特异性。如脾虚证研究考察了700余种实验指标，涉及了消化系统、血液系统、神经系统、免疫、能量代谢、内分泌等方面，特异性较差，难以体现证实质的科学内涵。

同样情况存在于证候诊断中。临床四诊所获资料多依靠主观判断，难以真正做到证候诊断规范化，故导致对证的诊断较为模糊。另外，证候诊断标准与临床实际有一定脱节。单一的证候诊断标准无法准确概括疾病证候发展变化的全部情况，诊断标准中主次症的划分不实用，一两项特异性的实验室指标局限性明显，不可能概括某一证候的全部特征。

现有100首经典名方方证对应研究开展较少。仅有桃核承气汤等少数方剂有方证对应研究报道。究其原因，主要是目前对证候本质研究不够深入所致。相对而言，桃核承气汤对应的血瘀证目前研究较多。此外，经典名方临床研究中证候研究较少，其原因可能与证候本质研究和证候标准化研究不足有关。因此，中医证候的模糊性和方剂作用的复杂性，致使方证对应研究成为中医药现代化进程的瓶颈之一。

"遵古"是经典名方开发过程中所要秉承的重要原则。经典名方散在于历代医籍的主治疾病以症状描述为主，种类多、范围广、表现多样。但涉及证候基本一致。因此，要体现经典名方科学内涵，明确其临床适用范围，首先应开展方证对应研究。

应先进行证候规范化与标准化研究，再进行证实质研究。主要研究要点包括以下几方面。

1.积极开展经典名方方证对应理论研究 方证对应理论的完善与中医基础学科的发展息息相关。中医临床基础学科主要包括《内经》《伤寒论》《金匮要略》《温病学》等。《内经》为辨证论治理论体系的建立奠定了依据；《伤寒论》明确提出了辨证论治及方法；《金匮要略》确立了脏腑辨证原则以及内伤杂病的辨治方法；《温病学》创立了卫气营血、三焦辨证方法。这些理论和方法至今仍是中医临床实践的指导原则。如果能利用这些经典理论结合现代研究方法深入探究其科学内涵，有可能使中医理论产生新的飞跃，最终提高经典名方临床疗效，促进其合理应用。

2.开展经典名方方证对应证候标准化研究 证候标准化研究是开展经典名方临床研究的前提和保证。构成证候的基本要素是病因、病位、病性、病势。主要可根据①流行病学方法，大样本、多中心收集经典名方证候临床资料，调查对应证型四诊资料；②整理全国统编教材、专著、专家经验中有关该方所治证候的诊断标准；③将收集的资料用系统评价的方法加以归纳总结，建立基础证候诊断标准，为各种现代研究方法的应用提供临床资料。

3.开展经典名方方证对应动物模型研究 目前，与经典名方适应证一致的动物模型非常少。应结合理论研究和证候标准化研究成果，积极开展经典名方方证对应动物模型研究，充分体现经典名方辨证论治和方证相应的中医临床用药特点。可以看出，现代医学疾病动物模型应用于中医药领域多是研究中药治疗现代医学疾病的药效机制。此类型研究最大的不足是无法体现辨证施治的治疗原则。现有以中医药理论为依据的动物模型虽然符合中医病因病机，但依然无法解决主观因素占比过大的问题，一定程度受限。建立最适合的实验动物证候模型开展中医药研究是必然的方式。但动物的四诊资料很难采集，故部分学者对中医证候动物模型持怀疑甚至否认态度。但是，从中医理论出发建立证候动物模型无疑是可用于中医药理论和应用研究的。

（二）加快经典名方病证结合研究

进行经典名方研究时，仅仅把握注意中医的特色和灵魂——证，得到的信息无疑是宏观的、片面的，甚至是不准确的，很难得到学术界和国际社会的认可。以证型为适应证是基于传统中医理论研制的经典名方发挥临床优势的关键所在。但目前经典名方类中成药其说明书普遍存在着多以症状为主导，缺乏对中医证候诊断的清晰定位和定向特指人群范围。对于中医理论知识相对薄弱的西医师，用证的概念指导临床用药非常困难。循证医学时代要求临床定位精准，但中医的证型定位模糊，其循证研究质量影响因素较多。目前，病证结合的经典名方应用模式日益受到推崇。且临床数据表明，经典名方对许多现代疾病特别是西药效果较差的现代难治性疾病效果明显。如桃核承气汤治疗慢性肾功能衰竭、小承气汤治疗急性胰腺炎、温胆汤治疗精神科疾患等。从疾病的角度出发评估药效，可得到更符合现代医学客观规律的结果，更好指导临床应用。在作用机制研究方面，应用较为成熟的西医认识疾病的新观点、新方法如分子生物学、细胞生物学、多组学等诠释中医药理论的科学内涵，从而实现经典名方与西医理论的完美对接。但值得注意的是，经典名方的临床应用基础在于辨证论治。若局限于单一的病种下研究，势必难以准确体现其临床定位。因此，在经典名方病证结合应用模式下，辨析证候差异才是其临床应用最重要的依据及核心特色。因此，开展病证结合研究是经典名方上市后明确临床定位的必经之路。即在辨证论治基础上采用病证结合评价模式，既充分体现了现代医学从微观出发探讨疾病本质的优势，满足了中药新药国际化、现代化的客观需求，又遵从了中医药整体观念，体现了辨证论治的基本原则，使经典名方药理和临床研究更加客观、准确和系统，进而更好指导经典名方临床合理安全用药。

此外，经典名方基础研究要充分考虑其多成分、多环节作用特点，采用"物质基础-网络靶标-生物效应"关联分析及药效多指标整合评价，确定主要药效物质、明晰主要作用机理、药效作用特点等。

（三）加快经典名方循证和临床定位研究

经典名方的功能主治和临床定位确定的主要依据仍是历代文献的记载，缺乏初步的现代临床研究证据，可能临床定位不准确，不能体现经典名方的真正价值及其优势。经典名方制剂的简化注册并不等于不需要临床评价，临床安全性、有效性依然是任何中药制剂的重要指标。因此，仍应重视经典名方制剂上市后的临床安全性和有效性评价。如桃核承气汤，历代医家记载的临床适应证涉及消化系统、心血管系统、泌尿系统、生殖系统、精神疾病等多种疑难杂症，存在"领域泛而专科少""人群多而靶向少""数据多而证据少"等问题。原因可能由于涉及病种和人群定位较分散使得设计严格的临床研究难以开展，缺乏高级别的循证医学证据，最终限制了其临床精准定位。因此，经典名方上市后再评价亟需靶向优势病种与特定人群，并以此为突破口探索其专

科应用的潜在价值。通过严格的收集数据、系统规范化的处理、正确的统计分析以及多角度的解读，使得经典名方临床定位成为真实可信的证据。并以此为基础，不断完善其功能主治表述，以更好地指导临床合理用药。

日本汉方制剂的临床定位方法对于我们研究经典名方的临床定位问题具有一定的借鉴性。日本汉方制剂上市前未进行过临床研究，其功能主治缺少相应临床数据支持，且所有汉方制剂均由西医医师使用。上市后汉方制剂生产企业积极开展了基于明确临床定位的循证医学临床研究。并以此为基础进一步规范了说明书的功能主治表述。因此，上市后临床价值评价是明确经典名方临床价值、规范其临床应用至关重要的一步。在此背景下，国内专家普遍赞成既要开展真实世界研究又要进行理想世界研究。即经典名方的研发必须遵循传统中药的特点和规律、重视人用经验，注重真实世界研究与理想世界研究相结合。随机对照试验（RCT）遵循随机、对照和重复等原则，用严格的纳入和排除标准等来控制偏倚，反映了理想的诊疗环境下干预措施的疗效，是循证医学研究方法的基础，是证据级别最高的临床疗效评价类型。但RCT脱离了真实的临床诊疗环境，难以确定临床定位。且中医一般是个体化医疗，以辨证施治为诊疗原则，不能千人一方。因此RCT不完全适用于经典名方的临床有效性评价。在这一背景下，真实世界研究往往能弥补RCT不足。真实世界研究可进行队列研究、病例对照研究、实用性随机对照试验、非随机的实效性试验，在真实的实践中获取多种数据，从而评价经典名方对患者健康的影响，可充分发挥中医辨证论治的优势，获取较为真实的临床适应证。但真实世界研究没有采用随机、对照的设计原则，且干扰因素众多，需要的研究数据较多，试验设计更要严谨，统计分析非常复杂，才能得出相对可靠的结论，且证据级别较低。因此真实世界研究和随机对照研究各有优缺点，但相互承启、相互补充，应将二者结合起来，围绕具

体的科学问题，选择适合的研究方法，为临床价值确定提供最优质的证据。

综上，临床应用的确立是经典名方复方制剂研发中的一项重要内容，也是指导经典名方制剂临床用药的最基本依据。经典名方制剂的功能主治和临床定位应在遵从出处原义的基础上，结合后世发挥、当前临床实际需求、药理研究和循证医学评价等来确定。只有遵循"师古不泥古，创新不离宗"的原则，才能创造出既满足临床需要，又经济效益显著的现代医药产品。

下篇

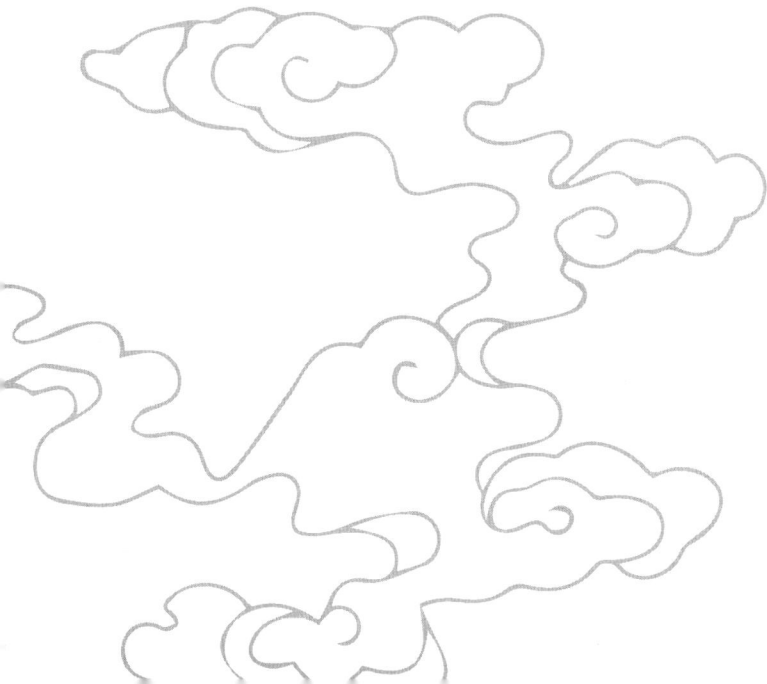

桃核承气汤

汉《伤寒论》

Taohechengqi Tang

【概述】桃核承气汤源自《伤寒论·辨太阳病脉证并治》，由桃仁、桂枝、大黄、芒硝、甘草5味药材组成，乃仲景宗《内经》"热者寒之""结者散之""血实者宜决之"之旨，将活血祛瘀与泻热攻下两法并用，专治下焦蓄血证之方，是其开创的活血化瘀法祖方之一，受到了后世医家广泛关注。历代医家临证时逐渐突破了"瘀热互结下焦"的病位，将该方广泛应用于治疗内科、外科、妇科、精神科、皮肤科、五官科等诸多疾病。现代研究表明，桃核承气汤具有改善血瘀证、蓄血证、热瘀证，泻下、抗心肌缺血缺氧、保肝、抗肠缺血再灌注、改善肾功能衰竭和肾间质纤维化、抗炎、抗脑出血、抗感染、抗肿瘤、改善糖尿病大血管纤维病变等作用，并对急性胰腺炎并发腹腔高压、脑出血和脑卒中、慢性阻塞性肺疾病急性加重期、糖尿病肾病Ⅴ期、急慢性肾功能衰竭、子宫内膜异位症、前列腺炎、慢性荨麻疹、术后并发症等疾病疗效显著。

【历史沿革】

1. 原方论述　《伤寒论》（汉代张仲景）载："太阳病不解，热结膀胱，其人如狂，血自下，下者愈。其外不解者，尚未可攻，当先解其外；外解已，但少腹急结者，乃可攻之，宜桃核承气汤。"

2. 后世发挥　历代医家针对该方病位展开的论述较多。有医家主张蓄血位于太阳膀胱经。如金代成无己《注解伤寒论》载："太阳，膀胱经也。太阳经邪热不解，随经入腑，为热结膀胱。其人如狂者，为未至于狂，但不宁尔。经曰：其人如狂者，以热在下焦。太阳多热，热在膀胱，必与血相搏，若血不为畜，为热迫之，则血自下，血下，则热随血出而愈。若血不下者，则血

为热搏，蓄积于下，而少腹急结，乃可攻之，与桃核承气汤，下热散血。"清代吴谦《医宗金鉴》载："太阳病不解，当传阳明，若不传阳明而邪热随经，瘀于膀胱荣分……即调胃承气加桃核，所以攻热逐血也。盖邪随太阳经来，故又加桂枝以解外而通荣也。先食服者，谓空腹则药力下行捷也。"清代周学霆《三指禅》伤寒脉论："倘如狂（瘀热冲心）而小腹急结（瘀热不行），邪入膀胱腑之营分者矣，桃核承气汤主之"，并提出桃核承气汤是治疗中寒腑证的主方。值得注意的是，后世医家意识到如狂证与膀胱蓄血关系密切，将其广泛应用于如狂证及精神疾病治疗之中。清代黄元御《伤寒悬解》太阳伤寒抵当证（四章）太阳如阳明去路中论述了桃核承气汤中"其人如狂"的病机为"热结则其人如狂，缘膀胱热结，必入血室，血者心所生，胎君火而孕阳神，血热则心神扰乱，是以狂作也"。

亦有医家主张该方主治病位在下焦。清代程国彭《医学心悟》伤寒兼症中，明确了蓄血为"瘀血蓄于下焦"，蓄血轻证方用桃核承气汤，表邪尽而里热既深为蓄血重证，此时以抵当汤攻之。提出了蓄血腹痛的症状为"少腹硬痛，小便自利，或大便黑色，喜忘，如狂"，并与溺涩、燥屎之腹痛相鉴别。又在治病八法篇的"下法"中简要说明了桃核承气汤与抵当汤为治疗蓄血轻微与重证时的主方。《温热经纬》将桃核承气汤运用于温病治疗中，云："夏月热久入血，最多蓄血一证（徐云：历练之言。）谵语昏狂，看法以小便清长，大便必黑为是，桃核承气汤为要药"。此外，由于妇产科疾患多因与下焦瘀血有关，后世医家将桃核承气汤广泛应用于女科疾病治疗之中。《医法圆通》女科门中对桃核承气汤

所治疗的女科相关疾病的治法归于"通利"二字。柯琴言："此方治女子月事不调，先期作痛，与经闭不行者最佳"。

此外，自清代始，有医家认为本方主治病证为瘀热内结，上下焦均可治疗。如《证治大还》："打仆内损，有瘀血者，必用本方"。说明此方可治疗外伤瘀血，与其具体病位在上焦还是下焦关系不大。

综上，历代医家通过研习经典和临床实践，使桃核承气汤的主治病证进一步明确与扩大。

3.同名异方 桃核承气汤的同名异方分析见表1-1。

表1-1 桃核承气汤同名异方分析表

朝代	作者	出处	药物组成	功能主治	制法及用法	变化情况（与原方比较）
明	薛己	《校注妇人良方》	桃仁半两、大黄二两、甘草二钱、肉桂一钱	治瘀血内结，水腹急痛，大便不利；或谵语口干，漱水不咽，遍身黄色，小便自利；或血结胸中，手不敢近腹；或寒热昏迷，其人如狂	上姜水煎，发日五更服	本方为《伤寒论》桃核承气汤去芒硝，改桂枝为肉桂，并减轻了大黄、桃仁的用量。该方药少力轻而缓，适用于妇人月经闭久或产后余血未尽，或风寒滞瘀，久而不消等证，非下焦瘀血、热瘀俱存之证也
清	吴鞠通	《温病条辨》	桃仁三钱、大黄五钱、芒硝二钱、丹皮三钱、芍药三钱、当归三钱	瘟疫昼夜发热，日晡益甚，既投承气，昼日热减，至夜独热，由于瘀血未行者	水煎服	与《伤寒论》桃核承气汤相比，以当归代替桂枝，又加入赤芍和牡丹皮，增强了凉血柔肝祛瘀的作用，更适用于下焦蓄血中热与瘀俱重者
清	俞根初	《通俗伤寒论》	桃仁三钱，五灵脂二钱，生蒲黄、鲜生地各八钱，生川军二钱，元明粉一钱，生甘草六分，犀角汁（现用适量水牛角汁代替）四匙（冲）	治下焦瘀热，热结血室，谵语如狂，小腹串痛，带下如注，腰痛如折	水煎服	从原方中去桂枝加犀角（现用水牛角）、生地，可知本方清热之力强于桃核承气汤及《温病条辨》桃仁承气汤，加蒲黄、五灵脂可知其活血逐瘀之力亦重于前两方。本方药力峻猛，适用于下焦瘀血之重症，非通其瘀而热不能去

【名方考证】

1.本草考证

1.1 桃仁 "桃仁"以"桃核"之名首见于《神农本草经》。经考证，该方桃仁为蔷薇科李属*Prunus*多种植物的干燥成熟种子。《中国药典》2020年版收载桃仁为*Prunus persica*（L.）Batsch或山桃*Prunus davidiana*（Carr.）Franch.的干燥成熟种子。国家中医药管理局和国家药品监督管理局联合发布的《古代经典名方关键信息表（25首方剂）》建议桃仁为山桃*Prunus davidiana*（Carr.）Franch.的干燥成熟种子。

1.2 大黄 "大黄"之名首见于《神农本草经》。经考证，该方大黄为蓼科大黄属*Rheum*掌叶组*Sect. Palmata*的干燥根茎。《中国药典》2020年版收载大黄为蓼科植物掌叶大黄*Rheum palmatum* L.、唐古特大黄*Rheum tanguticum* Maxim. ex Balf.或药用大黄*Rheum officinale* Baill.的干燥根和根茎。

1.3 桂枝 "桂枝"之名首见于《神农本草经》。经考证，该方桂枝为樟科植物肉桂*Cinnamomum cassia* Presl的树枝之皮。后世医家多认为此处用其嫩枝即桂枝为宜。故此处建议以《中国药典》2020年版收载桂枝入药，即樟科肉桂*Cinnamomum cassia* Presl的干燥嫩枝。

1.4 芒硝 芒硝，原作芒消，首载于《名医别录》。经考证，该方芒硝为硫酸盐类矿物芒硝族芒硝，与《中国药典》2020年版一致。

1.5 甘草 "甘草"之名首见于《神农本草经》。经考证，该方甘草应为豆科植物甘草 *Glycyrrhiza uralensis* Fisch. 的干燥根和根茎。《中国药典》2020年版收载甘草为豆科植物甘草 *Glycyrrhiza uralensis* Fisch.、胀果甘草 *Glycyrrhiza inflata* Bat. 或光果甘草 *Glycyrrhiza glabra* L. 的干燥根和根茎。

2.炮制考证

2.1 桃仁 桃核承气汤中桃仁炮制方法为、"去皮尖"。桃仁（去皮尖）需用燀法去皮。现代炮制品有燀苦杏仁。

2.2 甘草 桃核承气汤中的炮制方法为"炙"。汉代炙法为将药材举于火上熏烤，与现代清炒法比较接近。国家中医药管理局和国家药品监督管理局联合发布的《古代经典名方关键信息表（25首方剂）》建议桃核承气汤中甘草对应炮制规格为炒甘草。可参考《中华人民共和国药典》2020年版清炒法炮制。

2.3 其他 其他药味均为生品。

3.剂量考证

3.1 原方剂量 桃仁五十个（去皮尖），桂枝二两（去皮），大黄四两，芒硝二两，甘草二两（炙）。

3.2 折算剂量 东汉1两合今之13.80g。即本方剂量燀桃仁50个，桂枝27.60g，大黄55.20g，芒硝27.60g，炙甘草27.60g。

3.3 现代用量 根据李时珍"古之一两，今之一钱可也"全国中医药行业高等教育"十三五"规划教材《方剂学》记载，本方剂量为燀桃仁12g，桂枝6g，大黄12g，芒硝6g，炙甘草6g。

【药物组成】 桃仁五十个（去皮尖），桂枝二两（去皮），大黄四两，芒硝二两，甘草二两（炙）。

【功能主治】 破血下瘀。主治下焦蓄血。症见少腹急结，小便自利，谵语烦渴，至夜发热，甚则其人如狂。

【方义分析】 本方主治下焦蓄血证，其病机为瘀热互结于下焦少腹。《伤寒论》原治邪在太阳不解，循经内传，入腑化热。邪热与下焦血分相搏，故少腹急结；热在血分而不在气分，膀胱气化未受影响；故小便自利；热在血分，瘀热上扰心神，故至夜发热，甚则谵语，如狂。至于经闭、痛经，皆因血热互结所致。治宜破血下瘀。

该方以调胃承气汤加桃仁、桂枝而成。君以桃仁味苦甘性平，活血化瘀，善治血滞，血脉通畅而疼痛自止，祛瘀除邪而生新，兼有润肠通便之功。以大黄味苦性寒亦为君药，清热泻火，使火热之邪从下而泄，正如《血证论》所云："其妙全在大黄，降气即以降血。"。又可活血化瘀，《神农本草经》曰："下瘀血"，而《药品化义》又云："专攻心腹胀满，胸胃蓄热，积聚瘀实，便结瘀血。"两药破瘀泄热，直达病所。臣以芒硝味咸苦性寒，其功用正如《药品化义》所载："味咸软坚，故能通燥结；性寒降下，故能去火燥"。大黄、芒硝配伍，相得益彰，"直降下行，走而不守，有斩关夺门之力"，除瘀血而致阳郁所生之热。桂枝味辛甘性温同为臣药，温经脉，畅通十二经之气血，通阳化气，与桃仁合用，气血同治，行气活血，脏腑同调，气血畅通。亦可防大黄、芒硝寒凉过度。佐使以甘草缓急止痛，调和诸药，并与桂枝辛甘化阳，增强其温阳化气之功。本方药物虽只有五味，但配伍恰到好处，各守其职，能速去病邪。

配伍特点：①在大队寒凉药中配以少量温经活血的桂枝，既助桃仁等活血之力，又使全方凉而不遏。②泻热攻下与活血祛瘀药并用，清中寓化，泻中寓破，瘀热并除。

【用法用量】

1.古代用法用量 上五味，以水七升，煮四物，煮取二升半，去滓，纳芒硝，更上火，微沸下火，先食温服五合，日三服。当微利。

2.现代用法用量

1400ml水煎除芒硝外四味，至500ml，去渣，加入芒硝，先大火再小火，分为3服，日服1剂。应有轻微腹泻。

【药学研究】

1.资源评估 方中桃仁、大黄、桂枝，目前均以人工栽培为主，野生资源相对匮乏。甘草以野生为主，芒硝为矿产资源。

野生唐古特大黄生长区域海拔为2500~4000m，掌叶大黄生长区域海拔在2500~4400m之间，而药用大黄生长区域海拔范围广，1200~4000m皆有分布。其年平均温度在10℃左右，无霜期90~130天；相对湿度50%~70%；掌叶大黄适宜土壤多微偏酸性，唐古特大黄适宜土壤多微偏碱性。如今大黄的道地产区主要为甘肃东部、陇中及东南部、青海东部及东南部、四川西部及西北部、西藏东部、重庆南部、陕西西部及南部、湖北北部，以四川、甘肃所产质量最佳。道地产区与主产区基本一致，如甘肃礼县、宕昌县、岷县、陇西县、渭源县；四川平武，松潘县；陕西陇县，镇巴等地。四川松潘县、甘肃甘南藏族自治州、陕西镇巴县均建有大黄中药材GAP种植基地。

肉桂喜温暖、怕霜雪，要求雨量分布均匀，年平均降雨量1200~2000mm，大气相对湿度在80%以上的地区种植为好。对土壤的要求较严，以排水和透水性良好，土层疏松深厚、肥沃湿润、土壤pH值4.5~5.5酸性的红壤、红褐壤和山地黄红壤为好。可种子繁殖、扦插繁殖和高空压条繁殖。肉桂的采收可分为传统的砍树剥皮和现代的环状剥皮技术，目前以后者多用。多选择定植后10~15年的树进行剥皮，根据采收期可分为"春桂"和"秋桂"，以春桂质量较佳。另外，根据生长年限和加工方式的差异，还可以分别加工为"官桂""企边桂""板桂"和"油桂"等商品规格。现今主产于广西桂平市、玉林市、容县、平南县、大瑶山、上思县、宁明县、贵县，广东德庆县、信宜市、茂名市、肇庆市、罗定市，云南、福建、四川、浙江等地，此外越南、斯里兰卡、柬埔寨、印度等国家也有栽培。以广西平南县、苍梧县，广东高要区等最为适宜，并在广东省德庆县武垄镇建立了肉桂生产基地。

甘草喜凉爽、干燥气候，喜光、耐旱、耐寒，对土壤适应性较强，甘草原野生于草原钙质土上，是抗盐性很强的植物。甘草在我国北方地区分布广泛，甘草主产于内蒙古、甘肃、宁夏、新疆，以内蒙鄂尔多斯市的杭锦旗、阿拉善盟阿拉善旗及甘肃、宁夏所产品质最佳；胀果甘草主产于新疆喀什、阿克苏、甘肃、内蒙古、陕北等地；光果甘草主产于新疆塔城等地，销往全国并大量出口。目前，野生甘草主要在以下地区全区境内分布：内蒙古、新疆和宁夏，另外青海、甘肃、陕西、山西、吉林、黑龙江和辽宁等地也有所分布。

芒硝全国大部分地区均有生产。

2. 制剂研究

2.1 制备方法 根据原文记载"上五味，以水七升，煮四物，煮取二升半，去滓，纳芒硝，更上火，微沸下火"，即上5味，取除芒硝的其余4味，以水1400ml，煎煮至500ml（约60分钟），除去药渣，加入芒硝，加热至微沸，即得。

采用正交实验设计，以大黄酸和大黄素的含量为评定指标，优化提取条件[1]。结果表明，桃核承气汤的优化提取工艺为加8倍量水，煎煮3次，每次煎煮1小时。

2.2 制剂研究 通过经典恒温加速试验和影响因素试验法考察桃核承气缓释片的稳定性[2]。采用高效液相色谱法测定桃核承气缓释片中大黄酸和大黄素的含量并考察其稳定性。结果：大黄酸的有效期为2.42年，大黄素的有效期为2.40年；强光照射对桃核承气缓释片的稳定性有一定影响，高温和高湿度对其稳定性影响很小。结论：为了有利于制剂的质量、安全性和有效性，该制剂生产和贮藏过程中应采用适当的避光措施。

2.3 质量控制 桃核承气汤主要有蒽醌、苷类等物质，可以将其作为质量控制的指标。现有研究用HPLC法检测本方没食子酸、儿茶素、大黄酸-8-O-β-D葡萄糖苷、芹糖异甘草苷、番泻苷A、肉桂酸、大黄酚-8-O-葡萄糖苷、大黄素-8-O-葡萄糖苷、甘草酸、芦荟大黄素、大黄酸、大黄素、大黄酚、苦杏仁苷的含量[3-4]。

【药理研究】

1. 药效作用 桃核承气汤具有改善血瘀证、蓄血证、热瘀证及泻下、抗心肌缺血缺氧、保肝、抗肠缺血再灌注、改善肾功能衰竭和肾间质纤维化、抗炎、抗脑出血、抗感染、抗肿瘤、改善糖尿病大血管纤维病变等作用。

1.1 与功能主治相关的药理作用

1.1.1 对血瘀证的改善作用 1g/ml桃核承气汤灌胃可使去甲肾上腺素及牛血清白蛋白致血瘀证大鼠模型全血黏度、血浆黏度、红细胞压积全血还原黏度降低[5]。生药10g/kg桃核承气汤给大鼠灌服可减轻血栓干重，生药5g/kg桃核承气汤给家兔灌服可抑制ADP诱导的血小板聚集[6]。

1.1.2 对蓄血证的改善作用 1g/ml桃核承气汤按10ml/kg灌胃3次可使蓄血证大鼠TIMP-2表达增加，增强大鼠模型超氧化物歧化酶（SOD）的活性，下调NOS、MDA、PAI-1、t-PA/PAI-1、TXB2、6-Keto-PGF1α/TXB2、NO、MMP-2的表达[7-9]。

1.1.3 对热瘀证的改善作用 1g/ml桃核承气汤按10ml/kg灌胃2次能增强热瘀证大鼠模型SOD的活性，抑制丙二醛（MDA）含量的增加，改善异常血液流变学的变化，对抗凝血酶原时间和部分凝血酶原时间缩短、降低纤维蛋白原含量的作用[10-11]。

1.1.4 泻下 100%桃核承气汤按0.2ml/10g灌胃对小鼠的实热型便秘、燥结型便秘、寒结型便秘和脾胃虚寒型便秘均有明显的泻下作用[11]。

1.2 其他作用

1.2.1 抗心肌缺血缺氧和心律失常 4.2g/kg、8.4g/kg桃核承气汤灌胃7天能明显对抗垂体后叶素引起的大鼠急性心肌缺血模型的心电图变化，提高血清SOD活性、降低MDA含量；1.5g/kg静脉注射可抑制异丙肾上腺素致小鼠心肌缺氧及氯化钡和乌头碱、结扎冠状动脉诱发的大鼠心律失常，预防急性心肌缺血诱发的大鼠心律失常[11-13]。

1.2.2 保肝 0.3g/kg或0.5g/kg桃核承气汤灌胃可抑制四氯化碳诱导的大鼠肝损伤模型谷草氨基转移酶（AST）及谷丙氨基转移酶（ALT）活性及肝脏脂质过氧化，增加肝脏中谷胱甘肽含量[14]。

1.2.3 抗肠缺血再灌注 75.6mg/kg、37.8mg/kg、18.9mg/kg桃核承气汤灌胃7天，能使大鼠肠缺血再灌注模型肠黏膜损伤程度减轻，肠组织含水量降低，并抑制D-乳酸、内毒素、IL-6、TNF-α的释放，促进IL-4、IL-10的释放[15-16]。

1.2.4 改善肾功能衰竭和肾间质纤维化 按临床上成人每1kg体重用量的6倍换算桃核承气汤灌胃8周，可使5/6肾切除致慢性肾功能衰竭大鼠一般状态改善，肾小球硬化指数降低，肾间质中炎性浸润减少，间质纤维化程度明显改善，尿素氮（BUN）、血肌酐（Scr）和血清甘油三酯、胆固醇、低密度脂蛋白降低，高密度脂蛋白、Wnt5b、E-cadherin、CRP、TNF-α、IL-6、ALB明显升高，肾组织TGF-β1、Smad3的蛋白表达下降；TGF-β1、Smad3 mRNA表达下调，miR-29a、miR-29b、miR-29c表达水平上调；24小时尿蛋白定量、Wnt3a、Wnt5a、β-catenin蛋白含量降低[17-20]。0.438g/ml桃核承气汤组按水煎剂1ml/100g灌胃1周，可改善庆大霉素肾毒性大鼠肾组织病理改变，使其血清BUN、Cr降低，肾皮质MDA含量和NOS酶活性降低、SOD酶活性提高，减少NF-κB蛋白表达[21]。

桃核承气汤含药血清具有明显降低人胎肾小球系膜细胞外基质纤维连结蛋白（FN）、层黏连蛋白（LN）和Ⅳ型胶原（COLⅣ）含量的作用；桃核承气汤提取物可降低TGF-β1诱导的HK-2细胞活性、COL-Ⅰα1和FN含量及COL-Ⅰ、COL-Ⅲ、TIMP2、CTGF、αSMA的表达，上调MMP-2的表达[22-23]。

1.2.5 抗脑出血 3.5g/kg、17.5g/kg、35g/kg桃核承气汤灌胃3天，可使脑出血大鼠模型Bax阳性细胞数降低，Bcl₂阳性细胞数增高[24]。

1.2.6 抗炎 21%的桃核承气汤按每天2.35ml/100g灌胃可使重症急性胰腺炎模型大鼠各时间点血清TNF-α、IL-6、IL-10、AMY、ALT、AST、BUN、Cr水平降低，并减轻胰腺出血坏死、肝肾水肿出血及炎症细胞浸润[25-26]。

桃核承气汤按4g/（kg·d）、8g/（kg·d）及16g/（kg·d）灌胃，1日1次，连续3周，可使急性盆腔炎大鼠子宫膜细胞微观病理损伤明显减轻，外周血中TNF-α、IL-17及CRP含量降低，子宫组织中JAK2/STAT1信号通路蛋白表达水平明显降低[27]；黑龙江中医药大学附属第二门诊制桃核承气汤按10ml/kg灌胃，1次/日，连续14天，可使混合细菌造模法制备热郁血瘀型盆腔炎大鼠模型TNF-α浓度降低，减轻病理损伤[28]。

1.2.7 抗感染　3.0g/kg、2.0g/kg、1.0g/kg剂量桃核承气汤灌胃2次可改善盲肠结扎穿孔法（CLP）致脓毒症大鼠模型肝、小肠、肺组织病理损伤，升高血清EPCR水平，降低血清TNF-α、ALT、AST、TNF-α、IL-6和LPS水平及小肠组织TLR4 mRNA、CD4 mRNA、HMGB1 mRNA的表达，机制可能与下调JAK/STAT信号通路活性有关[29-33]。

1.2.8 抗肿瘤　浓度为1g/ml的100%桃核承气汤灌胃0.5ml能促进S180荷瘤小鼠TNF-α分泌，增强NK细胞活性，促进T淋巴细胞增殖，抑制肿瘤生长，与化疗药物环磷酰胺合用，能明显提高抑瘤率，并降低BCl$_2$和PCNA表达[34-36]。

1.2.9 改善糖尿病大血管纤维病变　0.9g/（kg·d）、0.45g/（kg·d）桃核承气汤灌胃20周，能改善糖尿病大鼠大血管纤维病变，减轻肾间质纤维化程度，降低致TLR-2、TLR-4、TGF-β表达，升高IGF-1表达，并能升高RBC和HB水平，降低血Scr和BUN，提高BMP-7、MMP-2蛋白及mRNA的表达而抑制TIMP-2蛋白的表达[37-38]。

1.2.10 其他　0.8g/kg桃核承气汤灌胃4周，能有效提高动脉硬化闭塞症家兔球囊扩张术后再狭窄模型CGRP、NO、PGF1α水平，降低ET-1、AT-Ⅱ、TXB2水平[39]。0.2ml/10g桃核承气汤灌胃可对抗戊四氮、硝酸士的宁、异烟肼和电刺激所致的惊厥，同时延长小鼠的出凝血时间，减少血小板计数，增强红细胞脆性[11]。

2.体内过程　灌服桃核承气汤5g/kg和10g/kg剂量，血浆中检测到芦荟大黄素、大黄酸、大黄素，尿中检测到芦荟大黄素、大黄酸、大黄素和大黄酚，胆汁中检测到人黄酸和大黄酚；血液、尿液和胆汁中均以大黄酸含量最高，且经尿排泄的量明显多于经胆汁排泄的量，$T_{1/2\alpha}$为0.03h和0.13h，$T_{1/2\beta}$为1.46h和2.51h，$T_{1/2K\alpha}$为0.01h和0.12h、V_1

为0.14L/kg和0.12L/kg、CL为0.77L/（h·kg）和0.33L/（h·kg），C_{max}为（2.15±0.29）mg/L和（9.70±2.50）mg/L，T_{peak}为（0.19±0.04）h和（0.23±0.04）h，$AUC_{0-\infty}$为1.69和6.50（mg·h）/L[40]。

【临床应用】

1.临床常用

1.1 临床主治病症　原方治瘀热结于下焦，大便秘结，色黑或干结如羊屎，或黑而如胶漆，少腹拘急时痛，小便自利，或谵语烦躁，口渴低热，至夜尤甚，偶见闭经、痛经，脉带涩象，舌色青紫、瘀斑。不论瘀血结于上焦，还是结于下焦，只要符合瘀热互结的病机，皆可使用本方，使原治下焦蓄血证之方，也用于上部郁血之面红、目赤、齿痛、头痛及瘀热上攻所致之吐衄。证治要点：①腹部症状，如少腹急结、硬满或拒按等；②精神神经症状，如发狂、如狂、喜忘等；③瘀血或出血症状，如口干而不渴，但欲漱水不欲咽，舌质紫暗或有瘀斑，或解黑便等；④有热象，但发热不一定为必有之症。新病多有舌红绛、苔黄、脉数等，久病多为热势不高，日轻夜重。如兼气滞者，酌加香附、乌药、枳实、青皮、木香等以理气止痛。对跌打损伤，瘀血停留，疼痛不已者，加赤芍、当归尾、红花、苏木、三七等以活血祛瘀止痛。对于火旺而血郁于上之吐血、衄血，可以本方釜底抽薪，引血下行，并可酌加生地、丹皮、栀子等以清热凉血。

1.2 名家名师名医应用　历代医家主要将桃核承气汤应用于以下三方面：（1）遵照原文主旨，治疗"热结膀胱，其人如狂"之膀胱蓄血病证；（2）遵照原文主旨，治疗"少腹急结"，主要为瘀热互结的下焦蓄血病证；（3）进一步发挥，治疗瘀热互结在上焦的病证。

1.2.1 热结膀胱　国医大师郭子光治疗瘀热久积于膀胱之膀胱蓄血证，症见小腹及尿道急胀烧灼，小便频急，大便干结难解，体瘦面黄，苔薄黄而干，脉沉细。遂用桃核承气汤加减以通下逐瘀，处方如下：桃仁15g，大黄6g，桂枝12g，牡丹皮15g，车前仁5g，枳壳15g，生甘草6g，赤芍药15g。服药3剂后，各症均有改善，但尚有疲乏之感，舌干少津，瘀点色淡，脉沉弱，是瘀热去而气阴有亏之象，惟恐余邪残留，再服2剂后，改以知柏地黄丸善后。

1.2.2 发狂　中医学家刘渡舟治疗受惊而精神失常，或哭或笑，惊狂不安者，伴见少腹疼痛，月经衍期，舌质紫暗，脉弦滑。认为此乃情志所伤，气机逆行，血瘀神乱，应以桃核承气汤主之。民国医家曹颖甫亦灵活运用桃核承气汤加减治疗受惊而发狂者，同样症见经事衍期、脉沉紧且小腹似胀。以组方：桃仁30g，生大黄15g，芒硝6g，炙甘草6g，桂枝6g，枳实9g治之。服药后下黑血甚多，狂止。

1.2.3 便血　民国医家曹颖甫治疗少腹满胀伴便血者，认为以证状论，有似脾虚不能统血，然大便硬结，则决非脾脏之虚，以脾虚者便必溏也，便以桃仁承气汤以治之。

1.2.4 产后足痛　民国医家萧伯章治疗产后足痛如锥刺，跬步不能行者，疏方桃核承气汤，将肉桂换为桂枝以治之。

1.2.5 产后恶露　国医大师邓铁涛运用桃核承气汤原方治疗产后恶露，可症见发热、少腹胀满、日胀益甚。问诊当晚进药，夜半腹痛难忍，后排出脓血，次日往诊，其病快然如失。同样，国医大师班秀文灵活运用桃核承气汤加减治疗产后恶露者，症见恶露少、色暗红、夹紫块，少、小腹硬痛，按之加剧，潮热，口渴，人便多日未解，苔薄黄干，脉沉实。他认为该证属瘀血内停，邪热积滞，应拟活血祛瘀，通便泄热之法，便用桃仁10g，熟大黄（后下）5g，桂枝5g，芒硝5g，益母草10g，延胡索10g，炙甘草5g以治之。煎服1剂后，大便通，少小腹疼痛减轻。为防其滑脱，后改用桃红四物汤活血化瘀治之。

1.2.6 经行鼻衄　民国医家曹颖甫治疗经行鼻衄，认为经事不来，鼻衄时作，腹中有块，却不拒按，所以然者，是鼻衄宣泄于上故也。阙上痛，周身骨节烘热而咳，此病欲作干血，以其体实，宜桃核承气汤加味，上者下之也。

1.2.7 悬饮伴高热　国医大师熊继柏灵活运用桃核承气汤加减方治疗悬饮伴夜间高热，且症见胸闷、便秘、心中烦热、口渴不欲饮、舌红略暗、脉沉而偏细，以桃核承气汤原方加归尾、赤芍，服药一周，高热便可平复。

2. 临床新用　桃核承气汤可用于急性胰腺炎并发腹腔高压、脑出血和脑卒中、慢性阻塞性肺疾病急性加重期、糖尿病肾病V期、急慢性肾功能衰竭、子宫内膜异位症、前列腺炎、慢性荨麻疹、术后并发症等内科、妇科、外科、皮肤科疾病的治疗，效果明显。

2.1 消化系统疾病

急性胰腺炎并发腹腔高压　将急性胰腺炎并发腹腔高压患者63例，随机分为2组，对照组（31例）和治疗组（32例），对照组采用单纯西医综合治疗，治疗组在此基础上口服桃核承气汤。处方：桃仁12g，大黄15g，桂枝6g，芒硝6g，甘草6g。煎药汁200ml，经胃管或鼻肠营养管注入，每日2次，观察临床疗效。结果：治疗组患者腹痛、腹胀症状改善明显，白细胞计数、血淀粉酶、血脂肪酶和肿瘤坏死因子-α（TNF-α）、C反应蛋白（CRP）含量显著下降，腹内压亦明显降低[41]。

2.2 泌尿系统疾病

2.2.1 糖尿病肾病V期　糖尿病肾病V期患者共86例，随机分为研究组43例及对照组43例，对照组予以综合治疗，均治疗4周。基于对照组综合方案，研究者患者再予桃核承气汤加味口服治疗，药物组成：桃仁5g、芒硝9g、大黄9g、桂枝10g、麻子仁15g、赤芍12g、牛膝15g、川芎9g、丹参15g、泽泻10g、白术15g、山药15g、杜仲20g、枸杞子15g、炙甘草10g，每日1剂水煎取药200~300ml，每日2次口服。4周为1个疗程，共3个疗程。结果：试验组显效23例，有效17例，无效3例，总有效率93.02%；对照组显效16例，有效18例，无效9例，总有效率79.07%[42]。

2.2.2 急慢性肾功能衰竭　68例ARF患者随机分为对照组和观察组各34例。两组均根据患者体征和临床观察给予抗感染、抗休克、纠正酸碱平衡和水电解质等基础处理。对照组给予碳酸氢盐血液透析维持治疗，观察组在对照组基础上加用中药桃核承气汤高位保留灌肠治疗，方药组成：桃仁15g，生大黄20g，芒硝10g，枳实15g，川桂枝15g，厚朴15g，甘草10g。日1剂，诸药加入500ml水中煮沸，去渣取液约300ml，分早晚2次作高位保留灌肠，每次150ml，两组均持续治疗2周。结果：研究组总有效率94.12%，对照组73.53%[43]。选取78例CRF患者分为对照组和研究组，每组39例。对照组给予西医常规对症治疗。研究组在对照组的基础上给予桃核承气汤治疗，方剂组成：党参15g，桃仁、当归各10g，淫羊藿、茯苓各12g，厚朴、桂枝、酒大黄、枳实、姜半夏、泽兰各6g。每日1剂，分2次早晚饭后温服。两组均连续治疗1个月后观察效果。结果：研究组治疗总有效率为84.62%，对照组为76.92%[44]。

2.2.3 前列腺炎　将86例阴虚湿热证前列腺炎患者随机分为研究组和对照组，各43例。对照组给予前列康+盐酸左氧氟沙星胶囊的口服，研究组在对照组的基础上联合使用桃核承气汤（药用：桃仁、生大黄各15g，甘草、桂枝、芒硝各8g，上药加水煎煮浓缩成100ml），每组疗程2周。观察组临床疗效总有效率97.67%，对照组79.07%[45]。97例ⅢB型前列腺炎患者随机分为治疗组49例和对照组48例。两组早饭后均口服依托考昔，治疗组加用桃核承气汤（药用：败酱草15g，茯苓15g，怀牛膝15g，大黄12g，桃仁12g，桂枝10g，猪苓10g，泽泻10g，菟丝子10g，炙甘草3g，芒硝3g）水煎至500ml，1剂/天，早晚两次服用，疗程4周。结果：研究组总有效率为91.8%，对照组为81.3%[46]。

2.3 神经系统疾病

脑血管意外　将急性脑出血患者60例随机分为观察组和对照组，各30例，其中对观察组患者实施桃核承气汤联合依达拉奉治疗方法，对对照组的患者实施桃核承气汤治疗的方式。处方：大黄9g，桃仁15g，桂枝6g，甘草梢6g，芒硝12g。每天1剂，分早晚2次服用。两组患者

均以4周为1个疗程。结果：观察组总有效率为96.7%，对照组为73.3%[47]。将60例痰热腑实型脑中风患者随机分为对照组和研究组各30例，对照组采用常规西药治疗，研究组在对照组基础上加用桃核承气汤治疗，结果：研究组总有效率96.67%，对照组86.67%[48]。

2.4 呼吸系统疾病

慢性阻塞性肺疾病急性加重期　将COPD急性加重期患者随机分为两组，每组30例，两组均给予常规治疗，研究组在常规治疗基础上予桃核承气（桃仁12g，大黄12g，桂枝6g，芒硝6g，桑白皮12g，芦荟12g，甘草6g）灌肠液灌肠，视患者的治疗反应可适当调整剂量及疗程，如出现较严重的腹泻症状则应及时调整剂量或结束疗程。对照组在常规治疗基础上予生理盐水灌肠。结果：研究组仅2例无效，总有效率为93.33%，对照组有5例无效，总有效率为83.33%[49]。

2.5 妇科疾病

子宫内膜异位症　将子宫内膜异位症患者共77例，按随机双盲分为观察组40例和对照组37例。观察组患者给予桃核承气汤（桃仁12g，丹皮10g，赤芍10g，当归10g，酒大黄10g，芒硝10g）联合达那唑治疗，每天1剂，温水煎服，分早晚2次服用，连续服用6个月，对照组患者单独给予达那唑治疗。结果：观察组患者治疗后囊肿体积、痛经积分均明显小于对照组。治疗后观察组患者总有效率为85.00%，对照组64.86%[50]。

2.6 外科疾病

2.6.1 预防深静脉血栓形成　将股骨颈骨折60例随机分为对照组和治疗组，每组30例。治疗组术后第1天即给予桃核承气汤：桃仁10g，大黄15g（后下），芒硝6g（冲服），桂枝6g，炙甘草6g。水煎取汁500ml早晚分服。对照组术后当天即开始给予速碧林。两组均进行功能锻炼和康复治疗。7天后治疗组下肢深静脉血栓（DVT）发生4例（13.3%），对照组DVT发生2例（6.67%）[51]。

2.6.2 骨折术后水肿　将102例胫腓骨双骨折

患者分为对照组和观察组各51例，对照组术后给予甘露醇治疗，观察组在此基础上加用桃核承气汤联合治疗，方药组成：桃仁9g，大黄12g，桂枝6g，芒硝6g，炙甘草6g，统一煎制成汤剂，1剂/天，分2次口服，1周为1个疗程，治疗1个疗程。结果表明，研究者组治愈率为55.88%，明显高于对照组的32.35%[52]。

2.7 皮肤科疾病

慢性荨麻疹　随机将患者分为两组，治疗组120例，内服桃核承气汤，药用桃核（中药配方颗粒，所列用量为相当饮片量）10g，大黄9g，桂枝、炙甘草、芒硝各6g。每日1剂，开水冲泡后分2次温服，1个月为1疗程，2~3个疗程停药观察。外涂三七软膏，日2次，皮损大者薄膜封包；对照组90例，迪银片，每次5片，每日2次口服；外搽复方氟米松软膏日2次。结果：治疗组120例中，治愈66例，好转48例，总有效率95%。对照组90例，治愈42例，好转32例，未愈16例，总有效率82%[53]。

【使用注意】

1.如表证未解者，当先解其表，而后再用本方。

2.本方功能破血下瘀，孕妇忌用。

3.原文："先食温服五合，日三服，当微利。"即表明服用本方后可能出现腹泻。

4.空腹服用。

【按语】

1.关于桃核承气汤病位　本方原文提及"热结膀胱"。从古今医家的论述及临床应用来看，"热结膀胱"的含义并非局限于膀胱，而是泛指膀胱所在的下焦。进一步延伸应用，不论瘀血结于上焦，还是结于下焦，只要符合瘀热互结的病机，皆可使用本方。

瘀热互结是许多现代难治性疾病的共同病机。药理研究表明，本方除对血瘀证、蓄血证、瘀热证模型有缓解作用外，还有抗肿瘤、抗炎、抗血栓、改善血流变、保肝、抗感染等作用，可应用于急慢性肾功能衰竭、前列腺炎、子宫内膜异位症、急性胰腺炎、中风等疾病的治疗。

2.关于桃核承气汤专病专方研究　怪病多瘀。与血瘀相关的疾病多为临床疑难杂症，西医常常束手无策，使这一经典名方的应用空间较大。建议开展针对部分研究基础与临床疗效均佳的适应证进行专病专方研究。如瘀血阻滞是公认的导致慢性肾功能衰竭患者肾功能不断下降的最重要病机，甚至可以认作是标证之首，其总发生率明显高于其他邪实兼证，而且随着肾功能的不断下降，瘀血内阻病机的发生率也在进行性上升，在终末期肾病（尿毒症）患者当中，有瘀血内阻表现者明显高于代偿期和失代偿期，此与中医学病机学说中"久病入络"论也很切合。此外，慢性肾功能衰竭患者临床表现与桃核承气汤主治病症蓄血症较为一致。如神志、腹部症状、舌脉等。体内外研究表明，桃核承气汤具有改善肾功能，缓解肾间质增生的作用。故桃核承气汤可能在治疗肾功能衰竭方面效果显著。但可惜的是，目前针对该方的临床研究特点是高质量、多中心的随机对照临床研究尚属空白。建议开展相关专病专方研究，夯实基础研究，明确作用机制，使经典名方的学术价值和临床价值得到进一步彰显，并在此基础上开展药学研究，给广大慢性肾功能衰竭患者带来福音。

3.关于肉桂与桂枝　本方中的桂枝经考证与今之肉桂一致。两者一体两用，在药性及功效主治上存在一定差异。历代医家在药物选择上多选择桂枝，但亦有医家主张采用肉桂。建议开展含肉桂及桂枝的桃核承气汤的临床与药理比较研究，以正本清源。

参考文献

［1］杜清，刘文，徐剑，等.正交实验法优选桃核承气汤的最佳提取工艺［J］.贵阳中医学院学报，2011，33（2）：11-13.

［2］杜清，刘文，徐剑，等.桃核承气缓释片的稳定性研究［J］.中国药房，2013，24（7）：634-636.

［3］谢华，马越鸣，张宁.HPLC测定桃核承

气汤中蒽醌类成分及苦杏仁苷的含量[J].上海中医药杂志，2006，(7)：73-76.

[4] 陈淮臣，何利，石亚，等.HPLC法测定桃核承气汤中10种成分的含量[J].亚太传统医药，2020，16(2)：47-50

[5] 王柏省，徐晓东.抵当汤与桃核承气汤对血瘀证大鼠血流变影响的比较研究[J].辽宁中医药大学学报，2009，11(10)：182-183.

[6] 谢华，马越鸣，张晓晨，等.桃核承气汤对动物血栓形成及血小板聚集的影响[J].中成药，2006，28(11)：1631-1634.

[7] 孙文斌，徐莉，何赛萍.桃核承气汤对蓄血证大鼠血管MMP-2，TIMP-2基因表达的影响[J].浙江中医药大学学报，2008，32(1)：38-40.

[8] 陈光晖，陈子珺，陈德兴.桃核承气汤及其拆方组对蓄血症大鼠模型"瘀热"相关指标的影响[J].中国实验方剂学杂志，2012，18(21)：282-286.

[9] 何赛萍，徐莉.桃核承气汤对蓄血证大鼠血管内皮细胞保护作用的实验研究[J].中医研究，2008，21(4)：11-14.

[10] 徐晓东，殷子杰，孔丽娅，等.桃核承气汤对热瘀证大鼠SOD、MDA的影响[J].河南中医，2005，(9)：20-21.

[11] 李在邠，徐学试，刘子民，等.桃核承气汤药理作用的实验研究[J].中成药，1990，12(11)：24-26.

[12] 周雅萍，刘强.桃核承气汤对垂体后叶素致大鼠急性心肌缺血的保护作用[J].江西中医药，2010，41(6)：64-65.

[13] 栾中山，赵光东，李在邠，等.桃核承气汤抗心律失常作用的实验研究[J].医教研究，1994，22(3)：21-14.

[14] 赖东渊，翁宜君，郭薇雯，等.桃核承气汤改善四氯化碳诱导的大鼠肝损伤(英文)[J].中西医结合学报，2010，8(1)：49-55.

[15] 程梦琳，邱明义，陶春晖，等.桃核承气汤对大鼠肠缺血再灌注损伤保护作用的实验研究[J].山东中医杂志，2006，(10)：689-692.

[16] 程梦琳，邱明义，陶春晖，等.桃核承气汤对大鼠肠缺血再灌注损伤血清IL-4、IL-6、IL-10及TNF-α的影响[J].湖北中医杂志，2007，(5)：10-12.

[17] 张喜奎，陈全文，林艳蓝，等.桃核承气汤对慢性肾衰竭大鼠肾组织中Wnt系列因子影响的研究[J].时珍国医国药，2019，30(5)：1032-1035.

[18] 张喜奎，林艳蓝，林雅银，等.桃核承气汤对CRF大鼠TGF-β1/Smad3信号调控的miR-29表达的影响[J].时珍国医国药，2018，29(11)：2591-2593

[19] 赵艳明，李冀.经方桃核承气汤对5/6肾切除大鼠肾功能和脂质代谢紊乱的影响[J].中医药学报，2008，(1)：46-48.

[20] 赵艳明，郑灵琳，符强.桃核承气汤对肾小球硬化大鼠肾组织病理的影响[J].中医药学报，2010，38(2)：37-39.

[21] 刘煜敏，张悦，郝艳鹏，等.桃核承气汤对庆大霉素肾毒性大鼠的治疗作用研究[J].时珍国医国药，2010，21(10)：2607-2609

[22] 卢燕，耿建国，刘根尚，等.桃核承气汤对人胎肾小球系膜细胞外基质作用的实验研究[J].陕西中医，2002，23(11)：1045-1046.

[23] 周珊珊，艾中柱，李伟男，等.桃核承气汤不同有效部位对TGF-β1诱导的HK-2细胞分泌与降解细胞外基质的影响[J].中国实验方剂学杂志，2020，26(19)：127-134.

[24] 杨琴芳，许毅，秦峰.桃核承气汤对大鼠脑出血急性期Bcl-2、Bax蛋白表达的影响[J].南京中医药大学学报，2009，25(4)：281-282.

[25] 钟健，刘丽，刘大晟，等.桃核承气汤对重症急性胰腺炎模型大鼠炎症因子的调控作用及机制[J].中国老年学杂志，2015，35(12)：3223-3226.

[26] 刘丽，刘大晟，钟健，等.桃核承气汤对重症急性胰腺炎大鼠肝肾功能的保护[J].暨南大学学报(自然科学与医学版)，2016，37(5)：378-383.

[27] 杨伟娜，杨军娜，姚伊.桃核承气汤通过JAK2/STAT1信号通路干预急性盆腔炎模型大鼠的研究 [J].中国医院用药评价与分析，2019，19（9）：1075-1078，1082.

[28] 王历，李秀明.桃核承气汤治疗热郁血瘀型盆腔炎大鼠的实验研究 [J].中医药学报，2007，35（5）：30-31.

[29] 王晶，奚伟清，奚小土，等.通腑活血法对脓毒症肺损伤保护作用的机制研究 [J].新中医，2015，47（8）：266-269.

[30] 刘云涛，王大伟，杨荣源，等.通腑活血法对脓毒症大鼠小肠组织的保护作用及机制研究 [J].中国中医基础医学杂志，2013，19（6）：645-648.

[31] 杨荣源，王大伟，李际强，等.桃核承气汤对脓毒症大鼠不同脏器组织损伤的影响 [J].世界科学技术——中医药现代化，2013，15（9）：1921-1927.

[32] 杨荣源，黄宏强，刘云涛，等.桃核承气汤对脓毒症大鼠肝脏组织的保护作用及机制 [J].新中医，2014，46（6）：210-212.

[33] 黎永琳，周红，鲍丹艳，等.桃核承气汤对脓毒症大鼠凝血-炎症水平的调控作用研究 [J].江西中医药，2015，46（1）：35-37.

[34] 许洪霞，王雅贤，许艳霞.桃核承气汤对荷瘤小鼠TNF-α活性的影响 [J].中国中医药科技，2006，（3）：150.

[35] 许洪霞，王雅贤，许艳霞，等.桃核承气汤对荷瘤鼠NK细胞活性影响的实验研究 [J].中医药信息，2006，（3）：52-53.

[36] 徐放，孙中武，张丽宏，等.桃核承气汤对Bcl-2和增殖细胞核抗原蛋白表达的影响 [J].国际免疫学杂志，2011，24（1）：77-80.

[37] 徐阳，王军.桃核承气汤对糖尿病鼠大血管纤维病变转化生长因子β和胰岛素样生长因子-1的表达干预作用 [J].辽宁中医杂志，2016，43（2）：418-420.

[38] 徐阳，王军，武海阔.桃核承气汤对糖尿病大鼠大血管纤维病变Toll样受体通路作用研究 [J].天津中医药，2016，33（5）：299-302.

[39] 于文慧，徐恒，张百亮，等.桃核承气汤预防动脉硬化闭塞症家兔球囊扩张术后再狭窄的实验研究 [J].中医药信息，2017，34（6）：32-34.

[40] 马越鸣，赵阳，谢华，等.大鼠体内桃核承气汤蒽醌类药代动力学研究 [J].中国药理学通报，2005，21（10）：124-127.

[41] 吴峰，梁鹤，毛峥嵘，等.桃核承气汤治疗急性胰腺炎并发腹腔高压临床观察 [J].中华中医药杂志，2016，31（4）：1523-1525.

[42] 王奎刚，史耀勋.桃核承气汤在治疗糖尿病肾病V期中的应用效果分析 [J].全科口腔医学电子杂志，2019，6（34）：154.

[43] 王汝亚，张林.桃核承气汤治疗急性肾功能衰竭对短期肾功能改变及临床结局评价 [J].四川中医，2016，34（8）：131-133.

[44] 王冬敏.桃核承气汤治疗慢性肾功能衰竭的效果观察 [J].中国民康医学，2019，31（17）：115-117.

[45] 魏兵.桃核承气汤灌肠联合依托考昔治疗ⅢB型前列腺炎疗效观察 [J].广西中医药大学学报，2016，19（3）：38-40.

[46] 吴钟彪，房华，李表清.桃核承气汤治疗男性阴虚湿热证前列腺炎的疗效观察 [J].辽宁中医杂志，2017，44（10）：2118-2121.

[47] 关战立.中西医结合治疗痰热腑实型脑中风30例疗效观察 [J].湖南中医杂志，2016，32（8）：58-60.

[48] 黄蔚芳.桃核承气汤联合依达拉奉治疗急性脑出血的效果研究 [J].心理月刊，2020，15（8）：222.

[49] 叶思文，吴松山，刘惠芬.桃核承气灌肠液治疗COPD急性加重期30例临床观察 [J].现代中医药，2013，33（2）：16-17.

[50] 高德红，杜超敏，朱莉，等.桃核承气汤联合达那唑对子宫内膜异位症CA125及性激素的影响 [J].中国生化药物杂志，2016，36（4）：115-117.

[51] 黄志荣，张强，胡湘洪，等.桃核承气汤预防全髋关节置换术后深静脉血栓形成[J].中医杂志，2010，51（11）：975.

[52] 王国民，辛利军.桃核承气汤联合甘露醇治疗胫腓骨双骨折术后并发患肢水肿疗效观察[J].现代中西医结合杂志，2016，25（28）：3140-3142.

[53] 吴积华，王会丽.桃核承气汤治疗寻常型银屑病120例[J].中医临床研究，2011，3（3）：83.

◀ 旋覆代赭汤 ▶

汉《伤寒论》

Xuanfudaizhe Tang

【概述】旋覆代赭汤最早见于汉代张仲景的《伤寒论》。《伤寒论》载其方组成为："旋覆花三两、人参二两、生姜五两、代赭一两、大枣十二枚、甘草三两、半夏半升"，具有"降逆化痰，益气和胃"之效，主治胃气虚弱，痰浊内阻所致呕逆，噫气等。方中有毒中药半夏为洗半夏，即以热汤洗去上滑，同时与生姜相配，一则相畏相杀以制约半夏之毒，二则可助半夏化痰散饮、和胃降逆。随着后世医家对其的认识，对其病机的认知进行了丰富的研究与发挥，如中虚气逆，痰饮内阻论等。现代研究表明旋覆代赭汤疗效显著，且多集中于消化系统疾病如反流性食管炎，胃动力低下，消化功能不良，胃炎等。临床上主要用于脾胃虚弱，痰浊阻于中焦致气机不畅而心下痞硬，痰气交阻，引起胃气上逆，而致噫气频作，或纳差、呃逆、恶心、呕吐等。现代广泛用于反流性食管炎，消化功能不良等疾病，疗效显著。

【历史沿革】

1.原方论述　汉代张仲景《伤寒论》载："伤寒发汗，若吐若下，解后，心下痞硬，噫气不除者，旋覆代赭汤主之。"该汤剂组成：旋覆花三两、人参二两、生姜五两、代赭石一两、大枣十二枚（擘）、甘草三两（炙）、半夏半升（洗，味辛温）。右七味，以水一斗，煮取六升，去滓，再煎，取三升，温服一升，日三服。

2.后世发挥　自汉代中医药学家张仲景至清朝末年，后世医家对旋覆代赭汤的理解阐释内容丰富，进行了充分挖掘、整理、传承与发挥，介绍如下。

2.1 中虚气逆　成无己曰："大邪虽解，以曾发汗吐下，胃气弱而未和，虚气上逆，故心下痞硬，噫气不除，与旋覆代赭汤降虚气而和胃。"许宏《金镜内台方议》曰："汗吐下后，大邪虽解，胃气已弱而未和，虚气上逆，故心下痞硬。"吴崑《医方考》："伤寒发汗，若吐若下解后，心下痞硬，噫气不除者，此方主之。汗、吐、下而解，则中气必虚，虚则浊气不降而上逆，故作痞硬；逆气上于心，心不受邪，故噫气不除。"尤在泾曰："伤寒发汗，或吐或下，邪气则解，而心下痞硬，噫气不除者，胃气弱而未知，痰气动为上逆。"这些医家都认识到旋覆代赭汤证的病机是中虚气逆，另如罗美、吕震名、吴谦等医家均认可此说。

2.2 痰饮内阻　从仲景文中可知伤寒病本在表，然汗不得法，再经吐、下之误，在表之邪虽解，健胃之气亦伤。症见心下痞硬，提示有形之邪内阻，但其性质尚不得知。后世医家认为是痰饮内阻，如方有执《伤寒论条辨》亦载："心下痞硬，噫气不除者，正气未复，胃气尚弱，而伏饮为逆也"，方中"旋覆花、半夏，蠲饮以消痞硬。"黄元御《伤寒悬解》曰："伤寒，汗、吐、下解后，心下痞硬，噫气不除，以外证虽解，而汗下伤中，土败胃逆，碍胆经降路，胃口痞塞，肺气郁蒸，而化痰饮，胃土壅遏，而生哕噫。"周扬俊《伤寒论三注》曰："旋覆花能消痰解软痞，治噫气。"痰饮内阻之说得到医家的广泛认可，并且将本方拓展用于内伤杂病因脾胃气虚，痰浊中阻，胃气上逆所致脘痞噫气者。

3.同名异方 旋覆代赭汤的同名异方分析见表2-1。

表2-1 旋覆代赭汤同名异方分析表

朝代	作者	出处	药物组成	功能主治	制法及用法	变化情况（与原方比较）
明	方贤	《奇效良方》	旋覆花、代赭石、半夏（汤泡）、人参各二钱，甘草（炙，一钱）	治伤寒发汗吐下解后，心下痞硬，噫气不除	上作一服，水二盅，生姜十片，红枣七个，煎至一盅，不拘时服	与原方相比，药物剂量减少，人参、赭石比例减少
明	李中梓	《伤寒括要》	旋覆花、甘草、人参、代赭石、生姜、半夏、大枣	汗吐下后，心下痞硬，噫气不除	未注明	方药组成与原方相差不大，但药物剂量和制法未写明
明	吴崑	《医方考》	旋覆花、甘草（各三两）、代赭石（一两）、人参（二两）、半夏（半升）、生姜（五两）、大枣（十二枚）	伤寒发汗，若吐，若下，解后，心下痞硬，噫气不除者	未注明	组成与原方相差不大，但未注明制法
明	许宏	《金镜内台方议》	旋覆花（三两）、生姜（五两）、甘草（三两，炙）、人参（二两）、代赭石（五两）、大枣（十二枚）、半夏（二两）	治汗吐下解后，心下痞硬，噫气不除	上七味，以水一斗，煮取六升，去渣，再煎，取三升，温服	该方与原方相差不大
清	王泰林	《退思集类方歌注》	旋覆花（三两）、代赭石（一两）、生姜（五两切）、大枣（十二枚）、人参（二两）、半夏（半升）、甘草（三两炙），水一斗	治伤寒汗吐下解后，心下痞硬，噫气不除者	煮六升，去滓再煎，取三升，温分日三服	方药组成及功能主治与原方相差不大
清	费伯雄	《医方论》	旋覆花三两、代赭石一两、人参二两、甘草三两、半夏半升、生姜五两、大枣十二枚	汗吐下后，中虚气逆	未注明	方药组成与原方相差不大，但制法未写明
清	冯楚瞻	《冯氏锦囊秘录》	旋覆花（即金沸草，三两）、代赭石（一两）、人参（二两）、甘草（三两）、半夏（半升）、生姜（五两）、大枣（十二枚）	治伤寒发汗	未注明	该方所用旋覆花为金沸草，与旋覆花为同植物的不同部分，功效也发生了很大变化，且制法未注明
清	吴谦	《删补名医方论》	旋覆花（三两）、人参（二两）、代赭石（一两）、半夏（洗，半升）、生姜（切，五两）、甘草（炙，三两）、大枣（擘，十二枚）	治汗、吐、下解之后，心下痞硬，噫气不除	上七味，以水一斗，煮取六升，去滓再煎，取三升，温服一升，日三服	该方与原方相差不大
清	吕震名	《伤寒寻源》	旋覆花（三两）、代赭石（一两）、人参（二两）、生姜（五两切）、半夏（半升洗）、甘草（三两炙）、大枣（十二枚擘）	伤寒发汗若吐若下解后，心下痞硬，噫气不除	上七味，以水一斗，煮取六升，去滓，再煎，取三升，温服一升，日三服	该方与原方相差不大
清	吴谦	《医宗金鉴》	旋覆花三两、人参二两、生姜（切）五两、代赭石一两、半夏（洗）半升、甘草（炙）三两、大枣（擘）十二枚		右七味，以水一斗，煮取六升，去滓再煎，取三升，温服一升，日三服	该方与原方相差不大

【名方考证】

1.本草考证

1.1 旋覆花 "旋覆花"之名最早见于《神农本草经》。经考证，本方所用旋覆花为菊科植物旋覆花 *Inula japonica* Thunb. 或欧亚旋覆花 *Inula britannica* L. 的干燥头状花序，与《中国药典》2020年版记载一致。

1.2 人参 "人参"之名最早见于《神农本草经》，并被列为上品。经考证，本方所用人参为五加科植物人参 *Panax ginseng* C. A. Mey. 的干燥根和根茎，与《中国药典》2020年版记载一致。

1.3 生姜 "生姜"之名最早见于《吕氏春秋·本味篇》。经考证，本方所用生姜为姜科植物姜 *Zingiber officinale* Rosc. 的新鲜根茎，与《中国药典》2020年版记载一致。

1.4 代赭（赭石） "代赭"之名最早见于《神农本草经》。经考证，本方所用之赭石为氧化物类矿物刚玉族赤铁矿，主含三氧化二铁（Fe_2O_3），与《中国药典》2020年版记载一致。

1.5 大枣 "大枣"之名最早见于《神农本草经》。经考证，本方所用大枣为鼠李科植物枣 *Ziziphus jujuba* Mill. 的干燥成熟果实，与《中国药典》2020年版记载一致。

1.6 甘草 "甘草"之名最早见于《神农本草经》。经考证，本方所用甘草为甘草 *Glycyrrhiza uralensis* Fisch. 的干燥根和根茎。《中国药典》2020年版载甘草为豆科植物甘草 *Glycyrrhiza uralensis* Fisch.、胀果甘草 *Glycyrrhiza inflata* Bat. 或光果甘草 *Glycyrrhiza glabra* L. 的干燥根和根茎。

1.7 半夏 "半夏"之名最早见于《神农本草经》。经考证，本方所用半夏为天南星科植物半夏 *Pinellia ternata*（Thunb.）Breit. 的干燥块茎，与《中国药典》2020年版记载一致。

2.炮制考证

2.1 半夏 旋覆代赭汤中半夏的炮制方法为"洗"，即生半夏用热水汤洗十次。现代有法半夏、姜半夏、清半夏、京半夏、半夏曲五种炮制品，生半夏常外用，法半夏、姜半夏、京半夏、半夏曲内服。

2.2 甘草 旋覆代赭汤中的甘草炮制方法为"炙"。汉代炙法为将药材举于火上熏烤，与现代清炒法比较接近。可参考《中华人民共和国药典》2020年版清炒法炮制。

2.3 其他 其他药味应为生品。

3.剂量考证

3.1 原方剂量 旋覆花三两、人参二两、生姜五两、代赭一两、大枣十二枚、甘草三两、半夏半升。

3.2 折算剂量 东汉1两合今之13.80g。陶弘景在《本草经集注》载："凡方云半夏一升者，洗竟，秤五两为正。"故处方量为旋复花（旋覆花）41.40g、人参27.60g、生姜69.00g、代赭（赭石）13.80g、甘草41.40g、半夏34.50g和大枣12枚。

3.3 现代剂量 根据全国中医药行业高等教育"十四五"规划教材《方剂学》，处方量为旋覆花9g、人参6g、生姜15g、代赭（赭石）3g、大枣12g、炙甘草9g、半夏（洗）12g。

【**药物组成**】旋覆花三两、人参二两、生姜五两、代赭一两、大枣十二枚、甘草三两、半夏半升。

【**功能主治**】降逆化痰，益气和胃。主治胃虚痰阻，胃气上逆证。症见心下痞硬，嗳气不除，或呕吐、舌淡、苔白腻，脉弦而虚。

【**方义分析**】本方主治诸症皆为胃气虚弱，痰浊内阻所致，遂成中虚痰阻，胃气上逆之证。原治"伤寒发汗，若吐若下，解后，心下痞硬，噫气不除"。意为伤寒发汗后，又误用吐、下之法，导致胃气受伤，以至于升降运化失常，则津液不得转输而化为痰，痰浊阻于中焦导致气机不畅，而心下痞硬。脾胃虚弱，加上痰气交阻，引起胃气上逆，而致噫气频作，或纳差、呃逆、恶心、呕吐。舌苔白腻，脉缓或滑，乃胃虚痰阻之证。治宜降逆化痰，益气和胃。

方中旋覆花苦辛咸温，性主降，善于降气化痰，行水止呕，重用为君。赭石质重而沉降，善镇冲逆，但味苦气寒，故用量稍小为臣药。半夏祛痰散结，降逆和胃；生姜用量独重，一者可和胃降逆增其止呕之力，二者可宣散水气以助祛痰，另可制约代赭石的寒凉之性，使其镇降气逆而不伐胃；人参、大枣、炙甘草甘温益气，健脾养胃，以治中虚气弱之本，俱为佐药。炙甘草调和药性，兼作使药。诸药相合，标本兼治，共奏降逆化痰、益气和胃之功，使逆气得降，痰浊得消，中虚得复。

配伍特点：沉降相须，消补相伍，下气不伤正。

【用法用量】

1.古代用法用量　右七味，以水一斗，煮取六升，去滓，再煎，取三升。温服一升，日三服。

2.现代用法用量　以水2000ml，煮取1200ml，去滓再煎，取600ml，温服200ml，日三服。

【药学研究】

1.资源评估　方中旋覆花、人参、生姜、大枣、半夏、甘草目前均以人工栽培为主，野生资源相对匮乏。甘草和人参被《国家重点保护野生动植物名录》列为国家Ⅱ级濒危重点保护植物，被《世界自然保护联盟濒危物种红色名录》分别评级为低危和极危。

旋覆花喜温暖、湿润气候，以土层深厚、疏松肥沃、富含腐殖质的沙质壤土栽培为宜；重黏土及过于干燥地不宜栽培，忌连作；适应性强，耐热、耐寒，不耐旱，生长快、自繁能力强、耐瘠薄。旋覆花现主产于河南、江苏、河北、浙江等地。

生姜喜欢温暖、湿润的气候，耐寒和抗旱能力较弱，植株只能在无霜期生长，生长最适宜温度是25~28℃，温度低于20℃则发芽缓慢，遇霜植株会凋谢，受霜冻根茎就完全失去发芽能力。现生姜主产于四川、贵州、广西等省及自治区。

半夏生长的适宜温度为10~27℃，不耐旱，喜爱在湿度较高的土壤中生长，以半阴环境为宜。半夏在全国各地均可见，道地产区与主产区基本一致，在湖北、江苏、安徽等地。

赭石为氧化物类矿物刚玉族赤铁矿，采挖后，除去杂石，现主产于山西、河北、河南。

人参为多年生草本植物，一般生于海拔数百米的落叶阔叶林或针叶阔叶混交林下。现主产于我国东北诸省。辽宁和吉林有大量栽培，近年来河北、山西、陕西、甘肃、宁夏、湖北等省区也有种植。

甘草生于干旱沙地、河岸砂质地、山坡草地及盐渍化土壤中，生长周期3~5年，分布于东北、华北、西北各省区，道地产区与主产区基本一致，在新疆、甘肃、内蒙古、宁夏、山西等地。

枣树属于喜温果树，耐旱、耐涝性较强，但开花期要求较高的空气湿度，否则不利授粉坐果。另外，枣树喜光性强，对光反应较敏感，对土壤适应性强，耐贫瘠、耐盐碱。但怕风，所以在建园过程中应注意避开风口处。大枣现今主产于山东、山西、四川、陕西、河南、河北等省。

2.制剂研究

2.1 制备方法　原文载："旋复花三两、人参二两、生姜五两、代赭一两、大枣十二枚（擘）、甘草三两（炙）、半夏半升（洗）。右七味，以水一斗，煮取六升，去滓，再煎，取三升"。因此制备方法为取本方，加水2000ml，煎煮至600ml。由于历史朝代更迭，度量衡差异较大，在实际煎煮中，应结合现代临床煎药机构煎煮规范来规范研究中药复方制剂。

2.2 制备工艺

旋覆花配方颗粒研究　原方是汤剂，现代有报道对旋覆花配方颗粒的研究：采用绿原酸和咖啡酸标准品为对照，以旋覆花单味中药颗粒中绿原酸和咖啡酸含量为指标，采用正交试验对旋覆花颗粒制备过程中甲醇浓度、料液比和超声时间三个因素进行筛选。结果显示，最佳提取工艺为甲醇浓度75%，料液比1：30，超声时间60分钟。采用最佳工艺制得旋覆花颗粒，采用高效液相色谱，以绿原酸和咖啡酸含量为指标，对制备过程中的线性关系、重复性、稳定性进行考察。结果显示，绿原酸回归方程为：

Y=2899.33X−1.82，r = 0.9999；咖啡酸回归方程为Y=5212.72X+46.58，r = 0.9999，绿原酸和咖啡酸分别在0.86~2.58μg和0.28~1.10μg范围内，表明进样峰与峰面积呈良好的线性关系。以同一份供试品分别在0、2、4、6、8、12小时对供试品中绿原酸和咖啡酸的含量进行检测，峰面积RSD分别为1.40%和1.82%，表明供试品在12小时内稳定。取同批号供试品对其所含绿原酸和咖啡酸进行检测，绿原酸平均含量为4.56mg/g，RSD为0.86%；咖啡酸平均含量为2.01mg/g，RSD为1.10%，表明重复性良好[1]。

3.质量控制 本方中皂苷，生物碱，多糖等药材含有多种物质可作为质量控制的指标。有研究报道采用高效液相色谱方法对旋覆代赭汤中甘草苷、甘草酸、6-姜辣素、人参皂苷Rg1和人参皂苷Re五种成分的含量进行了检测[2]。另有研究采用高效液相色谱法建立了旋覆代赭汤的指纹图谱，并通过归属分析明确各色谱峰对应的化合组分[3]。

【药理研究】

1.药效作用 根据旋覆代赭汤的功能主治进行了药效学研究，主要有抗反流性食管炎、促胃动力等作用。

1.1 改善反流性食管炎 9.89g/kg旋覆代赭汤连续灌胃14天，可降低反流性食管炎大鼠的外周血中LPS含量和食管组织中TLR4和NF-κB蛋白和基因表达并改善大鼠反流性食管炎的症状[4]。旋覆代赭颗粒9.89g/kg灌胃反流性食管炎大鼠，每天2次，共14天，可降低各给药组的大鼠血清中Caspase-1和IL-1β水平以及食管组织中NLRP3、Caspase-1和IL-1β蛋白表达，改善大鼠反流性食管炎症状[5]。旋覆代赭汤按24、12、6g/kg每日灌胃一次，连续7天，能明显提高反流性食管炎大鼠食管黏膜细胞膜Na+，K+-ATP酶和Ca2+，Mg2+-ATP酶活性，从而保持食管黏膜细胞完整性，减轻黏膜损伤[6]。按体重10ml/kg给家兔灌胃含生药量0.48g/ml的旋覆代赭汤还可减少食管黏膜血管活性肠肽和一氧化氮合水，增加P物质的表达以调节胃肠运动，抑制胃肠内容物的反流和促进黏膜的修复[7]。另外，含旋覆代赭汤的含药血清能增加食管平滑肌细胞5-羟色胺受体的表达，进而激活腺苷酸环化酶，促进cAMP释放，使胞内Ca2+浓度升高，引起食管平滑肌收缩[8]。

1.2 改善胃动力低下 用甘草煎液喂养诱导大鼠胃动力低下，后按体重灌胃10ml/kg旋覆代赭汤，旋覆代赭汤低、中、高浓度为0.369、0.738、1.476g/ml，共给药5天。旋覆代赭汤能引起的血液及胃窦组织中的兴奋性脑肠肽胃泌素和P物质上升，同时降低抑制性脑肠肽（如生长抑素）的含量。另外，中高剂量旋覆代赭汤能升高胃动力低下大鼠血液中GAS含量和降低血液及组织中血管活性肠肽含量，从而改善大鼠的胃动力低下[9]。

2.安全性评价 旋覆代赭汤中含有毒性中药半夏，其毒性成分主要包括半夏毒针晶和半夏凝集素蛋白，有肝毒性和消化道毒性，旋覆代赭汤中半夏为水洗，即反复用热水洗去生半夏表面的毒性涎滑物质，现代研究显示用4倍量80℃热水反复清洗半夏10次，至水清澈无杂质，可明显降低毒性，说明古时的水洗法较为可靠安全。后面进行新药开发时建议在旋覆代赭汤中采用不同炮制品的半夏（生半夏、法半夏、姜半夏、清半夏）进行安全性评价，以评估采用何种半夏的旋覆代赭汤安全性更高。

3.体内过程 以100mg/kg人参皂苷Rb1口服给药大鼠，在血清及肝、肾、心、肺、胰、脑中难于检出。24小时内，粪便累积排泄量为给药量的（10.8±1.5）%。8小时后，其代谢物compound K在血浆中的水平可达到峰值（85.1±4.0）μg/ml[10]。以100mg/kg Rg1水溶液口服给药大鼠，30分钟后其血浆浓度达峰值0.9μg/ml，6小时后消失。Rg1在肝脏和肾脏中的浓度比其他脏器要高，给药后1.5小时在肝脏中为（3.5±2.0）μg/ml，在肾脏中为（2.6±1.5）μg/ml，给药24小时后，累积排泄量在尿中为（0.4±0.04）%，在粪中为（41.2±2.6）%[10]。小鼠尾静脉注射53mg/kg甘草酸，甘草酸主要分布于血浆，其次是肝脏，且随着时间延长，含量减少[11]。

【临床应用】

1. 临床常用

1.1 临床主治病证 旋覆代赭汤常用于胃气虚弱，痰浊内阻之证，临床表现为虚气上逆，心下痞硬，噫气不除。临床应用以噫气频作，或纳差、呃逆、恶心、呕吐，舌苔白腻，脉缓或滑为辨证要点。

虚气上逆，噫气不除，心下痞硬 治疗虚气上逆，噫气不除者，如《医方简义》的代赭旋覆花汤，去生姜和大枣，加赤茯苓和荆芥炭，治疗暖逆痞满。如《奇效良方》去原方旋覆代赭汤的生姜大枣，治疗心下痞硬，噫气不除。

1.2 名家名师名医应用

1.2.1 胃脘痛 全小林院士以"症－证－病结合"的辨治模式应用于临床实践，认为胃脘痛（浅表性胃炎）所致呕吐乃水饮内停，胃气上逆之证，可用旋覆代赭汤加减治疗，方药组成：清半夏30g、生姜30g、黄连15g、紫苏梗9g、广藿香梗9g、旋覆花（包）15g、赭石（先煎）30g、红参15g、炙甘草15g[12]。

1.2.2 便秘 经方派大师胡希恕先生认为用旋覆代赭汤治疗呕逆而便秘者有奇效。胡老认为与生姜泻心汤治心下痞硬和噫气相比，旋覆代赭汤［旋覆花9g、人参6g、生姜15g、赭石3g、大枣四枚、炙甘草9g、半夏（洗）12g］治噫气不下利，虚证便秘者。

1.2.3 呕眩 名中医陈松筠认为肝虚风动，脾湿生痰，风痰相结致清窍蒙蔽而呕眩者，乃病久不解，胃气大伤，中土不运，痰浊内生，上犯于肺所致，应当敛浮镇逆，育阴潜阳，运化痰浊，可在旋覆代赭汤基础上加芍药、钩藤和菊花三味药调理治疗。

2. 临床新用 旋覆代赭汤在临床上常用于治疗消化系统疾病，尤其对反流性食管炎、消化功能不良、慢性胃炎等疗效显著。

2.1 反流性食管炎 将68例反流性食管炎患者分为研究组34例和对照组34例，对照组使用奥美拉唑和多潘立酮片治疗，研究组在对照组治疗基础上，加用旋覆代赭汤，方药组成如下：旋覆花9g、代赭石6g、生姜15g、半夏9g、人参6g、炙甘草9g和大枣4枚。结果显示：研究组总有效率为92.6%，对照组的总有效率为85.3%[13]。

2.2 功能性消化不良 将96例消化功能不良的患者分为两组，分别为对照组48例和研究组48例。对照组给予多潘立酮治疗，研究组给予多潘立酮联合旋覆代赭汤进行治疗，旋覆代赭汤方药组成如下：旋覆花15g、赭石15g、白术10g、人参10g、炙甘草6g、茯苓15g、紫苏叶6g、厚朴10g及党参10g。结果显示：研究组总有效率为97.83%，对照组总有效率为84.78%[14]。

2.3 慢性浅表性胃炎 将64例慢性浅表性胃炎患者随机分为研究组32例和对照组32例。对照组采用奥美拉唑胶囊进行治疗，而研究组在此基础上加用旋覆代赭汤进行治疗，汤药组成如下：旋覆花9g、赭石6g、生姜15g、半夏9g、党参6g、炙甘草9g和大枣10g。结果显示：研究组总有效率为93.75%，对照组总有效率为78.13%[15]。

2.4 胃食管反流性咽喉炎 将101例胃食管反流性咽喉炎患者随机分为对照组和研究组，对照组为51例，研究组为50例。对照组采用雷贝拉唑钠肠溶片和铝碳酸镁咀嚼片治疗。研究组在对照组的基础上予以旋覆代赭汤加减治疗，方药组成如下：赭石30g、茯苓20g、旋覆花15g、法半夏15g、紫苏叶10g、生甘草10g、党参10g、生姜6g、大枣各6g。结果显示：研究组的临床总有效率为96%，对照组的临床总有效率为83.33%[16]。

2.5 胃食管反流性咳嗽 将100例胃气上逆胃食管反流性咳嗽患者随机分为对照组和研究组，每组各50例。对照组给予埃索美拉唑镁肠溶片和枸橼酸莫沙必利分散片治疗，研究组予以旋覆代赭汤治疗，方药组成如下：旋覆花15g、赭石15g、党参15g、姜半夏15g、生姜5g、炙甘草5g、大枣4枚。结果显示：研究组的总临床疗效为84%，对照组的总临床疗效为74%[17]。

2.6 糖尿病胃轻瘫 将116例糖尿病胃轻瘫患者随机分为对照组和研究组，每组各58例。对照组采用复方阿嗪米特肠溶片治疗，研究组在对照组的治疗方法的基础上加用竹叶石膏汤治疗，方药组成如下：党参30g、半夏15g、生姜15g、赭石15g、旋覆花15g、炙甘草10g、炒白术10g、茯苓10g、大枣4枚。结果显示：研究组的临床总有效率为93.1%，对照组的临床总有效率为74.14%[18]。

【使用注意】胃虚有热之呕吐、呃逆、嗳气者不宜使用本方。因方中代赭石、半夏有降逆作用，妊娠呕吐者不宜用之。

【按语】

1.旋覆代赭汤的安全性研究 旋覆代赭汤作为经典名方之一，说明其疗效确切且安全性是较为明确的。然而，旋覆代赭汤组方中存在有毒中药半夏。关于生半夏的毒性在许多中医典籍中均有记载，并且现代研究表明生半夏对消化道等黏膜具有强烈的刺激性，对肝、心、肾等脏器具有一定的毒性。因此提供一个旋覆代赭汤安全性的合理的解释是很有必要的。《伤寒论》原方中旋覆代赭汤所用半夏为洗半夏，即生半夏的水洗品。《金匮玉函经》曰："凡半夏不㕮咀，以汤洗数十度，令水清滑尽，洗不熟有毒也。"提示水洗半夏有减毒之效。现代研究也表明用4倍量80℃热水反复清洗半夏10次，至水清澈无杂质，可明显降低毒性。可见旋覆代赭汤安全的原因之一是半夏的正常处理。通过对旋覆代赭汤方义的理解，半夏和生姜有协同作用和增效关系，但是中医认为生姜还能制约半夏的毒性。另外，方中其他组分是否有助于半夏毒性的降低和其潜在的机制也有待探索。

2.从脾胃气机升降论看半夏泻心汤和旋覆代赭汤的区别 脾胃升降理论为中医经典理论之一，其雏形奠定于《内经》。《素问》对于脾升胃降的生理状态做出基本描述并且将脾胃升降与脾胃病理相联系，为脾胃升降理论的形成奠定基础。另外，《素问·至真要大论篇》首次提出阳明病治疗原则，为"以辛散之""以苦泄之"为法治疗脾胃病提供了理论支撑。金元时期，《脾胃论》的成书标志着脾胃升降理论渐趋成熟。叶天士明确提出"脾升胃降"理论，代表着脾胃升降理论以臻完善，提出"纳食主胃，运化主脾，脾宜升则健，胃宜降为和"，明确"脾脏居中，为上下升降之枢纽"，即脾胃升降在气机变化中的中枢地位。在脾胃升降理论发展过程中，出现了一系列以调理脾胃为主旨的经典方剂，其中《伤寒论》记载了半夏泻心汤和旋覆代赭汤这两种经典方剂。半夏泻心汤和旋覆代赭汤均是基于脾胃升降理论治疗疾病的方剂，但是其侧重点不同。半夏泻心汤采用的是辛开苦降法，方中半夏、干姜辛温散寒、消痞散结，黄芩、黄连苦寒清热，人参、大枣、甘草益气补脾。姜夏、芩连相配，一热一寒，一升一降，寒热并用，辛开苦降，从而调和阴阳、调理脾胃气机升降，具有消痞除满、降逆止呕之效。旋覆代赭汤采用的是和胃降逆法，侧重于降泄胃气。

3.关于治"中焦"如衡 吴鞠通提出的三焦辨证的学术理论是重要的中医理论之一，其中"治中焦如衡，非平不安"阐明了中焦的治则及用药规律，成为脾胃病论治的理论基础。《伤寒论》中虽未明言以"治中焦如衡"为准则来调和脾胃脏腑，但是如半夏泻心汤、小陷胸汤、旋覆代赭汤等为代表的经典方剂在脾胃疾病的诊治体现了这一思想。"脾宜升则健，胃宜降则和"，脾气上升则可行运化之职，将水谷精微物质向上输送至心、肺及头目，并由之化生气血，周养全身，胃气下降，则水谷及糟粕得以下行无留积之患，二者一纳一运，相辅相成，调畅全身气机。旋覆代赭汤中旋覆花磨合代赭石趋于泻下，以降胃气，平气逆，半夏、生姜善于发散，以升脾气，人参、甘草、大枣甘温补中益气，顾护脾胃，以复中气虚弱之本。全方升中有降，降中有升，升降相因，使脾气得之以升，胃气得之以降，以畅全身之气机，以达"中焦"如衡。

4.从"噫"病看生姜泻心汤和旋覆代赭汤的区别 "噫"即"嗳气"，是指胃中之浊气上逆，经食道由口排出的病证。"噫"始见于《素问·宣明五气篇》："五气所病，心为噫。"胃虚气逆是噫的根本病机。上焦受气于中焦，若中焦本身有病变，水谷不能消化，以致陈滞宿积不化之气上逆，便可发为噫气。噫可分为胃虚兼食滞之噫和胃气上逆之噫。胃主受纳腐熟，脾主消化运输，脾胃气伤，不能腐熟运化水谷，饮食不消作腐，胃气不降而上逆，乃致胃虚食滞之噫。脾胃虚弱，痰饮内生，阻滞气机，胃气不降反逆升而致胃虚气逆之噫。生姜泻心汤和旋覆代赭汤通过不同方法治疗噫气。生姜泻心汤采用的是辛开苦降法治疗胃虚兼食滞之噫，旋覆代赭汤镇肝降逆、和胃化痰、散饮消痞治疗胃气上逆之噫采用。

5.关于旋覆代赭汤在反流性食炎治疗中的应用 通过上述整理发现，旋覆代赭汤对于反流性食管炎有药理作用，而旋覆代赭汤的现代临床新用也多集中在反流性食管炎。反流性食管炎是胃液或混合肠液反流刺激等原因引起的食管黏膜炎性病变，中医认为反流性食管炎的病机是脾胃虚弱，痰阻气逆，升降失调，故顾卫脾胃，调畅气机是基本原则。旋覆代赭汤的功效与其病机相契合。因此考虑旋覆代赭汤是否对反流性食管炎有很好的针对性治疗作用。另外，从旋覆代赭汤的应用和反流性食管炎的病机上不难看出，脾胃在其中扮演了重要的角色，因此研究旋覆代赭汤对反流性食管炎的过程中不应仅仅局限于食管，还应考虑脾胃在对反流性食管炎的发病机制和治疗过程中的作用。对旋覆代赭汤的药理基础研究涉及动物的造模，现在反流性食管炎的造模方法主要为手术造模，这种方式造成的动物模型可能会与中医辨证中的反流性食管炎有很大差异，因此如何造出符合中医证候的模型是一个需要解决的问题。尽管研究显示旋覆代赭汤对反流性食管炎具有很好的疗效，但是对其机制的研究并不深入，对于方中各药在治疗过程作用及其机制有待探索。

参考文献

[1] 吴怀恩，周燕园，杨志丽，等.HPLC法同时测定旋覆花配方颗粒中绿原酸及咖啡酸含量 [J].中国新药杂志，2011，20（3）：280-283.

[2] 谢辉，林丽，李欢欢，等.经典名方旋覆代赭汤物质基准特征图谱及指标成分含量测定研究 [J].中国中药杂志，2022，48（7）：1-14.

[3] 申屠银洪，李欢欢，赵晓莉，等.经典名方旋覆代赭汤的指纹图谱及功效关联物质预测分析 [J].中草药，2021，52（16）：4825-4836.

[4] 刘亚婷，刘菊，苗嘉萌，等.旋覆代赭汤对反流性食管炎大鼠模型TLR4/NF-κB的影响 [J].中国中西医结合杂志，2020，40（1）：80-84.

[5] 柳媛，刘菊，刘亚婷，等.旋覆代赭汤对RE模型大鼠NLRP3/Caspase-1的影响 [J].中国实验方剂学杂志，2019，25（20）：13-18.

[6] 唐丽明，张鹏，贾瑞明，等.旋覆代赭汤对RE模型大鼠食管黏膜Na^+-K^+-ATP酶及Ca^{2+}-Mg^{2+}-ATP酶的影响 [J].中国实验方剂学杂志，2013，19（20）：220-224.

[7] 张俊杰，吴茂申.旋覆代赭汤对反流性食管炎家兔食管黏膜脑肠肽和一氧化氮合酶的影响 [J].中华中医药杂志，2015，30（4）：1197-1200.

[8] 黄棪，鲁军，王霞，等.旋覆代赭汤含药血清对食管平滑肌细胞5-羟色胺4受体、环磷酸腺苷及钙离子浓度的影响 [J].中医杂志，2019，60（19）：1679-1683.

[9] 税典奎，谢胜.旋覆代赭汤对胃动力低下大鼠血液及组织中胃动素，胃泌素及血管活性肠肽含量的影响 [J].中国实验方剂学杂志，2011，17（11）：161-164.

[10] 王利平.人参皂苷的体内代谢 [J].海峡药学，2000，12（4）：4-5.

[11] 范益，丁建花，刘苏怡，等.α-与β-甘草酸在小鼠体内分布的研究 [J].中国临床药理学与治疗学，2004，9（6）：619-622.

[12] 彭智平，张琳琳，赵锡艳，等.仝小林运用"症-证-病结合"辨治验案4则 [J].上海中医

药杂志，2013，47（2）：20-22.

［13］张颖丽.旋覆代赭汤治疗反流性食管炎的临床疗效［J］.实用医学杂志，2013，29（7）：1197-1198.

［14］陈丽娟，王向群，余杨桦，等.旋覆代赭汤治疗功能性消化不良及对胃肠激素影响的临床观察［J］.中华中医药学刊，2019，37（2）：417-420.

［15］梁秋.中西医结合治疗慢性浅表性胃炎32例［J］.河南中医，2012，32（9）：1201-1202.

［16］刘凤芳，陈志鑫，董锦丽.旋覆代赭汤辅助治疗GERL的效果及对血清GAS、MOT水平的影响［J］.中外医学研究，2021，19（15）：35-37.

［17］李枝锦，吴平财.旋覆代赭汤加减联合系统生活方式干预治疗胃气上逆型胃食管反流性咳嗽临床观察［J］.河北中医，2021，43（1）：34-41.

［18］张能平，毛艳平.旋覆代赭汤联合复方阿嗪米特治疗糖尿病胃轻瘫疗效及对胃肠激素、胃动力的影响［J］.现代中西医结合杂志，2019，28（14）：1537-1550.

竹叶石膏汤

汉《伤寒论》
Zhuyeshigao Tang

【概述】竹叶石膏汤最早见于东汉张仲景的《伤寒论》。《伤寒论》载其组方为："竹叶两把、石膏一斤、半夏半升（洗）、麦门冬一升（去心）、人参二两、甘草二两（炙）、粳米半斤"。后世医家对于其病机的理解主要分为气阴两伤，余热未清，痰饮停聚，具有清热生津，益气和胃之效。主治热病后期，余热未清，气阴两伤，胃气不和所致的身热多汗，心胸烦闷，气逆欲呕，口干喜饮，或虚烦不寐，脉虚数，舌红苔少等证。《医宗金鉴》所言："以大寒之剂，易为清补之方。"本方清补并行，清而不寒，补而不滞。临床应用主要应用于烦躁，伏暑所致烦渴等症。现代临床上，竹叶石膏汤广泛用于干燥综合征、糖尿病、口腔溃疡、感染性心内膜炎和放射性食管炎等疾病，且疗效显著。

【历史沿革】

1.原方论述 东汉张仲景《伤寒论》载："伤寒解后，虚羸少气，气逆欲吐者，竹叶石膏汤主之"该汤剂组成：竹叶两把、石膏一斤、半夏半升（洗）、麦门冬一升（去心）、人参二两、甘草二两（炙）、粳米半斤。上七味，以水一斗，煮取六升，去滓，内粳米，煮米熟，汤成去米，温服一升，日三服。

2.后世发挥 自汉代中医药学家张仲景至清朝末年，后世医家对竹叶石膏汤的理解阐释内容丰富，进行了充分挖掘、整理、传承与发挥，介绍如下。

2.1 余热未清，气阴两伤 《伤寒论》竹叶石膏汤原文论述较少，多数医家认为本条所论为热病之后，余热未清，气阴两伤证。如成无己《注解伤寒论》云："伤寒解后，津液不足而虚羸，余热未尽，热则伤气，故少气，气逆欲吐，与竹叶石膏汤，调胃散热。"张锡驹《伤寒论直解》亦云："伤寒解后，血气虚少，不能充肌肉渗皮肤，故形体虚羸而消瘦也。少气者，中气虚也。胃中有寒则喜唾，胃中有热则气逆而欲吐，此虚热也。"其他如程扶生、汪琥、徐灵胎、吕震名、吴坤安、高学山、许宏、张志聪等皆赞同此说。

2.2 痰饮停聚 尤在泾《伤寒贯珠集》注曰："大邪虽解，元气未复，余邪未尽，气不足则因而生痰，热不除则因而上逆，是以虚羸少食，而气逆与吐也。"方有执《伤寒论条辨》云："羸，病而瘦也。少气，谓短气不足以息也。气逆欲吐，食作恶阻也。盖寒伤形，故寒解而肌肉消削而羸瘦，热伤气，故热退则气衰耗而不足，病后虚羸，脾胃未强，饮食难化，则痰易生，痰涌气逆，故欲吐也。"其他如张璐、沈金鳌、吴谦、王朴庄等皆赞同此说。这些医家在论述竹叶石膏汤时均提示痰饮是本方治疗病症之病机。

有医家认为竹叶石膏汤可用于余热未清，气阴两伤之证，又可用于痰饮停聚所致病症，这是由于每种药物具有多种功效及不同医家理解角度的不同造成的。在应用时我们不需要局限于哪种论述，根据辨证论治思想加减用药即可。

3.同名异方 竹叶石膏汤同名异方分析见表3-1。

表3-1 竹叶石膏汤同名异方分析表

朝代	作者	出处	药物组成	功能主治	制法及用法	变化情况（与原方比较）
宋	太平惠民和剂局	《太平惠民和剂局方》	人参（去芦头）、甘草（炙），各二两。石膏一斤，半夏（汤洗七次）二两半，麦门冬（去心）五两半	治伤寒时气，表里俱虚，遍身发热，心胸烦闷；或得汗已解，内无津液，虚羸少气，胸中烦满，气逆欲吐，及诸虚烦热，并宜服之。诸虚烦热，与伤寒相似，但不恶寒，身不疼痛，头亦不痛，脉不紧数，即不可汗下，宜服此药	每服三钱，水两盏，入青竹叶、生姜各五、六片，煎至一盏半，滤去滓，入粳米百余粒再煎，米熟去米，温服，不计时候	本方人参要求去芦头
明	王肯堂	《证治准绳·疡医》	淡竹叶、石膏、桔梗、木通、薄荷、甘草（炙）	治痈疽，胃火盛，肿痛作渴	加生姜少许，水煎服	本方将原方的半夏，麦冬，人参和粳米换成了桔梗、木通和薄荷，功能主治上也有很大变化
明	方贤	《奇效良方》	石膏（半两）、麦门冬（去心，二钱）、人参（去芦，二钱）、炙甘草（半钱）、半夏（汤洗七次，一钱半）	治伏暑，内外热炽，烦躁大渴	上作一服，水二盅，生姜五片，青竹叶十四片，粳米一撮，煎至一盅，不拘时服	人参要求去芦头
明	方贤	《奇效良方》	淡竹叶（三十片）、石膏（三钱）、麦门冬（三钱）、半夏（一钱）、人参（一钱半）、甘草（一钱半）	伤寒解后，虚羸少气，气逆欲呕而渴	上作一服，水二盅，生姜三片，粳米一撮，煎至一盅，不拘时服	本方麦冬、半夏、甘草未注明炮制方法，竹叶改为淡竹叶
明	张洁	《仁术便览》	石膏、淡竹叶、麦门冬、粳米、半夏、人参、甘草	治伤寒汗下后，表里俱虚，津液枯竭，余热不解，心烦不眠，或气逆欲吐，及诸虚烦热并宜服之	上水一盅半煎	方药具体剂量未注明
明	吴崑	《医方考》	竹叶（二把）、石膏（一斤）、半夏（制）、粳米（各半升）、人参（三两，去芦）、甘草（一两，炙）	伤寒瘥后，虚羸少气，气逆欲吐者	未注明	未写明煎煮方法
明	薛己	《正体类要》	淡竹叶、石膏、桔梗、木通、薄荷、甘草（各一钱）	治胃火盛，而作渴者	用姜水煎服	本方与原方组成差异大，与《证治准绳·疡医》所用组成相似，且功能主治也相似

续表

朝代	作者	出处	药物组成	功能主治	制法及用法	变化情况（与原方比较）
明	许宏	《金镜内台方议》	竹叶（二把）、石膏（一斤）、半夏（半升）、人参（三两）、麦门冬（一升，去心）、甘草（二两）、粳米（半升）	治伤寒解后，虚羸少气，气逆欲吐，及虚烦客热不退者主之	上七味，以水一斗，煮取六升，去渣，内米，取米熟，去米，温服	较原方差别不大
明	薛铠	《保婴撮要》卷十五	竹叶、石膏（煅，各三钱）、甘草、人参（各二钱）、麦门冬（五钱）	治胃经气虚内热，患疮作渴	上每服二钱，姜水煎，婴儿母同服	本方去原方中的半夏和粳米，在剂量上也有所调整，功效上也有所改变
明	朱麟	《治痘全书》	石膏、知母、麦冬、木通	痘家烦躁咳逆者；热泻，小便赤涩，口燥咽干，壮热不恶寒	加竹叶一把，水煎服	与原方在组成和功效上差距大
明	张凤逵	《增订叶评伤暑全书》	石膏（研，一两六钱）、法半夏（二钱五分）、人参（二钱）、甘草（炙，二钱）、麦门冬（去心，五钱五分）、淡豆豉（二钱）、糯米（一合）	治伏暑内外发热，烦躁大渴	上咀，每服五钱，水一盏，入青竹叶、生姜各五片，煎服	本方加入淡豆豉，功效上更侧重于治疗伏暑所致热证
清	黄庭镜	《目经大成》	竹叶、石膏、人参、麦冬、半夏、甘草、粳米	伤寒瘥后，虚羸少气，气逆欲吐，目病骤作	未注明	未写明煎煮方法
清	谈金章	《诚书》	淡竹叶七片、软石膏三钱、大黄（煨）一钱半、陈皮一钱、藿香叶二钱	治茧唇	加生姜，水煎服	与《伤寒论》原方差异巨大，且功能主治也有显著差异
清	孟河	《幼科直言》	煅石膏、连翘、黄芩、花粉、甘草梢、薄荷、柴胡	治肺热，鼻流紫血者	加竹叶五片为引，水煎服	与《伤寒论》原方差异巨大，且功能主治也有显著差异。另外方药具体剂量未注明
清	王泰林	《退思集类方歌注》	竹叶（二把）、石膏（一斤）、半夏（半升）、人参（二两）、麦冬（一升）、甘草（二两）、粳米（半升）	治伤寒解后，虚羸少气，气逆欲吐者；并治三阳合病，脉浮大在关上，但欲睡眠，合目则汗；亦治伤暑发渴，脉虚	以水一斗，煮取六升，去滓，纳米，煮米熟汤成，去米，温服一升，日三服	与原方基本一致
清	叶霖	《痧疹辑要》	竹叶（三片）、红花（三分）、生地（二钱）、石膏（三钱）、花粉（八分）、陈皮（五分）、甘草（五分）、黄连（五分，微炒）、僵蚕（五条）、连翘（六分）、玄参（一钱）、牛蒡子（六分）、桑皮（一钱）	清热宣肺，解肌透疹	水煎服	卷二记载的竹叶石膏汤与《伤寒论》所载原方组成差异大，且功能主治有了很大变化
清	吕震名	《伤寒寻源》	竹叶（二把）、石膏（一斤）、半夏（半升洗）、人参（三两）、麦冬（一升去心）、甘草（二两炙）、粳米（半升）	伤寒解后，虚羸少气，气逆欲吐者	上七味，以水一斗，煮取六升，去滓，纳粳米，煮米熟汤成，去米，温服一升，日三服	与原方差距不大

续表

朝代	作者	出处	药物组成	功能主治	制法及用法	变化情况（与原方比较）
清	汪昂	《医方集解》	竹叶、石膏、木通、薄荷、桔梗、甘草	治胃实火盛而作渴		未写明煎煮方法
清	冯楚瞻	《冯氏锦囊秘录》	石膏（一两六钱，研）、半夏（二钱五分，汤洗七次）、人参（二钱）、麦门冬（去心，五钱五分）、甘草（炙，二钱），每服五钱，入青竹叶十片，生姜三片，粳米百余粒	伤寒时气，表里俱虚，遍身发热，心胸烦闷，得汗已解，但内无津液，虚羸少气，欲吐及诸虚烦热与寒相似，但不恶寒，胸不疼头不痛，不可汗下者	水煎服	本方在原方基础上，加用了生姜，生姜有解表散寒、温中止呕、温肺止咳、解毒之效
清	吴谦	《医宗金鉴》	竹叶二把、石膏一斤、半夏（洗）半升、人参二两、甘草（炙）二两、粳米半升、麦冬（去心）一升	未注明	右七味，以水一斗，煮取六升，去滓，内粳米，煮米熟汤成。去米，温服一升，日三服	组成与原方相仿，但是未注明功效主治
清	费伯雄	《医方论》	竹叶二把、石膏一斤、人参三两、甘草（炙）二两、麦冬一斤、半夏半升、粳米半升	治肺胃虚热	加姜煎	方药组成与原方差异不大，但所记述的功能主治差距较大

【名方考证】

1. 本草考证

1.1 竹叶（淡竹叶） "竹叶"之名最早见于《神农本草经》。经考证，本方所用竹叶为大明竹属苦竹 *Pleioblastus amarus*（Keng）keng、刚竹属淡竹 *Phyllostachys nigra*（Lodd.）Munro var. *henonis*（Mitford）Stapf ex Rendle 的干燥茎叶。《中国药典》2020年版收载淡竹叶为禾本科植物淡竹叶 *Lophatherum gracile* Brongn. 的干燥茎叶。

1.2 石膏 "石膏"之名最早见于《神农本草经》。经考证，本方所用石膏为硫酸盐类矿物石膏族石膏，主含含水硫酸钙（$CaSO_4 \cdot 2H_2O$），与《中国药典》2020年版记载一致。

1.3 半夏 "半夏"之名最早见于《神农本草经》。经考证，本方所用半夏为天南星科半夏属植物半夏 *Pinellia ternate*（Thunb.）Breit. 的干燥块茎，与《中国药典》2020年版记载一致。

1.4 麦门冬（麦冬） "麦冬"以"麦门冬"之名最早见于《神农本草经》。本方所用麦冬为百合科植物麦冬 *Ophiopogon japonicus*（L.f）Ker-Gawl. 的干燥块根，与《中国药典》2020年版记载一致。

1.5 人参 "人参"之名最早见于《神农本草经》。经考证，本方所用人参为五加科植物人参 *Panaxginseng* C. A. Mey. 的干燥根和根茎，与《中国药典》2020年版记载一致。

1.6 甘草 "甘草"之名最早见于《神农本草经》。经考证，本方所用甘草为甘草 *Glycyrrhiza uralensis* Fisch. 的干燥根和根茎。《中国药典》2020年版收载甘草为豆科植物甘草 *Glycyrrhiza uralensis* Fisch.、胀果甘草 *Glycyrrhiza inflata* Bat. 或光果甘草 *Glycyrrhiza glabra* L. 的干燥根和根茎。

1.7 粳米 《本草纲目》曰："粳乃谷稻之总名也。"《北京市中药饮片炮制规范2008年版》规定粳米的来源为禾本科植物稻属粳稻 *Oryza sativa* L. subsp. *japonica* S. Kato 的果实。

2. 炮制考证

2.1 半夏 东汉张仲景《伤寒论》竹叶石膏汤中半夏的炮制方法为"洗"，即生半夏用热水汤洗十次。现代有法半夏、姜半夏、清半夏、京半夏、半夏曲五种炮制品，通过不同炮制方法降低毒性，生半夏常外用，法半夏、姜半夏、京半夏、半夏曲内服。

2.2 甘草 竹叶石膏汤的甘草炮制方法为"炙"。汉代炙法为将药材举于火上熏烤，与现代清炒法比较接近。可参考《中华人民共和国药典》2020年版清炒法炮制。

2.3 麦冬 竹叶石膏汤中的麦冬炮制方法为"去心"。现代无麦冬（去心）。

2.4 其他 其他药味应为生品。

3.剂量考证

3.1 原方剂量 竹叶两把、石膏一斤、半夏半升（洗）、麦门冬一升（去心）、人参二两、甘草二两（炙）、粳米半斤。

3.2 折算剂量 陶弘景在《本草经集注》载："凡方云半夏一升者，洗竟，秤五两为正。"汉代1两合今之13.80g。半夏1升69g，麦冬1升106g，粳米1升264g。故处方量为石膏为220.80g、人参为27.60g、甘草为27.60g、半夏为34.50g、麦冬为106.00g、粳米132.00g、竹叶2把。

3.3 现代剂量 根据全国中医药行业高等教育"十四五"规划教材《方剂学》，处方量为竹叶12g、石膏48g、半夏（洗）12g、麦冬21g、人参6g、炙甘草6g、粳米24g。

【药物组成】 竹叶两把、石膏一斤、半夏半升（洗）、麦门冬一升（去心）、人参二两、甘草二两（炙）、粳米半斤。

【功能主治】 清热生津，益气和胃。主治热病之余热未尽，气阴两伤证。症见身热多汗，心胸烦闷，气逆欲呕，口干喜饮，或虚烦不寐，脉虚数，舌红苔少等。

【方义分析】 本证乃热病后期，余热未清，气阴两伤，胃气不和所致。热病后期，大热虽减，但余热未尽留恋气分，故见身热、心胸烦闷；热邪逼津外泄，加之气耗腠理失固，致阴津受损，见多汗、口干喜饮；余热内扰，上干于胃，胃失和降，致气逆欲呕；上扰于心，致虚烦不寐；虚羸少气、舌红少苔、脉虚数，为余热未尽、气阴两伤之征。治宜清热生津，益气和胃。

方中石膏清热生津，除烦止渴，为君药。人参益气生津；麦冬养阴生津清热，二者气阴双补，共为臣药。君臣相合，清补并行。半夏降逆和胃止呕，其性虽温，但与倍量之麦冬相伍，则温燥之性去而降逆之用存，且亦使人参、麦冬补而不滞；竹叶清热除烦；粳米、甘草养胃和中，与半夏相合可防石膏寒凉伤胃，与人参相伍可益脾养胃，共为佐药。甘草调和诸药，兼为使药。诸药相伍，共奏清热生津、益气和胃之效。配伍特点：辛甘大寒与甘寒甘温合为清补之剂，清而不寒，补而不滞。

【用法用量】

1.古代用法用量 上七味，以水一斗，煮取六升，去滓，内粳米，煮米熟，汤成去米，温服一升，日三服。

2.现代用法用量 上七味，加水2000ml，煮取1200ml，去滓，加入粳米，煮熟后去米，温服200ml，每天3次。

【药学研究】

1.资源评估 方中竹叶、麦冬、人参、粳米、半夏、甘草目前均以人工栽培为主，野生资源相对匮乏。甘草和人参被《国家重点保护野生动植物名录》列为国家Ⅱ级濒危重点保护植物，甘草和人参还被《世界自然保护联盟濒危物种红色名录》分别评级为低危和极危。

半夏生长的适宜温度为10~27℃，不耐旱，喜爱在湿度较高的土壤中生长，以半阴环境为宜。半夏在全国各地均可见，道地产区与主产区基本一致，在湖北、江苏、安徽等地。

甘草生于干旱沙地、河岸砂质地、山坡草地及盐渍化土壤中，生长周期3~5年，分布于东北、华北、西北各省区，道地产区与主产区基本一致，在新疆、甘肃、内蒙古、宁夏、山西等地。

人参为多年生草本植物，一般生于海拔数百米的落叶阔叶林或针叶阔叶混交林下。现主产于我国东北诸省。辽宁和吉林有大量栽培，近年来河北、山西、陕西、甘肃、宁夏、湖北等地区也有种植。麦冬对土壤条件有特殊要求，宜于土质疏松、肥沃湿润、排水良好的微碱性砂质壤土，种植土壤质地过重影响须根的发生与生长，块根生长不好，沙性过重，土壤保水保肥力弱，植株生长差，产量低，最适宜种植在河流冲积坝的一、二级阶地。

麦冬现在主产于浙江、四川、江苏、湖北、福建等地。

淡竹通常栽植于庭园，分布于山东、河南及长江流域以南各地。

粳米是亚洲热带广泛种植的重要谷物。

石膏是单斜晶系矿物，常产于海湾盐湖和内陆湖泊形成的沉积岩中，全国23个省都有石膏矿产出，其中以山东省石膏矿最多，优质石膏资源主要分布于湖北应城和荆门、湖南衡山、广东三水、山东枣庄、山西平陆等地区。

2. 制剂研究

2.1 制备方法 原文载："竹叶两把、石膏一斤、半夏半升（洗）、麦门冬一升（去心）、人参二两、甘草二两（炙）、粳米半斤。上七味，以水一斗，煮取六升，去滓，内粳米，煮米熟，汤成去米，温服一升，日三服。"参考丘光明主编且由科学出版社1992年出版的《中国历代度量衡考》中的古代度量衡对照，水一斗约2000.0ml，一升约200.0ml。参考目前《医疗机构中药煎药室管理规范》，确定竹叶石膏汤的标准汤剂的制备方法为：取石膏220g、人参41.25g、甘草27.5g、半夏34.375g、麦冬200.0ml六味药于不锈钢锅中，加入2000.0ml水浸泡1小时，用电炉煮沸并保持微沸，蒸发水分至剩余约1200ml，用纱布过滤去除滤渣，得滤液约1200.0ml，在滤液中加入已经浸泡过的粳米100.0ml，煎煮至粳米熟后，用纱布过滤掉米，得滤液，滤液即为竹叶石膏汤标准汤剂。

2.2 制备工艺

2.2.1 竹叶提取物泡腾片的制剂研究 以pH值、崩解时限、硬度为指标，首先对竹叶提取物泡腾片制备工艺中的泡腾剂种类、润滑剂用量、竹叶提取物用量等进行了单因素考察。最终确定泡腾剂酸源为柠檬酸，碱源为碳酸氢钠，润滑剂加入量为10%，竹叶提取物的用量选定为25%。然后，采用正交试验设计对柠檬酸质量分数、碳酸氢钠质量分数、聚乙二醇6000用法等进行筛选，最后确认柠檬酸为20%、碳酸氢钠为20%、采用聚乙二醇6000包裹碳酸氢钠后，是最好的制备方案。采用最佳制备方案制备得到竹叶提取物泡腾片，以竹叶总黄酮含量、崩解时限、pH值为指标对竹叶提取物泡腾片进行质量分析，发现竹叶提取物泡腾片的总黄酮含量为（52.0±0.6）mg/g，崩解时限良好，全部在5分钟内崩解，符合泡腾片的要求，泡腾片所得溶液为酸性，符合药典要求。

2.2.2 麦冬多糖滴丸制剂工艺 ①麦冬多糖的制备：麦冬干燥后粉碎，加入50倍量纯化水，于温度70℃条件下水浴振荡提取2小时，过滤除去药渣后减压浓缩至浓稠，加入8倍量冷无水乙醇静置过夜，离心取下层多糖稠膏，70℃干燥至恒重后粉碎，得到麦冬多糖粉末。②以液体石蜡为冷凝介质，当聚乙二醇类聚合物PEG 4000-PEG 6000质量比1∶2时，各项评价指标比例适中，综合品质评分最高，故选择该配比的聚乙二醇作为滴丸基质。③以圆整度、黏连、硬度、色泽为评判指标，采用正交试验对麦冬多糖与基质质量比、药液温度、滴距和滴速进行筛选，发现麦冬滴丸最佳制备工艺为多糖与基质质量比1∶3、药液温度80℃、滴距7cm、滴速50滴/分钟。

3. 质量控制 竹叶石膏汤中皂苷、生物碱等药材含有的多种物质可作为质量控制的指标。有研究将竹叶石膏汤供试品和人参皂苷标准品采用薄层色谱进行竹叶石膏汤人参药材的定性鉴别，确定竹叶石膏汤中确实含有人参，在此基础上，通过HPLC法对竹叶石膏汤中人参皂苷的含量进行鉴定[1]。另有研究通过HPLC法对竹叶石膏汤的物质基准特征图谱和指标成分如异荭草苷、人参皂苷Rg1、人参皂苷Re、人参皂苷Rb1、甘草苷和甘草酸的含量进行了表征[2]。

【药理研究】

1. 药效作用 根据竹叶石膏汤的功能主治进行了药效学研究，主要具有抗糖尿病作用。

抗糖尿病 不同给药量［3.6、7.2、14.4g/（kg/d）］的竹叶石膏汤灌胃治疗，每天1次，连续8

周，均可不同程度降低高脂乳剂诱导2型糖尿病大鼠空腹血糖、尿糖，及糖化血红蛋白、TC、TG和MDA水平，且呈一定的剂量依赖关系[3]。

2.安全性评价 目前未见竹叶石膏汤及其相关制剂的安全性评价研究报道。由于竹叶石膏汤中含有毒性中药半夏，其毒性成分主要包括半夏毒针晶和半夏凝集素蛋白，有肝毒性和消化道毒性，因此建议对竹叶石膏汤的安全性进行相关的研究。

3.体内过程 以100mg/kg人参皂苷Rb1经口给药于大鼠，在血清及肝、肾、心、肺、胰、脑中难于检出。24h内，粪便累积排泄量为给药量的（10.8±1.5）%。8h后，其代谢物CK在血浆中的水平可达到峰值（85.1±4.0）μg/ml[4]。以100mg/kg Rg1水溶液经口给药于大鼠，30min后其血浆浓度达峰值0.9μg/ml，6h后消失。Rg1在肝脏和肾脏中的浓度比其他脏器要高，给药后1.5h，在肝脏中为（3.5±2.0）μg/ml，在肾脏中为（2.6±1.5）μg/ml，给药24h后，累积排泄量在尿中为（0.4±0.04）%，在粪中为（41.2±2.6）%[4]。以200mg/kg麦冬提取物静脉注射大鼠，采用HPLC色谱法分析血浆中四种麦冬皂苷A、B、C、D，麦门冬皂苷A、B、C、D的C_{max}（mg/L）分别为39.45、29.43、32.09、49.20。麦冬皂苷A、B、C、D的$AUC_{0\rightarrow t}$[mg/（L·h）]分别为87.98、46.34、63.09、52.10[5]。给小鼠尾静脉注射53mg/kg甘草酸，甘草酸主要分布于血浆，其次是肝脏，且随着时间延长，含量减少[6]。

【临床应用】

1.临床常用

1.1 临床主治病证 竹叶石膏汤主治余热未清，气津两伤证。临床表现主要有身热多汗，心胸烦热，气逆欲呕，口干喜饮，气短神疲，或虚烦不寐，临床以舌红少苔，脉虚数为辨证要点。

1.1.1 烦躁 治疗烦躁者可用竹叶石膏汤加减，如唐代王焘在《外台秘要》去粳米变方为竹叶汤用于治疗"天行表里虚烦"。治诸虚烦热兼惊悸不宁、盗汗，加酸枣仁、茯神；兼小便不利，加栀子，如张洁《仁术便览》中所记载。另

如董废翁《西塘感症》在原方加用生姜后治疗烦躁。

1.1.2 伏暑所致烦渴 治疗伏暑所致烦渴可用竹叶石膏汤加生姜，如《仁斋直指方论》记载。而后方贤在《奇效良方》亦载竹叶石膏汤加用生姜可用于治疗伏暑，内外热炽，烦躁大渴。《增订叶评伤暑全书》也记载竹叶石膏汤加豆豉和生姜治伏暑内外发热，烦躁大渴。

1.1.3 咳嗽 治胃中有火，咳嗽多，可用竹叶石膏汤，如《张氏医通》。治伤寒余热不退，烦闷咳喘者，如《类聚方广义》。治伏热在上焦心肺间所致热嗽，去竹叶，入粳米，少加知母，多服五味子、杏仁、枇杷叶，如《证治准绳》。治热嗽脉洪而长，或浮数而有力，口渴面红，溺赤而短者，如《医学从众录》。治暑邪内伏不得解，宜去暑逐伏热致咳嗽，加苦杏仁，如《橘窗书影》。

1.2 名家名师名医应用

1.2.1 气阴两虚，余热未清 中医学家刘渡舟认为午后发热，伴见口渴欲饮，气短乏力，胃热气逆欲呕，属阳明气津两伤，可用竹叶石膏汤治疗。方药组成为生石膏30g、麦冬25g、炙甘草10g、半夏10g、粳米15g、竹叶10g、党参10g。国医大师王琦以竹叶石膏汤治疗胃热内盛，气津具损所致消渴，方药含竹叶、石膏、麦冬、法半夏、甘草、北沙参、天花粉、淮山药、粳米。经方大师胡希恕认为高热所致身热、自热、盗汗、恶心、呕吐乃津液大虚的太阳阳明合病，当养胃生津以抗邪，可以竹叶石膏汤加味治疗。

全国名中医贾六金认为小儿肺胃热盛证所致余热未清、余邪未尽、气津两伤，应考虑到小儿为稚阴稚阳之体，脏腑娇嫩，且阴常不足，阳常有余，易被风热邪毒所伤，故治疗时在祛邪的基础上，应兼顾小儿的气阴，可用竹叶石膏汤加减治疗，方药组成为：竹叶4g、生石膏15g、太子参15g、麦冬10g、姜半夏8g、金银花12g、连翘12g、知母10g、黄柏10g、甘草6g[7]。

1.2.2 热邪蕴闭 名老中医施启谟认为治疗暑热内侵，迫为吐泻，同时兼有肤冷肢厥的热邪蕴

闭之症可用竹叶石膏汤加减治疗，所用方药在竹叶石膏汤的基础上加西洋参、黄连、竹茹和生姜。

1.2.3 口疮 复发性口腔溃疡属中医"口疮""口糜""口破"等范畴。名老中医王晖认为脾胃功能受损，脾气亏虚，荣气下陷，挤占相火之位，相火离位，循经上炎于口，熏蒸口舌发为口疮。此火本源在于中焦脾胃之气不足，本质乃是"气虚发热"，亦属"气病"范畴。治疗复发性口腔溃疡当健脾益气，滋阴和胃为主，兼以清胃泻火。可用竹叶石膏汤加减治疗，方药组成如下：淡竹叶15g、石膏30g（先煎）、太子参15g、姜半夏10g、麦冬15g、生甘草6g、山药30g、升麻6g、黄连7g[8]。

2.临床新用 竹叶石膏汤临床上广泛用于消化系统疾病和循环系统疾病，对干燥综合征、口腔溃疡、放射性食管炎、糖尿病、感染性心内膜炎等疗效确切。

2.1 消化系统

2.1.1 干燥综合征 60例干燥综合征患者随机分为研究组30例和对照组30例，对照组用硫酸羟氯喹片治疗，研究组予以竹叶石膏汤合生脉饮治疗。药物组成：方中嫩竹叶6g、生石膏30g、太子参15g、麦冬15g、五味子10g、制半夏10g、粳米10g、炙甘草6g。每日1剂。结果显示：研究组和对照组经治疗后口干、眼干及泪液流率、唾液量较治疗前均明显改善。研究组总有效率73.53%，对照组总有效率46.15%[9]。

2.1.2 口腔溃疡 100例复发性口腔溃疡患者随机分为研究组和对照组，每组50例。对照组口服口炎清颗粒治疗，而研究组口服复方竹叶石膏颗粒治疗。方药组成如下：淡竹叶83g、生石膏250g、人参42g、麦冬250g、清半夏125g、半枝莲125g、薏苡仁250g、莪术83g、冬凌草83g、白花蛇舌草250g、甘草63g。制法：莪术加水浸泡2h后提取挥发油，收集芳香水，冷藏，备用；蒸馏后的水溶液滤过，滤液另外收集；药渣与剩余药味煎煮两次，每次3h，煎液滤过，滤液与上述水溶液合并，浓缩为相对密度为1.25~1.30（60℃）的清膏，加糊精、甜菊素，制成颗粒，

干燥，放冷，加上述莪术挥发油（用乙醇适量溶解），混匀，制成1000g，即得。每次12g，温水冲服，每日3次。结果显示：研究组总有效率为87.8%，对照组总有效率为70.8%，治疗后两组平均溃疡期缩短、溃疡疼痛指数评分均显著降低、总间歇时间均延长、总溃疡数均减少[10]。

2.1.3 放射性食管炎 将120例确诊为肺癌、食管癌及纵隔肿瘤并采用放疗治疗而出现放射性食管炎的患者，随机分为研究组80例与对照组40例。对照组口服蒙脱石散3g治疗，2次/天，早晚服用，直至放疗结束。研究组自放疗开始之日起口服加味竹叶石膏汤中药煎剂，每日1剂，水煎服，每次200ml，2次/天，早晚服用。方药组成如下：竹叶10g、生石膏30g、人参6g、麦冬30g、清半夏15g、北豆根10g、紫草10g、白及10g、藤梨根15g、炙甘草6g、珍珠粉3g。结果显示：研究组1、2、3级急性放射性食管炎的发生率分别为38.8%、15%、0；对照组为75.0%、52.5%、7.5%[11]。

2.2 心血管系统

感染性心内膜炎 将80例感染性心内膜炎患者随机分为对照组和研究组，每组40例。对照组采用头孢替唑钠、炎琥宁注射液并同时结合常规疗法治疗，研究组在对照组的基础上加用竹叶石膏汤加减治疗，方药组成如下：竹叶6g、甘草6g、人参6g、石膏50g、半夏9g、麦冬20g、粳米10g。结果显示：治疗后两组患者中医证候积分显著低于治疗前，且研究组中医证候积分显著低于对照组；研究组的临床疗效总有效率为92.5%，对照组的临床疗效总有效率为75%[12]。

2.3 内分泌系统

糖尿病 将中消型糖尿病患者分为对照组和研究组，每组60例，2组均予常规基础治疗，包括糖尿病教育、合理饮食、运动疗法等，并根据患者具体情况继续给予合理西药治疗，研究组在此基础上加用竹叶石膏汤加减治疗，方药组成：竹叶12g、麦冬15g、太子参30g、生石膏40g、甘草3g、知母12g、黄连5g。结果显示：两组治

疗后，空腹血糖、餐后2小时血糖、糖化血红蛋白均有所下降[13]。

【使用注意】本方清凉质润，如内有痰湿，或阳虚发热，均应忌用。形体消瘦、咽干口渴、喜冷饮、虚烦不得眠、舌质红、少苔、脉虚数，证属阴虚者，皆慎用。中药物能清热除烦，可致虚热不解，药轻病重，不达病所。凡发热、多汗、少气欲呕，证属太阳少阳合病者，皆忌用，中药物能清热降逆，益气生津，并无解表之品，可能致使表证不解，里寒更盛。

【按语】

1.关于竹叶石膏汤对糖尿病的治疗　胰岛素在中医中被归为脾胃之津液，属阴。中医认为糖尿病的病机是中消致胃热耗伤脾胃之津，使得胰岛素分泌量相对减少从而导致餐后血糖升高，另外胃火旺易出现多食消谷，饮食入胃腐熟加快，导致餐后血糖峰值迅速抬高。竹叶石膏汤有清胃泻火、养阴增液之功效，刚好与中消型患者病机相符。推测竹叶石膏汤确有缓解糖尿病症状之效。在过去也确有医家使用竹叶石膏汤的加减方来治疗糖尿病的案例。最近的药学研究发现竹叶石膏汤能缓解糖尿病大鼠的血糖和糖尿病所致记忆功能减退。然而，对于竹叶石膏汤治疗糖尿病的研究都不够深入。作为经典名方之一，竹叶石膏汤在临床上应用广泛，但是通过查找相关文献库发现，对于竹叶石膏汤的药理学机制的研究很匮乏，为了解竹叶石膏汤的药效机制以更好地指导临床的使用，建议对竹叶石膏汤进行深入的药学研究。

2.竹叶石膏汤与白虎汤的比较　很多医家认为竹叶石膏汤为白虎汤的变方，如尤在泾论曰："竹叶石膏汤乃白虎汤之变法。"又如《医宗金鉴》记载："是方也，即白虎汤去知母，加人参、麦冬、半夏、竹叶也。以大寒之剂，易为清补之方，此仲景白虎变方也。"从组成来讲，竹叶石膏汤可以看作是白虎汤去知母加人参、麦冬、半夏、竹叶变方而成。从应用上来说，白虎汤用于气分热盛，阳明病，自汗出，脉滑数者。如《伤寒论》曰："伤寒脉浮滑，此以表有热、里有寒，

白虎汤主之。"竹叶石膏汤则用于津气两伤，虚羸少气、烦渴者。如《伤寒论》曰："伤寒解后，虚羸少气，气逆欲吐，竹叶石膏汤主之。"与白虎汤相比，竹叶石膏汤更适用于伤寒差后之气阴两伤，余热未清者。故而在白虎汤的基础上，去苦寒之知母，以防寒凉太过伤及胃气，加入半夏和胃降逆，助人参粳米补益中气，固护中焦，加入竹叶甘寒以清心除烦，麦冬补病后阴液亏虚，配伍人参，益气而生津，全方清补兼施，既清其余热，又补其体虚。

3.关于竹叶石膏汤加粳米的意义　粳米并不是一味中药，在2020年版药典中并未对粳米进行记载。然而粳米熬汤与药同服之法应用于多种传统方药中，如白虎汤、白虎加人参汤。认识粳米在竹叶石膏汤方中作用对于理解竹叶石膏汤的方义和更好地使用该方意义重大。粳米有如下两点作用：（1）通过运载石膏助其逗留中宫，防止石膏急趋于下而攻伐脾胃和培形气而生精血来达到养胃生津之效。（2）石膏同粳米煎汤，成汤后，必然浆汁甚稠，善留蓄药力以达增效减毒之功。张锡纯先生受粳米作用的启发，认为"粳米不过调和胃气，而山药能固摄下焦元气"，以山药代替粳米此方疗效可能更好，因此创造性地用山药代粳米，发现以生山药代粳米，则其方愈稳安，见效亦愈速。另将山药代替粳米这一想法应用于白虎加人参汤，发现山药代粳米既能补助气分托邪外出，更能生津止渴，滋阴退热。从现代物理化学知识理解，石膏在水中溶解度很低，而竹叶石膏汤"煮米熟汤成"，其要义就在于利用粳米作增稠剂，增加药汁的黏度，提高石膏在药汁中的含量，进而最大限度地发挥竹叶石膏汤的临床疗效。基于粳米在竹叶石膏汤的这种作用和张锡纯先生的想法，开发出一种新型的剂型能更好地发挥竹叶石膏汤的疗效并将其应用到其他加了粳米的方药中可能是一个潜在的研究方向。

参考文献

［1］付要，赵敏宇，蔡广知，等.竹叶石膏汤

中人参药材鉴别及含量测定［J］.食品安全质量检测学报，2019，10（9）：2736-2742.

［2］葛威，刘小康，王康宇，等.经典名方竹叶石膏汤的物质基准量值传递分析［J］.中草药，2021，52（11）：3239-3248.

［3］裴晶，郑绍琴.竹叶石膏汤对2型糖尿病模型大鼠降糖降脂及抗氧化作用［J］.广州中医药大学学报，2017，34（5）：729-733.

［4］王利平.人参皂苷的体内代谢［J］.海峡药学，2000，12（4）：4-5.

［5］吴连清.麦冬提取物中多种皂苷类成分的药代动力学研究［J］.中国民族民间医药，2015，24（3）：8.

［6］范益，丁建花，刘苏怡，等.α-与β-甘草酸在小鼠体内分布的研究［J］.中国临床药理学与治疗学，2004，9（6）：619-622.

［7］曹霞，张焱，贺文彬.贾六金教授儿科经方验案3则［J］.中医儿科杂志，2020，16（4）：4-7.

［8］顾颖杰，周开，龚文波，等.王晖从阴火论治复发性口腔溃疡经验撷英［J］.中国乡村医药，2021，28（8）：25-26.

［9］郝冬林，赵琳，刘秋红.竹叶石膏汤合生脉饮治疗原发性干燥综合征疗效观察［J］.黑龙江医药，2016，29（1）：68-69.

［10］李明伟，路军章，杜岩，等.复方竹叶石膏颗粒治疗复发性口腔溃疡49例疗效观察［J］.中医杂志，2016，57（22）：1939-1942.

［11］路军章，赵红，刘毅，等.加味竹叶石膏汤防治急性放射性食管炎的临床研究［J］.中华中医药杂志，2010，25（1）：59-62.

［12］安浩君，李霞，刘立壮，等.竹叶石膏汤联合足量抗生素治疗感染性心内膜炎的临床疗效分析［J］.中药材，2015，38（6）：1328-1330.

［13］童奎骅，王兴华.竹叶石膏汤治疗2型糖尿病中消型患者餐后高血糖60例［J］.中国中医药科技，2012，19（2）：190.

麻黄汤

汉《伤寒论》

Mahuang Tang

【概述】麻黄汤最早见于东汉张仲景《伤寒论》，原文载："麻黄三两（去节），桂枝二两（去皮），甘草一两（炙），杏仁七十个（去皮尖）。上四味，以水九升，先煮麻黄，减二升，去上沫，内诸药，煮取二升半，去滓，温服八合，覆取微似汗，不须啜粥，余如桂枝法将息。"其功效为"发汗解表，宣肺平喘"，主治外感风寒表实证。现代药理研究表明，麻黄汤主要有解热镇痛、止咳、平喘、抗炎、抗肾纤维化等。麻黄汤在临床上主要用于呼吸系统疾病，对肺炎、支气管炎、支气管哮喘、变应性鼻炎等疗效显著，同时亦可用于治疗小儿遗尿、慢性肾衰、慢性荨麻疹、类风湿关节炎等。

【历史沿革】

1.原方论述 汉代张仲景《伤寒论》记载："①太阳病，头痛发热，身疼腰痛，骨节疼痛，恶风无汗而喘者，麻黄汤主之。②太阳病，脉浮紧，无汗，发热，身疼痛，八九日不解，表证仍在，此当复发汗。服汤已，微除，其人发烦目瞑，剧者必衄，衄乃解。所以然者，阳气重故也，宜麻黄汤。③脉浮而紧，浮则为风，紧则为寒，风则伤卫，寒则伤荣，荣卫俱病，骨节烦疼，可发其汗，宜麻黄汤。"其组成为："麻黄三两（去节），桂枝二两（去皮），甘草一两（炙），杏仁七十个（去皮尖）。上四味，以水九升，先煮麻黄，减二升，去上沫，内诸药，煮取二升半，去滓，温服八合，覆取微似汗，不须啜粥，余如桂枝法将息。"

2.后世发挥 麻黄汤在临床上应用较广，自金代至清朝末年，众多医家对麻黄汤的阐释内容丰富，从麻黄汤的配伍、药性药效及主治病症、用法禁忌等方面进行了充分挖掘、整理、传承与发挥，现介绍如下。

2.1 风寒表实证之病机 金代医家成无己对麻黄汤主治之表实证做了阐释："据《本草》有曰：轻可去实，即麻黄、葛根之属是也。实为寒邪在表、皮腠坚实，荣卫胜，津液内固之表实，非腹满便难之内实也。《圣济经》曰：汗不出而腠密，邪气胜而中蕴，轻剂所以扬之，即麻黄、葛根之轻剂耳"。明代医家吴崑："太阳伤寒，头痛发热，身疼腰痛，骨节不利、恶寒无汗而喘，脉来尺寸俱紧者，麻黄汤主之。足太阳经，起目内眦，循头背腰腘，故所过疼痛不利；寒邪外束，人身之阳不得宣越，故令发热；寒邪在表，不复任寒，故令恶寒；寒主闭藏，故令无汗；人身之阴，既不得宣越于外，则必壅塞于内，故令作喘；寒气刚劲，故令脉紧。"

2.2 麻黄汤的配伍特点 吴崑认为："麻黄味甘苦，用以为君者，以麻黄为轻剂而专主发散，是以为君也。桂枝为臣者，以风邪在表又缓，而肤理疏者，则必以桂枝解其肌。是用桂枝为臣，寒邪在经，表实而腠密者，则非桂枝所能独散，必专麻黄以发汗，是当麻黄为主，故麻黄为君，而桂枝所以为臣也。甘草味甘平，杏仁味甘苦温，用以为佐使者。麻黄汤主伤寒，寒则伤荣，寒邪并于荣，则荣实而卫虚，《内经》所谓气之所并为血虚，血之所并为气虚者是矣。故麻黄佐以杏仁，用利气也"。柯琴从麻黄汤中麻黄的形态特征阐述其功效："此为开表逐邪发汗之峻剂也。古人用药法象之义。麻黄中空外直，宛如毛窍骨节，故能祛骨节之风寒，从毛窍而出，为卫分发散风寒之品。桂枝之条纵横，宛如经脉系络，能入心化液，通经络而出汗，为营分散解风寒之品。杏仁为心果，温能助心散寒，苦能清肺下气，为上焦逐邪定喘之品；甘草甘平，外拒风寒，内和气血，为中宫安内攘外之品。此汤入胃，行气于玄府，输精于皮毛，斯毛脉合精而溱溱汗出，在表之邪，其尽去而不留，痛止喘平，寒热顿解，不烦啜粥而藉汗于谷也。"

舒诏在《新增伤寒集注》中提到："麻黄汤中用桂枝以外导于卫，此阴阳互根之妙也。后人不达，谬谓麻黄性猛，必使桂枝以监之。此说一倡，误人多矣，将恃有桂枝，则麻黄可肆用而无忌乎。盖营行脉中，卫行脉外，营邪出表，必假道于卫，用麻黄发出营分之邪，用桂枝接应卫外，正所以助麻黄而成发表之功，何为监耶？果而桂枝能监其风，伤卫者，单用桂枝，岂不监住其邪乎？何以独擅发表驱风之力，且有逼汗亡阳之事也。且观大青龙汤得桂枝，则升腾变化，不可驾驭矣。越婢汤免桂枝，其柔缓之性，则逾越女婢之外。可见桂枝实有助麻黄之能，而非所以监麻黄者也。"舒诏对麻黄汤中麻黄与桂枝作用关系做了说明，他认为并非是麻黄性猛，桂枝以监之，而是用桂枝以助麻黄发表。《新增伤寒集注》亦云："此足太阳药也。麻黄中空，辛温气薄，肺家专药，而走太阳，能开腠散寒（皮腠，肺之所主，寒从此入，仍从此出）；桂枝辛温，能引营分之邪，达之肌表（桂入营血，能解肌，营卫和，始能作汗）；杏仁苦甘，散寒而降气，甘草甘平，发散而和中，经曰：寒淫于内，治以甘热，佐以苦辛是已。"他认为麻黄开腠散寒，桂枝可引营分之邪达肌表，二者相互配合可散营卫之邪。

2.3 麻黄汤"一石二鸟"之妙用 张锡纯提到麻黄的另一功效，麻黄不仅可发汗，且善利小便；因太阳病多日不解者，皆是由经入府，麻黄此用另一用意则是分消入府之邪。"麻黄发汗力甚猛烈，先煮之去其浮沫，因其沫中含有发表之猛力，去之所以缓麻黄发表之性也，麻黄不但善于发汗，且善利小便，外感之在太阳者，间有由经入府而留连不去者，以麻黄发其汗，则外感之在经者可解；以麻黄利其小便，则外感之由经入府者，亦可分消也。"

3.同名异方 麻黄汤的同名异方分析见表4-1。

表4-1　麻黄汤同名异方分析表

朝代	作者	出处	药物组成	功能主治	制法及用法	变化情况（与原方比较）
唐	王焘	《外台秘要》	麻黄五两（去节），葛根四两，栀子二七枚（擘），葱（切）一升，香豉一升（绵裹）	《外台秘要》卷三引《广济方》之麻黄汤。功在发汗，主天行壮热，烦闷	上㕮咀。以水八升，先煮麻黄、葛根二三沸，去沫，纳诸药，煎取二升五合，绞去滓，分为三服。服别相去如人行五六里更进一服。覆取汗，后以粉粉身	该方药物组成与功效均与仲景原方不一样
唐	王焘	《外台秘要》	麻黄（去节）二两，细辛二两，甘草半两（炙），桃仁二十枚，（去皮尖及两仁者，研）（一本作杏仁）	主治卒咳逆，上气肩息，昼夜不止欲绝	以水七升，煮取三升，去滓，分三次服	该方药物组成与仲景原方不一样
唐	王焘	《外台秘要》	麻黄八分（去节），蜀椒四分（汗），细辛三分，藁本二分，杏仁五十枚（去皮尖两仁者，碎）	主治人三十年寒冷，咳逆上气	以水七升，取三升，分三次服，每日三次	该方药物组成与仲景原方不一样
唐	王焘	《外台秘要》	麻黄六两（去节），桂心一两，甘草（炙）二两，杏仁（去尖皮）二两，生姜八两	主治上气咳嗽，喉中水鸡鸣，唾脓血腥臭	以水七升，煮取三升半，分五次服。得力后，长将丸服	该方药物剂量与仲景原方不一样
唐	王焘	《外台秘要》	麻黄三两（去节），甘草二两（炙），石膏四两（碎，绵裹），杏仁五十枚（去两仁及尖皮，碎），人参三两，干姜五两，茯苓四两，防风四两，桂心三两，半夏一升（洗、碎）	《外台秘要》卷十四引《深师方》之麻黄汤主治中风，气逆满闷短气	上以水九升，煮取三升，先食服一升，每日三次	该方药物组成与仲景原方不一样
唐	王焘	《外台秘要》	麻黄（去节）三两，生姜三两，防风二两，芎䓖一两，芍药一两，当归一两，蒺藜子一两，甘草（炙）一两，独活一两，乌喙一两，人参一两	方出《外台秘要》卷十五引《崔氏方》，名见《圣济总录》卷十一方之麻黄汤主治风瘙瘾疹，搔之随手起，痒痛烦闷	以水十升，煮取二升八合，绞去滓，分三次温服，讫，进粥食三日	该方药物组成与仲景原方不一样
唐	孙思邈	《备急千金要方》	麻黄一两，生姜一两，黄芩一两，甘草半两，石膏半两，芍药半两，杏仁十枚，桂心半两	《备急千金要方》卷五方之麻黄汤主治少小伤寒，发热咳嗽，头面热者	上㕮咀。以水四升，煮取一升半，分二次服	该方药物组成与仲景原方不一样
唐	孙思邈	《备急千金要方》	麻黄一两，升麻一两，葛根一两，射干半两，鸡舌香半两，甘草半两，石膏半合	《备急千金要方》卷五方之麻黄汤治小儿恶毒丹及风疹	为粗末，水煎，分三次服	该方药物组成与仲景原方不一样，故功效主治亦不一致
唐	孙思邈	《备急千金要方》	麻黄三两，芍药三两，生姜三两，细辛三两，桂心三两，半夏半升，五味子半升，石膏四两	《备急千金要方》卷十七方之麻黄汤主治肺胀	上㕮咀。以水一斗，煮取三升，分三服	该方药物组成与仲景原方不一样

朝代	作者	出处	药物组成	功能主治	制法及用法	变化情况（与原方比较）
宋	太医院	《圣济总录》	麻黄（去根节，煮掠去沫，焙）一两，防风（去叉）一两，芎䓖一两，羌活（去芦头）一两，葛根（剉）一两，甘草（炙，剉）一两，荆芥穗二两	《圣济总录》卷一六八方之麻黄汤主治小儿风壅，痰实阻络，邪热头疼	上为粗末，每服一钱匕，以水一盏，煎至五分，去滓温服	该方药物组成与仲景原方不一样
宋	太医院	《圣济总录》	麻黄（去根节，先煎掠去沫，焙）三两，桂枝（去粗皮）半两，独活（去芦头）三分，羚羊角（镑）三分，葳蕤（切，焙）一两，葛根（剉）三两，升麻一两半，防风（去叉）一两半，石膏（碎）六两，甘草（炙，剉）三分	《圣济总录》卷五方之麻黄汤主治中风肢体弛缓，言语謇涩，精神惛愦	上为粗末。每服五钱匕，以水一盏半，煎至八分，去滓温服，如人行五里再服。用热生姜稀粥投之汗出，慎外风	该方药物组成与仲景原方不一样
宋	王怀隐、陈昭遇等	《太平圣惠方》	麻黄三分（去根节），豉一合，甘草半两（生用），栀子仁半两，赤芍药半两，茅苋半两，生姜半两	《太平圣惠方》卷三十八方之麻黄汤主治乳石发动，头痛，寒热不可解者	以水五大盏，煎至二盏，去滓，分五次温服，不拘时候	该方去桂枝和杏仁，加豆豉、栀子仁、赤芍药、茅苋、生姜
宋	窦汉卿	《疮疡经验全书》	麻黄五钱，黄连五钱，蛇床子五钱，蕲艾三钱，乌梅三枚，大戟八钱，防风八钱，白矾八钱	《疮疡经验全书》卷三方之麻黄汤主治阴肿或疮烂	煎汤熏洗。再用孩儿茶一钱，轻粉、冰片、杏仁灰各五分，为末掺之	该方药物组成与仲景原方不一样
宋	王硕	《易简方》	麻黄、甘草、杏仁、五味子、茯苓各等分，橘红倍之	《易简方》之麻黄汤主治肺感寒邪，咳嗽喘急	有汗者及虚劳咳嗽忌服	该方去桂枝加五味子、茯苓、橘红
南宋	刘昉等	《幼幼新书》	麻黄（去节）十分，牡蛎十分，雷丸十分，干姜四分，桂心四分，枳壳四分，厚朴（炙）四分，白敛四分，大黄六分，蜀椒（汗）一合	《幼幼新书》卷十四引《婴孺》方之麻黄汤主治小儿伤寒，寒热往来	上取猪脂一斤，细切，合药杵熟，入绢袋中炙微热，摩儿腹背手足令遍，如袋汁尽绞令汗出，摩讫粉之，厚衣抱汗出	该方药物组成与仲景原方不一样
南宋	刘昉等	《幼幼新书》	竹叶（切）八合，贝母八分，柴胡七分，升麻七分，枳实（麸炒）三分，紫菀三分，栀子仁六分，杏仁（去皮尖）六分，甘草（炙）二分，麻黄（去节）二分，大黄十分	《幼幼新书》卷十五引《婴孺》方之麻黄汤主治小儿伤寒，咳嗽喘息	以水四升，煮一升三合，期岁儿分为四服，四岁儿分为二服	该方药物组成与仲景原方不一样
南宋	刘昉等	《幼幼新书》	麻黄一分，杏仁一分，桑白皮一分，甘草（炙）一分	《幼幼新书》卷十八引《疹痘论》方之麻黄汤主治疮痘，烦喘渴躁	每药一两，用水七合，煎至四合，放温服。若脉数有热未退，入竹沥一半代水煎；或咽喉痛并嗽，入麝少许	该方易桂枝为桑白皮

续表

朝代	作者	出处	药物组成	功能主治	制法及用法	变化情况（与原方比较）
金	张从正	《儒门事亲》	麻黄（不去节）、甘草（生用）、杏仁（生用）	《儒门事亲》卷十五方之麻黄汤主治因风寒衣服薄致嗽	每服二三钱，水煎，温服	该方去桂枝
元	危亦林	《世医得效方》	前胡五钱，柴胡（去毛）五钱，石膏五钱，苍术（剉，炒）五钱，藁本五钱，赤芍药五钱，白芷五钱，土芎五钱，干葛五钱，升麻五钱，麻黄三钱	《世医得效方》卷十五方之麻黄汤发散四时伤寒。主治四时伤寒，潮热头痛，及时疫	每服四钱，加生姜三片，连须葱二根，水煎服，不拘时候	该方药物组成与仲景原方不一样
明	秦景明	《幼科金针》	柴胡、麻黄、苏叶、甘草、桔梗、枳壳、橘红、防风、苏子、熟半夏	《幼科金针》卷上方之麻黄汤功在发散寒邪。主小儿寒嗽而多痰者	上加生姜三片，水煎服	该方药物组成与仲景原方不一样
明	陶华	《伤寒全生集》	麻黄、桂枝、杏仁、甘草、川芎、防风、羌活	《伤寒全生集》卷二方之麻黄汤主治冬时正伤寒，头痛如斧劈，身热如火炽，恶寒体痛，腰背项强拘急，脉浮紧无汗	上加生姜、葱白、豆豉一撮，水煎，热服。取汗	该方加川芎、防风、羌活
明	朱橚等	《普济方》	麻黄一两（去节），防风一两，细辛一两，大川附子一枚（重半两，炮），羌活半两，黄芩一分，甘草一分（炙）	祛风，爽精神	每服一大钱，以水一盏，加生姜三片，薄荷两叶，煎至五分，去滓，稍热时时灌之	该方药物组成与仲景原方不一样
明	方贤	《奇效良方》	麻黄（三钱），桂枝（二钱），杏仁（去皮尖一钱），甘草（炙一钱）	主治伤寒病头痛发热，身痛恶风，无汗而喘者	上作一服，水二钟，生姜三片，煎至一钟，不拘时服	该方与仲景"麻黄汤"用药剂量不同，且明确标明杏仁剂量为一钱，煎服方法亦不同，未提出取微似汗
清	江考卿	《伤科方书》	肉桂三分，干姜五分，半夏一钱二分，厚朴七分，桔梗七分，枳壳七分，麻黄（去节）二钱，苏木五分，川芎七分，陈皮（姜汁制）一钱	《伤科方书》方之麻黄汤主治破伤风发寒者	水煎浓热服	该方易桂枝为肉桂，加干姜、半夏、厚朴、桔梗、枳壳、苏木、川芎、陈皮

【名方考证】

1.本草考证

1.1 麻黄 "麻黄"之名最早见于《神农本草经》。经考证，本方所用麻黄为麻黄科麻黄属植物草麻黄 *Ephedra sinica* Stapf 或木贼麻黄 *Ephedra equisetina* Bge. 的草质茎。《中国药典》2020年版收载为麻黄科植物草麻黄 *Ephedra sinica* Stapf、中麻黄 *Ephedra intermedia* Schrenk et C. A. Mey. 或木贼麻黄 *Ephedra equisetina* Bge. 的干燥草质茎。

1.2 桂枝 "桂枝"之名最早见于《神农本草经》。经考证，本方所用桂枝为樟科樟属植物肉桂 *Cinnamomum cassia* Presl 的树枝之皮。《中国药典》2020年版收载为樟科植物肉桂 *Cinnamomum cassia* Presl 的干燥嫩枝。

1.3 苦杏仁 "苦杏仁"之名最早见于《神农本草经》。经考证，本方所用苦杏仁为蔷薇科李属 Prunus L. 多种植物的种仁。《中国药典》2020年版载为蔷薇科植物山杏 Prunus armeniaca L. var. ansu Maxim.、西伯利亚杏 Prunus sibirica L.、东北杏 Prunus mandshurica（Maxim.）Koehne 或杏 Prunus armeniaca L. 的干燥成熟种子。

1.4 甘草 "甘草"之名最早见于《神农本草经》，经考证，本方所用甘草为豆科甘草属植物甘草 Glycyrrhiza uralensis Fisch. 的干燥根和根茎。《中国药典》2020年版记载甘草为豆科植物甘草 Glycyrrhiza uralensis Fisch.、胀果甘草 Glycyrrhiza inflata Bat. 或光果甘草 Glycyrrhiza glabra L. 的干燥根和根茎。

2.炮制考证

2.1 苦杏仁 麻黄汤中桃仁炮制方法为"去皮尖"。桃仁（去皮尖）需用焯法去皮。现代炮制品有焯苦杏仁。

2.2 甘草 麻黄汤中甘草的炮制方法为"炙"。汉代炙法为将药材举于火上熏烤，与现代清炒法比较接近。可参考《中华人民共和国药典》2020年版清炒法炮制。

2.3 其他 其他药味均为生品。

3.剂量考证

3.1 原方剂量 麻黄三两（去节），桂枝二两（去皮），甘草一两（炙），杏仁七十个（去皮尖）。

3.2 折算剂量 汉代药物1两合今之13.80g，故处方量为麻黄41.40g，桂枝27.60g，甘草13.80g，杏仁22.00g。

3.3 现代用量 根据全国中医药行业高等教育"十四五"规划教材《方剂学》，处方量为麻黄9g，桂枝6g，炙甘草3g，焯苦杏仁6g。

【药物组成】麻黄三两（去节），桂枝二两（去皮），甘草一两（炙），杏仁七十个（去皮尖）。

【功能主治】发汗解表，宣肺平喘。主治外感风寒表实证。症见恶寒发热，头身疼痛，无汗而喘，舌苔薄白，脉浮紧。

【方义分析】本方主治证为外感风寒，肺气失宣所致。风寒之邪外袭肌表，营卫首当其冲。寒邪收引凝滞，伤于卫，使卫阳被遏，肌表不能得到正常的温煦，故恶寒；卫气向外抗邪，正邪相争，则发热；正邪相争于头部，经气不利，则头疼；寒邪术表，腠理闭塞，卫气"司开合"功能失调，汗液不能外泄则无汗；伤于营，致营阴郁滞不畅，经脉不通，故身痛。肺主气属卫，外合皮毛，寒邪外束于表，影响肺气的宣肃下行，则上逆为喘；舌苔薄白，脉浮紧皆是风寒袭表的反映。根据"其在皮者，汗而发之"治则，表证当解表，表寒证当辛温解表，证型属实而无汗，就当发汗以解表；此证因表寒影响肺气正常宣降和心血正常运行，又宜宣降肺气，恢复肺系功能，活血调营，恢复营血输运，治宜辛温发汗，泄卫调营。

方中麻黄有宣降肺气、发汗、利水三大功效。通过此药宣发肺气，祛散寒邪，使毛窍开通，阳气得以达表，汗液得以外泄，则恶寒、发热、头痛、身疼诸证愈矣！通过降气作用，使三焦气机升降出入正常，卫气运行有序，则上逆之气顺降而喘可平矣！通过宣肺行水作用，使三焦水道通调，水液既可从汗孔外出，也可自上下行，津液运行无阻，则鼻塞流涕，喘逆身痛等证可愈矣！此药能够消除致病原因，恢复肺脏功能，宣通气与津液，面面兼顾，故本方用以为君药。由于本方证属卫郁营滞，单用麻黄发汗，只能解卫气之闭郁，所以又用透营达卫的桂枝为臣药，解肌发表，温通经脉，既助麻黄解表，使发汗之力倍增；又畅行营阴，使疼痛之症得解。二药相须为用，是辛温发汗的常用组合，可使营卫得以宣通，气血畅行无阻。佐以杏仁辛开苦降，协助麻黄宣肺卫之郁以逐邪，降肺气之逆以平喘。杏仁降利肺气，与麻黄相伍，一宣一降，以恢复肺气之宣降，加强宣肺平喘之功，是为宣降肺气的常用组合，为佐药。炙甘草既能调和麻、杏之宣降，又能缓和麻、桂相合之峻烈，使汗出不致过猛而耗伤正气，是使药而兼佐药之用。四药配伍，表寒得散，营卫得通，肺气得宣，则诸症可愈。

配伍特点：一为麻黄、桂枝相须为用，发卫气之闭以开腠理，透营分之郁以畅营阴，则发汗解表之功益彰；二为麻、杏相使，宣降相因，则宣肺平喘之效甚著。

【用法用量】

1.古代用法用量 上四味，以水九升，先煮麻黄，减二升，去上沫，内诸药，煮取二升半，去滓，温服八合，覆取微似汗，不须啜粥，余如桂枝法将息。

2.现代用法用量 以上四味，加水1800ml，先煎煮麻黄，当煎至1400ml去沫，加入其他药味，煎煮至500ml，让患者微微发汗，不用服用药粥，其他与桂枝汤一致。

【药学研究】

1.资源评估 方中麻黄、桂枝、苦杏仁、甘草目前均以人工栽培为主。

草麻黄成片丛生于华北及吉林省、辽宁省、河南省西北部、陕西省、新疆维吾尔自治区等地的山坡、平原荒地、河床、干草原、河滩附近及固定沙丘；木贼麻黄分布于华北及陕西省西部、甘肃省、新疆维吾尔自治区等干旱、多砂石头的山地；中麻黄分布于华北、西北及辽宁省、山东省等海拔数百米至2000米的旱荒地、沙漠、戈壁或草地上。

桂枝现今主产于广西、广东、云南、福建、四川、浙江等地，此外越南、斯里兰卡、柬埔寨、印度等国家也有栽培。

苦杏仁主要产地为新疆地区，其次是河北和山东省。

甘草生于干旱沙地、河岸砂质地、山坡草地及盐渍化土壤中，生长周期3~5年，分布于东北、华北、西北各省区，道地产区与主产区基本一致，在新疆、甘肃、内蒙古、宁夏、山西等地。

2.制剂研究

2.1 制备方法 原文载："上四味，以水九升，先煮麻黄，减二升，去上沫，内诸药，煮取二升半，去滓，温服八合，覆取微似汗，不须啜粥，余如桂枝法将息"。东汉时期一升约合200ml，因此制备方法为取本方中麻黄，加水1800ml，煎煮至1400ml，再放入其余药物一起煎煮至500ml。

现代制剂在实际煎煮中，结合现代临床煎药机构煎煮规范，制备方法如下：将麻黄汤饮片粉碎过50目筛，加入12倍水量，浸泡5分钟，煎煮9分钟，反复煎煮3次。

2.2 制备工艺 麻黄汤原方是汤剂，现代制剂一般是制成配方颗粒或者胶囊。有报道将麻黄汤制成缓释胶囊的研究：①指标性成分体内外分析方法的建立，采用GC-MS法建立盐酸麻黄碱、盐酸伪麻黄碱、盐酸甲基麻黄碱、盐酸去甲基麻黄碱、盐酸去甲基伪麻黄碱、苦杏仁苷、桂皮醛、肉桂酸、甘草酸铵等指标性成分的含量测定及在家犬体内的成分确定。②指标性成分提取精制工艺的研究，采用0.5%盐酸水溶液提取麻黄总生物碱，乙醚和95%乙醇提取苦杏仁苷，水蒸气蒸馏法提取桂皮醛。③采用均匀设计法对指标成分组方配比进行研究，通过小鼠的初步毒性实验确定各药成分的使用剂量，然后采用豚鼠的镇咳、平喘实验进行了药效学评价。④缓释胶囊的制剂处方研究，根据每个指标成分不同的理化性质，应用固体分散体技术及结合正交设计试验，以成分体外释放度为评价指标，确定每个指标成分缓释固体分散体的制备工艺和包合物制备工艺。通过射线衍射法、差示扫描量热法和红外光谱法确定了固体分散体的形成。⑤麻黄汤缓释胶囊的家犬体内药动学研究，选择体内发挥药效的成分为目标成分，对相应的有效部位中的活性成分进行家犬体内释药行为的考察可知，各活性成分均具有缓释特性，且体内外相关性良好，固体分散体的制备不仅仅调控释放，而且提高了各活性成分的生物利用度，由此可认为，自制麻杏咳喘平缓释胶囊制剂工艺设计合理，符合中国药典规定的缓释制剂要求[1]。

3.质量控制 该方主要含有生物碱挥发油等物质，其中麻黄碱、伪麻黄碱、去甲基麻黄碱、桂皮酸、杏仁苷、甘草酸、甘草苷等可作为质量控制的指标。有文献报道将麻黄汤按照传统方法提得水煎液，然后冷冻干燥后，采用HPLC建立了麻黄汤的特征图谱并测定了麻黄汤中各成分的含量[2]。

【药理研究】

1.药效作用 根据麻黄汤的功能主治进行了药效学研究，主要有解热镇痛、止咳平喘、抗炎、抗肾纤维化等作用。

1.1 与功能主治相关的药理作用

1.1.1 解热 大鼠背部皮下注射20%干酵母混悬溶液建立发热模型，麻黄汤4.2g/kg灌胃后经尿液代谢组学检测出如丝氨酸、1-甲基腺苷、巴豆酰甘氨酸、黄嘌呤酸、6-羟基褪黑素、核黄素、5-甲氧基色氨酸、脱硫生物素等，这些代谢产物与生物素代谢、核黄素代谢、类固醇激素合成和色氨酸代谢途径紊乱有关，这有助于阐明麻黄汤的解热作用机制[3]。麻黄汤有效组分麻黄总生物碱240、480、720mg/kg，桂枝挥发油100、200、300μl/kg，苦杏仁苷100、200、300mg/kg，甘草总黄酮+甘草总皂苷（100+140）、（200+280）、（300+480）mg/kg正交配伍后可抑制发热大鼠IL-6、IL-1β、TNF-α等致热因子的释放，说明麻黄汤有效组分可能是通过降低内源性致热源，影响下丘脑发热介质合成，达到解热效果[4]。麻黄汤给药剂量为生药9g/kg（麻黄单药的剂量），给药后5~15分钟之间小鼠肛温上升，20分钟时小鼠肛温开始下降[5]。

1.1.2 发汗 麻黄汤以生药24g/kg（麻黄单药的剂量）可使小鼠出现腋窝皮肤汗腺导管扩张，腺体扩张，腺上皮胞浆丰富，分泌旺盛，出现核下空泡，个别腺体可见分泌[6]。

1.1.3 平喘 麻黄汤给药剂量为生药2.5g/kg，连续给药7天，可抑制小鼠肺组织中FLAP、IL-4基因表达水平、支气管肺泡灌洗液中LTC4水平，证明麻黄汤具有明显抗过敏哮喘的作用[7]。麻黄汤给药剂量为生药10、5、2.5g/kg，持续给药14天可降低哮喘大鼠气道反应性，减少气道杯状细胞分泌，改善气道上皮下胶原沉积情况；并可降低血清中VEGF、TGF-β1、ET-1、OPN、bFGF的分泌，抑制大鼠因OVA致敏激发而上调的p38MAPK、NF-κB p65、VEGF mRNA表达量[8]。

麻黄汤给药剂量为10ml/kg、5ml/kg时可有效缓解卵清蛋白诱发过敏性哮喘模型大鼠的气道炎症，降低大鼠血清TXB2、MMP-9、TIMP-1、IL-2、IL-4、IL-5和TNF-α水平，降低使哮喘大鼠肺组织IL-21、IL-21R、STAT3和p-STAT3蛋白表达水平[9]。

1.2 其他药理作用

1.2.1 抗肾纤维化 麻黄汤水煎液连续给药9周可显著改善5/6肾切除大鼠的肾脏结构和功能、纤维化程度，延缓5/6肾切除大鼠肾损伤进展，并呈时间剂量依赖，其机制可能是麻黄汤抑制TGF-β1/Smads信号通路中TGF-β1和Smad3的磷酸化，提高Smad7的表达，从而抗肾纤维化[10]。

1.2.2 抗炎 麻黄汤给药可显著提高病毒性心肌炎小鼠的生存时间，改善其胸腺指数、心脏指数、肺脏指数、脾脏指数，改善肺淤血水肿程度，减轻心肌坏死程度[11]。麻黄汤在造模前1小时灌胃给药，连续14天，可降低大鼠喷嚏、抓鼻、流涕等行为学评分，减轻鼻黏膜组织病理改变，降低外周血IgE、IL-4水平，增加AQP5和p-CREB（ser133）蛋白相对表达量。表明麻黄汤对变应性鼻炎具有一定的治疗作用，作用机制可能与调节AQP5表达及cAMP/PKA-CREB信号通路有关[12]。麻黄汤可显著降低香烟烟雾导致的小鼠支气管肺泡灌洗液中中性粒细胞及其他炎症细胞的数量升高，使肺组织炎症细胞募集减少。在体外实验中，麻黄汤可抑制香烟焦油诱导的促炎细胞因子的表达，降低香烟焦油刺激的H292细胞的Erk磷酸化和MMP-9表达[13]。

1.2.3 抗肝损伤 麻黄汤可减轻脂多糖和d-半乳糖胺（LPS/D-GalN）诱导的急性肝衰竭小鼠血清丙氨酸和天冬氨酸氨基转移酶活性升高及肝脏病理损伤。其可能是由于调节三羧酸循环、视黄醇代谢、色氨酸代谢、精氨酸和脯氨酸代谢、烟酸和烟酰胺代谢、苯丙氨酸代谢、酪氨酸和色氨酸的合成，以及半胱氨酸和蛋氨酸的代谢[14]。

1.2.4 调节激素水平 麻黄汤可通过改善多囊卵巢综合征大鼠卵巢激素及激素生成酶的异常调节来改善多囊卵巢综合征症状[15]。

2.体内过程 研究显示，麻黄汤以80.70mg/kg服用后，采用GC-MS法检测麻黄汤中麻黄碱在人体中的药曲线面积[(h·ng)/ml]、表观清除率（mg/h）、峰浓度（ng/ml）、末端消除半衰期（t/h）分别为26.19、39.53、3.081、4.23，单独以麻黄115.32mg/kg服用后，麻黄碱在人体中的药曲线面积[(h·ng)/ml]、表观清除率（mg/h）、峰浓度（ng/L）、末端消除半衰期（t/h）分别为20.25、57.68、1.960、5.39，当麻黄-桂枝配伍后，峰浓度和药时曲线面积分别为2.654、23.07，说明桂枝可以促进人体对麻黄碱的吸收利用程度。麻黄-杏仁配伍后麻黄碱的药曲线面积[(h·ng)/ml]、表观清除率（mg/h）、峰浓度（ng/ml）、末端消除半衰期（t/h）分别为16.00、63.94、2.214、3.43，说明杏仁延缓麻黄碱的吸收，促进人体对麻黄碱的吸收利用程度，且减少麻黄碱的体内蓄积，提示其协助君药加强治疗作用[16]。此外，有研究采用UPLC-MS/MS检测麻黄-杏仁药对体内药动学参数，结果显示，与各单味用药（麻黄或杏仁）相比，麻黄与杏仁配伍后，对各成分血药浓度-时间曲线均产生了一定影响，麻黄与杏仁配伍可加快去甲基麻黄碱、去甲基伪麻黄碱、麻黄碱、伪麻黄碱及甲基麻黄碱的达峰时间，单用麻黄时达峰时间分别为0.88、0.88、0.79、0.79、0.67h，与杏仁配伍后其达峰时间分别为0.38、0.42、0.46、0.46、0.50h，麻黄与杏仁配伍可使去甲基麻黄碱的药峰浓度（ng/ml）由76.7降为50.2；麻黄配杏仁后，其去甲基麻黄碱、去甲基伪麻黄碱、麻黄碱、伪麻黄碱及甲基麻黄碱的药时曲线面积[(h·ng)/ml]值也由原本的328.2、418.1、2767.4、855.4、104.6降为138.9、193.7、1394.4、410.0、58.8；说明麻黄配伍杏仁可整体加快麻黄生物碱的口服吸收和消除，降低可能的不良反应风险，提升整体用药安全性[17]。在Caco-2细胞中，麻黄汤的桂枝、苦杏仁和甘草可降低麻黄生物碱的吸收，可能制约麻黄的强烈发汗功能、减轻毒性[18]。

【临床应用】

1.临床常用

1.1 临床主治病证 麻黄汤常用于治疗外感风寒表实证，临床表现主要有恶寒发热，头身疼痛，无汗而喘，口中和，舌苔薄白，脉浮紧为辨证要点。

1.1.1 外感风寒 若肢体疼痛较重，桂枝可加至10g，以增温经散寒之力；若咳喘明显，杏仁可加至10g，以增止咳平喘之力。临床常随症配伍，鼻塞较重者，加辛夷、苍耳子、川芎、白芷、细辛，以通达鼻窍；头痛明显者，加葛根、羌活，以疏达太阳经气；若肢体酸楚者，加川芎、独活以行血祛湿活络；疼痛剧烈者，加芍药、附子以散寒止痛；内兼寒饮咳喘者，加干姜、细辛、半夏以温肺化饮；夹有湿邪者，加藿香、佩兰、苍术、茯苓以祛湿；兼有水肿者，加防己、薏苡仁、牛膝、车前子以利水。

1.1.2 风寒夹湿 其人素体多湿，又外感风寒，表寒及身疼较重，可用麻黄加术汤，麻、桂与白术相配，以发汗解表、散寒祛湿。方中麻黄得白术虽发汗而不致太过，白术得麻黄则能尽去表里之湿，相辅相制，深得配伍之妙。

1.2 名家名师名医应用

1.2.1 郁证 国医大师许润三运用麻黄汤加味治疗抑郁症，许教授从"肺"治"郁"，源自对《素问·至真要大论》"病机十九条"中"诸气膹郁，皆属于肺"的思悟。治当宣肺解郁，选用麻黄汤开宣肺气，佐以郁金、石菖蒲解郁[19]。

1.2.2 痹证 国医大师张志远采用麻黄汤加味治疗痹证，痹症之寒凝致痛，治宜温里寒散表寒。麻黄汤散表寒，加附子散里寒，内外兼顾，获得良效。民国时期医家孙文彬曾言风寒感冒给予麻黄汤（麻黄、桂枝、杏仁、甘草）加少量附子，温化寒邪，振兴阳气，促使麻、桂解表，发汗而不伤正，防止腠理大开导致亡阳，一药三用[20]。

1.2.3 水肿 国医大师张志远运用麻黄汤加减治疗风水水肿，症见颜面水肿，眼睑凸出如半个鸡卵，纳眠尚可，惟小便较少，利尿药治疗不见好转，张老予以麻黄汤加附子、赤小豆获得良效[20]。

名老中医李可用麻黄汤治疗一例颅内血肿、水肿的案例。诊见寒战、咳逆无汗，查颅内血肿、水肿，双眼底出血、水肿。眼科名家陈达夫云：凡目疾，无外证而暴盲，为寒邪直中少阴，玄府（毛孔）闭塞所致，当用麻黄附子细辛汤温肾散寒。李可见此妇禀赋素壮，症见寒战无汗，纯属表实，与少阴无涉，遂径予麻黄汤剂令服。次日诊之，夜得畅汗，小便特多，8小时约达3000ml，头胀痛得罢，目珠胀痛亦止，目赤亦退，血压竟然复常，已可看到模糊人影。

2. 临床新用 麻黄汤在临床上主要用于呼吸系统疾病，对肺炎、支气管炎、支气管哮喘、变应性鼻炎等疗效显著，同时亦可用于治疗小儿遗尿、慢性肾衰竭、慢性荨麻疹、类风湿关节炎等。

2.1 呼吸系统疾病

2.1.1 肺炎 将94例重症肺炎患者分为研究组和对照组，其中对照组46例，接受地塞米松治疗；研究组48例，接受麻黄汤类方联合地塞米松治疗。两组均接受吸氧，平喘，止咳，抗感染等对症治疗；地塞米松均为口服治疗，每日2~4次，每次0.75mg；研究组接受麻黄汤类方联合地塞米松治疗，地塞米松用法用量同对照组，麻黄汤类方组成：清半夏15g，细辛、五味子、生石膏、生麻黄各10g，杏仁9g，干姜、桂枝各8g，生甘草2g，日1剂。两组均连续治疗7天。结果显示，研究组总有效率为95.83%；对照组为80.43%[21]。

2.1.2 急性支气管炎 将急性喘息型支气管炎患者88例，按照随机数字表法分为对照组和研究组，每组44例，对照组给予常规西医治疗：吸入沙美特罗气雾剂、多索茶碱针、甲强龙针、大环内酯类、阿奇霉素针以及止咳祛痰等对症治疗，同时给予利巴韦林注射液静脉滴入以抗病毒，每日1次，连续治疗7天；研究组在对照组治疗的基础上予以麻黄汤加减，药物组成：苦杏仁12g，陈皮12g，前胡12g，姜半夏10g，紫苏子10g，甘草片10g，桂枝10g，蜜麻黄4g；若患者痰白且清稀带泡沫，则加生姜3片，细辛3g。每日1剂，水煎服，连续治疗7天。治疗后，对照组的总有效率为75.00%（33/44），研究组的总有效率为95.45%（42/44），研究组疗效优于对照组[22]。

2.2 免疫系统疾病

2.2.1 变应性鼻炎 将80例变应性鼻炎的病人分为对照组和研究组。对照组应用氯雷他定片（开瑞坦）每日口服1次10mg。研究组应用麻黄汤加减方剂治疗：麻黄10g，葛根20g，桂枝10g，甘草6g，苦杏仁10g。若鼻塞症状严重可加白芷9g，苍耳子9g以通鼻窍；若恶风恶寒症状严重可加荆芥9g，防风20g以解表祛风。早晚各半温服，每日1剂。结果显示，对照组总有效率为70%，研究组总有效率为90%[23]。

2.2.2 慢性荨麻疹 慢性荨麻疹患者140例，依据随机分配原则分为对照组和研究组，每组70例，对照组患者给予5mg盐酸左西替利嗪片口服治疗，研究组患者在此基础上给予桂枝麻黄汤治疗，处方如下：生姜、炙甘草、麻黄、白芍各6g，桂枝、苦杏仁各10g，大枣4枚，如遇腹痛剧烈的患者，白芍、甘草可分别增至30g和15g。治疗后，对照组的总有效率为81.43%，研究组为94.29%[24]。

2.2.3 类风湿关节炎 类风湿关节炎患者320例，随机分为两组：研究组182例，其中男61例，女121例；对照组138例。研究组以麻黄汤加味为主方，药物组成如下：麻黄10g，桂枝25g，赤芍30g，甘草10g，薏苡仁20g，雷公藤15g，辨证加减。对照组：给予雷公藤片，每次2片，每日3次，15天为1个疗程。结果显示，对照组的总有效率为67.4%，研究组的总有效率为90.7%[25]。

2.3 泌尿生殖系统疾病

2.3.1 慢性肾衰竭 将221例慢性肾衰竭患者

随机分为2组。研究组132例，对照组89例。对照组给予常规应用中西药物及对症治疗，研究组给予麻黄汤加味为主方汽浴治疗。药物组成：麻黄15g，桂枝15g，红花20g，当归20g，黄芪30g，大黄8g。风水泛滥型麻黄、桂枝用量加至30g；湿毒浸淫型大黄加至15g；水湿浸渍型车前子加至30g；湿热壅盛型加猪苓30g；脾肾阳虚型加附子10g、细辛10g；气血阴液俱虚、瘀血阻络型黄芪、红花、当归均加至30g。每日1剂，将药物纳入汽浴机的专用高压锅内，加水3000ml，蒸煮约30分钟后，令患者躺入汽浴机内，盖好舱门，头面部外露，舱内温度设在38~40℃，蒸汽熏蒸30分钟，使患者适量发汗。2组均以4周为1个疗程，2个疗程后统计疗效。结果显示，2组治疗后Cr、BUN、尿蛋白均下降，且研究组下降优于对照组，对照组总有效率为69.7%[26]。

2.3.2 小儿遗尿 将68例遗尿症患儿分为对照组与研究组，各34例。所有患儿给予饮食作息调整、功能训练、心理疏导、警铃法等常规治疗。对照组在常规治疗基础上给予盐酸甲氯芬酯胶囊口服治疗，每次0.1g，2次/天。2周为1个疗程，治疗2个疗程。研究组在常规治疗基础上给予麻黄汤治疗，组方：麻黄9g、桂枝6g、杏仁6g、甘草3g；下元虚寒证加桑螵蛸、益智仁各6g；脾肾两虚证加山茱萸、太子参各6g；肺脾气虚证加党参、黄芪各6g；心肾不交证加石菖蒲、远志各6g。加水煎服，1剂/天，每剂150ml，持续用药1个月。结果显示，治疗后，两组的遗尿次数、睡眠觉醒障碍评分及中医证候积分均降低，且研究组低于对照组。对照组的总有效率为64.71%，研究组的总有效率为85.29%[27]。

【使用注意】阴虚，血虚，津液不足，有咽干口燥，口渴思冷等内热症者，及淋家、疮家、衄家、亡血家、汗家均不可服。

【按语】

1.《伤寒论》中麻黄汤类方的加减运用 麻黄汤是医圣张仲景治疗风寒太阳表实证的基础方，药味简单，但配伍严谨，且安全性高，对后世影响深远。麻黄汤可发汗解表，宣肺平喘，现代广泛应用于治疗感冒、流行性感冒、鼻炎、支气管炎、支气管哮喘、急性肾炎、荨麻疹、小儿发热、小儿银屑病、产后发热等病症。伤寒论中有许多方均由麻黄汤化裁而来，称为麻黄汤类方。如麻黄杏仁甘草石膏汤、大青龙汤、小青龙汤、麻黄附子甘草汤、麻黄附子细辛汤、桂枝麻黄各半汤、桂枝二麻黄一汤等，其治疗侧重点各不相同。

1.1 麻黄杏仁甘草石膏汤 原文载："发汗后，不可更行桂枝汤……可与麻黄杏仁甘草石膏汤；下后，不可更行桂枝汤……可与麻黄杏仁甘草石膏汤"。麻黄杏仁甘草石膏汤辛凉宣肺、清热平喘，用于表邪未解、肺热咳喘诸证，其发汗力度较弱，适用于无大热者。现代应用中，本方合小陷胸汤加减治疗急慢性支气管炎；合金银花、七叶一枝花治疗流行性哮喘型肺炎；合地龙治疗副鼻窦炎；加减治疗痔疮等均取得良好效果。麻疹已透或未透而出现身热烦渴、咳嗽气粗而喘，属肺热炽盛者，也可加味。石膏用量应大于麻黄。

1.2 大青龙汤 原文载："太阳中风，脉浮紧……大青龙汤主之；若脉微弱，汗出恶风者……大青龙汤主之"。本方发汗解表，清热除烦。主治太阳伤寒兼肺胃热证，症见发热、恶风寒，不汗出而烦躁，身疼痛，脉浮紧。现代临床应用中，本方合厚朴、半夏、生姜等治疗慢性哮喘性气管炎急性发作；合附子治疗流行性脑脊髓膜炎；合党参治疗汗腺闭塞症。

1.3 小青龙汤 原文载："伤寒表不解，心下有水气……小青龙汤主之"。本方解表散寒，温肺化饮，主治外寒内饮证。现代临床运用中，本方合陈皮、茯苓、白术、桔梗、杏仁等治疗支气管炎；合拿劳子治疗结核性渗出性胸膜炎；合柴胡治疗过敏性鼻炎；合五皮饮治疗急性肾炎等。

1.4 麻黄附子甘草汤 原文载："少阴病，得之二三日……故微发汗也"。本方温补阳气，解表散邪，主治太阳伤寒兼阳气不足证及心肾阳虚水气证。现代临床运用中，本方加玉屏风散治疗气虚感冒；加桔梗、薏苡仁、芦根治疗间质性肺炎；加党参、桂枝、当归、川芎治疗冠心病。

1.5 麻黄附子细辛汤　原文载：少阴病，始得之，反发热，脉沉者，麻黄细辛附子汤主之。本方温壮阳气，解表散寒，主治太阳伤寒兼少阴阳虚证。症见发热恶寒，头痛无汗，手足逆冷，舌淡苔白，脉沉。现代临床运用中，本方加川芎、桂枝、丹参等治疗心律失常；加党参、桂枝、炙甘草治疗高血压；合四物汤治疗血管舒缩性头痛。

1.6 桂枝麻黄各半汤　原文载："太阳病，得之八九日……宜桂枝麻黄各半汤"。本方麻黄用量减少，可辛温解表，主治太阳伤寒轻证。现代临床运用中，本方加白芷、白蒺藜等治疗荨麻疹；加葛根治疗面部及胸部风疹不退或退而复发者；加柴胡、龙胆草治疗额角耳后风疹反复出现者；脉细数、舌红者，加生地黄、玄参、麦冬；疹色鲜红者、痒甚心烦者加栀子、牡丹皮；疹色淡、畏风者，加黄芪、当归等。

1.7 桂枝二麻黄一汤　原文载：服桂枝汤，大汗出，脉洪大者，与桂枝汤，如前法。若形似疟，一日再发者，汗出必解，宜桂枝二麻黄一汤。本方为辛温轻剂，微发其汗。主治太阳中风轻证。现代临床运用中，本方治疗轻型普通感冒、流行性感冒、荨麻疹、风疹、皮肤干燥综合征、支气管炎等属上述病机者。

2.《伤寒论》"汗"法的使用注意　麻黄汤为辛温解表峻剂，《伤寒论》指出"淋家""疮家""亡血家"，以及伤寒表虚自汗，阳虚而见"身重心悸"，血虚而脉见"尺中迟"等，虽有表寒证，亦皆禁用本方。《伤寒论》关于汗症中不当汗法也做出了阐述，主要包括以下两个方面。

2.1 损伤阴津　《伤寒论》载"误汗可致阴精损伤"。《素问·评热病论篇》曰："汗者，精气也。"《灵枢·决气》篇云："腠理发泄，汗出溱溱，是谓津。"阴精损伤不能濡养脏腑筋脉，易

变生他病。《伤寒论》第七十一条："太阳病，发汗后……五苓散主之。"太阳病用汗法，本属正治，汗法得当，则邪去而正安，但若汗出太过，则损伤津液，可出现了两种情况，一为汗出太多，损伤津液，出现了"胃中干"，烦躁眠差，若少少与饮水，补充津液，胃气和则愈；二为汗后伤及津液以致气伤，致使膀胱运化不利，应以五苓散等通利小便。

2.2 耗伤阳气　阳气对汗出至关重要，为汗出之动力，但误汗后不仅耗伤卫阳，也耗伤心阳和肾阳。《伤寒论》第三十八条："太阳中风……大青龙汤主之。若脉微弱，汗出恶风者，不可服之。服之则厥逆，筋惕肉瞤，此为逆也。"本条中大青龙汤是由麻黄汤化裁而来，麻黄汤基础上倍用麻黄，发汗之力更猛，适用于发热恶寒，身疼痛，身浮紧之实寒证，使用时应避免发汗太过，因此仲景也提出"汗出多者温粉扑之"以及时止汗防止阳气外泄，并且特别强调"一服汗者，停后服，若复服，汗多亡阳"。但若发汗太过，必致大汗亡阳损阴，出现手足逆冷，筋肉跳动等变证。

《伤寒论》第八十二条："太阳病发汗……真武汤主之。"太阳病发汗后仍不解，发热，可能因发汗太过或误发虚人之汗，损伤人体阳气，从而出现阳虚水犯之心悸，头眩，身瞤动等证。

柯琴也指出："此乃纯阳之剂，过于发散，如单刀直入之将，投之恰当，一战成功。不当则不戢而召祸。故用之发表，可一而不可再。如汗后不解，便当桂枝汤代之；若汗出不透，邪气流连于皮毛骨肉之间，又可麻桂各半于桂枝二麻黄一之妙用"。此外，根据笔者临床体会，老年及体弱者，麻黄用量不宜过大，或可替换成药性较缓之麻绒，以防发汗太过，伤津耗气，甚至出现喘脱危症。

综上，笔者认为，麻黄汤在临床运用时，应重视"抓主症，识病机"的思维，根据"三因制宜"原则，视具体情况灵活运用。但麻黄汤发汗功力强，使用得当则效果非常迅速，因此在使用

的时候应注意中病即止，切忌过服，否则汗出过多必伤人之正气。

参考文献

［1］姚琳.麻杏咳喘平缓释胶囊的研究［D］.广州：南方医科大学，2008.

［2］张国瑗.经典名方麻黄汤物质基准研究［D］.北京：中国中医科学院，2019.

［3］付新，刘阳，栾诒晗，等.基于代谢组学技术的麻黄汤对发热模型大鼠解热作用的初步研究［J］.中医药学报，2021，49（2）：4-11.

［4］陈光玮，田彦芳，万海同，等.麻黄汤有效组分对发热大鼠的解热作用及与药动学相关性研究［J］.中国中药杂志，2020，45（3）：655-663.

［5］刘国清，贺丰，莫志贤，等.麻黄汤对正常小鼠肛温的影响［J］.时珍国医国药，2005，16（12）：7-8.

［6］刘国清，莫志贤，余林中，等.麻黄汤的发汗作用与肾上腺素能受体的关系［J］.陕西中医，2006，27（3）：363-365.

［7］刘永刚，罗佳波.麻黄汤及拆方对哮喘小鼠5-脂质氧合酶激活蛋白、白介素4基因的表达和白三烯C_4的影响［J］.中国中药杂志，2007（3）：246-249.

［8］万浩宇，张璐，万海同，等.基于p38MAPK/NF-κB信号通路的麻黄汤抗哮喘作用机制研究［J］.中国药理学通报，2021，37（3）：423-429.

［9］He Y，Lou X，Jin Z，et al. Mahuang decoction mitigates airway inflammation and regulates IL-21/STAT3signaling pathway in rat asthma model［J］. Journal of Ethnopharmacology，2018，224：373-80.

［10］赵莎.麻黄汤调节TGF-1/smads信号通路延缓慢性肾脏疾病的进程［D］.泸州：西南医科大学，2018.

［11］朱世杰，贾立群，李佩文，等.麻黄汤防治小鼠病毒性心肌炎的给药时间研究［J］.北京中医药大学学报，2008，31（11）：770-774，793.

［12］范文娜，张卫华，刘舟，等.麻黄汤对变应性鼻炎大鼠炎症、AQP5及cAMP/PKA-CREB信号通路的影响［J］.中医学报，2017，32（9）：1603-1608.

［13］Ko JW，Seo CS，Shin NR，et al. Modificated Mahuang-Tang，a traditional herbal medicine suppresses inflammatory responses induced by cigarette smoke in human airway epithelial cell and mice［J］.Phytomedicine，2019，59：152777.

［14］Liao W，Jin Q，Liu J，et al. Mahuang decoction antagonizes acute liver failure via modulating tricarboxylic acid cycle and amino acids metabolism［J］. Frontiers in Pharmacology，2021，12：599180.

［15］Yang H，Lee YH，Lee SR，et al. Traditional medicine（Mahuang-Tang）improves ovarian dysfunction and the regulation of steroidogenic genes in letrozole-induced PCOS rats［J］.Journal of Ethnopharmacology，2020，248：112300.

［16］贺丰，罗佳波.麻黄汤中臣、佐、使药对君药中麻黄碱的人体内过程的影响［J］.中草药，2005，36（9）：37-40.

［17］宋帅.基于效/毒成分体内过程的麻黄—附子和麻黄—杏仁药对配伍机制研究［D］.广州：南方医科大学，2016

［18］Zheng M，Zhou H，Wan H，et al. Effects of herbal drugs in Mahuang decoction and their main components on intestinal transport characteristics of Ephedra alkaloids evaluated by a Caco-2cell monolayer model［J］. Journal of Ethnopharmacology，2015，164：22-29.

［19］刘宝琴.国医大师许润三妙用麻黄汤治疗杂病经验［J］.中华中医药杂志，2021，36（3）：1414-1416.

［20］王淞，潘琳琳，朱俊楠，等.国医大师张志远运用麻黄汤加减的经验［J］.中华中医药杂志，2020，35（4）：1801-1803.

［21］李晓林，杨业龙.麻黄汤类方辅助西药治疗重症肺炎的临床效果［J］.河南医学研究，2021，30（2）：332-334.

［22］周莉娜.麻黄汤加减治疗急性喘息型支

气管炎的临床观察［J］.中国民间疗法，2018，26（4）：24-25.

［23］杨瑞权，杨宇航.麻黄汤加减治疗变应性鼻炎的体会与西药治疗的对照研究［J］.内蒙古中医药，2017，36（19）：34-35.

［24］谭全邦，谭忠乐.桂枝麻黄汤治疗慢性荨麻疹患者的疗效及生活质量的影响［J］.中华保健医学杂志，2016，18（6）：496-497.

［25］戴松铭.麻黄汤辨证加减治疗类风湿关

节炎182例［J］.中国民间疗法，2006，14（4）：35-36.

［26］付利梅，段丽娟.麻黄汤加减汽浴治疗慢性肾衰竭132例临床观察［J］.河北中医，2013，35（4）：538-539.

［27］王冬梅.麻黄汤治疗小儿遗尿症的临床效果［J］.临床医学研究与实践，2020，5（13）：140-141.

吴茱萸汤

汉《伤寒论》

Wuzhuyu Tang

【概述】吴茱萸汤最早见于东汉张仲景《伤寒论》，原文载："吴茱萸一升（洗），人参三两，生姜六两（切），大枣十二枚（擘）；上四味，以水七升，煮取二升，去滓，温服七合，日三服。"其功效为"温中补虚，降逆止呕"，用于肝胃虚寒，浊阴上逆证。方中吴茱萸味辛苦而性热，既能温胃暖肝以祛寒，又善和胃降逆以止呕。吴茱萸与生姜相配，温降之力甚强；吴茱萸与人参、大枣相配，补益于温降之中，共奏温中补虚、降逆止呕之功。现代药理研究表明，吴茱萸汤主要有止呕、镇痛、抗溃疡、抗病毒、降压、抗抑郁、保肝等作用。吴茱萸汤在临床上广泛用于治疗神经精神疾病、消化系统疾病、内分泌与代谢性疾病、眼科疾病等，尤其对神经性呕吐、神经性头痛、偏头痛、梅尼埃病、急慢性胃炎、胃食管反流、结肠炎、高血压病、眼疾等属胃中虚寒、浊阴上逆者疗效确切。

【历史沿革】

1.原方论述 汉代张仲景《伤寒论》记载：①食谷欲呕，属阳明也，吴茱萸汤主之。②少阴病，吐利，手足厥冷，烦躁欲死者，吴茱萸汤主之。③干呕，吐涎沫，头痛者，吴茱萸汤主之。该方组成：吴茱萸一升（洗），人参三

两，生姜六两（切），大枣十二枚（擘）。上四味，以水七升，煮取二升，去滓，温服七合，日三服。

2.后世发挥 吴茱萸汤用于肝胃虚寒、浊阴上逆诸证，自金代以来，后世医家从吴茱萸汤的药物配伍、主治病证、用法禁忌等方面进行了充分挖掘、整理、传承与发挥，现介绍如下。

2.1 吴茱萸汤用法禁忌 金代成无己《注解伤寒论》论述了阳明中寒的辨证要点，他指出，吴茱萸汤之吴茱萸、生姜之辛以温胃，人参、大枣之甘以缓脾。胃不受纳水谷时，以吴茱萸汤以温胃气，而得吴茱萸汤反加剧者，是上焦不纳，故不能以吴茱萸汤。

2.2 吴茱萸汤证的辨证论治 明代医家吴崑《医方考》对吴茱萸汤证做了进一步阐述，原文曰："阳明，胃也，为仓廪之官，主纳水谷。有寒，故令食谷欲呕，吴茱萸温之宜矣。若得汤反剧，便非胃中寒，乃是上焦火，宜用凉剂，而吴茱萸非宜矣。少阴犯真寒者，足少阴肾脏中寒，与传来阳证不同也。肾间阴寒盛，则上格乎阳而为吐，《经》曰：肾主二便，故肾寒则大便不禁而为利、手足得阳而温，受气于内者也，内有阴寒，故令手足厥逆而冷。烦躁者，阴盛格阳，阳

气内争，故令阳烦而阴躁，斯其为证亦危矣，故欲死。厥阴者，肝也，寒气内格，故干呕吐沫。厥阴与督脉会于巅，故头痛。吴茱萸辛热而味厚。《经》曰：味为阴，味厚为阴中之阴，故走下焦而温少阴、厥阴；佐以生姜，散其寒也；佐以人参、大枣，补中虚也。"明代方有执《伤寒论条辨》载："食谷欲呕，胃寒也，故曰属阳明。言与恶寒呕逆不同也。吴茱萸辛温，散寒下气，人参甘温，固气安中，大枣益胃，生姜止呕。四物者，所以为阳明安谷之主治也。上焦以膈言，亦戒下之意。"清代柯琴《伤寒来苏集·伤寒附翼》："少阴吐利，手足厥冷，烦躁欲死者，此方主之。按少阴病吐利，烦躁四逆者死，此何复出治方。要知欲死是不死之机，四逆是兼胫臂言，手足只指指掌言，稍甚微其之别矣。……少阴之生气注于肝，阴盛水寒，则肝气不舒而木郁，故烦躁；肝血不荣于四末，故厥冷；水欲出地而不

得出，则中土不宁，故吐利耳。病本在肾，而病机在肝，不得相生之机，故欲死。势必温补少阴之少火，以开厥阴之出路，生死关头，非用气味之雄猛者，不足以当绝处逢生之任也。吴茱萸辛苦大热，禀东方之气色，入通于肝，肝温则木得遂其生矣；苦以温肾，则水不寒，辛以散邪，则土不扰。佐人参固元气而安神明，助姜、枣调营卫以补四末。此拨乱反正之剂，与麻黄附子之拔帜先登，附子、真武之固守社稷者，鼎足而立也。"

综上，历代医家对吴茱萸汤证的病机及吴茱萸汤的配伍关系阐述没有争议，均认为吴茱萸汤主治的是中焦阳明虚寒证，方中吴茱萸汤温中散寒，加人参大枣以温中补虚，加生姜以温中止呕，四药配伍，可温中气、扶正气、降逆气。

3.同名异方 吴茱萸汤的同名异方分析见表5-1。

表5-1 吴茱萸汤同名异方分析表

朝代	作者	出处	药物组成	功能主治	制法及用法	变化情况（与原方比较）
东晋	葛洪	《肘后方》	豆豉一升，茱萸一升	主治中风口噤，闷乱不知人，汤饮不下	以水五升，煮取二升，稍稍服	该方去生姜、人参和大枣，加豆豉
唐	孙思邈	《备急千金要方》	吴茱萸二两，防风十二铢，桔梗十二铢，干姜十二铢，甘草十二铢，细辛十二铢，当归十二铢，干地黄十八铢	主治妇人先有寒冷，胸满痛，或心腹刺痛，或呕吐食少，或肿，或寒，或下痢，气息绵惙欲绝，产后益剧	上㕮咀。以水四升，煮取一升半，去滓服，日两次	该方组成与仲景原方不一样。《千金方衍义》：先有寒，明非暴受之寒也，胸满痛而且呕吐食少，或浮肿，或下痢，一切都是里证，故用姜、萸、细辛以温其胃，当归、地黄以滋其血，防风、桂心以拓其气。即产后亦剧，益不出此
唐	孙思邈	《备急千金要方》	吴茱萸一升，半夏一升，小麦一升，甘草一两，人参一两，桂心一两，大枣十个，生姜八两	主治久寒，胸胁逆满，不能食	上㕮咀。以酒五升、水三升，煮取三升，分三次服	该方加半夏、小麦、桂心、甘草
唐	王焘	《外台秘要》	吴茱萸二两，生姜五两，橘皮三两，桂心二两，大槟榔十个	主治脚气病，但觉脚肿疼闷沉重，有时缓弱，乍冲心腹满闷，小腹下不仁，有时急痛	以水七升，煮取二升半，去滓，分三次温服，服相去如人行七八里久。一服觉诸状可，欲重合服亦佳。服汤后，将息经三至四日，即服桑根白皮等六味丸	该方去人参、大枣，加橘皮、桂心、槟榔

续表

朝代	作者	出处	药物组成	功能主治	制法及用法	变化情况（与原方比较）
宋	太平惠民和剂局	《太平惠民和剂局方》	桔梗（去苗）、防风（去苗.叉）、干姜（炮）、甘草（炙）、当归（去苗.微炒）、细辛（去苗），各半两；熟干地黄三分，吴茱萸（汤洗七遍.微炒）二两	治妇人脏气本虚，宿挟风冷，胸膈满痛，呕吐恶心，饮食减少，身面虚浮，恶寒战栗，或泄痢不止，少气羸困，及因而生产，脏气暴虚，邪冷内胜，宿疾转甚，并皆治之	每服三钱，水一盏，煎至八分，细滤去渣，热服，空心，食前	该方药物组成和功能主治均与仲景原方不一样
宋	刘昉	《幼幼新书》	吴茱萸半升，款冬花一两，桂心一两，生姜一两，射干二两，紫菀二两	主治小儿咳逆，连年不止	以水六升，煮取一升半，先哺乳，后服三合	该方去人参、大枣，加款冬花、桂心、射干、紫菀
宋	王怀隐，陈昭遇等	《太平圣惠方》	吴茱萸一分（汤浸七遍，焙干微炒），大枣五个，甘草一分（炙微赤，剉），生姜半两，人参半两（去芦头），厚朴半两（去粗皮，涂生姜汁，炙令香熟）	主治伤寒吐利，手足逆冷，心烦闷绝	以水二大盏半，煎至一盏半，去滓，分三次温服，不拘时候	该方加厚朴、甘草
宋	太医院	《圣济总录》	吴茱萸（汤浸一宿，焙干炒）二两，附子（炮裂，去皮脐）二个，芎藭二两，干姜（炮）二两，厚朴（去粗皮，生姜汁多）二两，甘草（炙，剉）一两	主治心中寒，心背彻痛	上为粗末。每服五钱匕，水一盏半，加大枣二个（擘破），同煎至一盏，去滓温服，日三次，不拘时候	该方去人参、生姜，加附子、芎藭、干姜、厚朴、甘草
宋	太医院	《圣济总录》	吴茱萸（淘，炒）半两，草豆蔻仁十个，甘草（炙）一分，干木瓜（去皮瓤并子，焙）三分	主治霍乱不得利，气急膨满，腹痛	上为粗末。每服五钱匕，黑豆一百粒，水一盏半，煎至一盏，去滓热服，如人行五里再服	该方以吴茱萸加草豆蔻、干木瓜、甘草，药物组成与功能主治均与仲景原方不一样
宋	太医院	《圣济总录》	吴茱萸（汤浸，焙炒）二两，厚朴（去粗皮，生姜汁炙）二两，桂（去粗皮）二两，干姜（炮）二两，白术一两，陈橘皮（汤浸，去白，焙）一两，人参一两，蜀椒（去目并闭口者，炒出汗）半两	主治阴盛生寒，腹满腹胀	上剉，如麻豆大。每服四钱匕，以水一盏半，入生姜三片，煎至七分，去滓温服，日三次	该方组成和功能主治均与仲景原方不一样
宋	太医院	《圣济总录》	吴茱萸（汤洗，焙干，炒）半两，苍术（米泔浸一宿，切，焙）半两，鳖甲（去裙襕，醋炙）半两，防风（去叉）半两，人参半两，芎藭半两，藿香叶半两，柴胡（去苗）半两，肉豆蔻（去壳）半两，甘草（炙）半两	主治脾疟，寒热时作，肌瘦食减，肠泄腹痛	上为粗末。每服三钱匕，水一盏，生姜二片，煎至七分，去滓，未发前温服	该方药物组成和功能主治均与仲景原方不一样
明	朱橚	《普济方》	吴茱萸四升，淡竹叶（切）一升	主治脚气攻心欲死者	上以水一斗，煮取二升，去滓，分五服	该方以吴茱萸加淡竹叶两味药，药物组成与功能主治与仲景均原方不一样

续表

朝代	作者	出处	药物组成	功能主治	制法及用法	变化情况（与原方比较）
明	朱橚	《普济方》	吴茱萸一两半（汤洗七次），桔梗半两，煨姜（炮）半两，甘草（炙）半两，麦门冬（去心）半两，半夏（泡7次）半两，防风半两，真细辛半两，白茯苓半两，牡丹皮半两，桂心半两，当归（酒炒）半两	主治产后虚劳百症	上㕮咀。每服三钱，水三盏半，煎至七分，顿服	该方药物组成和功能主治均与仲景原方不一样
明	朱橚	《普济方》卷三四三引《便产须知》	甘草（炙）、黄耆、人参、川芎、白术、熟地黄（洗，蒸）、吴茱萸各等分	主治妊娠怀胎，数落而不结实	上为末。每服二钱，空心温酒调下	该方去大枣加黄耆、川芎、白术、熟地黄
清	吴谦	《医宗金鉴》	当归二钱，肉桂二钱，吴茱萸二钱，丹皮二钱，半夏（制）二钱，麦冬二钱，防风一钱，细辛一钱，藁本一钱，干姜一钱，茯苓一钱，木香一钱，炙甘草一钱	主治妇人胞中不虚，惟受风寒为病，经行腹痛	水煎服	该方药物组成和功能主治均与仲景原方不一样
清	吴谦	《医宗金鉴》	当归、肉桂、吴茱萸、丹皮、半夏（制）麦冬各二两，防风、细辛、藁本、干姜、茯苓、木香、炙甘草各一两	《医宗金鉴》卷四十四方之吴茱萸汤祛风散寒，温经止痛之功效。治妇女经行腹痛，胞中不虚，惟受风寒为病者	水煎服	该方药物组成和功能主治均与仲景原方不一样

【名方考证】

1.本草考证

1.1 吴茱萸 "吴茱萸"之名最早见于《神农本草经》。经考证，本方所用吴茱萸为芸香科植物吴茱萸 Euodia rutaecarpa（Juss.）Benth.、石虎 Euodia rutaecarpa（Juss.）Benth. var. officinalis（Dode）Huang 或疏毛吴茱萸 Euodia rutaecarpa（Juss.）Benth. var. bodinieri（Dode）Huang 的干燥近成熟果实，与《中国药典》2020年版记载一致。

1.2 人参 "人参"之名最早见于《神农本草经》。经考证，本方所用人参为五加科植物人参 Panax ginseng C. A. Mey. 的干燥根和根茎，与《中国药典》2020年版记载一致。

1.3 生姜 "生姜"之名最早见于《吕氏春秋》。经考证，本方所用生姜为姜科植物姜 Zingiber officinale Rosc.的新鲜根茎，与《中国药典》2020年版记载一致。

1.4 大枣 "大枣"之名最早见于《神农本草经》。经考证，本方所用大枣为鼠李科植物枣 Ziziphus jujuba Mill.的干燥成熟果实，与《中国药典》2020年版记载一致。

2.炮制考证

2.1 吴茱萸 本方中所用吴茱萸为生品，现在常用制吴茱萸，吴茱萸经炮制后可降低毒性。

2.2 其他 其他药味均为生品。

3.剂量考证

3.1 原方剂量 吴茱萸一升（洗），人参三两，生姜六两（切），大枣十二枚（擘）。

3.2 折算剂量 东汉时期物1两合今之13.80g，吴茱萸1升75g。故处方量为吴茱萸75.00g，人参41.40g，生姜82.80g，大枣12枚。

3.3 现代用量 根据全国中医药行业高等教育"十四五"规划教材《方剂学》，处方量为吴茱萸9g，人参9g，生姜（切）18g，大枣擘，4枚。

【药物组成】吴茱萸一升（洗），人参三两，生姜六两（切），大枣十二枚（擘）。

【功能主治】温中补虚，降逆止呕。主治肝胃虚寒，浊阴上逆证。症见食后泛泛欲呕，或呕吐酸水，或干呕，或吐清涎冷沫，胸满脘痛，巅顶头痛，畏寒肢凉，甚则伴手足逆冷，大便泄泻，烦躁不宁，舌淡苔白滑，脉沉弦或迟。

【方义分析】本方证乃肝胃虚寒，浊阴上逆所致。胃属阳明，主受纳腐熟水谷，以降为顺。肝胃虚寒，胃失和降，浊阴上逆，则不能纳谷，故食后泛泛欲吐，或呕吐酸水，或干呕，或吐清涎冷沫；厥阴之脉夹胃属肝，上行与督脉会于头顶部，胃中浊阴循肝经上扰于头，故巅顶头痛；浊阴阻滞，气机不利，故胸满脘痛；肝胃虚寒，阳虚失温，故畏寒肢冷；脾胃同居中焦，胃病及脾，脾不升清，则大便泄泻；舌淡苔白滑，脉沉弦而迟等均为虚寒之象。治疗当补肝胃之虚以恢复功能，暖肝胃之寒以振奋阳气，阳气振奋，功能恢复，则清气得升，浊阴自降。

方中吴茱萸味辛苦而性热，归肝、脾、胃、肾经。既能温胃暖肝以祛寒，又善和胃降逆以止呕，一药而两擅其功，是为君药。本方重用生姜六两为臣，为本方一大特色，意在温中止呕，和胃降逆，助吴茱萸散寒降逆止呕。虚寒之证，治当温补，故以人参补气健脾，以复中虚为佐药，且生津、安神，兼顾过吐伤津，烦躁不安。大枣甘缓和中，既可助人参以补虚，又可配生姜以调脾胃，且可制约吴茱萸、生姜之辛燥，为使药。四药配伍，共奏温中补虚，抑阴扶阳，降逆止呕之功。

配伍特点：温中与降逆并施，寓补益于温降之中，共奏温中补虚、降逆止呕之功。

【用法用量】

1.古代用法用量　上四味，以水七升，煮取二升，去滓，温服七合，日三服。

2.现代用法用量　以上四味，加水1400ml，煎至400ml，去滓，每次温服140ml，分3次服。

【药学研究】

1.资源评估　方中吴茱萸、人参、生姜、大枣目前均以人工栽培为主。

目前吴茱萸主要是家种供应市场，种植后一般三年才到盛果期，现在分布区在贵州、广西、湖南、云南、四川、浙江、江西、湖北、安徽、陕西等地。

野生人参主要分布在长白山脉和小兴安岭东南部的山林地带，但由于所依赖的原始森林受到破坏，再加上大量采挖，不注意保护和繁殖，数量逐渐减少，故现在所用的人参主要是园参，主产于吉林抚松、集安、长白、靖宇、安图、通化、浑江、敦化、桦甸、舒兰，辽宁桓仁、宽甸、新宾、本溪、清原，黑龙江五常、尚志、东宁、宁安等地。

生姜原产东南亚的热带地区，喜温暖、湿润的气候，道地产区主要在四川，目前主产区在四川、贵州、广西等地，四川犍为是古今生姜主产地。

大枣在全国各地均有栽培，主产于河南灵宝、山东、河北、四川、贵州、山西、甘肃等地。以山东产量最大，销全国并出口，其他产地多自产自销。

2.制剂研究

2.1 制备方法　原文载："上四味，以水七升，煮取二升，去滓，温服七合，日三服"。东汉时期一升约合200ml，因此制备方法为取本方，加水1400ml，煎煮至400ml。

2.2 剂型选择　原方是汤剂，现代有报道对吴茱萸复方颗粒制剂的研究：①指标性成分分析方法的建立，应用TLC法对方中吴茱萸、人参、生姜、大枣进行了定性鉴别；采用HPLC法对吴茱萸中的吴茱萸碱、吴茱萸次碱和柠檬苦素，人参中的人参皂苷Rg1、Re、Rb1，生姜中的6-姜辣素进行方中指标性成分的含量检测。②药材提取、纯化、制剂工艺的研究，将吴茱萸碱与次碱含量和人参皂苷Re与Rb1含量和出膏率作为正交试验的考察指标，通过提取、浓缩、干燥、制粒工艺的考察和优选，结果确定了吴茱萸汤复方颗粒的制备工艺流程为：吴茱萸、生姜、人参、大枣加14倍水，浸泡1小时，加热回流提取1小时，得到提取液；再将药渣加12倍水，加热回流提取1小时；重复两次，将得到的药液混合，80℃减压浓缩即得。其中，制粒工艺参数为送料速度6r/min，压辊转速17r/min，制粒转速40r/min，辊轮压力0.6bar时制备颗粒色泽均匀、无焦化现象、硬度适中、成型率高、流化性好。③质量标准研究，参考《中国药典》（2015年版）颗粒剂项下检查要求和各味药材的薄层鉴别与含量测定方法，对吴茱萸汤复方颗粒样品性状、粒度、水分、溶化性、浸出物进行了考察，结果都符合《中国药典》（2015年版）颗粒剂要求，对方中吴茱萸、生姜、人参和大枣都进行了薄层鉴别，吴茱萸、生姜和人参的薄层鉴别斑点清晰，分离度良好，阴性无干扰，而大枣中齐墩果酸与白桦脂酸的鉴别中，阴性存在干扰，不列入标准。最后对方中指标性成分吴茱萸碱与次碱、人参皂苷Re与Rb1进行含量测定，建立的方法简便、专属性强、结果准确，而6-姜辣素由于不稳定，不列入标准。本实验建立吴茱萸汤复方颗粒的质量标准研究方法简单稳定，结果准确可靠，能全面有效控制吴茱萸汤复方颗粒的质量，建立其质量标准[1]。

3.质量控制 该方主要含有生物碱、挥发油及固醇类化合物，可以将其作为质量控制的指标。现有文献报道提取吴茱萸汤水煎液，干燥后采用HPLC法检测吴茱萸汤中吴茱萸碱、吴茱萸内酯、吴茱萸次碱、6-姜酚、芦丁5种活性成分含量[2]。

【药理研究】

1.药效作用 根据吴茱萸汤的功能主治进行了药效学研究，其主要药理作用有止呕、镇痛、抗溃疡、抗病毒、降压、抗抑郁、保肝等作用。

1.1 止呕 吴茱萸汤给药剂量为20g/kg，对大黄+顺铂所致大鼠虚寒性呕吐有明显改善作用，经代谢组分析，发现虚寒呕吐发挥干预作用可能与缬氨酸、亮氨酸和异亮氨酸的生物合成，苯丙氨酸、酪氨酸和色氨酸生物合成，精氨酸和脯氨酸代谢，色氨酸代谢，酪氨酸代谢，花生四烯酸代谢，三羧酸循环（TCA循环）等通路有关[3]。

1.2 镇痛 吴茱萸汤给药剂量为生药4、2、1g/kg，连续灌胃给药7天，可明显改善硝酸甘油所致偏头痛大鼠模型的耳红、频繁挠头等行为，可降低血浆降钙素基因相关肽（CGRP）、P物质（SP）含量[4]。吴茱萸汤生药29.4g/kg对利血平化低5-羟色胺（5-Hydroxytryptamine，5-HT）伴局部脑血管痉挛型小鼠偏头痛模型有改善作用，其可明显升高模型鼠脑组织内5-HT、DA等单胺类神经递质含量；可显著升高小鼠血清NO含量[5]。吴茱萸汤给药剂量分别为3.12、6.24、12.48g/（kg·d），连续给药4天，在福尔马林诱导的急性内脏痛模型小鼠上，可使小鼠结肠中肌层、黏膜层坏死减轻，炎性浸润减少，受损的隐窝修复；降低小鼠疼痛行为频次[6]。吴茱萸汤给药剂量为3.372、1.686、0.843g/（kg·d），连续给药22天，可提高大鼠面部机械退缩阈值和甩尾潜伏期，缓解痛觉敏感。吴茱萸汤可上调小鼠血浆5-HT水平，下调降钙素基因相关肽，抑制TNF-α、IL-1β、c-fos的表达。此外，吴茱萸汤可调节厌氧菌和酸化菌的丰度[7]。

1.3 抗溃疡 吴茱萸汤组给药剂量为生药3.70g/kg，连续给药11天，可促进醋酸涂抹法导致的大鼠慢性胃溃疡模型溃疡的愈合，其溃疡较平坦，局部黏膜缺损范围小，底部有类似肉芽组织样新生物形成，同时吴茱萸汤可显著降低溃疡指数[8]。吴茱萸汤以8.84g/kg给药可通过抑制攻击因子与促进防御因子，即抑制胃液总酸度、胃蛋白酶活性，增加黏膜血流量，提高机体抗氧化能力等实现抗幽门结扎型胃溃疡[9]。

1.4 降血压 吴茱萸汤给药剂量分别为原生药7.2、14.4、28.8g/kg，连续给药8周，可降低大鼠尾动脉血压，降低血管紧张素Ⅱ含量[10]。

1.5 抗抑郁 吴茱萸汤以27.44、13.72g/ml、6.86g/kg灌胃给药7天，能有效改善经由利血平处理后的小鼠所出现的行为绝望状态，这可能与小鼠脑组织内5-HT、去甲肾上腺素水平升高有关。吴茱萸汤缩短小鼠悬尾和强迫游泳的不动时间，拮抗利血平所致的体温下降、眼睑下垂和僵直状态[11]。

2.安全性评价 目前研究显示，吴茱萸汤中3-O-反式-咖啡酰葡萄糖酸、4-O-反式-咖啡酰葡萄糖酸、2-O-反式-咖啡酰葡萄糖酸为吴茱萸水煎液的肝毒物质基础，质量标志物属性也证实了其为吴茱萸水煎液的肝毒质量标志物。另外吴茱萸醇提物、挥发油均具有一定的肝毒性，加之吴茱萸水煎液、醇提物和挥发油的成分差异较大，因此，吴茱萸肝毒物质基础并非单一，其他极性部位的肝毒物质基础仍需进一步深入研究[13]。

3.体内过程 将吴茱萸汤提取物加相应对照品优化调配吴茱萸汤，通过UPLC-MS/MS对优化和未优化的吴茱萸汤水煎液中吴茱萸次碱、吴茱萸碱、人参皂苷Rb1在硝酸甘油致偏头痛大鼠血浆和脑组织的药代动力学检测发现，未优化的吴茱萸汤吴茱萸次碱的末端消除半衰期（t/h）、达峰时间（t/h）、峰浓度（ng/L）及药时曲线面积[（h·ng)/ml]分别为：0.05±0.02、0.5±0、164.77±2.66、756.45±96.29，吴茱萸碱为0.05±0.02、0.5±0、42.3±1.13、63.86±12.36，人参皂苷Rb1为0.04±0.01、0.50±0、2033.33±175.59、12933.53±1383.89，优化后的吴茱萸汤中吴茱萸次碱的末端消除半衰期（t/h）、达峰时间（t/h）、峰浓度（ng/L）及药时曲线面积[（h·ng)/ml]分别为：0.07±0.01、0.5±0.34、23±4.652、166.71±8.58，吴茱萸碱为0.43±0.01、0.75±0、12.83±0.12、15±0.39，人参皂苷Rb1为0.05±0.03、6.00±0、15770.00±1974.77、206232.62±11361.34[14]。

【临床应用】

1.临床常用

1.1 临床主治病证 吴茱萸汤功效为温中补虚、降逆止呕，用于治疗肝胃虚寒、浊阴上逆证。临床以食后泛泛欲呕，或呕吐酸水，或干呕，或吐清涎冷沫，胸满脘痛，巅顶头痛，畏寒肢凉，甚则伴手足逆冷，大便泄泻，烦躁不宁，舌淡苔白滑，脉沉弦或迟为辨证要点。

虚寒呕吐 呕甚者，加陈皮、半夏、砂仁以降逆止呕；头痛甚者，加川芎、当归以养血止痛；寒甚者，加附子、干姜以温里散寒；吞酸嘈杂，加乌贼骨、煅瓦楞子以制酸和胃。

1.2 名家名师名医应用

1.2.1 子痛 全国名中医黄文政教授以吴茱萸汤加当归四逆汤治疗血虚寒凝所致的双侧睾丸疼痛，方药组成为：当归10g，肉桂10g，白芍10g，炙甘草6g，吴茱萸6g，细辛6g，生姜2片，大枣4枚，橘核10g，荔枝核10g，小茴香10g，通草6g[15]。

1.2.2 痹证 全国名中医李士懋教授以吴茱萸汤合独活寄生汤治疗肝肾亏虚，阳气虚弱，寒湿内侵所致痹证，方药组成为吴茱萸、干姜、生地黄、熟地黄、黄芪、牛膝、桑寄生、炙甘草、蜈蚣、全蝎等[16]。

1.2.3 腰痛 全国名中医黄文政教授以吴茱萸汤加当归四逆汤治疗血虚寒凝所致的腰痛，方药组成为：当归10g，肉桂6g，白芍10g，炙甘草6g，吴茱萸6g，细辛3g，生姜2片，大枣4枚，通草6g[15]。

2.临床新用 吴茱萸汤在临床上广泛用于治疗神经精神疾病、消化系统疾病、内分泌与代谢性疾病、眼科疾病等，尤其对神经性呕吐、神经性头痛、偏头痛、梅尼埃病、急慢性胃炎、胃食管反流、结肠炎、高血压病、眼疾等属胃中虚寒、浊阴上逆者疗效确切。

2.1 神经精神疾病

梅尼埃病 40例梅尼埃病患者，停用一切西药，单用吴茱萸汤加减。方药组成为：吴茱萸5g，党参15g，生姜4片，大枣4枚，桂枝6g，若恶寒，四肢不温者加炮附子6g，呕多者加法半夏8g，气虚甚者加黄芪20g。经治疗后，38例症状改善或痊愈，有效率为95%[17]。

2.2 消化系统疾病

2.2.1 胃食管反流病 将60例胃食管反流病患者随机平均分为研究组和对照组各30例，研究组给予吴茱萸汤配合穴位贴敷治疗，方药组成：吴茱萸9g、人参9g、生姜18g、大枣4枚。

穴位贴敷：另取吴茱萸56g研末，每日取2g加醋调成糊状，取双足涌泉穴睡前贴敷，共2个疗程。对照组给予奥美拉唑肠溶胶囊，每次20mg，1次/日；莫沙比利胶囊，每次10mg，3次/日。共2个疗程。结果显示，两组治疗后各项证候均改善；研究组、对照组总有效率分别为89.66%和83.33%，停药4周后研究组复发率为8%，对照组复发率为16%，停药8周后研究组复发率为17.4%，对照组复发率为28.57%[18]。

2.2.2 慢性胃炎　76例慢性胃炎患者根据入院顺序分为研究组和对照组，每组38例。对照组行西药治疗，口服替普瑞酮胶囊，每次50mg/次，3次/天；研究组在对照组基础上采用左金丸联合吴茱萸汤加减治疗。结果显示，治疗后，研究组患者胃脘不适积分、恶心嗳气积分均低于对照组；研究组患者治疗总有效率为97.37%，对照组78.95%；研究组患者不良反应发生率为7.89%，对照组26.32%[19]。60例肝寒犯胃型胃炎患者随机分为两组（n=30），对照组采用雷贝拉唑胶囊合铝镁加悬液治疗，研究组采用吴茱萸汤加减治疗。结果显示，研究组总有效率为96.7%，对照组总有效率为83.30%[20]。

2.2.3 结肠炎　60例脾胃虚寒型结肠炎患者，随机分为研究组（采取小建中汤合吴茱萸汤治疗）与对照组（采取阿莫西林及复合乳酸菌治疗），各30例。结果显示，研究组有效率为96.7%，对照组有效率为83.3%[21]。100例溃疡性结肠炎患者，按就诊顺序将患者随机分为研究组（51例）和对照组（49例）。对照组患者给予美沙拉嗪肠溶片，每日3次，每次1g，连续服用3个月，并给予对症治疗措施。研究组在西药组基础上，联合加味吴茱萸粗盐包外敷治疗，每日2次，每次1小时，连续治疗3个月。结果显示，研究组患者治疗有效率为94.12%，对照组患者治疗有效率为79.60%[22]。

2.3 眼科疾病　将视疲劳症患者80例，随机分为研究组和对照组各40例。对照组患者外用润洁或珍视明等缓解视疲劳的滴眼液，配合做眼保健操治疗；研究组患者内服吴茱萸汤联合熏蒸眼部治疗；比较2组患者治疗效果。治疗后，研究组患者总有效率为97.50%，对照组患者总有效率为85.00%[23]。

2.4 心脑血管系统疾病　80例老年高血压患者随机分为对照组和治疗组，各40例。在高血压一般治疗处方的基础上，对照组患者给予硝苯地平控释片治疗，观察组给予加味吴茱萸汤治疗，两组患者均连续用药6周。经过治疗以后，治疗组患者并发症发生率为5.0%，对照组17.50%[24]。130例原发性高血压患者为研究对象，将其随机分为研究组、对照组，研究组采用吴茱萸汤治疗。对照组采用缬沙坦氢氯噻嗪治疗，治疗后，研究组舒张压、收缩压等指标均优于对照组；研究组总有效率为95.38%，对照组的83.08%[25]。

【使用注意】本方药性偏于温燥，而呕吐吞酸之证又有寒热之异，若因郁热所致之呕吐苦水，吞酸或胃脘痛者忌用。

【按语】

1. 本方中吴茱萸剂量探讨　吴茱萸汤原方剂量为一升，而对于非标准药物剂量，目前存在较大争议。《本草经集注》载"吴茱萸一升，五两为正"，畅达[26]等测得吴茱萸一升相当于现在75g。但《中国药典》2020年版中规定，吴茱萸有小毒，日用量2~5g，外用适量。二者使用剂量悬殊较大，因此有必要对其使用剂量进行考证。从后世用药剂量来看，普遍存在用仲景方药而减轻其用药剂量的行为，唐代《外台秘要》转录的《肘后备急方》"醋心方"记载吴茱萸为"五合"，即为半升，说明此时期的使用剂量已较东汉时期减半。宋元时期以《太平圣惠方》中所载的吴茱萸药用量下限为4.1g，上限为10.3g，平均剂量为7.5g。明朝则大多在18.6g以下，最低为5.6g，平均剂量为16.2g，同时代的《本草汇言》云"中病即止，不可多服，多服则走气动火，发疮昏目"。清朝到民国的使用剂量，除《伤寒说意》吴茱萸记载用量为126.8g外，其余用量均在3.7~18.6g之间。综合分析来看，用药剂量高于《中国药典》规定剂量，达到9~18.6g

剂量时，主要用以治疗严重的头、腹部冷痛；当用量为3.7g左右时，主要用以治疗呕吐清涎。现今使用时，应以《中国药典》剂量作为参考，酌情调整。

2.《伤寒论》中吴茱萸汤证的原文释意　仲景《伤寒论》中有三篇提到吴茱萸汤，分别在阳明、少阴、厥阴病篇，虽其症状前后不一，但其病机均为肝寒犯胃、浊阴上逆。现对三条原文阐述如下。

①食谷欲呕，属阳明也，吴茱萸汤主之。本条论述阳明中寒的证治。食谷欲呕，是进食后泛泛恶心。应与太阳病之呕逆、少阳病之喜呕相区别。太阳病之呕逆，是因表邪外束，胃气不舒，症状较急迫；少阳病之喜呕，是胆邪犯胃，呕后反感畅快，且必兼发热。本证是进食后才泛泛欲吐，故知病与太阳、少阳无关，可以确定病变在胃，故曰："属阳明也"。"食谷欲呕"不但说明病变在胃，也说明胃寒生浊。因胃热的呕吐，是食入即吐；胃寒的呕吐，是朝食暮吐。而本证是进食后才泛泛欲吐，这是胃中寒浊，得热欲散的缘故，故治以温胃散寒、降逆止呕的吴茱萸汤。服吴茱萸汤后，若寒浊溃而下行，症状可以好转；若溃而向上，必呕吐更剧。但吐后寒浊消失，症状好转更快，故曰："得汤反剧者，属上焦也。"《难经·三十一难》云："上焦者……不上不下主腐熟水谷……"属上焦也即属阳明之上焦也。对本条"得汤反剧"，历来认识不一，各有其理，但原文本意应在示人辨证，故应以病情为据。若为胃寒生浊，浊阴上逆者，宜用吴茱萸汤无疑；若其证确属上焦有热而致者，其治便非吴茱萸汤所宜，当据症而辨，随证施治。

②少阴病，吐利，手足厥冷，烦躁欲死者，吴茱萸汤主之。本条论述少阴病之虚寒呕吐厥逆，有些医家认为有误，吐利厥逆，烦躁欲死，为阴盛而阳欲脱之危症，应以四逆散、白通汤等通阳破阴为正治，而吴茱萸汤实难对症。对此，有医家认为脾胃居中，为上下之枢机，因吐利而使脾胃骤虚，不能运输精液而交通心肾，以致心神不宁，烦躁欲死。烦属心，躁属肾，因此仲景

列于少阴病，而治以吴茱萸汤，不用四逆汤及白通汤，是由于本症系吐重利轻，主要是厥阴肝木凌土而犯及阳明，故用补肝降逆以安中之吴茱萸汤治之。笔者认为与理中汤意同而药不同。理中汤浅一层，病人虽吐利，但未至烦躁，故酌重在太阴；吴茱萸汤更深一层，病人因吐利而至烦躁欲死，由吐利太甚，中土失职，不能交通上下。其致吐之原因，是由肝木凌土而成，因此仲景主以吴茱萸汤，温肝降逆以安中。

③干呕，吐涎沫，头痛者，吴茱萸汤主之。本条论述吴茱萸汤治疗厥阴头痛。肝寒浊阴上逆，上犯清窍所致的厥阴头痛属于内伤头痛的一种。肝阳不足，阴寒内盛，寒气上逆乘犯胃土而做干呕状；肝寒犯胃，胃阳不足，津液不布，故见吐涎沫；阴寒之气随经上逆，清阳被扰，故见头痛。因此本症的病机是肝寒气逆，治法是温降肝逆。俾肝木得温，气逆得降，干呕吐涎沫头痛自除。

综上，吴茱萸汤的使用论治应当探索辨证论治依据，牢牢锁住病机，围绕呕吐、下利、头痛三大主证进行论治。吴茱萸汤主要擅长于治疗以呕吐、下利为主症的消化系统疾病，以头痛、头晕为主症的心脑系统疾病，以局部疼痛为主的痛症，以失眠、烦躁为主症的精神情志疾病，且其创新剂型和使用方式均获良效，具有深入开发的价值。

参考文献

［1］姬海南，杜新亮，孟晶，等.高效液相色谱法同时测定吴茱萸汤中5种活性成分的含量［J］.中南药学，2017，15（1）：92-95.

［2］蔡梦如，尹东阁，彭胡麟玥，等.经典名方吴茱萸汤基准样品特征图谱及含量测定研究［J］.中国中药杂志，2022，47（15）：4015-4024.

［3］王朋倩，吴茵，戴丽，等.基于UHPLC-MS的吴茱萸汤影响虚寒呕吐大鼠尿液代谢谱的研究［J］.中草药，2019，50（18）：4352-4363.

［4］唐莹，曹姣仙，王海颖，等.经方吴茱萸汤对偏头痛模型大鼠的预防性治疗作用研究［J］.

中国中医药科技，2020，27（6）：866-869.

［5］吴燕川，潘学强，龚慕辛，等.吴茱萸汤对虚寒型偏头痛小鼠单胺类神经递质及一氧化氮含量的调控作用［J］.中医学报，2012，27（11）：1438-1442.

［6］刘珍洪，高蔚，郭蓉，等.吴茱萸汤通过热敏通道瞬时电位锚蛋白-1抑制福尔马林内脏痛模型小鼠的疼痛研究［J］.环球中医药，2019，12（8）：1167-1171.

［7］Nan N，Gong MX，Wang Q，et al. Wuzhuyu Decoction relieves hyperalgesia by regulating central and peripheral 5-HT in chronic migraine model rats［J］. Phytomedicine，2022，96：153905.

［8］李冀，柴剑波，赵伟国.吴茱萸汤对醋酸涂抹型胃溃疡大鼠溃疡指数及血浆6-Keto-PGF1α含量的影响［J］.辽宁中医杂志，2008，35（2）：179-180.

［9］李冀，柴剑波，赵伟国.吴茱萸汤抗大鼠幽门结扎型胃溃疡作用机理的实验研究［J］.中医药信息，2007，24（6）：53-54，83.

［10］李芳，鄢良春，李明懋，等.加味吴茱萸汤对自发性高血压大鼠血压及血管紧张素Ⅱ的影响［J］.四川中医，2018，36（7）：59-61.

［11］胡静娜，马卫成，徐锦龙.吴茱萸汤对小鼠行为绝望模型和利血平模型的影响［J］.中药材，2015，38（8）：1718-1720.

［12］蔡雪映，孟楠，杨冰.服用吴茱萸过量致中毒1例分析［J］.北京中医，2006，25（3）：171-172.

［13］王亮，孙凯滨，吴晓文，等.吴茱萸水煎液肝毒质量标志物确认研究［J］.中草药，2019，50（19）：4547-4555.

［14］许永崧，仇峰，吴莎，等.UPLC-MS/MS测定吴茱萸汤活性组分在硝酸甘油致偏头痛大鼠血浆和脑组织的药代动力学［J］.中国中药杂志，2020，45（3）：645-654.

［15］祝昆艳，王耀光.黄文政教授运用当归四逆加吴茱萸生姜汤临床经验举隅［J］.内蒙古中医药，2016，35（1）：43-44.

［16］李桂，李士懋.李士懋经方应用经验体悟［J］.中医杂志，2012，53（6）：464-466.

［17］王翠芬.吴茱萸汤治疗梅尼埃病40例［J］.河南中医，2005，25（3）：20.

［18］李燕.吴茱萸汤配合穴位贴敷治疗脾胃虚寒型胃食管反流病29例［J］.江西中医药，2019，50（10）：54-56.

［19］董阳.左金丸联合吴茱萸汤加减对慢性胃炎的治疗效果及作用机理分析［J］.中国实用医药，2021，16（7）：183-185.

［20］孙燕.吴茱萸汤治疗肝寒犯胃型胃炎的效果研究［J］.医学食疗与健康，2020，18（9）：45，47.

［21］陈志明，周智文.小建中汤合吴茱萸汤治疗脾胃虚寒型结肠炎的临床观察［J］.内蒙古中医药，2021，40（2）：28-29.

［22］张晋资，朱文宗，宋成城.加味吴茱萸粗盐包治疗溃疡性结肠炎的临床观察［J］.中国中西医结合消化杂志，2018，26（4）：386-388.

［23］李碧云，李燕霞，包拓.吴茱萸汤治疗视疲劳症临床观察［J］.中国中医药现代远程教育，2021，19（6）：85-87.

［24］管建飞，和会静，王岩.吴茱萸汤治疗对老年高血压患者血压及并发症的影响［J］.临床医药文献电子杂志，2019，6（19）：145-146.

［25］张红新.吴茱萸汤在原发性高血压中的应用探讨［J］.光明中医，2017，32（16）：2295-2297.

［26］畅达，郭广义.《伤寒论》药物中非衡器计量的初探［J］.中成药研究，1985，8（8）：44-45.

芍药甘草汤

汉《伤寒论》

Shaoyaogancao Tang

【概述】芍药甘草汤之名首见于汉代张仲景《伤寒论·辨太阳病脉证并治》，载其方药组成为："芍药四两，甘草四两"，具有"调和脾胃，缓急止痛"之效，主治伤寒脉浮，自汗出，小便数，心烦，微恶寒，脚挛急者。并治腹中不和而痛。本方是酸甘和阴、柔肝缓急止痛的代表方，后世多将此方以药对形式应用于方剂中。方中"芍药"在唐代以前是对赤芍、白芍的总称，根据清代的本草和方书的记载及结合近现代对本方的应用，认为本方中"芍药"应为"白芍"，且为生白芍；甘草为"炙甘草"，非今时之"蜜炙甘草"，而是直接火烘烤而得。芍药甘草汤主要具有镇痛、抗炎、解痉、保肝、利胆退黄、止咳平喘等药理作用。临床常用于治疗肝郁气滞，肝火内盛，或阴血内耗，筋失濡养等证，现代广泛应用于消化系统疾病、神经系统疾病、运动系统疾病等，其中尤用于上述系统以"疼痛"为主要症状的疾病。

【历史沿革】

1.原方论述 汉代张仲景《伤寒论·辨太阳病脉证并治》载："伤寒，脉浮，自汗出，小便数，心烦，微恶寒，脚挛急，反与桂枝汤欲攻其表，此误也。得之便厥，咽中干，烦躁吐逆者，作甘草干姜汤与之，以复其阳；若厥愈足温者，更作芍药甘草汤与之，其脚即伸；若胃气不和，谵语者，少与调胃承气汤；若重发汗，复加烧针者，四逆汤主之。"

2.后世发挥 芍药甘草汤受到历代医家的重视和应用，主要是对其主治病证方解、用药上有发展。此外，该方组成作为常见药对，见于诸多后世所创方剂中。

2.1 治疗挛急痛的认识 成无己《伤寒明理论》："脾不能为胃行其津液，以灌四旁，故挛急用甘草以生阳明之津，芍药以和太阴之液，其足即伸，此即用阴和阳法也。"汪昂《医方集解》"此足太阴、阳明药也。气血不和故腹痛。白芍酸收而苦泄，能行营气，炙甘草温散而甘缓，能和逆气。又痛为木盛克土，白芍能泻肝，甘草能缓肝和脾也。"柯琴《伤寒来苏集》："盖脾主四肢，胃主津液，阳盛阴虚，脾不能为胃行津液以灌四旁，故足挛急。用甘草以生阳明之津，芍药以和太阴之液，其脚即伸，此亦用阴和阳法也。"

2.2 关于滋补阴血的认识 清代吴仪洛《伤寒分经》："甘酸合用，专治营中之虚热。其阴虚阳乘，至夜发热，血虚筋挛，头面赤热，过汗伤阴，发热不止，或误用辛热扰其营血不受补益者，并宜用之。"金代成无己《注解伤寒论》："芍药白补而赤泻，白收而赤散也。酸以收之，甘以缓之，酸甘相合，用补阴血。"清代唐宗海《伤寒论浅注补正》："芍药味苦，甘草味甘，甘苦合用，有人参之气味，所以大补阴血。血得补则筋骨有所养而舒，安有拘挛之患哉。"

2.3 选用白芍的认识 清代王子接《绛雪园古方选注》："此亦桂枝汤之变，偏于营分，纯一不杂之方。读《伤寒论》反烦、更烦、心悸而烦，皆用芍药止烦，不分赤白。孙尚、许叔微亦云白芍，惟许宏《方议》《圣惠方》是赤芍。今里气不和，阴气欲亡，自当用白芍补营，佐以甘草，酸甘化阴止烦。观其去姜枣，恐生姜散表，大枣泄营，是用白芍无疑。"

3.同名异方 芍药甘草汤的同名异方分析见表6-1。

表6-1 芍药甘草汤同名异方分析表

朝代	作者	出处	药物组成	功能主治	制法及用法	变化情况（与原方比较）
东汉	张仲景	《伤寒论》	芍药、甘草（炙）各四两	伤寒脉浮、自汗出、小便数、心烦、微恶寒、脚挛急，反与桂枝汤，欲攻其表，此误也。若厥愈足温者，更作芍药甘草汤与之	上二味，以水三升，煮取一升五合，去滓，分温再服	原方
金	成无己	《注解伤寒论》	白芍药（四两），甘草（四两，炙）	酸以收之，甘以缓之，酸甘相合，用补阴血	上二味㕮咀，以水三升，煮取一升半，去滓，分温再服之	同原方
明	鲁伯嗣	《婴童百问》	芍药（一两），甘草（二钱半）	治出疹，肚疼腹满，小便不通	上剉散，每服三钱，水一盏，煎至七分，不拘时服	药味剂量、主治有变化
明	王肯堂	《幼科证治准绳》	芍药（一两）、甘草（二钱半）	治出疹肚疼腹满，小便不通	上剉散，白水煎服	药味剂量、主治有变化
明	王肯堂	《幼科证治准绳》	芍药、甘草（炙）各一钱	治小肠腑咳，咳而失气	上水煎服	剂量、主治有变化
明	薛铠	《保婴撮要》	芍药、甘草（炙）各一钱，上水煎服	治小肠腑咳，咳而失气	上水煎服	剂量、主治有变化
明	王銮	《幼科类萃》	芍药（一两）、甘草（二钱半），上剉散白水煎	治腹痛小便不通及治出疹肚疼	上剉散白水煎	二者比例改变，主治改变
明	施沛	《祖剂》	芍药（四两），甘草（炙四两）	治小肠腑发咳，咳而失气	上二味，以水三升，煮取一升五合，去滓，分温再服	组成同原方，主治变化
明	薛己	《内科摘要》	芍药、甘草各四钱	治小肠腑发咳，咳而失气	甘草炙	组成同原方，主治变化
明	虞抟	《医学正传》	白芍药（酒炒）、甘草（炙）上各等分，每服五钱，细切，入生姜三片，水一盏半，煎至一盏，温服	治四时腹痛	上各等分，细切，入生姜，水一盏半，煎至一盏，温服	服法不同，白芍炮制品不同
明	楼英	《医学纲目》	芍药（一两）、甘草（一两）上㕮咀。每服五钱，水煎服	治胸痛	水煎服	芍药、甘草用量及比例不同
明	张景岳	《景岳全书》	白芍药、甘草（炒）各四两，上二味，以水三升，煮取一升半，去滓，分温再服	伤寒脉浮，自汗出，小便数，心烦，微恶寒，脚挛急，足温者	甘草炒，上二味，以水三升，煮取一升半，去滓，分温再服	同原方
清	王泰林	《退思集类方歌注》	芍药（四两），甘草（四两，炙），水三升	治伤寒脉浮，自汗出，小便数，心烦，微恶寒，脚挛急者；并治腹中不和而痛	煮一升五合，分温再服	同原方
清	程国彭	《医学心悟》	白芍药（酒炒，三钱），甘草（炙，一钱五分），水煎服	止腹痛	水煎服	用炒白芍，处方比例变化
清	沈金鳌	《幼科释谜》	白芍（一两）、甘草（二钱半）	出疹肚腹痛满；小便不通		剂量、主治变化，无制法

续表

朝代	作者	出处	药物组成	功能主治	制法及用法	变化情况（与原方比较）
清	江涵暾	《笔花医镜》	酒炒白芍（三钱）、炙甘草（一钱五分）	治木侮土而腹痛		用炒白芍
清	吕震名	《伤寒寻源》	芍药（四两）、甘草（四两炙）	挛急未解，津液不荣经脉	上二味，以水三升，煮取一升五合，去滓，分温再服	同原方
清	张卿子	《张卿子伤寒论》	白芍药（四两，味酸微寒），甘草（四两炙甘平）	酸以收之，甘以缓之，酸甘相合，用补阴血	上二味，咀。以水三升，煮取一升半，去滓，分温再服之	同原方
清	柯琴	《伤寒论注》	芍药（四两）、炙甘草（四两），法如前	伤寒脉浮、自汗出、小便数、心烦、微恶寒、脚挛急，反与桂枝，欲攻其表，此误也。若厥愈足温者，更作芍药甘草汤与之	上二味，咀，以水三升，煮取一升半，去滓，分温再服之	同原方
清	钱潢	《伤寒溯源集》	芍药（四两）、甘草（四两，炙）	拘急者	上二味，咀，以水三升，煮取一升半，去滓，分温再服	同原方
清	张璐	《伤寒缵论》	白芍药（四两、酒洗），甘草（四两，炙）	专治营中虚热	上二味咀。以水三升，煮取一升半，去滓。分温再服之	主治不同
清	汪昂	《医方集解》	白芍药、甘草（炙）各四两	治腹中不和而痛（此阴阳气血不和，肝木乘脾之故也。腹痛有寒、有热、有虚、有实、有食积、有湿痰、有死血、有虫）		主治病机和病证不同
清	陈复正	《幼幼集成》	白芍药（一根，重三钱）、粉甘草（一根，重二钱）	此方无论寒热虚实，一切腹痛，服之神效	上二味俱要整的，用纸七重包之，水湿慢火煨熟，取起，杵烂煎汤服	强调用于诸腹痛证
清	徐灵胎	《伤寒论类方》	芍药（四两）、甘草（四两，炙）	伤寒误治致厥	上二味，以水三升，煮取一升五合，去渣，分温再服	同原方
清	吴仪洛	《成方切用》	白芍药、甘草（炙，各四两）	治腹中不和而痛		白芍炮制品不同
清	费伯雄	《医方论》	白芍药、甘草（炙）各四两	腹中不和，气逆而有浊阴，此当用甘酸化阴之法，而逆气自消		无制法
清	汪琥	《中寒论辨证广注》	白芍药（四两）、甘草（四两炙）	补阴血，和阴气	上二味，咀，以水三升，煮取一升五合；去滓，分温再服	缺主治

【名方考证】

1.本草考证

1.1 芍药 "芍药"之名最早见于《神农本草经》。经考证，本方所用芍药应是白芍，是毛茛科植物芍药 *Paeonia lactiflora* Pall. 的干燥根，与《中国药典》2020年版记载一致。

1.2 甘草 "甘草"之名最早见于《神农本草经》。经考证，本方所用甘草为豆科甘草属甘草 *Glycyrrhiza uralensis* Fisch. 的干燥根茎和根。《中国药典》2020年版载甘草为豆科植物甘草 *Glycyrrhiza uralensis* Fisch.、胀果甘草 *Glycyrrhiza inflata* Bat. 或光果甘草 *Glycyrrhiza glabra* L. 的干

燥根茎和根。

2.炮制考证

2.1 芍药 芍药甘草汤中的芍药应为生白芍。

2.2 甘草 芍药甘草汤中的甘草炮制方法为"炙"。汉代炙法为将药材举于火上熏烤，与现代清炒法比较接近。可参考《中华人民共和国药典》2020年版清炒法炮制。

3.剂量考证

3.1 原方剂量 芍药四两，甘草四两。

3.2 折算剂量 东汉药物1两合今之13.80g，故处方量为芍药、甘草各55.20g。

3.3 现代用量 根据全国中医药行业高等教育"十四五"规划教材《方剂学》，处方量为芍药12g，甘草12g。

【**药物组成**】芍药四两，甘草四两。

【**功能主治**】调和肝脾，缓急止痛。主治阴血内耗，筋失濡养。症见伤寒脉浮，自汗出，小便数，心烦，微恶寒，脚挛急，或腹中不和而痛。

【**方义分析**】本方主治肝郁气滞，肝火内盛，或阴血内耗，筋失濡养；或肝风夹痰浊、瘀血逆上，经络随之阻遏，则不通则痛。伤寒大汗或误治，或肝脾不和，致阴血不足，筋脉失于濡养而挛急疼痛，可表现为脚挛急、疼痛；阴不制阳，致肝木乘脾而腹中不和而痛；伤寒营阴不和，而见脉浮、自汗出、微恶寒；阴虚虚热而见心烦、小便数。治宜调和肝脾，缓急止痛。

方中白芍平抑肝阳，养血敛阴，柔肝止痛，为君药。甘草甘温，益气补中，清热解毒，缓急止痛，调和诸药，以起酸甘化阴，互增解痉镇痛之功效，为佐药。二药配伍，酸甘化阴，调和肝脾，有柔筋止痛之效，则诸症可愈。

配伍特点：苦甘化阴，通利血脉，柔肝止痛。

【**用法用量**】

1.古代用法用量 上二味，以水三升，煮取一升五合，去滓，分温再服。

2.现代用法用量 取本方，加水600ml，煎至300ml，去渣，分3次温服。

【**药学研究**】

1.资源评估 白芍以人工栽培为主，是多年生草本植物，喜湿温、耐寒冷；野生多生长于山坡、山谷的灌木丛中；适于在平坝、丘陵或较低山地栽培。对土壤的要求相对较高，一般而言，肥厚、疏松的土壤更加有利于白芍的生长发育。目前人工栽培的白芍以安徽亳州、浙江磐安、四川中江和山东菏泽居多，形成商品分别为亳白芍、杭白芍、川白芍、菏泽白芍等，以浙江白芍品质最佳、亳州白芍产量最大。

甘草主要来源于野生，被《国家重点保护野生动植物名录》列为国家Ⅱ级濒危重点保护植物，被《世界自然保护联盟濒危物种红色名录》（IUCN）评级为低危（LC）。甘草喜凉爽、干燥气候，喜光、耐旱、耐寒，对土壤适应性较强，是抗盐性很强的植物。甘草主产于内蒙古、甘肃、宁夏、新疆等地区，道地产区与主产区一致；胀果甘草主产于新疆喀什、阿克苏、甘肃、内蒙古、陕北等地；光果甘草主产于新疆塔城等地。

2.制剂研究

2.1 制备方法 原文载："芍药（四两），甘草（四两，炙），上二味，以水三升，煮取一升五合，去滓"。东汉的度量衡为一两等同于13.80g，《伤寒论》中芍药甘草汤的总药量约为130g，其加水量折算过来为600ml，约为总药量的5倍，药液煎至总药量的2.4倍。在实际煎煮中，应结合现代临床煎药机构煎煮规范来规范研究中药复方制剂。

2.2 制备工艺 原方是汤剂，现代有报道对芍药甘草汤进行滴丸的研究，通过采用正交设计研究滴丸成型工艺，发现影响滴丸成型的因素从大到小为基质与药物的配比＞冷却剂长度＞料温＞冷却剂温度，并筛选滴丸的最佳工艺条件是，基质与药物的配比为1:1，95℃的料温以及20℃的冷却剂温度；最终确定制剂工艺，并建立了采用反相高效液相色谱法测定芍药苷的方法作为其质量控制方法[1, 2]。经成功制备的滴丸进行抗炎镇痛药理研究，当给予18.75、37.5、75g/kg

灌胃时，可有效减轻二甲苯所致小鼠耳廓肿胀度和大鼠足跖肿胀率，并能提高小鼠热板法痛阈值和减少冰醋酸诱导的小鼠扭体反应次数，具有与汤剂相同的作用[3]。

3.质量控制 本方含有黄酮类、苷类、多糖等活性物质，可以将其作为质量控制的指标。现有文献报道＝建立了芍药甘草汤水煎液的HPLC指纹图谱，对其多成分含量进行了测定[4]。

【药理研究】

1.药效作用 根据芍药甘草汤的功能主治进行了药效学研究，主要具有镇痛、抗炎、解痉、保肝、止咳、平喘、抗变态反应等药理作用。

1.1 与功能主治相关的药理作用

1.1.1 镇痛 芍药甘草汤水煎液以生药20g/kg剂量灌胃小鼠，能明显降低冰醋酸致痛小鼠的扭体次数，镇痛率达58.85%，能升高热板法小鼠的痛阈值，最大提高率达94.4%[5]。芍药甘草汤生药40g/kg灌胃3天，能提高辐射热照射大鼠的痛阈值[6]。芍药甘草汤中芍药与甘草按不同比例配伍的水煎液以生药8.25g/kg灌胃2次，能对抗醋酸所致的小鼠扭体反应，且芍药比例为3:1时镇痛作用最好，优于1:1组和2:1组[7]。以芍药甘草汤总苷150~600mg/kg灌胃，对热板法和扭体法模型小鼠均有良好镇痛作用，且优于单纯的甘草总苷和白芍总苷，结果显示，甘草总苷和白芍总苷具有一定的协同效应[8]。芍药甘草汤以生药20、40g/kg灌胃连续3天，对福尔马林致痛大鼠的Ⅰ相和Ⅱ相疼痛反应均呈现抑制作用，并降低冰醋酸致痛模型小鼠血清中PGE₂和cAMP水平，表明PGE₂/cAMP信号通路参与了芍药甘草汤的镇痛作用[9]。采用正交设计法对芍药甘草汤主要部位群（芍药苷、甘草总黄酮、甘草总皂苷）不同比例组合的药效学进行比较研究，结果显示，芍药甘草汤中的3个主要部位群组合比例为1:2:2时不仅具有明显的平滑肌抑制作用，而且还具有显著的镇痛作用[10]。

同时，芍药甘草汤对治疗神经性疼痛有效。芍药甘草汤按40g/kg连续7天灌胃坐骨神经慢性压迫损伤（CCI）大鼠，可明显升高机械性缩足反应阈值（MWT）和热缩足潜伏期（TWL），其机制与增加脊髓中脊髓沉默信息调节因子2相关酶1（SIRT1）有关[11]；进一步制备芍药甘草汤有效组分SGM，在镇痛的同时能降低脊髓后角IL-6、Il-1β、TNF-α水平，显示其镇痛作用与减轻神经炎症有关；同时观察了造模前后以120m/kg灌胃7天的作用。结果显示，造模前给药表现出超前镇痛作用，造模前给药其镇痛作用较造模后给药出现更快[12,13]。采用网络药理学方法分析认为，芍药甘草汤治疗神经性疼痛的机制可能是通过调节细胞钙离子传导、胆碱突触信号传递、肾上腺素信号传递等通路协同作用于神经性疼痛，但有待进一步验证[14]。

1.1.2 抗炎 芍药甘草汤以生药0.979、2.936、8.808g/kg灌胃连续6天，对大鼠足肿胀、小鼠耳肿胀有显著抑制作用，并能明显减少气囊模型大鼠气囊炎性渗液中的前列腺素E₂（PGE₂）、IL-6、一氧化氮（NO）水平和血清皮质醇水平[15]。通过荧光脂质体研究发现，芍药甘草汤对磷脂酶A₂（PLA₂）有抑制效应，强于单味甘草和白芍[16]。建立完全弗氏佐剂复制大鼠关节炎模型，分别给予芍药、甘草以及芍药甘草汤生药50g/kg灌胃7天，结果能降低足温和减轻关节肿胀，并升高痛阈值，尤以芍药、甘草1:1组最为明显[17]。芍药甘草汤总苷150~600mg/kg灌胃，可显著抑制二甲苯所致小鼠炎性耳肿胀，在75~300mg/kg剂量下显著抑制脱脂棉球引起的大鼠肉芽肿和鸡蛋清引发的大鼠足跖肿胀[8]。芍药甘草汤对神经炎症有抗炎保护作用。芍药甘草汤含药血清对LPS诱导的体外大鼠背根神经节神经元（DRGn）损伤有保护作用，使细胞存活率增加，并升高SIRT1、p-mTOR表达和Ac-NF-κB的表达，结果显示可通过抑制细胞内后续的炎症因子释放而发挥保护DRGn作用[18]。芍药甘草汤以0.54、1.08、2.16g/kg预防性灌胃7天，对急性期神经根型颈椎病大鼠神经炎症损伤有保护作用，可使Basso、Beattie、Bresnahan（BBB）评分升高，并明显减轻神经根水肿，抑制局部IL-6、IL-33和TNF-α的表达[19]。

1.1.3 解痉 芍药甘草汤能使多脏器平滑肌松弛，解除平滑肌痉挛。

（1）对气管平滑肌作用 生药1、2g/ml的芍药甘草汤水煎液给予离体豚鼠气管，能增加离体气管平滑肌的解痉百分率[20]。

（2）对肠平滑肌作用 芍药甘草汤对乙酰胆碱（1×10^4，0.1ml）所致肠管痉挛性收缩有拮抗作用，且剂量越大，作用相应增强[21]。采用Magnus实验发现，芍药甘草汤全方和有效部位群所制备含药血清对家兔离体十二指肠平滑肌均有兴奋作用，有效部位群大剂量具有兴奋家兔离体回肠的作用，而全方则无此作用[22]。芍药甘草汤以生药7.27、14.55g/kg灌胃正常NIH小鼠或溴吡斯的明致亢进性肠蠕动小鼠，连续2次，均能抑制小肠墨汁推进，且1.33、2.67mg/ml能抑制正常离体兔肠管运动，1.33、2.67、5.33mg/ml对乙酰胆碱致痉挛离体兔肠有抑制作用[23]。

（3）对输尿管平滑肌的影响 以芍药甘草汤0.375、0.75、1.5g/ml（高浓度相当于人临床用量的等效剂量为5g/kg）灌胃单侧输尿管结扎致输尿管急性梗阻家兔每次20ml，能降低梗阻输尿管内基础压力，降低输尿管平滑肌电活动频率[24, 25]。

（4）对膀胱平滑肌的影响 以芍药甘草汤生药8、16g/kg灌胃家兔，能够明显增加家兔膀胱平滑肌肌电活动的电压和膀胱平滑肌收缩时的膀胱压力[26]；以相同剂量灌胃不全梗阻性不稳定膀胱家兔模型，能降低膀胱最大逼尿肌压力，改善膀胱顺应性[27]。

（5）对痉挛模型神经递质的影响 芍药甘草汤以生药6.8g/kg灌胃大鼠痉挛模型，每日1次，连续3周，能明显升高痉挛大鼠脑内甘氨酸（Gly）、γ-氨基丁酸（GABA）、5-羟色胺（5-HT）水平，明显增加上肢伸直幅度，降低肌张力[28]。

1.1.4 保肝

（1）抗急性肝损伤 以芍药甘草汤生药20、10、5g/kg灌胃，可明显降低四氯化碳致急性肝损伤小鼠血清谷丙氨基转移酶（ALT）和丙二醛（MDA）水平，降低扑热息痛和硫代乙酰胺所致的肝损伤小鼠血清ALT和谷草氨基转移酶

（AST）水平，也可降低酒精性肝损伤小鼠血清ALT、AST水平[29]。芍药甘草汤有效部位群-芍甘多苷以110、330、600mg/kg剂量灌胃四氯化碳或D-氨基半乳糖诱发的化学性急性肝损伤小鼠，或内毒素联合卡介苗诱发的免疫性肝损伤模型小鼠，每日1次，连续4天或12天，可明显降低血清ALT、AST水平，改善肝脏病理组织评分[30]。以芍甘多苷88、214、528mg/kg灌胃CCl4诱发慢性肝损伤模型大鼠，每日1次，连续8天，能降低受损肝脏中IL-1β、TNF-α含量[31]，对肝脏有保护作用。

（2）抗肝纤维化作用 芍甘多苷是从芍药甘草汤提取的组分，含有芍药总苷、甘草酸和总黄酮。将之按88、214、528mg/kg灌胃CCl4诱发慢性肝损伤模型大鼠，每日1次，连续8周，可明显降低血清氨基转移酶水平，并降低肝脏羟脯氨酸含量，肝细胞变性和坏死程度得到改善，从而阻止肝纤维化及肝硬化进程[32]。

（3）抗乙型肝炎病毒作用 芍药甘草汤在体外和体内均有显著抗乙型肝炎病毒活性。芍甘多苷抗乙型肝炎病毒（HBV）的作用。结果显示，按芍甘多苷0.5、1、2、4、8mg/ml作用4天和8天，对HBV转染的HepG2215细胞株分泌HBsAg、HBeAg以及2215细胞HBV-DNA的表达具有明显的抑制作用；芍甘多苷以88、264、528mg/kg剂量灌胃鸭乙型肝炎病毒（DH-BV）感染鸭体内模型，每日1次，连续28天，可以显著降低鸭血清中的DH-BV、DNA和DHBsAg滴度，停药后7天仍可保持一定的抑制作用[33]。

1.2 其他药理作用

1.2.1 利胆退黄 将芍药甘草汤有效部位群芍甘多苷经十二指肠给药，能增加大鼠胆汁流量，以相同剂量灌胃异硫氢酸-1-萘酯致黄疸小鼠，每日1次，连续4天，能降低小鼠血清总胆红素、1min胆红素及AST活性[34]。

1.2.2 止咳、平喘、抗过敏 芍药甘草汤能延长氨水引咳潜伏期，能减少枸橼酸引起的5分钟内咳嗽次数，能延长豚鼠组胺-乙酰胆碱引喘的潜伏期[35]，能降低卵蛋白致哮喘大鼠血清

IL-4、IL-6和IgE水平[36]。芍药甘草汤能延长豚鼠或大鼠组胺或卵白蛋白诱导的豚鼠哮喘潜伏期，抑制卵白蛋白致敏大鼠颅骨骨膜肥大细胞的脱颗粒率[37]。芍药甘草汤能减轻卵蛋白致敏支气管哮喘小鼠支管气炎症损伤，减少支气管肺泡灌洗液（BALF）中淋巴细胞、嗜酸性粒细胞数目，并能升高肺组织匀浆中SOD活力和降低MDA含量[38]。

1.2.3 调节免疫功能　芍药甘草汤能安全有效用于治疗系统性红斑狼疮活动期，改善SLE症状，延长生存期，提高$CD25^+/CD4^+$、$Foxp3^+/CD4^+$的比例[39]。芍药甘草汤能显著提高正常小鼠腹腔巨噬细胞吞噬百分率、吞噬指数，促进正常小鼠淋巴细胞转化率、溶血空斑及溶血素的形成[40]。芍药甘草汤能增强$CD4^+$T淋巴细胞活性，增强腹腔巨噬细胞的活化，提高小鼠NK细胞的杀伤率，对B淋巴细胞分泌抗体的功能也有一定促进作用[41]。

1.2.4 通便　芍药甘草汤能促进其小肠碳末推进率，对粪便含水量无明显改变[42]。

1.2.5 对子宫内膜合成前列腺素的影响　将芍药甘草汤作用于人子宫内膜成纤维细胞，能促进细胞内的花生四烯酸向磷脂的渗入，使游离的花生四烯酸减少，从而减少前列腺素合成[43]。

2. 安全性评价　芍药甘草汤暂无毒性研究报道，君药的主要有效成分白芍总苷具有一定毒性。白芍总苷静脉滴注大鼠500、1000、2000mg/（kg·d），连续90天，或给予犬静脉滴注280、560mg/（kg·d），连续给药90天，可致外周血血小板数目增高，摄食、体重、血尿常规、肝肾和重要脏器的组织形态学无明显变化。致畸变试验研究表明，10000pg/ml白芍总苷在鼠伤寒沙门菌回复突变试验、37~333.3pg/ml在中国仓鼠肺细胞染色体试验和39.06~2500mg/kg在微核试验中均为阴性结果，但当大剂量时，可引起大鼠体重增重减低，可致孕鼠胎仔和胎盘重量明显减轻，但对胎仔外观、内脏和骨骼形态等发育无影响[44, 45]。

3. 药代动力学研究　芍药甘草汤灌胃大鼠，血浆中芍药苷的药动学参数：$T_{1/2}$为（130.782±50.65）min，T_{max}为（30±10.6）min，C_{max}为（1142.108±387.54）ng/L；血浆中甘草次酸的药动学参数：$T_{1/2}$为（87.988±39.36）min，T_{max}为（60.00±25.37）min，C_{max}为（1059.016±573.25）ng/L[46]。

【临床应用】

1. 临床常用

1.1 临床主治病证　芍药甘草汤常用于治疗肝郁气滞，肝火内盛，或阴血内耗，筋失濡养等证，临床表现主要为脚挛急、四肢不调、心烦、微恶寒，或腹中不和而痛等诸痛证，临床应用以肌肉痉挛、疼痛、不自主性兴奋为辨证要点。

1.1.1 脚挛急　本方适用于误汗伤阴，肝血不足，筋脉失养而致四肢拘挛抽搐、筋骨疼痛；伴肝脾不和者，可加柴胡以疏肝；若有脾胃虚寒者，可加干姜温脾土助化生；若外伤瘀滞者，早期可配桃仁、红花破血逐瘀，中后期可配当归、地黄等养血活血。

1.1.2 腹中痛　本方可养血柔肝，缓急止痛，故可治疗腹中痛，不论虚证、实证均可用之。若中焦不足，可配伍黄芪、党参、白术补中益气；若瘀血之腹痛、痛经，可配伍当归、丹参、桃仁、益母草等活血化瘀；若寒凝中焦，可配伍附子、干姜、肉桂等温阳止痛。

1.2 名家名师名医应用

1.2.1 脚挛急　国医大师张琪治疗两大腿抽搐拘挛急症，辨证血燥阴亏、筋脉失荣，自拟芍药甘汤加味方：白芍60g、甘草25g、知母16g、雷公藤30g。

1.2.2 腹痛　国医大师张琪治疗肥厚性胃炎肝气犯胃之胃脘痛胀，以柔肝和脾胃为治法，采用芍药甘草汤加味：白芍50g，甘草80g，柴胡15g，枳实10g，丹皮15g，川楝子20g。国医大师何任治疗慢性胰腺炎急性发作所致上腹疼痛加剧，辨证为胃失和降，郁而为痛，治宜蠲痛和胃，采用芍药甘草汤加味：白芍药20g、炙甘草9g、川楝子9g、延胡索12g、柴胡、莱菔子各9g、茵陈30g。

1.2.3 面颊痛　国家大师任继学治疗肝阴不足之尖角颊车痛证，症见遇热疼痛加重，得寒则痛缓，喜冷敷，颜面红赤，苔薄黄而干，脉多弦数，治法：酸甘化阴，清热缓急，采用芍药甘草汤加味治疗（生白芍30g，葛根20g，甘草、天竺黄各15g，生地10g，炒川椒5g，全虫3g，水煎服）。

1.2.4 强中 国医大师朱良春认为，强中在古时有谓过食金石"丹药"所致，其实是火毒内蕴，或性欲过度，肝肾阴亏，相火炽盛，瘀热互结，脉络瘀阻等，乃为本病之主要病机。朱良春用芍药甘草汤治疗本病，组成：生甘草、生白芍各30g，生大黄3g，玄参50g，穿山甲粉（装胶囊分吞）5g。诸症缓解，阳强消失后，再续投知柏地黄汤加玄参善后巩固1个月，再服知柏地黄丸以善后[47]。

1.2.5 阴茎抽痛 国医大师王琦治疗邪热伤阴或寒邪外袭，以致筋脉收缩、挛急而痛的阴茎抽痛，采用芍药甘草汤缓急止痛，单用本方即可奏效，但芍药用量要大，一般在30g以上。寒凝气滞者，可加细辛伸达阳气，吴茱萸暖肝散寒，兼血瘀者还可加水蛭、丹参、川牛膝活血化瘀。

1.2.6 阴痒和阴吹症 国医大师班秀文治疗老年妇性阴痒证属阴精亏损、肝血不足者，采用芍药甘草汤加味：白芍30g、何首乌20g、桑枝20g、龙胆草6g、甘草10g，每日1剂，水煎服。班秀文亦擅用芍药甘草汤加味治疗不同证型的阴吹症，如对阴吹症属血虚风动者，从养血柔肝法治，方用芍药甘草汤加味：当归15g、白芍30g、何首乌15g、生甘草15g；对肝肾阴虚型阴吹症，方用加味芍药甘草汤：白芍50g、熟地黄15g、当归身10g、炙甘草20g、牛膝6g、大枣15g。

1.2.7 风寒久咳 国医大师朱良春对因中西医误治之外感风寒久咳不愈者，治宜辛温疏散，宣肺祛痰，采用芍药甘草汤加味，组成：旋覆花8g，生旱半夏6~10g，生麻黄1.5g，茯苓6g，生姜3片，生白芍3g，甘草3g。随证加减，对老弱虚人、小儿不耐抗生素或中西止咳药无效者，凡风寒久咳均可用。

2.临床新用 芍药甘草汤在临床上广泛用于治疗消化系统疾病、神经系统疾病、骨骼系统疾病、肌肉系统疾病等，尤其对功能性腹痛、直肠

癌癌性腹痛、便秘、神经性头痛、中风后足内翻、颈椎病、痛经、慢性盆腔炎等各种疼痛，疗效确切。

2.1 消化系统疾病

2.1.1 急性胃肠痉挛性腹痛 将急性胃肠痉挛性腹痛患者72例随机分为研究组和对照组各36例，对照组口服阿托品片，研究组给予芍药甘草汤加味，组方：芍药25g，炙甘草15g，附子5g、桂枝20g、丹参20g、败酱草20g、川芎15g、延胡索12g。水煎服取汁约150ml，每日1剂，早晚分服，服用7天。结果显示，研究组有效率94.44%，对照组有效率77.78%[48]。

2.1.2 直肠癌癌性疼痛 将中晚期结肠癌癌性疼痛患者130例随机分为对照组和研究组各65例，对照组采用三阶梯止痛疗法，研究组在此基础上采用芍药甘草汤加减治疗，组方：芍药60g、炙甘草30g，随证加减，每日1剂，水煎400ml，分早晚两次服。持续治疗4周，结果显示，研究组有效率93.85%，对照组有效率为81.54%，研究组的QOL、PSQI、VAS量表评分均优于对照组，血β-EP较对照组降低、SP较对照组升高，且研究组患者第3年生存率明显高于对照组[49]。

2.1.3 儿童功能性腹痛 将儿童功能性再发性腹痛患儿80例，随机分为研究组42例和对照组38例，对照组口服654-2，研究组服用芍药甘草汤加减，组方：芍药（酒炒）15g，甘草、炮姜各6g，大黄8g，木香10g，每日1剂量，水煎分两次服。两组均以15天为1个疗程，共治疗3个疗程。结果显示，研究组总有效率92.86%，对照组总有效率89.47%[50]。将功能性腹痛患儿200例随机分为研究组和对照组各100例，对照组给予口服枯草杆菌、肠球菌二联活菌多维颗粒，研究组给予芍药甘草汤加减，基本方：炒白芍15g，炙甘草5g，大便秘结加莱菔子、火麻仁，腹胀严重者加枳壳。每日1剂，水煎150ml分3次服用。1周为1个疗程，均治疗4个疗程、随访6个月。结果显示，研究组总有效率94.00%，对照组总有效率86.00%[51]。

2.1.4 便秘 加味芍药甘草汤可用于治疗不

同原因所致的便秘。将老年性功能性便秘患者152例随机分为研究组84例和对照组68例,对照组给予通便灵胶囊、麻子仁丸、果导片口服,番泻叶泡茶饮,开塞露外用等对症治疗,研究组用芍药甘草汤治疗,组方:生白芍45g,生甘草15g,莱菔子15g,每日1剂,水煎分三次均服。两组均以7天为1个疗程,治疗2个疗程。结果显示,研究组总有效率92.8%,对照组总有效率75.4%[52]。将因服用抗精神病药物致便秘患者82例随机分为研究组41例和对照组41例,对照组口服酚酞片,研究组服用芍药甘草汤,组方:生白芍40g,生甘草15g,每日1剂,水煎分三次口服。两组均治疗10天,结果显示,研究组总有效率为95.12%,对照组总有效率82.61%[53]。将婴幼儿便秘115例随机分为研究组60例和对照组55例,对照组给予西沙必利混悬液口服,研究组给予加味芍药甘草汤,处方:白芍8~16g,甘草6~12g,白术4~8g,并随证加减,每日1剂,浓煎分2~3次口服;两组均治疗1周。结果显示,研究组总有效率为93.33%、对照组63.64%[54]。

2.1.5 放射性直肠炎 将60例直肠癌术后辅助放疗患者随机分为对照组和研究组各30例,对照组单纯放疗,研究组在放疗过程中配合芍药甘草汤保留灌肠,组方:芍药50g、炙甘草50g,每日1剂,制备水煎液100ml给予每晚睡前保留灌肠。结果显示,研究组放射性直肠炎的发生率为66.7%、对照组发生率为90%[55]。

2.2 神经系统疾病

2.2.1 神经性头痛 将83例神经性头痛患者随机分为对照组40例和研究组43例。对照组给予氟桂利嗪胶囊治疗,5mg/d,每晚口服1次;研究组给予芍药甘草汤加减联合氟桂利嗪治疗,组方:赤芍30g,白芍30g,当归15g,川芎15g,细辛5g,天麻8g,钩藤10g,炙甘草6g,随证加减,每日1剂,分2~3次服用。两组均治疗4周。结果显示,研究组有效率为90.6%,对照组有效率为75%[56]。

2.2.2 中风后足内翻 将中风后足内翻患者60例随机分为对照组和研究组各30例,对照组采用康复训练,研究组给予芍药甘草汤加味药浴泡足,组方:白芍100g,甘草100g,白芷80g,煎取400ml稀释至2000ml,浴足45分钟,每日1次,连续4周。以肌张力评分为指标判断有效率。结果显示,研究组总有效率为86.7%,对照组为76.7%[57]。

2.3 骨骼系统疾病

2.3.1 慢性骨盆痛综合征 将慢性骨盆痛综合征证属气滞血瘀型者120例随机分为研究组和对照组各60例,对照组口服盐酸坦索罗辛缓释胶囊,研究组给予加味芍药甘草汤,组方:白芍、黄芪各30g,炙甘草15g,延胡索、川芎各10g,每日1剂,水煎分2次服。两组均以30天为1个疗程。结果显示,研究组总有效率88.3%,对照组总有效率86.7%[58]。

2.3.2 颈椎病 将颈椎病患者122例随机分为研究组62例和对照组60例,其中对照组给予羌活胜湿汤,组方:羌活10g,独活10g,藁本6g,防风6g,川芎5g,炙甘草5g,蔓荆子6g;研究组给予加味芍药甘草汤,组方:芍药30g,炙甘草10g,川芎12g,柴胡10g,葛根15g,天麻10g。两组均为每日1剂,水煎,分2次服,连服3周。结果显示,研究组总有效率为95.16%,对照组总有效率为71.67%[59]。将94例颈椎病患者随机分为对照组和研究组各47例,对照组给予常规针刺理疗,研究组在对照组基础上,采用芍药甘草汤加减治疗,组方:芍药30g、葛根15g、川芎12g,炙甘草、柴胡、天麻各10g,每日1剂,水煎250ml分早晚2次服,持续治疗3周。结果显示,研究组总有效率为95.74%,对照组为80.85%[60]。

2.3.3 膝关节骨性关节炎 将94例膝骨性关节炎住院患者随机分为研究组和对照组各47例,对照组单纯予关节镜下清理术,研究组在对照组基础上给予加味芍药甘草汤,组方:白芍、甘草各30g,伸筋草、白术各15g,鸡血藤、当归各10g,每日1剂水煎早晚分服,15天为1个疗程,连续服用2个疗程。结果显示,对照组总有效率为82.98%,研究组总有效率95.94%[61]。

2.4 肌肉系统疾病

2.4.1 急性腰扭伤 将72例急性腰扭伤患者随机分为研究组和对照组各36例，对照组服用复方氯唑沙宗片，研究组用芍药甘草汤，芍药45g，炙甘草15g，采用配方颗粒温水冲服，一次1格分早晚服。两组疗程均为2周，结果显示，研究组优良率高于对照组，VAS评分研究组患者疼痛完全消失者多于对照组，研究组疼痛完全消失所需治疗天数少于对照组[62]。

2.4.2 慢性腰肌劳损 将慢性腰肌劳损患者120例随机分为研究组和对照组各60例，对照组服用芍药甘草汤水煎液，其中白芍30g、炙甘草30g；研究组给予加味芍药甘草汤水煎液，组方：白芍30g，炙甘草10g，伸筋草15g，鸡血藤10g，炒白术15g，当归10g。均每日1剂，水煎300ml分2次服用，7天为1个疗程，连续服用4个疗程。结果显示，研究组总有效率为93.33%、对照组总有效率为78.33%[63]。

2.4.3 肌肉痛性痉挛 将60例面肌痉挛患者随机分为研究组和对照组各30例，对照组给予牵正散进行治疗，组方：白附子12g，僵蚕10g，全蝎5g，研成粉末每次服1~1.5g，每日服用3次，连续14天；研究组联合使用牵正散和芍药甘草汤：白芍20g、甘草20g，水煎200ml分2次服用，连服14天。结果显示，研究组总有效率为100%，对照组总有效率为80%[64]。

2.5 结石性肾绞痛 将结石性肾绞痛患者62例分为研究组30例和对照组32例，患者在哌替啶镇痛基础上，研究组另服加味芍药甘草汤：白芍60g，炙甘草30g，金钱草15g，海金砂15g，车前子10g，枳壳10g，每剂煎煮300ml分3次服用，每日1剂。结果显示，治疗3天后研究组总有效率96.67%，对照组总有效率75.00%[65]。

2.6 原发性痛经 将140例原发性痛经均分为对照组和研究组各70例，对照组给予消结安胶囊，研究组采用芍药甘草汤合失笑散加味治疗，处方：芍药30g，甘草10g，白糖30g，蒲黄6g，五灵脂6g，一个月为1个疗程，共给药3个月经周期。结果显示，研究组总有效率为94.28%，对照组为52.86%[66]。

2.7 慢性盆腔炎 将65例慢性盆腔炎患者随机分为研究组31例和对照组34例，对照组用青霉素钠联合甲硝唑静脉给药，10天为1个疗程，连续治疗2个疗程；研究组给予加味芍药甘草汤保留灌肠，组方：白芍30g，甘草10g，苦参20g，黄连20g，随证加减，水煎液每晚睡前保留灌肠1次，连续15天为1个疗程，每个疗程间隔5天，治疗为两个疗程。结果显示，研究组总有效率为93.55%，对照组总有效率58.52%[67]。

【使用注意】 本方酸甘化阴，善用于挛急、阴血不足之疼痛，因外伤、热毒等致疼痛者不宜。

【按语】

1. 关于本方的化裁 芍药甘草汤是由两味药组成的基础方，因药味少，在后世发展中有许多在本方基础上加味的化裁方。通过对汉代至清代方剂著作220余册进行检索发现，组成药味和名称一样的方剂有27条，含有芍药甘草汤基础且组方药味不超过6味的相关条文达670余条，涉及228个化裁方，其中出现频次排在前十的方剂有桂枝汤、芍药甘草汤、升麻葛根汤、小建中汤、黄芩汤、四逆散、清凉饮子（四顺饮子、四顺清凉饮）、黄芩芍药汤、桂枝加芍药汤。含芍药、甘草处方的用药规律研究：在所纳入的方剂中，除芍药、甘草二药外，使用频次前二十的中药主要是大枣、生姜、桂枝、当归、黄芩、葛根、肉桂、大黄、升麻、柴胡、人参、黄芪、白术、麻黄、川芎、附子、茯苓、干姜、生地黄、陈皮，分属补虚药、解表药、温里药，与芍药甘草汤可用于治疗营血不足，中焦虚弱等虚损病症、太阳病营卫不和诸症和中脏虚寒所致泄泻、腹痛等症有关。

2. 关于本方的用量 从现代临床应用可见，芍药甘草汤用于治疗疼痛时，用量宜大，一般不得低于30g，也可用到50、60g，这与汉代一两按13.80g换算的剂量相近，表明本方用于缓急止痛时，须遵循古代剂量。

参考文献

[1] 李春花，阎艳丽，宋晓宇，等.正交试验优选芍药甘草滴丸成型工艺[J].陕西中医，2005，26（3）：267-269.

[2] 李春花，王丽萍，宋晓宇，等.芍药甘草滴丸的质量控制[J].中国医院药学杂志，2005，25（10）：989-990.

[3] 李清，阎艳丽，李春花，等.芍药甘草滴丸抗炎镇痛作用的研究[J].河北中医药学报，2005，20（3）：3-6.

[4] 甘平平.芍药甘草汤质控和药动学及对紫杉醇药动学影响的实验研究[D].长沙：中南大学，2011.

[5] 邱明义.附子汤、桂枝附子汤、芍药甘草汤镇痛抗炎作用比较研究[J].中国实验方剂学，1999，5（4）：45-49.

[6] 洪建华，张本全，梁建萍.芍药甘草汤镇痛作用的实验研究[J].实用中西医结合临床，2008，8（5）：84-85.

[7] 郑富超，郑秀丽，郭玉成，等.芍药甘草汤不同配伍比例镇痛作用的实验研究[J].承德医学院学报，2008，25（2）：213-214.

[8] 刘陶世，赵新慧，段金廒，等.芍药甘草汤总苷抗炎镇痛作用的配伍研究[J].中药新药与临床药理，2007，18（6）：427-430.

[9] 郑王巧，宋丽华，李海菊，等.PGE$_2$/cAMP信号通路对芍药甘草汤镇痛作用的影响[J].中药药理与临床，2008，24（1）：1-2.

[10] 时乐，徐立，谭秋薇.正交设计法对芍药甘草汤主要部位群不同比例组合的药效学比较[J].实用中医内科杂志，2007，21（5）：21-22.

[11] 张娟，马千，吕晨，等.芍药甘草汤对坐骨神经慢性压迫性损伤大鼠痛阈和脊髓SIRT1表达的影响[J].浙江中医药大学学报，2015，39（5）：329-334.

[12] 郑冬明，张娟，王锐，等.芍药甘草汤有效组分对慢性坐骨神经结扎大鼠IL-6、IL-1β、TNF-α的影响[J].中华中医药学刊，2013，31（4）：801-803.

[13] 张娟，郑晖，郭小文，等.芍药甘草汤有效组分对慢性坐骨神经结扎大鼠机械痛敏和热痛敏的影响[J].中华中医药学刊，2012，30（7）：1602-1604.

[14] 王春柳，雷斌，张红，等.在于网络药理学方法的芍药甘草汤治疗神经性疼痛作用机制探讨[J].中华中医药学刊，2021，39（2）：239-242，附页3.

[15] 朱爱江，方步武，吴咸中，等.芍药甘草汤的抗炎作用研究[J].天津医药，2009，37（2）：120-123.

[16] 刘陶世，赵新慧，段金廒，等.荧光脂质体法研究芍药甘草汤对磷脂酶A$_2$的抑制效应及其配伍作用[J].中草药，2008，39（7）：1000-1004.

[17] 隋峰，李兰芳，李珊，等.转化理念指导下的芍药甘草汤抗炎止痛实验研究[J].世界科学技术——中医药现代化，2011，13（1）：188-192.

[18] 马千，谢晓燕，叶玲，等.芍药甘草汤对脂多糖诱导大鼠背根神经节神经元损伤的保护机制研究[J].浙江中医药大学学报，2017，41（6）：513-517.

[19] 吴大伟，何坚.芍药甘草汤对急性期神经根型颈椎病大鼠炎症因子水平的影响[J].亚太传统医药，2018，14（2）：9-13.

[20] 刘平.芍药甘草汤止咳平喘和抗炎作用的实验研究[J].海南医学，2008，36（1）：110-112.

[21] 王均宁.芍药甘草汤及其制剂止痛作用的药理与临床研究[J].中成药，1999，21（9）：483-485.

[22] 乐永红，杨惠琴.用血清药理学方法观察芍药甘草汤对离体免肠平滑肌的影响[J].云南中医中药杂志，2010，31（10）：56-58.

[23] 韩坚，钟志勇，景丽，等.芍药甘草汤对肠道运动的作用观察[J].广州中医药大学学报，2007，24（1）：55-58，61.

[24] 杨晓溪，赵舒，常青.芍药甘草汤影响梗阻输尿管基础压力的实验研究[J].辽宁中医药大学学报，2010，12（9）：194-196.

[25] 杨晓溪,赵舒,常青.芍药甘草汤对梗阻输尿管平滑肌电活动频率影响的实验研究 [J].华北煤炭医学院学报,2010,12(4):477-478.

[26] 常青,何金军,罗江海,等.芍药甘草汤对家兔膀胱平滑肌肌电活动的影响 [J].中国实验方剂学杂志,2011,17(16):158-160.

[27] 常青,孟永会,刘红勤,等.芍药甘草汤对家兔不全梗阻性不稳定膀胱尿流动力学的影响 [J].贵阳中医学院学报,2014,36(4):10-12.

[28] 田丰玮,杨金蓉,邓亚维,等.芍药甘草汤对大鼠偏瘫痉挛模型神经递质的影响 [J].中国中医急症,2009,18(2):251-252,270.

[29] 邱琳,刘新宇,常福红,等.芍药甘草汤对小鼠急性肝损伤的保护作用 [J].中药药理与临床,2007,23(6):4-5.

[30] 宋军,王晓东,赵军宁,等.芍药甘草汤提取物(芍甘多苷)对实验性肝损伤的影响 [J].中药药理与临床,2010,26(2):40-42.27-28.

[31] 宋军,赵军宁,王晓东,等.芍甘多苷对 CCL_4 亚急性肝损伤大鼠肝脏白细胞介素和 TNF-α 含量影响的实验研究 [J].成都中医药大学学报,2007,30(1):23-24.

[32] 赵军宁,宋军,王晓东,等.芍甘多苷对 CCL_4 肝纤维化大鼠的作用研究 [J].中药药理与临床,2009,25(2):8-10.

[33] 戴瑛,赵军宁,宋军,等.芍药甘草汤有效成分群(芍甘多苷)抗乙型肝炎病毒作用研究 [J].中药药理与临床,2009,25(3):36-39.

[34] 宋军,赵军宁,王晓东,等.芍药甘草汤有效组分芍甘多苷利胆退黄作用研究 [J].中成药,2011,33(5):870-871.

[35] 刘平.芍药甘草汤止咳平喘和抗炎作用的实验研究 [J].海南医学,2008,19(1):110-112.

[36] 吴滨,蔡宛如.芍药甘草汤对哮喘模型大鼠血清白细胞介素-4、白细胞介素-6及IgE影响的实验研究 [J].福建中医药,2008,29(5):47-48,50.

[37] 蔡宛如,钱华,朱渊红,等.芍药甘草汤平喘和抗过敏作用的实验研究 [J].中国中西医结合急救杂志,2000,7(6):341-342.

[38] 关炜,王洋,李韶妮,等.芍药甘草汤对支气管哮喘作用机理的研究 [J].中国中医急症,2011,20(10):1625-1626.

[39] 王璞,张雯,周红娟,等.芍药甘草汤对 MRL/Lpr 小鼠 $CD4^+CD25^+Foxp3^+$ 调节性T细胞的影响 [J].浙江中医杂志,2009,44(10):723-726.

[40] 石学魁,王雅贤,张晓莉,等.芍药甘草汤免疫学研究 [J].牡丹江医学院学报,2006,(2):18-20.

[41] 刘文辉.芍药甘草汤对小鼠免疫功能影响的实验研究 [D].济南:山东中医药大学,2010.

[42] 齐微,孙茜,封雷.芍药甘草汤治疗习惯性便秘的实验研究 [J].实用药物与临床,2006,9(3):139-140,203.

[43] 伊藤美穗.对月经困难症与芍药甘草汤研究中发现 [J].汉方最新治疗,1997,6(1):52.

[44] 李军,李延凤,周爱物,等.白芍总苷的毒性研究 [J].中国药理学通报,1991,7(1):53-55.

[45] 王家骥,余素贞,徐德祥,等.白芍总苷致突变研究 [J].中国医药工业杂志,1990,21(11):496-498.

[46] 王淑静.芍药甘草汤在大鼠体内的药代动力学研究 [D].沈阳:辽宁中医药大学,2010.

[47] 邱志济,朱建平,马璇卿.朱良春用仲景方治疗遗滑强中特色选析——著名老中医学家朱良春教授临床经验(49)[J].辽宁中医杂志,2004(1):3-4.

[48] 黄清强.芍药甘草汤治疗急性胃肠痉挛性腹痛的临床研究 [J].中国医药指南,2011,9(22):134-135.

[49] 杨昭,张岚.芍药甘草汤加减对中晚期结肠癌癌性疼痛患者生活质量及生存率的影响.辽宁中医杂志,2020,47(1):99-103.

[50] 孙永峰.芍药甘草汤治疗儿童功能性再发性腹痛疗效观察 [J].山西中医,2008,24(10):11.

[51] 姚伟光,陈青,江春燕.芍药甘草汤治疗

儿童功能性腹痛的疗效观察［J］.浙江中医药大学学报，2015，39（6）：470-472.

［52］黄昌惠.芍药甘草汤治疗老年性功能性便秘84例［J］.中国社区医师（医学专业），2010，12（8）：115.

［53］姜秀举.芍药甘草汤治疗抗精神病药所致便秘的对照研究［J］.中国社区医师（医学专业半月刊），2009，11（19）：120.

［54］邵锦华.加味芍药甘草汤治疗婴幼儿便秘60例观察［J］.中国临床医生，2012，40（1）：59-60.

［55］曾纪权，郑智，朱伟，等.芍药甘草汤保留灌肠预防放射性直肠炎临床观察［J］.江西中医药大学学报，2019，31（1）：52-54.

［56］曾永青，李立新，王洋洋.芍药甘草汤加减联合氟桂利嗪治疗神经性头痛的临床疗效观察［J］.世界中医药，2015，10（1）：60-62.

［57］杨熹，李辉.芍药甘草汤加味药浴治疗中风后足内翻临床观察［J］.实用中医药杂志，2021，37（9）：1477-1479.

［58］雷学成，何金军.加味芍药甘草汤治疗慢性骨盆痛综合征的临床观察［J］.贵阳中医学院学报，2010，32（2）：30-31.

［59］吴惠明.加味芍药甘草汤与羌活胜湿汤治疗颈椎病的疗效观察［J］.中国中医骨伤科杂志，2008，16（1）：23-24.

［60］谢学华.芍药甘草汤加减治疗颈椎病的临床疗效分析［J］.现代诊断与治疗，2020，31（23）：3719-3720.

［61］王筠，吕发明.加味芍药甘草汤配合关节镜下清理术治疗KOA的临床疗效观察［J］.新疆中医药，2008，24（3）：34-37.

［62］侯爵.芍药甘草汤治疗急性腰扭伤的疗效观察［D］.北京：北京中医药大学，2014.

［63］唐欣荣，任东坡，申艳慧，等.加味芍药甘草汤治疗慢性腰肌劳损临床观察［J］.吉林中医药，2009，29（2）：134-135.

［64］范桂滨，黄志刚.大剂量芍药甘草汤治疗普通型肌肉痛性痉挛68例［J］.中医药临床杂志，2007，19（3）：248.

［65］杨晓溪，雷学成，常青.加味芍药甘草汤治疗结石性肾绞痛30例［J］.贵阳中医学院学报，2007，19（3）：24-25.

［66］王秋霞.芍药甘草汤合失笑散加减用于治疗青春期原发性痛经效果观察［J］.中外医学研究，2014，12（10）：55-56.

［67］熊正根.加味芍药甘草汤保留灌肠治疗慢性盆腔炎31例观察［J］.实用中医药杂志，2011，27（12）：819.

半夏泻心汤

汉《伤寒论》

Banxiaxiexin Tang

【概述】半夏泻心汤最早见于汉代张仲景《伤寒论》，后被《三因极一病证方论》《奇效良方》所载，药方主要由半夏、黄芩、干姜、人参、甘草、黄连、大枣七味药组成，为治疗中气虚弱、寒热错杂、升降失常而致肠胃不和的常用方，又是体现调和寒热、辛开苦降甘补治法的代表方。其中半夏以水洗来减轻毒性。本方临床上主要运用于以心下痞、呕吐、肠鸣下利为主要表现的痞证，经后世医家的运用和创新，在原方基础上加减还适用于不寐、便秘、黄疸、疟疾等症。现代药理研究认为其具有改善功能性消化不良、保护胃黏膜（抑制溃疡产生、抗幽门螺杆菌）和肠黏膜、抗胃癌前病变等作用。在现代临床上，广泛用于治疗消化系统疾病、呼吸系统疾病、口腔疾病、神经系统疾病、妇科疾病等，尤其对慢性萎缩性胃炎、胆汁反流性胃炎、幽门螺杆菌感染性胃炎、反流性食管炎、胃溃疡、糖尿病性胃轻瘫、肿瘤化疗致胃肠道反应、慢性乙型病毒性肝炎、慢性胆囊炎、溃疡性结肠炎、肠易激惹综合征、术后黏连性肠梗阻、功能性消化不良、呼吸机相关性肺炎、慢性咳嗽、口腔溃疡、顽固性失眠、围绝经期抑郁症、多囊卵巢综合征等疗效确切。

【历史沿革】

1.原方论述 汉代张仲景《伤寒论·辨太阳病脉证并治》载："伤寒五六日，呕而发热者，柴胡汤证具，而以他药下之，复予柴胡汤……但满而不痛者，此为痞，柴胡不中与之，宜半夏泻心汤。半夏半升洗，黄芩、干姜、人参、甘草炙各三两，黄连一两，大枣十二枚擘，上七味，以水一斗，煮取六升，去滓，再煎取三升。温服一升，日三服"。

2.后世发挥 《伤寒论》记载半夏泻心汤证是由柴胡汤证误下所致，后世医家多承此说，并对其该方适应证的病机和病位进行了阐述。如《伤寒附翼》言："半夏泻心汤……柴胡汤证而以他药下之，枢机废弛，变症见矣……偏于半里者，热结心下而成痞也……盖泻心汤方，即小柴胡汤去柴胡加黄连干姜汤也。不往来寒热，是无半表症，故不用柴胡。"即半夏泻心汤所治之痞，原系小柴胡汤证误行泻下，损伤中阳，少阳邪热乘虚内陷，以致寒热之气互结而成心下痞。又如《金匮要略心典》曰："中气既痞，升降失常，于是阳独上逆而呕，阴独下走而肠鸣。是虽三焦俱病，而中气为上下之枢，故不必治其上下，而但治其中。"且《外台秘要》卷二引《删繁方》记载："上焦虚寒，肠鸣下利，心下痞坚"；《备急千金要方》卷十三："老小下利，水谷不化，肠中雷鸣，心下痞满，干呕不安"，进一步明确指出痞证表现为上有呕、中有痞、下肠鸣三焦俱病，但其病变症结在中焦。脾胃居于中焦，为阴阳升降之枢纽。脾为阴脏，其气主升；胃为阳腑，其气主降。若脾胃升降失常，上可见呕吐、中可见痞满、下可见肠鸣下利等。

关于本方的组成变化，《伤寒论》中有数首衍化方，且适应证亦有所扩展。其中，生姜泻心汤系该方减干姜量加生姜以散水气，用于"伤寒汗出解之后，胃中不和，心下痞硬，干噫食臭，胁下有水气，腹中雷鸣下利者"；甘草泻心汤为本方加重甘草用量，增强益气之力，又能缓中，主治"伤寒中风，医反下之，其人下利日数十行，谷不化，腹中雷鸣，心下痞硬而满，干呕，心烦不得安"；黄连汤即本方去黄芩加桂枝，减清热之功，增温散作用，主治伤寒，胸中有热，胃中有邪气，腹中痛，欲呕吐者。其后，《兰室秘藏》卷上之枳实消痞丸，系本方去黄芩、大枣，加枳实、厚朴、白术、茯苓、麦芽曲，能开胃进食，主治心下虚痞，恶食懒倦、右关脉弦等。叶天士亦继承《伤寒论》半夏泻心汤，加减化裁，灵活运用治疗多种温病，如暑湿、湿温、疟疾、禁口痢等。《临证指南医案》中应用此方，常去参、草、枣之守补，加枳实之宜通。若湿浊阻遏，加厚朴、郁金、香附、白蔻仁、滑石。食滞者，加保和丸。暑热伤气成疟者，加厚朴、杏仁。肝风犯胃者，加白芍、乌梅。暑秽蒙蔽三焦者，加黑山栀。腹痛下利者，加白芍。阳虚者，加附子。湿热痰湿或湿热上攻心胸者，加茯苓。吴鞠通吸取叶氏应用半夏泻心汤之经验，参以心得编入《温病条辨》共有五个泻心汤，即半夏泻心汤去人参、干姜、大枣、甘草加枳实、杏仁方；半夏泻心汤去人参、干姜、甘草、大枣加枳实、生姜方；人参泻心汤（人参、白芍、干姜、枳实、黄芩、黄连）；加减人参泻心汤（牡蛎、人参、干姜、生姜、枳实、黄连）；加减泻心汤（黄芩、黄连、干姜、银花、山楂炭、木香汁、白芍）。其加减规律大致分为以下几个方面：偏湿热者，去参、草、枣，加枳实、杏仁。呕者，加生姜。里虚者，仍用参。护阴，加白芍。肝强伤胃，口黏反酸者，加牡蛎。湿热成禁口痢者，加银花、山楂炭、木香。可见，在组成变化的同时，适应证亦有所拓宽。

3.同名异方 半夏泻心汤的同名异方分析见表7-1。

表7-1 半夏泻心汤同名异方分析表

朝代	作者	出处	药物组成	功能主治	制法及用法	变化情况（与原方比较）
宋	陈无择	《三因极一病证方论》	半夏（汤洗七次）一两一钱，黄芩、人参、甘草（炙）、干姜（炮），各两半，黄连半两	治心下痞满而不痛者	上剉散。每服五钱，水盏半，姜五片，枣一个，煎七分，去滓温服	该方组成和功能主治与《伤寒论》相同，但制法及用量用法有不同，该方用量较少
明	方贤	《奇效良方》	半夏（汤洗七次）二钱，人参（去芦）、甘草（炙）、干姜（炮）、黄芩各一钱半，黄连一钱	主治心下痞满而不痛干呕者	上作一服，水二盅，生姜五片，红枣二枚，煎至一盅，不拘时服	该方组成和功能主治与《伤寒论》相同，但制法及用量用法有不一，该方药品规格更为明确，用量较少
清	吴谦	《删补名医方论》	半夏半升（洗），黄芩、干姜、人参、甘草（炙）各三两，黄连一两，大枣十二枚（擘）	治伤寒五六日，呕而发热，柴胡证具，而以他药下之，但满而不痛，心下痞者	上七味，以水一斗，煮取六升，去滓，再煎取三升，温服一升，日三服	该方继承了《伤寒论》中的半夏泻心汤。药物组成、功效主治、炮制方法、用法用量皆一致
清	王泰林	《退思集类方歌注》	半夏半升（洗），黄连一两，黄芩、人参、炙甘草各三两，大枣十二枚	治伤寒五六日，呕而发热者，柴胡汤证具，而以他药下之，柴胡证仍在者，复若心下满而不痛者，此为痞，柴胡不中与也，宜此主之	水一斗	该方继承了《伤寒论》中的半夏泻心汤，但药物组成不一致，没有干姜，且制法不太详尽明确
清	吕震名	《伤寒寻源》	半夏半升（洗），黄连一两，干姜、黄芩、人参、炙甘草各三两，大枣十二枚（擘）	治伤寒五六日，呕而发热者，柴胡汤证具，而以他药下之，柴胡证仍在者，复与柴胡汤。此虽已下之不为逆，必蒸蒸而振，却发热汗出而解，若心下满而不痛者，此为痞。柴胡汤不中与之，宜半夏泻心汤	上七味，以水一斗，煮取六升，去滓，再煎煮三升，温服一升，日三服	该方继承了《伤寒论》中的半夏泻心汤。药物组成、功效主治、炮制方法、用法用量皆一致
清	冯楚瞻	《冯氏锦囊秘录》	半夏半升（洗），黄连一两，黄芩、干姜、人参、甘草（炙）各三两，大枣十二枚（去核）	主治寒下早，心满而不痛者为痞	水一斗，煮六升，去滓，煎取三升，温服一升，日三服	该方继承了《伤寒论》中的半夏泻心汤。药物组成、功效主治、炮制方法、用法用量皆一致
清	吴谦	《医宗金鉴》	半夏半升（洗），黄芩、干姜、人参各三两，黄连一两，大枣十二枚，甘草（炙）三两	主治干呕吐逆，吐涎沫	左七味，以水一斗，煮取六升，去滓，再煮取三升，温服一升，日三服	该方继承了《伤寒论》中的半夏泻心汤。药物组成、炮制方法、用法用量皆一致，但功效主治较为局限
清	张璐	《张氏医通》	半夏五钱（泡），干姜（炮）、甘草、人参、黄芩各三钱，黄连一钱，大枣四枚（擘）	治心下痞满不痛	左七味，水煎，温分三服	该方组成和功能主治与《伤寒论》相同，但制法及用量用法有不同，该方用量较少

【名方考证】

1. 本草考证

1.1 半夏 "半夏"之名最早见于《神农本草经》。经考证，本方所用半夏为天南星科植物半夏 *Pinellia ternata*（Thunb.）Breit. 的干燥块茎，与《中国药典》2020年版记载一致。

1.2 干姜 "干姜"之名最早见于《神农本草经》。经考证，本方所用干姜为姜科植物姜 *Zingiber officinale* Rosc. 的干燥根茎，与《中国药典》2020年版记载一致。

1.3 黄芩 "黄芩"之名最早见于《神农本草经》。经考证，本方所用黄芩为唇形科植物黄芩 *Scutellaria baicalensis* Georgi 的干燥根，与《中国药典》2020年版记载一致。

1.4 黄连 "黄连"之名最早见于《神农本草经》。经考证，本方所用黄连是毛茛科黄连属植物黄连植物黄连 *Coptis chinensis* Franch.、三角叶黄连 *C. deltoidea* C. Y. Cheng et Hsiao 或峨眉黄连 *Coptis omeiensis*（Chen）C. Y. Cheng 的干燥根茎。《中国药典》2020年版收载黄连为 *Coptis chinensis* Franch.、三角叶黄连 *Coptis deltoidea* C. Y. Cheng et Hsiao 或云连 *Coptis teeta* Wall. 的干燥根茎。

1.5 人参 "人参"之名最早见于《神农本草经》。经考证，本方所用人参为五加科植物人参 *Panax ginseng* C. A. Mey. 的干燥根和根茎，与《中国药典》2020年版记载一致。

1.6 大枣 "大枣"之名最早见于《神农本草经》。经考证，本方所用大枣是鼠李科植物枣 *Ziziphus jujuba* Mill. 的干燥成熟果实，与《中国药典》2020年版记载一致。

1.7 甘草 "甘草"之名最早见于《神农本草经》。经考证，本方所用甘草为豆科甘草属甘草 *Glycyrrhiza uralensis* Fisch. 的干燥根茎和根。《中国药典》2020年版载甘草为豆科植物甘草 *Glycyrrhiza uralensis* Fisch.、胀果甘草 *Glycyrrhiza inflata* Bat. 或光果甘草 *Glycyrrhiza glabra* L. 的干燥根茎和根。

2. 炮制考证

2.1 半夏 半夏泻心汤中半夏的炮制方法为"汤洗"。现代有法半夏、姜半夏、清半夏、京半夏、半夏曲五种炮制品，通过不同炮制方法降低毒性。生半夏常外用，法半夏、姜半夏、京半夏、半夏曲内服。国家中医药管理局和国家药品监督管理局联合发布的《古代经典名方关键信息表（25首方剂）》建议半夏炮制规格为清半夏。

2.2 甘草 半夏泻心汤中的甘草炮制方法为"炙"。汉代炙法为将药材举于火上熏烤，与现代清炒法比较接近。可参考《中华人民共和国药典》2020年版清炒法炮制。

2.3 其他 其他药味为生品。

3. 剂量考证

3.1 原方剂量 半夏半升（洗），黄芩、干姜、人参、甘草（炙）各三两，黄连一两，大枣十二枚（擘）。

3.2 折算剂量 陶弘景在《本草经集注》载："凡方云半夏一升者，洗竟，秤五两为正。"东汉1两合今之13.80g，故处方量半夏半升为34.50g，黄芩、干姜、人参、炙甘草各三两应为41.40g，黄连一两13.80g，大枣12枚。

3.3 现代用量 根据全国中医药行业高等教育"十四五"规划教材《方剂学》，处方量为半夏（洗）12g，黄芩9g，干姜9g，人参9g，黄连3g，大枣12枚，甘草9g。

【药物组成】半夏半升洗，黄芩、干姜、人参、甘草（炙）各三两，黄连一两，大枣十二枚（擘）。

【功能主治】平调寒热，消痞散结。主治寒热错杂之痞证。症见心下痞满，但满不痛，呕吐，肠鸣下利，食欲不振等。

【方义分析】此方所治之痞，原系小柴胡汤证误下，损伤中阳，少阳邪热乘虚内陷，以致寒热互结，而成心下痞。痞者，痞满不通，上下不能交泰之谓。心下即是胃脘，属脾胃病变。脾胃居中焦，职司纳运，上输水谷精微，下传糟粕，具升清降浊之功能，为阴阳升降之枢纽。若中气虚弱，寒热互结，脾不胜湿，湿浊阻滞胃脘遂成痞。脾为阴脏，其气主升，胃为阳腑，其气主降，中气既伤，升降失常，故上见呕吐，下则肠鸣下利。本方证病机复杂，既有寒热交错，又有虚实相兼，以致中焦失和，升降失常。治宜调其寒热，益气和胃，散结除痞之法。

方中以辛温之半夏为君，散结除痞，又善降逆止呕。臣以干姜之辛热以温中散寒，黄芩、黄连之苦寒以泄热开痞。以上四药相伍，具有寒热平调，辛开苦降之用。然寒热互结，又缘于中虚失常，升降失常，故方中又以人参、大枣甘温益气，以补脾虚，与半夏配合，有升有降，以复脾胃升降之常。使以甘草补脾和中而调诸药。诸药合用，使寒热得解，升降复常，则痞满可除、呕利自愈。

配伍特点：温清并用，辛开苦降，补泻兼施。

【用法用量】

1.古代用法用量 上七味，以水一斗，煮取六升，去滓，再煎取三升，温服一升，日三服。

2.现代一般用法用量 以上七味，加水2000ml，煎至1200ml，去滓，再煎至600ml，分3次服。

【药学研究】

1.资源评估 方中半夏、干姜、黄芩、黄连、人参、大枣和甘草目前均以人工栽培为主，野生资源匮乏。

半夏生长的适宜温度为10~27℃，不耐旱，喜爱在湿度较高的土壤中生长，以半阴环境为宜，为多年生本草，生长周期2~3年。半夏在全国各地均可见，道地产区与主产区基本一致，在湖北、江苏、安徽等地。

姜生长的适宜温度为25~28℃，耐寒和抗旱能力较弱，喜爱在肥沃疏松的壤土或沙壤土中生长，耐阴而不耐强日照，为多年生本草，生长周期5~11个月，分布于四川、贵州等地，道地产区与主产区基本一致，主要在四川。

黄芩喜温暖，耐严寒，耐旱怕涝，喜爱在壤土和沙质壤土中生长，以向阳较干燥环境为宜，为多年生本草，生长周期1~3年。黄芩产地遍及除华南以外的全国多数省区，主产于东北、河北、山西、内蒙古、河南等，道地产区与主产区基本一致，主要在山西。

黄连喜冷凉、湿润、荫蔽，忌高温、干旱，适宜生长在表土疏松肥沃，有丰富的腐殖质，土层深厚的土壤中，为多年生本草，生长周期5~6年。味连分布于重庆、湖北。雅连分布于四川洪雅、雅安、峨眉。云连分布于云南德钦、碧江和西藏，多为野生。以四川、云南为道地产区。

人参生长的适宜气温为15~25℃，耐低温，忌强光直射，喜质地疏松、通气性好、排水性好、养料肥沃的砂质壤土，为多年生草本，生长周期5~6年左右，分布于我国东北或朝鲜半岛等，道地产区为辽东地区。

枣生长于年降雨量在400~1000mm以上的山区、丘陵或平原，耐旱、耐涝性较强，喜光性强，对土壤适应性强，耐贫瘠、耐盐碱，为多年生木本，生长周期4个月左右，在全国各地均有栽培，主产于河南灵宝、山东、河北、四川、贵州、山西、甘肃等地。

甘草生于干旱沙地、河岸砂质地、山坡草地及盐渍化土壤中，为多年生草本，生长周期3~5年，分布于东北、华北、西北各省区，道地产区与主产区基本一致，在新疆、甘肃、内蒙古、宁夏、山西等地。

2.制剂研究

2.1 制备方法 原文载："上七味，以水一斗，煮取六升，去滓，再煎取三升"。根据班固的《汉书·律历志》中"千二百黍实其龠，合之为合，十合为升，十升为斗，十斗为斛。"的记载及文物考察得出结果：1合=20ml，1升=200ml，1斗=2000ml。因此制备方法为取本方，粉碎粒度为过4目筛，加水2000ml，煎至1200ml，去滓，再煎至600ml。

2.2 制备工艺 原方是汤剂，现代有报道对半夏泻心汤进行片剂、膏剂和颗粒剂的研究：经典方的制备工艺及服用方法主要是水煎服，但传统工艺粗糙，缺乏水提工艺参数，且服用、携带不方便，服用量大。为克服传统服药方式的缺点，已有研究将半夏泻心汤开发并制备出了片剂、膏剂和颗粒剂。半夏泻心汤片的制剂研究[1]：①工艺制备。称取半夏泻心汤提取物20g，辅料填充剂称取30g；过60目筛，将提取物和填充剂充分研磨混合均匀，滴加润湿剂水，不断搓捏，混匀成团，轻压即散；制软材，在2号筛上制粒，放入烘箱内，50℃，干燥1小时，压片。其中辅料填充剂的选择以制成颗粒的成形性、流动性和溶解性，所用辅料价格等方面来考虑，选择乳糖＋微晶纤维素组合作为填充剂制备半夏泻心汤颗粒最为适宜。②质量检查。依据2015版《中国药典》四部附录通则中片剂的质量检测标准，半夏泻心汤片重量差异、脆碎度和溶散时限需符合规定，即为合格。

3.质量控制 该方含有挥发油、生物碱、多糖、黄酮类等物质，可以将其作为质量控制的指标。现有文献报道按照古籍中记载的煎煮方法制备半夏泻心汤水煎液，采用超高效液相色谱-二极管阵列检测器检测法（UHPLC-DAD）对半夏泻心汤的黄酮类成分（甘草苷、黄芩苷、汉黄芩苷）进行了含量测定[2]。

【药理研究】

1.药效作用 根据半夏泻心汤的功能主治进行了药效学研究，主要具有肠胃保护（改善功能性消化不良、修复胃黏膜、保护肠黏膜、抗胃癌前病变）、改善学习记忆、增强免疫功能等作用。

1.1 与功能主治相关的药理作用

1.1.1 改善功能性消化不良 半夏泻心汤给药剂量分别为1g/kg、2g/kg和4g/kg时，连续14天，能上调功能性消化不良（FD）模型大鼠血清中的胃动素（MOT）、P物质（SP）水平和胃窦组织C-kit蛋白水平，下调降钙素基因相关肽（CGRP）蛋白表达水平，促进胃排空和小肠推进率[3]。给药剂量为10g/kg，连续14天，可使不规则饮食加稀盐酸诱导的FD大鼠胃内血清胃促生长素（Ghrelin）水平提高，加快胃排空，有助于功能性消化不良疾病的治疗[4]。给药剂量为33g/kg，持续14天，FD模型组大鼠胃Cajal间质细胞的超微结构恢复正常，线粒体等细胞器明显增加[5]。

1.1.2 修复胃黏膜 半夏泻心汤给药剂量分别为3.9g/kg、7.8g/kg时，持续28天，显著增加慢性胃炎合并幽门螺杆菌感染（HP）模型大鼠胃黏液层磷脂和氨基己糖含量，对胃黏膜屏障有一定的保护作用[6]。给药剂量为8.80g/kg，持续8天，可通过降低一氧化碳（NO）、白细胞介素（IL）-8等来减轻胃黏膜的炎症反应，升高IL-2来提高机体免疫功能，实现对胃黏膜的保护和修复[7]。给药剂量分别为21.4g/kg、10.7g/kg时，持续7天，胃溃疡模型大鼠血清内皮素-1（ET-1）含量明显降低，NO含量明显升高，显著改善了胃溃疡大鼠的胃黏膜的病理状态，达到了保护胃黏膜、促进胃黏膜修复的目的[8]。

1.1.3 保护肠黏膜 半夏泻心汤给药剂量分别为4.5g/kg、9.0g/kg，持续21天，明显降低溃疡性结肠炎（UC）模型小鼠的疾病活动指数（DAI）、结肠黏膜损伤指数（CMDI）、病理组织学评分（HS）、髓过氧化物酶（MPO）活性、血二胺氧化酶（DAO）水平、L/M值，结肠中的ZO-1和Occludin表达也明显升高，溃疡性结肠炎小鼠肠道黏膜的屏障功能从而得到保护[9]。给药剂量分别为10.2g/kg、5.1g/kg、2.55g/kg，持续28天，能够改善肠道微生态环境，促进益生菌的增殖，减少致病菌水平，调节免疫蛋白IgG、sIgA及CD8的表达，降低促炎因子，上调抗炎因子水平，减少肠道菌群对肠黏膜屏障损伤，调控肠道黏膜免疫应答[10]。给药剂量为7.8g/kg，持续6天，脾虚便秘模型小鼠的肠道菌群数量减少，能有效改善肠道炎症状态，恢复小肠绒毛的完整性，使黏膜隐窝深度变浅[11]。

1.1.4 抗胃癌前病变（PLGC） 半夏泻心汤给药剂量15g/kg，持续140天，可以通过增加启动子PTEN表达，降低磷脂酰肌醇三激酶（P13K）、蛋白激酶B（Akt）、哺乳动物雷帕霉素靶蛋白（mTOR）、效应子缺氧诱导因子（HIF）-1α及其下游基因的表达，影响P13K/Akt/mTOR信号通路来阻断PLGC的发生发展[12]。给药剂量3g/kg，持续56天，显著降低PLGC模型大鼠表皮生长因子受体（EGFR）、B细胞淋巴瘤-2（Bcl-2）蛋白表达量及表达率，诱使"病态"细胞凋亡，使细胞增殖和凋亡平衡恢复，逆转PLGC作用[13]。当给药剂量分别为22.9g/kg、13.75g/kg、6.785g/kg，持续给药112天，PLGC模型大鼠核因子-κB（NF-κB）、信号转导和转录激活因子3（STAT3）、1L-1β、肿瘤坏死因子-α（TNF-α）、Bcl-2、C-MYC表达均降低，p12表达上调，通过抑制NF-κB/STAT3信号通路中的炎性因子、癌因子，促进抑癌因子的表达，进而阻止PLGC[14]。

1.2 其他药理作用

1.2.1 降血糖 半夏泻心汤可以有效改善2型糖尿病（T2DM）模型大鼠血糖、血脂代谢紊乱，缓解胰岛素抵抗（IR）[15]。

1.2.2 改善学习记忆 半夏泻心汤各剂量组均能缩短衰老模型大鼠的逃跑潜伏期，高剂量组大鼠海马神经元损伤有所改善。此外，高剂量和中剂量组还可通过影响衰老大鼠胆碱能酶系及其受体表达，改善老龄大鼠学习记忆能力[16-17]。

1.2.3 增强免疫功能 半夏泻心汤可以使腹腔注射0.5%新鲜鸡红细胞悬液诱导的Balb/c小鼠的脾脏指数增加，提高抗体生成滴度和吞噬能力，能在体液免疫方面明显增强机体免疫功能[18]。

2.安全性评价

2.1 长期毒性实验 对大鼠口服给药半夏泻心汤，以125mg/kg、500mg/kg的剂量给药雌雄大鼠各10只，以2g/kg剂量给药雌雄大鼠各16只。对照组16只，口服生理盐水。连续35天。结果显示，并未出现大鼠死亡，并未观察到任何因半夏泻心汤所导致的异常临床体征，该方对大鼠的摄食量及体重无影响，眼科学、血液学、病理学并未见与半夏泻心汤有关的异常改变[19]。

2.2 致突变作用 低剂量姜半夏具有DNA损伤效应，其拖尾细胞百分率及尾长值均较阴性对照组有显著升高。剂量增加时，损伤效应愈加明显，呈现出一定的剂量依赖性。该结果提示姜半夏具有一定的致突变效应，临床应用于孕妇时应慎重，特别是在胚胎发育早期，以避免对胎儿造成不良影响[20]。

3.体内过程

灌服半夏泻心汤及不同配伍组（辛开组：半夏和干姜；苦降组：黄连和黄芩；甘补组：人参、大枣和炙甘草）20g/kg的剂量，分别于给药前和给药后0.083、0.25、0.5、1、1.5、2、4、6、8、12、24、32、48小时眼眶后静脉丛取血，制备成血浆。测定血浆中甘草苷、甘草素、异甘草素、甘草酸和甘草次酸的各药代动力学参数。结果显示，全方配伍后，甘草苷和甘草素的$AUC_{0 \to \infty}$显著高于甘补组和甘补苦降组，清除率CL/F则相应降低，达峰时间T_{max}较甘补组和甘补辛开组有所延长；异甘草素的C_{max}和$AUC_{0 \to \infty}$显著性提高，CL/F显著性降低；甘草次酸的C_{max}和$AUC_{0 \to \infty}$均高于甘补辛开组和甘补苦降组，C_{max}分别高达1.93倍、4.08倍，$AUC_{0 \to \infty}$分别高达2.49倍、4.80倍[21]。

【临床应用】

1.临床常用

1.1 临床主治病证 半夏泻心汤常用于治疗寒热错杂之痞证，临床表现主要为心下痞满，呕而肠鸣，下利等，临床应用以心下痞，但满而不痛，或呕吐，肠鸣下利，舌苔腻而微黄为辨证要点。

1.1.1 心下痞 治湿热阻中，胃气不降，郁而作痛，半夏泻心汤加木香、九香虫，可以醒脾祛湿、散郁止痛。两味配伍，又有通络开窍之效。治湿热阻中，气机不利，引起胃脘不舒，时时胀满，尤以午后为甚，或伴有呃逆，舌面有淡白腻苔，脉象沉滞者，半夏泻心汤加厚朴花、代代花和佛手花，具有辛香开胃、健脾化湿的功效。治纳呆食积胃胀者，半夏泻心汤配入鸡矢藤和鸡内金，二味合用既可增进食欲，又可健脾消积，能明显提高消食运化功效。治湿浊阻中，阻遏纳运，五谷不馨，口腻而黏，或时有黏沫吐出，舌苔细腻，以半夏泻心汤加藿香、佩兰、砂仁，合用以醒脾开胃，新增三味宜后下。治脾胃湿热，虚中夹积，胃脘痞满，食而不化，半夏泻心汤加枳实、白术，可补脾并消积滞。对于肝郁克脾（胃），肝脾俱郁之胃脘及两胁胀满，进食后呃逆频频，精神疲惫者，半夏泻心汤加生麦芽、谷芽、稻芽，具有疏肝健脾、开胃进食之功效。对于脾胃湿热引起的胃脘胀满，不思饮食，舌苔偏腻，伴有面部生痘、生疮、生斑者，半夏泻心汤加白扁豆、赤小豆、绿豆和金银花，有利湿、清热、解毒的作用。

1.1.2 呕吐泛酸　治疗中焦升降失司，胃中不和，胃气上逆，泛酸呕吐者，可用半夏泻心汤配以吴茱萸，方中黄连与吴茱萸用量2：1组成左金丸，具有抑肝和胃制酸之效。若将吴茱萸换为肉桂，组成交泰丸，有交通心肾、清心安神之效。对于消化性溃疡之烧心、吞酸、胃脘隐痛，或口中泛泛流涎者，半夏泻心汤与乌贼骨、贝母合用，具有燥湿制酸之作用，是医家常用的健胃制酸剂。治胸痛恶心、胃灼热、泛酸反流引起的刺激性干咳，半夏泻心汤配以百部、黄芩，有清而不寒，止而不塞的功效。

1.1.3 肠鸣下利　治湿热阻中，寒湿下注，上见痞满，下见泄泻，并见腹部隐隐作痛，舌苔白腻而滑。半夏泻心汤与四神丸（补骨脂、肉豆蔻、吴茱萸、五味子和大枣）合用具有清上温下、除寒止泻之功。五味子用量宜小，量大易有作酸之虞。治腹部气机不舒，时有肠鸣，口气秽浊，或矢气多，大便不畅，半夏泻心汤加防风、荜茇，具有整肠理气、除腐化浊之功效。治脾虚有失运化所致：腹痛便秘，半夏泻心汤加生白术、杏仁和火麻仁，健脾促运，润肠通便。

1.1.4 湿热痰浊　半夏泻心汤配枳壳、桔梗、瓜蒌，主清热涤痰，宽胸开结，对于痰热互结胸中，胸膈痞满者，可以选用。半夏泻心汤去参草姜枣加枳实杏仁方，与加枳实生姜方，虽仅一味杏仁与生姜之差，但前者主清热涤痰，开结除痞，后者主清热散饮，和胃消痞，因而若湿热痰浊凝聚，痞满纳呆者，宜用前者，如热与饮邪相搏，呕甚且痞者，可用后者。

1.1.5 其他　若见温病之阳明暑温，可用半夏泻心汤去人参、干姜、大枣、甘草加枳实、杏仁主之；若是温病之阳明湿温，用半夏泻心汤去人参、干姜、大枣、甘草加枳实、生姜主之。《临证指南医案》（1746年）记载"半夏泻心汤去大枣、甘草，加枳实"还可用于治疗疟疾等。若见痞证伴头痛失眠者，可以半夏泻心汤加夏枯草治之。治脾胃湿热引起的牙龈肿痛，或夜间磨牙，半夏泻心汤加牡丹皮和栀子，可清热散瘀。

1.2 名家名师名医应用

1.2.1 心下痞　中气不和，气机不利，导致脾失升降，痰从中生之心下痞，中医学家刘渡舟将半夏泻心汤原方中人参用以党参替代，与其他原方中药合用以治疗，其处方组成为半夏12g，干姜6g，黄芩6g，黄连6g，党参9g，炙甘草9g，大枣7枚[22]。胃脘痞满灼痛，干噫食臭之气，喜温喜按，嘈杂泛酸，大便干结或溏结不调，稍食寒凉食物，则肠鸣泄泻清稀，面常生痤疮，口苦口干，大腹不温，国医大师伍炳彩以半夏泻心汤合柴胡桂枝干姜汤治疗，其组方组成为半夏12g，黄芩10g，黄连5g，干姜、党参各10g，大枣4枚，柴胡12g，桂枝10g，牡蛎30g，炙甘草10g，天花粉12g[23]。调理寒热错杂之痞证，症见消化不良、水液停聚、恶心呕吐、腹内胀满、口苦嘈杂，国医大师张志远半夏泻心汤治之，组方组成为半夏10g，黄芩10g，干姜10g，黄连10g，甘草3g，大枣10枚（擘开）。恐人参偏于温补，改为党参10g[24]。脾寒胃热，胃脘痞闷，湿阻气滞，国医大师周仲瑛以半夏泻心汤加减治之，方药组成为潞党参10g，黄连3g，炒黄芩6g，制半夏10g，淡干姜3g，炒枳壳10g，厚朴5g，橘皮6g，竹茹6g，苏梗10g[25]。

1.2.2 胃脘腹胀　遇寒热夹杂，阴阳失调，升降失常的胃肠功能失调患者，可见胃脘满闷腹胀，干噫食臭，矢气不畅，甚则烦闷懒言，大便溏。名老中医岳美中取仲景半夏泻心汤调和之，处方为党参12g，清半夏9g，干姜4.5g，炙甘草4.5g，黄芩9g，黄连3g，大枣4枚（擘），药后诸症逐渐减轻。

1.2.3 胃逆呕吐　俞长荣老中医予以半夏泻心汤合左金丸（半夏、白皮参各9g，黄连、黄芩、干姜、吴茱萸各6g，炙甘草3g，大枣3枚）治疗，服4剂后患者呕吐程度减轻，次数减少。但患者仍有轻微呕吐、时时清涎自涌，肢末欠温，小便清长而频，又予以半夏泻心汤去黄芩、黄连，加附子、炒白术、补骨脂各9g，煨肉蔻6g，肉桂1.2g（另冲），白皮参易为白晒参，连服10剂，诸症基本消除[26]。

1.2.4 不寐　著名医家李克绍认为要使安眠，先要和胃，遂用半夏泻心汤原方加枳实以泻热导滞、舒畅气机，俾湿热去，气机畅，胃气和，则卧寐安。患者服药后满闷烦躁及失眠症状都大见好转[27]。治疗肝病所致之顽固性失眠，国医大师朱良春在半夏泻心汤基础上加入夏枯草和珍珠母。方中半夏五月生，夏枯草五月枯，阴阳交替，引阳入阴，适宜于肝经郁热之头痛、失眠症。

1.2.5 黄疸　名老中医熊魁梧拟半夏泻心汤加味以辛开苦降法来疏肝解郁。处方组成：党参15g，法半夏9g，黄连、干姜各6g，黄芩、柴胡、杭白芍各9g，枳实10g，炒三仙、鸡内金、郁金亦各9g，甘草6g，服药半年，各病症基本告愈[28]。

1.2.6 其他　遇脾胃失调之大便秘结者，曹英信老中医曰："按其脘部甚满甚胀，其舌淡而润，其苔白而厚，乃胃不降，脾不升也。若不明升降之理而用攻剂，则脾气愈损，其胀益甚，当予半夏泻心汤调其气机升降。"药尽7剂后，大便不再燥结。本方治疗便秘，意在调气机、运脾胃，使脾气健运、津液充盈，则便自润[29]。因饮食不妥而呕吐泄泻，症见消瘦、眼眶下陷等脱水现象，四肢拘急转筋、口渴欲饮，水入即吐，先纠正脱水之象，待呕吐缓解后，林文犀老中医拟半夏泻心汤加樟木、乌梅煎服。服用后呕吐已止，泄泻减少，服用第二次煎煮液后，泄泻亦止[30]。

2. 临床新用　半夏泻心汤在临床上广泛用于治疗消化系统疾病、呼吸系统疾病、口腔疾病、神经系统疾病、妇科疾病等，尤其对慢性萎缩性胃炎、胆汁反流性胃炎、幽门螺杆菌感染性胃炎、反流性食管炎、胃溃疡、糖尿病性胃轻瘫、肿瘤化疗致胃肠道反应、慢性乙型病毒性肝炎、慢性胆囊炎、溃疡性结肠炎、肠道易激惹综合征、术后黏连性肠梗阻、功能性消化不良、呼吸机相关性肺炎、慢性咳嗽、口腔溃疡、顽固性失眠、围绝经期抑郁症、多囊卵巢综合征等疗效确切。

2.1 消化系统性疾病

2.1.1 慢性萎缩性胃炎　将60例寒热错杂型萎缩性胃炎患者随机分为对照组和研究组，每组30例。对照组患者依据指南采用常规西医治疗，研究组患者在对照组基础上给予半夏泻心汤加减治疗，药方组成：姜半夏10g，干姜10g，黄芩20g，大枣20g，黄连10g，党参20g，甘草片10g。根据病情随诊加减：若脾气虚弱者加黄芪30g，麸炒白术10g；若阴虚有虚火者加麦冬20g、沙参20g、减干姜5g；有腹部胀满者加厚朴15g、大腹皮20g；若胃部反酸水者加海螵蛸15g，浙贝母20g；纳差者加炒麦芽20g，鸡内金15g，神曲10g。以水煎服，每日2次，每次100ml。两组患者总疗程均为15天。比较两组患者临床效果、中医证候评分、不良反应发生情况、生活质量评分。结果显示，研究组患者治疗后临床总有效率为83.33%，对照组为50.00%[31]。

2.1.2 胆汁反流性胃炎　将156例原发性胆汁反流性胃炎患者随机分为对照组和研究组，每组78例。对照组采用兰索拉唑肠溶片、莫沙必利胶囊西药治疗，研究组在此基础上配合半夏泻心汤进行治疗，药方组成：半夏、干姜、黄芩各10g，黄连5g，党参15g，大枣10枚，甘草6g。辨证加减：肝胃郁热致胃脘灼痛较剧、渴而喜凉、病势急骤者加用赤芍、白芍各15g，牡丹皮、栀子各10g；胀痛明显者加用延胡索、川厚朴各10g；肝郁气滞致抑郁、嗳气明显者加陈皮、香附、郁金各10g，川芎15g；脾肾阳虚致食少便溏、面色少华者，加用肉豆蔻10g，炒白术15g；胃火上炎致反酸烧心者加用代赭石15g，姜竹茹10g，煅瓦楞子30g。每天1剂，早晚分2次温服，每2周为1个疗程，共治疗2个疗程。结果显示，经治疗研究组患者治愈率48.72%、显效率43.59%、有效率5.13%，总有效率达97.44%，对照组治愈率34.62%、显效率32.05%、有效率17.95%、总有效率84.62%[32]。

2.1.3 幽门螺杆菌（Hp）感染相关性胃炎
将112例Hp感染相关性胃炎患者随机分为对照组
和研究组，各56例。对照组患者予以胶体果胶
铋胶囊、雷贝拉唑钠肠溶胶囊、阿莫西林胶囊、
克拉霉素缓释片治疗。研究组患者实施半夏泻心
汤治疗，药方组成：半夏、党参、黄芩各12g，
干姜、黄连、生甘草各6g，大枣3枚。对于肝气
郁结患者可加柴胡10g、白芍12g；大便不成形、
脾虚湿盛的患者可加茯苓15g、白术20g；肝火
旺盛患者可加龙胆草6g。每日1剂，早、晚服
用。2周为1个疗程。结果显示，研究组治疗总
有效率为96.4%[33]。

2.1.4 反流性食管炎 将90例反流性食管炎
患者随机分对照组和研究组，各45例。其中对
照组予雷贝拉唑钠肠溶胶囊及枸橼酸莫沙必利片
治疗，研究组在此基础上加用半夏泻心汤加味治
疗，药方组成：半夏15g，黄芩15g，黄连10g，
蒲公英20g，干姜10g，党参15g，炙甘草6g，枳
实10g，瓜蒌皮15g，旋覆花（包）15g，代赭石
（包）20g。嗳气明显者，加陈皮、厚朴；冒酸加
煅瓦楞子、乌贼骨；疼痛加延胡索、川楝子。每
日1剂，水煎400ml，分2次服，两组患者均治疗
8周为1疗程。结果显示，研究组临床总有效率
为91.1%，对照组为75.6%[34]。

2.1.5 胃溃疡 将80例寒热错杂型胃溃疡患
者随机分为40例对照组和40例研究组，对照组
给予临床传统常规奥美拉唑、阿莫西林和克拉霉
素等干预治疗；研究组在对照组的基础上采取半
夏泻心汤加减治疗，药方组成：法半夏15g，黄
连12g，黄芩15g，干姜15g，人参5g，黄连5g，
大枣4枚，炙甘草10g。如果胃痛明显者加延胡
索20g；如果有明显的泛酸，加瓦楞子20g，海
螵蛸20g；若口苦明显者加蒲公英8g，菊花5g；
如果嗳气明显加代赭石（先煎）8g。水煎服，每
日2次。疗程为15天。结果显示，研究组患者
接受治疗后的临床总有效率为92.5%，对照组为
75%[35]。

2.1.6 糖尿病性胃轻瘫 将98例疗糖尿病性
胃轻瘫患者按随机数字表法分为对照组和研究

组，各49例。对照组给予莫沙必利，研究组在
对照组的治疗基础上给予半夏泻心汤治疗，药方
组成：清半夏15g，干姜8g，党参15g，黄芩6g，
枳实15g，黄连6g，鸡内金15g，炒白术15g，甘
草3g。湿热加白蔻仁10g、陈皮6g、砂仁8g（后
下），气滞加用厚朴10g，血瘀加川芎10g、丹参
20g，气虚加黄芪30g。每日1剂，水煎至400ml，
分早晚2次温水送服。两组均治疗2周。结果
显示，研究组总有效率为91.84%，对照组为
83.67%[36]。

2.1.7 肿瘤化疗致胃肠道反应 将90例有胃
肠道反应的肿瘤化疗患者随机分为对照组和研究
组，两组各45例，对照组单纯采用格拉司琼治
疗，研究组采用半夏泻心汤联合格拉司琼治疗，
药方组成：半夏15g，黄芩10g，干姜10g，党参
15g，大枣10g，黄连6g，甘草6g。水煎两次，混
匀，每天1剂，早、晚各服1次。比较两组患者
化疗后第3天胃脘胀满、恶心呕吐、食欲不振的
变化情况。结果显示，研究组化疗结束后第3天
胃脘胀满、恶心呕吐、食欲不振总有效率分别
为95.56%、97.78%、93.33%，对照组为48.89%、
73.33%、44.44%[37]。

2.1.8 慢性乙型病毒性肝炎（CHB） 将72例
CHB患者随机分为对照组和研究组，各36例。对
照组口服恩替卡韦片治疗，研究组在此基础上服
用半夏泻心汤治疗，药方组成：法半夏12g，黄
芩、干姜、党参、炙甘草各9g，黄连3g，大枣4
枚。黄疸加茵陈20g、金钱草20g；肝郁气滞加柴
胡10g、香附、郁金、佛手各6g；两胁胀痛加川
楝子10g、延胡索15g、栀子10g；胃脘痛甚加延
胡索6g、白芍20g、川楝子9g；胃中灼痛去干姜，
加生地黄10g、麦冬3g、蒲公英10g；纳呆少食加
谷麦芽12g、神曲10g、山楂10g、莱菔子6g；便
溏去黄芩、黄连，重用党参30g，加山药30g、薏
苡仁12g、鸡内金6g、白蔻仁3g等。水煎，每日
1剂，早晚2次服用。两组均以6个月为1个疗程。
比较治疗前后两组肝功能指标和疗效。结果显示，
研究组总有效率为94.44%，对照组为75.00%[38]。

2.1.9 慢性胆囊炎 将114例慢性胆囊炎患者

随机分为对照组和研究组，各57例。对照组采用常规西药治疗，研究组在对照组治疗的基础上服用半夏泻心汤加减，方药组成：柴胡15g，白芍15g，姜半夏10g，黄芩10g，黄连6g，干姜10g，党参20g，白术15g，当归20g，炙甘草6g，金钱草15g，滑石15g。随症加减：两胁胀满者加枳实10g；腹胀者加厚朴10g；血瘀者加赤芍10g、丹参10g；纳呆者加焦三仙各15g；水煎，每日1剂，早晚分服，15天为1个疗程。结果显示，研究组患者治疗总有效率为94.74%，明显高于对照组的71.93%[39]。

2.1.10 溃疡性结肠炎　将100例溃疡性结肠炎患者随机分为由50例组成的对照组与研究组，对照组给予柳氮磺吡啶口服，研究组在对照组的基础上给予半夏泻心汤加减治疗，药方组成：党参12g，大枣12g，黄芩10g，清半夏10g，干姜10g，黄连8g，炙甘草6g，湿浊蒙蔽者加厚朴、苍术各10g；气滞者加柴胡，枳壳各10g，阴虚者加地黄10g，腹痛甚者加炒白芍10g，醋延胡索10g。水煎取汁，每日1剂（300ml），分别于早间、晚间口服，持续治疗8周。结果显示，研究组的总有效率为96%，对照组总有效率为80%[40]。

2.1.11 肠易激惹综合征　将87例肠易激惹综合征患者随机分为40例对照组和47例研究组。对照组予以吗丁啉、思密达、谷维素治疗。腹痛明显者加阿托品；腹泻明显者加易蒙停；便秘者加乳果糖。研究组服用半夏泻心汤随症加减，基本方药：半夏9g、黄芩6g、干姜6g、人参6g、炙甘草6g、黄连3g、大枣4枚，每日1剂，水煎2次，将头煎、二煎汁混匀，早、晚服用。腹痛甚者加延胡索、川楝子；泄泻甚者加乌梅、木瓜；腹胀明显者加槟榔片、枳实、厚朴。结果显示，研究组显效20例，有效13例，无效14例，总有效率为70.2%；对照组显效9例，有效7例，无效24例，总有效率为37.5%[41]。

2.1.12 术后黏连性肠梗阻　将120例术后黏连性肠梗阻患者随机分为对照组和研究组，每组60例。对照组在基础治疗上加奥曲肽治疗，研究组在对照组的基础上加用半夏泻心汤治疗，方

药组成：半夏15g，黄芩、干姜、人参、炙甘草各9g，黄连3g，大枣4枚。加减法：腹痛明显加川楝子9g、延胡索9g、白芍6g；呕吐明显加竹茹9g、生姜9g；腹胀明显加莱菔子30g，厚朴15g，陈皮9g；便秘明显去大枣，加麻子仁30g。每日1剂，分2次口服，连续服用5天。结果显示，研究组与对照组总有效率分别为91.67%、76.67%[42]。

2.1.13 功能性消化不良　将96例功能性消化不良患者随机分为对照组和研究组，各48例。对照组给予常规西药复方阿嗪米特肠溶片治疗。研究组在对照组基础上增添半夏泻心汤治疗，药方组成：黄芩15g，半夏15g，人参10g，姜黄10g，广藿香10g，甘草10g，干姜10g，黄连6g，大枣6枚。辨证加减：热盛患者，可加白花蛇舌草和蒲公英；对于抑郁者，可添加少量郁金和合欢花；对于厌食患者，可加焦神曲和生麦芽。每天1剂，水煎服。疗程均为1个月。结果显示，研究组总有效率为95.83%；对照组总有效率为68.75%[43]。

2.1.14 小儿消化不良　将102例消化不良患儿划分为对照组和研究组，各组均51例。对照组实行常规治疗，研究组患儿在此基础上实行半夏泻心汤加减治疗，药方组成：大枣6g、黄连6g、甘草6g、党参6g、干姜6g、枳壳12g、莪术15g、蒲公英15g、黄芩9g及半夏9g。针对食欲缺乏的患儿则以原方为基础去除干姜增加石斛10g及麦冬12g；针对呕吐及嗳气严重的患儿则以原方为基础增加代赭石9g及枇杷叶9g；针对寒象严重的患儿则以原方为基础增加附子9g及白芷12g；针对热象严重的患儿则以原方为基础增加浙贝母12g及生地黄12g；针对出现血瘀的患儿则以原方为基础增加丹参12g及丹皮12g。水煎得药液200ml，分早晚2次温服。两组均连续医治2周，对比两组患儿的临床疗效、临床症状消失时间及不良反应发生率。结果显示，在治疗总有效率方面，研究组为94.12%，对照组为76.47%[44]。

2.2 呼吸系统疾病

呼吸机相关性肺炎　将108例呼吸机相关性

肺炎患者随机分为对照组和研究组，每组各54例。对照组在常规综合治疗的基础上予以肠内营养支持治疗，研究组在常规综合治疗的基础上予以四逆散合半夏泻心汤治疗，药方组成：柴胡15g，炙半夏12g，苈药及枳实各10g，党参15g，黄芩、黄连各10g，炙甘草、干姜各6g，大枣5粒，加水煎熬，取汁约150ml，于每日清晨经鼻胃管服入。结果显示，研究组患者术后第7天CPIS评分为（4.54±1.21）分，明显优于对照组（7.21±1.73）分[45]。

2.3 口腔科疾病

口腔溃疡 将110例复发性口腔溃疡患者分为对照组和研究组，对照组给予西药华素片维生素ＢＺ片常规治疗，研究组给予口服中药半夏泻心汤加减治疗，药方组成：半夏12g，黄芩9g，黄连6g，黄芪30g，党参10g，炙甘草6g，干姜5g，地骨皮30g，川牛膝15g，柴胡10g，水煎服，每日1剂，早晚分服。结果显示，研究组总有效率94.3%，对照组为60.6%[46]。

2.4 神经系统疾病

2.4.1 顽固性失眠 将114例顽固性失眠患者随机分为对照组59例和研究组55例，对照组用劳拉西泮治疗，研究组在劳拉西泮治疗基础上加用半夏泻心汤合黄连温胆汤治疗，药方组成：用茯苓30g，黄芩30g，白芍30g，炙甘草30g，黄连15g，陈皮12g，半夏12g，竹茹10g，甘草10g，郁金10g，干姜10g，人参10g，吴茱萸9g，党参9g，枳实9g。水煎，每日2剂，下午3~4点服用1剂，晚上8~9点服用1剂，10天为1个疗程，治疗3个疗程。结果显示，研究组总有效率81.82%，对照组49.15%[47]。

2.4.2 围绝经期抑郁症 将90例围绝经期抑郁症患者分为对照组与研究组，每组各45例，给予对照组西药治疗，给予研究组添加半夏泻心汤加减治疗，药方组成：9g姜半夏，6g黄连，12g黄芩，12g党参，3g干姜，10g红枣，6g炙甘草。水煎制，热水温服，每天1剂，分早晚两次服用，持续治疗3个月。对比两组患者的心理状态、生活质量，进行统计学分析。结果显

示，研究组治疗后的HAMA评分、HAMD评分和生活质量评分分别为11.27±3.69、12.15±3.87、7.26±0.69，均优于对照组的17.43±4.82、18.52±3.39、6.02±0.75[48]。

2.5 妇科疾病

多囊卵巢综合征 将88例多囊卵巢综合征患者随机分为对照组和研究组各44例。对照组给予半夏泻心汤治疗；研究组给予中医辨证取穴配合半夏泻心汤治疗，药方组成：干姜6g、生姜3片、清半夏9g、黄连10g、仙灵脾30g、黄芩20g、大枣6枚。腰酸膝疼者加狗脊、杜仲各30g；月经少者加枸杞子、菟丝子各30g；大便质黏、干结不畅者加茯苓30g、苍术15g；心烦易躁者加大黄6g、柴胡12g。加水煎服，每日一剂，服用3个月。结果显示，治疗后研究组内分泌指标睾酮（T）、黄体生成素（LH）、促卵泡激素（FSH）水平分别为1.76±0.68、6.45±1.68、5.27±1.16，对照组的三者评分分别为3.69±0.76、9.53±2.54、3.28±0.69[49]。

【使用注意】本方适用于寒热错杂之痞证，若痞由气滞或食积所致者，则不宜使用本方。

【按语】

1.关于本方辛开苦降甘补法的理解 药物有寒、热、温、凉四性和辛、酸、苦、咸、甘五味，不同的药性和药味都对应着不同的作用。其中，辛味药大多具有温热之性，苦味药具有寒凉之性，辛苦合用之时又寒热并用。因此，辛开苦降法通常被后人理解为：辛温药与苦寒药的配伍是利用两方温脾清胃、寄开于泄、相反相成的功效，而达到开结降逆、散邪泄热的作用，但辛开苦泄之药用量过大或用药时间过久又易致体虚，故常辅以甘味药来补虚。

对于本方的辛开苦降甘补法，可根据本方适应证的病因病机及制方原理来理解。本方对应之痞证是正虚为本，脾胃阳气不足，从而湿浊内生、气机升降失常所致。方中干姜辛散之性助半夏散结消痞，其温热之性还可温中散寒。痞证之气机升降失常，方中辛散药只能助气机宣发，难以遏制气机上逆，故方中重用黄芩、黄连的苦寒

之性而降逆。又因病因有虚，辛开苦泄之药性过度，需人参、甘草、大枣补益和中。诸药合用，病源尽除。

2.关于本方的病位 "心下痞"首见于《内经》，又称之为"心下否"。"否"在《易经》中作为一卦象，指乾上坤下，天地之气不能交通。同样，《丹溪心法》曰："痞者与否相同，不通泰也。"痞证的病位有人认为是胃脘部。如《伤寒溯源集》曰："心下者，心之下，中脘之上，胃之上脘也。胃居心之下，曰心下也。"但《伤寒论》记载"胃中不和，心下痞硬"，说明心下与胃的部位并不一致。此外，从病机来看，心下痞归因于心胃之间气机不通。可见，心下痞应在心胃之间、胃脘以上发生。《难经》云："上焦者，在心下，下膈，在胃上口，主内而不出。"表示心胃之间是膈，阻隔着上焦和中焦。若此处阻塞气机，则痞证易现。故"心下痞"应指膈肌上下脏腑出现气滞的证候，其病态易在心下表现。

3.对本方适应证病机寒热错杂与脾胃升降关系的理解 外邪入里而化热，苦寒攻里伤阳而生寒，寒热结于胃脘，此乃病机寒热错杂的由来之一。除外邪内侵外，亦可由饮食所伤。饮食可致脾胃升降功能失常而导致全身气机不畅。若脾胃气机升降无序，则可出现胃气不降生热、脾气不升生寒的症状。因此，寒热互见是中焦病变的特点之一，也是导致痞证的重要原因。另外，由于脾恶湿，易于湿困而伤阳导致阳虚，胃恶燥，易于化热而夹实。故痞证又有虚实夹杂之象。半夏泻心汤中的"寒热错杂"，即为上热下寒，且以脾胃为中心，胃以上表现为热证，脾以下为寒证。但对于寒热部位，后世还有别的说法，如上肢热下肢寒，因小柴胡汤证误下，肠道虚而腹寒，伤及脾阳，导致脾不能化生传输水谷精微于全身则身冷，且脾主四肢，脾寒则肢寒而无力，又因胃中热而冲逆于上焦，故上肢相对于下肢比较，故上肢热而下肢寒。

4.泻心汤类方剂的比较和研究 《伤寒论》有5种治疗心下痞的泻心汤类方剂，分别为半夏泻心汤、生姜泻心汤、甘草泻心汤、大黄黄连泻心汤和附子泻心汤，但各方所治主证之病机有所差异。其中，半夏泻心、生姜泻心、甘草泻心汤多用于脾胃阴阳失调之心下痞，但半夏泻心汤主治寒热错杂之痞；生姜泻心汤主治太阳少阳并病之胃虚不化水热痞；甘草泻心汤主治少阳阳明并病之胃虚痞。余如大黄黄连泻心汤和附子泻心汤，针对寒热具体情况而定，大黄黄连泻心汤主治寒郁化热，热邪壅聚之热痞；附子泻心汤主治热痞兼阳虚之证。

半夏、生姜、甘草泻心汤三方皆法"辛开苦降甘补"，但用药变化各有侧重。其中，生姜泻心汤在半夏泻心汤的基础上将干姜以生姜四两来代替，重于辛散和胃，治痞利并见的方剂。甘草泻心汤在半夏泻心汤的药物组成上去除人参，重用炙甘草，着眼于补益胃气虚弱。而大黄黄连泻心汤和附子泻心汤治法与上述三方不同，大黄黄连泻心汤仅大黄、黄连二味药，苦寒的大黄导热下行以驱散热结，黄连用以清泻心胃火。附子泻心汤在大黄黄连泻心汤的药物组成上再加以黄芩、附子，以大苦大寒之三黄加大热之附子，寒热并用，以泻中焦壅结之邪热，又使其温性下达少阴以助阳。

由此可见，临床治疗各种心下痞时，要紧扣痞证的病机，分清痞证的寒热虚实，随症变化而加减，方能真正做到审证求因、辨证论治。

5.方中半夏水洗炮制的研究和理解 《伤寒论》半夏入药，均注明了"洗"。"洗"的说法不一，有的认为是洗去表面的泥沙；有的认为是热汤洗多次，去掉表面的黏液，洗去半夏有毒成分。《金匮玉函经》中记载："不咀，以汤洗十数度，令水清滑尽，洗不熟有毒也"，首次提及了半夏水洗的炮制方法。可见，当时人们已认识到生半夏的毒性，需"汤洗"至"滑尽"，否则"戟人咽"。《本草经集注》还详细说明了汤洗是用热汤洗之。因此，多数人更加支持汤洗即热水去滑洗尽表面的黏液质达到减毒作用的说法。现今也有研究证实半夏"汤洗"炮制的科学性和可行性。实验利用四倍量80℃热水多次反复清洗半夏，直至水清，断面透心，口尝无麻感。水洗后用HPLC指纹图谱发现各成分均有所减少，且无新增色谱峰。利用家兔眼刺激试验，结果显示，半夏水洗后的浸提液对家兔眼结膜无刺激性，表明半夏水洗后毒性明显降低。由此证明，半夏汤洗的炮制方法是稳定可行的。后世在半夏汤洗的基础上又有所改进，有水浸、药浸、水或辅料煮等。更有近代药理实验证明，用生姜煮汤确能降低半夏的毒副作用和刺激性。因此，半夏的大多炮制方式主要是为了减少其毒性，保证半夏的用药安全。

6. 干姜与生姜的应用区别和理解 生姜性温，重于发汗解表，用于风寒表证。与干姜相比，无回阳之功，温中祛寒的功效不及干姜。干姜性热，以回阳为主，用于亡阳及脾胃虚寒证。相较生姜，不具解表散寒之力。方中用生姜还是干姜，应以病机证候及组方意义而定。半夏泻心汤证主要由气机逆乱、寒热互结于心下所致。心下痞满不痛、呕利、脉弦数为其主要表现证候。方中应用热性的干姜祛寒散结、苦辛并用，以达治痞的目的。由于干姜存在更强御寒之力，寒热互结之寒才能得以散尽，痞块才得以消除。因此，本方中使用干姜而不用生姜。

7. 关于人参的道地性讨论 《伤寒论》首次记载了人参的药用价值，但如今人参的沿革和变迁还存有疑虑。《本草纲目》记载"人参生上党及辽东"，说明"辽东"指代为现今的东北是中国人参的主产区；而"上党"却是今天的山西长治地区（长治居于太行山脉，有"与天为党"之说，故史称"上党"）。根据上党人参历史考证，长治市地方志办公室现存的《潞州志》（1495年）和《禹贡》中有人参产地及作为地方特产上贡给朝廷的记载。此外，在壶关县紫团山顶的白云寺庙里，有一块篆刻于明朝年间人参出上党的石碑，石碑所记载的人参产地与《潞州志》中所写的地点相同，皆为紫团山。而在《潞安府志》（1770年）中又有参民大肆砍伐和采摘从而破坏上党人参生态环境导致上党人参灭绝之记载。由此推测，上党人参可能作为太行山的地方特产出现过，但后来由于山上被破坏的生态环境和不适宜的生长条件从而消失。根据现有文献，古之上党人参还不能确定是否为五加科人参，更不可将党参与上党人参视为一物，该未解之谜值得进一步深入研究和考证。总之，现今本方所用人参主要出产于辽宁东部、吉林东半部和黑龙江东部，以长白山所产人参最佳。

参考文献

［1］李兵，曾琪，马安献，等.经典名方半夏泻心汤片的制备工艺［J］.生物化工，2019，5（4）：32-34.

［2］孙博，赵一帆，朱广伟，等.DESI-MSI在半夏泻心汤质量控制中的应用［J］.中国实验方剂学杂志，2020，26（7）：117-128.

［3］刘慧，朱延涛，王国军.半夏泻心汤对功能性消化不良大鼠胃肠动力及相关蛋白水平的影响［J］.浙江中医杂志，2019，54（7）：483-484.

［4］吴坚，张星星，沈洪.半夏泻心汤对功能性消化不良大鼠胃排空率和胃窦组织Ghrelin的影响［J］.四川中医，2014，32（1）：70-72.

［5］邢德刚，董艳芬，梁燕玲，等.半夏泻心汤对功能性消化不良大鼠Cajal间质细胞超微结构的影响［J］.广东药学院学报，2012，28（3）：336-338.

［6］吴丽芹，姜惟，姚欣，等.半夏泻心汤对合并幽门螺杆菌感染大鼠慢性胃炎模型胃粘液层磷脂、氨基己糖的影响［J］.中国中医药信息杂志，2001，8（5）：29-30.

［7］谭达全，邓冰湘，周祖怡，等.半夏泻心汤对幽门螺杆菌相关性胃炎小鼠血清IL-2、IL-8影响的实验研究［J］.新中医，2005，37（7）：92-93.

［8］娄淑哲，李强.半夏泻心汤对胃溃疡大鼠胃黏膜病理形态及血管舒缩因子的影响［J］.甘肃中医药大学学报，2018，35（6）：12-15.

［9］徐凤，毛艺纯，周淑芬，等.半夏泻心汤对溃疡性结肠炎小鼠肠道黏膜屏障功能保护作用及ZO-1和Occludin表达的影响［J］.中国中医基础医学杂志，2019，25（1）：44-47，51.

［10］杨旭，岳仁宋，徐萌，等.探讨糖尿病

胃轻瘫大鼠肠道菌群失衡致免疫功能失调的机制研究及半夏泻心汤的干预作用［J］.中药药理与临床，2019，35（2）：17-21.

［11］邓天好，刘珍，尹抗抗，等.半夏泻心汤对脾虚便秘小鼠肠道菌群与肠黏膜的影响［J］.中医药导报，2018，24（14）：26-29，37.

［12］刘嘉诚，刘洁.基于PI3K/Akt/mTOR通路探讨半夏泻心汤对PLGC大鼠黏膜微环境的影响［J］.湖南中医杂志，2018，34（12）：117-119.

［13］符娇文，韩平，符贵超.半夏泻心汤对胃癌前病变大鼠胃黏膜中B细胞淋巴瘤-2与表皮生长因子受体表达影响［J］.四川中医，2018，36（12）：50-53.

［14］李慧臻，刘琳，王兴章，等.半夏泻心汤对胃癌前病变大鼠胃黏膜组织中的NF-κB/STAT3信号通路的影响研究［J］.中国中西医结合消化杂志，2017，25（4）：284-288.

［15］杨维波，韩福祥.半夏泻心汤对2型糖尿病模型大鼠的降糖作用与机制［J］.中医药临床杂志，2019，31（5）：906-910.

［16］彭旭，张晓梅，何学令，等.半夏泻心汤对衰老大鼠学习记忆能力的改善及分子机制［J］.实验动物科学，2019，36（1）：55-61.

［17］李利民，宁楠，刘洁，等.半夏泻心汤对衰老大鼠学习记忆能力及乙酰胆碱酯酶的影响［J］.中药药理与临床，2015，31（4）：9-11.

［18］宋忆菊，龚传美，郝丽萍，等.半夏泻心汤对小白鼠免疫功能和常压缺氧耐受力的影响［J］.细胞与分子免疫学杂志，1998，14（4）：64，66.

［19］同心.半夏泻心汤口服毒性的实验研究［J］.国外医学（中医中药分册），1996（1）：46-47.

［20］王小红，江洪，夏明珠，等.姜半夏致突变性实验研究［J］.江苏中医药，2002，23（8）：42-43.

［21］王莹，袁瑾，肖娟，等.大鼠口服半夏泻心汤及不同配伍组中甘草活性成分的药代动力学研究［J］.药物分析杂志，2012，32（8）：1331-1338，1361.

［22］路军章，吴红兵.刘渡舟运用成方治疗胃病的经验［J］.中国医药学报，2000，15（4）：50-51.

［23］胡子毅，易莹，叶菁，等.国医大师伍炳彩消化性溃疡学术经验总结［J］.现代诊断与治疗，2021，32（18）：2880-2883.

［24］孙君艺，潘琳琳，金坤，等.国医大师张志远治疗慢性胃炎经验［J］.中华中医药杂志，2020，35（1）：183-185.

［25］高尚社.国医大师周仲瑛教授治疗慢性胃炎验案赏析［J］.中国中医药现代远程教育，2013，11（19）：10-12.

［26］俞长荣，俞宜年.半夏泻心汤的临床应用［J］.福建中医药，1981，12（3）：30-33.

［27］李栋，丁元庆.李克绍治疗失眠经验［J］.山东中医杂志，2015，34（7）：543-544.

［28］王绪前.熊魁梧老师运用半夏泻心汤的经验［J］.云南中医杂志，1983，4（4）：36-38.

［29］朱晓明.半夏泻心汤临床运用举隅［J］.陕西中医，1985，6（12）：546-547.

［30］林文犀.古方新用——试谈"泻心汤"在胃肠道疾病中的运用［J］.新中医，1979，11（5）：42-43.

［31］王宇.半夏泻心汤加减治疗寒热错杂型萎缩性胃炎患者的临床疗效分析［J］.中国现代药物应用，2021，15（10）：209-211.

［32］余琼，徐鹏，林敏，等.半夏泻心汤联合西药治疗原发胆汁反流性胃炎疗效观察［J］.湖北中医药大学学报，2018，20（5）：57-60.

［33］侯红星.半夏泻心汤治疗Hp感染相关性胃炎的疗效分析［J］.中国现代药物应用，2018，12（17）：204-205.

［34］林启有.半夏泻心汤加味联合西药治疗反流性食管炎临床观察［J］.四川中医，2015，33（7）：109-111.

［35］刘璐瑶.半夏泻心汤治疗寒热错杂型胃溃疡临床观察［J］.光明中医，2020，35（24）：3917-3919.

［36］闫玲玲.半夏泻心汤联合莫沙必利治疗

糖尿病性胃轻瘫临床观察［J］.实用中医药杂志，2021，37（5）：777-778.

［37］张继峰，周学鲁，胡灏.半夏泻心汤联合格拉司琼治疗肿瘤化疗患者胃肠道反应的疗效分析［J］.湖南中医杂志，2015，31（7）：11-12，24.

［38］陈耿生，李建汉，岑成灿，等.半夏泻心汤结合西医治疗慢性乙型病毒性肝炎疗效观察［J］.深圳中西医结合杂志，2019，29（19）：34-35.

［39］高舜天.半夏泻心汤加减联合西药治疗慢性胆囊炎的临床效果［J］.深圳中西医结合杂志，2018，28（5）：75-76.

［40］黄亮.半夏泻心汤加减治疗溃疡性结肠炎临床观察［J］.光明中医，2019，34（2）：199-201.

［41］曾勇，练雄珍，林乐泓.半夏泻心汤治疗肠易激惹综合征临床疗效观察［J］.中国医药导报，2009，6（19）：127-128.

［42］郭龙，李应宏.奥曲肽联合半夏泻心汤治疗术后粘连性肠梗阻的疗效观察［J］.中国医药指南，2016，14（11）：46-47.

［43］杨黎明.半夏泻心汤治疗功能性消化不良的临床观察［J］.云南中医中药杂志，2019，40（8）：100-101.

［44］王晓萍.半夏泻心汤加减治疗小儿消化不良的临床效果［J］.中国医药指南，2020，18（36）：150-151.

［45］陈振平，刘学芬.四逆散合半夏泻心汤治疗呼吸机相关性肺炎54例［J］.河南中医，2015，35（6）：1367-1368.

［46］何明清.半夏泻心汤加减治疗复发性口腔溃疡56例［J］.中医临床研究，2013，5（6）：71-72.

［47］张芳华.半夏泻心汤合黄连温胆汤及劳拉西泮治疗顽固性失眠临床观察［J］.实用中医药杂志，2020，36（8）：1047-1048.

［48］陈尉萍.半夏泻心汤加减治疗围绝经期抑郁症的临床分析［J］.人人健康，2019（23）：451.

［49］刘西川.中医辨证取穴配合半夏泻心汤对多囊卵巢综合征患者胰岛素敏感性及内分泌的影响［J］.实用中西医结合临床，2017，17（3）：36-37.

真武汤

汉《伤寒论》
Zhenwu Tang

【概述】真武汤原方出自于汉代张仲景《伤寒论》，载"茯苓、芍药、生姜（切）各三两，白术二两，附子一枚（炮，去皮，破八片）"，具有温阳利水的功效，主治脾肾阳虚、水气内停和太阳病所致的小便不利、水肿。方中有毒中药附子的炮制方法认为是现代的"炮附片"。历代医家对从真武汤的方名和配伍理论对其应用进行了丰富的研究和发挥，将其扩展到治疗符合阳虚水泛证的各种疾病，如水肿、喘证、心悸、腰痛、脱疽、疔毒等。现代研究发现真武汤主要具有改善肾功能、心功能、降血压、调节代谢和抗肿瘤等作用。临床实验对附子和芍药的比例进行研究，发现附子和芍药等量的总有效率＞高附低芍＞低附高芍。临床上常用于阳虚水泛所致的各种水肿、心悸、眩晕以及危重症后期等，现代广泛应用于治疗泌尿系统疾病、循环系统疾病、神经系统疾病、内分泌系统疾病、消化系统疾病等，尤其对于慢性肾小球肾炎、心力衰竭、高血压、梅尼埃病、帕金森病、甲状腺功能减退症、糖尿病、肝硬化腹水等，对于其他系统疾病如创伤性滑膜炎、膝骨关节炎、尘肺、带状疱疹、视盘血管炎继发黄斑水肿、上皮性卵巢癌合并腹腔积液、感音神经性耳聋耳鸣亦有确切疗效。

【历史沿革】

1.原方论述 汉代张仲景《伤寒论》载："①太阳病发汗，汗出不解，其人仍发热，心下悸，头眩，身𣊓动，振振欲擗地者，真武汤主之。②少阴病，二三日不已，至四五日，腹痛，小便不利，四肢沉重疼痛，自下利者，此为有水气，其人或咳，或小便利，或下利，或呕者，真武汤主之。"茯苓、芍药、生姜（切）各三两，白术二两，附子一枚（炮，去皮，破八片）。上五味，以水八升，煮取三升，去滓，温服七合，日三服。

2.后世发挥

2.1 真武汤的应用发挥 后世医家通过对真武汤的方名和病机的理解，认为真武汤是少阴阳虚，不能制水，水气游溢不定，可随气机升降而到处为患，可犯溢四肢、心肺、胃肠、膀胱等多个部位，故可见众多或证，治疗随证治之，拓宽了真武汤的治疗范围。金代成无已《伤寒明理论》："真武，北方水神也，而属肾，用以治水焉。水气在心下，外带表而属阳，必应发散，故治以真武汤。青龙汤主太阳病，真武汤主少阴病。少阴，肾水也，此汤可以和之，真武之名得矣。茯苓味甘平，白术味甘温。脾恶湿，腹有水气，则脾不治。脾欲缓，急食甘以缓之。渗水缓脾，必以甘为主，故以茯苓为君，白术为臣。芍药味酸微寒，生姜味辛温。《内经》曰：湿淫所胜，佐以酸辛。除湿正气，是用芍药、生姜酸辛为佐也。附子味辛热。《内经》曰：寒淫所胜，平以辛热。温经散湿，是以附子为使也。水气内渍，至于散，则所行不一，故有加减之方焉。若咳者，加五味子、细辛、干姜。咳者，水寒射肺也，肺气逆者，以酸收之，五味子酸而收也；肺恶寒，以辛润之，细辛、干姜辛而润也。若小便利者，去茯苓。茯苓专渗泄者也。若下利者，去芍药，加干姜。酸之性泄，去芍药以酸泄也；辛之性散，加干姜以散寒也。呕者，去附子加生姜。气上逆则呕，附子补气，生姜散气，两不相损，气则顺矣。增损之功，非大智孰能贯之？"明代许宏《金镜内台方议》："少阴者，肾也。真

武者，北方之正气也。肾气内虚，不能制水，故以此方主之。其病腹痛者，寒湿内胜也；四肢沉重疼痛者，寒湿外甚也；小便不利，又自下利者，湿胜而水谷不化；或咳或呕者，水气在中也。故用茯苓为君，白术为臣，二者入脾走肾，逐水祛湿；以芍药为佐，而益脾气；以附子、生姜之辛为使，温经而散寒也。又发汗，汗出不解，其人仍发热，邪气未解也；心下悸，头眩身𣊓动，振振欲擗地者，为真气内虚而亡其阳。亦用此汤，正气温经，而复其阳也。"清代王子接《绛雪园古方选注》："术、苓、芍、姜，脾胃药也。太阳、少阴，水脏也。用崇土法镇摄两经水邪，从气化而出，故名真武，茯苓淡以胜白术之苦，则苦以淡化，便能入肾胜湿；生姜辛以胜白芍之酸，则酸从辛化，便能入膀胱以摄阳；然命名虽因崇土，其出化之机，毕竟重在坎中无阳，假使肾关不利，不由膀胱气化，焉能出诸小便？故从上不宁之水，全赖附子直走下焦以启其阳，则少阴水邪必从阳部注于经而出矣，非但里镇少阴水泛，并可外御太阳亡阳。"清代柯琴《伤寒来苏集·伤寒论注》卷四："真武，主北方水也。坎为水，而一阳居其中，柔中之刚，故名真武。是阳根于阴，静为动本之义。盖水体本静，动而不息者，火之用也，火失其位，则水逆行。君附子之辛温，以奠阴中之阳；佐芍药之酸寒，以收炎上之用。茯苓淡渗，以正润下之体；白术甘苦，以制水邪之溢。阴平阳秘，少阴之枢机有主，升阖得宜，小便自利，腹痛下利自止矣。生姜者，用以散四肢之水气与肤中之浮热也。"

此外，也对真武汤的治疗范围作了限制，少阴阳虚而兼水气为患，才是真武汤证，若仅阳虚而无水气，仅有水气而无肾阳虚，皆不是真武汤证，以区别小青龙汤、附子汤等，故《医宗金鉴》曰"纯寒而无水，乃附子汤证"。清代汪昂《医方集解》："此足少阴药也。茯苓、白术补土利水，能伐肾邪而疗心悸；生姜、附子回阳益卫，能壮真火而逐虚寒；芍药酸收，能敛阴和营而止腹痛。补阳必兼和阴，不欲偏胜。经曰：寒淫所胜，治以辛热；湿淫所胜，佐以酸平。真

武北方之神，一龟一蛇，司水火者也，肾命象之。此方济火而利水，故以名焉。程郊倩曰：水气惟太阳与少阴有之，以二经同司夫水也。然太阳从表得之，肤腠不宣，水气为玄府所遏，故以小青龙发之；少阴由下焦有寒，不能制服本水，客邪得深入而动其本气，缘肾阳衰而提防不及也，故用真武汤温中镇水，收摄其阴气。按：青龙主太阳表水，十枣主太阳里水，真武主少阴里水。玄府，汗孔也。喻嘉言曰：阳明、少阳绝无用附子法，惟太阳经有不得不用之证。盖太阳膀胱为肾之腑，肾中阳虚阴盛，势必传出于腑，故才见脉微恶寒、漏汗恶风、心悸头眩、筋惕肉瞤、躁扰等证，纵有传经热邪，不得不用姜附以消阴回阳也。昂按：观嘉言此论，亦谓传经热邪，难以执泥，缘仲景书中本无此说也。"清代吴谦《医宗金鉴·删补名医方论》："小青龙汤治表不解有水气，中外皆寒实之病也。真武汤治表已解有水气，中外皆寒虚之病也。"

2.2 芍药（白芍）在真武汤中的发挥

真武汤主治脾肾阳虚水气内停证，方中却配伍了滋阴的芍药，后世医家对此也探讨了仲景配伍芍药的精妙之处，将酸敛的芍药，加于制水、主水药中，一以泻水，使子盗母虚，得免妄行之患，一以敛阳，使归根于阴，更无飞越之虞。清代张璐《伤寒缵论》认为"真武汤方，本治少阴病水饮内结，所以首推术、附兼茯苓、生姜之运脾渗水为务，此人所易明也。至用芍药之微旨，非圣人不能。盖此让虽曰少阴本病，而实缘水饮内结，所以腹痛自利，四肢疼重，而小便反不利也，若极虚极寒，则小便必清白无禁矣，安有反不利之理哉？则知其人不但真阳不足，真阴亦已素亏，或阴中伏有阳邪所致。若不用芍药固护其阴，岂能胜子之雄烈乎？即如附子汤、桂枝加附子汤、芍药甘草附子汤，皆芍药与附子并用，其温经护营之法，与保阴回阳不殊。后世用药能获仲景心法者，几人哉！"清代汪琥《伤寒论辨证广注·中寒论辨证广注》："真武汤，专治少阴里寒停水，君主之药当是附子一味，为其能走肾温经而散寒也。水来侮土，则腹痛下利，故用苓、术、芍药，以渗停水，止腹痛。四肢沉重是湿，疼痛是寒，此略带表邪，故用生姜以散邪。或疑芍药酸寒，当减之，极是。然上证系里气虚寒，方中既有姜、附之辛，不妨用芍药之酸，以少敛中气。"清代吴谦《医宗金鉴·删补名医方论》："而尤妙在芍药之酸收，仲景之旨微矣。盖人之身，阳根于阴，若徒以辛热补阳，不稍佐以酸收之品，恐真阳飞越矣。用芍药者，是亟收阳气归根于阴也。于此推之，则可知误服青龙致发汗亡阳者，所以于补阳药中必须芍药也，然下利减芍药者，以其阳不外散也。"清代杨璿《寒温条辨》："白术、茯苓补上利水之物也，可以伐肾而疗心悸；附子、生姜回阳益卫之物也，可以壮火而制虚邪；白芍酸以收阴，用白芍者，以小便不利，则知其人不但真阳不足，真阴亦已亏矣，若不用白芍，以固护其阴，岂能用附子之雄悍乎！"

3. 同名异方

真武汤的同名异方分析见表8-1。

表8-1　真武汤同名异方分析表

朝代	作者	出处	药物组成	功能主治	制法及用法	变化情况（与原方比较）
唐	孙思邈	《备急千金要方》	茯苓、芍药、生姜各三两，白术二两，炮附子一枚	太阳病，发其汗而不解，其人发热，心下悸，头眩，身瞤动，振振欲擗地者	水煎，分四次服	用药和剂量不变，方名为玄武汤
明	方贤	《奇效良方》	白芍（三钱半，下利者去之加干姜二钱半）、茯苓（去皮二钱半，小便利者去之）、附子（炮一个切四分只用一分，呕者去之加生姜二钱半）、生姜（三钱半）、白术（二钱半）	伤寒数日已后，发热腹痛，头目昏沉，大便自利，小便或利或涩或呕或咳或已经汗不解，仍复发热，心下松悸，头目眩晕，皆由渴后饮水停留中脘所致，并皆治之	上作一服，水二钟，煎至一钟，不拘时服	组成相同，剂量有所变化

续表

朝代	作者	出处	药物组成	功能主治	制法及用法	变化情况（与原方比较）
清	凌奂	《饲鹤亭集方》	附子一两，冬术四两，白芍四两，茯苓四两	少阴腹痛，四肢沉重，呕咳下利，小便不利，痰饮水气。并治伤寒汗多亡阳，筋惕肉瞤，气虚恶寒	上为末，姜汁为丸。每服三钱，开水送下	方名为真武丸，其用药与原方相同，增加了方中部分药物用量，并以姜汁为丸，其主治与真武汤基本一致
清	陈笏庵	《胎产秘书》	熟附子三钱，姜一钱，焦术二钱，茯苓二钱，归身二钱，肉桂一钱，炙甘草八分，白芍（炒）一钱五分，净枣仁（炒）二钱	主治产后类中风痉症	水煎服	在原方基础上加当归身、肉桂、酸枣仁、炙甘草
日本文政十年	丹波元坚	《伤寒广要》	苦桔梗、荆芥穗、薄荷叶、紫苏叶、干葛、甘草节、瓜蒌根、牛蒡子各等分	主治四时不正之气，及伤寒未分证候，疮疹欲出未出	上为粗末，每服三钱，水一盏，煎至七分，去滓温服	方药组成和主治都与原方不同

【名方考证】

1.本草考证

1.1 茯苓 "茯苓"之名最早见于《神农本草经》。经考证，本方所用茯苓为多孔菌科真菌茯苓 *Poria cocos*（Schw.）Wolf 的干燥菌核，与《中国药典》2020年版记载一致。

1.2 芍药（白芍） "芍药"之名最早见于《神农本草经》。经考证，本方所用的芍药为白芍，即毛茛科植物芍药 *Paeonia lactiflora* Pall. 的干燥根，与《中国药典》2020年版记载一致。

1.3 生姜 "生姜"之名最早见于《吕氏春秋》。经考证，本方所用的生姜为姜科植物姜 *Zingiber officinale* Rosc. 的新鲜根茎，与《中国药典》2020年版记载一致。

1.4 白术 以"术"为名最早见于《神农本草经》。《本草经集注》开始将术分为白术和苍术。经考证，本方所用的白术为菊科植物白术 *Atractylodes macrocephala* Koidz. 的干燥根茎，与《中国药典》2020年版记载一致。

1.5 附子 "附子"之名最早见于《神农本草经》。经考证，本方所用附子为毛茛科植物乌头 *Aconitum carmichaelii* Debx. 的子根的加工品，与《中国药典》2020年版记载一致。

2.炮制考证

2.1 附子 真武汤中附子的炮制方法为"炮，去皮，破八片"，用砂烫至鼓起并微变色即炮法。国家中医药管理局和国家药品监督管理局联合发布的《古代经典名方关键信息表（25首方剂）》建议真武汤中附子对应炮制规格为黑顺片。

2.2 其他 除生姜为鲜品外，其他药物应为生品。

3.剂量考证

3.1 原方剂量 茯苓三两，芍药三两，生姜三两（切），白术二两，附子一枚（炮，去皮，破八片）。

3.2 折算剂量 汉代1两合今之13.80g，故处方量为茯苓41.40g，芍药41.40g，生姜41.40g，白术27.60g，附子1枚。

3.3 现代用量 根据全国中医药行业高等教育"十四五"规划教材《方剂学》，处方量为茯苓9g，芍药9g，生姜9g，白术6g，炮附子9g。

【药物组成】 茯苓三两，芍药三两，生姜三两（切），白术二两，附子一枚（炮，去皮，破八片）。

【功能主治】 温阳利水。主治：（1）脾肾阳虚，水气内停。症见小便不利，四肢沉重疼痛，腹痛下利，或肢体浮肿，苔白不渴，脉沉等症。

（2）太阳病。症见发汗，汗出不解，其人仍发热，心下悸，头眩，身瞤动，振振欲擗地等症。

【方义分析】本方主治脾肾阳虚，水湿泛溢之证。盖水之制在脾，水之主在肾，脾阳虚则湿难运化，肾阳虚则水不化气而致水湿内停。脾肾阳虚，失于温煦，则畏寒肢冷；寒水内停，则小便不利；水湿溢于四肢，则沉重疼痛，或浮肿；水湿流于肠间，则腹痛泄泻；上逆肺胃，则或咳或呕；水气凌心，则心悸；水湿中阻，清阳不升，则头眩。若由太阳病发汗太过，耗阴伤阳，加之水渍筋肉，肌肉筋脉失于温养则身体筋肉瞤动站立不稳；舌、脉皆为阳虚水停之征。治宜温肾助阳，健脾利水。

方中以附子为君药，本品大辛大热，用之温肾助阳，恢复肾脏化气行水的功能，兼暖脾土，以温运水湿。臣以茯苓利水渗湿，使水邪从小便去；白术健脾燥湿。佐以生姜温胃散水，既助附子温阳散寒，又合苓、术宣散水湿。白芍亦为佐药，其意有四：一者利小便以行水气，《本经》言其能"利小便"，《名医别录》亦谓之"去水气，利膀胱"；二者柔肝缓急以止腹痛；三者敛阴舒筋以解筋肉瞤动；四者可防止附子燥热伤阴，以利于久服缓治。诸药相伍，温脾肾以助阳气，利小便以祛水邪。全方泻中有补，利中有滋，标本兼顾，共奏温阳利水之功。

配伍特点：温阳利水，标本兼顾，重在治木；脾肾同治，刚柔相济，重在温肾。

【用法用量】

1.古代用法用量　上五味，以水八升，煮取三升，去滓，温服七合，日三服。

2.现代用法用量　取上述五味，加水1600ml，煮取600ml，去药渣后，分3次温服420ml。

【药学研究】

1.资源评估　方中茯苓、芍药（白芍）、生姜、白术和附子目前均以人工栽培为主，野生资源稀少。

茯苓喜温暖、干燥、通风、阳光充足、雨量充沛环境，以海拔在700m左右的松林中分布最广，温度以10~35℃为宜，适宜在土壤含水量为25%~30%，pH值为5~6，砂多泥少、疏松通气、排水良好、土层深厚的砂质壤土中生长。茯苓主产于湖北、安徽、云南、河南、四川等地，还有贵州、广西、福建、湖南、浙江等省区亦产。新产区主要在广东、广西、福建、浙江及云南、贵州、湖南等省区。野生者以云南所产，质量最优，称"云苓"；栽培以安徽产量最大，称"安苓"。

白芍喜湿温、耐寒冷，肥厚、疏松的土壤更加有利于白芍的生长发育，适于在平坝、丘陵或较低山地栽培，野生多生长于山坡、山谷的灌木丛中。白芍主产于安徽亳州、浙江磐安、四川中江和山东菏泽等地，形成商品分别为亳白芍、杭白芍、川白芍和菏泽白芍等品种，以安徽亳州和浙江杭州为白芍的道地产区，四川中江、渠县、浙江杭州等地也已建立了GAP基地。

生姜喜温暖、湿润的气候，现代主产区在四川、贵州、广西等地，以四川为生姜的道地产区。白术适宜生长于山区丘陵地带，山坡草地及山坡林下，喜凉气候耐寒，怕湿热干旱，以疏松排水良好的砂质壤土为宜，忌连作，需间隔5年以上再作，否则易发病，前作以禾本科作物为好。

白术现代主产于安徽亳州、河北安国、湖北来凤、重庆秀山、湖南邵阳、四川雅安、四川乐山等地，以浙江为白术道地产区。

附子是乌头的子根，乌头喜温暖湿润气候，选择阳光充足、表上疏松排水良好、中等肥力土壤为佳，适应性强，海拔2000m左右均可栽培。阳光充足的高平地种植，前茬作物水稻、玉米蔬菜、小麦为好，忌连作。附子主产于四川江油、陕西汉中地区，并建立了附子种植基地，扩大商品生产，而四川布拖、云南禄劝、河北、河南等省引种试种，形成了新产区，以四川江油为道地，并建立了江油市、布拖县的乌头GAP基地。

2.制剂研究

2.1 制备方法　原文载："上五味，以水八升，煮取三升，去滓。"汉代一升约合200ml，本方的制备方法为取上述五味，加水1600ml，煎煮至600ml。

2.2 制备工艺 原方是汤剂，现代有报道将真武汤开发为真武汤颗粒[1]：将附子、茯苓、白芍、白术、生姜浸泡30min后，最优提取工艺为：液料比1:12，12倍水回流提取2次，每次2小时，减压蒸馏浓缩至2g/ml，得浸膏。颗粒最佳成型工艺为：辅料采用糊精与可溶性淀粉的混合物，最佳配比1/3，所制颗粒的粒度合格率、水分、干燥失重、溶化性和休止角分别为94.12%、4.87%、0.93%、89.23%、36.18%，将芍药苷和苯甲酰新乌头原碱作为对照品进行质量控制。

3. 质量研究 该方含有生物碱、多糖和萜类等物质，可以将其作为质量控制的指标。现有文献报道按照《方剂学》剂量，回流提取并浓缩制备真武汤，并采用HPLC-ELSD法建立了真武汤指纹图谱，对13个真武汤指标性成分的含量进行测定[2]。另有文献将芍药苷和6-姜辣素的含量及转移率作为真武汤物质基准的质量标准[3]。

【药理研究】

1. 药效作用 根据真武汤的功能主治进行了药效学研究，主要具有改善肾、心功能、降血压、调节代谢、抗肿瘤等作用。

1.1 与功能主治相关的药理作用

1.1.1 保护肾功能 真武汤制备成含生药0.245、0.98g/ml的浓缩液，给药量分别为2.45、9.8g/kg，灌胃4周，能抑制单肾切除加腺嘌呤灌胃法诱导的慢性肾衰竭模型大鼠的肾脏Ⅰ、Ⅲ型胶原纤维增生，抗肾间质纤维化[4]。真武汤煎煮浓缩为6:1，给药体积为4.55(ml·kg)/d，共56天，降低单侧输尿管梗阻手术建立的肾纤维化模型大鼠血清肌酐、血尿素氮、纤连蛋白、Ⅲ型前胶原和胱抑素C的水平，升高乳酸脱氢酶、总超氧化物歧化酶、谷胱甘肽和活性氧的水平，下调TGF-β1的表达水平，上调PPARγ的表达[5]。

真武胶囊粉给药剂量按生药5、10g/kg计，连续给药14天，可改善阳离子化牛血清白蛋白（C-BSA）所致新西兰兔急性肾炎的肾小球基底膜病变程度和肾小球滤过功能，降低尿液中的尿蛋白、肌酐和尿素氮水平以及脏器指数，提高血浆白蛋白和总蛋白水平[6]。真武胶囊粉给药剂量按生药5、10、20g/kg，给药1个月，可以降低主动型Heymann肾炎模型大鼠尿蛋白、肌酐、尿素氮含量，提高白蛋白与总蛋白的水平，减轻肾小球系膜的增厚，存在剂量依赖性[7]。

真武汤煎煮浓缩至质量浓度为2g/ml，按照12、6、3g/kg剂量进行给药，连续给药3周，可减轻盐酸阿霉素导致的肾病综合征模型大鼠肾组织微观病理损伤，降低外周血中TNF-α、IL-4、IL-8含量，降低肾组织中HMGB1、LC3及Beclin-1蛋白表达水平，且真武汤治疗效果具有剂量依赖性[8]。真武汤煎煮浓缩成生药量1.9g/ml的药液，给药剂量为1.9g/ml，连续21天，可降低尾静脉注射阿霉素制备的肾阳虚模型大鼠的尿蛋白及尿量，升高血清中cAMP、cAMP/cGMP水平，降低血清中cGMP水平，Scr、BUN、ALD、IL-17含量[9]。真武汤煎煮浓缩至含附子生药0.25g/ml、0.45g/ml、0.74g/ml，按0.52、0.92、1.52g/kg的高、中、低剂量灌胃4周，均能降低阿霉素溶液构建肾病综合征模型大鼠24小时尿蛋白、血清BUN、Scr，升高血清白蛋白，且附子高剂量组效果更为显著[10]。真武汤给药剂量生药9g/kg，灌胃4周，可显著上调阿霉素肾病综合征大鼠脾细胞Foxp3 mRNA表达，增加调节性T细胞在脾总淋巴细胞中的比例[11]。真武汤颗粒给药剂量为4.41g/(kg·d)，给药6周，可降低尾静脉注射阿霉素诱导的肾病综合征大鼠24小时尿蛋白定量、血脂含量，升高白蛋白，改善肾脏病理损伤，增加肾组织中AQP1、AQP2的表达[12]。真武汤煎煮浓缩至含生药量2.268kg/L，给药剂量为22.68g/(kg·d)，心脏采血，3000r/min离心分离制备不同给药天数和日给药次数制备的真武汤含药血清和血管加压素类似物1-去氨基-8-右旋-精氨酸加压素（DDAVP），每天给药2次连续给药7天制备的真武汤含药血清作用于NRK-52E细胞约24h，可显著上调其AQP2 mRNA水平，显著增加V2R、蛋白激酶A、AQP2的蛋白表达量，与DDAVP合用干预 NRK-52E 细胞后可显著增加 V2R、p-AQP2 和 AQP2 的蛋白表达量[13]。

真武汤煎煮浓缩至含生药量 1.8g/ml，1ml/100g 剂量灌胃给药，每天 2 次，连续 6 天，获得含药血清，6% 的含药血清作用于 H_2O_2 诱导的肾小管上皮细胞 HK-2 氧化损伤模型 48 小时，真武汤能修复 HK-2 细胞生长的作用，上调血红素氧合酶 1 缺氧诱导因子 -1α 的表达，抑制生存素的表达，降低 α-SMA 及钙黏蛋白 E 的表达[14]。

1.1.2 保护心功能作用　真武汤煎煮浓缩至 2.1g/ml，给药剂量为 2.1875、4.375、8.75g/kg，连续 4 周，可改善结扎冠状动脉左前降支复制的慢性心力衰竭模型大鼠血流动力学相关参数和心肌损伤，降低脏器指数，降低血清 Ang II、ALD、NF-κB、氨基末端脑钠肽、TNF-α、IL-6 水平及心肌 NF-κB 蛋白表达水平，机制可能与抑制肾素 - 血管紧张素 - 醛固酮系统（RAAS）/NF-κB/炎症因子级联反应有关[15]。真武汤煎煮浓缩，给药按生药量 9.45、18.9、37.8g/（kg·d），每日两次灌胃，每次 3ml，持续 15 天，明显降低左冠状动脉前降支结扎术制备的心力衰竭大鼠 BNP 水平，下调血清半乳糖凝集素 -3 及热休克蛋白 70 的表达，改善心肌超微结构[16]，调控基质金属蛋白酶 -9 和机制金属蛋白酶抑制剂 -1 的水平[17]。真武汤给药剂量 12g/kg，灌胃 28 天，显著降低结扎冠状动脉左前降支法建立的慢性心衰大鼠 periostein、TGF-β、Smad4 的表达和 c-Jun、JAK-STAT、PI3K-AKT 磷酸化水平[18]。真武汤煎煮浓缩至含生药量 1.0g/ml，给药剂量 6、12、18g/（kg·d），连续给药 28 天，明显改善腹主动脉结扎建立心力衰竭大鼠的心脏超声各项指标、心肌纤维化程度，显著减少心肌凋亡细胞，明显降低 CoL I、CoL III 表达，骨膜蛋白、TGF-β1、GRP78、CHOP 蛋白及 mRNA 表达，且真武汤高剂量组改善最为明显[19]。真武汤煎煮浓缩，给药剂量按生药量 4、8、12g/kg 计，给药 2 周，减轻结扎左冠状动脉前降支联合肾大部分切除手术构建 2 型心肾综合征大鼠心脏和肾脏组织纤维化，降低血尿素氮、血肌酐含量，增加左室后

壁（收缩期）、心排量、每搏输出量[20]。真武汤 180g 生药浓缩至 150ml，给药剂量 22g/kg，连续给药 15 天，能明显升高结扎大鼠左冠状动脉前降支近端 1/3 处制备的心力衰竭大鼠的左室射血分数、左室短轴缩短率水平，增加 sirt-1、Bcl-2 的表达，降低 Bax、Caspase-3 的表达[21]。

真武汤 180g 生药浓缩至 150ml，给药剂量为 18.2、36.4g/（kg·d），每日 2 次，每次 0.3ml，连续给药 4 周，可上调 cTnT^{R141W} 转基因扩张型心肌病小鼠心肌组织中 Atp2a2 的 mRNA 及蛋白表达，下调 CoL1a1 的 mRNA 及蛋白表达，从而抑制心肌细胞肥大及纤维化过程[22]。真武汤给药剂量 2g/（kg·d），连续给药 8 周，改善阿霉素建立扩张型心肌病模型大鼠的心腔大小、心功能、心肌损伤，降低血浆 Ang II 水平、心肌组织的 PKC 含量、AT1 的 mRNA 水平[23]。真武汤给药剂量 0.41、0.81、1.35g/kg，给药 10 天，可减低切除甲状腺后腹腔注射阿霉素建立的心肾阳虚模型大鼠的心肌组织 BNP、CaN 和 P62 含量，升高心肌组织 LA、LC3、ATG5、Beclin-1 含量，调节自噬保护损伤的心肌细胞[24]。真武汤 10% 含药血清，降低异丙肾上腺素诱导的心肌细胞损伤，抑制心肌细胞凋亡，其机制可能与调节 Caspase-3 蛋白表达有关[25]；可能与其能够保护心肌细胞内线粒体，调节 Bcl-2 和 Bax 蛋白表达有关[26]。

真武汤颗粒配成含生药量 2g/ml，给药剂量 4.5、13.5g/kg，灌胃 4 周，可降低 5/6 肾切除术建立的尿毒症心肌病大鼠 SCr、BUN、24h 尿蛋白、血浆硫酸吲哚酚水平 IS、左室质量指数 LVMI 及全心质量指数 HMI 的含量，改善左心室收缩末期内径 LVESD、左心室舒张末期内径 LVEDD、左心室后壁收缩期厚度 LVPWS、左心室前壁收缩末期厚度 LVAWS、左心室前壁收缩末期厚度 LVAWD，下调心肌组织蛋白 BNP、p-ERK1/2、pp38 及 p-JNK 的表达[27]。真武汤颗粒制成 0.086g/ml 溶液，给药 6.37g/（kg·d），给药 8 周后，可减小大部分肾切除术制作尿毒症心肌病模型小鼠的心脏质量及心脏指数，减小心脏舒张期

及收缩期左室后壁厚度，减轻病理变化，明显增加 pAMPK 表达，明显降低 p-mTOR 表达[28]。

1.1.3 降血压 分别给予大鼠含真武汤生药量 3.78、7.56、15.12g/(kg·d) 灌胃，连续给药 28 天，可降低自发性高血压大鼠血清中 SCr、BUN、UA、IL-6 和 TNF-α 的水平，降低肾脏 TGF-β₁、Smad 2、Smad 3、CoLI、α-SMA 和 CTGF mRNA 的表达[29]。

1.2 其他药理作用

1.2.1 调节代谢 真武汤增加正常雄性大鼠体内细胞色素 P450(CYP450) 氧化酶中 CYP2C6、CYP2C11 和 CYP3A1 的活性[30]。

1.2.2 抗肿瘤 真武汤可提高 H22 肝癌小鼠的生存率，抑制肿瘤快速增长，促进肿瘤组织 *Pik3r1*、*Cdkn1b* 基因表达上调、抑制 p-AKT 蛋白表达，并显著增强肾上腺 StAR 蛋白表达[31]。

2.安全性评价 临床报道少量出现头晕、胃肠道反应等不良反应，但未见真武汤的安全性评价。真武汤中含有毒中药附子，以酯型生物碱为主要毒性物质基础，可作用于中枢神经系统和周围神经系统，其毒作用机制主要涉及离子通道、神经递质、信号转导和能量代谢等[32]。

3.体内过程 真武汤煎煮浓缩至 9g/ml，相当于 0.75g/ml 附子，给药 46.88g/kg 后，HPLC-MS/MS 发现真武汤中苯甲酰新乌头碱的 C_{max} 和 $AUC_{0\to\infty}$ 值比附子提取物中的高出约 3.5 和 5.5 倍；次乌头碱药代动力学参数在雌性和雄性大鼠之间也发现相当大的差异，与雄性大鼠相比，雌性大鼠的次乌头碱的 C_{max} 和 $AUC_{0\to\infty}$ 分别升高了约 2.5 和 2.7 倍[33]。真武汤给药 9.1g/kg，灌胃体积 10ml/kg，连续 60 天，液滴萃取表面分析-串联质谱法（LESA-MS/MS）发现心力衰竭模型大鼠真武汤的有效成分茯苓酸、次乌头碱和去甲乌药碱在心力衰竭模型大鼠心脏边缘区、肝脏、肾脏组织中的信号强度明显增加，信号强度均为：去甲乌药碱＞茯苓酸＞次乌头碱[34]。

【临床应用】

1.临床常用 真武汤常用于治疗脾肾阳虚，水气内停证，临床表现主要为小便不利，四肢沉重疼痛，浮肿，腰以下为甚，畏寒肢冷，腹痛，泄泻，或咳，或呕，或利等，舌质淡胖，边有齿痕。亦治太阳病发汗太过，其人仍发热，心下悸，头目眩晕，身体筋肉瞤动，站立不稳。临床应用以小便不利，四肢沉重或浮肿，舌苔白滑，脉沉细为辨证要点。

1.1 临床主治病证

1.1.1 水肿 脾肾阳虚，水湿内停，外滞于肢体而四肢沉重疼痛，甚至水肿，小便不利，可加五苓散利水渗湿、温阳化气。水湿犯溢肌肤导致顽固性湿疹及皮肤癑烂、流水久不愈者，合麻黄连翘赤小豆汤，可增强其宣肺发表利水之功。若小便利者，去茯苓，恐过利伤肾，可加党参、桑螵蛸、炙甘草等益气固涩之品。

1.1.2 腹痛 水寒之气内盛于里，则腹痛自利，若脾阳虚甚而下利者，去白芍之酸寒，加干姜以温运脾阳。若身体骨节疼痛，恶寒肢冷，小便利，脉沉者，去生姜，加人参，即附子汤温补脾阳，祛寒化湿。

1.1.3 咳嗽 治疗肾阳虚衰，寒饮内停，上逆犯肺出现的咳嗽、脸面浮肿等症，加细辛、干姜以温肺化饮，五味子以敛肺止咳，葶苈子泻肺逐饮。

1.1.4 呕吐 水停于中焦胃腑，脾不制水则呕吐腹泻，去附子倍生姜，以温胃散水而止呕，加吴茱萸、半夏以助温胃止呕。

1.1.5 眩晕 太阳病发汗太过，阳气大虚，水气内动，上逆清阳，出现眩晕、颜面虚浮等症，加天麻、防风祛风胜湿，龙骨、牡蛎等降逆潜阳。

1.2 名家名师名医应用

1.2.1 水肿 全国名中医黄文政[35]运用真武汤治疗脾肾亏虚所致水肿（阴水），治以温补肾阳，方为红参15g，制黑顺片10g（先煎），麦冬15g，丹参30g，茯苓30g，生白术15g，白芍15g，生姜3片。

当代著名中医学家，全国老中医药专家学术经验继承工作指导老师陈潮祖[36]在真武汤的基础上常加减化合成方，如青龙真武汤、砂半真武汤、麻辛真武汤、芎归真武汤等，或从脾肾，或从气血，至晚年创立五通汤，更是扩大了真武汤的临床应用。方中附片用量15~60g不等，陈老谓附片为当用则用，轻重随证，不必图火神之名而过用，亦不可畏其毒性而不用。附片煎煮时间，或为40分钟，或为1小时，因人而异，煮至不麻口为度。

国医名师宁亚功[37]应用真武汤为基础方治疗糖尿病肾小球硬化症，治宜温阳化气行水，方选真武汤合五苓散加减，茯苓、白术、白芍、附片、猪苓、泽泻、桂枝为基础，用茯苓、白术、猪苓、薏苡仁等健脾祛湿药，少佐枳壳、车前子行气利水，针对尿白蛋善用猪鬃草、土茯苓、白茅根利尿泻浊；血压不降加杜仲、钩藤、防风；痰湿重者加陈皮、半夏；血糖控制不佳者加黄连、菟丝子等。

1.2.2 喘证　国家级名老中医王庆国[38]，师从伤寒名家刘渡舟，运用真武汤合苓桂术甘汤合防己黄芪汤加减治疗心脾肾阳虚，水气泛溢型扩张型心肌病合并心力衰竭，治以温补心肾，化气利水，方药组成：制附子15g，茯苓50g，白芍20g，桂枝20g，炒白术30g，炙甘草30g，黄芪30g，防己10g，生姜30g，大枣15g，仙鹤草30g，仙茅5g，仙灵脾10g，生晒参10g，麦冬30g，五味子10g。

1.2.3 心悸　全国老中医药专家学术经验继承工作指导老师张永杰[39]应用真武汤作为基础方治疗甲减性心脏病中晚期。甲减性心脏病中期治以温阳利水，善用真武汤加减，标本兼治，再适当配伍逐饮渗湿之品，待水饮祛除，再予金匮肾气丸温肾阳。甲减性心脏病晚期，予真武汤温先天之肾阳并能利水祛寒标本兼治；苓桂术甘温补后天之脾阳，同时运化水湿，该方中又蕴含着桂枝甘草辛甘化阳以温心阳，通血脉；防己黄芪汤益气健脾，有祛风清解表水之功，此三方联用药专力强，共同温阳利水。

1.2.4 腰痛　全国老中医药专家学术经验继承工作指导老师单兆伟[40]运用真武汤合赞育丹治疗输尿管结石、肾积水导致的腰痛，治以温阳利水，和血通络，强肾固冲，方为熟附子（先煎）5g，炒白术10g，炒白芍15g，熟地黄10g，杜仲10g，仙茅10g，山萸肉10g，桂枝5g，王不留行10g，白茅根15g，川牛膝10g，怀牛膝10g，仙灵脾10g，川续断10g，鹿角片（先煎）6g，生甘草5g。

1.2.5 脱疽　国医大师唐祖宣[41]运用真武汤治疗肾阳衰微、脾湿肝郁所致脱疽，治以温肾阳、燥脾湿、疏肝木，方为炮附片、茯苓、黄芪、潞党参各30g，白术、桂枝、白芍药、干姜、甘草、川牛膝各15g。

1.2.6 疔毒　国医大师唐祖宣[42]运用真武汤加味治疗肾阳不足、不能温化水湿之疔毒，治以温阳发汗利湿，方药为茯苓30g，白术、白芍药各15g，附子（炮）、麻黄（先煎去渣）各24g。无汗加用麻黄10~30g；若有汗加葛根30~60g。服后疮部毒水外出者，可加用黄芪30g。

2.临床新用　真武汤在临床上广泛应用于治疗泌尿系统疾病、循环系统疾病、神经系统疾病、内分泌系统疾病、消化系统疾病等，尤其对于慢性肾小球肾炎、肾功能衰竭、肾病综合征、前列腺增生、心力衰竭、冠心病、心律失常、心肾综合征、肺源性心脏病、高血压、梅尼埃病、帕金森病、抗精神病药物引起锥体外系反应、甲状腺功能减退症、糖尿病、糖尿病肾病、慢性结肠炎、肝硬化腹水、腹腔间综合征等，对于其他运动系统疾病、呼吸系统疾病、皮肤疾病、眼科疾病、妇科疾病、耳鼻喉疾病，如创伤性滑膜炎、膝骨关节炎、尘肺、带状疱疹、视盘血管炎继发黄斑水肿、上皮性卵巢癌合并腹腔积液、感音神经性耳聋耳鸣、癌性疼痛亦有确切疗效。

2.1 泌尿系统疾病

2.1.1 慢性肾小球肾炎　将78例慢性肾小球肾炎患者，随机分为对照组和研究组，各39例，对照组采用常规治疗，研究组在此基础上采用加味真武汤辅助治疗，药物组成为茯苓12g，附子9g，白术12g，干姜15g，山药10g，白芍9g，生姜9g，甘草9g，薏苡仁10g，水煎服。7天为一个疗程，两组患者均持续治疗3个疗程。研究组的治疗总有效率为94.87%，对照组的治疗总有效率为79.49%[42]。

将98例慢性肾小球肾炎患者，随机分为对照组和研究组，对照组单纯采用贝那普利治疗，研究组采用苓桂术甘汤合真武汤配合贝那普利治疗，方药组成：茯苓9g，桂枝12g，白术9g，甘草6g，芍药6g，附子9g，生姜9g，猪苓12g，泽泻12g，水煎服。两组患者治疗周期均为4周。研究组总有效率为86.27%（44/51），对照组总有效率为70.59%（36/47）[43]。

2.1.2 肾功能衰竭 将60例慢性肾功能衰竭患者，随机分为对照组和研究组，各30例，对照组口服尿毒清颗粒，研究组予以真武汤加减，方药组成为茯苓20g，附子12g，白术15g，干姜10g，白芍15g，补骨脂15g，枸杞子12g，淫羊藿15g，菟丝子15g，水煎服。2组均治疗2个月。研究组总有效率为96.67%，对照组总有效率为56.67%[44]。

将100例持续性不卧床腹膜透析脾肾阳虚证患者分为对照组和研究组，各50例，对照组采取常规持续性不卧床腹膜透析，研究组采取真武汤合理中丸联合持续性不卧床腹膜透析，组成为熟附子6g，白术6g，白芍9g，茯苓9g，生姜9g，人参9g，干姜9g，甘草（炙）9g，水煎服。治疗1个月。研究组总有效率为100%，对照组总有效率74%[45]。

将200例阳虚证持续性血液透析慢性肾脏病5期患者，随机分为5组：高附低芍组、附芍等量组、低附高芍组、尿毒清组（阳性对照组）、安慰剂组（空白对照组），每组40例，5组在肾病一体化治疗的基础上，空白对照组予以安慰剂治疗，阳性对照组予以尿毒清治疗，治疗组中高附低芍（附子5份，白芍1份，茯苓3份，白术3份，生姜1份），附芍等量组（附子5份，白芍5份，茯苓3份，白术3份，生姜1份），低附高芍组（附子1份，白芍5份，茯苓3份，白术3份，生姜1份），煎煮成生药含量0.17g/ml的制剂，真空包装，每袋200ml。持续治疗30天。附芍等量组总有效率91.9%，高附低芍组总有效率

81.6%，尿毒清组总有效率71.8%，低附高芍组总有效率51.3%，安慰剂组总有效率34.2%[46]。

2.1.3 肾病综合征 将80例肾病综合征水肿患者随机分为对照组和研究组，各40例，对照组采用常规治疗，研究组在对照组治疗基础上联合真武汤加减治疗，组成为制附子15g，白术12g，芍药9g，茯苓9g，人参6g，随症加减，水煎服。2组均治疗8周。研究组患者总有效率为90.00%，对照组为70.00%[47]。

2.1.4 前列腺增生 将180例良性前列腺增生症患者，随机分为对照组和研究组，每组90例，对照组患者给予电针治疗，研究组患者采用真武汤配合电针治疗的方法，组成为制附子9g，生白芍9g，茯苓9g，生白术6g，生姜5g，水煎服。连续治疗4周。研究组患者的总有效率为90.00%，对照组患者的总有效率为70.00%[48]。

2.2 循环系统疾病

2.2.1 心力衰竭 将86例慢性心力衰竭患者，随机分为对照组和研究组，各43例，对照组采取沙库巴曲缬沙坦钠片治疗，研究组实施真武汤合沙库巴曲缬沙坦钠片治疗，组成为生姜15g，白术15g，白芍15g，附子20g，茯苓25g，水煎服。两组均治疗90天。研究组总有效率为93.02%，对照组总有效率为79.07%[49]。

将300例阳虚水泛型心力衰竭患者，随机分为对照组和研究组，各150例，对照组给予西医常规治疗，研究组在常规治疗基础上加服真武汤，药物组成为制附子24g，茯苓15g，白术12g，白芍、生姜各9g，水煎服。疗程均为2周。研究组治疗总有效率为90.67%，对照组治疗总有效率为76.67%[50]。

2.2.2 冠心病 将60例冠心病心衰患者，随机分为对照组和研究组，各30例，对照组采取西药治疗，研究组予以真武汤合硝酸甘油治疗，处方为泽泻15g，茯苓皮15g，白芍12g，白术10g，桂枝10g，生姜9g，制附片6g，甘草6g，水煎服。2组均治疗2周。研究组治疗有效率为93.33%，对照组治疗有效率为73.33%；研究组不良反应率6.67%，对照组不良反应率

26.67%[51]。

将84例冠心病心悸患者，随机分为对照组和研究组，各42例，对照组单纯应用西药治疗，研究组除西药外结合真武汤加减治疗，组成为泽泻15g，茯苓皮15g，白术10g，桂枝10g，白芍12g，制附片6g，炙甘草6g，生姜9g，随证加减，水煎服。两组均连续治疗2周。研究组总有效率为92.9%，对照组总有效率为76.2%[52]。

2.2.3 心律失常　将68例缓慢性心律失常患者，随机分为对照组和研究组，各34例，对照组接受基础治疗，研究组基于对照组条件给予真武汤加减治疗，处方用丹参30g，黄芪20g，生姜10g，葶苈子10g，炮附片（先煎）10g，茯苓10g，桂枝10g，白芍10g，制大黄10g，白术10g，水煎服。2组持续4周。研究组总有效率为94.12%，对照组总有效率为76.47%[53]。

2.2.4 心肾综合征　将100例心肾综合征患者，随机将其分为对照组与研究组，各50例，对照组给予厄贝沙坦、美托洛尔治疗，研究组在对照组基础上给予真武汤治疗，药方组成为白术6g，茯苓9g，芍药9g，生姜9g，附子9g，水煎服。治疗2周为1个疗程，两组患者均治疗3个疗程。研究组的治疗总有效率为98%，对照组为74%[54]。

2.2.5 肺源性心脏病　将60例加重期肺心病患者，随机分为对照组和研究组，对照组给予常规西医药物治疗，研究组在此基础之上给予真武汤加减治疗，组成为茯苓15g，白芍15g，生姜15g，白术10g，附子10g，随症加减，水煎服。2组患者均治疗1周。研究组治疗总有效率为96.67%，对照组为80.00%[55]。

2.2.6 原发性高血压　将80例肥胖相关性原发性高血压阳虚水停证患者随机分为对照组和研究组，各40例，两组均予以替米沙坦片治疗，研究组加用真武汤合五苓散（颗粒剂）治疗，制附子12g，白芍15g，白术12g，生姜10g，茯苓15g，猪苓15g，桂枝10g，泽泻15g，开水冲服。两组均服药2周为1个疗程，治疗2个疗程。研究组中医证候疗效总有效率为85%，对照组中医

证候疗效总有效率为62.5%[56]。

将60例肾阳虚型高血压病患者随机分为对照组和研究组，各30例，两组均低盐和低脂肪饮食，对照组服用苯磺酸氨氯地平片和硝苯地平软胶囊，研究组在对照组基础上加服真武汤治疗，组成为茯苓30g，白芍30g，生姜30g，白术20g，熟附子10g，水煎服。2组均治疗4周。研究组总有效率为86.67%，对照组总有效率为53.33%[57]。

2.3 神经系统

2.3.1 梅尼埃病　将92例梅尼埃病患者随机分为对照组和研究组，每组各46例，其中对照组给予常规西医治疗，研究组则给予真武汤合泽泻汤加减治疗，组成为制附子10g，炒白术12g，茯苓12g，醋白芍12g，泽泻15g，生姜3片，随症加减，水煎服。连续治疗7天。研究组临床治疗有效率为93.5%，对照组有效率为78.3%[58]。

2.3.2 帕金森病　将72例患有帕金森病的患者随机分为对照组和研究组，每组36例，对照组患者口服美多巴治疗，研究组口服美多巴联合真武汤治疗，组成为茯苓15g，白芍15g，制附子12g，白术10g，生姜10g，水煎服。治疗2个月。研究组总有效率为97.2%，对照组总有效率为77.8%[59]。

2.3.3 精神病药物引起锥体外系反应　将132例抗精神病药物引起锥体外系反应患者，随机分为对照组和研究组，各66例，对照组采用单服苯海索治疗，研究组采用苯海索配合真武汤治疗，组成为制附片15g（生煎），白术15g，茯苓15g，白芍12g，生姜12g，水煎服。治疗4周。研究组总有效率为93.9%，对照组总有效率为80.3%[60]。

2.4 内分泌系统疾病

2.4.1 甲状腺功能减退　将132例亚临床甲状腺功能减退症孕妇，随机分为对照组和研究组，每组各66例，对照组孕妇给予左旋甲状腺素进行治疗，研究组给予真武汤联合左旋甲状腺素进行治疗，组成为炮附子10g，白术10g，茯苓10g，生姜10g，白芍10g，人参10g，桂枝各10g，随

症加减，水煎服。2组共治疗1个月。研究组孕妇的临床总有效率为96.97%，对照组的临床总有效率为77.27%[61]。

将100例脾肾阳虚型TPOAb阳性甲状腺功能减退症患者，随机分为对照组和研究组各50例，对照组予以左甲状腺素钠片等常规治疗，研究组在对照组治疗基础上予以真武汤剂治疗，包括茯苓9g，芍药9g，生姜9g，制附子（先煎）9g，白术6g，随症加减，水煎服。连续治疗6周。研究组的治疗成功率为96%，对照组的治疗成功率为84%[62]。

2.4.2 糖尿病　将90例2型糖尿病合并非酒精性脂肪性肝病患者为对象，随机分为对照组和研究组，各45例，对照组给予二甲双胍片＋胰岛素＋多烯磷脂酰胆碱治疗，研究组在此基础上给予四逆散合真武汤治疗，组成为生姜10g，茯苓、赤芍、枳壳各15g，炮附子10g，白术30g，柴胡15g，炙甘草10g，随症加减，水煎服。两组患者均用药治疗3个月。研究组治疗总有效率为97.78%，对照组的治疗总有效率为84.44%[63]。

2.4.3 糖尿病肾病　将60例糖尿病肾病合并心力衰竭患者，随机分为对照组和研究组各30例。在常规治疗基础上，对照组给予重组人脑利钠肽治疗，在对照组基础上研究组加入真武汤治疗，组成为熟附子15g，茯苓9g，芍药9g，人参6g，白术12g，水煎服。治疗周期为3天。研究组总有效率为93.33%，对照组总有效率为70.00%[64]。

将130例Ⅳ期脾肾阳虚型糖尿病肾病患者，随机分为对照组和研究组，各65例，对照组患者接受常规治疗，研究组则在此基础之上联合加味真武汤治疗，组方为熟附子12g，茯苓15g，白芍15g，生姜15g，白术15g，黄芪20g，玉米须20g，丹参15g，泽泻12g，党参20g。水煎服。持续治疗1个月。研究组患者的总有效率为90.77%，对照组为67.69%[65]。

2.5 消化系统

2.5.1 慢性结肠炎　将76例慢性结肠炎患者，随机分为对照组和研究组，每组38例，对照组

采用西医单用治疗，研究组则在对照组基础上加用真武汤联合中药灌肠治疗，组成为炮附子60g，白术30g，茯苓20g，芍药20g，干姜15g，水煎服；灌肠组方为人参30g，白术30g，茯苓20g，炙甘草10g，半夏10g，陈皮6g，睡前灌肠。2组疗程均为12周。研究组近期治疗总有效率为92.11%，对照组为73.68%[66]。

2.5.2 肝硬化腹水　将60例确诊乙肝肝硬化腹水患者，随机分为对照组与研究组，各30例，对照组予常规内科综合治疗，研究组在此基础上联用真武汤煎服，组方为制附子10g，茯苓15g，白术15g，生姜10g，白芍15g，随症加减，水煎服。14天为1个疗程，两组均治疗2个疗程。研究组患者总有效率为90.0%，对照组总有效率为76.7%[67]。

2.5.3 腹腔间综合征　将90例腹腔间综合征患者随机分为对照组和研究组，各45例，对照组给予常规西药治疗，研究组在对照组基础上结合真武汤加减治疗，组成包括附子18g，白术20g，茯苓20g，白芍10g，干姜12g，水煎服。两组患者疗程均为2周。研究组总有效率为93.33%，对照组总有效率为75.56%[68]。

2.6 运动系统

2.6.1 创伤性滑膜炎　将84例膝关节创伤性滑膜炎患者，随机分为对照组和研究组，各42例，对照组采用中频治疗，研究组采用加味真武汤配合点穴法治疗，组成为生黄芪45g，制附子（先煎）10g，白术10g，白芍10g，生姜10g，茯苓10g，牛膝10g，车前子20g，随证加减，水煎服。治疗3周。研究组总有效率为92.9%，对照组总有效率为76.2%[69]。

2.6.2 膝骨关节炎　将100例膝骨关节炎伴骨髓水肿的患者随机分为对照组40例和研究组60例，对照组患者服用盐酸氨基葡萄糖片治疗，研究组予以真武汤加减汤剂及盐酸氨基葡萄糖片，组成为茯苓15g，白芍12g，炒白术12g，丹参12g，川牛膝12g，地龙12g，泽泻12g，制附子6g（先煎30分钟），生姜10g，桂枝10g，水煎服。连续治疗4周。研究组有效率为96.7%，对照组

有效率为75%[70]。

2.7 呼吸系统 将80例尘肺合并心衰患者，分为对照组和研究组，各40例，对照组采取常规西医治疗，研究组实施真武汤合葶苈大枣泻肺汤加减治疗，组成为泽泻20g，大枣10g，桂枝10g，生姜10g，制附子10g，白术10g，白芍10g，葶苈子10g，茯苓15g，随症加减，水煎服。治疗后研究组的肺功能、心功能指标和生活质量优于对照组[71]。

2.8 皮肤疾病 将60例带状疱疹患者，随机分为对照组和研究组，每组各30例，对照组给予更昔洛韦注射液、维生素B₁片、甲钴胺胶囊治疗，研究组在对照组基础上给予真武汤合四妙勇安汤、芍药甘草汤治疗，药物组成为茯苓15g，白术15g，白芍50g，生姜12g，制附子15g（先煎30分钟），金银花30g，玄参15g，当归15g，甘草10g，水煎服。2组治疗14天。研究组总有效率为96.7%，对照组为76.7%，研究组平均疼痛缓解时间为（4.07±1.02）天，后遗神经疼痛的发生率为10.0%；对照组平均疼痛缓解时间（5.53±0.94）天，后遗神经疼痛的发生率为36.7%[72]。

2.9 眼科疾病 将142例视盘血管炎继发黄斑水肿患者随机分为对照组和研究组，每组各71例，对照组给予玻璃腔内注射曲安奈德治疗，研究组在对照组治疗的基础上给予真武汤加减治疗，组方为炙附子15g，茯苓15g，芍药15g，炒白术20g，生姜9g，泽泻10g，随症加减，水煎服。治疗1个月。研究组视力明显优于对照组，研究组治疗后黄斑中心凹厚度明显低于对照组[73]。

2.10 妇科疾病 将60例上皮性卵巢癌合并腹腔积液患者随机分为对照组和研究组，各30例，对照组予以紫杉醇腹腔热灌注化疗，研究组予以紫杉醇腹腔热灌注加真武汤化疗，方药组成为附子9g，茯苓20g，生姜10g，白术10g，白芍10g等，水煎服。两组均治疗21~28天为1个疗程，治疗3个疗程。研究组肿瘤控制有效率为76.7%，对照组肿瘤控制有效率为70.0%；研究

组腹腔积液控制率为86.7%，对照组的腹腔积液控制率为53.3%[74]。

2.11 耳鼻喉疾病 将120例感音神经性耳聋耳鸣患者，随机分为对照组和研究组，各60例，对照组给予常规西药治疗，研究组给予中药真武汤加味治疗，组成为制附片（先煎）10g，茯苓15g，白术15g，生白芍12g，生姜6g，柴胡12g，川芎30g，石菖蒲15g，磁石30g，木香10g，随症加减，水煎服。2组治疗周期为8周。研究组临床愈显率为88.3%，对照组临床愈显率为73.3%[75]。

2.12 癌性疼痛 将120例中度、重度癌性疼痛患者随机分为对照组和研究组，每组60例，对照组予硫酸吗啡缓释片口服，研究组在对照组基础上配合真武汤口服治疗，方药组成为茯苓30g，白术30g，白芍30g，生姜30g，制附子30g（先煎30分钟），水煎服。2组均观察7和14天。研究组疼痛缓解率为88.33%，对照组疼痛缓解率为71.67%[76]。

【使用注意】 非阳虚患者禁用本方。临床使用有头晕、胃肠道反应的报道。

【按语】

1.关于方名"真武"的理解 真武汤又名玄武汤，相传宋时，宋真宗为避圣祖讳，将玄武更名为真武，观唐本《伤寒论》（即《千金翼方》卷九、卷十），此二条，皆作"玄武汤"，而今所通行的《伤寒论》由北宋校正医书局林亿和孙奇等人整理编纂，世称宋本，后经明代赵开美刊刻[77]。玄武为北方之神，主水，色黑，通于肾。玄武，是龟蛇两种动物的组合。龟，阴之物也，代表水；蛇，龙之类也，象征火。龟蛇合体寓意水中有火，阴中有阳，水中必有真火方可鼓动水液蒸腾气化，洒陈于五脏六腑，使五脏六腑的阳气旺盛而生机勃勃，反之则是一注死水，生机全无。少阴为水火之宅，玄武又为水神，以阳治水方不致水邪泛滥。北方生寒，主水，阳虚无力运化水湿，不能制水，气化无权，开合失度，水饮凌心则心下悸，上犯则头眩，客于肺则咳，客于胃则呕，客于肠则下利，浸渍筋脉则身瞤动、欲

撺地，泛溢四肢则水肿、沉重疼痛，津液不固则小便自利，以真武汤温肾阳、利水饮、治津液，以阳生阴方使津液输布有序[78]。众医家对此也有各自的理解，成无己的《伤寒明理论》："真武，北方水神也，而属肾，用以治水焉。水气在心下，外带表而属阳，必应发散，故治以真武汤。青龙汤主太阳病，真武汤主少阴病。少阴，肾水也，此汤可以和之，真武之名得矣。"柯琴《伤寒来苏集·伤寒论注》："真武，主北方水也。坎为水，而一阳居其中，柔中之刚，故名真武。是阳根于阴，静为动本之义。"因此，后世常用真武汤温阳利水，主治脾肾阳虚，水湿泛溢之证。

2.真武汤治疗"小便不利"与"小便利"
运用真武汤，既可治疗小便不利，又能治疗小便利，当细辨病机，若病机是阳虚不能气化水液，则可演变为水气内结之小便不利；若病机是阳虚不能固摄津液，则可演变成水液不固之小便利。因此，或有"小便不利"或有"小便利"都可予以真武汤，只要病机符合脾肾阳虚导致的水气内停即可。

3.真武汤中白芍的功效 芍药首载于《神农本草经》："味苦，平。治邪气腹痛，除血痹，破坚积，寒热，疝瘕，止痛，利小便，益气。"经考证认为本方中的芍药为白芍，在本方中的作用包括以下三点。

一者利小便以行水气，泻水使子盗母虚，免妄行之患。《神农本草经》言芍药"除血痹，破坚积"；《本经》言其能"利小便"，《名医别录》亦谓之"去水气，利膀胱""主通顺血脉，缓中，散恶血，逐贼血"，《医学衷中参西录·芍药解》即言芍药为"阴虚有热小便不利之要药"；《金匮要略》"血不利则为水"，因此，白芍通过开营结、通利血脉的作用，开水液下行之路，引离经之水归于沟壑，使气所摄之水液排泄通畅，维持营气和津血的相互转化，达到利小便的作用[79]。

二者柔肝缓急以止腹痛，息风舒筋以解筋肉瞤动。黄元御认为真武汤中芍药可清乙木之风，

《长沙药解》中阐述："阳根于水，升于肝脾，而化丁火，水寒土湿，脾阳郁陷，下遏肝木升达之路，则郁勃而克脾土，腹痛里急之病，于是生焉。厥阴以风木之气，生意不遂，积郁怒发，而生风燥，是以厥阴之病，必有风邪。风性疏泄，以风木抑遏，而行疏泄之令，若消若淋，若泄若痢，若崩若漏，若带若遗，始因郁而欲泄，究欲泄而终郁，其或塞或通，均之风燥则一也。芍药酸寒入肝，专清风燥而敛疏泄，故善治厥阴木郁风动之病。"《医宗金鉴》也认为白芍有敛阳之功，使阳归根于阴，更无飞越之虞。因此，本方中白芍酸敛入肝，旨在调畅厥阴肝木，恢复肝木的条达疏泄，使气机调畅，使阳入于阴，从而实现利小便、缓急止痛、护阴的功效[80]。

三者可防止附子燥热伤阴。《伤寒缵论》："按真武汤方，本治少阴病水饮内结……至用芍药之微旨，非圣人不能。盖此证……则知其人不但真阳不足，真阴亦已素亏。或阴中伏有阳邪所致。若不用芍药固护其阴，岂能胜附子之雄烈乎。"张璐认为真武汤治疗少阴病水饮内结，出现小便不利的症状除了蒸腾气化无权，也可能是由于阴虚，配伍白芍恐附子温燥之性进一步加重阴虚。《伤寒论诠解》："芍药活血脉、利小便，并制姜、附之辛燥，使本方温经散寒而不伤阴。"白芍和附子配伍，互相制约，温经护荣，可有温而不燥、刚柔并济之效[81]。

本方中用白芍利小便以行水气，柔肝缓急以止腹痛，敛阴舒筋以解筋肉瞤动，防止附子燥热伤阴，助他药以达到温阳利水的功效。

参考文献

[1]刘碧好，白莉霞，卢瑞瑞，等.真武汤颗粒剂制备工艺研究[J].中国药师，2018，21（1）：9-13.

[2]田萍，位恒超，韩德恩，等.真武汤HPLC-ELSD指纹图谱及13种成分含量测定研究[J].中草药，2020，51（23）：5980-5989.

[3]张钰明，杜守颖，白洁，等.经典名方真

武汤的物质基准量值传递分析［J］.中国中药杂志，2021，46（4）：820-829.

［4］邱模炎，姜岳，赵宗江，等.真武汤抗大鼠肾间质纤维化作用的研究［J］.中国实验方剂学杂志，2010，16（17）：177-180.

［5］Li S，Xiao X，Han L，et al. Renoprotective effect of Zhenwu decoction against renal fibrosis by regulation of oxidative damage and energy metabolism disorder［J］. Sci Rep，2018，8（1）：14627.

［6］李贺，谢小倩，韩佳彤，等.真武胶囊粉对C-BSA所致新西兰兔急性肾炎的治疗作用研究［J］.世界最新医学信息文摘，2019，19（92）：6-8.

［7］乔晓芳，王梦妮，李芬芬，等.真武胶囊粉对主动型Heymann肾炎大鼠的治疗作用研究［J］.河南科学，2018，36（9）：1395-1400.

［8］滕玉霞，于思明.真武汤对肾病综合征模型大鼠HMGB1/Beclin-1信号通路影响及机制研究［J］.中国中西医结合肾病杂志，2020，21（5）：388-391，472.

［9］崔言坤，高彦宇，高博文，等.真武汤对肾阳虚水肿大鼠模型的保护作用及对IL-17表达的影响［J］.中国中医急症，2020，29（2）：193-196.

［10］徐辉辉，李索咪，洪俊豪，等.真武汤中不同附子剂量对肾病综合征大鼠蛋白代谢及疗效影响的研究［J］.新中医，2019，51（5）：53-55.

［11］李曼，李智玲，彭桉平，等.苓桂术甘汤和真武汤对阿霉素肾病大鼠调节性T细胞的影响［J］.长春中医药大学学报，2018，34（4）：648-651.

［12］宋纯东，宋丹，贾评评，等.真武汤和越婢汤对阿霉素肾病大鼠AQP1/AQP2的影响［J］.中国中医基础医学杂志，2020，26（3）：334-337.

［13］周小杰，包玉婷，陈红淑，等.真武汤对NRK-52E细胞"AVP-V2R-AQP2"通路的调控作用研究［J］.中国中药杂志，2018，43（3）：603-608.

［14］孙静，危建安，余万霖，等.真武汤及其拆方对肾小管上皮细胞氧化损伤的干预作用研究［J］.新中医，2018，50（9）：1-5.

［15］洪莉丽，张盛，汪倩，等.基于RAAS/NF-κB/炎症因子级联反应探究真武汤对慢性心力衰竭大鼠治疗作用［J］.中草药，2020，51（5）：1279-1286.

［16］杜蕊，李文杰.真武汤对心力衰竭大鼠血清Galectin-3及HSP70水平的影响［J］.中华中医药学刊，2017，35（6）：1395-1398.

［17］刘洋，李文杰，张洪霞.真武汤对心力衰竭大鼠血清MMP-9及TIMP-1水平的影响［J］.辽宁中医杂志，2015，42（6）：1346-1348.

［18］李林，刘中勇，骆始华，等.真武汤抗心衰与TGF-β/JNK信号通路关系的相关性研究［J］.时珍国医国药，2016，27（5）：1041-1044.

［19］刘中勇，李林，方家.真武汤对心力衰竭模型大鼠心室重构及心肌细胞凋亡、纤维化的影响［J］.中医杂志，2017，58（14）：1218-1223.

［20］吴奕章，韦震鸣，吴英智，等.真武汤对2型心肾综合征模型大鼠心脏和肾脏的保护作用［J］.南京医科大学学报（自然科学版），2017，37（5）：526-531，553.

［21］李峥，李文杰，尚雪莹，等.真武汤通过SIRT1信号通路减轻心力衰竭大鼠心肌细胞线粒体损伤及心肌细胞凋亡［J］.中华中医药学刊，2018，36（5）：1062-1067.

［22］李峥，李文杰，于凯洋.真武汤对转基因扩张型心肌病小鼠心肌Atp2a2、Col1a1基因及蛋白表达的影响［J］.中华中医药杂志，2018，33（9）：3871-3874.

［23］沈丽娟，谢舜名，陆曙.真武汤对扩张型心肌病大鼠心功能及RAAS的干预研究［J］.中医药导报，2018，24（22）：21-24.

［24］黄剑，马晓彤，张亚杰，等.真武汤对心肾阳虚型心力衰竭大鼠心肌细胞保护的自噬机制研究［J］.中国比较医学杂志，2020，30（8）：49-56.

［25］王宇宏，李文杰，李峥.真武汤抗大鼠心肌细胞凋亡机制的体外实验研究［J］.辽宁中医杂志，2018，45（7）：1550-1553.

［26］王宇宏，李文杰，李峥.真武汤含药血清对异丙肾上腺素致心肌细胞凋亡Bcl-2、Bax蛋

白表达的影响［J］.辽宁中医杂志，2018，45（6）：1305-1308，1346.

［27］赖俊，吴英智，杭丽玮，等.真武汤可延缓尿毒症心肌病大鼠心室肥厚［J］.南方医科大学学报，2019，39（1）：113-119.

［28］陈琪，李志樑，刘北，等.真武汤对大部分肾切除所致尿毒症心肌病小鼠心脏的保护作用［J］.南方医科大学学报，2015，35（12）：1725-1728.

［29］万多，付鑫，杨春宁，等.真武汤对自发性高血压大鼠肾纤维化保护作用研究［J］.辽宁中医药大学学报，2020，22（5）：12-15.

［30］Hong LL，Wang Q，Zhao YT，et al. Evaluation of Zhenwu Decoction Effects on CYP450 Enzymes in Rats Using a Cocktail Method by UPLC-MS/MS［J］. Biomed Res Int.，2020：4816209.

［31］钱宏梁，潘志强，王晓敏，等.真武汤通过PI3K-AKT-mTOR信号通路抑制H22肝癌小鼠肿瘤增长的研究［J］.时珍国医国药，2018，29（9）：2060-2065.

［32］潘校琦，彭成.附子神经毒性研究进展［J］.世界中医药，2017，12（11）：2551-2554，2562.

［33］Liu YH，Sun H，Li C，et al. Comparative HPLC-MS/MS-based pharmacokinetic studies of multiple diterpenoid alkaloids following the administration of Zhenwu Tang and Radix Aconiti Lateralis Praeparata extracts to rats［J］. Xenobiotica，2021，51（3）：345-354.

［34］仇琪，曹景琳，郝晓艳，等.采用液滴萃取表面分析-串联质谱法检测真武汤中有效成分在心力衰竭模型大鼠体内的分布［J］.中国医药，2020，15（2）：207-211.

［35］徐瑶琪，赵菁莉.黄文政.真武汤治疗水肿（阴水）验案1则［J］.实用中医内科杂志，2017，31（1）：7-8.

［36］李汶峰，常名空，贾波，等.陈潮祖教授别具匠心妙用真武汤临床经验撷菁［J］.成都中医药大学学报，2021，44（1）：1-4.

［37］苏红梅，季章龙，杨春艳，等.宁亚功教授治疗糖尿病肾病的经验［J］.西南国防医药，2014，24（11）：1239-1240.

［38］戚瑜清，张双，雷超芳，等.王庆国教授治疗扩张型心肌病合并心力衰竭验案一则［J］.天津中医药大学学报，2019，38（2）：161-163.

［39］王巧凡.张永杰教授论治甲减性心脏病的经验［J］.海南医学，2015，26（17）：2625-2626.

［40］濮文渊，周春祥，唐存祥，等.全国名中医单兆伟教授运用张仲景思想诊治内科疾病举隅［J］.中国中西医结合消化杂志，2021，29（7）：512-515.

［41］许保华.唐祖宣应用真武汤治疗外科疾病经验［J］.上海中医药杂志，2009，43（5）：1-2.

［42］刘钊.加味真武汤辅助治疗对慢性肾小球肾炎患者尿素氮、肌酐水平的影响［J］.临床医学工程，2020，27（11）：1473-1474.

［43］建晓珂，李新华.苓桂术甘汤合真武汤治疗慢性肾小球肾炎疗效观察［J］.世界中西医结合杂志，2020，15（6）：1130-1132.

［44］张景祖.真武汤加减治疗慢性肾功能衰竭30例临床分析［J］.中医临床研究，2015，7（1）：126-127.

［45］徐秦甜，金晓敏.真武汤合理中丸对持续性不卧床腹膜透析脾肾阳虚证患者残余肾功能、营养状况和腹膜透析充分性的影响［J］.现代实用医学，2019，31（9）：1214-1216.

［46］马俊杰，魏善斋.真武汤中附、芍不同配伍干预持续性血液透析慢性肾脏病5期阳虚证患者临床及抗炎机制研究［J］.辽宁中医杂志，2019，46（12）：2593-2596.

［47］陈娇飞.真武汤加减联合西药治疗肾病综合征水肿疗效观察［J］.临床合理用药杂志，2020，13（13）：69-71.

［48］樊金灼，梁冰，朱连荣.真武汤配合电针治疗良性前列腺增生症的临床观察［J］.中华保健医学杂志，2017，19（1）：31-33.

［49］李代君.真武汤结合沙库巴曲缬沙坦钠片治疗慢性心力衰竭的临床观察［J］.中国医药指南，2021，19（7）：110-111.

［50］周卫闯.真武汤治疗阳虚水泛型心力衰竭

的疗效观察［J］.实用中西医结合临床，2020，20（14）：121-122.

［51］颜永平.真武汤联合硝酸甘油治疗冠心病心力衰竭的效果及安全性分析［J］.实用中医内科杂志，2021，35（4）：141-143.

［52］郑晓杰.真武汤加减中西医结合冠心病心悸疗效观察［J］.中西医结合心血管病电子杂志，2019，7（8）：171.

［53］水江宜.真武汤治疗缓慢性心律失常临床观察［J］.光明中医，2021，36（8）：1281-1283.

［54］牛白璐，闫行.真武汤联合厄贝沙坦、美托洛尔治疗心肾综合征患者的临床效果［J］.临床医学研究与实践，2020，5（11）：136-138.

［55］刘守杰.真武汤对加重期肺心病患者心肺功能及血液循环功能的影响［J］.光明中医，2020，35（6）：845-847.

［56］何少华，彭炉晓，刘斌，等.真武汤合五苓散辅治肥胖相关性高血压阳虚水停证临床观察［J］.实用中医药杂志，2020，36（11）：1461-1463.

［57］周明，陈华良.真武汤治疗肾阳虚型高血压病30例分析［J］.实用中西医结合临床，2014，14（12）：68-69.

［58］郑伟，胡刚.真武汤合泽泻汤治疗梅尼埃病46例［J］.世界最新医学信息文摘，2018，18（69）：180，183.

［59］李雪.真武汤联合美多巴治疗帕金森病的临床疗效观察［J］.中国医药指南，2014，12（34）：277-278.

［60］孙国朝，常俊华.真武汤治疗锥体外系副反应临床应用体会［J］.临床医药文献电子杂志，2015，2（33）：6927，6930.

［61］陈静，王琼，毛亚飞，等.真武汤联合左旋甲状腺素片治疗亚临床甲状腺功能减退症孕妇妊娠的效果［J］.中国现代医生，2021，59（14）：147-150.

［62］吴剑纯，林宗粤，吴漪彤，等.真武汤对脾肾阳虚型TPOAb阳性甲状腺功能减退症疗效及对细胞因子、血脂水平的影响［J］.世界中西医结合杂志，2020，15（3）：478-484.

［63］李会娥.四逆散合真武汤对2型糖尿病合并非酒精性脂肪性肝病患者的临床研究［J］.世界最新医学信息文摘，2019，19（93）：254，258.

［64］陈巧，范少玲，曾嘉，等.重组人脑利钠肽联合真武汤治疗糖尿病肾病合并心力衰竭的观察［J］.基层医学论坛，2021，25（2）：262-264.

［65］王淑兰，邹艳萍，杨华.加味真武汤治疗Ⅳ期脾肾阳虚型糖尿病肾病临床研究［J］.南京中医药大学学报，2016，32（3）：220-223.

［66］黄海山.真武汤联合中药灌肠治疗慢性结肠炎的效果观察［J］.临床合理用药杂志，2019，12（29）：54-55.

［67］杨艳娜.真武汤治疗脾肾阳虚型乙肝肝硬化腹水30例［J］.亚太传统医药，2009，5（7）：37-38.

［68］徐华庆，李小青，何易.真武汤加减辅助治疗腹腔间室综合征分析［J］.中华中医药学刊，2015，33（2）：432-434.

［69］朱震宇.加味真武汤配合点穴法治疗膝关节创伤性滑膜炎疗效观察［J］.山西中医，2017，33（3）：30，38.

［70］陈兵，王茂丽.真武汤加减治疗膝骨关节炎骨髓水肿疗效观察［J］.陕西中医，2015，36（8）：998-999.

［71］李仁和.真武汤合葶苈大枣泻肺汤加减治疗煤工尘肺并心衰疗效观察［J］.罕少疾病杂志，2021，28（3）：51-52，83.

［72］赵瑞霞，杜延军.中西医结合治疗带状疱疹30例疗效观察［J］.中国民族民间医药，2018，27（1）：101-103.

［73］赵亚东，徐夏冰，张少波，等.玻璃腔内注射曲安奈德联合真武汤加减治疗视盘血管炎继发黄斑水肿的临床疗效观察［J］.现代生物医学进展，2017，17（29）：5753-5756.

［74］戴丽琴，丁青，刘华.真武汤联合紫杉醇腹腔热灌注化疗治疗中晚期上皮性卵巢癌合并腹腔积液的临床研究［J］.中医药导报，2016，22（4）：37-38，41.

［75］王群羊.真武汤加味治疗阳虚水泛型感

音神经性耳聋耳鸣60例［J］.河南中医，2015，35（11）：2591–2593.

［76］杜延军，赵瑞霞.真武汤联合硫酸吗啡缓释片治疗癌性疼痛临床研究［J］.中医学报，2017，32（8）：1394–1396.

［77］李惠杨，谷松.真武汤避讳考辨［J］.中医药文化，2015，10（6）：59–61.

［78］齐聪聪，许二平，牛学恩，等.从"四神"角度探讨《伤寒论》存津液思想［J］.中华中医

医药杂志，2021，36（4）：1826–1828.

［79］景逸濛，李斌.从"开营结"试解芍药利小便之说［J］.中医学报，2021，36（11）：2337–2340.

［80］王东升，赵鸣芳.也谈真武汤中芍药的意义［J］.中华中医药杂志，2018，33（1）：53–55.

［81］王沐瑶，蔡叙东，刘敏.真武汤中"芍药"治疗寒性疼痛的作用辨析［J］.中国中医基础医学杂志，2019，25（3）：371–372，376.

猪苓汤

汉《伤寒论》
Zhuling Tang

【概述】猪苓汤原方最早见于汉代张仲景《伤寒论》，方药组成为"猪苓（去皮）、茯苓、阿胶、泽泻、滑石（碎）各一两"，具有利水清热养阴的功效，主治水热互结证兼阴虚证所致的小便不利、心烦不寐和血淋。目前本方有浸膏剂及颗粒剂的报道。后世医家分别从三焦和六经理论方面对猪苓汤的应用进行研究和发挥，如小便不利、淋证、喘证、水肿、慢性肾炎等。现代药理研究发现猪苓汤具有肾功能保护、利尿、抑制结石形成的药理作用，还发现其具有抑菌和抗癌的作用，临床上更多是应用于水热互结阴伤之小便不利、淋证、水肿等，现代常应用于泌尿系统疾病、消化系统疾病等，尤其对肾盂肾炎、原发性肾病综合征、慢性肾小球肾炎、糖尿病肾病、前列腺增生、尿路感染、结石、生殖道支原体感染、滴虫性阴道炎、糖尿病神经源性膀胱、肝硬化腹水、癌性腹水、口疮等疗效确切，对于循环系统疾病心力衰竭、妇科疾病更年期功血亦有明显疗效。

【历史沿革】

1.原方论述　汉代张仲景《伤寒论》载："①若脉浮发热，渴欲饮水，小便不利者，猪苓汤主之。②少阴病，下利六七日，咳而呕渴，心烦不得眠者，猪苓汤主之。"猪苓（去皮）、茯苓、阿胶、泽泻、滑石（碎）各一两。上五味，以水四升，先煮四味，取二升，去滓，纳阿胶烊消，温服七合，日三服。

2.后世发挥

2.1 从三焦利水对猪苓汤的认识　三焦为人体水液运行的主要通道，水液代谢的失常、输布与排泄障碍与三焦密切相关，历代医家从三焦利水对猪苓汤的治法做了阐述。金代成无己《注解伤寒论》言"此下后，客热客于下焦者也。邪气自表入里，客于下焦，三焦俱带热也。脉浮发热者，上焦热也；渴欲饮水者，中焦热也；小便不利者，邪客下焦，津液不得下通也，与猪苓汤利小便，以泻下焦之热也。甘甚而反淡，淡味渗泄为阳，猪苓、茯苓之甘，以行小便；咸味涌泄为阴，泽泻之咸，以泄伏水；滑利窍，阿胶、滑石之滑，以利水道。"明代吴崑《医方考》曰："伤寒少阴下利而主此方者，分其小便而下利自止也。伤寒渴欲饮水，小便不利，而主此方者，导其阳邪由溺而泄，则津液运化，而渴自愈也。又曰：猪苓质枯，轻清之象也，能渗上焦之湿；茯苓味甘，中宫之性也，能渗中焦之湿；泽泻味咸，润下之性也，能渗下焦之湿；滑石性寒，清

肃之令也，能渗湿中之热。四物皆渗利，则又有下多亡阴之惧，故用阿胶佐之，以存津液于决渎尔。"清代汪绂《医林纂要》："猪苓甘淡微苦色黑，主入膀胱渗湿行水；茯苓淡以渗湿，有白赤二色，此似宜用赤者，以渗小肠之湿，合猪苓以通阑门之关，而交际水火也，但古人多不分用；泽泻咸以泻肾，合二苓以去下焦湿热；滑石色白入肺，甘淡渗湿，此乃决上焦之源而下之；阿胶甘咸润滑，益肺滋阴，澄清水道，此又以去水中之浊热。此方主治阳明腑热湿壅于上下，故君滑石而佐以阿胶；阳明之热盛，故去热为主，然滑石过燥，而阿胶以润之也。"清代汪昂《医方集解·利湿之剂》："此足太阳、阳明药也。热上壅则下不通，下不通热益上壅。又湿郁则为热，热蒸更为湿，故心烦而呕渴，便秘而发黄也。淡能渗湿，寒能胜热，茯苓甘淡，渗脾肺之湿；猪苓甘淡，泽泻咸寒，泻肾与膀胱之湿；滑石甘淡而寒，体重降火，气轻解肌，通行上下表里之湿；阿胶甘平润滑，以疗烦渴不眠。要使水道通利，则热邪皆从小便下降，而三焦俱清矣。"清代柯琴《伤寒来苏集·伤寒论注》"五味皆润下之品，为少阴枢机之剂。猪苓、阿胶黑色通肾，理少阴之本也；茯苓、滑石白色通肺，滋少阴之源也；泽泻、阿胶咸先入肾，壮少阴之体；二苓、滑石淡渗膀胱，利少阴之用，故能升水降火，有治阴和阳，通理三焦之妙。"

2.2 六经理论对猪苓汤的认识 六经辨证方面，后世医家认为猪苓汤主治太阳里热不解，传至阳明、少阴，与水相搏，水热互结。清代张秉成《成方便读》："治太阳病里热不解，热传阳明，渴欲饮水，小便不利，恐津液内亡，转成胃实之证，以及湿热伤阴，须补阴利湿，并用为治者。夫太阳、阳明，其位最近，且论传变之次第，亦皆太阳传入阳明。阳明者，胃也。胃者，土也，万物所归，无所复传。但阳明一经，最虑者亡津液，津液一伤，即成胃实不大便之证，故仲景治阳明，处处以存阴救阴为务。如此之证，热在膀胱，久而不解，则热伤津液，于是渴欲饮水；传胃之象已形，而小便仍不利，膀胱之邪，

依然不化，若不先治其本，则热势终不得除。故以二苓、泽泻分消膀胱之水，使热势下趋；滑石甘寒，内清六腑之热，外彻肌表之邪，通行上下表里之湿。恐单治其湿，以致阴愈耗而热愈炽，故加阿胶养阴息风，以存津液，又为治阴虚湿热之一法也。"清代吴谦《医宗金鉴》集注："赵羽皇曰：仲景制猪苓汤，以行阳明、少阴二经水热，然其旨全在益阴，不专利水。盖伤寒在表，最忌亡阳，而里虚又患亡阴。亡阴者，亡肾中之阴与胃家之津液也。故阴虚之人，不但大便不可轻动，即小水亦忌下通。倘阴虚过于渗利，津液不致耗竭乎？方中阿胶养阴，生新去瘀，于肾中利水，即于肾中养阴；滑石甘滑而寒，于胃中去热，亦于胃家养阴；佐以二苓之淡渗者行之，则疏浊热，而不留其瘀壅，亦润真阴，而不苦其枯燥，源清而流有不清者乎？"

2.3 猪苓汤和五苓散利水功效的异同 猪苓汤和五苓散都属于利水渗湿剂，且有三味相同的药，历代医家对猪苓汤和五苓散的病机和应用做了区别，五苓散主治膀胱气化不利之蓄水证，伴有表邪不解，而猪苓汤主治水热互结兼阴虚证。明代许宏《金镜内台方议》："猪苓汤与五苓散二方，大同而异者也。但五苓散中有桂、术，兼治于表也；猪苓汤中有滑石，兼治于内也。今此脉浮发热，本为表；又渴欲饮水，小便不利，乃下焦热也。少阴下利不渴者为寒，今此下利渴，又咳又呕，心烦不得眠，知非虚寒，乃实热也。故用猪苓为君，茯苓为臣，轻淡之味，而理虚烦，行水道；泽泻为佐，而泄伏水；阿胶、滑石为使，镇下而利水道者也。"清代柯琴《伤寒来苏集·伤寒论注》："阳明病，若脉浮发热，渴欲饮水，小便不利者，猪苓汤主之。脉证全同五苓，彼以太阳寒水，利于发汗，汗出则膀胱气化而小便行，故利水之中仍兼发汗之味；此阳明燥土，最忌发汗，汗之则胃亡津液，而小便不利，所以利水之中仍用滋阴之品。二方同为利水，太阳用五苓者，因寒水在心下，故有水逆之证，桂枝以散寒，白术以培土也；阳明用猪苓者，因热邪在胃中，故有自汗证，滑石以滋土，阿胶以生

津也。散以散寒，汤以润燥，用意微矣。二方皆是散饮之剂，太阳转属阳明者，其渴尚在上焦，故仍用五苓入心而生津，阳明自病而渴者，本于中焦，故又藉猪苓入胃而通津液。"清代王子接《绛雪园古方选注》卷上："五者皆利水药，标其性之最利者名之，故曰猪苓汤，与五苓之用，其义天渊。五苓散治太阳之本，利水监以实脾守阳，是通而固者也。猪苓汤治阳明、少阴热结，利水复以滑窍育阴，是通而利者也。盖热邪壅闭劫阴，取滑石滑利三焦；泄热救阴淡渗之剂，唯恐重亡其阴，取阿胶即从利水中育阴，是滋养无形以行有形也。故仲景云：汗多胃燥，虽渴而里无热者，不可与也。"清代周扬俊《伤寒论三注》："热盛膀胱，非水能解，何者？水有止渴之功，而无祛热之力也。故用猪苓之淡渗与泽泻之咸寒，与五苓不异。而此易白术以阿胶者，彼属气，此属血分也；易桂以滑石者，彼有表，而此为消暑也。然则所蓄之水去，则热消矣，润液之味投，则渴除矣。"清代吴谦《医宗金鉴》集注："赵羽皇曰：故太阳利水用五苓者，以太阳职司寒水，故加桂以温之，是暖肾以行水也；阳明、少阴之用猪苓，以二经两关津液，特用阿胶、滑石以润之，是滋养无形，以行有形也。利水虽同，寒温迥别，惟明者知之。"

3. 同名异方 猪苓汤的同名异方分析见表9-1。

表9-1 猪苓汤同名异方分析表

朝代	作者	出处	药物组成	功能主治	制法及用法	变化情况（与原方比较）
宋	陈沂	《陈素庵妇科补解》	猪苓、茯苓、木通、甘草、滑石、当归、川芎、白芍、熟地、百合、黄连、广皮、紫苏、香附、葱（连根白）	主治妊娠热结下焦，二便不通		去阿胶和泽泻，加清热利水之药合以四物养血，佐以陈、附行气，引以葱根通窍
宋	太医院	《圣济总录》	猪苓（去黑皮，剉）、赤茯苓（去黑皮）、滑石（碎）、葛根（剉）、泽泻（剉）各等分	主治伤寒烦渴，小便不利	上为粗末。每服五钱匕，加水一盏半，煎至八分，去滓温服，不拘时候	去阿胶，加葛根，茯苓换成赤茯苓
宋	太医院	《圣济总录》	猪苓（去黑皮）、赤茯苓（去黑皮）、白术（炒）、麻黄（去根节）、桂（去粗皮）、葶苈（微炒）、泽泻各等分	主治伤寒表不解，心下喘满及大小便秘难	上为粗末。每服三钱匕，加水一盏，生姜三片，同煎至七分，去滓温服	去掉滑石，茯苓换成赤茯苓，加上白术（炒）、麻黄（去根节）、桂（去粗皮）、葶苈
宋	太医院	《圣济总录》	猪苓、黄芩、炒大黄、栀子、朴硝各一两	主治脾黄，症见两颊生青脉，目黄，齿龈皆青，唇黑生疮，通身黄色，鼻中煤生，心腹胀满，不欲饮食，大便不通	为粗末，每服五钱匕，水煎，空腹服	去掉茯苓、泽泻、阿胶、滑石，加黄芩、炒大黄、栀子、朴硝
宋	太医院	《圣济总录》	猪苓（去黑皮）三分，赤茯苓（去黑皮）三分，防己三分，桑根白皮五两（炙），郁李仁（汤浸去皮尖，炒）二两，泽泻（剉）二两，木香二两，大腹皮七枚（和皮子剉）	主治脚气兼水气，膈气，通身肿满，气急，小便不通，坐卧不得	上为粗末。每服五钱匕，加水一盏半，煎至八分，去滓温服，日三次	去掉滑石和阿胶，茯苓换成赤茯苓，加防己、桑根白皮、郁李仁、木香、大腹皮

朝代	作者	出处	药物组成	功能主治	制法及用法	变化情况 （与原方比较）
宋	太医院	《圣济总录》	猪苓（去黑皮）一两，木通（剉）一两，桑根白皮（剉）一两	主治妊娠小便不通，脐下硬痛	上为粗末。每服三钱匕，加水一盏。入灯心同煎至七分，去滓，食前温服	去掉茯苓、泽泻、阿胶、滑石，加木通、桑根白皮
宋	太医院	《圣济总录》	猪苓（去黑皮）一分，海蛤一分，防己一分，白术一分，葶苈子（纸上炒）一分，朴硝一分，桑根白皮（剉）半两，赤茯苓（去黑皮）半两	主治小儿水气肿满	上为粗末。每服一钱匕，加水七分，煎至四分，去滓温服。以愈为度	去掉泽泻、阿胶、滑石，茯苓换成赤茯苓，加海蛤、防己、白术、葶苈子、朴硝、桑根白皮
宋	王怀隐、陈昭遇等	《太平圣惠方》	猪苓三分（去黑皮），白术三分，泽泻一两，桂心半两，赤茯苓三分，丁香三分，甘草三分（炙微赤，剉），厚朴一两半（去粗皮，涂生姜汁炙，令香熟）	主治伤寒六日，发热烦闷，渴欲饮水，得水而吐，其脉浮数，小便不利	上为散。每服三钱，以水一中盏，入生姜半分，煎至五分，去滓温服，不拘时候	去掉滑石、阿胶，茯苓换成赤茯苓，加白术、桂心、丁香、甘草、厚朴
元	张璧	《云歧子脉诀》	猪苓、滑石、泽泻、阿胶（炒）各等分	主治淋沥失血，脉芤者	上㕮咀。水二盏，先用前三味煎至一盏，去滓，后入阿胶化开，食前温服	去茯苓
明	佚名	《异授眼科》	五味子一钱五分，熟地一钱五分，猪苓一钱五分，肉苁蓉（酒洗）一钱五分，枸杞子一钱五分，覆盆子一钱五分	主治肾虚目有黑花，如飞蝉蝇	不用引，水煎服	去掉茯苓、滑石、阿胶、泽泻，加上五味子、熟地黄、肉苁蓉、枸杞子、覆盆子
明	吴又可	《温疫论》	猪苓二钱，泽泻二钱，滑石五分，甘草八分，木通一钱，车前二钱	主治温疫邪干膀胱气分，独小便急数，或白膏如马遗	加灯心，水煎服	去茯苓、阿胶，加甘草、木通、车前
明	龚廷贤	《增补万病回春》	木通、猪苓、泽泻、滑石、枳壳（炒）、黄柏（酒浸）、牛膝（去芦）、麦门冬（去心）瞿麦、车前子各等分，甘草梢减半，扁蓄叶十片	主治热结小便不通	加灯心一团，水煎，空心服。上剉	去茯苓、阿胶，加木通、枳壳（炒）、黄柏（酒浸）、牛膝（去芦）、麦门冬（去心）、瞿麦、车前子、甘草梢、扁蓄叶
明	谈志远	《痘疹全书》	猪苓、泽泻、滑石、赤茯苓、甘草、黄连、升麻	主治疹毒发热自利者。病人用力催便脱肛	水煎服	去阿胶，茯苓改成赤茯苓，加甘草、黄连、升麻
明	朱橚	《普济方》	猪苓（去皮）一两，泽泻二两，白术一两半，赤茯苓二两	主治暑天冒热，热渴昏迷，疮出不快。小儿邪热，面赤多啼，小便不利	上为末。加辰砂末，煎车前子草、生地黄、麦门冬汤送下	去阿胶、滑石，茯苓换成赤茯苓
明	孙一奎	《赤水玄珠》	猪苓、茯苓、白术各等分	《金匮》：呕吐而并在膈上，后思水者。《普济方》引《肘后》：黄疸病及狐惑病	上为散，饮服方寸匕，每日三次	去阿胶、泽泻、滑石，加白术
清	谢玉琼	《麻科活人全书》	猪苓、泽泻、赤苓、滑石、阿胶、甘草	主治麻症泄泻	水煎服	加甘草，茯苓换成赤苓

【名方考证】

1.本草考证

1.1 **猪苓** "猪苓"之名最早见于《神农本草经》。经考证，本方所用猪苓为多孔菌科真菌猪苓 *Polyporus umbellatus*（Pers.）Fries 的干燥菌核，与《中国药典》2020年版记载一致。

1.2 **茯苓** "茯苓"之名最早见于《神农本草经》。经考证，本方所用茯苓为多孔菌科真菌茯苓 *Poria cocos*（Schw.）Wolf 的干燥菌核，与《中国药典》2020年版记载一致。

1.3 **阿胶** "阿胶"之名最早见于《神农本草经》。经考证，本方所用的阿胶可能来源为牛皮等其他动物皮。《中国药典》2020年版记载的阿胶为马科动物驴 *Equus asinus* L. 的干燥皮或鲜皮经煎煮、浓缩制成的固体胶。

1.4 **泽泻** "泽泻"之名最早见于《神农本草经》。经考证，本方所用泽泻为泽泻科植物东方泽泻 *Alisma orientale*（Sam.）Juzep. 或泽泻 *Alisma plantago-aquatica* Linn. 的干燥块茎，与《中国药典》2020年版记载一致。

1.5 **滑石** "滑石"之名最早见于《神农本草经》。经考证，本方所用滑石为硅酸盐类矿物滑石族滑石，主要含含水硅酸镁 $[Mg_3(Si_4O_{10})(OH)_2]$，与《中国药典》2020年版记载一致。

2.炮制考证 所有药味应为生品。

3.剂量考证

3.1 **原方剂量** 猪苓（去皮）、茯苓、阿胶、泽泻、滑石（碎）各一两。

3.2 **折算剂量** 东汉1两合今之13.80g，故处方量为猪苓13.80g、茯苓13.80g、阿胶13.80g、泽泻13.80g、滑石13.80g。

3.3 **现代用量** 根据全国中医药行业高等教育"十四五"规划教材《方剂学》，处方量为猪苓3g，茯苓3g，阿胶3g，泽泻3g，滑石3g。

【**药物组成**】猪苓（去皮）、茯苓、阿胶、泽泻、滑石（碎）各一两。

【**功能主治**】利水清热养阴。主治水热互结。症见小便不利，发热，口渴欲饮，或心烦不寐，或兼有咳嗽，呕恶，下利。又治血淋，小便涩痛，点滴难出，小腹满痛。

【**方义分析**】本方主治伤寒之邪传入于里，化而为热，与水相搏，遂成水热互结，热伤阴津之证。水热互结，气化不利，热灼阴津，津不上承，则小便不利、发热、口渴欲饮；阴虚生热，内扰心神，则心烦不寐；水气上逆犯肺则为咳嗽，流于胃脘则为呕恶，注于大肠则为下利；水热结于下焦，膀胱气化不利，则致小便热涩疼痛，热灼膀胱血络，则为血淋；舌、脉为里热阴虚之征。治宜利水清热养阴。

方中猪苓专以淡渗利水，为君药。臣以泽泻、茯苓，益猪苓利水渗湿之力，且泽泻性寒兼可清热，茯苓尚可健脾以助运湿。佐入滑石利水、清热，两彰其功；阿胶滋阴止血，既益已伤之阴，又防诸药渗利重伤阴血。五药合用，利水渗湿为主，清热养阴为辅，利水而不伤阴，滋阴而不碍湿。俾水湿去，邪热清，阴津复，则诸症可痊。

配伍特点：利水兼顾清热养阴，利水而不伤阴，滋阴而不碍湿。

【用法用量】

1.**古代用法用量** 上五味，以水四升，先煮四味，取二升，去滓，纳阿胶烊消，温服七合，日三服。

2.**现代用法用量** 先煎煮四味，加水800ml，煎煮至400ml，去滓，再加入阿胶烊化，分为3服。

【药学研究】

1.**资源评估** 方中猪苓商品药材主要来源于野生猪苓，茯苓、阿胶、泽泻以人工栽培为主，野生资源相对匮乏，我国滑石资源丰富。

猪苓属于好气性真菌，喜阴凉湿润、疏松透气、排水良好、富含腐殖质的微酸性山地黑沙壤土或沙质黄棕壤土。猪苓现代主产于陕西、云南、山西、河南、甘肃、河北、四川、吉林等省，传统上认为云南产量最大，以陕西为道地产区。

茯苓喜温暖、干燥、通风、阳光充足、雨量充沛环境，以海拔在700m左右的松林中分布最广，温度以10~35℃为宜，适宜在土壤含水量为25%~30%，pH为5~6，砂多泥少、疏松通气、排水良好、土层深厚的砂质壤土中生长。茯苓主产于湖北、安徽、云南、河南、四川等地，还有贵州、广西、福建、湖南、浙江等省区亦产；新产区主要在广东、广西、福建、浙江及云南、贵州、湖南等省区。野生者以云南所产，质量最优，称"云苓"；栽培以安徽产量最大，称"安苓"。

阿胶的原材料来自于驴皮，驴性情较温驯，饲养管理方便，饲料粗劣。主要以麦秸、谷草为食，也吃高粱、大麦、豆类。阿胶现代主产于山东、浙江，上海、北京、天津、武汉、沈阳等地亦产，以山东省东阿县为道地产区。

泽泻喜温暖湿润的气候，沼生植物，多在水源充足的河滩、烂土塘、水沟等地生长，幼苗喜荫蔽，成株喜阳光，怕寒冷，在海拔800m以下地区均可生长，喜含腐殖质丰富而稍带黏性的壤土或水稻土。泽泻现代主产于四川、福建、江西、广东、广西、云南、贵州、湖南、浙江、上海、江苏、安徽等省，以福建为泽泻道地产区。

滑石多产于变质岩、石灰岩、白云岩、菱镁矿及页岩中，现代主产于山东莱阳、栖霞、莱州，辽宁本溪、海城、宽甸，江西鹰潭等，广东、四川、云南、河北等省亦产，以山东所出为道地产区。

2. 制剂研究

2.1 制备方法 原文载："上五味，以水四升，先煮四味，取二升，去滓，纳阿胶烊消"。汉代一升约和200ml，本方的制备方法为先煎煮四味，加水800ml，煎煮至400ml，去掉药渣，再加入阿胶烊化溶解。

2.2 制备工艺 原方为汤剂，《三因极一病证方论》卷十二将其改为煮散剂，名猪苓散，"右为锉散，每服四大钱，水一盏半，煎七分，去滓，不以时"。《实用内科学杂志》1991年1期将本方制成浸膏剂及颗粒剂使用，使本方服用方便，节约药材，便于贮存和携带。

3. 质量控制 该方含有多糖和萜类等物质，

但未见猪苓汤的指纹图谱研究。猪苓作为君药，有文献报道将多糖水解后单糖组成的HPLC指纹图谱（甘露糖、核糖、鼠李糖、葡萄糖、半乳糖、木糖、岩藻糖）与核苷（尿苷、鸟苷、腺苷）的含有量测定相结合作为猪苓的质量评价[1]。另有文献报道了猪苓汤的物质基准的制备方法和定性检测方法[2]，按照古籍记载的煎煮方法制备猪苓汤的水煎液，真空浓缩冻干，制得猪苓汤基准物质，采用薄层色谱和高效液相色谱将基准物质与泽泻醇A、泽泻醇B/23-乙酰泽泻醇B鉴别。

【药理研究】

1. 药效作用 根据猪苓汤的功能主治进行了药效学研究，主要具有肾功能保护、利尿、抑制结石形成、抑菌、抗肿瘤等作用。

1.1 与功能主治相关的药理作用

1.1.1 肾功能保护 猪苓汤煎煮浓缩至含生药1g/ml，给药剂量为6.35mg/g，灌胃8周，可增加阿霉素肾病模型大鼠尿量，降低精氨酸加压素的含量和γ亚型上皮通道蛋白的表达[3]。

猪苓汤浓缩至45%的浓度，灌胃量10ml/(kg·d)，连续灌胃4周，能够降低张五星等改进型慢性血清病肾炎模型建立的系膜增生性肾炎大鼠α-SMA和TGF-β1表达水平[4]。

1.1.2 利尿 猪苓汤煎煮浓缩至含生药1g/ml，给药剂量为6.35mg/g，灌胃8周，可增加阿霉素肾病模型大鼠的平均尿量，灌胃4、6、8周，降低阿霉素肾病模型大鼠水通道蛋白mRNA平均表达量和水通道蛋白的平均表达量[5]。

1.1.3 抑制结石形成 猪苓汤粉末配成65mg/ml的溶液，给药剂量为65、305、915mg/kg，连续灌胃4周，可减轻乙二醇诱导的实验性草酸钙肾结石大鼠肾脏中草酸钙的结晶程度[6]。

水煎醇沉淀法制备猪苓汤注射剂，生药含量为0.15g/ml，腹腔内注射猪苓汤0.15g/kg(10ml/kg)，持续用药15天，可抑制乙醛酸溶液诱导的肾结石模型大鼠的骨桥蛋白mRNA的表达[7]。

1.2 其他药理作用

1.2.1 抗菌 猪苓汤含药血清能抑制大肠埃

希菌和变形杆菌的生长[8]。

1.2.2 抗肿瘤 猪苓汤的含药血清能提高肺癌高转移株PG肿瘤转移抑制基因nm23的表达[9]。

2.安全性评价 目前未见猪苓汤及其相关制剂的安全性评价研究报道。

3.体内过程 目前未见猪苓汤及其相关制剂的体内过程研究报道。HPLC-MS/MS检测猪苓的活性成分麦角甾酮与麦角甾醇在血浆和尿液中含量，灌胃猪苓54.7g/kg，其中麦角甾酮与麦角甾醇血浆样品中给药后12h达到最高浓度，C_{max}分别为645.19ng/ml、1258.12ng/ml，AUC_{last}分别为9106.44（ng·h）/ml、24650.62（ng·h）/ml，CL分别为439.23、1780.9ml/（h·kg），在尿液中以原型排泄在给药后18h达到最大排泄量，累计尿排量-时间曲线发现给药后48~60h时间段尿液中仍残存少量麦角甾酮与麦角甾醇[10]。

【临床应用】

1.临床常用

1.1 临床主治病证 猪苓汤常用于治疗水热互结兼阴虚证，临床表现主要为小便不利，发热，口渴欲饮，或心烦不寐，或兼有咳嗽、呕恶、下利，舌红苔白或微黄，脉细数；又治血淋，小便涩痛，点滴难出，小腹满痛者。临床应用以小便不利、口渴、身热、舌红、脉细数为辨证要点。

1.1.1 小便不利 治疗伤寒之邪传里化热，与水搏结，气化不利，热灼阴津，津不上承之发热、口渴欲饮、小便不利等症，利尿加车前子、黄芪、金钱草、白茅根、淡竹叶等；若水肿严重兼有血瘀，则加三棱、莪术、大黄等；阴虚甚者加白芍、熟地黄等。

1.1.2 淋证 治疗水热结于下焦，膀胱气化不利热涩疼痛之热淋，宜加薏苡仁、大黄清热除湿，车前子、萹蓄、瞿麦以清热利水通淋；热灼膀胱血络之血淋者，加旱墨莲、白茅根、大蓟、小蓟以凉血止血；腰膝酸软、五心烦热者，加黄柏、知母、生地黄、牛膝、山茱萸等滋阴降火。

1.2 名家名师名医应用

1.2.1 小便不利 著名的中医学家，伤寒学专家刘渡舟[11]常以猪苓汤为基础方加减治疗少阴阴虚水热互结所致的小便不利，予以滋阴利水，方以猪苓汤加减，猪苓15~20g，茯苓20~30g，泽泻15~20g，滑石15g，阿胶10~12g，阴虚明显者，常加女贞子、旱莲草、生地黄；气分有热者，常加生石膏、黄柏；热及血分者，加牡丹皮、水牛角；小便不利且尿血者，常加白茅根、小蓟、茜草、三七粉，或侧柏叶、仙鹤草、益母草等；湿热毒盛者，加半枝莲、白花蛇舌草、茵陈；湿热毒盛而舌苔厚腻者，加寒水石、生石膏；呕恶者加陈皮、竹茹；咳嗽者加紫菀、桔梗；虚火上炎者加知母、黄柏等。

江苏省名中医黄煌[12]运用猪苓汤治疗宫颈癌患者经放射治疗后，水热蓄结下焦，手术与放化疗致阴血受损，出现膀胱或尿道刺激症状，治以利水渗湿、滋阴清热，方药为猪苓20g，茯苓30g，泽泻30g，阿胶（烊化）10g，滑石（包煎）20g。

1.2.2 淋证 首都国医名师岳沛芬[13]以猪苓汤加减治疗偏肾阴虚型淋证，治以疏肝补肾、清热通淋，方药组成猪苓12g，茯苓12g，泽泻18g，阿胶9g(烊化兑服)，滑石12g，尿浊或带下绿脓者，加萆薢30g；合并盆腔炎者，需加清热解毒活血药，如败酱草、鸡血藤等；大便干燥加麻仁、郁李仁；尿常规检查已正常，仍感尿道不适，排尿不畅，为肝肾不足所致，加女贞子、旱莲草。

1.2.3 喘证 名老中医刘亚娴[14]运用猪苓汤化裁治疗水气上凌心肺之心力衰竭，治以利水，方为猪苓10g，茯苓30g，泽泻10g，滑石10g，杏仁10g，薏苡仁30g，白茅根10g，浙贝母10g，桔梗10g，焦三仙各10g，生甘草8g，清半夏10g。

1.2.4 慢性肾炎 国医大师刘志明[15]运用猪苓汤治疗湿热蕴积下焦、膀胱气化不利、病久气阴有伤之慢性肾炎，治以育阴清热，以开膀胱气化，方为猪苓12g，泽泻12g，阿胶（烊化）12g，生薏苡仁15g，茯苓12g，滑石12g，石韦24g，生黄芪15g，牛膝9g，车前子9g，白茅根18g，太子参12g。

2.临床新用 猪苓汤在临床上常应用于泌尿系统疾病、消化系统疾病等，尤其对肾盂肾炎、原发性肾病综合征、慢性肾小球肾炎、糖尿病肾病、前列腺增生、尿路感染、结石、生殖道支原体感染、滴虫性阴道炎、糖尿病神经源性膀胱、肝硬化腹水、癌性腹水、口疮等疗效确切，对于循环系统疾病心力衰竭、妇科疾病更年期功血亦有明显疗效。

2.1 泌尿系统疾病

2.1.1 肾盂肾炎 将67例急性肾盂肾炎患者随机分为对照组32例和研究组35例，对照组予以口服西药氟哌酸胶囊，研究组予以栀柏猪苓汤为基本方，药物组成为猪苓12g，茯苓12g，泽泻12g，栀子10g，黄柏10g，阿胶10g，甘草6g，水煎服。10天为1个疗程。研究组临床疗效总有效率为91.43%，对照组临床疗效总有效率为90.63%[16]。

2.1.2 原发性肾病综合征 将90例湿热内蕴型肾病综合征患者随机分成对照组和研究组，各45例，在常规对症支持治疗的基础上，对照组采用泼尼松治疗，研究组在对照组治疗基础上加服猪苓汤加味，基本处方为猪苓（去皮）30g，茯苓20g，泽泻20g，阿胶25g，滑石（碎）15g，水煎服，3个月后改为隔日1剂，半年后改为每周2剂。两组疗程为1年。研究组总有效率为91.11%，对照组总有效率为77.77%[17]。

2.1.3 慢性肾小球肾炎 将100例慢性肾小球肾炎患者，分为对照组和研究组，各50例，给予对照组患者常规西医治疗，研究组患者在对照组基础之上加用复方猪苓汤治疗，组方为茯苓12g，猪苓25g，阿胶12g，葛根12g，地骨皮10g，泽泻12g，水煎服。治疗2周作为1个疗程，持续治疗8周。研究组治疗总有效率为94.0%，对照组治疗总有效率为68.0%[18]。

2.1.4 糖尿病肾病 将60例糖尿病肾病患者随机分为对照组和研究组，各30例，2组均给予相应基础治疗，对照组在基础治疗的基础上给予氯沙坦口服，研究组在对照组治疗方法的基础上口服加味猪苓汤治疗，组成为猪苓20g，茯苓20g，泽泻10g，阿胶（烊化）10g，黄芪30g，地龙10g，水蛭10g，当归尾10g，水煎服。连服8周。研究组总有效率为93.3%，对照组总有效率为66.7%[19]。

2.1.5 前列腺增生 将100例前列腺增生患者分为对照组和研究组，各50例，对照组采用经尿道等离子前列腺电切术及抗菌药物常规治疗，研究组在对照组的基础上加入猪苓汤治疗，组成为猪苓20g，泽泻10g，阿胶10g，茯苓10g，滑石15g，水煎服。研究组总有效率为92.00%，对照组总有效率为76.00%；研究组并发症发生率为4.00%，对照组并发症发生率为16.00%[20]。

将60例行经尿道前列腺电切术的良性前列腺增生症患者，随机分为对照组和研究组，各30例，术后2组均接受中医健康教育护理，研究组在此基础上加用猪苓汤治疗，组成为猪苓20g，茯苓20g，阿胶10g，泽泻10g，滑石15g，水煎服。2组均连续治疗2周，并进行为期1年的随访。研究组总有效率为93.33%，对照组总有效率为73.33%，研究组并发症总发生率为6.67%，对照组并发症总发生率为26.67%[21]。

2.1.6 尿路感染 将96例复发性尿路感染患者，随机分成对照组和研究组，各48例，对照组给予呋喃妥因治疗，研究组予以猪苓汤联合呋喃妥因治疗，组方为猪苓15g，茯苓15g，泽泻15g，滑石20g，阿胶15g，水煎服。2组疗程8周。研究组总有效率为95.83%，对照组总有效率为79.17%[22]。

2.1.7 泌尿系结石 将90例肾结石患者随机分为对照组和研究组，每组45例，对照组采用单纯体外碎石治疗，研究组采用三金猪苓汤结合体外碎石进行治疗，组成为猪苓15g，茯苓12g，泽泻12g，阿胶10g，滑石10g，海金沙30g，金钱草30g，鸡内金15g，水煎服。共进行14天。研究组治疗总有效率为91.1%，对照组的治疗总有效率为73.3%[23]。

将180例复发性尿路结石分为对照组88例和研究组92例，对照组予尿石通丸联合654-2针剂治疗，研究组予以猪苓汤加减治疗，组成为茯苓15g，猪苓10g，泽泻10g，滑石12g，阿胶（烊化）10g，金钱草30g，海金沙15g，鸡内金10g，麻黄8g，龙胆草4g，水煎服。一个半月为1个疗程。研究组综合疗效总有效率为88.04%、排石的疗效总有效率为80.43%，对照组综合疗效总有效率为65.90%、排石的疗效为62.50%[24]。

2.1.8 生殖道支原体感染　将120例生殖道支原体感染且有临床症状的患者随机分成对照组和研究组，各60例，对照组予口服多西环素片治疗，研究组予多西环素片及加味猪苓汤治疗，组成为猪苓10g，茯苓10g，泽泻10g，阿胶（烊化）10g，滑石10g，黄柏10g，薏苡仁15g，水煎服。两组疗程均为10天。研究组的总有效率为91.66%，对照组总有效率为78.33%[25]。

2.1.9 滴虫性阴道炎　将80例滴虫性阴道炎患者随机分为对照组和研究组，各40例，对照组予以口服奥硝唑胶囊治疗，研究组在对照组治疗基础上加用猪苓汤加味，药物组成为猪苓10g，泽泻10g，茯苓12g，滑石（包煎）6g，阿胶（烊化）10g，黄柏10g，龙胆草10g，山药10g，水煎服。2组均7天为1个疗程，治疗3个疗程。研究组的总有效率90.0%，对照组总有效率70.0%[26]。

2.1.10 糖尿病神经源性膀胱　将60例糖尿病神经源性膀胱患者，随机分为对照组和研究组，各30例。对照组应用甲钴胺胶囊治疗，研究组在对照组治疗的基础上加用猪苓汤加味治疗，组成猪苓、茯苓、泽泻、滑石（包）、阿胶（烊化）各10g，山药30g，莲子15g，黄精20g，三七3g。2组连续用药4周。研究组患者治疗的总有效率为93.3%，对照组患者治疗的总有效率为80.0%[27]。

2.2 消化系统疾病

2.2.1 肝硬化腹水　将98例肝硬化腹水患者分为对照组48例和研究组50例，对照组给予拉米夫定联合螺内酯和呋塞米治疗，研究组给予猪苓汤联合恩替卡韦抗乙肝病毒治疗，组成为猪苓（去皮）20g，茯苓20g，泽泻12g，阿胶12g，滑石粉（包）12g，随症加减，水煎服。2组疗程6个月。研究组总有效率为96.0%，对照组总有效率为77.1%[28]。

2.2.2 癌性腹水　将60例水热互结型癌性腹水的患者随机分为对照组与研究组，各30例，对照组给予腹腔免疫治疗，研究组采用腹腔免疫治疗联合猪苓汤加味内服治疗，猪苓30g，茯苓15g，泽泻15g，阿胶15g，滑石10g，苦参10g，黄芪50g，葶苈子10g，龙葵20g，水煎服。2组连续治疗4周。研究组总有效率为66.7%，对照组总有效率为36.7%[29]。

2.2.3 口疮　将80例轻型复发性口疮患者，分成对照组32例和研究组48例，对照组予以口服替硝唑、维生素B2和维生素C，贝尔氏液含漱治疗，研究组予以黄连阿胶汤合猪苓汤加减治疗，方药组成为黄连8g，黄芩8g，芍药10g，阿胶10g（炖化服），鸡子黄2枚（冲），猪苓12g，泽泻12g，茯苓12g，滑石20g，随症加减，水煎服。连服5天以上。研究组总有效率为91.7%，对照组总有效率为59.4%[30]。

2.3 循环系统疾病　将76例心力衰竭患者，随机分为对照组和研究组，每组38例，对照组口服氟伐他汀40mg，研究组猪苓汤联合氟伐他汀治疗，组成为猪苓10g，茯苓15g，泽泻10g，阿胶10g，滑石（碎）10g，水煎服。两组均治疗4周。研究组的总有效率为94.74%，对照组的总有效率为78.95%[31]。

2.4 妇科疾病　将70例更年期功血患者，随机分为对照组与研究组，各35例，对照组采用口服米非司酮片进行治疗，研究组在对照组的基础上加用猪苓汤化裁进行治疗，药方为猪苓10g，茯苓15g，泽泻10g，白茅根6g，阿胶10g，滑石粉9g，枸杞子6g，黄芪15g，水煎服。2组持续服用3个月。研究组的总有效率为97.14%，对照组的总有效率为71.43%[32]。

【使用注意】里热盛旺，津液大伤者，禁用本方。

水湿内滞而无阴虚征象者忌用，防阿胶滋腻以助湿留邪。

【按语】

1.猪苓汤和五苓散功效区别　猪苓汤和五苓

散都属于利水渗湿剂，方中都有猪苓、茯苓、泽泻三味，都可治疗小便不利，但临床上应用二方治疗小便不利时需辨证而施[33]。

猪苓汤常用于治疗阳明热证误下后，邪热未除，日久伤及阴液，水热互结，气化不利而致的小便不利，在上述三味基础上加甘寒之滑石以利水清热，甘咸之阿胶以滋阴润燥，益已伤之阴，又防诸药渗利重伤阴血。猪苓汤重在利水，水利则热无所依。临证以小便不利、口渴身热、舌红、脉细数为要点。

五苓散常用于治疗太阳蓄水证，太阳表邪不解，循经传腑，膀胱气化不利，太阳经腑同病而致的小便不利，在上述三味基础上加白术燥湿健脾助土以制水，桂枝温阳化气以助利水，解表散邪给邪以出路。临证常以小便不利、口渴身热、苔白、脉浮为要点。

2.关于阿胶的作用 猪苓汤，主治水热互结，热伤阴津之证，又治血淋，阿胶甘平，善补血止血，滋阴润燥，为血肉有情之品，其在本方中作用有三。

一者佐滑石以利小便，《注解伤寒论》："阿胶、滑石之滑，以利水道。"《经方例释》："滑石下利大小肠，阿胶下达，为治小便不利之专方，滑石阿胶并用者，利下焦也，《千金》滑胎令易产方，亦滑、胶并用，取此。"《汤液本草》言"其性滑利，仲景猪苓汤用之者，滑以利水道也。"《药征续编》云"阿胶配之猪苓、泽泻、滑石，则泻瘀血于小便；配之大黄、甘遂则下瘀血于大便"。因此，阿胶亦为通利要药，利小便以通行血脉，泻热存阴[34]。

二者滋阴止血，水热互结，易耗伤阴血，热灼膀胱血络，则为血淋，《神农本草经》言："阿胶……治心腹内崩，劳极，洒洒如疟状，腰腹痛，四肢酸疼，女子下血，安胎。"《本草纲目》："疗吐血、衄血、血淋、尿血，肠风下痢……和血滋阴，除风润燥，化痰清肺，利小便，调大肠，圣药也。"阿胶作为血肉有情之品，补血止血。

三者防诸药渗利重伤阴血，猪苓汤证有津伤的一面，又有血淋的一面，津血同源，肌肉腠理等处的津液渗入孙络则为血液，而运行于脉中的血液，渗于脉外化为具有濡润作用的津液[35]，即《素问·调经论》"孙络外溢，则经有留血"所言。《血证论·阴阳水火气血论》"汗出过多则伤血，下后亡津液则伤血，热结膀胱则下血，是水病而累血也。"汗与小便均由津液所化，汗出过多或者通利小便均会伤及津液，津液损伤过多则可伤及血分，《素问·营卫生会篇》"夺血者无汗，夺汗者无血"，《伤寒论》中亦有"衄家不可发汗""亡血家不可发汗"的表述，皆从津液、血、汗三者同源而得出的结论，仲景于猪苓汤中用一味阿胶，盖有防止猪苓汤利尿伤津，进而损伤血分之意。因此，《伤寒来苏集》有"阿胶以生津也"的说法。

本方中用补血药阿胶，既能利小便，养阴血，以生津液，又可防猪苓汤利尿伤津、损伤血分，即"先安未受邪之地"。

参考文献

[1] 刘洁，徐云辉，张倩倩，等.茯苓配方颗粒、猪苓配方颗粒标准汤剂的质量评价[J].中成药，2020，42（8）：2003-2008.

[2] 齐晓丹，刘海滨，王春艳，等.一种猪苓汤基准物质的制备方法和定性检测方法[P].CN110946761A. 2020.

[3] 徐文峰，何泽云，唐群，等.猪苓汤对阿霉素肾病大鼠血清AVP及肾脏γ-ENaC的影响[J].中国实验方剂学杂志，2013，19（15）：280-284.

[4] 张喜奎，王贺.猪苓汤合健脾益气药治疗系膜增生性肾小球肾炎的实验研究[J].福建中医药，2010，41（4）：43-46.

[5] 徐文峰，何泽云，唐群，等.猪苓汤对阿霉素肾病大鼠肾脏AQP2表达的影响[J].中国中西医结合肾病杂志，2013，14（9）：759-763.

[6] Tsai CH，Pan TC，Lai MT，et al. Prophylaxis of experimentally induced calcium oxalate nephrolithiasis in rats by Zhulingtang, a traditional Chinese herbal formula[J]. Urol Int，2009，82

（4）：464-71.

［7］王沙燕，石之，张阮章，等.猪苓汤对肾结石大鼠Osteopotin mRNA表达的影响［J］.中国优生与遗传杂志，2005，13（10）：39-40.

［8］李学林，王树玲，赵曦.加味猪苓汤抗菌作用的实验研究［J］.中国中医药科技，1999，6（5）：310-311.

［9］邵玉英，刘培民.猪苓汤含药血清对体外培养K562及PG细胞nm23基因表达的影响［J］.世界中西医结合杂志，2009，4（9）：627-629.

［10］李思明.猪苓利尿机制及其活性成分在大鼠体内药代动力学研究［D］.广州：广州中医药大学，2015.

［11］陈明.刘渡舟运用猪苓汤的经验——76例验案分析［J］.山东中医药大学学报，2000，24（1）：41-42.

［12］石海波，梅莉芳，周红光.黄煌运用猪苓汤调治宫颈癌放化疗后经验［J］.上海中医药杂志，2017，51（7）：31-33.

［13］顾建明.岳沛芬老中医治疗中老年女性泌感经验——附90例临床疗效观察［J］.黑龙江中医药，2002，45（3）：3-4

［14］田君.刘亚娴教授运用猪苓汤治疗心力衰竭验案1则［J］.河北中医，2007，29（7）：586.

［15］梁菊生.刘志明老中医谈猪苓汤加味治疗慢性肾炎的经验［J］.甘肃中医学院学报，1987，4（3）：16-17.

［16］谢跃明，陈伟明."栀柏猪苓汤"治疗急性肾盂肾炎35例临床观察［J］.江苏中医药，2003，24（10）：22-23.

［17］黄琼琳.猪苓汤加味联合激素治疗湿热内蕴型肾病综合征的疗效观察［J］.广西中医药，2016，39（3）：38-40.

［18］陈菁，王彤.复方猪苓汤应用于慢性肾小球肾炎治疗的效果研究［J］.中国处方药，2018，16（10）：103-104.

［19］马迎儿.加味猪苓汤结合常规疗法治疗糖尿病肾病30例临床观察［J］.甘肃中医药大学学报，2017，34（1）：42-45.

［20］吴永丰.猪苓汤对经尿道等离子前列腺电切术后患者的影响［J］.华夏医学，2020，33（3）：74-77.

［21］贾进文.猪苓汤联合中医健康教育护理在良性前列腺增生症术后患者中的应用效果［J］.光明中医，2019，34（13）：2084-2086.

［22］尹洁，杨志海，刘铁.猪苓汤联合呋喃妥因治疗复发性尿路感染48例［J］.中国中医药现代远程教育，2017，15（7）：98-99.

［23］赵明.三金猪苓汤结合体外碎石治疗肾结石45例临床观察［J］.中国民族民间医药，2015，24（24）：73.

［24］赵伟东.猪苓汤加味治疗复发性尿路结石临床观察［J］.光明中医，2007，22（3）：46-47.

［25］曹慧，夏毅伟.加味猪苓汤联合多西环素治疗生殖道支原体感染临床疗效［J］.世界最新医学信息文摘，2019，19（46）：194-195.

［26］李国栋，邵银，李树义.猪苓汤加味联合奥硝唑胶囊治疗滴虫性阴道炎40例临床观察［J］.河北中医，2015，37（6）：875-877.

［27］符杨浠.猪苓汤加味治疗糖尿病神经源性膀胱的临床疗效研究［J］.河北中医药学报，2018，33（6）：24-26.

［28］王晓红，徐晓东，乐进，等.猪苓汤加减联合恩替卡韦治疗乙型肝炎肝硬化腹水50例临床疗效观察［J］.中国临床研究，2011，24（12）：1153-1154.

［29］梁秀英.猪苓汤治疗癌性腹水30例［J］.中国中医药现代远程教育，2016，14（2）：68-70.

［30］陈邦士，罗广波.黄连阿胶汤合猪苓汤治疗复发性口疮48例［J］.广东牙病防治，2001，9（3）：207.

［31］黄玉冰，廖旺，王苗，等.猪苓汤联合氟伐他汀对老年慢性心力衰竭血清炎症因子及可溶性细胞黏附分子水平的影响［J］.中华中医药学刊，2020，38（4）：166-169.

［32］孙越刚.猪苓汤化裁联合西药治疗更年期功血的临床效果［J］.世界最新医学信息文摘，2018，18（7）：143.

[33] 李红果, 魏丹蕾. 猪苓汤与五苓散的方证病机及临床应用分析 [J]. 上海中医药杂志, 2016, 50(5): 24-26.

[34] 杜光明, 宋建平. 从水血相关探讨猪苓汤证病机 [J]. 国医论坛, 2014, 29(6): 8-9.

[35] 张瓅方. 试论猪苓汤证之"阴伤"[J]. 中医临床研究, 2015, 7(16): 37-38.

小承气汤

汉《伤寒论》

Xiaochengqi Tang

【概述】小承气汤出自东汉时期张仲景所著的《伤寒论》,原文所记载的方药组成为"大黄四两(酒洗),厚朴二两(炙,去皮),枳实三枚(大者,炙)",具有轻下热结之效,主要用于治疗外感阳明腑实轻证,症见谵语,潮热,微烦,汗多,大便硬,小便数,脉滑数等;方中厚朴用量仅为大黄之半,枳实用量亦轻,三味同煎,泻热攻下之力较轻,故为寒下之轻剂,其理气、止痛效果佳;小承气汤主要具有泻下、抗菌,促进胃肠动力,修复肝损伤,降低血管通透性等药理作用。临床上主要是应用于痞、满、实而不燥之外感阳明腑实轻证,如大便不通、积滞内停、泻痢后重、痞满胀痛等症。现代广泛采用小承气汤治疗消化系统疾病等,尤其对肠梗阻、急性胰腺炎、胃肠功能紊乱、便秘等疗效确切。

【历史沿革】

1. 原方论述 汉·张仲景《伤寒论》载:"①阳明病,脉迟,虽汗出不恶寒者,其身必重,短气、腹满而喘,有潮热者,此外欲解,可攻里也。手足濈然而汗出者,此大便已鞕也,大承气汤主之。若汗多,微发热恶寒者,外未解也,其热不潮,未可与承气汤。若腹大满不通者,可与小承气汤,微和胃气,勿令至大泄下。②下利谵语者,有燥屎也,宜小承气汤。③若不大便六七日,恐有燥屎,欲知之法,少与小承气汤,汤入腹中,转矢气者,此有燥屎也,乃可攻之。若不转矢气者,此但初头鞕,后必溏,不可攻之,攻之必胀满,不能食也,欲饮水者,与水则哕。其后发热者,大便必复鞕而少也,以小承气汤和之。不转矢气者,慎不可攻也。"该汤剂组成:大黄四两、厚朴二两、枳实三枚。上三味,以水四升,煮取一升二合,去滓,分温二服。

2. 后世发挥 自汉代医圣张仲景至清朝末年,后世医家对小承气汤的理解阐释内容丰富,进行了充分挖掘、整理、传承与发挥,介绍如下。

2.1 微和胃气论 王肯堂言:"解释仲景书者,惟成无己最为详明"。金代医家成无己是第一个全面注释《伤寒论》的医家,其言"若脉滑疾,为里热未实,则未可下,先与小承气汤和之。"成无己的观点十分突出,他认为小承气汤用治于里热未实,当以和之,不可予攻下之法,用"和之"二字解释了张仲景所言"微和胃气"之意。清代伤寒学家柯韵伯言:"小承气汤味少性缓,制小其服,欲微和胃气也,故名曰小。大小承气二方煎法不同更有妙义,大承气用水一斗,先煮枳、朴,取五升,内大黄煮取二升,内硝者,以药之为性,生者锐而先行,熟者气纯而和缓。仲景欲使芒硝先化燥屎,大黄继通地道,而后枳、朴除其痞满,缓于制剂者,正以急于攻下也。若小承气则三物同煎,不分次第,而服四合。此求地道之通,故不用芒硝之峻,且远于大黄之锐矣,故称其为微和之剂。"柯韵伯从小承气汤的制方大小以及煎服方法的角度出发,提出小承气汤是为微和之剂,实则也是对小承气主和之的赞同，进而佐证小承气汤"微和胃气"之意。

2.2 轻下而非攻下论 明代《医方考》中言："邪在上焦则作满，邪在中焦则作胀，胃中实则作潮热……阳乘于心则狂，热干胃口则喘，枳、朴去上焦之痞满，大黄荡胃中之实热。此其里证虽成，病未危急，痞、满、燥、实、坚犹未全俱，以是方主之，则气亦顺矣，故曰小承气。"吴崑认为小承气汤里证虽已成，但症状不明显，痞、满、燥、实、坚并未全俱，病情不危急，以小承气汤主之，则腑气顺矣，故称之为"轻下剂"，而非似大承气汤之攻下剂。清代医家何秀山言："小承气汤方中用泻下实热的大黄，虽腑实而肠中燥结不甚，故不用润燥软坚之芒硝。因痞满程度较轻，所以枳实、厚朴之用量亦较大承

气汤为少。三药合用，共奏泻热通便、消胀除满之功，为轻下热结之良方。"何秀山从小承气汤的用药角度分析，认为其攻下之力远不及大承气汤，其更倾向于小承气汤轻下热结之用，是为"轻下剂"。

然而根据历史的不断变迁，有关小承气汤的理解不同时期也不尽相同，这可能与方中每种药物具有多种功效及医家的着眼点不同有关，如有的医家着眼于"胃气微和"理论，有的医家着眼于"轻下论"。但在临床应用时我们不需要局限于哪种学说和论述，根据辨证论治思想加减用药即可。

3.同名异方 小承气汤的同名异方分析见表 10-1。

表10-1　小承气汤同名异方分析表

朝代	作者	出处	药物组成	功能主治	制法及用法	变化情况（与原方比较）
宋	陈无择	《三因极一病证方论》卷七	大黄四两（蒸），厚朴八两（姜制），枳壳二两（麸炒，去瓤）	主治刚痉，胸满口噤，卧不着席，脚挛急，齘齿	上剉散。每服四大钱，水盏半，煎七分，去滓，入芒硝二钱匕，煎镕服，得利，止后服	由于该方煎煮过程中加入芒硝二钱匕，厚朴用量为大黄的两倍，主治也与原方不同，对比《伤寒论》可知，《三因极一病证方论》卷七中所载小承气汤非《伤寒论》中小承气汤，可能为《伤寒论》中大承气汤
宋	陈无择	《三因极一病证方论》	厚朴（姜制）四两，大黄（蒸）二两，枳实（麸炒，去瓤）一两	主治支饮胸满	上为剉散，每服四大钱，水一盏半，煎七分，去滓，不以时加减	此方中大黄、厚朴剂量比例为1:2，与原方中药物剂量比例不符，且主治病证也与原方不同，故此《三因极一病证方论》卷十三中所载小承气汤非《伤寒论》中小承气汤，乃《金匮要略》中的厚朴大黄汤
金	张从正	《儒门事亲》	大黄、浓朴各一两，枳实一枚		上为粗末，同时煎服	此方中大黄与厚朴比例为1:1，与原方中药物剂量比例不符，且无主治病证的记载，说明《儒门事亲》中小承气汤非《伤寒论》中小承气汤

续表

朝代	作者	出处	药物组成	功能主治	制法及用法	变化情况（与原方比较）
金	刘完素	《黄帝素问宣明论方》	大黄半两，厚朴（去皮）三钱，枳实三钱	主治伤寒日深恐有燥屎。腹中转矢，乃可攻之；不转矢者，必初硬后溏，未可攻之。攻之则腹满不能食，饮水而哕，其后发热，大便后硬。若腹大满不通或阳明多汗，津液外出，肠胃燥热，大便必硬而谵语，脉滑吐下微烦，小便数，大便结或下利谵语。自得病二三日，脉弱无太阳证柴胡证，烦心，心下结，至四五日虽能食，少少与承气汤和之令小安	右判如麻豆大。分作二服，水一盏，生姜三片，煎至半盏，绞汁服，未利再服	该方中三药剂量比值和《伤寒论》小承气汤原方比值基本相同，主治也基本相同，故可认为《黄帝素问宣明论方》卷六中所载小承气汤基本符合原方
元	张璧	《云岐子脉诀》	生地黄一两，黄芩一两，山栀子仁一两，大黄半两	主治三阳合病，脉紧数而弦，狂言谵语，阳明实者	水煎一两服，以利为度	与原方比较，变化较大。该方侧重清热凉血
明	佚名氏	《银海精微》	大黄、薄荷、杏仁、蝉蜕、甘草、羌活、天麻、当归、赤芍药、防风	主治胎风赤烂	上水煎服	由于方中主治、药物种类以及剂量比例皆与原方小承气汤有很大差别，故可认为《银海精微》中小承气汤非《伤寒论》中小承气汤
明	朱橚	《普济方》	大黄五钱，厚朴（姜制）一两，枳壳（煨）三钱	主治痘疹后胃弱不能胜谷，谓之食蒸发搐。其人潮热，大便酸臭，秘泄不调，或呕吐肠痛	同时糯米煎服，但令大便通润	此方中大黄和枳实的比例为5：1，主治也与原方相差甚远，推断《普济方》中小承气汤非原方小承气汤
明	吴有性	《温疫论》	大黄五钱、厚朴一钱、枳实一钱	热邪传里，但上焦痞满者，宜小承气汤	水、姜煎服	为了治疗瘟疫疾病，吴有性通过增加大黄用量，来增强其祛除热结之效，故而此方是在原方小承气汤基础上进行了创新，与原方不符
明	张洁	《仁术便览》	大黄三钱，浓朴二钱，枳实一钱五分	主治痢疾初发，积气盛，腹痛难忍，或作胀闷，里急后重，数至圊而不能便，窘迫之甚。五日后气虚，及年老衰弱者，不宜下	水煎，食前热服，以利为度，未利再服	大黄、厚朴和枳实的比例为6：4：3，配伍比例与原方不同，推断《仁术便览》中小承气汤非《伤寒论》中小承气汤
明	方贤	《奇效良方》	大黄五钱，厚朴三钱，枳实二钱	主治伤寒潮热谵语，大便六七日不通，有燥粪结滞	制法为右作一服，水二钟，煎至一钟，食前服	与原方剂量对比，两方剂量比和主治近似，故推断《奇效良方》中小承气汤基本符合原方

续表

朝代	作者	出处	药物组成	功能主治	制法及用法	变化情况 （与原方比较）
明	徐春甫	《古今医统大全》	大黄、枳实、甘草各等分	主治痘疹热甚内蕴不出，渴喘烦闷，手足心并胁下有汗，或谵语惊搐，二便秘涩者，宜用，微下之，则内毒不留，痘亦轻快，报点欲处不可服	制法为水一盏，加大枣三枚，煎五分，食前温服	由于此方中无厚朴，且大黄和枳实的比例为1∶1，主治也与经方不同，推断《古今医统大全》卷九十一中所载小承气汤非《伤寒论》中小承气汤
清	吴鞠通	《温病条辨集注与新论》中焦篇九	大黄五钱，厚朴二钱，枳实一钱	主治阳明温病，下利谵语，阳阴脉实，或滑疾者	煎煮方法为水八杯，煮取三杯，先服一杯，得宿粪，止后服，不知再服	两方中大黄、厚朴和枳实的配伍比例与原方不同，说明《温病条辨集注与新论》中小承气汤与《伤寒论》中小承气汤不同
清	程国彭	《医学心悟》	大黄（酒洗）三钱，浓朴一钱，枳实一钱五分	主治邪传少阴，口燥咽干而渴，或目不明，宜急下之	水煎服	此方药味间配伍比例与原方不同，主治病证也不同，故认为《医学心悟》中小承气汤非《伤寒论》中小承气汤

【名方考证】

1.本草考证

1.1 大黄　"大黄"之名最早见于《神农本草经》。经考证，本方所用大黄为蓼科大黄属 Rheum L.掌叶组 Sect. Palmata 植物的干燥根和根茎。《中国药典》2020年版记载大黄为蓼科植物掌叶大黄 *Rheum palmatum* L.、唐古特大黄 *Rheum tanguticum* Maxim. ex Balf. 或药用大黄 *Rheum officinale* Baill. 的干燥根和根茎。

1.2 厚朴　"厚朴"之名最早见于《神农本草经》。经考证，本方所用厚朴为木兰科植物厚朴 *Magnolia officinalis* Rehd. et Wils. 的干燥干皮、根皮及枝皮。《中国药典》2020年版记载厚朴为木兰科植物厚朴 *Magnolia officinalis* Rehd.et Wils. 或凹叶厚朴 *Magnolia officinalis* Rehd et Wils.var. *biloba* Rehd et Wils. 的干燥干皮、根皮及枝皮。

1.3 枳实　"枳实"之名最早见于《神农本草经》。经考证，本方所用枳实为芸香科植物枳（枸橘）*Poncirus trifoliata*（L.）Raf. 的干燥果实。《中国药典》2020年版载枳实为芸香科植物酸橙 *Citrus aurantium* L. 及其栽培变种或甜橙 *Citrus sinensis* Osbeck 的干燥幼果。

2.炮制考证

2.1 厚朴　小承气汤中厚朴炮制方法为"炙"，类似于"清炒"。可参考《中华人民共和国药典》2020年版清炒法炮制。

2.2 枳实　小承气汤中枳实炮制方法为"炙"，类似于"清炒"。可参考《中华人民共和国药典》2020年版清炒法炮制。

2.2 大黄　小承气汤中大黄炮制方法为"酒洗"；现代有炮制品酒大黄。

3.剂量考证

3.1 原方剂量　大黄四两（酒洗），厚朴二两（炙，去皮），枳实三枚（大者，炙）。

3.2 折算剂量　汉代1两合今之13.80g，故处方量为大黄55.20g，厚朴27.60g，枳实三枚。

3.3 现代用量　根据全国中医药行业高等教育"十四五"规划教材《方剂学》，处方量为大黄12g，厚朴6g，枳实9g。

【**药物组成**】大黄四两（酒洗），厚朴二两（炙，去皮），枳实三枚（大者，炙）。

【**功能主治**】轻下热结。主治：阳明腑实证。

用于谵语潮热，大便秘结，胸腹痞满，或痢疾初起，腹中胀痛，里急后重等症。

【方义分析】本证为阳明燥热与肠中糟粕初结之证。实热内结，胃肠气滞，致使腑气不通，故大便秘结，潮热，脘腹痞满；里热渐盛，上扰神明，故谵语；胃肠燥热，或气机阻滞所致痢疾初起，腹中胀痛，里急后重；或下利清水而腹痛不减。治宜轻下热结，除满消痞。

方中大黄泻热通便，荡涤肠胃，为君药；积滞内阻，则腑气不通，故臣以厚朴、枳实行气散结，消痞除满，并助大黄推荡积滞以加速热结之排泄。诸药合用，以达轻下热结，除满消痞之功。

配伍特点：攻下胃肠积滞，轻下热结而不伤阴。

【用法用量】

1. 古代用法用量 上三味，以水四升，煮取一升二合，去滓，分温二服。初服汤当更衣，不尔者，尽饮之，若更衣者，勿服之。

2. 现代用法用量 以上三味，加水800ml，煎至240ml，去药渣，分2次服。中病即止，若是在服用第1剂后出现了泻下作用，便无需继续服用。

【药学研究】

1. 资源评估 方中大黄、厚朴、枳实目前均以人工栽培为主。

大黄基原植物的人工栽培始于明代，野生资源逐年减少。野生唐古特大黄生长区域海拔为2500~4000m，掌叶大黄生长区域海拔在2500~4400m之间，而药用大黄生长区域海拔范围广，1200~4000m皆有分布。其年平均温度在10℃左右，无霜期90~130天；相对湿度50%~70%；掌叶大黄适宜土壤多微偏酸性，唐古特大黄适宜土壤多微偏碱性。如今大黄在全国各地均可见，道地产区与主产区基本一致，如甘肃礼县、宕昌县、岷县、陇西县、渭源县；四川平武县、松潘县；陕西陇县、镇巴等地，四川松潘县、甘肃甘南藏族自治州、陕西镇巴县均建有大黄中药材GAP种植基地。

厚朴以人工种植为主，野生资源极度匮乏，被列为国家二级珍稀濒危保护物种。厚朴生于海拔300~1500m的山地林间，喜温凉湿润气候和排水良好的酸性土壤，可种子撒播或条播，幼苗2年可移栽，另可使用粗树干重新的蘖条移栽种植。厚朴作为重要的三木类药材广泛种植，道地产区与主产区基本一致，如四川的都江堰、北川、宝兴、平武及湖北的恩施、鹤峰、建始、利川、来凤等地，四川省都江堰建有厚朴GAP种植基地。

枳实生长适温在20~25℃，枳实可通过种子和嫁接方法繁殖，道地产地主要在江西、四川，主产区在江苏、浙江、江西、福建、中国台湾、湖北、湖南、广东、广西、四川、贵州、云南等地。

2. 制剂研究

2.1 制备方法 原文载："上三味，以水四升，煮取一升二合，去滓，分温二服"。东汉时期一升约合200ml，汉代张仲景遵其用量，因此制备方法为取本方，粉碎粒度为过4目筛，加水800ml，煎煮至240ml。

由于历史朝代更迭，度量衡差异较大，《伤寒论》的小承气汤沿用东汉度量衡，则其总药量大约为121.65g，其加水量为总药量的8倍，药液煎至总药量的2倍，在实际煎煮中，应结合现代临床煎药机构煎煮规范来规范研究中药复方制剂。

2.2 制备工艺 原方是汤剂，现代有报导对小承气汤制备树脂膏的研究：①制备方法：根据《中药药剂学》中外用膏药制作方法改进，将天然树脂放入不锈钢锅内，加温至60~80℃，待其软化，保温10分钟，再升温至100℃左右，不断搅拌，使树脂成为稀薄液体，再将松香蜂蜡加入，不断搅拌至完全溶解，将远红外陶瓷粉过筛后，逐渐加入锅内，不断搅拌，待基质充分混合后，加入药粉，搅拌均匀，最后加入渗透剂氮酮，完全搅拌均匀后，采用7cm×7cm专用防过敏贴，摊膏。可加工成每贴重约5g，做好的树脂膏药装袋密封，3天后可应用。②基质比例：树脂200g, 松香45g, 蜂蜡20g, 陶瓷粉60g, 氮酮5ml, 药粉160g（小承气汤中大黄、厚朴、枳实按原方比例4:2:3）。树脂和药粉的比例为5:4左右, 含药量约40%[1]。

3.质量控制 该方含有黄酮类、蒽醌及蒽酮类、苯丙素类等物质, 可以将其作为质量控制的指标。现有文献报道按照古籍中记载的煎煮方法制备小承气汤水煎液, 采用HPLC法建立了小承气汤水煎液的指纹图谱, 同时对其多成分含量进行了测定[2]。

【药理研究】

1.药效作用 根据小承气汤的功能主治进行了药效学研究, 主要具有泻下、抗菌, 促进胃肠动力, 修复肝损伤, 降低血管通透性等作用。

1.1 与功能主治相关的药理作用

1.1.1 泻下 小承气汤给药剂量1.9g/kg、9.5g/kg, 给药10分钟后, 发现与对照组（硫酸钠）相比, 小承气汤（1.9g/kg、9.5g/kg）显著缩短小鼠排出黑便时间, 增加小鼠6小时内黑便总量[3]。

1.1.2 抗菌 小承气汤给药剂量为生药2.625g/kg, 给药1小时、4小时后, 可有效抑制里实热证便秘模型动物体内大肠埃希菌、肠球菌以及肠道厌氧菌的繁殖[4]。

1.1.3 促进胃肠动力 小承气汤7.5g/(kg·d), 连续给药6天, 可减少脾虚模型小鼠胃内色素相对残留率, 增加肠葡聚糖蓝推进率至正常水平, 增加血清MTL和Ghrelin水平均显著[5]。

1.2 其他药理作用

修复肝损伤 小承气汤能减少四氯化碳肝损伤模型大鼠肝小叶损伤区, 其作用机制可能通过阻止内质网、线粒体的损伤, 促进蛋白质合成及提高细胞的有氧代谢, 从而促进细胞的修复, 恢复肝细胞的功能[6]。

2.安全性评价 临床报道少量出现全身乏力、胃肠道反应等不良反应, 但目前未见小承气汤及其相关制剂的安全性评价研究报道。

3.体内过程 小承气汤中大黄主要成分含有大黄酸, 研究发现大黄酸血药浓度在1.0~15μg/ml

范围内线性关系良好。大鼠给予大黄及小承气汤（两组均按大黄酸10mg/kg剂量给药）后, 大黄酸血药浓度–时间曲线均符合二房室模型, 其中大黄组C_{max}值为（6.81±0.93）μg/ml, AUC值为（12.06±1.34）（μg·h)/ml, Ka值为（56.70±7.08）/h; 小承气汤组C_{max}值为（3.68±0.48）μg/ml, AUC值为（7.96±1.22）（μg·h)/ml, Ka值为（3.29±0.40）/h[7]。

【临床应用】

1.临床常用

1.1 临床主治病证 小承气汤常用于治疗阳明腑实轻证, 临床表现主要为谵语潮热, 大便秘结, 胸腹痞满, 或痢疾初起, 腹中胀痛, 里急后重等症, 临床应用以大便秘结, 胸腹痞满, 舌苔老黄, 脉滑而疾为辨证要点。

1.1.1 胁肋胀痛 治疗胁肋胀痛、呕吐吞酸、口苦咽干者, 可加黄连、吴茱萸等。治疗心腹胁肋疼痛、时发时止、口苦呕恶者, 可加延胡索、川楝子等。

1.1.2 呕恶呃逆 用于治疗湿困脾阳、痰湿内阻之胸膈痞闷、脘腹胀满、恶心呕吐、不思饮食、口淡无味者, 可加苍术、厚朴。用于治疗脾胃运化失司、湿浊内蕴之纳呆食少、脘腹胀痛、脘闷不舒、反胃呕吐者, 可加木香、砂仁、白豆蔻。若气滞而胀重于积者"痛而闭者"《金匮要略·腹满寒疝宿食篇》则宜厚朴三物汤主之, 兼有支饮者厚朴大黄汤主之。治疗胃气上逆, 胸闷不舒, 恶心欲吐, 便秘者可加生姜、半夏。

1.1.3 其他 若在原证机的基础上, 发生部分质变, 则随证治之, 如麻子仁丸证。用于治疗气虚, 大便秘结, 胃脘胀满者, 可加党参、白术; 治疗血虚型大便不通, 燥屎内结者可加首乌、当归; 治疗肝胃不和, 胸脘闷胀, 大便干结者可加柴胡、白芍、甘草; 用于治疗脾胃湿热, 便秘, 或痢疾初起, 里急后重者, 可加藿香、蔻仁; 用于治疗脾虚气滞, 胸脘满闷不舒, 大便干结者, 可加党参、白术、砂仁。

1.2 名家名师名医应用

1.2.1 便秘 国医大师晁恩祥常以小承气汤

治疗腹中燥结、气滞血瘀型便秘，治当攻下通便，理气活血，佐以润肠，方药组成为厚朴10g、枳实10g、大黄5g[8]。

国医大师王绵之运用小承气汤加减治疗热结便秘，治当泻热通便，方药组成以小承气汤加芒硝、槟榔、木香等[9]。

1.2.2 肠梗阻 国医大师吴咸中以小承气汤加减治疗结肠癌晚期肠梗阻，治当轻下热结、除满消痞，方药组成以小承气汤加甘遂等[10]。

2.临床新用 小承气汤在临床上常用于治疗消化系统疾病等，尤其对肠梗阻、急性胰腺炎、胃肠功能紊乱、便秘等疗效确切。

2.1 肠梗阻 将63例肠梗阻患者随机分为研究组35例，对照组28例，对照组单纯采用西医保守治疗。研究组除常规西医保守治疗之外，采用小承气汤保留灌肠；处方为大黄12g、厚朴6g、枳实9g，每日1剂，水煎去渣留取药汁200ml，冷却备用，每次灌肠100ml，每日2次。两组用药时间均为3~11天。结果显示，研究组临床有效率为82.9%，总有效率为97.2%，对照组有效率为64.3%，总有效率为96.4%[11]。

选取90例术后早期炎性肠梗阻患者随机分为对照组和研究组，各45例。对照组采取常规疗法。研究组在对照组的基础上辅以小承气汤进行治疗，方药为：大黄10g、厚朴10g、枳壳10g、大腹皮10g、党参15g，水煎服，每日两次，治疗1周。结果显示，研究组临床有效率为93.3%，对照组有效率为71.1%[12]。

将92例术后早期炎性肠梗阻患者随机分为研究组与对照组，各组46例。对照组采用常规治疗；研究组在对照组基础上予以加味小承气汤治疗，处方为：红藤、黄芩各15g，党参、黄芪、丹参各30g，生大黄12g，厚朴、枳实各10g；水煎剂，1剂/天，于早、晚分2次温服，连续治疗5天。结果显示，研究组总有效率为93.48%（43/46），对照组总有效率为71.74%（33/46）[13]。

选取98例不完全性肠梗阻患者随机分为研究组与对照组，各组49例。对照组采用常规西医治疗方法；研究组在对照组基础上予以小承气汤灌肠治疗，组方如下：大黄6g，赤芍3g，厚朴、枳实、黄柏、仙鹤草各3g，水煎取200ml药液冷却备用，灌肠液200~300ml保留30分钟，每天1~2次，结果显示，研究组有效率为91.8%；对照组有效率为79.6%[14]。

选取肠梗阻患者70例随机分为研究组与对照组，各组35例。对照组给予常规手术治疗，研究组在对照组治疗的基础上在术后给予中药小承气汤治疗，组方：党参30g、黄芪30g、丹参30g、红藤15g、黄芩15g、厚朴10g、枳实10g、生大黄12g，2次/天，治疗观察7天。结果显示，术后1个月并发症发生率为8.6%，对照组为31.4%[15]。

将130例术后早期炎性肠梗阻（EPISBO）患者随机分为研究组和对照组，各组65例。对照组除常规治疗外加用经鼻型肠梗阻导管进行治疗。研究组在对照组基础上予以加味小承气汤治疗，处方为：党参、黄芪、丹参各30g，红藤、黄芩、大黄、枳实、厚朴。结果显示，研究组总有效率为95.31%，对照组总有效率为83.08%[16]。

2.2 急性胰腺炎 将92例急性胰腺炎患者随机分为研究组和对照组，各组46例。对照组予禁食、胃肠减压、抑酸、抑制胰液分泌及支持对症常规治疗；研究组在常规治疗的基础上加用乌司他丁抑制胰酶分泌治疗，以及中药灌肠，组方如下：大黄、厚朴、枳实、红藤、木香等，由400ml水煎煮至剩余100ml，保留灌肠，2组疗程均为10天。结果显示，研究组总有效率为97.8%，对照组总有效率为84.8%[17]。

2.3 胃肠功能紊乱 将80例腰椎骨折后发生腹胀患者随机分为对照组和研究组，各40例。对照组按腹胀常规护理方法给予护理；研究组在对照组常规护理的基础上，加小承气汤口服联合穴位贴敷，小承气汤由大黄12g（酒洗），枳实9g（大者，炙），厚朴6g（炙，去皮）组成；用800ml水煎至200ml，分2次温服，连续3天为1个疗程。结果显示，研究组有效率为97.5%，对照组有效率为57.5%[18]。

将术后出现腹胀、腹痛但腹部平片无气液平等肠梗阻征象的患者随机分为对照组和研究组，各组60例。对照组采用妇科腹部手术后常规护理；研究组在常规护理基础上采用中西医结合护理方法，即患者术后6小时，常规给与双侧足三里针刺，采用泻刺法，每天1次，每次10分钟；24小时后加服复方小承气汤加减，药方组成：大黄9g，枳实9g，厚朴6g，炒莱菔子20g，大腹皮15g，党参15g，木香10g，煎汁200ml，早、晚分服，观察60小时。结果显示，研究组总有效率为98.33%，对照组总有效率为86.67%[19]。

将60例老年肺炎合并胃肠功能障碍的患者随机分为研究组和对照组，各30例。对照组给予化痰平喘、抗感染、营养支持等对症常规治疗；研究组在对照组的基础上，给予小承气汤加减，组成：生大黄15g、麸炒枳实15g、姜厚朴15g，口服或经鼻饲注入，每次100ml，每天2次，疗程为7天。结果显示，研究组有效率为76.6%，对照组有效率为40.0%[20]。

2.4 便秘 将76例中风所致便秘患者随机分为研究组与对照组，各组38例。对照组采用厚朴三物汤治疗，方剂组成为厚朴24g、枳实15g、大黄12g，水煎去渣，取200ml汤药，每日1剂，分两次服用。研究组采用小承气汤治疗，方剂组成为厚朴6g、大黄12g，枳实9g，用药方法同对照。结果显示，研究组总有效率为92.1%，对照组总有效率为81.6%[21]。

将100例分娩患者随机分为对照组与治疗组，各50例。对照组用麻仁丸6g，每日早、晚各服1次；治疗组用小承气汤贴敷神阙穴，组方如下：生大黄10g、厚朴10g、枳壳10g，中药贴敷在产后第1天开始，连续10天。结果显示，研究组总有效率为94%；对照组总有效率为74%[22]。

将96例中风后便秘患者随机分为研究组和对照组，各组48例。对照组患者应用常规西药治疗；研究组患者应用小承气汤配合中药穴位贴敷治疗，小承气汤组方为12g大黄、6g厚朴、9g

枳实，水煎口服，每日1剂，连续治疗14天。结果显示，研究组总有效率为93.75%；对照组总有效率为72.92%[23]。

将60例糖尿病患者随机分为治疗组和对照组各30例。两组患者均予以降糖基础治疗，对照组在降糖治疗基础上给予枸橼酸莫沙必利片5mg，每天3次。中药治疗组在降糖治疗基础上服用加味小承气汤（颗粒剂型），处方如下：大黄3g，枳实、厚朴、槟榔各10g，莱菔子30g，火麻仁20g，水冲服，每日2次5天为1个疗程，予以3个疗程。结果显示，治疗组总有效率90.00%，对照组66.67%[24]。

将167例便秘患者随机分为对照组84例，研究组83例。对照组采用西药常规治疗，研究组采用小承气汤加减治疗，组方：生大黄15g、枳实30g、厚朴15g、柴胡15g、杏仁10g、白芍30g。水煎取汁，每次150ml，每日4次。治疗7天后停药。随访3月后结果显示，研究组总有效率为91.37%，对照组总有效率为40.48%[25]。

将100例采用混合痔外剥内扎术的湿热下注型患者随机分为研究组和对照组各50例；两组患者均给予常规的围术期处理；对照组于术前使用生理盐水灌肠，术前当晚灌肠2次，术晨再灌肠2次。研究组于术前使用小承气汤保留灌肠，频率同对照组，小承气汤组方：生大黄30g、制厚朴15g、制枳实20g。结果显示，研究组首次排便时间在24~48小时内者占92.0%，对照组为74.0%[26]。

将86例老年性痔术后便秘患者随机分为研究组和对照组各43例。对照组给予莫沙必利治疗；研究组在对照组基础上加用小承气汤加减，小承气汤组方：大黄12g、厚朴6g、枳实9g，每日1剂，分早晚两次服用，每次200ml，10天为1个疗程，连续服用2个疗程。结果显示，研究组总有效率为95.3%；对照组总有效率为72.1%[27]。

将80例中风后便秘患者随机分为研究组与对照组，每组40例。对照组口服西沙比利；研究组口服小承气汤辨证加减配合穴位贴敷，小承气汤：大黄12g、厚朴6g、枳实9g；煎汤服用及神阙穴贴敷，每日一剂。2组均以14天为1个疗程。结果显示，研究组总有效率为90.00%，对照组为72.50%[28]。

将60例急性中风后便秘患者按随机原则分为研究组和对照组，各组30例。两组同时采用对原发病的治疗：对照组采用果导片100mg，每天1次，于饭前30分钟口服；研究组采用小承气汤沐浴脐部、脐周处，处方为生大黄9g、厚朴10g、枳实10g，每次20分钟，每日2次，2周为1个疗程。结果显示，研究组总有效率为96.67%，对照组总有效率为80.00%[29]。

【使用注意】服小承气汤之试探法，适宜于腑实未甚或腑实成与未成尚未确诊之证。若腑实明显，则不必试探。孕妇、产后、月经期或年老体弱、病后津亏及亡血者，均应慎用，必要时可攻补兼施，小剂量试用，得效则止，切勿过剂。

【按语】

1. 三承气汤的比较 "三承气汤"系指大承气汤、小承气汤、调胃承气汤等三方。三个方均属于寒下之剂，方中均用大黄以荡涤胃肠积热，具有清泻热结之功效，共同治疗阳明腑热实证；此外，三方均是以"承气"命名，取其可清泻脏腑热结、承顺胃气逆以下而行之功，使"塞者通，闭者畅"。据《医方考》中记载"伤寒阳邪入里，痞、满、燥、实、坚全惧者，急以次方主之。调胃承气汤不用枳、朴者，以其不作痞满，用之恐伤上焦虚无氤氲之元气也；小承气汤不用芒硝者，以其实而未坚，用之恐伤下焦血分之真阴，谓不伐其根也。此则上中下三焦皆病，痞、满、燥、实、坚皆全，故主此方以治之。厚朴苦温以去痞，枳实苦寒以泄满，芒硝咸寒以润燥软坚，大黄苦寒以泄实去热。"，说明三方虽同为承气汤，然其功效主治皆有不同。

小承气汤所用组方为大黄、枳实、厚朴。形成小承气汤证大致有以下两种常见情况：一是为太阳病经汗、吐、下法等治疗完毕后因伤损津邪挟热气入里，胃肠黏膜干燥或失疏于津液濡润，使致肠管中津液糟粕硬结，胃肠内热太盛，劫迫于津液从大小便内出，无以润肠，故导致大便干燥结、小便赤频；二则为阳明病之里邪热火炽盛，迫津外溢渗出则发为汗，汗出过多则导致津伤，进一步导致了胃肠空虚干燥，大便质硬。

小承气汤是阳明病大便已成硬而尚未达到"实"的程度。大承气汤则是在小承气汤之基础上增加了芒硝，方中芒硝与大黄并用，大黄后下，使其燥湿泻热通便之治功进一步增强，且大黄兼具软坚润燥之功效，主治"痞、满、燥、实"等四证俱全者之阳明腑热之实重症，此外还可以用治"热结旁流"之证，下利纯清臭秽，或里急后重之症；相较大承气汤注重峻下，小承气汤少了芒硝之品，偏向阳明腑实轻症，注重轻下。

调胃承气汤中不用枳、朴二味中药，虽加芒硝，然只有大黄与甘草同煮，故其泻下之功无大、小承气汤猛烈，因此称该承气汤为"缓下剂"，主要用于阳明之燥热而蕴内结，具有燥、实而胸痞、满不甚之症；亦可用治胃肠积热内盛而致吐衄、发斑、咽喉肿痛之症。

参考文献

[1] 何燕珊，区嘉琪，闫福平，等.小承气汤树脂膏外用治疗热结便秘的疗效观察[J].深圳中西医结合杂志，2017，27(19)：51-53.

[2] 孟岩，李焐仪，单家明，等.经典名方小承气汤物质基准的HPLC指纹图谱分析[J].中国实验方剂学杂志，2021，27(4)：130-136.

[3] 寇俊萍，禹志领，龚树强，等.小承气汤、厚朴大黄汤及厚朴三物汤药理作用[J].中成药，2004，27(1)：59-61.

[4] 唐铁军，别平华.三承气汤对里实证模型小鼠肠道菌群的影响[J].山东中医杂志，2004，24(2)：104-105.

[5] 刘震坤，张兆鹏，葛斌，等.小承气汤促进脾虚小鼠胃肠动力[J].中国老年学杂志，2021，41(9)：1922-1924.

［6］罗灼玲, 徐应培, 李文, 等.小承气汤对大鼠肝脏作用的实验研究［J］.中药新药与临床药理, 1992（4）: 11-14, 65-66.

［7］韩刚, 赵媛, 索炜, 等.小承气汤中大黄酸在大鼠体内的药动学研究［J］.中药新药与临床药理, 2012, 23（2）: 177-179.

［8］屈毓敏, 王辛秋.晁恩祥应用承气汤及其类方临床医案举隅［J］.北京中医药, 2014, 33（8）: 632-633.

［9］吴晓丹, 杨勇, 张林, 等.王绵之教授治疗便秘经验总结［J］.中医药信息, 2010, 27（5）: 37-39.

［10］华学平.名医吴咸中治疗胆石病的两则经验方［J］.求医问药, 2012（1）: 35-36.

［11］贾晋荣.小承气汤保留灌肠联合保守治疗小儿肠梗阻63例效果观察［J］.中国药物与临床, 2019, 19（1）: 70-71.

［12］安继辉.观察小承气汤加减治疗术后早期炎性肠梗阻的临床疗效［J］.中西医结合心血管病电子杂志, 2019, 7（30）: 167-168.

［13］张留龙.加味小承气汤联合导管治疗腹部手术后早期炎性肠梗阻患者的临床效果观察［J］.中国民康医学, 2018, 30（17）: 59-61.

［14］贾永新.结肠水疗配合针灸和小承气汤加减灌肠治疗不完全性肠梗阻临床研究［J］.亚太传统医药, 2018, 14（6）: 164-165.

［15］王根利.中西医结合治疗肠梗阻的临床价值分析［J］.内蒙古中医药, 2017, 36（8）: 85.

［16］朱霄峰.加味小承气汤联合肠梗阻导管治疗术后早期炎性肠梗阻65例［J］.浙江中医杂志, 2017, 52（8）: 601.

［17］盛波.乌司他丁联合加味小承气汤灌肠治疗急性胰腺炎的疗效评价［J］.实用临床医学, 2015, 16（6）: 5-7, 11.

［18］梁翠文, 李婷婷, 黄豪杰.小承气汤口服联合苏朴理气散穴位贴敷治疗腰椎骨折后腹胀临床观察［J］.中国中医药现代远程教育, 2021, 19（8）: 104-106.

［19］赵娟.复方小承气汤治疗妇科腹部手术后腹胀的临床护理［J］.光明中医, 2018, 33（18）: 2758-2760.

［20］张彬.小承气汤治疗老年肺炎合并胃肠功能障碍的临床观察［J］.内蒙古中医药, 2019, 38（6）: 5-7.

［21］李梅, 欧阳群, 吴小宇.小承气汤和厚朴三物汤药理作用与临床应用探析［J］.亚太传统医药, 2015, 11（12）: 111-112.

［22］彭凤.小承气汤穴位贴敷治疗产后便秘临床研究［J］.实用中医药杂志, 2018, 34（8）: 996.

［23］胡时友.小承气汤配合中药穴位贴敷治疗中风后便秘的临床效果［J］.中外医学研究, 2018, 16（2）: 139-141.

［24］李娜, 陈玉.加味小承气汤治疗糖尿病实热便秘疗效观察［J］.山西中医, 2016, 32（5）: 15-16, 27.

［25］陈强.小承气汤加减治疗便秘83例观察［J］.实用中医药杂志, 2014, 30（3）: 185-186.

［26］汤雅薇, 陈丽, 冯群虎.混合痔围术期使用小承气汤灌肠对术后排便情况的影响［J］.广州中医药大学学报, 2021, 38（4）: 697-702.

［27］余龙龙, 叶茂.小承气汤加减联合莫沙必利治疗老年性痔术后便秘的临床观察［J］.实用中西医结合临床, 2014, 14（11）: 70, 78.

［28］王晓萍, 周明旺, 康开彪, 等.小承气汤配合中药穴位贴敷治疗中风后便秘的临床观察［J］.西部中医药, 2012, 25（5）: 10-12.

［29］刘耀东, 段海平, 孙丽萍, 等.小承气汤沐浴脐周治疗中风便秘［J］.中国民间疗法, 2010, 18（5）: 20.

甘草泻心汤

汉《伤寒论》

Gancaoxiexin Tang

【概述】甘草泻心汤最早见于东汉时期张仲景所著的《伤寒论》，原文所记载的方药组成为"甘草四两（炙），黄芩三两，干姜三两，大枣十二枚（擘），半夏半升（洗），黄连一两"，具有益气和胃，消痞止呕之效，主要用于治疗伤寒痞证，症见胃气虚弱，腹中雷鸣，下利，水谷不化，心下痞硬而满，干呕心烦不得安；狐惑病等。本方即半夏泻心汤加重甘草用量而成，重用甘草以补中缓急，使胃虚得补，急利得缓，余药仍和胃消痞。甘草泻心汤主要具有调节胃黏液分泌作用、抗反流性食管炎作用、抗溃疡性结肠炎作用、抗口腔溃疡作用、对肝损伤的保护作用、增强机体免疫功能可提高缺氧能力等；临床上常用于治疗中焦虚痞证等，现代广泛应用于消化系统、神经系统、免疫系统、内分泌系统、口腔、皮肤性病等各类疾病，如用于治疗反流性食管炎、慢性萎缩性胃炎、胃切除后并发残胃炎、伪膜性肠炎、功能性消化不良、原发性失眠症、白塞综合征、糖尿病胃轻瘫、溃疡性结肠炎、口腔溃疡、生殖器疱疹等疗效显著。

【历史沿革】

1.原方论述 汉代张仲景《伤寒论》记载："伤寒中风，医反下之，其人下利日数十行，谷不化，腹中雷鸣，心下痞硬而满，干呕心烦不得安，医见心下痞，谓病不尽，复下之，其痞益甚，此非结热，但以胃中虚，客气上逆，故使鞭也，甘草泻心汤主之"。该方剂组成：甘草四两，黄芩三两，干姜三两，黄连一两，大枣十二枚（擘），半夏半升（洗）；上六味，以水一斗，煮取六升，去滓，再煎取三升，温服一升，日三服。

2.后世发挥 后世医家对甘草泻心汤的理解阐释丰富，介绍如下。

2.1 伤寒痞证 清代吴谦在《医宗金鉴》中指出："无论伤寒、中风，表未解，总不可下，医反下之，因而成痞。其人下利日数十行，水谷不化，腹中雷鸣者，误下胃中空虚也……医见心下痞硬，谓下之不尽，又复下之，其痞益甚。但非结热之痞，亦非寒结之痞，乃乘胃空虚，客气上逆，阳陷阴凝之痞也。方以甘草命名者，取和缓之意。用甘草、大枣之甘温，补中缓急，治痞之益甚。半夏之辛，破客逆之上从。芩、连泻阳陷之痞热，干姜散阴凝之痞寒。缓急破逆，泻痞寒热，备乎其治矣。"吴谦据临床表现及制方分析表明，甘草泻心汤所治之痞证，不单为热结之痞或寒结之痞，乃水热互结所导致的痞证。清代王子接在《古方选注》中提到："甘草泻心，非泻结热，因胃虚不能调剂上下，致水寒上逆，火热不得下降，结为痞。故君以甘草、大枣和胃之阴，干姜、半夏启胃之阳，坐镇下焦客气，使不上逆；仍用芩、连，将已逆为痞之气轻轻泻却，而痞乃成泰矣。"王子接亦认为，甘草泻心汤是为泻水热互结之痞，而非单泻热结。

在清代张璐《伤寒缵论》书中记载："甘草泻心汤者，即生姜泻心汤，去生姜人参，而倍甘草干姜也。客邪乘虚，结于心下，本当用人参，以误而再误，其痞已极，人参仁柔无刚决之力，故不宜用。生姜辛温最宜用者，然以气薄主散，恐其领津液上升，客邪从之犯上，故倍用干姜代之以开痞。而用甘草为君，坐镇中州，庶心下与腹中，渐至宁泰耳。今人但知以生姜代干姜之借，孰知以干姜代生姜之散哉？但知甘草能增满，孰知甘草能去满哉？"张璐从用药角度出发，分析解释了在本方中干姜、甘草之功，用以散其痞满之证。

2.2 狐惑病 清代周扬俊《金匮玉函经二注》著："狐惑病谓蚀上下也，虫生于湿热败气瘀血之中，其来渐矣，遇极乃发，非若伤寒一日而暴病者也。病发默默欲眠，目不得闭，卧起欠安者，皆五脏久受湿热，伤其阴精，卫不内入，神不内宁故也。更不欲食，恶闻食臭者，仓廪之府伤也。其面乍赤乍黑乍白者，由五脏不足，更为衰旺，迭见其色也。其虫者，从湿热之极所发之处而蚀之，蚀上部者内损心肺，外伤咽喉。肺者气之主，咽喉声音之户，由是其声嘎矣。故用甘草泻心汤主之，治其湿热，分利其阴阳，而黄连非惟治心脾热也，而亦治虫。"周扬俊主张以甘草泻心汤泻下湿热、分利阴阳，以治湿热兼生虫之狐惑。清代尤怡《金匮要略心典》："盖虽虫病，而能使人惑乱而狐疑，故名曰狐惑。徐氏曰，蚀于喉为惑，谓热淫与上，如惑乱之气感而生蜮；蚀于阴为狐，谓热淫于下，柔害而幽隐，如狐性之阴也。蚀于上部，即蚀于喉之谓，故声嘎；蚀于下部，即蚀于阴之谓，阴内属于肝，而咽门为肝胆之候（出《备急千金要方》），病自下而冲上，则咽干也。至生虫之由，则赵氏所谓湿热停久，蒸腐气血而成瘀浊，于是风化所腐面成虫者当矣。甘草泻心，不特使中气运而湿热自化，抑亦苦辛杂用，足胜杀虫之任。"尤怡解释了狐惑病中生虫之由乃为湿热熏蒸致使气血淤浊而成虫，并根据虫蚀病位将狐惑进一步区别开来，提出用甘草泻心汤以杀虫。

由此可见，有关于甘草泻心汤的论述，清代各医家对此有不同的见解与应用，无论是在治疗伤寒痞证，亦或是治疗狐惑病，甘草泻心汤均有疗效。在临床应用时，我们也可根据辨证论治的思维加减用药以治疗疾病。

3.同名异方 甘草泻心汤的同名异方分析见表11-1。

表11-1 甘草泻心汤同名异方分析表

朝代	作者	出处	药物组成	功能主治	制法及用法	变化情况（与原方比较）
宋	太平惠民和剂局	《太平惠民和剂局方》	甘草一两（炙微赤，剉），黄芩半两、黄连半两（去须）、干姜半两（炮裂，剉）、半夏半两（汤洗七遍，去滑）、木通半两（剉）	主治伤寒中风下之后，日数多，腹中雷鸣，心下痞坚而满，干呕而烦，非是结热，是胃中虚气上逆	上为粗散。每服三钱，以水一中盏，加大枣两枚，煎至五分，去滓温服，日三次	在原方基础上加入木通，用以清热除烦，增强主药疗效，拓宽治疗范围
明	方贤	《奇效良方》	甘草（炙，三钱）、干姜（炮，三钱）、黄芪（一钱半）、黄连（一钱半）、人参（一钱半）、半夏（一钱半）	主治伤寒，医反下之，并自利，心下痞硬，干呕，心烦不安	上作一服，水二钟，生姜三片，红枣三枚，煎至一钟，不拘时服	此方中去黄芩，加入黄芪、生姜、人参，且主治上无狐惑病

【名方考证】

1.本草考证

1.1 甘草 "甘草"之名最早见于《神农本草经》。经考证，本方所用甘草为豆科甘草属植物甘草 *Glycyrrhiza uralensis* Fisch. 的干燥根茎和根。《中国药典》2020年版载甘草为豆科植物甘草 *Glycyrrhiza uralensis* Fisch.、胀果甘草 *Glycyrrhiza inflata* Bat. 或光果甘草 *Glycyrrhiza glabra* L. 的干燥根茎和根。

1.2 半夏 "半夏"之名最早见于《神农本草经》，经考证，本方所用半夏为天南星科植物半夏 *Pinellia ternata*（Thunb.）Breit. 的干燥块茎，与《中国药典》2020年版记载一致。

1.3 大枣 "大枣"始载于《神农本草经》。经考证，本方所用大枣为鼠李科植物枣 *Ziziphus jujuba* Mill. 的干燥成熟果实，与《中国药典》2020年版记载一致。

1.4 黄连 "黄连"首见于《神农本草经》。经考证，本方所用黄连为毛茛科黄连属植物黄连 *Coptis chinensis* Franch.、三角叶黄连 *C. deltoidea* C. Y. Cheng et Hsiao 或峨眉黄连 *Coptis omeiensis*（Chen）C. Y. Cheng 的干燥根茎。《中国药典》

2020年版记载黄连为毛茛科植物黄连 *Coptis chinensis* Franch.、三角叶黄连 *Coptis deltoidea* C. Y. Cheng et Hsiao 或云连 *Coptis teeta* Wall. 的干燥根茎。

1.5 黄芩 "黄芩"之名最早见于《神农本草经》。经考证，本方中黄芩为唇形科植物黄芩 *Scutellaria baicalensis* Georgi 的干燥根，与《中国药典》2020年版记载一致。

1.6 干姜 "干姜"始载于《神农本草经》。经考证，本方中所用干姜为姜科植物姜 *Zingiber officinale* Rosc. 的干燥根茎，与《中国药典》2020年版记载一致。

2.炮制考证

2.1 半夏 甘草泻心汤中未明确半夏的炮制方法，本方应为生半夏，与生姜合用，可减轻毒性。现代炮制品内服有法半夏、姜半夏、清半夏、京半夏、半夏曲。

2.2 甘草 甘草泻心汤中甘草的炮制方法为"炙"，与"清炒"类似。可参考《中华人民共和国药典》2020年版清炒法炮制。

2.3 其他药味应为生品。

3.剂量考证

3.1 原方剂量 甘草（炙）四两、黄芩三两、干姜三两、半夏（洗）半升、大枣（擘）十二枚、黄连一两。

3.2 折算剂量 陶弘景在《本草经集注》载："凡方云半夏一升者，洗竟，秤五两为正。"汉代1两合今之13.80g，故处方量为甘草55.20g，黄芩、干姜、黄连13.80g、半夏34.50g，大枣12枚。

3.3 现代用量 根据全国中医药行业高等教育"十四五"规划教材《方剂学》，处方量为甘草12g，黄芩9g，干姜9g，人参9g，半夏（洗）12g，大枣12枚，黄连3g。

【药物组成】甘草（炙）四两、黄芩三两、干姜三两、半夏（洗）半升、大枣（擘）十二枚、黄连一两。

【功能主治】益气和胃，消痞止呕。主治伤寒痞证。症见胃气虚弱，腹中雷鸣，下利，水谷不化，心下痞硬而满，干呕心烦不得安；狐惑病等。

【方义分析】本证为脾虚寒热互结之证；由于中焦脾胃虚弱导致中焦斡旋失司，枢机不利，故见心下痞硬而满；中焦气机壅滞，胃热气逆，客热上扰进而导致干呕、心烦不得安等证；脾寒气陷，不能正常运化水谷，故见下利，水谷不化，腹中雷鸣。治宜益气和胃，消痞止呕。

本方即半夏泻心汤加大炙甘草用量而成。该方加大甘草用量取和缓之意，是为君药，用甘草之甘温，补中益气缓急，和脾胃，脾胃之气复，则能生化气血，治痞之益甚；臣以半夏止呕降逆，和胃消痞，干姜辛温散寒以宣畅气机，使湿热之邪因气机畅通而退却；黄连、黄芩苦寒，清热燥湿，使脾胃不为湿热所侵；大枣补益中气，扶正祛邪，与甘草相伍，以补益脾胃之气，以达邪祛正复，共为佐药。诸药配伍，辛开苦降，益气和胃，止呕消痞。

配伍特点：苦寒泻邪而不峻，辛温温通而不散正气，辛开苦降，补而有序，和中固本。

【用法用量】

1.古代用法用量 上六味，以水一斗，煮取六升，去滓，再煎取三升，温服一升，日三服。

2.现代用法用量 以上六味，加水2000ml，煎至1200ml，去药渣，分3次服。温服，一日三次。

【药学研究】

1.资源评估 方中甘草、黄芩、干姜、半夏、大枣、黄连目前均以人工栽培为主。

甘草喜凉爽、干燥气候，喜光、耐旱、耐寒，对土壤适应性较强，甘草原野生于草原钙质土上，是抗盐性很强的植物，在我国北方地区分布广泛，主产于内蒙古、甘肃、宁夏、新疆，以内蒙鄂尔多斯的杭锦旗、阿拉善盟阿拉善旗及甘肃、宁夏所产品质最佳。

黄芩喜温暖凉爽气候，耐寒、耐旱、耐瘠，适宜生长在海拔500~1500m的山顶、山坡、林缘、路旁等向阳较干燥的地方，其产地区域主要分布于东北、华北、西南和部分华中的广大地区。主产于河北承德，山西、山东、东北、河南等地区，其中以河北承德质量最好，山西产量最大。

干姜喜温暖、湿润、荫蔽的气候环境，不耐寒，忌潮湿，怕强光直射。对土壤要求较严，适于在上层深厚、疏松、肥沃、排水良好的沙壤土至重壤土种植，在四川、贵州、广西、浙江、山东、湖北、广东、陕西等省气候温暖、湿润的亚热带气候区均有栽培。

半夏根浅喜肥、喜湿润、怕水涝，适宜在湿润肥沃、保水保肥力强、质地疏松、排灌良好的沙质壤土种植，目前半夏药材主产于四川、湖北、河南、贵州等省，并于甘肃天水建立半夏GAP示范种植基地。

枣树适应性强，喜光，耐热耐寒，抗旱抗涝，年降雨量在400~1000mm以上的地区均能栽种，最低温度-35℃时仍能安全越冬。对土壤的要求不高，砾质土、砂质土或黏质土，酸性土或碱性土都可栽培，但土壤含盐量不得超过0.3%，受害极限为0.32%~0.4%。由于枣的根系伸展范围宽，因此种植时，以土层深厚达1m以上砂质土或砾质土为佳。大枣在全国各地均有栽培，主产于河南灵宝、山东、河北、四川、贵州、山西、甘肃等地。以山东产量最大，销全国并出口，其他产地多自产自销。

黄连喜高寒冷凉的环境，喜阴湿、忌强光直射和高温干燥。栽培时宜选海拔1400~1700m半阴半阳的缓坡地最为适宜，以土层深厚、肥沃、疏松、排水良好、富含腐殖质的壤土和沙壤土为好，黄连主产于重庆石柱县，四川洪雅、峨眉等地，湖北、陕西、甘肃等地亦产，主要为栽培品，野生已多不见，为商品黄连的主要来源。雅连主产于四川洪雅、峨眉山等地，为栽培品，极少野生。云连主产于云南德钦、碧江及西藏东南部，多为野生，现有少量栽培。

2.制剂研究

2.1 制备方法 原文载：上六味以水一斗，煮取六升，去滓，再煎取三升。东汉时期一升约合200ml，汉代张仲景遵其用量，因此制备方法为取本方，粉碎粒度为过4目筛，加水2000ml，煎煮至1200ml。由于历史朝代更迭，度量衡差异较大，《伤寒论》中的甘草泻心汤沿用东汉度量衡，则其总药量大约为205g，其加水量为总药量的8倍，药液煎至总药量的2倍，在实际煎煮中，应结合现代临床煎药机构煎煮规范来规范研究中药复方制剂。

2.2 制备工艺 原方是汤剂，现代有报道从甘草中提取出的光甘草定现有制剂有软膏、脂质体等；①光甘草定软膏：通过改良Franz垂直扩散池考察光甘草定的透皮吸收性能，以高效液相色谱法测定光甘草定含量，以考察氢化胡椒碱、氮酮、冰片对光甘草定透皮吸收的影响。结果显示，不同的促渗剂对光甘草定均有促渗作用，并且0.04%氢化胡椒碱为透皮促渗剂对光甘草定体外透皮吸收效果最佳，可促进光甘草定快速有效的渗透[1]；②光甘草定脂质体：采用透析袋法和Franz扩散池法考察了光甘草定纳米脂质体和纳米结构脂质载体体外释放及透皮行为。结果显示，光甘草定纳米脂质体的释放速度及释放量低于纳米结构脂质载体，但皮肤透过量和滞留量显著高于后者，表明纳米脂质体能有效促进光甘草定的透皮吸收和皮肤滞留[2]。

3.质量控制

该方含有生物碱、黄酮、多糖等物质，可以将其作为质量控制的指标。现有文献报道按照古籍中记载的煎煮方法制备甘草泻心汤水煎液，采用HPLC法建立了甘草泻心汤水煎液的指纹图谱，同时对其多成分含量进行了测定[3]。

【药理研究】

1.药效作用

根据甘草泻心汤的功能主治进行了药效学研究，主要具有调节胃黏膜分泌、抗反流性食管炎、抗溃疡性结肠炎、抗口腔溃疡、保护肝脏、增强机体免疫力及提高抗缺氧能力等作用。

1.1 与功能主治相关的药理作用

1.1.1 调节胃黏液分泌作用 甘草泻心汤给药剂量为生药1g/ml，按成人用量7倍给药，每天2

次，连续5天，能降低正常大鼠胃黏液分泌量[4]；甘草泻心汤给药剂量为生药1g/ml，按成人用量7倍给药，每天2次，连续5天，随半夏、黄芩、黄连剂量的增加，大鼠胃黏液分泌抑制作用增强；随党参、干姜剂量的增加，大鼠胃黏液分泌促进作用增强 通过改变单味药物的剂量，可以促进和调节甘草泻心汤促胃黏液分泌作用的效应[5]。

1.1.2 抗反流性食管炎作用 甘草泻心汤给药剂量为生药1g/ml，按人用药剂量的10倍，连续三周，能增厚食管壁，扩张食管壁下段，可以明显改善反流性食管模型大鼠食管黏膜损伤程度，显著提高食管局部抗氧化能力；且食管炎性细胞浸润、鳞状上皮过度增生、固有层乳头延伸等组织病理改变有不同程度减轻[6]。

1.1.3 抗溃疡性结肠炎作用 甘草泻心汤给药剂量为每次200ml，浓度为生药0.248g/ml，早晚两次，连续给药3个月，可调整复发性溃疡性结肠炎患者的肠道菌群的失调状态、可减少血清中IL-6的水平；能使血清中的抗炎因子IL-10上升[7]。

1.1.4 抗口腔溃疡作用 甘草泻心汤给药剂量为100ml/kg，浓度每天2次，连续给药20天，可改善大鼠复发性阿弗他溃疡模型T淋巴细胞亚群失衡，升高CD4$^+$细胞和CD4$^+$/CD8$^+$比值，使CD8$^+$细胞数量及一氧化碳（NO）及一氧化氮合酶（NOS）水平下降[8]。

1.2 其他药理作用

1.2.1 对肝损伤的保护作用 甘草泻心汤能减轻CCl$_4$和扑热息痛所致小白鼠急性肝损伤，增强肝脏解毒功能[9]。

1.2.2 增强机体免疫机能和提高抗缺氧能力 甘草泻心汤20、10g/kg剂量组均可增高小鼠脾指数，20g/kg剂量组还增高胸腺指数并提高吞噬细胞的吞噬率；30、15g/kg剂量组均延长小鼠常压缺氧下的生存时间[10]。

2. 安全性评价 甘草泻心汤中含有毒性中药半夏，其毒性成分主要包括半夏毒针晶和半夏凝集素蛋白，有肝毒性和消化道毒性[11]。甘草泻心汤中半夏为水洗，即反复用热水洗去生半夏表面的毒性涎滑物质，现代研究显示用4倍量80℃热水反复清洗半夏10次，至水清澈无杂质，可明显降低毒性，说明古时的水洗法较为可靠安全。后面进行新药开发时建议：一是后续安全性评价要按照GLP规范进行相关研究；二是可在甘草泻心汤中采用不同炮制品的半夏（生半夏、法半夏、姜半夏、清半夏）进行安全性评价，以评估采用何种半夏的甘草泻心汤安全性更高。

3. 体内过程 干姜姜辣素部位（含量为87.07%），予脾胃虚寒模型大鼠给药体积为400ml/kg，连续给药6天，采用UPLC-MS法发现6-姜酚、8-姜酚、10-姜酚、姜酮在脾胃虚寒大鼠的组织分布中对胃、小肠、大肠、肝、肺具有明显的趋向性，在胃组织中的药时曲线下面积［mg/（L·min）］、达峰时间（min）、峰浓度（mg/L）、表观清除率［L/（min·kg）］分别为：2836.28、40、19.830、0.141；在小肠组织中的药时曲线下面积［mg/（L·min）］、达峰时间（min）、峰浓度（mg/L）、表观清除率［L/（min·kg）］分别为：179.93、20、2.127、2.223；在大肠组织中的药时曲线下面积［mg/（L·min）］、达峰时间（min）、峰浓度（mg/L）、表观清除率［L/（min·kg）］分别为：109.89、90、0.408、3.640；在肝组织中的药时曲线下面积［mg/（L·min）］、达峰时间（min）、峰浓度（mg/L）、表观清除率［L/（min·kg）］分别为：29.88、20、0.395、13.385；在肺组织中的药时曲线下面积［mg/（L·min）］、达峰时间（min）、峰浓度（mg/L）、表观清除率［L/（min·kg）］分别为：30.39、20、0.205、13.160[12]。

【临床应用】

1. 临床常用

1.1 临床主治病证 甘草泻心汤常用于治疗伤寒痞证，临床表现主要为胃气虚弱，腹中雷鸣，下利，水谷不化，心下痞硬而满，干呕心烦不得安等症，临床应用以心下痞满而硬，舌苔老黄，脉滑而疾为辨证要点。

1.1.1 呕恶呃逆 治疗伤寒痞证兼有恶心嗳

气者，加竹茹、柿蒂。治疗干呕兼有反酸者，加海螵蛸；胃脘痛甚者，加延胡索、川楝子；呕吐腹满甚者，加代赭石、莱菔子、枳实；纳差者加陈皮、砂仁；腹泻便溏者，炮姜易干姜6g，加焦山楂。

1.1.2 其他

心下痞满而硬兼有舌红少苔、脉细数等阴虚者，去党参、干姜，加石斛、北沙参、麦冬；痞满而兼有食积者，加山楂叶、枳壳、神曲等；湿热下利兼生虫者去人参，大枣减至5枚。

1.2 名家名师名医应用

狐惑病　中医专家黄煌用甘草泻心汤治疗狐惑病，治当滋阴清热，凉血解毒，方药组成为甘草泻心汤（炙甘草20g，黄连5g，黄芩15g，姜制半夏10g，干姜10g，党参15g，大枣20g）[13]。

2.临床新用

甘草泻心汤在临床上广泛用于治疗消化系统疾病、神经系统疾病、免疫系统疾病、内分泌疾病、口腔疾病、皮肤性病等，尤其对反流性食管炎、慢性萎缩性胃炎、胃切除并发残胃炎、伪膜性肠炎、功能性消化不良、腹泻、原发性失眠症、白塞综合征、糖尿病胃轻瘫、溃疡性结肠炎肠道菌群失调、口腔溃疡、生殖器疱疹等疗效显著。

2.1 消化系统

2.1.1 反流性食管炎

将72例反流性食管炎患者分为研究组和对照组，各36例，对照组予奥美拉唑肠溶胶囊和多潘立酮治疗，研究组在对照组基础上用甘草泻心汤治疗，药物组成：清半夏30g，黄芩10g，黄连3g，干姜12g，党参12g，炙甘草30g，大枣5枚，每次150ml，每日2次，餐前30分钟温服；两组均以1个月为1个疗程；结果显示，研究组总有效率为94.44%；对照组总有效率为72.22%；研究组复发率为8.82%，对照组为19.2%[14]。

2.1.2 慢性萎缩性胃炎

将120例慢性萎缩性胃炎患者随机分为研究组62例和对照组58例，对照组用阿莫西林、克拉霉素和多潘立酮治疗，30天为1个疗程，予以3个疗程。研究组服用甘草泻心汤治疗，疗程同对照组，组方为：甘草10g，法半夏12g，黄芩15g，黄连10g，党参30g，黄芪30g，山药15g，柴胡15g，每日1剂，水煎分3次饭后1小时服用。结果显示，研究组总有效率为87.1%，对照组总有效率为65.52%；研究组在改善慢性炎症、腺体萎缩、肠化生、不典型增生上总有效率为90.32%，对照组为68.97%[15]。

2.1.3 胃切除后并发残胃炎

将94例胃切除后并发残胃炎患者随机分为研究组48例，对照组46例；对照组予以吗叮啉10mg 3次/天，氢氧化铝凝胶10ml，每日3次。1月为1个疗程，连服2个疗程；研究组予以甘草泻心汤口服，组方如下：炙甘草、半夏、大枣各12g，干姜、黄芩、人参各9g，黄连3g，水煎，1剂/天，每日分两次餐前30分钟服用，治疗5个疗程，每个疗程10天。结果显示，研究组总有效率为91.67%，对照组总有效率为76.09%[16]。

2.1.4 伪膜性肠炎

将60例伪膜性肠炎患者随机分为研究组和对照组，各30例。2组均停用一切抗生素及抑制肠蠕动药物。对照组静滴甲硝唑7天，研究组在此治疗基础上加用甘草泻心汤，组方为：炙甘草24g，黄芩18g，干姜18g，法半夏20g，大枣6枚，黄连6g，餐前1小时口服100ml，每日3次，7天为1个疗程。1个疗程结束后，结果显示，研究组总有效率为93.33%；对照组总有效率为80.00%[17]。

2.1.5 功能性消化不良

选择86例功能性消化不良患者随机分为研究组和对照组，各组43例。对照组患者口服西沙比利片10mg，1天3次，饭前30分钟服，治疗3周。研究组予以甘草泻心汤，方药组成：甘草9g（炙）、黄芩9g、干姜9g、半夏9g（洗）、大枣12枚（擘）、黄连3g。每天1剂，水煎2次，分早晚服用，治疗周期为3周。结果显示，研究组总有效率为90.7%，对照组总有效率为72.1%[18]。

2.2 神经系统

原发性失眠症　取68例原发性失眠症患者随机分为研究组和对照组，各组34例。对照组予以阿普唑仑治疗，研究组予以甘草泻心汤加味，组方为：甘草10g、党参10g、黄芩6g、黄连6g、干姜6g、半夏6g、大枣4枚，早晚分服，给药12周。结果显示，研究组总有效率为85.29%，对照组总有效率为79.41%[19]。

2.3 免疫系统

白塞综合征 将60例白塞病患者随机分为研究组和对照组，研究组32例，对照组28例。对照组口服强的松10mg，每日2次，硫唑嘌呤100mg，每日1次，病情稳定后减量，每两周减5mg，维持量为5mg/d；研究组予以口服甘草泻心汤，组方如下：生甘草30g，黄芩25g，人参25g，干姜25g，大枣15g，半夏30g，水煎服，1剂/天，每次200ml，2次/天，同时前后阴蚀烂用苦参汤熏洗，均2个月为1个疗程。结果显示，研究组总有效率为94.10%；对照组总有效率为71.43%[20]。

2.4 内分泌系统

2.4.1 糖尿病胃轻瘫 将62例糖尿病胃轻瘫患者随机分为研究组和对照组各31例。对照组口服枸橼酸莫沙必利；研究组在对照组的基础上加用甘草泻心汤加减治疗，组方如下：姜半夏10g，陈皮10g，黄芩6g，党参10g，干姜6g，黄连4g，大枣10g，炙甘草10g，炒枳壳10g，茯苓15g，山药30g，日1剂，分2次温服，疗程均为30天。结果显示，研究组总有效率为90.3%，对照组总有效率为64.5%[21]。

2.4.2 溃疡性结肠炎肠道菌群失调 将60例溃疡性结肠炎患者随机分为研究组和对照组，各组30例。对照组给予口服美沙拉嗪肠溶片，4次/天，4片/次（共1g）治疗；研究组在对照组基础上加服甘草泻心汤，方药组成如下：甘草（炙）12g，黄芩、党参10g，半夏（姜）9g，干姜6g，黄连3g，大枣10g，早晚2次，150ml/次，餐后1小时温服，连服8周。结果显示，研究组总有效率为93.3%，对照组总有效率为66.7%[22]。

2.5 口腔疾病

2.5.1 复发性阿弗他溃疡 将103例复发性阿弗他溃疡患者随机分为研究组51例和对照组52例。对照组用维生素B_{12}及维生素C，同时加用锡类散外敷，研究组以甘草泻心汤为主方煎服，方药组成如下：炙甘草6g，生甘草6g，党参10g，黄连6g，黄芩9g，半夏10g，干姜6g，大枣5枚，早晚温服，7剂为1个疗程，连服4个疗程。结果显示，研究组口总有效率为96.08%，对照组总有效率为63.46%[23]。

2.5.2 预防化疗所致口腔溃疡 将60例即将接受化疗的肿瘤患者随机分为研究组和对照组各30例，对照组用复方洗必泰含漱液漱口，研究组用甘草泻心汤加减方漱口及口服，组方如下：炙甘草、枸杞子各30g，太子参、生地黄、川牛膝各15g，玄参、连翘、黄芩各12g，制半夏、黄柏各10g，黄连、干姜各6g，大枣12枚，每天1剂，水煎服，每剂取药汁400ml，分早晚2次，每次50ml漱口、150ml口服。2组均于化疗前1天开始用药物干预。结果显示，研究组口腔溃疡发生率为33.3%，对照组发生率为83.3%[24]。

2.5.3 艾滋病口腔溃疡 将100例艾滋病口腔溃疡患者随机分为研究组和对照组，研究组60例，对照组40例；对照组服用抗机会性感染西药；研究组予以甘草泻心汤配合益艾康胶囊，组方如下：甘草20g，制半夏20g，黄芩10g，黄连10g等，日1剂，水煎，早、晚饭后服（女性月经期停服），7天为1个疗程。结果显示，研究组总有效率为90%，对照组总有效率为60%[25]。

2.6 皮肤性病

生殖器疱疹 将80例复发性生殖器疱疹患者随机分为研究组和对照组，各组40例。对照组服泛昔洛韦片，研究组以甘草泻心汤为主方煎服，药物组成如下：炙甘草、党参各15g，黄芩、大枣各10g，半夏6g，黄连5g及干姜3g，水煎服，每日2次；2组均用药3个月。结果显示，研究组有效率为77.5%，对照组有效率为50.0%[26]。

【使用注意】某些患者服药后，可能会出现胃部反酸的情况，也有少量患者服药后会出现腹部有发胀的感觉，个别患者服药后会出现血压升高的情况，孕妇不宜服用，以免引起胎盘不稳，造成胎儿流产；儿童不宜服用此药，以免影响生长发育；老年患者需要在医嘱下服用，以免用药过量对身体造成影响。

【按语】

1.关于《伤寒论》甘草泻心汤原方中有无人参的讨论 《伤寒杂病论》大约成书约于晚东汉时期，其著作流传两汉期间，因历代战争冲突不断、社会剧烈动荡，从而又导致该书原著大量散失较为严重，析书分为有《伤寒论》《金匮玉函经》刻本，还有《金匮玉涵要略方》抄本等三种版本并流传后世。内容简介然流传至今，对"原方中是否有人参"一说依旧无统一说法。

按照宋本与《伤寒论》书中所据记载，甘草泻心汤处方中本无人参一说，有医家认为张仲景在《伤寒论》诸方加减中，只要有心烦就会去人参、半夏，因本方证中有"干呕"故不去半夏，然"心烦"便要去掉人参，而《千金方》《外台秘要》《金匮要略》中加人参的原因是无心烦这一症状，故认为原方中无人参不归于抄错之失。

然而在《金匮玉函经》中还载有黄芩半夏人参汤方（黄芩、人参、桂枝、干姜各二两、半夏半升、大枣十二枚），理中汤（干姜、人参、白术、甘草）合人参黄芩汤，去桂枝、参、白术，加黄连后，所含药物与半夏泻心汤药味基本一致，加生姜即成生姜泻心汤，从而证明黄芩人参汤与人参黄芩汤为同方异名，由此也进一步证实甘草泻心汤中包含人参[27]。

2.三首泻心汤的比较 三个泻心汤即分为半夏泻心汤、生姜泻心汤、甘草泻心汤。

半夏泻心汤由半夏、黄连、黄芩、干姜、炙甘草、人参、大枣组成，具有燥湿行气调运和补胃肝脾，寒热虚实平调，消化胸中痞阻散结和止泻呕吐的功效，其主治由各类病因寒热错杂所导致胸腹之痞证。一般表现为心脐下腹隐痞，但腹中闷满腹胀而不痛，或可伴有泄泻呕吐，肠中鸣而下利，舌苔微黄而腻。

生姜泻心汤即是以半夏泻心汤方减去干姜二两，加生姜四两所得。方中重用生姜，取其理气功能和中胃气而降逆，宣散胸中水气行降逆之功，又可清消胸胁中膈痞满，配合半夏以达辛开苦降、补益脾胃、调和阴阳之功效，用于治疗中

焦水热互相搏结积聚，脾胃升降功能失常所导致的气滞胸膈而见痞闷之证。

甘草泻心汤即为半夏泻心汤重用炙甘草，方中加重炙甘草用量以调缓中焦补虚，再配合辛开苦降的药物，用于治疗因胃气虚弱，寒热错杂而导致的痞证。

从临床应用及证候分析来说，这三首泻心汤常被用来治疗各种胃肠疾病。半夏泻心汤的证候表现仅为心下痞；生姜泻心汤证则是在此基础上出现心下痞而硬，干哕，口中异味，肠鸣较频繁且伴有下利等证候；甘草泻心汤则是半夏泻心汤证的基础上出现在了心下痞硬且胀满，干呕，心烦不得安，肠鸣下利较为频繁等证候。

参考文献

［1］王艳，叶柳青，刘园园，等.氢化胡椒碱对光甘草定软膏透皮渗透性的影响［J］.天津中医药，2016，33（3）：177-181.

［2］李霞.神经酰胺ⅢB纳米脂质体和光甘草定纳米脂质体的制备及透皮给药研究［D］.武汉：华中科技大学，2016.

［3］何颖，涂正伟，邹爱英，等.HPLC-QTOF/MS法鉴定甘草泻心汤中化学成分［J］.现代药物与临床，2021，36（11）：2246-2254.

［4］高艳青，司银楚，尚景盛，等.三种泻心汤及其类方不同配伍对正常大鼠胃粘液成分的影响［J］.中成药，2005，28（1）：73-78.

［5］宋小莉，牛欣，司银楚.基于BP神经网络的半夏、生姜、甘草三泻心汤配伍研究［J］.中国临床药理学与治疗学，2005，10（5）：527-531.

［6］刘晓霓，高艳青，司银楚，等.半夏泻心汤及类方治疗反流性食管炎作用机理的研究［J］.中医药学刊，2004，23（3）：423-432.

［7］赵秋枫，王实，夏亮.甘草泻心汤治疗复发性溃疡性结肠炎临床观察及其对肠道菌群和血清白介素6、10的影响［J］.中华中医药学刊，2013，31（4）：944-946.

［8］胡渝芳，张永忠.甘草泻心汤灌胃对大鼠RAU模型外周血T淋巴细胞亚群的影响［J］.辽宁

医学杂志，2008，44（3）：115-116.

[9] 赵江宁，龚传美，宋忆菊，等.甘草泻心汤对实验性肝损伤的保护作用 [J].中药药理与临床，1998，14（5）：14-15.

[10] 张守峰，郝莉萍，龚传美，等.甘草泻心汤对小鼠的免疫机能和常压缺氧耐受力的影响 [J].中药药理与临床，1997，13（2）：13-14.

[11] 黄凤英，高健美，龚其海.半夏药理作用及其毒性研究进展 [J].天然产物研究与开发，2020，32（10）：1773-1781.

[12] 渠柳，杨淑，马开，等.基于脾胃虚寒模型的生姜、干姜、炮姜姜辣素部位组织分布与归经的相关性研究 [J].世界中医药，2020，15（21）：3199-3222.

[13] 黄煌.黄煌经方医话 [J].中国家庭医生（健康养生），2018，35（6）：78.

[14] 范爱香.甘草泻心汤治疗反流性食管炎36例 [J].中医研究，2009，22（12）：19-20.

[15] 苏修辉.甘草泻心汤加减治疗慢性萎缩性胃炎62例临床观察 [J].长春中医药大学学报，2009，25（6）：859-860.

[16] 庄洪顺.甘草泻心汤治疗胃虚痞结型残胃炎48例临床疗效分析 [J].中医临床研究，2011，3（22）：63，66.

[17] 赵翠丽，蔡智刚，邓鸣.甘草泻心汤加味治疗伪膜性肠炎疗效观察 [J].中国中医急症，2013，22（1）：117-118.

[18] 易跃华.甘草泻心汤治疗寒热错杂型功能性消化不良临床疗效观察 [J].中外医疗，2011，

30（3）：112-113.

[19] 朱弋黔，唐荣芬.甘草泻心汤加味治疗中年失眠症的疗效观察 [J].内蒙古中医药，2012，31（4）：16-17.

[20] 林永.甘草泻心汤加味配合苦参汤外洗治疗白塞病32例 [J].现代中医药，2011，31（1）：21-22.

[21] 李春桂，苗桂珍，王立强.甘草泻心汤联合枸橼酸莫沙必利治疗糖尿病胃轻瘫的临床观察 [J].河北中医，2009，31（12）：1816-1818.

[22] 沈灵娜，刘军，钱赟达，等.甘草泻心汤联合美沙拉嗪对溃疡性结肠炎患者疗效及肠道菌群和血清炎症因子水平的影响 [J].中国中西医结合消化杂志，2021，29（7）：474-478.

[23] 张连东，裴新军.甘草泻心汤加减治疗复发性阿弗他溃疡临床观察 [J].辽宁中医药大学学报，2012，14（5）：27-28.

[24] 胡爱群.甘草泻心汤加减方预防化疗所致口腔溃疡临床观察 [J].新中医，2012，44（8）：69-70.

[25] 靳华，李长坡，张明利.益艾康胶囊合甘草泻心汤治疗艾滋病口腔溃疡临床观察 [J].中医学报，2010，25（3）：383-384.

[26] 覃永健，胡赛升.经方甘草泻心汤治疗复发性生殖器疱疹的疗效观察 [J].中国康复，2011，26（6）：437-438.

[27] 石可金，张琦.经典名方甘草泻心汤组用药考究及临床应用概况 [J].辽宁中医药大学学报，2022，24（4）：89-96.

黄连汤

汉《伤寒论》

Huanglian Tang

【概述】黄连汤之名首见于东汉张仲景《伤寒论·辨太阳病脉证并治》，由半夏泻心汤去黄芩加桂枝而成，原方组成为黄连三两，甘草三两（炙），干姜三两，桂枝三两（去皮），人参二两，半夏半升（洗），大枣十二枚（擘），此方平调寒热，和胃降逆，主治上热下寒证。上热指热在胃

脘胸膈，下寒指寒在脾肠脐腹，邪热在上，胃气上逆，故呕吐，寒邪在下，脾伤寒凝，故腹中痛。上热宜苦降，下寒宜辛通，故用黄连汤治疗。黄连汤具有保护胃黏膜的药理作用，现代临床常应用于消化系统疾病及妇科疾病，用于治疗胃炎、胃溃疡、反流性食管炎、胃癌、乙型肝炎，尤其对胃炎胃溃疡等消化系统疾病疗效确切。

【历史沿革】

1.原方论述　汉代张仲景《伤寒论》载："伤寒胸中有热，胃中有邪气，腹中痛，欲呕吐者，黄连汤主之"。该方组成：黄连三两，甘草三两（炙），干姜三两，桂枝三两（去皮），人参二两，半夏半升（洗），大枣十二枚（擘）。上七味，以水一斗，煮取六升，去滓，温服，昼三夜二。

2.后世发挥　自黄连汤成方至清朝末年，后世医家对黄连汤进行了充分挖掘、整理、传承与发挥，介绍如下。

2.1 和解少阳论　清代张志聪《伤寒论集注》载："此言少阳主三焦之气，游行于上中下而不并合于太阳也。伤寒胸中有热，病在上焦也。胃中有邪气，病在中焦也。腹中有痛，病在下焦也。夫三焦部署并出于胃，欲呕吐者，气机上升而欲出也。用黄连、桂枝清散三焦之邪热。人参、半夏、甘草、姜、枣以资其中土焉。"清代吴坤安《伤寒指掌》载："此寒热相持于内，故用姜连以和里，胃中寒邪尚可外达，故用桂枝以和表。此仍不离少阳之和法。"清代陈修园《伤寒真方歌括》载："此症虽无寒热往来于外，而有寒热相搏于中，所以寒热攻补并用，仍不杂少阳和解法也。"

2.2 和解阳明论　清代汪昂《医方集解》载："此汤与小柴胡汤同意，以桂枝易柴胡，黄连易黄芩，以干姜易生姜，余药同，皆和解之意。但小柴胡汤属少阳药，此汤属太阳阳明药也……此足阳明药也。黄连苦寒泄热以降阳，姜、桂辛温除寒以升阴，人参助正祛邪，半夏和胃止呕，甘草、大枣调中止痛。上中二焦寒热交战，以此和解之。"

2.3 清心包热论　清代唐容川《伤寒论浅注补正》载："此证惟心包有热，其余胃中、腹中、大小肠皆有寒气，故只用黄连一味，清心包之热，而其余则皆治寒也。"

3.同名异方　黄连汤同名异方分析见表12-1。

表12-1　黄连汤同名异方分析表

朝代	作者	出处	药物组成	功能主治	制法及用法	变化情况（与原方比较）
唐	孙思邈	《千金翼方》卷十五	黄连四两，黄柏四两，栀子十五枚（擘），阿胶一两（炙），干姜二两，芍药二两，石榴皮二两	主治时行兼有客热，下血痢不止而烦者	上㕮咀，以水一斗，煮取三升，分三服	仅有黄连、干姜与《伤寒论》之黄连汤相同，功效与原方不同。原方重在平调寒热，该方为清热止痢
唐	王焘	《外台秘要》卷六引《删繁方》	黄连四两，黄柏三两，当归三两，厚朴二两，石榴皮四两，干姜三两，地榆四两，阿胶四两	主治中焦洞泄下痢。或因霍乱后泻黄白无度，腹中虚痛		该方明确标明引自《删繁方》，仅黄连、干姜与《伤寒论》之黄连汤相同，其余药味均不同，功效亦不同。该方组成及功效与《千金翼方》之黄连汤相似，方中未提及具体的煎煮方法
唐	王焘	《外台秘要》卷二十五引《深师方》	黄连二两，黄柏二两，干姜二两，石榴皮二两，阿胶（炙）二两，甘草一两（炙）	主治赤白下痢	以水七升，煮取二升，分为三服	该方明确标明引自《深师方》，仅黄连、干姜、甘草与《伤寒论》之黄连汤相同，其余药味均不同，功效亦不同
唐	昝殷	《经效产宝》	黄连八分，厚朴（制）六分，阿胶（炙）六分，当归六分，艾叶四分，黄柏四分，干姜五分	主治妊娠下痢赤白，脓血不止		仅黄连、干姜与《伤寒论》之黄连汤相同，其余药味均不同，功效亦不同。方中未提及具体的煎煮方法

朝代	作者	出处	药物组成	功能主治	制法及用法	变化情况（与原方比较）
宋	庞安石	《伤寒总病论》卷四	黄连一两，橘皮一分，杏仁（麸炒）一分，枳实一分，麻黄一分，葛根一分，厚朴一分，甘草一分	主治冬温至夏发斑，咳而心闷，呕清汁，眼赤口疮，下部亦生疮，或自下痢	上咀，以水三升，煮取一升二合，去滓，温分减服。下痢先止，别当消息，小儿斟酌	仅黄连、甘草与《伤寒论》之黄连汤相同，其余药味均不同，功效亦不同
宋	王怀隐	《太平圣惠方》	黄连一两，麻黄根一两，甘草一两，狼牙一两，羌活一两，桑枝一两，白矾一两	主治背疮毒肿，焮烂疼痛	每用二两，加葱白五茎，以水五升，煎至二升，去滓，用软帛趁热搵药水更番淋揭患处，水冷即止	该方为外用方，仅黄连、甘草与《伤寒论》之黄连汤相同，其余药味均不同，功效亦不同
宋	太医院	《圣济总录》	黄连（去须，炒）一两，大黄（剉，炒）三分，大青三分，升麻三分，黄芩（去黑心）三分，甘草（炙，剉）三分	主治伤寒后口舌生疮	每服五钱匕，水一盏半，煎至八分，去滓，食后温服	仅黄连、甘草与《伤寒论》之黄连汤相同，其余药味均不同，功效亦不同
元	王冰	《元和纪用经》	黄连一两，白芍药一两，吴萸（炒）一两	主治老小泄泻，赤白带下	上咀。分八服，每服以水一升半，煮一升许，投阿胶一分，再煮胶消，去滓，分三次温服	仅黄连与《伤寒论》之黄连汤相同，其余药味均不同，功效亦不同
明	朱橚	《普济方》	黄连（去须）一钱，黄芩一钱，赤茯苓（去皮）一钱，麦门冬（去心）一钱，升麻一钱	主治胆热口苦，神昏多睡，左手关脉实大	每服三钱，水一盏，煎至七分，去滓，食后温服	该方明确标明引自《护命》，仅黄连与《伤寒论》之黄连汤相同，其余药味均不同，功效亦不同
明	朱橚	《普济方》	干姜（净洗）、黄连半两、杏仁半两	主治暴赤眼	绵包之，沸汤泡，闭目乘热洗之	该方明确标明引自《选奇方》，为外用方，仅黄连、干姜与《伤寒论》之黄连汤相同，其余药味均不同，功效亦不同
明	朱橚	《普济方》	黄连（去须，炒）一两，黄芩（去黑心）三分，栀子仁一分，阿胶（炙令燥）半两	主治伤寒热病愈后，下痢脓血不止	每服三钱，以水一盏，煎至六分，去滓，食前温服	该方明确标明引自《活人书》，仅黄连与《伤寒论》之黄连汤相同，其余药味均不同，功效亦不同
明	谈志远	《痘疹全书》卷下	麦冬、当归、黄柏、黄芩、黄芪、生地黄	主治痘疹发热，自汗多	水煎，去滓，调败蒲扇灰服	该方未提及药物的具体用量
清	沈金鳌	《杂病源流犀烛》	决明子、甘菊、川芎、元参、陈皮、黄连、细辛、甘草、薄荷、蔓荆子	主治风热壅珠，眼白红胀而痛	水煎服	方中未提及药物的具体用量及煎煮方法
清	景东旸	《嵩崖尊生》	白芍一钱二分，黄连一钱二分，当归一钱二分，大黄四分，淡桂二分，炙草八分	主治热毒下血，腹痛色鲜	水煎服，痛甚加木香、槟榔各一钱	仅黄连、桂枝、甘草与《伤寒论》之黄连汤相同，其余药味均不同，功效亦不同
清	施雯、严洁、洪炜	《盘珠集》	川连、侧柏、当归、香附（炒）、阿胶	主治痢疾，赤白脓血不止	米饮下	此方未提及药物的具体用量

【名方考证】

1.本草考证

1.1 黄连　"黄连"之名最早见于《神农本草经》。经考证，本方所用黄连为毛茛科黄连属植物黄连 Coptis chinensis Franch.、三角叶黄连 Coptis deltoidea C. Y. Cheng et Hsiao 或峨眉黄连 Coptis omeiensis（Chen）C. Y. Cheng 的干燥根茎。《中国药典》2020年版记载黄连为毛茛科植物黄连 Coptis chinensis Franch.、三角叶黄连 Coptis deltoidea C. Y. Cheng et Hsiao 或云连 Coptis teeta Wall. 的干燥根茎。

1.2 甘草　"甘草"之名最早见于《神农本草经》。经考证，本方所用甘草为豆科植物甘草 Glycyrrhiza uralensis Fisch. 的干燥根和根茎。《中国药典》2020年版甘草为豆科植物甘草 Glycyrrhiza uralensis Fisch.、胀果甘草 Glycyrrhiza inflata Bat. 或光果甘草 Glycyrrhiza glabra L. 的干燥根和根茎。

1.3 干姜　"干姜"之名最早见于《神农本草经》。经考证，本方所用干姜为姜科植物姜 Zingiber officinale Rose 的干燥块茎，与《中国药典》2020年版记载一致。

1.4 桂枝　"桂枝"最早见于《神农本草经》。经考证，本方所用桂枝为樟科植物樟属肉桂 Cinnamomum cassia Presl 的树枝之皮。《中国药典》2020年版载桂枝为樟科植物肉桂 Cinnamomum cassia Presl 的干燥嫩枝。

1.5 人参　"人参"之名最早见于《神农本草经》。经考证，本方所用人参为五加科植物人参 Panax ginseng C. A. Mey. 的干燥根和根茎，与《中国药典》2020年版记载一致。

1.6 半夏　"半夏"之名最早见于《神农本草经》。经考证，本方所用半夏为天南星科植物半夏 Pinellia ternata（Thunb.）Breit. 的干燥块茎，与《中国药典》2020年版记载一致。

1.7 大枣　"大枣"之名最早见于《神农本草经》。经考证，本方所用大枣为鼠李科植物枣 Ziziphus jujuba Mill. 的干燥成熟果实，与《中国药典》2020年版记载一致。

2.炮制考证

2.1 半夏　黄连汤中半夏的炮制方法为"洗"，即为水洗半夏。现代有法半夏、姜半夏、清半夏、京半夏、半夏曲五种炮制品，通过不同炮制方法降低毒性，生半夏常外用，法半夏、姜半夏、京半夏、半夏曲内服。

2.2 甘草　黄连汤中甘草的炮制方法为"炙"。汉代炙法为将药材举于火上熏烤，与现代清炒法比较接近。可参考《中华人民共和国药典》2020年版清炒法炮制。

2.3 其他　其他药物应为生品。

3.剂量考证

3.1 原方剂量　黄连三两，甘草三两（炙），干姜三两，桂枝三两（去皮），人参二两，半夏半升（洗），大枣十二枚（擘）。

3.2 折算剂量　陶弘景在《本草经集注》载："凡方云半夏一升者，洗竟，秤五两为正。"唐代药物1两合今之13.80g，故处方量为黄连、甘草、干姜、桂枝各41.40g，人参27.60g，半夏34.50g，大枣12枚。

3.3 现代剂量　黄连9g、甘草9g、干姜9g、桂枝9g，人参6g，半夏6g，大枣12枚。

【药物组成】黄连三两，甘草三两（炙），干姜三两，桂枝三两（去皮），人参二两，半夏半升（洗），大枣十二枚（擘）。

【功能主治】平调寒热，和胃降逆。主治上热下寒证。症见胸脘痞闷，烦热，气逆欲呕，腹中痛，或肠鸣泄泻，舌苔白滑，脉弦。

【方义分析】本病属上热下寒，升降失常之证。原为表邪传里，伤及脾胃而成。胸中有热，胃失和降，故胸痞烦热，气逆欲呕；中阳受损，寒滞于下，故腹痛，或肠鸣泄泻。治宜平调寒热，和胃降逆。

黄连汤为半夏泻心汤去黄芩加桂枝而成，善治上热下寒所致诸证。方中黄连苦寒，入心、肝、胃、大肠经，主清胸中之热，兼和胃气，是以为君。臣以干姜、桂枝辛散温通，共祛在下之寒，以止腹痛。佐以半夏既和胃降逆止呕，又宽胸散结消痞，与黄连、干姜、桂枝为伍温清并用，苦泻辛散，则寒热平调，呕止痛愈。再佐人参、大枣、甘草益气健脾，以复中州。甘草又调和诸药，缓急止痛，以为使药。全方合用，共奏平调寒热，和胃降逆之功效。

配伍特点：清上温下，辛开苦降，补泻同施，但以辛开温通为主。

【用法用量】

1.古代用法用量 上七味，以水一斗，煮取六升，去滓，温服，昼三服，夜二服。

2.现代用法用量 加水2000ml，煎煮至1200ml，去滓，分为5服。白天3服，夜晚2服。日服1剂。

【药学研究】

1.资源评估 方中黄连、甘草、干姜、桂枝、人参、半夏、大枣目前均以人工栽培为主。甘草被《国家重点保护野生动植物名录》列为国家Ⅱ级濒危重点保护植物，被《世界自然保护联盟濒危物种红色名录》（IUCN）评级为低危（LC）。

黄连喜高寒冷凉的环境，喜阴湿、忌强光直射和高温干燥，整个生长发育期需要6~7年，味连主产于重庆石柱县，四川洪雅、峨眉等地，湖北、陕西、甘肃等地亦产，主要为栽培品，野生已多不见，为商品黄连的主要来源，雅连主产于四川洪雅、峨眉等地，为栽培品，极少野生。云连主产于云南德钦、碧江及西藏东南部，多为野生，现有少量栽培。

甘草生于干旱沙地、河岸砂质地、山坡草地及盐渍化土壤中，生长周期3~5年，分布于东北、华北、西北各省区，道地产区与主产区基本一致，在新疆、甘肃、内蒙古、宁夏、山西等地。

干姜喜温暖、湿润、荫蔽的气候环境，不耐寒，忌潮湿，主产四川、贵州等地，以四川犍为最适宜干姜生产，为古今干姜主产地。

桂枝喜温暖、怕霜雪，生长周期为10~15年，主产于广西桂平、玉林、容县、平南、大瑶山、上思、宁明、贵县，广东德庆、信宜、茂名、肇庆、罗定，云南、福建、四川、浙江等地，以广西平南、苍梧，广东高要等最为适宜。

人参为多年生、长日照、阴生性草本植物，喜凉爽、耐严寒，喜湿润、怕干旱，野生人参主要分布于长白山脉和小兴安岭东南部的山林地带，资源稀少，现多栽培，主产于吉林抚松、集安、长白、靖宇、安图、通化、浑江、敦化、桦甸、舒兰，辽宁桓仁、宽甸、新宾、本溪、清原，黑龙江五常、尚志、东宁、宁安等地。

半夏生长的适宜温度为10~27℃，不耐旱，喜爱在湿度较高的土壤中生长，以半阴环境为宜，半夏在全国各地均可见，道地产区与主产区基本一致，在湖北、江苏、安徽等地。

大枣来源枣树，适应性强，喜光，耐热耐寒，抗旱抗涝，在全国各地均有栽培，主产于河南灵宝、山东、河北、四川、贵州、山西、甘肃等地。以山东产量最大，销全国并出口，其他产地多自产自销。

2.制剂研究 **制备方法** 原文载："上七味，以水一斗，煮取六升"。南北朝时期一斗约为10升，一升约合200ml，唐代孙思邈遵其用量，因此制备方法为取本方，加水2000ml，煎煮至1200ml。

由于历史朝代更迭，度量衡差异较大，《伤寒论》的黄连汤沿用东汉度量衡，则其总药量大约为193g，其加水量为总药量的10倍，药液煎至总药量的6倍，在实际煎煮中，应结合现代临床煎药机构煎煮规范来规范研究中药复方制剂。

3.质量控制 该方含有皂苷、生物碱等物质，可作为其质量控制的指标。现有文献报道运用UPLC测定黄连汤中有效成分的含量，不同的色谱条件所测得的含量有所区别，建立黄连汤水煎液的指纹图谱，并对其多种成分进行了测定[1-2]。

【药理研究】

1.药效作用 根据黄连汤的功能主治进行药效学研究，主要具有保护胃黏膜、改善肿瘤恶病质、降血糖等作用。

1.1 与功能主治相关的药理作用

保护胃黏膜 黄连汤给药剂量为生药11.00、5.48、2.74g/kg，连续4周，可降低化学刺激结合饥饱失常所致慢性非萎缩性胃炎大鼠模型血清炎性因子，上调胃组织 IκBα mRNA 表达，提高 IκBα 蛋白，下调 NF-κB mRNA 表达，降低 NF-κB 蛋白，不同程度改善胃黏膜损伤[3]。黄连汤浓缩至生药 1.65g/ml，给药剂量为 0.1ml/10g，连续 7 天，可提高冷束缚所致应激性胃黏膜损伤小鼠 TNF-α 和 IL-1β 的含量，增加小鼠肠道益生菌的相对丰度，维持胃肠道微生态稳定，修复胃黏膜损伤[4]。

1.2 其他药理作用

1.2.1 改善肿瘤恶病质 黄连汤可明显增加胰腺癌移植瘤模型小鼠体质量，延长游泳时间[5]。

1.2.2 降血糖 黄连汤可提高高糖高脂饮食结合链脲佐菌素诱导的 2 型糖尿病模型大鼠葡萄糖转运蛋白 4（GLUT4）、胰岛素受体（INSR）和丝裂原活化蛋白激酶 1（MAPK1）的基因和蛋白质表达水平，改善空腹血糖、血脂、胰岛素敏感性指数和胰岛素抵抗稳态模型评估等生化指标[6]。

2. 体内过程 黄连水煎液浓缩至生药 0.45g/ml，按 10ml/kg 灌胃大鼠，采用 UPLC-MS 同时测定黄连生物碱类成分在大鼠体内的组织分布，黄连碱、表小檗碱、小檗碱、药根碱、非洲防己碱、巴马汀成分在大鼠体内分布广泛，而降氧化北美黄连次碱、8-氧黄连碱、氧化小檗碱仅在肝及心/肾中检测到[7]。

盐酸小檗碱和黄连提取物（含小檗碱 22.05%）按盐酸小檗碱 0.199g/kg 的剂量，分别一次性灌胃家兔，采用 HPLC 色谱法发现，盐酸小檗碱的 $AUC_{0\to\infty}$、$AUC_{0\to t}$、C_{max}、$t_{1/2}$、T_{max} 分别为 2.819mg/（L·h）、3.314mg/（L·h）、2h、0.485mg/L、8.943h，黄连提取物的 $AUC_{0\to\infty}$、$AUC_{0\to t}$、C_{max}、$t_{1/2}$、T_{max} 分别为 4.095mg/（L·h）、4.908mg/（L·h）、1.25h、0.598mg/L、9.852h，黄连提取物中盐酸小檗碱在 1.25h 即达到血药浓度最大值，入血速度快于其单体，而且前者 $AUC_{0\to\infty}$、$AUC_{0\to t}$、C_{max}、$t_{1/2}$ 高于后者，T_{max} 也更短[8]。

黄连总生物碱（800mg/kg）灌胃给予大鼠，采用反相高效液相色谱法发现小檗碱有两个达峰时间，分别为 2、5h，灌胃 2h 后小檗碱血药浓度为 3.7mg/L，5h 后 2.8mg/L，黄连碱、巴马汀和药根碱血药浓度较低[9]。

【临床应用】

1. 临床常用

1.1 临床主治病证 黄连汤由半夏泻心汤化裁而来，寒温并用，辛开苦降，有清上温下、和胃降逆之功，常用于治疗上热下寒、寒热互阻之腹痛呕吐症。现代临床常用治疗胃中寒热不和之心下痞满，或痘疮热毒犯胃而腹痛者，或霍乱、疝瘕攻心腹痛，或妇人血气痛，呕而心烦者。

1.2 名家名师名医应用 胁痛国医大师何任常以黄连汤为基本方加减治疗胸闷胁痛，治当调畅气机、疏通中州，方药组成以黄连 6g，姜半夏 9g，甘草 6g，干姜 6g，桂枝 9g，太子参 12g，姜竹茹 12g，大枣 12 枚[10]。

2. 临床新用 黄连汤在临床上常应用于消化系统疾病，用于治疗胃炎、胃溃疡、反流性食管炎、胃癌、乙型肝炎，尤其对胃炎胃溃疡等疗效确切。

2.1 胃炎 将 70 例慢性非萎缩性胃炎患者分为对照组和研究组各 35 例。对照组给予奥美拉唑、左氧氟沙星、克拉霉素、胶体果胶铋胶囊治疗；研究组给予黄连汤（黄连、姜半夏、桂枝、党参、干姜、炙甘草各 10g，大枣 6 枚）加减治疗，1 剂/天，分 2 次，饭后 1 小时服用，连续 4 周。结果显示，对照组慢性非萎缩性胃炎患者幽门螺杆菌根除率为 43.75%，研究组为 75.76%[11]。

2.2 胃溃疡 将 100 例消化性溃疡患者分为对照组和研究组各 50 例。对照组给予奥美拉唑、克拉霉素、甲硝唑治疗；研究组给予黄连汤（黄连 5g，干姜、桂枝、法半夏、炙甘草各 10g，党参 30g，大枣 7 枚）加减治疗，1 剂/天，水煎取汁 300ml，分早、晚两次温服，30 天为 1 个疗程，连续治疗 2 个疗程。结果显示，对照组有效率为 78%，研究组有效率为 94%[12]。

2.3 反流性食管炎 将 86 例反流性食管炎患

者随机分为对照组和研究组各43例。对照组口服泮托拉唑钠肠溶胶囊，研究组在对照组基础上加用黄连汤（黄连8g，桂枝8g，党参10g，姜半夏15g，干姜10g，炙甘草6g，大枣20g）加减治疗，每日1剂，分早晚餐后30分钟服用，连续2周。结果显示，对照组总有效率为86.05%，研究组总有效率为95.35%[13]。

2.4 胃癌 将64例慢性胃炎患者分为对照组和研究组各32例。对照组给予卡培他滨联合多西他赛治疗；研究组在对照组基础上给予黄连汤（黄连、制半夏、干姜、桂枝、炙甘草、大枣等）加味治疗，21天为一个疗程，治疗2个疗程。结果显示，对照组有效率为37.5%，研究组有效率为59.38%[14]。

2.5 乙型肝炎 将85例乙型肝炎肝胃不和证患者分为对照组（35例）和研究组（50例）。对照组给予甘利欣、能量合剂等治疗，研究组在对照组基础上给予黄连汤加减（以黄连汤为主方，加茵陈30g，茯苓、白术、丹参各15g，陈皮、枳壳各10g等）治疗，1剂/天，早晚各服1次，每次100~200ml，1周为1个疗程，未达显效以上者服足2个疗程。结果显示，对照组有效率为71.43%，研究组有效率为96%[15]。

【使用注意】 本方仅治上热下寒之呕吐腹痛。若为气滞或食积等原因所致者，不宜使用本方。

【按语】

1.桂枝在方中的作用 黄连汤出自《伤寒论·辨太阳病脉证并治》，历代医家多认为桂枝在方中起到解表的作用，如清代钱潢《伤寒溯源集》载："用桂枝使阳气通行，兼解其未去之经邪也。"清代徐大椿《伤寒论类方》载："黄连汤乃表邪尚有一分未尽……故加桂枝一味以利表里。"也有认为方中桂枝与干姜配伍，发挥祛寒的作用，如清代尤怡《伤寒贯珠集》载："桂枝之甘温，以去下寒。"清代汪昂《医方集解·和解之剂第六》载："夫表里之邪，则用柴芩，用生姜之辛以散之；上下之邪，则用桂连，用干姜之辣以开之。"也有认为桂枝在方中作用为通阳化阴，如清代吕震名《伤寒寻源》载："用黄连

泻胸热，干姜散胃寒，复以半夏宽中而开结，佐以桂枝通阳而化阴[16]"。

2.方中桂枝是否为肉桂 桂枝始载于《伤寒杂病论》，桂枝之名始于唐代《新修本草》："其牡桂嫩枝皮，名为肉桂，亦名桂枝。""箇桂……小枝皮肉多……一名肉桂，一名桂枝，一名桂心。"可见唐代之前没有桂枝的记载，唐人认为肉桂、桂枝、桂心实际是一物三名。有推测《伤寒论》黄连汤中记载桂枝应为"桂皮"，因后人誊抄之时将"皮"误写为"支"[16]。

3.关于黄连汤的化裁 黄连汤、半夏泻心汤和小柴胡汤均出自《伤寒论》，均为和解之剂。黄连汤证病在上中下三焦，上热下寒，以腹痛、呕吐为主。与黄连汤相比，半夏泻心汤以黄芩易桂枝，黄连减量，人参增量，证在中焦脾胃，以呕吐、肠鸣泻下为主；小柴胡汤以柴胡易黄连，以黄芩易桂枝，以生姜代干姜，人参增量，证在少阳之半表半里，以寒热往来、胸胁苦满、心烦欲呕、不思饮食为主[17]。

参考文献

［1］赵志峰，邹婷，吴安，等.经典名方黄连汤UPLC指纹图谱及6种成分含量测定研究［J］.中国新药杂志，2020，29（24）：2859-2867.

［2］罗光芝，韩晓春，于婉晨，等.黄连汤中6种成分含量的UHPLC-MS/MS同时测定［J］.时珍国医国药，2019，30（5）：1119-1121.

［3］罗光芝，韩成恩，韩晓春，等.基于和法探讨黄连汤治疗慢性非萎缩性胃炎的机制［J］.中国实验方剂学杂志，2019，25（18）：36-42.

［4］ZHANG Q，GUO J J，YAU Y M，et al. Effect of Huanglian Decoction on the Intestinal Microbiome in Stress Ulcer（SU）Mice［J］.Evid Based Complement Alternat Med，2021，2021：3087270.

［5］史雯，陈信义，田劭丹，等.黄连汤与加味黄连汤对小鼠胰腺癌移植瘤的抑制作用［J］.湖南中医药大学学报，2022，42（4）：576-582.

［6］PAN L，LI Z，WANG Y，et al. Network

pharmacology and metabolomics study on the intervention of traditional Chinese medicine Huanglian Decoction in rats with type 2 diabetes mellitus[J]. J Ethnopharmacol, 2020, 258: 112842.

[7] 毕肖林, 王亚, 池玉梅, 等. 液-质联用研究黄连生物碱类成分在大鼠体内的组织分布[J]. 中药材, 2016, 39(8): 1849-53.

[8] 梅紫薇, 丁美红, 董莉, 等. 黄连提取物中盐酸小檗碱及其单体在家兔体内的药动学差异[J]. 中成药, 2017, 39(8): 1605-1608.

[9] 王亮, 叶小利, 李学刚, 等. 黄连生物碱在大鼠体内的代谢转化及分布[J]. 中国中药杂志, 2010, 35(15): 2017-2020.

[10] 何任运用黄连汤治疗胁痛案[J]. 光明中医, 2012, 27(2): 240.

[11] 于雷, 刘纳文, 陈重, 等. 黄连汤治疗幽门螺杆菌阳性脾虚湿热型慢性非萎缩性胃炎的疗效分析[J]. 中国慢性病预防与控制, 2020, 28(12): 921-923.

[12] 林益泉. 黄连汤加减治疗消化性溃疡50例的疗效观察[J]. 广西医学, 2006, 28(9): 1474-1475.

[13] 白员印. 加减黄连汤联合泮托拉唑肠溶胶囊治疗反流性食管炎效果观察[J]. 实用中医药杂志, 2021, 37(1): 78-79.

[14] 杨薇. 黄连汤加味联合化疗治疗胃癌的临床疗效观察[J]. 中国医药指南, 2013, 11(4): 616-617.

[15] 宋伟, 戚艳. 黄连汤加味治疗慢性乙型肝炎肝胃不和证50例[J]. 实用中西医结合临床, 2011, 11(1): 25-26.

[16] 马玉杰, 宋长恒, 程引, 等. 从"方证相应"探讨黄连汤组成[J]. 中国实验方剂学杂志, 2021, 27(18): 183-189.

[17] 陈梅, 王盼盼, 贾六金, 等. 黄连汤方义探析及临床应用[J]. 辽宁中医药大学学报, 2021, 23(5): 162-165.

当归四逆汤

汉《伤寒论》
Dangguisini Tang

【概述】当归四逆汤之名首见于东汉的张仲景《伤寒论》, 载其方药组成为:"当归三两, 桂枝三两(去皮), 芍药三两, 细辛三两, 大枣二十五枚(擘), 通草二两, 甘草二两(炙)", 具有温经散寒、养血通脉的功效, 主治血虚寒厥证。当归四逆汤为桂枝汤去生姜, 加当归、细辛、通草而成, 后世医家对当归四逆汤进行了充分的阐述和挖掘, 有认为当归四逆汤承袭桂枝汤解表之功, 助阳邪外解, 也有认为当归四逆汤具有祛寒止痢之效。目前有报道将当归四逆汤制成复方颗粒的制剂研究。当归四逆汤主要有抗炎、促进血液循环、抗心肌缺血、抗动脉硬化、降血糖、抑制子宫收缩、镇痛、解毒等药理作用, 临床多用于血虚感寒、寒凝经脉之证, 现代广泛应用于神经系统、内分泌系统、消化系统、皮肤科、骨科、风湿免疫科等各类疾病, 如用于治疗荨麻疹、硬皮病、冻疮、多形红斑、关节炎、肩周炎、腰椎间盘突出、冠心病、心绞痛、脑瘫、偏头痛、糖尿病、子宫内膜异位症、痛经、胃炎、雷诺病、类风湿关节炎等疗效显著。

【历史沿革】

1.原方论述 汉代张仲景《伤寒论》载:"手足厥寒, 脉细欲绝者, 当归四逆汤主之。"此方组成: 当归三两, 桂枝三两(去皮), 芍药三两, 细辛三两, 大枣二十五枚(擘), 通草二两, 甘草二两(炙)。上七味, 以水八升, 煮取三升,去滓，温服一升，日三服。

2. 后世发挥 自当归四逆汤成方至清朝末年，后世医家对当归四逆汤进行了充分挖掘、整理、传承与发挥，介绍如下。

2.1 助阳解表论 清代秦之桢《伤寒大白》载当归四逆汤："此方为治血虚伤寒发表者也。"伤寒气血充足，略一恶寒，即发热作汗。若气血虚，不能发热作汗，故恶寒厥冷，脉细欲绝，宛似阴症。家秘加川芎、葱白，助其通阳和阴，作汗外加解。清代徐大椿《伤寒论类方》载："此四逆耐太阳传经之邪，而表症尤未罢，阴阳气已虚，故用桂枝汤加当归、细辛温散，以和表里之阳也。"清代杨璿《伤寒瘟疫条辨》载："手足厥寒，脉细欲绝，似乎阴证之极，盖缘阳邪传入厥阴荣分，以本虚不能作热，故厥而脉细欲绝也。此为阴郁阳邪，故用桂枝、细辛以解表，白芍、甘草以泻热，当归以和厥阴之荣血，通草以通太阳之本府，使阳邪得从外解。"

2.2 祛寒止痢论 清代张璐《本经逢原》载："仲景治阳邪陷阴，手足厥寒，脉细欲绝，用当归四逆汤，于桂枝汤加当归、细辛、通草，以通其血脉。即下痢脉大，气不归附，亦用此汤以归附之。"清代姚球《伤寒经解》载："设脉大而兼浮革，浮则有表无里，革则水火相息，因而肠鸣，则为厥阴血枯虚寒之症。盖木气得寒气，邪正相搏而肠鸣也。故属当归四逆汤，养血而祛寒。"

2.3 补心养血论 历代医家认为当归四逆汤养血之功归于方中之当归、芍药、大枣、甘草、通草。明代医家张卿子的《张卿子伤寒论》与清代医家强健的《伤寒直指》阐述当归四逆汤时均引用《内经》："脉者，血之府也。诸血皆属于心，通脉者，必先补心益血。苦先入心，当归之苦以助心血。心苦缓，急食酸以收之，芍药之酸以收心气；肝急苦，急食甘以缓之，大枣、甘草、通草之甘以缓阴血。"

2.4 调和营卫论 清代费伯雄《医方论》载："厥阴为藏血之经，故当归四逆汤以和营为主，加桂枝、细辛以和卫，营卫和则厥自解矣。"

3. 同名异方 当归四逆汤同名异方分析见表13-1。

表13-1 当归四逆汤同名异方分析表

朝代	作者	出处	药物组成	功能主治	制法及用法	变化情况（与原方比较）
元	罗天益	《卫生宝鉴》卷十八	当归尾七分，附子（炮）、官桂、茴香（炒）、柴胡各五分，芍药四分，茯苓、延胡索、川楝子（酒煮）各三分，泽泻两分	主治疝气，脐腹冷痛，牵引腰胯	用水两盏半，煎至一盏，去滓，空腹时温服	该方所用药味与《伤寒论》之当归四逆汤有所不同，去除细辛、通草、甘草与大枣，增加附子、茴香、柴胡、茯苓、延胡索、川楝子、泽泻等药，增强原方温阳、止痛的作用
明	方贤	《奇效良方》	当归、桂枝、芍药、细辛，各二钱半，通草、甘草，各一钱半，大枣一枚	主治手足厥寒，脉细欲绝者	上作一服，水二钟，红枣一枚，煎至一钟，不拘时服	所用药味与《伤寒论》中当归四逆汤相同，但两者所使用的药量不同，该方大枣减至一枚
清	徐大椿	《医略六书》卷二十四	附子一钱半（炮），官桂一钱半，白芍一钱半（酒炒），柴胡五分，当归三钱，吴茱一钱（醋炒），楝子二钱（酒炒），小茴三钱（醋炒），泽泻一钱半	主治阳虚寒疝，脉紧细	水煎，去滓温服	所用药味与《卫生宝鉴》卷十八中当归四逆汤相似，增加吴茱萸一味，两者所使用的药量有所不同，功能主治相似
清	俞根	《重订通俗伤寒论》	全当归三钱，桂枝尖五分，北细辛三分（蜜炙），鲜葱白一个（切寸），生白芍三钱，清炙草五分，绛通草一钱，陈绍酒一瓢（冲）	主治手足厥寒，脉细欲绝	水煎，去滓温服	此方药味与《伤寒论》之当归四逆汤相似，去大枣，加葱白、绍酒，增强原方散寒通阳的作用

【名方考证】

1.**本草考证**

1.1 **当归** "当归"之名最早见于《神农本草经》。经考证，本方所用当归为伞形科植物当归 *Angelica sinensis*（Oliv.）Diels 的干燥根，与《中国药典》2020年版记载一致。

1.2 **桂枝** "桂枝"之名最早见于《伤寒杂病论》。经考证，本方所用桂枝为樟科植物肉桂 *Cinnamomum cassia* Presl 的树枝之皮。《中国药典》2020年版载桂枝为樟科植物肉桂 *Cinnamomum cassia* Presl 的干燥嫩枝。

1.3 **芍药** "芍药"之名最早见于《神农本草经》。经考证，本方所用芍药为毛茛科植物芍药 *Paeonia lactiflora* Pall. 的干燥根，与《中国药典》2020年版白芍记载一致。

1.4 **细辛** "细辛"之名最早见于《神农本草经》，经考证，本方所用细辛为马兜铃科植物华细辛 *Asarum sieboldii* Miq. 或华细辛 *Asarum sieboldii* Miq. 的干燥全草。《中国药典》2020年版记载细辛为马兜铃科植物北细辛 *Asarum heterotropoides* Fr. Schmidt var. *mandshuricum*（Maxim.）Kitag.、汉城细辛 *Asarum sieboldii* Miq. var. *seoulense* Nakai 或华细辛 *Asarum sieboldii* Miq. 的干燥根和根茎。

1.5 **大枣** "大枣"之名最早见于《神农本草经》，经考证，本方所用大枣为鼠李科植物枣 *Ziziphus jujuba* Mill. 的干燥成熟果实，与《中国药典》2020年版记载一致。

1.6 **通草（木通）** "通草"之名最早见于《神农本草经》，经考证，本方所用通草为木通科植物木通 *Akebia quinata*（Thunb.）Decne.、三叶木通 *Akebia trifoliata*（Thunb.）Koidz. 或白木通 *Akebia trifoliata*（Thunb.）Koidz. var. *australis*（Diels）Rehd. 的干燥藤茎，与《中国药典》2020年版载木通一致。

1.7 **甘草** "甘草"名最早见于《神农本草经》。经考证，本方所用甘草为豆科甘草属植物甘草 *Glycyrrhiza uralensis* Fisch. 的干燥根和根茎。《中国药典》2020年版记载甘草为豆科植物甘草 *Glycyrrhiza uralensis* Fisch.、胀果甘草 *Glycyrrhiza inflata* Bat. 或光果甘草 *Glycyrrhiza glabra* L. 的干燥根和根茎。

2.**炮制考证**

2.1 **甘草** 当归四逆汤中的甘草的炮制方法为"炙"。汉代炙法为将药材举于火上熏烤，与现代清炒法比较接近。可参考《中华人民共和国药典》2020年版清炒法炮制。

2.2 **其他** 其他药味应为生品。

3.**剂量考证**

3.1 **原方剂量** 当归三两，桂枝三两（去皮），芍药三两，细辛三两，甘草二两（炙），通草二两，大枣二十五枚（擘）。

3.2 **折算剂量** 唐代药物1两合今之13.80g，故处方量为当归、肉桂、芍药、细辛各41.40g，甘草、木通各27.60g，大枣25枚。

3.3 **现代用量** 根据全国中医药行业高等教育"十四五"规划教材《方剂学》，处方量为当归12g，桂枝9g，芍药9g，细辛3g，甘草6g，通草6g，大枣25枚。

【药物组成】当归三两，桂枝三两（去皮），芍药三两，细辛三两，甘草二两（炙），通草二两，大枣二十五枚（擘）。

【功能主治】温经散寒，养血通脉。主治血虚寒厥证，用于手足厥寒，或局部青紫，口不渴，或腰、股、腿、足疼痛，或麻木，舌淡苔白，脉沉细或细而欲绝等症。

【方义分析】本方主治营血虚弱、寒凝经脉、气血痹阻所致的手足厥寒。四肢为诸阳之本，血虚感寒，阳气不振，四肢失于温养，所以手足厥寒，然而不见其他阳气衰微征象，却又脉来沉细，或局部青紫，是为血虚而经脉受寒，血脉运行不利所致。这种肢厥，只是指（趾）掌至腕（踝）不温，与四逆汤证的四肢厥逆有别。血虚寒邪乘虚侵袭，经脉受阻，气血运行不畅，故出现腰腿疼痛。舌淡、苔白，脉沉细或细而欲绝，均为血虚寒滞经脉之象。治宜温经散寒，养血通脉。

方中当归苦辛甘温，补血和血；桂枝辛温，

温经通脉；二药配伍，养血温通并施，使寒邪除，血脉畅，共为方中君药。白芍养血和营，配当归更增补益阴血之力，伍桂枝则成调和营卫之功。细辛辛温走窜，外温经脉，内温脏腑，通达表里，以散寒邪，助桂枝温经散寒之力，与白芍同为方中臣药。通草苦寒，通利血脉，又可防桂枝、细辛温燥太过可能耗血伤津，为佐药。重用大枣，既助归、芍补血，又助桂、辛通阳；甘草益气健脾，调和诸药，均为使药。诸药相伍，使阴血充，阳气振，阴寒除，经脉通，则手足温暖，其脉亦复。

配伍特点：散寒与温阳并用，养血与通脉兼施，温而不燥，补而不滞。

【用法用量】

1.古代用法用量 上七味，以水八升，煮取三升，去滓，温服一升，日三服。

2.现代用法用量 水煎，去滓，分为3服，日服1剂。

【药学研究】

1.资源评估 方中当归、桂枝、芍药、细辛、甘草、木通、大枣目前均以人工栽培为主。甘草被《国家重点保护野生动植物名录》列为国家Ⅱ级濒危重点保护植物，被《世界自然保护联盟濒危物种红色名录》（IUCN）评级为低危（LC）。

当归在微酸性至中性土壤中生长较好，育苗移栽后当年或直播繁殖后的第二年10月中下旬采收，主产于甘肃岷县、渭源、漳县、武都、文县一带及云南省曲靖市沾益县，其中以岷县所产的"岷归"产量最大，质量最佳，道地产区与主产区基本一致。

桂枝喜温暖、怕霜雪，生长周期为10~15年，主产于广西桂平、玉林、容县、平南、大瑶山、上思、宁明、贵县，广东德庆、信宜、茂名、肇庆、罗定，云南、福建、四川、浙江等地，以广西平南、苍梧，广东高要等最为适宜。

白芍为多年生草本植物，喜湿温、耐寒冷，主产于安徽亳州、浙江磐安、四川中江和山东菏泽等地，道地产区为浙江、安徽。

细辛喜冷凉气候和阴湿环境，用根状茎繁殖者栽种4~5年采收，种子繁殖者6~7年后采收，一般以东北所产辽细辛为道地药材，现商品药材主要为北细辛，主产区集中在辽宁抚顺与吉林通化交界等地。

甘草生于干旱沙地、河岸砂质地、山坡草地及盐渍化土壤中，生长周期3~5年，分布于东北、华北、西北各省区，道地产区与主产区基本一致，在新疆、甘肃、内蒙古、宁夏、山西等地。

方中通草，即木通，为多年生藤本，现主产于湖南、湖北、广西、浙江、江苏等省。

大枣适应性强，喜光，耐热耐寒，抗旱抗涝，在全国各地均有栽培，主产于河南灵宝、山东、河北、四川、贵州、山西、甘肃等地。以山东产量最大，销全国并出口，其他产地多自产自销。

2.制剂研究

2.1 制备方法 原方载："上七味，以水八升，煮取三升"。南北朝时期一升约合200ml，唐代孙思邈遵其用量，因此制备方法为取本方，加水1600ml，煎煮至600ml。

由于历史朝代更迭，度量衡差异较大，《伤寒论》的黄连汤沿用东汉度量衡，则其总药量大约为220g，其加水量为总药量的7倍，药液煎至总药量的2倍，在实际煎煮中，应结合现代临床煎药机构煎煮规范来规范研究中药复方制剂。

2.2 制备工艺 原方是汤剂，现代有报道将当归四逆汤制成四逆汤制成复方颗粒的研究：以TCL、HPLC结合指纹图谱建立该颗粒的质量标准，当归的主要成分阿魏酸、芍药的主要成分芍药苷、甘草的主要成分甘草酸铵可通过TCL法测定，作为当归四逆汤的定性质量标准；芍药苷还可通过HPLC法测定含量，作为定量质量标准，含量在4.56~228.08μg/ml范围内线性关系良好；最佳指纹图谱条件为检测波长232nm，流动相为0.05%磷酸–乙腈[1]。

3.质量控制 该方含有生物碱等物质，可以将其作为质量控制的指标。现在有文献报道，采用不同的HPLC条件，建立了当归四逆汤水煎液的指纹图谱，并对其多种成分含量进行了测定[2-5]。

【药理研究】

1.药效作用 当归四逆汤具有抗炎、促进血液循环、抗心肌缺血、抗动脉硬化、降血糖、抑制子宫收缩、镇痛、解毒等作用。

1.1 与功能主治相关的药理作用

1.1.1 抗炎 当归四逆汤给药剂量为生药4、8、16g/kg，连续21天，可降低足跖内部位皮下注射弗氏完全佐剂所致的类风湿性关节炎模型大鼠外周血清中TNF-α、IL-1β、IL-6含量及关节组织中TLR、Beclin-1蛋白表达水平[6]。当归四逆汤给药剂量为生药4.5g/kg，连续7天，可降低低温乙醇浸泡所致后足冻伤大鼠足肿胀率、TNF-β、IL-6水平[7]。当归四逆汤给药剂量为生药39、23.4、7.8g/kg，连续21天，可减轻皮下注射盐酸博来霉素所致硬皮病模型小鼠真皮厚度，降低小鼠皮肤纤维化指数，降低皮肤组织中CTGF、TGF-β含量[8]。当归四逆汤给药剂量为生药16、8、4g/kg，连续21天，可降低皮下注射盐酸博来霉素所致硬皮病模型小鼠血清TNF-α、IL-10及IL-16含量及皮肤组织中TLR4、NF-κB蛋白表达水平，对硬皮症模型小鼠皮肤组织起到有效保护作用[9]。

1.1.2 促进血液循环 当归四逆汤给药剂量为生药9.2、4.6、2.3g/kg，连续14天，可降低苯酚胶浆所致慢性盆腔炎模型大鼠子宫组织ICAM-1、FGF-2水平，明显改善模型大鼠血液流变学指标和子宫内膜病理形态[10]。

1.1.3 抗心肌缺血 当归四逆汤给药剂量为生药10、5g/kg，连续5天，可提高腹腔注射垂体后叶素所致心肌缺血模型大鼠心肌组织中eNOS活性，降低血清LDH、CPK的活性，改善心电图ST段、T波、心率，提高SOD活性，减少MDA含量[11-13]。雄性SD大鼠给予当归四逆汤100mg/kg，连续7天，最后一次给药2小时后收集腹主动脉血液，制成含药血清，作用24小时，可提高CoCl$_2$诱导缺氧损伤胰岛内皮细胞（MST1细胞）活力及增殖能力，恢复PI3K/Akt/eNOS信号通路活力，保护微血管内皮细胞[14]。

当归四逆汤有效成分给药剂量为甘草酸50mg/kg、阿魏酸400mg/kg、芍药苷100mg/kg、肉桂酸400mg/kg，连续4天，可减少冠状动脉结扎复灌所致心肌缺血-再灌注模型大鼠ET分泌及血清中MDA含量，增加NO分泌及SOD含量，上调eNOS表达，下调iNOS表达，抑制心肌微血管内皮细胞凋亡，明显降低心律失常发生率[15-18]。

当归四逆汤有效成分给药，连续4天，可降低冠状动脉结扎复灌所致心肌缺血-再灌注模型大鼠心肌组织MDA水平，同时升高心肌SOD活力，干预心肌再灌注损伤氧化应激的最佳组合为阿魏酸300mg/kg、肉桂酸200mg/kg、甘草酸50mg/kg，而芍药苷对其无明显干预作用[19]。

1.1.4 抗动脉粥样硬化 当归四逆汤给药剂量为生药0.551、1.102、2.204g/kg，连续42天，可降低高脂高胆固醇饮食、冰水冷冻及定位电流刺激股髂动脉诱导的寒凝血瘀型动脉硬化家兔下丘脑5-HT和NPY的水平，提高CGRP的水平及血清中ANP含量[20, 21]。相同剂量给药，连续14天，兔耳中动脉采血后分离出血清，血清可抑制血管紧张素Ⅱ诱导的体外培养兔主动脉血管平滑肌细胞原位癌基因c-myc mRNA的表达和细胞信号通路ERK1 mRNA的表达，降低ERK1、c-myc蛋白表达，抑制血管平滑肌细胞的增殖和迁移[22-24]。

1.1.5 降血糖 当归四逆汤给药剂量为生药7.44g/kg，连续56天，可提高链脲佐菌素所致糖尿病模型大鼠坐骨神经GLO1活性、上调蛋白及mRNA表达，下调AGEs/RAGE含量提高坐骨神经传导速度、保护坐骨神经结构[25, 26]。当归四逆汤给药剂量为生药1.84、7.36g/kg，连续56天，可降低链脲佐菌素所致糖尿病模型大鼠血糖含量，提高坐骨神经传导速度，降低NF-κB蛋白和mRNA表达水平[27]。当归四逆汤给药剂量为生药1、2g/kg，连续56天，可抑制高脂高糖饮食结合肌肉注射强的松龙及肾上腺素所致的血瘀证糖尿病模型大鼠AQP1表达，减少神经水肿引起的缺氧性损伤，并调节RhoA/ROCK信号通路相关因子表达[28, 29]。

1.1.6 抑制子宫收缩 当归四逆汤给药剂量为生药2、4、6g/kg，连续10天，可提高乙烯雌酚及缩宫素诱导的痛经模型大鼠脾脏NK细胞活性、降低大鼠子宫内膜中PGF2α含量和增加PGE2含量的作用[30]。当归四逆汤给药剂量为0.5g/ml，可明显抑制己烯雌酚所致模型大鼠离体子宫的收缩频率、收缩幅度和活动力，强烈对抗缩宫素引起子宫痉挛，明显抑制缩宫素引起的子宫肌条的收缩频率、收缩幅度和活动力[31]。

1.2 其他药理作用

1.2.1 镇痛 当归四逆汤对热刺激、机械刺激、化学刺激所诱发的动物疼痛均有抑制作用，并且呈现一定时效、量效关系[32]。当归四逆汤可抑制慢性缩窄性损伤模型大鼠和糖尿病神经病变模型大鼠机械和热痛觉反应，抑制脊髓背角小胶质细胞和星形胶质细胞活化特异性标志物的过度表达，降低NF-κB水平，抑制脊髓内促炎细胞因子IL-6、IL-1β、TNF-α的上调[33]。

1.2.2 抗肿瘤 当归四逆汤可抑制移植胃癌小鼠肿瘤生长[34]。当归四逆汤可显著提高环磷酰胺致骨髓抑制小鼠骨髓造血干细胞水平，加速细胞增殖，提高脾脏中血小板生成素的mRNA表达水平，改善化疗药物诱导的骨髓抑制[35]。

1.2.3 逆转化疗药毒性 当归四逆汤可预防腹腔注射奥沙利铂所致的大鼠神经毒性，降低大鼠背根神经节TRPA1、TRPM8、TRPV1蛋白表达，减缓大鼠机械疼痛阈值下降程度[36]。当归四逆汤可显著抑制奥沙利铂所致神经毒性大鼠模型背根神经节细胞炎症，增加背根神经节细胞中Nissl体[37]。

2. 安全性评价 当归四逆汤中含有毒性中药细辛，其毒性成分主要为挥发油中的黄樟醚、甲基丁香酚和α-细辛醚，具有肝、肾、心脏毒性。细辛挥发油不同提取物灌胃小鼠进行急性毒性实验，小鼠出现抽搐、精神不振、呼吸急促等，富集黄樟醚组分、富集甲基丁香酚组分、总挥发油LD_{50}分别为428.9、576.92、158.35g/kg[38]。细辛粉0.27、0.81、1.35g/kg，连续灌胃大鼠28天，出现肝肾毒性，运用代谢组学推测可能与促进氨基酸代谢、能量代谢、脂质代谢等多种途径，增加机体氧化损伤、放大炎症效应而发生细胞毒性[39]。细辛不同剂型灌胃大鼠，连续60天，出现不同程度肾毒性；细辛散剂3.0g/kg，肾脏组织严重受损，大鼠普遍死亡；1.5g/kg肾脏明显受损，0.3g/kg肾脏未表现明显损伤；细辛水煎剂生药量达到33g/kg时，表现出轻微肾脏毒性，16.5、3.3g/kg肾脏未出现组织病理变化[40]。细辛散剂0.81、1.35g/kg灌胃大鼠，连续28天，影响大鼠心电图和心肌酶各指标，对心功能有一定抑制作用[41]。细辛生品经炮制后（采用碳酸氢钠碱制）毒性明显降低，有研究报道，细辛生品水煎液和炮制品水煎液灌胃LD_{50}分别为145.45、846.16g/kg[42]。

3. 体内过程 芍药苷、阿魏酸、肉桂酸和甘草酸为当归四逆汤的有效成分。大鼠灌胃当归四逆汤后，这四种成分在大鼠体内的药时过程均符合一室模型，20g/kg当归四逆汤灌胃大鼠后，肉桂酸药代动力学参数为C_{max}为9.2008mg/L，AUC为304.0734（mg·min）/L，甘草酸药代动力学参数为C_{max}为51.1330mg/L，AUC为21476.9688（mg·min）/L，阿魏酸药代动力学参数C_{max}为7.988771mg/L，AUC为7861.50780（mg·min）/L，10g/kg灌胃后，芍药苷药代动力学参数C_{max}为（382.2±96.5）μg/L，AUC为（58431.9±6321.3）（μg·min）/L[43-45]。

【临床应用】

1. 临床常用 当归四逆汤为血虚感寒、寒凝经脉之证而设，以手足厥寒、舌淡苔白、脉沉细或脉细欲绝为证治要点。对血虚寒邪入于经络的腰、股、腿、足疼痛，手足冻疮以及妇女月经不调，经前腰腹冷痛，症属血虚有寒者，均可使用。若腰、股、腿、足疼痛属血虚寒凝、脉络不通者，可酌情加牛膝、鸡血藤、木瓜以活血通络；若内有久寒兼水饮呕逆者，可加吴茱萸、生姜以温胃散寒止呕；若血虚寒凝之经期疼痛，或男子寒疝者，可酌加乌药、茴香、良姜、香附以理气散寒止痛。

名家名师名医应用

雷诺病 国医大师周仲瑛运用当归四逆汤加减治疗雷诺病，方药组成以当归四逆汤加红花10g、川芎10g、路路通10g、水蛭3g等[46]。

2.临床新用 当归四逆汤在临床上广泛应用于神经系统、内分泌系统、消化系统、皮肤科、骨科、风湿免疫科等各类疾病，尤其对荨麻疹、硬皮病、冻疮、多形红斑、关节炎、肩周炎、腰椎间盘突出、冠心病、心绞痛、脑瘫、偏头痛、糖尿病、子宫内膜异位症、痛经、胃炎、雷诺病、类风湿关节炎等疗效确切。

2.1 皮肤科疾病

2.1.1 荨麻疹 将118例慢性荨麻疹患者随机分成对照组58例、研究组60例。对照组服用咪唑斯汀，研究组在对照组治疗基础上加用当归四逆汤：太子参、红花、地肤子、全蝎、白鲜皮各10g，当归、生地黄、赤芍各15g，黄芪、云茯苓、防风各20g，川芎9g。每日水煎1剂，分早晚2次服用，以4周为1个疗程，连续服用2个疗程。结果显示，对照组总有效率为82.76%，研究组总有效率为96.67%，且IL-17、D-二聚体、hs-CRP水平等炎性因子水平相较对照组有明显下降[47]。

2.1.2 硬皮病 将70例硬皮病患者随机分成对照组和研究组各35例。对照组外用辛桂温通酊治疗，研究组在对照组治疗基础上加用当归四逆汤（当归10g，桂枝5g，白芍10g，黄芪30g，丹参10g，鸡血藤15g，川芎10g，龟甲15g，红景天15g，茯苓15g，水蛭3g，续断15g，甘草6g）治疗，每日水煎1剂，分早晚2次服用，连续服用20周。结果显示，对照组总有效率为65.71%，研究组总有效率为88.57%[48]。

2.1.3 冻疮 将78例冻疮病患者随机分成对照组38例，研究组40例。对照组外用肝素钠乳膏治疗，研究组在对照组治疗基础上加用当归四逆汤（当归10g、桂枝12g、芍药10g、细辛3g、甘草6g、通草6g、大枣10g、生姜9g）治疗，每日水煎1剂，分早晚2次服用，1周为1个疗程，连续治疗2个疗程。结果显示，对照组总有效率为72.5%，研究组总有效率为100%[49]。

2.1.4 多形红斑 将94例冻疮病患者随机分成对照组和研究组各47例。对照组采用尤卓尔乳膏、仙特敏片、复方芦丁片治疗，研究组采用尤卓尔乳膏加当归四逆汤（当归12g、白芍9g、桂枝9g、细辛3g、大枣8枚、黄芪18g、徐长卿10g、通草6g和甘草6g）治疗，每日1剂，分早晚2次服用。结果显示，对照组总有效率为74.47%，复发率25.53%，研究组总有效率为89.36%，复发率4.26%[50]。

2.2 骨科疾病

2.2.1 关节炎 将88例寒湿痹阻型膝骨关节炎患者随机分成对照组和研究组各44例。对照组给予艾瑞昔布片及盐酸氨基葡萄糖胶囊口服治疗，研究组给予当归四逆汤加减（当归15g，桂枝、白芍、通草、补骨脂、杜仲、怀牛膝、薏苡仁、海风藤、炙甘草各10g，细辛5g，大枣8枚）配合温针灸治疗，每日1剂，每日3次，每次150ml，饭后30分钟服用，7天为1个疗程，治疗4个疗程。结果显示，对照组总有效率为79.55%，研究组总有效率为95.45%[51]。

2.2.2 肩周炎 将120例肩周炎患者随机分为对照组和研究组各60例。对照组给予超短波和动态干扰电治疗，研究组在对照组基础上给予当归四逆汤（当归、白芍各15g，甘草、桂枝各10g，黄芪20g，细辛、大枣各5g）治疗，每日1剂，分早晚服用，连续治疗6周。结果显示，对照组总有效率为81.7%，研究组总有效率为95%[52]。

2.2.3 腰椎间盘突出 将94例腰椎间盘突出患者随机分为对照组和研究组各47例。对照组给予口服甘露醇、氯诺昔康片治疗，观察组在对照组基础上给予当归四逆汤（当归12g、白芍12g、桂枝12g、通草6g、细辛3g、大枣9g、威灵仙9g、杜仲9g、川牛膝9g、桑寄生12g、甘草6g）治疗，每日1剂，分早晚2次服用，连续治疗14天。结果显示，对照组总有效率为76.6%，研究组总有效率为93.62%[53]。

2.3 心血管疾病

2.3.1 冠心病 将60例冠心病患者随机分为对照组和研究组各30例。对照组给予口服比索洛尔、托伐他汀片、阿司匹林肠溶片治疗，观察组在对照组基础上给予当归四逆汤（当归、鸡血藤各20g，桂枝、细辛、通草、白芍、地龙、甘草各10g，黄芪30g，大枣3枚）治疗，每日1剂，分早晚服用，连续治疗4周。结果显示，对照组总有效率为70.0%，研究组总有效率为86.7%[54]。

2.3.2 心绞痛 将80例稳定性心绞痛患者随机分为对照组和研究组各40例。对照组给予口服阿司匹林肠溶片、曲美他嗪治疗，研究组在对照组基础上给予加味当归四逆汤（当归12g，桂枝、白芍各9g，细辛3g，瓜蒌15g，薤白10g，甘草、通草各6g，大枣8枚）治疗，每日1剂，分早晚服用，连续治疗6个月。结果显示，对照组总有效率为75%，研究组总有效率为95%[55]。

2.4 神经系统疾病

2.4.1 脑瘫 将116例脑瘫患儿随机分成对照组和研究组各58例，对照组给予益脑增智针法治疗，研究组给予益脑增智针法联合当归四逆汤（当归、黄芪、鸡血藤、伸筋草、木瓜、石菖蒲、白芍各25g，桂枝20g，细辛3g，炙甘草、威灵仙各15g，川芎10g）熏洗治疗，将饮片装入煎药袋，置于熏蒸治疗舱中，以39℃熏蒸40分钟，每周5次，治疗12周。结果显示，对照组总有效率为74.14%，研究组总有效率为91.38%[56]。

2.4.2 偏头痛 将98例偏头痛患者随机分成对照组和研究组各49例，对照组给予口服西比灵胶囊治疗，研究组给予口服当归四逆汤（白芍、桂枝、当归各9g，通草、炙甘草、细辛各6g，大枣5枚）治疗，每日1剂，治疗1个月。结果显示，对照组总有效率为73.47%，研究组总有效率为89.80%[57]。

2.4.3 精神分裂症 将158例精神分裂症患者随机分成对照组和研究组各79例，对照组给予奥氮平、氨磺必利、氯氮平、氯丙嗪治疗，研究组在对照组治疗基础上给予当归四逆汤（当归20~40g，桂枝去皮、芍药、细辛各30g，炙甘草10~20g，木通20g，大枣25枚）治疗，每日1剂，每天3次，周日停服，连续治疗42天。结果显示，对照组总有效率为68.3%，研究组总有效率为82.3%[58]。

2.5 内分泌系统疾病

2.5.1 糖尿病周围神经病变 将68例糖尿病周围神经病变患者随机分为对照组和研究组各34例，对照组给予甲钴胺口服治疗，研究组在对照组治疗基础上给予当归四逆汤（当归12g、桂枝9g、芍药9g、细辛3g、通草6g、大枣8枚、炙草6g）治疗，每日1剂，分早晚2次服用，治疗2个月。结果显示，对照组总有效率为73.53%，研究组总有效率为97.06%[59]。

2.5.2 糖尿病黄斑病变 将119例糖尿病黄斑病变患者随机分为对照组59和研究组60例，对照组给予激光光凝治疗，研究组在对照组治疗基础上给予当归四逆汤（当归9g、桂枝9g、芍药9g、细辛9g、甘草6g、通草6g、大枣25枚）治疗，每日1剂，分早晚2次服用，治疗20天。结果显示，对照组总有效率为83.1%，研究组总有效率为98.3%[60]。

2.6 妇科疾病

2.6.1 子宫内膜异位症 将142例子宫内膜异位症变患者随机分为对照组和研究组各71例，对照组给予孕三烯酮胶囊口服治疗，研究组在对照组治疗基础上给予当归四逆汤治疗，每日1剂，分早晚2次服用，治疗3个月。结果显示，对照组总有效率为84.5%，研究组总有效率为91.54%[61]。

2.6.2 痛经 将100例痛经患者随机分为对照组和研究组各50例，对照组给予元胡止痛片口服治疗，研究组给予当归四逆汤（当归15g，桂枝12g，白芍20g，细辛9g，通草30g，大枣9g，甘草9g）与艾灸联合治疗，在患者月经前5天开始，连续用药至患者月经第2天，治疗3个月。结果显示，对照组总有效率为62%，研究组总有效率为94%[62]。

2.7 消化系统疾病

胃炎　将110例胃炎患者随机分为对照组和研究组各55例，对照组给予元多潘立酮、奥美拉唑肠溶胶囊口服治疗，研究组给予当归四逆汤（当归、川芎、白芍各20g，桂枝10~15g，甘松3~6g，炙甘草6~10g，通草、细辛各10g，鸡血藤30g，延胡索12g）治疗，每日1剂，早晚餐前30分钟服用，15天为1个疗程，治疗3个疗程。结果显示，对照组总有效率为76.4%，研究组总有效率为96.4%[63]。

2.8 风湿免疫科疾病

2.8.1 雷诺病　将96例雷诺病患者随机分为对照组和研究组各48例，对照组给予口服硝苯地平缓释片治疗，研究组给予当归四逆汤（黄芪15g，当归、白芍、桑枝各12g，桂枝、通草、地龙、鸡血藤、大枣各10g，细辛3g，甘草5g）治疗，每日1剂，分早晚2次服用，4周为1个疗程。结果显示，对照组总有效率为54.2%，研究组总有效率为85.4%[64]。

2.8.2 风湿性关节炎　将72例风湿性关节炎患者随机分为对照组和研究组各36例，对照组给予口服双氯芬酸缓释片、甲氨蝶呤、叶酸治疗，研究组在对照组基础上给予当归四逆汤（当归15g、细辛6g、白芍15g、桂枝12g、甘草8g、大枣30g、通草8g、木通8g）治疗，每日1剂，分早晚2次服用，连续治疗3周。结果显示，对照组总有效率为75.75%，研究组总有效率为96.96%[65]。

【按语】

1.方中通草是否为木通　通草之名首载于《神农本草经》。《新修本草》中记载通草："茎有细孔，两头皆通。此物大者径三寸，每节有二三枝，枝头有五叶，其子长三四寸。"说的是木通科植物木通。《新修本草》之前的通草实际上是木通，直到南唐陈士良的《食性本草》才开始把通草改成木通。明代《本草纲目》载："有细细孔，两头皆通，故名通草，即今所谓木通也。今之通草，乃古之通脱木也……古方所用通草，皆今之木通。"所以，《伤寒论》当归四逆汤中通草，即为现在的木通[66, 67]。

2.关于方中细辛的剂量　古有"细辛不过钱"的说法，这一说法起源于宋代陈承的《本草别说》。宋代唐慎微《证类本草》载："细辛若单用末，不可过半钱匕，多则气闷塞不通而死，虽死无伤。"医圣张仲景善用细辛，药量不拘，如射干麻黄汤、小青龙汤、当归四逆汤中细辛用至三两。方贵配伍，现代有研究发现，细辛单用确有小毒，但与白芍配伍之后，毒性明显降低。《本草新编》也记载："细辛，止可少用而不可多用，亦止可共用而不可独用。"[68, 69]"

参考文献

[1] 罗倩，任一杰，张启立，等.当归四逆汤颗粒质量标准的研究[J].中成药，2017，39（10）：2196-2199.

[2] 许金国，夏金鑫，梅茜，等.经典名方当归四逆汤指纹图谱及功效关联物质预测分析[J].中草药，2021，52（15）：4507-4518.

[3] 许金国，梅茜，夏金鑫，等.经典名方当归四逆汤物质基准量值传递分析[J].中草药，2021，52（21）：6501-6509.

[4] 苗家燕，罗赣，高晓燕，等.经典名方当归四逆汤物质基准的关键质量属性研究[J].分析测试学报，2021，40（5）：740-746.

[5] 陈瑛，付正丰，方应权，等.HPLC法同时测定当归四逆汤中3种有效成分[J].中成药，2016，38（2）：325-328.

[6] 范卫闯，吕立桃.当归四逆汤对类风湿性关节炎模型大鼠炎性因子表达及TLR/Beclin-1信号通路的影响[J].中药与临床，2020，11（2）：27-30.

[7] 张明昊，陈四清，章金涛.当归四逆汤配合外敷药对冻伤模型大鼠的治疗作用[J].中医学报，2019，34（6）：1231-1234.

[8] 王振亮，宋建平，张晓艳，等.当归四逆汤对BALB/c硬皮病小鼠皮肤组织中CTGF，TGF-β含量的影响[J].中国实验方剂学杂志，2012，18（23）：179-182.

[9] 魏慧玲，王海山，杨伟娜.当归四逆汤对硬皮病模型小鼠血清炎症因子表达及TLR4/NF-κB信号通路的影响 [J].中国医院用药评价与分析，2020，20（5）：563-566.

[10] 岳秀永，李国利，方应权，等.当归四逆汤对慢性盆腔炎模型大鼠的实验研究 [J].中成药，2017，39（7）：1483-1486.

[11] 张戟风，刘秀丽，王国明，等.当归四逆汤对心肌缺血大鼠血清一氧化氮及心肌一氧化氮合酶活性表达的影响 [J].现代中西医结合杂志，2015，24（34）：3788-3790.

[12] 张戟风，刘秀丽，王永利.当归四逆汤对心肌缺血大鼠心电图及心肌酶谱的影响 [J].中医药导报，2016，22（17）：17-19，23.

[13] 张戟风，王国明，刘秀丽，等.当归四逆汤对心肌缺血大鼠心肌SOD及MDA表达的影响 [J].中医药导报，2017，23（2）：21-24.

[14] CHEN W，HUANG C，YANG C，et al. Danggui Sini Decoction Protected Islet Endothelial Cell Survival from Hypoxic Damage via PI3K/Akt/eNOS Pathway [J].Evid Based Complement Alternat Med，2018：5421023.

[15] 钱国强，蔡川，梁雪冰，等.当归四逆汤有效成分组合对大鼠缺血再灌注模型中iNOS eNOS表达相关性的实验研究 [J].中成药，2011，33（6）：1039-1041.

[16] 钱国强，赵国平.当归四逆汤四种有效成分对心肌缺血-再灌注损伤模型大鼠血管内皮细胞保护的最佳配比研究 [J].中药材，2011，34（4）：580-584.

[17] 钱国强，尹晓峰，高宇勤，等.当归四逆汤成分组合预处理对心肌缺血再灌注损伤大鼠心肌微血管内皮细胞凋亡的影响 [J].中国老年学杂志，2013，33（14）：3350-3353.

[18] 钱国强，彭霞，高宇勤，等.当归四逆汤成分组合预处理对MIRI大鼠心律失常的影响 [J].中国老年学杂志，2014，34（5）：1268-1269.

[19] 刘会会，贺少辉，刘美林，等.当归四逆汤有效成分最佳组合抑制氧化应激干预心肌再灌注损伤 [J].中国老年学杂志，2021，41（1）：112-115.

[20] 樊凯芳，王欢，郝平平.当归四逆汤对ASO寒凝血瘀型家兔下丘脑区功能及相关神经递质的影响 [J].辽宁中医杂志，2018，45（1）：179-182，225.

[21] 樊凯芳，王丽婷，刘其，等.当归四逆汤对ASO寒凝血瘀型家兔血清ANP含量的影响 [J].时珍国医国药，2018，29（9）：2153-2155.

[22] 樊凯芳，王欢，李晓亮.当归四逆汤对血管平滑肌细胞中ERK1、c-myc蛋白表达的影响 [J].中华中医药杂志，2019，34（10）：4867-4869.

[23] 樊凯芳，王欢，李晓亮.当归四逆汤对动脉硬化闭塞症寒凝血瘀型家兔血管平滑肌细胞ERK1、c-myc mRNA表达的影响 [J].中华中医药杂志，2020，35（1）：424-427.

[24] 樊凯芳，王欢，刘其.当归四逆汤对血管平滑肌细胞增殖及迁移的影响 [J].中华中医药杂志，2018，33（8）：3375-3379.

[25] 周晓晶，李晶，于江波，等.当归四逆汤对大鼠糖尿病周围神经病变的防治作用及对乙二醛酶I的影响 [J].中国老年学杂志，2018，38（21）：5302-5304.

[26] 周晓晶，李欣，柳烨惠，等.当归四逆汤对大鼠DPN抑制作用及AGEs/RAGE的调节 [J].中国老年学杂志，2018，38（22）：5522-5524.

[27] 程思宇，周晓晶，李欣，等.基于NF-κb信号通路探究当归四逆汤对糖尿病大鼠周围神经病变保护作用机制 [J].长春中医药大学学报，2019，35（1）：128-131.

[28] 向庆伟.当归四逆汤对糖尿病血瘀症大鼠周围神经病变及水通道蛋白1、RhoA/ROCK信号通路的影响 [J].微循环学杂志，2018，28（3）：6-11，9.

[29] 向庆伟，谭子虎，刘进进，等.当归四逆汤对血瘀证糖尿病周围神经病变大鼠水通道蛋白1活性的影响 [J].上海中医药大学学报，2018，32（1）：78-81.

[30] 齐峰，赵舒，崔健美，等.当归四逆汤

对原发性痛经模型大鼠的影响［J］.江西中医药，2012，43（7）：63-65.

［31］彭蕴茹，窦昌贵.当归四逆汤对大鼠离体子宫肌收缩活动的影响［J］.中药药理与临床，2000，16（5）：1112.

［32］阮叶萍，金铭.当归四逆汤镇痛作用实验研究［J］.浙江中医药大学学报，2012，36（10）：1108-1011.

［33］LIU M，QIANG Q H，LING Q，et al. Effects of Danggui Sini decoction on neuropathic pain：experimental studies and clinical pharmacological significance of inhibiting glial activation and proinflammatory cytokines in the spinalcord［J］. Int J Clin Pharmacol Ther，2017，55（5）：453-64.

［34］PAN B，WANG Y，WU C，et al. A Mechanism of Action Study on Danggui Sini Decoction to Discover Its Therapeutic Effect on Gastric Cancer［J］. Front Pharmacol，2020，11：592903.

［35］CHEN Q Q，HAN X，WANG W M，et al. Danggui sini decoction ameliorates myelosuppression in animal model by upregulating Thrombopoietin expression［J］.Cell Biochem Biophys，2015，71（2）：945-950.

［36］丁蓉，汪悦，卢悟广，等.当归四逆汤对奥沙利铂神经毒性大鼠背根神经节TRPs通道的影响［J］.南京中医药大学学报，2019，35（2）：189-93.

［37］DING R，WANG Y，ZHU J P，et al.Danggui Sini decoction protects against oxaliplatin-induced peripheral neuropathy in rats［J］.J Integr Neurosci，2020，19（4）：663-671.

［38］赵绍哲，王琳，赵秀娟，等.细辛挥发油不同富集组分对小鼠急性毒性实验的比较研究［J］.中国药物警戒，2020，17（3）：137-142.

［39］刘金伟，韩林涛，黄芳，等.基于^{1}H NMR代谢组学细辛肝肾毒性的机制研究［J］.中药药理与临床，2020，36（4）：131-136.

［40］牛卉，郑柳，赵晓冰，等.细辛肾毒性与细辛剂型剂量的动物实验研究［J］.现代生物医学进展，2016，16（26）：5006-5011，5130.

［41］游姣娥，周祯祥，黄芳，等.细辛长期毒性对SD大鼠心电图及心肌酶谱的影响［J］.湖北中医药大学学报，2015，17（4）：1-3.

［42］王雪，李连坤，张彦飞，等.细辛炮制前后的药效学及毒理学研究［J］.中国医药导报，2015，12（22）：36-39.

［43］高宇勤，吴杰，江仁望，等.当归四逆汤中肉桂酸及甘草酸在大鼠血清中含量测定及药动学研究［J］.中药材，2011，34（3）：408-411.

［44］高宇勤，赵国平，江仁望.当归四逆汤中阿魏酸在大鼠血清中含量测定及药动学研究［J］.中成药，2011，33（3）：419-422.

［45］徐东江，唐菱，刘霞，等.LC-MS法研究当归四逆汤中芍药苷在大鼠体内的药动学［J］.精细与专用化学品，2017，25（4）：21-24.

［46］陈四清.周仲瑛医案当归四逆汤加减治雷诺氏病［J］.江苏中医药，2005，37（5）：30-31.

［47］祝华，朱红军，景红梅，等.当归四逆汤联合咪唑斯汀治疗慢性荨麻疹临床疗效观察［J］.实用医院临床杂志，2021，18（3）：179-182.

［48］彭礼真，席建元，蒋宁兰.当归四逆汤合辛桂温通酊治疗局限性硬皮病35例临床观察［J］.湖南中医杂志，2019，35（2）：9-11.

［49］赵丽欣，陈艳华.当归四逆汤联合肝素钠乳膏治疗冻疮的疗效观察［J］.内蒙古中医药，2016，35（8）：69.

［50］姜丽华.当归四逆汤治疗寒冷性多形红斑的临床价值分析［J］.当代医学，2015，21（28）：159-160.

［51］朱新梅，金东梅.当归四逆汤加减配合温针灸治疗寒湿痹阻型膝骨关节炎的临床观察［J］.中国民间疗法，2021，29（5）：63-66.

［52］张昆.当归四逆汤联合超短波和动态干扰电治疗肩周炎的效果［J］.内蒙古中医药，2021，40（7）：50-51.

［53］林浩.当归四逆汤治疗腰椎间盘突出症疗效观察［J］.现代中西医结合杂志，2018，27（22）：2473-2476.

［54］陈学彬，李联社，赵明君，等.当归四逆汤辅助治疗冠状动脉粥样硬化性心脏病的效果及其机制研究［J］.现代中西医结合杂志，2020，29（7）：698-701.

［55］张恒超，王利宏.当归四逆汤加味治疗老年阴寒凝滞型稳定性心绞痛40例［J］.浙江中医杂志，2017，52（10）：725.

［56］许华，李彦枝，胡志娟.当归四逆汤加减熏洗联合益脑增智针法治疗小儿脑瘫临床研究［J］.新中医，2020，52（20）：24-27.

［57］蔡美奎.当归四逆汤治疗偏头痛的临床疗效观察［J］.世界最新医学信息文摘，2018，18（39）：153，157.

［58］杨祺昕.当归四逆汤联合西药治疗精神分裂症随机平行对照研究［J］.实用中医内科杂志，2013，27（5）：121-123.

［59］李健.当归四逆汤联合甲钴胺对糖尿病周围神经病变患者的影响［J］.实用中西医结合临床，2020，20（7）：18-19.

［60］郜会龙，郜利会，李彦红，等.当归四逆汤联合激光光凝治疗糖尿病黄斑水肿疗效及对黄斑中心厚度的影响［J］.现代中西医结合杂志，2020，29（3）：247-249，267.

［61］郭平丽.观察当归四逆汤加减治疗子宫内膜异位症寒凝血瘀型的临床效果［J］.中国农村卫生，2020，12（20）：28.

［62］周少澎.当归四逆汤配合艾灸对原发性痛经的疗效与安全性评价［J］.中国处方药，2019，17（4）：98-99.

［63］尚福林.当归四逆汤治疗慢性非萎缩性胃炎的临床观察［J］.光明中医，2018，33（13）：1843-1845.

［64］王文达.当归四逆汤加减治疗雷诺病临床观察［J］.新中医，2017，49（12）：44-45.

［65］吴贺勇，黄翠嫦，邓丽丽，等.当归四逆汤联合甲氨蝶呤联合应用对寒凝血瘀型类风湿关节炎的临床疗效研究［J］.临床医药文献电子杂志，2017，4（38）：7467-7468.

［66］彭霞，赵国平.当归四逆汤方证特征及临床运用拓展研究［J］.中成药，2013，35（1）：162-164.

［67］齐德英，金颖慧，旺建伟.木通在中药复方中的混用误用及考证辨析［J］.中医药学报，2012，40（6）：6-7.

［68］赵书锋."细辛不过钱"古今论［J］.陕西中医，2009，30（3）：339-341.

［69］贾波，曹兰秀，邓中甲，等.细辛毒性及配伍解毒实验研究［J］.江西中医学院学报，2006，19（2）：50-51.

附子汤

汉《伤寒论》

Fuzi Tang

【概述】附子汤最早见于汉代张仲景《伤寒论》，主要针对少阴病阳虚寒盛的病证而设。由附子、茯苓、人参、白术和白芍5味药物组成，诸药合用，温补结合以祛寒湿，又佐以养阴和营之品，共奏扶阳固本，祛寒除湿之功。后世医家对附子汤的应用积累了较为丰富的经验，通过对本方组成药物的加减使主治范围扩大，在剂型上亦有饮、散、粥、煎、膏等改变，现代有报道对附子汤配方颗粒进行了研究。附子汤主要具有抗血小板聚集、抗血栓、抗心力衰竭和镇痛抗炎等药理作用。临床常用于治疗阳虚兼湿滞之证，以痹痛，兼有畏寒肢冷，苔白脉迟为辨证要点。现代广泛应用于治疗骨骼系统疾病、心血管系统疾病、呼吸系统疾病和代谢性疾病等，尤其对膝骨关节炎、慢性心力衰竭、变应性鼻炎和糖尿病周围神经病变疗效确切。

【历史沿革】

1. 原方论述 汉代张仲景《伤寒论》载："少阴病，得之一二日，口中和，其背恶寒者，当灸之……附子汤主之。"该汤剂组成：附子二枚（炮，去皮，破八片），茯苓三两，人参二两，白术四两，芍药三两。上五味，以水八升，煮取三升，去滓，温服一升，日三服。

2. 后世发挥 后世医家对附子汤的应用积累了较为丰富的经验，如金代成无己《伤寒明理论》载"少阴客热，则口燥舌干而渴。口中和者，不苦不燥，是无热也。背为阳，背恶寒者，阳气弱，阴气胜也。经曰：无热恶寒者，发于阴也。灸之，助阳消阴；与附子汤，温经散寒。"明代吴崑《医方考》载"少阴病，口中和，背恶寒者，此方主之。少阴病，身体痛，手足寒，骨节痛，脉沉者，亦此方主之。伤寒以阳为主，上述病皆阴胜，几于无阳矣。辛甘皆阳也，故用附、术、参、苓以养阳；辛温之药过多，则恐有偏阳之弊，故又用芍药以扶阴。经曰：火欲实，水当平之，此用芍药之意也。"清代吴谦《医宗金鉴》载"身体痛，表里俱有之证也。如太阳病脉浮发热，恶寒手足热，骨节痛，是为表寒，当主麻黄汤发表以散寒，少阴病，脉沉无热恶寒，手足寒，骨节痛，乃是里寒，故主附子汤温里以散寒。"

后世还通过对本方组成药物的加减使主治范围扩大。唐代孙思邈《备急千金要方》载"附子汤（于本方加桂心、甘草）治湿痹缓风，身体疼痛如欲拆，肉如锥刺刀割。"《千金方衍义》卷七评说："南阳太阳例中，甘草附子汤本治风湿相搏、骨节疼痛，如欲折、掣痛。《千金》借治湿痹缓风，可谓当矣。又恐辛温太过，津随汗泄，更合少阴例中附子汤，取人参固气，芍药敛津，茯苓渗湿，并助桂、附之雄，庶无风去湿不去，虚风复入之患矣。"宋代《太平圣惠方》卷九将本方茯苓改为赤茯苓，芍药用赤芍，并加桂心，亦名附子汤，再加生姜、大枣加服，用治伤寒一日，其背恶寒者，伤寒因下后，脾胃虚冷、腹胁胀满等症。《圣济总录》以本方加减衍化而成的同名异方，治疗：①中风欲死，身体缓急，目不开，舌强不能语；②风曳，手足不遂，身体不能仰俯；③历节风疼痛，日夜不可忍；④伤寒憎寒壮热，头痛膈闷，四肢疼痛倦怠；⑤伤寒后虚羸少力等。

此外，在剂型上亦有饮、散、粥、煎、膏等改变。如清代《医略六书》卷三十载有附子散一方，用本方去茯苓，加桂心、炙甘草、吴茱萸、丁香、木香，乌梅汤煎，去滓温服，主治妇人产后气阳两亏，不能化育生土，而寒邪内滞，故腹痛吐泻、脾阴暗耗、脉细软微涩微数者。

3. 同名异方 附子汤的同名异方分析见表14-1。

表14-1 附子汤同名异方分析表

朝代	作者	出处	药物组成	功能主治	制法及用法	变化情况（与原方比较）
晋	刘涓子	《刘涓子鬼遗方》	附子三分（炮），当归一两，人参一两，黄连一两，甘草（炙）一两，干姜二两，桂心二两，芍药二两，蜀椒（去汗，去目，闭口者）半分	断下，补胃	以水五升，煮取一升五合，去滓，分温三服	本方减去原方药物茯苓、白术，加用当归、黄连、甘草、干姜、桂心、蜀椒。功能主治有明显差异

续表

朝代	作者	出处	药物组成	功能主治	制法及用法	变化情况（与原方比较）
唐	王焘	《外台秘要》	附子二枚（共称重一两半者，炮），生姜三两，干姜三两，桂心一两，石膏六两（碎，绵裹），生犀角	风病有因饮酒过节，不能言语，手足不随，精神昏恍者	上切。以水八升，煮取二升半，去滓，分温三服，服相去如人行十里久再服。服汤后如觉欲汗，少覆之令汗出，须臾歇汗后，以药末粉身。其汤须服五六剂，间三四日服一剂。其方服一剂后，量病情进退。热多，加生麦门冬一两（去心）；冷多，加桂心一两；有痛，加当归二两；不能食，加人参二两；大便涩，加槟榔七枚，合皮子用之	本方药物组成与原方相差较大，方中仅保留原方药物附子。功能主治有明显差异
唐	王焘	《外台秘要》	附子（炮）二两，甘草（炙）二两，宿姜四两，半夏（洗，破）四两，大枣二十枚（擘，去皮核），白术三两，仓米半升	肺虚劳损，腹中寒鸣切痛，胸胁逆满气喘	上切。以水一斗，煮取三升，去滓，分为三服	本方药物组成与原方相差较大，方中仅保留原方药物附子、白术。功能主治有明显差异
唐	孙思邈	《千金要方》卷七	附子三枚，芍药三两，桂心三两，甘草三两，茯苓三两，人参三两，白术四两	风湿寒痹，骨节疼痛，皮肤不仁，肌肉重着，四肢缓纵	上㕮咀。以水八升，煮取三升，分三服	本方在原方基础上加桂心、甘草。功能主治稍有变化
宋	太医院	《圣济总录》	附子（炮裂，去皮脐）二两，桂（去粗皮）二两，白术二两，甘草（炙）一两	中风，四肢挛急，不得屈伸，身体沉重，行步艰难，骨节烦疼	上㕮咀。每服三钱匕，水一盏，加大枣二枚（擘破），生姜三片，同煎至七分，去滓，稍热服，不拘时候。如有汗出为效	本方减去原方药物茯苓、人参、白芍，加用桂枝、甘草、生姜、大枣。功能主治有较大变化
宋	太医院	《圣济总录》	附子（炮裂，去皮脐）一两，草薢一两，熟干地黄（焙）一两，人参一两，芎半两，半夏（汤洗七遍，炒）半两，白茯苓（去黑皮）三分，桂（去粗皮）三分，当归（切，焙）三分，芍药三分，五味子三分，黄芪（剉）三分	补益元脏。主伤寒后虚羸少力	上剉，如麻豆大。每服五钱匕，水一盏半，加生姜一枣大（拍碎），大枣三枚（擘破），同煎至八分，去滓，空心温服	本方减去原方药物白术，加用草薢、地黄、川芎、半夏、桂枝、当归、五味子、黄芪、生姜、大枣。功能主治有较大变化
宋	王怀隐、陈昭遇等	《太平圣惠方》	附子一两（炮裂，去皮脐），赤茯苓半两，赤芍药半两，人参半两（去芦头），白术半两，桂心半两	伤寒因下后，脾胃虚冷，腹胁胀满	上为散。每服五钱，以水一大盏，加生姜半分，大枣三枚，煎至五分，去滓温服，不拘时候	本方将原方茯苓改为赤茯苓，白芍改为赤芍，加用桂心、生姜、大枣。功能主治发生较大变化

续表

朝代	作者	出处	药物组成	功能主治	制法及用法	变化情况（与原方比较）
明	方贤	《奇效良方》	芍药（一两），甘草（炙，一两），麻黄（去根节，一两），白术（一两），防风（去叉，一两半），防己（一两半），附子（炮制，去皮脐，一枚），人参（一两），黄芩（去黑心，一两），桂心（一两），独活（去芦，一两），川芎（一两），天雄（炮制，去皮脐，一枚）	治中风欲死，身体缓急，目不得开，舌强不能语	上剉如麻豆，每服五钱匕，水一盏半，入生姜半分切，煎至八分，去滓，空心日午夜卧各温服，如人行五里，以熟生姜粥投之，微汗出，慎外风	本方减去原方药物茯苓，加用甘草、麻黄、防风、防己、黄芩、桂心、独活、川芎、天雄。功能主治发生较大变化
明	武之望	《济阳纲目》	附子（炮）五分，白术五分，独活五分，川芎三分，肉桂三分	手足厥冷，筋脉拘急，汗出不止，项强，口噤，痰涌	上作一服。加大枣一枚，水煎服	本方减去原方药物茯苓、人参、白芍，加用川芎、肉桂、大枣。功能主治发生较大变化

【名方考证】

1.本草考证

1.1 附子 "附子"之名最早见于《神农本草经》。经考证，本方所用附子为毛茛科植物乌头 Aconitum carmichaelii Debx.的子根的加工品，与《中国药典》2020年版记载一致。

1.2 茯苓 "茯苓"之名最早见于《神农本草经》。经考证，本方所用茯苓为多孔菌科真菌茯苓 Poria cocos（Schw.）Wolf的干燥菌核，与《中国药典》2020年版记载一致。

1.3 人参 "人参"之名最早见于《神农本草经》。经考证，本方所用人参为五加科植物人参 Panax ginseng C. A. Mey.的干燥根和根茎，与《中国药典》2020年版记载一致。

1.4 白术 "白术"始载于《神农本草经》，未分苍术与白术，统称为术。《本草经集注》最早提及术分白术和赤术两种。经考证，本方所用白术为菊科植物白术 Atractylodes macrocephala Koidz.的干燥根茎，与《中国药典》2020年版记载一致。

1.5 芍药（白芍） 芍药之名始载于先秦时期的《诗经》，《神农本草经》始载其性味及功效主治，《本草经集注》首次将其分为赤芍和白芍。张仲景用芍药一般赤芍、白芍皆有，从两者功效及本方功能主治来看，应为白芍。经考证，本方所用白芍为毛茛科植物芍药 Paeonia lactiflora Pall.的干燥根，与《中国药典》2020年版记载一致。

2.炮制考证

2.1 附子 附子汤中附子的炮制方法为"炮，去皮，破八片"。现代炮制品有炮附片。

2.2 其他 其他药物应为生品。

3.剂量考证

3.1 原方剂量 附子二枚（炮，去皮，破八片），茯苓三两，人参二两，白术四两，白芍三两。

3.2 折算剂量 东汉之一两合今之13.80g。故处方量为附子2枚，茯苓41.40g，人参27.60g，白术55.20g，白芍41.40g。

3.3 现代用量 根据 全国中医药行业高等教育"十四五"规划教材《方剂学》，处方量为炮附片3g，茯苓9g，人参6g，白术12g，白芍9g。

【药物组成】附子二枚（炮，去皮，破八

片），茯苓三两，人参二两，白术四两，白芍三两。

【功能主治】 温经助阳，祛寒除湿。主治少阴阳虚。症见身体骨节疼痛，恶寒肢冷，苔白滑，脉沉微。

【方义分析】 本方主治少阴病阳虚寒盛的病证。《伤寒论》记载"少阴病，得之一二日，口中和，其背恶寒者，当灸之，附子汤主之。"附子汤证乃肾阳不足，外感寒湿之证，故曰"少阴病"；湿在经络骨节不在脾，故"口中和"；"其背恶寒者"，太阳之气不足，以少阴、太阳相表里，此是太阳经阳气不足，非卫气，故非周身恶寒；阳气虚而阴邪盛，故"可灸之"。治宜温补元阳，以散寒湿。

方中附子温肾助阳，以散阴寒之邪，为君药。茯苓、白术益气健脾祛湿，使湿有出路，共为臣药。人参补脾益气，以培后天之本，为佐药。更佐白芍养阴和营以通血痹，同时缓急止痛，以治身痛、腹痛等症。诸药合用，共奏扶阳固本，祛寒除湿之功。

配伍特点：温补结合以祛寒湿，又佐以养阴和营之品，使温里助阳而无伤阴之弊。

【用法用量】

1.古代用法用量 上五味，以水八升，煮取三升，去滓，温服一升，日三服。

2.现代用法用量 以上5味药，加水1600ml煎至600ml，去药渣后温服200ml，每日3次。

【药学研究】

1.资源评估 方中附子、人参、白术和白芍目前均以人工栽培为主；茯苓有野生和人工栽培两种药用来源。

附子喜温暖湿润气候，海拔2000米左右均可栽培；四川江油、陕西汉中地区建立了附子种植基地，扩大商品生产，而四川布拖、云南禄劝、河北、河南等地引种试种，形成了新产区。

茯苓喜温暖、干燥、向阳、雨量充沛的环境；栽培者以安徽产量较大，称为"安苓"；野生者以云南产质量为佳，称为"云苓"。

人参为多年生、长日照、阴生性草本植物，喜凉爽，耐严寒，喜湿润、怕干旱；野生人参主要分布于长白山脉和小兴安岭东南部的山林地带，但数量逐渐减少；现在所用的人参主要是园参，主产于吉林抚松、集安、长白、靖宇、安图、通化、浑江、敦化、桦甸、舒兰、辽宁桓仁、宽甸、新宾、本溪、清原、黑龙江五常、尚志、东宁、宁安等地。

白术生于山区丘陵地带，山坡草地及山坡林下，喜凉气候耐寒，怕湿热干旱。野生资源分布在江西、湖南、浙江、四川等地，几已绝迹。栽培品浙江数量最大，以浙江嵊县、新昌地区产量最大；於潜所产品质最佳。

白芍是多年生草本植物，喜湿温、耐寒冷；野生资源较少，主要为人工栽培，于安徽亳州、浙江磐安、四川中江和山东菏泽居多，形成商品分别为亳白芍、杭白芍、川白芍和菏泽白芍等品种；其中，以亳州白芍产量最大，以浙江白芍品质最佳。

2.制剂研究

2.1 制备方法 原文载："上五味，以水八升，煮取三升，去滓"。东汉一升折算为今制大约200ml，因此制备方法为取本方，加水1600ml，煎至600ml。

根据东汉度量衡折算，原方总药量大约为178.75g，其加水量为总药量的9倍，药液煎至总药量的3倍，在实际煎煮中，应结合现代临床煎药机构煎煮规范来规范研究中药复方制剂。

2.2 制备工艺 原方为汤剂，现有报道利用HPLC指纹图谱结合化学模式识别评价附子汤汤剂与配方颗粒的差异：采用Thermo C18色谱柱（250mm×4.6mm，5μm），以乙腈-0.1%磷酸水溶液为流动相，流速0.8ml/min，检测波长230nm，柱温30℃，进样量30μl。采用"中药色谱指纹图谱相似度评价系统"考察色谱图相似度，结合系统聚类分析、主成分分析及正交偏最小二乘判别分析，综合评价汤剂、配方颗粒混冲及配方颗粒混煎附子汤的差异；并以变量重要性投影值（VIP）大于1.5为标准，筛选关键差异性组分。结果显示，3组样品色谱图相似度波动于

0.969~0.998之间，配方颗粒制备的附子汤可保证用药安全[1]。

3.质量控制 该方含有生物碱、挥发油、多糖等组分，可以将其作为质量控制的指标。此外，通过建立指纹图谱，能够较好地反映该方特征，为附子汤制剂的质量控制提供有效手段。现有文献采用高效液相色谱法建立了附子汤的指纹图谱，并对附子汤中苯甲酰新乌头原碱、苯甲酰乌头原碱和苯甲酰次乌头原碱3种单酯型生物碱进行了含量测定[2]。

【药理研究】

1.药效作用 根据附子汤的功能主治进行了药效学研究，主要具有抗血小板聚集、抗血栓、抗心力衰竭和镇痛抗炎等作用。

1.1 与功能主治相关的药理作用

1.1.1 抗血小板聚集与抗血栓 附子汤灌胃给药，连续8天，可降低小鼠红细胞膜微黏度，增加其流动性[3]，还可通过降低小鼠血栓素B_2的水平使6-酮-前列腺素$F_{1\alpha}$/血栓素B_2的比值明显升高[4]。

1.1.2 抗心力衰竭 附子汤给药剂量为7~10g/kg，连续21天，可显著降低阿霉素致心力衰竭大鼠血清BNP和IL-6水平，以及慢性充血性心力衰竭心肌细胞损伤程度[5]。附子汤给药剂量为1、2、4g/kg，连续8周，可降低心力衰竭模型大鼠左室舒张末内径、左室收缩末内径、心脏指数和左心室重量指数，增加左心室射血分数和每搏输出量，降低血浆中肾素、血管紧张素Ⅱ和醛固酮含量[6]。附子汤灌胃给药，连续7天，可提高小鼠心肌细胞cAMP和cGMP含量，对cAMP的影响高于cGMP[7]。连续8天，可提高小鼠心肌营养性血流量[8]。附子汤70%乙醇总提物给药剂量为0.51、1.02、2.04g/kg，连续4周，可明显降低慢性心力衰竭模型大鼠BNP、NT-proBNP、IL-6、TNF-α、Ang-Ⅱ、ALD、CK、ET-1、LDH、PRA和CRP的含量[9]。

1.1.3 镇痛、抗炎 附子汤给药剂量为10、20、40g/kg，单次给药，可提高热板小鼠痛阈[10-12]，减少醋酸所致小鼠扭体次数[10-12]，抑制二甲苯诱导的小鼠耳廓肿胀[10, 12]。附子汤给药剂量为20g/kg，单次给药，可使醋酸致扭体小鼠的血清SOD活力升高、MDA含量降低；抑制甲醛所致小鼠第Ⅱ时相的疼痛反应和醋酸所致的小鼠腹腔毛细血管通透性增高[12]。附子汤给药剂量为14g/kg，连续14天，可降低类风湿关节炎模型大鼠足爪厚度以及血清中TNF-α、IL-1β和IL-6的含量，改善滑膜的病理改变[13]。附子汤连续灌胃给药12周，可降低寒湿痹阻、机械损伤和化学损伤三种不同病因病机骨关节炎模型大鼠血清、关节液、软骨和滑膜组织中IL-1β、MMP-13、ADAMTS4、ADAMTS5水平，抑制炎症反应，减轻软骨细胞和细胞基质的损害[14]。

1.2 其他药理作用

抗戒断症状 附子汤可减轻纳洛酮催促的吗啡成瘾大鼠戒断症状，促进成瘾大鼠戒断后体重下降的恢复，抑制戒断后肾上腺萎缩，抑制戒断后下丘脑及肾上腺内单胺类神经递质NE、DA和5-HT的异常改变，降低戒断后骤增的单胺类神经递质含量，抑制戒断后骨骼肌细胞内游离Ca^{2+}浓度异常增高[15]。

2.安全性评价 附子汤水煎剂小鼠灌胃给药的最大耐受量大于120g/kg，相当于临床给药量的44倍。水煎醇沉剂小鼠灌胃给药的LD_{50}为109.24g/kg，LD_{50}的95%可信限为90.79~131.45g/kg，相当于临床给药量的33~48倍。可见，药物提取方式不同，成分溶出率不同，附子汤水煎剂的毒性作用明显低于水煎醇沉剂。水煎醇沉剂以$0.1LD_{50}$剂量开始灌胃给药，以4天为一期，此后每期给予的受试物剂量，按等比级数1.5倍逐期递增，连续20天，实际总染毒量为LD_{50}的5.3倍，即累积染毒剂量54.50g/kg体重（约为人体常用量的20倍），小鼠出现毒性效应，死亡率为10%。水煎醇沉剂浓度为5g/ml，按1ml/100g分3次灌胃给药，间隔时间为4h，即给药剂量为150g/（kg·d），相当于临床给药量的80倍，结果发现，心电图监测大鼠心率及心律未见明显变化，心肌组织SOD活性增加、MDA和ET含量降低[16]。

3.体内过程 附子汤中附子的主要成分是二萜生物碱，包括毒性较大的乌头碱（aconitine，AC）、次乌头碱（hypaconitine，HA）、中乌头碱（mesaconitine，MA）以及毒性较小的苯甲酰乌头原碱（benzoylaconine，BAC）、苯甲酰次乌头原碱（benzoylhypaconine，BHA）、苯甲酰中乌头原碱（benzoylmesaconine，BMA）、乌头原碱（aconine）、次乌头原碱（hypaconine）和中乌头原碱（mesaconine）[17]。大鼠口服附子总生物碱后，AC、HA、MA 3种生物碱吸收快，并在短时间内血药浓度快速下降，提示吸收后分布快，30~360分钟内血药浓度保持相对平稳，同时具有多峰现象。脏器分布研究表明AC、HA、MA在大鼠体内组织脏器的分布较为广泛，肝脏、肺脏中的含量较高，尿液为其主要的排泄途径。此外，外排转运蛋白介导附子有效成分的吸收转运，其规律为生物碱的毒性越大，受到的外排作用越大，即 AC、HA、MA ＞ BAC、BHA、BMA ＞ aconine、hypaconine、mesaconine[18]。

【临床应用】

1.临床常用

1.1 临床主治病证 附子汤常用于治疗阳虚兼湿滞之证，临床表现主要为背恶寒，手足冷，身体骨节疼痛，口不渴等，临床应用以痹痛，兼有畏寒肢冷，苔白脉迟为辨证要点。

1.1.1 少阴病 治疗肠腑热实郁者，可加大黄、黄连、黄芩。

1.1.2 痹证 酌加羌活、独活、威灵仙、豨莶草等祛风湿药；治疗寒湿较甚者，可加桂枝、制川乌、制草乌；治疗痹痛日久，血行瘀阻者，可加乳香、没药。

1.2 名家名师名医应用

1.2.1 少阴病 国医大师裘沛然用附子汤治疗少阴病，证属寒邪侵入少阴，阳气不布。处方：熟附块15g，茯苓12g，党参9g，生白术12g，生白芍12g。后加重白术剂量[19]。

1.2.2 胸痹 国医大师颜德馨用附子汤加减治疗冠心病，证属阳虚阴凝，血行无力，治当温阳益气活血通脉。处方：熟附子12g，党参、白术、茯苓、葛根各9g，丹参、赤芍各15g，甘草3g，参三七粉、血竭粉各1.5g，后减用参三七粉、血竭粉[20]。

1.2.3 脱疽 国医大师唐祖宣常用附子汤加减治疗周围血管疾病，如血栓闭塞性脉管炎、动脉栓塞、雷诺现象、冻疮见手足寒冷和脉沉之证。在治疗雷诺现象时加水蛭、桃仁、红花等通经活血药物；年老、体弱者酌加当归、黄芪；肢寒甚加细辛、桂枝。治疗脱疽，证属寒凝气滞，经络不通，治宜温阳益气，活瘀通络。处方：炮附子、潞党参、茯苓、黄芪各30g，白芍、桂枝各15g，白术18g，细辛10g。加用当归[21]。

2.临床新用 附子汤在临床上广泛用于治疗骨骼系统疾病、心血管系统疾病、呼吸系统疾病和代谢性疾病等，尤其对膝骨关节炎、慢性心力衰竭、变应性鼻炎和糖尿病周围神经病变疗效确切。

2.1 骨骼系统疾病

膝骨关节炎 将160例膝骨关节炎患者随机分为研究组和对照组各80例。对照组口服莫比可片。研究组给予附子汤，组方为党参9g，熟附子6g，白术12g，茯苓9g，白芍9g，水煎服，每日1次。两组疗程均为2周。结果显示，研究组治疗后症状和体征总积分明显降低；研究组总有效率为91.25%，对照组总有效率为93.75%[22]。将120例膝骨关节炎患者随机分为研究组和对照组各60例。对照组口服盐酸氨基葡萄糖胶囊。研究组给予附子汤，组方为附子15g、人参6g、白芍8g、茯苓8g、白术12g，水煎服，每日1剂，分2次服用。两组疗程均为12周，期间若疼痛加剧，给予美洛昔康片。结果显示，研究组治疗后膝关VAS评分和骨关节炎指数明显降低[23]。

2.2 心血管系统疾病

慢性心力衰竭 将80例慢性心力衰竭患者随机分为研究组和对照组各40例。对照组采用强心、利尿、血管紧张素受体拮抗剂和β受体拮抗剂等药物治疗。研究组加服附子汤，组方为炮附子、茯苓、白芍各15g，人参10g，白术20g，水煎服，每日1次。两组疗程均为1个月。结果显示，研究组总有效率为90.00%，对照组总有效率为72.50%；研究组治疗后左心室射血分数明显升高，血浆氨基末端型尿钠肽前体明显降低[24]。

2.3 呼吸系统疾病

变应性鼻炎 将150例变应性鼻炎患者分为研究组84例和对照组各66例。对照组口服特非那丁，局部用呋喃西林麻黄素加地塞米松针剂滴鼻，研究组给予加味附子汤，组方为淡附片（先煎）、桂枝、白芍、茯苓、白术各10g，银柴胡、防风、五味子、乌梅各12g，生黄芪50g，党参15g。若见鼻黏膜苍白（甚至灰白），或见腰酸肢冷，肾阳亏损者加淫羊藿、补骨脂各10g。水煎服，每日1剂，分2次服用。对照组疗程为10天，研究组疗程为20天。结果显示，研究组治疗后症状和体征明显好转；研究组总有效率为90.50%，对照组总有效率为89.40%[25]。

2.4 代谢性疾病

糖尿病周围神经病变 将100例糖尿病周围神经病变患者随机分为研究组和对照组各50例。对照组给予西医常规治疗。研究组在对照组治疗基础上加服加味附子汤，组方为炮附子15g（先煎）、芍药12g、茯苓12g、白术15g、人参6g、川芎10g、全蝎4g。水煎服，每日2次。两组疗程均为30天。结果显示，研究组中医证候疗效总有效率为86.00%，对照组为56.00%；研究组MDNS疗效总有效率为68.00%，对照组为48.00%；研究组治疗后腓总神经运动传导速度明显升高[26]。将120例糖尿病周围神经病变患者随机分为研究组和对照组各60例。对照组采用基础治疗。研究组采用基础治疗联合加味附子汤，组方为炮附子15g，芍药12g，茯苓12g，白术15g，人参6g，川芎10g，全蝎4g，水煎服，每日2次。两组疗程均为30天。结果显示，研究组总有效率为90.00%，对照组总有效率为74.50%[27]。

【使用注意】阴虚阳盛，真热假寒及孕妇禁用本方。

【按语】

1.关于方中配伍白芍的作用 白芍在本方中的作用主要有以下三点：其一，白芍养阴和营，有通行血痹之功，且能缓急止痛，用以治疗身疼、骨节痛等症。其二，阳虚之证往往兼有阴精不足，且阴阳互根，以白芍养阴，有阴中求阳之义。其三，少阴阳虚之证，若单用附子温阳，每致虚阳浮越不敛，而伍用白芍养阴，既能使阳有所附，又可借白芍的滋润而制附子的温燥，使补阳而不伤阴。

2.关于本方与真武汤的异同 附子汤与真武汤［茯苓三两，芍药三两，白术二两，生姜三两（切），附子一枚（炮，去皮，破八片）］组成药物仅一味之差，均主治阳虚兼湿滞之证。附子汤重用附子、白术，并伍人参，重在温补脾阳而祛寒湿，适宜于阳虚寒湿内盛的身体骨节疼痛之证。真武汤中附子、白术减半，更佐生姜，故重在温阳而散水气，适宜于脾肾阳虚，水湿泛滥之证。

3.炮附子与炮附片的比较 本方附子的炮制要求为"炮，去皮，破八片"，认为其炮制对象为生品，"炮"法为干热，包裹后加热是为使炮制过程中药物受热更均匀。有研究报道采用秉承张仲景学术思想的古代干热法，即以河砂替代包裹物作为中间传热体，采用药典中炮附片的炮制方法制备砂烫生附片，与炮附片从外观性状、双酯型和单酯型生物碱含量进行比较研究，并结合药理实验研究，结果表明砂烫生附片具有抗炎镇痛、抗心衰作用，且无明显毒性，说明秉承张仲景学术思想的砂烫生附片具有低毒高效的特点，在炮制工艺及成分含量上均优于炮附片[28]。

4.关于张仲景方中附子用量 张仲景用附子共37方，其中《伤寒论》23方，《金匮要略》14方（含加减方和附方，乌头、天雄除外）。对附子的用量多以"枚"计算，有31方，常用量为1枚，如四逆汤；多者3枚，如桂枝附子汤；少数以"分""两"计算，如薏苡附子败酱散、乌梅汤等6方。对于张仲景附子1枚究竟有多重，各家观点不一，我们的考证依据为：梁代陶弘景《本草经集注》序录里明确提出"附子、乌头如干枚者，去皮竟，以半两准一枚"[29]。班固在《汉书·律历志》对汉代度量衡制度的记载：

"十六两为斤"，按东汉时期1斤约为220g，1两折合为13.80g计算，且隋唐时期医用衡值一律沿用古制，故汉唐时期附子的大小，平均1枚约重6.90g。

参考文献

［1］周威，刘瑶玉，胡青红，等.高效液相色谱指纹图谱结合化学模式识别评价附子汤汤剂与配方颗粒的差异［J］.中国医院药学杂志，2021，41（12）：1202-1207.

［2］张强，巨博雅，韩素芹，等.附子汤中单酯型生物碱含量测定及指纹图谱研究［J］.辽宁中医药大学学报，2017，19（9）：55-59.

［3］韩涛，滕佳琳，叶向荣，等.附子汤对小鼠红细胞膜流动性的影响［J］.山东中医学院学报，1991，15（5）：42-44，74.

［4］韩涛，滕佳琳，王树荣，等.附子汤对小鼠6-酮-前列腺素F1α、血栓素B2的影响［J］.中成药，1993，16（4）：31-32.

［5］黄惠刚，朱奔奔，黄波.附子汤对慢性充血性心力衰竭模型大鼠BNP、IL-6水平的影响［J］.陕西中医，2009，30（6）：745-746.

［6］李庆.附子汤对慢性心力衰竭大鼠心室重构及肾素血管紧张素醛固酮系统的影响［J］.新中医，2015，47（1）：222-224.

［7］韩涛，滕佳琳.附子汤对小鼠心肌细胞环核苷酸的影响［J］.中国中医药科技，1994，1（4）：32-33.

［8］韩涛，刘持年，王树荣，等.附子汤对心血管药理的作用研究［J］.山东中医学院学报，1992，16（5）：33-36，73.

［9］王瑞，闫玺镁，王艳，等.基于慢性心衰大鼠模型的附子汤药效学作用评价及机制探讨［J］.中华中医药学刊，2019，37（4）：788-792，1026.

［10］李睿明，王明亮，雷朝霞，等.附子汤合芍药甘草汤镇痛抗炎作用研究［J］.现代中西医结合杂志，2002，11（10）：899-901.

［11］邱明义，曹远礼，俞良栋，等.附子汤、桂枝附子汤、芍药甘草汤镇痛抗炎作用比较研究［J］.中国实验方剂学杂志，1996，2（4）：47-49.

［12］唐林.附子汤及其配伍镇痛抗炎的实验研究［D］.沈阳：辽宁中医药大学，2008.

［13］王波，何友武，赵璐，等.附子汤对类风湿性关节炎大鼠抗炎及关节影响研究［J］.中国现代医生，2020，58（21）：40-44，193.

［14］应建伟，叶承锋，余锋平.附子汤对三种骨关节炎大鼠IL-1β、MMP-13、ADAMTS4、ADAMTS5表达的实验研究［J］.浙江中医杂志，2020，55（10）：706-709.

［15］于丽秋.附子汤对吗啡类依赖动物戒断综合征治疗作用机制的探讨［D］.济南：山东中医药大学，2007.

［16］李国英.《伤寒论》附子汤复方环境下附子心毒性研究［D］.济南：山东中医药大学，2006.

［17］杨晓珊，吴锦俊，卢琳琳，等.附子药代动力学研究进展［J］.世界中医药，2014，9（2）：171-174.

［18］李芸霞，彭成.基于毒效整合分析的附子药动学、药效学研究［J］.世界中医药，2017，12（11）：2579-2584.

［19］王庆其.裘沛然辨治少阴病的经验［J］.中国医药学报，1992，7（3）：35-38.

［20］颜乾麟.颜德馨运用经方治疗心血管病的经验［J］.国医论坛，1991，6（4）：19-20.

［21］唐丽，唐祖宣.唐祖宣应用仲景温阳方治疗脱疽经验［J］.湖南中医杂志，2009，25（4）：24-26.

［22］邓伟，丁明晖.附子汤治疗膝骨关节炎的临床研究［J］.中国中医骨伤科杂志，2009，17（10）：23-25.

［23］刘福存，单乐天，童培建，等.附子汤治疗轻中度膝骨关节炎寒湿痹阻证的临床研究［J］.中医正骨，2016，28（1）：10-13.

［24］侯晓亮，洪健康，肖雪云，等.附子汤对慢性心力衰竭患者心功能及血浆NT-pro-BNP的影响［J］.新中医，2013，45（12）：32-34.

［25］周景伟.加味附子汤治疗变应性鼻炎的疗效

观察[J].上海中医药杂志,2001,47(1):26.

[26]刘华珍,徐子亮.加味附子汤治疗糖尿病周围神经病变临床研究[J].中国中医急症,2013,22(1):51-52,72.

[27]龚又明,王建兵,谭毅,等.加味附子汤治疗糖尿病周围神经病变患者的疗效及其对血糖水平的影响[J].实用临床医药杂志,2013,17(15):11-13.

[28]陈炯,谭鹏,吴月娇,等.砂烫生附片与炮附片制备前后6种生物碱的变化[J].中成药,2016,38(6):1342-1345.

[29]傅长龄,陈丽名,傅延龄.张仲景附子用量探析[J].中医杂志,2014,55(19):1705-1707.

桂枝芍药知母汤

汉《金匮要略》

Guizhishaoyaozhimu Tang

【概述】桂枝芍药知母汤最早见于汉代张仲景《金匮要略》,由桂枝、白芍、甘草、麻黄、生姜、白术、知母、防风和附子9味药物组成。诸药合用,表里兼顾,寒热并调,攻补兼施,刚柔相济,共奏祛风除湿,温经宣痹,养阴清热之功。后世医家对其主治病症进行了增补,用于治疗疮疡、痘疮、腰痛和关节肿大的鹤膝风等。桂枝芍药知母汤具有抗炎镇痛、免疫调节、抑制骨破坏、抗增殖和促凋亡等药理作用,对不同关节炎模型具有多方面的调节作用。临床常用于治疗历节,以肢节疼痛,身体瘦弱,且反复发作为辨证要点。现代广泛应用于治疗免疫系统疾病、口腔颌面部疾病和代谢性疾病等,尤其对类风湿关节炎、颞下颌关节紊乱综合征和糖尿病周围神经病变等疗效确切。

【历史沿革】

1.原方论述 汉代张仲景《金匮要略》载:"诸肢节疼痛,身体尪羸,脚肿如脱,头眩短气,温温欲吐,桂枝芍药知母汤主之。"该汤剂组成:桂枝四两,芍药三两,甘草二两,麻黄二两,生姜五两,白术五两,知母四两,防风四两,附子二两(炮)。上九味,以水七升,煮取二升,温服七合,日三服。

2.后世发挥 后世医家对桂枝芍药知母汤的主治病证进行了增补。如《皇汉医学》引《类聚方广义》"治风毒肿痛,憎寒壮热,渴而脉数,欲成脓者;治痛风,走注,骨节疼痛,手足挛痛者,兼用蕤宾丸;痘疮其贯脓不足,或过期不结痂,憎寒身热,一身疼痛,而脉数者。"补充了肢节疼痛特征为痛无定处,呈游走性;又增加治疗疮疡和痘疮。《皇汉医学·别论》载"此方治谓以身体瘦瘰为目的,治历节经数日,骨节如木之疣而肿起;两脚有微肿而疼痛,因而上逆为头眩、干呕等证者;又用于腰痛,鹤膝风等,又俗称脚气,此方有效,脚肿如脱者,谓足肿如脱,不能步也"。用于治疗腰痛及关节肿大的鹤膝风。此外,后世医家还通过加减本方组成药物使运用范围扩大。如《外台秘要》卷十四引《古今录验方》防风汤,即桂枝芍药知母汤去麻黄,桂枝换为桂心,减弱走表散寒之功,增强温里通脉之力,治疗里寒较重的"身体四肢关节疼如堕脱,肿按之皮急,头眩短气,温温闷乱欲吐"。

【名方考证】

1.本草考证

1.1 桂枝 "桂枝"始载于《神农本草经》。经考证,本方所用桂枝为樟科樟属植物肉桂 *Cinnamomum cassia* Presl 的树枝之皮。《中国药典》2020年版载桂枝为樟科植物肉桂 *Cinnamomum cassia* Presl 的干燥嫩枝。

1.2 芍药(白芍) "白芍"以芍药之名始载

于《神农本草经》。张仲景用芍药一般赤芍、白芍皆有，从两者功效及本方功能主治来看，本方所用应为白芍。经考证，本方所用白芍为毛茛科植物芍药 *Paeonia lactiflora* Pall.的干燥根，与《中国药典》2020年版记载一致。

1.3 甘草 "甘草"始载于《神农本草经》。经考证，本方所用甘草为豆科甘草属甘草 *Glycyrrhiza uralensis* Fisch.的干燥根茎和根，《中国药典》2020年版载甘草为豆科植物甘草 *Glycyrrhiza uralensis* Fisch.、胀果甘草 *Glycyrrhiza inflata* Bat.或光果甘草 *Glycyrrhiza glabra* L.的干燥根和根茎。

1.4 麻黄 "麻黄"始载于《神农本草经》。经考证，本方所用麻黄植物为麻黄科麻黄属植物草麻黄 *Ephedra sinica* Stapf，或木贼麻黄 *Ephedra equisetina* Bge.的干燥草质茎。《中国药典》2020年版载麻黄为麻黄科植物草麻黄 *Ephedra sinica* Stapf、中麻黄 *Ephedra intermedia* Schrenk et C.A.Mey.或木贼麻黄 *Ephedra equisetina* Bge.的干燥草质茎。

1.5 生姜 "生姜"之名最早见于《吕氏春秋》。经考证，本方所用生姜为姜科植物姜 *Zingiber officinale* Rosc.的新鲜根茎，与《中国药典》2020年版记载一致。

1.6 白术 "白术"始载于《神农本草经》，未分苍术与白术，统称为术。《本草经集注》最早提及术分白术和赤术两种。经考证，本方所用白术为菊科植物白术 *Atractylodes macrocephala* Koidz.的干燥根茎，与《中国药典》2020年版记载一致。

1.7 知母 "知母"药用始载于《神农本草经》。经考证，本方所用知母植物来源为百合科植物知母 *Anemarrhena asphodeloides* Bge.的干燥根茎，与《中国药典》2020年版记载一致。

1.8 防风 "防风"药用始载于《神农本草经》。经考证，防风为伞形科植物防风 *Saposhnikovia divaricate* (Turcz.) Schischk.的干燥根，与《中国药典》2020年版记载一致。

1.9 附子 "附子"之名最早见于《神农本草经》。经考证，本方所用附子为毛茛科植物乌头 *Aconitum carmichaelii* Debx.的子根的加工品，与

《中国药典》2020年版记载一致。

2.炮制考证

2.1 甘草 桂枝芍药知母汤中甘草的炮制方法为"炙"。汉代炙法为将药材举于火上熏烤，与现代清炒法比较接近，可参考《中国药典》2020年版清炒法炮制。

2.2 附子 桂枝芍药知母汤中附子的炮制方法为"炮"。现代有炮制品炮附片。

2.3 其他 其他药物应为生品。

3.剂量考证

3.1 原方剂量 桂枝四两，白芍三两，甘草二两，麻黄二两，生姜五两，白术五两，知母四两，防风四两，附子二两（炮）。

3.2 折算剂量 东汉之1两合今之13.80g。故处方量为桂枝55.20g，白芍41.40g，甘草27.60g，麻黄27.60g，生姜69.00g，白术69.00g，知母55.20g，防风55.20g，附子27.60g。

3.3 现代用量 根据临床常用剂量，处方量为桂枝12g，白芍9g，甘草6g，麻黄6g，生姜15g，白术15g，知母12g，防风12g，炮附片6g。

【药物组成】桂枝、知母、防风各四两，白芍三两，甘草、麻黄、附子各二两，生姜、白术各五两。

【功能主治】祛风除湿，温经宣痹，养阴清热。主治风寒湿痹证。症见肢节疼痛，身体尪羸，脚肿如脱，头眩短气，温温欲吐，或发热，舌淡苔白，脉沉细。

【方义分析】《金匮要略》记载"诸肢节疼痛，身体尪羸，脚肿如脱，头眩短气，温温欲吐，桂枝芍药知母汤主之。"本方主治历节，其病机为素体阳虚，风湿流注关节，久郁化热伤阴，筋脉痹阻不通。风湿流注于筋脉关节，气血通行不畅，故肢节疼痛；痛久不解，正气日衰，邪气日盛，故身体逐渐消瘦；风邪上犯，则头眩；湿阻中焦，胃气上逆，故温温欲吐；湿无出路，流注下肢，则脚肿如脱；病久阴虚生内热，故见发热；舌淡苔白，脉沉细为寒湿之象。治宜祛风除湿，滋阴清热。

方中桂枝温经散寒，活血止痛，居方名之首

为君药；辅以芍药、知母清热和阴，又能制桂枝之燥热。桂枝与麻黄、防风三者结合，宜痹祛风。白术健脾助运，配附子散寒化湿。甘草、生姜益气和中，降逆止呕。九味组合，尤妙在桂枝合麻黄，则发汗之力益彰。麻黄合白术，能去表里之风湿。知母合附子，能引阳入阴，则散寒而消肿痛。白芍合甘草，舒挛急而止痛。诸药合用，共奏宣痹通经之功，使邪去热解，痹痛得愈。

配伍特点：表里兼顾，寒热并调，攻补兼施，刚柔相济。

【用法用量】

1.古代用法用量 上九味，以水七升，煮取二升，温服七合，日三服。

2.现代用法用量 以上9味加水1400ml，煎煮至400ml，温服140ml，每日3次。

【药学研究】

1.资源评估 方中桂枝、白芍、甘草、生姜、白术和附子目前均以人工栽培为主；麻黄、知母、防风有野生和人工栽培两种药用来源。

桂枝喜温暖、怕霜雪，要求雨量分布均匀；现今主产于广西桂平、玉林、容县、平南、大瑶山、上思、宁明、贵县，广东德庆、信宜、茂名、肇庆、罗定，云南、福建、四川、浙江等地，此外越南、斯里兰卡、柬埔寨、印度等多个国家也有栽培。

白芍是多年生草本植物，喜湿温、耐寒冷；野生资源较少，主要为人工栽培，于安徽亳州、浙江磐安、四川中江和山东菏泽居多，形成商品分别为亳白芍、杭白芍、川白芍和菏泽白芍等品种；其中，以亳州白芍产量最大，以浙江白芍品质最佳。

甘草喜凉爽、干燥气候，喜光、耐旱、耐寒；在我国北方地区分布广泛，现代主产于内蒙古、甘肃、宁夏、新疆，以内蒙鄂尔多斯的杭锦旗、阿拉善盟阿拉善旗及甘、宁夏所产品质最佳。

野生麻黄生长于荒漠、沙丘、干燥坡地、浅沙干草原或向阳多石山坡等较干燥地区；其对土壤要求不严，砂质壤土、沙土壤土均可栽培；道

地产区为内蒙古阿鲁科尔沁、巴林右旗、开鲁、奈曼旗、赤峰、科尔左旗等地，亦主产于黑龙江、辽宁、宁夏、山西、河北、甘肃、四川、青海等地。

生姜喜温暖、湿润、荫蔽的气候环境，不耐寒，忌潮湿，怕强光直射；主产四川、贵州等地，以四川犍为最适宜，为古今主产地。

白术生于山区丘陵地带，山坡草地及山坡林下，喜凉气候耐寒，怕湿热干旱。野生资源分布在江西、湖南、浙江、四川等地，几已绝迹。栽培品浙江数量最大，以浙江嵊县、新昌地区产量最大；於潜所产品质最佳。

野生知母生于海拔1450米以下的山坡、草地或路旁较干燥或向阳的地方，栽培知母宜选择土壤疏松、排水良好阳光充足的地块或土层深厚的山坡荒地；主产于河北省，山西、内蒙古、陕西及东北的西部亦产；以河北、河南、山西为道地产区，道地产区与主产区基本一致。

防风耐寒、耐干旱，忌过湿和雨涝。野生防风主要产于东北、内蒙古一带，称为"关防风"，现以关防风为商品主流；栽培防风主产于黑龙江安达、泰康、泰来、肇东、肇州、肇源，吉林洮安、镇赉和辽宁附盟、铁岭等地，以黑龙江产量最大。

附子喜温暖湿润气候，海拔2000米左右均可栽培；四川江油、陕西汉中地区建立了附子种植基地，扩大商品生产，而四川布拖、云南禄劝、河北、河南等地引种试种，形成了新产区。

2.制剂研究

2.1 制备方法 原文载："上九味，以水七升，煮取二升"。东汉一升折算为今制大约200ml，因此制备方法为取本方，加水1400ml，煎至400ml。

根据东汉度量衡折算，原方总药量大约为426.25g，其加水量为总药量的3倍，药液煎至总药量的1倍，在实际煎煮中，应结合现代临床煎药机构煎煮规范来规范研究中药复方制剂。

2.2 制备工艺 原方为汤剂，据文献报道，日本和中国台湾有桂枝芍药知母汤相关制剂，剂

型主要包括细颗粒剂、颗粒剂、散剂和锭剂[1]。此外，有报道对桂枝芍药知母颗粒提取工艺的优化研究：通过 HPLC 和 Elisa 法，测定桂皮醛、芍药苷、芒果苷、甘草酸的提取率和出膏率以及 IL-6 水平，采用信息熵权法确定各指标的权重系数，结合 Box-Behnken 响应面法结果，优化桂枝芍药知母颗粒提取工艺参数。结果显示，桂枝芍药知母颗粒的最佳提取工艺条件为加 16 倍量水，提取 3 次，每次 1 小时，且此工艺稳定可行，重复性好[2]。

3. 质量控制 该方含有生物碱、多糖等组分，可以将其作为质量控制的指标。现有文献报道煎煮后经真空冷冻干燥制得桂枝芍药知母汤物质基准，HPLC 法建立桂枝芍药知母汤的指纹图谱[3]。

【药理研究】

1. 药效作用 根据桂枝芍药知母汤的功能主治进行了药效学研究，主要具有抗炎镇痛、免疫调节、抑制骨破坏、抗增殖和促凋亡等作用，对不同关节炎模型具有多方面的调节作用。

1.1 抗痛风性关节炎 桂枝芍药知母汤给药剂量为生药 4、8、16g/kg，连续给药 7 天，可降低尿酸钠诱导大鼠巨噬细胞 IL-1β、IL-6、IL-8 和 TNF-α 含量，降低 TLR-2、TLR-4 和 NLRP3 mRNA 以及 MyD88 和 IKK-β 蛋白表达水平；给药剂量为生药 8、16g/kg 时，可降低 NF-κB 和 ASC 表达；给药剂量为生药 16g/kg 时，可增加 S100A8、IκB-α 和 Caspase-12 表达[4, 5]。桂枝芍药知母汤给药剂量为 4、8、16g/kg，连续给药 7 天，可降低尿酸钠致痛风性关节炎模型大鼠 Caspase-1、IL-1β、IL-6、TNF-α、NF-κB 表达，增加 Caspase-12 表达。给药剂量为生药 8、16g/kg 时，可降低 TLR-2、TLR-4、NLRP3 平均 IA 值，MyD88、IκK-β 蛋白表达以及 ASC、COX-2 含量；增加 TGF-β1 含量以及 IκB-α、PPAR-γ 蛋白表达[6, 7]。

1.2 抗类风湿关节炎 桂枝芍药知母汤给药剂量为 8、1.6、3.2g/kg，连续给药 24 天，可降低 Ⅱ 型胶原诱导（CIA）模型大鼠足趾肿胀、关节炎

评分以及血清中 TNF-α、IL-1β、IL-6 和 IL-17α 的含量，改善踝关节损伤。0.4、0.8、1.6mg/ml 桂枝芍药知母汤与 LPS 诱导的 MH7A 人类风湿性关节炎滑膜成纤维细胞共孵育 24 小时，可降低 MH7A 细胞黏附和侵袭能力，减少 MMPs、IL-6 和 IL-8 分泌，促进 Caspase-3、-9、Bax 和 SOCS1 的 mRNA 表达，抑制 Bcl-2、JAK2、STAT3 和 STAT5 的 mRNA 表达。0.4、0.8、1.6mg/ml 桂枝芍药知母汤与 LPS 诱导的 RAW 264.7 小鼠单核巨噬细胞白血病细胞共孵育 24 小时，可减少 TNF-α 和 IL-1β 的释放[8]。桂枝芍药知母汤给药剂量为 0.8、1.6、3.2g/kg，连续给药 21 天，可改善 CIA 模型大鼠关节炎症状，减少关节组织侵蚀，降低 RANKL 和关节组织破骨细胞数量，增加骨保护素含量。0.2、0.4、0.8mg/ml 桂枝芍药知母汤可抑制 RANKL 诱导的 RAW264.7 分化，减少骨吸收，促进胞浆中 IκB 和 p65 表达，降低细胞核中 p65 表达[9]。桂枝芍药知母汤给药剂量为生药 4.5、9、18g/kg，连续给药 16 天，可降低 CIA 模型大鼠足关节肿胀度、踝关节病理改变评分以及滑膜上清液中 IL-1、IL-6、IL-17 的含量[10]。

桂枝芍药知母汤给药剂量为 8.7、17.3、34.7g/kg，给药 8 天后可降低佐剂性关节炎（AA）模型大鼠足容积，给药 21 天后可降低足跖软组织中 TNF-α、IL-1β 水平；给药剂量为 17.3、34.7g/kg 时，连续给药 21 天，可降低 COX-2、iNOS 蛋白表达，升高 COX-1 表达以及改善足踝关节组织结构及病理损伤[11]。桂枝芍药知母汤给药剂量为 17.325g/kg，连续给药 3 周，可降低 AA 模型大鼠足肿胀度，INF-γ、TNF-α 和 IL-1β 含量，T-bet 表达以及 INF-γ / IL-4、T-bet/Gata-3 比值；增加 IL-4、IL-10 含量和 Gata-3 表达；减少关节滑膜 NF-κB p65、COX-2 和 VEGF 的蛋白表达；改善关节滑膜炎性细胞浸润、结缔组织增生[12-14]。桂枝芍药知母汤给药剂量为 10.3、20.6g/kg，连续给药 4 周，可降低 AA 模型大鼠关节指数、血清 TNF-α 含量以及膝关节滑膜组织 Bcl-2 阳性细胞数和阳性细胞着色强度[15]。桂枝芍药知母汤给药剂量为 15、

30g/kg，单次给药，可抑制醋酸所致小鼠扭体反应；给药剂量为15、20g/kg，连续给药7天，可抑制大鼠棉球肉芽肿组织增生；给药剂量为15、30g/kg，连续给药7天，可降低小鼠腹腔毛细血管通透性；给药剂量为15、20g/kg，连续给药28天，可抑制AA模型大鼠原发性足肿胀及继发性关节炎，降低炎性组织中PGE_2的含量；给药剂量为15、20g/kg，连续给药3天，可抑制大鼠炎症反应时的白细胞游走[16]。

1.3 抗膝骨关节炎 桂枝芍药知母汤给药剂量为6.75g/kg，连续给药4周，可抑制膝骨关节炎模型大鼠软骨层和软骨细胞脱落，减少脱落处炎性细胞浸润，降低血清中TNF-α、IL-1β和iNOS表达水平，增加软骨中P13K、Akt和mTOR的基因和蛋白表达水平[17]。

2.体内过程 桂枝芍药知母汤中附子的主要成分是二萜生物碱，包括毒性较大的乌头碱（aconitine，AC）、次乌头碱（hypaconitine，HA）、中乌头碱（mesaconitine，MA）以及毒性较小的苯甲酰乌头原碱（benzoylaconine，BAC）、苯甲酰次乌头原碱（benzoylhypaconine，BHA）、苯甲酰中乌头原碱（benzoylmesaconine，BMA）、乌头原碱（aconine）、次乌头原碱（hypaconine）和中乌头原碱（mesaconine）[18]。大鼠口服附子总生物碱后，AC、HA、MA 3种生物碱吸收快，并在短时间内血药浓度快速下降，提示吸收后分布快，30~360分钟内血药浓度保持相对平稳，同时具有多峰现象。脏器分布研究表明AC、HA、MA在大鼠体内组织脏器的分布较为广泛，肝脏、肺脏中的含量较高，尿液为其主要的排泄途径。此外，外排转运蛋白介导附子有效成分的吸收转运，其规律为生物碱的毒性越大，受到的外排作用越大，即AC、HA、MA＞BAC、BHA、BMA＞aconine、hypaconine、mesaconine[19]。

【临床应用】

1.临床常用

1.1 临床主治病证 桂枝芍药知母汤常用于治疗历节，临床表现主要为肢体疼痛肿大，脚肿如脱，身体瘦弱，头眩短气等，临床应用以肢节疼痛，身体瘦弱，且反复发作为辨证要点。

痹证 治疗剧痛难以屈伸，得热痛减者，可倍加麻黄、附子；治疗身体关节重着肿胀，遇阴雨加剧者，可倍加白术；治疗湿邪盛者，可加薏苡仁、苍术；治疗湿热重者，可加桃仁、乳香、没药。

1.2 名家名师名医应用

痹证 名老中医焦树德用桂枝芍药知母汤加减治疗类风湿性关节炎，证属寒热错杂之骨痹，治宜补肾散寒祛湿，兼清预热。处方：桂枝10g，赤、白芍各10g，知母10g，苍术10g，制附片9g，麻黄3g，防风10g，炙甘草6g，寻骨风10g，苏木9g，当归12g，穿山龙10g，秦艽12g。待病势平稳，加强补肾散寒之力[20]。

2.临床新用 桂枝芍药知母汤在临床广泛应用于治疗免疫系统疾病、口腔颌面部疾病和代谢性疾病等，尤其对类风湿关节炎、颞下颌关节紊乱综合征和糖尿病周围神经病变等疗效确切。

2.1 免疫系统疾病

类风湿关节炎 将76例类风湿关节炎患者随机分为研究组和对照组各38例。对照组口服甲氨蝶呤片，若患者关节疼痛压痛、肿胀症状严重，则加用双氯芬酸钠。研究组在对照组治疗基础上给予加减桂枝芍药知母汤合益肾除湿丸，加减桂枝芍药知母汤组成为白芍20g、桂枝15g、白术10g、防风12g、知母10g、炙麻黄10g、川乌9g、生姜10g、炙甘草6g，益肾除湿丸由山药、生地黄、薏苡仁和山茱萸等制成。加减桂枝芍药知母汤，水煎服，每日1剂，早、中、晚3次服用；益肾除湿丸，每日1粒，早、中、晚3次服用。两组均以28天为1个疗程，连续治疗3个疗程。结果显示，研究组关节压痛、关节肿胀和关节活动评分，晨僵时间以及血沉、类风湿因子、C反应蛋白和免疫球蛋白等理化指标明显降低；研究组总有效率为94.74%，对照组总有效率为78.95%[21]。将108例类风湿关节炎患者随机分为研究组51例和对照组57例。对照组口服布洛芬加甲氨蝶呤。研究组在对照组治疗的基础上加用加味桂枝芍药知母汤，组方为桂枝9g、麻黄

9g、防风9g、附片9g、白术15g、苍术15g、甘草15g、生姜15g、白芍30g、知母30g、石膏30g、黄柏30g、薏米60g。水煎服，每日1剂，早晚各1次。两组疗程均为2个月。结果显示，研究组治疗后ESR、RF、CRP明显降低；研究组总有效率为96.08%，对照组总有效率为79.70%[22]。将110例类风湿关节炎患者随机分为研究组和对照组各55例。对照组口服塞来昔布胶囊加甲氨蝶呤片。研究组在对照组的治疗基础上加服桂枝芍药知母汤加减方，组方为薏苡仁30g，生姜、白术各15g，桂枝、麻黄、知母、防风各12g，附子、独活各10g，芍药9g，甘草6g；水煎服，早、晚2次服用。两组疗程均为1个月。结果显示，研究组总有效率为92.73%，对照组总有效率为78.18%；研究组治疗后握力明显增加，晨僵时间和20m步行时间明显缩短，关节压痛数、关节肿胀数、ESR、MPV、PDW及血清CRP、血浆IgA、IgG、IgM、RF水平均明显降低，血清C3水平明显升高[23]。将64例类风湿关节炎患者随机分为研究组和对照组各32例。对照组口服美洛昔康和甲氨蝶呤。研究组在对照组治疗基础上加用桂枝芍药知母汤，组方为桂枝10g、白芍15g、甘草6g、麻黄10g、生姜10g、白术15g、知母20g、防风10g、附子10g，水煎服，每日1剂，早、晚饭后服用。两组疗程均为12周。结果显示，研究组治疗后血清TNF-α和CX3CL1明显降低，达到ACR70、ACR50、ACR20标准及无效的比例分别为9.4%、28.1%、56.3%和6.3%[24]。

2.2 口腔颌面部疾病

颞下颌关节紊乱综合征　将60例颞下颌关节紊乱综合征患者随机分为研究组和对照组各30例。对照组采用针灸治疗。研究组在对照组治疗基础上给予加减桂枝芍药知母汤，组方为制附子10g、白术15g、知母20g、麻黄9g、防风10g、桂枝10g、芍药20g、生甘草10g、生姜10g，湿甚者加苍术10g、薏苡仁30g，关节活动障碍、僵硬明显者加制草乌10g、制川乌10g，瘀血明显者加川芎10g、延胡索15g，久病反复迁延不愈而入络者加僵蚕10g、全蝎6g、三七粉10g，水煎服，每日3次，餐前0.5小时服用。结果显示，研究组总有效率为83.33%，对照组总有效率为63.33%；研究组治疗后对颞下颌关节紊乱综合征的观察指标评分与其引起的疼痛改善明显[25]。

2.3 代谢性疾病

糖尿病周围神经病变　将60例糖尿病周围神经病变患者随机分为研究组和对照组各30例。对照组给予基础治疗加口服甲钴胺。研究组在对照组治疗基础上给予加味桂枝芍药知母，组方为桂枝10g、白芍15g、麻黄5g、白术15g、知母15g、防风10g、熟附子（先煎）10~15g、干姜10g、甘草10g、鸡血藤30g、丹参15g，兼气阴两虚证者加黄芪30g、天花粉15g，兼肝肾阴虚者加熟地黄30g、枸杞子15g，水煎服，每日2次。两组疗程均为12周。结果显示，研究组治疗后四肢神经的感觉传导速度和运动传导速度明显提高；治疗后研究组中医证候总积分和多伦多临床评分明显较低；研究组总有效率为86.67%，对照组总有效率为60.00%[26]。

【使用注意】素体阴虚精亏，病后体弱及孕妇等应慎重用本方。

【按语】

1.关于方中芍药为白芍还是赤芍　通过对历代本草文献的考证，从芍药的产地来看，自南北朝陶弘景开始，大多认为白芍的产区在南方，主要在江浙一带；赤芍主要产自北方，亦有分布在四川西部的川赤芍。张仲景是东汉南阳郡涅阳县（今河南省南阳县，南阳郡为秦国夺取楚国之地而设）人，东汉末年魏蜀吴三国的疆土版图对应现在的南方及其毗邻的少数几个北方省市，不包括四川西部，依当时的条件而言治病所需药物一般不会来自于偏远地域，推测张仲景方中的芍药应是在上述疆域内采集而来，因对应版图以南方地区居多故推测方中芍药为白芍[27]。从功效来看，"白补而赤泻，白收而赤散"是多数医家对白、赤芍功效差异的共识，本方为张仲景对于历节病病因病机以"虚"立论强调"因虚致实"观点，由此推测本方所用芍药为白芍。

2.关于方中配伍知母的作用　知母在本方中

的作用主要有以下几点：其一，知母具有清热养阴之功，入温燥药中，使祛湿而不伤阴，散寒而不助热，对风湿日久，微有化热，或服祛风湿药较多而化燥者，用之有相辅相成之妙。其二，知母具有利水消肿之功。其三，知母具有益气，消肿，宣痹止痛之功。

3.关于《金匮要略》历节病探析 历节病名始见于《金匮要略·中风历节病脉证并治》，其主要临床表现为关节肿痛、汗出、身体羸瘦。张仲景对其辨证分为风湿、风寒历节，并设立两方：桂枝芍药知母汤和乌头汤；桂枝芍药知母汤适用于风湿历节，症以关节肿痛，发热为主，故治宜祛风除湿，滋阴清热；乌头汤适用于寒湿历节，症以关节疼痛不可屈伸为主，故治宜温经祛寒，除湿解痛。

参考文献

［1］覃艺.经典名方桂枝芍药知母汤物质基准的研究［D］.成都：成都中医药大学，2019.

［2］曾海蓉，李婷娜，冉倩，等.基于熵权法结合Box-Behnken响应面法优化桂枝芍药知母颗粒复方提取工艺［J］.中草药，2020，51（1）：84-90.

［3］覃艺，曾海蓉，王琳，等.经方桂枝芍药知母汤物质基准的HPLC指纹图谱及清除DPPH谱效关系的研究［J］.中国中药杂志，2019，44（14）：3042-3048.

［4］房树标，王永辉，李艳彦，等.基于NLRP3炎性体信号通路研究桂枝芍药知母汤对尿酸钠诱导大鼠巨噬细胞炎性信号表达的影响［J］.中国中医基础医学杂志，2016，22（4）：472-476.

［5］王永辉，房树标，李艳彦，等.桂枝芍药知母汤对尿酸钠诱导的大鼠巨噬细胞Toll-MyD88信号通路炎性信号表达的影响［J］.中医学报，2017，32（5）：784-788.

［6］王永辉，房树标，李艳彦，等.基于Toll-MyD88信号通路研究桂枝芍药知母汤治疗痛风性关节炎的作用机制［J］.中国实验方剂学杂志，2016，22（21）：121-126.

［7］房树标，王永辉，李艳彦，等.基于NLRP3炎性体信号通路研究桂枝芍药知母汤治疗痛风性关节炎的作用机制［J］.中国实验方剂学杂志，2016，22（9）：91-95.

［8］Zhang Q，Peng W，Wei S，et al. Guizhi-Shaoyao-Zhimu decoction possesses anti-arthritic effects on type Ⅱ collagen-induced arthritis in rats via suppression of inflammatory reactions，inhibition of invasion & migration and induction of apoptosis in synovial fibroblasts［J］. Biomed Pharmacother，2019，118：109367.

［9］Wei SJ，Zhang Q，Xiang YJ，et al. Guizhi-Shaoyao-Zhimu decoction attenuates bone erosion in rats that have collagen-induced arthritis via modulating NF-κB signalling to suppress osteoclastogenesis［J］. Pharm Biol，2021，59（1）：262-274.

［10］胡雨峰，俞晶华，奚飞飞.桂枝芍药知母汤对CIA大鼠关节炎的作用及其机制研究［J］.江苏中医药，2015，47（11）：76-78+82.

［11］曲道炜，王昕冉，冯博，等.桂枝知母汤对佐剂性关节炎大鼠抗炎作用的机制研究［J］.中药药理与临床，2020，36（3）：56-61.

［12］曲道炜，蒋宁，尚德阳，等.桂枝知母汤及其加味对佐剂性关节炎大鼠Th1/Th2漂移的影响［J］.中药药理与临床，2015，31（4）：281-283.

［13］曲道炜，朱辉，杜斌，等.桂枝知母汤及加味对佐剂性关节炎大鼠炎性因子及COX-2信号通路表达的影响［J］.中华中医药杂志，2015，30（5）：1719-1722.

［14］曲道炜，杜斌，艾华.桂芍知母汤及其加味对佐剂性关节炎大鼠踝关节病理变化及TNF-α、IL-1β、IL-10的影响［J］.中药药理与临床，2014，30（6）：22-24.

［15］余方流，董群.桂枝芍药知母汤对免疫性关节炎大鼠TNF-α与Bcl-2表达的影响［J］.中药材，2008，31（12）：1852-1855.

［16］许家骝，罗霄山，张诚光.桂枝芍药知母汤抗风湿的药效学研究［J］.中药材，2003，26（9）：662-664.

［17］张付民，张岱阳.基于P13K/Akt/mTOR信号通路研究桂枝芍药知母汤治疗膝骨关节炎模型大鼠的作用机制［J］.湖北中医药大学学报，2019，21（6）：21-25.

［18］杨晓珊，吴锦俊，卢琳琳，等.附子药代动力学研究进展［J］.世界中医药，2014，9（2）：171-174.

［19］李芸霞，彭成.基于毒效整合分析的附子药动学、药效学研究［J］.世界中医药，2017，12（11）：2579-2584.

［20］侯平玺.焦树德临证经验举隅［J］.四川中医，1984，2（4）：20-21.

［21］陈震霖，张硕.加减桂枝芍药知母汤合益肾除湿丸治疗类风湿关节炎的疗效观察［J］.中成药，2017，39（7）：1539-1541.

［22］顾绍瑜.加味桂枝芍药知母汤治疗类风湿关节炎51例临床观察［J］.时珍国医国药，2013，24（5）：1180-1181.

［23］嵇辉，杨增敏，陈其义.桂枝芍药知母汤对类风湿性关节炎患者实验室指标和免疫功能的影响［J］.世界中医药，2020，15（20）：3097-3100.

［24］程立，周腊梅，蒋雪峰，等.桂芍知母汤对类风湿关节炎患者血清TNF-α和趋化因子CX3CL1的影响［J］.中国现代医学杂志，2017，27（20）：65-68.

［25］杨硕，张羽，刑袁若愚，等.桂枝芍药知母汤加减配合针灸治疗颞下颌关节紊乱综合征［J］.中国地方病防治杂志，2016，31（11）：1304，1310.

［26］宋薇，胡剑萍，温建炫，等.加味桂枝芍药知母汤治疗阳虚湿瘀互结型糖尿病周围神经病变的疗效观察［J］.中药材，2015，38（12）：2658-2660.

［27］陈可，龚轩.从《伤寒论》条文看所用芍药为白芍［J］.医学争鸣，2018，9（6）：56-59.

黄芪桂枝五物汤

汉《金匮要略》

Huangqiguizhiwuwu Tang

【概述】黄芪桂枝五物汤最早见于汉代张仲景《金匮要略》。《金匮要略》载其方药组成为："黄芪三两，芍药三两，桂枝三两，生姜六两，大枣十二枚"，具有"益气温经，和血通痹"之功效，主治素体营卫不足，外受风邪所致血痹。此方由桂枝汤去甘草加黄芪而成，汉代以来，历代医药学家丰富了黄芪桂枝五物汤的应用。目前有报道进行了黄芪桂枝五物汤颗粒制剂研究。黄芪桂枝五物汤具有免疫调节，改善微循环，促进神经修复，抗心肌缺血，抗炎镇痛等药理作用。临床上常用于治疗血痹，以四肢麻木，或身体不仁，微恶风寒，舌淡，脉无力为证治要点，现代广泛应用于神经系统精神疾病、消化系统疾病、心血管系统疾病、代谢性疾病等各类病症，如对慢性心力衰竭、急性心肌梗死、消化性溃疡、腰椎间盘突出症、骨质疏松症、类风湿性关节炎、肌筋膜疼痛综合征等疗效确切，尤其对糖尿病周围神经病变的疗效显著。

【历史沿革】

1.原方论述

汉代张仲景《金匮要略》载：血痹，阴阳俱微，寸口关上微，尺中小紧，外证身体不仁，如风痹状，黄芪桂枝五物汤主之。黄芪三两，芍药三两，桂枝三两，生姜六两，大枣十二枚。上五味，以水六升，煮取二升，温服七合，日三服。

【名方考证】

1.本草考证

1.1 黄芪 "黄芪"原以"黄耆"，之名最早见于《神农本草经》，经考证，本方所用黄芪来源于豆科植物蒙古黄芪 Astragalus membranaceus（Fisch.）Bge. var. mongholicus（Bge.）Hsiao 或膜荚黄芪 Astragalus membranaceus（Fisch.）Bge. 的干燥根，与《中国药典》2020 年版记载一致。

1.2 芍药（白芍） "芍药"之名最早见于《神农本草经》，经考证，本方所用芍药为毛茛科植物芍药 Paeonia lactiflora Pall. 的干燥根，与《中国药典》2020 年版白芍记载一致。

1.3 桂枝 "桂枝"之名最早见于《伤寒杂病论》，经考证，本方所用桂枝为樟科樟属植物肉桂 Cinnamomum cassia Presl 的树枝之皮。《中国药典》2020 年版桂枝记载为樟科植物肉桂 Cinnamomum cassia Presl 的干燥嫩枝。

1.4 生姜 "生姜"之名最早见于《吕氏春秋》，经考证，本方所用生姜为姜科植物姜 Zingiber officinale Rosc. 的新鲜根茎，与《中国药典》2020 年版记载一致。

1.5 大枣 "大枣"之名最早见于《神农本草经》，经考证，本方所用大枣为鼠李科植物大枣 Ziziphus jujuba Mill. 的干燥成熟果实，与《中国药典》2020 年版记载一致。

2.炮制考证 所有药味应为生品。

3.剂量考证

3.1 原方剂量 黄芪三两，芍药三两，桂枝三两，生姜六两，大枣十二枚。

3.2 折算剂量 唐代药物 1 两合今之 13.80g。故处方量为黄芪 41.40g，芍药 41.40g，桂枝 41.40g，生姜 82.80g，大枣 12 枚。

3.3 现代用量 根据全国中医药行业高等教育"十四五"规划教材《方剂学》，因此处方量为黄芪 9g，芍药 9g，桂枝 9g，生姜 18g，大枣十二枚。

【**药物组成**】黄芪三两，芍药三两，桂枝三两，生姜六两，大枣十二枚。

【**功能主治**】益气温经，和血通痹。主治血痹证，用于肌肤麻木不仁，脉微涩而紧等症。

【**方义分析**】本方主治诸症皆为血痹，气虚血滞，微感风邪，肌肤麻木不仁之证。素体"骨弱肌肤盛"，劳而汗出，腠理开，受微风，邪遂客于血脉，致肌肤麻木不仁，状如风痹，但无痛，是与风痹之区别；脉微涩兼紧，主邪滞血脉，凝涩不通。《素问·痹论》说："营气虚，则不仁。"治宜益气温经，和血通痹。

方中黄芪为君，甘温益气，补在表之卫气。桂枝散风寒而温经通痹，与黄芪配伍，益气温阳，和血通经。桂枝得黄芪益气而振奋卫阳；黄芪得桂枝；固表而不致留邪。芍药养血和营而通血痹，与桂枝合用，调营卫而和表里，两药为臣。生姜辛温，疏散风邪，以助桂枝之力；大枣甘温，养血益气，以资黄芪、芍药之功；与生姜为伍，又能和营卫，调诸药，以为佐使。方药五味，配伍精当，共奏益气温经，和血通痹之效。

配伍特点：固表而不留邪，散邪而不伤正，邪正兼顾。

【**用法用量**】

1.古代用法用量 上五味，以水六升，煮取二升，温服七合，日三服。

2.现代用法用量 以上 5 味加水 1200ml，煮至 400ml，温服 140ml，每天 3 次。

【**药学研究**】

1.资源评估 方中黄芪、芍药、桂枝、生姜、大枣，目前均以人工栽培为主，野生资源相对匮乏。野生蒙古黄芪被世界自然保护联盟濒危物种红色名录（IUCN）列入易危（VU）物种。

黄芪适宜在土层深厚、土质疏松肥沃、排水良好、向阳、高燥的中性或微酸性砂质壤土中生长，强盐碱地不宜种植，存在连作障碍。黄芪的主产区在内蒙古、山西、甘肃、黑龙江等地。道地产区与主产区一致。并于山西浑源、内蒙古乌兰察布察右前旗建有黄芪 GAP 种植基地。

白芍主要为人工栽培，野生资源较少，于安徽亳州、浙江磐安、四川中江和山东菏泽居多，形成商品分别为亳白芍、杭白芍、川白芍和菏泽白芍等品种，亳州市谯城区十八里镇建立了亳白芍 GAP 生产基地。同时随着芍药栽培产业则不断发展，四川中江、渠县，浙江杭州等地也已建立了 GAP 基地。

桂枝主产于广西桂平、玉林、容县、平南、大瑶山、上思、宁明、贵县，广东德庆、信宜、茂名、肇庆、罗定及其云南、福建、四川、浙江等地，此外越南、斯里兰卡、柬埔寨、印度等多家也有栽培。以广西平南、苍梧，广东高要等最为适宜，并在广东省德庆县武垄镇建立了生产基地。

生姜原产东南亚的热带地区，喜欢温暖、湿润的气候，道地产区主要在四川，目前主产区在四川、贵州、广西等地。

大枣在全国各地均有栽培，主产于河南灵宝、山东、河北、四川、贵州、山西、甘肃等地。以山东产量最大，销全国并出口，其他产地多自产自销。

2.制剂研究

2.1 制备方法 原文载："上五味，以水六升，煮取二升"。东汉时期张仲景用量一升约合200ml，因此制备方法为取本方，加水1200ml，煎煮至400ml。

由于历史朝代更迭，度量衡差异较大，清代黄元御《金匮悬解》的半夏厚朴汤沿用东汉度量衡单位，但一两约为13.75g，其加水量为总药量的8倍，药液煎至总药量的2倍，在实际煎煮中，应结合现代临床煎药机构煎药规范来规范研究中药复方制剂。

2.2 制剂研究 根据经典名方的特点和开发要求，建议将黄芪桂枝五物汤开发成颗粒剂（具有吸收快、剂量小、口感好、服用携带方便等特点）。有报道对黄芪桂枝五物汤进行设计和研制了黄芪桂枝五物汤颗粒，对其成型工艺进行研究：①评价指标的建立，选择颗粒成型率和溶化性作为评价指标，以乙醇作为润湿剂，采用湿法制粒制软材。②初步筛选成型工艺的较优方案，方中药材采用水煎煮法合并两次滤液后浓缩成浸膏，以最终制得的颗粒成型率的高低和溶化性是否合格作为初步优选的判断标准，进而得出较优方案，即浸膏：淀粉：糊精=1：1.5：0.3，乙醇的体积分数为70%、乙醇用量为浸膏量的10%、干燥温度为60℃。③采用三因素三水平的正交试验筛选较优方案，浸膏：淀粉：糊精的比例、润湿剂的浓度和润湿剂的用量作为三因素，通过直观分析和方差分析所得结论与上述初步筛选得出的较优方案一致[1]。

基于质量源于设计（QbD）理念，采用鱼骨图考察潜在工艺参数，并通过失效模式与效应（FMEA）对其进行定量风险分析。以提取时间、提取次数、溶剂用量为影响因素，黄芪甲苷、毛蕊异黄酮葡萄糖苷、芍药苷、肉桂酸、总多糖提取率及干膏率为评价指标，Box-Behnken响应面法优化提取工艺。结果最优设计空间为提取时间60~78分钟，提取次数3次，溶剂用量10.5~11.5倍。结论该方法稳定可靠，可用于提取黄芪桂枝五物汤[2]。

3.质量控制 该方含有皂苷、挥发油、萜类、有机酸、多糖等物质，可以将其作为质量控制的指标。文献报道采用煎煮方法制备黄芪桂枝五物汤水煎液，建立了黄芪桂枝五物汤水煎液的HPLC含量测定方法，同时对多成分进行了测定，还建立了黄芪桂枝五物汤水煎液HPLC指纹图谱[3]。研究建立了黄芪桂枝五物汤的UPLC含量测定方法，对其多成分进行了测定[4]。有文献建立了HPLC-ELSD法[5]和HPLC法[6]测定黄芪桂枝五物汤中黄芪甲苷含量。此外，还有文献采用UPLC-Q-TOF-MS技术解析黄芪桂枝五物汤标准煎液的化学成分，对其化学成分进行了分析和鉴定[8]。

【药理研究】

1.药效作用 根据黄芪桂枝五物汤的功能主治进行了药效学研究，主要具有免疫调节，改善微循环，促进神经修复、抗心肌缺血、减轻关节炎、治疗糖尿病等作用。

1.1 与功能主治相关的药理作用

1.1.1 免疫调节 黄芪桂枝五物汤给药剂量为40、20mg/kg，连续7天，灌胃给药，可提高对环磷酰胺（CY）所致免疫功能低下小鼠的碳廓清吞噬功能；给药剂量为40mg/kg，连续7天，对于丙酮致敏后的小鼠，可显著增强对环磷酰胺（CY）所致免疫功能低下小鼠的耳肿胀度[9]。

每日给药5、10、20mg/ml的黄芪桂枝五物汤提取的总皂苷溶液0.2ml，连续给药30天，发现小鼠的胸腺指数和脾脏指数均显著降低，给药组巨噬细胞的吞噬率和吞噬指数降低，血清溶血素和细胞免疫功能也降低[10]。黄芪桂枝五物汤以灌胃给药方式，以11.88g/kg剂量连续给药16天，其对采用二次免疫法建立的自身免疫性脑脊髓炎（EAE）大鼠模型中炎症免疫因子（IL-33、IL-35）有降低的作用，对TLR4受体的含量也有降低的作用，TLR4受体能够激活相关的细胞因子表达从而增加炎症因子的释放[11]。黄芪桂枝五物汤以3.25、6.5、13g/ml浓度剂量灌胃给药，可减低D-半乳糖所致衰老皮肤瘙痒模型小鼠搔抓次数；从免疫失衡的角度，小鼠血清IL-1β显著降低、IL-4显著升高，肥大细胞数目也显著减少，血清中P物质显著降低；从免疫反应的角度表明，其对老年性皮肤瘙痒有治疗作用[12]。取黄芪桂枝五物汤中提取的浓度分别为0.0625、0.125、0.250、0.500、1.000mg/ml的总黄酮溶液10μl，加入到处理后的小鼠脾淋巴细胞的细胞悬液中，分别培养3、6、9天，可显著提高小鼠脾淋巴细胞中细胞因子白细胞介素-2（IL-2）和干扰素γ（IFN-γ）含量，并且CD3$^+$细胞含量明显增加[13]。

1.1.2 改善微循环 黄芪桂枝五物汤给药剂量为10g/kg，采用口服（ig）、浸泡（so）和口服加浸泡（IS）三种给药方式，连续给药3天，可降低40%乙醇溶液低温浸泡法所致冻疮大鼠中全血黏度、血浆黏度、红细胞聚集指数、红细胞变形指数，且口服加浸泡的联合给药方式能使模型组中升高的血栓戊烷B_2（TXB_2）显著降低，使降低的6-酮-前列腺素$F_{1\alpha}$（6-K-$PGF_{1\alpha}$）升高[14]，黄芪桂枝五物汤以1g/ml生药量药液，1ml/d剂量灌胃给药，连续给药15天，可显著降低通过持续力竭性游泳复合线栓法建立的缺血性脑卒中气虚血瘀证大鼠模型的全血黏度、血浆黏度、红细胞压积、纤维蛋白原等指标[15]。

1.1.3 促神经修复 黄芪桂枝五物汤以4.5、9、12.5g/kg剂量灌胃给药，连续给药8周，以坐骨神经传导速度和神经生长因子为指标，发现其对链脲佐菌素（STZ）诱导的糖尿病大鼠周围神经损害有一定的防治作用，其给药组坐骨神经传导速度显著提高，神经生长因子的表达也有所提高[16]，显示黄芪桂枝五物汤对糖尿病大鼠周围神经功能有明显改善作用，其作用与剂量成正比。黄芪桂枝五物汤以5g/kg剂量灌胃给药，连续8周，对STZ诱导的糖尿病大鼠模型中的NGF和VEGF神经因子mRNA的表达量进行测定，发现黄芪桂枝五物汤能够增加NGF mRNA的表达，减少VEGF mRNA的代偿性表达[17]。黄芪桂枝五物汤以26.8、6.8g/kg剂量灌胃给药，连续给药21天，发现26.8g/kg剂量给药组可以减轻紫杉醇造模CIPN大鼠的痛觉过敏，且该组的血清和脊髓中的SOD活性增加，MDA含量降低；给药组中模型大鼠背部神经节TRPV1、TRPA1mRNA表达有一定的下调[18]。

黄芪桂枝五物汤以1.5、3、6g/kg剂量灌胃给药，连续23天，对CCI模型大鼠进行热板实验和Von Frey探针的机械性痛觉刺激实验，发现黄芪桂枝五物汤具有减轻大鼠热敏刺激和机械性疼痛刺激，且黄芪桂枝五物汤能提高神经传导速度[19]。

1.1.4 抗心肌缺血及保护作用 黄芪桂枝五物汤给药剂量5g/kg、10g/kg、20g/kg，灌胃给药，连续给药2周，发现对冰水游泳结合注射垂体后叶素的方法建立的大鼠急性心肌缺血模型中的大鼠血栓素B_2（TXB_2）显著降低，对大鼠6-酮-前列腺素F1α（6-Keto-PGF1α）有升高的作用，显示黄芪桂枝五物汤能明显对抗垂体后叶素引起的急性心肌缺血的心电图变化[20]。黄芪桂枝五物汤给药剂量为2.25g/kg、4.5g/kg、9.0g/kg，灌胃给药，连续3天，发现对大鼠心肌细胞缺氧/复氧后细胞模型中超氧化物歧化酶（SOD）有所升高，肌酸激酶（CK）活性、NO含量和丙二醛（MDA）含量有所降低，且通过测出目的基因及内参照的灰度值和mRNA的相对表达量，发现不同剂量给药组Bax mRNA表达均减少，从而显示出黄芪桂枝五物汤对心肌缺血性再灌注损伤有一定的保护作用，其机制可能是通过减少Bax基因的表达来抑制细胞凋亡[21]。

1.1.5 抗炎，镇痛　黄芪桂枝五物汤按汉代给药剂量的6.3倍灌胃给药，连续一个月，对胶原诱导性关节炎（CIA）大鼠有升高红细胞计数和血红蛋白的作用，且对大鼠血清中IL-20水平有抑制作用，炎症性关节炎的发生与IL-20水平的升高有关[22]。黄芪桂枝五物汤以65g/kg、32.5g/kg、16.3g/kg剂量灌胃给药，连续30天，发现给药组中IL-1β含量显著降低，GM-CSF、IL-3水平显著升高，IL-1β与关节软骨的破坏密切相关，而GM-CSF、IL-3的协同作用又可以促进定向祖细胞的增殖和分化，从而阻止造血细胞的凋亡[23]。黄芪桂枝五物汤以16g/kg、32g/kg、64g/kg剂量灌胃给药，对CIA模型大鼠治疗4周，可使IL-4、IL-10的含量水平显著增加，Bcl-2蛋白表达减少，Bax蛋白表达增多[24]。黄芪桂枝五物汤以2.93g/kg、5.85g/kg、11.7g/kg剂量灌胃给药，连续治疗28天，能够有效地改善阳虚寒凝型大鼠的足趾肿胀度及关节病变，降低血清IL-1、IL-6、SP、5-TH、DA的含量，大脑COX-2、DA、NGF、5-TH、SP的含量，滑膜组织及大脑组织中NGF、COX-2基因和蛋白含量[25]。黄芪桂枝五物汤以20g/kg剂量灌胃给药，对醋酸所致小鼠扭体反应有明显抑制作用，对二甲苯所致小鼠耳肿胀度也有抑制作用[26]。黄芪桂枝五物汤以10mg/kg灌胃给药14周，使IgA肾病小鼠肾脏组织中NLRP3、IL-1β、IL-18蛋白的表达明显减少[27]。

1.1.6 抗氧化　黄芪桂枝五物汤以20g/kg剂量灌胃给药，连续给药32天，明显提高了佐剂性关节炎大鼠中已降低的SOD[28]。黄芪桂枝五物汤给药剂量为6.7g/kg、13.4g/kg、26.8g/kg灌胃，对链脲佐菌素诱导的糖尿病大鼠模型中MDA水平有降低作用，可提高GSH水平[29]。

1.2 其他药理作用　黄芪桂枝五物汤对H_2O_2诱导的HUVECs细胞损伤的存活率有提升作用，能使HUVECs细胞得LDH活性降低，T-SOD、NO、GSH-Px活性升高，ET-1水平降低，Bcl-2蛋白表达上调，Bax蛋白表达下调[30]。

2.体内过程　黄芪桂枝五物汤中的黄芪和芍药（君药和臣药）的有效成分分别是黄芪甲苷和芍药苷。目前关于黄芪桂枝五物汤的体内过程研究报道较少，以45g/kg剂量灌胃大鼠，分别在不同时段从眶下静脉丛取血0.3ml，以黄芪甲苷和芍药苷为体内药代动力学标志物，通过测定黄芪甲苷和芍药苷在大鼠血浆中的浓度，研究两种标志物在灌胃给药后的药代动力学特征，发现黄芪甲苷和芍药苷均在0.5小时达到最大血药浓度，黄芪甲苷的末端消除半衰期（$T_{1/2}$）为0.93小时左右，芍药苷的末端$T_{1/2}$为3.38小时左右，黄芪甲苷的药峰浓度（C_{max}）为11.2ng/ml左右，芍药苷的C_{max}为1788.4ng/ml[31]。

【临床应用】

1.临床常用

1.1 临床主治病证　黄芪桂枝五物汤常用于治疗血痹。临床主要表现为肌肤麻木不仁，或疼痛、四肢不温、脉无力等，临床应用以四肢麻木，或身体不仁，微恶风寒，舌淡，脉无力为证治要点。

治疗气虚血瘀型痹症，若风邪偏重者，加防风、防己以祛风通路；兼瘀血者，可加桃仁、红花以活血通络；用于产后或月经之后，可加当归、川芎、鸡血藤以养血通络。对于皮肤炎、末端神经炎、中风后遗症等见有肢体麻木疼痛，属气虚血滞，微感风邪者，均可加味用之。

1.2 名家名师名医应用

1.2.1 络病　仝小林院士提出的"郁热虚损"理论，糖尿病周围神经病变属于"虚、损"阶段，属络病范畴，其中最为顽固难治的痛性糖尿病周围神经病变总以气虚血瘀为基本病机，气血虚弱为本，气滞血瘀为标，涉及寒入骨髓，表现为阳虚寒凝血瘀。辨治过程中首控血糖，糖络并治，扶正补虚，助阳透寒。临床应用过程中要"糖络并治"贯全程，扶正补虚要求"衡"。多选用黄芪桂枝五物汤为基本方，寒凝痛显者则加乌头汤[32]。

国医大师刘祖贻认为麻木病在肌肤，气血亏虚为发病之本，邪滞血脉为发病之标，气血不通、经脉失养为基本病机，气血失调贯穿疾病发展始末，治疗上重视调理气血，临床上主张病证结合，擅用经方黄芪桂枝五物汤为基础方加减治疗麻木：中风后肢体麻木，常用黄芪桂枝五物汤合涤痰汤；糖尿病性周围神经麻木，常用黄芪桂枝五物汤合益气养阴通脉汤；颈椎病上肢麻木，常用黄芪桂枝五物汤合葛桂舒筋饮；腰椎间盘突出症下肢麻木，常用黄芪桂枝五物汤合独活寄生汤；癌症放化疗后手足麻木，常用黄芪桂枝五物汤合参楼扶正解毒方；功能性麻木，常用黄芪桂枝五物汤合柴胡疏肝散[33]。

1.2.2 卒中后遗症　第6批全国老中医药专家学术经验继承工作指导老师陈以国认为，中风后遗症的病因病机以气虚为本、瘀血阻络为标，故临床常用补气活血法以达扶正祛邪之目的，治疗以黄芪桂枝五物汤为主方加减用药。根据临床表现辨证为中风后遗症（气虚血瘀证），关脉细涩，则肝脾气血不足，患者左瘫用四物汤加减重在治血。方中黄芪入肺、脾经，一可与生姜、大枣健中焦脾气，以治纳差、神疲乏力，生气有源；二可增强桂枝、白芍调和营卫之功；患者舌头发麻，言语不利，施以天麻、鸡血藤祛风通络；熟地黄、当归、赤芍、川芎以活血通络；大肠因气虚传导无力，故佐以麻子仁润肠通便。二诊时，因患者仍有言语不清、不寐症状，故佐以全蝎研末冲服，增强疏通经络之功，龙骨、牡蛎、合欢皮安神助眠。三诊时，仍以通经络为主，白芍加量，柔肝止痛，加党参、全蝎、川牛膝补气活血，改善肢体麻木、舌麻之症状，治疗效果良好[34]。

2.临床新用　黄芪桂枝五物汤在临床上广泛用于治疗心血管疾病、消化系统疾病、骨伤科疾病等，尤其对慢性心力衰竭、急性心肌梗死、消化性溃疡、腰椎间盘突出症、骨质疏松症、类风湿性关节炎、肌筋膜疼痛综合征、老年性皮肤瘙痒症、慢性荨麻疹病等疗效确切。

2.1 心脑血管系统

脑卒中后遗症　将90例脑梗死后遗症患者随机分为研究组和对照组各45例。对照组和研究组均给予抗血小板聚集、营养神经、改善血液循环、针灸等治疗。研究组在对照组基础上增用黄芪桂枝五物汤治疗，药方组成：黄芪30g，芍药15g，生姜15g，桂枝10g，大枣5g。随症加减：呕吐者加姜半夏、竹茹；纳呆者加白术、茯苓；痛者加丹参。诸药水煎取汁300ml，每日1剂，分早晚2次温服。4周为1个疗程，2组治疗3个疗程后评价疗效。结果：研究组治愈6例，显著疗效20例，有效16例，无效3例，总有效率93.33%；对照组总有效率为77.78%[35]。

将84例脑梗死恢复期患者随机分为研究组和对照组各42例。对照组采用常规治疗（溶栓、降脂及康复训练）。研究组在对照组基础上，联合黄芪桂枝五物汤，处方组成：黄芪10g，桂枝10g，白芍12g，生姜20g，大枣4枚，1剂/天，水煎煮，弃渣留汁400ml，分早晚2次温服。5天为1个疗程，两组均连续治疗3个疗程。结果：研究组总有效率97.62%，对照组总有效率为80.95%[36]。

2.2 神经系统　将90例糖尿病周围神经病变患者随机分为研究组和对照组各45例。对照组患者给予抗血糖治疗、调节饮食、运动、每日定时监测血糖等。研究组加用黄芪桂枝五物汤，组成：药用黄芪20g，白芍15g，桂枝15g，生姜12g，大枣6枚。日1剂，加水1200ml煎至600ml，分早中晚3次温服，每次200ml，疗程为4周。结果：研究组总有效率为93.33%，对照组总有效率为75.56%[37]。

2.3 消化系统　将82例糖尿病周围神经病变患者随机分为研究组52例和对照组各30例。对照组常规治疗。疗组用黄芪桂枝五物汤，组成：生黄芪30g、桂枝15g、白芍20g、生姜10g、大枣10g，随症加减。每日1剂，先武后文火煎煮，每剂煎2次，每次取汁200ml，2次药液混匀，早晚空腹分服，1个月为1疗程。结果：研究组总有效率为94.23%，对照组总有效率为83.34%[38]。

2.4 骨伤科

2.4.1 腰椎间盘突出症　将80例腰椎间盘突出症患者随机分为研究组和对照组各40例。对照组采用药物骶管阻滞治疗方法，研究组在对照组采用药物骶管阻滞的基础上，加服黄芪桂枝五物汤，方药组成及用量：黄芪9g，芍药9g，桂枝9g，生姜18g，大枣4枚，以上药物水煎400ml，每日1剂，分早、晚2次温服，6剂为1个疗程，连服3个疗程。随症加减：感觉障碍者，加僵蚕、地龙；血瘀阻络者，加丹参、红花；寒邪痹阻者，加附子、肉桂、干姜；湿邪蕴结者，加苍术、白术；疼痛甚者，加鸡血藤、延胡索；正气虚弱者，加党参、当归、骨碎补。结果：研究组具有显著疗效的20例，有效者17例，较差者2例，无效1例，总有效率达到92.5%；对照组总有效率为80.00%[39]。

2.4.2 骨质疏松症　将60例原发性骨质疏松症气虚血瘀症患者随机分为研究组和对照组各30例。对照组予以碳酸钙D_3片600mg，每日1次口服。研究组在对照组治疗基础上给予黄芪桂枝五物汤加减，药物组成：黄芪12g，桂枝12g，赤芍10g，生姜20g，大枣10g。血瘀重者加川芎12g、当归12g；气虚显著者重用黄芪36g；腰痛显著者加杜仲12g、续断12g。日1剂，水煎2次取汁300ml，分早、晚2次服，治疗10周。结果：研究组具有显著疗效的12例，有效者14例，无效4例，总有效率达到86.7%，明显高于对照组有效率（56.6%）[40]。

【使用注意】阴虚燥痰者禁用本方；凡心肝血虚所致心烦者，心脾两虚、气血不足之失眠心悸，以及胃寒呕吐者均不宜用。临床使用有致消化道反应的报道。

【按语】

1. 关于血痹与风痹的区别　黄芪桂枝五物汤来源于张仲景的《金匮要略》，原主要用于治疗血痹症，后世医家将其用于治疗风湿关节炎及类风湿关节炎等病证。《内经》曰："风寒湿三气杂至，合而为痹"，指出痹症是由风、寒、湿邪气侵袭，气血阻滞不通，痹阻关节肌肉脉络所致。"血痹"以四肢麻木，或身体不仁，微恶风寒，舌淡，脉无力为证治要点，仲景论曰："夫尊荣人，骨弱肌肤盛，重因疲劳，汗出，卧不时

动摇，加被微风，遂得之"（《金匮要略·血痹虚劳病脉证并治第六》）。可以看出，血痹的形成是由于气血不足，外感风邪所起，阻滞血脉而成，临床以肢体局部肌肉或皮肤麻木为特征，若受邪较重者，亦可有酸痛感，因此仲景又有"如风痹状"之说。其风气胜者为风痹。二者的临床表现的主要在于：血痹以麻木不仁为主症，风痹则以疼痛为主症。

2. 关于黄芪桂枝五物汤治疗神经系统疑难杂症的应用　糖尿病周围神经病变属于糖尿病神经病变中最常见的一类，也是糖尿病最常见的慢性并发症之一，临床主要表现为四肢末端对称性麻木、蚁行、感觉减退、针刺样疼痛等不适，以下肢症状较上肢多见。中医学认为糖尿病周围神经病变是在"消渴病"基础上发展而成的"痿证""痹证"。黄芪桂枝五物汤为治疗血痹的代表方，具有益气补虚，温经通络、和血通痹之效，长于治疗痹证。现代研究表明黄芪桂枝五物汤具有调控氧化应激、调节生长因子、改善糖脂代谢与免疫、缓解糖尿病周围神经病变患者临床症状，从而达到治疗疾病的目的。因此黄芪桂枝五物汤对于神经性病变具有较好的开发、应用价值。

3. 关于黄芪桂枝五物汤与桂枝汤的比较　桂枝汤为解表剂，使用等量的桂枝和芍药，二者一散一辛，桂枝辛散不伤阴，白芍收敛不碍邪，生姜、大枣、炙甘草调和诸药，助桂枝和芍药协和阴阳，具有辛温解表，解肌发表，调和营卫之功效。主治头痛发热，汗出恶风，鼻鸣干呕，苔白不渴，脉浮缓或浮弱者，用于治疗感冒、流行性感冒、原因不明的低热、产后或病后低热、妊娠呕吐、多形红斑、冻疮、荨麻疹等属于营卫不和者。

本方属于温里剂，即桂枝汤去甘草，倍生姜，加黄芪而成，黄芪治疗气不足而导致的汗多、身体臃肿、麻木等症状，振奋卫阳，有助力气血运行之效，再增加生姜的用量，亦是加强辛温散寒通络的作用。本方是以通为用，去掉甘草的甘缓，以防恋邪，有利于血脉通畅。诸药合

用可益气通络，温经和血，通痹，不仅适用于血痹，亦可用于中风后遗症半身不遂，或肢体不用，或半身汗出，肌肉消瘦，气短乏力，以及产后、经后身痛等。

参考文献

［1］陈革豫，王孟，付佳乐，等.经方黄芪桂枝五物汤复方颗粒剂的成型工艺研究［J］.现代中药研究与实践，2020，34（4）：35-38.

［2］孙兴，陈旺，阮佳，等.黄芪桂枝五物汤提取工艺的优化［J］.中成药，2020，42（10）：2723-2729.

［3］余爱明，闫向丽，王圣鑫，等.黄芪桂枝五物汤标准汤剂HPLC指纹图谱建立及3种成分含量测定［J］.中华中医药学刊，2019，37（9）：2196-2200.

［4］关皎，张颖，刘爽爽，等.UFLC法同时测定黄芪桂枝五物汤中4个活性成分的含量［J］.药物分析杂志，2018，38（10）：1683-1688.

［5］孙学惠，樊蓉，陈宇峰，等.HPLC-ELSD法测定黄芪桂枝五物汤中黄芪甲苷的含量［J］.西北药学杂志，2013，28（5）：461-462.

［6］施旭光，许晓峰，朱伟，等.HPLC测定黄芪桂枝五物汤及方中药对的黄芪甲苷含量［J］.中国实验方剂学杂志，2006，12（2）：20-22.

［7］熊德庆.LC-MS测定黄芪桂枝五物汤中3种活性成分的含量［J］.贵州医药，2018，42（11）：1396-1397.

［8］许如玲，范君婷，董惠敏，等.经典名方黄芪桂枝五物汤标准煎液化学成分的UPLC-Q-TOF-MS分析［J］.中国中药杂志，2020，45（23）：5614-5630.

［9］赵桂华，唐其凤.黄芪桂枝五物汤对小鼠的免疫调节作用［J］.中国冶金工业医学杂志，2006，23（6）：708-709.

［10］丁贺田，朱丽华，张庆波，等.黄芪桂枝五物汤中总皂苷对小鼠部分免疫功能的影响［J］.中国煤炭工业医学杂志，2015，18（3）：442-445.

［11］黄素结.黄芪桂枝五物汤对实验性自身免疫性脑脊髓炎大鼠免疫炎症因子的影响［D］.广州：广州中医药大学，2015.

［12］赵乐，李艳彦.从免疫角度探讨黄芪桂枝五物汤对小鼠衰老皮肤瘙痒模型的影响［J］.中国实验方剂学杂志，2016，22（4）：127-131.

［13］李树义，赵志强，张庆波，等.黄芪桂枝五物汤中总黄酮对小鼠免疫功能影响的体外研究［J］.河北中医，2014，36（3）：432-434.

［14］王永辉，李艳彦，周然，等.黄芪桂枝五物汤对实验性冻疮大鼠血液流变性的影响［J］.中国实验方剂学杂志，2010，16（6）：231-233.

［15］胡小勤，曾学文，杨宏宝.益气活血类方剂补阳还五汤、黄芪桂枝五物汤与缺血性脑卒中气虚血瘀证"方证相关"的比较研究［J］.辽宁中医杂志，2012，39（10）：1930-1932.

［16］齐峰，邱昌龙，朱亮，等.黄芪桂枝五物汤对STZ诱发糖尿病大鼠周围神经保护作用［J］.中国中医基础医学杂志，2013，19（6）：631-633.

［17］李芊绵，王超，范越，等.黄芪桂枝五物汤对糖尿病周围神经病变大鼠NGF mRNA和VEGF mRNA表达的影响［J］.中医药信息，2016，33（5）：42-44.

［18］李荣荣.黄芪桂枝五物汤对紫杉醇致外周神经毒性氧化应激的影响［D］.南京：南京中医药大学，2014.

［19］韦平，徐丹婷，陈宇峰，等.黄芪桂枝五物汤抗大鼠坐骨神经痛的药效学研究［J］.科学技术与工程，2016，16（19）：170-173.

［20］张恒.黄芪桂枝五物汤抗大鼠实验性心肌缺血的实验研究［J］.世界中西医结合杂志，2008，3（10）：573-575.

［21］王雨秋，武怡，叶航程，等.黄芪桂枝五物汤对大鼠心肌缺血再灌注损伤的保护作用研究［J］.上海中医药杂志，2015，49（10）：80-83.

［22］杨琼，冯玫.黄芪桂枝五物汤对胶原诱导性关节炎大鼠血清中白细胞介素-20的影响［J］.中国药物与临床，2012，12（7）：880-883.

［23］刘佳维，李艳彦，王永辉.黄芪桂枝五物汤对胶原诱导型关节炎大鼠的作用机制研究［J］.

山西中医，2017，33（1）：52-54.

［24］刘佳维，王永辉，李艳彦，等.黄芪桂枝五物汤对CIA模型大鼠关节滑膜细胞凋亡的影响［J］.中国实验方剂学杂志，2017，23（14）：171-176.

［25］孙力威.黄芪桂枝五物汤对阳虚寒凝型骨关节炎疼痛的作用及机制研究［D］.山西：山西中医药大学，2020.

［26］黄兆胜，施旭光，朱伟，等.黄芪桂枝五物汤及其配伍抗炎镇痛的比较研究［J］.中药新药与临床药理，2005，16（2）：93-96.

［27］刘伟伟，史丽强，万强，等.基于NLRP3炎性体探究黄芪桂枝五物汤对IgA肾病小鼠肾脏保护机制［J］.中华中医药杂志，2018，33（5）：1746-1751.

［28］施旭光，朱伟，黄兆胜.黄芪桂枝五物汤及其配伍对佐剂性关节炎大鼠的抗炎、抗氧化作用研究［J］.中药药理与临床，2006，22（Z1）：3-5.

［29］边秀娟，王兴华.加味黄芪桂枝五物汤对糖尿病周围神经病变模型大鼠血清MDA、GSH水平的影响［J］.山东中医药大学学报，2010，34（1）：78-79.

［30］刘宛欣，韩向东.黄芪桂枝五物汤对H_2O_2诱导人脐静脉细胞损伤的保护作用及机制［J］.中成药，2021，43（5）：1164-1169.

［31］常馨予，郭桂明，范峥，等.UPLC-MS/MS法测定黄芪桂枝五物汤在大鼠血浆中两种活性成分及药代动力学研究（英文）［J］.中国药学杂志，2018，27（4）：263-272.

［32］安学冬，金德，段丽云，等.仝小林论治痛性糖尿病周围神经病变［J］.吉林中医药，2021，41（1）：31-34.

［33］范少华，伍大华，刘芳，等.国医大师刘祖贻病证结合论治麻木经验［J］.湖南中医药大学学报，2020，40（1）：1-4.

［34］郑亚杰，陈以国.陈以国应用黄芪桂枝五物汤加减治疗气虚血瘀型中风后遗症经验［J］.中国民间疗法，2021，29（8）：34-36.

［35］聂圣娜，高文学，韩亚辉.黄芪桂枝五物汤联合针灸对脑梗死后遗症期患者血液流变、神经功能的影响［J］.中医药临床杂志，2021，33（4）：726-729.

［36］张慧垒.黄芪桂枝五物汤辅助治疗对脑梗死恢复期神经功能及运动功能的影响［J］.实用中医内科杂志，2020，34（2）：32-34.

［37］周爱萍.黄芪桂枝五物汤辅治糖尿病周围神经病变临床观察［J］.实用中医药杂志，2020，36（6）：774-775.

［38］金强.黄芪桂枝五物汤治疗消化性溃疡52例观察［J］.实用中医药杂志，2008，24（9）：565.

［39］杨静波.骶管阻滞合黄芪桂枝五物汤治疗腰椎间盘突出症40例［J］.陕西中医学院学报，2015，38（6）：70-71，90.

［40］张鹏.黄芪桂枝五物汤加减治疗原发性骨质疏松症气虚血瘀证的临床观察［J］.河北中医，2017，39（2）：227-229.

半夏厚朴汤

汉《金匮要略》
Banxiahoupo Tang

【概述】半夏厚朴汤最早见于汉代张仲景《金匮要略》。《金匮要略》载其方药组成为："半夏一升，厚朴三两，茯苓四两，生姜五两，干苏叶二两"，具有"行气散结，降逆化痰"之效，主治梅核气。半夏厚朴汤主要具有镇呕止吐、增进肠道功能、镇静催眠、抗抑郁等药理作用。临床上常用于治疗梅核气，以咽中如有物阻，咯吐不出，吞咽不下，胸胁满闷，或咳或呕等为证治要点，现代广泛应用于消化系统疾病、呼吸系统疾病、内分泌系统疾病、神经精神系统疾病等，如慢性咽炎、胃轻瘫、食管炎、咽喉反流性疾病等疗效确切。

【历史沿革】

1.原方论述 汉代张仲景《金匮要略》载：妇人咽中如有炙脔，半夏厚朴汤主之。半夏一升，厚朴三两，茯苓四两，生姜五两，干苏叶二两。以水七升，煮取四升，分温四服，日三夜一服。

2.后世发挥 自汉代中医药学家张仲景至清朝末年，后世医家对半夏厚朴汤的理解阐释内容丰富，进行了充分挖掘、整理、传承与发挥，介绍如下。

宋代陈无择在《三因极一病证方论》称此方为"大七气汤"，其治证为"喜怒不节，忧思兼并，多生悲恐，或时振惊，致脏气不平，憎寒发热，心腹胀满，傍冲两胁，上塞咽喉，有如炙脔，吐咽不下，皆七气所生。"王硕在《易简方》称其为"四七汤"，其治证为"喜怒悲恐惊之气，结成痰涎，状如破絮，或如梅核，在咽喉之间，咯不出，咽不下，此七气之所为也，或脘痞满，气不舒快，或痰涎壅盛，上气喘急，或因痰饮中胃，呕逆恶心，并宜服之。"《金匮要略论注》对其病因进行了分析："此病不因肠胃，故不碍饮食二便，不因表邪故无骨痛寒热，乃气为积寒所伤，不与血和，血中之气溢而浮于咽中，得水湿之气而凝结难移，妇人血分受寒，多积冷结气，最易得此病，而男子间有之。"《金匮要略方论本义·第二十二》：妇人咽中如有炙脔者，食腥之气上冲也，必胃虚寒而饮食停，饮食停而内热生，内热生而腥臭作，清胃理脾，调气散热而病愈。主之以半夏厚朴汤，此义也。证似同于男子，而阴血虚热，易于得此，微有不同也。后人将此方一方面可治胸腹满闷呕逆等症，另一方面用于治疗七情之病。

3.同名异方 半夏厚朴汤的同名异方分析见表17-1。

表17-1 半夏厚朴汤同名异方分析表

朝代	作者	出处	药物组成	功能主治	制法及用法	变化情况（与原方比较）
金	李东垣	《兰室秘藏》	红花五厘，苏木五厘，吴茱萸一分，干生姜一分，黄连一分，木香二分，青皮二分，肉桂三分，苍术三分，白茯苓三分，泽泻三分，柴胡三分，陈皮三分，生黄芩三分，草豆蔻仁三分，生甘草三分，京三棱四分，当归梢四分，猪苓四分，升麻四分，神曲六分，厚朴八分，半夏一钱，桃仁七个，昆布少许	消胀化积。主治中满腹胀，内有积聚，坚硬如石，其形如盘，令人不能坐卧，大小便涩滞，上喘气促，面色萎黄，通身虚肿	二服之后，中满减半，止有积不消，再服此药。渴，加葛根三分	该方加红花、苏木、吴茱萸、黄连、木香、青皮、肉桂、苍术、泽泻、柴胡、陈皮、生黄芩、草豆蔻、甘草、京三棱、当归梢、猪苓、升麻、神曲、桃仁、昆布，未使用紫苏叶
宋	杨士瀛	《直指附遗》	半夏（汤泡七次）一钱，厚朴（姜汁制）一钱，山栀（去皮，炒黑）一钱，川黄连（姜汁炒）一钱，广陈皮（去白）八分，茯苓（去粗皮）八分，甘草（生用）三分，黑枳实（麸炒）一钱，苍术（泔浸，炒）八分，泽泻五分，香附子五分，青皮五分，当归六分，白豆蔻六分	翻胃吐痰，胸满胁痛，嘈杂吐涎	上咬咀。用水一钟半，加生姜三片；煎八分，不拘时候服	该方加栀子、黄连、广陈皮、甘草、枳实、苍术、泽泻、香附、青皮、当归、白豆蔻，并明确了药物的炮制方法，未使用紫苏叶

【名方考证】

1.本草考证

1.1 半夏 "半夏"之名最早见于《神农本草经》，经考证，本方所用半夏为天南星科植物半夏Pinellia ternate（Thunb.）Breit.的干燥块茎，与《中国药典》2020年版记载一致。

1.2 厚朴 "厚朴"之名最早见于《神农本草经》，经考证，本方所用厚朴为木兰科厚朴Magnolia officinalis Rehd. et Wils.或凹叶厚朴Magnolia officinalis Rehd. et Wils. var. biloba Rehd. et Wils.的干燥干皮、根皮及枝皮，与《中国药典》2020年版记载一致。

1.3 茯苓 "茯苓"之名最早见于《神农本草经》。经考证，本方所用茯苓为多孔菌科真菌茯苓Poria cocos（Schw.）Wolf的干燥菌核，与《中国药典》2020年版记载一致。

1.4 生姜 "生姜"之名最早见于《吕氏春秋》。经考证，本方所用生姜为姜科植物姜Zingiber officinale Rosc.的新鲜根茎，与《中国药典》2020年版记载一致。

1.5 紫苏（紫苏叶） "紫苏"之名最早见于《神农本草经》。经考证，本方所用紫苏叶为唇形科紫苏Perilla frutescens（L.）Britt.的干燥叶（或带嫩枝），与《中国药典》2020年版记载一致。

2.炮制考证

2.1 半夏 半夏厚朴汤中未明确半夏的炮制方法，本方应为生半夏，与生姜合用，可减轻毒性。现代有法半夏、姜半夏、清半夏、京半夏、半夏曲五种炮制品，通过不同炮制方法降低毒性，生半夏常外用，法半夏、姜半夏、京半夏、半夏曲内服。

2.2 其他 其他药物应为生品。

3.剂量考证

3.1 原方剂量 半夏一升，厚朴三两，茯苓四两，生姜五两，干苏叶二两。

3.2 折算剂量 陶弘景在《本草经集注》载："凡方云半夏一升者，洗竟，秤五两为正。"唐代1两合今之13.80g，故处方量为半夏69.00g，厚朴41.40g，茯苓55.20g，生姜69.00g，紫苏叶27.60g。

3.3 现代用量 根据全国中医药行业高等教育"十四五"规划教材《方剂学》，因此处方量为半夏24g，厚朴9g，茯苓12g，生姜15g，紫苏叶6g。

【药物组成】半夏一升，厚朴三两，茯苓四两，生姜五两，干苏叶二两。

【功能主治】行气散结，降逆化痰。主治梅核气。症见咽中如有物阻，咯吐不出，吞咽不下，胸胁满闷，或咳或呕等。

【方义分析】本方证多由痰气互结于咽喉而致。《赤水玄珠·咽喉门》记载："梅核气者，喉中介介如梗状。"《仁斋直指·梅核气方论》记载："梅核气者，窒碍于咽喉之间，咯之不出，咽之不下，如梅核之状者是也。始因惠怒太过，积热蕴隆，乃成厉痰郁结，致有斯疾耳。"多因情志郁结，痰气凝滞所致。治宜理气、解郁、化痰。半夏厚朴汤是中医药治疗梅核气的代表方，《金匮要略》记载："妇人咽中如有炙脔，半夏厚朴汤主之。"若情志不畅，肝气郁结，肺胃宣降失常，津液不布，聚而成痰，痰气相搏，阻于咽喉，故见咽中如有物阻，咯吐不出，吞咽不下；气机郁滞，肺失宣降，故见胸胁满闷，或为咳嗽气急；胃失和降，则恶心呕吐。治宜行气散结，降逆化痰。

方中半夏辛温，入肺胃经，化痰散结，降逆和胃，用以为君。厚朴苦辛性温，长于下气除满，助半夏以散结降逆，为臣药。茯苓甘淡渗湿健脾，助半夏以化痰；生姜辛温散结，和胃止呕，并解半夏之毒；两者同为佐药。紫苏叶芳香行气，质轻入肺，引药上行以达病所，是为佐使药。综观全方，辛苦合用，辛以行气散结，苦以燥湿降逆，可使郁开气行，气顺则痰消结散。全方共奏行气散结，降逆化痰。

配伍特点：痰气共治，胆胃并调，相得益彰。

【用法用量】

1.古代用法用量 以水七升，煮取四升，分温四服，日三夜一服。

2.现代用法用量 加水1400ml，煮取800ml，分四次温服,白天3服,夜间1服;日服1剂。

【药学研究】

1.资源评估 方中半夏、厚朴、茯苓、生姜、紫苏叶,目前均以人工栽培为主,野生资源相对匮乏。厚朴以人工种植为主,野生资源极度匮乏,被列为国家二级珍稀濒危保护物种。

半夏生长的适宜温度为10~27℃,不耐旱,喜爱在湿度较高的土壤中生长,以半阴环境为宜。半夏在全国各地均可见,道地产区与主产区基本一致,在湖北、江苏、安徽等地。

厚朴生于海拔300~1500m的山地林间,喜温凉湿润气候和排水良好的酸性土壤,厚朴作为重要的三木类药材广泛种植,道地产区与主产区基本一致,如四川的都江堰、北川、宝兴、平武及湖北的恩施、鹤峰、建始、利川、来凤等地,四川省都江堰建有厚朴GAP种植基地。

茯苓喜温暖、干燥、向阳、雨量充沛的环境,以海拔在700m左右的松林中分布最广,温度以10~35℃为宜。有栽培和野生两种,栽培者以安徽产量较大,称为"安苓";野生者以云南产质量为佳,称为"云苓"。新产区主要在广东信宜、罗定、郁南、高州、新丰,广西平南、苍梧、容县、岑溪、玉林,福建三明,浙江云和、龙泉及云南、贵州、湖南等省区,其他省产量较少,多自产自销。

生姜原产东南亚的热带地区,喜欢温暖、湿润的气候,道地产区主要在四川,目前主产区在四川、贵州、广西等地。

紫苏叶主要来源于人工栽培,药材主产于湖北、河南、山东、江西、江苏、浙江、河北等地,以湖北产量较大,其道地性不明显。

2.制剂研究

2.1 制备方法 原文载:"以水七升,煮取四升"。东汉时期张仲景用量一升约合200ml,因此制备方法为取本方,加水1400ml,煎煮至800ml。

由于历史朝代更迭,度量衡差异较大,清代吴谦《医宗金鉴》的半夏厚朴汤沿用东汉度量衡单位,但一两约为37.3g,一升约合1035ml,则其总药量大约为522g,其加水量为总药量的8倍,药液煎至总药量的2倍,在实际煎煮中,应结合现代临床煎药机构煎煮规范来规范研究中药复方制剂。

2.2 制剂研究 原方是汤剂,现代有报道对半夏厚朴汤有片剂和丸剂的研究。对半夏厚朴汤进行设计和研制了半夏厚朴泡腾片,对其制备工艺进行优选[1]:①指标性成分分析方法的建立,选择厚朴酚、和厚朴酚作为指标性成分,采用HPLC法在294nm处对半夏厚朴泡腾片进行含量测定,用于制剂质量的控制。②采用三因素三水平的正交试验筛选较优工艺条件,以成品泡腾片的pH值、崩解时限、口感和硬度作为评价指标,优选此泡腾片中柠檬酸与碳酸氢钠的配比、PEG6000的用量和甜味素的用量,得出较优工艺条件是柠檬酸:碳酸氢钠=0.65:1、PEG6000的用量为8%、甜味素的用量为1.0%。③较优工艺稳定性考察,按上述较优工艺条件制备四批小样,四批小样的各评价指标结果均比较稳定,半夏厚朴泡腾片中厚朴酚、和厚朴酚总的转移率为91.48%,说明该工艺稳定、可靠。对半夏厚朴泡腾片进行提取工艺优选[2]:①指标性成分分析方法的建立同上。②采用四因素四水平的正交试验,以浸膏中厚朴酚、和厚朴酚含量作为评价指标,优选溶剂种类、溶剂用量、提取时间和提取次数,得出较优提取条件,即加入12倍量的水浸泡60分钟,回流提取2次,每次30分钟。③提取工艺的验证,按上述较优提取工艺条件取6组进行验证,结果厚朴酚、和厚朴酚的平均含量分别为9.95821mg/g和1.656mg/g,表明该较优工艺合理可行。另外有关于半夏厚朴透皮剂的报道,取半夏厚朴汤方中的中药材掺入2%月桂氮卓酮促透剂中,搅拌成糊状敷于患者神厥穴,可有效治疗含顺铂化疗引起的呕吐[3]。

3.质量控制 该方含有挥发油、有机酸、多糖等物质,可以将其作为质量控制的指标。现有文献报道通过水煎制备半夏厚朴汤煎液,进一步得半夏厚朴汤冻干粉。取半夏厚朴汤冻干粉适量,采用TLC法对方中的厚朴、紫苏叶、生姜进行定性鉴别；采用HPLC法建立了半夏厚朴汤的含量测定方法，对其多成分进行测定[1]。

【药理研究】

1.药效作用 根据半夏厚朴汤的功能主治进行了药效学研究，主要具有镇呕止吐、增进肠道功能、镇静催眠、抗抑郁等作用。

1.1 与功能主治相关的药理作用

1.1.1 镇呕止吐 半夏厚朴汤煎煮浓缩液以200、400、800mg/kg剂量灌胃给药7天，能明显减少顺铂诱发水貂呕吐模型中大脑最后区SP和NK1R的表达，并抑制ERK1/2的磷酸化，减少该信号传递的活化，从而发挥治疗顺铂诱发的呕吐作用[4]。半夏厚朴汤煎煮浓缩液以240、720mg/kg剂量灌胃给药，连续给药3天，能有效延长顺铂所致家兔呕吐的潜伏时间，降低呕吐次数，降低外周血中Gas的含量，升高外周血中EGF的含量[5]。

1.1.2 镇静 半夏厚朴汤煎煮浓缩液给药剂量为125、250、500mg/kg，各组小鼠按0.2ml/10g体重灌胃给药，每天1次，连续3天。半夏厚朴汤对小鼠自主活动有显著抑制作用，即有一定的镇静作用[3]。半夏厚朴汤给药剂量为500mg/kg，每天灌胃服用1次，共14天，可延长戊巴比妥钠致SD大鼠的睡眠时间，具有协同作用。通过调节谷氨酰胺、磷酸肌酸、2-氧代戊二酸的含量并减少脑神经的活动来帮助睡眠[6]。

1.1.3 抗抑郁 半夏厚朴汤煎煮浓缩液给药剂量为3、6、12g/kg，每日给药一次，连续灌胃给药3周，可明显增加慢性不可预知应激方法建立大鼠抑郁模型的5-HT、NE含量，显著增加SOD表达，显著减少MDA表达[7]。半夏厚朴汤配方颗粒给药剂量为0.4mg/ml（相当于生药30g/kg），灌胃给药，1日给予1次，连续给药21天，可明显改善抑郁症大鼠模型的一般情况，增加大脑Ach浓度，发挥抗抑郁症作用[8]。半夏厚朴汤煎煮浓缩液给药剂量为200、500mg/kg，隔天灌胃溶液，每只1ml，需14次，能显著延长慢性束缚应激刺激大鼠强迫游泳、悬尾不动时间，同时也显著提高大鼠糖水接近率，具有较显著的

抗抑郁作用[9]。半夏厚朴汤的醇提物和水提物以130mg/kg剂量灌胃给药，1日给予1次，连续给药6周，可明显增加慢性应激导致的抑郁大鼠的糖水消耗量，升高5-HT、5-HIAA、IL-2、TC、HDLC和L-DLC水平，以及增强NK细胞和LAK细胞活性[10]。半夏厚朴汤90%乙醇提取物按照65、130mg/kg灌胃小鼠，可明显缩短抑郁小鼠悬尾不动时间，提高小鼠海马和纹状体中5-HT和5-HIAA含量，降低血清和肝脏丙二醛（MDA）水平，进一步研究发现石油醚提取部位和萃取后水部位是主要的活性组分[11-12]。

1.2 其他药理作用

改善慢性束缚引起的小鼠行为学异常 半夏厚朴汤水提物对束缚应激模型小鼠行为学功能有改善作用，能够改善慢性束缚应激小鼠的非损伤刺激，可降低小鼠脑内单胺类神经递质NE、5-HT的含量[13]。

2.安全性评价 半夏厚朴汤治疗ICU综合征效果较好，且安全性高[14]。中医药文献，均将半夏列为有毒药物，具有刺激性和肝毒性，此临床应用时，对于半夏使用剂量以及炮制工艺的选择至关重要。将生半夏使用生姜炮制后得到的姜半夏，镇咳化痰作用降低，且姜汁炮制使得半夏的降逆止呕、温中理气之效增强，同时肝毒性小，使用时安全性更高[15]。后面进行开发时：一是后续安全性评价要按照GLP规范进行相关研究；二是可在半夏厚朴汤中采用不同炮制品的半夏（生半夏、法半夏、姜半夏、清半夏）进行安全性评价，以评估采用何种半夏的安全性更高。

3.体内过程 半夏厚朴汤中的厚朴有效成分是厚朴酚与和厚朴酚。对大鼠灌胃给予半夏厚朴汤及单味厚朴水煎液后和厚朴酚与厚朴酚的主要药动学参数进行研究，其中半夏厚朴汤中和厚朴酚的$AUC_{0 \to t}$为273.88μg/（L·h），T_{max}为6h，C_{max}为38.35μg/L，厚朴酚的$AUC_{0 \to t}$为1405.85μg/（L·h），T_{max}为6h，C_{max}为169.29μg/L；而在厚朴单方中和厚朴酚的$AUC_{0 \to t}$为185.29μg/（L·h），T_{max}为1.5h，C_{max}为24.83μg/L；厚朴酚的$AUC_{0 \to t}$为648.14μg/（L·h），T_{max}为6h，

C_{max} 为 113.43μg/L。两个目标化合物的生物利用度在半夏厚朴汤复方与单方存在差别，复方的生物利用度较单方要高，消除速率较快，表观分布容积较小。对比两化合物而言，厚朴酚在体内的生物利用度较和厚朴酚高，消除较快，提示复方中其他药味配伍后影响了厚朴酚与和厚朴酚的体内过程[16]。

【临床应用】

1.临床常用

1.1 临床主治病证 半夏厚朴汤常用于治疗梅核气。临床应用以咽如物阻，吞吐不得，苔白腻，脉弦滑为辨证要点。方中多辛温苦燥之品，仅适宜于痰气互结而无热者，如见颧红口苦，舌红少苔，属于郁久化火，阴伤津少者，虽具有梅核气之特征，亦不宜使用本方。若气郁较甚者，可加香附、郁金等以增强其行气解郁之功；胁肋疼痛者，可加川楝子、延胡索以疏肝理气止痛；咽痛者，可加玄参、桔梗以解毒散结，宣肺利咽。

1.2 名家名师名医应用

胃喘 仝小林院士在古人认识的基础上，结合现代研究及个人临床经验，发现此类喘证多由胃食管反流病所导致，将半夏厚朴汤作为胃食管反流病的靶方，同时依据胃食管反流病与"胃喘"的因果关系，将半夏厚朴汤扩充用来作为治疗"胃喘"的基础方，通过多例临床案例检验，本方对"胃喘"有明确的疗效。在该病伴有胃脘胀满时常加用枳术丸，以健脾行水，促进肠胃蠕动；在反酸烧心明显时常加用左金丸、煅瓦楞子、煅牡蛎等清肝解郁、抑制胃酸；在伴有消化道溃疡时常加用白及、三七粉等药活血止血；在伴有幽门螺杆菌感染时常加用蒲公英、黄连等药清热解毒[17]。

2.临床新用 半夏厚朴汤在临床上广泛用于治疗呼吸系统疾病、消化系统疾病，临床报道也见于治疗胃轻瘫、食管炎、咽喉反流性疾病等病症。

2.1 消化系统

胃轻瘫 将76例胃轻瘫综合征患者随机分为研究组38例和对照组38例。半夏厚朴汤加味治疗胃轻瘫38例。对照组采用吗丁啉10mg或者莫沙必利10mg，每日3次，饭前20分钟口服。治疗组服用半夏厚朴汤加减，药物组成：法半夏10g，制厚朴10g，茯苓10g，紫苏梗10g，生甘草3g，随症加减。上药加水500ml，煎成200ml，分2次口服或由胃管注入，每日1剂，分2次口服。结果：治愈15例，好转19例，无效4例，研究组总有效率89.47%，对照组总有效率68.42%[18]。

2.2 呼吸系统

2.2.1 慢性咽炎 将89例慢性咽炎患者随机分为研究组50例和对照组39例。对照组采用鼻咽清毒颗粒治疗。治疗组以半夏厚朴汤合威灵仙，药物组成：半夏10g、厚朴10g、紫苏叶9g、茯苓10g、生姜5g、黄芩10g、威灵仙20g，随症加减。每日一剂，水煎4次服，30天为1个疗程，观察2个疗程。结果显示，研究组总有效率98.0%，对照组总有效率71.9%[19]。

2.2.2 咽喉反流性疾病 将76例气郁痰阻型咽喉反流性疾病患者随机分为研究组42例和对照组34例。对照组给予常规治疗。治疗组在对照组基础上加用半夏厚朴汤加减，药方组成：半夏12g，厚朴9g，茯苓12g，生姜9g，紫苏叶6g，浓煎成200ml，早晚餐后2小时温服，疗程4周。结果显示，研究组总有效率为85.71%，对照组总有效率为64.71%[20]。

2.2.3 咽喉部微波术后黏膜修复 将123例咽喉部微波术后黏膜修复患儿随机分为研究组62例和对照组61例。对照组给予抗感染，补充维生素及对症支持治疗。研究组在此基础上，给予半夏厚朴汤加减口服治疗，药物组成：半夏、茯苓、玄参、麦冬各12g，厚朴10g，苏叶6g，生姜9g，甘草3g，每剂水煎至150ml，每日1剂，分2~3次服，疗程为7天。结果显示，研究组总有效率100%，对照组总有效率98%[21]。

【使用注意】 阴虚燥痰者禁用本方；凡心肝血虚所致心烦者，心脾两虚、气血不足之失眠心悸，以及胃寒呕吐者均不宜用。临床使用有致消化道反应的报道。

【按语】

1.关于"梅核气"的理解 本方为治疗梅核气的常用方，临床应用以咽中如有物阻，但饮食吞咽无阻，苔白腻、脉弦滑为辨证要点，在更年期妇女中尤为常见。唐、宋以后，医家对本方主治病证——梅核气的认识日渐全面深入，各代医家已经了解到梅核气可伴随诸多全身症状，并认识到梅核气的病因乃"喜、怒、悲、思、忧、恐、惊"七情所为，其病机为痰涎结聚，"气不舒快""脏气不平"，后世将本方拓展应用于痰气壅滞于肺之胸闷气喘、咳嗽痰多，中焦痰阻气滞之胃脘痞闷疼痛、嗳气吞酸、呕恶食少等病证。明、清以后，梅核气逐渐被列入郁证的范畴，使其成为治疗郁证的常用方。目前，本方在临床中对于以痰气互结为主的神经精神系统疾病、慢性咽炎、慢性支气管炎和慢性胃炎等疾病，仍发挥着重要的治疗作用。虽然半夏厚朴汤应用广泛，但在治疗内分泌系统疾病、神经精神系统疾病方面报道较少，因此需要加强临床监测，以大量的临床数据验证其疗效。

2.关于半夏厚朴汤的服用 收集的半夏厚朴汤服用方法有温服、热服、不拘时服、食后服、食前服、食远服、空腹服等。《金匮要略》262首方剂中有16首方剂采用昼夜分服法，其中半夏厚朴汤采用"分温四服，昼三夜一服"的方法，韦诗云[22]认为该服用方法符合人体气血阴阳升降出入规律，一方面可乘阳气升发之势疏畅肝郁而降逆，另一方面也可乘阴气隆盛之势而养肝血。但该种服用方法在临床使用较少，同时也缺乏相关实验研究支撑。因此，半夏厚朴汤服用方法仍采用一般方剂服用方法，即温服，早晚餐后各1次。

3.半夏厚朴汤治疗抑郁症的应用 抑郁症是最常见的精神疾患之一。目前，西医治疗主要针对神经递质，由于作用的靶点单一，易产生耐药性。中医药治疗疾病具有标本兼治的特点。历代医家已明确半夏厚朴汤既可以化有形之痰，也用于化无形之痰，在治疗情志病方面取得了较好的疗效。现代药效学研究表明半夏厚朴汤具有显著改善抑郁动物模型的行为学特征，调控神经递质含量，增强机体的免疫力等作用。目前对半夏厚朴汤抗抑郁的药效学研究较丰富，但临床研究报道较少，同时半夏厚朴汤对于抑郁症的应用具有较好的潜在开发、应用价值。

参考文献

[1] 郑平，王文忠，张鹏，等.正交设计法优选半夏厚朴泡腾片制备工艺[J].中药材，2006，29(10)：1087-1090.

[2] 杨水秀，涂群，余淑敏，等.半夏厚朴透皮剂治疗化疗呕吐30例[J].中国民族民间医药，2016，25(16)：110-111.

[3] 李坤，李明花，秦文杰，等.半夏厚朴汤标准汤剂质量标准研究[J].亚太传统医药，2019，15(9)：49-52.

[4] 黄仕文，范方田，嵇晶，等.半夏厚朴汤对顺铂所致水貂呕吐模型的作用及机制研究[J].南京中医药大学学报，2020，36(6)：842-845.

[5] 黄仕文，袁冬平，吴颢昕，等.半夏厚朴汤对化疗呕吐家兔外周血中EGF及Gas的影响[J].浙江中医药大学学报，2010，34(1)：60-61.

[6] 沈淑洁，郭春华，刘少磊，等.基于^{1}H-NMR技术的半夏厚朴汤镇静催眠代谢组学研究[J].中国中药杂志，2016，41(8)：1511-1515.

[7] 马占强，李瑞鹏，李月碧，等.半夏厚朴汤抗抑郁作用——改善脑内氧化应激水平[J].药学与临床研究，2014，22(3)：205-208.

[8] 秦中朋.半夏厚朴汤对抑郁症型大鼠的治疗作用研究[J].中国中医药现代远程教育，2017，15(5)：131-133，145.

[9] 郭春华，李晶晶，刘妍如，等.半夏厚朴汤抗抑郁作用[J].科学技术与工程，2014，14(24)：191-194.

[10] Li JM, Kong LD, Wang YM, et al. Behavioral and biochemical studies on chronic mild stress models in rats treated with a Chinese traditional prescription Banxia-houpu decoction[J]. Life Sciences, 2003, 74(1): 55-73.

[11] Luo L, Wang JN, Kong LD, et al.

Antidepressant effects of Banxia Houpu decoction，a traditional Chinese medicinal empirical formula［J］. Journal of Ethnopharmacology，2000，73：277-281.

［12］Wang YM，Kong LD，Chen YM. Behavioural and biochemical effects of fractions prepared from Banxia Houpu decoction in depression models in mice［J］.Phytotherapy Research，2005，19：526-529.

［13］肖艺，彭旭秀，刘慧萍，等.半夏厚朴汤对慢性束缚应激小鼠行为学和神经递质含量的影响［J］.湖南中医杂志，2015，31（9）：147-150.

［14］罗瑜，陈华峰.半夏厚朴汤治疗ICU综合征临床研究［J］.实用中医药杂志，2017，33（9）：1001-1002.

［15］申士富，单进军，谢辉辉，等.基于代谢组学方法研究生半夏和姜半夏对BeWo细胞的毒性机制［J］.南京中医药大学学报，2017，33（3）：295-300.

［16］马莎莎，邵玉凤，吴祥猛，等.LC-MS/MS法研究厚朴酚与和厚朴酚在大鼠体内的药动学行为［J］.质谱学报，2013，34（1）：23-28，34.

［17］杨映映，李青伟，赵锡艳，等.仝小林教授"胃喘"论治发挥——基于胃食管反流病探讨中医"胃喘"［J］.辽宁中医药大学学报，2018，20（9）：80-82.

［18］袁瞳.半夏厚朴汤加减治疗胃轻瘫综合征38例［J］.山东中医杂志，2006，25（7）：450-451.

［19］李红莲，张承宇.半夏厚朴汤合威灵仙加减治疗慢性咽炎50例［J］.湖南中医杂志，2007，23（2）：69-70.

［20］张修红，林伟，陈金雄，等.半夏厚朴汤治疗咽喉反流性疾病的临床观察［J］.中医临床研究，2019，11（8）：50-52.

［21］陈丁丁，彭昌.半夏厚朴汤对咽喉部微波术后黏膜修复的疗效观察［J］.中国中西医结合儿科学杂志，2011，3（4）：330-331.

［22］韦诗云.仲景方昼夜分服法浅析［J］.北京针灸骨伤学院学报，1994，1（1）：52-53.

瓜蒌薤白半夏汤

汉《金匮要略》

Gualouxiebaibanxia Tang

【概述】瓜蒌薤白半夏汤首见于东汉张仲景《金匮要略》，为瓜蒌薤白白酒汤加半夏，本方行气祛痰散结与通阳宽胸相合，主治胸痹而痰浊较甚，胸中满痛彻背，不能安卧者。方中有毒中药半夏的炮制按照《金匮玉函经》载"凡半夏不咀，以汤洗数十度，令水清滑尽，洗不熟有毒也。"推测张仲景用半夏常用其水洗品。现常用其炮制品。瓜蒌薤白半夏汤主要具有抗心肌梗死、抗心肌缺血、抗动脉粥样硬化、舒张血管、抗慢性阻塞性肺病的药理作用。在临床上广泛用于治疗冠心病以及呼吸系统疾病，特别对不稳定型心绞痛、急性心肌梗死、动脉粥样硬化以及慢性阻塞性肺病等，疗效确切。

【历史沿革】

1.原方论述　汉代张仲景《金匮要略》载："胸痹不得卧，心痛彻背者，瓜蒌薤白半夏汤主之"。该汤剂组成：瓜蒌实一枚，薤白三两，半夏半斤，白酒一斗。上四味，同煮，取四升，温服一升，日三服。

2.后世发挥　瓜蒌薤白半夏汤，即瓜蒌薤白白酒汤加半夏。《绛雪园古方选注》载"君以薤白，滑利同样；臣以栝蒌实，润下通阴；佐以白酒熟杀之气，上行药性，助其通经活络而痹自开；若转结中焦而心痛彻背者，但当加半夏一味，和胃而通阴阳。"

3.同方异名　瓜蒌薤白半夏汤同方异名分析见表18-1。

表18-1 瓜蒌薤白半夏汤同方异名分析表

方名	朝代	作者	出处	药物组成	功能主治	制法及用法
瓜蒌薤白半夏白蔹浆汤	唐	王焘	《外台秘要》	大瓜蒌一枚，薤白三两（切），半夏半升（洗），白蔹浆一斗	胸痹不得卧，心痛彻背	上三味，以白蔹浆一斗，煮取四升，去滓，温服一升，日三
瓜蒌薤白汤	清	费伯雄	《医醇賸义》	瓜蒌实一枚，薤白三两，半夏三两，白酒四升	胸痹不得卧，心痛彻骨	白酒四升，同煮取一升半，分温服
瓜蒌半夏白酒汤	清	陈修园	《医学实在易》	薤白五钱，瓜蒌四钱（捣），半夏三钱，白酒二杯	胸痹不卧，背痛彻心，喘咳气短等症	煎至八分，温服

【名方考证】

1.本草考证

1.1 瓜蒌 "瓜蒌"最早见于《神农本草经》，原名"栝楼根"，经考证，本方所用瓜蒌为葫芦科栝楼属植物栝楼 *Trichosanthes kirilowii* Maxim.的干燥成熟果实。《中国药典》2020年版所载瓜蒌为葫芦科植物栝楼 *Trichosanthes kirilowii* Maxim.或双边栝楼 *Trichosanthes rosthornii* Harms.的干燥成熟果实。

1.2 薤白 "薤白"最早见于《神农本草经》，原名"薤"，经考证，本方所用薤白为百合科植物小根蒜 *Allium macrostermon* Bge.或薤 *Allium chinense* G. Don 的干燥鳞茎，与《中国药典》2020年版记载一致。

1.3 半夏 "半夏"之名最早见于《神农本草经》，经考证，本方所用半夏为天南星科植物半夏 *Pinellia ternata*（Thunb.）Breit.的干燥块茎，与《中国药典》2020年版记载一致。

1.4 白酒 白酒最早见于《周记·天官·清正》，原名"昔酒"，经考证，本方所用白酒为冬酿春成的陈米酒。因色白而得名，非现代白酒。可参考国家标准GB/T 13662—2018传统型黄酒（以糯米 *Oryza sativa* var. *glutinosa* 为原料）。

2.炮制考证

2.1 半夏 瓜蒌薤白半夏汤中半夏炮制方法为"水洗"。现代有法半夏、姜半夏、清半夏、京半夏、半夏曲五种炮制品，通过不同炮制方法降低毒性，生半夏常外用，法半夏、姜半夏、京半夏、半夏曲内服。

2.2 其他 其他药味应为生品。

3.剂量考证

3.1 原方剂量 瓜蒌实一枚，薤白三两，半夏半斤，白酒一斗。

3.2 折算剂量 陶弘景在《本草经集注》载："凡方云半夏一升者，洗竟，秤五两为正。"东汉之1两合今之13.80g，1斗等于2000ml。故本方原处方量为瓜蒌1枚，薤白41.40g，半夏34.50g，米酒2000ml。

3.3 现代用量 根据全国中医药行业高等教育"十四五"规划教材《方剂学》，此处方量为瓜蒌12g，薤白9g，半夏（洗）12g，米酒400ml。

【药物组成】瓜蒌实一枚，薤白三两，半夏半升，白酒一斗。

【功能主治】通阳散结，祛痰宽胸。主治胸痹而痰浊较甚，胸中满痛彻背，不能安卧者。

【方义分析】本方主治胸阳不振，气滞痰阻之胸痹。因诸阳受气于胸中而转行于背，胸阳不振，津液不能输布，凝聚为痰，痰阻气机，故痛彻背；痰浊阻滞，肺气宣降失常，是以咳嗽、喘息、短气而不能安卧。治宜通阳散结，祛痰宽胸。

本方为瓜蒌薤白白酒汤加半夏。君以瓜蒌甘寒入肺，善于涤痰散结，理气宽胸，《本草思辨录》卷二云："栝楼实之长，在导痰浊下行，故结胸胸痹，非此不治。"臣以薤白，温通滑利，通阳散结，行气止痛，《本草求真》载其"味辛则散，散则能使在上寒滞立消；味苦则降，降则能使在下寒滞立下；气温则散，散则能使在中寒滞立除；体滑则通，通则能使久痼寒滞立解"。半夏祛痰散结，和胃而通阴阳，利于燥湿化痰，适用于痰浊较甚之胸痹，亦为臣药。佐以白酒熟杀之气，上行药性，助其通经活络而痹自开。全方瓜蒌、薤白、半夏相配，行气祛痰散结与通阳宽胸相合，配伍精当，共奏通阳散结，祛痰宽胸之功。

配伍特点：行气祛痰散结与通阳宽胸相合。

【用法用量】

1.古代用法用量　上四味，同煮，取四升，温服一升，日三服。

2.现代一般用法用量　酒煎，去滓，分为3服。日服1剂。可根据病情，或遵医嘱，日作服1~3剂。温服。

【药学研究】

1.资源评估　方中瓜蒌、薤白、半夏目前均以人工栽培为主。

瓜蒌原植物栝楼生于海拔200~1800m的山坡林下、灌丛、草地和田边，双边栝楼生于海拔400~1850m的山谷林中、山坡灌丛及草丛中，喜温暖、湿润气候，对温度适应性较强，适宜土质肥沃疏松、透水良好的砂质壤土，忌黏性较大的土壤，在我国大部分地区均有栽培，主产于长江以北和西部大部分地区，山东长清、肥城、淄博，河南安阳等地所产质量为佳，以山东、河南为道地产区，与主产区基本一致。

薤白生长的适宜温度为15~20℃，10℃以下生长缓慢，生长期间要求较高的土壤湿度和较低的空气湿度，干旱会减少分蘖，湿度过大则降低产量。对光强度要求不严，可间作栽培，薤白在全国各地均有分布，资源丰富，在我国多数地区均有种植，生长在田间、果树下、地头路边，主产湖北孝感、黄冈，浙江黄岩、临海，河北保定、唐山，此外山东、四川、广西、云南、湖南、河南、安徽、陕西及东北各地均有野生，以湖北产量最大，销售全国。

半夏生长的适宜温度为10~27℃，不耐旱，喜爱在湿度较高的土壤中生长，以半阴环境为宜，半夏在全国各地均可见，道地产区与主产区基本一致，在湖北、江苏、安徽等地。

古代本草较少涉及产地问题。目前各地均产白酒。

2.制剂研究

2.1 制备方法　原文载"上四味，同煮，取四升"，东汉时期1升约为现今200ml，因此本方制备方法为取瓜蒌、薤白、半夏、米酒同煮至800ml即可。根据东汉时期度量衡与现代度量的换算关系，原方总量约为2150g，煎煮至原方1/3左右，在实际煎煮中，应结合现代临床煎药机构煎煮规范来规范研究中药复方制剂。

2.2 制备工艺　原方是汤剂，现代有报道对瓜蒌薤白进行滴丸制剂的研究。中药材的提取：瓜蒌粗粉9.6kg和薤白粗粉4.8kg混合，加60%乙醇10倍量，中药提取罐提取3次，每次2小时，合并3次所得的提取液，旋转蒸发仪提取得到浸膏，浸膏真空干燥得到瓜蒌薤白粗粉。基质的选择：对聚乙二醇4000与聚乙二醇6000基质比例进行筛选，最后确定聚乙二醇6000：聚乙二醇4000为3：1。药物与基质配比：分别称取瓜蒌薤白粗粉，按比例加入混合基质，观察药物与基质溶解情况、黏稠度以及滴丸成型的情况，最终确定药物与基质比例为1：2。滴丸的成型工艺研究：取基质在水浴中加热到熔融状态，加入瓜蒌薤白粗粉充分搅拌均匀，设定滴头温度为75℃，分别滴入花生油、甲基硅油、石蜡中，制得滴丸，根据《中华人民共和国药典（2010年版）》一部附录IK滴丸剂中的各项指标硬度、圆整度、拖尾、色泽进行评分，并通过正交试验对结果进行分析，确定药物基质比为1：2.4，基质聚乙二醇4000比聚乙二醇6000为1：3，冷凝剂为甲基硅油。滴丸主要受药液温度、滴距、冷凝剂、滴速、口径等因素的影响，故对药液温度、滴制距离、滴速进行考察，并进行正交试验，确定药液温度为85℃，滴距为9~10cm，滴速为40~50滴/分钟的时候，效果最好[1]。

3.质量控制　该方含有皂苷、黄酮、有机酸、含氮类化合物。现有文献报道将瓜蒌、薤白、半夏以1：1：1的比例用60%的乙醇提取并蒸干至冻干粉，冻干粉溶于水后取上清液并经固相萃取（SPE）预处理，洗脱液氮气吹干并甲醇复溶，采用高效液相-飞行时间质谱仪进行检测，对瓜蒌薤白半夏汤中的151种成分进行了初步鉴定[2]。

【药理研究】

1.药效研究 根据瓜蒌薤白半夏汤的功能主治进行了药效学研究，主要具有抗心肌梗死、抗心肌缺血、抗动脉粥样硬化、舒张血管、抗慢性阻塞性肺病等药理作用。

1.1 抗心肌梗死 对冠状动脉左前降支结扎联合高脂饮食法致心肌梗死痰浊壅盛模型大鼠灌胃给予瓜蒌薤白半夏汤水煎液2.68g/kg体重，每日1次，连续8周。结果：能明显升高大鼠左室射血分数及短轴缩短率，改善心肌细胞形态结构，减少胶原纤维，降低血清中B型钠尿肽（BNP）和半乳糖凝集素-3（Gal-3）的含量[3]。

1.2 抗心肌缺血 对结扎冠状动脉左前降支致大鼠急性心肌缺血模型灌胃给予瓜蒌薤白半夏汤5.58、22.32g/kg，每日1次，连续14天，可抑制其ST段抬高和ET的升高，提高NO水平，防止心肌损伤[4]。对高脂乳剂＋腹腔注射链脲佐菌素并致冠脉结扎致2型糖尿病合并急性心肌缺血（T2DM-AMI）大鼠模型灌胃给予瓜蒌薤白半夏汤（生药）20g/kg体重，可显著下调其外周血中造血干细胞（HSCs）凋亡率，其保护T2DM-AMI模型大鼠造血干细胞的作用机制可能与激活PI3K/Akt/eNOS信号通路有关[5]。100、10、1、0.1mg/ml的瓜蒌薤白半夏汤水饱和正丁醇、水溶性及药渣水煎部位对缺血缺氧损伤的大鼠原代心肌细胞有减少细胞凋亡、提高存活率、降低培养液中肌酸激酶（CK）、肌酸激酶同工酶（CK-MB）活性的作用[6]。

1.3 抗动脉粥样硬化 对载脂蛋白E基因敲除小鼠饲喂高脂饲料致动脉粥样硬化模型，对其灌胃给予瓜蒌薤白半夏汤（生药）19.2g/kg体重，每日1次，连续10周，可明显降低模型小鼠血清总胆固醇（TC）、低密度脂蛋白（LDL-C）、甘油三酯（TG）水平，升高其高密度脂蛋白（HDL-C）水平，降低斑块面积与血管腔面积比（PA/LA），其作用机制与抑制内皮素1（ET-1）、血管紧张素Ⅱ（AngⅡ）、氧化低密度脂蛋白（ox-LDL）表达，升高血清一氧化氮（NO）含量、抑制炎症因子及主动脉组织VCAM-1、ICAM-1蛋白的表达有关[7-8]。

1.4 舒张血管作用 瓜蒌薤白半夏汤（1~1000μg/ml）可剂量依赖性地舒张苯肾上腺素（PE）预收缩的内皮完整或去除内皮的大鼠胸主动脉环，其舒张血管作用为内皮依赖性舒张，其机制主要与内皮NO-cGMP途径和环氧合酶途径有关[9]。对常压缺氧性大鼠肺动脉高压模型腹腔注射瓜蒌薤白半夏汤注射液0.5g/kg，可升高其血浆中一氧化氮（NO）含量，降低血小板激活因子（PAF）含量，减轻大鼠肺小动脉管壁增厚、管腔狭窄程度[10]。

1.5 抗慢性阻塞性肺病 对烟熏加气管内注入脂多糖法复制慢性阻塞性肺疾病（COPD）大鼠模型灌胃给予瓜蒌薤白半夏汤29.58、14.79g/（kg·d）可改善COPD模型大鼠整体状况及肺组织病理损害，抑制其中小气道管壁的增厚，减少平均肺泡面积，降低支气管肺泡液（BALF）细胞总数、单核细胞及中性粒细胞计数，降低IL-8、TNF-α水平，对COPD气道炎症有一定的治疗作用[11]。

2.安全性评价 目前未见瓜蒌薤白半夏汤及其相关制剂的安全性评价研究报道。由于瓜蒌薤白半夏汤中含有毒性中药半夏，其毒性成分主要包括半夏毒针晶和半夏凝集素蛋白，有肝毒性和消化道毒性[12]，瓜蒌薤白半夏汤中半夏为水洗，即反复用热水洗去生半夏表面的毒性涎滑物质，现代研究显示用4倍量80℃热水反复清洗半夏10次，至水清澈无杂质，可明显降低毒性[13]，说明古时的水洗法较为可靠安全。后面进行新药开发时建议：一是后续安全性评价要按照GLP规范进行相关研究；二是可在瓜蒌薤白半夏汤中采用不同炮制品的半夏（生半夏、法半夏、姜半夏、清半夏）进行安全性评价，以评估采用何种半夏的瓜蒌薤白半夏汤安全性更高。

3.体内过程 分别对小鼠按照所含槲皮素含量33.77mg/kg体重灌胃给药瓜蒌薤白提取液及单味瓜蒌提取液，采用HPLC测定血浆槲皮素含量，结果瓜蒌薤白组及单味瓜蒌组的$t_{1/2\alpha}$/min、$t_{1/2\beta}$/min分别为（6.55±1.02）、（23.27±11.50）、（69.32±0.00）、（48.86±13.15）；$AUC_{0\rightarrow t}$/[（mg·min）/L]及$AUC_{0\rightarrow\infty}$/[（mg·min）/L]分别为（46.13±4.08）、（32.26±2.72）、（61.00±7.910）、（39.81±2.99）；C_{max}/（μg/ml）分别为（0.55±0.056）、（0.42±0.083）；t_{max}/min分别为（20.00±0.00）、（12.00±4.47）；K_a/min^{-1}分别为（0.140±0.024）、（0.059±0.052）；CL/F/[L/（min·kg）]分别为（0.55±0.065）、（0.83±0.068），表明瓜蒌薤白配伍对瓜蒌中槲皮素的药动学有显著影响，能促进槲皮素在体内的吸收分布，减缓槲皮素在体内的消除，可有效提高瓜蒌中槲皮素的生物利用度[14]。

【临床应用】

1.临床常用

1.1 临床主治病证 瓜蒌薤白半夏汤常用于治疗痰盛瘀阻胸痹证，临床表现主要为胸中满痛彻背，背痛彻胸，不能安卧，短气，或痰多黏而白等，临床应用以舌有暗点，苔白或腻，脉迟为辨证要点。

若阳虚寒阻，可加干姜、肉桂、附子以助温阳散寒；气滞较著，见胸满而胀，或兼逆气上冲者，加厚朴、枳实、桂枝以下气除满；兼血瘀，见舌质暗红或有瘀斑者，加丹参、红花、赤芍、川芎以活血化瘀。

1.2 名家名师名医应用

1.2.1 胸痹 王振涛教授治疗痰瘀互结型胸痹心痛用瓜蒌薤白半夏汤加桂枝、丹参、桃仁、红花、赤芍、川芎、甘草。桂枝温通心阳，降逆平冲；丹参、桃仁、红花、赤芍、川芎用于通行血脉、活血化瘀；甘草缓和药性，调和诸药。诸药合用使胸阳振、痰浊降、瘀血化、阴寒消、气机畅，则诸症可除。临床视症状加减，气虚甚则加黄芪、党参以健脾益气，以助气血之源；气陷者，加柴胡、桔梗以升阳举陷；痰浊郁而化热者，加黄连、黄芩以清热化痰；痰热兼有阴虚者，加竹茹、玉竹以清化痰热，养阴润燥；大便干者，加用火麻仁、瓜蒌仁等[15]。段富津教授用本方治疗胸痹，视证候不同予以加减：痰气壅

盛，痹阻之甚者，加陈皮、枳壳、郁金以助行气祛痰止痛；气滞血瘀之胸痹，症见胸中闷痛，胸痛彻背，痛如针刺，甚则不得平卧，舌质暗或有瘀斑，舌苔白腻，脉弦滑有力者，加郁金、川芎、红花、桃仁、甘草、丹参以活血祛瘀止痛；血瘀气滞之胸痹，症见胸中憋闷，胸痛彻背，甚则不得平卧，喘息咳唾，心悸，失眠，眩晕，健忘，面色萎黄，唇爪无华，舌淡，脉沉弦而细者，加当归、酒白芍、炙甘草、炒酸枣仁、川芎以补肝血、养心血、安心神，共奏理气宽胸，宣痹通阳，养血补心之效[16]。王乐匋教授认为胸痹之基本病机是"本虚标实"，属"阳微阴弦"者，由于痰浊加重血瘀，瘀滞亦可加重痰阻，二者胶结相互影响，常根据病情以本方加活血和络之品如丹参、红花、三七粉、当归、制乳香、没药、广郁金等；心悸失眠者加磁石、青龙齿、五味子；头眩者加天麻、钩藤、石决明；胃寒，舌淡或舌黯而嫩者，加红参、附片等[17]。

1.2.2 胃痛 王乐匋教授对于胃痛之胸阳不振，胃气黯滞，痰浊内阻者，取本方通阳开痹，和胃降逆，通则不痛之效。脘胀者加甘松、九香虫、青皮、陈皮；吐酸者加煅瓦楞；嘈杂者加川黄连、吴茱萸；胸脘痞闷者加广郁金、降香、枳壳等[17]。

1.2.3 郁证 郁证多由情志不遂、气机郁滞而致病。症情复杂多变，但总以心情抑郁，情绪不宁，胸部满闷，胁肋胀痛，或易怒欲哭，或咽中如有异物梗阻等症为主要症状，以"气郁""痰阻"为主要病机。王乐匋教授根据本病的气郁痰凝，胸阳不畅的特点，以本方开痹涤痰，并加解郁疏肝、开窍凝神之品，取得较好疗效[17]。

1.2.4 胸部外伤 胸部受到外伤，由于局部气血瘀阻，多出现胸膺疼痛拒按，咳则加剧。王乐匋教授认为，胸廓乃肺之所在，膻中为气之海，大凡胸部受到外伤，一方面导致气血瘀阻，也往往影响肺之清肃之令，使痰气阻于胸宇、阴乘阳位，进而痰瘀互相胶结，加重病情。故主张在采用活血化瘀和络的同时，要开痹通阳豁痰，

宣畅胸中气机，以避免痰瘀互结为患。以本方合活血通络之品治疗胸部外伤，收效颇著[17]。

2. 临床新用 瓜蒌薤白半夏汤在临床上常用于治疗冠心病以及呼吸系统疾病，尤其对不稳定型心绞痛、急性心肌梗死、动脉粥样硬化以及慢性阻塞性肺病等疗效确切。

2.1 冠心病

2.1.1 不稳定型心绞痛　将不稳定型心绞痛64例，随机分为治疗组33例，对照组31例。对照组采用《不稳定型心绞痛和非ST段抬高心肌梗死诊断和治疗指南》推荐的标准治疗，包括抗缺血、抗凝及他汀类药物治疗。治疗组在标准治疗的基础上加瓜蒌薤白半夏汤治疗。组成为全瓜蒌30g，薤白6g，法半夏12g，黄酒40ml，每天2次，连续2周。结果显示，治疗组总有效率97.0%，对照组总有效率83.9%，并可降低血浆中基质金属蛋白酶-9（MMP-9）水平，且治疗组下降程度高于对照组[18]。

2.1.2 急性心肌梗死　将急性心肌梗死且经皮冠状动脉介入治疗患者113例随机分为常规组40例、结合组35例、前列地尔组38例。常规组给予抗凝、抗血小板、调脂、营养心肌等常规治疗。结合组在常规药物治疗基础上加静脉注射前列地尔注射液及口服瓜蒌薤白半夏汤（瓜蒌实、薤白、半夏、白酒），每日1剂，早晚饭后温服，连续至术后第3个月。前列地尔组在常规治疗基础上加静脉注射前列地尔注射液。结果显示，结合组对患者术后心脏功能康复及远期预后的改善均优于常规组及前列地尔组[19]。

2.1.3 动脉粥样硬化　将68例痰瘀互结型冠心病合并颈动脉斑块患者分为对照组34例和治疗组34例。对照组采用常规西医治疗，包括健康教育指导及基础药物治疗。治疗组在常规西医治疗上加用瓜蒌薤白半夏汤。组成为全瓜蒌15g、薤白12g、制半夏12g，制成颗粒剂，每次1包，每日早晚各1次开水冲服，疗程为12周。结果显示，治疗组可延缓脉搏波传导速度（PWV）、减小血管斑块面积以及调节血脂水平，且均优于对照组[20]。

2.2 慢性阻塞性肺病 慢性阻塞性肺疾病加重期（AECOPD）患者76例分为对照组和观察组各38例。对照组采用常规西医治疗，给予持续低流量吸氧、调节水电解质平衡、解痉祛痰、营养支持、抗感染、卧床休息等。观察组在对照组基础上采用三拗瓜蒌薤白半夏汤治疗。组成为瓜蒌30g、清半夏15g、桔梗30g、薤白12g、杏仁15g、麻黄15g、甘草10g。随证加减：若伴有肺脾气虚证则加怀山药15g、茯苓15g；若伴有肺肾阴虚证，则加女贞子15g、五味子15g；若伴有痰浊阻肺证，则加莱菔子12g、紫苏子12g；若伴有痰热阻肺证，则加冬瓜仁20g、苇茎30g。浸泡后水煮取汁，每剂300ml，1剂/天，每次150ml，早晚2次温服。持续治疗10天。结果显示，两组均可明显降低气道阻塞程度，减轻炎症反应，观察组总有效率94.7%，对照组总有效率76.32%[21]。

【按语】

1. 原方论述中关于白酒的思考 《金匮要略》所载瓜蒌薤白半夏汤，白酒为其该方组成药物之一。《周记·天官·清正》记载："辨三酒之物，一曰事酒，二曰昔酒，三曰清酒。"汉代郑玄注云："事酒……其酒则今之醉酒也。昔酒，今酋久白酒，所谓旧醉者也。清酒，今中山冬酿接夏而成。"郑玄注云："式法，作酒之法式。作酒既有米、曲之数，又有功沽之巧。"以此可见，该白酒是以米为原料，按照比例加入发酵的酒曲，最后以特定的方法而制作而成。此外，《千金要方》称白酒为"白浆"，《外台秘要》谓"白酒，酢浆也，即米酒之第一淋，色白味甘而未酸者"，即米酒初熟过滤而得，为乳白色液体。白酒中的"白"字为对酒色的真实描述。而现代白酒则属于蒸馏酒，属于高度酒，与张仲景所用"白酒"非同一事物。在现代用药中，应注意所用之酒的品种。

另外，在现代临床中，常减白酒，再随症加减，用水煎服。在原方中，白酒即作为佐药，实际也作为了汤剂的辅料，是直接以白酒煮瓜蒌薤白半夏。那么水煎与白酒煎的差异何在，二者之间是否会有有效物质溶出的种类亦或含量的不同，在药效上又是否有所差异？这些都值得我们再做探讨。此类问题的研究也将有助于瓜蒌薤白半夏汤的成方制剂的提取工艺以及质量标准的研究制定。

2.瓜蒌薤白半夏汤成方制剂 根据经典名方的特点和开发要求，瓜蒌薤白半夏汤可开发为颗粒剂，颗粒剂具有药效作用快、服用携带方便、体积较小等特点。另瓜蒌薤白半夏汤主治胸痹，属于现代冠心病范畴，具体包括心绞痛、心肌梗死等。而由于此类疾病具有发病急、预后较差等特点，可考虑将次方制成速效滴丸或速释软胶囊等。

参考文献

[1] 李大亮，吕文博.瓜蒌薤白滴丸制备工艺研究 [J].林区教学，2014，30（6）：95-97.

[2] Lin Pei, Wang qi, Liu Yuehe, et al. Qualitative and quantitative analysis of the chemical profile for Gualou-Xiebai-Banxia decoction, a classical traditional Chinese medicine formula for the treatment of coronary heart disease, by UPLC-Q/TOF-MS combined with chemometric analysis [J]. Journal of Pharmaceutical and Biomedical Analysis, 2021, 39 (197): 113950-113950.

[3] 刘彩红，李洪雷，张倩，等.瓜蒌薤白半夏汤对心肌梗死后大鼠Gal-3蛋白表达的影响 [J].中国实验方剂学杂志，2020，26（16）：50-55.

[4] 李鑫辉，张炳填，喻嵘.栝蒌薤白半夏汤对急性心肌缺血大鼠保护作用的研究 [J].湖南中医药大学学报，2009，29（1）：19-21，25.

[5] 伏瑶，周继栋，桑晓宇，等.瓜蒌薤白半夏汤对2型糖尿病合并急性心肌缺血大鼠造血干细胞的保护作用机制 [J].中华中医药杂志，2020，35（5）：2613-2617.

[6] 薛慧文，李建锋，傅旎旎，等.瓜蒌薤白半夏汤不同提取部位对心肌细胞保护作用比较研究 [J].药物评价研究，2018，41（1）：67-72.

[7] 李金曦，赵吉艳，王均宁，等.瓜蒌薤白半夏汤调节Apoe⁻/⁻小鼠动脉粥样硬化的疗效与机制研究 [J].中医药学报，2020，48（2）：25-30.

[8] 郭建恩，高飞，胡亚涛，等.瓜蒌薤白半夏汤对动脉粥样硬化小鼠炎症因子、ICAM-1、VCAM-1表达的影响 [J].暨南大学学报（自然科学与医学版），2017，38（3）：234-239.

[9] 李亚娟，周佳玮，卞卡.瓜蒌薤白半夏汤舒张血管机制研究 [J].中药药理与临床，2010，26（4）：5-7.

[10] 郭书文，王国华.瓜蒌薤白半夏汤制剂对缺氧性肺动脉高压血NO、PAF的影响 [J].北京中医药大学学报，2001，24（2）：37-38，57.

[11] 易亚乔.栝蒌薤白半夏汤对慢性阻塞性肺疾病大鼠气道炎症干预作用的研究 [D].长沙：湖南中医药大学，2006.

[12] 黄凤英，高健美，龚其海.半夏药理作用及其毒性研究进展 [J].天然产物研究与开发，2020，32（10）：1773-1781.

[13] 李东影，崔凯茜，孟贺，等.半夏古法"汤洗"炮制的科学性分析 [J].中国实验方剂学杂志，2021，27（7）：127-133.

[14] 鄢海燕，邹纯才，魏美玲，等.瓜蒌薤白配伍变化对瓜蒌中槲皮素药动学的影响 [J].中药材，2015，38（7）：1472-1475.

[15] 杨令.王振涛运用瓜蒌薤白半夏汤疗胸痹心痛经验 [J].中国中医药现代远程教育，2018，16（9）：89-91.

[16] 范东明，段凤丽，李冀.段富津教授治胸痹经验（二）[J].中医药信息，2002，9（6）：28-29.

[17] 吴南民.用瓜蒌薤白半夏汤异病同治的经验 [J].中国医药学报，1994，9（5）：36-38.

[18] 苏伟，高枫，周春刚，等.瓜蒌薤白半夏汤对痰浊闭阻型不稳定型心绞痛患者血浆MMP-9和TIMP-1水平的影响 [J].时珍国医国药，2016，27（4）：890-892.

[19] 秦伟彬，何贵新，林琳，等.瓜蒌薤白半夏汤加减联合前列地尔对痰浊闭阻型胸痹PCI术后远期预后的疗效研究 [J].中华中医药学刊，2019，

37（10）：2373-2376.

[20] 杜文婷，刘萍，邓兵，等.基于血管功能及结构探讨瓜蒌薤白半夏汤对痰瘀互结型冠心病合并颈动脉斑块患者的临床疗效 [J].中华中医药杂志，2016，31（10）：4325-4328.

[21] 潘其胜.三拗瓜蒌薤白半夏汤联合西药对慢性阻塞性肺疾病急性加重期患者的疗效 [J].河南医学研究，2019，28（24）：4522-4524.

苓桂术甘汤

汉《金匮要略》

Lingguizhugan Tang

【概述】苓桂术甘汤首见于东汉张仲景的《金匮要略》，载有其主治："心下有痰饮，胸胁支满，目眩，苓桂术甘汤主之"，载其组方用法曰："夫短气有微饮，当从小便去之，苓桂术甘汤主之。茯苓四两，桂枝三两，白术三两，甘草二两。上四味，以水六升，煮取三升，分温三服。"苓桂术甘汤为治疗痰饮之基本方，后世医家对苓桂术甘汤的运用中，主要有益阳散气、温中祛湿两种。在制剂与质量控制方面对本方制成配方颗粒的提取工艺、指纹图谱、含量测定等方面多有报道。药理作用主要有影响心血管系统功能、保肝、抗气道黏液高分泌、影响代谢功能、抗湿疹、抗淀粉样蛋白损伤、骨保护、抗过敏、调节免疫等。在现代临床上被广泛应用于慢性心力衰竭、低氧性肺动脉高压、过敏性鼻炎、慢性阻塞性肺疾病、肥胖型糖耐量异常、高脂血症、盆腔积液、内耳眩晕病等疾病治疗，疗效确切。

【历史沿革】

1.原方论述　汉代张仲景《金匮要略》。①心下有痰饮，胸胁支满，目眩，苓桂术甘汤主之；②夫短气有微饮，当从小便去之，苓桂术甘汤主之。茯苓四两，桂枝三两，白术三两，甘草二两。上四味，以水六升，煮取三升，分温三服。

2.后世发挥　后世医家对苓桂术甘汤的功效主要有益阳散气、温中祛湿两种认识。

2.1 益阳散气　金代《注解伤寒论》对苓桂术甘汤的功能概括为"行阳散气"，原文载："阳气不足者，补之以甘，茯苓、白术，生津液而益阳也。里气逆者，散之以辛，桂枝、甘草，行阳散气。"后世医家对此方认识也多有认同。如《金镜内台方议》载：此阳气外内皆虚也，故用茯苓为君，白术为臣，以益其不足之阳，经曰"阳不足者，补之以甘"是也；以桂枝为佐，以散里之逆气。以甘草为使，而行阳气，且缓中也。元代《金匮方论衍义》载："心胞络脉，寻胸出胁下。《灵枢》曰：胞络是动，则病胸胁支满。故此痰饮积其处而为病也。目者，心之使，心有痰水，精不上注于目，故眩。《本草》谓茯苓能治痰水，伐肾邪。痰，水类也，治水必自小便出之。然其性淡渗，手太阴引入膀胱，故用之为君；桂枝乃手少阴经药，能通阳气，开经络，况痰水得温则行，用之为臣；白术者，治风眩，燥痰水，除胀满，故以佐茯苓；然中满者勿食甘，而此用甘草何也？盖桂枝之辛，得甘则佐其发散，复益土以制水。甘草有茯苓，则不支满，而反渗泄，《本草》又曰：甘草能下气，除烦满是也。"

2.2 温中祛湿　清代时期医家明确提出"病痰饮者，当以温药和之"（《伤寒贯珠集》）。如《金匮要略心典》载："苓、桂、术、甘，温中去湿，治痰饮之良剂，是即所谓温药也。"清经方大师曹颖甫谓"仲师所出方治，皆用苓桂术甘汤者，则以饮邪初起，水气仅在三焦而不及内脏，故但扶脾脏以通阳气，使上焦气散无吸水之力，而水道自通，水道通而饮邪去矣。"《金匮要略浅注》又称："此方温能化气，甘能健脾，燥能胜湿，淡能利水。为痰饮病之的方也。"《伤寒论集注·辨太阳病脉证篇第一》《金匮方歌括》等也有相似观点。

【名方考证】

1.本草考证

1.1 茯苓 "茯苓"最早见于《神农本草经》，经考证，本方所用茯苓为多孔菌科茯苓属真菌茯苓 *Poriacocos*（Schw.）Wolf 的干燥菌核，与《中国药典》2020年版记载一致。

1.2 桂枝 "桂枝"以"牡桂""箘桂"之名最早见于《神农本草经》，经考证，本方所用桂枝为樟科樟属植物肉桂 *Cinnamomum cassia* Presl 的树枝之皮。《中国药典》2020年版桂枝为樟科植物肉桂 *Cinnamomum cassia* Presl 的干燥嫩枝。

1.3 白术 "白术"之名最早见于《神农本草经》，经考证，本方所用白术为菊科植物白术 *Atractylodes macrocephala* Koidz. 的干燥根茎，与《中国药典》2020年版记载一致。

1.4 甘草 "甘草"之名最早见于《神农本草经》，经考证，本方所用甘草为豆科甘草属植物甘草 *Glycyrrhiza uralensis* Fisch. 的干燥根和根茎，《中国药典》2020年版载为豆科植物甘草 *Glycyrrhiza uralensis* Fisch.、胀果甘草 *Glycyrrhiza inflata* Bat. 或光果甘草 *Glycyrrhiza glabra* L. 的干燥根和根茎。

2.炮制考证 所有药味为生品。

3.剂量考证

3.1 原方剂量 茯苓四两，桂枝三两，白术三两，甘草二两。

3.2 折算剂量 东汉之1两合今之13.80g，故本方原处方量为茯苓55.20g，桂枝41.40g，白术41.40g，甘草27.60g。

3.3 现代用量 根据全国中医药行业高等教育"十四五"规划教材《方剂学》，处方量茯苓12g，桂枝9g，白术9g，甘草6g。

【药物组成】 茯苓四两，桂枝三两，白术三两，甘草二两。

【功能主治】 温化痰饮，健脾利湿。主治中阳不足之痰饮病。症见胸胁支满，目眩心悸，或短气而咳，舌苔白滑，脉弦滑。

【方义分析】 本方所治痰饮病，系因中阳不足，饮停心下所致。中焦阳虚，脾失健运，聚湿成饮，饮停胸胁，则胸胁支满；饮阻中焦，清阳不升，故头晕目眩；上凌心肺，则心悸、胸满或短气而咳。舌苔白滑，脉弦滑均为痰饮内盛之舌脉象。治宜温化痰饮，健脾利湿。

本方以茯苓为君药，甘淡而平，有利水渗湿，祛痰化饮，健脾宁心之功。茯苓不仅用量大且需先煎，以更保其伐邪之力，用治汗后心阳虚损、下焦水邪欲将上侵之证。饮为阴邪，非温不化，故臣以桂枝。桂枝辛甘而温，有温经通阳，化气利水之功，与茯苓相伍，一利一温，健运脾阳；湿源于脾，脾阳不足，湿聚成饮成痰，故佐以苦甘而温之，白术补脾燥湿；佐以甘草甘平，补脾益气，调和诸药。四味相协，共奏通阳利水，培土运脾之功。

配伍特点：标本兼顾温而不热，利而不峻。

【用法用量】

1.古代用法用量 上四味，以水六升，煮取三升，去滓，分温三服。

2.现代一般用法用量 上四味加水1200ml，煎煮至600ml，去药渣，分3次温服。

【药学研究】

1.资源评估 方中茯苓有人工栽培及野生两种药用资源，桂枝、白术、甘草目前以人工栽培为主。甘草被《国家重点保护野生动植物名录》列为国家Ⅱ级濒危重点保护植物，被《世界自然保护联盟濒危物种红色名录》（IUCN）评级为低危（LC）。

茯苓喜温暖、干燥、向阳、雨量充沛的环境，以海拔在700m左右的松林中分布最广，温度以10~35℃为宜。野生茯苓常在7月至次年3月到松林中采挖；人工栽培茯苓于接种后的第二年7~9月采挖。栽培者以安徽产量较大，称为"安苓"；野生者以云南产质量为佳，称为"云苓"。此外，茯苓在湖北、安徽、云南、河南、四川、贵州、广西、福建、湖南、浙江等省区亦产。其他省产量较少，多自产自销。

肉桂（桂枝）喜温暖、怕霜雪，要求雨量分布均匀，年平均降雨量1200~2000mm，大气相对湿度在80%以上的地区种植为好。现今主产于广西、广东、云南、福建、四川、浙江等地，此外越南、斯里兰卡、柬埔寨、印度等也有栽培。以广西平南、苍梧，广东高要等最为适宜，并在广东省德庆县武垄镇建立了肉桂生产基地。

白术生于山区丘陵地带，山坡草地及山坡林下，喜凉气候耐寒，怕湿热干旱。如今有浙江白术、亳州白术、湖南白术、安国白术四大白术品系，主产地有安徽亳州、河北安国、湖北来凤、重庆秀山、湖南邵阳、四川雅安、四川乐山等。白术以浙江栽培的数量最大，以浙江嵊县、新昌地区产量最大；於潜所产品质最佳，药材气清香，甜味强而辣味少，特称为"于术"。

甘草生于干旱沙地、河岸砂质地、山坡草地及盐渍化土壤中，生长周期3~5年，分布于东北、华北、西北各省区，道地产区与主产区基本一致，在新疆、甘肃、内蒙古、宁夏、山西等地。

2.制剂研究

2.1 制备方法　原文载"上四味，以水六升，煮取三升，去滓，分温三服。"东汉时期1升等于200ml，因此应取本方，加水1200ml，煮至600ml即得。

2.2 制备工艺　根据经典名方的特点和开发要求，建议将苓桂术甘汤开发为颗粒剂（具有药效作用快、服用携带方便、体积较小等特点）。有学者对本方的制剂工艺进行研究[2]：①苓桂术甘汤物质基准特征图谱方法的建立：采用HPLC法建立苓桂术甘汤的指纹图谱，并对桂枝、甘草、白术的特征峰进行指认。另外以桂皮醛、肉桂酸、甘草苷和甘草酸铵为指标性成分，建立同时测定4种成分含量的HPLC方法。②提取工艺研究：同时考察了传统工艺（取茯苓55.2g，桂枝41.4g，白术41.4g，甘草27.6g，加1200ml水浸泡1小时，2200W武火加热至沸腾，400W文火煎煮120分钟，4层纱布过滤，得600ml提取液）、传统工艺提取液蒸馏分离挥发油后合并挥发油和蒸馏后的剩余液（传统工艺制备提取液，挥发油提取器提取挥发油4小时，合并挥发油和提取挥发油后的剩余液）、现代二次回流提取工艺制备提取液（称取处方量药材，加水浸泡1小时，回流提取2次，每次1200ml水提取2小时，挥发油提取器收集挥发油。合并2次煎液，旋转蒸发仪浓缩，合并煎液和挥发油，并用水调至600ml）、提取挥发液后再按传统工艺煎煮合并提取液和挥发油（称取处方量桂枝和白术，3倍量水浸泡1小时，回流提取挥发油，得到桂枝煎液和挥发油。再称取处方量的茯苓、甘草加入到桂枝、白术煎液中，补加水至1200ml，浸泡1小时，煎煮得到煎液并合并挥发油）四种工艺。③物质基准比较：分别将每一工艺平行制备3份提取液测定特征图谱，以传统工艺为基准，进行相似度比较，并对甘草苷、甘草酸铵、桂皮醛、肉桂酸的含量及出膏量进行测定。④提取工艺确定：发现以传统工艺提取液蒸馏分离挥发油后合并挥发油和蒸馏后的剩余液、提取挥发液后再按传统工艺煎煮合并提取液和挥发油的工艺与传统提取工艺的物质基准能保持一致，为适宜的提取工艺。此2种提取工艺可将挥发油成分与液态成分分离开来，在汤剂固化以后再吸附到固化汤剂中，避免了传统汤剂在固化过程中挥发油成分的损失，是较好的苓桂术甘汤固态制剂提取液的制备工艺。

3.质量控制　该方含有多糖、挥发油、皂苷、有机酸等物质，可以将其作为质量控制的指标。现有文献按照组方比例加热回流制备苓桂术甘汤水提液，采用HPLC法建立了苓桂术甘汤的多成分含量测定方法[3]。另有报道采用高效液相法建立了该方的指纹图谱[4]。

【药理研究】

1.药效作用　根据苓桂术甘汤的功能主治进行了药效学研究，主要具有影响心血管系统功能、保肝、抗气道黏液高分泌、影响代谢功能、抗湿疹、抗淀粉样蛋白损伤、骨保护、抗过敏、调节免疫等作用。

1.1 与功能主治相关的药理作用

1.1.1 对心血管系统的作用 对家兔灌胃给予苓桂术甘汤 2.0、8.0g/kg，连续1周，再以结扎家兔左冠状动脉前降支制备家兔心肌缺血再灌注损伤模型，可分别升高缺血40分钟及再灌注3小时时的SOD活性，降低MDA含量[5]。对冠状动脉结扎法制备慢性心衰大鼠模型灌胃给予苓桂术甘汤 4.29、21.45、42.90g/kg，可明显提高模型大鼠左心室收缩压（LVSP），左心室内压最大上升速率（+dp/dt$_{max}$）和左心室内压最大下降速率（-dp/dt$_{max}$），降低左心室缩张末压（LVEDP），并能明显降低模型大鼠心脏质量指数（HMI）和左心室质量指数（LVMI）[6]。采用冠状动脉结扎法制备慢性心衰大鼠模型，造模4周后分别灌胃给予苓桂术甘汤生药 2.1、4.2、8.4g/kg，每日1次，连续给药4周，结果苓桂术甘汤可改善模型大鼠心肌组织损伤，抑制模型大鼠心肌组织 TNF-α、NF-κBp65、p-IκBα 蛋白及 mRNA 的表达，上调 IKK-β、IκB-α 蛋白表达，降低血清 NF-κB、IL-1β、TNF-α、IL-1β 及 IL-6 水平，具有抗心衰及抑制心室重构的作用[7-8]。对柔比星腹腔注射（每次2.5mg/kg，2周内注射6次，总量15mg/kg）致大鼠心力衰竭模型灌胃给予苓桂术甘汤水溶液（0.2g/ml），连续2周，可改善模型大鼠心功能、血流动力学，降低 HW/BW 比值，抑制 AMPK 磷酸化，降低游离脂肪酸，增加ATP含量[9]。对大鼠原代心肌细胞以脂多糖诱导复制心肌细胞损伤模型，5%、10%、20%浓度的苓桂术甘汤含药血清能降低其心肌细胞 NF-κBp65、p-IκBα 和心肌细胞核内 NF-κBp65 蛋白的表达，增加心肌细胞 IKK-β、IκB-α 蛋白的表达，降低其细胞上清液 IL-1β、IL-6 和 TNF-α 含量[10]。5%、10%、20%浓度的苓桂术甘汤含药血清对过氧化氢诱导的乳鼠原代心肌细胞氧化应激损伤同样具有保护作用，可降低 LDH 活性及氧自由基和 MDA 水平，升高心肌细胞活力，GSH-Px、SOD 活性，降低细胞凋亡率[11]。灌胃苓桂术甘汤（4.2、8.4g/kg），连续5天，大鼠含药血清（10%）与大鼠心肌细胞 H9c2 共培养12小时后，加入 TGF-β1（20ng/ml）继续培养12小时，可提高细胞存活率，降低半胱氨酸蛋白酶-3及半胱氨酸蛋白酶-8的表达[12]。

1.1.2 保肝 对瘦素基因缺陷小鼠按体重灌胃给予苓桂术甘汤 23.1、7.7g/kg，每日1次，连续4周，可降低小鼠体质量和肝脏指数，肝脏脂质沉积减少，上调肝脏组织 FXR、FGF15 和 SHP 蛋白表达[13]。对高脂饲料喂养致非酒精性脂肪型肝病大鼠模型灌胃给予苓桂术甘汤 3.31g/kg，连续4周，可有效降低模型大鼠血清 ALT、AST 含量，同时改善肝脂肪变性的严重程度和降低 TNF-α 和 NF-κB 蛋白的表达；苓桂术甘汤含药血清能明显改善软脂酸对肝细胞增殖的抑制，抑制软脂酸刺激的肝细胞 TNF-α 和 NF-κB 蛋白表达[14]。

1.1.3 抗气道黏液高分泌 对丙烯醛雾化吸入致气道黏液高分泌大鼠模型按体重灌胃给予苓桂术甘汤生药 3.6g/kg，每日2次，连续4周，可降低大鼠肺泡灌洗液（BALF）中 IL-1β、IL-13、EGF 的含量，减少肺泡组织 EGRF mRNA 相对表达量，改善肺组织病理改变[15]。

1.1.4 对代谢的影响 以高脂饲料喂养大鼠12周建立胰岛素抵抗（IR）模型后，对其按体重灌胃给予苓桂术甘汤 20ml/kg 并给予热量限摄4天，可降低模型大鼠体重、空腹血糖（FPG）、空腹胰岛素（FINS）、胰岛素抵抗指数（IRI）水平，降低过氧化物酶体增殖物激活受体-γ（PPAR-γ）的表达[16]。

1.1.5 抗湿疹作用 对2,4-二硝基氯苯致湿疹大鼠模型灌胃给予苓桂术甘汤 40g/kg，连续3天，并热量限摄3天，可降低模型大鼠体重，皮损评分降低，疗效指数升高，右耳肿胀度减少[17]。

1.1.6 抗淀粉样蛋白损伤 在体外以 Aβ1-42 诱导 BV-2 小胶质细胞株细胞活化，以不同浓度（10×10⁻³、1×10⁻³、0.1×10⁻³、0.01×10⁻³、1×10⁻⁶、0.1×10⁻⁶kg/L）的苓桂术甘汤进行干

预，可降低细胞上清液中IL-1β、IL-6及TNF-α含量[18]。

1.2 其他药理作用

1.2.1 骨保护 苓桂术甘汤可改善瘦素缺陷代谢紊乱模型小鼠股骨和小肠组织形态，上调股骨ALP和小肠FXR表达，降低血清IL-6含量，逆转菌群改变[19]。

1.2.2 抗过敏 对卵清蛋白腹腔注射加滴鼻法致鼻超敏大鼠灌胃给予苓桂术甘汤可改善模型大鼠症状评分、血清细胞因子IL-2、IL-4水平以及鼻黏膜细胞计数[20]。

1.2.3 免疫调节 对环磷酰胺诱导免疫低下小鼠灌胃给予苓桂术甘汤可促进Cy所致免疫功能低下模型小鼠血清溶血素生成，增强NK细胞及IL-2活性[21]。对弗氏佐剂完全诱导法致佐剂性关节炎大鼠灌胃给予苓桂术甘汤，能降低模型大鼠继发性炎症区域IL-1β、TNF-α及PGE2等含量，减轻模型大鼠致炎后第21、26天非致炎侧后足肿胀度，对弗氏完全佐剂法诱导的变态反应性异常免疫具有抑制作用[22]。

2.体内过程 对正常大鼠及阿霉素肾病模型大鼠分别灌胃给予茯苓乙醇提取物1.0752g/（kg·d）[相当于茯苓生药48g/（kg·d），茯苓酸64.36mg/（kg·d）]，采用HPLC色谱法测定不同时间点血药浓度，发现茯苓乙醇提取物在肾病综合征机体内吸收慢、分布较慢、吸收量小，消除较慢，在体内驻留时间较长，药效较持久，不利于药物发挥作用。茯苓酸在正常大鼠及肾病模型大鼠体内的表观分布容积（V_d/F）、平均潴留时间（$MRT_{0\to\infty}$）、终末半衰期（$t_{1/2z}$）、达峰时间（t_{max}）分别为1.755L/kg、2.594L/kg；3.539h、4.375h；1.353h、1.908h；2.5h、2.5h[23]。

【临床应用】

1.临床常用

1.1 临床主治病证

痰饮 本方为治疗中阳不足之痰饮病之代表方。临床应用以胸胁支满，目眩心悸，舌苔白滑为辨证要点。若饮邪化热，咳痰黏稠者，不宜使用。若咳嗽痰多，可加半夏、陈皮以燥湿化痰；

兼神疲乏力，便溏者，可加党参、黄芪以补脾益气。

1.2 名家名师名医应用

1.2.1 痰饮病 湖南省名中医周衡教授认为苓桂术甘汤的主要方证为"头晕、心悸、恶心欲呕、胃脘部胀满、小便不利、舌质淡胖、苔水滑、脉沉弦"。周衡教授在临床上常根据疾病的性质、病情的轻重调整药物的剂量。若患者水饮重，则重用茯苓，至少用到40g以上，若患者临床表现水气上冲症状严重，则重用桂枝，若患者眩晕严重，则重用白术，白术至少用至30g以上[24]。

1.2.2 胸痹 全国名中医毛德西教授认为水饮是胸痹心痛的主要标实因素，临床从水饮论治胸痹心痛，采用苓桂术甘汤为基础加减治疗，具体治法可分为温阳化饮、行气化饮、活血利水、散寒蠲饮、逐水祛饮[25]。

1.2.3 心水病 首届全国名中医王庆国教授运用本方治疗"水心病"，认为苓桂术甘汤致温心阳、化水气、降逆气之功与治疗心水病的温阳利水降冲之法非常契合，在临床按照具体情况类方化裁，合方并用，疗效满意[26]。

1.2.4 肥满 全国中医药专家、湖北中医大师黄祥武主任医师根据"肥白人多痰湿"的观点，以健脾祛湿、活血化瘀法治疗肥满，自拟加味苓桂术甘汤，临床疗效甚好。全方在苓桂术甘汤基础上加党参、法半夏、生山楂、红花、川芎、豨莶草、制首乌[27]。

2.临床新用

苓桂术甘汤在临床上广泛用于治疗心血管系统疾病、呼吸系统疾病、内分泌与代谢性疾病等，尤其对慢性心力衰竭、低氧性肺动脉高压、过敏性鼻炎、慢性阻塞性肺疾病、肥胖型糖耐量异常、高脂血症、盆腔积液、内耳眩晕病等疗效确切。

2.1 心血管疾病

2.1.1 慢性心力衰竭 将112例慢性心力衰竭患者随机分为观察组和对照组各56例。对照组给予患者西医常规治疗，观察组联合应用苓桂术甘汤加减治疗。组成：葶苈子30g，白术20g，茯苓、丹参各15g，桂枝、泽兰各10g，炙甘草3g。随症加减：血瘀加丹参30g，当归、红花各10g；阳虚加补骨脂12g，干姜6g，麦冬3g；阴虚加生地黄15g，麦冬10g；气虚加炙黄芪30g。水煎取汁，1剂/天，早晚各服100ml。连续服用2周。结果：可改善心功能，观察组有效率92.86%，对照组78.57%，患者血清IL-6、IL-18、肿瘤坏死因子-α（TNF-α）含量降低，T淋巴细胞CD3⁺T细胞、CD4⁺T细胞、CD4⁺T细胞/CD8⁺T细胞升高，CD8⁺T细胞降低[28]。

2.1.2 低氧性肺动脉高压 将96例低氧性肺动脉高压患者随机分为实验组52例和对照组44例，对照组采用常规治疗，包括积极治疗原发病，消除诱发因素与合并证，合理使用利尿剂、β-受体拮抗剂、洋地黄制剂、血管扩张剂等，必要时给予患者抗生素、吸氧等治疗。实验组在常规治疗的基础上联合苓桂术甘汤治疗。组成：茯苓20g、白术15g、桂枝10g、炙甘草10g。水煎，1剂/天，复渣再煎，分早晚2次服用，2周为1个疗程。结果：可降低患者血清NT-proBNP水平；提高心排血量、左心室射血分数（LVEF），降低肺动脉压；提高血氧分压，降低动脉血二氧化碳分压；降低中医证候积分，实验组显效30例，有效18例，对照组显效17例，有效14例[29]。

2.2 呼吸系统疾病

慢性阻塞性肺疾病 将70例慢性阻塞性肺疾病患者随机分为对照组和观察组各35例。对照组单纯基于金匮肾气汤治疗，观察组在常规金匮肾气汤治疗基础上加苓桂术甘汤治疗。组方：茯苓12g，桂枝（去皮）9g，白术6g，甘草（炙）6g。每日1剂，一次煎取药液150ml，中午分次服用，4周为1疗程。结果：观察组总有效率91.7%，对照组总有效率72.2%[30]。

2.3 内分泌与代谢类疾病

2.3.1 肥胖型糖耐量异常 将60例肥胖型糖耐量异常患者随机分为对照组32例和治疗组28例。对照组采用短期禁食方法治疗，治疗组在短期禁食的基础上联合加味苓桂术甘汤治疗。组成：茯苓30g、桂枝12g、白术30g、炙甘草10g、党参30g、大黄6g（后下）、茵陈蒿30g。水煎服，每次150ml，每日2次。结果：治疗组总有效率86.8%，对照组总有效率65.6%，两组空腹血糖（FPG）、OGTT服糖后2h血糖（2hPG）、空腹胰岛素（FINS）、胰岛素抵抗指数（HOMA-IR）水平降低，体重、体重指数（BMI）降低，血脂降低[31]。

2.3.2 高脂血症 将脾虚痰湿型高脂血症合并脂肪肝患者115例随机分为对照组50例，治疗组65例。对照组用洛伐他汀治疗。治疗组用加味苓桂术甘汤联合短期极低热量饮食治疗。组成：茯苓30g、桂枝12g、白术30g、炙甘草10g、党参30g、大黄6g（后下）、茵陈蒿30g。连续治疗11周，结果：治疗组总有效率89.23%，对照组总有效率80%。且治疗后TC、TG、LDL、ALT、AST、BMI明显下降，全血黏度高切、全血黏度低切、还原黏度高切、红细胞聚集指数及纤维蛋白原等指标均有改善[32]。

2.4 妇科疾病

盆腔积液 将70例盆腔积液患者随机分为对照组及治疗组各35例。对照组以氧氟沙星静脉点滴，7天后改为氧氟沙星胶囊口服治疗。治疗组以苓桂术甘汤加减治疗。组成：茯苓、败酱草、薏苡仁各30g，桂枝、苍术各10g，白术15g，甘草6g，泽泻12g，车前子（布包）20~30g。随症加减：腰痛者加续断、炒杜仲各15g；腹痛者加延胡索15g，香附、乳香、没药、五灵脂各12g；气虚者加党参、黄芪各20g；带下色黄者加黄柏12g，白茅根20g。水煎服，每天1剂，每日服3次。14天为1个疗程。结果：治疗2个疗程后，对照组总有效率65.7%，治疗组总有效率94.3%[33]。

【使用注意】若饮邪化热，咳痰黏稠者，非本方所宜。

【按语】

1.关于痰饮 "痰饮"病名最早见于《金匮要略方论》，"痰"字本作"淡"，如《脉经》《千金翼》中，均做"淡饮"。从病因病机上来讲，阳气衰微，肺不能通调水道、脾不能运化水湿、肾不能温化水液，水湿停留于局部则形成痰饮病。其中尤以脾阳不运为病之关键。脾病不能助肾治水，亦不能散精归肺，中焦失运，则升降失常；清浊相混，则湿聚为饮；饮发于中，随处留积，而成痰饮。

本方主治为中阳不足之痰饮病，在现代临床中，被广泛地用于各种心血管疾病，包括慢性心衰、原发性高血压、高脂血症等，还被运用于治疗过敏性鼻炎，糖尿病等等，运用范围广泛，但均围绕本方主要病因病机"中阳不足，饮停心下所致"，辨证论治，达到"异病同治"之妙用。

2.关于本方用药剂量 按照《金匮要略》原方所载，折合古今度量衡，本方原处方量为茯苓55.20g，桂枝41.40g，白术41.40g，甘草27.60g。而现代用量为茯苓12g，桂枝9g，白术9g，甘草6g，相差近5倍之多。在临床上可根据证候不同灵活化裁。但如若本方要将其制成成方制剂，如合剂、配方颗粒等，则应对其用药处方量进行进一步的研究探索，以使本方效用达到最优配比。

参考文献

［1］高新颜，朱晶晶，朱建平.《金匮要略》中甘草炮制的文献考证［J］.中国实验方剂学杂志，2021，27（21）：181-187.

［2］廖正根，袁其里，梁新丽，等.经典名方苓桂术甘汤制剂提取工艺研究［J］.中国中药杂志，2021，46（4）：830-836.

［3］杨飞，郑艳平.苓桂术甘汤中6种成分的含量测定［J］.中药材，2020，43（3）：669-672.

［4］陈蒙，林龙飞，刘宇灵，等.经典名方苓桂术甘汤HPLC指纹图谱的建立及3种成分含量测定［J］.中草药，2019，50（17）：4152-4157.

［5］龚明玉，杜超，许倩，等.苓桂术甘汤对大鼠心肌缺血再灌注损伤心肌细胞凋亡的影响［J］.中国实验方剂学杂志，2012，18（23）：273-276.

［6］黄金玲，桑方方，王桐生，等.苓桂术甘汤对充血性心衰竭大鼠心脏指数与血流动力学的影响［J］.安徽中医学院学报，2009，28（5）：58-61.

［7］王靓，侯晓燕，黄金玲，等.苓桂术甘汤对慢性心衰模型大鼠心肌组织TNF-α及血清NF-κB和IL-1β的影响［J］.中草药，2013，44（5）：586-589.

［8］施慧，许闪，王靓，等.苓桂术甘汤调节心室重构模型大鼠心肌组织NF-κB信号通路的分子机制研究［J］.中药材，2017，40（3）：680-683.

［9］邹亚兴，吴文宇，罗莉，等.苓桂术甘汤对多柔比星所致心力衰竭大鼠的改善作用及其机制［J］.中国中医基础医学杂志，2018，24（7）：912-915，954.

［10］施慧，王靓，黄金玲，等.苓桂术甘汤含药血清对脂多糖诱导大鼠心肌细胞IKK/IκB/NF-κB信号通路蛋白表达的影响［J］.中国中西医结合杂志，2017，37（10）：1215-1219.

［11］丁婉雪，葛瑞瑞，黄金玲，等.苓桂术甘汤含药血清对过氧化氢诱导的乳鼠原代心肌细胞氧化应激损伤及细胞凋亡的影响［J］.安徽中医药大学学报，2019，38（2）：61-66.

［12］许闪，王靓，黄金玲，等.苓桂术甘汤含药血清对TGF-β1诱导的大鼠心肌细胞株H9c2凋亡的影响［J］.中药药理与临床，2016，32（3）：4-8.

［13］刘立萍，李然，张立德，等.苓桂术甘汤对瘦素基因缺陷ob/ob小鼠肝FXR/FGF15/SHP途径的影响［J］.中国实验方剂学杂志，2018，24（22）：107-111.

［14］张会存，苏冬梅，刘莹，等.二陈汤与苓桂术甘汤治疗非酒精性脂肪性肝病炎性损伤的机制研究［J］.中国中西医结合消化杂志，2015，23（8）：525-530.

［15］许宗颖，石少华，于瀚，等.苓桂术甘汤对气道黏液高分泌大鼠IL-1β、IL-13、EGF及EGFR基因mRNA表达的影响［J］.中医药导报，2019，25（5）：43-46，50.

［16］汪园园，金明华，柯斌，等.苓桂术甘汤联合热量限摄对胰岛素抵抗模型大鼠的影响及机制研究［J］.中国中西医结合杂志，2013，33（3）：356-360.

［17］汪园园，金明华，黄颖娟，等.苓桂术甘汤联合热量限摄对湿疹模型大鼠皮损的影响及其机

制分析 [J].中国中西医结合杂志,2020,40(4):465-469.

[18] 桑锋,周春祥.苓桂术甘汤对阿尔茨海默病(AD)发病机制的实验研究 [J].中医学报,2011,26(6):686-688.

[19] 刘立萍,李然,姜楠,等.基于肠道菌群探讨苓桂术甘汤对瘦素缺陷代谢紊乱模型小鼠的骨保护作用 [J].中国实验方剂学杂志,2019,25(20):19-24.

[20] 徐慧贤,阮岩,孟瑜,等.苓桂术甘汤对鼻超敏大鼠的抗过敏作用及机制研究 [J].广州中医药大学学报,2016,33(4):531-535.

[21] 黄金玲,龙子江,吴华强,等.苓桂术甘汤对免疫功能低下模型小鼠淋巴细胞活性的影响 [J].安徽中医学院学报,2004,24(1):40-43.

[22] 黄金玲,龙子江,吴华强,等.苓桂术甘汤对佐剂性关节炎大鼠关节液IL-1β、TNFα及PGE_2的影响 [J].中国中医药科技,2004,14(2):75-76,64.

[23] 沈婵娟.茯苓乙醇提取物对肾病综合症的药效学及药动学研究 [D].武汉:湖北中医药大学,2012.

[24] 胡花婷,何侃成,李东芳,等.周衡教授运用苓桂术甘汤治疗痰饮病经验浅析 [J].陕西中医,2019,40(12):1762-1764.

[25] 曾垂义,牛琳琳,毛德西.毛德西从水饮论治胸痹心痛经验 [J].中医杂志,2021,62(3):209-212.

[26] 郭亚楠,闫军堂,谢苗,等.王庆国运用苓桂术甘汤治疗"水心病"之经验 [J].江苏中医药,2020,52(12):6-8.

[27] 黄蔚,陈广,黄江荣.黄祥武以健脾祛湿、活血化瘀法治疗单纯性肥胖症的经验 [J].辽宁中医杂志,2018,45(6):1157-1159.

[28] 杨潮,李雪萍,魏蜀君,等.苓桂术甘汤加减联合西医治疗对慢性心力衰竭患者炎性因子、T淋巴细胞亚群及心功能的影响 [J].中国免疫学杂志,2018,34(7):1001-1005.

[29] 杨丽丽,张正义,姜华,等.苓桂术甘汤治疗低氧性肺动脉高压的临床疗效研究 [J].中国全科医学,2016,19(28):3495-3499.

[30] 石亚杰,楼雅芳,丁旭春,等.金匮肾气汤联合苓桂术甘汤治疗慢性阻塞性肺疾病(脾肾阳虚)的临床疗效分析 [J].中华中医药学刊,2015,33(11):2666-2668.

[31] 柯斌,师林,张俊杰,等.加味苓桂术甘汤联合短期禁食治疗肥胖型糖耐量异常的临床研究 [J].中药材,2012,35(5):843-845.

[32] 柯斌,师林,张俊杰,等.加味苓桂术甘汤联合短期极低热量饮食治疗脾虚痰湿型高脂血症合并脂肪肝的临床研究 [J].实用医学杂志,2012,28(4):655-657.

[33] 袁端红.苓桂术甘汤加减治疗盆腔积液35例疗效观察 [J].新中医,2009,41(8):54-55.

泽泻汤

汉《金匮要略》
Zexie Tang

【概述】泽泻汤最早见于汉代张仲景《金匮要略》,后被《外台秘要》《太平圣惠方》《圣济总录》所载。原方仅含泽泻和白术两味药材,具健脾利湿,化痰涤饮的功效,主治"心下有支饮"而致之"苦冒眩"。现今为临床治疗痰饮眩晕之要方。原方中泽泻、白术用药比为5:2,重用泽泻利水下行,以治其标;以白术健脾制水,以治其本。渗利作用较强,久用伤阴。其中泽泻、白术均为常用中药,无毒,但偶有报道泽泻具一定肝肾毒性,故临床勿长期大量应用。目前有报道进行了泽泻汤颗粒剂的制剂研究，并测定了制剂的质量标准，以期在原方的基础上提升药效并便于服用和携带。泽泻汤主要具有改善眩晕、缓解耳蜗积水和脑水肿、利尿、降压调脂、改善代谢等药理作用。临床上主要应用于饮停心下、清阳不升、浊阴上犯的支饮眩冒证，现代广泛应用于神经系统性疾病、耳鼻喉科疾病、心血管疾病、消化系统疾病等，尤其对各种眩晕（梅尼埃病、慢性脑供血不足眩晕、良性阵发性位置性眩晕）、分泌性中耳炎、突发性耳聋、慢性鼻窦炎、椎动脉颈椎病、原发性高血压、高脂血症、非酒精性脂肪肝等疾病治疗显著。

【历史沿革】

1.原方论述 汉代张仲景《金匮要略》载："心下有支饮，其人苦冒眩，泽泻汤主之。"该汤剂组成：泽泻五两，白术二两。上二味，以水二升，煮取一升，分温再服。

2.后世发挥 后世常用原方药物组成或改变其用量和制剂来消除痰饮和水肿。如晋代《肘后备急方》中以白术三两，泽泻五两治"心下有水"。宋代《太平圣惠方》中以白术一两、泽泻二两、半夏一两捣筛为散，每服三钱。入生姜半

分，水煎服，用治"心下有水不散，是胸中痰饮，不能下食"。清代《罗氏会约医镜》用原方治疗"咳逆，喘促不得卧，其形如肿"之支饮。如《素问病机气宜保命集》中以白术、泽泻各半两治疗水湿肿胀，更名"白术散"。《证治汇补》中用原方治疗"饮水太过，胃肠不能传送"。《医灯续焰》中将泽泻、白术等分为末，煎服三钱，载为白术散，治疗水肿病治疗后"觉腹下再肿"者。清代《医灯续焰》中以泽泻汤为祛湿之剂，用以治疗"胸中痞结，坚大如盘，下则小便不利"。此外，在泽泻汤原方的基础上与肉桂合用，还可改善肾气不达之腰痛。如清代《辨证录》以白术一两，泽泻三钱，配伍肉桂五分，治疗"火盛则水不能化，而水反转入于肾之中"引起的"腰痛，日重夜轻，小水艰涩，饮食如故者"。此方从"泽泻利膀胱之水"，"白术以利腰脐之气，使膀胱与肾气内外相通。又得肉桂之气，尤易引肾气而外达于小肠，从阴器而尽泄，腰痛有不速愈哉"。此方从源流上来说，乃是从书中术桂汤衍生而来。

3.同名异方 泽泻汤的同名异方分析见表20-1。

表20-1 泽泻汤同名异方分析表

朝代	作者	出处	药物组成	功能主治	制法及用法	变化情况（与原方比较）
唐	王焘	《外台秘要》	泽泻、茯苓各二两，牡蛎（熬）、白术各一两，生姜半升	止汗治气。主治大虚烦躁	上切。以水八升，煮取二升，分服一升，一日二次	所载泽泻汤在《金匮要略》泽泻汤基础上另加入茯苓、牡蛎和生姜，用法用量、功能主治均不同，此方功效以止汗治气为主，且泽泻、白术二药的用量较少
唐	王焘	《外台秘要》	泽泻二两，生地骨皮五两，甘草一两（炙），半夏二两（洗），石膏八两（碎），柴胡三两，茯苓三两，生姜三两，竹叶（切）五合，人参二两，桂心一两，莼心一升	通脉泻热。治上焦实热而致漏气，饮食下胃，其气未定，汗出面背，身中皆热	上切。以水一斗，煮取三升，分三服	所载泽泻汤在《金匮要略》泽泻汤基础上去白术，另加入生地骨皮、甘草、半夏、石膏、柴胡、茯苓、生姜、竹叶、人参、桂心和莼心等药物，功效以通脉泻热为主，两方在药物组成、功能主治、用量用法上皆不一样
宋	官修（王佑、陈昭遇、郑奇等）	《太平圣惠方》	泽泻三分，赤茯苓三分，枳壳（麸炒微黄，去瓤）三分，木通（剉）一两，猪苓（去黑皮）一两，槟榔一两，牵牛子（微炒）二两	主治脚气，大小便秘涩，膀胱气壅，心腹妨闷	上为细散。每服二钱，用水煎生姜、葱白汤调下，一日二三次，以利为度	与《金匮要略》泽泻汤相比较，本方去白术，另加入赤茯苓、枳壳、木通、猪苓、槟榔、牵牛子等，均有渗湿利水的作用，但各方的适应证、药物组成、用法用量均大不相同

续表

朝代	作者	出处	药物组成	功能主治	制法及用法	变化情况（与原方比较）
宋	太医院	《圣济总录》	泽泻一两、细辛（去苗叶）一两、续断一两、秦艽（去苗土）一两、山芋一两、黄芪（剉）一两、防风（去叉）一两半、五味子一两半、生姜（切，焙）一两半	治气虚，手足厥逆，三焦不顺	上药九味，粗末。每服三钱匕，水一盏，加大枣一枚（去核），同煎至七分，去滓，空心、临卧各一服	与《金匮要略》泽泻汤相比较，除两方药物组成中均有泽泻外，其他药物组成、功能主治、用法用量均不一致
宋	太医院	《圣济总录》	泽泻半两、桂（去粗皮）三分、白术一两、白茯苓（去黑皮）一两、甘草（炙，剉）一两、牛膝（酒浸，切，焙）半两、干姜（炮）半两、杜仲（去粗皮，剉，炒）三分	治各种腰痛	上药八味，粗散。每服三钱匕，水一盏，煎至七分，去滓，空心，日午、夜卧温服	所载泽泻汤在《金匮要略》泽泻汤基础上还加入桂枝、白茯苓、甘草、牛膝、干姜、杜仲，主要用于治疗各种腰痛。且该方白术用量大于泽泻。两方在功能主治及用量用法上均不相同
宋	太医院	《圣济总录》	泽泻、升麻、杏仁（汤浸，去皮、尖，双仁研）、决明子（微炒）、大黄（剉，炒）、黄芩（去黑心）、甘草（炙）、枳实（去瓤，麸炒）、芍药各一两、栀子仁、人参、赤茯苓（去黑皮）、黄柏（去粗皮）、细辛（去苗叶）、白术各半两、柴胡（去苗）四两、桑根白皮（剉，炙）二两、青葙子一两	治肝热目赤，视物不清，积年青盲，视不见物	上药十八味，粗捣筛。每服五钱匕，用水一盏半，入生姜半分（拍破），同煎至一盏，去滓，入芒消半钱匕，放温，食后、临卧服，一日二次	所载泽泻汤在《金匮要略》泽泻汤基础上还加入许多清热药物，主治热病，以肝热为主。两方在药物组成、功效主治、用法用量上大不相同，且药物组成偏多
宋	太医院	《圣济总录》	泽泻一两半、熟干地黄（焙）二两、五味子、丹参、玄参、防风（去叉）、桂（去粗皮）、人参、当归（切，焙）各一两半、白茯苓（去黑皮）、石斛（去根）、地骨皮各二两、磁石（煅，醋淬七遍）三两、牛膝（去苗，酒浸，切，焙）、甘草（炙）、黄芪（剉）、菖蒲（米泔浸一宿，剉，焙）各一两半	治肾间有水，耳聋、经年不愈	上药十七味，粗捣筛。每服三钱匕，先以水三盏，加羊肾一只，煮取汁一盏，去羊肾下药，入生姜一枣大（拍碎），大枣三枚（去核），同煎七分，去滓，食前温服	该方与原方比较，两方在药物组成、功效主治、用法用量上均不一致
宋	太医院	《圣济总录》	泽泻一两、瞿麦（去根，剉碎）二两半、榆白皮（刮净，剉碎）二两、甘草（炙令赤）一两半、桂（去粗皮）、木通（剉碎）、牛膝（酒浸半日，切，焙）一两	主治难产	上为粗末。每服四钱匕，以水一盏半，加生姜三片，同煎至一盏，去滓温服；一服未产，更服	该方与原方比较，两方在药物组成、功效主治、用法用量上均不一致
明	朱橚、滕硕、刘醇等	《普济方》	泽泻二两、知母二两、石膏（碎）二两、当归二两、甘草（炙）二两、人参二两、桂心二两、黄芪二两、茯苓二两、竹叶（切）三升、麦门冬（去心）三两	治虚汗	上切。以水一斗二升，煮竹叶取一斗，去滓，下诸药，煮取四升，分服	与《金匮要略》泽泻汤相比较，除两方药物组成中均有泽泻外，其他药物组成、功能主治、用法用量均不一致

续表

朝代	作者	出处	药物组成	功能主治	制法及用法	变化情况（与原方比较）
明	朱橚、滕硕、刘醇等	《普济方》	泽泻半两，石膏、赤茯苓各一两，白术、防风各二两	主治太阳经受风邪，肾气上从风与热而为风厥，身热汗出烦满，不得汗解	上为细末。每服五钱，水一盏，煎至一盏，去溶服	所载泽泻汤在《金匮要略》泽泻汤基础上还加入石膏、赤茯苓、防风等药物，以治太阳经受风邪为主。两方在功效主治、用法用量上均不同
明	朱橚、滕硕、刘醇等	《普济方》	泽泻（炒）三两，知母二两，海藻二两，丹参三两，秦艽二两，木防己二两，猪苓（去皮）二两，大黄三两，通草二两，青木香二两	主治寒热当风，饮多暴肿，身如裂，脉浮数	上切。以水九升，煮取三升，分三服	与《金匮要略》泽泻汤相比较，除两方药物组成中均有泽泻外，其他药物组成、功能主治、用法用量均不一致

【名方考证】

1.本草考证

1.1 泽泻 "泽泻"之名最早见于《神农本草经》。经考证，本方所用泽泻为泽泻科植物泽泻 *Alisma orientale*（Sam.）Juzep. 的干燥块茎，《中国药典》2020年版记载泽泻为泽泻科植物东方泽泻 *Alisma orientale*（Sam.）Juzep. 或泽泻 *Alisma plantago-aquatica* Linn. 的干燥块根。

1.2 白术 "术"之名最早见于《神农本草经》。经考证，本方所用白术为菊科植物白术 *Atractylodes macrocephala* Koidz. 的干燥根茎，与《中国药典》2020年版记载一致。

2.炮制考证 所有药味应为生品。

3.剂量考证

3.1 原方剂量 泽泻五两，白术二两。

3.2 折算剂量 东汉1两合之13.80g。故处方量为泽泻69.00g，白术27.60g。

3.3 现代用量 根据全国中医药行业高等教育"十四五"规划教材《方剂学》，处方量为泽泻15g，白术6g。

【药物组成】泽泻五两，白术二两。

【功能主治】健脾利湿，化痰涤饮。主治支饮之眩冒证，用于水停心下，清阳不升，浊阴上犯，头目昏眩等症。

【方义分析】此方主治支饮之眩冒证，系水饮心下，清阳不升，浊阴上冒而致。眩冒之根本在于脾虚，水湿不化，形成痰饮，聚于体内。脾失健运，运化失司，水饮停滞中焦，阻遏气机，导致清阳不升，水气上蒙清窍，则头晕目眩。水饮走窜，可涉及其他症状，如饮邪上冒，致头痛耳鸣；水渍胃肠，上逆致吐涎沫；水停心下，遏阻心阳，致发怔忡。本方证以饮停心下，浊阴上冒为主要病机，治宜利水除饮，健脾制水之法。

方中泽泻甘淡，利水渗湿，使水湿从小便而出，为君药。白术甘苦，健脾益气，利水消肿，助脾运化水湿，为臣药。两药相须为用，重在利水，兼健脾以制水，为治脾虚水饮内停之良方。

配伍特点：邪正两顾，补泻兼施。

【用法用量】

1.古代用法用量 上二味，以水二升，煮取一升，分温再服。

2.现代用法用量 以上两味加水400ml，煮至200ml，分2次温服。

【药学研究】

1.资源评估 方中泽泻和白术目前均以人工栽培为主，野生资源匮乏。

泽泻生于湖泊、河湾、溪流、水塘的浅水带，沼泽、沟渠及低洼湿地亦有生长，为多年生水生或沼生草本，生长周期120天左右，分布于四川、广西、福建、江西等省，目前市场主要分为川泽泻、广泽泻和建泽泻三种。其中川泽泻道地产区为四川彭山，广泽泻道地产区为广西玉林周边如贵港的港南区、博白等地，建泽泻道地产区为福建建瓯、建阳，后引种江西广昌。

白术喜凉爽气候，怕高温高湿环境，对土壤要求不严格，但以排水良好、土层深厚的微酸、碱及轻黏土为好，为多年生草本，生长周期2年左右，分布于中部地区及江浙一带，是有名的"浙八味"之一。其中野生白术主要分布于江西（修水、铜鼓、宜丰）、湖南（平江、滁蒲、隆回、龙山、宁乡）、浙江（新昌、嵊县、磐安、东阳、天台）、四川（宝兴）。人工栽植白术遍及江苏、浙江、福建、江西、安徽、四川、云南、广东、广西、山东、山西、贵州、云南、河北、重庆、湖北及湖南等地，道地产区是浙江磐安。

2.制剂研究

2.1 制备方法 原文载："以水二升，煮取一升，分温再服。"

2.2 制剂研究 根据经典名方的特点和开发要求，建议将泽泻汤开发为颗粒剂（具有药效作用快、服用携带方便、体积较小等特点）。有报道对泽泻汤进行设计和研制了泽泻汤颗粒剂：①颗粒中间体制备工艺为：取泽泻和白术饮片（5∶2）适量，加6.61倍量72%乙醇回流提取，提取3次，每次2.59小时，趁热过滤，取滤液进行减压浓缩（$T=60℃$，$P=-0.08~-0.09MPa$）后减压干燥（$T=60℃$，$P=-0.08MPa$）至水分在5%以内，为其制备工艺的确定提供依据。②颗粒制剂工艺：称取过40目筛的泽泻汤颗粒中间体粉末和糊精（$m_{泽泻汤}∶m_{糊精}=2∶3$），使其混合均匀；加入无水乙醇，混匀，制成颗粒。③颗粒中间体质量标准：薄层鉴别项、出膏率（不得低于16.27%）、含量测定（23-乙酰泽泻醇B含量不低于1.5579mg/g，白术内酯Ⅲ含量不低于5.1902mg/g）、HPLC指纹图谱（相似度0.884~0.961）、物理指纹谱（相似度0.876~0.938）、UV-Vis指纹图谱（相似度0.912~0.966）。④颗粒质量标准：性状（棕色至棕褐色的颗粒，气微香，味微甜）；含量测定（23-乙酰泽泻醇B，每袋不低于1.3632mg；白术内酯Ⅲ，每袋不低于4.5415mg）；溶出度（90分钟时23-乙酰泽泻醇B、白术内酯Ⅲ溶出达到80%以上）。⑤颗粒剂药效学试验：采用水肿模型小鼠代谢笼法对其进行主要药效学研究。将乙醇作为提取溶媒，泽泻汤颗粒中剂量利尿效果最好。⑥稳定性试验：通过开展影响因素试验、加速试验和初步稳定性试验，并收集了6个月长期稳定性研究数据（初步稳定性），发现其各项指标均符合泽泻汤颗粒的质量标准要求，其稳定性较好[1]。

3.质量控制 该方含有萜类和挥发油物质，可以将其作为质量控制的指标。现有文献报道按照古籍中记载的煎煮方法制备泽泻汤水煎液，采用HPLC法建立了泽泻汤水煎液的指纹图谱，同时对其多种萜类成分（23-乙酰泽泻醇B、23-乙酰泽泻醇C和白术内酯Ⅲ）含量进行了测定[2]。

【药理研究】

1.药效作用 根据泽泻汤的功能主治进行了药效学研究，主要具有改善眩晕、缓解耳蜗积水和脑水肿、利尿、降压调脂、改善代谢等药理作用。

1.1 与功能主治相关的药理作用

1.1.1 改善眩晕 泽泻汤（泽泻35g，白术35g）给药剂量为6g/kg，2次/天，连续给药14天，可降低血清总胆固醇（TC）、低密度脂蛋白胆固醇（LDL-C）、甘油三酯（TG）水平；加快左右两侧椎动脉（LVA）和基底动脉（BA）的收缩期血流速度（V_s）、舒张期血流速度（V_d）、平均血流速度（V_m）[3]。

1.1.2 改善耳蜗积水 泽泻汤作用于膜迷路积水豚鼠，给药剂量为7g/kg，连续给药7天，可以抑制内耳和肾脏中AQP2的表达，降低了内耳对水的通透性，减少了内淋巴液的生成，同时降低了肾脏对水液的重吸收作用，减轻体内积水[4]。

1.1.3 利尿 泽泻配伍白术3∶1组、2∶1组、1∶1组、1∶2组及1∶3组，给药剂量分别为8.55g/kg、6.45g/kg、4.35g/kg、6.45g/kg、8.55g/kg，连续用药10天，结果发现，泽泻白术3∶1或2∶1的配比给药大鼠排尿潜伏期、5小时总尿量变化显著，尿液AQP2含量下降明显[5]。

1.2 其他药理作用

1.2.1 降血压 泽泻汤给药正常血压小鼠，

具有显著降压作用，同时还观察到大剂量泽泻汤还具有减缓心率作用[6]。

1.2.2 代谢调节 泽泻汤可降低代谢综合征组大鼠体重、血糖、甘油三酯（TG）、血浆NPY水平、下丘脑NPY及Y1R表达的平均光密度，其机制可能与抑制下丘脑NYP及其Y1R表达有关[7-8]。

1.2.3 降血脂 泽泻汤可明显改善高脂血症大鼠肝组织的脂变程度，脂肪空泡和脂滴数目显著减少，还可上调肝脏中肝X受体α（LXRα）mRNA、胆固醇7α羟化酶（CYP7A1）mRNA和肝组织、小肠中三磷酸腺苷（ATP）结合盒转运蛋白A1（ABCA1）的蛋白表达以促进脂质的转运和胆固醇代谢，降低脂质沉积，加快胆固醇转变为胆汁酸排出体外[9]。泽泻汤还能增强高脂血症大鼠过氧化物酶体增殖物激活受体（PPAR-α）mRNA、乙酰辅酶A氧化酶（ACO）mRNA的表达，促进脂的转运和脂肪氧化分解，降低脂肪在肝脏沉积，减轻或防止其病变以治疗高脂血症[10]。将泽泻汤提取物灌胃高脂血症模型大鼠还可以抑制HMGCR和SREBP-2基因的表达，可能通过影响TC而抑制NAFLD的发生和发展[11]。

1.2.4 抗炎 泽泻汤以不同配比给药高脂血症大鼠，能够显著下调TNF-α、IL-1β和IL-6的mRNA表达，以改善巨噬细胞泡沫化过程中的脂质沉积[12-13]。泽泻汤作用于高脂血症大鼠，还能够有效调节肠道菌群，使得菌群的种类和丰度恢复正常，让菌群失调得到改善，进而抑制炎症反应[14]。

1.2.5 改善心肌缺血再灌注损伤 泽泻汤灌胃心肌缺血再灌注损伤大鼠，监测到大鼠心电图ST段抬高程度有效降低，减轻平均动脉压（MBP）、左心室收缩压（LVSP）、左心室内压最大上升速率（+dp/dt_max）、左心室内压最大下降速率（−dp/dt_max）和心率（HR）的损伤性变化[15]。

2.安全性评价 泽泻汤中含毒性中药泽泻，毒性最明显的化学组分为泽泻醇C，16, 23-环氧泽泻醇B和泽泻醇O，为可导致猪肾近曲小管

上皮细胞LLC-PK1细胞损伤的肾毒性组分[16]。24-乙酰泽泻醇A能明显促大鼠肾小球系膜细胞增殖，提示24-乙酰泽泻醇A可能也是泽泻肾脏毒性的物质基础之一[17]。

3.体内过程 白术水煎液浓度为0.84g/ml的白术提取物，予正常大鼠给药体积为8.4g/kg灌胃一次，分别于给灌胃给药后的0min、5min、15min、30min、45min、1h、1.5h、2h、3h、4h、6h、8h、12h、24h，眼底静脉丛采血每次0.5ml；采后的血4000rpm，4℃，离心10min，吸取上清，−20℃冰箱冻存备用。血浆样品采用HPLC-MS法对白术的指标性成分白术内酯Ⅰ、Ⅱ、Ⅲ进行进样分析。白术内酯在血浆样品中的达峰时间（t/h）、最大血药浓度（μg/L）、表观分布容积（L/kg）、平均滞留时间（t/h）分别为：白术内酯Ⅰ分别为0.75，112.02，52667.56，2.59；白术内酯Ⅱ分别为1，23.47，165473，2.89；白术内酯Ⅲ分别为0.5，172.05，68355.27，2.80[18]。

【临床应用】

1.临床常用

1.1 临床主治病证 本方常用于治疗饮停心下，清阳不升，浊阴上犯证，临床表现主要为头目眩晕、小便不利、胃脘胀满、身肿等，临床应用以头目昏眩，舌苔白滑，脉沉弦为辨证要点。

1.1.1 支饮眩冒 若头目眩晕、舌胖大水滑，用泽泻汤原方。若在原方证的基础上，头目眩晕较重者，加天麻、钩藤平肝息风；若痰浊明显，合二陈汤以燥湿化痰；若存心悸，还可用泽泻汤合苓桂术甘；若伴耳鸣者，常配伍柴胡、磁石、生牡蛎、石菖蒲等以引经并潜阳开窍。此外，辅以柴胡、陈皮等药物组成的柴陈泽泻汤还可迅速息止眩晕之急性发作，可谓治眩晕之妙方。

1.1.2 小便不利 若水郁明显，舌胖大水滑欲滴，小便不利，大便溏泄者，可加大泽泻用量，或再配茯苓、猪苓等药以助利水渗湿。若头晕，舌淡胖，伴口渴、小便不利、心悸、脉浮，则可在泽泻汤基础上加桂枝，可温阳利水定悸。

1.1.3 胃逆呕吐　若胃气上逆，恶心呕吐者，可加半夏、生姜降逆止呕，亦可与半夏白术天麻汤合用；如见胃反，吐而渴欲饮水者，可加茯苓、生姜、甘草等药组成茯苓泽泻汤以大力逐水而止吐止渴。

1.1.4 脾虚乏力　若水郁眩晕而脾气虚证明显，见四肢倦怠，便溏，少气乏力者，可加大白术用量，或再配以党参、黄芪以益气健脾。

1.2 名家名师名医应用

1.2.1 眩冒　名老中医刘渡舟治疗心下有支饮，清阳被遏，不能养神所致的头目眩冒，以及心脾气虚，水饮浸渍于上所致的舌体异常胖大，以泽泻汤（泽泻24g，白术12g）单刀直入，使饮去阳达，药专力宏，其效力捷[19]。中医学家胡希恕治胃有停饮、小便不利而头眩冒者，常以泽泻45g，白术18g水煎温服[20]。治疗眩晕，终日昏昏然，痰多，脘腹有塞滞感，小溲少而大便时溏，苔白，脉濡，国医大师何任认为宜健脾燥湿为先，以泽泻15g，白术9g水煎煮，谓服上药15剂后，大便成形，头目昏晕感轻，脉濡，白苔除[21]。清代名医吴鞠通以冬於术二两、泽泻二两，煮三杯，分三次服来治疗伏饮眩冒症者[22]。饶云中老中医治疗周身眩晕，并伴有头重，耳鸣，胸闷，恶心，呕吐等症状患者，常用大剂量泽泻汤（泽泻70g，白术30g），后改用散剂（泽泻240g，白术80g）[23]。

1.2.2 呕吐　痰饮中阻，因饮停于胃，胃气不和，上逆为呕者，常有胃脘部痞胀不适，畏寒喜暖，胃中辘辘有声，头目昏眩，吐出多量液体，兼有未消化的食物，轻则数日一呕，重者每日呕吐。国医大师徐景藩以茯苓泽泻汤（泽泻20g，茯苓15g，白术12g，桂枝10g，甘草6g，生姜3片）祛饮止呕而利小便[24]。

1.2.3 怔忡　赵清理老中医熟练运用泽泻汤加味以治疗脾虚湿滞，阻遏心阳之怔忡，处以泽泻120g，白术120g，桂枝45g，以散剂缓进，意在健脾温阳利湿[25]。

2.临床新用　泽泻汤在临床上广泛用于治疗神经系统性疾病、耳鼻喉科疾病、心血管疾病、消化系统疾病等，尤其对各种眩晕（梅尼埃病、慢性脑供血不足眩晕、良性阵发性位置性眩晕）、分泌性中耳炎、突发性耳聋、慢性鼻窦炎、椎动脉颈椎病、原发性高血压、高脂血症、非酒精性脂肪肝等疗效确切。

2.1 神经系统疾病

2.1.1 梅尼埃病　将87例梅尼埃病患者随机分为对照组44例和研究组43例。对照组患者根据病情予以甲磺酸倍他司汀，并配以减轻水肿、镇静、止呕等对症治疗。研究组在对照组治疗基础上予以柴陈泽泻汤加味治疗，药方组成：柴胡12g，法半夏10g，党参15g，甘草6g，黄芩10g，生姜10g，大枣5个，陈皮10g，茯苓15g，泽泻30~50g，白术15g，随症加减：若患者失眠多梦加龙骨、牡蛎各30g；眩晕甚者加天麻10g；恶心呕吐甚者加旋覆花10g、代赭石10g。水煎服，每日1剂，早晚分服。两组均连续治疗3周并随访1年。结果显示，研究组治愈率为79.1%，总有效率为93.0%；对照组分别为61.49%及86.4%[26]。

2.1.2 慢性脑供血不足眩晕　将80例慢性脑供血不足眩晕患者分为对照组与研究组各40例，对照组采用常规西医治疗，研究组在常规西医治疗的基础上予以泽泻汤治疗，药方组成：川芎、熟地黄、天麻、钩藤各10g，党参、丹参各12g，炒白芍、怀牛膝各15g，当归、葛根各20g，黄芪30g。药方加减：对于伴有呕吐症状的患者可在方中加用清半夏9g，赭石20g；对于伴有失眠症状的患者可在方中加用合欢花15g，炒酸枣仁15g，对于伴有耳鸣症状的患者可在方中加用煅牡蛎、磁石各30g。水煎服，取汁600ml，分3次服用，一次200ml，连续用药15天。结果显示，研究组患者治疗总有效率为92.5%，明显高于对照组的75.0%[27]。

2.1.3 良性阵发性位置性眩晕　将112例良性阵发性位置性眩晕患者随机分为对照组57例和研究组55例，对照组予手法复位治疗，研究组在手法复位治疗的基础上加用半夏白术天麻汤联合泽泻汤，药方组成：泽泻25g，天麻15g，茯苓、陈皮各12g，半夏、白术各10g，炙甘草6g。呕吐者加代赭石15g，竹茹10g，生姜3片；耳鸣加石菖蒲15g，蝉蜕6g；失眠者加珍珠母30g；胸闷加瓜蒌10g，薤白8g。每日1剂，每剂两袋，早晚各1袋，疗程为14天。结果显示，对照组总有效率为94.7%；研究组总有效率为98.2%[28]。

2.2 耳鼻喉科疾病

2.2.1 分泌性中耳炎 将114例分泌性中耳炎患者随机分为对照组和研究组，各57例。对照组患者接受常规治疗，研究组患者在常规治疗基础上予以通气散合泽泻汤加减治疗，药方组成：柴胡、香附、川芎、泽泻、白术各10g，石菖蒲6g，两组患者治疗前后均进行听力检查，结果显示，研究组患者纯音气导听阈和气骨导差水平均高于对照组，研究组总有效率为96.49%，对照组为84.21%[29]。

2.2.2 突发性耳聋 将60例突发性耳聋患者随机分成对照组和研究组，各30例。对照组30例采用电针治疗，每日1次，5天为1个疗程，共治疗3个疗程。研究组予以口服泽泻汤联合电针治疗，药方组成：泽泻60g，白术25g。以水600ml，煎取300ml，每日1剂，分3次温服，5天为1个疗程，共服用3个疗程。结果显示，研究组总有效率为40.0%，对照组为23.3%[30]。

2.2.3 慢性鼻窦炎 将160例慢性鼻窦炎患者分为对照组74例和研究组86例。对照组使用广谱抗生素常规口服治疗1周，1%呋喃西林麻黄素或1%麻黄素可的松滴鼻剂滴鼻每日2次，治疗1周。庆大霉素8万单位，地塞米松5mg，糜蛋白酶4000U，0.9%氯化钠注射液40ml，鼻部雾化吸入治疗每日2次，每次20分钟，10天为1个疗程。研究组予以黄芪菖蒲泽泻汤治疗，药方组成：黄芪20g，泽泻15g，白术、菖蒲、藿香、辛夷、白芷、茯苓、桑白皮、桔梗、川芎各10g，甘草6g，细辛3g。每日1剂，10天为1个疗程，鼻塞严重者用滴鼻剂治疗，治疗期间停服所有抗生素。结果显示，研究组总有效率为87.22%，对照组总有效率为79.73%[31]。

2.3 心血管疾病

2.3.1 椎基底动脉供血不足 将95例椎基底动脉供血不足患者随机分为对照组45例和研究组50例。对照组予以阿司匹林肠溶片100mg，每日口服1次；盐酸氟桂利嗪睡前口服5mg；胞二磷胆碱、维生素B6、山莨菪碱，加入葡萄糖或0.9%氯化钠注射液中静脉滴注，每日1次，14天为1个疗程。研究组予以柴陈泽泻汤加味治疗，药方组成：柴胡、法半夏、陈皮、天麻、菊花10g，黄芩6~10g，党参12~15g，甘草3~5g，茯苓15g，白术10~15g，钩藤（后下）12g，葛根30~60g，丹参20g，川芎30~45g。水煎分服，14剂为1个疗程。结果显示，研究组总有效率为92%，对照组75.6%[32]。

2.3.2 原发性高血压 将84例高血压患者随机分为对照组和研究组，各42例。对照组给予常规西药治疗，研究组在对照组基础上给予半夏白术天麻汤合泽泻汤治疗，药方组成：甘草8g，天麻12g，泽泻25g，白术25g，珍珠母12g，陈皮10g，半夏12g，茯苓12g，钩藤15g，加水煎煮，早晚两次服用。对比两组患者临床疗效及治疗后血压情况。结果显示，研究组患者的治疗总有效率为97.6%，对照组为69.0%[33]。

2.3.3 高脂血症 将60例高脂血症患者随机分为对照组和研究组，各30例。对照组患者采用西药治疗，研究组患者采用泽泻汤治疗，药方组成：泽泻、白术各35g，加水煎煮，每日1剂，1剂500ml，早、晚各服用250ml，两组患者均持续治疗30天。结果显示，研究组患者HDL-C水平高于对照组，TG、TC水平低于对照组，且研究组患者总有效率为96.67%，对照组为76.67%[34]。

2.4 消化系统疾病

非酒精性脂肪肝炎 将100例非酒精性脂肪肝炎患者随机分为对照组48例和研究组52例。对照组予以水飞蓟宾胶囊，每日3次，口服。研究组予以异功泽泻汤治疗，药方组成：山楂20g，黄芪、党参、丹参、白术（炒）、茯苓各15g，陈皮、泽泻、香附各10g，甘草6g。水煎服，每天1剂。结果显示，研究组痊愈8例，显效21例，有效18例，无效5例；对照组痊愈5例，显效14

例，有效16例，无效13例。研究组总有效率为90.4%，对照组总有效率为72.9%[35]。

【使用注意】本方渗利作用较强，多服久服伤阴，不宜常服。

【按语】

1.对"苦冒眩"的理解 从泽泻汤证病因病机来说，对"苦冒眩"的理解可分为两种：①虚证，因支饮阻膈，清阳不升，清窍失养而致。如《金匮要略直解》所言："支饮留于心膈，则上焦之气浊而不清，清阳不能走于头目，故其人苦冒眩也。"②实证，为邪气扰动清窍所致。其邪气或认为是饮邪上犯，如《金匮要略心典》："水饮之邪，上乘清阳之位，则为冒眩。"或以为是气郁扰动清窍，又或是阳郁，进而化火动风扰动清窍。如今多数名家名医则认为泽泻汤证中的"苦冒眩"为实证，由饮邪上扰清窍所致。

2.关于本方是否可作为梅尼埃病专方的研究 梅尼埃病，又被称为美尼尔综合征，是一种特发性膜迷路积水的内耳疾病，表现为反复发作的旋转性眩晕、波动性听力下降、耳鸣、耳胀满感或眼球震颤。其中，眩晕是梅尼埃病的主要症状，而本方在各种眩晕症的临床治疗上具有突出的疗效，如：内耳眩晕、脑供血不足眩晕、良性阵发性位置性眩晕等。此外，本方对于内耳膜内积水引起的突发性耳聋也具有显著的治疗作用。从病因病机的角度分析，西医方面导致梅尼埃病眩晕的病因还不明确。中医认为眩晕一证，虚者居其八九。肝火上扰、痰湿内停也是导致眩晕的重要病因。古代名医张仲景曾言："无痰不作眩"，将痰饮认作是眩晕发病的主要原因之一，为后世提供了眩晕相关的理论基础，并用泽泻汤来治疗痰浊上阻所致的眩晕，后世也依照仲景原方或在原方的基础上加减创新用于各种眩晕的治疗。此外，泽泻汤不同于其他名方，药物组成仅泽泻、白术两味药，所对应病位病症相对更加集中，更有健脾利水消痰饮的专向性。由此可见，本方多年来用于治疗眩晕的临床实践经验和针对性可以为泽泻汤作为梅尼埃病专方提供有力的证据，但泽泻汤所针对的痰浊型眩晕与内耳膜内积水导致的突发性眩晕是否有内在的机制联系还尚不明确，还需加大泽泻汤针对眩晕症状的药理机制及临床药效研究，增加泽泻汤作用于梅尼埃病专药专方的可行性。

3.方中的"术"为何是白术而非苍术 泽泻汤中的"术"到底是白术还是苍术，可从两个不同的角度分析而得出结论。首先，经古籍考证，《本草图经》："凡古方云术者，乃白术也"，但因存有争议且尚无定论。其次，在临床应用方面，根据不同医家对苍术、白术的不同认识，偏于脾虚用白术，无虚湿盛用苍术。泽泻汤所对应的冒眩之症乃水饮心下，清阳不升，浊阴上冒而致。其中水饮心下又是脾胃升清降浊失调所致，故更适宜用白术以健脾利水。综上所述，本方中的"术"是白术的可能性更大。

参考文献

［1］伍蕊嗣.源于经典名方泽泻汤的ZXT颗粒新药临床前药学研究［D］.成都：成都大学，2019.

［2］曹宁宁，杨文静，林映仙，等.经典名方泽泻汤的HPLC指纹图谱及多指标含量测定研究［J］.中草药，2020，51（10）：2773-2780.

［3］王艳梅，武红莉，程先宽，等.不同配比泽泻汤治疗痰浊型眩晕的量效关系研究［J］.中国实验方剂学杂志，2013，19（5）：233-237.

［4］边秀娟，苑述刚，阮时宝，等.泽泻汤对梅尼埃病豚鼠模型膜迷路积水的治疗作用及其机制研究［J］.中医临床研究，2014，6（22）：1-4.

［5］陈学习，赵晓梅，吴赟，等.泽泻汤不同配比对水负荷大鼠尿量及尿液水通道蛋白2影响的实验研究［J］.中国现代医生，2009，47（31）：23-24.

［6］顾施健，吴娟，柳冬月，等.泽泻汤对小鼠血压作用的实验研究［J］.时珍国医国药，2010，21（2）：272-273.

［7］吴智春，王浩，王志宏，等.泽泻汤对代谢综合征大鼠血清瘦素、血浆神经肽Y影响的研究［J］.时珍国医国药，2010，21（12）：3128-3129.

［8］吴智春，王浩，王志宏，等.泽泻汤对代

谢综合征大鼠神经肽及其Y1受体的影响［J］.中国老年学杂志，2010，30（12）：3680-3684.

［9］何英肖.基于LXRs信号转导途径探讨泽泻汤防治高脂血症的作用机制［D］.石家庄：河北医科大学，2013.

［10］苑留云.泽泻汤对高脂血症大鼠肝组织PPARαRNA、ACO mRNA基因表达的影响［D］.石家庄：河北医科大学，2013.

［11］黄晓飞，周蕾，彭晓辉，等.泽泻汤及其乙醇部位对高血症大鼠血脂及血脂代谢相关酶的影响［J］.湖北中医药大学学报，2013，15（6）：3-6.

［12］林高城，陈云欢，杨莉惠，等.泽泻汤对巨噬细胞泡沫化脂质沉积及其IL-1β表达的影响［J］.中国医学创新，2017，14（35）：25-28.

［13］林高城，陈云欢，杨莉惠，等.不同比例配伍泽泻汤对高脂血症大鼠血脂代谢及炎症因子影响［J］.中国卫生标准管理，2018，9（19）：112-114.

［14］徐小妹，林文津，张亚敏，等.泽泻汤降脂作用与肠道微生态的相关性探讨［J］.中国实验方剂学杂志，2017，23（3）：124-129.

［15］乐智勇，秦晓林，方念伯，等.泽泻汤对心肌缺血再灌注损伤大鼠血流动力学的影响［J］.湖北中医药大学学报，2012，14（5）：3-5.

［16］赵筱萍，陆琳，张伯礼，等.泽泻中肾毒性成分的辨析研究［J］.中国中药杂志，2011，36（6）：758.

［17］张宏达，谢雪，陈昱竹，等.泽泻毒性作用研究［J］.中国实验方剂学杂志，2012（10）：504.

［18］朱钊铭，李汉成，罗佳波.HPLC-MS法同时测定白术内酯Ⅰ、Ⅱ、Ⅲ及其在大鼠体内的药动学［J］.中药药理与临床，2013，29（6）：25-29.

［19］闫军堂，刘晓倩，马小娜，等.刘渡舟教授治疗眩晕九法［J］.中华中医药学刊，2013，31（12）：2714-2716.

［20］林亦鑫，陈忆，朱锐平，等.浅析以方类证辨治水饮眩晕［J］.新中医，2022，54（2）：8-11.

［21］何任.金匮方临床医案［J］.中医学报，2012，27（5）：559-560.

［22］施丞修.清代名医王旭高、吴鞠通肝证临证医案整理研究及理论探讨［D］.广州：广州中医药大学，2016.

［23］饶云中.重用泽泻汤治疗内耳性晕眩症［J］.中医杂志，1992，33（3）：13.

［24］刘沈林.徐景藩治疗胃病痰饮中阻引起呕吐的经验［J］.江苏中医，1994，15（7）：5-6.

［25］赵安业，罗华云，赵体浩.赵清理临证心得选［J］.河南中医，1982（2）：25-28.

［26］文志南，谭凤.柴陈泽泻汤治疗梅尼埃病43例临床观察［J］.中医药导报，2011，17（12）：51-52.

［27］刘锋.泽泻汤对慢性脑供血不足眩晕的治疗效果观察［J］.光明中医，2016，31（23）：3429-3431.

［28］周燕，顾佳，程刚，等.半夏白术天麻汤联合泽泻汤治疗良性阵发性位置性眩晕临床观察［J］.山西中医，2020，36（6）：11-12.

［29］刘守东.通气散合泽泻汤加减治疗分泌性中耳炎的临床效果［J］.河南医学研究，2018，27（24）：4519-4520.

［30］李一凡，赵菁菁，薛斌，等.泽泻汤结合电针治疗突发性耳聋60例临床观察［J］.中医药导报，2016，22（23）：73-75.

［31］谢洁.黄芪菖蒲泽泻汤治疗慢性鼻窦炎86例［J］.陕西中医，2007，28（12）：1633-1634.

［32］邵卫荣，范琴舒，张燕利，等.加味柴陈泽泻汤治疗椎基底动脉供血不足50例临床观察［J］.浙江中医杂志，2008，43（5）：278.

［33］金祥龙，吴媛，李斌，等.半夏白术天麻汤合泽泻汤治疗高血压的临床研究［J］.中国现代药物应用，2019，13（24）：211-213.

［34］李爱珍.泽泻汤治疗高脂血症的临床疗效［J］.临床合理用药杂志，2018，11（36）：114-115.

［35］李金海.异功泽泻汤治疗非酒精性脂肪肝炎52例［J］.河北中医，2012，34（6）：833-834.

◆ 百合地黄汤 ◆

汉《金匮要略》
Baihedihuang Tang

【概述】百合地黄汤首见于东汉末年张仲景所著《金匮要略》，其方药组成为："百合（擘）七枚，生地黄汁一升"，具有养阴清热，补益心肺之功效，主治心肺阴虚，热扰心神之百合病。百合地黄汤主要具有抗抑郁、抗焦虑、抗失眠、抗癌等药理作用，现代常用于治疗抑郁症、失眠、焦虑症等属心肺阴虚内热者。

【历史沿革】

1.原方论述 汉代张仲景《金匮要略》载："百合病，不经吐、下、发汗。病形如初者，百合地黄汤主之。"该汤剂组成：百合（擘）七枚，生地黄汁一升。以水洗百合，渍一宿，当白沫出，去其水，更以泉水二升，煎取一升，去滓，内地黄汁，煎取一升五合，分温再服。中病，勿更服。大便当如漆。

2.后世发挥 后世对本方所主治百合病的病机的不断认识，丰富了本方的认识和应用。

隋代巢元方《诸病源候论》把百合病纳入伤寒范围，认为是"伤寒虚劳大病之后不能平复，变成斯疾。"至清代均认可此说，清代沈金鳌在《伤寒论纲目》中将百合病列在"伤寒所诸病"条目。元代赵以德在《金匮方论衍义》中提出百合病的成因："伤寒大病之后，余热未解，百脉未和，或平素多思不断，情志不遂；或偶触惊疑，卒临景遇，因而形神俱病，故有如是之现证也。"；清代张璐在《张氏医通》指出："平时思虑伤脾，脾阴受困，而厥阳之火尽归于心，扰其百脉致病，病名百合。"提出了情志在百合病形成的重要病因，此为二；清代王孟英在《温热经纬》认为，本病系余热逗留肺经，"凡温、暑、湿、热诸病之后皆有之"；何任认为百合病不是神经衰弱，是热病后余邪未清所致的疾病，此为三。故百合地黄汤所主之百合病的病机由阴虚内热发展到余热未清、情志不舒郁而化火的不同病机。据此，清代魏荔彤在《金匮要略方论本义》载："其不经吐、下、发汗，病形如初，用地黄者，助百合滋阴降火，阴阳平补也。盖气久郁则生热，气生热则耗阴，故治阳必顾其阴也。"李彣在《金匮要略广注》载："百合病，不经汗吐下，未免热郁血脉中而不散，生地黄甘寒，入心经，能养脉凉血，所谓润经益血，复脉通心也。大便如漆，则瘀血行而积热解矣。"

3.同名异方 百合地黄汤的同名异方分析见表21-1。

表21-1 百合地黄汤同名异方分析表

朝代	作者	出处	药物组成	功能主治	制法及用法	变化情况（与原方比较）
宋	赵佶	《圣济总录》	葶苈（隔纸炒）、杏仁（去皮尖双仁，麸炒）、贝母（去心）、百合、麦门冬（去心）、生干地黄	虚劳，咳嗽咯血，日渐瘦劣，声音不出	六味等分，粗捣筛，每服三钱匕，水一盏，入皂荚子二七枚，同煎至五分，去滓稍热服，空心夜卧服	在原方基础上增加葶苈、杏仁、贝母、麦门冬，增强其原方入肺经的功效、治疗阴虚内热。生地黄汁变为生干地黄

续表

朝代	作者	出处	药物组成	功能主治	制法及用法	变化情况（与原方比较）
宋	赵佶	《圣济总录》	紫菀（去苗土）、天门冬（去心焙）、桔梗（炒各半两）、白茯苓（去黑皮）、知母（焙各一分）、生百合（三枚）、生地黄汁（不拘多少）	肺痿，唾脓血，多咳嗽，日渐羸劣	除地黄外，并细剉，每服五钱匕，水二盏，煎至一盏，去滓入地黄汁少许，食后温服，要利加朴硝少许，汤成下，此疾利多，为肺与大肠合，故秘涩者少	在原方基础上增加紫菀、桔梗、天门冬、茯苓、知母，养心清肺，滋阴清热。主治病证变化
宋	赵佶	《圣济总录》	生百部汁、生地黄汁、生姜汁、生百合汁（如无，以藕汁代）、蜜，各一盏、枣四两（去皮核）	咳嗽久不已	同熬成煎。每服一匙，温麦门冬熟水半盏化开，空心，日午、临卧各一次。不拘日月远近	增加百部、生姜、枣。方剂主归肺经，治疗咳嗽，久咳不止
宋	王怀隐、陈昭遇等	《太平圣惠方》	紫菀（一两洗去苗土），桔梗（一两半去芦头），天门冬（一两去心），贝母（一两煨令微黄），百合（三分），知母（三分），生干地黄（一两半）	伤寒后肺痿劳嗽。唾浓血腥臭。连连不止。渐将羸瘦	捣筛为散。每服四钱。以水一中盏。煎至六分。去滓。不计时候温服	在上方中《圣济总录》基础上将茯苓改为贝母，增强其清心润肺，止咳化痰，清热散结之功；主治病证变化
宋	王怀隐、陈昭遇等	《太平圣惠方》	苦竹茹一两，生干地黄一两，茜根半两，百合半合，杏仁半两（汤浸，去皮尖双仁，麸炒微黄），黄芪一两半，甘草半两（炙微赤，剉）	肺痈烦闷，咳嗽脓血	上为散。每服五钱，以水一大盏，加生姜半分，煎至五分，去滓温服，不拘时候	增加苦竹茹、茜根、杏仁、黄芪、甘草，增强宣肺化痰之功
明	张景岳	《景岳全书》	生地二钱，麦冬二钱，白芍药二钱，百合二钱，沙参二钱，生甘草一钱，茯苓一钱半	保肺清金主治阴虚劳损，相火炽盛，津枯烦渴，咳嗽吐衄多热等证	水二盅，煎七分，食远服	增加麦冬、芍药、沙参、甘草、茯苓，增强清肺滋阴之功
明	周之千	《周慎斋遗书》	生地四钱，归身二钱，丹皮八分，甘草、百合各一钱、童便半杯	阴虚证		增加当归、丹皮、甘草、童便，增强补血、清虚热之功
清	陈士铎	《辨证录》	熟地、麦冬、葳蕤各一两，甘草五分、百合五钱、贝母一钱	阴虚枯槁，肺气困乏，嗌塞喉干，咯痰动嗽	水煎服	增加麦冬、葳蕤、甘草、贝母，增强补肺阴之功
清	陈士铎	《辨证录》	熟地二两，山萸肉、玄参各一两，天冬、女贞子、生地、百合各三钱，款冬花一钱	肾热火沸，吐痰纯是白沫，咳嗽不已，日轻夜重	水煎服	增加山萸肉、玄参、天冬、女贞子、款冬花，增强止咳、清热之功

【名方考证】

1. 本草考证

1.1 百合 "百合"之名最早见于《神农本草经》。经考证，本方所用百合为百合科植物卷丹 *Lilium lancifolium* Thunb.、百合 *Lilium brownii* F. E. Brown var. *viridulum* Baker 或细叶百合 *Lilium* *pumilum* DC. 的干燥肉质鳞叶，与《中国药典》2020 年版记载一致。

1.2 地黄 "地黄"最早记载于《神农本草经》"一名地髓，生川泽"，经考证，本方所用生地黄汁的地黄是玄参科植物地黄 *Rehmannia glutinosa* Libosch. 的新鲜或干燥块根，来源与

《中国药典》2020年版记载一致。

2.炮制考证

2.1 百合 东汉张仲景《金匮要略》百合地黄汤中百合的炮制方法为"洗"。现有生百合、蜜百合、蒸百合三种炮制品，均可内服。

2.2 地黄 东汉张仲景《金匮要略》百合地黄汤中所用为生地黄汁，地黄的炮制方法为"取汁"，即将鲜地黄榨干，取其汁液入药。现代炮制品有鲜地黄。

3.剂量考证

3.1 原方剂量 百合（擘）七枚，生地黄汁一升。

3.2 折算剂量 汉代1升为今之200ml，故处方量为百合7枚、生地黄汁200ml。

3.3 现代用量 根据临床常用剂量，处方量为百合（干品）100g，生地黄100g。

【药物组成】百合（擘）七枚，生地黄汁一升。

【功能主治】养阴清热，补益心肺。主治心肺阴虚、精血亏虚导致的内热证。症见神志恍惚、沉默寡言、干咳或少痰、心烦或心悸、如寒无寒、如热无热、时而欲食、时而恶食等。

【方义分析】本方主治心肺阴虚、精血亏虚导致的内热证。心肺阴虚内热，百脉失和，扰乱心神，故沉默寡言，欲卧不能卧，欲行不能行，如有神灵；情志不遂致脾失健运，故意欲饮食复不能饮食，时而欲食，时而恶食；阴虚生内热，故如寒无寒，如热无热，口苦，小便赤；舌脉亦为阴虚有热之象。治宜养心润肺，益阴清热。方中百合色白入肺，养肺阴而清气热；生地黄色黑入肾，益心营而清血热；泉水清热利小便，诸药合用，心肺同治，阴复热退，百脉因之调和，病可自愈。

方中百合不仅能补虚滋养，而且入心经，能安心养神，补脾健胃，为君药；地黄甘寒，生地黄汁寒性更明显，入心肝肾经，能入血分，清热凉血、养阴生津，是为臣药。泉水能下热利小便，以之煎汤，增强养阴清热之力。二者配伍，养阴清热、补益心肺。

配伍特点：本方百合甘寒清润，地黄汁入血分益心营清血热，使全方具有清、轻、平、润的特点，能滋津血，益元气，使五脏真元通畅，内热无以留存而外泄，失调之机得以恢复。

【用法用量】

1.古代用法用量 上以水洗百合，渍一宿，当白沫出，去其水，更以泉水二升，煎取一升，去滓，内地黄汁，煎取一升五合，分温再服。中病，勿更服，大便当如漆。

2.现代用法用量 将百合鳞叶一片片剥下，置清水泡一晚，当有白沫出现时，弃水，加泉水400ml，去滓，加生地黄汁200ml，煎取300ml，分次温服。

【药学研究】

1.资源评估 百合和地黄均以人工种植为主。

百合喜凉爽，较耐寒，喜干燥，怕水涝，高温地区生长不良。全国各地均有种植，主产于湖南、四川、河南、江苏、浙江。

地黄属多年生草本植物，喜温暖气候，较耐寒，以阳光充足、土地深厚、疏松、肥沃的砂质土壤栽培为宜。产区与道地产区一致，现人工种植的主产区为河南、河北、山东、山西等地，主以河南焦作地区产的怀地黄质量最佳。

2.制剂研究

2.1 制备方法 原文载：上以水洗百合，渍一宿，当白沫出，去其水，更以泉水二升，煎取一升，去滓，内地黄汁，煎取一升五合，分温再服。中病，勿更服，大便当如漆。该制备方法所用为鲜百合和地黄汁，则现代制备方法为：将百合鳞叶一片片剥下，置清水泡一晚，当有白沫出现时，弃水，加泉水400ml，去滓，加生地黄汁200ml（相当于生地黄30g），煎取300ml，分次温服。起效后，大便如黑漆色，再不服用。

2.2 剂型研究 根据本方处方的特点，建议可开发为合剂、口服液。目前从地黄中分离鉴定出200余种成分，包括环烯醚萜类、紫罗兰酮类、苯乙醇类化合物、地黄多糖等[1]。《中国药典》2020年版载地黄的含量测定的指标成分是梓醇和毛蕊花糖苷，这些都是地黄有效成分。百合含有甾体皂苷、多糖、黄酮、酚类、糖苷等成分，其中甾体皂苷、多糖、酚类是主要的药效物质[2]。可见，由两个药组成的百合地黄汤的有效物质是不止一类成分。另网络药理学研究发现，百合地黄汤中有25种成分对应的31个靶点与抑郁症相关[3]，也证明了有效物质的多样性。因此在制剂提取过程，在忠于古方记载的前提下，需充分考虑两个药含有的不同类成分的化学特性，尽可能提高有效物质的溶出率。

百合地黄膏：百合70枚（劈），生地黄汁2升。上药加水煎煮3次，滤汁去滓，合并滤液，加热浓缩为清膏后，再加入白砂糖300g，文火收膏即成。

百合生地粳米粥：百合（切片）25g，生地黄20g，粳米50g，冰糖适量。将生地黄洗净。切碎，加水煮，取汁取渣。把汁放锅内，加入洗净的粳米、百合，用旺火煮沸后，再改用小火熬煮至米软熟，加入冰糖，继续煮至冰糖溶化后即可。

此外，针对原方的"地黄汁"，现代进行了制剂工艺研究，采用高分辨质谱分析了四种制备方法制备的地黄汁（鲜地黄捣汁、鲜地黄蒸汁、鲜地黄煮汁、生地黄煮汁），结果显示，4种地黄汁的化学成分存在差异，共鉴定出27个化学成分，共有成分15个，包括梓醇、桃叶珊瑚苷、地黄苷D、益母草苷等，捣汁中未测到毛蕊花糖苷和异毛蕊花糖苷，认为除捣汁外的3种制备方法可作为本方"生地黄汁"的制备方法[4]。

3. 质量控制 基于百合地黄汤的有效物质应该是多类的，故对拟开发的百合地黄成药的质量控制应是多成分甚至全成分指纹谱的质量控制。依据经典名方开发要求，笔者所在研究团队建立了HPLC指纹图谱检测方法，用于百合地黄汤物质基准制备中制备过程工艺和质量控制，以梓醇、毛蕊花糖苷为指标成分计算转移率和出膏率。结果：标定物质基准指纹图谱共有峰16个，其中6个归属于百合、9个归属于地黄，煎煮液、浓缩液和物质基准3者的对照图谱相似度均大于0.99，证明是一种可行的方法[5]。

【药理研究】

1. 药效作用 根据百合地黄汤的功能主治进行药效学研究，主要有抗抑郁、抗焦虑、促睡眠、抗肿瘤等作用。

1.1 与功能主治相关的药理作用

1.1.1 抗抑郁 百合地黄汤水煎液按16g/kg灌胃连续21天，可改善大鼠由慢性束缚应激（6h）联合皮下注射皮质酮导致的焦虑性行为，使血清及海马IL-1β，IL-6，IL-18含量均明显降低，海马NLRP3、ASC、Caspase-1蛋白表达显著降低，海马神经元损伤情况得以缓解[6]。百合地黄汤水煎液按6、12、24g/kg灌胃利血平诱导的小鼠抑郁症模型连续21天。结果：能升肛温、改善运动和对抗眼睑下垂，并显著增加小鼠脑内5-HT、NA、DA含量[7]。制备百合地黄汤不同提物部位（乙醇提取物、石油醚部位、乙酸乙酯部位、正丁醇部位），均按生药20g/kg灌胃小鼠15天，均可不同程度缩短绝望模型中小鼠悬尾和强迫游泳不动时间，以醇提物和正丁醇部位最佳[8]；其正丁醇部位按430mg/kg灌胃15天，对孤养加慢性轻度不可预见性应激法建立的大鼠抑郁症模型，能明显改善大鼠行为学，升高大脑皮层、下丘脑、海马和纹状体的DA、5-HT含量[9]。采用CUMS联合灌胃热性中药法制备大鼠阴虚内热型抑郁症大鼠模型，灌胃给予百合地黄汤90g/kg，连续4周。结果：可明显降低模型大鼠血清TG、GLUT5、ATP、TRH、T4、CORT等水平，降低IL-1β、IL-6、Glu水平和升高IL-10、5-HT、GABA水平，PPI网络关键基因为Fos、Epha8、Npy2r、Htr2c、Nr4al[10]。

1.1.2 抗焦虑 百合地黄汤按24、12.6g/kg对小鼠灌胃给药，每天1次，连续14天，可使小鼠脑组织内GABA含量增加、Glu的含量降低[11]。

1.1.3 促睡眠 百合地黄汤按7、28g/kg灌胃氯苯丙氨酸腹腔注射液诱导的大鼠失眠症模型，每日灌胃1次，连续7天，可降低失眠大鼠旷场实验的中央格停留时间、修饰次数和排便数，缩短睡眠潜伏期和延长睡眠持续时间，并能增加大脑皮层、脑干和海马5-HT含量和降低DA含量[12]。

1.2 其他药理作用

抗肿瘤 百合地黄汤灌胃肝癌H22荷瘤小鼠连续10天，可明显抑制瘤体生长[13]；连续灌胃15天，能明显抑制肝癌H22小鼠增殖细胞核抗原（PCNA）蛋白的表达[14]。

2.体内过程 目前有关百合地黄汤的体内过程研究暂无，但对地黄有效成分的体内过程有研究。梓醇和筋骨草醇是百合地黄汤中地黄的主要吸收成分，桃叶珊瑚苷、二氢梓醇、地黄苷类（A、B）、密力特苷、地黄苷D亦有吸收。梓醇和筋骨草醇的吸收和消除均很快，它们的C_{max}分别是（2349.05±1438.34）、（104.25±82.05）ng/ml，$t_{1/2}$分别为（0.86±0.32）和（0.96±0.37）h，$AUC_{0-\infty}$分别为（4407.58±2734.89）和（226.66±188.38）ng/（h·ml），t_{max}均是1h。毛蕊糖苷等苯乙醇苷类化合物化学性质不稳定，易被氧化，口服生物利用度为0.12%，绝大部分水苏糖等寡糖类成分在大肠被细菌降解[15]。

【临床常用】

1.1 临床主治病证 百合地黄汤常用于治疗心肺阴虚、精血亏虚导致的内热证。临床表现主要为神志恍惚、沉默寡言、干咳或少痰、心烦或心悸、如寒无寒、如热无热、时而欲食、时而恶食，临床应用以心烦或惊悸，干咳或少痰，口燥，舌红少苔，脉细数为辨证要点。

1.1.1 百合病 百合病心肺阴虚内热证，证见精神恍惚，默默不语，忧郁喜静，坐卧不安，烦躁不宁，饥不欲食，口苦舌干，小便黄赤，苔薄黄，脉微数、细数。方以百合清心润肺、益气安神；生地黄汁滋肾水，益心阴，清血热；泉水下热气，利小便，用以煎百合，共成润养心肺、凉血清热之剂。阴复热退，百脉调和，病自可愈。治疗心肺阴虚内热多伴肝阴虚亏，常加白芍、桑椹、黑芝麻、枸杞等滋阴柔肝，养血润燥；病久气阴两虚者，加甘麦大枣汤益气和中，汁润缓急；心火亢盛者，加夏枯草、黄连、竹茹、莲子心、灯心草可清心除烦安神；惊悸不宁者，加磁石、龙齿清心镇惊、安神定志。

1.1.2 不寐 治疗由外感内因等多种原因造成的心神不宁、心烦失眠者，加牡蛎、夜交藤、炒枣仁或合酸枣仁汤以宁心安神。对于顽固性失眠，病程较长，多种常规治疗无效，百合地黄汤可联合黄连阿胶汤、半夏秫米汤进行治疗以滋阴降火，交通心肾，平衡阴阳。

1.1.3 郁证 治疗情绪低落、焦虑，阴虚内热，心神惑乱者，加甘草、陈小麦、大枣配伍百合地黄汤以滋阴清热，养阴安神。

1.2 名家名师名医应用

1.2.1 癔病 全国名中医黄煌采用百合地黄汤治疗癔症，百合75g（以水泡一夜去水，另用一斤煮取半斤，加生地汁合煮取半斤），生地黄100g（用半斤水泡一夜绞取汁），服用3剂而愈。

1.2.2 干咳少咳 国医大师干祖望采用百合地黄汤治疗干燥性鼻炎、慢性咽炎、慢性喉炎干燥严重者。

1.2.3 不寐 中医专家吉良晨抓住虚证不寐之阴血不足、阴虚内热这一临床辨证关键，以养血安神、滋阴清热为大法，选用百合地黄汤加炒枣仁、夜交藤为基本方，结合脏腑辨证治疗虚证不寐，并以补气养血、壮水制火等法随证加减。

1.2.4 阴虚不足 国医大师王自立以百合地黄汤治疗中气不足者，补中益气汤以养阴清热、益气健脾升清，伴肺肾不足者。国医大师朱良春采用百合地黄汤治疗妇人阴血不足，心悸不安，甚则神志异常者；温热病后期，余热未尽，阴津耗伤，虚烦不寐者；病毒性心肌炎恢复期。

1.2.5 脏躁 国医大师何任治疗某阴虚内热之脏躁，治法为滋阴清热，安神清心，处方：百合15g，生地黄18g，炙甘草9g，淮小麦30g，红枣20g，淡豆豉9g，焦山栀9g。

1.2.6 其他 国医大师李文瑞治疗大叶性肺炎高热退低热留恋，辨证余热未尽，方拟百合地黄汤加味：百合35g，生地黄30g，桑白皮15g，地骨皮15g，白薇10g，枸杞子18g，麦冬10g。

2.临床新用 百合地黄汤在临床上常用于治疗抑郁症、失眠症、焦虑症等精神神经性疾病，也可用于慢性浅表性胃炎等疾病的治疗。

2.1 精神神经系统疾病

2.1.1 抑郁症 将脑卒中后抑郁症患者70例随机分为对照组和研究组各35例，对照组给予氟西汀分散片治疗，研究组在对照组基础上服用百合地黄汤，组方：郁金15g、远志15g、合欢15g、香附15g、柴胡15g、百合15g、生地黄15g，每日1剂，水煎，分2次服用，均连续用药8周。结果：研究组总有效率为97.1%、对照组为80.0%[16]。

2.1.2 失眠症 将老年慢性失眠症患者168例随机分为研究组65例、对照组55例和安慰剂组48例，对照组每晚睡前服用阿普唑仑，安慰剂组给予安慰剂片，研究组给予百合地黄汤加味，组方：百合15g，生地黄50g，龙骨10g，牡蛎10g，并随证加减。每日1剂，水煎分2次服。治疗12周后，研究组、对照组和安慰剂组的总有效率分别为90.77%、74.55%、37.5%[17]。将62例阴虚火旺型失眠患者分为研究组32例和对照组30例，对照组给予阿普唑仑，实验组给予百合地黄汤治疗，组方：百合30g、生地黄30g，并随证加减，每日1剂，水煎分2次服，连续治疗30天。结果：实验组总有效率为93.75%，对照组为76.67%[18]。将72例阴虚型抑郁障碍相关性失眠患者随机分为研究组和对照组各36例，对照组给予盐酸曲唑酮治疗，研究组在对照组的基础上加服百合地黄汤，组方：百合24g、生地黄18g，配方颗粒每日温开水冲服2次，并随病情加减；两组均治疗3个月、随访1个月。结果：研究组和对照组的总有效率分别为97.2%和80.6%[19]。

2.1.3 焦虑症 将阴虚型广泛性焦虑症患者55例随机分为研究组30例和对照组25例，对照组给予口服帕罗西汀片，研究组在对照组基础上服用百合地黄汤，组方：百合15g、生地黄15g，每日1剂，水煎分两次服。两组均连续治疗4周。结果：研究组和对照组的总有效率分别是93.3%和84.0%[20]。

2.2 消化系统疾病

慢性浅表性胃炎 将慢性浅表性胃炎患者65例随机分为研究组37例和对照组28例，对照组服用雷尼替丁合盐酸黄连素片，研究组给予百合地黄汤加味，组方：百合10g、生地黄10g、沙参10g、麦冬10g、玉竹10g、白芍10g、石斛10g、甘草5g，并随证加减，每日服药2次。结果：连续用药3个月后，研究组总有效率为91.9%，对照组总有效率为67.85%[21]。

【按语】

1.关于百合病病名的认识 百合地黄汤主治病证百合病的病名由来，历代医家有不同的认识，大致可归为四大类：一是从"百脉一宗"的病机，如徐忠可谓"曰百合病，谓周身百脉皆病"，又谓"百合者，色白，补肺药也，观其用之为主，而即以百合名病"。《医宗金鉴》载："百合，百瓣一蒂，如人百脉一宗，命名取治，皆此义也。"二是认为以"百合"之主要命名，如魏荔彤在《伤寒论本义》中论："盖古有百合病之名，即因百合一味而疗此疾，因得名也"，这一观点被较多注家认可。三是日本医家饭田鼎提出"百合"为"房室过劳"之意，现多认为是误解。

2.鲜药的应用 从本方记载看，百合和地黄均用鲜品，在煎煮过程中十分讲究。鲜品相较于干品，寒性和生津之性更强，更有利于发挥清热、生津的功效，适于百合地黄汤主证。鲜品的保存在实际生产中存在许多挑战，不作为当前常规用饮片。且现代研究显示，不同制备方法所获得的生地黄汁的化学成分有明显差异，提示若该方在开发应用时，坚持"遵古"采用鲜品，需制定鲜品的质量标准和百合煎煮、生地黄汁制备的标准工艺和中间体质量标准，才能保证质量与疗效。

参考文献

［1］陈金鹏，张克霞，刘毅，等.地黄化学成分和药理作用的研究进展［J］.中草药，2021，52（6）：1772-1784.

［2］粟倩，吴萍，夏伯候，等.百合化学成分及药理活性研究进展［J］.中国药学杂志，2021，56（11）：875-882.

［3］丁腾，孙宇宏，杜霞，等.经典名方百合地黄汤的化学成分及网络药理学研究［J］.中草药，2019，50（8）：1848-1856.

［4］魏梦佳，陈凤鸣，张志杰，等.基于高分

辨质谱分析的经典名方百合地黄汤中生地黄汁的制备工艺[J].中国实验方剂学杂志，2022，28（9）：133-140.

[5]周菲，林美斯，王琳，等.经典名方百合地黄汤物质基准制备及过程质量控制研究.中草药，2019，50（16）：3824-3832.

[6]赵洪庆，吴碧茹，孟盼，等.百合地黄汤抑制NLRP3炎症小体激活改善焦虑性抑郁症模型大鼠海马神经元损伤[J].中国实验方剂学杂志，2021，27（20）：346-350.

[7]管家齐，陈文东，王利利.百合地黄汤对小鼠抑郁症模型的实验研究[J].中华临床中医学杂志，2008，4（3）：205-207.

[8]张萍，赵铮蓉，吴月国，等.百合地黄汤抗抑郁活性部位筛选[J].中国新药杂志，2010，19（21）：1973-1975.

[9]张萍，赵铮蓉，吴月国，等.百合地黄汤活性部位对大鼠抑郁模型行国学及脑内单胺类神经递质的影响[J].中华中医药学刊，2013，31（8）：1759-1761.

[10]潘瑾，潘文超，迟显苏，等.百合地黄汤治疗阴虚内热型抑郁症的机制[J].中国实验方剂学杂志，2022，28（12）：31-38.

[11]方欢乐，韩宁娟，李晓明，等.百合地黄汤抗焦虑作用的研究[J].海南医学院学报.2019，25（5）：326-329

[12]郑竹宏，赵仁云，丁玉婷，等.百合地黄汤对失眠模型大鼠行为学及不同脑区单胺类神经递质的影响[J].世界科学技术——中医药现代化，2019，21（3）：529-534.

[13]包素珍，郑小伟，宋红，等.百合地黄汤对肝癌H22荷瘤小鼠抑瘤作用的实验研究[J].中国中医药科技，2006，13（5）：332.

[14]叶开升，郑小伟，包素珍.加味百合地黄汤对肝癌H22小鼠PCNA蛋白表达的影响[J].中华中医药学刊，2009，27（3）：548-550.

[15]钟杰，谭朝丹，王天明，等.大鼠体内生地黄吸收成分分析及其药动学研究[J].药学学报，2013，48（9）：1464-1470

[16]杨蒙蒙，张怀亮.百合地黄汤治疗脑卒中后抑郁症的疗效探讨[J].中国现代药物应用，2020，14（20）：213-215.

[17]王振宇.百合地黄汤加味治疗老年慢性失眠症65例疗效观察[J].中国中医药科技，2008，15（1）：58-59.

[18]张忠，于翔，李子全，等.百合地黄汤治疗阴虚火旺型失眠临床观察[J].光明中医，2019，34（10）：1509-1511.

[19]关桂霞，李时如，田丰林，等.百合地黄汤联合盐酸曲唑酮治疗阴虚型抑郁障碍相关性失眠的临床疗效观察[J].中国实用医药，2020，15（8）：165-167.

[20]徐航，胡绘姐，张余玲，等.百合地黄汤联合帕罗西汀治疗脾虚型广泛性焦虑症30例临床观察[J].国医论坛，2019，34（5）：27-28.

[21]胡联中，刘旺兴.百合地黄汤加味治疗慢性浅表性胃炎37例[J].湖南中医杂志，2001，17（1）：38-39.

枳实薤白桂枝汤

汉《金匮要略》

Zhishixiebaiguizhi Tang

【概述】枳实薤白桂枝汤最早见于东汉《金匮要略·胸痹心痛短气病脉证治第九》，其方药组成为："枳实四枚，厚朴四两，薤白半斤，桂枝一两，瓜蒌实一枚（捣）"，具有通阳散结，祛痰下气之效果，主治胸痹，胸满而痛，甚或胸痛彻背，喘息咳唾，短气，气从胁下上逆抢心，舌苔白腻，沉弦或紧。此方为张仲景常用治疗胸痹方之一，后世医家于此方加减还可治疗气机阻滞导致的胸中阳气不得通达、阴寒之邪凝结胸胃、阻遏阳气畅达或痰浊气结较甚等病证。其中薤白须用重剂。枳实薤白桂枝汤主要具有改善心肌缺氧、缓解窦房心动过缓、缓解慢性支气管炎等药理作用。现有枳实薤白桂枝汤颗粒剂报道。此方现代广泛用于心血管系统疾病、消化系统疾病，如治疗痰阻心脉型冠心病、心绞痛、反流性食管炎等效果显著。

【历史沿革】

1.原方论述　汉代张仲景《金匮要略》载："胸痹心中痞，留气结在胸，胸满，胁下逆抢心，枳实薤白桂枝汤主之。"该汤剂组成：枳实四枚，厚朴四两，薤白半斤，桂枝一两，瓜蒌实一枚（捣）。上五味，以水五升，先煮枳实、厚朴，取二升，去滓，内诸药，煮数沸，分温三服。

2.后世发挥　关于枳实薤白桂枝汤，历代医家多有论述，清代魏念庭在《金匮要略方论本义·胸痹心痛短气病脉证治》中言"痰饮水气俱乘阴寒之邪动而上逆，胸胃之阳全难支拒矣。故用枳实薤白桂枝汤行阳开郁，温中降气……缓缓荡除其结聚之邪也"。魏念庭认为，枳实薤白桂枝汤的病机是痰饮水气乘寒邪上逆，克伐胸中之阳气。寒饮上逆，故胁下有气上冲心胸，胸阳不振。寒气留滞于胸中，故胸中觉胀满，用枳实薤白桂枝汤温通胸阳，行气化饮。清代徐忠可《金匮要略论注·胸痹心痛短气病脉证治第九卷》言："留气结在胸，即客气也，更胁下逆抢心，是不独上焦虚，而中焦亦虚，阴邪得以据之，为逆为抢"。徐忠可认为其病机是上焦阳气虚衰，客气上逆，留结于胸中，故胸中痞硬胀满；中焦阳气亦虚衰，寒饮痰浊之邪占据中焦，上逆动膈，故见胁下气逆冲心。

3.同名异方　枳实薤白桂枝汤的同名异方分析见表22-1。

表22-1　枳实薤白桂枝汤同名异方分析表

朝代	作者	出处	药物组成	功能主治	制法及用法	变化情况（与原方比较）
唐	孙思邈	《备急千金要方》	枳实（四枚），薤白（一斤），桂枝（一两），浓朴（三两），栝蒌实（一枚）	治胸痹心中痞气，气结在胸，胸满胁下逆抢心方	上五味㕮咀，以水七升煮取二升，半分再服，仲景方用浓朴四两，薤白半斤，水五升煮取二升，分三服	此方与仲景方用药量、制法上有一定差别
清	王泰林	《退思集类方歌注》	枳实、浓朴（各四两），薤白（半升），桂枝（一两），栝蒌实（一枚捣）	治胸痹心中痞气，气结在胸，胸满胁下逆抢心方		此方与仲景原方用量有一定区别，且制法未提及
清	吴谦	《医宗金鉴》	枳实四枚，厚朴四两，薤白半斤，桂枝一两，栝蒌实（捣）一枚	胸痹心中痞，留气结在胸，胸满，胁下逆抢心	右五味，以水五升，先煮枳实、厚朴，取三升，去滓，内诸药，煮数沸，分温三服	此方与仲景方相同
清	彭子益	《圆运动的古中医学》	枳实二钱，薤白八钱，厚朴四钱，栝蒌四钱，桂枝一钱	治胸痹胁下气逆抢心者		此方与仲景原方用量有一定区别，且制法未提及

【名方考证】

1.本草考证

1.1 枳实　"枳实"之名最早见于《神农本草经》。经考证，本方所用枳实为芸香科柑橘属植物枳（枸橘）*Poncirus trifoliata*（L.）Raf.的干燥果实。《中国药典》2020年版载枳实为芸香科植物酸橙 *Citrus aurantium* L.及其栽培变种或甜橙 *Citrus sinensis* Osbeck的干燥幼果。

1.2 厚朴　"厚朴"之名最早见于《神农本草经》。经考证，本方所用厚朴为木兰科厚朴属植物厚朴 *Magnolia officinalis* Rehd. et Wils. 的干燥干皮、根皮及枝皮。《中国药典》2020年版收载厚朴为 *Magnolia officinalis* Rehd. et Wils. 或凹叶厚朴 *Magnolia officinalis* var. *biloba* 的干燥干皮、根皮及枝皮。

1.3 薤白　"薤白"之名最早见于《神农本草经》。经考证，本方所用薤白为百合科葱属植物小根蒜 *Allium macrostemon* Bge. 或薤 *Allium chinense* G. Don 的干燥鳞茎，与《中国药典》2020年版记载一致。

1.4 桂枝　"桂枝"之名最早见于《神农本草经》。经考证，本方所用桂枝为樟科樟属植物肉桂 *Cinnamomum cassia* Presl 的树枝之皮。《中国药典》2020年版收载桂枝为樟科植物肉桂 *Cinnamomum cassia* Presl 的干燥嫩枝。

1.5 瓜蒌　"瓜蒌"之名最早见于《神农本草经》，经考证，本方所用瓜蒌为葫芦科植物栝楼 *Trichosanthes kirilowii* Maxim. 或双边栝楼 *Trichosanthes rosthornii* Harms 的干燥成熟果实，与《中国药典》2020年版收载一致。

2.炮制考证　所有药物应为生品。

3.剂量考证

3.1 原方剂量　枳实四枚，厚朴四两，薤白半斤，桂枝一两，瓜蒌实一枚（捣）。

3.2 折算剂量　东汉1两合今之13.80g，故处方量为厚朴55.20g，桂枝13.80g，薤白110.40g，瓜蒌1枚，枳实4枚。

3.3 现代用量　根据临床用量，处方量为枳实9g，厚朴12g，薤白24g，桂枝3g，瓜蒌12g。

【药物组成】 枳实四枚，厚朴四两，薤白半斤，桂枝一两，瓜蒌实一枚（捣）。

【功能主治】 通阳散结，祛痰下气。主治胸满而痛，甚或胸痛彻背，喘息咳唾，短气，气从胁下上抢心，胸痹等症。

【方义分析】 本方主治诸症皆为胸痹系胸阳不振，津聚成痰，痰浊中阻，气结在胸所致。痰阳气滞，结于胸中，故胸满而痛，甚则胸痛彻背；痰浊中阻，肺失宣降，则见咳唾喘息，短气；胸阳不振阴寒之气上逆，故有气从胁下上抢心之候。治宜通阳散结，祛痰下气。

方中君药为瓜蒌与薤白，瓜蒌味甘性寒入肺，涤痰散结，开胸通痹；薤白辛温，通阳散结，化痰散寒，能散胸中凝滞之阴寒、化上焦结聚之痰浊、宣胸中阳气以宽胸，乃治疗胸痹之要药。枳实下气破结，消痞除满；厚朴燥湿化痰，下气除满，二者同用，共助君药宽胸散结、下气除满、通阳化痰之效，均为臣药。佐以桂枝通阳散寒，降逆平冲。诸药合用，使胸阳振，痰浊降，阴寒消，气机畅，则胸痹而气逆上冲诸证可除。

配伍特点：一是寓降逆平冲于行气之中，以调气机升降之舛；二是寓散寒化痰于理气之内，以祛阴寒痰浊之邪。

【用法用量】

1.古代用法用量　上五味，以水五升，先煮枳实、厚朴，取二升，去滓，内诸药，煮数沸，分温三服。

2.现代用法用量　以上五味，加水1000ml，煎至400ml，分为3服，日服1剂。

【药学研究】

1.资源评估　方中枳实、厚朴、桂枝、瓜蒌目前均以人工栽培为主。薤白野生资源分布广泛。

枳实生长于海拔700~1000米以下，生长适宜温度15~17℃，喜温暖湿润的气候。枳实在我国长江流域及其以南各省区均有栽培，枳实可通过种子和嫁接方法繁殖，道地产地主要在江西、四川，主产区在江苏、浙江、江西、福建、中国台湾、湖北、湖南、广东、广西、四川、贵州、云南等地。

厚朴喜凉爽，适合生长在14~20℃的环境之中。道地产区与主产区基本一致，厚朴多分布在四川、云南、浙江、贵州等地。

薤白资源广泛，我国除新疆、青海外，其余各省均有分布。

肉桂喜温暖气候，适生于亚热带地区无霜的环境，最适宜生长的温度为26~30℃，桂枝道地产区主要在广东、广西，主产区在福建、中国台湾、海南、广东、广西、云南等地。

瓜蒌适宜的生长温度为25~35℃，在我国大部分地区均有栽培，主产于长江以北和西部大部分地区，如河北、山东、陕西、江苏、安徽、四川、河南等地。其中山东长清、肥城、淄博，河南安阳等地所产质量为佳，以山东、河南为道地产区，与主产区基本一致。

2.制剂研究

2.1 制备方法 原文载："上五味，以水五升，先煮枳实、厚朴，取二升，去滓，内诸药，煮数沸"。东汉时期一升合200ml，因此，制备方法为取本方枳实和厚朴加入1000ml煎煮后至400ml，除渣，加入剩余三药至沸。

《金匮要略》枳实薤白桂枝汤煎煮方法中加水量约为药材量的10倍，煎煮1次，按原方制备的标准煎煮时间约1.5小时。

2.2 剂型选择 原方是汤剂，现代有报道对枳实薤白桂枝汤进行颗粒的研究：①指标性成分分析方法的建立，应用TLC（薄层法）法对方中瓜蒌、薤白、厚朴进行了定性鉴别。药材采用回流加热法提取，以出膏率、浸出物百分含量、总皂苷含量、厚朴酚与和厚朴酚总含量为指标确定提取工艺。②采用三因素三水平正交设计[1]。

3.质量控制 该方含有酚类、挥发油、生物碱等物质，可以将其作为质量控制的指标。现有文献报道以枳实薤白桂枝汤方制备颗粒，采用HPLC（高效液相色谱）法对枳实薤白桂枝颗粒厚朴酚、总厚朴酚的含量测定[1]。

【药理研究】

1.药效作用 根据枳实薤白桂枝汤的功能主治进行了药效学研究，主要具有改善心肌缺氧、改善窦房心动过缓、缓解慢性支气管炎等作用。

1.1 与功能主治相关的药理作用

改善心肌缺氧 高、中、低剂量（1.58、0.79、0.395g/kg）的枳实薤白桂枝汤提取液灌注家兔离体心脏20分钟后，枳实薤白桂枝汤中剂量组可改善缺氧心脏泵血功能障碍[2]。

1.2 其他

缓解慢性支气管炎 枳实薤白桂枝汤在咳嗽、咯痰、哮鸣音显控率，改善小气道通气障碍等方面有明显改善，并有减少感冒发作次数、降低LPO、提高SOD和免疫球蛋白等作用[3]。

2.体内过程 薤白是枳实薤白桂枝汤中君药之一，重用薤白是本方发挥药效的关键。现有文献报道，大鼠给予薤白皂苷总提取物灌胃后，其暴露量较高的单体血浆 T_{max} 为0.5h，C_{max} 为0.435mg/L，$t_{1/2z}$ 为20.952h，$AUC_{0\rightarrow t}$ 为1.752mg/（L·h），$AUC_{0\rightarrow\infty}$ 为1.858mg/（L·h）。其在大鼠体内吸收迅速，半衰期长。每日1次给药，其代谢存在肠肝循环，但口服生物利用度低；此外，肝脏可能是薤白皂苷在大鼠体内的主要代谢及排泄器官，有肝脏蓄积倾向可能[4]。

【临床应用】

1.临床常用

1.1 临床主治病证 枳实薤白桂枝汤常用于治疗胸痹，主要表现为胸满而痛，临床应用以胸中痞满，气从胁下冲逆，上攻心胸，舌苔白腻，脉沉弦或紧为辨证要点。

胸痹 治疗浊痰内扰胸痹者，可加陈皮、半夏，联合桂枝、薤白温通阳气，充沛心阳。治疗气阴两虚证候胸痹者，可联用生脉散益气敛阴，于阴中求阳，阳中求阴，使阴阳调和，达到宽胸通痹的目的[5]。

1.2 名家名师名医应用

1.2.1 心悸 李飞泽教授认为治疗心悸应随证而变加减枳实薤白桂枝汤，处方：证为兼有心肾阳虚，加麻黄、附子、仙灵脾、鹿角胶各10g，细辛3g；心率快，窦性或室上性心动过速者，辨证为阳虚兼有邪热扰心，去桂枝，加黄连6g，莲子心3g，苦参10g；若胸闷明显，咳逆倚吸不得卧，端坐呼吸，胸腔或心包有轻、中量积液，加葶苈大枣泻肺汤（葶苈子10g，大枣15g），车前子30g，茯苓、防己各10g；若舌质紫黯，舌下络脉曲张明显，胸前区隐痛，刺痛感，心电图示心肌缺血，辨证为兼夹瘀血，加丹参饮（丹参20g，砂仁4g，檀香3g），延胡索20g，当归、川芎、赤芍各10g，如效果不佳者，加水蛭3g，土鳖虫10g，三七粉6g；若仅表现为心气亏虚，加生黄芪、茶树根各30g，红景天20g，甘松10g；若舌质偏瘦、舌苔少，阴虚症状明显者，加生脉饮（生晒参9g，麦冬10g，五味子5g），鲜石斛12g；若病久胸胁满闷，情绪焦虑，加玫瑰花、香附、陈皮、合欢皮各10g；若舌苔厚腻，心下痞，按之闷痛者，加小陷胸汤（黄连6g，半夏10g，全瓜蒌30g），苍术、佩兰各10g；若兼有失眠，加夜交藤30g，茯神、秫米各10g；若兼有大便稀溏，辨证为心脾阳虚，加理中丸（党参、炒白术各10g，干姜、炙甘草各9g），赤石脂、石榴皮各10g[6]。

1.2.2 胸痹心痛（冠心病心绞痛） 陈波教授认为胸痹心痛证属心阳不足，阴寒凝滞，采用辛温通阳，开痹散寒治法。辛温通阳，开痹散寒。方药予枳实薤白桂枝汤加减：桂枝15g，红参粉5g，麦冬15g，薤白15g，枳实15g，淫羊藿15g，肉苁蓉15g，黄精15g，丹参20g，炙甘草20g，生龙骨30g，甘松15g，红花15g，合欢花15g，远志15g。上方14剂，水煎服，每日1剂分两次服用[7]。

1.2.3 胸痹 李敬孝教授认为正虚与邪实并存才是胸痹的实质，二者缺一不可。故"阳微阴弦"，本虚标实，为胸痹基本病机而上焦阳气虚弱是本病的关键。主张枳实薤白桂枝汤加减用处方：枳实20g，薤白30g，桂枝20g，厚朴20g，瓜蒌30g，5剂[8]。

2.临床新用 枳实薤白桂枝汤在临床上广泛用于治疗心血管系统疾病，消化系统疾病等，尤其对痰阻心脉型冠心病、心绞痛、反流性食管炎等疗效确切。

2.1 心血管系统疾病

心绞痛 将62例寒凝痰瘀气滞证素不稳定型心绞痛患者随机分成对照组和研究组，对照组30例，研究组32例。对照组采用西医常规治疗方案，研究组在对照组治疗方案的基础上加用枳实薤白桂枝汤，两组疗程均为2周。结果显示，

两组中医证候疗效方面比较，研究组总有效率为84.4%（27/32），对照组为60%（18/30）；两组显效率，研究组显效率40.6%（13/32），对照组显效率16.7%（5/30）[9]。

选择76例不稳定型心绞痛（UAP）患者，随机分为对照组和研究组，各38例。2组均予以奥马哈系统为指导的个体化护理干预，并予常规西医治疗，研究组则在此基础上加用枳实薤白桂枝汤治疗，2组均连续治疗5周。结果显示，研究组总有效率97.37%，高于对照组78.95%[10]。

将76例患者随机分为38例研究组和38例对照组，对照组予行常规西医治疗，根据患者实际情况予以其β受体拮抗剂、硝酸酯类药物、阿司匹林、氯吡格雷、替格瑞洛等药物治疗。研究组采用枳实薤白桂枝汤加减治疗，处方为：枳实、厚朴、瓜蒌皮、瓜蒌仁各12g，薤白9g，桂枝6g。酌患者体质加减用药：阴虚甚者加麦冬与五味子；血虚甚者加酸枣仁、茯苓与龙眼肉；痰热甚者加黄连与竹茹；阳虚甚者加泽泻与茯苓；气郁甚者加柴胡与郁金；血瘀甚者加川芎、丹参与红花；寒凝甚者加附子与干姜，均行1个月治疗。结果显示，研究组治疗后心绞痛发作次数、心绞痛发作时长、D-二聚体低于对照组。冠心病心绞痛患者施行枳实薤白桂枝汤加减，治疗效果确切，可降低患者心绞痛发生次数及持续时间，其药物安全性水平较高[11]。

2.2 消化系统疾病

反流性食管炎 将63例气滞痰阻型反流性食管炎随机分为32例研究组和31例对照组，研究组口服枳实薤白桂枝汤加味治疗（枳实10g，薤白10g，桂枝6g，厚朴10g，瓜蒌皮10g，法半夏10g，陈皮6g，炒白术10g，仙鹤草30g，炙甘草6g），对照组口服奥美拉唑及多潘立酮；均以8周为1个疗程。结果显示，研究组总有效率为96.88%，对照组为93.75%[12]。

【使用注意】心阴虚者禁用。

【按语】

1.枳实薤白桂枝汤中薤白须用重剂 此方取效与否关键在于薤白的用量[13]。《金匮要

略·胸痹心痛短气病脉证治第九》中所用薤白量达半斤，为此方之最。唐代孙思邈《备急千金要方·胸痹第七》中薤白的用量则更大，为一斤。据学者考证，东汉一两为13.8g，薤白用量半斤，约合110g；唐代一两为14.266g，薤白用量一斤，约合228g；即一两取3g，用量也应为24g或48g。故而薤白剂量于24~110g为临床使用。究其原因，早在《灵枢·五味》篇里，就总结"心病者，宜食麦羊肉杏薤"，明确指出心病宜食薤，为《金匮要略》中治疗胸痹心痛重用薤白奠定了中医理论基础[14]。在《本草经集注》中载，薤白"温中散结"，《本草纲目》中载"治胸痹刺痛、下气散血，温补助阳道"。现代研究显示，薤白中含有甾体皂苷、含氮化合物、挥发油、酸性成分、多糖等多种化学成分[15]，能够有效保护心肌、保护血管内皮、扩张血管、调节脂质、抑制凝血和抗血栓形成等。现代中成药制剂血滞通即为薤白胶囊制剂，有临床研究支持其可用于治疗痰瘀互阻的胸痹心痛，还可以更好地改善患者的全身症状。同时，薤白是国家卫健委公布的药食同源的药品，大量使用亦无风险。此外，当遵循原方药物的相对剂量，薤白与桂枝的比例最好是8∶1。若薤白量小或比例改变则与仲景原意相悖，临床无效或疗效锐减。

2.枳实薤白桂枝汤与瓜蒌薤白白酒汤、瓜蒌薤白半夏汤三方的联系与区别 三方均以瓜蒌配伍薤白为主，皆具通阳散结，祛痰宽胸之功，为治疗胸痹的常用方[16]。其中瓜蒌薤白白酒汤以通阳散结，宽胸祛痰为主，适用于以胸痛、喘息、短气为主要表现的胸痹而痰浊较轻者；瓜蒌薤白半夏汤较上方增半夏一味，则祛痰散结之力较胜，适用于以胸痛彻背，且不得安卧为主要表现的胸痹而痰浊较盛者；枳实薤白桂枝汤虽减半夏、白酒，但加枳、朴、桂枝三味，故长于消痞除满，下气降逆，适用于胸痹而气结较甚，以胸中痞满，气从胁下上逆冲心为主要表现者[17]。

参考文献

[1] 张楠.枳实薤白桂枝颗粒剂的制备工艺及质量标准研究[D].哈尔滨：黑龙江中医药大学，2012.

[2] 赵楠，贾洪涛，冯月男，等.枳实薤白桂枝汤对心肌缺氧家兔左心室内压的影响[J].河北中医，2019，41（6）：905-909+926.

[3] 吴肇庆，曹世宏，韩树人，等.枳实薤白桂枝汤合人参汤治疗慢性支气管炎30例临床观察[J].南京中医药大学学报，1996，12（4）：20-21.

[4] 靳丽君.薤白皂苷的药代动力学及组织分布研究[D].广州：广州医科大学，2016.

[5] 彭艳斌，蔡虎志，陈青扬，等.从"阳化气阴成形"理论探讨枳实薤白桂枝汤治疗胸痹[J].陕西中医，2020，41（12）：1787-1789.

[6] 郑萍红，李飞泽，李浩洋，等.李飞泽应用枳实薤白桂枝汤治疗心力衰竭经验[J].浙江中医杂志，2019，54（4）：302.

[7] 班丹.陈波教授治疗心血管病医案3则[C].中华中医药学会.中华中医药学会全科医学分会成立大会暨2016年学术年会论文集.中华中医药学会：中华中医药学会全科医学分会，2016：104-109.

[8] 李敬孝，杜婷婷.李敬孝教授运用经方治疗胸痹验案举隅[J].中医药信息，2011，28（2）：41-42.

[9] 朱德建，陈伟，刘园园，等.枳实薤白桂枝汤治疗寒凝痰瘀气滞证素不稳定型心绞痛的临床研究[J].中医药信息，2020，37（6）：88-92.

[10] 岳丽，王晓娜，刘盈.枳实薤白桂枝汤联合护理干预对不稳定型心绞痛的作用研究[J].长春中医药大学学报，2020，36（4）：729-732.

[11] 隋东升.加减枳实薤白桂枝汤治疗冠心病心绞痛的效果及安全性分析[J].健康之友，2021，32（8）：266.

[12] 顾庆华，黄栋.枳实薤白桂枝汤加味治疗气滞痰阻型反流性食管炎临床观察[J].中国中医急症，2012，21（1）：140-141.

[13] 李安琪，陈鑫，何庆勇.枳实薤白桂枝汤运

用心悟 [J].环球中医药，2020，13（10）：1760-1762.

[14] 钟丹，吴斌.基于仲景《金匮要略》治疗胸痹心痛之延伸浅思 [J].湖北中医杂志，2021，43（5）：56-59.

[15] 于晶，温荣欣，闫庆鑫，等.葱属植物活性物质及其生理功能研究进展 [J].食品科学，2020，41（7）：255-265.

[16] 李国祥，胡镜清，潘秋霞，等.基于数据挖掘分析清代胸痹症状及方剂特征 [J].世界科学技术–中医药现代化，2021，23（6）：1895-1901.

[17] 王义良.瓜蒌薤白白酒汤类方证治异同 [J].山西中医，1985（4）：8-9.

大建中汤

汉《金匮要略》

Dajianzhong Tang

【概述】大建中汤之名首见于汉代张仲景《金匮要略·腹满寒疝宿食病脉证治第十》，《金匮要略》载其组方为："蜀椒二合（去汗），干姜四两，人参二两"具有温中补虚，降逆止痛之效，主治脾胃虚寒，脘腹疼痛，呕逆不能食，或腹中漉漉有声。此方为张仲景为腹痛而设，后世医家于此方加减还可治疗阳气或气血不足、中焦虚寒又兼心肾虚衰、中虚腹痛而兼有瘀血者。现有大建中汤颗粒制剂研究。大建中汤主要具有镇痛、改善微循环、修复胃黏膜等药理作用。此方在临床上常用于改善治疗消化系统疾病，如胃溃疡、手术后胃肠功能的调理、小儿功能性便秘等。

【历史沿革】

1.原方论述 汉代张仲景《金匮要略》载："心胸中大寒痛，呕不能饮食，腹中寒，上冲皮起，出见有头足，上下痛而不可触近，大建中汤主之"。该汤剂组成：蜀椒二合（去汗），干姜四两，人参二两。上三味，以水四升，煮取二升，去滓，内胶饴一升，微火煮取一升半，分温再服；如一炊顷，可饮粥二升，后更服。当一日食糜，温覆之。

2.后世发挥 后世经医家进行了调整、补充等。如著名医家唐代王焘《深师方》、宋代严用和《严氏济生方》卷一、明代朱橚《定斋未病方》在大建中汤基础上加入黄芪、附子、苁蓉、鹿茸等以增强温阳补虚之力，用于虚劳阳气或气血不足诸疾；又见唐代医者孙思邈《备急千金要方》加半夏、生姜等以助和胃降逆之功，用于中寒气逆较甚者；加远志龙骨等以增宁心固涩之功，用于中焦虚寒又兼心肾虚衰，精关不固，神不守舍者，刘完素《黄帝素问宣明论方》及宋仲甫《女科百问》认同其说法；清代叶天士在《临证指南医案》提及加桂心、归身等以温经活血通脉，用于中虚腹痛而兼有瘀血者。不同著作对于大建中汤方中主治偏向、用药有不同释义。如《医方集解》中说到："此足太阴阳明药也，蜀椒辛热，入肺散寒，入脾暖胃，入肾命补火；干姜辛热，通心助阳，逐冷散逆；人参甘温，大补脾肺之气；饴糖甘能补土，缓可和中。盖人之一身，以中气为主，用辛辣甘热之药，温健其中脏，以大祛下焦之阴，而复其上焦之阳也。"《千金方衍义》："虚寒积聚之治，此方最力，故《千金》效《金匮》用之，其方中人参辅椒、姜温散之法，人皆得之。至于胶饴为助满之首列，而反用以治病呕不能食，是专用助满之味，引领椒、姜、人参为泄满之通使。"《医方论》："非人参不能大补心脾，非姜、椒不能大祛寒气，故曰大建中。又有饴糖之甘缓以杀姜、椒之辛燥。非圣于医者，不辨有此。"

3.同名异方 大建中汤的同名异方分析见表23-1。

表23-1 大建中汤同名异方分析表

朝代	作者	出处	药物组成	功能主治	制法及用法	变化情况（与原方比较）
唐	孙思邈	《备急千金要方》	糖半斤，黄芪、远志、当归、泽泻各三两，芍药、人参、龙骨、甘草各二两，生姜八两，大枣二十枚	补气血，固卫阳。主治虚热盗汗，百节酸痛，腰痛肢卷，日渐羸弱，口苦舌涩，征气短	清水二盅，加生姜五片，煎至一盅，食前服。气弱加附子（炮）二钱，腰痛筋急，加官桂（去皮）一钱	本方仅和张仲景方有一味人参相同，其余有黄芪、远志、当归、泽泻、白芍、龙骨、甘草、大枣，主要用于气虚劳累者
唐	王焘	《外台秘要》	黄芪四两，人参、当归各二两，大枣二十枚（擘），桂心六两，生姜一斤，半夏一升（洗），芍药四两，附子一两（炮），甘草二两（炙）	补气血，养脾胃。主治内虚里急，少气，手足厥冷，或乍寒乍热，小腹挛急，或腹满弦急，不能食，起即微汗出，阴缩，或腹中寒痛，不堪劳顿，唇口干燥，滑精梦多，腿酸不能久立	上切	此方与张仲景方使用药材、功效大不相同，其中用的是生姜，又名八味大建中汤
南宋	宋仲甫	《女科百问》	白芍六两，黄芪、远志、当归、泽泻各三两，龙骨、人参、草（炙）各二两，吴术一分	热自腹中，或从背膂，渐渐蒸热，或寐而汗，日渐羸瘦	每服五钱，水二盏，加生姜三片，大枣一枚（擘破），入饴少许，煎一盏，食前温服	此方功效与原方不同，主要用于散热
南宋	严用和	《严氏济生方》	黄芪（去芦）、附子（炮，去皮脐）、鹿茸（酒蒸）、地骨皮（去木）、续断、石斛（去根）、人参、川芎、当归（去芦，酒浸）、白芍药、小草各一两，甘草（炙）半两	诸虚不足，小腹急痛，胁肋胀，骨肉酸痛，短气喘咄，痰多咳嗽，潮热多汗，心下惊悸，腰背强痛，多卧少气	上㕮咀。每服四钱，水一盏半，加生姜五片，煎至七分，去滓温服，不拘时候	此方用药数量较多，与原方用法用量不同，主治多痛者
明	朱橚	《普济方》	苁蓉（酒浸一夕）、肉桂、白芍药、甘草、人参、茯苓、鹿茸（蜜炙）、龙骨（煅）各等分	滋气养血，充益五脏	加生姜、大枣，水煎服	此方主要用于五脏缺血，气虚者，与原方功效主治不同
清	费伯雄	《医方论》	蜀椒（二合炒），干姜（四两），人参（二两）	祛寒气	煎，去滓，内饴糖一升，微煎	本方主治驱寒，散寒，与原方功效主治不同
清	黄庭镜	《目经大成》	椒，干姜，人参，饴糖	风痛不敢触，服攻散之剂加甚者，与此方	煎服	此方未提及药物用量，功效不同于张仲景方
清	叶天士	《临证指南医案》	人参、桂心、归身、川椒、茯苓、炙草、白芍、饴糖、南枣	劳伤阳气，不肯复元，清阳凋丧，闪气疼痛，脘中痞结，经和补调理，右脉濡，来去涩者。虚劳腹痛		该方未提及药物用量及药物用法煎法。与原方比较此方偏补气血，温中之效较弱

【名方考证】

1. 本草考证

1.1 蜀椒（花椒） "花椒" 之名最早见于《诗经》。经考证，本方所用蜀椒为芸香科植物花椒 Zanthoxylum bungeanum Maxim. 的干燥成熟果实。《中国药典》2020年版载花椒为芸香科植物青椒 Zanthoxylum schinifolium Sieb. et Zucc. 或花椒 Zanthoxylum bungeanum Maxim. 的干燥成熟果皮。

1.2 干姜 "干姜" 之名最早见于《神农本草经》。经考证，本方所用干姜为姜科植物姜 Zingiber officinale Rose. 的干燥根茎，与《中国药典》2020年版记载一致。

1.3 人参 "人参" 之名最早见于《神农本草经》。经考证发现，本方所用人参为五加科植物人参 Panax ginseng C. A. Mey. 的干燥根和根茎，与《中国药典》2020年版记载一致。

1.4 胶饴（饴糖） "饴糖" 之名最早见于《名医别录》。经考证，本方所用饴糖为米、大麦、小麦、粟或玉蜀黍等粮食经发酵糖化制成的糖类食品。

2. 炮制考证

2.1 蜀椒 大建中汤中蜀椒的炮制方法为去汗，即清炒至有香气。现代炮制品有炒花椒。

2.2 其他 其他药物应为生品。

3. 剂量考证

3.1 原方剂量 蜀椒二合（去汗），干姜四两，人参二两，饴糖一升。

3.2 折算剂量 汉代1两合今之13.80g。花椒1合4.2g。故处方量为花椒8.40g，干姜55.20g，人参27.60g，饴糖200ml。

3.3 现代用量 根据全国中医药行业高等教育 "十四五" 规划教材《方剂学》，处方量为蜀椒3g，干姜12g，人参6g，胶饴30g。

【药物组成】蜀椒二合（去汗），干姜四两，人参二两，饴糖一升。

【功能主治】温中补虚，降逆止痛。主治中阳虚衰，阴寒内盛之脘腹疼痛。症见心胸中大寒痛，呕不能食，腹中寒，上冲皮起，出见有头足，上下痛而不可触近，舌苔白滑，脉细沉紧，甚则肢厥脉伏。

【方义分析】本方主治中阳衰弱，阴寒内盛之脘腹疼痛证。《素问·痹论》曰："痛者，寒气多也，有寒故痛也。" 中阳虚衰，阴寒内盛，经脉拘急，故心胸中大寒痛；阴寒犯胃，浊阴上逆，故呕不能食。《素问·举痛论》曰："寒气客于肠胃，厥逆上出，故痛而呕。" 腹中寒盛，收引太过，腹皮拘急，上冲皮起，故腹中痛、出见头足、上下痛而不可触近。舌苔白滑，脉细沉紧，甚则肢厥脉伏，皆为阳衰阴盛之象。本证病势较急，治宜温中以散阴寒，补虚缓急止痛，标本兼顾。

方中蜀椒温脾胃，助命火，散寒止痛，为君药。以辛热之干姜辛热，温中散寒，助蜀椒散寒之力；饴糖温补中虚，缓急止痛，助蜀椒止痛之功，共为臣药。人参补脾益气，配合饴糖重建中脏，为佐药。四药合用，使中阳建立，阴寒散去，阳气复生，痛呕自止。

配伍特点：温补并施，以温为主，温中以除阴寒。

【用法用量】

1. 古代用法用量 上三味，以水四升，煮取二升，去滓，内胶饴一升，微火煮取一升半，分温再服；如一炊顷，可饮粥二升，后更服。当一日食糜，温覆之。

2. 现代用法用量 以上三味，加水800ml，煎至400ml，后加饴糖200ml，再煎至300ml，分2次服。

【药学研究】

1. 资源评估 方中花椒、干姜、人参目前均以人工栽培为主，野生资源相对匮乏。

花椒的适宜生长温度在28℃左右，适宜生长于亚热带季风型湿润气候区，海拔600~1800米的深丘和山区花椒，主产四川汉源、汶川、茂县、雅安、冕宁、越西、甘洛、西昌，一直以四川产者为道地。

干姜适宜生长温度在25~28℃，喜温暖、湿润、荫蔽的气候环境，道地产区与主产区基本一致，多分布在四川、贵州等地。

人参生长的适宜气温范围为15~25℃，多年生、长日照、阴生性草本植物，生长在海拔200~900米的山区针阔混交林下喜阴凉，湿润的气候，人参的道地产区与主产区基本一致，多分布在辽宁、吉林、黑龙江等地。

2.制剂研究

2.1 制备方法 原文载："以水四升，煮取二升，去滓，内胶饴一升，微火煎取一升半。"一升合200ml，因此，制备方法为取本方药材，粉碎，加入800ml水，煮至400ml，再加入饴糖200ml，最后煮至300ml。

2.2 制备工艺 原方是汤剂，现代有报道对大建中汤进行颗粒的研究：取方中方量药材，加入六倍量水，提取挥发油并进行收集包含。将药液、药渣与人参药材加适量水再煎煮三次（总加水量为总药材的10倍），每次一小时，合并浓缩药液至相对密度为1.08（60℃测），再加5%的乳糖及包合物，喷雾干燥，制得干燥粉，加乙醇，制粒即可[1]。

3.质量控制 该方含有皂苷、挥发油、生物碱等物质，可以将其作为质量控制的指标。现有文献报道按照古籍中方法制备大建中汤方颗粒，采用HPLC（高效液相色谱）法建立了大建中汤颗粒中人参皂苷Rg1、Re、Rb1的指纹图谱[1]。

【药理研究】

1.药效作用 根据大建中汤的功能主治进行了药效学研究，主要具有改善微循环、镇痛、对胃黏膜屏障的修复等作用。

1.1 对腹痛的改善作用 1.5g/ml及0.357g/ml两种高低剂量大建中汤分别以3、0.75g/（kg·d）灌胃大鼠15天，均可下调脾阳虚腹痛大鼠大脑皮质ATP及上调Na^+，K^+-ATP酶和Ca^{2+}，Mg^{2+}-ATP酶活性[2]。

1.2 改善微循环 将脾阳虚腹痛大鼠以10.8g/kg及5.4g/kg两种大小剂量灌胃大建中汤水浸液，每日一次，连续15天。结果显示，大建中汤组能加快血流速度、扩大血管口径和毛细血管与边界（血管）的交点数，以此改善大鼠肠系膜微循环且存在量效关系[3]。

1.3 对脾阳虚的作用 将脾阳虚模型大鼠以10.8g/kg及5.4g/kg两种大小剂量灌胃大建中汤水浸液，每日一次，连续15天。实验结果表明，大建中汤能降低TXB_2水平，使收缩血管和促进血小板聚集作用减弱，损害作用减小；升高6-Keto-PGF1α水平使血管舒张和制血小板聚集功能加强，保护性作用增强，从而改善胃肠系统微循环灌注，较快地清除和缓对上皮屏障具有损伤作用的代谢产物，促进损伤黏膜和萎缩腺体的再生和修复，保护胃肠黏膜不受致病因子的损害[4]。

2.体内过程 目前未见大建中汤及其相关剂型的在体内过程的报道，其作为温补降逆止痛型临床常用方剂。方中药材干姜的主要化学成分姜辣素是温中的主要功效基础，报道测定姜辣素部位在脾胃虚寒模型大鼠的药物代谢。

干姜姜辣素以400mg/kg给药脾胃虚寒模型大鼠后，用超高效液相色谱–串联质谱（UPLC-MS/MS）测得6-姜酚、8-姜酚、姜酮的大鼠血浆药代动力学参数$AUC_{0→t}$[μg/（L·min）]、$T_{1/2}$（min）、T_{max}（min）、C_{max}[μg/（L·min）]分别为9.55±3.55、3576.13±3875.03、22.5±5、0.1±0.04；19.47±6.51、174.26±90.94、43.33±40.41、0.10±0.045；29.51±1.08、131.47±82.85、80±17.32、0.144±0.016[5]。

【临床应用】

1.临床常用

1.1 临床主治病证 大建中汤常用于治疗中焦阳虚，脾胃虚寒证。临床主要表现为虚寒性腹痛、呕吐及虚寒性虫积、疝瘕等，临床应用以脘腹剧痛、呕吐不能食、舌苔白滑、脉弦紧为辨证要点。

虫积 治疗虫积者可在大建中汤方上加乌梅、苦楝皮、槟榔、黄连、炙甘草为基本方；若虫积兼寒中见热者，出现舌苔厚而黄燥，脉象沉迟，腹满拒按，大便秘结，以上方合大承气汤；若虫积兼苦寒盛者，加入桂枝、细辛、吴茱萸；若虫积兼寒中瘀者，加三棱、莪术、乳香、没药；若虫积兼气滞，加砂仁、檀香、香附；若虫积兼呕吐，加生姜、半夏、吴茱萸。

1.2 名家名师名医应用

1.2.1 便秘 仝小林院士治疗不完全性肠梗阻予大建中汤合桃核承气汤化裁：川椒30g，干姜15g，党参30g，桃仁15g，川桂枝15g，酒大黄15g，厚朴30g，丁香9g，郁金15g，服14剂呕止痛缓，连服至30剂便畅如常，后改上方制水丸，每次9g，每日2次，服用半年善后，饮食正常，体重增加[6]。

1.2.2 胃痛 周正华教授治疗胃痛。方为花椒15g，干姜10g，党参10g，白术10g，白芍15g，防风10g，7剂，水煎服[7]。

2.临床新用 大建中汤在临床上广泛用于治疗消化系统疾病等，尤其对胃溃疡、手术后胃肠功能的调理等疗效确切。

2.1 胃溃疡 将58例阴寒内盛及胃阳虚胃溃疡患者分为研究组和对照组，均为29例。对照组患者服用奥美拉唑每日2次，每次10mg，疗程5周；甲硝唑每日2次，每次0.4g，幽门螺杆菌阳性加阿莫西林每日2次，每次0.5g，服用1周。研究组患者在对照组的基础上，呕吐者加用生姜、半夏；胃脘痛者加用甘草、白芍；血瘀加用当归、丹参；便溏加用茯苓、白术；腹胀加用砂仁、陈皮、香附；出血加白及、三七；反酸加煅瓦楞子、海螵蛸。用水煎煮，取药汁150ml早晚2次服用，每天1剂，坚持连续用药1个疗程，共5周。结果显示，研究组和对照组的临床有效率分别为93.1%和72.4%[8]。

2.2 腹部手术胃肠功能低下 将经腹部手术后患者165例随机分为研究组86例和对照组79例，对照组在常规治疗的基础上给予多潘立酮片，研究组在对照组基础上给予大建中汤加味治疗，大建中汤组方为：生姜15g、人参6g、蜀椒3g、饴糖15g，胃脘疼痛者加白芍12g、炙甘草6g；呕吐患者加半夏6g；出血患者加三七12g、白及6g；腹胀患者加陈皮12g、香附6g、砂仁6g；血瘀患者加丹参12g、当归9g，2组连续治疗，5天后进行疗效评价。两组患者均连续治疗

5天为1个疗程，1个疗程治疗后进行疗效评价。结果显示，研究组的肠黏连发生率为2.33%，对照组的肠黏连率为11.39%[9]。

2.3 小儿功能性便秘 将64例小儿功能性便秘患者分为32例对照组和32例研究组。对照组口服纯乳果糖口服，研究组应用乳果糖口服加大建中汤加味治疗，药物组成为川椒、干姜各1~3g，党参、厚朴、木香、炙甘草、槟榔各6~9g，茯苓、白术、苍术各10~12g，随症加减：伴腹痛者，加生白芍、延胡素；面色㿠白，舌淡有畏寒，加附片，干姜、川椒加量。1剂/天，分2次煎服，7天为1个疗程，治疗4个疗程。结果显示，研究组显效18例，有效12例，无效4例，总有效率88.2%，对照组76.7%[10]。

【使用注意】实热内结，湿热积滞，阴虚血热等腹痛忌用。

【按语】

1.关于大建中汤用饴糖 《神农本草经》无饴糖记载；《名医别录》云："饴糖味甘微温，主补虚乏止渴去血。"饴糖"为米、大麦小麦、粟或玉蜀黍等粮食经发酵糖化制成的糖类食品"[11]。"味甘温""缓中，补虚，生津润燥""甘入脾，脾欲缓急食甘以缓之"。脾胃虚寒，以腹痛为主，故用饴糖一是补益脾胃，二是缓急止痛。"呕家"可理解为频繁发生呕吐的患者。胃部病变是导致此类患者呕吐的主要原因，因胃寒，而致胃气上逆，频呕吐且吞酸。"甘能令人中满"，甘易作酸。因此，这类患者不宜使用饴糖入药，否则会加重病情。呕吐症状虽然在大建中汤证出现，但主要是肠病变，肠道寒气攻冲，上下游走而疼痛剧烈，偶见气聚而形成的包块（肠型），其呕吐是因胃气不降而上冲导致，常是急性发作。因此用饴糖缓急、止痛是适宜的，同时可配合人参健脾益气扶正以祛邪[12]。

2.大建中汤与小建中汤的鉴别应用 大、小建中汤两方见于张仲景的《伤寒杂病论》，以"建中"命名，即健补中焦脾胃[13]。但两方方证和临床应用各有异同。一是大、小建中汤病机

皆为脾胃虚寒，但大建中汤证病情重于小建中汤证。后者常病程长，脾胃素虚，易受外寒，故在调补脾胃、温中散寒的同时兼以桂枝、生姜解表寒。大建中汤证以里寒为主，无表寒，易感寒邪而发，且多因寒邪直中入里。故方中用蜀椒、干姜，目的重在温里散寒。大建中汤因用蜀椒，其止痛效果强于小建中汤用芍药。蜀椒，《神农本草经》云："味辛温，主风邪气，温中，除寒痹，坚齿发，下气"。现代药理研究认为蜀椒有局部麻醉作用，大剂量则抑制肠蠕动。因此大建中汤中用蜀椒配合干姜，其温中散寒止痛作用较强。芍药，《神农本草经》云："味苦、平，主邪气腹痛，除血痹，破坚积，治寒热疝瘕，止痛，利小便，益气"[14]。因此小建中汤中芍药用量加重，与甘草相配，目的在于止痛且缓解胃肠痉挛。二是小建中汤临床应用较大建中汤广泛，最常用于治疗消化系统疾病如慢性胃炎、消化性溃疡、胃下垂、慢性肠炎等[15]，其次也可用于治疗血液系统疾病如缺铁性贫血、再生障碍性贫血、溶血性黄疸等。体虚容易外感的患者也是小建中汤重要适应证之一。大建中汤常用于胃肠痉挛、慢性胃炎、肠炎及消化性溃疡引起的腹痛、呕吐、下利等疾病，也可用于蛔虫引起的肠梗阻。病机属脾胃阳虚，阴寒内盛。此证常为平素脾胃虚寒，偶感外寒而诱发，多由过食生冷或腹部受凉，寒邪直中胃肠而发作[16]。

参考文献

［1］李响.大建中汤复方颗粒制备工艺研究［D］.郑州：河南中医药大学，2013.

［2］武静，王慧.大建中汤对脾阳虚腹痛大鼠大脑皮质三磷酸腺苷含量和三磷酸腺苷酶活性的影响［J］.解剖学杂志，2017，40（2）：168-170，175.

［3］陈学习.大建中汤对脾阳虚大鼠肠系膜微循环功能的影响［J］.辽宁中医杂志，2002，29（10）：632-633.

［4］陈学习.大建中汤对脾阳虚大鼠TXB_2及6- Keto -PGF1α的影响［J］.江苏中医，2003，24（2）：49-50.

［5］杨淑.生姜、干姜、炮姜姜辣素部位温中作用及组织分布与归经的相关性研究［D］.郑州：河南中医药大学，2018.

［6］周强，赵锡艳，逄冰，等.仝小林教授治疗不完全性肠梗阻经验举隅［J］.中国中医急症，2012，21（11）：1750，1807.

［7］崔洪旭，周正华.周正华教授运用经方治疗胃脘痛病案举隅［J］.光明中医，2017，32（11）：1561-1562.

［8］孙枝君，许秀泽.大建中汤加味对胃溃疡脾胃阳虚、阴寒内盛型的临床效果［J］.中国保健营养，2019，29（24）：351.

［9］陈锡钧，洪健，曾碧城，等.大建中汤对腹部手术后患者胃肠功能调理的效果观察［J］.世界中医药，2018，13（6）：1469-1471，1476.

［10］李芳.大建中汤加味治疗小儿功能性便秘34例［J］.浙江中医药大学学报，2009，33（3）：359-360.

［11］李超兰，刘珊，赵婷.浅谈张仲景运用甘味食疗药顾护脾胃的思想［J］.医学食疗与健康，2021，19（11）：12-14.

［12］陶汉华，齐丽娟.大、小建中汤方证解析及临床应用［J］.山东中医杂志，2010，29（11）：798-799.

［13］孔乔，孟静岩.试论张仲景《伤寒杂病论》中方剂的"大"与"小"［J］.天津中医药大学学报，2017，36（6）：474-476.

［14］袁红霞，闫早兴.《神农本草经》与经方应用之芍药篇［J］.山东中医药大学学报，2022，46（1）：1-6.

［15］黄波，凌云.黄煌运用经方辨治胃肠病经验［J］.上海中医药杂志，2021，55（11）：1-6.

［16］赵昌，王卫星.大建中汤治疗胃溃疡的疗效观察［J］.中医临床研究，2014，6（5）：108-109.

橘皮竹茹汤

汉《金匮要略》
Jupizhuru Tang

【概述】橘皮竹茹汤始载于《金匮要略·呕吐哕下利病脉证治第十七》，由橘皮（陈皮）、竹茹、大枣、生姜、甘草、人参6味药组成，其功能为"理气降逆，益胃清热"，主治久病体弱或吐下后胃虚有热，气逆不降，呃逆或呕吐。后世医家又根据自己的临床经验，对本方的理法证治进行了补充和发展，如"胃虚有热"论、"脾胃虚寒"论、"寒热相搏"论。研究表明，橘皮竹茹汤主要对胃肠道具有保护作用，现代常用于各类消化系统疾病如反流性胃炎、反流性食管炎、化疗后消化道反应、妊娠剧吐、糖尿病胃轻瘫等疾病。

【历史沿革】

1. 原方论述 汉代张仲景《金匮要略》载："哕逆者，橘皮竹茹汤主之。"该汤剂组成：橘皮、竹茹各二升，大枣三十枚，生姜半斤，甘草五两，人参一两。上六味，以水一斗，煮取三升，温服一升，日三服。

2. 后世发挥 橘皮竹茹汤原主治"哕逆"，后世医家又根据自己的临床经验，对本方的理法证治进行了补充和发展。金代成元己《伤寒直指》，最早提及橘皮竹茹汤胃虚有热，胃气止逆的治证病机，广为后世医家见用。明代著名医家张介宾概括本方治证病机为"胃虚有热"。此外，清代的医家魏荔彤、陈元犀以寒热相搏立论，魏荔彤在《金匮要略方论本义》曰："哕逆者，胃气虚寒固矣。亦有少挟虚热作哕者，将何以为治？仲景主之橘皮竹茹汤。橘皮、竹茹

行气清胃，而毫不犯攻伐寒凉之忌，佐以补中益气温胃之品，而胃气足，胃阳生，浮热不必留意也……橘皮竹茹，为胃气既虚，复有痰热者立也。"后世医家另有以"脾胃虚寒，胃失和降"概括本方证治病机者。陈无择在《三因极一病证方论》云："橘皮竹茹汤治咳逆呕哕。胃中虚冷。每一哕至八九声相连。收气不回，至于惊人。"

后世运用本方时常作加减变化如下：一是加降逆和胃之药以增降逆下气之功，如《活人书》卷十六加半夏，治疗哕逆；《寿世保元》卷三以本方加柿蒂、丁香，治疗胃虚膈热而呃逆。二是加清热药，用于胃热较甚之证，如《医宗金鉴》卷六十二在本方中加入黄连，以治胃火上逆气冲，时时呃逆，身热烦渴，口干唇焦。三是加滋阴药，用于治疗胃阴不足较甚，口渴舌红少苔者，如《麻症集成》卷四中加沙参和麦冬，治疗麻疹胃虚羸瘦，呕逆不已。四是去益气补虚药，用于胃热气逆而胃气不虚者，如《温病条辨》卷二中的新制橘皮竹茹汤，为本方去人参、甘草和大枣，加入柿蒂，用于湿热壅遏胃气致哕。此外，宋代医家严用和在本方中加入茯苓、半夏、麦冬、枇杷叶，后世称"济生橘皮竹茹汤"，该方补虚、清热、降逆等功效均较之原方更甚。

3. 同名异方 橘皮竹茹汤的同名异方分析见表24-1。

表24-1 橘皮竹茹汤同名异方分析表

朝代	作者	出处	药物组成	功能主治	制法及用法	变化情况（与原方比较）
宋	严用和	《严氏济生方》卷二	赤茯苓（去皮）、橘皮（去白）、枇杷叶（拭去毛）、麦门冬（去心）、青竹茹 半夏（汤洗七次）各一两，人参、甘草（炙）各半两	降逆止呕，和胃清热。治胃热多渴，呕哕不食	上㕮咀。每服四钱，水一盏半，加生姜五片，煎至八分，去滓温服，不拘时候	本方在张仲景《金匮要略》的橘皮竹茹汤的基础上增加了茯苓、半夏、麦冬和枇杷叶以养阴和胃，又称济生橘皮竹茹汤，主要用于胃热呃逆兼气阴两虚者
宋	朱肱	《活人书》	橘皮二两，竹茹一升半，甘草二两（炙），人参半两，半夏一两（汤洗），生姜半两，枣子三十个	哕逆	上剉如麻豆大。每服抄五钱匕，水二大盏，煮至一盏，去，滓温服，日三服	方中在仲景橘皮竹茹汤的基础上甘草使用炙甘草，另加入半夏
宋	陈自明	《妇人大全良方》	橘皮二两，竹茹一升，甘草二两，人参半两，半夏（汤洗）一两	治哕逆	上咀，每服四钱。水二盏，生姜六片，枣一枚，煎至七分，去滓温服	方中在仲景橘皮竹茹汤的基础上减少了橘皮、竹茹、人参、甘草、大枣五味药的用量，甘草使用炙甘草，另加入半夏
南宋	陈无择	《三因极一病症方论》	橘皮二两，人参一两，甘草（炙）半两	治咳逆呕哕，胃中虚冷	上剉为散，每服四钱，水一盏半，竹茹一小块，姜五片，枣两个，煎七分，去滓，不以时服	本方与《金匮要略》橘皮竹茹汤相较，减少了橘皮、甘草、生姜和大枣的用量，甘草选用的是炙甘草，仲景之方治疗胃虚有热之呃逆，本方竹茹用量不明确，甘草选用的是炙甘草，更适用于胃中虚冷而呃逆者
明	龚廷贤	《寿世保元》	陈皮（去白）三分，人参两钱，甘草（炙）、竹茹、柿蒂各一钱，丁香五分	因吐利后，胃虚膈热而呃逆者	上剉一剂。加生姜五片，大枣两枚，水煎温服	本方在原方的基础上增加了丁香和柿蒂，止呃逆之效更甚
明	张洁	《仁术便览》	橘皮一两，竹茹一两半，甘草（炙）二两，大枣二十个，人参、生姜各半两	主治吐逆后胃热咳逆	上水十碗，煎至三碗，作三次，热服	本方在药味组成上与《金匮要略》橘皮竹茹汤相同，仅在剂量上有所不同，甘草为炙甘草
明	吴崑	《医方考》	橘皮、竹茹各一升，人参、生姜各半两，甘草（炙）二两，枣三十枚	病后，呃逆不已，脉来虚大者，此方主之	煎服	所用药味与《金匮要略》中橘皮竹茹汤相同，但两者所使用的药量不同，此外该方甘草使用炙甘草
清	朱载扬	《麻症集成》卷四	竹茹、麦冬、建曲、鲜斛、炙草、橘红、沙参、谷芽、茯苓、杷叶	麻疹胃虚羸瘦，呕逆不已	加生姜，水煎服	该方与《金匮要略》橘皮竹茹汤相比有较大改变，除竹茹外，改橘皮为橘红，甘草为炙甘草，增加建曲、鲜斛、沙参、谷芽、茯苓、杷叶六味药物
清	费伯雄	《医方论》	橘皮、竹茹、人参、甘草、半夏、麦冬、茯苓、枇杷叶	主治痰火之呃	姜枣煎	该方在《金匮要略》橘皮竹茹汤基础上增加了半夏、麦冬、茯苓、枇杷叶，主要用于痰火所致呃逆
清	吴谦	《医宗金鉴》	橘红两钱，竹茹三钱，柿蒂七个，人参、生姜、黄连各一钱	溃疡，胃火上逆气冲，以致时时呃逆，身热烦渴，口干唇焦，此热呃也	水两钟，煎八分，空心温服	该方在《金匮要略》橘皮竹茹汤基础上改橘皮为橘红，增加了柿蒂和黄连，更适于胃火更甚呃逆者

【名方考证】

1. **本草考证**

1.1 **橘皮（陈皮）** 最早见于《神农本草经》"橘柚"项下，经考证，本方所用橘皮为芸香科植物橘 Citrus reticulata Blanco 及其栽培变种的干燥成熟果皮，与《中国药典》2020年版记载一致。

1.2 **竹茹** "竹茹"之名最早见于《金匮要略》。经考证，本方所用竹茹为竹类植物的茎秆的干燥中间层。《中国药典》2020年版记载竹茹为禾本科植物青秆竹 Bambusa tuldoides Munro、大头典竹 Sinocalamus beecheyanus（Munro）McClure var. pubescens P.F.Li 或淡竹 Phyllostachys nigra（Lodd.）Munro var. henonis（Mitf.）Stapf ex Rendle 的茎秆的干燥中间层。

1.3 **大枣** 大枣作为药用最早见于《神农本草经》。经考证，本方大枣来源鼠李科植物枣 Ziziphus jujuba Mill. 的干燥成熟果实，与《中国药典》2020年版记载一致。

1.4 **生姜** "生姜"之名最早见于《吕氏春秋》。经考证，本方所用生姜为姜科植物姜 Zingiber officinale Rosc. 的新鲜根茎，与《中国药典》2020年版记载一致。

1.5 **甘草** "甘草"始载于《神农本草经》。经考证，本方甘草植物来源为豆科植物甘草 Glycyrrhiza uralensis Fisch. 的干燥根和根茎。《中国药典》2020年版载甘草为豆科植物甘草 Glycyrrhiza uralensis Fisch.、胀果甘草 Glycyrrhiza inflata Bat. 或光果甘草 Glycyrrhiza glabra L. 的干燥根茎和根。

1.6 **人参** "人参"始载于《神农本草经》。经考证，本方中人参来源为五加科植物人参 Panax ginseng C. A. Mey. 的干燥根及根茎，与《中国药典》2020年版记载一致。

2. **炮制考证** 所有药味应为生品。

3. **剂量考证**

3.1 **原方剂量** 橘皮、竹茹各二升，大枣三十枚，生姜半斤，甘草五两，人参一两。

3.2 **折算剂量** 东汉药物一两合今之13.80g。

橘皮一升32.5g，二升65g，竹茹一升31g，二升62g，大枣30枚，生姜110.4g，甘草69g，人参13.80g。

3.3 **现代用量** 根据全国中医药行业高等教育"十四五"规划教材《方剂学》，处方量为陈皮15g，竹茹15g，大枣30g，生姜24g，甘草15g，人参3g。

【**药物组成**】橘皮、竹茹各二升，大枣三十枚，生姜半斤，甘草五两，人参一两。

【**功能主治**】降逆止呃，益气清热。主治胃虚有热之呃逆，症见气逆不降、呃逆或干呕、虚烦少气、口干。

【**方义分析**】本方主治胃气上逆所致呃逆。胃气以降为顺。胃气虚弱，邪热内扰，胃失和降，气机上逆，故呕吐、呃逆；胃虚有热，故见虚烦少气、口干。治宜降逆止呃，益气清热。

本方中橘皮味辛苦性温，行气和胃，竹茹味甘微寒，清热止呕，两药配伍，既能降逆止呃，又可清热和胃，二者共为君药。生姜、人参共为臣药，生姜和胃止呕，为呕家圣药，与竹茹配伍，清而不寒；人参补中益气，与橘皮配伍则行中有补。甘草、大枣补脾和胃，助人参补中益气以治胃虚，大枣又与生姜为伍调和脾胃以安中气，共为佐药。甘草调和药性，兼作使药。诸药合用，清而不寒、补而不滞，共奏降逆止呃、益气清热之效。

配伍特点：清而不寒，补而不滞，清补降逆。

【**用法用量**】

1. **古代用法用量** 上六味，以水一斗，煮取三升，温服一升，日三服。

2. **现代一般用法用量** 加2000ml水煎至600ml，温服200ml，每日3次。

【**药学研究**】

1. **资源评估** 方中橘皮（陈皮）、竹茹、大枣、生姜、甘草、人参目前均以人工栽培为主，野生资源相对匮乏。

橘皮（陈皮）道地产区与主产区基本一致，在广东、四川、福建等地。

竹茹喜温暖潮湿气候，通常采用母竹移栽，资源分布广泛，主产于四川、江西、湖北、安徽等地。

大枣在全国各地均有栽培，主产于河南灵宝、山东、河北、四川、贵州、山西、甘肃等地。以山东产量最大，销全国并出口，其他产地多自产自销。

生姜原产东南亚的热带地区，喜欢温暖、湿润的气候，道地产区主要在四川，目前主产区在四川、贵州、广西等地。

甘草生于干旱沙地、河岸砂质地、山坡草地及盐渍化土壤中，生长周期3~5年，分布于东北、华北、西北，道地产区与主产区基本一致，在新疆、甘肃、内蒙古、宁夏、山西等地。

人参喜寒冷、湿润气候，忌强光和高温，抗寒力强，可耐-40℃低温，生长适宜温度为15~25℃。对土壤要求严格，土壤要求为排水良好、疏松、肥沃、腐殖质层深厚的棕色森林土或山地灰化棕色森林土，土的pH值5.5~6.2为宜，忌连作，一般4~6年收获，在9月中旬收获最好，主产于辽宁，吉林和朝鲜，近年来河北、山西、陕西、甘肃、宁夏、湖北等省区也有种植。

2.制剂研究

2.1 制备方法 原文载："上六味，以水一斗，煮取三升，温服一升"。汉代一斗为十升，一升合200ml，因此制备方法为取本方，粉碎粒度为过4目筛，加水2000ml，煎煮至600ml。

2.2 剂型选择 原方为汤剂，现有报道对橘皮竹茹汤进行了颗粒剂提取工艺的研究：采用正交设计，对加水量、浸泡时间、提取次数、提取时间4个因素进行考察，采用HPLC法检测橙皮苷、人参皂苷Rb1、甘草酸三种指标成分的含量，等体积的供试品溶液水浴蒸干，称量干膏得率，采用综合加权评分法处理数据。采用正交设计法优选出提取工艺为：加水量10倍，浸泡时间为30分钟，提取2次，每次1.5小时[1]。

3.质量控制 本方含有挥发油、橙皮苷、人参皂苷、甘草酸等物质，可将其选择为橘皮竹

茹汤质量控制的标准。现有文献报道将该处方按古籍记载的煎煮方法制备橘皮竹茹汤水煎液，HPLC法测定其中人参皂苷Rb1含量。本法可准确地测定橘皮竹茹汤中人参皂苷Rb1含量，可用于橘皮竹茹汤的质量控制[2]。

【药理研究】

1.药效作用 根据橘皮竹茹汤的功能主治进行了药效学研究，其对胃肠道有保护作用。

与功能主治相关的药理作用

保护胃肠道 按体表面积-剂量换算法，以浓度为每只1.10g/d和0.54g/d的橘皮竹茹汤灌胃，连续治疗4周，可改善胆汁反流胃炎大鼠胃黏膜充血水肿和炎性细胞浸润；升高血清胃泌素（GAS）和胃黏膜前列腺素E2（PGE2）水平[3]。

2.体内过程 目前未见橘皮竹茹汤及其相关制剂的体内过程研究报道，橘皮竹茹汤中臣药人参主要成分为人参皂苷和人参多糖。研究显示，人参二醇型皂苷在体内吸收较慢，达峰时间9.6~11.2h，半衰期较长，在体内驻留时间长，大鼠单次灌胃20（S）-原人参二醇样品后，血浆中20（S）-PPD的C_{max}为3520ng/ml，t_{max}为2h，$t_{1/2}$为10.65h，$AUC_{0\rightarrow\infty}$为21760ng/（ml·h）。而三醇型人参皂苷在体内药动学行为规律不明显。人参皂苷Re和Rg1在大鼠体内快速吸收，快速消除，在6~12h出现重吸收峰[4-5]。人参多糖肌内注射途径绝对生物利用度为27.46%，口服途径吸收极少[6]。

【临床应用】

1.临床常用

1.1 临床主治病证 橘皮竹茹汤常用于治疗胃虚有热，气逆不降之证，临床表现主要为气逆不降、呃逆或干呕、虚烦少气、口干，临床以呃逆或呕吐、舌红嫩、脉虚数为辨证要点。

胃热呃逆 胃热呃逆气不虚者，可去人参、甘草、大枣，加柿蒂降逆止呃，如《温病条辨》的新制橘皮竹茹汤。呕秽不止者加枇杷叶。呃逆持续者，加柿蒂。胃热较甚，口渴欲饮，舌红苔黄者，可加黄连以倾泻胃热，如《医宗金鉴·外科心法要诀》治溃疡、胃火上逆冲热呃之橘皮竹

茹汤。胃热呃逆兼气阴两伤者，可加麦冬、茯苓、半夏、枇杷叶以养阴和胃，如《严氏济生方》济生橘皮竹茹汤。胃阴不足较甚，见口干、舌红少苔，加石斛、麦冬以滋阴养胃。

1.2 名家名师名医应用

1.2.1 呕吐（功能性肠胃病） 全国名中医吴光炯常以橘皮竹茹汤治疗针对功能性胃肠病所存在的胃动力障碍，处方：陈皮15g，竹茹15g，大枣30g，生姜24g，甘草15g，人参3g，以此健脾和胃、助动降逆，疗效显著[7]。

1.2.2 内伤咳嗽（小儿胃食管反流所引起的慢性咳嗽） 全国名中医吴光炯以橘皮竹茹汤加味治疗小儿胃食管反流所引起的慢性咳嗽，处方：陈皮3g，竹茹9g，泡参15g，苍术9g，甘草6g，桔梗5g，前胡5g，枇杷叶6g，黄芩4g，大枣5g，共3剂，水煎服，日一剂，分三次服，每次40~50ml。二诊夜间咳嗽次数较前明显减少，反酸、呃逆明显缓解[8]。

2. 临床新用 橘皮竹茹汤在临床上广泛用于治疗消化系统疾病，尤其对各类呕吐、胃神经官能症等疗效确切。

2.1 肿瘤化疗后消化道反应 将58例恶性肿瘤患者随机分为研究组和对照组，其中研究组30例，对照组28例。对照组给予西医常规治疗。研究组给予橘皮竹茹汤结合西医常规治疗：橘皮竹茹汤为主方加减：橘皮、陈皮、半夏、三棱、莪术、甘草各10g，淡竹茹30g，黄芪30g（或者人参3g），大枣7枚，生姜3片。每日1剂，水煎浓汁，少量多次分服，10剂为1个疗程。1~2个疗程后评价疗效。结果显示，研究组显效28例；对照组显效18例。研究组总有效率93%，对照组总有效率64%[9]。

2.2 反流性食管炎 将96例胃虚有热、痰气交杂型反流性食管炎患者分为对照组和研究组各48例，对照组给予泮托拉唑胶囊加多潘立酮片口服治疗，研究组给予橘皮竹茹汤加减治疗，处方：橘皮15g，竹茹15g，旋覆花10g（包煎），代赭石20g（先煎），党参15g，砂仁6g，干姜10g，甘草6g，大枣15g，每日1剂，水煎取汁

300ml，3次/日，饭后服，疗程为12周。结果显示，研究组总有效率为95.80%，对照组总有效率79.17%[10]。

2.3 胆汁反流性胃炎 将胆汁反流性胃炎患者分成对照组38例和研究组41例。对照组38例给予枸橼酸莫沙必利和铝碳酸镁片口服，研究组41例给予橘皮竹茹汤，组成为橘皮、竹茹、黄连、吴茱萸、党参、生姜等，每日1剂，水煎取汁300ml，2次/天，饭前1小时温服，疗程为4周。结果显示，研究组临床总有效率为94.29%，对照组总有效率为73.33%；研究组胃镜下总有效率为77.14%，对照组总有效率为60%[11]。

2.4 糖尿病胃轻瘫 糖尿病胃轻瘫患者146例，随机分为对照组和研究组各73例。对照组患者给予莫沙必利5mg口服，观察组患者在对照组治疗的基础上运用橘皮竹茹汤加减联合甲钴胺治疗。处方：橘皮15g，竹茹15g，生姜9g，甘草6g，人参3g，大枣5枚，每天煎服1剂，连续水煎两次后取400ml汤汁分两次服下。结果显示，研究组总有效率为95.89%，对照组总有效率84.93%[12]。

【使用注意】 由实热或虚寒所致呃逆、干呕者不宜使用本方。

【按语】

1. 橘皮竹茹汤的应用衍变 《金匮要略·呕吐哕下利病脉证并治第十七》载"哕逆者，橘皮竹茹汤主之。""哕即乾呕也，因其有哕哕之声，而无他物，故不曰乾呕，而曰哕逆，属气上逆为病也"[13]。"哕逆"即恶心干呕，尽管历代医家持"胃虚有热"论、"脾胃虚寒"论以及"寒热相搏"论对本方理法方治多有争议，但皆以本方为治疗呕吐呃逆之常用方。现代应用中本方仍用于各类原因导致的呕吐，如化疗药物所致呕吐、妊娠呕吐等；此外，临床还将其用于各类消化系统疾病，如糖尿病胃轻瘫、胆汁反流性胃炎、反流性食管炎等，从本方的适应证来看，这些疾病并不属于本方的治证范畴，但在临床应用中却收获了较好的疗效。糖尿病胃轻瘫是由于长期高

血糖导致胃动力不足，进而引发的"呕吐""反胃"等系列症状，在中医看来本病主要由于消渴日久，胃阴被劫，津伤气少，以至胃失濡养，病机关键为胃阴不足，虚热内生而致胃气上逆[14]，由此观之，糖尿病胃轻瘫则完全符合橘皮竹茹汤的治证范畴。胆汁反流性胃炎、反流性食管炎中医中分别属于"呕胆""胃脘痛""痞症"和"吐酸""嘈杂""烧心"等范畴，从西医病名观之，二者皆为"反流"所致，也就是由于胃和食管内容物上逆所致，橘皮竹茹汤恰"降逆止呃"之效；研究表明，反流性胃炎和反流性食管炎患者主要有胃黏膜和食管黏膜慢性炎症，而药理研究显示橘皮竹茹汤能够改善炎性细胞浸润，通过影响激素分泌加强胃黏膜营养和防御功能，这也体现了本方用于这类疾病的科学性。可见橘皮竹茹汤的使用并非局限于"止呃逆"，在辨证论证的前提下，只要符合本方的之证病机，均可使用。

2.关于配伍特点——"补而不滞，清而不寒" 本方中的君药陈皮辛温，臣药人参甘温，益气补虚，本方治疗的病症为胃虚有热所导致的呕吐、呃逆，即胃虚是病因，滋补的中药对脾胃虚弱者可能会"虚不受补"，但陈皮有行气之功，如此配伍则行中有补，补而不滞。另一味君药为竹茹，为甘寒之品，恐伤脾胃，臣药生姜辛温，和胃止呕的同时尤能够缓解竹茹之甘寒，如此配伍可使本方清中有温，清而不寒。

参考文献

［1］赵卫云.多指标正交试验优选橘皮竹茹颗粒的提取工艺［J］.光明中医，2017，32（22）：3238-3240.

［2］曹泽峰，高松，孙磊，等.橘皮竹茹汤中人参皂苷Rb1的HPLC含量测定方法［J］.国际药学研究杂志，2017，44（6）：647-650.

［3］姚春，姚凡，赵晓芳，等.橘皮竹茹汤对胆汁返流胃炎大鼠模型的防治作用及对胃泌素、PGE_2含量的影响［J］.时珍国医国药，2014，25（1）：44-46.

［4］付信珍，丁振，李志，等.UPLC-MS/MS法用于大鼠血浆中20（S）-原人参二醇药动学研究［J］.药品评价，2021，18（20）：1253-1256.

［5］康安，钱静，单进军，等.人参总皂苷主要成分大鼠体内药动学研究［J］.中草药，2015，46（20）：3045-3050.

［6］房绍英，马河，侯重文，等.人参多糖3种给药途径大鼠体内药动学特征比较［J］.食品与药品，2018，20（4）：253-256.

［7］许滔.吴光炯教授治疗功能性胃肠病中的方证运用体会［J］.中国医药指南，2010，8（23）：46-47.

［8］李小兰，陈宗礼，张洋，等.吴光炯教授治疗小儿胃食管反流所致慢性咳嗽经验［J］.贵阳中医学院学报，2018，40（6）：7-10.

［9］贾淑丽.橘皮竹茹汤治疗肿瘤化疗的消化反应58例疗效观察［J］.中医临床研究，2011，3（13）：46，48.

［10］杨晋芳.橘皮竹茹汤加减治疗反流性食管炎48例疗效观察［J］.云南中医中药杂志，2011，32（7）：43.

［11］尚赵君.橘皮竹茹汤合左金丸加减治疗胆汁反流性胃炎的临床研究［J］.内蒙古中医药，2017，36（5）：22-23.

［12］毕红，张小建.橘皮竹茹汤加减联合甲钴胺治疗糖尿病胃轻瘫疗效观察［J］.临床合理用药杂志，2019，12（22）：54-55.

［13］张波，姜良铎，张冬梅，等.《金匮要略》橘皮竹茹汤方证探微［J］.天津中医药，2010，27（1）：34-36.

［14］马丽娟.橘皮竹茹汤治疗胃轻瘫的理论探讨［J］.中国中医药现代远程教育，2017，15（18）：57-59.

❧ 麦门冬汤 ❧

汉《金匮要略》
Maimendong Tang

【概述】麦门冬汤始载于《金匮要略·肺痿肺痈咳嗽上气病脉证治第七》，由麦门冬（麦冬）、半夏、人参、甘草、粳米、大枣6味药材组成，其功能为"滋养肺胃，降逆和中"，主治肺胃阴虚不足，后世在本方主治肺、胃阴不足证的基础上扩大了其治疗范围，认为此方主要治疗由肺胃津枯所引起的虚热肺痿。方中麦冬为君药且用量多达七升，对阴虚燥热之证，非大剂难以奏效；本方在大量甘润之剂中少佐辛燥之半夏，麦冬与半夏的用量比例为7∶1，在7倍麦冬的作用下，半夏之燥性被抑而降逆之功犹存，既可减麦冬之滋腻，又不致燥伤阴津，可见本方组方的科学性与合理性。药理研究显示，麦门冬汤主要有防治放射性肺损伤、抗肺纤维化、抗胃溃疡、促进胃排空、抗肿瘤、抗过敏、增强免疫、增效化疗药物等作用；临床常用于各类呼吸系统疾病和消化系统疾病，如慢性咽炎、支气管炎、肺炎、肺纤维化、肺结核、口腔溃疡、各种原因导致的胃炎、功能性消化不良等。

【历史沿革】

1.原方论述　汉代张仲景《金匮要略》载："火逆上气，咽喉不利，止逆下气者，麦门冬汤主之。麦门冬七升，半夏一升，人参二两，甘草二两，粳米三合，大枣十二枚。上六味，以水一斗二升，煮取六升，温服一升，日三夜一服"。

2.后世发挥　后世医家认为此方主要治疗由肺胃津枯所引起的虚热肺痿。在本方主治肺、胃阴不足证的基础上扩大了其治疗范围。唐代孙思邈在本方的基础上加以改进，去人参、大枣、粳米，加入桔梗、桑白皮、生姜、生地、紫菀、竹茹、麻黄，制成麦门冬汤（俗称千金麦门冬汤）。清代医家张璐道："此（指麦门冬汤主治证候）胃之津液干枯，虚火上炎之候。凡肺气有胃气则生，无胃气则死。胃气者，肺之母气也。故于竹叶石膏汤中偏除方名二味，而加麦门冬数倍。"，即认为本方是由竹叶石膏汤加减变化而来。麦门冬汤由竹叶石膏汤去竹叶、石膏，重用麦门冬，再加大枣而成。无实火则无需清热故去竹叶、石膏；重用麦门冬，取其甘寒质润，养阴生津、滋液润燥之效，作为君药；加大枣甘润和中，益胃气而滋胃液。此外，麦门冬汤与清代温病学家的相关养阴方剂有着密切的传承关系，温病学家论治阴虚往往是源自仲景而加以进一步的发展，如本方与沙参麦冬汤，麦门冬汤滋养肺胃、和中降逆，治疗阴虚有热的肺痿；吴瑭所拟的沙参麦冬汤，主治燥伤肺胃阴分，尽管两方在用药上有所不同，但沙参麦冬汤滋养肺胃，培土生金的治法，实源于本方。

3.同名异方　麦门冬汤的同名异方分析见表25-1。

表25-1　麦门冬汤同名异方分析表

朝代	作者	出处	药物组成	功能主治	制法及用法	变化情况（与原方比较）
唐	孙思邈	《备急千金要方》	麦冬汁三升，半夏一升，粳米二合，人参、甘草各三两，大枣二十枚	下气止逆，治大逆上气，咽喉不利	上六味以水一斗二升，煮取六升，去滓，分四服，日三夜一	本方组成与张仲景《金匮要略》的麦门冬汤相同，不同之处在于本方中所用麦冬为麦冬汁

续表

朝代	作者	出处	药物组成	功能主治	制法及用法	变化情况（与原方比较）
唐	王焘	《外台秘要》	麦门冬、竹茹、茅根、生姜、人参、炙甘草	和中降逆。主治烦热呕逆不下食，食则吐者	水煎服	本方在《金匮要略》的麦门冬汤的基础上去半夏、大枣和粳米，增加了竹茹、茅根和生姜，清热之功更强
宋	太医院	《圣济总录》	生麦门冬（去心）一两半，栝楼根三两，茅根五两，竹茹五两，小麦三合，乌梅（去核）七枚	消渴，舌干引饮	上为粗末，每服五钱匕，水一盏半，煎至一盏，去滓温服，不拘时候	本方与《金匮要略》的麦门冬汤在组方和功能主治上明显不同。本方所用麦冬要求去心，其余诸药栝楼、竹茹均为性寒清热之品，乌梅酸而生津止渴。主要用于消渴，口渴欲饮
宋	陈自明	《妇人大全良方》	人参、石膏各一两，前胡、黄芩各三分，葛根、麦冬各半两	主治妊娠伤寒，壮热呕逆，头疼，不思饮食，胎气不安	上咀，每服五钱。水一盏半，生姜四片，枣二个，淡竹茹一分，煎至八分，去滓温服	本方与《金匮要略》的麦门冬汤在组方和功能主治均不同
元	程杏轩	《医述》	麦冬、人参、甘草、大枣、粳米	利咽下气	水煎服	该方组成和主治与《金匮要略》相似，去掉了半夏
明	王肯堂	《证治准绳》	麦门冬、秦皮、赤茯苓、玉竹、生大黄、升麻	清肝泻火。主治肝热上攻于目，目赤肿痛痒	水煎服	本方与《金匮要略》的麦门冬汤在组方和功能主治均不同，主要用于肝火旺盛，上攻于目
明	薛己	《内科摘要》	麦门冬（去心）、防风、白茯苓各两钱，人参一钱	火热乘肺，咳唾有血	水煎服	本方在组成上与《金匮要略》的麦门冬汤仅麦冬和人参两味共有药材，麦冬用量大减且明确了所用麦冬需去心；所治主要在肺
清	吴谦	《医宗金鉴》	麦冬七升，半夏一升，人参三两，甘草二两，粳米三合，大枣十二枚	利咽下气	上六味，以水一斗二升，煮取六升，温服一升，日三夜一	该方组成与《金匮要略》麦门冬汤相同，仅在原方基础上增加了人参用量

【名方考证】

1. 本草考证

1.1 麦门冬（麦冬） "麦冬"原名"麦门冬"，其名源于"虋冬"，最早见于《神农本草经》。经考证，本方所用麦冬为百合科植物麦冬 *Ophiopogon japonicus*（L.f）Ker-Gawl. 的干燥块根，与《中国药典》2020年版记载一致。

1.2 半夏 "半夏"之名最早见于《神农本草经》。经考证，本方中的半夏为天南星科植物半夏 *Pinellia ternata*（Thunb.）Breit. 的干燥块茎，与《中国药典》2020版记载一致。

1.3 人参 "人参"之名最早见于《神农本草经》。经考证，本方中人参为五加科植物人参 *Panax ginseng* C. A. Mey. 的干燥根和根茎，与《中国药典》2020版记载一致。

1.4 甘草 "甘草"始载于《神农本草经》。经考证，本方中的甘草植物为豆科植物甘草 *Glycyrrhiza uralensis* Fisch. 的干燥根茎和根。《中国药典》2020年版载甘草为豆科植物甘草 *Glycyrrhiza uralensis* Fisch.、胀果甘草 *Glycyrrhiza inflata* Bat. 或光果甘草 *Glycyrrhiza glabra* L. 的干燥根和根茎。

1.5 粳米 《本草纲目》："粳乃谷稻之总名也。"经考证，本方粳米的来源为禾本科植物稻属粳稻 *Oryza sativa* L. 的干燥种子，与《北京市中药饮片炮制规范》2023年版记载一致。

1.6 大枣 "大枣"作为药用最早见于《神农本草经》。经考证，本方中大枣为鼠李科植物枣 *Ziziphus jujuba* Mill. 的干燥成熟果实，与《中国药典》2020年版记载一致。

2. 炮制考证

2.1 半夏 汉代张仲景《金匮要略》麦门冬汤中炮制方法为"洗"。现代有法半夏、姜半夏、清半夏、京半夏、半夏曲五种炮制品，通过不同炮制方法降低毒性，生半夏常外用，法半夏、姜半夏、京半夏、半夏曲内服。国家中医药管理局和国家药品监督管理局联合发布的《古代经典名方关键信息表（25首方剂）》建议半夏炮制规格为清半夏。

2.2 其他 其他药味应为生品。

3. 剂量考证

3.1 原方剂量 麦门冬七升，半夏一升，人参、甘草各二两，粳米三合，大枣十二枚。

3.2 折算剂量 陶弘景在《本草经集注》载："凡方云半夏一升者，洗竟，秤五两为正。"东汉之一两合13.80g，麦冬一升106g，半夏一升69g，粳米三合52.80g。故方中剂量为：麦冬742.00g，半夏69.00g，人参、甘草各27.60g，粳米52.80g，大枣十二枚。国家中医药管理局和国家药品监督管理局联合发布的《古代经典名方关键信息表（25首方剂）》建议麦冬212.00g，半夏69g，人参27.60g，粳米52.80g，大枣36.00g。

3.3 现代用量 根据全国中医药行业高等教育"十四五"规划教材《方剂学》，处方量为麦冬42g，半夏6g，人参9g，甘草6g，粳米6g，大枣6枚。

【药物组成】 麦门冬七升，半夏一升，人参、甘草各二两，粳米三合，大枣十二枚。

【功能主治】 滋养肺胃，降逆和中。主治咳逆上气，虚热肺痿。症见咯痰不爽，或咳吐涎沫，口干咽燥，手足心热，气逆呕吐等证。

【方义分析】 本方主治咳逆上气，虚热肺痿。虚热肺痿为肺胃阴虚，气火上炎所致。肺痿之成，其病在肺，其源在胃，土为金之母，胃主津液，胃阴不足，母病及子，则肺之阴津亦损，津伤则阴虚，以至肺胃气阴两伤。肺失肃降，肺气上逆则导致咳逆；肺伤而不布散津液，加之虚火灼津，导致津不能上归于肺而聚液为痰，故咳喘涎沫；咽喉为肺胃之门户，肺胃阴伤，津不上承，故口干咽燥；虚热内盛，则手足心热；胃阴不足，胃气失和，则气逆呕吐。治宜滋养肺胃，降逆和中。

方中重用麦冬，甘寒清润，入肺胃两经，既养肺胃之阴，又清肺胃之虚热，故为君药。臣以人参益气生津补肺胃之气。甘草、粳米、大枣为佐药，三者益气养胃，中气充盛，则津液自能上归于肺，此乃"培土生金"之法；肺胃阴虚，虚火上炎导致灼津化痰，故又佐以半夏降逆下气、化痰和胃，一则降逆止咳止呕，二则开胃行津以润肺，三则防大剂量麦冬之滋腻壅滞。甘草润肺利咽，调和诸药兼作使药。诸药合用，滋而不腻、温而不燥，共奏滋养肺胃，降逆和中之效。

配伍特点：肺胃并治，培土生金；润中有燥，润燥得宜。

【用法用量】

1. 古代用法用量 上六味，以水一斗二升，煮取六升，温服一升，日三夜一服。

2. 现代一般用法用量 以上六味，以水2400ml，煮取1200ml，1次温服200ml，分4次服用。

【药学研究】

1. 资源评估 方中麦冬以野生资源为主，少有栽培，半夏、人参、甘草、粳米、大枣目前均以人工栽培为主，野生资源相对匮乏。

麦冬生于海拔2000米以下的山坡草丛阴湿处、林下或溪旁，喜温暖湿润，最适生长气温15~25℃，低于0℃或高于35℃生长停止，宜于土质疏松、肥沃湿润、排水良好的微碱性砂质壤土，生长过程中需水量大，要求光照充足，于栽后第2年或第3年的4月上中旬采收。主产浙江（浙麦冬）、四川（川麦冬），江苏、贵州、云南、广西、安徽、湖北、湖南等地亦产。

半夏生长的适宜温度为10~27℃，不耐旱，喜爱在湿度较高的土壤中生长，以半阴环境为宜，半夏栽培2~3年，可于每年6月、8月、10月倒苗后挖取地下块茎。半夏在全国各地均可见，道地产区与主产区基本一致，在湖北、江苏、安徽等地。

人参喜寒冷、湿润气候，忌强光和高温，抗寒力强，可耐 -40℃ 低温，生长适宜温度为 15~25℃。对土壤要求严格，土壤要求为排水良好、疏松、肥沃、腐殖质层深厚的棕色森林土或山地灰化棕色森林土，土的 pH 值 5.5~6.2 为宜，忌连作，一般 4~6 年收获，在 9 月中旬收获最好，主产于辽宁，吉林和朝鲜，近年来河北、山西、陕西、甘肃、宁夏、湖北等省区也有种植。

甘草生于干旱沙地、河岸砂质地、山坡草地及盐渍化土壤中，生长周期 3~5 年，分布于东北、华北、西北，道地产区与主产区基本一致，在新疆、甘肃、内蒙古、宁夏、山西等地。

粳米主产于长江以南各地，河北、陕西、辽宁、吉林等地亦产。

大枣在全国各地均有栽培，主产于河南灵宝、山东、河北、四川、贵州、山西、甘肃等地，以山东产量最大，销往全国并出口，其他产地多自产自销。

2. 制剂研究

2.1 制备方法 原文载："上六味，以水一斗二升，煮取六升"。汉代一斗为十升，一升合 200ml，因此制备方法为取本方，粉碎粒度为过 4 目筛，加水 2400ml，煎煮至 1200ml。

由于历史朝代更迭，度量衡差异较大，在实际煎煮中，应结合现代临床煎药机构煎煮规范来规范研究中药复方制剂。

2.2 制备工艺 原方为汤剂，目前未见对麦门冬汤全方相关制剂的研究报道，有报道对方中君药和臣药：麦冬、红参为主要组成研制的参麦注射液进行研究：采用正交设计对煎煮时间、浓缩倍数、澄清剂添加量 3 个因素进行考察，以人参皂苷 Rb1 的回收率作为参麦注射液质量控制的主要指标成分，采用 HPLC 法进行检测，按人参皂苷 Rb1 回收率和澄清度评估。采用正交设计法优选出提取工艺为：水提 2 次，第 1 次加 13 倍量的水浸泡 30 分钟后，煎煮 50 分钟；第 2 次加 8 倍量水煎煮 40 分钟，滤液浓缩至 1ml 相当于 1g 药材，药液加热至沸腾后加入药液体积量 7% 的 101 澄清剂（5%）溶液（即 100 份药液加 7 份的

5%101 澄清剂），搅拌均匀后静置数小时，待提取液中产生絮凝，再加入搅匀的等量助悬剂 5% 混悬液，再次搅匀，待絮凝物凝聚并沉降后，提取液离心（3000r/min）3 分钟，离心液加蒸馏水调整至每 ml 含 1g 生药材[1]。

3. 质量控制 该方含有黄酮类、皂苷类、生物碱类、酚类及有机酸、萜类、挥发油类等物质，可以将其作为质量控制的指标。目前未见对麦门冬汤质量研究的报道，但有采用 HPLC 法建立浙麦冬黄酮类成分的 HPLC 指纹图谱以控制麦冬质量报道[2]。

【药理研究】

1. 药效作用 根据麦门冬汤的功能主治进行了药效学研究，主要具有防治放射性肺损伤、抗肺纤维化、抗胃溃疡、促进胃排空、抗肿瘤、抗过敏、增强免疫、增效化疗药物等作用。

1.1 与功能主治相关的药理作用

1.1.1 防治放射性肺损伤 麦门冬汤给药剂量为 8g/（kg·d），给药 6 周，可降低钴放射治疗大鼠肺组织核因子 κB（NF-κB）、白细胞介素 1（IL-1）、转化生长因子 -β（TGF-β）和肿瘤坏死因子 α（TNF-α）的表达[3-4]。

1.1.2 抗肺纤维化 麦门冬汤按 7.92g/kg 灌胃，连续 14 天，可降低平阳霉素诱导的大鼠肺部及海马 NE、DA、5-HT 含量，对肺纤维化形成阶段进行干预[5]。麦门冬汤按 1.2g/kg 用于平阳霉素诱导的肺纤维化模型大鼠，连续给药 14 天后，大鼠肺及血清中超氧化物歧化酶（SOD）活性增加，丙二醛（MDA）含量降低[6]。麦门冬汤按 10g/kg、20g/kg 灌胃治疗博来霉素诱导的肺纤维化大鼠，连续 28 天，鼠肺泡结构有不同程度的改善，炎细胞浸润和嗜酸性物质明显减少，肺组织中 TGF-β1、果蝇母体抗颓废蛋白 3（Smad3）蛋白表达减少，果蝇母体抗颓废蛋白 7（Smad7）蛋白表达明显增加[7]。肺纤维化模型大鼠 + 麦门冬汤含药血清［麦门冬汤 1.1g/（100g·d）灌胃 5 天］对绿色荧光蛋白标记的骨髓间充质干细胞（GFP-BMSC）干预 14 天后，细胞肺表面活性蛋白（SP-C）、水通道蛋白 -5（AQP-5）表达增加[8]。

1.1.3 抗呼吸系统炎症、镇咳、平喘 麦门冬汤1g/kg可完全抑制依那普利联合辣椒辣素引起的咳嗽次数增加，其镇咳机制可能是抑制NO的生成和释放而起到作用的[9]。将10g/kg和20g/kg的麦门冬汤浓缩水煎剂灌胃，连续给药4周，可降低卵蛋白（OVA）哮喘大鼠模型肺组织细胞外调节蛋白激酶（ERK1/2）、应激活化蛋白激酶（JNK）、p38MAPK和NF-κB蛋白表达，下调IL-1β、白细胞介素4（IL-4）、白细胞介素6（IL-6）和白细胞介素13（IL-13）水平[10-11]。

1.2 其他药理作用

1.2.1 抗肿瘤 麦门冬汤可增加小鼠脾脏重量，抑制癌细胞生长，促进癌细胞凋亡，减少凋亡相关蛋白表皮生长因子受体（EGFR）、信号转导子和转录激活子3（STAT3）表达[12-14]。

1.2.2 抗过敏 麦门冬汤可抑制呼吸道过敏和血管通透性增加，改善炎症介质游离，抑制中性粒细胞弹性蛋白酶（HNE）导致的气管灌洗液中DNA、岩藻糖和蛋白质含量升高[15-16]。

1.2.3 提高免疫 麦门冬汤能增加硬皮病模型小鼠CD4+和CD8+T细胞含量，增强腹腔巨噬细胞活力[17]。

2.安全性评价 目前未见麦门冬汤及其相关制剂的安全性评价研究报道。但麦门冬汤中含有毒性中药半夏，其毒性成分主要为半夏毒针晶和半夏凝集素蛋白，有肝毒性和消化道毒性[18]。由半夏制成的半夏粉及姜半夏粉，浓度为0.4g/ml，以40ml/kg的剂量24小时内灌胃药物3次，每次给药间隔5小时，给药后立即喂水，末次给药2小时后投喂饲料，连续14天。灌胃后部分小鼠出现竖毛状态，但14天内小鼠无死亡，脏器均未见明显异常。雌鼠妊娠1天开始分别给半夏粉、姜半夏粉，药物浓度为1.85mg/kg，以20ml/kg的剂量灌胃，服用半夏粉胎鼠总数、发育正常数为134只，服用姜半夏粉的为150只，在含药血清对小鼠胚胎干细胞体外增殖的实验中，半夏粉组72小时OD值为0.58±0.07，姜半夏粉组为0.52±0.10，半夏无生殖毒性[19]。

3.体内过程 虽然目前未见麦门冬汤及其相关制剂的体内过程研究报道。研究报道了方中臣药人参主要成分人参皂苷和人参多糖，研究显示，人参二醇型皂苷在体内吸收较慢，达峰时间9.6~11.2h，半衰期较长，在体内驻留时间长，大鼠单次灌胃20（S）-原人参二醇样品后，血浆中20（S）-PPD的 C_{max} 为3520ng/ml，t_{max} 为2h，$t_{1/2}$ 为10.65h，$AUC_{0\to\infty}$ 为21760ng/（ml·h）。而三醇型人参皂苷在体内药动学行为规律不明显。人参皂苷Re和Rg1在大鼠体内快速吸收，快速消除，在6~12h出现重吸收峰[20-21]。人参多糖肌内注射途径绝对生物利用度为27.46%，口服途径吸收极少[22]。

【临床应用】

1.临床常用

1.1 临床主治病证 麦门冬汤常用于治疗肺胃阴虚，气火上逆所致呕吐或咳嗽，临床表现为咳逆上气，咯痰不爽，或口吐涎沫，手足心热。临床应用以咳唾涎沫、短气喘促或呕吐、咽喉干燥，舌红少苔，脉虚数为辨证要点。

1.1.1 阴虚肺痿 咳逆上气，咯痰不爽，或口吐涎沫。肺痿阴伤者，可加北沙参、玉竹；阴虚见潮热者，可加桑白皮、地骨皮。

1.1.2 胃阴不足证 呕吐，纳少，呃逆，口渴咽干。胃阴不足，胃脘灼热而痛者，可加白芍、川楝子以增其养阴益胃止痛之功。

1.2 名家名师名医应用

1.2.1 梅核气 全国名中医陈宝贵以麦门冬汤加减治疗热病灼津为痰，痰浊阻于喉之梅核气，处方组成：麦冬20g，半夏6g，青果10g，黄芩10g，胖大海10g，生甘草10g。患者服药7剂后咽喉部不适消失，纳可，无口干咽燥等[23]。

1.2.2 瘰症 全国名中医陈宝贵以麦门冬汤加减，方药如下：麦冬、生石膏各30g，半夏、牛膝各10g，竹茹、生地黄、玄参各15g，甘草6g，14剂，水煎400ml，分2次温服，日1剂。治疗火气上逆导致的口渴引饮、胸中闷热、时有呕逆、纳差。三诊症状明显缓解[23]。

1.2.3 倒经 全国名中医陈宝贵在麦门冬汤加减治疗倒经，处方：麦冬30g，半夏6g，炒栀子 10g，丹皮 10g，桃仁 10g，丹参 15g，香附 10g，白芍 10g，山药 10g，甘草 6g，7 剂，水煎 400ml，分 2 次温服，日 1 剂，追访，已知患者服 药 2 剂后衄血立止，月事已潮，为巩固疗效，患 者将 7 剂药服完，此后未再出现倒经[23]。

1.2.4 经前痤疮　全国名中医毛德西以麦门 冬汤加减治疗妇女经前痤疮，处方：麦冬 15g， 野台参 10g，清半夏 8g，生山药 18g，生白芍 8g， 丹参 9g，甘草 5g，生桃仁 6g，大枣 10g，吴茱萸 6g，杏仁 6g，茯苓 15g，生薏苡仁 18g，7 剂，水 煎温服。1 日 1 剂，分 2 次口服，每次 200ml。1 周后痤疮明显消退，续用 1 个月余，痤疮消失， 面部平坦[24]。

1.2.5 厌食　全国名中医刘亚娴常以麦门冬 汤随症加减治疗癌症术后厌食症，方药：沙参 10g，麦冬 15g，清半夏 10g，浙贝母 10g，山药 30g，鸡内金 10g，生甘草 10g，浮小麦 30g。水煎 服，每周服 6 剂，以上法调治月余，饮食增加， 口干恶心减轻，体力渐增[25]。

2. 临床新用　麦门冬汤在临床上广泛用于治 疗呼吸系统和消化系统疾病，尤其对各种因素导 致的咳嗽、慢性咽炎、支气管炎、肺炎、肺纤维 化、肺结核、口腔溃疡、慢性胃炎、慢性萎缩性 胃炎、慢性浅表性胃炎、功能性消化不良等病症 疗效确切。

2.1 呼吸系统疾病

2.1.1 感冒后咳嗽　将 90 例感冒后咳嗽辨证 属燥邪犯肺患者随即分为研究组和对照组各 45 例，对照组口服盐酸西替利嗪片，研究组给予 麦门冬汤加味治疗，处方：麦冬 30g，沙参 30g， 制半夏 9g，桃仁 12g，杏仁 9g，紫菀 12g，防风 12g，炙甘草 6g。水煎服，每日 1 剂，早晚两次 分服，两组连续服药 2 周。结果显示，研究组咳 嗽程度较对照组明显减轻，研究组有效率 93.3%， 对照组有效率 84.4%[26]。

2.1.2 上呼吸道感染后咳嗽　将 69 例感染后 咳嗽患者随机分为研究组和对照组，对照组 31 例给予化痰片治疗，研究组 38 例给予加减麦门 冬汤治疗。处方：麦冬 15g，半夏、杏仁各 10g，

苏叶 5g，茯苓、党参各 12g，陈皮 6g，甘草 3g。 水煎服，每日 1 剂，早晚 2 次分服，连服 10 日以 上。结果显示，研究组痊愈 14 例，显效 16 例， 有效 4 例，无效 4 例，总有效率为 89.5%；对照 组痊愈 2 例，显效 6 例，有效 5 例，无效 18 例， 总有效率为 41.9%[27]。

2.1.3 胃食管反流性咳嗽　将胃食管反流性 咳嗽患者 140 例随机分为研究组和对照组，对照 组 60 例给予奥美拉唑钠肠溶片治疗，研究组 80 例给予麦门冬汤加味治疗。处方：麦冬、太子参 各 30g，制半夏、浙贝母各 10g，枳壳、炙枇杷 叶各 15g，海螵蛸、白及各 20g，粳米、大枣各 15g，甘草 6g。水煎服，每日 1 剂，分 3 次服，两 组连续治疗 8 周。结果显示，研究组为总有效率 92.50%，对照组总有效率为 73.33%[28]。

2.1.4 慢性咽炎　慢性咽炎患者 86 例随机分 为研究组和对照组各 43 例，对照组给予西药抗感 染治疗，研究组在对照组基础上给予麦门冬汤治 疗。处方：麦冬 30g，大枣（去核）12 枚，人参、 半夏、黄芪各 6g，胆南星、炙甘草各 10g。水煎 服，每天 1 剂，分早晚 2 次服用，两组连续治疗 6 周。结果显示，研究组总有效率为 95.35%，对照 组为 72.09%[29]。

2.1.5 慢性支气管炎　将 60 例慢性支气管炎 患者随机分为研究组和对照组各 30 例，对照组 给予盐酸氨溴索口服溶液，研究组给予麦门冬 汤加减治疗。处方：麦冬 20g，半夏 12g，党参 12g，甘草 8g，粳米 8g，大枣 3 枚。水煎服，每 日 1 剂，分 2 次服，两组连续治疗 20 天。结果显 示，研究组有效率为 96.67%，对照组有效率为 83.33%[30]。

2.1.6 肺结核　将肺阴虚型肺结核 113 例随 机分为研究组 62 例，对照组 51 例，对照组采用 2SIRP/4IR 方案（链霉素、异烟肼、利福平、吡 嗪酰胺，2 表示 2 个月为 1 个疗程，4 表示 4 个月 为 1 个疗程）治疗，研究组采用麦门冬汤加减联 合 2SIRP/4IR 治疗。处方：麦冬 20g，党参 10g， 半夏 5g，粳米 15g，大枣 10g，甘草 3g，丹参 15g，百合 10g，桔梗 5g，咯血丝痰者加藕节 10g、

生地10g；气血亏虚者党参加重至40g。矿泉水煎服，每天1剂，早晚空腹各1次。结果显示，研究组治愈56例，治愈率90.3%，好转6例，好转率9.7%，有效率为100%；对照组治愈32例，治愈率62.7%，好转19例，好转率37.3%，有效率为100%[31]。

2.1.7 卒中相关性肺炎 将60例卒中相关性肺炎患者随机分为对照组和研究组各30例，对照组采用西医常规治疗，研究组在对照组的基础上联合麦门冬汤治疗。处方：麦冬45g，法半夏15g，干姜10g，党参20g，炙甘草20g，大枣15g。水煎服，上、下午各服1次，两组连续治疗10天。结果显示，研究组有效率为93.3%，对照组为60.0%[32]。

2.2 消化系统疾病

2.2.1 口腔溃疡 将口腔溃疡证属阴虚火旺型者120例随机分为研究组和对照组各60例，对照组采用左旋咪唑片、复合维生素B片、维生素C片治疗，研究组采用麦门冬汤加减治疗。处方：麦冬15g，党参15g，半夏9g，山药12g，白芍9g，丹参9g，甘草6g，桃仁6g，大枣3枚。水煎服，每日1剂，分2次服，两组连续治疗4周。局部疗效比较显示，研究组总有效率为78.3%，对照组总有效率为58.3%；远期疗效比较显示，研究组总有效率为90.0%，对照组为68.3%[33]。

2.2.2 慢性胃炎 将慢性胃炎证属胃阴亏虚型患者分为研究组156例、对照组120例，对照组采用雷尼替丁、替硝唑片、阿莫西林胶囊三联疗法，研究组以麦门冬汤加蒲公英、红藤煎服，并随证加减，水煎服，1日1剂，分三次服，治疗4周。研究组显效率、总有效率分别为51.1%、93.3%；对照组显效率、总有效率分别为35.0%、75.0%[34]。

2.2.3 慢性萎缩性胃炎 将92例慢性萎缩性胃炎患者随机分为研究组和对照组，对照组44例口服摩罗丹，研究组48例给予麦门冬汤加味治疗。处方：半夏20g，麦冬20g，党参20g，粳米10g，大枣20g，甘草20g。脾气虚较甚者加黄芪15~30g；肝气郁结者加郁金10g，柴胡10g；

疼痛甚者加白芍12g；反酸者加海螵蛸10g；便秘者加火麻仁10g，郁李仁10g。水煎服，每日1剂，分早晚2次服用，2组连续服药1个月。结果显示，麦门冬汤可明显改善胃黏膜病理改变，研究组有效率为100%，对照组有效率为86.36%[35]。

2.2.4 慢性浅表性胃炎 将90例慢性浅表性胃炎患者随机分为研究组和对照组各45例，对照组给予法莫替丁以及枸橼酸铋钾片治疗，研究组采用麦门冬汤加减治疗。处方：麦冬10~30g，清半夏10g，党参、白芍、生麦芽、北沙参、生山药、粳米各15g，当归10g，红枣3枚，生姜3片，炙甘草8g。水煎服，1日1剂，分两次服。结果显示，研究组有效率为97.8%，对照组有效率为84.4%；研究组幽门螺杆菌（Hp）转阴率为97.6%，对照组为85.4%；研究组不良反应发生率为4.4%，对照组为17.8%[36]。

2.2.5 幽门螺杆菌性胃炎 将160例幽门螺杆菌（HP）性胃炎患者随机分为研究组和对照组，其中研究组100例，对照组60例治疗，对照组采用三联治疗法（胶态枸橼酸铋＋甲硝唑＋羟氨苄青霉素），研究组给予加味麦门冬汤治疗。处方：麦冬50g，党参30g，制半夏10g，粳米25g，大枣30g，甘草5g，佛手15g，白芍15g。水煎服，每日2剂，上、下午各1剂，两组连续治疗2周。研究组症状总有效率为94.0%，对照组为78.3%；研究组胃黏膜炎症改善率为93.0%，对照组为75.6%；研究组HP总抑杀率为83.0%，对照组为81.7%[37]。

2.2.6 药物所致肠道副反应 将64例抗抑郁药物所致胃肠道副反应的患者随机分为对照组和研究组各32例，对照组给予吗丁啉治疗，研究组给予麦门冬汤加减治疗。处方：麦冬60g，清半夏10g，炙甘草10g，粳米50g，玉竹15g，生白术30g，生白芍30g，黄精20g、枳实15g、百合30g。水煎服，每日1剂，早晚分服，两组连续治疗4周。结果显示，研究组有效率84.38%；对照组有效率68.75%[38]。

2.2.7 功能性消化不良 将70例功能性消化

不良患者随机分成对照组和研究组各35例，对照组采用多潘立酮片治疗，研究组采用麦门冬汤加减治疗。处方：麦冬15g，半夏10g，人参10g，生甘草10g，大枣10g，水红子10g。加减：脾虚者加用白术15g，茯苓10g；肝郁者加用柴胡10g，白芍15g；肝肾阴虚者加用熟地10g，枸杞子15g。水煎服，每日1剂，早晚分服，两组连续治疗28天。结果显示，研究组总有效率91.4%，对照组总有效率65.7%[39]。

【使用注意】寒痰壅肺之咳逆、脾虚胃寒之呕吐不宜使用本方。

【按语】

1.虚热肺痿与火逆上气 麦门冬汤出自张仲景《金匮要略·肺痿肺痈咳嗽上气病脉证治第七》，主要根据肺部相关病症如肺痿、肺痈、咳嗽上气的病名顺序编排，麦门冬汤则编排于咳嗽上气中，可见麦门冬汤最开始为治疗上气的方剂。上气即肺气上逆，多由外感六淫，痰气凝结，肺道壅塞所致，《诸病源候论·咳嗽上气候》："此为邪搏于气，气壅不得宣发，是为有余，故咳嗽而上气也。其状喘咳上气，多涕唾而面目浮肿，气逆也[40]。"麦门冬汤所治的上气为"火逆"所致，根据《金匮要略》记载："火逆上气，咽喉不利，止逆下气者，麦门冬汤主之"，火逆上气是指肺胃津亏，虚火上炎而致的咳喘证，火逆逼汗，伤津耗气，气阴两虚，肺气上逆，而致哮喘；阴虚火盛，津凝成痰，壅阻气道，故咽喉不利[41]。后世医家根据临床经验，在本方主治肺、胃阴不足证的基础上扩大了其治疗范围，认为此方主要治疗由肺胃津枯所引起的虚热肺痿。肺痿一词最早见于《金匮要略》，主要指肺脏功能不全、痿弱不用，或因汗、吐、利、下导致的津液严重不足，或由肺中冷所致；临床以咳吐浊唾涎沫为主症[42]。《金匮要略·肺痿肺痈咳嗽上气病脉证治第七》中所列的甘草干姜汤主治虚寒肺痿，但对虚热所导致的肺痿并未给出治疗方药，而麦门冬汤具有益气补阴，泻火降逆的功效，恰好与虚热肺痿的病机相符，故后世医家将麦门冬汤移用于阴虚肺痿之病。

2.关于麦门冬汤中粳米的应用 粳米为大米的一种，是中国饮食文化的特产之一，能降低胆固醇，减少心脏病发作和中风的概率[43]。作为常用食品，粳米目前并未被《中国药典》收录。粳米性平、味甘，归脾、胃经；具有补中益气，平和五脏，止烦渴，止泄，壮筋骨，通血脉，益精强志，好颜色之功[44]；主治泻痢、胃气不足、口干渴、呕吐、诸虚百损等。在麦门冬汤中，粳米作为佐药，与甘草、大枣共奏益气养胃之功。在实际应用中也可以其他药材代替粳米，如清代医家张锡纯常以山药代替粳米，在白虎加人参汤中，以山药代替粳米，在补气祛邪气的同时又能生津止渴，滋阴退热[45]。现代医家在应用麦门冬汤时也常根据实际情况用山药代替粳米，大便稀溏、小便多者用山药；大便稀溏、小便短少者用粳米。

3.关于"培土生金"法的治法 "培土生金"法即肺病不愈，求治于脾，其来源于五行学说。肺属金，脾胃属土，土生金，根据五行相生相克理论，当土病不能生金，即脾功能低下不能滋养肺脏，因此当肺病而脾虚无以资肺、肺脏不能复元时，用补脾土的药物治疗，使脾的功能强健，恢复正常，以治疗肺脏亏虚、充实后天，从而使肺脏受益。《素问》云："饮入于胃，游溢精气，上输于脾，脾气散精，上归于肺，通调水道，下输膀胱，水精四布，五经并行[46]。"若脾病则不能散精归肺，导致土不生金之病；"脾为生痰之源，肺为贮痰之器"，脾失健运导致气不化水，湿聚成痰，上贮于肺，临床则见咳喘、痰多清稀等肺系病证[47-49]。本方中麦冬、人参在直接治疗肺胃虚热的同时，又佐以甘草、粳米、大枣三味药材益气养胃，使得中气充盈，则津液自能上归于肺，即"培土生金"。此外根据"培土生金"法之方剂的药性，分为甘平、甘凉与甘温之别，本方治疗肺胃阴虚而有虚热之症，又可称为甘凉培土生金法。

4."润燥相济，堵通有序"的方义 麦冬为本方中的君药，长于益胃生津，清肺润肺。原文载："麦门冬七升，半夏一升，人参二两，甘草二两，粳米三合，大枣十二枚"，麦门冬汤的一个显著特点是麦冬用量很大，约合目前剂量60g。从本方的治证病机而言，麦门冬汤主治肺胃津亏，虚火上炎之证，大剂量的麦冬才能降肺胃之虚火；《本草新编》对此论述道："但世人不知麦冬之妙用，往往少用之而不能成功为可惜也[50]。不知麦冬必须多用，力量始大。盖火伏于肺中，烁干内液，不用麦冬之多，则火不能制矣；热炽于胃中，熬尽其阴，不用麦冬之多，则火不能息矣。"说明药性平和柔润的麦冬，对此等阴虚燥热之证，非大剂难以奏效[50]。从本方组成而言，在大量甘润中药中佐入味辛性燥的半夏，半夏味苦可降阳明经脉之气，用于治疗胃中火气上逆；但半夏性温燥，对于虚热所导致的病症恐过于辛燥，因此大剂量的麦冬又能够制约半夏温燥之性。方中麦冬七升，半夏一升，在麦冬、半夏7：1的比例下，半夏之燥性被抑而降逆之功犹存[51]，降肺胃之逆气的同时又不致燥伤阴津；半夏温散寒凝，又能缓和麦冬之阴凝，使其滋而不腻。

参考文献

[1] 钟永红，周南，钱琳.参麦注射液制备工艺研究[J].中医药导报，2007，13（6）：106-107.

[2] 朱海花，祝明，蒋慧莲，等.浙麦冬黄酮类成分指纹图谱及2种黄酮类化合物的含量测定[J].中国实验方剂学杂志，2016，22（7）：85-88.

[3] 刘建军，康国强，白秀丽，等.麦门冬汤对放射性肺损伤大鼠肺组织核转录因子κB及白细胞介素-1表达的影响[J].河北中医，2012，34（9）：1401-1403，1442-1443.

[4] 刘建军，康国强，白秀丽，等.麦门冬汤对放射性肺损伤大鼠肺组织TGF-β、TNF-α表达的影响[J].河北医药，2012，34（24）：3693-3695.

[5] 杨美凤，谢忠礼，宋建平.麦门冬汤对大鼠肺纤维化形成阶段肺病理损害及下丘脑多巴胺、去甲肾上腺素、五羟色胺的干预作用[J].中国医药导报，2012，9（12）：36-38.

[6] 张瑞，宋建平，李瑞琴，等.麦门冬汤对肺纤维化大鼠形成阶段的影响[J].中华中医药学刊，2012，30（9）：2022-2024.

[7] 臧明月，韩玉生，侯志涛，等.麦门冬汤对肺纤维化大鼠TGF-β1、Smad3和Smad7蛋白表达的影响[J].齐齐哈尔医学院学报，2017，38（24）：2856-2857.

[8] 刘锐，雷宁宁，伍娟娟，等.麦门冬汤对大鼠骨髓间充质干细胞向肺泡上皮细胞分化的影响[J].天津中医药，2019，36（2）：171-175.

[9] 郑晓燕.麦门冬汤的药理学特性[J].国外医学（中医中药分册），2005，27（4）：227-228.

[10] 臧明月，韩玉生，李东东，等.麦门冬汤对哮喘模型大鼠ERK1/2、JNK和p38MAPK蛋白表达的影响[J].齐齐哈尔医学院学报，2017，38（23）：2746-2747.

[11] 臧明月，韩玉生，侯志涛，等.麦门冬汤对哮喘模型大鼠NF-κB蛋白表达及炎性细胞因子的影响[J].齐齐哈尔医学院学报，2017，38（22）：2622-2623.

[12] 孙超龙，张文娴，刘燕，等.麦门冬汤对非小细胞肺癌A549细胞凋亡、周期、表皮生长因子受体及STAT3基因表达的影响[J].中国实验方剂学杂志，2014，20（11）：110-114.

[13] 蒋时红，孙超龙，刘燕，等.麦门冬汤诱导人肺腺癌A549细胞凋亡作用及其机制[J].中华中医药杂志，2015，30（4）：1236-1238.

[14] 包素珍，郑小伟，宋红，等.麦门冬汤的抑瘤作用[J].中医研究，2005，18（8）：9-10.

[15] 同心.麦门冬汤对呼吸道过敏的药理作用新发现[J].国外医学（中医中药分册），2001，23（2）：124.

[16] 孙备.麦门冬汤对气道清除及分泌的影响[J].国外医学（中医中药分册），2000，22（2）：101.

[17] 王振亮，宋建平，邓伟，等.麦门冬汤对BALB/C硬皮病小鼠CD4+、CD8+T细胞及腹腔巨噬细胞活力的影响[J].国医论坛，2013，28（6）：59-61.

［18］黄凤英，高健美，龚其海.半夏药理作用及其毒性研究进展［J］.天然产物研究与开发，2020，32（10）：1773-1781.

［19］张梦麒，李小辉，赵道强，等.半夏及姜半夏用药安全性初步研究［J］.中医学报，2021，36（12）：2620-2626.

［20］付信珍，丁振，李志，等.UPLC-MS/MS法用于大鼠血浆中20（S）-原人参二醇药动学研究［J］.药品评价，2021，18（20）：1253-1256.

［21］康安，钱静，单进军，等.人参总皂苷主要成分大鼠体内药动学研究［J］.中草药，2015，46（20）：3045-3050.

［22］房绍英，马河，侯重文，等.人参多糖3种给药途径大鼠体内药动学特征比较［J］.食品与药品，2018，20（4）：253-256.

［23］赵廷浩，侯俊丽.陈宝贵应用麦门冬汤的经验［J］.四川中医，2013，31（8）：3-4.

［24］李鲜，韩宇.毛德西教授运用麦门冬汤加减治疗经前痤疮［J］.中医研究，2016，29（10）：33-35.

［25］宋亚君，范焕芳，霍丙杰.刘亚娴教授活用麦门冬汤治疗癌症的经验介绍［J］.陕西中医学院学报，2013，36（2）：25-26，45.

［26］迟文，陈贞.加味麦门冬汤治疗感冒后咳嗽疗效观察［J］.北京中医药，2012，31（6）：446-447.

［27］吴学苏.加减麦门冬汤治疗感染后咳嗽38例［J］.陕西中医，2003（10）：868-869.

［28］张晋云，陈建芬.麦门冬汤加味治疗胃食管反流性咳嗽80例疗效观察［J］.河北中医，2008（6）：612-613.

［29］蒋亚明.麦门冬汤联合西药治疗慢性咽炎临床观察［J］.新中医，2015，47（1）：180-181.

［30］崔惠娟.麦门冬汤加减治疗慢性支气管炎肺阴亏耗证60例探讨［J］.中医临床研究，2014，6（27）：61-62.

［31］赵郴，彭庚如，罗佩湖，等.麦门冬汤结合短程化疗治疗肺结核62例总结［J］.湖南中医杂志，2000，14（6）：16.

［32］潘林平，陈国成，黄仕沛.仲景培土生金法治疗卒中相关性肺炎的临床研究［J］.按摩与康复医学，2018，9（7）：62-64.

［33］韩燕，贺瀛.加味麦门冬汤治疗阴虚火旺型复发性口腔溃疡60例［J］.中国中西医结合杂志，2007，13（7）：662.

［34］赵琦，何鲜萍，游绍伟.麦门冬汤加味治疗胃阴亏虚型慢性胃炎156例临床观察［J］.中国现代药物应用，2008（11）：63-64.

［35］董仲.麦门冬汤加味治疗慢性萎缩性胃炎48例临床观察［J］.甘肃中医学院学报，2012，29（1）：30-31.

［36］王亮亮.麦门冬汤加减治疗慢性浅表性胃炎的效果观察［J］.中国现代药物应用，2017，11（5）：171-172.

［37］黄配宜.麦门冬汤加味治疗幽门螺杆菌性胃炎疗效观察［J］.江西中医药，2004（6）：24-25.

［38］郑雯，高尚，代晓娟，等.麦门冬汤治疗抗抑郁药胃肠道副反应属肺胃阴虚型32例疗效观察［J］.中医药临床杂志，2016，28（12）：1723-1725.

［39］马春.麦门冬汤加减治疗功能性消化不良35例临床研究［J］.中国医药指南，2013，11（4）：284-285.

［40］王桂彬，庞博.麦门冬汤方证探微［J］.中医学报，2022，37（11）：2287-2290.

［41］郑丰杰，朱浩宇，曾凤.《金匮要略》麦门冬汤文献考证［J］.河南中医，2021，41（5）：649-652.

［42］王斑，郭梅子，吴新凤，等.王克穷治疗肺痿经验介绍［J］.新中医，2020，52（1）：198-200.

［43］陈鹤，路飞，高雨晴，等.加工方法对糙米品质影响的研究现状与展望［J］.食品科技，2020，45（8）：157-162.

［44］朱瑞娟.米也有不同功效［J］.人才资源开发，2016（17）：29.

［45］殷宏振，郭化磊，裴颖，等.论白虎汤中粳米的功效及其可替代方案探讨［J］.江苏中医药，2019，51（7）：83-85.

[46] 杨丽."培土生金"法之探讨 [J].中国中医基础医学杂志,2011,17(10):1074-1075.

[47] 殷娜,吴洁.《金匮要略》麦门冬汤治疗阴虚痰饮咳喘探析 [J].中国中医基础医学杂志,2018,24(3):315-317.

[48] 殷娜.麦门冬汤化裁治疗肺病阴虚痰饮证理论研究 [D].南京:南京中医药大学,2018.

[49] 陈佳慧,张立山,成柳杨,等.麦门冬汤治疗阴虚湿热咳嗽探析 [J].中华中医药杂志,2021,36(10):5964-5966.

[50] 刘蔚雯.《金匮要略》麦门冬汤方药纵横谈 [J].陕西中医学院学报,2007(1):4-5.

[51] 顾铁保,吴晓珺,李国青,等.浅析麦门冬汤的配伍特点及临床应用 [J].浙江中医杂志,2003(8):40.

甘姜苓术汤

汉《金匮要略》

Ganjianglingzhu Tang

【概述】甘姜苓术汤最早见于汉代张仲景《金匮要略》,书中载其方药组成为:"甘草、白术各二两,干姜、茯苓各四两",具有暖脾胜湿之效,主治寒湿下侵之肾着病,也称之为肾着汤(肾著汤)。方中干姜、茯苓各四两,用量最大,且此方以温性药物为主,可见甘姜苓术汤组方的关键在"温化"与"淡渗"。后世医药学家对甘姜苓术汤的理论及应用范围进行了丰富的研究与拓展,如《备急千金要方》将方中白术的量增至四两,增强其燥湿作用,《妇人大全良方》用来治疗妊娠水肿等,但总体而言多沿袭《金匮要略》原文内容。目前有报道进行了肾着汤颗粒剂的研究,建立了整方的HPLC指纹图谱。甘姜苓术汤主要具有抗炎等药理作用。临床上常应用于寒湿不化之腰痛、带下病等,现代常应用于骨科疾病,如用于治疗强直性脊柱炎、腰椎间盘突出症等疗效显著。

【历史沿革】

1.原方论述 汉代张仲景《金匮要略》记载:"肾著之病,其人身体重,腰中冷,如坐水中,形如水状,反不渴,小便自利,饮食如故,病属下焦。身劳汗出,衣里冷湿,久久得之,腰以下冷痛,腹重如带五千钱,甘姜苓术汤主之。"该汤剂组成:甘草、白术各二两,干姜、茯苓各四两。上四味,以水五升,煮取三升,分温三服。

2.后世发挥 自张仲景之后,后世医家对肾着汤的理解进行了多方面的探索,介绍如下。

宋代陈无择《三因极一病证方论》和陈自明的《妇人大全良方》等著作记载原方增加"杏仁",用来治疗妊娠腰脚肿痛,治疗范围由腰部扩展到下肢,体现了异病同治的思想。宋代王璆在《是斋百一选方》中提出肾著病是因为肾虚,内有积水,复感风冷侵袭所致,此处明确提出肾着汤可治疗肾虚。

元代危亦林《世医得效方》记载的肾着汤将甘草、干姜改为炙甘草、炮干姜,炮制后的甘草、干姜温补作用更强,突出肾着汤之"温"。明代王肯堂《证治准绳》中使用肾着汤原方治疗身重,这里提示后世医家作为伴随症状,不管任何疾病中只要出现身重,皆可加用此方。明代吴崑《医方考》提及"肾着于湿",认为肾着病由湿邪引起,肾着汤有除湿的作用。可以看出宋代时期医家的着眼点主要在肾着汤治疗症状的论述,而至元代,医家关注于对肾着汤所治疗疾病病因的思考。

清代冯兆张《冯氏锦囊秘录》用肾着汤治肾虚伤湿,身重腰冷;陈念祖在《时方歌括》

中用肾着汤治寒湿腰痛。肾着汤的方药加减和应用范围依旧遵古，即使有改变，也只是在药物剂量和炮制方面。值得一提的是陈念祖将白术的用药比例增加，体现了"健脾除湿以利水"的思想。

虽然肾着汤在历史的变迁中涉及到了处方异名、方药组成、药物剂量和煎服方法等方面的差异，但是总体而言，《金匮要略》关于肾着汤原文的主旨思想得到极大的保留和传承。

3.同名异方　甘姜苓术汤的同名异方分析见表26-1。

表26-1　甘姜苓术汤同名异方分析表

朝代	作者	出处	药物组成	功能主治	制法及用法	变化情况（与原方比较）
唐	孙思邈	《备急千金要方》	甘草（二两），干姜（三两），茯苓、白术（各四两）	肾着之为病，其人身体重，腰冷如坐水中，形如水状，反不渴，小便自利，食饮如故，是其证也。从作劳汗出，衣里冷湿，久久得之，腰以下冷痛，腰重如带五千钱者	上四味，咀，以水五升，煮取三升，分三服。腰中即温	该方增白术量至四两，干姜量减至三两
宋	陈自明	《妇人大全良方》	茯苓、白术（各四两），干姜、甘草（各二两），杏仁（三两）	治妊娠腰脚肿	上咀，每服四钱。水一盏半，煎至七分，食前服	该方由治疗腰疾变为治疗妊娠脚肿
宋	陈无择	《三因极一病证方论》卷五	甘草（炙）、白术（各二两），干姜（炮）、茯苓（各四两）	治身重，腰冷痹，如坐水中，形如水状，反不渴，小便自利，食饮如故，病属下焦，以身劳汗出，衣里冷湿，久而得之，腰以下冷痛，腰重如带五贯钱	上为剉散。每服四大钱，水一盏半，煎七分，去滓，食前服	该方明确甘草为炙，干姜为炮
宋	陈无择	《三因极一病证方论》卷十三	干姜（炮）、茯苓（各四两，一法，茯苓、白术四两，干姜、甘草二两），甘草（炙）、白术（各二两）	治肾虚伤湿，停着为病，身重，腰冷如水洗状，不渴，小便自利，食饮如故，腰以下冷痛，重如带五千钱	上为剉散。每服四大钱，水一盏半，煎七分，空腹冷服。又治体虚自汗甚效	该方提出"空腹冷服"之说
宋	陈无择	《三因极一病证方论》卷十七	茯苓、白术（各四两），干姜（炮）、甘草（各二两，炙），杏仁（去皮尖，炒，三两）	治妊娠腰脚肿痛	上为剉散。每服四钱，水一盏半，煎七分，去滓，食前服	该方使用剉散后煎煮法煎药
宋	王璆	《是斋百一选方》	茯苓、白术（各四两），干姜、甘草（各二两）	苦腰间常冷，仍重若腰五千钱，如坐水中，形状如水，不渴。此由肾虚，内有积水，复为风冷所乘，久而不已，令人水病，谓之肾着，宜服肾着汤	上为粗末，每服五钱，水二盏，煎至一盏，去滓服	此处明确提出肾虚与肾着病的关系
明	王肯堂	《证治准绳》	干姜（炮）、茯苓（各四两），甘草（炙）、白术（各二两）	治虚伤湿，身重腰冷，如坐水中，不渴，小便自利	每服四钱，水一盏，煎七分，空心温服	该方药物明确炮制方法

续表

朝代	作者	出处	药物组成	功能主治	制法及用法	变化情况（与原方比较）
明	吴崑	《医方考》	干姜、茯苓（各四钱），炙甘草、白术（炒，各二钱）	肾着于湿，腰冷如冰，若有物者，此方主之	未明确	该方将原方中的四两、二两均改为四钱、二钱
清	冯兆张	《冯氏锦囊秘录》	干姜（炮）、茯苓（各四两），甘草（炙）、白术（各二两）	治肾虚伤湿，身重腰冷、如坐水中，不渴，小便利	每服五钱，水煎空心服	该方服用方法为每服五钱
清	陈念祖	《时方歌括》	甘草二钱，白术、干姜、茯苓各四钱	治寒湿腰痛，如带五千钱，此带脉为病，名曰肾着	水煎服	该方将甘草减为二钱，白术减为四钱，干姜、茯苓均由四两减为四钱
清	费伯雄	《医方论》	干姜（炮）、茯苓四两，甘草（炙）、白术（炒）二两	缘此症乃积湿下注于肾，非肾之寒水为病也	未明确。若虚寒之体，即少加附子、杜仲亦可	该方将原方中干姜改为炮干姜，甘草改为炙甘草，白术改为炒白术

【名方考证】

1. 本草考证

1.1 甘草 "甘草"之名最早见于《神农本草经》。经考证，本方所用甘草主要是豆科甘草属甘草 *Glycyrrhiza uralensis* Fisch. 的干燥根和根茎。《中国药典》2020年版载甘草为豆科植物甘草 *Glycyrrhiza uralensis* Fisch.、胀果甘草 *Glycyrrhiza inflata* Bat. 或光果甘草 *Glycyrrhiza glabra* L. 的干燥根和根茎。

1.2 白术 "术"之名最早见于《神农本草经》。经考证，本方所用白术为菊科植物白术 *Atractylodes macrocephala* Koidz. 的干燥根茎，与《中国药典》2020年版记载一致。

1.3 干姜 "干姜"之名最早见于《神农本草经》。经考证，本方所用干姜为姜科植物姜 *Zingiber officinale* Rosc. 的干燥根茎，与《中国药典》2020年版记载一致。

1.4 茯苓 "茯苓"最早见于《神农本草经》。经考证，本方所用茯苓为多孔菌科茯苓 *Poria cocos*（Schw.）Wolf 的干燥菌核，与《中国药典》2020年版记载一致。

2. 炮制考证 所有药味均为生品。

3. 剂量考证

3.1 原方剂量 甘草二两，白术二两，茯苓四两，干姜四两。

3.2 折算剂量 汉代药物1两合今之13.80g，故处方量为甘草27.60g、白术27.60g、干姜55.20g、茯苓55.20g。

3.3 现代用量 根据"十三五"规划教材《方剂学》，处方量为甘草6g、白术6g、干姜12g、茯苓12g。

【药物组成】甘草二两，白术二两，干姜四两，茯苓四两。

【功能主治】暖脾胜湿。主治寒湿下侵之肾着病。症见身重腰下冷痛，腰重如带五千钱，但饮食如故，口不渴，小便自利等症。

【方义分析】本方主治诸症皆为卫外不顾，腠理开泄，寒湿之邪乘虚而入，留滞腰部经脉、肌肉，筋骨所致，遂成寒湿下侵之肾着病。腰为肾之府，寒湿之邪深入至肾之外腑腰部肌肉经脉，故见身重腰下冷痛，腰重如带五千钱之症。口不渴，小便自利是邪未及肾。饮食如故是中焦脾胃之气尚和表现，治宜暖脾胜湿。

方中干姜为君药，辛热，温中祛寒，臣药茯苓健脾渗湿利水，两者配伍，一热一利，热以胜寒，利以渗湿，寒去湿消，佐白术，健脾燥湿，以助除湿之利，配甘草以调诸药而和脾胃，四药配合，发挥散寒除湿止痛，补气健脾之效，寒湿尽去，则冷重自愈。

配伍特点：温中散寒与健脾祛湿并用，辛热

温散以祛寒，甘淡健脾以渗湿。

【用法用量】

1.古代用法用量　上四味，以水五升，煮取三升，分温三服。

2.现代用法用量　以上四味，加水1000ml，煎至600ml，分3次服。

【药学研究】

1.资源评估　方中甘草、白术、干姜、茯苓目前均以人工栽培为主。

甘草生于干旱沙地、河岸砂质地、山坡草地及盐渍化土壤中，生长周期3~5年左右，分布于东北、华北、西北各省区，道地产区与主产区基本一致，在新疆、甘肃、内蒙古、宁夏、山西等地。

白术生于山区丘陵地带，山坡草地及山坡林下，喜凉气候耐寒，怕湿热干旱，随着多年来全国白术生产发展的变迁，如今形成浙江白术、亳州白术、湖南白术、安国白术四大白术品系，主产地有安徽亳州、河北安国、湖北来凤、重庆秀山、湖南邵阳、四川雅安、四川乐山等。

姜喜温暖、湿润、荫蔽的气候环境，不耐寒，忌潮湿，怕强光直射，主产四川、贵州等地，以四川犍为最适宜干姜生产，为古今干姜主产地。

茯苓喜温暖、干燥、向阳、雨量充沛的环境，以海拔在700米左右的松林中分布最广，温度以10~35℃为宜，栽培者以安徽产量较大，称为"安苓"，野生者以云南产质量为佳，称为"云苓"，茯苓新产区主要在广东信宜、罗定、郁南、高州、新丰，广西平南、苍梧、容县、岑溪、玉林，福建三明，浙江云和、龙泉及云南、贵州、湖南等省区，其他省产量较少，多自产自销。

2.制剂研究

2.1 制备方法　原文载："以水五升，煮取三升"。汉朝时期一升约合200ml，汉代张仲景遵其用量，因此制备方法为本方加水1000ml，煎煮至600ml。

《金匮要略》的甘姜苓术汤使用东汉度量衡，其总药量大约为165g，加水量为总药量的8倍，药液煎至总药量的2倍。

2.2 制备工艺　原方是汤剂，现代有报道将肾着汤开发为颗粒剂的研究：采用正交试验法考察了加水量、提取时间、提取次数，以甘草苷、甘草酸的含量为评价指标，综合考查，确定了水提工艺为加入10倍的水，回流提取2次，每次3小时。水提液浓缩工艺为采用单因素试验法，以稠膏中甘草苷、甘草酸的含量为评价指标，考察了减压浓缩的温度、减压浓缩的程度对其含量的影响。结果：水提液浓缩的工艺条件为80℃减压浓缩至相对密度为1.28（60℃）。通过对比试验考察了不同的辅料及用量对制粒情况的影响。结果：按原料∶辅料=1∶1.5的比例加入糊精，混匀，制软材，通过20目筛制粒，60℃干燥，18目筛整粒，即得。采用薄层色谱法对肾着汤颗粒中所含甘草、白术、干姜3味药材进行了鉴别。结果表明，供试品色谱中，在对照药材或对照品色谱相应的位置上，均显示相同颜色的斑点，而阴性对照在相应位置无干扰。且经多次试验，重现性良好。采用HPLC法测定了肾着汤颗粒中甘草酸含量，用十八烷基硅烷键合硅胶为填充剂；流动相：A乙腈，B 0.05%磷酸溶液，采用二元梯度洗脱，B泵浓度：0min（81）→25min（56）→26min（0）→30min（81）→37min（81）；流速1.0ml/min；柱温30℃；检测波长250nm。方法学考察表明，该方法合理可行，重现性好，可用于肾着汤颗粒的质量控制[1]。

3.质量控制　该方含有甘草皂苷、三萜类、多糖类等物质，可以将其作为质量控制的指标。现有文献报道用水提醇沉法提取甘姜苓术汤中的总多糖，用苯酚−浓硫酸法显色测定多糖的含量[2]。应用HPLC测定甘姜苓术汤的有效成分和建立其指纹图谱[3]。选取浸泡时间、煎煮火力、砂锅是否加盖三个因素，以干浸膏得率和指标性成分含量为评价指标，进行$L_9(3^4)$正交优选，制定合理工艺参数可得到甘姜苓术汤的最佳煎煮工艺[4]。

【药理研究】

1.药效作用　根据甘姜苓术汤的功能主治进

行了药效学研究，主要有抗炎等作用。

抗炎 用UPLC-Q-TOF/MS筛选出甘姜苓术汤中15种化学成分，包含甘草酚、姜烯酮-A、姜烯酮-B，分子对接结果表明，这3个关键成分与核心靶点对接能力较好。甘姜苓术汤分别为25、50、100μg/ml，能显著降低LPS刺激下RAW264.7细胞IL-17、VEGF的表达[5]。

2.体内过程 6-姜酚、6-姜烯酚、8-姜酚是甘姜苓术汤中君药干姜的有效成分，大鼠分为脾胃虚寒给药组和正常给药组，分别灌胃10g/kg干姜水提液，连续5天，采用高效液相色谱法测定，6-姜酚在正常给药组大鼠胃中 $AUC_{0 \to t}$[（μg·min）/L]、$t_{1/2}$（min）、t_{max}（min）、C_{max}（μg/g）分别为512.593、15.878、10、8.719，在小肠为65.177、21.183、40、1.34，在大肠为19.161、10.644、60、0.521。6-姜烯酚在正常给药组大鼠胃中 AUC_{0-t}[（μg·min）/L]、$t_{1/2}$（min）、t_{max}（min）、C_{max}（μg/g）分别为37.416、5.003、40、0.963，在小肠为21.223、11.183、10、0.289，在大肠为13.249、31.449、60、0.26。8-姜酚在正常给药组大鼠胃中 $AUC_{0 \to t}$[（μg·min）/L]、$t_{1/2}$（min）、t_{max}（min）、C_{max}（μg/g）分别为67.72、11.345、40、0.963，在小肠为13.705、8.045、10、0.289。药动学参数表明，大鼠的胃、小肠、大肠对干姜6-姜酚、6-姜烯酚、8-姜酚这3种成分吸收速度很快，$AUC_{0 \to t}$较大，并且维持时间长，6-姜酚、6-姜烯酚、8-姜酚在胃和小肠中浓度最高并且维持时间最长[6]。

【临床应用】

1.临床常用

1.1 临床主治病证 甘姜苓术汤常用于治疗寒湿下侵证，临床表现主要为腰部冷痛、身重等，临床应用以腰部冷痛、舌淡苔白腻或白滑、脉沉迟为辨证要点。

1.1.1 腰痛 治疗寒湿腰痛易白术为苍术，加附子、白芍、细辛。

1.1.2 带下病 治疗寒湿凝滞型带下病加白芍、桂枝、延胡索、炮姜、小茴香、吴茱萸；带下量多色白加苍术、白芷；伴腰骶酸痛加桑寄生、杜仲、续断；伴体虚乏力加党参、黄芪；伴腹中结块加丹参、三棱、莪术、山慈菇、半枝莲。

1.1.3 溲浊 治疗小便浑浊，白如泔浆易白术为苍术，干姜易炮姜，加附子、狗脊、萆薢、巴戟、菟丝子、益智仁、肉桂、肉苁蓉。

1.1.4 冷淋 治疗肾阳虚寒、气客于下焦、膀胱气化不利之冷淋，加菟丝子、乌药、小茴香、马齿苋、生黄芪、巴戟天、佩兰。

1.2 名家名师名医应用

1.2.1 肾著 国医大师何任认为肾著汤为理中汤之变方，即去人参加茯苓，可暖脾土而去肾水，治腰痛而重，股痛而冷之肾著病，方药组成以甘姜苓术汤加当归6g[7]。

国医大师熊继柏认为寒湿腰痛为劳汗当风、久居寒湿之所而成，治宜驱寒除湿，通络止痛，用肾着汤治疗。寒冷甚者，可加入制附子、肉桂、细辛温经散寒，白天疼痛甚者加乌药、姜黄、木香理气止痛，夜间疼痛甚者加桃仁活血止痛[8]。

1.2.2 痰饮 国医大师许润三用甘姜苓术汤治疗盆腔包裹性积液伴腰部酸冷感，方药组成为炙甘草10g、茯苓50g、炒白术30g、炮姜10g、石楠叶15g、当归10g、鸡血藤30g[9]。

2.临床新用 甘姜苓术汤在临床上常用于治疗骨科疾病，此方药简效宏，尤其对强直性脊柱炎、腰椎间盘突出症等疗效确切。

2.1 强直性脊柱炎 将102例强直性脊柱炎患者随机分为研究组和对照组各51例。对照组采用常规西医治疗，研究组加用肾着汤治疗，药物组成为干姜、茯苓各20g，甘草、白术各10g，独活12g，肉桂6g。另外随证加减，偏阴虚加骨碎补、生地黄各10g；偏阳虚加炮附子10g；湿毒内蕴加白花蛇舌草、虎杖各10g；血瘀明显加桃仁、红花、地龙各10g；风邪明显加黄芪、防风各20g；寒盛明显加附子5g，肉桂改为15g；疼痛剧烈加没药、乳香各10g；肿痛明显加白芥子、乌梢蛇各10g。每日1剂，连续服用

4周。结果显示，研究组4周末脊柱炎症积分为（3.57±0.86）分，对照组为（4.56±1.03）分[10]。

2.2 腰椎间盘突出症 将100例腰椎间盘突出症患者随机分为研究组和对照组各50例。对照组采用常规治疗，研究组采用肾着汤配合针灸治疗，药物组成为炙甘草10g、干姜20g、茯苓20g、白术10g。水煎服，早晚各1次，两组均连续治疗1个月。结果显示，研究组有效率为98.00%，对照组为86.00%[11]。

2.3 老年性骨质疏松性胸腰椎压缩性骨折 将80例老年性骨质疏松性胸腰椎压缩性骨折患者随机分为研究组和对照组各40例，两组均给予骨折复位和康复锻炼等基础治疗，对照组给予西医常规治疗，研究组在对照组基础上加用肾着汤加味治疗，药方组成为炙甘草6g、炮干姜15g、茯苓15g、白术15g、桑寄生20g、杜仲15g、黄芪15g、当归15g、桃仁15g。每日1剂，一共治疗4个月。结果显示，研究组有效率为97.50%，对照组82.50%[12]。

【使用注意】 阴虚、痰热患者慎用。

【按语】

1.关于方名 甘姜苓术汤又称肾着汤、肾着汤，"著"与"着"在文字的发展中有同有异。唐代的《俗字正误》中有"着"的专门注解，北宋的陈彭年等人认为两字为部分异体字。"著""着"二字在尚未分化时，方名的差异不大，现代用"著"字有凸显此病与肾关系密切的作用，用"着"字可体现湿性黏着的特点，两个方名的使用都具有合理性。

2.祛湿药的应用 《神农本草经》载白术："主风寒湿痹"，汉之前尚未提出"燥湿"之说，随着本草的发展，后世皆认为白术燥湿，如清代张秉成在《本草便读》中认为其能"补脾燥湿"。《神农本草经》载茯苓："治胸胁逆气……利小便"，到清代时，大多数本草书籍将茯苓列为渗湿之品，如汪昂的《本草备要》中载："甘温益脾助阳，淡渗利窍除湿"。《神农本草经》载干姜："治胸满咳逆上气，温中止血"。全国中医药行业高等教育"十四五"规划教材《中药学》

将干姜归为温里药，但温可化寒湿，往往与祛湿药同用。肾着汤中三种药同用，而以茯苓、干姜量最大，说明在治疗寒湿不化之腰痛、甚至全身骨节疼痛时，应从"温阳"与"渗湿"入手，以"燥湿"为辅，方能达到祛湿解痛的目的。

3.关于甘姜苓术汤治疗妇科疾病 肾主生殖，故妇科疾病与肾的关系尤为密切。肾阳不足，下焦失于温煦，则水湿不化，寒湿之邪趁虚侵袭冲任胞宫，可见下腹疼痛重坠，腰骶冷痛重著，恰如本方条文所述："腰以下冷痛，腹重如带五千钱"。甘姜苓术汤虽为肾着所设，但其症状亦囊括了妇科疾病，从异病同治的角度来看，由寒湿不化引发的妇科疾病，可考虑用甘姜苓术汤加减化裁治疗。

4.小议干姜、生姜 《神农本草经》中虽只记载了干姜，但在干姜条目下有"生者尤良"的论述。西汉司马迁《史记》中"尤"有"更加、格外"的意思，战国屈原《楚辞》中"良"有"美好"之意，这两本著作成书时间与东汉较为接近，有参考意义，所以从字面意思来看"生者尤良"为生姜的作用要优于干姜。但若是这样理解，甘姜苓术汤中何不用"尤良"之"生姜"，而要用干姜？

张仲景在《伤寒杂病论》中有用干姜入药，如本方，有用生姜入药，如桂枝汤，有生姜干姜同用，如生姜泻心汤，可以看出仲景在面对不同病证使用两者是有差别的，说明两者的功效作用是不同的，故"生者尤良"应理解为生姜、干姜各有所长或是为说明生姜是干姜的生品，强调二者关系，而非比较二者的功效[13]。

5.关于姜的炮制 《神农本草经》只记载了干姜，虽然并未记载姜的其他炮制方法，但其实姜的炮制品，如炮姜，在同时期的《伤寒论》中有应用记载。《金匮要略·肺痿肺痈咳嗽上气病脉证治第七》甘草干姜汤中干姜为炮制。

《金匮要略·妇人妊娠病脉证并治第二十六》中还有生姜取汁的炮制方法，干姜人参半夏丸用于治疗"妊娠呕吐不止"，方后注用生姜汁，可以看出远在一千年前关于姜的炮制方法就已经多样化[13]。

参考文献

[1] 解利艳.肾着汤颗粒的制备工艺、质量标准研究及长期毒性研究[D].长沙:湖北中医药大学,2013.

[2] 刘晓芳,梁惠珍,闫江娜,等.甘姜苓术汤中总多糖的提取工艺研究[J].山东化工,2019,48(5):6-8.

[3] 刘鹤,贺丹彤,邢春来,等.甘姜苓术汤HPLC指纹图谱及含量测定方法的建立[J].药物分析杂志,2021,41(1):42-50.

[4] 李佳珍,林丽,李欢欢,等.经典名方甘姜苓术汤多指标含量测定及最佳煎煮工艺研究[J].时珍国医国药,2021,32(9):2147-2150.

[5] 陈少波,位佳琳,何蕊,等.应用整合药理学方法探讨甘姜苓术汤治疗类风湿关节炎的机制[J].中国免疫学杂志,2022,38(3):301-315.

[6] 郭敏娟,张廷,马开,等.干姜中有效成分在大鼠体内组织分布与归经的相关性研究[J].中草药,2014,45(7):965-972.

[7] 何任.金匮方临床医案[J].中医学报,2012,27(5):559-560.

[8] 郭心鸽,姚欣艳,刘侃,等.国医大师熊继柏辨治腰痛的临床经验[J].湖南中医药大学学报,2021,41(7):982-985.

[9] 刘宝琴.国医大师许润三教授治疗盆腔包裹性积液经验举隅[J].中日友好医院学报,2020,34(4):243-244.

[10] 尹晓霞,彭剑虹,尹文耀.肾着汤对强直性脊柱炎活动期的疗效及部分机制[J].世界中医药,2020,15(4):573-577.

[11] 马金松.肾着汤配合针灸治疗腰椎间盘突出症的临床效果[J].内蒙古中医药,2020,39(10):38-39.

[12] 伍广锐,黄勇.肾着汤加味治疗老年性骨质疏松性胸腰椎压缩性骨折相关性疼痛的临床研究[J].中医临床研究,2021,13(14):128-130.

[13] 秦高凤,赵琰,屈会化.从《神农本草经》看张仲景对姜的用药规律[J].中国中医基础医学杂志,2017,23(10):1456-1458.

厚朴七物汤

汉《金匮要略》

Houpoqiwu Tang

【概述】厚朴七物汤最早见于汉代张仲景《金匮要略》,书中载其方药组成为:"厚朴半斤,甘草、大黄各三两,大枣十枚,枳实五枚,桂枝二两,生姜五两",具有"解肌发表,行气通便"之效,主治外感表证未罢,里实已成之腹满,发热。方中虽解表药与泻下药同用,但以行气泻下药味多且剂量大,故此方主要偏于治里实证。虽然厚朴七物汤的理论及应用在后世有所发展,但厚朴在方中剂量最大这点未有变化,体现了本方"表里同治,以泻为主"的思想。目前有报道进行了厚朴七物汤水提取优选工艺的研究,建立了厚朴七物汤物质基准特征图谱。厚朴七物汤主要具有减少胃液分泌,促进肠推进、胃排空等药理作用。临床上常用于表里不解所致的肠结、痞满等,现代常应用于消化系统疾病,如用于治疗肠梗阻、功能性消化不良疗效显著。

【历史沿革】

1.原方论述 汉代张仲景《金匮要略》记载:"病腹满,发热十日,脉浮而数,饮食如故,厚朴七物汤主之。"该汤剂组成:厚朴半斤,甘草、大黄各三两,大枣十枚,枳实五枚,桂枝二两,生姜五两。上七味,以水一斗,煮取四升,温服八合，日三服。

2.后世发挥 宋以前诸书所载厚朴七物汤在条文、药味方面与《金匮要略》原文存在稍微出入。西晋王叔和《脉经》载："腹满痛，厚朴七物汤主之"，疾病表现由"腹满"拓展到"腹满痛"。唐代孙思邈《备急千金要方》载："厚朴七物汤，治腹满气胀方：厚朴半斤，甘草、大黄各三两，大枣十枚，枳实五枚，桂心二两，生姜五两"，虽然剂量与原方一致，但药味桂枝变为桂心。可以看出宋以前书籍记载的条文基本都围绕腹部的"满、胀、痛"，未涉及其他六经疾病，强调厚朴七物汤侧重于治疗阳明腑实证。

后世这种认识发生了变化，如清代吴谦《医宗金鉴》载："病腹满，里证也。发热，里热也。然十日脉浮而数，表热亦未已也……故用厚朴七物汤，表里均解，腹满发热两除也。此桂枝汤、小承气汤之复方也"。张璐也持有相同观点，认为厚朴七物汤由解表之桂枝汤加减化裁而成，具有解表之功。清代沈明宗于《沈注金匮要略》中载："此有表证腹满也……用小承气荡涤肠胃之热，桂、甘、姜、枣调和营卫，而解在表之风耳"，虽未直接点明桂枝汤，但以厚朴七物汤有解"表风"的作用。

对厚朴七物汤由治阳明腑实到表里双解的认识，经历了漫长的时代变迁，治疗范围的改变可能与所处的时代背景、环境、气候变化有关，启示我们要活用经方之"神"，以当前辨证为准则，而不要拘泥原文之"形"。

3.同名异方 厚朴七物汤的同名异方分析见表27-1。

表27-1 厚朴七物汤同名异方分析表

朝代	作者	出处	药物组成	功能主治	制法及用法	变化情况（与原方比较）
唐	孙思邈	《备急千金要方》	厚朴半斤，甘草、大黄各三两，大枣十枚、枳实五枚、桂心二两、生姜五两	治腹满气胀	上七味咀，以水一斗，煮取五升，去滓，纳大黄，煮取四升，服八合，日三。呕逆者加半夏五合。利者去大黄。寒多者加生姜至半斤	该方将桂枝易为桂心，并将大黄后下
清	吴谦	《医宗金鉴》	厚朴半斤、甘草三两、大黄二两、大枣十枚、枳实五枚、桂枝二两、生姜五两	未明确	以水一斗，煮取四升，温服八合，日三服。呕者加半夏五合；下利去大黄；寒多者，加生姜至半斤	该方减大黄用量
清末民初	彭子益	《圆运动的古中医学》	厚朴八钱、枳实二钱、大黄二钱、桂枝二钱、甘草二钱、大枣五钱、生姜五钱	治腹满痛，发热脉浮数，饮食如故者	未明确	该方药物单位由"两"变为"钱"

【名方考证】

1.本草考证

1.1 厚朴 "厚朴"之名最早见于《神农本草经》。经考证，本方所用厚朴为木兰科植物厚朴 *Magnolia officinalis* Rehd. et Wils.的干燥干皮、根皮及枝皮。《中国药典》2020年版载厚朴为木兰科植物厚朴 *Magnolia officinalis* Rehd. et Wils.

或凹叶厚朴 *Magnolia officinalis* Rehd.et Wils. var. *biloba* Rehd.et Wils.的干燥干皮、根皮及枝皮。

1.2 甘草 "甘草"之名最早见于《神农本草经》。经考证，本方所用甘草主要是豆科甘草属甘草 *Glycyrrhiza uralensis* Fisch.的干燥根和根茎。《中国药典》2020年版载甘草为豆科植物甘草 *Glycyrrhiza uralensis* Fisch.、胀果甘草 *Glycyrrhiza* inflata Bat. 或光果甘草 Glycyrrhiza glabra L. 的干燥根和根茎。

1.3 大黄

"大黄"之名最早见于《神农本草经》。经考证，本方所用大黄为蓼科大黄属植物掌叶大黄 Rheum palmatum L.、唐古特大黄 Rheum tanguticum Maxim. ex Balf. 或药用大黄 Rheum officinale Baill. 的干燥根和根茎，与《中国药典》2020年版记载一致。

1.4 大枣

"大枣"之名最早见于《神农本草经》。经考证，本方所用大枣为鼠李科植物枣 Ziziphus jujuba Mill. 的干燥成熟果实，与《中国药典》2020年版记载一致。

1.5 枳实

"枳实"之名最早见于《神农本草经》。经考证，本方所用枳实为芸香科柑橘属植物枳（枸橘）Poncirus trifoliata (L.) Raf. 的干燥果实。《中国药典》2020年版载枳实为芸香科植物酸橙 Citrus aurantium L. 及其栽培变种或甜橙 Citrus sinensis Osbeck 的干燥幼果。

1.6 桂枝

桂枝以"牡桂"之名最早见于《神农本草经》。经考证，本方所用桂枝为樟科樟属植物肉桂 Cinnamomum cassia Presl 的树枝之皮。《中国药典》2020年版载桂枝为樟科植物肉桂 Cinnamomum cassia Presl 的干燥嫩枝。

1.7 生姜

"生姜"之名最早见于《吕氏春秋》。经考证，本方所用生姜为姜科植物姜 Zingiber officinale Rosc. 的新鲜根茎，与《中国药典》2020年版记载一致。

2. 炮制考证

2.1 甘草　厚朴七物汤中的甘草为生品。国家中医药管理局和国家药品监督管理局联合发布的《古代经典名方关键信息表（25首方剂）》建议《金匮要略》中甘草对应炮制规格为生甘草。

2.2 其他　其他药味均为生品。

3. 剂量考证

3.1 原方剂量　厚朴半斤、甘草三两、大黄三两、大枣十枚、枳实五枚、桂枝二两、生姜五两。

3.2 折算剂量　汉代药物1两合今之13.80g，故处方量为厚朴110.40g、甘草41.40g、大黄41.40g、大枣10枚、枳实5枚、桂枝27.60g、生姜69.00g。

3.3 现代用量　根据2017年中国中医药出版社出版的由邓中甲编写的《方剂学》，处方量为厚朴24g、甘草9g、大黄9g、大枣10枚、枳实12g、桂枝6g、生姜15g。

【**药物组成**】厚朴半斤、甘草三两、大黄三两、大枣十枚、枳实五枚、桂枝二两、生姜五两。

【**功能主治**】解肌发表，行气通便。主治外感表证未罢，里实已成。症见腹满，发热，脉浮而数，大便不通等。

【**方义分析**】本方主治诸症皆为表邪未解，由入里化热所致，遂成表里同病。太阳表邪未解，入里化热，故见发热，脉浮而数；入里之邪与阳明燥热相合，渐成腑实之势，故见腹满、大便不通。治宜解肌发表，行气通便。

该方中厚朴，善消胀满，行气消滞；桂枝辛散温通、通阳化气，以解表邪，二药一表一里，形成双解之势，故共为君药。大黄推陈致新以去肠胃之实，枳实苦辛微寒、破气消痞，生姜伍桂枝辛温散寒，共为臣药，甘草、大枣和中气而调诸药为佐使之药。诸药合用共奏解表泻下之功。

配伍特点：寒温并用，温散太阳之邪，寒泻阳明之热，表里同治，相辅相成。

【**用法用量**】

1. 古代用法用量　上七味，以水一斗，煮取四升，温服八合，日三服。

2. 现代用法用量　以上七味，加水2000ml，煎至800ml，温服160ml。

【**药学研究**】

1. 资源评估　方中厚朴、甘草、大黄、大枣、枳实、桂枝、生姜目前均以人工栽培为主。

厚朴生于海拔300~1500m的山地林间，喜温凉湿润气候和排水良好的酸性土壤，厚朴作为重要的三木类药材广泛种植，道地产区与主产区基本一致，如四川的都江堰、北川、宝兴、平武及湖北的恩施、鹤峰、建始、利川、来凤等地。

甘草生于干旱沙地、河岸砂质地、山坡草

地及盐渍化土壤中，生长周期3~5年，分布于东北、华北、西北各省区，道地产区与主产区基本一致，在新疆、甘肃、内蒙古、宁夏、山西等地。

野生唐古特大黄生长区域海拔为2500~4000m，掌叶大黄生长区域海拔在2500~4400m，而药用大黄生长区域海拔范围广，1200~4000m皆有分布，今大黄的道地产区主要为甘肃东部、陇中及东南部、青海东部及东南部、四川西部及西北部、西藏东部、重庆南部、陕西西部及南部、湖北北部，以四川、甘肃所产质量最佳，道地产区与主产区基本一致。

大枣是经济作物之一，枣树适应性强，种植时，以土层深厚达1m以上砂质土或砾质土为佳，大枣在全国各地均有栽培，主产于河南灵宝、山东、河北、四川、贵州、山西、甘肃等地，以山东产量最大，销全国并出口，其他产地多自产自销。

枳实生长于海拔700~1000m以下，其抗旱、抗寒、抗病能力以及耐荫性较强，喜温暖湿润气候，年平均气温要求在15℃以上，偏酸性的土壤，枳实现在主要分布在四川、江西、湖南、浙江等省，道地产区与主产区基本一致。

宋元时期，肉桂树皮称为"肉桂"，嫩枝称为"桂枝"，肉桂对土壤的要求较严，以排水和透水性良好、土层疏松深厚、肥沃湿润、土壤pH 4.5~5.5酸性的红壤、红褐壤和山地黄红壤为好，现今主产于广西桂平、玉林、容县、平南、大瑶山、上思、宁明、贵县，广东德庆、信宜、茂名、肇庆、罗定，云南、福建、四川、浙江等地，以广西平南、苍梧，广东高要等最为适宜。

姜喜温暖、湿润、荫蔽的气候环境，不耐寒，忌潮湿，怕强光直射，在四川、贵州、广西、浙江、山东、湖北、广东、陕西等气候温暖、湿润的亚热带气候区均有栽培，主产于四川、贵州等地。

2.制剂研究

2.1 制备方法 原文载："以水一斗，煮取四升"。汉朝时期一升约合200ml，汉代张仲景遵其用量，因此制备方法为本方加水2000ml，煎煮至800ml。

《金匮要略》的厚朴七物汤使用东汉度量衡，其总药量大约为413g，加水量为总药量的8倍，药液煎至总药量的2倍。

2.2 制备工艺 原方是汤剂，现代有报道对厚朴七物汤的水提取工艺进行研究：采用正交试验法设计水提取工艺，优选厚朴七物汤水提取工艺，厚朴七物汤最佳提取工艺为回流提取3次，第一次加水10倍量提取1.5小时，第二次加水8倍量提取1.0小时，第三次加水6倍量提取0.5小时[1]。

3.质量控制 该方含有柚皮苷、新橙皮苷、甘草酸铵等物质，可以将其作为质量控制的指标。现有文献报道采用Q-TOF对特征峰进行分子式的推断，通过对特征峰的质谱解析以及对重点成分进行把控，建立了厚朴七物汤特征图谱[2]。

【药理研究】

1.药效作用 根据厚朴七物汤的功能主治进行了药效学研究，主要具有减少胃液分泌，降低胃液酸度和胃蛋白酶含量、促进肠推进、胃排空等作用。

1.1 减少胃液分泌，降低胃液酸度和胃蛋白酶含量 "先合后煎"法厚朴七物汤给药剂量为9.92g/kg，"先煎后合"法厚朴七物汤给药剂量为9.92g/kg，连续给药7天，可减少正常大鼠胃液分泌，降低胃液酸度和胃蛋白酶含量，"先合后煎"的效果要明显优于"先煎后合"[3]。

1.2 促进肠推进、胃排空 厚朴七物汤给药剂量为12.75g/kg，能促进正常小鼠肠推进和胃排空[4]。

2.体内过程 和厚朴酚是厚朴七物汤中君药厚朴的有效成分之一。大鼠分别灌胃厚朴汤和厚朴三物汤，给药剂量为厚朴5g/kg（折合和厚朴酚1.61mg/kg），在不同时间段取尾静脉血0.5ml，用HPLC分析。厚朴汤组与厚朴三物汤组的和厚朴酚在大鼠体内药–时曲线均符合一级吸收二房室模型，和厚朴酚主要药动学参数 $AUC_{0\rightarrow t}$、C_{max} 在厚朴三物汤组显著增大，$t_{1/2\alpha}$、t_{max} 明显下降，表明厚朴三物汤的给药增加了和厚朴酚吸收入体内的血药浓度，提高了其生物利用度，复方成分对和厚朴酚有协同增效作用[5]。大鼠经颈静脉给予和厚朴酚 30mg/L 后，不同时间段采集血液及唾液样品，用反相高效液相色谱法测定。低、中、高 3 个浓度（和厚朴酚血浆浓度为 1.0、5.0、10.0μg/ml，唾液浓度为 0.5、1.5、3.0μg/ml，生物样品回收率在 85%~115%）。和厚朴酚在大鼠体内符合二室模型分布，$t_{1/2}$ 为（102.980±10.600）min，AUC 为（1219.260±120.520）（μg·min）/ml，CL 为（0.0246±0.002）L/min[6]。

【临床应用】

1.临床常用

1.1 临床主治病证 厚朴七物汤常用于治疗表里不解证，临床表现主要为大便不畅、腹满、发热等，临床应用以腹满、便干、舌红苔微黄或黄、脉浮数为辨证要点。

1.1.1 肠结 治肠闭塞吐粪证加蜀椒、当归、生姜汁；腹痛腹胀严重者加当归、蒲黄、五灵脂、白芍。

1.1.2 痞满 治痞满而热滞重者生姜减半；治痞满伴呕加半夏；伴便溏去大黄；伴气虚加人参；泛酸加左金丸；夹瘀加失笑散；腹胀甚加香苏散。

1.1.3 反酸 治反酸加砂仁、麦芽、焦山楂、郁金、乌贼骨、瓦楞子、太子参、丹参。

1.1.4 咳嗽 治表里不解而表证较重伴咳嗽痰饮时加杏仁、紫菀、百部。

1.2 名家名师名医应用

1.2.1 表里同病 谭日强认为表里同病为表邪未尽、里实已成所致，用厚朴七物汤加减治疗，方药组成为厚朴 10g、枳实 6g、大黄 10g、桂枝 10g、甘草 3g、生姜 3g、大枣 3 枚、白芍 10g。

1.2.2 腹胀痛 陈会心用厚朴七物汤治疗脾阳不运、积滞内停之腹胀，方药组成为厚朴 10g、桂枝 7.5g、甘草 10g、枳实 10g、大黄 2.5g、生姜 5g。

马大正用温中导下、清热行气之法治疗慢性盆腔炎之下腹胀痛，予厚朴七物汤合大黄附子汤加减治疗，方药组成以厚朴七物汤去大枣、生姜，易枳实为枳壳，加细辛 4g、蒲公英 12g、大血藤 15g、延胡索 10g、荔枝核 10g、橘核 10g。

1.2.3 胃痞 施仁潮用厚朴七物汤合藿香正气散治疗脘腹饱胀，方药组成为藿香、大腹皮、白芷、苏梗、茯苓、姜半夏、炒白术、陈皮、厚朴、桔梗、炙甘草。

1.2.4 食积发热 王占玺认为发热纳差、食后即吐、腹部胀气、拒按为夹食上感，用厚朴七物汤合保和丸加减治疗，方药组成为厚朴 3g、生大黄 2g、甘草 6g、桂枝 1g、枳壳 3g、焦三仙各 30g、茯苓 9g、半夏 1g、陈皮 6g、莱菔子 5g、连翘 9g、鸡内金 3g、藿香 3g。

1.2.5 崩漏 戴丽三认为血枯化燥、血室瘀热所致的崩漏，出现腹痛拒按，大便秘结症状时，当用厚朴七物汤治疗，方药组成为厚朴 9g、枳实 9g、大黄 9g、桂枝 9g、甘草 9g、生姜 3 片、大枣 3 枚。

2.临床新用 厚朴七物汤在临床上常用于治疗消化系统疾病，尤其对肠梗阻、功能性消化不良疗效确切。

2.1 腹部术后早期炎性肠梗阻 将腹部术后 1~2 周表现为炎症性肠梗阻的 95 例患者随机分为研究组和对照组，其中研究组 64 例，对照组 31 例。两组患者均进行常规治疗，研究组再用加味厚朴七物汤治疗，药物组成为厚朴 18g、枳实 12g、酒大黄 10g、桂枝 12g、当归 15g、蒲黄 15g、五灵脂 12g、白芍 30g、生甘草 10g、生姜 6g、大枣 5 枚，水煎至 400ml，分 2 次由胃管内注入。结果表明，研究组有效率为 96.88%，对照组为 90.32%[7]。

2.2 功能性消化不良 将 124 例功能性消化不良患者随机分为研究组和对照组各 62 例。对照组予西药常规治疗，研究组以厚朴七物汤为基本方治疗，药物组成为厚朴、生姜各 25g，炙甘草、大黄、枳实各 10g，大枣 10 枚，桂枝 6g。可根据其他伴随症状做药物加减。每日1剂，大便畅，腹胀减，纳食增后上方剂量减半，连服至2周为1个疗程。结果表明，研究组显效51例，对照组为44例[8]。

【使用注意】 表证而里未实者慎用；体虚者慎用。

【按语】

1.辨"腹满"用药 由于引起"腹满"的病机较多，所以治疗此症的方药不仅只有厚朴七物汤，对于实证腹满者，可用大承气汤泻下除热；腹胀较重者，可用厚朴三物汤行气除满；阳明兼少阳证者，可用大柴胡汤和解少阳、清泻内热；寒饮腹满者，可用附子粳米汤温中化饮；脾胃虚寒者，可用大建中汤祛寒止痛[9]。

2.关于厚朴的运用 厚朴在《伤寒杂病论》中的应用较多，除厚朴七物汤外，还有厚朴生姜半夏甘草人参汤、桂枝加厚朴杏子汤、厚朴麻黄汤等方也用到了厚朴，最大剂量用到了半斤，常与半夏、生姜、干姜、白芍、甘草配伍使用。从这几首方的主治病症来看，厚朴作为主药主要用于腹胀满、咳喘等疾病的治疗[10]。

3.关于大黄的用量与功效 张仲景在《伤寒杂病论》中将大黄作为阳明病的主药，但使用的剂量皆不相同，值得医者思考。结合文献与临床发现大黄在不同的剂量范围内发挥的功效不同，6g以下剂量的大黄可发挥定喘作用；6g以上，37.2g以下的大黄可发挥清热解毒作用，75g以下的大黄可发挥泻下除湿作用；10g以上，120g以下的大黄可发挥活血化瘀作用[11]。

4.厚朴七物汤与厚朴三物汤关系 厚朴七物汤可以看成是厚朴三物汤和桂枝汤的"合方"，前者治疗腹满，后者治疗外感。相比较而言，厚朴七物汤腹实没有厚朴三物汤严重，故减大黄为三两，厚朴、枳实保持原量；表邪较轻且腹满，在桂枝汤上去芍药，减桂枝为二两，增生姜为五两、甘草为三两[12]。

5.对桂枝的认识 《伤寒杂病论》中桂枝的使用频率极高，但同属汉代的《神农本草经》未载桂枝。张锡纯将《神农本草经》中记载的"牡桂"认为是桂枝，具有"通"和"散"的作用。《神农本草经》记载牡桂的功效有"治上气咳逆，结气，喉痹，吐吸，利关节……"，张志聪依据意象思维认为桂枝具有水中所生之木火的特质，协助君火温通阳气[13]。

参考文献

[1] 张文娓，王一，方芳，等.正交试验优化厚朴七物汤水提取工艺[J].哈尔滨商业大学学报（自然科学版），2016，32（4）：421-425.

[2] 孙娜，吴佳妮，孔慧，等.厚朴七物汤物质基准特征图谱的建立[J].中国实验方剂学杂志，2020，26（11）：178-184.

[3] 王昌儒.基于厚朴七物汤及其母方对大鼠胃分泌功能的影响探讨合方的思想[J].环球中医药，2013，6（8）：593-595.

[4] 王昌儒.桂枝去芍药汤、厚朴三物汤及其合方的实验研究[J].中国医院用药评价与分析，2008，8（6）：441-443.

[5] 苏文娟，黄熙，秦峰，等.大鼠灌胃厚朴及厚朴三物汤后和厚朴酚的药动学比较[J].中药材，2008，31（2）：255-258.

[6] 郑春雨，王鹏，古立翠，等.和厚朴酚在大鼠体内药动学及唾液分布研究[J].中医药学报，2014，42（5）：67-70.

[7] 李广林.加味厚朴七物汤治疗腹部术后早期炎性肠梗阻64例[J].陕西中医学院学报，2011，34（2）：52-53.

[8] 李孔就，李孔益.厚朴七物汤加减治疗功能性消化不良62例[J].新中医，2002，34（9）：62-63.

[9] 尚莹莹，吴晓华，郭召平，等.浅析《金匮要略》"腹满"病之辨治[J].中医研究，2016，29（8）：4-6.

[10] 任振勇，潘万旗，许前磊，等.张仲景运用厚朴、枳实探析[J].中医研究，2021，34（8）：48-51.

[11] 毕超然，张鹏，朴春丽.大黄临床应用及其用量[J].吉林中医药，2019，39（1）：28-31.

［12］王宏伟，许鑫梅.《金匮》泻下7法［J］.江西中医学院学报，2000，13（2）：61-62.

［13］陈锦团，骆云丰.谈桂枝［J］.光明中医，2015，30（8）：1794-1795.

⚘ 厚朴麻黄汤 ⚘

汉《金匮要略》

Houpomahuang Tang

【概述】厚朴麻黄汤最早见于汉代张仲景《金匮要略》，书中载其方药组成为："厚朴五两，麻黄四两，石膏如鸡子大，杏仁半升，半夏半升，干姜二两，细辛二两，小麦一升，五味子半升"，具有宣肺降逆、化饮止咳之效，主治咳而脉浮诸症。在整方以温药为主的前提下，石膏的使用剂量偏大，可见厚朴麻黄汤所治的里饮证应夹有热象。后世对厚朴麻黄汤的理论阐释及应用不离《金匮要略》原文记载，整方组成和剂量在后世的衍化中变化不大。目前有报道进行了厚朴麻黄口服液的研究，并对厚朴药材进行了质量评价。厚朴麻黄汤主要具有抑制气道炎症的药理作用。临床上常用于外感寒邪不解所致的肺胀、喘证等，现代常应用于呼吸系统疾病，如用于治疗慢性支气管炎、老年支气管哮喘等疗效显著。

【历史沿革】

1.原方论述　汉代张仲景《金匮要略》记载："咳而脉浮者，厚朴麻黄汤主之。"该汤剂组成：厚朴五两，麻黄四两，石膏如鸡子大，杏仁半升，半夏半升，干姜二两，细辛二两，小麦一升，五味子半升。上九味，以水一斗二升，先煮小麦熟，去滓，内诸药，煎取三升，温服一升，日三服。

2.后世发挥　汉代张仲景《金匮要略·肺痿肺痈咳嗽》篇中记载的厚朴麻黄汤条文过简，对后人的理解和临床应用造成了一定的困难。唐代孙思邈《备急千金要方》卷五十七载："咳而大逆上气，胸满，喉中不利如水鸡声，其脉浮者，厚朴麻黄汤主之"，在对疾病症状的描述上有所补充，但基本与原条文一致。

至清代，对此方的阐释和认识逐渐丰富。清代喻昌在《医门法律》中认为厚朴麻黄汤为小青龙之变方，于小青龙汤去桂枝、芍药、甘草，加厚朴、石膏、小麦而成，用厚朴下气，石膏清热，小麦扶正。同时代的医家沈明宗认为厚朴麻黄汤所对应的症状为咳而脉浮，属于肺胀之类，故认为病在卫，沈明宗将厚朴麻黄汤归为治疗肺卫之方，这种提法可能与卫气营血的提出和发展有关。清代王子接在《绛雪园古方选注》论述大青龙汤能温散寒邪、清解里热，小青龙汤能解表散寒、温肺化饮，而厚朴麻黄汤兼有散寒、清热、化饮的作用，故认为厚朴麻黄汤是由大、小青龙汤加减而来。

由于清代时期与外部交流变多，中医学理论在创新和汇通中得到发展，如提出了卫气营血理论，完善了中医辨证体系，所以这个时期医家对厚朴麻黄汤的理解大多从两个方面，一方面遵古，本于张仲景书中的思想；另一方面创新，用卫气营血来分析。

自张仲景后，在漫长的中医发展历程中，虽然不同医家对厚朴麻黄汤的理解不尽相同，但都不离解表宣肺思想。

3.同名异方　厚朴麻黄汤的同名异方分析见表28-1。

表28-1 厚朴麻黄汤同名异方分析表

朝代	作者	出处	药物组成	功能主治	制法及用法	变化情况（与原方比较）
唐	孙思邈	《备急千金要方》	厚朴五两，麻黄四两，细辛、干姜各二两，石膏三两，杏仁、半夏、五味子各半升，小麦一升	治咳逆上气胸满，喉中不利如水鸡声，其脉浮者	上九味咀，以水一斗二升，先煮小麦熟，去麦纳药，煮取三升，去滓，分三服，日三	该方石膏用量明确为三两
清	王子接	《绛雪园古方选注》	厚朴（五两）、麻黄（四两）、石膏（如鸡子大）、杏仁（半升）、半夏（半升）、干姜（二两）、细辛（二两）、小麦（一升）、五味子（半升）	泄热下气、散邪固本	上九味，以水一斗二升，先煮小麦熟，去滓，纳诸药，煮取三升，温服一升，日三服	作者认为此方为大小青龙汤之变方也
清末民初	彭子益	《圆运动的古中医学》	厚朴五钱、杏仁四钱、石膏一两、麻黄四钱、干姜二钱、细辛二钱、五味四钱、半夏四钱、小麦八钱	治咳而脉浮者	未明确	该方药物剂量均有变化

【名方考证】

1.本草考证

1.1 厚朴 "厚朴"之名最早见于《神农本草经》。经考证，本方所用厚朴为木兰科厚朴属植物厚朴 Magnolia officinalis Rehd. et Wils. 的干燥干皮、根皮及枝皮。《中国药典》2020年版载厚朴为木兰科植物厚朴 Magnolia officinalis Rehd. et Wils. 或凹叶厚朴 Magnolia officinalis Rehd.et Wils. var. biloba Rehd.et Wils. 的干燥干皮、根皮及枝皮。

1.2 麻黄 "麻黄"之名最早见于《神农本草经》。经考证，本方所用麻黄为麻黄科麻黄属植物草麻黄 Ephedra sinica Stapf、木贼麻黄 Ephedra equisetina Bge. 的干燥草质茎。《中国药典》2020年版载麻黄为麻黄科植物草麻黄 Ephedra sinica Stapf、中麻黄 Ephedra intermedia Schrenk et C. A. Mey. 或木贼麻黄 Ephedra equisetina Bge. 的干燥草质茎。

1.3 石膏 "石膏"之名最早见于《神农本草经》。经考证，本方所用石膏为硫酸盐类矿物石膏族石膏，与《中国药典》2020年版记载一致。

1.4 杏仁 杏仁以"杏核仁"之名最早见于《神农本草经》。经考证，本方所用杏仁为蔷薇科植物山杏 Prunus armeniaca L. var. ansu Maxim.、西伯利亚杏 Prunus sibirica L.、东北杏 Prunus mandshurica（Maxim.）Koehne 或杏 Prunus armeniaca L.的干燥成熟种子，与《中国药典》2020年版记载一致。

1.5 半夏 "半夏"之名最早见于《神农本草经》。经考证，本方所用半夏为天南星科植物半夏 Pinellia ternata（Thunb.）Breit.的干燥块茎，与《中国药典》2020年版记载一致。

1.6 干姜 "干姜"之名最早见于《神农本草经》。经考证，本方所用干姜为姜科植物姜 Zingiber officinale Rosc.的干燥根茎，与《中国药典》2020年版干姜记载一致。

1.7 细辛 "细辛"之名最早见于《神农本草经》。经考证，本方所用细辛为马兜铃科细辛属植物北细辛 Asarum heterotropoides Fr. Schmidt var. mandshuricum（Maxim.）Kitag. 或华细辛 Asarum sieboldii Miq. 的干燥根和根茎。《中国药典》2020年版记载细辛为马兜铃科植物北细辛 Asarum heterotropoides Fr. Schmidt var. mandshuricum（Maxim.）Kitag.、汉城细辛 Asarum sieboldii Miq. var. seoulense Nakai 或华细辛 Asarum sieboldii Miq.的干燥根和根茎。

1.8 小麦 经考证，本方所用小麦为禾本科小麦属植物小麦 Triticum aestivum L.的干燥成熟果实。

1.9 五味子 "五味子"最早见于《神农本草

经》。经考证，本方所用五味子为木兰科五味子属植物五味子 Schisandra chinensis（Turcz.）Baill. 或华中五味子 Schisandra sphenanthera Rehd. et Wils. 的干燥成熟果实。《中国药典》2020年版载五味子为木兰科植物五味子 Schisandra chinensis（Turcz.）Baill. 的干燥成熟果实。

2. 炮制考证

2.1 半夏 厚朴麻黄汤中的半夏为生品，方中干姜能降低其毒性。现代炮制品内服有姜半夏、法半夏、清半夏、半夏曲。

2.2 杏仁 厚朴麻黄汤中苦杏仁炮制方法应为"去皮尖"，相当于燀法，现代炮制品有燀苦杏仁。

2.3 其他 其他药味均为生品。

3. 剂量考证

3.1 原方剂量 厚朴五两，麻黄四两，石膏如鸡子大，杏仁半升，半夏半升，干姜二两，细辛二两，小麦一升，五味子半升。

3.2 折算剂量 陶弘景在《本草经集注》载："凡方云半夏一升者，洗竟，秤五两为正。"汉代药物1两合今之13.8g。杏仁1升112g、小麦1升36g、五味子76g。故处方量为厚朴69g、麻黄55.2g、石膏50g、苦杏仁56g、半夏34.5g、干姜27.6g、细辛27.6g、小麦36g、五味子38g。

3.3 现代用量 根据现代临床常用剂量，处方量为厚朴15g、麻黄12g、石膏8g、杏仁11g、半夏12g、干姜6g、细辛3g、小麦40g、五味子7.5g。

【**药物组成**】厚朴五两，麻黄四两，石膏如鸡子大，杏仁半升，半夏半升，干姜二两，细辛二两，小麦一升，五味子半升。

【**功能主治**】宣肺降逆，化饮止咳。主治咳而脉浮者。症见咳嗽喘逆，胸满烦躁，咽喉不利，痰声漉漉，苔白滑等。

【**方义分析**】本方主治诸症皆为邪气近于表且盛于上所致，遂成咳而脉浮之症。咳而脉浮，脉浮本主表，而病邪在上的脉亦浮，邪气近于表且盛于上而见咳嗽喘逆，胸满烦躁，咽喉不利，兼有饮邪，故见痰声漉漉，苔白滑等症。治宜宣肺降逆，化饮止咳。

方中重用厚朴降肺气、麻黄宣散肺气，一宣一降，共为君药；石膏清里热为臣；半夏、杏仁化痰并助厚朴降肺气平喘为臣；干姜、细辛、五味子化痰涤饮以降肺逆为佐药；再以小麦甘平养正为使，诸药合用，共奏宣肺化饮，止咳平喘之功。

配伍特点：寒温并用，宣肺而不助热，清肺而不凉遏。

【**用法用量**】

1. 古代用法用量 上九味，以水一斗二升，先煮小麦熟，去滓，内诸药，煎取三升，温服一升，日三服。

2. 现代用法用量 以上九味，加水2400ml，先煮熟小麦，去滓，下诸药煎至600ml，每次200ml，分3次服。

【**药学研究**】

1. 资源评估 方中厚朴、麻黄、杏仁、半夏、干姜、细辛、小麦、五味子目前均以人工栽培为主，石膏基本为野生资源。

厚朴生于海拔300~1500m的山地林间，喜温凉湿润气候和排水良好的酸性土壤，厚朴作为重要的三木类药材广泛种植，道地产区与主产区基本一致，如四川的都江堰、北川、宝兴、平武及湖北的恩施、鹤峰、建始、利川、来凤等地。

麻黄类植物属荒漠旱生型灌木植物，雌雄异株，靠风媒传粉，麻黄对防风固沙具有重要生态价值，过度采挖可能导致土壤沙化，主要为野生品，栽培品亦有，其道地产区为内蒙古阿鲁科尔沁、巴林右旗、开鲁、奈曼旗、赤峰、科尔左旗等地，亦主产于黑龙江、辽宁、宁夏、山西、河北、甘肃、四川、青海等地。

石膏常产于海湾盐湖和内陆湖泊形成的沉积岩中，湖北应城为道地产区，其他如安徽、四川、贵州、湖南等地均有分布。

苦杏仁喜光照，在干旱贫瘠的土壤中也可栽培，但不耐涝，开花期常常遭受晚霜影响，杏主产于东北、华北及西北等地区。

半夏根浅喜肥、喜湿润、怕水涝，适宜在湿

润肥沃、保水保肥力强、质地疏松、排灌良好的沙质壤土种植，主产于四川、湖北、河南、贵州等省。

姜喜温暖、湿润、荫蔽的气候环境，不耐寒，忌潮湿，怕强光直射，在四川、贵州、广西、浙江、山东、湖北、广东、陕西等气候温暖、湿润的亚热带气候区均有栽培，主产四川、贵州等地，以四川犍为最适宜干姜生产，为古今干姜主产地。

细辛喜冷凉气候和阴湿环境，喜土质疏松、肥沃的壤土或砂质壤土，疏松肥沃的森林腐殖土和山地棕壤土均可，北细辛主产区集中在辽宁抚顺与吉林通化交界等地。

小麦发芽出苗的适宜温度为15~20℃，最低是1~2℃，最高是30~35℃，栽培遍及全国；五味子喜湿润环境，但不耐低洼水浸，耐寒，需适度荫蔽，幼苗期尤忌烈日照射，现今朝鲜和我国东北、河北、山东一带是北五味子的主产区，以辽宁所产者最佳，有"辽五味"之称，陕西、甘肃、浙江等地是南五味子的主产区。

2.制剂研究

2.1 制备方法　原文载："以水一斗二升，先煮小麦熟，去滓，内诸药，煎取三升"。汉朝时期一升约合200ml，汉代张仲景遵其用量，因此制备方法为本方加水2400ml，煎煮至600ml。

《金匮要略》的厚朴麻黄汤使用东汉度量衡，其总药量大约为566g，加水量为总药量的8倍，药液煎至总药量的2倍。

2.2 制备工艺　原方是汤剂，现代有报道将厚朴麻黄汤开发为厚朴麻黄口服液：实验表明厚朴麻黄口服液不仅可以改善临床症状和肺功能，降低IgE指标，而且具有解痉作用[1]，可降低气道高反应性[2]。但具体的制剂过程未见说明，可以从以下三个方面考虑制备工艺：①煎煮工艺，药材在投料前需加工处理、挑捡、剔除，反复冲洗干净后根据药材的不同性质进行处理；②浓缩工艺，一般常用薄膜蒸发，有利于有效成分的稳定；③精制工艺，中药口服液一般浓缩药液的含醇量在50%~60%可以除去淀粉，其他多

糖杂质一般在此浓度也开始沉淀，蛋白质类杂质通常在75%以上的乙醇中才能沉淀[3]。

3.质量控制　该方含有紫丁香酚苷、木兰箭毒碱、木兰花碱等物质，可以将其作为质量控制的指标。现有文献报道采用UPLC分析厚朴药材，建立了厚朴药材指纹图谱共有模式[4]。

【药理研究】

1.药效作用　根据厚朴麻黄汤的功能主治进行了药效学研究，主要具有抗炎、抗过敏、抑制气道炎症、减轻气道损伤，保护肺组织等作用。

1.1 抗炎、抗过敏、抑制气道炎症　小鼠灌胃给药厚朴麻黄汤每只1ml，连续7天，制备含药血清干预，可抑制内毒素刺激的小鼠肺泡巨噬细胞中JAK2的表达，下调其蛋白的表达，抑制过敏性哮喘气道炎症反应[5]。厚朴麻黄汤给药剂量为7、14、28g/kg，连续10天，可改善蛋白致敏及激发的哮喘小鼠气道炎症、降低气道反应性，降低Th2相关的细胞因子水平外，调控TRPA1，TRPV1的mRNA与蛋白表达及降低相关神经因子水平[6]。厚朴麻黄汤给药剂量为16、32、64g/kg，给药10天，可减轻哮喘小鼠肺组织病理学改变，降低血清IgE、IL-4、IL-13及Cys LTs水平，抑制炎症因子产生，减轻气道炎症[7]。厚朴麻黄汤给药剂量为12mg/kg，连续30天，可抑制哮喘模型大鼠肺泡灌洗液中NO、ET-1的合成和释放，减少支气管和肺组织中炎症浸润，减轻哮喘气道炎症，降低气道高反应性[8]。

1.2 减轻气道损伤，保护肺组织　厚朴麻黄汤给药剂量分别为6.0g/kg、12.0g/kg，连续14天，可降低卵蛋白复合香烟烟雾诱导的嗜酸性粒细胞增高型气道损伤模型小鼠的外周血EOS和BALF中白细胞总数以及EOS、NEU的水平，并且回调上皮屏障紧密连接蛋白ZO-1的表达，降低TRPA1蛋白的表达，改善肺功能，明显减轻肺组织气道炎症和损伤[9]。

2.体内过程　厚朴麻黄汤中麻黄生物碱是麻黄的药效成分之一。大鼠灌胃给药6.3g/kg的麻黄药材提取物，灌胃后不同时间段进行眼底静脉丛

采血，用HPLC-MS分析5种麻黄生物碱（NME、NMP、E、PE、ME），血浆药动学显示，麻黄生物碱入血均较快，5分钟在血浆中就可检测到浓度，在0.5小时后可快速分布到各组织，且在肺组织分布较多。药动学参数显示，麻黄碱NME的 C_{max}（ng/ml）、$t_{1/2z}$（h）、$AUC_{0 \to t}$[（ng·h)/ml]分别为54.32、3.071、141.913，麻黄碱NMP的 C_{max}（ng/ml）、$t_{1/2z}$（h）、$AUC_{0 \to t}$[（ng·h)/ml]分别为57.69、4.216、106.935，麻黄碱E的 C_{max}（ng/ml）、$t_{1/2z}$（h）、$AUC_{0 \to t}$[（ng·h)/ml]分别为495.87、3.192、719.855，麻黄碱PE的 C_{max}（ng/ml）、$t_{1/2z}$（h）、$AUC_{0 \to t}$[（ng·h)/ml]分别为139.48、3.485、240.364，麻黄碱ME的 C_{max}（ng/ml）、$t_{1/2z}$（h）、$AUC_{0 \to t}$[（ng·h)/ml]分别为78.96、2.89、429.495[10]。

【临床应用】

1.临床常用

1.1 临床主治病证 厚朴麻黄汤常用于治疗咳而脉浮者，临床表现主要为咳嗽、哮喘等，临床应用以咳喘、舌红苔微黄或黄，脉浮数为辨证要点。

1.1.1 肺胀 治疗肺胀加地龙、炙甘草、桑白皮；咳而上气，加炙紫菀、射干、款冬花；严重胸闷憋喘，加薤白、瓜蒌；痰多难咳，加海蛤壳、海浮石；脾肺气虚加茯苓、党参。

1.1.2 喘证 治疗喘证明显加白前、白芍、紫菀、甘草；伴咳嗽加重加金银花、浙贝母、枇杷；痰多加苏子、砂仁。

1.1.3 痰饮 治疗肺心病之痰饮证加百部、全瓜蒌。

1.2 名家名师名医应用

1.2.1 咳嗽 国医大师何任用厚朴麻黄汤加减治疗表未解、内饮有热之咳嗽，以解表清热化饮。认为此方中麻黄、干姜、细辛可解表邪；杏仁、厚朴、半夏、小麦可和胃下气祛痰化饮；石膏、五味子可清热止咳。

王占玺运用厚朴麻黄汤加减治疗伤食停饮夹感之咳嗽，方药组成以厚朴麻黄汤去干姜加瓜蒌皮6g、焦三仙10g。

赵守真认为寒热错杂内外合邪之咳喘，宜合治不宜分治，不出疏表利肺降浊升清之大法，处以厚朴麻黄汤加减治疗。其方麻、石合用，不惟功擅辛凉解表，而且祛痰力巨；朴、杏宽中定喘，辅以麻、石；姜、辛、味温肺敛气，功具开合；半夏降逆散气，调理中焦之湿痰；尤妙在小麦一味补正，斡旋其间，相辅相须，以促成健运升降等作用。

1.2.2 哮喘 施仁潮用厚朴麻黄汤合小陷胸汤（瓜蒌皮、黄芩、姜半夏）治疗十年之久的喘证。

刘景祺用厚朴麻黄汤加减治疗哮喘，以散寒宣肺平喘，方药组成为厚朴、麻黄、杏仁、小麦、石膏、干姜、五味子、细辛、半夏。

1.2.3 饮证 赵锡武认为饮邪夹热上迫于肺所致的诸症，治当蠲饮清热，止咳平喘，宁心保肺，用厚朴麻黄汤加味治疗，方药组成为炙麻黄10g、厚朴10g、生石膏30g、炒杏仁10g、姜半夏10g、干姜6g、五味子6g、细辛5g、小麦30g、百部10g、全瓜蒌15g。

1.2.4 肺胀 名家王永炎认为厚朴麻黄汤可治心肾阳虚，水饮内停，痰湿阻遏，肺气壅塞所致的肺胀，其方有清宣肺金，降气化痰，温阳利湿之效，方药组成以厚朴麻黄汤去石膏，以生姜易干姜加甘草9g、沙参18g、茯苓9g。

2.临床新用 厚朴麻黄汤在临床上常用于治疗呼吸系统疾病，尤其对慢性支气管炎、老年支气管哮喘等疗效确切。

2.1 慢性支气管炎 将80例慢性支气管炎患者随机分为研究组和对照组各40例。对照组予常规西药方法进行治疗。研究组予以厚朴麻黄汤治疗，药物组成为厚朴15g，杏仁、生石膏各10g，炙麻黄10g，紫菀、半夏各8g，甘草10g，干姜、细辛各5g，五味子4g，根据患者病情变化酌情增减，每日1剂，煎至400ml，每日2次。治疗1周为1个疗程。结果表明，研究组有效率为95.0%，对照组为70.0%[11]。

2.2 慢性支气管炎合并肺气肿 将90例慢性支气管炎合并肺气肿的患者分为研究组和对照

组各45例。两个组均予以常规对症治疗。研究组在对照组基础上用厚朴麻黄汤加减治疗，药物组成为石膏10g、厚朴9g、细辛6g、麻黄9g、半夏9g、干姜5g、杏仁9g、甘草6g，随症加减：风热犯肺加桑叶、芦根；痰湿阻肺加茯苓；风寒束肺加百部、紫菀；气虚加黄芪。每日1剂，早晚各服1次，15日为1疗程，连续2个疗程。结果表明，研究组有效率为93.3%，对照组为71.1%[12]。

2.3 老年支气管哮喘 将168例支气管哮喘患者随机分为研究组和对照组，其中研究组126例，对照组42例。对照组口服桂龙咳喘宁胶囊。研究组给予厚朴麻黄汤，药物组成为厚朴、麻黄、干姜、细辛、五味子、半夏、杏仁、生石膏等，每日1剂，每日3次。两组患者症状难以控制者可临时给予万扶林气雾剂，不超过2日。两组均以10日为1个疗程。结果表明，研究组有效率为89.68%，对照组为76.19%[13]。

【使用注意】 外感表虚者、里热证者慎用。

【按语】

1. 辨石膏如鸡子大 张仲景在很多方中都标明了石膏的具体用量，如竹皮大丸方中为二分、竹叶石膏汤中为一斤。但在厚朴麻黄汤中却以"如鸡子大"计量，提示厚朴麻黄汤证中的石膏要根据个体的情况来定量，这种不对特殊药物的剂量进行规定更符合临床实际应用[14]。

2. 辨细辛用量 《伤寒杂病论》中其他收载含细辛方剂共18首，用量远远超过现代的使用剂量，可以看出汉代时对细辛的用量没有限制。北宋之后医家开始注意细辛的用量，如北宋陈承提出单用细辛"不可过半钱匕"，明代李时珍提出"细辛不过钱，过钱命相连"，细辛有毒之说对后世的影响较大，2020年版《中国药典》规定细辛用量不超过3g[15]。

3. 辨麻黄用量 2020年版《中国药典》规定麻黄用量不超过10g，但临床上根据配伍不同的药物，发挥不同的功效，其用量一般不受10g的限制。麻黄剂量不超过12g时用来解表宣肺；在6~30g时用来散寒祛湿；在3~15g时用来祛邪升

散；在15~50g时用来利水消肿[16]。

4. 辨生半夏能否入药 在现代临床应用中大多数医家多认为生半夏有毒，所以极少用生品入药。生半夏毒性表现在其具有强烈的刺激性，主要与草酸钙针晶有关。虽然有毒，但生半夏含有的半夏蛋白、半夏总生物碱、谷甾醇等能通过调控细胞的凋亡、增殖发挥抗肿瘤作用。目前临床上用生半夏配伍茯苓、生姜、白术等使用。生半夏的毒性使其在临证应用受到了一定限制，但不能忽视它的其他重要作用[17]。

5. 关于小麦入药 小麦最早入药的记载是在南北朝陶弘景《本草经集注》中，汉代本草书籍虽未对小麦做记载，但从厚朴麻黄汤用小麦一升可以看出当时小麦入药应该十分普遍。后世认为小麦和小麦干瘪轻浮的种子（浮小麦）均可入药。

《医学入门》中记载小麦具有除烦热的作用，《药性切用》载其具有补虚养气的作用。浮小麦始载于《本草纲目》，《顾松园医镜》认为其能止盗汗。小麦和浮小麦在功效具有明显的差异，小麦长于补养，而浮小麦以敛汗退虚热为主，本方中用小麦是取其扶正之效[18]。

参考文献

［1］袁效涵，宁选，刘方洲，等.厚朴麻黄口服液治疗支气管哮喘的临床与实验研究［J］.中国中西医结合杂志，1998，18（9）：517-519.

［2］袁效涵，宁选，徐立然.厚朴麻黄口服液治疗支气管哮喘临床研究［J］.中国中医急症，1998，7（5）：202-203，241.

［3］陈健岳，陈健姿.中药口服液制备工艺中应注意的问题［J］.时珍国医国药，2004，15（5）：274.

［4］荆文光，张权，邓哲，等.指纹图谱、多成分定量与化学计量学相结合的厚朴药材质量评价［J］.中国中药杂志，2019，44（5）：975-982.

［5］张川林，陈可强，朱烨芳，等.厚朴麻黄汤通过调节小鼠肺泡巨噬细胞JAK2水平抑制气道炎症［J］.齐齐哈尔医学院学报，2019，40（24）：3040-3042.

［6］胡方媛，范玉浩，范欣生，等.厚朴麻黄汤对哮喘小鼠气道炎症及TRPA1，TRPV1mRNA与蛋白表达的影响［J］.中国实验方剂学杂志，2020，26（1）：37-42.

［7］孟泳，崔应麟，李彬.厚朴麻黄汤对哮喘小鼠血清IgE、IL-4、IL-13及半胱氨酰白三烯水平的影响［J］.郑州大学学报（医学版），2017，52（2）：193-196.

［8］张川林，陈志斌，李希，等.厚朴麻黄汤对哮喘大鼠气道炎症的影响［J］.广西中医药，2016，39（1）：66-68.

［9］孙宇博.EOS-AECOPD的证候特点及厚朴麻黄汤的临床应用和实验研究［D］.南京：南京中医药大学，2021.

［10］朱钊铭，李汉成，罗佳波.麻黄及其与白术药对配伍在大鼠体内的药动学及组织分布［J］.中药材，2014，37（12）：2234-2239.

［11］赵爱香.厚朴麻黄汤治疗慢性支气管炎的临床对比分析［J］.中国医药指南，2020，18（18）：199-200.

［12］马维龙.厚朴麻黄汤对慢性支气管炎合并肺气肿的疗效分析［J］.名医，2020，11（2）：248.

［13］李建军，庞志勇.厚朴麻黄汤治疗支气管哮喘126例［J］.中医研究，2007，20（10）：42-43.

［14］李登岭.小议仲景方中"石膏如鸡子大"［J］.河南中医，2013，33（8）：1201-1202.

［15］聂安政，赵雪睿，朱春胜，等.细辛用药沿革与合理用药思考［J］.中草药，2018，49（23）：5719-5723.

［16］杨娜，邸莎，赵林华，等.麻黄的临床应用及其用量探究［J］.吉林中医药，2019，39（10）：1287-1290.

［17］董鑫，徐伟玲，申俊丽，等.生半夏在恶性肿瘤治疗中的研究与应用［J］.中医药学报，2019，47（4）：106-108.

［18］李春晓，曹珊，张业，等.议甘麦大枣汤中"小麦"的选择［J］.中医学报，2012，27（8）：993-994.

当归建中汤

唐《千金翼方》

Dangguijianzhong Tang

【概述】当归建中汤最早见于唐代孙思邈《千金翼方》。书中载其方药组成为："当归四两，桂心三两，甘草二两（炙），芍药六两，生姜三两，大枣十二枚（擘）"，具有温补气血、缓急止痛之效，主治产后虚羸不足诸症。方中当归用量为四两，性温味甘，在温补同时亦有活血功效，体现了本方"补而不滞"的特点。唐代之后的医药学家对当归建中汤的理论及应用进行了丰富的研究与发挥，如元代危亦林《世医得效方》强调此方治疗"血滞身疼"。目前有报道进行了加味当归建中颗粒制剂工艺及质量标准的研究，建立了当归建中汤指纹图谱。当归建中汤主要具有抗胃溃疡、抑制胃液分泌量、降低胃酸等药理作用。临床上常用于血虚营亏、虚羸不足所致的虚劳、崩漏、痛经等，现代常应用于内分泌系统疾病，如用于治疗分化型甲状腺癌疗效显著。

【历史沿革】

1.原方论述 唐代孙思邈《千金翼方》记载："治产后虚羸不足，腹中疼痛不止，吸吸少气，或若小腹拘急挛痛引腰背，不能饮食，产后一月，日得服四五剂为善，令人强壮内补方。"该汤剂组成：当归四两，桂心三两，甘草二两（炙），芍药六两，生姜三两，大枣十二枚（擘）。右六味，㕮咀，以水一斗，煮取三升，分为三服，一日令尽。

2.后世发挥 唐之后，此方发展的主脉络基本没变，但在不同时期也出现了别具一格的发挥。在主治病症方面，《太平惠民和剂局方》中当归建中汤由治疗产后劳伤扩大到治妇人一切血气虚损，只要气血虚弱，妇人皆可用之。元代危亦林《世医得效方》强调此方治疗"血滞身疼"，此时期医家抓住了方中当归具有活血作用这一点，打开了以往治疗范围的局限性，由"补血"转而向"养血兼活血"方向发展，这一转变极大地打开了后世医家的眼界，为当归建中汤在临床上应用的广泛性奠定了基础。

在药味方面，宋代陈无择《三因极一病证方论》载："入饴糖一块，再煎消服"，将饴糖作为当归建中汤的组成药物之一来使用。明清两代的著作中也有将饴糖作为当归建中汤组成的情况。

当归建中汤的发展基本遵循原方主旨，即便是经历了百年时间的变迁，治疗范围终不离"体弱血虚"。

3.同名异方 当归建中汤的同名异方分析见表29-1。

表29-1 当归建中汤同名异方分析表

朝代	作者	出处	药物组成	功能主治	制法及用法	变化情况（与原方比较）
宋	陈无择	《三因极一病证方论》	当归（四两）、桂心（三两）、白芍药（六两）、甘草（炙，二钱）	治产后劳伤，虚羸不足，腹中痛，吸吸少气，小腹拘急，痛连腰背，时自汗出，不思饮食	上剉散。每服四大钱，水一盏半，姜三片，枣二枚，煎七分，去滓，入饴糖一块，再煎消服。崩伤内衄不止，加阿胶、地黄煎	该方甘草为二钱，生姜为三片，大枣为二枚，在原方基础上加饴糖一块，明确芍药为白芍
宋	太平惠民和剂局	《太平惠民和剂局方》	当归（四两）、肉桂（去粗皮，三两）、甘草（炙，二两）、白芍药（六两）	治妇人一切血气虚损，及产后劳伤，虚羸不足，腹中痛，吸吸少气，少腹背，时自汗出，不思饮食	上为粗散。每服三钱，水一盏半，姜五片，大枣一枚，擘碎，同煎至一盏，去渣，热服，空心，食前。产讫直至盈月，每日三服，令人丁壮	该方改桂心为肉桂，生姜为五片，大枣为一枚
元	危亦林	《世医得效方》	当归（二两）、桂心（一两半）、白芍（二两）、黄芪（一两半）	治血滞身痛及劳伤羸虚腹痛，呼吸少气，小腹拘急连腰背，时自汗出，不思饮食	上剉散。	该方较原方去甘草而加黄芪，药物剂量均有变化
清	王泰林	《退思集类方歌注》	小建中汤原方加当归三两	治产后诸虚不足，腹中痛引腰背，少腹拘急者	未明确	该方当归减至三两
清	曹颖甫	《经方实验录》	全当归（四钱）、川桂枝（三钱）、赤白芍（各三钱）、生甘草（钱半）、生姜（三片）、红枣（七枚）、饴糖（二两冲服）	月事将行，必先腹痛，脉左三部虚，此血亏	水煎服	该方与原方剂量均不同，同时加赤芍、白芍

【名方考证】

1.本草考证

1.1 当归 "当归"之名最早见于《神农本草经》。经考证，本方所用当归为伞形科植物当归 *Angelica sinensis*（Oliv.）Diels 的干燥根，与《中国药典》2020年版记载一致。

1.2 桂心（桂枝） 桂心以"箘桂"之名最早见于《神农本草经》。经考证，本方所用桂心为

樟科樟属植物肉桂 *Cinnamomum cassia* Presl 的树枝之皮。《中国药典》2020年版载桂枝为樟科植物肉桂 *Cinnamomum cassia* Presl 的干燥嫩枝。

1.3 甘草　"甘草"之名最早见于《神农本草经》。经考证，本方所用甘草主要是豆科甘草属甘草 *Glycyrrhiza uralensis* Fisch. 的干燥根和根茎。《中国药典》2020年版载甘草为豆科植物甘草 *Glycyrrhiza uralensis* Fisch.、胀果甘草 *Glycyrrhiza inflata* Bat. 或光果甘草 *Glycyrrhiza glabra* L. 的干燥根和根茎。

1.4 芍药　"芍药"之名最早见于《神农本草经》。经考证，本方所用芍药为毛茛科植物芍药 *Paeonia lactiflora* Pall. 的干燥根，与《中国药典》2020年版记载一致。

1.5 生姜　"生姜"之名最早见于《吕氏春秋》。经考证，本方所用生姜为姜科植物姜 *Zingiber officinale* Rosc. 的新鲜根茎，与《中国药典》2020年版记载一致。

1.6 大枣　"大枣"之名最早见于《神农本草经》。经考证，本方所用大枣为鼠李科植物枣 *Ziziphus jujuba* Mill. 的干燥成熟果实，与《中国药典》2020年版记载一致。

2.炮制考证

2.1 甘草　当归建中汤中甘草炮制方法为"炙"，类似于"清炒"。可参考《中华人民共和国药典》2020年版清炒法炮制。

2.2 其他　其他药味均为生品。

3.剂量考证

3.1 原方剂量　当归四两，桂心三两，甘草二两（炙），芍药六两，生姜三两，大枣十二枚（擘）。

3.2 折算剂量　唐代药物1两合今之13.8g，故处方量为当归55.2g、桂心41.4g、甘草27.6g（炙）、芍药82.8g、生姜41.4g、大枣12枚（擘）。

3.3 现代用量　根据全国中医药行业高等教育"十四五"规划教材《方剂学》，处方量为当归12g、桂心9g、甘草6g（炙）、芍药18g、生姜9g、大枣6枚（擘）。

【药物组成】当归四两，桂心三两，甘草二两（炙），芍药六两，生姜三两，大枣十二枚（擘）。

【功能主治】温补气血，缓急止痛。主治产后虚羸不足。症见腹中隐痛不止，吸吸少气，或者小腹拘急，痛引腹背，不能饮食。

【方义分析】本方主治诸症皆为气血虚少，不能温煦、濡养所致，遂成产后虚羸腹中痛之症。气血虚弱，不能温煦荣养小腹，小腹按之拘急，疼痛由腹部放射至后背，气虚则中焦运化无力，故不思饮食。治宜温补气血，缓急止痛。

方中当归、芍药同用，补血活血、柔肝滋阴，同为君药；桂枝可温通经脉，祛腹中冷痛，助阳化气，配合滋补之归芍有阴中求阳之妙，为臣药；佐以生姜、大枣补中益气、固护气血生化之源，有辛甘化阳之效；佐使甘草，配合芍药以缓急止痛的优良药对，同时酸甘化阴，滋阴补血。当归建中汤为桂枝汤倍芍药加当归而成。全方在桂枝汤的证治基础上，侧重于养血柔肝，兼活血之法。妇女"以肝为先天"，产后耗散气血，建中之意，意在复健中焦以化生气血，兼养血柔肝之法。

配伍特点：气血双补，调和营卫，补中兼行。

【用法用量】

1.古代用法用量　右六味，㕮咀，以水一斗，煮取三升，分为三服，一日令尽。

2.现代用法用量　以上六味，磨成粗粉，加水2000ml，煎至600ml，分3次服。

【药学研究】

1.资源评估　方中当归、肉桂、甘草、芍药、生姜、大枣目前均以人工栽培为主。

当归在微酸性至中性土壤中生长较好，宜选土层深厚，肥沃疏松，排水良好，富含有机质的砂壤土、腐殖土，主产于甘肃岷县、渭源、漳县、武都、文县一带及云南省曲靖市沾益县，其中以岷县所产的"岷归"产量最大，质量最佳。

肉桂对土壤的要求较严，以排水和透水性良好，土层疏松深厚、肥沃湿润、土壤

pH4.5~5.5酸性的红壤、红褐壤和山地黄红壤为好，现今主产于广西桂平、玉林、容县、平南、大瑶山、上思、宁明、贵县，广东德庆、信宜、茂名、肇庆、罗定，云南、福建、四川、浙江等地，以广西平南、苍梧，广东高要等最为适宜。

甘草生于干旱沙地、河岸砂质地、山坡草地及盐渍化土壤中，生长周期3~5年，分布于东北、华北、西北各省区，道地产区与主产区基本一致，在新疆、甘肃、内蒙古、宁夏、山西等地。

白芍喜湿温、耐寒冷，于安徽亳州、浙江磐安、四川中江和山东菏泽居多，形成商品分别为亳白芍、杭白芍、川白芍和菏泽白芍等品种。

姜喜温暖、湿润、荫蔽的气候环境，不耐寒，忌潮湿，怕强光直射，在四川、贵州、广西、浙江、山东、湖北、广东、陕西等气候温暖、湿润的亚热带气候区均有栽培，主产四川、贵州等地。

大枣是经济作物之一，枣树适应性强，种植时，以土层深厚达1米以上砂质土或砾质土为佳，大枣在全国各地均有栽培，主产于河南灵宝、山东、河北、四川、贵州、山西、甘肃等地，以山东产量最大，销往全国并出口，其他产地多自产自销。

2. 制剂研究

2.1 制备方法 原文载："㕮咀，以水一斗，煮取三升"。南北朝时期一升约合200ml，唐代孙思邈遵其用量，因此制备方法为取本方，粉碎粒度为过4目筛，加水2000ml，煎煮至600ml。

《备急千金要方》的当归建中汤使用东汉度量衡，其总药量大约为297g，加水量为总药量的8倍，药液煎至总药量的2倍。

2.2 制备工艺 原方是汤剂，现代有将加味当归建中汤（当归、白芍、肉桂、干姜、大枣、甘草、阿胶）开发为颗粒制剂工艺的研究：对当归、肉桂和干姜三味含挥发性药效成分较多的中药，采用水蒸气蒸馏法提取挥发油；对于挥发药

效成分采用β-环糊精包合技术；提取挥发性药效成分的药渣与大枣和甘草，以水为提取溶剂，以阿魏酸含量为评价指标，优选出共提的提取工艺；白芍用乙醇为提取溶剂；选用真空带式干燥方法和干式制粒技术完成该产品的干燥和颗粒的制备。在模拟市售药包装条件下，选用铝塑复合袋为较理想的包装材料[1]。

3. 质量控制 该方含有芍药苷、阿魏酸、甘草苷等物质，可以将其作为质量控制的指标。现有文献报道采用HPLC-DAD法对当归建中汤标准汤剂样品进行测定，建立了当归建中汤的指纹图谱[2]。采用HPLC法和单因素考察、正交试验设计优选当归建中汤的加水量参数[3]。

【药理研究】

1. 药效作用 根据当归建中汤的功能主治进行了药效学研究，主要具有治疗痛经、抗胃溃疡、抑制胃液分泌量、降低胃酸等作用。

1.1 治疗痛经 通过TCMSP网站建立当归建中汤有效成分与靶点数据库，利用网络药理学和分子对接技术，显示当归建中汤治疗痛经有24个重要靶点，参与的信号通路有TNF信号通路和雌激素信号通路等，其治疗痛经的作用机制可能与激素调节、炎症反应等有关，影响与痛经相关的流体剪切应力与动脉粥样硬化及激素信号通路[4]。

1.2 抗溃疡 当归建中汤给药剂量为0.6g/kg，连续3天，能显著抑制幽门结扎性溃疡模型大鼠胃溃疡的发生[5]。

1.3 抑制胃液分泌、降低胃酸 当归建中汤给药剂量为0.6g/kg，连续5天，可明显抑制幽门结扎后大鼠的胃液分泌量，降低胃酸[5]。

2. 体内过程 藁本内酯是当归建中汤中君药当归的药效成分之一。大鼠分别给予藁本内酯浓度为0.942、1.884、3.768mg/ml的药液，以10ml/kg的标准灌胃后，不同时间段从大鼠眼眶静脉丛采血0.5ml，藁本内酯在大鼠体内具有吸收快，消除也快，在体内维持的有效血药浓度时间较短，分布广。藁本内酯在大鼠体内较符合二室模型，高、中剂量组的平均C_{max}分别为

（0.38±0.04）、（0.33±0.02）μg/ml，$t_{1/2\beta}$ 分别为（4.08±0.25）、（3.06±0.82）h，且非剂量依赖型[6]。

【临床应用】

1.临床常用

1.1 临床主治病证 当归建中汤常用于治疗产后虚羸不足，临床表现主要为腹痛挛急、少气、面色无华等，临床应用以腹痛、舌淡苔白、脉微弱为辨证要点。

1.1.1 虚劳 治疗虚劳精神萎靡、食欲不振可加黄芪；气阴两虚，舌红少苔者另加北沙参、太子参；腰酸腿软、肢冷加续断、肉桂；虚劳之腹痛加饴糖。

1.1.2 崩漏 治疗经量过多或鼻衄，加生地黄、阿胶；面色萎黄、肌肉松软、自汗盗汗，加黄芪。

1.1.3 痛经 治疗痛经可加益母草、延胡索。

1.1.4 产后诸症 治疗产后便秘加酒制大黄；产后血瘀发热加桃仁、牡丹皮。

1.1.5 胸痹 治疗胸痹加茯苓、当归、丹参、酸枣仁、郁金、陈皮。

1.1.6 腹痛 治疗宫寒之腹痛加艾叶。

1.2 名家名师名医应用

1.2.1 脘腹痛 冯世伦认为表里俱虚、卫弱血衰之腹痛，当补虚和中、调卫和营，用当归建中汤加减治疗，方药组成为当归12g、白芍18g、桂枝18g、炙甘草6g、生姜10g、大枣4枚、苍术10g、泽泻12g、饴糖45g。

1.2.2 产后痹 施仁潮认为产后痹因产后体虚腠理空疏、营卫不固、风寒湿邪侵入所致，用当归建中汤加味治疗，方药组成为当归12g、桂枝9g、肉桂5g、炒白芍20g、黄芪30g、乌梢蛇9g、生姜3片、大枣15g、炙甘草6g。

2.临床新用 当归建中汤在临床上常用于治疗内分泌系统疾病，尤其对分化型甲状腺癌疗效确切。

分化型甲状腺癌 将分化型甲状腺癌进行甲状腺切除术后92例患者随机分为研究组和对照组各46例。对照组手术后采用优甲乐治疗。研究组在对照组治疗方案的基础上，联合加味当归建中汤辅助治疗，药物组成为当归20g、肉桂15g、何首乌5g、炙甘草10g、白芍30g、生姜15g、芦荟10g、人参5g、白术10g、决明子15g、枳实10g、大枣2枚，每日1剂，水煎煮至300ml，早晚2次。3个月为1个疗程，2组患者均持续治疗1个疗程。结果表明，研究组有效率为89.13%，对照组为78.26%；研究组不良反应发生率为6.52%，对照组为19.57%[7]。

【使用注意】本方偏于温补，胃热肝火盛者不宜服用。

【按语】

1.辨产妇能否常服及与生化汤区别 《太平惠民和剂局方》在"产后将护法"记载了"常服当归丸、当归建中汤、四顺理中丸，日各一两服以用其养脏器，补血脉"，但有些医家认为产后服药应慎重，如元代的朱震亨，明代的徐用诚、王肯堂等都认为产妇的饮食多是肉汤发物，不宜再服当归建中汤。任何时候都应辨证论治，对于产后虚弱明显的妇人，可以用温补的当归建中汤，若产妇体质较好，饮食调养即可。

提及产后用药，出自清代傅山《傅青主女科》的生化汤在后世较常使用，与当归建中汤相比，此方偏于活血补血，温补之效不如当归建中汤，若产后阳虚较甚，可用当归建中汤，若血瘀较重，可用生化汤，对于病机错综复杂之候，也可两方合用[8]。

2.辨建中汤类方 当归建中汤、黄芪建中汤、大小建中汤均以"建中"为名，本节已对当归建中汤论述较多，故此处主要论述其他三方。

《金匮要略·血痹虚劳病脉证并治第六》13条："虚劳里急，悸、衄，腹中痛，梦失精，四肢酸疼，手足烦热，咽干口燥，小建中汤主之"，小建中汤重用饴糖温中补虚、缓急止痛，整方有温中补虚、缓急止痛的功效。《金匮要略·血痹虚劳病脉证并治第六》14条："虚劳里急，诸不足，黄芪建中汤主之"，黄芪建中汤是在小建中汤的基础上加黄芪而成，黄芪善益气固表，故本方具有益气生津、补气固表的作用。《金匮要略·腹满寒疝宿食病脉证并治第十》14条："心胸中大寒痛，呕不能饮食，腹中寒，上冲皮起，出见有头足，上下痛而不可触近，大建中汤主之"，脾阳衰败，中焦寒甚，常见腹满痛一症，大建中汤可治之，此方腹痛症程度重，范围广。

此四个建中方中当归建中汤偏于养血，黄芪建中汤偏于补气，小建中汤重在温中补虚，而大建中汤重在温中缓痛[9]。

3.建中法的发展 "建中"之"中"按部位来讲指中焦，而脾胃居于中焦，故后世关于脾胃方面的学说均可归为建中思想的发展。历来"建中"以"温法"为多，如张仲景的建中方均以温补为主。清代时期温病学有了极大的发展，温病学医家看重保护胃阴，常用如麦冬、天冬、石斛等寒凉药来防治阴液耗损。脾胃有阴阳，阴不足亦可导致中焦"不健"，故温病学说中的"养阴"治法也属于"建中法"。现代的"建中法"还囊括了升提法、和解法、杂合法[10]。

4.关于饴糖的制法 虽然经典名方当归建中汤中没有列出饴糖，但在后世的发展中，当归建中汤中加饴糖的应用不在少数。制作饴糖首先要制蘖，材料多为谷物。下一步骤为炊米，再为饭化，浓缩熬汁，熬制成黏稠状、琥珀色即成。古代与现代的制作工艺差异较大，所含的成分也会有差异[11]。

5.关于芍药的使用 当归建中汤中包含有芍药和甘草两味药，二药配伍有芍药甘草汤的意味。芍药甘草汤出自《伤寒论·辨太阳病脉证并治法上》29条，有和血养阴、缓急止痛的功效，用于治疗脚挛急。当归建中汤中芍药为六两，远多于当归的四两，说明此方立法从温补，而治疗以缓痛为主。原文用当归建中汤治疗产后痛，但应用范围不应仅局限于产后，凡是虚痛挛急皆可使用。

参考文献

[1] 牛伟霞.加味当归建中颗粒制剂工艺及质量标准研究[D].济南：山东中医药大学，2012.

[2] 黎智辉，邓洁，赖华禄，等.当归建中汤的高效液相色谱指纹图谱建立[J].中药新药与临床药理，2020，31（6）：708-713.

[3] 黄玉宇，陈汀，沈夕坤，等.当归建中汤加水量参数的多指标正交试验优选[J].时珍国医国药，2020，31（8）：1892-1894.

[4] 段玺，王珂，苏肖，等.基于网络药理学和分子对接探讨当归建中汤治疗痛经的作用机制[J].江苏大学学报（医学版），2021，158（2）：166-172，177.

[5] 张仲一，高岚，胡觉民，等.当归建中汤抗胃溃疡的实验研究[J].天津中医学院学报，2004，23（3）：134-135.

[6] 杨岚，刘佳丽，郭秉荣，等.当归蒿本内酯在大鼠体内的药代动力学研究[J].天然产物研究与开发，2014，26（8）：1276-1280，1326.

[7] 段姗姗，王永恒，熊武，等.加味当归建中汤联合优甲乐对分化型甲状腺癌的临床观察[J].世界中医药，2020，15（24）：3826-3830，3835.

[8] 李柳潼，张慧康，梁策，等.经典名方当归建中汤的古代文献分析研究[J].河北中医药学报，2020，35（3）：34-39.

[9] 蔡春江，梁凤兰，王清贤，等.浅论建中系列方[J].中国中医药现代远程教育，2011，9（9）：1-2.

[10] 徐萍利，杜磊，杨学惠，等.杨国汉教授谈建中[J].光明中医，2021，36（11）：1785-1788.

[11] 于大猛.饴糖传统制作工艺探讨[J].浙江中医杂志，2021，56（6）：462-464.

◀ 温脾汤 ▶

唐《备急千金要方》
Wenpi Tang

【概述】温脾汤最早见于唐代孙思邈《备急千金要方》，书中载其方药组成为："大黄四两，人参、甘草、干姜各二两，附子一枚（大者）"，具有温补脾阳、攻下冷积之效，主治脾阳不足所致的冷积便秘，或久利赤白，腹痛，手足不温。方中大黄四两，虽然剂量最大，但其他药物皆以辛温为主，胜在药味多，所以整方不以"攻下"为主，而与"温补"同见。唐代以后的医药学家对温脾汤的理论及应用进行了丰富的研究与发挥，如《普济本事方》所载温脾汤较原方去人参，加桂心、厚朴各半两，补气功效稍减而温补行气作用增强。目前有报道进行了大黄栓制剂的研究，建立了温脾汤颗粒剂质量标准。温脾汤主要具有延缓慢性肾功能衰竭等药理作用。临床上常用于阳虚冷积所致的便秘、痞满等，现代广泛应用于消化系统疾病、免疫系统疾病等各类病症，如用于治疗胃肠功能障碍、脓毒症心肌损伤疗效显著。

【历史沿革】

1.原方论述 唐·孙思邈《备急千金要方》卷十五冷痢第八记载："治下久赤白连年不止，及霍乱，脾胃冷，实不消。"该汤剂组成：大黄四两，人参、甘草、干姜各二两，附子一枚（大者）。右五味，㕮咀，以水八升煮取二升半，分三服。临熟下大黄。

2.后世发挥 唐代王焘在《外台秘要》将温脾汤改名为大温脾汤，在经典名方温脾汤的基础上加入了黄芩、芍药、厚朴三味药，突出了行气燥湿的作用。可以看出在唐代时期，医家对温脾汤的认识极其开阔，并没有固执"一方"，包括孙思邈本人，在谨守"寒积"的病机上，根据"寒""积"的侧重不同，或兼症不同，在药物、剂量加减上灵活化裁。

至宋代，许叔微在《普济本事方》记载温脾汤中大黄的炮制为"生，碎切，汤一盏渍半日，搦去滓，煎汤时，和滓下"，此时期医家已经意识到大黄取汁后下要比直接煎煮的泻下作用峻猛。至元代，罗天益在《卫生宝鉴》记载的温脾汤中使用了沉香、木香等芳香药物，这些药物的使用可能与当时香料的普遍使用有关。

自《备急千金要方》之后，温脾汤广为历代医家所沿用，得到了延续和发展，灵活变通的被运用于临床中，但"温补脾阳，攻下冷积"思想一直贯穿始终。

3.同名异方 温脾汤的同名异方分析见表30-1。

表30-1 温脾汤同名异方分析表

朝代	作者	出处	药物组成	功能主治	制法及用法	变化情况（与原方比较）
唐	孙思邈	《备急千金要方》	甘草、附子、人参芒硝（各一两），当归、干姜（各三两），大黄（五两）	治腹痛，脐下绞结，绕脐不止	上七味㕮咀，以水七升，煮取三升，分服，日三	该方较原方药物加当归、芒硝
唐	孙思邈	《备急千金要方》	甘草（四两）、枣（十枚）	治食饱而咳者	上二味㕮咀，以水五升，煮取二升，分三服。若咽中痛而声鸣者，加干姜一两	该方组成和剂量与原方差距较大

续表

朝代	作者	出处	药物组成	功能主治	制法及用法	变化情况（与原方比较）
唐	王焘	《外台秘要》	人参一两半，干姜、附子（炮，各二两），大黄三两	脾胃中冷结实，头痛壮热，但苦下痢，或冷滞赤白如鱼脑方	上四味切，以水六升，煮取一升半，分为三服	该方大黄减至三两，人参减至一两半，明确附子为炮附子二两
唐	王焘	《外台秘要》	半夏（四两洗），干姜、赤石脂、白石脂、厚朴（炙）、桂心（各三两），当归、川芎、附子（炮）、甘草（炙）、人参（各二两）	主脾气不足，水谷下痢，腹痛食不消方	上十一味切。以水九升，煮取三升。分为三服	该方去大黄，加赤石脂、白石脂、炙厚朴、桂心各三两，当归、川芎各二两
宋	许叔微	《普济本事方》	厚朴（去粗皮，姜制）、干姜（炮）、甘草、桂心（去皮，不见火）、附子（生，去皮脐，各半两），大黄（生，四钱，碎切，汤一盏渍半日，搦去滓，煎汤时，和滓下）	治痼冷在肠胃间，连年腹痛泄泻，休作无时，服诸热药不效	上细剉，水二升半，煎八合后，下大黄汁再煎六合，服，自夜至晓令尽，不快，食前更以干姜丸佐之	该方去人参、甘草，加桂心、厚朴，剂量与原方均不一致
宋	陈无择	《三因极一病证方论》	干姜（一两半），当归、黄柏、地榆（各二两），阿胶（麸炒焦）、茴香（炒）、石榴皮、黄连（各一两）	治小肠虚寒，苦头偏痛，耳颊疼，下痢赤白，肠滑，腹中痛，里急后重	上剉散。每服四钱，水盏半，煎七分，去滓温服	该方组成和剂量与原方不同，功能主治由治下痢扩大到小肠虚寒
明	许浚	《东医宝鉴》	甘草四两，大枣二十枚	治食饱则咳	上剉，水五升煮至二升，分三服	该方组成和剂量与原方均不同
清	王子接	《绛雪园古方选注》	干姜二两，肉桂心二两，熟附子二两，炙甘草二两、枳实二两，厚朴二两，大黄四钱	脾寒泄泻腹痛者，以下肠胃之冷积	上㕮咀，用一两，水二碗，煎六分，顿服	该方较原方去人参，加肉桂心二两、枳实、厚朴各二两、大黄减至四钱，熟附子用二两
清	张璐	《张氏医通》	大黄四钱，人参、甘草、炮姜各二钱，熟附子一钱	治积久热利赤白	上五味，水煎温服。冷痢，去甘草，加桂心三钱，倍人参、姜、附，减大黄一钱	该方大黄减至四钱，改干姜为炮姜二钱，人参、甘草减至二钱，熟附子为一钱
清	吴鞠通	《温病条辨》下焦篇湿温	草果（二钱）、桂枝（三钱）、生姜（五钱）、茯苓（五钱）、蜀漆（炒，三钱）、厚朴（三钱）	主治太阴三疟，腹胀不渴，呕水	水五杯，煮取两杯，分二次温服	该方虽用温脾汤之名，却与原方配伍组成完全不一致
清	何梦瑶	《医碥》	人参、附子、甘草、芒硝各一两，大黄五两，当归、干姜各三两	主治大便不通	水煎服	该方大黄、干姜、人参、甘草、附子剂量与原方不同，加芒硝一两，当归三两

续表

朝代	作者	出处	药物组成	功能主治	制法及用法	变化情况（与原方比较）
清	吴谦	《删补名医方论》	厚朴（二两）、干姜（二两）、甘草（二两）、桂心（二两）、附子（二两）、大黄（四钱）	主治锢冷在肠胃间，泄泻腹痛，宜先取去，然后调治，不可谓虚以养病也	上咀，取一两，水二盏，煎六分，顿服	该方大黄减至四钱，加厚朴二两、桂心二两，明确附子为二两
清	陈念祖	《时方歌括》	附子、干姜、甘草、桂心、厚朴各二钱，大黄四分	主治锢冷在肠胃间泄泻腹痛，宜先取去，然后调治，不可畏虚以养病也	水煎服	该方较原方去人参，加桂心、厚朴各二钱

【名方考证】

1.本草考证

1.1 大黄　"大黄"之名最早见于《神农本草经》。经考证，本方所用大黄为蓼科植物掌叶大黄 *Rheum palmatum* L.、唐古特大黄 *Rheum tanguticum* Maxim. ex Balf. 或药用大黄 *Rheum officinale* Baill.的干燥根和根茎，与《中国药典》2020年版记载一致。

1.2 人参　"人参"之名最早见于《神农本草经》。经考证，本方所用人参为五加科植物人参 *Panax ginseng* C.A.Mey. 的干燥根和根茎，与《中国药典》2020年版记载基原一致。

1.3 甘草　"甘草"之名最早见于《神农本草经》。经考证，本方所用甘草主要是豆科甘草属甘草 *Glycyrrhiza uralensis* Fisch.的干燥根茎和根。《中国药典》2020年版载甘草为豆科植物甘草 *Glycyrrhiza uralensis* Fisch.、胀果甘草 *Glycyrrhiza inflata* Bat.或光果甘草 *Glycyrrhiza glabra* L.的干燥根茎和根。

1.4 干姜　"干姜"之名最早见于《神农本草经》。经考证，本方所用干姜为姜科植物姜 *Zingiber officinale* Rosc.的干燥根茎，与《中国药典》2020年版记载一致。

1.5 附子　"附子"之名最早见于《神农本草经》。经考证，本方所用附子为毛茛科植物乌头 *Aconitum carmichaelii* Debx.的子根的加工品，与《中国药典》2020年版记载一致。

2.炮制考证

2.1 附子　《备急千金要方》中载："附子乌头若干枚者，去皮毕"，又"凡汤丸散用天雄附子乌头乌喙侧子，皆燋灰炮令微坼，削去黑皮乃秤之"，即温脾汤中的附子炮制方法为"炮"。国家中医药管理局和国家药品监督管理局联合发布的《古代经典名方关键信息表（25首方剂）》建议《备急千金要方》中附子对应炮制规格为黑顺片。

2.2 甘草　《备急千金要方》卷一·序例"合和"篇提及"凡用甘草、厚朴、枳实、石南、茵芋、藜芦、皂荚之类，皆炙之……"，即温脾汤中甘草炮制方法为"炙"，类似于"清炒"。国家中医药管理局和国家药品监督管理局联合发布的《古代经典名方关键信息表（25首方剂）》建议《备急千金要方》中甘草对应炮制规格为炒甘草。可参考《中华人民共和国药典》2020年版清炒法炮制。

2.3 其他　其他药味均为生品。

3.剂量考证

3.1 原方剂量　大黄四两，人参、甘草、干姜各二两，附子一枚（大者）。

3.2 折算剂量　唐代药物1两合今之13.8g，故处方量为大黄55.2g，人参、甘草、干姜各27.6g，附子1枚。

3.3 现代用量　根据全国中医药行业高等教育"十四五"规划教材《方剂学》，处方量为大黄12g，人参6g，甘草6g，干姜6g，附子9g。

【药物组成】大黄四两，人参、甘草、干姜各二两，附子一枚（大者）。

【功能主治】温补脾阳，攻下冷积。主治脾

阳不足。症见冷积便秘，或久利赤白，腹痛，手足不温，脉沉弦。

【方义分析】本方主治阳虚内寒，寒客肠腑，肠腑传导阻滞之便秘或久利。久利赤白，耗伤正气，久则损阳，故见腹痛，手足不温，脉沉弦。治宜温脾攻邪。

方中附子辛温大热，以散寒凝；大黄苦寒沉降，荡涤泻下而除积滞，二药相配，温下以攻逐寒积，共为君药。干姜温中助阳，增附子祛寒助阳，为臣药。脾阳虚弱，其患者脾气亦惫，出现运化不利等症，故佐入人参、甘草补益脾气，且二者与附子干姜相配伍，有助阳须先益气之意。甘草尚能调药和中，又兼使药之能。诸药合用，发挥温补脾阳，攻下冷积之效。

配伍特点：温阳与攻下药物并用，泻下而不伤正，体现了"非温不能祛其寒，非下不能祛其积"思想。

【用法用量】

1.古代用法用量　右五味，㕮咀，以水八升煮取二升半，分三服。临熟下大黄。

2.现代用法用量　以上五味，粉碎，加水1600ml，煎至500ml，分3次服。大黄后下。

【药学研究】

1.资源评估　方中大黄、人参、甘草、干姜、附子目前均以人工栽培为主。

野生唐古特大黄生长区域海拔为2500~4000m，掌叶大黄生长区域海拔在2500~4400m，而药用大黄生长区域海拔范围广，1200~4000m皆有分布，今大黄的道地产区主要为甘肃东部、陇中及东南部、青海东部及东南部、四川西部及西北部、西藏东部、重庆南部、陕西西部及南部、湖北北部，以四川、甘肃所产质量最佳，道地产区与主产区基本一致。

人参生长在海拔200~900m的山区针阔混交林下，喜凉爽、耐严寒、喜湿润、怕干旱，野生人参主要分布于长白山脉和小兴安岭东南部的山林地带，园参主产于吉林抚松、集安、长白、靖宇、安图、通化、浑江、敦化、桦甸、舒兰，辽宁桓仁、宽甸、新宾、本溪、清原，黑龙江五常、尚志、东宁、宁安等地。

甘草生于干旱沙地、河岸砂质地、山坡草地及盐渍化土壤中，生长周期3~5年，分布于东北、华北、西北各省区，道地产区与主产区基本一致，在新疆、甘肃、内蒙古、宁夏、山西等地。

姜喜温暖、湿润、荫蔽的气候环境，不耐寒，忌潮湿，怕强光直射，在四川、贵州、广西、浙江、山东、湖北、广东、陕西等省气候温暖、湿润的亚热带气候区均有栽培，主产四川、贵州等地，以四川犍为最适宜干姜生产，为古今干姜主产地。

乌头喜温暖湿润气候，选择阳光充足、表上疏松排水良好、中等肥力土壤为佳，适应性强，海拔2000m左右均可栽培，四川江油、陕西汉中地区建立了附子种植基地，四川布拖、云南禄劝、河北、河南等省引种试种，形成了新产区。

2.制剂研究

2.1 制备方法　原文载："㕮咀，以水八升煮取二升半"。唐代时期一升约合200ml，唐代孙思邈遵其用量，因此制备方法为取本方，粉碎粒度为过4目筛，加水1600ml，煎煮至500ml。

《备急千金要方》的温脾汤使用唐代度量衡，其总药量大约为167g，加水量为总药量的8倍，药液煎至总药量的2倍。

2.2 制备工艺　原方是汤剂，现代有报道对大黄的栓制剂进行了研究：①大黄游离蒽醌类成分的提取。②蒽醌类成分中大黄酚及大黄酸含量测定。③取36型和38型的SSFAG，按照10∶0、9∶1、8∶2、7∶3、6∶4、5∶5、4∶6、3∶7、2∶8、1∶9、0∶10的比例混合这两种型号的SSFAG，用低温度熔融各比例的SSFAG，按照《中国药典》第二部附录Ⅵ C熔点测定法第二法进行测定。④选用上步所定栓剂基质比例，按照工艺流程：熔融基质→注模→灌药→封顶→刮削→起模→脱模进行制备大黄800mg/kg栓、400mg/kg栓、200mg/kg栓。⑤按照ChP第二部附录Ⅰ D栓剂制剂通则对各类型栓剂进行重量差异和融变时限检测。制成的大黄栓剂对溃疡性结肠炎模型小鼠有治疗作用[1]。

3.质量控制 该方含有蒽醌苷、双蒽醌苷、人参皂苷等物质，可以将其作为质量控制的指标。现有文献报道采用薄层色谱法对制剂中大黄、人参、当归进行鉴别，采用高效液相色谱法测定处方大黄中的大黄素与大黄酚，可用于温脾汤颗粒剂的质量控制[2]。

【药理研究】

1.药效作用 根据温脾汤的功能主治进行了药效学研究，主要具有延缓慢性肾功能衰竭等作用。

1.1 与功能主治相关的药理作用 为延缓慢性肾功能衰竭，温脾汤给药剂量为11.7g/kg，每毫升约含生药2.1g，连续3个月，可抑制5/6肾切除所致肾纤维化大鼠肾组织中肾小球NF-κB阳性细胞数，上调肾组织中IκBα表达同时减轻肾组织病理改变，从而对大鼠肾组织起到保护作用[3]。

1.2 其他药理作用

1.2.1 延缓肌萎缩性脊髓侧索硬化症发作 温脾汤提取物能抑制肌萎缩性脊髓侧索硬化症小鼠脊髓中氧化标记物血红素加氧酶-1和诱导型一氧化氮合酶，并抑制小鼠胶质细胞的激活来延缓肌萎缩性脊髓侧索硬化症的发生[4]。

1.2.2 保护缺血脑组织 温脾汤可增加脑缺血小鼠脑组织中SOD含量，降低MDA含量，可用于保护缺血脑组织[5]。

1.2.3 抗流感病毒 温脾汤可抑制流感病毒感染小鼠肺组织中黄嘌呤氧化酶含量和羟自由基的生成，并能降低流感病毒感染所致的肺实变程度，能改善流感病毒感染小鼠所致肺的病理状态[6]。

2.体内过程 大黄酸是温脾汤中君药大黄的有效成分之一。小鼠灌胃给予17.25、34.50、69.00mg/kg的大黄酸后，采用HPLC-FLD法测各时间点血浆和组织器官药物浓度，药代动力学显示，大黄酸很快吸收入血，在0.5h左右达峰，大黄酸具有线性药代动力学特性，17.25、34.50、69.00mg/kg三个剂量下$AUC_{0 \to t}$[μg/（h·ml）]

分别为3.699±1.023、8.043±2.717、16.423±6.713，T_{max}（h）分别为0.457±0.166、0.485±0.154、0.558±0.192，$T_{1/2}$（h）分别为9.190±3.354、9.028±3.782、9.813±4.253，表明大黄酸在小鼠体内代谢较慢，滞留时间长。大黄酸很快吸收入血，分布于各组织，在肝、胃、肠、肺、脾、肾、心等组织的分布较高，其中肝部位浓度较高，在脑组织也有分布。在脂肪、肌肉的分布较低且消除快，体内代谢较慢且滞留时间长[7]。

【临床应用】

1.临床常用

1.1 临床主治病证 温脾汤常用治疗脾阳不足证，临床常见便秘、下利、腹部冷痛、手脚冰凉等，临床应用以腹痛、手足不温、舌淡苔白滑、脉沉弦为辨证要点。

1.1.1 便秘 治疗气滞便秘去人参，加厚朴、莱菔子、木香、乌药。

1.1.2 腹泻 治疗慢性腹泻加莲子肉、薏苡仁、砂仁、桔梗、白扁豆、茯苓、白术、山药。

1.1.3 痞满 治疗痞满去人参，加槟榔、木香、乌药、厚朴。

1.1.4 关格 治疗关格去人参、干姜，加牡蛎、蒲公英、黄芪、丹参。

1.1.5 腹痛 治疗蛔虫腹痛加乌梅、细辛、党参、当归、川椒、枳实、厚朴、苦楝皮；冷积腹痛去人参加党参。

1.1.6 不寐 治疗高血压之不寐加白术、当归、天麻、远志、柏子仁、夜交藤。

1.1.7 水肿 治疗肾衰之水肿去人参加党参、生黄芪、当归、炒白术、土茯苓、雄黑豆、桂枝。

1.2 名家名师名医应用

1.2.1 便秘 国医大师张志远常用温脾汤治疗大便干结。若患者冷汗多，可加附子量至15g，若仍不下，加芒硝至10g，并加麻仁15g，为防止泻下之力损伤中气，可将人参加至15g。

国医大师颜正华治疗手足不温、舌苔白腻、脉弦紧之便秘，常用温脾汤合半硫丸加减以温里散寒、通便止痛，常用药为附子、大黄、党参、干姜、甘草、当归、肉苁蓉、乌药[8]。

宋光瑞认为温脾汤可看作大黄附子汤的变方，即大黄附子汤去细辛，加干姜、人参、甘草而成。大黄附子汤适用于寒积里实证，附子和细辛有温散的作用，而温脾汤较之多干姜、甘草、人参，固护脾胃之力大增，有温补之效，所以大黄附子汤偏于温通，其阳虚的程度较轻，而温脾汤偏于温下，中焦虚寒明显，与理中汤之虚寒相比还要严重。温脾汤还可看作由四逆汤加人参、大黄而成，在临症时，可加厚朴、木香行气消腹胀。

张志明用温脾汤治疗脾肾阳虚、阴寒凝结、大肠传导失司导致的便秘，方药组成为附片6g、干姜5g、熟大黄6g、红参5g、甘草6g、艾叶10g、厚朴10g、莱菔子10g、木香6g、乌药10g[9]。

1.2.2 腹痛 连建伟认为中阳困顿、积滞不去所致的腹痛，应温脾阳兼除积滞，二者兼俱之方唯取温脾汤，方药组成以温脾汤去人参，加肉桂2.4g、制厚朴6g、炒枳实9g、木香4.5g、槟榔9g、山楂炭12g。

1.2.3 泄泻 李今庸认为寒性泄泻应温中散寒攻下，不能见"寒"而温补，应用温脾汤加减来治疗，方药组成为党参10g、干姜10g、制附片10g、大黄8g、炙甘草8g。用附片攻寒，干姜温中，党参补气，大黄泻下，寒热并用，各取其功，效如桴鼓。

王少华认为阳虚寒凝之泄泻当消补兼施、温补脾阳、攻逐冷积，用温脾汤加减治疗，方药组成为红参12g、附片6g、生大黄6g、木香10g、白术10g、干姜3g、砂仁3g（后下）、炙甘草4g等[10]。

1.2.4 胃痞 张志明认为中焦虚寒、升降失司之胃痞当用温脾汤温阳健脾，散寒行气。方药组成为附子6g、干姜5g、红参5g、熟大黄6g、槟榔10g、木香10g、乌药20g、厚朴12g、甘草6g。

1.2.5 水肿 周富明认为慢性肾衰应归为"溺毒"，常出现水肿一症，用温脾汤加枳壳、砂仁、黄芪治疗。

2.临床新用 温脾汤在临床上常用于治疗消化系统疾病、免疫系统疾病，尤其对危重症患者胃肠功能障碍、脓毒症心肌损伤疗效确切。

2.1 消化系统疾病

危重症患者胃肠功能障碍 将120例危重症合并发生胃肠功能障碍患者随机分为研究组和对照组各60例。对照组加用多潘立酮片治疗。研究组在对照组基础上加用温脾汤灌肠治疗，组方为炮附片15g、干姜15g、炙甘草10g、人参15g、当归10g、大黄粉15g、芒硝10g，先煎煮炮附片30分钟后加入干姜、炙甘草、人参、当归，煎煮至500ml后加入大黄粉和芒硝粉。500ml分2次保留灌肠治疗。4周为1个疗程，两组均治疗1个疗程。结果表明，研究组治疗总有效率91.67%，高于对照组的71.67%[11]。

2.2 免疫系统疾病

脓毒症心肌损伤 将80例脓毒症心肌损伤患者随机分为研究组和对照组各40例。对照组参考2016年脓毒症指南治疗。研究组在对照组的基础上联合温脾汤治疗，药物组成为大黄10g、茯苓15g、人参10g、当归10g、制附子10g、白术15g、枳壳10g、干姜10g、芒硝3g、炙甘草6g，每日1剂，煎至150ml，每次50ml口服或鼻饲，每日3次。8日为1个疗程，两组均治疗1个疗程。结果表明，研究组治疗28日后的死亡率为30.0%，对照组40.0%[12]。

【使用注意】 气虚不摄者慎用；阳明里实证者禁用。

【按语】

1.冷积用温脾汤 张仲景云："病人旧微溏者，栀子汤不可与服"，又记载治疗太阴病胃气不足的人，应使用大黄等药时，也要减少剂量。如果是腹寒泄泻，唯恐辛温药不能止泻，所以应是慎用含凉药的。温脾汤中既然用大黄，说明此泄泻并非纯寒所致之泻，又用补益之人参，说明并非"纯实"。温脾汤集温通、泻下、补益三法于一体，是治疗虚寒错杂冷积最合适的方药选择。

2.辨"寒结旁流" "寒结旁流"实乃为脾胃

虚寒，饮食积于肠道，以致水液肠道积物渗泄。张仲景在《伤寒杂病论》中提到了阴结，"寒结"即属便秘之"阴结"，在此基础上，因食滞导致的寒积属于实寒结，因虚导致的寒积属于虚寒结[13]。

3. 关于附子毒性 附子为毒性药材，现代研究认为附子中乌头碱是其功效和毒性的主要物质基础，附子可损害神经系统、消化系统、心血管系统等，毒性多在服药后的3个小时内发生。附子不良反应与附子的炮制、煎煮时间、剂量过大等因素有关[14]。

4. 关于大黄的减毒和应用 《神农本草经》中将大黄列为下品，但未提及毒性。现代研究显示，大黄对胃肠道、肝脏、肾脏等多方面有毒性影响，而大黄经炮制后，其毒性会随着结合蒽醌和鞣质成分含量的下降而降低。大黄应用广泛，在临床使用大黄时，要选用质量上乘的药品，以取其非凡之功[15]。

5. 关于附子、干姜配伍 温脾汤有附子和干姜，二者都属于温里药，附子常用于回阳救逆，干姜常用于温中祛寒。现代研究显示，附子、干姜配伍后，附子中的乌头类生物碱和干姜中的辣椒素含量均有变化，二者能增强心肌收缩力和心肌血流量，减小毒性[16]。

参考文献

[1] 张丹参，王倩，田慧，等.大黄栓制剂对两种溃疡性结肠炎模型小鼠的作用研究[J].神经药理学报，2015，5（1）：19-37.

[2] 贾丽娜，汪祥，汪涛，等.温脾汤颗粒剂质量标准研究[J].安徽医药，2014，18（11）：2058-2061.

[3] 李珺，李健，牛建昭，等.温脾汤对大鼠残余肾组织中核转录因子-κB/IκB表达的影响[J].北京中医药大学学报，2007，49（4）：239-241.

[4] Sekiya M，Ichiyanagi T，Ikeshiro Y，et al. The Chinese prescription Wen-Pi-Tang extract delays disease onset in amyotrophic lateral sclerosis model mice while attenuating the activation of glial cells in the spinal cord[J]. Biol Pharm Bull，2009，32（3）：382-388.

[5] 吴思思，戴伟娟.温脾汤对小鼠缺血脑组织SOD和MDA的影响[J].中国现代药物应用，2014，8（1）：25-26.

[6] Yokozawa T，Sekiya M，Cho EJ，et al. Effect of Wen-Pi-Tang extract on lung damage by influenza virus infection[J]. Phytomedicine，2004，11（7-8）：625-632.

[7] 崔红新，李先贺，冯素香，等.大黄酸在小鼠体内的药代动力学及组织分布研究[J].中药药理与临床，2018，34（4）：54-57.

[8] 吴嘉瑞，张冰.国医大师颜正华教授诊疗便秘临证经验探析[J].中华中医药杂志，2012，27（7）：1835-1837.

[9] 张卫川，雍文兴.张志明教授运用温脾汤经验[J].中医研究，2016，29（8）：49-51.

[10] 陆长勤，陈永春，严志林，等.王少华运用双向疗法治疗脾胃病验案四则[J].湖北中医杂志，2016，38（1）：26-28.

[11] 刘志勇，陈焕新，蒋建强，等.温脾汤灌肠对重症患者胃肠激素水平的影响[J].光明中医，2020，35（15）：2279-2281.

[12] 彭晓洪，黄永莲，黄亚秀，等.温脾汤对脓毒症心肌损伤患者核转录因子-κB的影响[J].中医药临床杂志，2020，32（10）：1906-1910.

[13] 于博文，朱佳杰，陶夏平."寒结旁流"之证治探讨[J].江苏中医药，2016，48（4）：14-16.

[14] 杨雪，夏东胜，田春华，等.508例附子不良反应文献分析[J].中国药物警戒，2017，14（10）：615-621.

[15] 赵盼盼，佟继铭，张树峰，等.大黄毒性及其合理应用研究进展[J].湖南中医药大学学报，2016，36（9）：93-97.

[16] 黄颖，武乾，石晓路，等.附子、干姜配伍机制现代研究概述[J].中华中医药学刊，2013，31（9）：1884-1886.

◆ 温胆汤 ◆

唐《备急千金要方》
Wendan Tang

【概述】温胆汤之名首见于南北朝姚僧垣《集验方》,《备急千金要方》载其方药组成为:"半夏、竹茹、枳实各二两,橘皮三两,生姜四两,甘草一两",具有温胆和胃之效,主治胆寒所致的大病后虚烦不得眠。方中生姜用量为四两,在所有药物中药量最大,且方中温性药物与凉性药物的剂量配比为10两∶4两,可见温胆汤"寒温并用""以温为主"组方的科学性与合理性。方中有毒中药生半夏与生姜相配,一则相畏相杀以制约半夏之毒,二则寓小半夏汤之化痰散饮,和胃降逆。唐代以来的医药学家对温胆汤的理论及应用进行了丰富的研究与发挥,如清热化痰论、胆欲温和论、分消走泄论、解郁化痰论等。目前有报道进行了温胆滴丸的制剂研究。温胆汤主要具有镇静催眠、抗精神分裂、抗抑郁、保护胃肠道、降血脂等药理作用。临床上更多是应用于无形之痰,对于有形之痰也有作用,常用于胆郁痰扰所致的胆怯易惊、心烦不眠、呕恶呃逆、癫痫等,现代广泛应用于神经系统精神疾病、消化系统疾病、循环系统疾病、代谢性疾病等各类病症,如用于治疗精神分裂症、焦虑症、缺血性中风、慢性萎缩性胃炎、化疗后呕吐、非酒精性脂肪肝、乙肝肝硬化腹水、冠状动脉粥样硬化性心脏病、心律失常、高血压病、高脂血症、代谢综合征、慢性肾功能衰竭、湿性老年性黄斑变性、椎动脉型颈椎病等疗效显著。

【历史沿革】

1. 原方论述 唐代孙思邈《备急千金要方》载:"治大病后,虚烦不得眠,此胆寒故也,宜服温胆汤。"该汤剂组成:半夏、竹茹、枳实各二两,橘皮三两,生姜四两,甘草一两。右六味,㕮咀,以水八升煮取二升,分三服。

2. 后世发挥 自唐代中医药学家孙思邈之后,后世医家对温胆汤的理解阐释内容丰富,进行了充分挖掘、整理、传承与发挥,介绍如下。

2.1 清热化痰论 明代吴崑《医方考》载温胆汤"胆热呕痰,气逆吐苦,梦中惊悸者,此方主之。竹茹、枳实(麸炒)、半夏(制)、甘草(各二两)、陈皮(去白)、生姜(各四两)",将其定为清热化痰方以来,清代罗美《古今名医方论》载:"胆为中正之官,清净之腑,喜宁谧,不喜壅郁。盖东方木德,少阳温和之气也……方中竹茹清胃脘之阳,而臣以甘草、生姜调胃以安其正;佐以二陈,下以枳实,除三焦之痰壅;以茯苓平渗,致中焦之清气。且以养正,三焦平而少阳平,三焦正而少阳正,胆家有不清宁而和者乎? 和即温也,温之者实凉之也。若胆家真畏寒而怯,属命门之火衰,当与乙癸同源而治矣。"清代吴谦《医宗金鉴·删补名医方论》载:"竹茹以清热",清代陈念祖《时方歌括》载:"竹茹以清膈上之虚热",清代张璐《张氏医通》载:"枳实、竹茹以化胃热",这些医家均论述温胆汤主治痰热证,以二陈治一切痰饮,"温之者,实凉之也",其观点也被现代医家如刘渡舟、杨扶国、杨树千等广泛认可[1]。

2.2 胆欲温和论 汉代张仲景《金匮要略》载:"病痰饮者,当以温药和之",清代张秉成《成方便读》载:"夫人之六腑,皆泻而不藏……且胆为甲木,其象应春,今胆虚则不能遂其生长发陈之令,于是土不能得木而达也。土不达则痰涎易生。痰为百病之母……此方纯以二陈、竹茹、枳实、生姜和胃豁痰、破气开郁之品……常欲得其春气温和之意耳。"清代汪昂《医方集解》载:"橘、半、生姜之辛温,以之导痰止呕,即以之温胆；枳实破滞；茯苓渗湿；甘草和中；竹茹开胃土之郁，清肺金之燥，凉肺金之所以平甲木也。如是则不寒不燥而胆常温矣。"清代吴谦《医宗金鉴·删补名医方论》引罗谦甫载："方以二陈治一切痰饮，加竹茹以清热，加生姜以止呕，加枳实以破逆，相济相须，虽不治胆而胆自和，盖所谓胆之痰热去故也。命名温者，乃谓温和之温，非谓温凉之温。若谓胆家真畏寒而怯而温之，不但方中无温胆之品，且更有凉胃之药也。"虽然这些医家都用"温"字，然此"温"非"热"，乃是"和""调和"之意，"和"在古代是协调平衡的意思，是一个哲学名词，整方寓意即是通过祛痰，调和胆胃。

2.3 分消走泄论 清代温病学家把温胆汤引入温病的治疗体系，使其方义再次发生演变。首先是清代医家叶天士提出温胆汤具有分消走泄作用，在其书《温热论》第七条载："彼则和解表里之半，此则分消上下之势，随证变法，如近时杏、朴、苓等类，或如温胆汤之走泄。"其他医家如吴鞠通、薛雪、王孟英对分消走泄法亦多有阐述。关于"分消"着眼于祛邪途径的论述，清代医家王子接、罗美均有论述，如王子接《绛雪园古方选注》载："用二陈专和中焦胃气，复以竹茹清上焦之热，枳实泄下焦之热。"关于走泄着眼于药物特点的描述，叶天士已明确论述，陈光淞注释叶天士论述曰："温胆汤……均属宣导之品，所以走泄也。"枳实、半夏、陈皮理气化痰，竹茹清热降逆，茯苓利水渗湿，生姜散水气降逆，甘草调和诸药[1]。

2.4 解郁化痰论 清代医家徐大椿、张秉成着眼于枳实、竹茹行气解郁之功，而不重视其凉性，徐大椿《医略六书·杂病证治》载："半夏化涎涤饮，橘红利气除涎，茯神安神渗湿，竹茹清热解郁，枳实破泄气以降下，甘草缓中州以和胃，生姜散郁豁涎也……此解郁化涎之剂，为气郁涎饮，惊悸怔忡之良方"[1]。

纵观历史脉络，每个时期对温胆汤的理解都不尽相同，这可能与方中每种药物具有多种功效及医家的着眼点不同有关，如有的医家着眼于祛痰，有的医家着眼于理气。温胆汤既可用于无形之痰，又可用于有形之痰，在应用时我们不需要局限于哪种学说和论述，根据辨证论治思想加减用药即可[1]。

3.同名异方 温胆汤的同名异方分析见表31-1。

表31-1　温胆汤同名异方分析表

朝代	作者	出处	药物组成	功能主治	制法及用法	变化情况（与原方比较）
唐	王焘	《外台秘要》	半夏二两洗，竹茹二两，枳实二枚炙，橘皮三两，甘草一两炙，生姜四两	主治大病后虚烦而不得眠	上切，以水八升，煮取二升，去滓，分三服	该方将枳实二两改为枳实二枚，明确地提出了部分组方药材的炮制方法
宋	陈无择	《三因极一病证方论》卷八	半夏（汤洗去滑）、麦门冬（去心，各一两半），茯苓（二两），酸枣仁（三两，炒），甘草（炙）、桂心、远志（去心，姜汁合炒）、黄芩、萆薢、人参（各一两）	主治胆虚寒，眩厥足痿，指不能摇，躄不能起，僵仆，目黄失精，虚劳烦扰，因惊胆慑，奔气在胸，喘满浮肿，不睡	上为剉散。每服四大钱，用长流水一斗，糯米煮	该方与原方组方不同，点明半夏洗的程度为"去滑"
宋	陈无择	《三因极一病证方论》卷九	半夏（汤洗七次）、竹茹、枳实（麸炒，去瓤，各二两），陈皮（三两），甘草（一两，炙），茯苓（一两半）	治大病后虚烦不得眠，此胆寒故也	上为剉散。每服四大钱，水一盏半，姜五片，枣一枚，煎七分，去滓。食前服	该方加茯苓、大枣，并明确了药物的炮制方法，生姜用量由四两改为五片

续表

朝代	作者	出处	药物组成	功能主治	制法及用法	变化情况（与原方比较）
宋	王硕	《易简方》	半夏、枳实各一两，橘红一两半，甘草四钱，茯苓三分	治大病后，虚烦不得睡。兼治心胆虚怯，触事易惊，或梦寐不详，或异象眩惑，遂致心惊胆慑，气郁生涎，涎与气搏，变生诸症；或短气悸乏，或复自汗，或四肢浮肿，饮食无味，心虚烦闷，坐卧不安，悉能主之	上㕮咀。每服四钱，水一盏半，姜七片，枣一个，竹茹一块如钱大，煎至六分，去滓，食前热服	该方加入茯苓、大枣，易橘皮为橘红
宋	太医院	《圣济总录》	半夏（汤洗七遍，焙干）、竹茹、枳实（去瓤，麸炒，各二两）、陈橘皮（汤浸去白，焙，三两）、甘草（炙，一两）	主治胆寒，虚烦不得眠	上五味粗捣筛，每服五钱匕，以水一盏半，入生姜半分切，煎取七分，去滓，温服	该方明确药物炮制方法
宋	陈素庵	《陈素庵妇科补解》	远志，枣仁，茯神，当归，川芎，钩藤，半夏，广皮，甘草，香附，茯苓	主治妇女经行，卒遇惊恐，因而胆怯，神志失守，经血忽闭，面青筋搐，口吐涎沫	加水煎	该方组成与原方不同，未提及具体的药物用量
元	朱震亨	《丹溪心法》	半夏、枳壳（各一两）、甘草（四钱）、茯苓（三分）、陈皮（一两半）	主治梦遗	上㕮咀，每服四钱，水盏半，姜七片，枣一枚，竹茹一块，煎七分，去渣，食前热服	该方中加入茯苓、大枣，易枳实为枳壳
元	危亦林	《世医得效方》	半夏、竹茹、枳实（麸炒去穰）各二两，陈皮三两，甘草（炙）一两，茯苓一两半，人参一两	治大病后虚烦不得眠	上剉散。每服三钱，水一盏半，生姜五片，枣一枚煎，食前服	该方加入茯苓、大枣、人参
明	李恒	《袖珍方》	半夏、枳实去穰各一两，橘红一两半，茯苓七钱半去皮，甘草四钱炙	治伤寒一切病后，虚烦不得睡卧，兼治心胆虚怯	上㕮咀，每服四钱，水盏半，生姜七片，枣一枚，竹茹一块，煎七分，去滓，食前热服	该方加茯苓、大枣，易橘皮为橘红
明	吴崑	《医方考》	竹茹、枳实（麸炒）、半夏（制）、甘草（各二两）、陈皮（去白）、生姜（各四两）	主治胆热呕痰，气逆吐苦，梦中惊悸	未明确	该方橘皮去白后为橘红
明	鲁伯嗣	《婴童百问》	半夏、枳实、酸枣仁各二钱半，茯苓五钱，橘红、甘草各一钱半	治心悸烦躁不得眠	为粗末，每服一钱，入竹茹、姜、枣少许，水煎服。若兼腹痛宜加芍药	该方易橘皮为橘红，加酸枣仁、茯苓

续表

朝代	作者	出处	药物组成	功能主治	制法及用法	变化情况（与原方比较）
明	王肯堂	《证治准绳·类方》	半夏汤洗、枳实、竹茹各一两，橘皮一两半去白，甘草炙四钱，白茯苓七钱	治心胆虚怯，触事易惊，或梦寐不祥，遂致心惊胆慑，气郁生涎，涎与气搏，变生诸证，或短气悸乏，或复自汗	每服四钱，水一盏半，生姜七片，枣一枚，煎七分，食前热服	该方加白茯苓七钱、大枣一枚
明	王纶	《明医杂著》	半夏、枳实各一两，橘红一两五钱，茯苓七钱半，甘草炙四钱	主治胆气怯弱，惊悸少寐，发热呕痰，饮食少思	每服一二钱，加生姜、大枣，水煎服	该方易橘皮为橘红，去竹茹，加茯苓、大枣
清	唐容川	《血证论》	半夏三钱，云苓三钱，陈皮二钱，甘草钱半，竹茹三钱，枳壳钱半	治痰气呕逆	水煎服	该方使用云苓，对药材的产地提出明确要求
清	吴谦	《删补名医方论》	竹茹，枳实，半夏，甘草，陈皮，茯苓，生姜	治热呕吐苦，虚烦，惊悸不眠，痰气上逆	上七味，水煎服	该方加茯苓
清	费伯雄	《医方论》	陈皮（去白），半夏（姜制），茯苓，甘草，枳实（麸炒），竹茹	主治胆热痰扰	加姜煎	该方陈皮去白后为橘红，加茯苓

【名方考证】

1.本草考证

1.1 半夏 "半夏"之名最早见于《神农本草经》。经考证，本方所用半夏为天南星科植物半夏 *Pinellia ternata*（Thunb.）Breit. 的干燥块茎，与《中国药典》2020年版记载一致。

1.2 竹茹 "竹茹"之名最早见于《金匮要略》。经考证，本方所用竹茹原植物指的是竹类植物。《中国药典》2020年版载竹茹为禾本科植物青秆竹 *Bambusa tuldoides* Munro、大头典竹 *Sinocalamus beecheyanus*（Munro）McClure var. *pubescens* P.F.Li、淡竹 *Phyllostachys nigra*（Lodd.）Munro var. *henonis*（Mitf.）Stapf ex Rendle 的茎秆的干燥中间层。

1.3 枳实 "枳实"之名最早见于《神农本草经》。经考证，本方所用枳实为芸香科柑橘属植物枳（枸橘）*Poncirus trifoliata*（L.）Raf. 的干燥果实。《中国药典》2020年版载枳实为芸香科植物酸橙 *Citrus aurantium* L. 及其栽培变种或甜橙 *Citrus sinensis* Osbeck 的干燥幼果。

1.4 橘皮（陈皮） 橘皮最早见于《神农本草经》。经考证，本方所用橘皮为芸香科植物橘 *Citrus reticulata* Blanco 及其栽培变种的干燥成熟果皮，与《中国药典》2020年版陈皮记载一致。

1.5 生姜 "生姜"之名最早见于《吕氏春秋》。经考证，本方所用生姜为姜科植物姜 *Zingiber officinale* Rosc. 的新鲜根茎，与《中国药典》2020年版记载一致。

1.6 甘草 "甘草"之名最早见于《神农本草经》。经考证，本方所用甘草为豆科植物甘草 *Glycyrrhiza uralensis* Fisch. 的干燥根和根茎。《中国药典》2020年版载甘草为豆科植物甘草 *Glycyrrhiza uralensis* Fisch.、胀果甘草 *Glycyrrhiza inflata* Bat. 或光果甘草 *Glycyrrhiza glabra* L. 的干燥根和根茎。

2.炮制考证

2.1 半夏 《备急千金要方》卷一·序例"合和"篇提及"凡半夏，热汤洗去上滑，一云十洗四破，乃称之，以入汤"，即温胆汤中的半夏为水洗半夏。国家中医药管理局和国家药品监督管理局联合发布的《古代经典名方关键信息表（25首方剂）》建议温胆汤中半夏对应炮制规格为清半夏。

2.2 枳实 《备急千金要方》卷一·序例"合和"篇提及"凡用甘草、厚朴、枳实、石南、茵芋、藜芦、皂荚之类，皆炙之……"，即温胆汤中的枳实为炒枳实。国家中医药管理局和国家药品监督管理局联合发布的《古代经典名方关键信息表（25首方剂）》建议温胆汤中枳实对应炮制规格为麸炒枳实。

2.3 生姜 现代炮制品应为生姜鲜品。

2.4 甘草 《备急千金要方》卷一·序例"合和"篇提及"凡用甘草、厚朴、枳实、石南、茵芋、藜芦、皂荚之类，皆炙之……"，即温胆汤中甘草炮制方法为"炙"，类似于"清炒"。国家中医药管理局和国家药品监督管理局联合发布的《古代经典名方关键信息表（25首方剂）》建议温胆汤中甘草对应炮制规格为炒甘草。可参考《中华人民共和国药典》2020年版清炒法炮制。

2.5 其他 其他药味均为生品。

3.剂量考证

3.1 原方剂量 半夏、竹茹、枳实各二两，橘皮三两，生姜四两，甘草一两。

3.2 折算剂量 唐代1两合今之13.80g，故处方量为半夏、竹茹、枳实各27.60g，橘皮41.40g，生姜55.20g，甘草13.80g。

3.3 现代用量 根据全国中医药行业高等教育"十四五"规划教材《方剂学》，处方量为半夏6g，竹茹6g，枳实6g，橘皮9g，生姜12g，甘草3g。

【药物组成】半夏、竹茹、枳实各二两，橘皮三两，生姜四两，甘草一两。

【功能主治】理气化痰，和胃利胆。主治胆胃不和，胆郁痰扰证。症见胆怯易惊，虚烦不眠，惊悸多梦；或呕恶，呃逆，口苦，眩晕。苔白腻，脉弦滑。

【方义分析】本方主治诸症皆为少阳受邪、枢机不利所致，遂成胆胃不和，痰热内扰之证。胆属甲木应春气，其性温，以舒畅条达、温和为常，而行生长发陈之令，故胆虚则失去条达之性，失去其温性而亦可称之为胆寒。大病过后，气有所伤，胆气虚损，则决断无权；胆附于肝，胆病及肝，则肝魂不藏，故见虚烦不得眠。热扰心神，则心烦不眠、惊悸不宁。蒙蔽清窍，则眩晕，甚至发为癫痫；痰热中阻，胃失和降，则呕吐、呃逆、口苦；舌苔腻而黄，脉象滑数，为痰热之象。治宜化痰理气，清胆和胃。

方中半夏燥湿化痰，和胃降逆，为君药。橘皮（陈皮）、枳实行气消痰，和胃降逆，竹茹清热化痰止呕，共为臣药。生姜辛温之品，宣散水气、和胃止呕，与半夏同用一则发挥化痰散饮、降逆止呕之功，二则属于相畏相杀配伍、生姜兼制半夏毒性，为佐药。炙甘草补气健脾、调和药性，为佐使药。诸药合用，为胆腑"排除干扰"，清胆除烦，使胆汁清净，胆腑安和，达到清除痰湿、条达胆气、调和胆胃之功，则诸症可愈。

配伍特点：痰气共治，胆胃并调，相得益彰。

【用法用量】

1.古代用法用量 右六味，㕮咀，以水八升煮取二升，分三服。

2.现代用法用量 上六味药粉碎成粗粒，以水1600ml，煮取400ml，分3次服用。

【药学研究】

1.资源评估 方中半夏、竹茹、枳实、橘皮（陈皮）、生姜、甘草目前均以人工栽培为主。

半夏根浅喜肥、喜湿润、怕水涝，适宜在湿润肥沃、保水保肥力强、质地疏松、排灌良好的沙质壤土种植，目前半夏药材主产于四川、湖北、河南、贵州等省，并于甘肃天水建立半夏GAP示范种植基地。

竹茹基原植物为常见栽培竹类，喜温暖潮湿气候，忌严寒及强风。宜选择背风向阳山坡、村庄附近缓坡平地及水旁栽种，资源分布广泛，主产于四川、江西、湖北、安徽等地。

枳实生长于海拔700~1000m以下，其抗旱、抗寒、抗病能力以及耐荫性较强，喜温暖湿润气候，年平均气温要求在15℃以上，偏酸性的土壤，枳实现在主要分布在四川、江西、湖南、浙江等省，道地产区与主产区基本一致。

橘适合生长于高温多湿的亚热带气候，宜选阳光充足，地势高燥，土壤深厚，降水充裕，通气性能良好的砂质壤土或壤土栽培为宜，陈皮主产于广东新会、四会、市郊、江门、重庆江津、合川、江北，四川简阳、蒲江、新津，浙江黄岩、温州、台州，江西南丰、樟树等地。

姜喜温暖、湿润、荫蔽的气候环境，不耐寒，忌潮湿，怕强光直射，对土壤要求较严，适于在上层深厚、疏松、肥沃、排水良好的沙壤土至重壤土种植，在四川、贵州、广西、浙江、山东、湖北、广东、陕西等气候温暖、湿润的亚热带气候区均有栽培。

甘草喜凉爽、干燥气候，喜光、耐旱、耐寒，对土壤适应性较强，甘草原野生于草原钙质土上，是抗盐性很强的植物，在我国北方地区分布广泛，主产于内蒙古、甘肃、宁夏、新疆，以内蒙鄂尔多斯的杭锦旗、阿拉善盟阿拉善旗及甘肃、宁夏所产品质最佳。

2.制剂研究

2.1 制备方法 原文载："右六味，㕮咀，以水八升煮取二升"。南北朝时期一升约合200ml，唐代孙思邈遵其用量，因此制备方法为取本方，粉碎粒度为过4目筛，加水1600ml，煎煮至400ml。

《备急千金要方》的温胆汤沿用东汉度量衡，则其总药量大约为193g，加水量为总药量的8倍，药液煎至总药量的2倍。

2.2 制备工艺 原方是汤剂，现代有报道对温胆汤进行包衣滴丸的研究：①指标性成分分析方法的建立，应用TLC法对方中陈皮、甘草、枳实、生姜进行了定性鉴别，采用HPLC法选择橙皮苷的特征吸收峰283nm作为测定波长，测定方中橙皮苷的含量，此法主要用于制剂质量的控制。以芦丁为标准品，在510nm处测定方中总黄酮的含量，此法主要用于药材提取条件的筛选和含量测定分析。②药材提取、纯化工艺的研究，以总黄酮的含量和干浸膏得率为指标，采用正交

设计法优选提取工艺为：取一定量药材用12倍量水溶液浸泡0.5小时，加热回流提取3次，每次提取1.5小时；采用70%乙醇沉淀、明胶絮凝法、壳聚糖絮凝法优选纯化工艺，结果以壳聚糖絮凝法最好，除杂速度快，指标性成分保留率高，总黄酮含量为1.95mg/g生药，干浸膏得率14.0%。药材提取液纯化工艺为：取药材提取液（1:2.5）的浓缩液，于50℃下加入0.07%的壳聚糖，50r/min搅拌10分钟，4℃静置2小时，滤过即得。③采用三因素三水平正交设计，以丸重差异为评价指标研究滴丸滴制成型工艺的，按最优处方和最优滴制条件制备的滴丸溶散时限为6.43分钟，平均丸重差异为2.77%。④温胆滴丸包衣工艺及初步稳定性考察，以丸重差异和溶散时限为评价指标，选用三因素三水平正交设计筛选滴丸的包衣条件。按最优包衣条件制备的滴丸平均丸重差异为2.37%，溶散时限为14.90分钟。通过考察溶出介质、溶出转速对温胆滴丸中总黄酮溶出的影响，筛选溶出条件，建立温胆滴丸溶出度的测定方法。⑤温胆滴丸的药效学试验表明，按照优化工艺所制得的温胆滴丸具有与地西泮相似的镇静催眠作用，与地西泮不同的是，连续灌胃后小鼠未见沉睡不醒，说明温胆滴丸作用缓和，可以用于临床对于失眠症的治疗[2]。

3.质量控制 该方含有挥发油、生物碱、多糖等物质，可以将其作为质量控制的指标。现有文献报道按照古籍中记载的煎煮方法制备温胆汤水煎液，采用HPLC法建立了温胆汤水煎液的指纹图谱，同时对其多成分含量进行了测定[3]。采用分光光度法对温胆汤的总糖进行了含量测定[4]。

【药理研究】

1.药效作用 根据温胆汤的功能主治进行了药效学研究，主要具有镇静催眠、抗精神分裂、抗抑郁、保护胃肠道、降血脂、保护神经等作用。

1.1 与功能主治相关的药理作用

1.1.1 镇静催眠 温胆汤煎煮浓缩为1g/ml，给药10g/（kg·d），连续6天，可降低对氯苯丙

氨酸所致失眠大鼠下丘脑内NE含量，升高下丘脑内5-HT、5-HIAA含量，改善失眠大鼠睡眠的作用机制与其影响大鼠下丘脑内单胺类神经递质有关[5]。

1.1.2 抗精神分裂 将温胆汤浓缩为0.5、1、2g/ml，给药剂量为40、20、10g/(kg·d)，连续给药21天，可改善地卓西平马来酸盐诱导的精神分裂模型大鼠的刻板行为和海马CA1区的病理改变[6]。温胆汤浓缩为生药2、1、0.5g/ml，给药剂量为40、20、10g/(kg·d)，连续给药21天，可降低精神分裂症模型鼠NRG1、ErbB4蛋白含量[7]。温胆汤给药浓度为2、1、0.5g/ml，给药量为40、20、10g/(kg·d)，连续8天，可提高BDNF的mRNA表达，保护海马神经元[8]。将温胆汤浓缩成含生药1g/ml，给药剂量为20g/(kg·d)，连续给药21天，可减弱模型大鼠海马齿状回颗粒细胞层 N-甲基-D-天门冬氨酸受体1和 N-甲基-D-天门冬氨酸受体2B的表达[9]。温胆汤浓度为含生药2.5、2.0、1.5g/ml，给药剂量为40、20、10g/(kg·d)，连续给药21天，可通过改善地卓西平马来酸盐所致精神分裂症模型大鼠的刻板行为，升高其海马组织PI3K、AKT、GSK3β的表达[10]。温胆汤给药剂量为20g/(kg·d)，连续给药21天，可缩短地佐环平建立的精神分裂症模型大鼠逃离莫里斯水迷宫隐藏平台的潜伏期[11]。

1.1.3 抗抑郁 将温胆汤药液浓缩至1.5g/ml，给药剂量为12g/(kg·d)，连续给药14天，可增加帕金森病模型大鼠内侧前额叶皮层中多巴胺、5-HT和去甲肾上腺素含量[12]。温胆汤与水浓缩成1∶1药液，给药剂量分别为20、10、5g/(kg·d)，连续7天，可降低焦虑性失眠模型大鼠脑皮层和海马部位c-Fos和c-Jun的含量，减少大脑神经细胞凋亡[13]。

1.1.4 抗肿瘤 将温胆汤92g生药浓缩至50ml，给药30.3g/(kg·d)，连续给药14天，可降低皮下注射Colon-26腺瘤诱导的荷瘤模型小鼠小肠5-HT含量和小肠嗜铬细胞数，减轻肿瘤相关胃肠道反应[14]。

1.2 其他药理作用

1.2.1 降血脂、血糖、减肥 温胆汤能调节大鼠血脂代谢[15]，降低高脂饮食诱导的糖耐量受损模型大鼠餐后血糖、血清水平[16]，并能降低高脂饮食诱导肥胖模型大鼠体重[17]。

1.2.2 抗氧化应激、保护神经细胞 温胆汤的含药血清能缓解内皮细胞的氧化应激反应[18]，保护神经细胞[19]。

1.2.3 调节生物钟 温胆汤可升高雄性昆明小鼠血清褪黑素夜间含量，使生物节律趋于正常[20]。

2.安全性评价 温胆汤中含有毒性中药半夏，其毒性成分主要包括半夏毒针晶和半夏凝集素蛋白，有肝毒性和消化道毒性[21]。由半夏制成的半夏粉及姜半夏粉，浓度为0.4g/ml，以40ml/kg的剂量24小时内灌胃药物3次，每次给药间隔5小时，给药后立即喂水，末次给药2小时后投喂饲料，连续14天。灌胃后部分小鼠出现竖毛状态，但14天内小鼠无死亡，脏器均未见明显异常。雌鼠妊娠1天开始分别给半夏粉、姜半夏粉，药物浓度为1.85mg/kg，以20ml/kg的剂量灌胃，服用半夏粉胎鼠总数、发育正常数为134只，服用姜半夏粉的为150只，在含药血清影响小鼠胚胎干细胞体外增殖的实验中，半夏粉组72h OD值为0.58±0.07，姜半夏粉组为0.52±0.10，半夏无生殖毒性[22]。

3.体内过程 牛姜水煎液浓度为3g/ml生姜，给予脾胃虚寒模型大鼠给药体积为10ml/kg，连续给药5天，采用HPLC色谱法发现6-姜酚、6-姜烯酚、8-姜酚在脾胃虚寒大鼠的组织分布中对胃、小肠、大肠具有明显的趋向性，在胃组织中的表观分布容积（L/kg）、血药浓度［μg/(min·L)］、平均滞留时间（t/min）、达峰时间（t/min）、峰浓度［ρ/(mg·L)］分别为：62644.418、327.923、51.281、45、6.071；17.411、17.931、32.477、20、1.092；17.681、7.997、43.063、30、0.171；在小肠组织中的表观分布容积（L/kg）、血药浓度［μg/(min·L)］、平均滞留时间（t/min）、达峰时间（t/min）、

峰 浓 度 ［ρ/（mg·L）］ 分 别 为：508864.719、75.203、58.212、45、1.831；24.799、8.154、38.279、45、0.304；179629.500、2.413、32.960、45、0.116；在大肠组织中的表观分布容积（L/kg）、血药浓度［μg/（min·L）］、平均滞留时间（t/min）、达峰时间（t/min）、峰浓度［ρ/（mg·L）］分别为：2025444.2、37.224、70.096、45、0.587；1.519、6.590、37.846、60、0.237；7829019.700、2.152、32.772、45、0.137[23]。

【临床应用】

1.临床常用

1.1 临床主治病证 温胆汤常用于治疗胆胃不和、胆郁痰扰证，临床表现主要为胆怯易惊、心烦失眠、口苦吐涎、呕恶呃逆等，临床应用以心烦不眠或呕吐呃逆、苔腻微黄、脉弦滑为辨证要点。

1.1.1 虚烦不眠 治疗痰热扰心而热势较重之心烦不安或失眠者，可加黄连、黄芩，如《六因条辨》黄连温胆汤、芩连温胆汤。用于治疗痰热内阻、气血两燔之癫狂、失眠、抑郁、焦虑者，可加牡丹皮、栀子，如丹栀温胆汤。治疗痰热内阻、火郁不宣之胸中烦闷、心中懊侬、夜不能眠者，可加淡豆豉、栀子，如栀豉温胆汤。用于治疗痰热瘀血阻滞之胸痹胸痛、心烦不寐、甚则狂乱者，可加丹参、郁金，如丹郁温胆汤。

1.1.2 胆怯易惊 治疗伤寒日数过多，其热不退，梦寐不宁，心惊恍惚，烦躁多痰者，增加竹茹量，加柴胡、桔梗、黄连、麦冬、香附，增强清热化痰、定惊安神之功，如《寿世保元》竹茹温胆汤。风痰惊候者，可去竹茹，加防风、紫苏、人参，以枳壳易枳实，如《世医得效方》防风温胆汤。治疗心烦不寐、触事易惊，或夜多异梦、眩悸呕恶者，可加柴胡、黄芩，如柴芩温胆汤。治疗痰热内扰、心胆虚怯、神志不宁者，可去竹茹，加酸枣仁、远志、五味子、熟地、人参，如《世医得效方》十味温胆汤。用于治疗痰热内阻、肝阳上亢所致的心神不敛、心悸怔忡、烦躁不安、失眠健忘、头晕目眩、耳鸣耳聋者，

可加龙骨、牡蛎，如龙牡温胆汤。心胆虚怯，触事易惊，梦寝不安，气郁生痰，变生诸证，或短气悸乏，或复自汗，四肢浮肿，饮食无味，烦躁不安者，可减竹茹量，加人参、柴胡、桔梗、麦冬、香附，如《医学入门》参胡温胆汤。小儿感冒邪气未解，复为惊异所触，如病所退，尚觉心惊不寐者，可配柴胡，如《医宗金鉴》柴胡温胆汤。

1.1.3 呕恶呃逆 治疗心腹胁肋疼痛、时发时止、口苦呕恶者，可加延胡索、川楝子，如金铃温胆汤。如治疗胁肋胀痛、呕吐吞酸、口苦咽干者，可加黄连、吴茱萸，如左金温胆汤。用于治疗湿困脾阳、痰湿内阻之胸膈痞闷、脘腹胀满、恶心呕吐、不思饮食、口淡无味者，可加苍术、厚朴，如苍朴温胆汤。用于治疗脾胃运化失司、湿浊内蕴之纳呆食少、脘腹胀痛、脘闷不舒、反胃呕吐者，可加木香、砂仁、白豆蔻，如砂蔻温胆汤。

1.1.4 其他 用于治疗湿热下注之脚膝水肿、麻木重着、软弱无力、小便不利，以及湿热腰痛、白带量多、阴囊潮湿者，可加苍术、黄柏，如二妙温胆汤。用于治疗湿热内阻之身重倦怠、恶寒发热、脘痞不舒者，可加藿香、佩兰，如藿佩温胆汤。治疗少阳湿热证之寒热如疟、寒轻热重、胸胁胀痛、吐酸苦水、小便黄少者，可加青蒿、黄芩、茯苓、六一散，如《重订通俗伤寒论》蒿芩清胆汤。用于治疗少阳痰热而夹肝阳上亢动风引发的眩晕耳鸣或昏仆，或肢麻肢颤者，可加水牛角、钩藤，如角钩温胆汤。治疗头痛眩晕、舌强不能言、喉中痰鸣、辘辘有声者，可加胆南星、石菖蒲、人参，增强燥湿豁痰开窍之功。用于治疗痰热郁于胸膈、痹阻气机之胸闷胸痛，或痰湿蒙蔽心窍之神呆不语、语言不利者，可加石菖蒲、郁金，如菖郁温胆汤。

1.2 名家名师名医应用

1.2.1 不寐 国医大师沈宝藩常以温胆汤为基本方加减治疗痰热内扰心神所致的失眠，治当涤痰清热、安神定志，方药组成以温胆汤加合欢花10g、合欢皮10g、龙齿30g等[24]。

国医大师段富津以温胆汤加减治疗胆胃不和、痰热内扰型不寐，治当化痰理气，清胆和胃，方药组成以温胆汤加酸枣仁20g、柏子仁20g、蜜远志10g、石菖蒲15g等[25]。

国医大师熊继柏运用枣仁温胆汤治疗失眠，方药组成以温胆汤加炒枣仁40g、龙齿30g、珍珠母30g、葛根40g、石菖蒲30g等[26]。

国医大师朱良春运用温胆汤治疗神经衰弱、神经官能症、梅尼埃病、更年期综合征、腰肌劳损、肝胃病等引起的顽固失眠。治湿热内蕴或胆虚痰热不寐，用温胆汤加龙胆草；治胆寒虚烦，心胆虚怯不寐，用温胆汤加钩藤、葛根、苏叶、龙骨、牡蛎，散敛升降；气郁生痰，痰气相搏发为不寐，用温胆汤加龙骨、生牡蛎[27]。

1.2.2 脏躁　国医大师熊继柏常兼顾疾病的特殊表现及复杂性，故以温胆汤与他方合用治疗多种疾病，用温胆汤合甘麦大枣汤治疗，痰热扰心之"脏躁"[28]。

1.2.3 郁证（痰扰心神之强迫症）　国医大师王琦遵朱丹溪郁证理论，主要抓住强迫症患者"肝郁化火，胆气虚怯"的病机要点，用柴胡加龙骨牡蛎汤、甘麦大枣汤以及温胆汤作为主病主方以清疏肝胆、养心安神。然后从"阴虚内热、心神浮越、神失守舍"审识病机要点，用温胆汤合甘麦大枣汤作为主病主方治疗强迫症，以理气化痰、养心安神[29]。

1.2.4 胸痹　国医大师邓铁涛运用温胆汤（枳壳10g，竹茹10g，法半夏10g，橘红10g，云苓15g，党参15g，甘草5g）治疗冠心病，结合南方地域特点，广东病例以心气虚兼痰浊者为多见，因其地处南方湿地，又喜冷饮而伤阳气，若气虚甚者加高丽汤，气阴两虚加生脉散，兼血瘀加失笑散水煎服[30]。

1.2.5 心悸　国医大师张学文认为"虚-瘀-火"是心律失常重要的病因病机，对于痰火闭阻型心律失常应以理气化痰，降浊安神为法，方药组成以温胆汤加减，黄连、姜半夏、竹茹、枳实、焦山栀、陈皮各12g，茯苓、益母草、珍珠母各30g，瓜蒌15g。热盛者加黄芩、黄连；眩晕者加天麻、钩藤；恶心呕吐加旋覆花、枇杷叶；脘腹痞闷加木香、枳实[31]。

国医大师伍炳彩运用温胆汤加减治疗痰瘀互结，心神被扰型心悸，治宜清热化痰，活血安神。方药组成以温胆汤加丹参15g、琥珀3g（冲服）、三七3g（冲服）、夜交藤15g等[32]。

1.2.6 嘈杂　国医大师洪广祥用温胆汤加味治疗嘈杂，西医辨病包括慢性胃炎等，证属肝胃不和，痰热郁遏，治宜疏肝和胃，清化痰浊。方药组成以温胆汤加减：黄连5g，吴茱萸、法半夏、陈皮、香附、淡竹茹、炒枳实各10g，蒲公英20g，芦根30g，茯苓15g，生甘草6g[33]。

1.2.7 恶心呕吐　国医大师熊继柏使用温胆汤治疗恶心、呕吐等脾胃病时多重用竹茹、半夏，取其清热化痰、降逆止呕之效，同时方中生姜、半夏组成小半夏汤，方证契合。若伴腹胀、便秘等气滞腑实之象，则合厚朴大黄汤；兼食积者，合保和丸加减[34]。

1.2.8 黄疸　国医大师熊继柏根据多年的经验临证化裁加减，形成了一系列具有代表性的温胆汤方剂，如茵苓温胆汤等。证属湿热熏蒸，治以清热利湿退黄，化痰和胃止呕，予以茵苓温胆汤加减，方药组成以温胆汤加茵陈20g、黄芩10g等[26]。

1.2.9 老年痴呆、脑出血后遗症　国医大师颜德馨临证善用温胆汤治疗痰热为患所致的老年痴呆，治拟泻火涤痰以安元神，方药组成以温胆汤加胆南星9g、生大黄12g等[35]。

国医大师颜德馨临证善用温胆汤治疗证属痰火上扰，神志逆乱型脑出血后遗症，治拟泻火涤痰以安元神，方药组成以温胆汤加生蒲黄（包煎）9g、桂枝2g、丹参15g、葛根10g、地锦草30g等[35]。

2.临床新用　温胆汤在临床上广泛用于治疗神经精神疾病、消化系统疾病、循环系统疾病、内分泌与代谢性疾病、妇科疾病、泌尿系统疾病、呼吸系统疾病、眼科疾病、骨科疾病等，尤其对精神分裂症、慢性萎缩性胃炎、冠状动脉粥样硬化心脏病、心律失常、高血压病、高脂血症、慢性肾衰竭、阻塞性睡眠呼吸暂停低通气综合征、小儿肠系膜淋巴结炎、围绝经期综合征、不孕症、湿性老年性黄斑变性、椎动脉型颈椎病等疗效确切。

2.1 神经精神疾病

2.1.1 精神分裂症 将72例难治性精神分裂症患者随机分为研究组和对照组各36例。对照组给予氨磺必利。研究组给予温胆汤联合氨磺必利治疗，药物组成为陈皮10g、枳实10g、甘草6g、半夏10g、竹茹6g、生姜6g、茯苓30g、酸枣仁10g。每日1剂，水煎服，早晚各服用1次。两组治疗12周。结果显示，研究组的有效率为72.73%，对照组的有效率为51.61%；研究组的锥外系反应震颤、静坐不能的发生率分别为9.09%、6.06%，对照组的分别为25.80%、32.25%[36]。

2.1.2 焦虑症 将103例肝郁痰阻型广泛性焦虑患者分为研究组68例和对照组35例。对照组患者服用氟哌噻吨美利曲辛片。研究组患者服用黄连温胆汤加减方，组成为黄连、半夏、陈皮各6g，竹茹、枳壳、茯苓各12g，可酌情加入苍术、白术、苏梗、藿香、佩兰。水煎服，每日1剂，分3次服用。两组治疗2个月。结果显示，研究组患者的痊愈率为47.06%、总有效率为89.71%，对照组的痊愈率为20.00%、总有效率为71.43%[37]。

2.1.3 缺血性中风 将116例患者随机分为研究组60例和对照组56例。对照组采用西医常规治疗，研究组在对照组基础上加服温胆汤加味治疗。组成为法半夏8g、竹茹10g、陈皮10g、枳实10g、茯苓15g、炙甘草10g、天麻10g、地龙10g、川芎15g、当归10g。水煎服，每日1剂，两组疗程均为14日。结果显示，研究组的总有效率为93.3%，对照组的总有效率为76.8%[38]。

2.1.4 心脏神经官能症 将60例心脏神经官能症患者随机分为研究组和对照组各30例。对照组服用谷维素、安定、倍他乐克。研究组给予温胆汤加柴胡10g、当归12g、白芍12g、石菖蒲12g等。每日1剂，水煎服，早晚分服。两组疗程为1个月。结果显示，研究组的有效率为86.7%，对照组的有效率为66.7%[39]。

2.2 消化系统疾病

2.2.1 慢性萎缩性胃炎 将60例慢性萎缩性胃炎患者随机分为研究组和对照组各30例。对照组口服胃复春片。研究组口服温胆汤加减。组方为半夏15g、竹茹15g、枳实12g、橘皮18g、甘草6g、茯苓10g。水煎服，每日1剂，于早晚餐后1小时服用。3个月为1个疗程，1个疗程结束后1周内复查胃镜，经病理活检判定疗效。结果显示，研究组的总有效率为90.0%，对照组的总有效率为76.7%[40]。

2.2.2 化疗呕吐 将60例肿瘤化疗所致呕吐患者随机分成研究组与对照组各30例。两组均于化疗前静脉滴注盐酸格拉司琼注射液，对照组采用化疗方案。研究组于化疗前2日至化疗结束后2日加服温胆汤。组成为竹茹9g、枳壳12g、陈皮6g、半夏12g、茯苓15g、乌梅6g、甘草9g，随症加减。水煎服，每日1剂，早晚分2次温服。两组化疗均以21日为1个周期，2个周期后评价疗效。结果显示，研究组的总有效率为90.0%，对照组的总有效率为66.7%；研究组呕吐缓解时间为（0.50±0.26）天，对照组为（1.93±1.07）天[41]。

2.2.3 口臭 将90例口臭患者随机分为研究组和对照组各45例。对照组给予常规治疗，指导患者饮食清淡，保持心情舒畅，餐后采用口灵含漱液漱口。研究组在对照组治疗基础上给予加味黄连温胆汤治疗。组成为黄连片3g、升麻10g、半夏10g、薏苡仁10g、枳实10g、陈皮15g、牡丹皮15g、茯苓15g、白豆蔻10g、佩兰10g、甘草3g。每日1剂，水煎服，早晚分服。7日为1个疗程，治疗2个疗程。结果显示，研究组的有效率为93.33%，对照组的总有效率为75.56%[42]。

2.2.4 非酒精性脂肪肝 将94例非酒精性脂肪肝患者随机分为研究组和对照组各47例。对照组采用常规西药治疗，对患者进行饮食和运动干预，同时口服苦参素胶囊、甘草酸二铵。研究组在调整饮食运动基础治疗上加用温胆汤加夏枯草15g、生牡蛎30g、丹参30g、生山楂15g等。每日1剂，水煎服，早晚2次。两组疗程为1个月。结果显示，研究组的总有效率为89.36%，对照组的总有效率为70.21%[43]。

2.2.5 乙肝肝硬化腹水 将100例乙肝肝硬化腹水患者随机分为研究组和对照组各50例。对照组患者用恩替卡韦抗病毒，常规补充利尿、抗炎等治疗，并根据患者的病情给予复方甘草酸苷、还原型谷胱甘肽等西药治疗。研究组在对照组方法基础上给予半夏9g、竹茹9g、枳实6g、陈皮10g、茯苓20g、茵陈20g、熟附子10g（先煎）、白术20g、防己10g、黄芪30g等。每日1剂，水煎服。结果显示，研究组的总有效率为92%，对照组的总有效率为74%；随访半年后发现研究组患者腹水的复发率为4%，对照组的复发率为26%[44]。

2.3 循环系统疾病

2.3.1 冠状动脉粥样硬化心脏病 将100例冠状动脉粥样硬化心脏病患者随机分为研究组和对照组各50例。对照组采用常规西医治疗方案进行治疗，如患者出现心绞痛发作，可给予患者硝酸甘油舌下片。研究组在对照组的基础上服用黄连温胆汤进行加味治疗。组方为黄连3g、枳实6g、竹茹9g、半夏9g、陈皮10g、茯苓10g、红花10g、郁金10g、丹参20g、甘草6g。每日1剂，水煎服。结果显示，研究组的总有效率为94%，对照组的总有效率为78%[45]。

2.3.2 心律失常 将108例心律失常患者随机分为研究组和对照组各54例。所有患者均给予病因治疗，对照组再予胺碘酮片。研究组在对照组基础上加用黄连温胆汤加减治疗。组方为炒黄连10g、陈皮10g、法半夏10g、茯苓15g、炙甘草10g、枳实10g、姜竹茹10g、大枣10g、黄芪30g、远志10g、石菖蒲10g。每日1剂，水煎服。4周为1个疗程，治疗2个疗程。结果显示，研究组的总有效率90.74%，对照组的总有效率72.22%[46]。

2.3.3 高血压病 将76例伴有高同型半胱氨酸血症的原发性高血压（H型高血压）患者随机分为研究组和对照组各38例。对照组口服马来酸依那普利叶酸片；研究组在对照组基础治疗上给予加味黄连温胆汤，组方为黄连15g、陈皮15g、茯苓15g、半夏10g、枳实15g、竹茹10g、杜仲20g、葛根15g、丹参10g、甘草10g。每日1剂，水煎服，早晚各服1次，两组治疗21日。结果显示，研究组的总有效率为89.47%，对照组的总有效率为86.84%；研究组中医证候积分的总有效率为86.84%，对照组中医证候积分的总有效率为73.68%；研究组除降压作用外，还明显降低H型高血压患者的同型半胱氨酸、三酰甘油、总胆固醇、低密度脂蛋白等指标，升高高密度脂蛋白水平[47]。

2.3.4 小儿肠系膜淋巴结炎 将76例痰热互结型小儿肠系膜淋巴结炎患儿分成研究组和对照组各38例。对照组采取常规西医治疗，主要是抗感染抗病毒治疗。研究组在以上治疗基础上给予温胆汤加减治疗。组方为制半夏6g、广陈皮6g、茯苓6g、甘草3g、竹茹9g、枳壳6g。随症加减，每日1剂，水煎服。1~3岁每次25ml，4~5岁40ml，6~14岁50ml，每日2次，治疗2周。结果显示，研究组的总有效率为89.47%，对照组的总有效率为65.79%。1年后随访发现，研究组的复发率为2.63%，对照组的复发率为5.26%[48]。

2.4 内分泌与代谢性疾病

2.4.1 高脂血症 将60例高脂血症患者随机分为研究组和对照组各30例。对照组口服阿托伐他汀钙片。研究组给予黄连温胆汤。组方为黄连10g、半夏15g、竹茹10g、枳实15g、陈皮15g、茯苓15g、生姜5g、炙甘草5g。每日1剂，水煎服，早晚餐后半小时服用。两组治疗时间为8周。结果显示，两组血清总胆固醇、甘油三酯、低密度脂蛋白胆固醇水平均明显降低，高密度脂蛋白胆固醇水平明显升高，研究组的总有效率为90.0%，对照组的总有效率为63.3%[49]。

2.4.2 代谢综合征 将60例代谢综合征患者分为研究组和对照组各30例。对照组给予常规降糖、降脂药物对症治疗，嘱患者注意饮食，保持运动。研究组在对照组治疗方案基础上加服黄连温胆汤。组方为黄连15g、姜半夏12g、陈皮15g、竹茹18g、茯苓30g、枳实18g、炙甘草9g。每日1剂，水煎服，早晚各服1次，连续治疗12周。PAI-1可维持纤溶系统稳定，与胰岛素抵抗关系密切，研究组PAI-1为（6.56±0.51）ng/L，对照组为（3.21±0.56）ng/L[50]。

2.4.3 儿童单纯性肥胖症

将108例单纯性肥胖患儿随机分成研究组和对照组各54例。对照组采用饮食控制加运动疗法。研究组在对照组基础上采用加味温胆汤。组方为大枣3g、茯苓15g、泽泻10g、竹茹10g、半夏10g、甘草6g、远志10g、石菖蒲10g、陈皮10g、生姜5片。随症加减，每日1剂，两组共干预12周。结果显示，研究组的总有效率为92.59%，对照组的总有效率为77.78%；6个月后随访发现，研究组的反弹率为9.26%，对照组的反弹率为24.07%[51]。

2.5 泌尿系统疾病

慢性肾功能衰竭　将72例慢性肾功能衰竭患者随机分为研究组和对照组各36例。两组基础治疗相同，对照组除基础治疗外加服尿毒清颗粒。研究组以温胆汤加减，组方为法半夏12g、茯苓20g、竹茹15g、陈皮10g、枳壳10g、黄芪30g、生白术20g、泽泻15g等，随症加减，水煎服，每日1剂。结果显示，研究组的总有效率为88.89%，对照组的总有效率为44.44%[52]。

2.6 呼吸系统疾病

阻塞性睡眠呼吸暂停低通气综合征　将60例阻塞性睡眠呼吸暂停低通气综合征患者随机分为研究组和对照组各30例。对照组患者夜间使用无创呼吸机辅助呼吸，持续气道正压模式。研究组患者在此基础上给予中药温胆汤加减，组方为法半夏10g、陈皮15g、茯苓15g、竹茹15g、枳实15g、大枣15g、白芍15g、浙贝母15g、川芎15g。每日1剂，水煎服，每日3次，两组均治疗3个月。结果显示，研究组呼吸暂停次数和低通气次数明显降低，研究组的总有效率为90%，对照组的总有效率为67%[53]。

2.7 妇科疾病

2.7.1 围绝经期综合征

将122名围绝经期综合征患者分为研究组和对照组各61例。对照组口服替勃龙，研究组采用温胆汤口服，组方为甘草3g、枳壳8g、陈皮、半夏、茯苓各10g、竹茹15g。随症加减，每日1剂，水煎服。两组治疗30日。结果显示，研究组的中医证候积分为（10.92±6.53）分，对照组的中医证候积分为（14.31±5.12）分[54]。

2.7.2 不孕症

将80例痰湿型不孕症患者随机分为研究组和对照组各40例。对照组采用来曲唑治疗方法。研究组在对照组的基础上加用温胆汤加味治疗，组方为竹茹15g、茯苓15g、陈皮15g、甘草5g、半夏10g、枳实12g、丹参15g、生姜12g。每日1剂，水煎煮2次，煎至300ml，早晚分服。两组治疗4个月。结果显示，研究组的排卵率为87.5%，妊娠率85.0%，对照组的排卵率为75%，妊娠率52.5%[55]。

2.8 眼科疾病

湿性老年性黄斑变性　将湿性老年性黄斑变性患者64例（64眼），根据其治疗方案分为研究组（33眼）和对照组（31眼）。对照组给予西医常规加手术治疗。研究组在对照组基础上加服加味温胆汤1个月，组方为陈皮10g、法半夏10g、茯苓15g、炒白术15g、枳实12g、竹茹15g、炙甘草3g、茺蔚子15g、生蒲黄10g。每日1剂，水煎服，上、下午2次温服。结果显示，研究组的总有效率为90.3%，对照组的总有效率为75.8%[56]。

2.9 骨科疾病

椎动脉型颈椎病　将118例椎动脉型颈椎病患者随机分为研究组和对照组各59例。对照组用常规治疗，即给予电针针刺治疗。研究组用温胆汤配合小针刀治疗，组方为羌活、天麻各5g，炙甘草、枳实、半夏、生姜、陈皮、竹茹各10g，茯苓15g，葛根20g。每日1剂，水煎服。5剂为1个周期。两组治疗2周。结果显示，研究组的有效率为96.6%，对照组的有效率为84.7%[57]。

【使用注意】阴虚燥痰者禁用本方；凡心肝血虚所致心烦者，心脾两虚、气血不足之失眠心悸，以及胃寒呕吐者均不宜用。

【按语】

1.关于方名的理解 不同时代的医家有不同看法，关于"温"可解释为"温寒""温和""温通"与"温之，实凉之"，各种解释的依据为：①生姜性温，在方中用量最多，故《集验方》《三因极一病证方论》皆认为"温"即是"温寒"之意。②很多方论专著如《医方考》《医方集解》《古今名医方论》及现代研究学者认为肝胆与春气相通，而春为少阳，阳气之始发，恶遏抑，喜柔和，故温为"温和"之义。③陈潮祖认为三焦涩凝气阻是此方的基本病机，故温胆汤之"温"实指温通少阳三焦津气而言。④"十三五"规划教材《方剂学》将《三因极一病证方论》之温胆汤归为凉剂，减少了温药的剂量，凉性的竹茹、枳实剂量不变，虽沿用"温胆"之名，实为"温之者，凉之也"。笔者认为，温胆汤之"温"宜理解为"温和""温通"更好[58]。

2.关于温胆汤主治"虚烦不得眠""惊悸"如何与胆相关 清代的张秉成在《成方便读》中认为人卧则血归肝，肝胆相表里，胆既受邪，必波及肝，而肝藏魂，导致虚烦不得眠。"惊悸"如何与胆相关？《内经》把勇怯和心、胆联系在一起，《三因极一病证方论》认为"心胆虚怯，遇事易惊"，古人认为心、胆、肝共主人之勇怯，而胆怯是惊悸发生的基础，所以不眠、惊悸不仅责之于心，与肝、胆都有关系的。

3.温胆汤功效的衍变 在南北朝时期，《集验方》所载生姜、半夏及陈皮皆属于温胆寒之药，此时期温胆汤的功效应以温胆寒为主，随着对药物认识演变，三种药的主要功能发生了变化，医家多强调其能和胃化痰，故温胆汤的功效也随之演化，现代多认为这是一首和胃化痰的方剂，已不再限制于胆病的治疗[58]。

4.温胆汤胆胃不和需要和解 古代医家没有提及和胃降胆，根据清代名医黄元御"胆随胃降"理论，山东德州名老中医谷清溪首先提出和胃降胆论。在《医方集解》中，汪昂已经将温胆汤列入"和解门"，认为"温胆"为"不寒不燥常温耳"，即"和"之意。胆为清净之府，用温胆汤实为和胆以守其"清净"[1]。

5.关于方剂学教材温胆汤"清胆"之正确理解 教材中描述温胆汤功效为"理气化痰，清胆和胃"，虽有清热之药，然药量较少，清热之功并不明显。胆主决断，为清净之府。若胆受邪气所困，易生痰湿而产生诸多变症。故温胆汤的"清胆"作用是清除因胆气不和所带来的困扰，非清热之"清"，与温胆汤之温非温阳之"温"，而是"温和"之温有异曲同工之处[59]。

6.关于温胆汤半夏的剂量 众所周知，中医不传之秘在于剂量，剂量研究是提高临床疗效非常重要的一个方面，《中国药典》从药物安全性的角度对剂量进行了规定，但忽略其有效性，影响临床疗效。关于半夏的剂量与应用，在《伤寒杂病论》中，张仲景的26个方子中半夏的剂量都为两合半，1升的剂量常用来止呕（小半夏汤）。由于古今炮制煎煮方法不同，故半夏的用量与功效可能有一定差异，现代研究人员将半夏的剂量分为15g，20~30g，40g不同剂量段，功效分别为止呕吐，助睡眠，止疼痛[60]。

7.关于温胆汤临床应用衍变 《三因极一病证方论》卷九、卷十所载温胆汤较《集验方》《备急千金要方》之温胆汤组成稍有变化而主治由"胆虚寒"扩展为"气郁生涎，涎与气搏"，衍变为治疗心胆虚怯、痰气相搏而变生的诸症，现代临床上广泛应用于治疗各种"痰证"，无形之痰与有形之痰皆可用之。

参考文献

[1] 施国善，王有鹏.温胆汤方义及应用探析[J].中华中医药学刊，2017，35（1）：79-81.

[2] 何媛.温胆滴丸的药学研究[D].沈阳：沈阳药科大学，2007.

[3] 张琴，王佳丽，高喜梅，等.经典名方温胆汤水煎液HPLC指纹图谱与多成分含量测定研究[J].南京中医药大学学报，2021，37（6）：930-937.

[4] 马建文，葛亮.温胆汤中总糖含量的测定[J].亚太传统医药，2010，6（7）：14-15.

［5］张福利，马伯艳，白妍，等.温胆汤对失眠大鼠下丘脑内单胺类递质影响的研究［J］.中医药信息，2005，22（2）：48-49.

［6］朱金华，孙昊鑫，熊秋迎，等.温胆汤对精神分裂症模型鼠血清TNF-α，IL-6及海马组织Glu活性表达的影响［J］.中国实验方剂学杂志，2014，20（14）：160-164.

［7］徐义勇，朱丽娟，田真真，等.温胆汤对精神分裂症模型鼠NRG1-ErbB4信号通路及海马组织超微结构的影响［J］.中华中医药学刊，2019，37（7）：1612-1616，1805-1806.

［8］田真真，徐义勇，朱金华，等.温胆汤含药血清对CREB mRNA沉默海马神经元细胞凋亡及BDNF/TrkB/CREB信号通路的影响［J］.中国实验方剂学杂志，2020，26（22）：1-6.

［9］杨翠萍，蔡长春，杨晓金，等.温胆汤对精神分裂症模型鼠海马谷氨酸和N-甲基-D-天冬门氨酸受体亚单位表达的影响［J］.中国实验方剂学杂志，2011，17（9）：152-155.

［10］朱金华，徐义勇，万红娇，等.温胆汤对精神分裂症模型大鼠海马组织PI3K，Akt和GSK3β的影响［J］.中国实验方剂学杂志，2019，25（1）：101-106.

［11］Yang C，Cai C，Yang X，et al. Wendan Decoction improves learning and memory deficits in a rat model of schizophrenia［J］. Neural Regen Res，2012，7（15）：1132-1137.

［12］王默然，付雨农，崔志伟，等.温胆汤对帕金森病模型大鼠抑郁样行为及脑内单胺类神经递质的影响［J］.西安交通大学学报（医学版），2017，38（4）：606-610.

［13］张慧，冯卫星，张焕超.温胆汤对焦虑性失眠大鼠即刻早期基因表达的影响［J］.陕西中医，2016，37（7）：931-933.

［14］金峰，袁芳，程志成，等.温胆汤治疗肿瘤相关胃肠道反应的机制研究［J］.南昌大学学报（医学版），2014，54（5）：18-21.

［15］淳泽，李佳楠，陈东辉，等.温胆汤对高脂血症大鼠脂质代谢的影响［J］.中国中药杂志，2003，49（12）：84-87.

［16］马伯艳，宋颖星，郑慧娟，等.温胆汤对高脂饮食诱导的糖耐量受损大鼠脂代谢的影响［J］.中医杂志，2015，56（10）：874-876.

［17］喻松仁，白洋，王河宝，等.温胆汤对肥胖大鼠血清瘦素及下丘脑STAT3和SOCS3表达的影响［J］.中医杂志，2019，60（3）：232-236.

［18］吴蕾.温胆汤干预同型半胱氨酸致内皮细胞损伤的机制研究［J］.中西医结合心脑血管病杂志，2020，18（3）：427-431.

［19］徐义勇，刘金莲，朱丽娟，等.温胆汤含药血清对谷氨酸环境下星型胶质细胞凋亡及NRG1、ErbB4表达的影响［J］.中药药理与临床，2019，35（2）：7-11.

［20］杨阳，张明泉，蒲晓田，等.不同光制下小鼠下丘脑视交叉上核Clock mRNA昼夜表达特点及温胆汤的干预作用［J］.北京中医药大学学报，2017，40（8）：641-645.

［21］黄凤英，高健美，龚其海.半夏药理作用及其毒性研究进展［J］.天然产物研究与开发，2020，32（10）：1773-1781.

［22］张梦麒，李小辉，赵道强，等.半夏及姜半夏用药安全性初步研究［J］.中医学报，2021，36（12）：2620-2626.

［23］李乾胜，申玲玲，马开，等.生姜在大鼠脏腑组织分布与其归经相关性研究［J］.中医学报，2014，29（7）：1004-1009.

［24］省格丽，沈宝藩.沈宝藩教授证治失眠的临床经验［J］.新疆中医药，2019，37（5）：22-24.

［25］赵雪莹，刘儒佳.段富津教授从胆辨治不寐验案举隅［J］.环球中医药，2020，13（11）：1919-1921.

［26］孙豪娴，孙贵香，邓琳蓉，等.国医大师熊继柏辨证化裁运用温胆汤验案举隅［J］.湖南中医药大学学报，2020，40（5）：521-524.

［27］邱志济，朱建平.朱良春治疗顽固失眠的用药经验和特色——著名老中医学家朱良春临床经验系列之十六［J］.辽宁中医杂志，2001，28（4）：205-206.

[28] 陈超,刘更生.熊继柏运用温胆汤经验探微 [J].中医杂志,2020,61(15):1311-1313,1321.

[29] 殷雨晴,李英帅,倪诚,等.第二十五讲——关于中医论治强迫症医案的讨论 [J].中医药通报,2016,15(1):3-9.

[30] 杜少辉.邓铁涛教授运用温胆汤治疗冠心病58例分析 [J].中医药学刊,2003,21(6):842-857.

[31] 曹兰秀,严亚锋.国医大师张学文教授治疗快速性心律失常临床经验总结 [J].陕西中医,2017,38(1):101-102.

[32] 余晓清,伍建光,侯美英.伍炳彩运用温胆汤经验 [J].江西中医药,2006,37(4):7-8.

[33] 万文蓉.洪广祥运用温胆汤验案举隅 [J].新中医,1996,28(9):2-3.

[34] 姚军,赵亭亭,袁玥,等.国医大师熊继柏应用温胆汤经验 [J].中国中医药信息杂志,2021,28(5):113-116.

[35] 何煜宇,郭祖文,岳小强,等.颜德馨运用黄连温胆汤验案举隅 [J].辽宁中医杂志,2013,40(5):1007-1008.

[36] 张明瑞,秦巧英,陈国华,等.温胆汤联合氨磺必利治疗难治性精神分裂症的对照研究 [J].世界中西医结合杂志,2018,13(10):1431-1434.

[37] 刘琪,王瑞,赵鸣芳,等.黄连温胆汤加减治疗肝郁痰阻型广泛性焦虑的临床观察 [J].中国药房,2016,27(14):1984-1986.

[38] 李学国.温胆汤加味治疗风痰瘀阻型中风疗效观察 [J].光明中医,2009,24(7):1340-1342.

[39] 王恺.逍遥散合温胆汤加减治疗心脏神经官能症60例 [J].中国实验方剂学杂志,2010,16(4):194-195.

[40] 刘连英,李继霞.温胆汤治疗慢性萎缩性胃炎临床观察 [J].河南中医,2009,29(3):295-296.

[41] 施智严,劳高权.温胆汤防治肿瘤化疗所致呕吐30例临床观察 [J].中医药导报,2011,17(6):98-100.

[42] 庞宏,谭玉莲,吴美珍,等.加味黄连温胆汤治疗脾胃湿热型口臭的临床观察 [J].中国民间疗法,2020,28(12):52-54.

[43] 孙枚,董坚,陈培峰,等.温胆汤加减治疗非酒精性脂肪肝病临床疗效及对患者血清炎性因子和免疫功能的影响 [J].四川中医,2020,38(2):108-111.

[44] 骆彩英.茵陈术附汤合温胆汤加减治疗乙肝肝硬化腹水临床观察 [J].医药论坛杂志,2018,39(7):152-153.

[45] 范晨,叶芬,李颖,等.加味黄连温胆汤对冠心病患者的疗效及对C-反应蛋白的影响 [J].世界中医药,2017,12(4):811-814.

[46] 卢宪伟,陈伟平,陈光影,等.黄连温胆汤加减辅治心律失常54例疗效观察 [J].临床合理用药杂志,2013,6(10):63-64.

[47] 刘莉,孙旭,邹国良,等.加味黄连温胆汤治疗痰湿壅盛型H型高血压 [J].吉林中医药,2019,39(9):1194-1197.

[48] 王晓杰.加减温胆汤治疗小儿肠系膜淋巴结炎(痰热互结型)临床观察 [J].光明中医,2018,33(24):3685-3687.

[49] 杨金果,汤献文,严权浩.黄连温胆汤治疗高脂血症临床疗效观察 [J].名医,2020,11(10):313-314.

[50] 娄宏君,王磊,彭鹏,等.黄连温胆汤对代谢综合征患者凝血功能、β-TG及PAI-1影响 [J].辽宁中医药大学学报,2019,21(1):104-106.

[51] 杨凡,缪华,黄荣.加味温胆汤治疗小儿单纯性肥胖的脂代谢、体质量的改善研究 [J].湖南中医药大学学报,2018,38(4):470-474.

[52] 于书香,侯一军,郭旸.中西医结合治疗慢性肾功能衰竭临床研究 [J].中国中医基础医学杂志,2012,18(3):298-300.

[53] 解开红.温胆汤治疗阻塞性睡眠呼吸暂停低通气综合征的临床观察 [J].云南中医中药杂志,

2019，40（5）：59-60.

［54］王雪敏.温胆汤辨证加减治疗围绝经期综合征的效果观察［J］.临床医学，2019，39（6）：122-124.

［55］郭华林，韩献琴，贺燕，等.温胆汤加味联合来曲唑治疗痰湿型不孕症临床研究［J］.中医学报，2017，32（11）：2196-2199.

［56］陆勤康，张军涛，赖晓明，等.中西医结合治疗湿性老年性黄斑变性临床研究［J］.中华中医药学刊，2019，37（2）：382-385.

［57］王俊安.温胆汤配合小针刀治疗椎动脉型颈椎病临床效果体会［J］.黑龙江中医药，2019，48（2）：78-79.

［58］施国善，王有鹏.温胆汤源流及方名探析［J］.辽宁中医杂志，2016，43（8）：1635-1637.

［59］韩娟.温胆汤方证治溯源［J］.河北中医，2005，27（10）：786-787.

［60］甘陈菲，王付.张仲景用半夏之管窥［J］.中医学报，2013，28（6）：820-821.

小续命汤

唐《备急千金要方》

Xiaoxuming Tang

【概述】小续命汤之名首见于东晋陈延之的《小品方》，《备急千金要方》载其方药组成为："麻黄、防己、人参、黄芩、桂心、甘草、芍药、川芎、杏仁各一两，附子一枚，防风一两半，生姜五两"，其功能为祛风通络，益气温阳。主治中风不省人事，神气溃乱，半身不遂，筋急拘挛，口眼㖞斜，语言謇涩。生姜五两在方中用量最大。唐代以来的医药学家对小续命汤的理论及应用进行了丰富的研究与发挥，尤其重视本方的灵活应用和加减化裁。目前有报道关于小续命汤颗粒剂的制剂研究。小续命汤主要具有抗氧化应激、抗细胞损伤、脑保护等药理作用。临床用于治疗风中经络证，常用于口眼㖞斜、语言不利、筋脉拘急、半身不遂、恶寒发热等，又治风湿痹痛。现代广泛应用于神经内科疾病、内分泌疾病等各类病症，如用于治疗脑梗死、糖尿病周围神经病变等疗效显著，亦有部分医家将其应用于面瘫、腰背疼痛、原发性高血压等疾病。

【历史沿革】

1.原方论述 唐代孙思邈《备急千金要方》："治卒中风欲死，身体缓急，口目不正，舌强不能语，奄奄忽忽，神情闷乱，诸风服之皆验，不令人虚方。"该汤剂组成：麻黄、防己、人参、黄芩、桂心、甘草、芍药、川芎、杏仁各一两，附子一枚，防风一两半，生姜五两。右十二味，㕮咀，以水一斗二升，先煮麻黄三沸，去沫，纳诸药，煮取三升。分三服，甚良。不瘥，更合三、四剂，必佳。

2.后世发挥 南宋杨士瀛的《仁斋直指方论》提出："治风良剂，小续命汤为上。"缪希雍《医学广笔记》中，小续命汤方选麻黄、桂枝、生附子、熟附子、羌活、独活、防风、白芷、胆南星、甘草。缪希雍认为中风急则清热散邪、祛风开窍以求标，缓则补养气血以救本，同时也应注意地域不同对中风病因病机治法的影响。宋代陈自明在《妇人大全良方》中用"续命煮散"治妇人罹患中风，此方经小续命汤加减，主治中风自汗或产后中风，拓宽了小续命汤在临床上运用的范围。

3.同名异方 小续命汤的同名异方分析表见表32-1。

表32-1 小续命汤同名异方分析表

朝代	作者	出处	药物组成	功能主治	制法及用法	变化情况（与原方比较）
东晋	陈延之	《小品方》	甘草（一两），麻黄（一两），防风（一两半），防己（一两），人参（一两），黄芩（一两），桂心（一两），附子（一枚，大者，炮），芎（一两），芍药（一两），生姜（五两）	治卒中风欲死，身体缓急，口目不正，舌强不能语，奄奄惚惚，精神闷乱，诸风服之皆验，不令人虚方	上十一物，以水九升，煮取三升，分三服，甚良。不瘥更服三四剂必佳。取汗随人风轻重虚实也。有人脚弱服此方，至六七剂得瘥。有风疹家，天阴节变辄合之，可以防暗也	该方去杏仁，煎服法加水九升，且云有风疹家，天阴节变辄合之，可以防暗也
唐	王焘	《外台秘要》卷十四	麻黄（去节）、人参、黄芩、芍药、芎、甘草（炙）、杏仁（去两仁尖皮碎）、桂心（各一两）、防风（一两半）、附子（一枚大者炮）、生姜（五两）	疗卒中风欲死，身体缓急，口目不正，舌强不能语，奄奄惚惚，神情闷乱，诸风服之皆验，不令人虚方	上一十味切，以水九升，煮取三升，分为三服，甚良，不瘥，合三四剂必佳。取汗随人风轻重虚实也。有人脚弱，服此方至六七剂得瘥。有风疹家，天阴节变辄合之，可以防暗也	该方所载小续命汤中无防己
宋	陈无择	《三因极一病证方论》卷二	麻黄（去节）、防己（崔氏《外台》不用）、人参、黄芩、桂心、甘草（炙）、白芍药、芎（各一两）、杏仁（一两，汤去皮尖，炒）、附子（一枚，炮去皮脐）、防风（半两）	治卒中风欲死，身体缓急，口目不正，舌强不能语，奄奄忽忽，神情闷死。诸风服之皆验，不令人虚	上为剉散。每服四大钱，水一盏半，姜七片，枣二个，煎七分，去滓，不以时服取汗，随人虚实，与所中轻重。有人脚弱，服此六七剂得瘥。有风疹家，天阴节变，辄合服之，可以防暗。一云恍惚，加茯神、远志；骨节疼，有热，去附子、芍药	该方煎服法中加姜、枣，且又云加减法，恍惚，加茯神、远志；骨节疼，有热，去附子、芍药
宋	陈自明	《校注妇人良方》卷十九	麻黄、桂心、甘草（各半两），防风（三两），芍药（炒）、白术（炒）、人参、川芎、附子（炮）、防己（酒拌）、黄芩（炒，各等分）	治刚痉，或脚气痹弱，不能转舒，行步欹侧，或口眼㖞斜，牙关紧急，角弓反张	上每服五钱，水煎，入姜汁少许温服。若自汗为柔痉，去麻黄。有热去附子，减桂一半。盛冬初春，去黄芩	该方治刚痉，或脚气痹弱，不能转舒，行步欹侧，或口眼㖞斜，牙关紧急，角弓反张。直接水煎，入姜汁温服。后云若自汗为柔痉，去麻黄。有热去附子，减桂一半。盛冬初春，去黄芩
宋	宋仲甫	《女科百问》卷下	人参、黄芩、官桂、麻黄、防己（各一两）、生姜（五两）、芎、芍药、甘草、白术（各一两）、附子（一只去皮）、防风（一两半）	产卧血虚生热。复因春秋取凉过多，地之蒸湿，因足履之所着而为脚气疮。其状热闷掣，惊悸心烦，呕吐气上，皆其候也。但服小续命汤，三两剂必愈。若医者误用逐败血药攻之，则血去而疾增益剧	上为㕮咀，每服三钱，水二盏，煎八分，去滓温服，不拘时。此药不论胎前产后。或入风邪虚极，遍身疼痛，或疾喘不定者，宜服之。加麝香、半夏人。每服水二盏，候煎熟倾药汁后，另以麝入于内，再煎一二沸，食前服。一二服神效	该方功能主治改为产后血虚生热，取凉过多，而状热闷掣，惊悸心烦。煎服法加麝香、半夏

续表

朝代	作者	出处	药物组成	功能主治	制法及用法	变化情况（与原方比较）
宋	太医院	《圣济总录》卷九	麻黄（去节先煎去沫焙三两），甘草（炙）、桂（去粗皮）、当归（切焙）、人参、石膏（碎）、干姜（炮各二两），芎（一两），杏仁（去皮尖双仁麸炒四十枚）	论曰气血虚甚。风邪乘之。内外不得通泄。其病为痹。风痹之状。身体不痛。四肢不收。神用也治风痹身体不能自收。口不能言。冒昧不知人。不知痛处。或拘急不得转侧	上九味。剉如麻豆。每服五钱匕。以水一盏半。煎取八分。去滓温服。当小汗薄复。脊凭机坐。汗出则愈	该方去防己、附子、防风、生姜，加当归、干姜、石膏，功能主治改为风痹，身体不能自收，拘急不得转侧
元	朱震亨	《丹溪心法》	麻黄（去节）、人参、黄芩、芍药、川芎、甘草（炙）、杏仁（炒，去皮尖）、防己、桂（各一两），防风（一两半），附子（炮，去皮脐，半两）	风中府者，先以加减续命汤，随证发其表	每服五钱，水一盏半，姜五片，枣一枚，煎。温服，取微汗。随人虚实与所中轻重，加减于后：若热者，去附子，入白附子亦可；筋急拘挛，语迟，脉弦，加薏苡仁；若筋急，加人参，去黄芩、芍药，以避中寒，服后稍轻，再加当归；烦燥不大便，去附、桂，倍加芍药、竹沥；如大便三五日不去，胸中不快，加枳壳、大黄；如言语謇涩，手足颤掉，加菖蒲、竹沥；若发渴，加麦冬、葛根、栝蒌根；身体痛，加羌活；搐者亦加之；烦燥多惊者，加犀角、羚羊角；汗多者，去麻黄	该方功能主治简洁，即为风中府者，先以加减续命汤，随证发其表。煎服法加大枣，后有药物加减法，如若热者，去附子，入白附子亦可；筋急拘挛，语迟，脉弦，加薏苡仁；若筋急，加人参，去黄芩、芍药，以避中寒，服后稍轻，再加当归等
明	吴崑	《医方考》	麻黄（去节）、人参（去芦）、黄芩（酒炒）、芍药（酒炒）、川芎、炙甘草、杏仁（去皮，炒）、防己（去皮）、桂枝（洗净）、防风（去芦，各一钱），附子（炮，去皮脐，五分）	古人以此方混治中风，未详其证。昆谓麻黄、杏仁，麻黄汤也，仲景以之治太阳证之伤寒。桂枝、芍药，桂枝汤也，仲景以之治太阳证之中风。如此言之，则中风而有头疼、身热、脊强者，皆在所必用也。人参、甘草，四君子之二也，《局方》用之以补气；芍药、川芎，四物汤之二也，《局方》用之以养血。如此言之，则中风而有气虚、血虚者，皆在所必用也。风淫末疾，故佐以防风；湿淫腹疾，故佐以防己；阴淫寒疾，故佐以附子；阳淫热疾，故佐以黄芩。盖病不单来，杂揉而至，故其用药，亦兼该也	热者，去附子，用白附子；筋急语迟、脉弦者，倍人参，加薏苡仁、当归，去黄芩、芍药以避中寒；烦躁、不大便，去附、桂，倍加芍药、竹沥；日久大便不行、胸中不快，加枳壳、大黄；语言謇涩，手足颤掉，加石菖蒲、竹沥；口渴，加麦门冬、栝蒌、天花粉；身疼、发搐，加羌活；烦渴、多惊，加犀角、羚羊角；汗多，去麻黄；舌燥，加石膏，去附、桂	该方功能主治较为详细，且分析组方原理，煎服法亦附上药物加减法，如热者，去附子，用白附子；筋急语迟、脉弦者，倍人参，加薏苡仁、当归，去黄芩、芍药以避中寒；烦躁、不大便，去附、桂，倍加芍药、竹沥

续表

朝代	作者	出处	药物组成	功能主治	制法及用法	变化情况 （与原方比较）
明	鲁伯嗣	《婴童百问》卷三	麻黄（去节）、人参、黄芩、川芎、芍药、甘草（炙）、杏仁（去皮尖、炒）、汉防己、官桂（去皮各一两半），防风（七钱半），附子（炮、去皮脐、七钱半）	治中风不省人事，涎鸣反张，失音厥冷	上除附子杏仁外，并捣为粗末，次入二味夹和。每一钱，姜枣煎，食前服。有热去附子，官桂减半	该方功能主治简洁，即为治中风不省人事，涎鸣反张，失音厥冷。煎服法加大枣，有热去附子，官桂减半
明	武之望	《济阴纲目》卷十二	防风（一钱），麻黄（去节）、黄芩、芍药、人参、川芎、防己、肉桂（各七分），附子（炮）、杏仁（去皮尖，麸炒，各五分），甘草（炙，四分）	治产后中风，身体缓急，或顽痹不仁，或口眼㖞斜，牙关紧急，角弓反张	上剉，加生姜，水煎温服。有热，去附子，减桂一半；有汗，去麻黄，加干葛；骨节烦疼，去附子，加芍药；精神恍惚，加茯神、远志；烦心多惊，加犀角；呕逆腹胀，加人参、半夏；骨间疼痛，加附子、官桂；脏寒下痢，去防风、黄芩，加附子、白术；烦闷，大便涩，去附子，加芍药，入竹沥；盛冬初春，去黄芩	该方治产后中风，身体缓急，或顽痹不仁，或口眼㖞斜，牙关紧急，角弓反张。煎服法简洁，后有药物加减法，如有热，去附子，减桂一半；有汗，去麻黄，加干葛；骨节烦疼，去附子，加芍药；精神恍惚，加茯神、远志；烦心多惊，加犀角
清	喻嘉言	《医门法律》卷三	防风、桂心、黄芩、杏仁（去皮尖炒）、芍药、甘草、川芎、麻黄（去节）、人参（各一钱四分），防己（二钱），大附子（炮七分）	治中风不省人事，渐觉半身不遂，口眼㖞斜，手足战掉，语言蹇涩，肢体麻痹，精神昏乱，头目眩晕，痰火并多，筋脉拘急，不能屈伸，骨节烦疼，不得转侧，诸风服之皆验。脚气疮缓弱，久服得瘥。久病风人，每遇天色阴晦，节候变易，预宜服之，以防喑哑	上为咀，作二帖，每帖水一盏半，姜五片、枣一枚，煎八分服。精神恍惚者，加茯神、远志；骨节烦疼，有热者，去附子倍芍药；无热者，倍官桂、附子；心烦多惊，加犀角；呕逆腹胀，加半夏倍人参；烦躁大便涩，去附子倍芍药、加竹沥；藏寒下利，去防己、黄芩，倍附子，加白术；自汗去麻黄、杏仁，加白术；脚膝弱，加牛膝、石斛；身痛加秦艽；腰痛加桃仁、杜仲（姜汁炒）；失音加杏仁	该方功能主治扩展久病风人，每遇天色阴晦，节候变易，预宜服之，以防喑哑。煎服法加大枣，后有药物加减法，如精神恍惚者，加茯神、远志；骨节烦疼，有热者，去附子倍芍药；无热者，倍官桂、附子；心烦多惊，加犀角等
清	沈尧封	《沈氏女科辑要》卷下	麻黄（去节）、杏仁（去皮尖，炒研）、桂枝、白芍（酒炒）、甘草（炙）、人参、川芎、黄芩、防己（各一两），防风（两半），附子（半两，炮，去皮脐）	治中风不省人事，神气溃乱，半身不遂，筋急拘挛，口眼㖞斜，语言蹇涩，风湿腰痛，痰火并多，六经中风及刚柔二痉。亦治产后中风	每服三钱或四五钱，加姜、枣煎，温服，取微汗。筋急语迟，脉弦者，倍人参，去芩、芍，以避中寒，服后稍轻，再加当归；烦躁，不大便，去桂、附，倍芍药，加竹沥；热，去附子，入白附子亦可。如不大便日久，胸中不快，加大黄、枳壳；如脏寒下利，去黄芩、防己，倍附子，加术；呕逆，加半夏；语言蹇涩，手足战掉，加菖蒲、竹沥；身痛发搐，加羌活；口渴，加麦冬、花粉；烦渴多惊，加犀角、羚羊角；汗多，去麻、杏，加白术；舌燥，去桂、附，加石膏	该方功能主治扩展风湿腰痛，痰火并多，六经中风及刚柔二痉。亦治产后中风。煎服加大枣，后云药物加减法，如筋急语迟，脉弦者，倍人参，去芩、芍，以避中寒，服后稍轻，再加当归；烦躁，不大便，去桂、附，倍芍药，加竹沥；热，去附子，入白附子亦可等

【名方考证】

1.本草考证

1.1 麻黄 "麻黄"之名最早见于《神农本草经》。经考证，本方所用麻黄为麻黄科麻黄属植物草麻黄 *Ephedra sinica* Stapf 或木贼麻黄 *Ephedra equisetina* Bge. 的干燥草质茎。《中国药典》2020年版载麻黄为麻黄科植物草麻黄 *Ephedra sinica* Stapf、中麻黄 *Ephedra intermedia* Schrenk et C. A. Mey. 或木贼麻黄 *Ephedra equisetina* Bge. 的干燥草质茎。

1.2 防己 "防己"之名最早见于《神农本草经》。经考证，本方所用防己为马兜铃科马兜铃属植物异叶马兜铃 *Aristolochia heterophyla* Hemsl.、防己科植物木防己 *Cocculus trilobus* (Thunb.) DC.、粉防己 *Stephania tetrandra* S.Moore 的干燥根。《中国药典》2020年版记载防己为防己科植物粉防己 *Stephania tetrandra* S.Moore 的干燥根。

1.3 人参 "人参"之名最早见于《神农本草经》。经考证，本方所用人参为五加科植物人参 *Panax ginseng* C. A. Mey. 的干燥根和根茎，与《中国药典》2020年版记载一致。

1.4 黄芩 "黄芩"之名最早见于《神农本草经》。经考证，本方所用黄芩为唇形科植物黄芩 *Scutellaria baicalensis* Georgi 的干燥根，与《中国药典》2020年版记载一致。

1.5 桂心（肉桂） 本方"桂心"即为"肉桂"，"肉桂"以"箘桂"之名最早见于《神农本草经》，经考证，本方所用肉桂为樟科樟属植物肉桂 *Cinnamomum cassia* Presl 的树枝之皮。《中国药典》2020年版载肉桂为樟科植物肉桂 *Cinnamomum cassia* Presl 的干燥树皮。

1.6 甘草 "甘草"之名最早见于《神农本草经》。经考证，本方所用甘草主要是豆科甘草属甘草 *Glycyrrhiza uralensis* Fisch. 干燥根和根茎。《中国药典》2020年版载甘草为豆科植物甘草 *Glycyrrhiza uralensis* Fisch.、胀果甘草 *Glycyrrhiza inflata* Bat. 或光果甘草 *Glycyrrhiza glabra* L. 的干燥根和根茎。

1.7 芍药 "芍药"之名最早见于《神农本草经》，尚无"赤白"之分。经考证，本方所用芍药为毛茛科植物芍药 *Paeonia lactiflora* Pall. 的干燥根，与《中国药典》2020年版记载一致。

1.8 川芎 "川芎"之名最早见于《汤液本草》，《神农本草经》记载为"芎藭"。经考证，本方所用川芎为伞形科植物川芎 *Ligusticum chuanxiong* Hort. 的干燥根茎，与《中国药典》2020年版记载一致。

1.9 杏仁 "杏仁"始载于《神农本草经》。经考证，本方所用杏仁为蔷薇科植物山杏 *Prunus armeniaca* L. var. *ansu* Maxim.、西伯利亚杏 *Prunus sibirica* L.、东北杏 *Prunus mandshurica* (Maxim.) Koehne 或杏 *Prunus armeniaca* L. 的干燥成熟种子，与《中国药典》2020年版记载一致。

1.10 附子 "附子"之名最早见于《神农本草经》。经考证，本方所用附子为毛茛科植物乌头 *Aconitum carmichaelii* Debx. 子根的加工品，与《中国药典》2020年版记载一致。

1.11 防风 "防风"之名最早见于《神农本草经》。经考证，本方所用防风为伞形科植物防风 *Saposhnikovia divaricata* (Turcz.) Schischk. 的干燥根，与《中国药典》2020年版记载一致。

1.12 生姜 "生姜"之名最早见于《吕氏春秋》。经考证，本方所用生姜为姜科植物姜 *Zingiber officinale* Rosc. 的新鲜根茎，与《中国药典》2020年版记载一致。

2.炮制考证

2.1 甘草 《备急千金要方》卷一·序例"合和"篇提及"凡用甘草、厚朴、枳实、石南、茵芋、藜芦、皂荚之类，皆炙之……"，即小续命汤中甘草炮制方法为"炙"，类似于"清炒"。国家中医药管理局和国家药品监督管理局联合发布的《古代经典名方关键信息表（25首方剂）》建议小续命汤中甘草对应炮制规格为炒甘草。可参考《中华人民共和国药典》2020年版清炒法炮制。

2.2 苦杏仁 《备急千金要方》中载："凡诸果实仁皆去尖及双仁者，汤柔，挞去皮仍切之"，即小续命汤中的杏仁为"去皮"，类似于"燀"。

现代炮制品有燀苦杏仁。国家中医药管理局和国家药品监督管理局联合发布的《古代经典名方关键信息表（25首方剂）》建议小续命汤中苦杏仁对应炮制规格为燀苦杏仁。

2.3 附子 《备急千金要方》中载："附子乌头若干枚者，去皮毕"，又"凡汤丸散用天雄附子乌头乌喙侧子，皆塘灰炮令微坼，削去黑皮乃称之"，即小续命汤中的附子为炮附子。现代炮制品有炮附片。国家中医药管理局和国家药品监督管理局联合发布的《古代经典名方关键信息表（25首方剂）》建议小续命汤中附子对应炮制规格为黑顺片。

2.4 其他 其他药味均为生品。

3. 剂量考证

3.1 原方剂量 麻黄、防己、人参、黄芩、桂心、甘草、芍药、川芎、杏仁各一两，附子一枚，防风一两半，生姜五两。

3.2 折算剂量 唐代1两合今之13.80g，故处方量为麻黄、防己、人参、黄芩、桂心、甘草、芍药、川芎、杏仁各13.80g，附子15g，防风20.70g，生姜69.00g。

3.3 现代用量 根据全国中医药行业高等教育"十四五"规划教材《方剂学》，处方量为麻黄、防己、人参、黄芩、桂心、甘草、芍药、川芎、杏仁各9g，附子9g，防风12g，生姜6g。

【药物组成】 麻黄、防己、人参、黄芩、桂心、甘草、芍药、川芎、杏仁各一两，附子一枚，防风一两半，生姜五两。

【功能主治】 祛风散寒，益气温阳。主治阳气不足，风中经络证。症见口眼歪斜，语言不利，筋脉拘急，半身不遂，或神志闷乱等。亦治风湿痹痛。

【方义分析】 本方主治诸症皆为阳气不足，风中经络所致，遂成中风、风湿腰痛之病。中风之因有内外之别，该方证病机是外中风邪，表现为风中腠理，引起经脉挛急和营卫阻滞，故见半身不遂，筋急拘挛，口眼㖞斜。人体神机受扰，故有不省人事，神气溃乱，语言謇涩。治宜祛风通络，益气温阳。

方中麻黄、桂枝、杏仁、甘草四味即麻黄汤，配善祛风邪的防风，温散寒邪的生姜，该药组长于开泄表里，祛邪外出。同时，麻黄、杏仁宣通肺气；桂枝、川芎温通血脉，防己调通水道，有疏散风邪出表，调理恢复脏腑功能。以上诸药以祛邪为主。人参、附子同用，即为参附汤。人参大补元气，附子温经散寒，二者益气温阳，阳气旺盛则驱风散寒之力更强。二药体现扶正之法。并配合桂枝、生姜、白芍、甘草以调和身体营卫运行。诸药皆温，反佐一味黄芩，以苦寒制其过温之性。

配伍特点：本方以温阳祛风散寒为主，佐以清热、养血之品，使升者不峻。

【用法用量】

1. 古代用法用量 右十二味，咬咀，以水一斗二升，先煮麻黄三沸，去沫，纳诸药，煮取三升。分三服，甚良。不瘥，更合三、四剂，必佳。

2. 现代用法用量 上十二味药，粉碎成粗粒，以水2400ml，先煮麻黄，去上沫，加入其他药物，煎至600ml。分3次服用。

【药学研究】

1. 资源评估 方中麻黄、防己、人参、黄芩、桂心、甘草、芍药、川芎、杏仁、附子、防风、生姜目前均以人工栽培为主。

麻黄常生长于山坡、平原、干燥荒地、河床及草原等处，分布于辽宁、吉林、河北、山西、内蒙古、陕西、河南等省区。

防己喜阳光充足，温暖气候，生长适宜温度为15~28℃，主产于安徽、江西、浙江、湖北、广东、广西，各地亦有产。

人参喜阴，凉爽而湿润的气候，主产于吉林、辽宁、黑龙江等地，分布于中国、俄罗斯和朝鲜。黄芩喜温暖，耐严寒，成年植株地下部分在-35℃低温下仍能安全越冬，35℃高温不致枯死，但不能经受40℃以上连续高温天气，主要分布于山东、陕西、山西、甘肃四大产区。

肉桂喜温暖、怕霜雪，要求雨量分布均匀，对土壤的要求较严，以广西平南、苍梧，广东高要等最为适宜栽种。

甘草生于干旱沙地、河岸砂质地、山坡草地及盐渍化土壤中,生长周期3~5年,分布于东北、华北、西北各省区,道地产区与主产区基本一致,在新疆、甘肃、内蒙古、宁夏、山西等地。

白芍喜湿温、耐寒冷,于安徽亳州、浙江磐安、四川中江和山东菏泽居多,形成商品分别为亳白芍、杭白芍、川白芍和菏泽白芍等品种。

川芎多栽培于海拔450~1000m的平坝或丘陵,喜气候温和,雨量充沛、日照充足而又较湿润的亚热带季风气候环境,主产于四川,产区集中分布在金马河上游以西的盆地西缘,山地与平原交错区。

苦杏仁喜光照,在干旱贫瘠的土壤中也可栽培,山杏主产于辽宁、河北、内蒙古、山东等省区,西伯利亚杏主产于东北、华北地区,杏主产于东北、华北及西北等地区。

乌头喜温暖湿润气候,选择阳光充足、表上疏松排水良好、中等肥力土壤为佳,适应性强,海拔2000m左右均可栽培,四川江油、陕西汉中地区建立了附子种植基地,四川布拖、云南禄劝、河北、河南等省引种试种,形成了新产区。

防风耐寒、耐干旱,忌过湿和雨涝,多生长于草原、丘陵、多砾石山坡,以地势高燥的向阳土地最适宜,野生防风主要产于东北、内蒙古一带,称为"关防风"。

姜喜温暖、湿润、荫蔽的气候环境,不耐寒,忌潮湿,怕强光直射,在四川、贵州、广西、浙江、山东、湖北、广东、陕西等气候温暖、湿润的亚热带气候区均有栽培,主产四川、贵州等地。

2.制剂研究

2.1 制备方法 原文载:"右十二味,㕮咀,以水一斗二升,先煮麻黄三沸,去沫,纳诸药,煮取三升"。南北朝时期一升约合200ml,唐代孙思邈遵其用量,因此制备方法为取本方,粉碎粒度为过4目筛,加水2400ml,煎煮至600ml。

《备急千金要方》的小续命汤沿用东汉度量衡,则其总药量大约为228.9g,其加水量为总药量的10倍,药液煎至总药量的3倍。

2.2 制备工艺 原方是汤剂,现代有报道对小续命汤进行颗粒剂的研究,采用薄层色谱法对制剂中的防风、人参、川芎、赤芍、麻黄、黄芩等主要药味进行定性鉴别。如防风:①供试品溶液的制备:本品3.8g加10ml甲醇,滤液蒸干,残渣加水饱和正丁醇10ml溶解,加3倍量氨试液,取上层液蒸干,加水溶解,加于D101大孔吸附树脂柱上,加水冲洗,弃去,再以70%乙醇洗脱,洗脱液蒸干残渣加乙醇溶解。②对照药材溶液的制备:防风药材1g,加丙酮20ml,超声处理30min,残渣加乙醇溶解。③空白溶液的制备:制备不含防风空白样品,按对照药材溶液制备方法制备空白溶液。④对照溶液的制备:取升麻苷、5-O-甲基维斯阿米醇苷对照品,加乙醇制成混合溶液。⑤点样:照薄层色谱法试验,取上述四种溶液各10~12μl点于同一硅胶GF254薄层板上。⑥展开:以氯仿-甲醇(4:1)为展开剂,展开后取出晾干。⑦检视:紫外灯(254nm)下检视。在供试品色谱中,对照药材和对照品色谱相应位置上,显同样相应的斑点,空白试验无干扰,专属性好。因而建立了小续命汤颗粒的质量标准的定性方法,方法简便、灵敏、可靠、具有实用性[1]。

3.质量控制
该方含有挥发油、皂苷、多糖等物质,可以将其作为质量控制的指标。现有文献报道采用GC法测定小续命汤石油醚提取物样品,可用于小续命汤的质量控制[2]。

【药理研究】

1.药效作用
根据小续命汤的功能主治进行了药效学研究,主要具有抗缺血性脑损伤、抗氧化应激、抗细胞损伤等作用。

1.1 与功能主治相关的药理作用

1.1.1 抗缺血性脑损伤 将小续命汤药液浓缩至1g/ml,给药剂量为60g/(kg·d),连续3天,可降低脑缺血再灌注损伤大鼠模型神经功能缺损评分,减轻神经细胞的缺血再灌注损伤,上调脑缺血半暗带皮层Hsp60、Mitofilin蛋白的表达,发挥脑保护的作用[3]。小续命汤药液浓缩至生药1g/ml，给药剂量为15、30、60g/（kg·d），连续3天，可上调脑缺血再灌注模型大鼠的缺血半暗带皮层区BDNF，GDNF的表达，改善神经功能缺损[4]。小续命汤有效成分组给药剂量为300、150、75mg/kg，连续5天，可明显减轻大鼠大脑中动脉阻塞脑缺血模型早期导致的脑组织能量代谢紊乱，改善脑线粒体结构、功能损伤[5]。

1.1.2 抗氧化应激 小续命汤给药剂量为300、150、75mg/kg，连续7天，可改善心肺复苏大鼠模型的神经功能，减轻脑海马组织损伤，抑制氧化应激[6]。

1.1.3 抗细胞损伤 小续命汤药液浓缩至生药1g/ml，给药剂量为2.5g/kg，连续5天，制备含药血清高、中、低组，分别为10%、5%、2.5%，可显著减轻对氧糖剥夺导致的大鼠星形胶质细胞损伤[7]。

1.2 其他药理作用

1.2.1 抗衰老 小续命汤有效成分组可改善D-半乳糖加鱼藤酮诱导的衰老模型鼠下降的学习记忆能力，以及D-半乳糖引起脑匀浆上清液中谷胱甘肽含量的降低、SOD活性降低、丙二醛含量升高[8]。

1.2.2 抗阿尔茨海默病 小续命汤有效成分组能抑制β-分泌酶活性，并对β淀粉样蛋白毒性、过氧化损伤、谷氨酸的损伤有保护作用，可以通过多成分、多靶点抵抗阿尔茨海默病[9]。

1.2.3 降血脂 小续命汤能降低甘油三酯、总胆固醇、低密度脂蛋白和载脂蛋白-B10的水平，提高高密度脂蛋白，ApoA1及Apo-A/B比值，有明显的降脂和抗动脉粥样硬化的作用[10]。

2.体内过程 按2.5g/kg给大鼠灌胃小续命汤有效成分组和总提物后，采集不同时间段的血浆、组织、尿样、粪样，用HPLC-FTICRMS和HPLC/LTQ-MS^{n}分析。血浆中检出的（10种、11种）成分少于药材中检出的14种成分。尿中苷元的相对含量高于对应的苷，而粪中检出的成分以苷元为主。升麻素作为小续命汤中君药防风的有效成分之一，广泛分布于血、尿、粪和各种组织脏器，脑组织中也检测出升麻素。其中千层纸素A苷、汉黄芩苷、甘草素的血浆药代动力学参数AUC$_{0\to1800}$[ng/（ml·min）]分别为751507.043、2324996.356、6780.819，VRT$_{0\to1800}$（min）216872.610、197755.049、168147.198，t_{max}（min）分别为5.000、960.000、5.000，C_{max}（ng/ml）分别为1200.264、2362.278、20.263[11]。

【临床应用】

1.临床常用

1.1 临床主治病证 小续命汤常用于治疗风中经络证，临床表现主要为口眼㖞斜、语言不利、筋脉拘急、半身不遂、恶寒发热等，又治风湿痹痛，临床应用以不省人事、口眼歪斜、半身不遂、语言謇涩为辨证要点。

1.1.1 中风 治疗手足挛急及不随，疗苦脚气上，又中风四肢壮热如火挛急，或纵不随，气冲胸中，可去防己、附子，加当归、石膏。

1.1.2 风痱 治疗中风痱，身体不能自收，口不能言，冒昧不知痛处，或拘急不得转侧，可去防己、黄芩、芍药、附子、防风、生姜，加当归、干姜、石膏。

1.1.3 产后发热 治疗产后血虚生热，取凉过多，而状热闷瞀，惊悸心烦，可加麝香、半夏。

1.1.4 痹证 治疗八风十二痹，偏枯不仁，手足拘急疼痛，不得屈伸，头眩，或风入五脏，甚者恐怖，可去防己、附子、生姜，加乌头、蜀椒、石膏、当归、茯苓、干姜。

1.2 名家名师名医应用

1.2.1 中风 名中医张惠五治疗中风偏枯88例，用小续命加减：麻黄3g，桂枝、防风、杏仁、川芎、附子各10g，防己、黄芩、党参、白芍各15g，甘草8g，生姜10g。每日一剂。水煎服。附子另包先煎40分钟。恶寒无汗重用麻黄至6g，有汗恶风无热重用桂枝至15g，身凉无汗重用附子至15g；有汗身热不恶寒加石膏30g（另包先煎）、知母15g；脉实便秘加大黄15g（后下）；下肢偏重加牛膝30g，木瓜10g，上肢偏重加秦艽15g；语言謇涩不清加菖蒲15g。结果：治愈46例，好转41例，无效1例，总有效率98.86%[12]。

1.2.2 **面瘫** 名中医张家礼治疗风寒中经之面瘫。用温经复阳，扶正祛风散寒法。处方：桂枝12g，制附片15g（先煎），川芎12g，麻黄12g，党参15g，白芍12g，防风12g，杏仁12g，黄芩10g，木防己12g，炙甘草3g。2剂。3天后复诊，谓面瘫痊愈[13]。

1.2.3 **痹痛** 名中医何绍奇治疗风寒外袭、阻于太阳经脉之背痛，方以小续命汤去防己，以制川乌易附子，方药如下：麻黄6g，桂枝10g，川芎10g，赤芍10g，杏仁10g，防风10g，制川乌（先煎）10g，黄芩10g，生地黄10g，党参10g，炙甘草3g。如期而效[13]。

1.2.4 **原发性高血压** 名中医彭培初治疗原发性高血压，用小续命汤加减：羌活、独活各9g，桂枝9g，麻黄9g，赤芍9g，防风12g，防己12g，附子9g，栀子9g，白术9g，川芎9g，茯苓12g，黄芩9g，莪术12g，水蛭9g，车前子12g。服药后症状减轻，头痛消失，血压稳定[14]。

2.**临床新用** 小续命汤在临床上广泛用于治疗神经内科疾病、内分泌系统疾病，尤其对脑梗死、糖尿病周围神经病变疗效确切、具有特色与优势。

2.1 **神经内科疾病**

脑梗死 将118例患者随机分为对照组58例和研究组60例。对照组由神经内科医生按脑梗死常规治疗；研究组在常规治疗的基础上以续命汤加减口服治疗，处方：党参、白附子各20g，麻黄6g，桂枝6g，防己10g，白芍10g，杏仁9g，川芎12g，防风12g，黄芩、甘草各6g，带皮生姜30g。结果显示，两组连续治疗14天后，研究组总有效率85%，对照组总有效率65.5%[15]。

2.2 **内分泌系统疾病**

糖尿病周围神经病变 将76例患者随机分为研究组和对照组各38例。在运动、饮食、降糖基础上，对照组加服弥可保片，共8周。研究组加服小续命汤加减，药物组成：麻黄12g、桂枝10g、川芎12g、防己15g、防风12g、黄芩12g、党参15g、附子10g（先煎）、白芍30g、杏仁12g、川牛膝30g、当归12g、熟地黄15g、生姜9g、甘草6g。结果显示，研究组总有效率84.21%，对照组的总有效率为57.89%[16]。

【**使用注意**】肝风内动之"类中风"忌用本方。

【**按语**】

1.**关于中风之病因病机的研究进展** 中风是以突然昏仆，不省人事，口眼㖞斜，半身不遂，言语謇涩为主要表现的病证。中医对中风的记载颇多，历代医家的观点不一。中风的病名有薄厥、煎厥、偏枯、风痱、真中风等，其病因病机发展可分为4个阶段：①先秦两汉时期，医家多认为中风病是由外感和内伤因素所导致，荣卫亏虚，外邪入中，奠定了中风病病因病机理论的形成基础。②晋隋唐时期，其中巢元方的"心脾二脏受风邪""真气去，邪气独留"以及孙思邈的"贼风邪气所中则伤于阳"理论，为中风病病因病机的形成拓宽了思路。③宋金元时期，医家提出了"心火暴甚""肝木之风""正气自虚""痰湿生热""内伤积损"等理论，指出心火、肝风、正虚、痰湿皆可致病，丰富内因导致中风病发生的理论。④明清至今，重在完善和充实前人的理论内涵，逐步认识到中风病是由于情志不畅、饮食失节、劳倦所伤以及气候失宜等因素导致脏腑、气血阴阳失调，脾肾两虚、肝肾阴虚为本，风痰蒙窍、风火相煽、气血逆乱、上冲于脑为标，两者可互为因果，从而形成中风病之病因病机的基本理论框架[17]。

2.**小续命汤为何使用麻桂等辛温类药物？** ①小续命汤中麻黄、桂枝、防风、防己等辛温药物均属"风药"。"风药"之名源于《医学启源》，其中"风升生"一类，收载有防风、羌活、柴胡、麻黄、荆芥等20味药。当代多指用于祛风或治疗风病的药物为"风药"，故而将大部分风药归于解表药之中，却忽视了风药所具备的其他功效。现代则拓宽了对于风药的认识，提出风药除解表的作用外，还具有调畅气机、开发郁结、驱邪外出等其他功效。风药具备的调畅气机、驱邪外出等作用，加强了中风病的治疗效果。②麻黄是小续命汤的主药，医籍中记载麻黄

"发表出汗，去邪热气，止咳逆上气，除寒热，破坚积聚""治身上毒风顽痹，皮肉不仁"。所以麻黄的作用不仅在于发汗，同时发挥温经通阳、活血之用；同理，其他药物也各有不同解释。因此小续命汤不仅具有发汗、驱除外风的功效，而且还可用于治疗阳虚寒凝、脉络阻滞等造成的"内风"[18]。

3. 关于防己的历史沿革　防己首载于《神农本草经》，木防己首见于《吴普本草》，古代记载最早使用的防己称为"木防己"，该防己应该为马兜铃科植物异叶马兜铃的汉中防己。唐宋时期把汉中防己作为防己的正品来源。至唐代《药性论》始有汉防己之名，分列木防己、汉防己两条。早期"汉防己"当是指产于汉中一带的马兜铃科异叶马兜铃的根；而木防己则是指产于宜都、建平等其他地方的防己科植物的根。自明清时期以来，由于粉防己逐渐成为防己的新兴品种，在各地普遍使用，因此"汉防己"并非专指汉中出产的防己，而是指质量较好、粉性较强的粉防己，即防己科植物粉防己的干燥根，又称石蟾蜍。至近现代，中医临床常使用的"汉防己"实际不包括汉中出产的防己，而是指防己科植物粉防己，即石蟾蜍。而马兜铃科植物广防己则成为木防己的代用品，广防己偏于祛风而走外，常用于祛风湿、止痛，与木防己的功效相符。故在现代大多数情况下，木防己是指广东产的广防己。中药防己在现代药学文献中有广泛记载，其中防己来源于防己科粉防己 *Stephania tetrandra* S.Moore 的根，木防己来源于木防己 *Cocculus orbiculatus*（L.）DC. 及毛木防己 *Cocculus orbiculatus*（L.）DC.var. *mollis* Hara 的根，汉中防己来源于马兜铃科异叶马兜铃 *Aristolochia heterophylla* Hemsl.的根。《中药材手册》及《中药学》同时收载粉防己 *Stephania tetrandra* S. Moore 及广防己 *Aristolochia fangchi* Y. C. Wu et Chou et Hwang 为防己基原。《中国药典》2020年版收录粉防己 *Stephania tetrandra* S. Moore 为防己基原。目前全国各地使用的防己药材有20多种，大部分来自于马兜铃科和防己科，但马兜

铃科植物大多含有致癌毒性物质马兜铃酸[19]。

4. 关于续命汤类方的应用　除大、小续命汤以外，两晋南北朝时期的医书中尚有西州续命汤、蛇蝎续命汤、独活续命汤等相关记载。在孙思邈的《千金方》中，根据统计，含有"续命"名称的方剂共有11首。上述方剂的药物组成既有辛温发散药物，亦有温里扶正之品，或兼以养血活血，或兼以化痰，或兼以清郁热。孙思邈在对于中风病的治疗中，除收录大、小续命汤和西州续命汤以外，还有续命汤加荆沥（牡荆的茎汁）、葛根等药，他指出中风一病，应重视对于寒热的区分，其言道："所以欲用方者，先定其冷热，乃可检方，用无不效，汤酒既尔，丸散亦然。凡此风之发也，必由热盛，故有竹沥、葛汁等诸冷药焉。"这一阐述也为后世应用寒凉药物治疗中风奠定了基础[18]。

5. 关于"先煮麻黄三沸去沫"　《本草经集注》首次提出麻黄去节和煮沸去沫的炮制加工方法，并解释去节的原因是节"止汗故也"与茎作用相反；煮沸去沫的原因是"沫令人烦"。麻黄带节发汗之力稍弱，不去节时可以适当考虑增加用量。先煮可增加麻黄碱的溶出率，亦可增加其挥发油成分的损失。而且其沫中可能含有麻黄碱以及挥发油成分，挥发油所具有的解热发汗作用较强，麻黄碱虽然以平喘作用为主，但也有发汗的功效。麻黄碱用量大时可导致出现大汗、烦躁、恶心等副作用，所以"去卜沫"，能使麻黄碱和挥发油的含量降低，其发汗以及副作用也随之减弱，因此能"减轻其悍烈之性"，具有临床意义[20]。

参考文献

［1］马银平.小续命汤颗粒的质量标准研究[J].中国医药指南，2013，11（16）：507-509.

［2］李忠红，倪坤仪，胡浩彬，等.GC法分析复方小续命汤石油醚提取物的成分[J].中国药科大学学报，2006，4（2）：185-187.

［3］兰瑞，张勇，马云枝，等.小续命汤对急性脑缺血再灌注线粒体相关蛋白Hsp60、Mitofilin

表达的影响[J].新中医,2018,50(10):9-13.

[4]兰瑞,张勇,马云枝,等.小续命汤对急性脑缺血再灌注损伤BDNF,GDNF表达的影响[J].中国实验方剂学杂志,2018,24(15):149-154.

[5]杜肖,路畅,贺晓丽,等.小续命汤有效成分组对脑缺血/再灌注大鼠恢复早期脑线粒体的保护作用研究[J].中国中药杂志,2017,42(11):2139-2145.

[6]周生花,李华,郭燕可,等.小续命汤改善心肺复苏后大鼠神经功能及脑保护作用[J].天津中医药,2021,38(4):515-521.

[7]向军,徐莉莉,杨峰,等.小续命汤含药血清对氧糖剥夺模型大鼠星形胶质细胞的保护作用研究[J].中国药房,2021,32(1):34-39.

[8]王月华,杜冠华.复方"小续命汤"有效成分组对试验性衰老大鼠的作用[J].中成药,2006,28(1):67-71.

[9]王月华,杜冠华.复方小续命汤抗AD有效成分组研究[J].中成药,2005,27(9):993-996.

[10]关建红,王世民,杨文珍.小续命汤对大鼠高脂血症的影响[J].中药药理与临床,1996(3):13-14,17.

[11]王亦琳.中药复方小续命汤有效成分组在大鼠体内代谢研究[D].北京:中国协和医科大学,2010.

[12]黄志华.张惠五用小续命汤治疗中风偏枯88例小结[J].国医论坛,1989(6):22-23.

[13]小续命汤治验实录[J].中医杂志,2012,53(13):1169.

[14]要全保,陈敏.彭培初运用小续命汤治疗急重症经验举要[J].山东中医杂志,2010,29(7):490-491.

[15]赵红宁.小续命汤加减治疗风痰上扰型脑梗死60例[J].中医临床研究,2014,2(3):93-94.

[16]黄荣春,邓新伹.小续命汤加减治疗糖尿病周围神经病变[J].吉林中医药,2010,30(1):38-39.

[17]徐娜,杨宇峰.历代医家论中风病之因机理论框架[J].辽宁中医药大学学报,2019,21(3):75-77.

[18]张晓晖,刘洋,祁江峡,等.续命汤类方源流及临床应用浅释[J].环球中医药,2020,13(12):2085-2087.

[19]黄和平,彭华胜,汪电雷,等.中药防己历史演化钩述[J].中药材,2015,38(7):1533-1535.

[20]李恒阳,丁笑颖,张丹,等.经典名方中麻黄的本草考证[J].中国实验方剂学杂志,2022,28(10):102-110.

开心散

唐《备急千金要方》

Kaixin San

【概述】开心散之名首见于南北朝姚僧垣《集验方》,《备急千金要方》载其方药组成为:"远志、人参各四分,茯苓二两,菖蒲一两",其功能为益气养心、安神定志。主治心气不足,神志不宁,健忘失眠,心悸怔忡等证。在唐、宋时期,养心开窍,健脾安神,交通心肾为基本功效;至金、元时期,兼温通心阳,清热息风;发展至明代,兼滋阴清热养血;至清代,其功效在明代的基础上又增加了滋补心肾。总之开心散及其类方主治病机为心脾两虚,心肾不交,痰湿内阻。目前有报道关于开心散颗粒剂的制剂研究。开心散主要具有改善学习记忆、改善认知功能、抗痴呆、抗抑郁等药理作用。临床上主治好忘，常用于治疗心气不足、神志不宁、健忘失眠、心悸怔忡等。现代广泛应用于神经内科疾病、精神科疾病等病症，如用于治疗血管性痴呆、抑郁症等疗效显著。

【历史沿革】

1.原方论述 唐代孙思邈《备急千金要方》记载："主好忘方。"该散剂组成：远志、人参各四分，茯苓二两，菖蒲一两。右四味治下筛，饮服方寸匕，日三。

2.后世发挥 《备急千金要方》开心散及其类方从创立至清代，历经1200余年，其功效主治随着方药的组成和剂量变化而变化，方义不断丰富和发展。在唐、宋时期，养心开窍，健脾安神，交通心肾为基本功效，主治心脾气虚，心肾不交，痰湿内阻所致的喜忘、忧愁悲伤、惊悸恐怯等病证，如赵佶《圣济总录》远志散；至金、元时期，兼温通心阳，清热息风，拓展了脐风抽搐和营血不足所致的神不守舍，呵欠遁闷，如张从正《儒门事亲》定志丸；发展至明代，兼滋阴清热养血，主治拓展了心血（阴）虚所致的"目不能近视，反能远视"，如徐彦纯《玉机微义》定志丸；心气（阳）虚所致的"目能近视，不能远视"，如吴仪洛《成方切用》定志丸；心肾不交，淫火妄动所致的遗精、便浊，如江瓘《名医类案》定志丸；血虚所致肝风内动，惊风抽搐等急证；到了清代，又增加了滋补心肾，主治又拓展了心肾亏虚所致的耳目不聪或年老神衰，如冯楚瞻《冯氏锦囊秘录》固本耳聪丸。

3.同名异方 开心散的同名异方分析见表33-1。

表33-1 开心散同名异方分析表

朝代	作者	出处	药物组成	功能主治	制法及用法	变化情况（与原方比较）
宋	陈无择	《三因极一病证方论》	菖蒲（炒）、远志（去心，姜汁淹，各二两）、茯苓人参（各三两）、辰砂（为衣）	治心气不定，五脏不足，甚者忧忧愁愁不乐，忽忽喜忘，朝瘥暮剧，暮瘥朝发；及因事有所大惊，梦寐不祥，登高涉险，致神魂不安，惊悸恐怯	饮服二钱匕，不以时	该方菖蒲、远志增量至二两，茯苓、人参增量至三两，加用辰砂；功能主治扩展心气不定，五脏不足，神魂不安等
宋	洪遵	《洪氏集验方》	菖蒲、茯苓（各三两），人参（二两），远志（四两）	令人不忘方	上四味，捣筛为散，食后水服方寸匕，日一服。恒服之佳	该方重用远志，交通心肾兼养心开窍，主心肾不交，痰浊阻窍之多忘
明	王肯堂	《证治准绳·类方》	石菖蒲（一两），白茯苓（去皮，二两），远志（去心）、人参（去芦）各二钱半	治好忘	上为细末，每服一钱，食后米饮调下	该方远志和人参变为二钱半；煎服法改为每服一钱，食后米饮调服
明	张景岳	《景岳全书》	人参、远志（各二钱半），石菖蒲（一两），白茯苓（二两）	治好忘	上为细末，每服一钱，食后米饮调下	该方远志和人参变为二钱半；煎服法改为每服一钱，食后米饮调服

【名方考证】

1.本草考证

1.1 远志 "远志"之名最早见于《神农本草经》。经考证，本方所用远志为远志科植物远志 *Polygala tenuifolia* Willd.或卵叶远志 *Polygala sibirica* L.的干燥根，与《中国药典》2020年版记载一致。

1.2 人参 "人参"之名最早见于《神农本

草经》。经考证，本方所用人参为五加科植物人参 *Panax ginseng* C. A. Mey. 的干燥根和根茎，与《中国药典》2020年版记载一致。

1.3 茯苓 "茯苓"之名最早见于《神农本草经》。经考证，本方所用茯苓为多孔菌科茯苓 *Poria cocos* (Schw.) Wolf. 的干燥菌核，与《中国药典》2020年版记载一致。

1.4 石菖蒲 "石菖蒲"之名最早见于《本草图经》。经考证，本方所用石菖蒲为天南星科植物石菖蒲 *Acorus tatarinowii* Schott 的干燥根茎，与《中国药典》2020年版记载一致。

2.炮制考证 所有药味均为生品。

3.剂量考证

3.1 原方剂量 远志、人参各四分，茯苓二两，菖蒲一两。

3.2 折算剂量 唐代药物1两合今之13.80g，四分为一两，故处方量为远志13.80g、人参13.80g、茯苓27.60g、菖蒲13.80g。

3.3 现代用量 根据全国中医药行业高等教育"十四五"规划教材《方剂学》，处方量为远志3g、人参3g、茯苓6g、菖蒲3g。

【药物组成】远志、人参各四分，茯苓二两，菖蒲一两。

【功能主治】益气养心，安神定志。主治心气不足证，症见神志不宁，健忘失眠，心悸怔忡等。

【方义分析】本方主治诸症皆为心神失养，痰阻心窍，心肾不交所致，遂成心气不足，神志不宁之证。心为君主之官，具有"藏神"和"主神明"的功能，若心气不足，则心神无舍，出现心悸怔忡，神志不宁，失眠；气血源于脾，若脾虚则化源不足，气弱血少，心失所养，神无所附，可致善忘；忧思太过，伤神伤肾，心肾不交亦可出现健忘、惊悸恐怯等症。治宜益气养心、安神定志。

方中人参、茯苓补心安神，健脾益气共为君药；远志、菖蒲开窍化痰、宁心安神，共为臣药。重用茯苓以健脾渗湿，宁心益智；人参配伍茯苓，益气养心；远志为心家之气分药，亦为心

肾二经滋养精血之妙药，补肾通心；人参配伍远志增强益气养心，交通心肾之功；菖蒲与茯苓配伍，增强开窍渗湿之效。诸药合用，具有养心开窍，健脾祛湿，交通心肾之功，可治疗心失所养，痰阻心窍，心肾不交所致之善忘，则诸症可愈。

配伍特点：本方重用茯苓以健脾渗湿，辅以益气安神开窍，实乃"标本兼治"之意。

【用法用量】

1.古代用法用量 右四味治下筛，饮服方寸匕，日三。

2.现代用法用量 上四味药粉碎成细粉，每次冲服1~3g，日3次。

【药学研究】

1.资源评估 方中远志、人参、茯苓、菖蒲目前均以人工栽培为主。

远志习惯生长在较干燥的田野、路边、山坡、草丛等地，喜凉爽气候，忌高温，耐干旱，主产于山西、陕西、河北、山东、河南等地。

人参喜阴，凉爽而湿润的气候，耐低温，忌强光直射，喜散射较弱的光照，主产于吉林、辽宁、黑龙江等地，分布于中国、俄罗斯和朝鲜。

茯苓一般生于海拔400~1500m，气温较高、光照较强、湿度较小的同山区，多见于阳坡，土壤以沙质为主，以云南为茯苓的地道产区，安徽、湖北等省为茯苓主产区。

石菖蒲生于海拔1500~1750m（2600m）以下的水边、沼泽湿地或湖泊浮岛上，最适宜生长的温度20~25℃，全国许多地方均产石菖蒲，但现代的主产区主要是四川、浙江和江苏。

2.制剂研究

2.1 制备方法 原文载："右四味治下筛，每服方寸匕，日三"。一方寸匕折合成现代公制，约为2.74ml，盛草木类药物约1g。因此制备方法为取本方，粉碎粒度为过4目筛，每次服用1g，水送服。

《备急千金要方》的开心散沿用东汉度量衡，则其总药量大约为69g，每次服用1g，一日三次。

2.2 制备工艺 将开心散开发为颗粒剂，开

心散药材经过蒸馏提取出膏率很高，且浸膏粉吸湿性很强，制成其他剂型辅料放入过多，就达不到增高成药的载药量的目的，需要筛选可以明显降低药物吸湿性的辅料及其配比。实验结果表明，可溶性淀粉与糊精、微晶纤维素的混合物，在减小物料吸湿性方面起到了很好的作用，且颗粒成型性理想。通过对辅料的量、配比、乙醇浓度和用量等项的指标进行综合考察，确定了辅料为淀粉、糊精、微晶纤维素的混合物（淀粉：糊精：微晶纤维素为2：1：2）；润湿剂为90%乙醇，其用量约为药粉的0.24倍为最佳制粒条件。对开心散颗粒剂的临界相对湿度进行严格考察，在生产中应控制环境的相对湿度在50%以下，以免影响产品质量。此工艺研究为大规模量化生产提供了科学依据[1]。

3.质量控制 该方含有皂苷、多糖、生物碱等物质，可以将其作为质量控制的指标。现有文献报道采用RP-HPLC测定开心散中有效成分人参皂苷Rg1和Re含量的方法，可作为开心散有效部位的质量控制方法之一[2]。

【药理研究】

1.药效作用 根据开心散的功能主治进行了药效学研究，主要具有治疗阿尔茨海默病、抗抑郁、改善学习记忆、认知功能、抗痴呆等作用。

1.1 与功能主治相关的药理作用

1.1.1 抗阿尔茨海默病 开心散药液浓缩至0.5g/ml，给药剂量为10、20、40g/（kg·d），连续4周，可通过调节Keap-1/Nrf2/Mn SOD信号通路发挥抗氧化作用，缓解阿尔茨海默病大鼠的认知障碍[3]。开心散给药剂量为0.33、1.00、3.00g/kg，连续给药2个月，可抑制阿尔茨海默病双转基因小鼠模型的星形胶质细胞和小胶质细胞活化，降低血清中炎症因子TNF-α、IL-6、IL-1β水平，减少Aβ和淀粉样斑块的生成，增加皮层中Ach含量[4]。开心散浓缩至1.25g/ml，给药剂量为每只每天3ml，连续给药3天，制备含药血清，Aβ被认为是阿尔茨海默病发生的主要原因，开心散含药血清对Aβ毒性片段Aβ$_{25-35}$诱导的PC12细胞生存活力下降有抑制作用，保护神经[5]。

1.1.2 抗抑郁 开心散提取物药液浓缩至1g/ml，给药剂量为3、10g/（kg·d），连续7天，能显著缩短小鼠悬尾、强迫游泳的不动时间，开心散50%、70%、90%乙醇洗脱部分能够上调大鼠星型胶质瘤C6细胞神经生长因子与脑源性神经生长因子基因表达水平，10%乙醇洗脱部位具有较强的促进大鼠肾上腺嗜铬瘤PC12细胞分化的能力，调控神经营养因子发挥抗抑郁作用[6]。开心散给药剂量为500mg/kg，连续7天，制备含药血清，能逆转皮质酮损伤大鼠中TNA2细胞活性的损伤，调节PI3K信号通路而发挥抗抑郁作用[7]。开心散给药剂量为2.7、10.8g/kg，连续21天，能改善慢性不可预见性温和应激方法诱导的抑郁大鼠模型抑郁样行为，升高海马体组织中5-HT、DA的含量，缓解神经元损伤，抑制CX3CL1-CX3CR1信号轴的激活，起到抗抑郁作用[8]。开心散药液浓缩至0.15g/ml，单独使用时对PC12细胞突起生长无明显作用，但可以增强NGF调节的神经丝和神经调节酶表达，促进NGF引起的轴突生长，诱导神经元分化抗抑郁的作用[9]。

1.1.3 改善学习记忆、认知功能、抗痴呆 开心散制成粉剂为每克药粉含7.61克生药，给药剂量2、4、8g/kg，连续7天，可提高睡眠剥夺小鼠大脑皮层SOD、CAT含量，降低脑皮层TchE含量，减轻睡眠剥夺后脂质过氧化，清除自由基，改善睡眠剥夺所致学习记忆功能受损[10]。开心散药液浓缩至0.6g/ml，给药剂量为2.12、1.06g/（kg·d），连续45天，可使多发梗死性痴呆大鼠脑组织中ATP/AMP显著增高，降低脑组织异常增高的GABA和血清iNOS，缩短模型大鼠逃避潜伏期，增加穿越平台次数和站立次数，延长运动时间，缩短静止时间，改善海马CA1区神经细胞损伤，维持脑组织能量供应，改善学习记忆等认知功能[11]。开心散给药剂量为0.7、1.4、2.8g/kg，连续14天，可提高东莨菪碱诱导的认知障碍小鼠脑内B淋巴细胞瘤-2、突触后致密物95、SYN、脑源性神经生长因子、乙酰胆碱、乙酰胆碱转移酶、SOD、谷胱甘肽过氧化物酶的水平，降低Bax、AchE、活性氧自由基、MDA水平，从而改善认知障碍小鼠的学习功能[12]。开心散给药剂量1.06、2.12g/kg，连续45天，通过增强线粒体功能以及显著升高脑组织中Ptch1、Smo和Gli1蛋白水平，激活Shh/Ptch1信号通路，拮抗谷氨酸诱导的PC12细胞神经毒性，改善多发性梗塞性痴呆大鼠认知功能和海马神经元损伤[13]。开心散药液浓缩至1g/ml，给药剂量为9.75、39g/kg，连续8周，可提高快速老化痴呆模型小鼠脑组织及血浆内5-HT、5-HIAA、NE、DA的含量，提高认知能力，并能改善其行为[14]。

1.2 其他药理作用

1.2.1 改善糖脂代谢紊乱 开心散能促进MLT分泌和调节HPA轴活性改善模型大鼠的糖脂代谢紊乱[15]。

1.2.2 抗疲劳 开心散能降低转轮疲劳小鼠力竭运动电击次数，减慢肝糖原和肌糖原的分解及降低肌肉中乳酸浓度，增强机体抗氧化能力，发挥抗疲劳作用[16]。

2.体内过程 3,6'-二芥子酰基蔗糖是开心散中君药远志的有效成分之一，开心散提取物7.65g/kg，单次灌胃，口服开心散全方后3,6'-二芥子酰基蔗糖呈现双峰吸收，达峰时间均为15、150分钟，开心散全方的C_{max}远远大于远志单味药的C_{max}，C_{max1}、C_{max2}分别是单味药远志的3.45、3.62倍[17]。

【临床应用】

1.临床常用

1.1 临床主治病证 开心散主治心气不足证，临床表现主要为好忘、神志不宁、失眠、心悸怔忡、恐怯、遗精、便浊、耳目不聪、年老神衰和汗证等。临床应用以健忘、失眠、心悸、舌淡苔白、脉若为辨证要点。

1.1.1 健忘 治疗心虚善忘、久服强记不忘，增加远志至四两，人参至二两，茯苓、石菖蒲至三两，如《圣济总录》开心丸方；治疗喜忘，可以加龙骨，蒲黄，如《医心方》"孔子练精神聪明不忘开心方"。

1.1.2 惊悸恐怯 治疗心气不足，惊悸恐怯，可将茯苓改为茯神，如《证治准绳》定志丸。治疗因事扰有所大惊，梦寐不祥，登高涉险，神魂不安，惊悸恐怯，可以加茯神、龙齿，如《世医得效方》远志丸。

1.1.3 忧愁悲伤 治疗心气不定，五脏不足，甚者忧愁不乐，忽忽喜忘，朝瘥暮剧，暮愈朝发，可以增加远志、石菖蒲至二两，茯苓、人参至三两，如《杂病广要》定志小丸。

1.1.4 言语失常 治疗言语失伦，常常喜笑发狂，可以增加远志至一两，茯苓、人参至三两，如《医学从众录》定志丸。治疗心神虚怯，神思不安，或语言鬼怪，喜笑惊悸，可以增加远志至一两，茯苓、人参至一两五钱，如《女科证治准绳》定志丸。

1.1.5 遗精 治疗心虚水火不济，遗精便浊，可以增加远志至一两，茯苓、人参至三两，如《古今医统大全》定志丸。治疗心气虚损，白浊梦遗，可以增加远志至一两，茯苓、人参至三两，如《冯氏锦囊秘录》定志丸。

1.1.6 视力下降 治疗目能近视，责其有水，不能远视，责其无火，心气不定，可以远志、石菖蒲加至二两，人参加至一两，茯苓减至一两，当宜补心火，如《审视瑶函》之定志丸。治疗目能近视不能远视，可以增加远志、石菖蒲至二两，茯苓、人参至三两，如《一草亭目科全书》和《医灯续焰》定志丸。

1.2 名家名师名医应用

郁证 名医丁元庆自拟开心散治疗抑郁症，辨证瘀热内结，阳郁不达，神机失和。治法为活血清热，化瘀宁心，扶阳振颓，怡神强志。处方：郁金15g，丹参20g，川贝母6g，竹叶20g，竹茹24g，麦冬30g，人参5g，刺五加20g，紫石英24g，百合30g，天麻15g，酸枣仁30g，炙甘草15g[18]。

2.临床新用

开心散在临床上广泛用于治疗神经内科疾病、精神科疾病等，尤其对痴呆、抑郁症疗效确切、具有特色与优势。

2.1 神经内科疾病

2.1.1 血管性痴呆 将200例确诊的VD患者随机分为研究组和对照组各100例。对照组给予安理申5mg每晚临睡前口服，1个月为1个疗程。

研究组在对照组治疗的基础上同时给予中药"开心散"治疗，药用：远志、人参、茯苓各20g，石菖蒲10g，疗程同对照组。结果：两组患者治疗后智能状况及血清抗凋亡因子值均有所改善，且研究组总有效率77%高于对照组的67%[19]。

2.1.2 阿尔兹海默病 将104例阿尔茨海默病患者随机分为研究组和对照组各52例。对照组给予盐酸多奈哌齐片口服治疗；研究组给予开心散联合盐酸多奈哌齐片，处方：远志5g、人参5g、茯苓5g、石菖蒲2.5g，疗程为24周。结果：研究组总有效率为80.77%，对照组总有效率为61.54%[20]。

2.2 精神科疾病

2.2.1 抑郁 将80例轻、中度抑郁症患者随机分为研究组和对照组各40例。对照组用氟西汀治疗，研究组用开心散治疗，处方：石菖蒲12g、远志12g、人参18g、茯苓18g。疗程均为8周。结果：在治疗8周时研究组的临床控制率为35%，对照组为12.5%[21]。

2.2.2 老年焦虑症 将116例老年焦虑症患者随机分为对照组（开心散）、对照组（代力新）、研究组（开心散和代力新）。开心散组由人参、茯苓、石菖蒲、远志四味中药按3:3:2:2比例组成，每次15g，2次/日。分别在治疗2个月后分析其临床效果，并于一年后随访调查复发率。结果：研究组治愈率为46.3%，总有效率为92.7%，代力新组治愈率为23.8%，总有效率为69.1%，开心散组为24.4%，总有效率为60.0%[22]。

【使用注意】服药期间应忌酸、甜、羊肉等刺激性食物。

【按语】

1.关于方名"开心"之意 "开心"一词含义较为丰富，王充《论衡》："观览采择，得以开心通意"，意为心情舒畅。《后汉书》载："且开心见诚，无所隐伏。"此处指开露心意，坦诚相待。颜之推《颜氏家训》："读书学问，本欲开心明目。"此为开通思想，启发智慧之意。梅尧臣《春寒》："蝶寒方敛翅，花冷不开心。""开心"

在此指花朵开放。中医对"开心"的解释则多为开通心窍。如宋代苏轼云："开心暖胃门冬饮，知是东坡手自煎。"《神农本草经》中有多处提及"开心"，如菖蒲载："味辛温无毒，开心补五藏，通九窍，明耳目。"《现代汉语词典》释义：①心情快乐舒畅；②戏弄人以取乐。开心散一方用"开心"冠以方名，并非指心情舒畅之意，而是指开通心窍的作用，治疗由心失所养、痰阻心窍、心肾不交所导致的善忘，临床上主要表现为记忆力减退、遇事易忘[23]。

2.关于健忘的病因病机 《黄帝内经》有"善忘""喜忘"等病名记载，这是最早出现的相关记载。《肘后方》首次记载"多忘"的病名以及相应的方药，收录了"治人心孔昏塞多忘喜误方"。《备急千金要方》载有"好忘"，并载开心散等方治疗本病。《太平圣惠方》最早提出"健忘"一词，后代诸位医家均以"健忘"作为病名。陈无择《三因极一病证方论》首次阐述"健忘"的内涵，即"尽心力思量不来"、"常常喜忘，谓之健忘"，阐明健忘是指经常性的遗忘。戴思恭对"健忘"与"先天愚傻"进行鉴别："健忘者，为事有始无终，言谈不知首尾"，"非此生成之愚顽不知人事者"。其指出健忘与先天愚傻不同，是由后天诸因素所导致。历代医家认为健忘虽然病位在脑，但与五脏的关系密切，在不同时期侧重点不一。《内经》对健忘的认识较为全面，是后人发展的渊源。隋唐时期医家认为五劳六极皆可导致健忘，心肾两虚，精血亏虚。两宋时期认为心虚、肾虚、精极、血极、脉极皆令人健忘，而心虚为主要因素。同时强调脾虚导致健忘，气血不足，累及于心，脾虚意舍不精，心虚神功不职。明清时期认为智慧生于心肾之交，心血涸、肾水竭均可致健忘。近代则形成肾精髓脑学说。因此，以肾虚为主的五脏虚损是老年健忘发生的内在机制。痰瘀互结，酿生浊毒，阻滞脉络脑窍，清窍受邪所扰而失灵，出现健忘甚至痴呆的表现[23]。

3.关于开心散之主治病证 开心散及其类方主治病证的病性为本虚标实，或虚实夹杂。病位主要涉及心、脾、肾，其病理过程为心气虚，致心失所养，神志不宁，故出现惊悸怔忡、恍惚忧愁、善忘不寐。脾虚和痰湿常互为因果，脾虚则痰湿内生或湿邪困脾，都可导致气血生化不足，血不养心，或痰湿阻窍，皆可出现惊悸怔忡、善忘，甚或耳目不聪。脾为诸阴之首，目为血脉之宗，心阴（血）不足，当心脾同治，重用远志、茯苓助气血生化，滋补心血，故可治"能远视不能近视"。心火不足，脾亦受损，故重用人参、茯苓以健脾益气，心气盛则脾土旺，故能治"目能近视不能远视"。血虚重者，可虚风内生，致惊风抽搐。精浊为肾之液，心为君主之官，淫火妄动则心肾不交而精易泄[24]。

4.关于药物剂量和现代临床研究 ①现代在应用开心散及其类方时，由于中药的用量明显高于现代临床统计和药典饮片推荐的剂量，为兼顾开心散的临床疗效和用药安全，需要对中药的使用剂量进行研究；②开心散方中远志∶人参∶茯苓∶菖蒲的配伍比例为2∶3∶3∶2使用的频率最高，其次是1∶1∶1∶1，1∶2∶2∶1和2∶1∶3∶2。因此有必要对配伍比例进行研究，从临床效果、有效成分含量等方面对其进行分析，从而确定最佳配伍比例；③现代对开心散及其类方的主治病证有较多舍弃，如现代研究远视、近视、遗精、便浊等病证较少，所以需要通过临床实验加以验证，实现传承精华，守正创新[24]。

参考文献

［1］郝迪，刘学伟，刘爽，等.开心散剂型改进研究［J］.中医药信息，2011，28（6）：66-68.

［2］侯璐.RP-HPLC法测定开心散中人参皂苷Rg1和Re的含量［J］.武警医学院学报，2008，4（9）：777-780，783.

［3］刘江华，杨晶，张京兰，等.开心散对Aβ_（1-42）诱导Alzheimer病大鼠模型Keap-1/Nrf2/MnSOD信号通路的作用［J］.中国实验方剂学杂志，2021，27（5）：25-32.

［4］王彬斌，冯晓晓，恩特扎尔·别尔克，等.开心散对APP/PS1小鼠神经炎症和Aβ沉积的作用研究［J］.中草药，2021，52（24）：7511-7519.

［5］温薇，张超，刘明，等.开心散含药血清对Aβ诱发的PC12细胞损伤的改善作用［J］.中医药信息，2012，29（4）：80-81.

［6］曹程，肖钧元，刘梦秋，等.中药复方开心散调控神经营养因子抗抑郁物质基础与作用机制研究［J］.世界科学技术-中医药现代化，2018，20（6）：847-855.

［7］温智林，王真真，贺文彬，等.开心散含药血清对皮质酮所致CTX TNA2细胞损伤的保护作用［J］.神经药理学报，2014，4（6）：1-5.

［8］肖望重，胡青，唐林，等.开心散对抑郁模型大鼠海马CX3CL1-CX3CR1信号轴的影响［J］.中医药导报，2021，27（9）：15-19.

［9］Zhu Yue，Duan Xiuzhu，Huang Feiyu，et al. Kai-Xin-San, a traditional Chinese medicine formula, induces neuronal differentiation of cultured PC12cells：Modulating neurotransmitter regulation enzymes and potentiating NGF inducing neurite outgrowth［J］.J Ethnopharmacol, 2016, 193：272-282.

［10］买文丽，王琼，孙丽华，等.开心散对睡眠剥夺小鼠学习记忆的影响［J］.时珍国医国药，2011，22（10）：2331-2333.

［11］代渊，申重阳，付颖，等.开心散对多发梗死性痴呆大鼠学习记忆功能及ATP/AMP的影响［J］.世界科学技术-中医药现代化，2018，20（12）：2180-2184.

［12］许玉珉.开心散对东莨菪碱致认知障碍模型小鼠学习记忆的影响及机制研究［D］.广州：广州中医药大学，2018.

［13］Li Xiaoqiong，Wen Wen，Li Ping，et al. Mitochondrial Protection and Against Glutamate Neurotoxicity via Shh/Ptch1 Signaling Pathway to Ameliorate Cognitive Dysfunction by Kaixin San in Multi-Infarct Dementia Rats［J］.Oxid Med Cell Longev, 2021：5590745.

［14］师冉，宗鑫，滕佳林，等.开心散对

SAMP8小鼠神经递质的影响［J］.中国老年学杂志，2017，37（21）：5249-5251.

［15］王登，周珺，张锦，等.开心散和当归芍药散对高脂饲料喂养的慢性应激大鼠糖脂代谢的影响及HPA轴相关机制［J］.中药材，2015，38（9）：1919-1924.

［16］曹寅，胡园，赵海霞，等.开心散对缺氧和力竭运动小鼠的抗氧化及抗疲劳作用研究［J］.解放军药学学报，2011，27（4）：307-310，313.

［17］巴寅颖，姜艳艳，刘洋，等.基于3,6′-二芥子酰基蔗糖在记忆障碍模型大鼠体内表征的单体、远志及其经典方开心散药代动力学［J］.中国实验方剂学杂志，2012，18（14）：138-142.

［18］李雪君，于成，丁元庆.丁元庆治疗瘀热型抑郁症验案分析［J］.山东中医杂志，2021，40（4）：414-416.

［19］刘彦廷，蔡忠明，陈应柱.开心散治疗血

管性痴呆疗效观察及对血清Livin的影响［J］.山西中医，2015，31（8）：14-16.

［20］林丹霞，陈振.开心散联合盐酸多奈哌齐片对阿尔茨海默病的初步临床研究［J］.中医临床研究，2018，10（23）：73-75.

［21］包祖晓，赵国平，孙伟，等.开心散治疗轻、中度抑郁症临床观察［J］.中华中医药学刊，2011，29（5）：987.

［22］温革，刘明，范越.开心散合用代力新治疗老年焦虑症的临床观察［J］.中医药学报，2015，43（1）：111-112.

［23］易腾达，李玉丽，牛林强，等.经典名方开心散及类方的古代文献考证［J］.中国实验方剂学杂志，2021，27（5）：8-15.

［24］易腾达，李玉丽，谭志强，等.经典名方开心散功能主治衍变与剂量的关联考证［J］.中国实验方剂学杂志，2021，27（7）：24-33.

槐花散

宋《普济本事方》

Huaihua San

【概述】槐花散出自宋代《普济本事方》，《普济本事方》载其方药组成为："槐花（炒），柏叶（烂杵焙），荆芥穗，枳壳（去穰细切，麸炒黄）。右修事了，方秤等分"，其功能为清肠止血，疏风下气。主治肠风脏毒下血。便前出血，或便后出血，或粪中带血，以及痔疮出血，血色鲜红或晦暗。历代古籍医著中收录有多首"槐花散"同名方剂，且以槐花为君药的方剂占大多数，但针对不同的临床症状，历代医家在槐花散的基础上进行了加减变化，进一步扩大了该方的应用范围。目前有报道关于槐花散颗粒剂的制剂研究。槐花散主要具有抗炎、抗溃疡和止血的药理作用。临床上应用于肠风、脏毒下血，常用于风热湿毒，壅遏肠道，损伤血络所致的便前出血，或便后出血，或粪中带血，以及痔疮出血

等。现代广泛应用于肛肠科疾病，如用于治疗痔疮出血、肛裂出血等疗效显著。

【历史沿革】

1.原方论述 宋代许叔微《普济本事方》记载："治肠风脏毒，槐花散。"该散剂组成：槐花（炒），柏叶（烂杵焙），荆芥穗，枳壳（去穰细切，麸炒黄）。右修事了，方秤等分，细末，用清米饮调下二钱，空心食前服。

2.后世发挥 北宋《太平圣惠方》与南宋《幼幼新书》等典籍中都收载了槐花散；至金朝，刘完素广泛收集整理，将其收载于《洁古家珍》第十四卷；至明代，孙一奎所著《赤水玄珠》及吴崑《医方考》等记录槐花散为同名同方主治肠风、脏毒下血，到了清朝，叶天士在《类证普济本事方释义》中详细解释了槐花散中各药之性味

归经。槐花散在历代医籍皆有收载，历史上虽仍有许多同名异方者，在组方、炮制、剂量及主治方面稍有出入，但都以槐花为君药，以其他药味相辅，用以治疗肠风脏毒下血之证。在宋朝，槐花散及其类方的主治为由胃气上逆而致的热吐、肝火上乘及气不摄血而致的衄血、血渗外溢所致的肠风脏毒等病证；金、元时期，增加了气血亏损导致的脱肛等病证；发展至明代，主治拓展了湿热蕴积肠胃所致酒病便血、痔漏及肛门肠肿等；到了清代，主治又拓展了湿热邪毒壅滞大肠所致的痢疾。

3.同名异方 槐花散的同名异方分析表见表34-1。

表34-1 槐花散同名异方分析表

朝代	作者	出处	药物组成	功能主治	制法及用法	变化情况（与原方比较）
元	朱震亨	《丹溪心法》卷二	苍术、浓朴、陈皮、当归、枳壳各一两，槐花（二两），甘草（半两），乌梅（半两）	治肠胃不调，胀满下血	上以水煎，空心服	该方去侧柏叶和荆芥，加苍术、厚朴、陈皮、当归、甘草、乌梅等；主治增加肠胃不调、胀满；煎服法采用水煎服
明	孙一奎	《赤水玄珠》卷八	青皮，槐花，荆芥穗	治血痢久不止，腹中不疼，不里急后重，此脏毒也	各等分，为末，水煎，空心热服	该方药物组成去侧柏叶、枳壳，加青皮；煎服法采用水煎服
明	龚廷贤	《万病回春》卷之四	当归、地榆各一钱，生地、芍药、黄芩、升麻各七分，枳壳、槐花、阿胶各八分，防风、侧柏叶各五分	治粪后红	上剉一剂。水煎，空心服	该方药物组成去荆芥，加当归、地榆、生地黄、芍药、黄芩等多味药物，煎服法采用水煎服
清	冯楚瞻	《冯氏锦囊秘录》卷十三	苍术、浓朴、陈皮、当归、枳壳各一两，槐花二两，甘草、乌梅各五钱	治肠胃有湿，胀满下血	每用五钱水煎空心服	该方的变化与《丹溪心法》的槐花散相同

【名方考证】

1.本草考证

1.1 槐花 "槐花"之名最早见于《日华子本草》，经考证，本方所用槐花为豆科植物槐 *Sophora japonica* L. 的干燥花及花蕾，与《中国药典》2020年版记载一致。

1.2 柏叶（侧柏叶） "侧柏叶"以柏实之名最早见于《神农本草经》。经考证，本方所用柏叶为柏科植物侧柏 *Platycladus orientalis*（L.）Franco 的干燥枝梢和叶，与《中国药典》2020年版记载一致。

1.3 荆芥穗 "荆芥"之名最早见于《吴普本草》。经考证，本方所用荆芥为唇形科植物荆芥 *Schizonepeta tenuisfolia* Briq. 的干燥花穗，与《中国药典》2020年版记载一致。

1.4 枳壳 "枳壳"以"枳实"之名始载于《神农本草经》。经考证，本方所用枳壳为芸香科植物酸橙 *Citrus aurantium* L. 及其栽培变种的干燥未成熟果实，与《中国药典》2020年版记载一致。

2.炮制考证

2.1 槐花 槐花散中槐花的炮制方法为"炒"。现代炮制品有炒槐花。

2.2 枳壳 槐花散中枳壳的炮制方法为"去穰细切，麸炒黄"。现代炮制品有麸炒枳壳。

2.3 其他 其他药味均为生品。

3. 剂量考证

3.1 原方剂量　槐花、柏叶、荆芥穗、枳壳，等分，共二钱。

3.2 折算剂量　北宋1钱合今之4.13g。故处方量为槐花、柏叶、荆芥穗、枳壳各2.07g。

3.3 现代用量　根据全国中医药行业高等教育"十四五"规划教材《方剂学》，处方量为槐花、柏叶、荆芥穗、枳壳各9g。

【药物组成】槐花（炒），柏叶（烂杵焙），荆芥穗，枳壳（去穰细切，麸炒黄）。

【功能主治】清肠止血，疏风下气。主治肠风脏毒下血。症见便前出血，或便后出血，或粪中带血，以及痔疮出血，血色鲜红或晦暗。

【方义分析】本方主治诸症皆为风邪热毒或湿毒壅遏肠道所致，遂成肠风脏毒下血之证。风邪热毒或湿毒壅遏肠道血分，损伤脉络，血渗外溢，则便前或便后出血，血色鲜红或晦暗，以及痔疮出血等症。治宜清肠凉血为主，兼以疏风行气。

方中槐花味苦微寒，泻热清肠，凉血止血，善清大肠湿热，故为君药。侧柏叶苦涩微寒，清热止血，助君药凉血止血之力，为臣药。荆芥穗辛散疏风，微温不燥，炒用入血分而止血；枳壳行气宽肠，期"气调则血调"，共为佐药。诸药配伍，共奏凉血止血，清肠疏风之功。

配伍特点：寓行气于止血之中，气血同调；寄疏风于清肠之内，相辅相成。

【用法用量】

1. 古代用法用量　右修事了，方秤等分，细末，用清米饮调下二钱，空心食前服。

2. 现代用法用量　每服6g，服散，开水或米汤调下，饭前空腹服。日2~3服。

【药学研究】

1. 资源评估　方中槐花、柏叶、荆芥穗、枳壳目前均以人工栽培为主。

槐花属于温带植物，喜欢光，喜欢干冷的环境，种植应选择深厚、肥沃、排水较好的石灰性、中性或酸性土壤，全国各地均产，主产河北、山东、江苏、辽宁等地。

侧柏叶生于湿润肥沃地，石灰岩石地也有生长，侧柏叶分布于东北南部，经华北向南过广东、广西北部，西至陕西、甘肃，西南至四川、云南、贵州等地。

荆芥为一年生草本，喜温凉湿润的气候条件和较肥沃的土壤，在光照充足的条件下生长良好，主要分布于我国长江流域和华北各地。

枳壳喜温暖湿润的气候，有极强的耐阴性，生长适温在20~25℃，种植时最好选择在光照充足、土层深厚、土质肥沃疏松、富含腐殖质、排水良好的壤土为宜，主要产区有江苏、浙江、江西、福建、中国台湾、湖北、湖南、广东、广西、四川、贵州、云南等地。

2. 制剂研究

2.1 制备方法　原文载："细末，用清米饮调下二钱"。一钱折合成现代公制，约为4g。因此制备方法为取本方，粉碎粒度为过4目筛，每次服用8g，水送服。

《普济本事方》的槐花散沿用宋代度量衡，每次服用8g，饭前空腹服用。

2.2 制备工艺　将槐花散开发为颗粒剂。选择芦丁含量和浸膏得率为指标，以综合评分法为评价标准，通过正交设计优选，确定槐米和侧柏叶的提取条件，加10倍量75%的乙醇提取3次，每次1.5小时；优选出荆芥挥发油提取条件，加水12倍量，浸泡3小时后，回流提取8小时后；药渣与枳壳混合后，继续加10倍量水提取3次，每次1.5小时。提取液混合后浓缩至相对密度1.25（60℃），在干燥温度为90℃，履带速度为15cm/min，进料速度为25L/h条件下减压干燥制备干粉，即得。采用干式制粒技术，在轧辊压力为60~70kgf/cm^2，轧辊转速为12~14r/min，送粉速度17~19r/min的条件下，制粒[1]。

3. 质量控制　该方含有黄酮类、皂苷、挥发油等物质，可以将其作为质量控制的指标。现有文献报道采用HPLC同时测定槐花散中芦丁、柚皮苷、新橙皮苷、槲皮素4种黄酮类成分，可用于槐花散的质量控制[2]。

【药理研究】

1.药效作用 根据槐花散的功能主治进行了药效学研究，主要具有抗炎、抗溃疡和止血等作用。

抗炎、抗溃疡和止血作用 将槐花散浓缩药液浓度为0.43g/ml，给药剂量为1.8g/（kg·d），连续7天，能降低溃疡性结肠炎大鼠模型血清中TNF-α、MPO炎症因子水平，显著降低肠炎DAI分值，减轻血便、肛门红肿、脱肛等症状，缓解直肠、结肠肠壁黏膜层及黏膜下层的炎症细胞浸润[3]。

2.体内过程 柚皮苷和新橙皮苷是槐花散中枳壳的有效成分。大鼠单次灌胃给药剂量柚皮苷和新橙皮苷均为690mg/kg，给药后不同时间段取心、肝、脾、肺、肾、脑、脂肪、肌肉、胃、小肠组织，匀浆后进行HPLC分析。给药60分钟后柚皮苷和新橙皮苷在各组织中均出现分布高峰，柚皮苷在心、肝、脾、肺、肾、脑、脂肪、肌肉、骨、小肠平均质量浓度分别为0.84±1.43、0.93±0.76、2.33±2.57、10.28±9.56、2.73±0.76、2.04±0.95、9.24±6.63、3.21±2.99、32.74±14.41、52.15±24.32。新橙皮苷在心、肝、脾、肺、肾、脑、脂肪、肌肉、骨、小肠平均质量浓度分别为0.88±1.40、0.73±0.34、1.95±2.37、11.22±9.56、3.01±1.88、2.00±0.40、11.92±8.50、3.81±2.75、24.29±11.86、42.67±24.20。柚皮苷和新橙皮苷均在体内吸收较快，在大鼠体内可能存在肝肠循环，在肠胃中消除较慢。给药60分钟后，在大鼠肺、脂肪组织中柚皮苷和新橙皮苷浓度均达到峰值，且浓度明显高于除胃、小肠组织以外的其他组织[4]。

【临床应用】

1.临床常用

1.1 临床主治病证 槐花散主治风热湿毒，壅遏肠道，损伤血络证。临床表现主要为便前出血，或便后出血，或粪中带血，以及痔疮出血，血色鲜红或晦暗，舌红苔黄脉数。本方是治疗肠风、脏毒下血的常用方。临床应用以便血，血色鲜红，舌红，脉数为辨证要点。

1.1.1 衄血 槐花散治衄血，原方去侧柏叶、荆芥穗、枳壳，加蒲黄、干姜。

1.1.2 疮疹 治婴孩小儿斑疮，余热不退。槐花散方去侧柏叶、荆芥穗、枳壳，加赤小豆、麝香。

1.1.3 脱肛 槐花散治脱肛。原方去侧柏叶、荆芥穗、枳壳，加槐角。

1.2 名家名师名医应用

1.2.1 内痔便血 名家王晋三用加味槐花散治疗内痔便血，效果显著。药物组成：槐花30g，侧柏叶、荆芥炭、枳壳各12g，地榆炭15g，黄柏10g，鸦胆子21粒，桂圆肉3枚。加味槐花散中槐花清肠凉血止血，侧柏叶助槐花凉血止血之功效，荆芥求疏风理血；枳壳宽肠行气，加用地榆炭、黄柏以增强清肠止血之作用。在运用古方之基础上，王老独辟新径，用加味槐花散煎汁吞服桂圆肉1枚包鸦胆子7粒，以增清热解毒、凉血止血之功，且不伤正气，临床每多奏效[5]。

1.2.2 痔漏 名家谢宝慈针对痔瘘疾病中最常见的出血、疼痛、便秘等三大症状，用槐花散治疗，方由槐花炭9g、侧柏炭9g、地榆炭9g、当归6g、荆芥炭9g、生地黄9g、槐角15g、甘草3g等组成。方中槐花炭、地榆炭、侧柏炭、荆芥炭、生地黄、槐角凉血止血，当归补血活血，润肠通便，诸药合用共奏凉血止血之功。临床应用于内痔、混合痔及肛裂、直肠息肉、直肠溃疡等出血[6]。

2.临床新用 槐花散在临床上广泛用于治疗肛肠科疾病等，尤其对内痔出血、肛裂出血疗效确切、具有特色与优势。

2.1 内痔出血 将符合观察标准的90例Ⅰ、Ⅱ期内痔出血患者随机分为研究组和对照组各45例。对照组由槐花、侧柏叶、荆芥、枳壳四味中药普通饮片组成，每味中药普通饮片均为10g。研究组由槐花、侧柏叶、荆芥、枳壳四味中药超微饮片组成，每味中药超微饮片均为10g；连续治疗7天为1个疗程。1个疗程后，研究组总有效率为73.33%，对照组为53.33%；研究组复发率为6.06%，对照组为45.83%[7]。

2.2 肛裂出血 将86例肛裂幼儿随机分为研究组和对照组各43例。对照组使用化痔栓。研究组使用槐角丸（槐角 10g，地榆、当归、防风、黄芩、枳壳各 5g）、槐花散（槐花、侧柏叶各 12g，荆芥、枳壳各 6g），每日 1 剂，水煎 150ml，早中晚口服；连续治疗 2 个疗程（10 天），研究组总有效率为 83.72%，对照组为 67.44%[8]。

【使用注意】 本方药性寒凉，故只可暂用，不宜久服。便血日久属气虚或阴虚者，以及脾胃素虚者均不宜使用。

【按语】

1.关于"肠风脏毒"的理解 槐花散治疗肠风脏毒，对肠风脏毒的病机可概括为"皆湿热而成"。对于肠风脏毒的病因最早在《黄帝内经·灵枢》中有记载："卒然多食饮则肠满，起居不节，用力过度，则络脉伤""阴络伤则血内溢，血内溢则后血"。"肠风"的病因在《疡科心得集》中提出："夫大肠之下血也，一曰肠风，一曰脏毒。肠风者，邪气外入，随感随见，所以色清而鲜"。"脏毒"指脏中积毒，"脏毒"的病因在《医宗金鉴》中记载"脏毒有内外、阴阳之别。发于外者，蕴注于肛门，两旁肿突……多实多热；发于内者，兼阴虚湿热，下注肛门，内结壅肿，刺痛如锥……为虚为湿，属阴难治"。肠风和脏毒在症状、程度和病程上都有区别。在症状上肠风具有"直射四出"的特点。在程度方面，脏毒重于肠风，肠风"邪气外入，随感随见"，病程较短；脏毒"蕴积毒久而始见"，病程较久，且多由肠风日久而来。方中槐花疏肝泻热，凉大肠；侧柏叶养阴燥湿，清热止血；荆芥穗理血疏风；枳壳行气以宣通大肠，以达"气调则血调"之目的。诸药合用，既凉血止血，又疏肠中风邪[9]。

2.关于槐不同部位用药考证 《神农本草经》首次记载槐实"治五内邪气热，止涎唾，补绝伤，火疮，妇人乳瘕，子藏急痛"。《珍珠囊》记载"五痔肠风称槐角，主火烧疮"。《本草纲目》曰"有痔及下血者，尤宜服之"。槐角又称槐实、槐荚，为豆科植物槐的干燥成熟果实，可清热泻火、凉血止血。常用于治疗痔疮出血，如地榆槐角丸。《日华子本草》首载槐花"治五痔、心痛、

眼赤，杀腹藏虫，及皮肤风热，肠风泻血，赤白痢"。槐花为豆科植物槐的干燥花及花蕾，亦有槐蕊之称，花蕾又称为槐米。《本草衍义》中记载槐米"收时折其未开花"入药，后《本草品汇精要》中提出"花未开者佳"。历代医籍方书中配有槐花药名的约有 50 余个方子。在《证治准绳》《外科大成》《嵩崖尊生全书》中处方配伍用名为"槐花米"（杨梅疮丸）、"槐米"（牛黄定痛丸）。但未见记载其药用部分，同时也未见二者在应用方面有何不同。现代以槐花的主成分芦丁的含量为指标，从而认为槐米较槐花质优。槐花与槐米功效相似，都能凉血止血，治疗血热出血等症。生槐花清肝明目，生槐米功效更强，能清肝泻火[10]。

3.关于中药炒炭后增强止血作用 中药炒炭是我国中药的传统炮制方法，可以通过改变药物的性能，使其产生或增强止血的作用。《黄帝内经》中提出"角发"炒炭制成"血余炭"。《金匮要略方论》中记载"烧炭存性，勿令灰过""炒令黑勿太过"等。因此古代总结出"炒炭存性"作为对炒炭质量的要求。槐花散方中槐花、侧柏叶、荆芥均具有止血的功效，研究表明当炒炭温度适宜时，槐花炭、槐米炭中的鞣质含量会增高，且槐花炭、槐米炭的止血作用增强。荆芥炒炭后挥发油的折光率增大，荆芥炭挥发油具有止血作用，而生荆芥挥发油则无此作用。芥穗炭与荆芥炭挥发油的止血作用与剂量有关。侧柏叶炒炭后杨梅苷、槲皮苷等黄酮类成分降低，新产生的槲皮素和山柰酚含量增高，与止血作用的增强相关。"炒炭存性"尤为重要，当温度升高一定程度时，止血作用较强；但随着温度升高，止血作用减弱。因此掌握炭药炮制的温度时间是有必要的[11]。

4.关于荆芥和荆芥穗的区别 荆芥的入药部位为全草。《本草图经》首次将荆芥穗与荆芥全草分开，单独以花穗入药。后代本草大多沿用荆芥全草或荆芥穗入药。荆芥与荆芥穗的炮制方法包括炒制、制炭等十余种，其中均主要是生用和制炭。荆芥生用要求净制和切制，最早可追溯至

唐朝；荆芥穗生用强调净制，明朝时期始有记载；荆芥制炭则始于宋朝时期，荆芥穗制炭的记载到明朝才有，炭品有"存性"的规定。荆芥和荆芥穗性味功效大体一致，惟荆芥穗效用更佳。荆芥和荆芥穗生用均有解表散风、透疹消疮的功效，炒炭后具有收涩止血的作用。唐代方书只记载有荆芥生品的应用，宋代增加荆芥炭品和荆芥穗生品的应用，明清时期荆芥、荆芥穗生品及其炭品在方书中的运用趋于成熟。荆芥和荆芥穗在用法用量、配伍方面相似，生品和炭品在用法用量方面差异不大，但在药物配伍方面各有不同[12]。

参考文献

［1］孙四海.复方槐花颗粒制剂工艺及质量标准研究［D］.济南：山东中医药大学，2011.

［2］吴笛，雷昌.HPLC同时测定槐花散中4种黄酮类成分含量［J］.中国中医药信息杂志，2020，27（6）：69-72.

［3］郭建平，夏勤，顿文亮，等.槐花散治疗溃疡性结肠炎肠风下血证作用机制研究［J］.现代中医药，2020，40（5）：9-14，21.

［4］陈海芳，张武岗，袁金斌，等.枳壳总黄酮提取物中柚皮苷和新橙皮苷在大鼠体内的组织分布［J］.中国新药杂志，2014，23（1）：86-90.

［5］李双贵，刘雅蓉.加味槐花散治疗内痔便血50例［J］.湖北中医杂志，1992，14（2）：42.

［6］叶玲.谢宝慈临床用方经验总结［J］.福建中医药，2000，31（1）：25-26.

［7］鲁龙生，罗敏，何永恒.槐花散超微饮片治疗Ⅰ、Ⅱ期内痔出血疗效性观察［J］.中国中医药现代远程教育，2010，8（15）：7-8.

［8］祝普凡.槐角丸与槐花散治疗幼儿肛裂42例疗效观察［J］.河北中医，2007，29（3）：238.

［9］翟艳敏，毛明强，蒋楠，等.经典名方槐花散文献分析与考证［J］.中国实验方剂学杂志，2021，27（12）：13-23.

［10］王笑，王雨，张冰，等.槐不同药用部位本草学、化学成分和药理作用研究进展［J］.中草药，2018，49（18）：4461-4467.

［11］王丹.浅谈中药炒炭后止血功效产生或增强的因素［J］.湖北中医杂志，2014，36（1）：70-71.

［12］刘信丹，张英，吴孟华，等.荆芥和荆芥穗的本草考证［J］.中国中药杂志，2021，46（19）：5144-5151.

竹茹汤

宋《普济本事方》
Zhuru Tang

【概述】竹茹汤之名首见于宋代许叔微《普济本事方》，载其方药组成为："干葛三两，甘草三分（炙），半夏三分（姜汁半盏，浆水一升煮耗半）。右粗末，每服五钱，水二盏，生姜三片，竹茹一弹大，枣一个"，其功能为益胃清热，降逆止呕。主治胃热呕吐。干葛三两在方中用量最大。方中有毒中药半夏用生姜炮制，制约了半夏的毒性。后世方书记载的竹茹汤中出现了加减生姜与大枣的情况，并扩展了竹茹汤的功效，用于治疗酒后呕吐。目前竹茹汤中君药干葛主要具有抗糖尿病、解酒保肝等作用。竹茹汤临床上常用于胃热呕吐所致的呕吐头疼，眩晕颠倒，痰逆烦闷，四肢不和，或胃热呕吐，饮酒过多而呕等。现代广泛应用于消化内科疾病，如用于治疗化疗相关性呕吐、胆汁反流性胃炎等疗效显著。

【历史沿革】

1.原方论述 宋代许叔微《普济本事方》记

载："治胃热呕吐，竹茹汤。"该汤剂组成：干葛三两，甘草三分（炙），半夏三分（姜汁半盏，浆水一升煮耗半）。右粗末，每服五钱，水二盏，生姜三片，竹茹一弹大，枣一个，同煎至一盏，去滓温服。

2. 后世发挥 《普济本事方》中竹茹汤的组成为葛根、半夏、甘草、竹茹、生姜和大枣，而在之后书记载的竹茹汤中则出现了加减生姜与大枣的情况。在药用剂量方面，主要分为两部分：第一，葛根、半夏和甘草的药用比例及其每剂用量；第二，估量值的变化。在《普济本事方》竹茹汤中，葛根、半夏和甘草的用量比例为4∶1∶1，元代时期的衡制进率与宋代相同，此时半夏和甘草的比例略微增加，其用药比例为3∶2∶1；在明清时期则出现了众多不同的用量

比例，其比例在（1∶1∶1）~（15∶1.5∶1）。总体而言，葛根的用量占最多，而在《古今医统大全》和《不知医必要》中三者的比例分别为2∶3∶1和1.5∶2∶1，半夏的用量均最大。对于每剂葛根、半夏和甘草混合用量，各时期均有差异，其主要根据用药对象不同而变化。《普济本事方》中记载竹茹汤的功用为胃热呕吐，其后宋代方书均延用了此功效记载，到元代危亦林《世医得效方》中更为详细的描述其主治胃受邪热、心烦喜冷、呕吐不止，直到李梴《医学入门》中扩展了其的功效，用于治疗酒呕，此之后的《万氏家抄济世良方》《济阳纲目》也出现治疗酒后呕吐的功效记载。

3. 同名异方 竹茹汤的同名异方分析见表35-1。

表35-1 竹茹汤同名异方分析表

朝代	作者	出处	药物组成	功能主治	制法及用法	变化情况（与原方比较）
东晋	陈延之	《小品方》卷四	竹茹（二升），甘草（六分），当归（六分），芎䓖（六分），黄芩（六分），桂心（一两），术（一两），人参（一两），芍药（一两）	治吐血、汗血、大小便血	凡九物，以水一斗，煮取三升，分四服	该方去葛根、半夏、生姜、大枣，加当归、川芎、黄芩、桂心、人参等，功效变为治疗吐血、汗血、便血
唐	孙思邈	《千金翼方》卷十八	竹茹（一升），橘皮、半夏（洗，各三两），生姜（四两，切），紫苏（一两），甘草（一两，炙）	主哕方	上六味，㕮咀。以水六升，煮取二升半，分三服	该方去葛根，加橘皮、紫苏，主治哕
唐	孙思邈	《备急千金要方》卷十二	竹茹（二升），甘草、川芎、黄芩、当归（各六分），芍药、白术、人参、桂心（各一两）	治吐血、衄血、大小便下血方	上九味㕮咀，以水一斗煮取三升，分四服，日三夜一	该方去葛根、半夏、生姜、大枣，加当归、川芎、黄芩、桂心、人参等，功效变为治疗吐血、汗血、便血
宋	张锐	《鸡峰普济方》	干葛三两，甘草、半夏各三分	心下微烦，恶闻热物，得热即呕，时时喜渴	上为粗末，每服五钱，水二盏，生姜三片，竹茹枣许大	该方功能主治更为详细具体，增加"心下微烦，恶闻热物"等
宋	陈无择	《三因极一病证方论》	人参、橘皮、白术、麦门冬（去心）各一两，甘草（炙，一分），白茯苓、浓朴（姜制，各半两）	治妊娠择食，呕吐头疼，颠倒痰逆，四肢不和，烦闷	上为剉散。每服四大钱，水一盏半，姜五片，入竹茹一块如指大，同煎至七分，去滓，空心服	该方药物组成去葛根、半夏、大枣，加人参、橘皮、白术、麦冬、白茯苓、厚朴等；功能主治变为妊娠呕吐

续表

朝代	作者	出处	药物组成	功能主治	制法及用法	变化情况（与原方比较）
元	危亦林	《世医得效方》	葛根三两，半夏二两（汤泡七次），甘草一两（炙）	胃受邪热，心烦喜冷，呕吐不止	上剉散，每服五钱，水二盏，入竹茹如枣许大，姜五片	该方更为详细的描述其主治胃受邪热、心烦喜冷、呕吐不止
元	朱丹溪	《丹溪心法》	葛根三两，半夏二两（炮七次），甘草一两（炙）	热呕	上咀，每四钱，水一盏，入竹茹一小块，姜五片	该方半夏、甘草、姜剂量增加，去枣。功效主治简洁，主治热呕
明	鲁伯嗣	《婴童百问》卷六	葛根（七钱半），半夏（半两、泡），甘草（一钱）	治胃受邪热，心烦喜冷，呕吐不止	上哎咀，每服三钱，水一盏，入竹茹、枣少许，生姜五片，煎七分、去滓，取清汁微冷细细服，不拘时，加茯苓三钱尤妙	该方葛根减量，半夏、生姜增量，加用茯苓。煎服法改变
明	张景岳	《景岳全书》	半夏（姜汁制）、干葛各三钱，甘草二钱	胃热呕吐	上为末，每服二钱，水一钟，姜三片，竹茹一弹许，枣一枚	该方葛根、甘草减量
明	李梴	《医学入门》	葛根三钱，半夏二钱，甘草三分，竹茹一团	胃热心烦呕吐水止，酒呕尤妙	姜枣煎	该方葛根、半夏、甘草减量，功效扩展治疗酒呕
明	龚廷贤	《寿世保元》	半夏二钱（姜汁炒），干葛二钱，青竹茹四钱，甘草八分	胃热而呕吐	上剉，姜、枣煎服	该方明确竹茹具体用量，半夏、葛根、甘草减量
明	武之望	《济阳纲目》	葛根三钱，半夏二钱，甘草三分，竹茹一团	胃热心烦，呕吐不止，或因饮酒过度而呕者，尤妙	上剉一剂，加生姜五片	该方葛根、半夏、甘草减量，生姜增量，功效扩展治疗酒呕
明	孙一奎	《赤水玄珠》卷二十一	淡竹茹一两	妊娠烦躁，或胎不安	水煎服之	该方仅用竹茹，主治妊娠烦躁、胎不安
清	王肯堂	《证治准绳·幼科》	葛根七钱半，半夏半两（炮），甘草三钱（炙）	胃受邪热，心烦喜冷，呕吐不止	上，每服一二钱，入竹茹枣许大，姜水煎取清汁	该方葛根减量，半夏增量，主治胃受邪热、心烦喜冷、呕吐不止更为详细
清	尤怡	《金匮翼》	干葛三两，甘草三钱，半夏一两（姜汁半盏，浆水一升煮，耗半）	胃热呕吐	上为粗末，每服五钱，水二盏，姜三片，枣一枚，竹茹一钱	该方竹茹用量具体，半夏增量
清	沈金鳌	《幼科释谜》	葛根七钱，半夏五钱，炙草三钱	胃受邪热，心烦喜冷，呕吐不止	每二三钱，入竹茹三分	该方葛根减量，竹茹用量具体，去姜枣

【名方考证】

1.本草考证

1.1 竹茹 "竹茹"之名最早见于《金匮要略》，《本草经集注》称之为"青竹茹"。经考证，本方所用竹茹原植物指的是竹类植物。《中国药典》2020年版载竹茹为禾本科植物青秆竹 *Bambusa tuldoides* Munro、大头典竹 *Sinocalamus beecheyanus*（Munro）McClure var. *pubescens* P.F.Li、淡竹 *Phyllostachys nigra*（Lodd.）Munro var. *henonis*（Mitf.）Stapf ex Rendle 的茎秆的干燥中间层。

1.2 葛根 "葛根"之名最早见于《神农本草经》，《炮炙全书》载"干葛即葛根"。经考证，本方所用葛根为豆科葛属植物，包括豆科

植物野葛 *Pueraria lobata*（Willd.）Ohwi、甘葛藤 *Pueraria thomsonii* Benth. 的干燥根。《中国药典》2020年版载葛根为豆科植物野葛 *Pueraria lobata*（Willd.）Ohwi 的干燥根。

1.3 半夏　"半夏"之名最早见于《神农本草经》。经考证，本方所用半夏为天南星科植物半夏 *Pinellia ternata*（Thunb.）Breit. 的干燥块茎，与《中国药典》2020年版记载一致。

1.4 甘草　"甘草"之名最早见于《神农本草经》。经考证，本方所用甘草主要是豆科甘草属甘草 *Glycyrrhiza uralensis* Fisch. 的干燥根和根茎。《中国药典》2020年版载甘草为豆科植物甘草 *Glycyrrhiza uralensis* Fisch.、胀果甘草 *Glycyrrhiza inflata* Bat. 或光果甘草 *Glycyrrhiza glabra* L. 的干燥根和根茎。

1.5 生姜　"生姜"之名最早见于《吕氏春秋》。经考证，本方所用生姜为姜科植物姜 *Zingiber officinale* Rosc. 的新鲜根茎，与《中国药典》2020年版记载一致。

1.6 大枣　"大枣"之名最早见于《神农本草经》。经考证，本方所用大枣为鼠李科植物枣 *Ziziphus jujuba* Mill. 的干燥成熟果实，与《中国药典》2020年版记载一致。

2. 炮制考证

2.1 半夏　竹茹汤中半夏的炮制方法为"姜汁半盏，浆水一升煮耗半"。现代炮制品有姜半夏。

2.2 甘草　竹茹汤中甘草的炮制方法为"炙"。现代炮制品有炙甘草。

2.3 其他　其他药味均为生品。

3. 剂量考证

3.1 原方剂量　干葛三两，甘草三分，半夏三分。上粗末，每服五钱，水二盏，生姜三片，竹茹一弹大，枣一个。

3.2 折算剂量　北宋1两约合今41.3g，1分合今10.325g。故处方量为葛根123.9g，半夏30.975g，甘草30.975g，竹茹一弹大，生姜3片，大枣1个。

3.3 现代用量　根据全国中医药行业高等教育"十四五"规划教材《方剂学》，处方量为葛根约9g，半夏2.5g，甘草2.5g，竹茹一弹大，生姜3片，大枣1枚。

【药物组成】干葛三两，甘草三分（炙），半夏三分（姜汁半盏，浆水一升煮耗半），生姜三片，竹茹一弹大，枣一个。

【功能主治】益胃清热，降逆止呕。主治胃热呕吐。

【方义分析】本方主治诸症皆为胃中蕴热，胃失和降，气机上逆所致，遂成胃热呕吐之证。胃中有热，其气上逆，胃气不降则出现呕吐等症。治宜益胃清热，降逆止呕。

方中葛根、竹茹为君，葛根辛甘性凉，能解酒毒，竹茹味甘性寒，清热和胃；生姜和胃止呕，为呕家之圣药，助君药以降逆止呃，半夏味辛性温，降逆止呕，与甘寒之竹茹相伍，则清而不寒，同为臣药；甘草、大枣益气补脾养胃，又大枣与生姜为伍，调和脾胃，安中气，俱为佐药；甘草调和药性，兼为使药。诸药合用，使胃热得解，气得下降，则诸症可愈。

配伍特点：辛温清与清养合法，清而不寒，降逆而无伤正之虞。

【用法用量】

1. 古代用法用量　右粗末，每服五钱，水二盏，生姜三片，竹茹一弹大，枣一个，同煎至一盏，去滓温服。

2. 现代用法用量　每服20g，加生姜三片，竹茹一弹大，枣1个，煮散，去滓，分为2~3次温服，日服1剂（以上六味，加水700ml，煎至350ml）。

【药学研究】

1. 资源评估　方中竹茹、半夏、葛根、生姜、大枣、甘草目前均以人工栽培为主。

竹茹喜温暖潮湿气候，通常以肥沃、湿润、排水良好中性或微酸性、微碱性的砂质填土栽培，产于山东、江苏、安徽、浙江、江西、河南、湖南、湖北、四川、陕西等地。

半夏生长的适宜温度为10~27℃，不耐旱，喜爱在湿度较高的土壤中生长，以半阴环境为宜。半夏在全国各地均可见，道地产区与主产区基本一致，在湖北、江苏、安徽等地。

葛根喜温暖、阳光充足且湿润的气候环境，选择在土层深厚、疏松肥沃、排水良好的沙质壤土种植，全国大部地区有产，主产河南、湖南、浙江、四川等地。

生姜原产东南亚的热带地区，喜温暖、湿润的气候，道地产区主要在四川，目前主产区在四川、贵州、广西等地。

大枣适应温度范围广，耐高温和寒冷，抗旱耐受洪涝，深厚质的壤土生长最好，生长于海拔1700m以下的山区，丘陵或平原，原产中国，亚洲、欧洲和美洲常有栽培。

甘草生于干旱沙地、河岸砂质地、山坡草地及盐渍化土壤中，生长周期3~5年，分布于东北、华北、西北各省区，道地产区与主产区基本一致，在新疆、甘肃、内蒙古、宁夏、山西等地。

2. 制剂研究

2.1 制备方法 原文载："右粗末，每服五钱，水二盏……同煎至一盏"。宋代一盏约合200ml。因此制备方法为取本方，粉碎粒度为过2号筛，加水400ml，煎煮至200ml。

《普济本事方》的竹茹汤沿用宋代度量衡，则其总药量大约为200g，其加水量为总药量的13倍，药液煎至总药量的6.5倍。

2.2 制备工艺 竹茹是竹茹汤中的主要药物，水煎工艺是影响竹茹药效的主要因素。通过以干膏率作为考察指标，筛选中药竹茹水煎的最佳工艺条件。采用正交设计法考察加水量、浸泡时间、煎煮次数、煎煮时间四因素对水煎工艺提取成分提取率的影响。实验表明煎煮次数、煎煮时间对水煎工艺有显著影响。结合生产实际确定中药竹茹水煎的最佳工艺是：药材不浸泡，第一次煎煮用9倍量水，第2次煎煮用8倍量水，煎煮2次，每次1h[1]。

3. 质量控制 该方含有黄酮类、多糖、挥发油等物质，可以将其作为质量控制的指标。现有文献报道采用HPLC法建立药材、饮片、竹茹汤物质基准的指纹图谱，为全面控制竹茹汤的质量提供依据[2]。

【药理研究】

1. 药效作用 目前未见竹茹汤药效学研究报道，其君药干葛具有抗糖尿病、改善心脑血管疾病、预防和治疗骨质疏松、解酒保肝等作用。

1.1 抗糖尿病 葛根素（质量分数98.0%）按低、中、高剂量（50、100、200mg/kg），连续灌胃给药糖尿病模型小鼠56天后，结果表明，葛根素可以显著降低糖尿病小鼠的空腹血糖，对体内外晚期糖基化终末产物的形成具有明显的抑制作用[3]。

1.2 改善心脑血管疾病 浓度分别为0.1μmol/L、0.5μmol/L和1μmol/L葛根素注射液按照50mg/kg的剂量灌胃慢性脑灌注不足大鼠模型，持续30天，葛根素干预后均可以对大脑皮层、海马体、白质部分的氧化应激有明显逆转作用，可能机制为提高N2f2、Fox01、Fox02、Fox03、Fox04基因的表达水平[4]。

1.3 预防和治疗骨质疏松 0.01、0.1、1μmol/L的葛根素可呈浓度依赖性促进老年女性骨质疏松症患者成骨细胞增殖[5]。

1.4 解酒保肝 浓度60%葛根素（66.722%）和99%葛根素组（98.552%）、葛根粗提物（1.895%）、葛根异黄酮粉末（11.012%）按照200mg/kg灌胃急性醉酒模型小鼠，持续30分钟后，观察醉酒时间和醒酒时间。结果表明，随着所给药物中葛根素含量的不断增高，同时段的小鼠血液中的乙醇含量呈现逐渐降低的趋势[6]。

2. 体内过程 竹茹汤中干葛的主要成分是葛根素，给大鼠灌胃葛根素后，葛根素主要随粪便排出，由粪便中排泄的累积排泄率为41.56%，给药12小时内由尿中排泄的葛根素仅占给药量的0.64%，24小时内经粪便中排泄的葛根素约占排泄总量的98.40%。大鼠经尾静脉注射给药后，24小时内葛根素由尿中排泄的累积排泄率为36.15%，由粪便中排泄的葛根素占给药量的9.18%，24小时内经尿中排泄的葛根素占排泄总量的79.64%。由此可见，大鼠灌胃给药后，葛根素主要经肠道排泄，而经静脉给药后，葛根素主要经肾脏排泄，即葛根素的排泄与给药途径有关[7]。

【临床应用】

1.临床常用

1.1 临床主治病证 竹茹汤主治胃热呕吐证，临床表现主要为呕吐头疼，眩晕颠倒，痰逆烦闷，四肢不和，或胃热呕吐，饮酒过多而呕，临床应用以呕吐、呃逆、舌红苔黄、脉滑数为辨证要点。

1.1.1 胃热呕吐 治疗胃口有热，呕吐咳逆，虚烦不安，可去葛根、甘草，加人参、陈皮。

1.1.2 妊娠恶阻 治疗妊娠择食，呕吐不食。可去葛根，加橘皮、茯苓。

1.1.3 哕逆 治疗哕逆，可去葛根，加橘皮、人参。

1.2 名家名师名医应用

1.2.1 反胃 名家盛国荣用橘皮竹茹汤化裁治疗反胃，证属脾胃气阴两虚，升降失宜，治法当滋养胃阴，和中降逆。处方为太子参12g，麦冬12g，麦芽12g，赭石15g，枇杷叶9g，姜竹茹9g，赤茯苓9g，黄芩9g，陈皮6g，生姜4.5g，甘草3g，另用西洋参3g炖冲服[8]。

1.2.2 妊娠恶阻 针对妊娠恶阻肝胃不和之患者，由于气机不畅，进食不多，故精神疲乏，怠惰嗜卧，舌淡，苔白，脉细滑。治宜清肝和胃，调畅气机。岭南罗氏妇科主要以橘皮竹茹汤加减治疗，使肝胃自和，肝热自除，则呕吐自平。常用药为橘皮15g，竹茹15g，大枣10g，人参10g，生姜5g，甘草6g等[9]。

2.临床新用 竹茹汤在临床上广泛用于治疗消化内科疾病，尤其对化疗相关性呕吐、胆汁反流性胃炎疗效确切。

2.1 化疗相关性呕吐 将60例符合标准的恶性肿瘤患者随机分为研究组和对照组各30例。对照组采用盐酸帕洛诺司琼+甲氧氯普胺针进行治疗。研究组在治疗组基础上加用橘皮竹茹汤治疗，方药：橘皮、竹茹各15g，生姜9g，炙甘草6g，人参3g，大枣5枚。伴食少纳呆者加焦山楂、炒谷芽、炒麦芽；湿重者酌加厚朴、蔻仁、藿香；热重者加大竹茹量，酌加黄连和连翘等。每天1剂。两组均7天为1个疗程。结果：研究组完全控制25例，部分控制2例，轻微控制2例，未控制1例，总有效率为96.7%；对照组完全控制12例，部分控制6例，轻微控制7例，未控制5例，总有效率为83.3%[10]。

2.2 胆汁反流性胃炎 将79例患者随机分为研究组41例和对照组38例。对照组38例给予枸橼酸莫沙比利+铝碳酸镁片口服。疗程为4周。研究组41例服用橘皮竹茹汤合左金丸加减：橘皮20g、竹茹20g、党参15g、生姜15g、黄连6g、吴茱萸3g、柴胡10g、半夏10g、白芍10g、枳实10g、郁金10g、砂仁10g、大枣15g、甘草6g。结果：研究组临床总有效率为94.29%，对照组总有效率为73.33%；研究组胃镜下总有效率为77.14%，对照组总有效率为60%[11]。

2.3 糖尿病胃轻瘫 将100例糖尿病患者随机分为研究组和对照组各50例。对照组给予甲钴胺治疗；研究组在对照组基础上加用橘皮竹茹汤加减治疗，药物组成：人参3g、大枣5枚、生姜8g、甘草8g、橘皮15g、竹茹15g。比较2组患者治疗效果及患者实验室指标水平及胃排空时间。结果：研究组治疗总有效率为98.0%，对照组为72.0%[12]。

【使用注意】寒痰咳喘、胃寒呕逆及脾虚泄泻者禁服。

【按语】

1.关于竹茹汤的煎服法 竹茹汤（《普济本事方》）的煎服法为煮散，与现代中药饮片的煎煮不同。竹茹汤是将中药饮片制成细粉或粗粉，再加水煎煮，后去渣或连渣服用的一种制药方法。中药煮散在汉代《伤寒论》中就有记载，之后各代均有应用，尤其在宋代，几乎取代了汤剂的应用。其需要将药材粉碎成一定粒径的颗粒，而为了保证竹茹汤标准煎液质量的均一性，需要限定药材饮片的粒径。竹茹汤方中对药材炮制记载为"上粗末"，而"粗末"所指的是粗粉（过2号筛）。服用方法为"去滓温服"，之后医籍中仍多延用此种服用方法，但也有"微冷服用"和"冷服"的记载[13]。

2.关于竹茹的基原考证 自古以来竹的品种多样，以致竹茹的基源植物亦有多种。有文献描述竹茹始载于《金匮要略》，名为"竹皮"，《本草经集注》称之为"青竹茹"，历代本草多有论及。又有文献描述竹茹首载于《名医别录》，"淡竹叶"条内附有竹茹，并将竹类分为篁竹、淡竹、苦竹3种，认为竹类仅这3种可入药使用。而《梦溪笔谈》中提出的竹类分为淡竹、苦竹2类。历代本草记载，不同种类的竹类药材性味功效有明确的区别，几种竹均可采收加工成竹叶、竹茹、竹沥等药材，随着临床优选，认为淡竹类为竹茹、竹沥等入药来源的最佳选择。《本草经集注》中提及一种"薄壳"的甘竹，认为其品质"最胜"，《本草图经》提出甘竹与淡竹为同一种，该观点亦为后世诸多本草所认同。《本草品汇精要》《握灵本草》《得配本草》等均记载淡竹"肉薄，节间有粉"等特征，与《中国植物志》中淡竹 P. glauca 最为接近。沈存中提出竹类根据笋味分为淡、苦两大类，《宝庆本草折衷》中记载"近世多从其（沈）说"，亦说明当时医家使用竹类药材的基原不限于某种，而是多种性味相近的竹类均可入药。近代以来植物学家与本草学家开始对竹类植物进行学名订正，淡竹的学名确定为淡竹 P. nigra var. henonis，并被《本草浅说》《和汉药名汇》《中药志》等认为是竹茹的最佳来源。亦有文献将苦竹作为竹茹的入药来源，与淡竹茹功效有别。《中国药典》（1963年版）仍以淡竹为竹茹来源，而后各版《中国药典》中则增加了青秆竹 B. breviflora 及大头典竹 S.beecheyanus var. pubescens[14]。

3.关于葛根的基原考证 葛根首载于东汉《神农本草经》，《本草经集注》云"南康、庐陵间最胜，多肉而少筋，甘美。但为药用之，不及此间尔"。作为药用效果更好的葛根，在味道、质地等方面都不及前述的品种。唐代以前认为野葛入药最好，而食用葛和甘葛主要作为食疗，也可入药使用，但品质皆不及野葛。民间葛根用于食疗以及提取葛粉的情况相当普遍，因为食用葛和甘葛的口感好、出粉率高，因此用量比较大。这种习惯经唐代、宋代，一直延续到明代。李时珍首次指出葛有家种和野生之分，但其所描述的品种应为家种的粉葛。清代《植物名实图考》通过将家种和野生两个品种并列的情况进行分析，表明自明清以来，甘葛（粉葛）、食用葛及野葛均可作为葛根的入药正品。之后《中国药典》将甘葛作为粉葛，野葛作为葛根分列收载和使用[15]。

4.关于竹茹汤中半夏的炮制 竹茹汤中对半夏的炮制方法为取半夏三分加入姜水半盏、浆水一升，煮之，耗半，即得。《本草经集注》中记载"方中有半夏，必须生姜者，亦以制其毒故也"。半夏用姜汁炮制能降低毒性、缓和药性，保证用药安全。浆水始载于《证类本草》："味甘、酸，微温，无毒。主调中，引气宣和，强力通关，开胃止渴，霍乱泄痢，消宿食。"《本草蒙筌》中记载浆水的制备方法："节择清明，熟炊粟饭。乘热投磁缸内，冷水浸五六朝。味渐酸而生白花，色类浆故名浆水。"目前，半夏的炮制品主要有生半夏、清半夏、法半夏、姜半夏、半夏曲等。《中国药典》2020年版收载了半夏、清半夏、姜半夏、法半夏。虽然竹茹汤中半夏与现代姜半夏的炮制方法并不相同，但在减毒机制方面是相似的。因此，可使用符合《中国药典》标准的姜半夏作为本方中半夏药材的炮制品[13]。

参考文献

［1］周滢.竹茹水煎工艺正交实验研究［J］.实用中医药杂志，2014，30（1）：67-68.

［2］许金国，黄紫炎，沈钱能，等.经典名方竹茹汤的指纹图谱及功效关联物质预测分析［J］.中国中药杂志，2020，45（23）：5599-5606.

［3］袁媛，侯雪峰，封亮，等.葛根素对体内外晚期糖基化终末产物形成的抑制作用［J］.中草药，2017，48（7）：1386-1390.

［4］张静.葛根素对慢性缺血诱发的血管性痴呆大鼠认知功能障碍的保护作用及机制研究［D］.

济南：山东大学，2015.

［5］孙玉敏，许晓琳，杨怡，等.葛根素可促进老年女性骨质疏松症患者成骨细胞的增殖［J］.中国组织工程研究，2015，19（29）：4593-4597.

［6］朱振元，薛婧，刘晓翠，等.葛根素及葛根异黄酮对小鼠急性醉酒预防和解酒效果的研究［J］.食品科学，2014，35（15）：247-250.

［7］罗承锋，袁牧，陈敏生，等.葛根素在大鼠体内的排泄过程与给药途径的相关性［J］.海峡药学，2009，21（4）：41-44.

［8］《中国现代名中医医案精粹》选登（30）——盛国荣医案［J］.中医杂志，2012，53（6）：540.

［9］王冬盈，邓咏诗，郜洁.岭南罗氏妇科治疗妊娠恶阻的用药经验总结［J］.中药材，2019，42（3）：683-685.

［10］张宵庆，冯正权.橘皮竹茹汤佐治化疗相关性呕吐30例［J］.浙江中医杂志，2019，54（3）：210.

［11］尚赵君.橘皮竹茹汤合左金丸加减治疗胆汁反流性胃炎的临床研究［J］.内蒙古中医药，2017，36（5）：22-23.

［12］方昕.橘皮竹茹汤加减联合甲钴胺治疗糖尿病胃轻瘫的临床效果观察［J］.临床合理用药杂志，2019，12（32）：99，17.

［13］童坚，赵宇平，田莎莎，等.经典名方竹茹汤小考［J］.中国中药杂志，2019，44（23）：5262-5268.

［14］赵佳琛，王艺涵，金艳，等.经典名方中竹茹的本草考证［J］.中国实验方剂学杂志，2022，28（10）：238-246.

［15］罗琼，郝近大，杨华，等.葛根的本草考证［J］.中国中药杂志，2007，53（12）：1141-1144.

辛夷散

宋《严氏济生方》

Xinyi San

【概述】辛夷散之名首见于宋代严用和《严氏济生方》，载其方药组成为："辛夷仁、细辛（洗去土、叶）、藁本（去芦）、升麻、川芎、木通（去节）、防风（去芦）、羌活（去芦）、甘草（炙）、白芷各等分。右为细末，每服二钱"，其功能为疏风散寒除湿，通鼻窍。主治肺虚，风寒湿邪外袭，鼻内壅塞，涕出不已，气息不通，或不闻香臭。后世在本方基础上加减较多，主治伤风鼻塞、鼻窒、鼻衄、鼻渊、鼻息肉等诸多鼻病。辛夷散中的辛夷主要具有抗过敏药理作用。辛夷散临床上常用于风寒郁滞鼻窍、肺气不得宣畅所致的风寒湿邪外袭，鼻内壅塞，涕出不已，气息不通，或不闻香臭等。现代广泛应用于耳鼻喉科疾病，如治疗变应性鼻炎、鼻窦炎、过敏性鼻炎等疗效显著。

【历史沿革】

1.原方论述 宋代严用和《严氏济生方》记载："治肺虚，风寒湿热之气加之，鼻内壅塞，涕出不已，或气息不通，或不闻香臭。"该散剂组成：辛夷仁、细辛（洗去土、叶）、藁本（去芦）、升麻、川芎、木通（去节）、防风（去芦）、羌活（去芦）、甘草（炙）、白芷各等分。右为细末，每服二钱。食后茶清调服。

2.后世发挥 宋代陈无择在《严氏济生方》辛夷散的基础上该方去防风、升麻、藁本、羌活、木通、白芷，加川椒、干姜、吴茱萸、附子、桂心等温药，故主治鼻塞脑冷、清涕不已，且煎服中加猪脂成膏，苦酒浸诸药；明代《医方考》药物组成基本不变，主治较为简洁，每服用量增为三钱；《寿世保元》去防风、藁本、升麻、羌活、木通，加黄芪、人参、当归、白芍、黄芩、灯芯，主治变为脑漏、鼻流臭脓水，未用茶清调服；清代《幼幼集成》去细辛、川芎、防风、升麻、藁本、羌活、木通，加苍耳子、薄荷、黄连，用葱汤调下，主治小儿鼻流浊涕。历代医家对辛夷散的主治病症进行了进一步的总结及扩充，如明代吴崑的《医方考》较具体地描述

了其主治"鼻生息肉，气息不通，香臭莫辨者"；清代景日昣的《嵩厓尊生》记载辛夷散可治"无感鼻塞"；清代陶承熹的《惠直堂经验方》曰其可"治脑漏如神"。可见，辛夷散的主治病症涉及伤风鼻塞、鼻窒、鼻衄、鼻渊、鼻息肉等诸多鼻病。

3. 同名异方 辛夷散的同名异方分析见表36-1。

表36-1 辛夷散同名异方分析表

朝代	作者	出处	药物组成	功能主治	制法及用法	变化情况（与原方比较）
宋	陈无择	《三因极一病证方论》	辛夷、细辛、川椒、干姜、川芎、吴茱萸、附子各七钱五分，皂角屑五钱，桂心一两，猪油六两	鼻塞脑冷，清涕不已	煎猪脂成膏，苦酒浸诸药，取入油煎，附子黄色为止，以绵裹塞鼻中	该方去防风、升麻、藁本、羌活、木通、白芷，加川椒、干姜、吴茱萸、附子、桂心，主治变为鼻塞脑冷、流清涕，煎服法改变
明	吴崑	《医方考》	辛夷，川芎，防风，木通（去节），细辛（洗去土），升麻，白芷，甘草（等分）	鼻生息肉，气息不通，香臭莫辨者，此方主之	共为末，每服三钱，茶清调下	该方去羌活，主治较为简洁，每服用量增加
明	龚廷贤	《寿世保元》	辛夷花一钱，黄芪一钱，人参一钱五分，当归一钱，白芍一钱，川芎一钱，白芷一钱，细辛八分，黄芩（酒炒）一钱，甘草一钱	脑漏，鼻中流出臭脓水	上剉一剂。加灯心三十根，水煎，食远服	该方去防风、藁本、升麻、羌活、木通，加黄芪、人参、当归、白芍、黄芩、灯芯，主治变为脑漏、鼻流臭脓水，未用茶清调服
清	陈复正	《幼幼集成》	辛夷仁（五钱），苍耳子（炒，二钱五分），香白芷（二钱），薄荷叶（一钱），雅黄连（二钱）	治小儿鼻流浊涕而腥臭	共晒干为末，每服一钱，葱汤调下	该方去细辛、川芎、防风、升麻、藁本、羌活、木通，加苍耳子、薄荷、黄连，用葱汤调下，主治小儿鼻流浊涕

【名方考证】

1. 本草考证

1.1 辛夷仁（辛夷） "辛夷"之名最早见于《神农本草经》。经考证，本方辛夷仁为所用辛夷为木兰科植物望春花 *Magnolia biondii* Pamp.、玉兰 *Magnolia denudata* Desr. 或武当玉兰 *Magnolia sprengeri* Pamp. 的干燥花蕾除去外苞皮的部分。《中国药典》2020年版记载辛夷为木兰科植物望春花 *Magnolia biondii* Pamp.、玉兰 *Magnolia denudata* Desr. 或武当玉兰 *Magnolia sprengeri* Pamp. 的干燥花蕾。

1.2 细辛 "细辛"之名最早见于《神农本草经》。经考证，本方所用细辛为马兜铃科细辛属植物北细辛 *Asarum heterotropoides* Fr. Schmidt var. *mandshuricum*（Maxim.）Kitag. 或华细辛 *Asarum sieboldii* Miq. 的干燥根和根茎。《中国药典》2020年版细辛为马兜铃科植物北细辛 *Asarum heterotropoides* Fr. Schmidt var. *mandshuricum*（Maxim.）Kitag.、汉城细辛 *Asarum sieboldii* Miq. var. *seoulense* Nakai 或华细辛 *Asarum sieboldii* Miq. 的干燥根和根茎。

1.3 藁本 "藁本"之名最早见于《神农本草经》。经考证，本方藁本为伞形科植物藁本 *Ligusticum sinense* Oliv. 或辽藁本 *Ligusticum jeholense* Nakai et Kitag. 的干燥根茎和根，与《中国药典》2020年版记载一致。

1.4 川芎

"川芎"以"芎䓖"之名最早见于《神农本草经》。经考证，本方所用川芎为伞形科植物川芎 *Ligusticum chuanxiong* Hort. 的干燥根茎，与《中国药典》2020年版记载一致。

1.5 升麻

"升麻"之名最早见于《神农本草经》。本方升麻为毛茛科升麻属 *Cimicifuga* L. 的干燥根茎。《中国药典》2020年版载升麻为毛茛科植物大三叶升麻 *Cimicifuga heraleifolia* Kom.、兴安升麻 *Cimicifuga dahurica* (Turcz.) Maxim. 或升麻 *Cimicifuga foetida* L. 的干燥根茎。

1.6 木通

"木通"最早见于《神农本草经》，经考证，本方所用木通是木通科植物木通 *Akebia quinata* (Thunb.) Decne.、三叶木通 *Akebia trifoliata* (Thunb.) Koidz 或白木通 *Akebia trifoliata* (Thunb.) Koidz. var. *australis* (Diels) Rehd. 的干燥藤茎。与《中国药典》2020年版记载一致。

1.7 防风

"防风"之名始载于《神农本草经》。经考证，本方所用防风为伞形科植物防风 *Saposhnikovia divaricata* (Turcz.) Schischk. 的干燥根，与《中国药典》2020年版记载一致。

1.8 羌活

羌活作为独活的别名载于《神农本草经》。经考证发现，本方所用羌活为伞形科羌活属植物羌活 *Notopterygium incisum* Ting ex H. T. Chang 的干燥根茎和根，《中国药典》2020年版载羌活为伞形科植物羌活 *Notopterygium incisum* Ting ex H. T. Chang 或宽叶羌活 *Notopterygium franchetii* H. de Boiss. 的干燥根茎和根。

1.9 甘草

"甘草"之名最早见于《神农本草经》。经考证，本方所用甘草主要是豆科甘草属甘草 *Glycyrrhiza uralensis* Fisch. 的干燥根和根茎。《中国药典》2020年版载甘草为豆科植物甘草 *Glycyrrhiza uralensis* Fisch.、胀果甘草 *Glycyrrhiza inflata* Bat. 或光果甘草 *Glycyrrhiza glabra* L. 的干燥根和根茎。

1.10 白芷

"白芷"之名最早见于《神农本草经》。经考证，本方所用白芷包括伞形科植物白芷 *Angelica dahurica* (Fisch.ex Hoffm.) Benth. et Hook. f. 或杭白芷 *Angelica dahurica* (Fisch. ex Hoffm.) Benth. et Hook. f. var. *formosana* (Boiss.) Shan et Yuan 的干燥根，与《中国药典》2020年版记载一致。

2. 炮制考证

2.1 甘草

辛夷散中甘草的炮制方法为"炙"，类似于"清炒"。可参考《中华人民共和国药典》2020年版清炒法炮制。

2.2 其他

其他药味均为生品。

3. 剂量考证

3.1 原方剂量

辛夷仁、细辛、藁本、升麻、川芎、木通、防风、羌活、甘草、白芷各等分。右为细末，每服二钱。

3.2 折算剂量

北宋1钱约合今4.13g，故处方量为辛夷仁、细辛、藁本、升麻、川芎、木通、防风、羌活、甘草、白芷各0.826g。

3.3 现代用量

根据全国中医药行业高等教育"十四五"规划教材《方剂学》，处方量为辛夷仁、细辛、藁本、升麻、川芎、木通、防风、羌活、甘草、白芷各0.6g。

【药物组成】辛夷仁、细辛（洗去土、叶）、藁本（去芦）、升麻、川芎、木通（去节）、防风（去芦）、羌活（去芦）、甘草（炙）、白芷各等分。

【功能主治】疏风散寒除湿，通鼻窍。主治肺虚，风寒湿邪外袭。用于鼻内壅塞，涕出不已，气息不通，或不闻香臭等症。

【方义分析】本方主治诸症皆为肺虚兼风寒湿邪侵袭人体所致。鼻为肺之窍，肺气不足，又感受风寒湿热之邪气，则浊邪壅阻，出现鼻内壅塞，涕出不止；肺经湿热，上蒸于脑，入鼻而生息肉，则气息不通，不闻香臭等症。治宜疏风散寒除湿，通鼻窍。

方中辛夷、升麻、白芷辛温轻浮，能引胃中清阳上行脑为君。臣以防风、藁本辛温雄壮，亦能上入巅顶，胜湿祛风；细辛散热破结，通精气而利九窍；川芎补肝润燥，散诸郁而助清阳；羌活散寒祛湿。以上均为上行升散，清热通窍之品，恐辛燥太过，故佐以木通通中，茶性寒味苦，能下行泻火，甘草甘缓，调和诸药为使药。诸药合用，使风寒湿邪得以疏散，鼻窍畅通，则诸症可愈。

配伍特点：本方集辛散疏风药于一方，虽佐以下行之品，但以升散为主。

【用法用量】

1.古代用法用量 右为细末，每服二钱。食后茶清调服。

2.现代用法用量 研为细末，每次服6g，饭后茶水调服。

【药学研究】

1.资源评估 方中辛夷、细辛、藁本、川芎、升麻、木通、防风、羌活、白芷、甘草目前均以人工栽培为主。

辛夷喜温暖气候，平地或丘陵地区均可栽培，主要产于河南、山东、江苏、浙江、安徽、江西、福建、广东、广西、四川、云南、贵州、陕西等地。

细辛适于种植在土层深厚、疏松肥沃、排水良好的沙壤土和腐殖质壤土中，分布于陕西、河南、湖北、浙江、安徽、江西、山东、四川等省。

藁本喜冷凉湿润气候，耐寒，怕涝，以土层深厚、疏松肥沃，排水良好的砂质壤土栽种生长最好，分布于湖北、四川、陕西、河南、湖南、江西、浙江、安徽等省。

川芎喜温暖气候、雨量充沛、日照充足的环境，主产于四川、云南、贵州、河北、内蒙古、陕西、甘肃、湖北等省及自治区也有栽培。

升麻生长于海拔1700~2300m的山地林缘、林中或路旁草丛中，喜温暖湿润气候，耐寒，分布于西藏、云南、四川、青海、甘肃、陕西、河南西部和山西。

木通喜阴湿，较耐寒，常生长在低海拔山坡林下草丛中，主产于安徽、湖北，四川、陕西、贵州、云南等地。

防风喜凉爽气候，耐寒，耐干旱，宜选阳光充足，土层深厚，疏松肥沃、排水良好的砂质壤土栽培，主产于东北、华北及陕西、甘肃、宁夏、山东等地。

羌活生长于海拔2000~4000m的林缘及灌丛内，分布于中国的陕西、四川、甘肃、青海、西藏。

白芷喜温和湿润的气候及阳光充足的环境，能耐寒，分布在中国大陆的东北及华北等地，生长于海拔200~1500m的地区，一般生于林下、林缘、溪旁、灌丛和山谷草地。

甘草生于干旱沙地、河岸砂质地、山坡草地及盐渍化土壤中，生长周期3~5年，分布于东北、华北、西北各省区，道地产区与主产区基本一致，在新疆、甘肃、内蒙古、宁夏、山西等地。

2.制剂研究

2.1 制备方法 原文载："右为细末，每服二钱"。一钱折合成现代公制，约为4g。因此制备方法为取本方，粉碎粒度为过4目筛，每次服用8g，水送服。

《严氏济生方》的辛夷散沿用宋代度量衡，每次服用8g，饭前空腹服用。

2.2 制备工艺 将辛夷散开发为颗粒剂。辛夷是辛夷散中的主要药物，建立一测多评法同时测定辛夷配方颗粒中松脂素二甲醚、木兰脂素、表木兰脂素A、辛夷脂素的含量。用该药物的50%甲醇提取液分析，以木兰脂素为内标，建立其他3种成分的相对校正因子，测定含量。结果：松脂素二甲醚、木兰脂素、表木兰脂素A、辛夷脂素分别在一定范围内线性关系良好，平均加样回收率（RSD）分别为100.7%（1.1%）、100.1%（1.4%）、99.5%（1.1%）、100.6%（1.7%）。一测多评法所得结果与外标法接近。该方法稳定可靠，可用于辛夷配方颗粒的质量控制[1]。

3.质量控制 该方含有生物碱、木脂素类、挥发油等物质，可以将其作为质量控制的指标。现有文献报道采用超高效液相色谱（UPLC）－二极管阵列检测器对木兰脂素进行含量测定，可为辛夷配方颗粒的质量控制提供参考[2]。

【药理研究】

1.药效作用 目前未见辛夷散药效学研究报道，根据其君药辛夷的功能主治进行了药效学研究，主要具有抗炎、抗过敏、抗菌、平喘等作用。

1.1 抗过敏作用 辛夷水提物组（1g/ml）、辛夷醇提物组（1g/ml）和辛夷挥发油组（1g/ml）按25g/kg剂量对过敏小鼠灌胃，连续3天，对组胺致大鼠毛细管通透性增加实验和皮肤被动过敏反应实验，辛夷醇提物有较强的抗过敏作用[3]。

1.2 抗炎 辛夷挥发油按以下浓度（0.011、0.044、0.088、0.132mg/ml）分别混合大鼠胸腔白细胞。结果表明，辛夷挥发油在0.0110~132mg/ml浓度范围内，对大鼠胸腔白细胞LTB4与5-HETE的生物合成呈现抑制趋势[4]。

1.3 抗菌 辛夷挥发油分别用无水甲醇稀释成8个质量浓度梯度，分别为30、15、7.5、3.75、1.875、0.9375、0.46875、0.234375mg/ml，向培养基中加入已备好的106CFU/ml的金黄色葡萄球菌、单增李斯特菌、大肠埃希菌、鼠伤寒沙门菌4种菌悬液100μl，两者混合培养，结果表明，辛夷挥发油中含有大量的萜烯、萜醇及一些醛类成分，具有一定的抗氧化和抗菌抑菌活性[5]。

1.4 平喘 分别用浓度为0.28、0.14ml/kg的辛夷挥发油按20ml/kg灌胃哮喘豚鼠，1次/天，连续14天。结果表明，辛夷挥发油能够明显抑制实验性哮喘豚鼠支气管黏膜浸润Eos细胞数，减轻哮喘气道的炎症反应[6]。

2.安全性评价 辛夷散中含有毒中药细辛，细辛的毒性主要来自细辛挥发油[7]，细辛挥发油提取物的LD_{50}为1.7ml/kg，小鼠口服细辛挥发油后可以很快观察到毛发竖立、活动减退、颤抖、呼吸困难、翻正反射消失，甚至死亡[8]，通过给大鼠灌服细辛，剂量为1.35g/（kg·d），连续给药28天，观察到了细辛的肺毒性[9]，包括黄樟醚，可抑制呼吸中枢，并能致癌；榄香素可致癌；肉豆蔻醚，则可致幻，并且具有消化系统毒性；甲基丁香酚也被证明有肝毒性、基因和细胞毒性和致癌致突变等毒性。因此，细辛挥发油的毒性不是某个成分单独起作用，有可能是多

个成分及一定的配比会产生较大的毒副作用。后续安全性评价需按照GLP规范进行基础毒性、特殊毒性和毒作用机制研究。

3.体内过程 辛夷散中的升麻有效成分是阿魏酸，阿魏酸静脉注射吸收迅速，消除较快，阿魏酸在比格犬体内的AUC_{0-T}与剂量呈现良好的线性关系，提示其为线性动力学过程[10]。浓度分别为20.0、50.0、100.0、200.0μg/ml的阿魏酸供试液分别进行整肠段回流实验，3小时后检测。研究发现，阿魏酸在大鼠肠道内主要以被动扩散方式吸收，呈一级动力学过程；pH值为5.4~7.8，随pH值的减小药物结合常数显著增加；小肠各段的吸收速率常数差异无统计学意义。采用HPLC色谱法发现各肠段的药物回收率为：十二指肠段（37.8±6.0）%，空肠段（44.5±6.6）%，回肠段（38.2±4.9）%，结肠段（20.0±1.5）%，说明药物在小肠的吸收较好而结肠的吸收较差。Yutaka等指出阿魏酸肠内吸收机制可能经由一元羧酸运载体完成[11]。阿魏酸在大鼠的肝、肾、脾、肺分布广泛而在心脏中没有检测到，在胃内有部分残留。阿魏酸与人血清蛋白可能的结合位点为ⅢA[12]。

【临床应用】

1.临床常用

1.1 临床主治病证 辛夷散主治风寒郁滞鼻窍，肺气不得宣畅之证，临床表现为风寒湿邪外袭，鼻内壅塞，涕出不已，气息不通，或不闻香臭，舌淡苔白，脉浮。临床应用以头痛、鼻塞、涕出不畅为辨证要点。

肺气不宣 鼻流黄浊涕加黄芩、连翘、银花；咽痒轻咳，加桔梗、牛蒡子；顽固性头痛，酌加当归、赤芍、丹参等和血之品。

1.2 名家名师名医应用

鼻渊 名家刘德荣治疗鼻渊以疏风理肺，利湿通窍为基本治法，自拟藿薄辛夷散：藿香叶8g（藿香梗10g），薄荷叶8g（后下），辛夷花8g（包煎），羌活8g，白芷8g，牡蛎30g（先煎），生诃子12g，石菖蒲12g，甘草3g。方药以疏风、除湿为主，风邪、湿邪得除，则肺利脾健而鼻窍通

利。鼻渊的治疗应审症求因，辨证施治，方能法随证立，方随法出。另外，刘师主张鼻渊于临床中常见实证、热证，故治疗当注意理肺通窍、清化湿热[13]。

2. 临床新用　辛夷散在临床上用于耳鼻喉科疾病等，尤其对变应性鼻炎、鼻窦炎、过敏性鼻炎具有特色与优势。

2.1 变应性鼻炎　将60例变应性鼻炎患儿随机分为研究组和对照组各30例。对照组予氯雷他定糖浆口服治疗；研究组在对照组治疗方法的基础上加用辛夷散合玉屏风散加减方口服，处方：辛夷（包煎）5g、苍耳子5g、白芷3g、升麻5g、羌活5g、川芎3g、藁本5g、黄芪5g、白术5g、防风5g、甘草3g。2组均治疗8周。结果显示，研究组临床总有效率为80.00%，对照组为53.33%[14]。

2.2 鼻窦炎　将160例鼻窦炎患儿随机分为研究组和对照组各80例。对照组口服乙酰螺旋霉素治疗。研究组采用辛夷散加减治疗，处方：辛夷12g，苍耳子6g，白芷10g，薄荷、黄连各3g。治疗4个疗程后，研究组80例，痊愈60例，好转16例，未愈4例，总有效率95.0%；对照组80例中，痊愈38例，好转24例，未愈18例，总有效率77.5%[15]。

2.3 过敏性鼻炎　将60例过敏性鼻炎患者随机分为研究组和对照组各30例。对照组仅口服辛夷散，疗程均为10天，连续治疗4个疗程。处方：辛夷5g、苍耳子5g、桑白皮5g、黄芪5g、白术5g、防风5g、细辛2g、藿香5g、白芷3g、葛根7g、川芎3g、金银花5g、黄芩5g、藁本5g。研究组采用三伏贴配合口服辛夷散治疗。结果显示，研究组总有效率为96.7%，对照组为83.3%[16]。

【使用注意】辛夷作为鼻炎要药，临床上本药材常用偏寒性较大偏药性发热症。此药不宜多服，有时会引起头昏目赤。因有毛宜包煎，常用量3~10g。

【按语】

1. 关于茶调的作用　辛夷散是由辛夷、藁本、防风、白芷、升麻、木通、川芎、细辛、甘草九味中药组成。作为散剂服用时用清茶调服。本方主治鼻中息肉，气息不通，不闻香臭。此病的成因是由于肺中郁热上蒸于脑而致。方中辛夷、升麻、白芷，引胃中清阳上行于脑；防风、藁本上入巅顶以祛风燥湿而清热；细辛散热而通窍；川芎散郁而助阳气上行。此类中药具有上行升散、清热通窍的作用，治疗巅顶风湿热之证，但恐辛燥太过，故用木通泻火下行，甘草甘缓，并通过绿茶降火的作用来调服，升降并用，不致太过。因此，鼻中息肉可以用此方攻除[17]。

2. 关于细辛入散剂不过钱　南宋陈承在《本草别说》中最早记载细辛的剂量问题，细辛"单用末"时服用的剂量不可超过半钱匕，过量则使人窒息而亡。后世历代医家大多认可细辛过量使"气闭塞不通"而致死的观点。《本草纲目》引用陈承描述时将"半钱"改为"一钱"，故出现了"细辛不过钱"的说法。陈承最先提出"单用末"不可过半钱匕，所用剂型为散剂。前人逐渐忽略了"散剂"这一剂型限制，且传为汤剂等其他剂型，均不可超过半钱或一钱。计量制度统一后一钱约合3g，故现代《中国药典》及其他规范中规定细辛用量不得超过3g。但细辛入煎剂时所含挥发性物质大量散失，限制用量低于3g难以保证其疗效。细辛味辛烈，因其主要成分为挥发性物质。其主要毒性成分黄樟醚具有抑制呼吸中枢的作用，且现代实验证明细辛挥发油可使动物因呼吸麻痹而死亡，佐证了陈承所言细辛使人气闭的观点。临床使用细辛时，应辨证论治，选择适宜的炮制及配伍方式。单用散剂则须严格遵循《中国药典》规定的3g限度，入煎剂则须严格把控煎煮时长，采取先煎、久煎或敞口煎煮等方式使毒性成分充分挥发[18]。

3. 关于药材去芦之说　辛夷散方中藁本、防风和羌活均"去芦"，后世医家对上述药材是否去芦意见不同。早在汉代，就有关于中药去芦的记载，汉代张仲景在《金匮要略》中记载防己黄芪汤"防己（一两）、甘草（半两，炒）、白术（七钱半）、黄芪（一两一分，去芦）"；唐宋元时期中药去芦得到发展；至明朝时期，有去芦和不去芦药材同时载于处方，如防风有"去芦"或"蜜炙"等用法、秦艽有"去芦"或"去土"等用法；发展至清朝时期，无论是炮制论著还是处方脚注，要求中药去芦的方剂均较少。因此历代医家对中药"去芦"要求的变化是长期反复实践的结果，可能是在临床应用中发现药材是否去芦对药效并无显著影响，且为了避免造成药材和人力的浪费，所以均未去芦入药[17]。

4.关于使用辛夷仁入药 辛夷为全花蕾，辛夷仁为花蕾内芯。《雷公炮炙论》记载，辛夷"即一时去皮，用向里实者"；《本草衍义》中明确指出，辛夷"入药，去毛苞"；《本草经集注》曰，辛夷"用之去中心及外毛，毛射入肺，令人咳"。因此去除辛夷外苞片主要是为了降低或消除外苞片细小茸毛对患者咽喉和肺部的刺激性。现代研究表明，挥发油是辛夷的主要药效成分，而且作为辛夷药材的质量控制指标。其挥发油主要存在于花蕾内芯，在外苞片中的含量甚微。自明清以后，医家多用辛夷替代辛夷仁入药，其原因可能是辛夷剥去外苞片的过程过于繁琐且费工费时。因此多以辛夷直接入药，去毛加工，如《本草备要》《本草正义》等记载辛夷"去外皮毛"。及至现代，辛夷的炮制方法为"除去杂质，残留的枝梗及灰屑"，并未提出去毛、去心等方法，只要求"包煎"以减弱细小茸毛的刺激性[19]。

参考文献

［1］智雪枝，张博，田兰，等.一测多评法同时测定辛夷配方颗粒中4种成分［J］.中成药，2021，43（2）：332-336.

［2］廖鹏飞，王亚杰，郝单丽，等.辛夷标准汤剂质量标准研究［J］.中国中医药信息杂志，2020，27（3）：53-56.

［3］孙蓉，钱晓路，吕莉莉.辛夷不同组分抗过敏作用活性比较研究［J］.中国药物警戒，2013，10（2）：71-73.

［4］刘琨琨，曾南，汤奇，等.辛夷挥发油体外干预大鼠胸腔炎性白细胞5-LO活性的研究［J］.中药药理与临床，2011，27（1）：52-53.

［5］张婷婷，郭夏丽，黄学勇，等.辛夷挥发油GC-MS分析及其抗氧化、抗菌活性［J］.食品科学，2016，37（10）：144-150.

［6］李寅超，赵宜红，薛敬礼，等.辛夷挥发油对哮喘豚鼠嗜酸性粒细胞影响的实验研究［J］.现代预防医学，2006，33（8）：1338-1341.

［7］钱深思，刘美怡，容蓉，等.细辛挥发油的化学成分及其药理和毒理现代研究进展［J］.中国药物警戒，2021，18（4）：388-395.

［8］李君辉，闫微，崔恩姬，等.不同产地细辛挥发油成分的GC-MS分析［J］.时珍国医国药，2019，30（1）：188-190.

［9］Li YM，Han LT，Huang CH，et al. New contributions to asarum powder on immunology related toxicity effects in lungs［J］. Evidence based Complementary and Alternative Medicine，2018，2018：1054032.

［10］孙旭，黄莉莉，等.高效液相色谱法测定比格犬血浆中阿魏酸浓度及其药代动力学研究［J］.中国药事，2015，29（10）：1055-1061.

［11］宋洪涛，郭涛，张跃新，等.阿魏酸在大鼠体内肠吸收动力学的研究［J］.中草药，2005，36（10）：1514-1517.

［12］Zhang JL，Zhang GD，Zhou T H. Metabolism of ferulic acid in rats［J］. J Asian Nat Prod Res，2005，7（1）：49-58.

［13］李丽娜，陈文嘉.刘德荣运用藿薄辛夷散治疗鼻渊经验［J］.中医药学报，2018，46（2）：78-80.

［14］陈立，林晓洁.扶正祛邪法辅助治疗儿童变应性鼻炎30例临床观察［J］.中医儿科杂志，2018，14（2）：45-48.

［15］汪月红，徐盈，程志娟，等.辛夷散治疗儿童鼻窦炎80例临床观察［J］.浙江中医杂志，2008，43（1）：42.

［16］兰亚娟,张可训,相里小萌.三伏贴配合辛夷散治疗小儿过敏性鼻炎30例疗效观察［J］.临床医学研究与实践,2016,1(15):109.

［17］王领弟,林映雪,王莹,等.经典名方辛夷散的古今文献分析与考证［J］.中国药房,2021,32(18):2300-2304.

［18］刘俊杰,王金平,弓铭,等.细辛用量之争及其使用策略［J］.中医药临床杂志,2018,30(8):1415-1417.

［19］倪天宇,张水利,汤丽,等.经典名方中辛夷的本草考证［J］.中国实验方剂学杂志2022,7:1-14.

✦ 当归饮子 ✦

宋《严氏济生方》

Danggui Yinzi

【概述】当归饮子最早见于宋代严用和《严氏济生方》,书中载其方药组成为:"当归(去芦)、白芍药、川芎、生地黄(洗)、白蒺藜(炒,去尖)、防风(去芦)、荆芥穗各一两,何首乌、黄芪(去芦)、甘草(炙)各半两。"具有养血活血、祛风止痒之功效,主治血虚风燥为主要病机的各种皮肤顽疾。本方体现了"治风先治血,血行风自灭"的特点。当归饮子主要具有抑制荨麻疹样病变、改善银屑病、治疗特应性皮炎等药理作用。目前研究开发了当归饮子颗粒剂,建立了当归药材及当归身饮片高效液相色谱(HPLC)特征图谱。现代常应用于皮肤科疾病,如用于治疗慢性荨麻疹、慢性湿疹、过敏性皮炎等疗效显著。

【历史沿革】

1.原方论述 宋代严用和《严氏济生方》载"治心血凝滞,内蕴风热,发见皮肤,遍身疮疥,或肿或痒,或脓水浸淫,或发赤疹痞瘰。"该汤剂组成:当归(去芦)、白芍药、川芎、生地黄(洗)、白蒺藜(炒,去尖)、防风(去芦)、荆芥穗各一两,何首乌、黄芪(去芦)、甘草(炙)各半两。右咬咀,每服四钱,水一盏半,姜五片,煎至八分,去滓温服。不拘时候。

2.后世发挥 当归饮子主要用于治疗血燥皮肤作痒的疮疥、瘾疹、顽癣等症。后世医家对当归饮子的主治病证作了不同的论述,如:宋代《严氏济生方》载,当归饮子主要用于各种类型的疥疮,如:马疥、水疥、干疥、湿疥;也可用于赤疹痞瘰,也就是现代医学中的荨麻疹。临床症见生于手足或全身,或痒,或痛,或青,或肿,或皮肉隐鳞,或抓之凸起,或痞瘰,或脓水浸淫。明代《外科正宗》主要用于治疗血燥皮肤作痒的疮疥、顽癣、风痒等症;明代《校注妇人良方大全》当归饮主要用于治疗妇人血风疮,血热瘾疹痒痛,脓血淋漓,发热等症;疮疥风癣,湿毒燥痒。清代《医宗金鉴》外科卷下·发无定处载:"瘴汗出中邪风,状类豆瓣扁雷形,日痒秦艽汤宜服,夜重当归饮服宁。"将本方主要用于夜间瘙痒加重的瘾疹,同时也可用于疥疮的治疗;清代《外科证治全书》用当归饮子化裁治疗干疥、沙疥。

纵观历史脉络,每个时期对当归饮子的理解都不尽相同,这可能与方中每种药物具有多种功效及医家的着眼点不同有关,如有的记载治疗血燥皮肤作痒的疥疮,有的医家治疗妇人血风疮,还有的治疗干疥、沙疥。在应用时我们不必局限于处方药量,根据辨证论治思想加减应用即可。

3.同名异方 当归饮子的同名异方分析见表37-1。

表37-1 当归饮子同名异方分析表

朝代	作者	出处	药物组成	功能主治	制法及用法	变化情况（与原方比较）
宋	官修	《圣惠方》卷七十四	当归（剉，微炒）半两，川芎半两，阿胶（捣碎，炒令黄燥）半两，豉半两，桑寄生半两，葱白半茎	妊娠胎动，心烦热闷	上剉细，和匀，以水二大盏，煎至一盏二分，去滓，分三次温服，不拘时候	该方当归、川芎剂量减至半两，与严氏当归饮子主治病症不同
明	王肯堂	《证治准绳·类方》卷七	当归，大黄，柴胡，人参，黄芩，甘草，芍药各一两，滑石半两	主目泪不止	上剉细。每服三至五钱，水一盏，加生姜三片同煎七分，去滓温服	该方加大黄、柴胡、人参、黄芩各一两，滑石半两。共用药材为当归、芍药、甘草。与严氏当归饮子主治病症不同
明	朱橚	《普济方》	当归二两，柴胡二两，人参一两，半夏七钱半，白芍药一两半，黄芩一两，甘草半两	妇人血虚劳倦，五心烦热，肢体疼痛，头目昏重，心松颊赤，口燥咽干，发搐盗汗，减食嗜卧；及血热相搏，月水不调，脐腹胀满疼痛，寒热如疟；又疗室女血弱，阴虚荣卫不和，痰嗽潮热，肌体羸瘦，渐成骨蒸	每服四钱，水一盏半，加生姜三片，大枣一枚，煎八分，去滓服，不拘时候	该方当归、白芍剂量有所增加。与严氏当归饮子主治病症不同
清	许克昌、毕法	《外科证治全书》	当归三钱，生地黄四至五钱，白蒺藜（去刺）二钱，荆芥二钱，赤芍二钱，连翘（去心）二钱，金银花二钱，僵蚕二钱（生，研）	干疥，沙疥	上加竹叶五片，水煎，空腹服。干疥，加丹皮二钱；沙疥，加枯芩一钱五分	该方以赤芍易白芍，荆芥易荆芥穗，并且加入金银花、连翘以清热解毒

【名方考证】

1. 本草考证

1.1 当归 "当归"之名始载于《神农本草经》。经考证，本方所用当归为伞形科植物当归 *Angelica sinensis*（Oliv.）Diels 的干燥根，与《中国药典》2020年版记载一致。

1.2 白芍药 "芍药"之名始载于《神农本草经》。经考证，本方所用白芍药为毛茛科植物芍药 *Paeonia lactiflora* Pall. 的干燥根，与《中国药典》2020年版记载一致。

1.3 川芎 "川芎"原名芎䓖，始载于《神农本草经》。经考证，本方所用川芎为伞形科植物川芎 *Ligusticum chuanxiong* Hort. 的干燥根茎，与《中国药典》2020年版记载一致。

1.4 生地黄 "生地黄"以"干地黄"之名始载于《神农本草经》。经考证，本方所用生地黄为玄参科植物地黄 *Rehmannia glutinosa* Libosch. 的新鲜或干燥块根，与《中国药典》2020年版记载一致。

1.5 白蒺藜 "白蒺藜"原名沙苑子，始载于《本草图经》。经考证，本方所用白蒺藜为蒺藜科植物蒺藜 *Tribulus terrestris* L. 的干燥成熟果实，与《中国药典》2020年版记载一致。

1.6 防风 "防风"之名始载于《神农本草经》。经考证，本方所用防风为伞形科植物防风 *Saposhnikovia divaricata*（Turcz.）Schischk. 的干燥根，与《中国药典》2020年版记载一致。

1.7 荆芥穗 "荆芥"原名"假苏"，始载于

《神农本草经》。经考证，本方所用荆芥穗为唇形科植物荆芥 Schizonepeta tenuifolia Briq. 的干燥花穗，与《中国药典》2020年版记载一致。

1.8 何首乌　"何首乌"原名桃柳藤，始载于唐代《何首乌传》。经考证，本方所用当何首乌为蓼科植物何首乌 Polygonum multiflorum Thunb. 的干燥块根，与《中国药典》2020年版记载一致。

1.9 黄芪　"黄芪"之名始载于《神农本草经》。经考证，本方所用为豆科植物蒙古黄芪 Astragalus membranaceus（Fisch.）Bge.var. mongholicus（Bge.）Hsiao 或膜荚黄芪 Astragalus membranaceus（Fisch.）Bge. 的干燥根，与《中国药典》2020年版记载一致。

1.10 甘草　"甘草"之名最早见于《神农本草经》。经考证，本方所用甘草主要是豆科甘草 Glycyrrhiza uralensis Fisch. 的干燥根和根茎。《中国药典》2020年版载甘草为豆科植物甘草 Glycyrrhiza uralensis Fisch.、胀果甘草 Glycyrrhiza inflata Bat. 或光果甘草 Glycyrrhiza glabra L. 的干燥根和根茎。

2. 炮制考证

2.1 白蒺藜　当归饮子中白蒺藜的炮制方法为"炒，去尖"。国家中医药管理局和国家药品监督管理局联合发布的《古代经典名方关键信息表（25首方剂）》建议当归饮子中白蒺藜对应炮制规格为炒蒺藜。

2.2 甘草　当归饮子中甘草的炮制方法为"炙"，相当于"清炒"。国家中医药管理局和国家药品监督管理局联合发布的《古代经典名方关键信息表（25首方剂）》建议当归饮子中甘草对应炮制规格为炒甘草。可参考《中华人民共和国药典》2020年版清炒法炮制。

2.3 其他　其他药味均为生品。

3. 剂量考证

3.1 原方剂量　当归（去芦）、白芍药、川芎、生地黄（洗）、白蒺藜（炒，去尖）、防风（去芦）、荆芥穗各一两，何首乌、黄芪（去芦）、甘草（炙）各半两。

3.2 折算剂量　宋代一两合今之41.30g，一钱合4.13g。故处方量当归（去芦）、白芍药、川芎、生地黄（洗）、白蒺藜（炒，去尖）、防风（去芦）、荆芥穗各41.30g，何首乌、黄芪（去芦）各20.65g，甘草（炙）20.65g。

3.3 现代用量　根据全国中医药行业高等教育"十四五"规划教材《方剂学》，处方量为当归（去芦）、白芍药、川芎、生地黄（洗）、白蒺藜（炒，去尖）、防风（去芦）、荆芥穗各9g，何首乌、黄芪（去芦）各6g，甘草（炙）3g。

【药物组成】当归（去芦）、白芍药、川芎、生地黄（洗）、白蒺藜（炒，去尖）、防风（去芦）、荆芥穗各一两，何首乌、黄芪（去芦）、甘草（炙）各半两。

【功能主治】养血润肤，祛风止痒。主治心血凝滞，内蕴风热证。症见皮肤疮疥，或肿或痒，或脓水浸淫，或发瘾疹；或皮肤瘙痒，入夜尤甚，舌淡红，苔薄，脉细弦。

【方义分析】本方主治诸症皆为血虚生风，血不荣肤所致，遂成心血凝滞，内蕴风热之证。血虚久病不愈，则血行不畅，阻滞气机，从而出现心血凝滞。血虚生风，郁于肌肤腠理之间，又因血虚不能濡养皮肤，则见皮肤疮疥，或肿或痒，或脓水浸淫，或发赤疹瘩瘰等症。治宜养血润肤，祛风止痒。

方中当归、白芍药、川芎、生地黄共同为君药，当归补血行血，补中有动，行中有补；白芍养血敛阴，平抑肝阳；川芎为血中气药，行气活血；生地黄寒凉补益，滋阴养血，四药取其"治风先治血，血行风自灭"之义。何首乌养血润燥，黄芪补气运血、托毒外泄，共为臣药，助君药以达到补益气血的功效。防风、荆芥穗疏风止痒，透邪外达，使外风从表而解，白蒺藜平肝祛风止痒，增强荆芥、防风的祛风之力，三药共为佐药。甘草可解首乌之毒，调和诸药，为使药。诸药合用，共奏养血祛风，润燥止痒之功。

配伍特点：本方养血滋阴不留瘀，疏风驱邪不伤正，补散结合，标本兼顾。

【用法用量】

1. 古代用法用量 右㕮咀，每服四钱，用水一盏半，姜五片，煎至八分，去滓温服。不拘时候。

2. 现代用法用量 上药粉碎为粗粒，每服16.52g，加水450ml，加入生姜5g，煮取240ml，去滓温服。

【药学研究】

1. 资源评估 方中当归、白芍药、川芎、生地黄、白蒺藜、防风、荆芥穗、何首乌、黄芪、甘草目前均以人工栽培为主。

当归在微酸性至中性土壤中生长较好，宜选择土层深厚，肥沃疏松，排水良好，富含有机质的砂壤土、腐殖土，忌连作，轮作期2~3年。主产于甘肃岷县、渭源、漳县、武都、文县一带及云南省曲靖市沾益县，其中以岷县所产的"岷归"产量最大，质量最佳，销往全国并出口东南亚。

白芍是多年生草本植物，喜湿温、耐寒冷；野生多生长于山坡、山谷的灌木丛中。对土壤的要求相对较高，一般而言，肥厚、疏松的土壤更加有利于白芍的生长发育。主产于安徽亳州、浙江磐安、四川中江和山东菏泽居多，形成商品分别为亳白芍、杭白芍、川白芍和菏泽白芍等品种。

川芎多栽培于海拔450~1000m的平坝或丘陵。喜气候温和，雨量充沛、日照充足而又较湿润。主产于四川，产区集中分布在金马河上游以西的盆地西缘，山地与平原交错区，包括都江堰、彭州、郫都、崇州、新都等地。

生地黄喜温暖气候，较耐寒，以阳光充足、土地深厚、疏松、肥沃的砂质土壤栽培为宜。现人工种植的主产区为河南、河北、山东、山西等地，其中主产于河南焦作地区的道地药材被称为怀地黄。

白蒺藜适应性广，对土壤要求不严，但适生于土质疏松，质地肥沃的砂壤土。10月份采收为宜。主要分布于我国北方半湿润半干旱地区，特别适应于中生和中旱生沙地环境，吉林省西部是其主产区。

防风耐寒、耐干旱，忌过湿和雨涝，多生长于草原、丘陵、多砾石山坡，以地势高燥的向阳土地最适宜。野生防风主要产于东北、内蒙古一带，称为"关防风"，现以关防风为商品主流。

荆芥穗生于海拔在540~2700m的山坡路旁、山谷或林缘。喜温暖、湿润气候，喜阳光充足、怕干旱、忌积水、忌连作。主要分布在河北、江苏、浙江、江西、湖北、湖南和东北三省等地，并且在河北省唐山市玉田县建有荆芥GAP种植基地。

何首乌生长于草坡、路边、山坡石隙及灌木丛中。主要分布于河南、山东、四川、安徽等地。

黄芪适宜在土层深厚、土质疏松肥沃、排水良好、向阳、高燥的中性或微酸性砂质壤土中生长，强盐碱地不宜种植，存在连作障碍。主产区在内蒙古、山西、甘肃、黑龙江等地，道地产区与主产区一致，并于山西浑源、内蒙古乌兰察布察右前旗建有黄芪GAP种植基地。

甘草生于干旱沙地、河岸砂质地、山坡草地及盐渍化土壤中，生长周期3~5年，分布于东北、华北、西北各省区，道地产区与主产区基本一致，在新疆、甘肃、内蒙古、宁夏、山西等地。

2. 制剂研究

2.1 制备方法 原文载："右㕮咀，每服四钱，水一盏半，姜五片，煎至八分，去滓温服。不拘时候。"因此制备方法为以上十味，加水525ml，生姜15g，煎至420ml。

2.2 制备工艺 原方是汤剂，现代有报道对当归饮子进行颗粒剂的研究：根据经典名方的特点和开发要求，建议将当归饮子开发为颗粒剂。据文献报道，日本大峰堂药品将当归饮子制作成颗粒制剂[1]。将生药当归2.5g，芍药、川芎、蒺藜、防风各1.5g，地黄2g，荆芥、黄芪各0.75g，何首乌1g和甘草0.5g混合，提取成每3包（4.5g）中含当归饮子浸膏粉末3.2g的干浸膏颗粒。

3. 质量控制 该方君药当归含有挥发油、亚丁基苯酞及邻羧基苯正戊酮，可以将其作为质量控制的指标。现有文献报道采用高效液相色谱法（HPLC）对当归药材及当归身饮片的特征图谱进行了含量测定[2]。采用HPLC将阿魏酸作为参照峰，构建了由阿魏酸、洋川芎内酯I、洋川芎内酯H和藁本内酯4个特征峰组成的当归药材及当归身饮片HPLC特征图谱。

【药理研究】

1.药效作用 根据当归饮子的功能主治进行了药效学研究，主要具有抑制荨麻疹样病变、改善银屑病、治疗特应性皮炎等作用。

1.1 抑制荨麻疹样病变 当归饮子给药剂量为39.3、19.6、9.8g/（kg·d），连续14天，可抑制卵白蛋白与氢氧化铝悬液的混合液所致荨麻疹样病变动物模型皮肤组织肥大细胞活化、脱颗粒反应，改善皮肤真皮水肿、胶原纤维断裂等病理表现，其机制可能与其下调IL-33介导的细胞因子TNF-α、IL-1β的分泌有关[3]。当归饮子给药剂量为39.3、19.6、9.8g/（kg·d），连续21天，可显著改善慢性荨麻疹模型小鼠皮肤真皮水肿、胶原束分离、毛细血管扩张等病理改变，其机制可能与其调节LC3B，p62 mRNA及蛋白表达，进一步增强细胞自噬水平缓解荨麻疹样病变有关[4]。当归饮子给药剂量为24、48、72g/kg，连续14天，可抑制慢性荨麻疹小鼠模型外周血清IL-17、IL-23水平[5]。当归饮子给药剂量为36、18、9g/（kg·d），连续21天，可下调慢行荨麻疹大鼠模型PIP2/IP3/DAG信号通路关键因子而降低肥大细胞脱颗粒发生率，进而对大鼠慢性荨麻疹产生治疗作用[6]。当归饮子给药剂量为60、30、15g/（kg·d），连续21天，可通过干预T细胞异常分泌相关细胞因子（降低动物外周血嗜酸性粒细胞、IgE、IL-4和升高IFN-γ）抑制复合型慢性荨麻疹小鼠模型发病[7]。

1.2 调控皮肤屏障 当归饮子给药剂量为6.33g/（kg·d），灌胃体积为0.01ml/g，3次/天，连续灌胃2周，当归饮子组豚鼠皮肤的Filaggrin、Caspase-14基因及蛋白表达都增强，表明当归饮子可改善5%新得安乳剂造成的豚鼠银屑病模型[8]。相同的动物模型和给药时间，当归饮子组能增强银屑病模型豚鼠皮肤Cer含量及AQP-3基因和蛋白表达，说明当归饮子可通过调节皮肤屏障功能相关的保湿因子基因和蛋白的表达，改善寻常型银屑病模型皮肤屏障功能[9]。

1.3 干预特应性皮炎 通过网络药理学筛选得出当归饮子治疗特应性皮炎的主要活性成分可能为槲皮素、木樨草素、山柰酚、汉黄芩素、柚皮素等，这些活性成分通过作用于STAT3、P65、MAPK、TNF、IL-6、IL-17、Toll样受体、Th17等靶点和信号通路发挥对特应性皮炎的干预作用[10]。

2.安全性评价 当归饮子急性毒性试验，按5000mg/kg一次性灌胃，给药后观察2周，动物体质量正常增长，一般情况观察无明显异常表现，经病理学观察，结果显示，未出现特异性病理变化[11]。

3.体内过程 当归饮子中的当归主要成分是藁本内酯，藁本内酯给药剂量为37.68、18.84、9.42mg/（kg·d）一次性灌胃SD大鼠，低剂量组由于藁本内酯的含量过低，无法进行定量，藁本内酯高、中剂量组分别在0.20、0.19h达峰，$t_{1/2\beta}$分别为4.08、3.06h左右，表明藁本内酯具有吸收快，消除亦快，在体内维持有效血药浓度时间较短等特点。药-时曲线表明高、中剂量组吸收相当，有可能是因为中剂量时药物吸收已经饱和，增加剂量并不能使生物利用度相应的增加，表明当归中该成分为非剂量依赖型[12]。

【临床应用】

1.临床常用

1.1 临床主治病证 当归饮子常用于治疗心血凝滞，内蕴风热证，临床表现主要为皮肤疮疥，或肿或痒，或脓水浸淫，或发赤疹瘰疬等，临床应用以皮肤疮疥，或肿或痒为辨证要点。

1.1.1 瘾疹 以生甘草易炙甘草，去何首乌，加白鲜皮、茯苓、泽泻、白花蛇舌草、乌梢蛇、僵蚕、地骨皮。

1.1.2 "癜风"或"白驳风" 加熟地黄，沙苑蒺藜，白芷，浮萍。

1.1.3 油风 加熟地黄、旱莲草、女贞子。

1.2 名家名师名医应用

瘙痒 国医大师段富津[13]以当归饮子为基本方加减治疗阴血不足、阴虚内热所致的皮肤瘙痒证，治当疏风止痒、滋阴养血清热，方药组成：生地黄25g、当归15g、赤芍15g、川芎15g、苦参15g、荆芥15g、防风15g、茯神20g、柏子仁20g、牛蒡子15g、郁金15g、胆星15g、蜜远志10g、生牡蛎30g、甘草20g。复诊，瘙痒轻，上方去牛蒡子、胆星、防风，加黄芪25g。

2. 临床新用

当归饮子在临床上常用于治疗皮肤科疾病，尤其对慢性荨麻疹、慢性湿疹、过敏性皮炎等疗效确切。

2.1 慢性荨麻疹

将92例慢性荨麻疹患者随机分成对照组与研究组，各46例。所有患者均接受富马酸卢帕他定片治疗，研究组在富马酸卢帕他定片基础上配合当归饮子治疗，处方：生黄芪、生地黄、白芍各30g，何首乌、荆芥、防风、白蒺藜、当归各15g，川芎9g，生甘草6g口服治疗。每日水煎2次合汁，分2次口服；以4周为1个疗程。所有患者均接受为期1个月的治疗，对比治疗效果、停药4周和8周后复发情况、血清总IgE的水平，同时记录两组患者的不良反应发生情况。结果显示，研究组总有效率为97.83%，对照组总有效率为84.78%[14]。

2.2 慢性湿疹

将60例血虚风燥型慢性湿疹患者作为研究对象，按随机数表法分为研究组和对照组，各30例。对照组给予糠酸莫米松乳膏治疗，研究组给予加味当归饮子联合刺络拔罐治疗，处方：当归15g、白蒺藜30g、生地黄15g、白芍12g、川芎10g、地龙15g、全蝎10g、何首乌30g、荆芥10g、防风10g、连翘30g、山栀15g、五味子15g、酸枣仁30g、黄芪30g、生甘草10g。水煎服，每次200ml，2次/天。观察两组湿疹面积及严重度指数评分、瘙痒程度视觉模拟评分及总体疗效。结果显示，研究组总有效率为90.00%；对照组总有效率为66.67%[15]。

2.3 寻常型银屑病

将80例寻常型银屑病患者，随机分为研究组和对照组，每组40例。对照组患者单纯应用阿维A胶囊治疗，研究组患者在对照组基础上加用当归饮子加减治疗，处方：当归15g、白芍10g、紫草10g、生地黄20g、防风10g、荆芥10g、白蒺藜10g、何首乌15g、天冬10g、麦冬10g、丹参15g、苦参10g、甘草10g。以上诸药加500ml水煎至300ml，每次取150ml，分早晚2次同时温服用药，1剂/天，持续治疗3个月。结果显示，研究组患者的治疗总有效率为95.00%；对照组总有效率为77.50%[16]。

2.4 过敏性皮炎

将64例血虚风燥型过敏性皮炎患者将患者随机分为对照组30例，研究组34例。对照组采用常规西药口服治疗，研究组在对照组基础上给予当归饮子加减治疗，处方：当归20g、荆芥15g、防风12g、生地20g、黄芪12g、生甘草6g、川芎20g、白芍20g、何首乌15g、白蒺藜12g，1剂/天，水煎服，早晚分服。2组治疗时间均为3个月。比较2组临床总有效率、复发率、症状积分、湿疹面积及严重度指数评分及白介素-18、γ-干扰素水平。结果显示，研究组总有效率为85.29%，对照组总有效率为66.67%[17]。

2.5 肛门瘙痒症（肛周湿疹）

收治肛门瘙痒症患者100例，随机分为对照组和研究组，各50例。对照组给予常规西医治疗；研究组给予当归饮子治疗，处方：花椒、苦参、白芍、黄芪、当归、蛇床子、地肤子、防风、荆芥、川芎、白蒺藜各30g，甘草20g，水煎熏洗患处，1剂/天，2次/天。结果显示，研究组总有效率为98.0%；对照组总有效率为84.0%[18]。

【使用注意】服药期间，不宜食辛辣、鱼腥、浓茶等，以免影响疗效。皮肤病属湿热证患者不宜使用。

【按语】

1. 古代"痞瘰"的含义 "痞"，音pei。《广雅·释言》："痞，痂也。"，是指疮疤，《广雅·释诂》："痞，创也。"；"瘰"，音lei，指皮肤起小疙瘩。《玉篇·广部》："瘰，皮起也。"清范寅《越谚》卷中："瘰，皮肤起小粒。"

《素问》卷十八·四时刺逆从论篇第六十四曰："少阴有余病皮痹隐疹"。痹瘰疹，又名风瘾疹、痞瘤。因内蕴湿热，复感风寒，郁于皮腠而发；或由于对某些物质过敏所致。如皮肤出现大小不等的风团，小如麻粒，大如豆瓣，甚则成块成片，瘙痒难耐，时隐时现。即现代医学皮肤病——"荨麻疹"。

2.何首乌生、制之别及药理作用 自古就有生、熟何首乌之异，生何首乌味苦甘性平，归心、肝、大肠经，善于解毒消痈截疟、润肠通便；制何首乌味甘厚性温，归肝、肾经，有补肝肾、益精血、乌须发、强筋骨之功效。历代医家普遍认为生品有一定的毒性，经炮制方可减弱其毒性，尤其是九蒸九晒之后几乎无毒。

有关何首乌炮制减毒的实验性研究也较多，例如前期的细胞及动物实验研究表明，何首乌炮制后能够降低其肝细胞毒性，炮制后毒性减弱的机制可能与没食子酸、二苯乙烯苷、大黄素8-O-素葡萄糖苷等物质的含量降低相关。现代药理研究发现，何首乌的提取物二苯乙烯苷类、蒽醌类等主要有效成分在抗肿瘤、抗氧化、抗缺血性脑损伤、抗脂质过氧化活性、抑制细胞凋亡、促进骨形成和保护神经、成骨细胞、肝损伤保护及改善血管功能和增强学习记忆力等方面具有显著的作用。

3.论赤、白芍之别 宋金元时期，诸多著作中指出芍药有赤和白两种，植物形态和及功效方面均有不同；如花色有红白两种，赤芍与白芍的鉴别方法主要是根据根和花的颜色。2020年版《中华人民共和国药典》载芍药以其根入药，有赤芍和白芍之别，为现代临床应用常用药物[19]。

那么临床上该如何区分使用赤、白芍？如四物汤是补血的常用方，也是调经的基本方。方中白芍酸甘质柔，有养血敛阴之功，与熟地黄、当归相协则有滋阴养血之功益著，并可缓急而止痛。故方中使用白芍养血柔肝，而不用清热凉血之赤芍。又如在犀角地黄汤方中赤芍配伍牡丹皮以泄热散瘀、凉血散血，治疗热扰心神，身热谵语，或热伤血络，吐血、衄血、便血、尿血等症；又如血府逐瘀汤中的赤芍配伍柴胡以活血行气，治疗胸中血瘀证。故而在临证中应灵活辨证

使用赤芍与白芍。

再者，对于赤白芍之用量根据文献记载，《证类本草》有云"白芍有小毒"，小毒与无毒相近，正常安全剂量为6~15g。2015年版《中华人民共和国药典》中写明白芍未见明显的毒副作用。如用白芍20~50g即能使得大便通畅，但随着用量逐渐加大，就会导致大便稀溏、次数增多、腹痛等消化系统反应。赤芍及其用量的经验是0.925~300g。赤芍配伍牡蛎、佛手、陈皮、黄芩等，可以治疗眩晕、胃痛、咳嗽等症，剂量为0.925~30g；赤芍可减马钱子毒，协同马钱子治疗顽痹痛症，剂量为9~15g；配伍当归、红花等活血化瘀药，金银花、虎杖等清热凉血药，可以治疗皮肤病、心血管疾病等血瘀病证，如现代医学的内分泌疾病、肝功能衰竭、高胆红素血症等，剂量为1.11~60g；配伍莪术、红花，治疗重度黄疸肝病、慢性活动型乙型病毒性肝炎，剂量为60~300g；配伍炙甘草、当归，治疗糖尿病后期血管神经病变，剂量为10~15g[20]。

4.关于"疥"含义的演变 "疥"字从介，介谓甲介也。一种传染性皮肤病，非常刺痒，是疥虫寄生而引起的。通常称"疥疮"，亦称"疥癣"。高诱注云："云介，甲。龟鳖之属也。"由此可见，介本谓甲介，引申为鳞介，故疾病之以疥为名，因痒而搔之肤起屑，如甲如鳞者。

《诸病源候论》卷三十五中，该书把疥分为大疥、马疥、水疥、干疥、湿疥。如大疥，其疮有脓汁，锨赤痒痛，即疥疮之形大者。马疥，其疮潜隐皮肤，钻刺剧痒，搔抓不知痛。治宜内服消风散，外搽绣球丸。类似结节性痒疹。水疥：皮损如小栗浆，搔破有水出。类似丘疹性皮炎。干疥，马王堆汉墓帛书《五十二病方》称"乾骚"。由于肺经燥气偏盛所致。皮损粗糙干枯，瘙痒，搔之有白屑脱落，治宜内服消风散，外搽润肌膏。湿疥，由脾经湿热偏盛所致。患处灼热痒痛，瘙痒，搔后则流黄水，甚至流黑汁。治宜内眼苍术膏。类似湿疹。

《心法》记载：疥有干、湿、虫、沙、脓五种。如肺经燥热盛则生干疥，瘙痒皮枯而起白

屑。脾经湿盛则生湿疥，肿作痛，破津黄水，甚流黑汁。肝经风盛则生虫疥，瘙痒彻骨，挠不知痛。心血凝滞则生沙疥，形如细砂，赤痒痛，抓之有水。肾经湿热则生脓窠疥，形如豆粒，便利作痒，脓清淡白。或脾经湿盛亦生脓窠疥，但顶含稠脓，痒痛相兼为异。而体虚之人亦生，以便秘为实，便利为虚；亦有虚而便燥者，如气秘则便燥，血分枯燥则便涩。又在疮之形色，脉之有无力辨之[21]。

参考文献

［1］冰花，刘湘.当归饮子制剂［J］.国外医药·植物药分类，1991，6（6）：283.

［2］孟颖，池玉梅，严国俊，等.当归药材及当归身饮片高效液相色谱特征图谱研究［J］.世界中医药，2021，16（4）：539.

［3］张晓桐，魏芹，蔡琛，等.当归饮子抑制IL-33介导的肥大细胞脱颗粒缓解荨麻疹样病变小鼠过敏反应的效应机制［J］.中华中医药学刊，2021，39（11）：144-148，268-270.

［4］徐凤，李代乾，张美恒，等.基于自噬途径探讨当归饮子缓解CU模型小鼠过敏反应的效应机制［J］.中国实验方剂学杂志，2020，26（12）：56-63.

［5］郭敏，彭丽，郭静，等.当归饮子对慢性荨麻疹小鼠外周血清IL-17、IL-23水平的抑制作用［J］.中华中医药杂志，2017，32（9）：4121-4123.

［6］郭静，肖敏，左小红，等.基于久病入络理论的当归饮子通过调控PIP2/IP3/DAG信号通路对荨麻疹的防治及其机理研究［J］.时珍国医国药，2015，26（10）：2333-2335.

［7］郭静，艾儒棣，朱晓燕，等.当归饮子对复合型慢性荨麻疹致敏小鼠模型细胞因子的影响［J］.南京中医药大学学报，2013，29（2）：159-161.

［8］文谦，黄刚，李芳梅，等.当归饮子对银屑病模型豚鼠皮肤Filaggrin和Caspase-14基因及蛋白表达的影响［J］.新疆医科大学学报，2016，39（4）：418-421.

［9］文谦，李芳梅，杨志波，等.当归饮子对银屑病模型豚鼠神经酰胺含量、AQP-3基因及蛋白表达的干预研究［J］.环球中医药，2016，9（8）：914-917.

［10］王子雯，许孟月，王海燕，等.基于网络药理学和分子对接对当归饮子治疗特应性皮炎的作用机制研究［J］.郑州大学学报（医学版），2021，56（3）：313-319.

［11］彭丽，唐诗韵，张美恒，等.当归饮子急性毒性实验研究［J］.辽宁中医杂志，2019，46（2）：410-412，449.

［12］杨岚，刘佳丽，郭秉荣，等.当归中藁本内酯在大鼠体内的药代动力学研究［J］.天然产物研究与开发，2014，26（8）：1276-1280，1326.

［13］冯宇昕，林晓峰.国医大师段富津教授验案四则浅析［J］.内蒙古中医药，1998.39（1）：76-77.

［14］段先飞，欧国飞，谢妍，等.富马酸卢帕他定片联合当归饮子治疗慢性荨麻疹疗效观察［J］.皮肤病与性病，2021，43（2）：230-231.

［15］关闯，李娜.加味当归饮子联合刺络拔罐治疗血虚风燥型慢性湿疹的临床研究［J］.内蒙古中医药，2021，40（3）：22-23.

［16］兰晓鸥.阿维A胶囊联合当归饮子加减治疗寻常型银屑病的临床疗效观察［J］.中国现代药物应用，2021，15（6）：3097-3100.

［17］尹莹，卢益平，顾炜，等.当归饮子加减联合西药治疗血虚风燥型过敏性皮炎的临床研究［J］.中西医结合研究，2019，11（5）：230-232.

［18］孙真理.当归饮子治疗肛门瘙痒症的临床疗效观察［J］.中国社区医师，2020，36（5）：113-115.

［19］刘萍.芍药、白芍、赤芍的历代本草考证浅析［J］.中医药杂志，2018，33（12）：5662-5665.

［20］邱莎，赵林华，杨映映，等.白芍的临床应用及其用量探究［J］.环球中医药，2019，12（2）：266-269.

［21］刘昱昊，郭宇，华华，等.当归饮子之运用梳流［J］.环球中医药，2013，6（1）：38-39.

实脾散

宋《严氏济生方》
Shipi San

【概述】实脾散最早见于宋代严用和《严氏济生方》，书中载其方药组成为："厚朴（去皮，姜制，炒）、白术、木瓜（去瓤）、木香（不见火）、草果仁、大腹子、附子（炮、去皮脐）、白茯苓（去皮）、干姜（炮）各一两，甘草（炙）半两"。该方针对脾阳虚衰、土不制水、泛溢肌肤，证属里、虚、寒之阴水而设，治宜温阳健脾，行气利水。方中以脾肾同治，而以温脾阳为主，可见实脾散治疗关键在于"温利"，令气行则湿化。实脾散主要具有改善心功能和糖尿病肾病药理作用。目前研究了实脾散本方中附子颗粒制剂新剂型，建立了附子的HPLC指纹图谱。现代广泛应用于内分泌系统疾病、消化系统疾病、呼吸系统疾病、循环系统疾病等各类病症，如用于治疗肥胖并发高脂血症、糖尿病肾病、癌性腹水、老年慢性支气管炎、慢性心衰等疗效显著。

【历史沿革】

1.原方论述 宋代严用和《严氏济生方》载："治阴水，先实脾土。"该汤剂组成：厚朴（去皮，姜制，炒）、白术、木瓜（去瓤）、木香（不见火）、草果仁、大腹子、附子（炮、去皮脐）、白茯苓（去皮）、干姜（炮）各一两，甘草（炙）半两。右吹咀，每服四钱，水一盏半，生姜五片，枣子一枚，煎至七分，去滓温服，不拘时候。

2.后世发挥 《严氏济生方》之实脾散系针对脾肾阳虚、不能制水、水溢肌肤的阴水证而设，具有温阳利水之功。后世医家对方中使用白术或苍术各有不同见解，如《玉楸药解》有云："苍术，燥土利水，泄饮消痰。"又曰："白术守而不走，苍术走而不守，故白术善补，苍术善行。其消食纳谷，止呕住泄，亦同白术，而泻水开郁，则苍术独长。"此为用苍术而非用白术之妙。或在治疗水肿时加入升麻，善引清阳之气上升，清阳升则浊阴降，使气机通畅，有利于水肿消除。又如《医宗金鉴》主张配用附子理中，重用茯苓，温补元气以行水。至于方中用甘草，虽能泥膈满中，于水肿不合，但一取其实脾，二是与茯苓、大腹皮、木香等同用，则泥膈之性衰，实脾之用存。故汪昂曰："甘草得茯苓则不资满而反泄满"，一开一合，深得配伍之妙。

总之，每个时期对实脾散的使用都有各自的见解，但是对于主治病机各大医家理解基本一致。故在临证使用时我们应根据辨证论治思想加减应用即可。

3.同名异方 实脾散的同名异方分析见表38-1。

表38-1 实脾散同名异方分析表

朝代	作者	出处	药物组成	功能主治	制法及用法	变化情况（与原方比较）
宋	许叔微	《普济本事方》卷四	大附子一个（炮，去皮、脐），草果子（去皮）、干姜（炮）各一两四钱五分，甘草七钱三分（炙），大腹（连皮）六个，木瓜一个（去瓤，切片）	治脾阳不足，周身浮肿	上药用水于砂器内同煮至水一半，劈开干姜，心内不白为度，不得全令水干，恐近底焦，取出剉焙为末	两方均可以治疗脾阳不足之水肿。但该方无厚朴、白术、木香、大腹子、白茯苓。严氏实脾散健脾利水之功较许氏实脾散健脾利水之功强

【名方考证】

1.本草考证

1.1 白术 "白术"以"术"之名始载于《神农本草经》。经考证，本方所用白术为菊科植物白术 *Atractylodes macrocephala* Koidz. 的干燥根茎，与《中国药典》2020年版记载一致。

1.2 厚朴 "厚朴"之名最早见于《神农本草经》。经考证，本方所用厚朴为木兰科植物厚朴 *Magnolia officinalis* Rehd. et Wils. 的干燥干皮、根皮及枝皮。《中国药典》2020年版载厚朴为木兰科植物厚朴 *Magnolia officinalis* Rehd. et Wils. 或凹叶厚朴 *Magnolia officinalis* Rehd.et Wils.var.*biloba* Rehd.et Wils. 的干燥干皮、根皮及枝皮。

1.3 木瓜 "木瓜"原名"楙""木瓜实""铁脚梨"等，始载于《名医别录》。经考证，本方所用木瓜为蔷薇科植物贴梗海棠 *Chaenomeles speciosa*（Sweet）Nakai 或木瓜 *Chaenomeles sinensis*（Thouin）Koehne 的干燥近成熟果实。《中国药典》2020年版记载木瓜为蔷薇科植物贴梗海棠 *Chaenomeles speciosa*（Sweet）Nakai 的干燥近成熟果实。

1.4 木香 "木香"之名始载于《神农本草经》。经考证，本方所用木香为菊科植物木香 *Aucklandia lappa* Decne. 的干燥根，与《中国药典》2020年版记载一致。

1.5 草果仁 "草果仁"之名始载于《太平惠民和剂局方》。经考证，本方所用草果仁为姜科植物草果 *Amomum tsao-ko* Crevost et Lemaire 的干燥成熟果实，与《中国药典》2020年版记载一致。

1.6 大腹子 "大腹子"又名"槟榔"，"大腹"之名始载于《海药本草》。经考证，本方所用大腹子为棕榈科植物槟榔 *Areca catechu* L. 的干燥成熟种子，与《中国药典》2020年版记载一致。

1.7 白茯苓 "茯苓"原名"松腴""不死面"，始载于《神农本草经》。经考证，本方所用茯苓为多孔菌科茯苓 *Poria cocos*（Schw.）Wolf. 的干燥菌核，与《中国药典》2020年版记载一致。

1.8 干姜 "干姜"始载于《神农本草经》。经考证，本方所用干姜为姜科植物姜 *Zingiber officinale* Rosc. 的干燥根茎，与《中国药典》2020年版记载一致。

1.9 附子 "附子"之名始载于《神农本草经》。经考证，本方所用附子为毛茛科植物乌头 *Aconitum carmichaeli* Debx. 的子根的加工品，与《中国药典》2020年版记载一致。

1.10 甘草 "甘草"之名最早见于《神农本草经》。经考证，本方所用甘草主要是豆科甘草属甘草 *Glycyrrhiza uralensis* Fisch. 的干燥根和根茎。《中国药典》2020年版载甘草为豆科植物甘草 *Glycyrrhiza uralensis* Fisch.、胀果甘草 *Glycyrrhiza inflata* Bat. 或光果甘草 *Glycyrrhiza glabra* L. 的干燥根和根茎。

2.炮制考证

2.1 厚朴 实脾散中厚朴的炮制方法为"去皮，姜制，炒"。现代炮制品有姜厚朴。

2.2 附子 实脾散中附子的炮制方法为"炮、去皮脐"。现代炮制品有炮附片。

2.3 甘草 实脾散中甘草的炮制方法为"炙"，类似于"清炒"。可参考《中华人民共和国药典》2020年版清炒法炮制。

2.4 其他 其他药味均为生品。

3.剂量考证

3.1 原方剂量 厚朴（去皮，姜制，炒）、白术、木瓜（去瓤）、木香（不见火）、草果仁、大腹子、附子（炮、去皮脐）、白茯苓（去皮）、干姜（炮）各一两，甘草（炙）半两。

3.2 折算剂量 宋代一两合今之41.30g，一钱合4.13g。故处方量白术、厚朴、木瓜、木香、草果仁、大腹子、白茯苓、干姜、附子各41.30g，甘草20.65g。

3.3 现代用量 根据全国中医药行业高等教育"十四五"规划教材《方剂学》，处方量为白术、厚朴、木瓜、木香、草果仁、大腹子、白茯苓、干姜、附子各30g，甘草15g。

【药物组成】 白术、厚朴（去皮，姜制，炒）、木瓜（去瓤）、木香（不见火）、草果仁、大腹子、白茯苓（去皮）、干姜（炮）、附子（炮、去皮脐）各一两，甘草（炙）半两。

【功能主治】 温阳健脾，行气利水。主治阳虚水肿。用于身半以下肿甚，手足不温，口中不渴，胸腹胀满，大便溏薄，舌苔厚腻，脉沉迟等症。

【方义分析】 本方主治诸症皆为水肿，亦谓阴水，由脾肾阳虚，阳不化水，水气内停所致，遂成阳虚水肿之证。水湿内盛，泛溢肌肤，则肢体浮肿；水为阴邪，其性下趋，故身半以下肿甚；脾肾阳虚，失于温煦，则手足不温；水湿内阻，气机不畅，则胸腹胀满；脾阳不足，运化失司，则便溏；口不渴，舌苔厚腻，脉沉迟皆为阳虚水停之征象。治宜温阳健脾，行气利水。

方中附子、干姜为君，附子善于温肾阳而助气化以行水；干姜偏于温脾阳而助运化以制水，二药相合，温肾暖脾，扶阳抑阴。臣以茯苓、白术渗湿健脾，使水湿从小便去。佐以木瓜除湿醒脾和中；厚朴、木香、大腹子（槟榔）、草果行气导滞，令气化则湿化，气顺则胀消；且草果、厚朴兼可燥湿，槟榔又能利水。甘草、生姜、大枣益脾和中，生姜兼能温散水气，甘草且可调和药性，同为佐使之用。诸药合用，共奏温肾暖脾，行气利水之效，则诸症可愈。

配伍特点：脾肾同治，而以温脾阳为主；寓行气于温利之中，令气行则湿化。

【用法用量】

1.古代用法用量 右㕮咀，每服四钱，水一盏半，生姜五片，枣子一枚，煎至七分，去滓温服，不拘时候。

2.现代用法用量 每服16g，加生姜5g，枣2.5g，煮散，去滓，分为2~3次温服，日服1剂（以上十味，加水525ml，煎至420ml）。

【药学研究】

1.资源评估 方中厚朴、白术、木瓜、木香、草果仁、大腹子、附子、白茯苓、干姜、甘草目前均以人工栽培为主。

厚朴生于海拔300~1500m的山地林间，喜温凉湿润气候和排水良好的酸性土壤。作为重要的三木类药材广泛种植，道地产区与主产区基本一致，如四川的都江堰、北川、宝兴、平武及湖北的恩施、鹤峰、建始、利川、来凤等地，四川省都江堰建有厚朴GAP种植基地。

白术生于山区丘陵地带，山坡草地及山坡林下，喜凉气候耐寒，怕湿热干旱。野生资源分布在江西、湖南、浙江、四川等地，几已绝迹。随着多年来全国白术生产发展的变迁，如今形成浙江白术、亳州白术、湖南白术、安国白术四大白术品系，主产地有安徽亳州、河北安国、湖北来凤、重庆秀山、湖南邵阳、四川雅安、四川乐山等。

木瓜适应性较强，对土壤要求不严，但不耐水涝，忌湿耐旱，喜阳光，喜排水良好的深厚土壤，不宜低洼栽植，有一定的耐寒能力。种植时宜选光照充足、疏松肥沃的沙壤土。现以安徽宣城为道地产区，浙江淳安、湖北长阳所产质量亦佳。除此以外，湖北五峰、巴东、鹤峰、浙江开化，湖南桑植，贵州赤水、习水，重庆江津、綦江，四川乐山等地均适宜其生产。

木香喜冷凉、湿润环境，宜选择选择土层深厚、疏松肥沃、排水良好、富含腐殖质的微酸性或中性砂土进行栽种，砂质壤土亦可进行栽种。原由印度等地经广州进口，称"广木香"；现主产于云南丽江、迪庆、大力、维西、福贡等地，成"云木香"。

草果仁喜温和气候，怕高温又怕霜冻，适宜生长在冬暖夏凉，年平均温度18~20℃的地区，短暂低温不会受冻害，种子发芽温度要求在18℃以上，当气温降至15℃以下时，种子停止发芽。性喜湿润，怕干旱，以空气相对湿度80%的环境为宜。以云南金平县为主产地，约占全国总产量一半，广西靖西、睦边和贵州罗甸等地均产草果，另有部分进口于越南、老挝等东南亚国家。

大腹子喜高温湿润气候，耐肥，不耐寒，16℃就有落叶现象，5℃就受冻害，最适宜生长温度为25~28℃，年降雨量1500~2200mm地区适宜生长。幼苗期荫蔽度50%~60%为宜，成年树应全光照。在我国福建、台湾、广东、海南、广西、云南等地有栽培。

附子喜温暖湿润气候，选择阳光充足、表上疏松排水良好、中等肥力土壤为佳，适应性强，海拔2000m左右均可栽培。目前四川江油、陕西汉中地区建立了附子种植基地，扩大商品生产，而四川布拖、云南禄劝、河北、河南等省引种试种，形成了新产区。

干姜喜温暖、湿润、荫蔽的气候环境，不耐寒，忌潮湿，怕强光直射。对土壤要求较严，适于在上层深厚、疏松、肥沃、排水良好的沙壤土至重壤土种植。在四川、贵州、广西、浙江、山东、湖北、广东、陕西等省气候温暖、湿润的亚热带气候区均有栽培。南方的姜受气候环境影响，根茎瘦小、粉性强、辣味浓烈、水分较少，适合药用，主产四川、贵州等地，以四川为最适宜干姜生产，为古今干姜主产地。

白茯苓喜温暖、干燥、向阳、雨量充沛的环境，以海拔在700m左右的松林中分布最广，温度以10~35℃为宜。药用茯苓产自我国，品种古今无变化，产地则由于资源枯竭，一方面开始人工培育，另一方面，产地逐渐由中原向云南等边远地区转移。栽培者以安徽产量较大，称为"安苓"；野生者以云南产质量为佳，称为"云苓"。

甘草生于干旱沙地、河岸砂质地、山坡草地及盐渍化土壤中，生长周期3~5年，分布于东北、华北、西北各省区，道地产区与主产区基本一致，在新疆、甘肃、内蒙古、宁夏、山西等地。

2.制剂研究

2.1 制备方法　右咹咀，每服四钱，水一盏半，生姜五片，枣子一枚，煎至七分，去滓温服，不拘时候。

2.2 制备工艺　原方是散剂，现代有报道对实脾散中君药附子进行颗粒制剂的研究：采用水提法对黑顺片进行提取，保留提取物的全成分，进行减压浓缩，得浸膏。用UPLC法测定浸膏中乌头类生物碱含量。运用挤压制粒法进行制粒，在单因素试验的基础上，进行正交试验，确定颗粒制剂的最佳工艺条件，并测定主药含量。正交试验进行工艺条件优化，结果为A2B2C1，即主

辅比为1:4（g/ml），β-环糊精为稀释剂，不添加黏合剂。附子颗粒制剂成型工艺条件简单，重复性好，有效成分含量稳定。同时，所得颗粒成型性好，色泽一致，粒度均一，溶解性和流动性符合《中国药典》要求[1]。

3.质量控制　该方含有挥发油类、生物碱类、多糖类等物质，可以将其作为质量控制的指标。现有文献报道经煎煮或炮制附子中双酯型生物碱水解转化为单酯型及醇胺型生物碱，毒性大大降低，单酯型生物碱具有镇痛和消炎作用，次乌头原碱、新乌头原碱等具有强心作用，附子炮制降解了毒性成分，转化为活性成分，具有减毒增效的作用。且附子毒性大小与煎煮时间密切相关[2]。《中国药典》2020年版中采用对照提取物或一测多评法等对照品替代法，减少使用乌头碱的复杂性和危险性；同时，增加附子炮制时的煎煮时间和捞出后水漂洗程度的具体规定。

【药理研究】

1.药效作用　根据实脾散的功能主治进行了药效学研究，主要具有改善心功能和糖尿病肾病等作用。

1.1 与功能主治相关的药理作用

1.1.1 改善心功能　实脾散15、7.5、3.75g/kg，连续灌胃14天，可以减少异丙肾上腺素所致心力衰竭大鼠血清NT-proBNP，降低Caspase-3蛋白表达，改善大鼠心功能，抑制心力衰竭大鼠模型的心肌细胞凋亡，进而延缓心力衰竭发展的作用[3]。

1.1.2 治疗肾源性水肿　通过网络药理学筛选得到实脾散主要活性化合物为豆甾醇、甘草查尔酮B、表儿茶素等，作用于STAT3、MAPK1、MAPK3等关键靶点，通过Ras、Rap1、MAPK等信号通路发挥抗炎、改善血液循环、抗氧化、保护足细胞损伤、抗肾脏纤维化及利尿等药理作用，从而起到治疗肾源性水肿的作用[4]。

1.2 其他药理作用

改善糖尿病肾病　实脾散可降低糖尿病肾病大鼠FBG、24h尿蛋白定量、SCr、肾脏指数，平衡NO和ET，降低TGF-β1含量，防止肾小球硬

化，延缓糖尿病肾病的发生、发展[5]。

2.安全性评价 实脾散中含有毒性中药附子，其毒性成分主要是乌头类生物碱[6]，实脾散中附子为炮附片，即按照烫法用砂烫至鼓起并微变色，根据用法应该将其进行先煎、久煎，以增效减毒。后续进行新药开发时建议：一是后续安全性评价要按照GLP规范进行相关研究；二是可在实脾散中采用不同炮制品的附片（黑顺片、白附片、淡附片）进行安全性评价，以评估采用何种附片的实脾饮安全性更高。

3.体内过程 茯苓酸30mg/kg经静脉注射大鼠，采用HPLC-UV方法，研究茯苓酸药物代谢动力学发现大鼠血浆中茯苓酸半衰期为（8.79±6.80）h，$AUC_{0\to\infty}$为（18.90±9.39）mg/（h·ml），CL为（0.53±0.28）L/h，V_{ss}为（5.60±4.60）L，$MRT_{0\to\infty}$为（12.58±9.95）h。利用Caco-2细胞建立单层肠上皮细胞模型，使用RP-HPLC-UV检测210nm处最大吸收波，研究茯苓酸从顶层（AP侧）到基底层（BL侧）以及从BL侧到AP侧的渗透能力。结果发现茯苓酸在AP侧到BL侧的Papp为（9.50+/-2.20）×10^{-7}cm/s，从BL侧到AP侧为（11.30+/-5.90）×10^{-7}cm/s，高于相同条件下的阿替洛尔Papp。实验证明茯苓酸在Caco-2细胞模型中运输时间与浓度呈线性关系[7]。

【临床应用】

1.临床常用

1.1 临床主治病证 实脾散常用于治疗脾肾阳虚，水气内停之阴水。临床表现主要为身半以下肿甚，手足不温，口中不渴，胸腹胀满，大便溏薄等。临床应用以身半以下肿甚，舌淡苔腻，脉沉迟者为辨证要点。

水肿 治疗水肿病属胃虚不能转化水气，致土不克，久病伤肾，使肾阳亏虚，膀胱气化不行，水液内停，溢于皮肤之水肿使用原方。如气虚甚者加人参、黄芪；小便短少加泽泻、车前子。

1.2 名家名师名医应用

紫癜 名医吴康衡[8]治疗脾肾两虚之过敏性紫癜。以实脾散为基本方加减，治宜健脾益肾，化瘀消斑。方药组成以实脾散加藕节10g，

牡丹皮15g，丹参15g。因病因以湿热毒为多，病位以脾胃为主，以脾胃湿热、络伤血溢、血溢瘀滞、气滞血瘀为主要病理环节的新见解。

2.临床新用 实脾散在临床上广泛用于治疗内分泌系统疾病、消化系统疾病、呼吸系统疾病、循环系统疾病等，尤其对肥胖并发高脂血症、糖尿病肾病、癌性腹水、老年慢性支气管炎、慢性心衰等疗效确切。

2.1 内分泌系统疾病

2.1.1 肥胖并发高脂血症 将120例肥胖并发高脂血症患者随机分为对照组与研究组各60例，对照组采用实脾散加减方治疗，处方：厚朴15g、白术15g、炮干姜12g、白茯苓15g、砂仁10g、制附子6g、木香10g、大腹子10g、草果仁10g、党参10g、炙甘草9g、大枣2枚、鲜生姜3片。随症加减：腹痛者加延胡索、炒白芍各9g；大便溏泻加大腹皮易大腹子10g；恶寒甚者加肉桂6g隔日服1剂，水煎服，分两次温服。研究组在对照组的基础上配合热敏灸治疗，每日1次，连续3个月。结果显示，研究组近期、远期疗效总有效率为90.00%、83.33%，对照组近期、远期疗效总有效率为83.33%、78.33%[9]。

2.1.2 糖尿病肾病 将90例糖尿病肾病患者随机分为治疗组、对照组和研究组各30例。三组患者均经严格饮食控制及运动治疗，常规给予胰岛素控制血糖。治疗组服用实脾散，1剂/天，早晚各服1次，每次约200ml，处方：厚朴12g、白术15g、木瓜9g、木香9g、草果仁9g、大腹子9g、附子30g、白茯苓15g、干姜30g、炙甘草15g、黄芪15g、当归12g；对照组服用贝那普利片10mg，1次/天；研究组服用贝那普利片10mg，1次/天，实脾散，1剂/天，早晚各服1次，每次约200ml疗程为2个月。结果显示，研究组总有效率为90%，对照组总有效率为86.7%[10]。

2.2 消化系统疾病

癌性腹水 将84例脾肾阳虚癌性腹水患者作为研究对象，并用随机数表法分为研究组与对照组两组，每组各42例。对照组给予常规对症治疗与呋塞米（每次20mg，2次/天）联合螺内

酯（每次20mg，2次/天）治疗，研究组在对照组治疗方案的基础上联合实脾消水散，处方：茯苓15g、白术10g、大腹皮15g、厚朴10g、葶苈子20g、桑白皮20g、泽兰30g、桃仁10g、木香6g、桂枝5g、猪苓15g、龙葵10g、木瓜15g、干姜10g，外敷治疗，治疗3个月后对比两组的临床效果。结果显示，治疗后，研究组总有效率为83.33%；对照组总有效率为66.67%[11]。

2.3 呼吸系统疾病

老年慢性支气管炎 将72例老年慢性支气管炎患者，从中选择36例患者采取常规止咳平喘治疗为对照组，另36例患者采取实脾散加减治疗为研究组，处方：厚朴15g、白术15g、白茯苓15g、炮干姜10g、木香6g、制附子6g、草果仁6g、大腹子6g、炙甘草6g、2个大枣和3片鲜生姜。每日1次，连续1个月。结果显示，研究组治疗效果总有效率为94.44%，对照组治疗效果总有效率为75.00%[12]。

2.4 循环系统疾病

慢性心衰 将110例心功能为Ⅲ~Ⅳ级的老年患者，随机分为对照组和研究组，对照组56例，研究组54例，两组均采用标准西医治疗方法，研究组在此基础上加服实脾散加减，处方：大腹皮12g、茯苓12g、白术10g、炙甘草3g、木瓜30g、附子6g、炮姜6g、草豆蔻6g、木香6g、厚朴10g、黄芪15g、车前子15g、泽泻12g、桃仁10g，水煎300ml，分早晚饭后温服，日1剂，均治疗15天。结果显示，研究组心衰积分有效率为94.44%，中医证候积分有效率为92.59%；对照组心衰积分有效率为82.12%，中医证候积分有效率为83.92%[13]。

【使用注意】属阳水者，不宜使用。

【按语】

1.关于方名的理解 清代医家张秉成曾说："治水当以实脾为首务也""治阴水先实脾"。解释道：人体水液代谢与肺脾肾密切相关，脾居中州，通连上下，为升降运动之枢纽。肺通调水道，下输膀胱；肾主开阖，蒸化水液，通利小便，无不由脾斡旋其间。本方温阳健脾为主，

土实则水治，故方名"实脾"，从而体现了治病求本的内涵。方中干姜、附子、甘草、草果、白术、大枣温中祛寒，扶阳抑阴，使脾阳健水湿得化，水去则肿退，故该方不以利水药为主。然水湿内阻气机，土虚木贼，故又当行气助利水，扶土抑木。方中茯苓、大腹皮、木香、木瓜宽中降逆、行气导水，使气行湿化。诸药合用，温阳健脾、行气利水。但方中温阳行气之药与扶正益气之相较，温阳行气有余而与扶正益气不足，对阴水寒胜而气滞者相宜；若见少气声微，正气过虚者，《医宗金鉴》主张配用附子理中，重用茯苓，温补元气以行水。方中甘草之用一可以实脾，二与茯苓、大腹皮、木香等同用，减其泥膈之性，存其实脾之用。故汪昂曰："甘草得茯苓则不资满而反泄满"，一开一合，深得配伍之妙[14]。

2.附子的别名 附子的别名有"乌喙""乌头""天雄""侧子""木鳖子"等。相关记载最早可追溯至春秋时期，如《国语》有"置堇于肉"的记载，韦昭注："堇，乌头也。"《雷公炮炙论》中记载更为详细，云："凡使（附子），先须细认，勿误用。有乌头、乌喙、天雄、侧子、木鳖子。乌头少有茎苗，长身乌黑，少有旁尖。乌喙皮上苍，有大豆许者，孕八九个，周围底陷，黑如乌铁……天雄身全矮无尖，周匝四面有附孕十一个，皮苍色即是天雄……侧子只是附子傍，有小颗附子，如枣核者是……木鳖子，只是诸喙、附、雄、乌、侧中毗槵者，号曰木鳖子，不入药中用。"

雷敩提出"乌头少有茎苗"，对应乌头采收期为春季，地上部分还未生长茂盛。乌喙则"有大豆许者，孕八九个"，推测随着生长年限延长，主根周围生出8~9个侧根，大小如大豆，将侧根除去后则为"乌喙"；天雄则生长年限更长，侧根数量进一步增加，"附孕十一个"。雷敩从颜色、形状和生长年限内涵方面对乌头、乌喙、天雄作出区分，并认为这三者周围旁生为附子，而附子又旁生有枣核状的侧子。木鳖子又名"漏篮子"，是乌头子根的琐细者。"毗"者毗邻也，

"楗"者无患木也，"毗楗"则指侧根上连接的像无患子一样的球状小子根[15]。

3.阴水和阳水之别以及阴水和脾土的关系

阴阳水之分类始于严用和，发扬于丹溪翁。朱丹溪在继承前人对水肿分类的前提下，又对水肿病之"阴水、阳水"分类且论述较为详细。篇中提出"若遍身肿，烦渴，小便赤涩，大便闭，此属阳水……若遍身肿，不烦渴，大便溏，小便少，不涩赤，此属阴水"。丹溪认为阴水是由于脏腑功能受损，正气虚衰所致；阳水为表、为实，可以进行利水消肿的治法。

再者，阴水与脾土的关系密切，朱丹溪治疗水肿病提出"水肿，因脾虚不能制水，水渍妄行，当以……宜补中、行湿、利小便，切不可下"。其记载"水肿"其状为"目胞上下微起……手按成窟，举手即满是也。治法：身有热者，水气在表，可汗……期间通利小便、顺气和脾俱不可缓耳"，表明丹溪在治疗水肿过程中，无论阴水还是阳水，在发汗、利小便同时均应注意健脾。

水肿相当于现代医学中的肾病综合征，急慢性肾小球肾炎，内分泌失调，充血性心力衰竭以及营养障碍等疾病中所出现的水肿，

4."治疗水肿为何要用附子？"

水肿者症见面身浮肿，阴水者腰下尤甚，按之凹陷不起，可伴有腰部冷重、心悸气短、面色灰滞或纳呆便溏、脘腹胀闷、神倦肢冷等，舌质淡胖苔薄白或白腻，脉沉细或迟缓无力。其主要病机为肾不主水，脾不制水，脾肾阳虚，水邪泛滥，又多见久病肾气衰微者。

张景岳认为水肿"其本在肾，其标在肺，其制在脾"，故其本在肾，当以温肾为要。治疗该病以温补脾肾、化气行水为主。治肾性水肿应当重用附子。附子为回阳救逆之品，《本草正义》谓之"通十二经脉纯阳之要药，外则达皮毛而除表寒，里则达下元而温痼疾"。肾阳衰微者当重用附子，否则收效甚微。再者使用淡附片时当从小剂量9~15g起用，确认服药后无口唇麻木感，再加量至30g。使用淡附片前需确保药品品级纯

正及炮制、煎药方法得当，否则难免有药物中毒的风险。若患者服药后出现口唇、面部甚至全身麻木，应当减量或停用。

5.温阳利水法在水肿中的使用

温阳利水法就是通过温补或补益人体的阳气，佐以淡渗利水之药，从而调和阴阳，扶正祛邪，恢复人体阴阳平衡，祛水除饮。温阳利水法是基于《素问·至真要大论篇第七十四》："损者益之……劳者温之""诸热之而寒者取之阳"以及"虚则补之"等而立温阳之法，主要是针对阳虚证而设。

如张仲景在《伤寒杂病论》中所述：水得阴则凝，得热则行；在临床治疗水肿病中，可通过辨证而灵活选用温阳补气之品，如附子、干姜、肉桂、白术、人参等以温补脾肾；猪苓、茯苓、泽泻等以利水消肿，根据临证必要时可给予芫花、甘遂、大戟等峻下利水药。阳气虚，则血行无力，导致气机阻滞，血行不畅，因此组方时需要辨证合理使用活血理气药，如红花、木香、川楝子、红花等。

6.木香不见火之意

木香不见火之意，在诸多著作中提及，如《本草纲目》曰："凡入理气药，只生用，不见火。若实大肠，宜面煨熟用。"又如《得配本草》载："理气，生用不见火；实肠，面裹煨用。痰气，鹿汁；治痢，川连制；温补调气，入药煎服。"皆可说明木香不见火，即用生品，取其行气之功效。后世对木香的炮制方法大致归纳有3种：①生木香，取原药材，除去杂质，切片，晾干；②煨木香，将木香平铺于吸油纸上，放置烘干室，煨至木香所含挥发油渗透到纸上，取出，放凉；③麸炒木香。其生品与炮制品也各有擅长，如生木香气芳香而辛散温通，擅长调中宣滞，行气止痛；煨木香除去了部分油质，增强实肠止泻的作用。吴崑解释这个方剂："温可以养脏，故用肉桂，豆蔻，木香。"由此可见木香在这个方剂中的作用是行气，调中，止痛。正是生木香的作用。可以推断木香（不见火）的意思是不用煨或麸炒的意思。

参考文献

[1] 张定堃, 韩雪, 周永峰, 等.附子精标饮片的研制（Ⅰ）：规格大小与质量均一性研究 [J].中国中药杂志, 2015, 40（17）：3488-3495.

[2] 昝珂, 过立农, 马双成, 等.附子质量控制研究进展 [J].中国药事, 2019, 33（7）：767-773.

[3] 雷雨, 付蓉, 李馨钰, 等.实脾饮对心力衰竭大鼠NT-proBNP及Caspase-3的影响研究 [J].贵州中医药大学学报, 2021, 43（2）：45-49.

[4] 吴俊松, 巴元明, 周珊珊, 等.实脾散治疗肾源性水肿作用机制的网络药理学分析 [J].中药新药与临床药理, 2021, 32（10）：1500-1505.

[5] 孙红旭, 马鸿斌, 薛国忠, 等.实脾饮对糖尿病肾病大鼠的保护作用 [J].中医研究, 2013, 26（2）：69-72.

[6] 赵欢, 杨巧芳, 李梦茜, 等.附子毒性研究进展 [J].河北中医, 2017, 39（5）：774-777.

[7] 黄斯, 潘雨薇, 蓝海, 等.茯苓酸药理学研究进展 [J].中成药, 2015, 37（12）：2719-2721.

[8] 张珍.当代名中医治疗紫癜性肾炎规律的研究 [D].成都：成都中医药大学, 2013.

[9] 杨宜花, 翁家俊, 赵永红, 等.热敏灸联合实脾散治疗脾肾阳虚型肥胖并发高脂血症疗效观察 [J].中医临床研究, 2019, 23（11）：56-58.

[10] 陈熙.观察实脾散加减治疗糖尿病肾病患者的临床疗效 [D].济南：山东中医药大学, 2015.

[11] 陈香政, 黄周绪, 胡志晓, 等.实脾消水散外敷联合西药治疗脾肾阳虚癌性腹水随机平行对照分析 [J].齐齐哈尔医学院学报, 2019, 40（11）：1367-1369.

[12] 景鸣.36例实脾散加减治疗老年慢性支气管炎的疗效观察 [J].世界最新医学信息文摘, 2018, 18（69）：188.

[13] 贾红娥, 孟咏梅.实脾散加减治疗老年脾肾阳虚型慢性心衰110例 [J].山东中医药大学学报, 2012, 36（6）：496-497.

[14] 吴沛田.实脾散临床运用 [J].中国中医药报, 2008（4）：1-2.

[15] 赵佳琛, 赵鑫磊, 翁倩倩, 等.经典名方中附子的本草考证 [J].中国现代中药, 2022, 8（22）：1340-1341.

温经汤

宋《妇人大全良方》

Wenjing Tang

【概述】温经汤最早见于宋代陈自明《妇人大全良方》，书中载其方药组成为："当归、川芎、芍药、桂心、牡丹皮、莪术各半两，人参、甘草、牛膝各一两"，具有"温经补虚，化瘀止痛"之效，主治血海虚寒，血气凝滞之月经不调。方中药物充分体现了"气充则血旺，气行则血行"的配伍特点。温经汤主要具有抗炎、改善子宫局部缺氧、抑制异位内膜生长、调节卵巢激素分泌等药理作用。目前采用传统煎药锅的方式制备了温经汤的标准汤剂，并采用高效液相色谱法测定本方中肉桂的成分含量。现代常应用于妇科疾病，如用于治疗痛经、慢性盆腔炎等疗效显著。

【历史沿革】

1.原方论述　宋代陈自明《妇人大全良方》载："若经道不通，绕脐寒疝痛彻，其脉沉紧。此由寒气客于血室，血凝不行，结积血为气所冲，新血与故血相搏，所以发痛。譬如天寒地冻，水凝成冰。宜温经汤及桂枝桃仁汤、万病丸。"该汤剂组成：当归、川芎、芍药、桂心、牡丹皮、莪术各半两，人参、甘草、牛膝各一两。右㕮咀，每服五钱。水一盏半，煎至八分，去滓温服。

2.后世发挥 《妇人良方大全》温经汤中用莪术行气破血，消积止痛；牛膝逐瘀通经，引血下行。全方具有温经散寒、活血调经的功效。经后世医家灵活运用，根据具体病证加减化裁，用于各种妇科疾病的治疗。如明代万全在《万氏妇人科》中论述："石瘕者，因行经之时，寒气自阴户而入，客于胞门，以致经血凝聚，月信不行，其腹渐大，如孕子状。妇人壮盛者，半年之后，小水长而消矣；若虚怯者，必成肿病。温经汤主之。"又如，明代龚信在《古今医鉴》中载："治妇人经水不调，赤白带下，或如梅汁淋沥，或成片，有隔两三个月者，此气血虚弱，渐生潮热，饮食少进，四肢倦怠，日久生骨蒸，即成劳疾，急当调经活血，退虚热，先服加味八物汤，

后服此药。"又如，清代黄元御《四圣心源》载："治妇人带下，及少腹寒冷，久不受胎，或崩漏下血，或经来过多，或至期不来，瘀血坚硬，加桃仁、鳖甲"。又如，清代唐宗海《血证论》中记载："瘀血发渴者，以津液之生，其根出于肾水。水与血交会转运，皆在胞中。胞中有瘀血，则气为血阻，不得上升，水津因不能随气上布。但去下焦之瘀，则水津上布，而渴自止……夹寒瘀滞者，温经汤治之"。又如，清代张璐《张氏医通》载："经水衍期，胸肋腰腹刺痛，虚浮寒战，此冲任衰弱，脏器虚冷故也，温经汤加减"。

总之，每个时期对温经汤的使用都有各自的见解，但是对于主治病机各大医家理解基本一致，皆为冲任虚寒，瘀血阻滞所致妇科疾病。在临证使用时我们应根据辨证论治思想加减应用即可。

3.同名异方 温经汤的同名异方分析见表39-1。

表39-1 温经汤同名异方分析表

朝代	作者	出处	药物组成	功能主治	制法及用法	变化情况（与原方比较）
汉	张仲景	《金匮要略》	吴茱萸三两，当归、川芎、芍药、人参、桂枝、阿胶、生姜、牡丹皮（去心）和甘草各二两，半夏半升，麦门冬（去心）一升	主治病下利数十日不止，暮即发热，少腹里急，腹满，手掌烦热，唇口干燥	上十二味，以水一斗，煮取三升，分温三服	该方温经散寒、养血之功见长；但行滞祛瘀之力较陈氏温经汤弱
唐	王焘	《外台秘要》	吴茱萸三两，麦门冬（去心）一升，半夏八两，当归、川芎、人参、芍药、牡丹、桂心、阿胶（炙）和生姜、甘草（各二两，炙）	主治崩中去血一斗，服之即断，月水过期不来者，服之亦佳方	水煎服	该方药物组成与金匮温经汤相同。但药量及主治病症有差异
宋	太平惠民和剂局	《太平惠民和剂局方》	阿胶（蛤粉碎炒），当归（去芦），川芎，人参，肉桂（去粗皮），甘草（炒），芍药、牡丹皮各二两；半夏（汤洗七次）二两半，吴茱萸（汤洗七次，焙，炒）三两，麦门冬（去心）五两半，生姜五片	治冲任虚损，月候不调，或来多不断，或过期不来，或崩中去血过多不止。又治曾经损娠，瘀血停留，少腹急痛，发热下利，手掌烦热，唇干口燥，及少腹有寒，久不受胎	上为粗末。每服三钱，水一盏半，入生姜五片，煎至八分，去渣，热服，空心，食前服	该方药物组成与金匮温经汤相同。但药量及主治病症有差异

续表

朝代	作者	出处	药物组成	功能主治	制法及用法	变化情况（与原方比较）
宋	薛古愚	《薛氏济阴万金书》	川芎、当归、白芍、蓬术各一钱五分，人参、牛膝各一钱，丹皮、桂心、甘草各一钱	月水该行不行，心腹刺痛，冷寒客于胞中	水煎服	药物组成相同
明	汪机	《医学原理》	人参（甘温，三钱）、炙草（甘温，五分）、川归（辛温，一钱半）、川芎（辛温，七分）白芍（苦酸寒，一钱）、牡丹皮（苦酸寒，一钱）、桂心（辛甘温，七分）、莪术（苦辛温，七分）、牛膝（苦甘酸，八分）	治血气亏败，以致经水蓄积不通	水煎服	药物组成相同
清	陶本学	《孕育玄机》	当归、川芎、芍药、桂心、蓬术（醋炒）和丹皮各五分，人参、牛膝、炙甘草各一钱	治寒气客于血室致气血凝滞，脐腹作痛，其脉沉紧	水煎服	药物组成相同
清	沈金鳌	《妇科玉尺》	川芎、当归、白芍、莪术各钱半，人参、牛膝各二钱，桂心、丹皮各一钱、甘草五分	大温经汤治月经病方治冲任虚损，月候不调，或来多不已，或过期不行，或崩中去血过多，或胎产瘀血停留，小腹急痛，五心烦热，并皆治之	同上	药物组成相同

【名方考证】

1. 本草考证

1.1 当归 "当归"之名始载于《神农本草经》。经考证，本方所用当归为伞形科植物当归 *Angelica sinensis*（Oliv.）Diels 的干燥根，与《中国药典》2020年版记载一致。

1.2 川芎 "川芎"原名芎䓖，始载于《神农本草经》。经考证，本方所用川芎为伞形科植物川芎 *Ligusticum chuanxiong* Hort. 的干燥根茎，与《中国药典》2020年版记载一致。

1.3 芍药 "芍药"之名始载于《神农本草经》。经考证，本方所用芍药为毛茛科植物芍药 *Paeonia lactiflora* Pall. 的干燥根，与《中国药典》2020年版记载一致。

1.4 桂心 "桂心"之名始载于《新修本草》，本方"桂心"为"肉桂"。经考证，本方所用桂心为樟科植物肉桂 *Cinnamomum cassia* Presl 的树枝之皮。《中国药典》2020年版载肉桂为樟科植物肉桂 *Cinnamomum cassia* Presl 的干燥树皮。

1.5 牡丹皮 "牡丹皮"又名鼠姑、鹿韭，始载于《神农本草经》。经考证，本方所用丹皮为毛茛科植物牡丹 *Paeonia suffruticosa* Andr. 的干燥根皮，与《中国药典》2020年版记载一致。

1.6 莪术 "莪术"原名蓬莪茂，始载于《药性论》。经考证，本方所用莪术为姜科植物蓬莪术 *Curcuma phaeocaulis* Val.、广西莪术 *Curcuma kwangsiensis* S. G.Lee et C. F. Liang 或温郁金 *Curcuma wenyujin* Y.H. Chen et C. Ling 的干燥根茎，与《中国药典》2020年版记载一致。

1.7 人参 "人参"之名始载于《神农本草经》。经考证，本方所用人参为五加科植物人参 *Panax ginseng* C.A.Mey. 的干燥根和根茎，与《中国药典》2020年版记载一致。

1.8 牛膝 "牛膝"之名始载于《神农本草经》。经考证，本方所用牛膝为苋科植物牛膝

Achyranthes bidentata Bl. 的干燥根，与《中国药典》2020年版记载一致。

1.9 甘草 "甘草"之名最早见于《神农本草经》。经考证，本方所用甘草主要是豆科甘草属甘草 *Glycyrrhiza uralensis* Fisch. 的干燥根和根茎。《中国药典》2020年版载甘草为豆科植物甘草 *Glycyrrhiza uralensis* Fisch.、胀果甘草 *Glycyrrhiza inflata* Bat. 或光果甘草 *Glycyrrhiza glabra* L. 的干燥根和根茎。

2.炮制考证

2.1 当归 鉴于《妇人大全良方》卷首之"辨识修制药物法度"总论性章节中提及诸多药物的炮制，涉及本方中当归条下注明微炒且以酒处理。国家中医药管理局、国家药品监督管理局联合发布的《古代经典名方关键信息表（7首方剂）》建议温经汤中当归对应炮制规格为酒当归。

2.2 莪术 鉴于《妇人大全良方》卷首之"辨识修制药物法度"总论性章节中提及诸多药物的炮制，涉及莪术："二味并用湿纸煨炮令香软，细切，或更用盐醋浸泡半日用"，与"醋制"类似。国家中医药管理局、国家药品监督管理局联合发布的《古代经典名方关键信息表（7首方剂）》建议温经汤中莪术对应炮制规格为醋莪术。

2.3 牛膝 鉴于《妇人大全良方》"辨识修制药物法度"章节中川牛膝条下言其酒制加工，与"酒炙"类似。国家中医药管理局、国家药品监督管理局联合发布的《古代经典名方关键信息表（7首方剂）》建议温经汤中牛膝对应炮制规格为酒牛膝。

2.4 甘草 鉴于《妇人大全良方》"辨识修制药物法度"章节中甘草条下注明"炙黄"，与"清炒"类似。国家中医药管理局、国家药品监督管理局联合发布的《古代经典名方关键信息表（7首方剂）》建议温经汤中甘草对应炮制规格为炒甘草。可参考《中华人民共和国药典》2020年版清炒法炮制。

2.5 其他 其他药味均为生品。

3.剂量考证

3.1 原方剂量 当归、川芎、芍药、桂心、牡丹皮、莪术各半两，人参、甘草、牛膝各一两。

3.2 折算剂量 宋代一两合今之41.30g，一钱合4.13g。故处方量当归、川芎、芍药、桂心、牡丹皮、莪术各20.65g，人参、甘草、牛膝各41.30g。

3.3 现代用量 根据全国中医药行业高等教育"十四五"规划教材《方剂学》，处方量为当归、川芎、芍药、桂心、牡丹皮、莪术各3g，人参、甘草、牛膝各6g。

【药物组成】 当归、川芎、芍药、桂心、牡丹皮、莪术各半两，人参、牛膝、甘草各一两。

【功能主治】 温经补虚，化瘀止痛。主治血海虚寒，血气凝滞证。月经不调，脐腹作痛，脉沉紧。

【方义分析】 本方主治诸症皆为冲任虚寒，瘀血阻滞所致。冲为血海，任主胞胎，二脉皆起于胞宫，循行于少腹，与经、产息息相关。冲任虚寒，瘀血阻滞，则少腹里急、腹满、月经不调；若经道不通，则绕脐寒疝痛彻，其脉沉紧。此由寒气客于血室，血凝不行，结积血为气所冲，新血与故血相搏，所以发痛。治宜温经补虚、化瘀止痛。

方中用肉桂温经散寒通脉，为君药。莪术、川芎、牛膝、丹皮活血，芍药偏于养血，莪术偏于破血，川芎兼能行气，牛膝引药下行，丹皮长于凉血，为臣药；当归补血活血；人参、甘草益气，其中人参大补元气，甘草平补中气，为佐使药。全方共奏活血化瘀，温经补虚之功，使血行且气充，气血调和而痛自消。

配伍特点：一是温经与化瘀同用，以化瘀为主。二是化瘀与益气同用，气充则血旺，气行则血行。

【用法用量】

1.古代用法用量 右㕮咀，每服五钱。水一盏半，煎至八分，去滓温服。

2.现代用法用量 粉碎成粗粒，每服20g，加水450ml，煎至240ml，去滓温服。

【药学研究】

1.资源评估 方中当归、川芎、芍药、桂心、牡丹皮、莪术、人参、甘草、牛膝目前均以人工栽培为主。

当归在微酸性至中性土壤中生长较好，宜选择土层深厚，肥沃疏松，排水良好，富含有机质的砂壤土、腐殖土，忌连作，轮作期2~3年。主产于甘肃岷县、渭源、漳县、武都、文县一带及云南省曲靖市沾益县，其中以岷县所产的"岷归"产量最大，质量最佳，销往全国并出口东南亚。

川芎多栽培于海拔450~1000m的平坝或丘陵。喜气候温和，雨量充沛、日照充足而又较湿润。主产于四川，产区集中分布在金马河上游以西的盆地西缘，山地与平原交错区，包括都江堰、彭州、郫都、崇州、新都等地。

芍药是多年生草本植物，喜湿温、耐寒冷；野生多生长于山坡、山谷的灌木丛中。对土壤的要求相对较高，一般而言，肥厚、疏松的土壤更加有利于白芍的生长发育。主产于安徽亳州、浙江磐安、四川中江和山东菏泽居多，形成商品分别为亳白芍、杭白芍、川白芍和菏泽白芍等品种。

桂心喜温暖、怕霜雪，要求雨量分布均匀，年平均降雨量1200~2000mm，大气相对湿度在80%以上的地区种植为好。现产于广东、广西、福建、中国台湾、云南等热带及亚热带地区广为栽培，其中尤以广西栽培为多。

牡丹皮喜温和，湿润，向阳的环境，较耐寒，冬季气温-7℃可安全越冬。较耐旱，怕水涝。若土壤排水不良，易烂根。过分干旱会影响植株生长。安徽是牡丹皮的道地产区，以安徽铜陵县凤凰山出产的牡丹皮为最佳，被称为凤丹皮；安徽省南陵县出产牡丹皮同样量多质优，被称为瑶丹皮，而陕西、山西、四川、重庆等地亦为牡丹皮的主产区。

莪术野生广西莪术多分布于桂南和桂西南地区的低丘陵山坡、山谷及田埂、地角的湿润向阳处，喜欢温暖湿润的气候条件，生长地区年平均气温在21℃以上。目前蓬莪术主产于四川、福建、广东等地，广西莪术主产于广西，云南亦有少量分布。温郁金主产于浙江。

人参为多年生、长日照、阴生性草本植物，生长在海拔200~900m的山区针阔混交林下。喜凉爽，耐严寒，喜湿润、怕干旱，要求土壤水分适当，排水良好。喜弱光、散射光和斜射光，怕强光和直射光。野生人参主要分布于长白山脉和小兴安岭东南部的山林地带，现在所用的人参主要是园参，主产于吉林抚松、集安、长白、靖宇、安图、宁安等地。

甘草生于干旱沙地、河岸砂质地、山坡草地及盐渍化土壤中，生长周期3~5年，分布于东北、华北、西北各省区，道地产区与主产区基本一致，在新疆、甘肃、内蒙古、宁夏、山西等地。

牛膝宜选土层深厚、疏松肥沃、排水良好且地下水位较低的砂质壤土地种植。牛膝喜温暖、干燥、阳光充足的环境。野生牛膝分布于除东北以外的全国大部分地区。河南、山西、河北、山东、江苏均适宜其栽培生产；尤以河南武陟、温县、夏邑、博爱、沁阳等地最为适宜。河南产的怀牛膝为道地药材。

2.制剂研究

2.1 制备方法 原文载："右㕮咀，每服五钱，水一盏半，煎至八分，去滓温服"。"为粗药煎之，使药水易清，饮于肠中则易升易散"。

通过参考《中国科学技术史·度量衡卷》中的内容，宋代的"升"折算则以1升=702ml。以此推算出中盏为350ml。另外根据宋代"盏"的实物测量为了进一步考证两宋时期"盏"的容量。温经汤的制法及用法中㕮咀、盏、煎八分均转化成现代可操作工艺，"㕮咀"为粉碎粒度<6mm，"盏"为"中盏"折合300~350ml，"煎八分"为"一盏的八分"。

2.2 制备工艺 原方是汤剂，现有文献报道采用传统煎药锅的方式制备温经汤标准汤剂，通过中药质量标志物理论筛选温经汤活性成分，以9种指标成分（芍药苷、甘草苷、阿魏酸、芹糖异甘草苷、异甘草苷、桂皮醛、甘草酸铵、丹皮酚、藁本内酯）转移率或出膏率、指纹图谱物质群变化为指标，分别考察粉碎粒度、浸泡时间、火力方式对煎煮工艺的影响，追踪不同浓缩方式、干燥工艺下成分变化。结果显示，浓缩工艺对温经汤成分影响较大，冷冻干燥对温经汤成分影响较小，故最终确定温经汤标准汤剂最佳制备工艺为按处方配比粉碎后，过1号筛，取20g，加水150ml，浸泡1小时，武火煮沸，文火保持微沸，至药液约120ml，即得[1]。

3. 质量控制 该方含有芍药苷、甘草苷、阿魏酸、芹糖异甘草苷等物质，可以将其作为质量控制的指标。现有文献报道对本方中的肉桂[2]采用高效液相色谱法测定肉桂中的成分含量。采用聚类分析、主成分分析等化学计量学手段对不同产地批次的肉桂药材质量进行评价。

【**药理研究**】

1. 药效作用 根据温经汤的功能主治进行了药效学研究，主要具有抗炎、改善子宫局部缺氧、抑制异位内膜生长、调节卵巢激素分泌等作用。

1.1 抗炎 温经汤给药剂量为4.85、9.7、19.4g/kg，连续6周，给体内膜移植法复制的大鼠子宫内膜异位症模型灌胃，能使异位病灶体积明显缩小，异位内膜柱状上皮细胞明显破损或剥脱、间质细胞排列疏松，腹腔液中致炎因子IL-1β，TNF-α，TGF-β1含量显著降低，异位病灶HIF-1α的mRNA及蛋白表达水平明显下调，线粒体明显发生肿胀，嵴断裂甚至消失，部分线粒体空泡变性，外膜破裂[3]。

1.2 改善子宫局部缺氧 温经汤给药剂量为17.55g/kg，连续14天，温经汤组大鼠子宫组织HIF-1α、ET及VEGF的蛋白表达降低，子宫组织中HIF-1α、VEGF的mRNA表达降低，表明温经汤可通过抑制子宫组织中HIF-1α、ET及VEGF水平及HIF-1α、VEGF的mRNA表达，缓解子宫局部血管收缩，增加器官组织局部血流，纠正子宫局部组织乏氧状态，进而增加子宫丰富的血供，改善子宫功能[4]。

1.3 抑制子宫异位内膜生长 温经汤给药剂量为75.6、37.8、18.9g/kg，连续21天，可以使手术自体移植法建立子宫内膜异位症大鼠模型在位和异位内膜中VEGF和SPARC的表达下调，抑制异位内膜周围新生血管的形成，抑制异位内膜的生长，使其萎缩[5]。

1.4 调节卵巢激素分泌 温经汤给药剂量14.66、29.32g/kg，连续2周，可提高寒凝血瘀模型大鼠血浆COHb活性，增强卵巢HO-1、HO-2蛋白的表达，解除寒凝血瘀时血管收缩和痉挛状态，改善卵巢局部的血液供应，使HO-CO发挥正常的细胞保护作用和舒张血管功能[6]。温经汤给药剂量29.32g/kg、14.66g/kg，连续2周，温经汤低剂量组、高剂量组大鼠卵巢组织血管收缩因子ET-1、Ang-2活性降低，舒张因子NO、CGRP均升高，说明温经汤可以调节寒凝血瘀模型大鼠卵巢局部血管舒缩功能，使大鼠子宫卵巢的组织结构改善，且大鼠血清中E2、P、T水平较模型组明显升高，表明温经汤能升高生殖激素水平[7]。

1.5 干预原发性痛经 通过网络药理学筛选得到温经汤治疗原发性痛经的主要活性成分可能是槲皮素、山柰酚、β-谷甾醇，作用于PTGS1、ESR1、PGR等核心靶标，并通过介导HIF-1、TNF、PI3K-Akt等信号通路发挥镇痛、抗炎、调节激素水平、缓解平滑肌痉挛和改善缺氧状态等药理作用来治疗原发性痛经[8]。

2. 安全性评价 目前未见温经汤及其相关制剂的安全性评价研究报道。温经汤中包含的药物均未见毒性作用报道，后面进行新药开发时建议：后续安全性评价要按照GLP规范进行相关研究，以评估温经汤的安全性。

3. 体内过程 芍药苷给药量为3、6和12mg/kg，静脉注射比格犬，血浆样品采用乙酸乙酯处理，通过HPLC-UV法测定芍药苷的血药浓度，并采用DAS 2.0软件计算药物代谢动力学参数，内源性杂质不干扰芍药苷和内标的测定，线性范围为0.125~16.0μg/ml，定量限为0.125μg/ml，比格犬单剂量静脉注射3、6和12mg/kg芍药苷后的

AUC 分别为（225.17±49.86）、（484.66±125.63）、（1042.35±164.69）μg/（min·ml），不同剂量下 AUC 比为 1:2.2:4.6，与剂量比 1:2:4 近似成比例，说明在研究剂量范围内，芍药苷在比格犬体内的消除过程是线性的[9]。

【临床应用】

1.临床常用

1.1 临床主治病证　温经汤常用于治疗血海虚寒，血气凝滞证，临床表现主要为月经量少、色淡、头晕、腹冷痛等，临床应用以月经不调，脐腹作痛，舌淡紫苔白，脉沉紧为辨证要点。

产后体虚，外邪侵袭，寒凝胞宫　治疗慢性盆腔炎继发性不孕，证属产后体虚，外邪侵袭，寒凝胞宫。治宜用温经汤暖宫养血调经。如肾气虚寒，胞宫失其温煦，不能摄精怀孕加菟丝子、枸杞子、制首乌、山药、白术，以温补肾气，调理冲任；如为产后感寒，寒淤凝滞胞宫，新血不生难于受孕，加田三七、首乌以温经散寒，养血调经，使胞宫得温，冲任得养，自然摄精而受孕矣。

1.2 名家名师名医应用

胸痹　国医大师裴沛然[10]治疗寒凝心脉，气滞不通之胸痹。治宜温通心脉、活血行瘀。温经汤合桃核承气汤加减。处方：吴茱萸、桃仁各 15g，麦冬、川芎、赤芍药、制半夏、生大黄、桂枝、当归、生甘草各 12g，丹皮、党参、阿胶（酒烊化后分冲）、生姜各 9g。14 剂。药后胸部刺痛明显好转，上方去生大黄、生姜，吴茱萸改为 6g，加丹参 15g，红花 6g，又进 10 剂。药后病情稳定。处方：生地黄 30g，川芎、当归、赤芍药、桃仁各 12g，红花 6g，桂枝 9g。

2.临床新用　温经汤在临床上用于治疗妇科疾病等，对痛经、慢性盆腔炎疗效确切、具有特色与优势。

2.1 痛经　将 92 例痛经患者按照就诊顺序分为研究组与对照组，对照组 46 例给予芬必得，连服 3 个月经周期；研究组 46 例患者以口服温经汤加减方，处方：当归 15g、白芍 10g、川芎 12g、人参 10g、肉桂 10g、莪术 10g、丹皮 10g、牛膝

10g、甘草 10g、小茴香 15g、益母草 20g、延胡索 20g，1 剂/天，水煎服，早晚各 1 次。配合消炎痛，维生素 B$_6$，连服 3 个月经周期。结果显示，研究组总有效率为 93.5%，对照组总有效率为 80.4%[11]。

2.2 月经病　将 90 例月经病实寒证患者，按照随机数表法分为研究组和对照组。对照组采用常规治疗，研究组采用温经汤治疗，处方：肉桂 10g、吴茱萸 6g、小茴香 10g、莪术 9g、丹皮 10g、牛膝 6g、当归 10g、川芎 10g、红花 10g、五灵脂 10g、延胡索 15g、白芍 15g，1 剂/天，分 2 次服用，治疗期间不给予其他药物治疗。观察 2 组患者疗效，比较血清 FSH、LH、E2、P、T、5-HT、β-内啡肽、子宫血流动力学指标变化。结果显示，研究组总有效率为 95.55%，显著高于对照组的 71.11%[12]。

2.3 慢性盆腔炎　将 82 例慢性盆腔炎患者随机分为研究组和对照组。对照组选用左氧氟沙星 0.5g，每日 1 次，甲硝唑 0.4g，每日 3 次治疗，研究组在对照组的基础上采用温经汤加减治疗，处方：当归 15g、川芎 12g、肉桂 6g、莪术 10g、牡丹皮 15g、人参 12g、牛膝 18g、甘草 6g，疼痛明显者加醋延胡索 30g、香附 9g、制乳香 6g、制没药 6g，带下增多者加用泽兰 15g、泽泻 15g、生炒薏苡仁各 30g、白术 15g，肿块明显者加用桂枝 12g、茯苓 15g、海藻 10g、昆布 10g，下坠感明显者加柴胡 15g、黄芪 30g、升麻 12g、人参量加至 20g。连续治疗 30 天。观察两组治疗效果。结果显示，研究组的总有效率为 90.2%，对照组的总有效率为 78.0%[13]。

【使用注意】①月经不调属实热或无瘀血内阻者禁用。②服药期间忌食生冷之品。

【按语】

1.关于制法中的"哎咀"含义　制法中有"哎咀"一词，最早载于《黄帝内经》。古代诸多医家对哎咀的解释主要分有两种观点：其一哎咀的涵义是用牙齿咬碎中药，咀嚼尝味，品尝药味；其二对药物进行初步的加工，将药物切碎。共同点是将中药磨碎，以利于煎煮的方便和药效

的发挥。如段玉裁在《说文解字》中注曰："咬咀盖叠音字""含而味之，凡汤、酒、膏、药，旧方皆云咬咀，咬咀，嚼也"认为咬咀的涵义是咀嚼尝味之义，即品尝药味。《汉语大词典》共有2种解释：①中医药学用语。将药料切细、捣碎、锉末。②咀嚼。《现代汉语词典》记载为"中医指把药物切成片或弄碎，以便煎服"。

综合文献记载分析，温经汤中的咬咀应是将中药用工具捣碎的意思。张仲景在《金匮玉函经》中指出："凡咬咀药，欲如大豆，粗则药力不尽"，对药物粉碎大小提出了要求。药物经咬咀后粒度如麻豆、大豆。麻豆直径2~6mm，相当于过今3~10目药筛。《圣济总录》卷第三·叙例汤散中亦记载："古方汤法咬咀，谓锉如麻豆，散法治罗，谓治择捣罗，盖卒病贼邪，须汤以荡涤，久病痼疾，须散以渐渍，近世一切为散，遂忘汤法，今以锉切咬咀，或粗捣筛之类为汤，捣罗极细者为散……"。

2.《金匮要略》与《妇人大全良方》温经汤的区别 以上两个"温经汤"均有温经散寒、活血调经之功效。其中《金匮要略》之"温经汤"其扶正祛邪、养血生血之力较强，并且还有益气健胃、滋阴润燥之功效；《妇人良方大全》之"温经汤"其行滞祛瘀之力较强。二者均可治疗月经不调，证属冲任虚寒、瘀血阻滞。如出现阴血不足、内热症状者，宜选用《金匮要略》温经汤；而瘀血阻滞较重者，可选用《妇人良方大全》温经汤较好。临证运用"温经汤"时，应遵循中医辨证施治原则，万不可以病名、药名为据，贸然对号入座，以免酿成大错。根据具体临床症状的轻重，在原方的基础上酌情加减或调整药物的用量。一般情况下，《金匮要略》之"温经汤"主要适用于冲任虚寒而有瘀滞的月经不调、痛经、崩漏等证。以月经不调，小腹冷痛，经有瘀块，时发烦热为证治要点。常用于现代医学的不孕症、功能性子宫出血等属冲任虚寒，瘀血阻滞之证者。《妇人良方大全》之"温经汤"主要适用于寒凝血瘀的月经不调、闭经，血海虚寒，脐腹作痛，得热痛减，其脉沉紧者。常用于现代医学的闭经、月经量少、痛经等[14]。

3.观赏牡丹皮与药用牡丹皮的区别 药用牡丹与观赏牡丹是不是同一种质？观赏牡丹作不作药用？因此，无论是对药用牡丹的形态描述还是产区的详细记载，可以发现自古以来，不论药用牡丹还是观赏牡丹均是并行发展的两个不同种质。观赏牡丹来源于P.suffruticosa的各种选育品种，而药用牡丹来源于P.suffruticosa单瓣类型和P.ostii，前者主产于重庆垫江，后者主产于安徽铜陵、南陵、亳州，山东菏泽等。凤丹P.ostii主要是通过种子来进行繁殖，而牡丹P.suffruticosa主要是通过分株和嫁接的方式来进行繁殖。可见药用牡丹（凤丹）和观赏牡丹是两条不同的发展路线。

历代本草对于药用牡丹大约有三个鉴别点：一是花单瓣，如《本草图经》："其花、叶与人家所种者相似，但花止五六叶耳"，《本草蒙筌》："山谷花单瓣，根性完具有神"。二是药用牡丹种子能够发育成熟，如《本草图经》《本草汇言》《本草原始》等记载："五月结子，黑色，如鸡头子大"。因为古代本草中已认识到观赏牡丹不能正常结籽。三是花的颜色，其中《本草图经》记载药用牡丹的花色非常丰富："花有黄、紫、红、白数色，此当是山牡丹"。在此之后，其他本草中一律突出红色或白色，如《本草衍义》："惟山中单叶花红者为佳"。故历代中医药学家药用牡丹则要选用单瓣花的类群，而不是重瓣花的观赏牡丹，并强调观赏牡丹根皮不宜入药[15]。

4.盏的剂量考证以及升、盏的折算关系 "盏"作为容量单位，在宋以前的医书中较少运用。从宋代开始，"盏"作为主要的容量单位开始使用，尤其是在《太平圣惠方》《太平惠民和剂局方》《圣济总录》等书中出现的尤为频繁且集中。且《太平圣惠方》及《太平惠民和剂局方》中明确提出："云用水大盏者，约一升也；一中盏者，约五合也；一小钟者，约三合也。"即表明宋代的"升、合、大盏、中盏、小钟"的换算关系为：宋时一大盏容量约为一升，宋时一中盏容量约为五合，宋时一小盏（钟）容量约为三合。

根据对宋代官修医书的考证：宋时一大盏折合为宋时一升，宋时一升约合今702ml，据此推算，宋时一大盏的容积约为702ml，一中盏的容积约为351ml，一小盏的容积约为211ml。如若医书中未明确标明大中小盏，则以中盏为折算标准[16]。

5.肉桂、桂心、官桂和桂枝的基原及用药部位考证 以上均为桂类药，根据其用药部位可划分为3个阶段：唐代以前肉桂、桂枝为同一药物，仅在用量的大小方面不同，其用药部位为枝或嫩枝的皮；宋元以来，肉桂为桂的小树身干皮或枝皮，嫩枝皮则为桂枝，再嫩者为柳桂，并认为轻扬发散枝梢为好；明清后肉桂为干皮，嫩枝为桂枝；现代所用桂枝为樟科植物肉桂的嫩枝条，肉桂为其干燥树皮。

如仲景方"桃核承气汤"，方中"桂枝"皆注有"去皮"二字，此"桂枝"应为枝皮而非现用的嫩枝条。然自宋以后逐步被嫩枝所取代，直至现今几百年的临床应用，仍被众多医家所认可，故而经典名方开发中可使用肉桂 C.cassia 的嫩枝条即今"桂枝"；此外唐代方中"桂心"应为枝干皮去内外皮后的油层，与后世肉桂较接近；而明清方中的"桂枝""肉桂"则与今所用基本一致。桂类药材历史悠久，早期应存在同物异名现象。桂枝、肉桂之名至唐代才出现，金元以后桂的药用部位逐渐分开，明清延续至今主流为嫩枝与树皮，然宋元以前均较推崇嫩枝皮。

因此应尊重历史流变，宋代之前经典名方中的"桂枝"应是《中国药典》所规定的桂枝；金元以后桂枝与肉桂的药用部位分开，方中"官桂、肉桂、桂心"应是《中国药典》规定的肉桂，官桂近代多以各地区同属近缘物种的树皮或树龄段的树皮，与古代涵义不同，应是肉桂即可。明清及以后的桂类与今一致。炮制加工建议采用生品。据考证，本方中的桂心为肉桂[17]。

参考文献

［1］陈健，张越，崔小兵，等.基于多成分质量控制的温经汤制备工艺研究［J］.中草药，2021，52（2）：404-412.

［2］陈晓璐，郭振旺，邓家刚，等.基于肉桂质量标志物（Q-Marker）预测的质量控制研究［J］.中草药，2021，52（9）：2707-2718

［3］任艳青，成秀梅，方惠敏，等.基于调控HIF-1α表达探讨温经汤改善大鼠子宫内膜异位症的机制［J］.中国实验方剂学杂志，2020，26（23）：63-70.

［4］王晓松，王蓓，姚晓光，等.温经汤对妇科实寒证模型大鼠子宫HIF-1α、ET-1及VEGF表达的影响［J］.时珍国医国药，2017，28（1）：15-17.

［5］庄梦斐，郝立爽，孙兆贵，等.温经汤对子宫内膜异位症大鼠在位和异位内膜VEGF及SPARC表达的影响［J］.上海中医药大学学报，2015，29（2）：64-70.

［6］成秀梅，杜惠兰，李丹，等.温经汤对寒凝血瘀模型大鼠卵巢血红素氧合酶表达的影响［J］.中医杂志，2011，52（2）：141-143.

［7］成秀梅，杜惠兰，李丹，等.温经汤对寒凝血瘀模型大鼠卵巢舒-缩因子的影响［J］.中国中医基础医学杂志，2009，15（10）：762-763.

［8］陆岩，黄旭春，曹晓静，等.温经汤治疗原发性痛经的网络药理学作用机制［J］.世界科学技术-中医药现代化，2021，23（10）：3519-3527.

［9］王欣，缪明星，黄莉莉，等.高效液相色谱法测定比格犬血浆中的芍药苷浓度及其药物代谢动力学研究［J］.中南药学，2014，12（11）：1096-1099.

［10］王庆其，李孝刚，邹纯朴，等.国医大师裘沛然之诊籍（二）［J］.浙江中医杂志，2011，46（2）：82-83.

［11］魏冬梅.温经汤加减联合西药治疗寒湿凝滞型痛经的临床观察［J］.内蒙古中医药，2014，33（23）：39.

［12］李丹，李娟，岳明明，等.温经汤对月经病实寒证患者血清卵泡刺激素、促黄体生成素、雌二醇、黄体酮、睾酮的影响［J］.实用临床医药杂

志，2017，21（19）：87-90.

［13］王炯辉，康志媛.温经汤结合西药治疗慢性盆腔炎临床观察［J］.河南中医，2014，14（1）：117-118.

［14］马堃.《金匮要略》与《妇人大全良方》温经汤的区别［J］.中国中医药报，2013，（4）：1.

［15］彭华胜，王德群，彭代银，等.药用牡丹与观赏牡丹的种质分野：建议中国药典修订药用牡丹基原［C］.第十八届全国药学史暨本草学术研讨会学术论文集，中国安徽合肥，2015-11-13.

［16］苑祯，马然，张林，等.宋代方剂煎服法中"盏"的量值研究［J］.北京中医药大学学报，2019，9（42）：738-741.

［17］王艺涵，翁倩倩，赵佳琛，等.经典名方中桂类药材的本草考证［J］.中国中药杂志，2020，45（7）：1708-1716.

泻白散

宋《小儿药证直诀》

Xiebai San

【概述】泻白散最早见于北宋钱乙《小儿药证直诀》，书中载其方药组成为："地骨皮（洗去土，焙）、桑白皮（细锉炒黄）各一两，甘草（炙）一钱"，具有泻肺热，止咳平喘之功。本方是治疗肺热喘咳的经典方剂，配伍严谨，用药精当，疗效确佳，沿用至今成为经典名方。明代医家李时珍更是谓此方为"泻肺诸方之准绳"。泻白散主要具有改善过敏性哮喘气道炎症与抗炎的药理作用。目前研究了泻白散剂型为煮散和颗粒剂型，建立了整方的HPLC指纹图谱以及3种指标成分桑皮苷A、甘草苷、甘草酸含量测定方法。现代广泛应用于呼吸系统疾病、消化系统疾病、内分泌系统疾病等各类病症，如用于治疗小儿肺炎、慢性阻塞性肺疾病、小儿便秘等疗效显著。

【历史沿革】

1.原方论述　宋代钱乙《小儿药证直诀》载："治小儿肺盛，气急喘嗽。"该汤剂组成：地骨皮（洗去土，焙）、桑白皮（细锉炒黄）各一两，甘草（炙）一钱。上锉散，入粳米一撮，水二小盏，煎七分，食前服。

2.后世发挥

2.1 清泻肺热论　如《医方考》在论述泻白散中载："肺火为患，喘满气急者，此方主之……此丹溪所谓气有余便是火也。"肺热壅盛，宣肃失职，发为喘咳；其伴随症的特点为午后热甚，此因肺热渐伤阴分；或为壮热，多为肺热初盛，未伤及津液。又如《成方便读》对本方的论述中载："夫肺为娇脏而属金，主皮毛，其性以下行为顺，上行为逆，一受火逼，则以上之证见矣。治此者，皆宜清之、降之，使复其清肃之令。"肺热壅盛为泻白散的基本病机，清泻肺热为主要治法，方中桑白皮、地骨皮均性寒，归肺经，两药配伍能入肺而长于清泻肺热。

2.2 止咳平喘论　《古今名医方论》在论述泻白散中载："经云：肺苦气上逆。上逆则上焦郁热，气郁生涎，火郁生热，因而治节不行，壅甚为喘满肿嗽……法使金清则气肃。"桑白皮、地骨皮甘寒性降不仅可以清利肺热而平喘咳，还可以入肺降气而平逆气。肺火清，逆气降则喘咳自止矣。又如《绛雪园古方选注》对本方的论述中载："肺虚气逆，又非大苦大寒如芩、连、栀、柏辈所宜，故复以地骨皮之苦，泄阴火，退虚热，而平肺气。"肺为娇脏，若以大苦大寒之品解其热则恐伤敌自损，泻白散中二皮能除肺热、降逆气而无伤肺之弊。

2.3 培土生金论　如《医方考》在论述泻白散中载："佐以甘草之健脾者，虚则补其母也。"又如《医方集解》对泻白散的论述中载："甘草泻火而益脾，粳米清肺而补胃，土为金母，虚则补其母。"在五行中肺脾分别归属于金和土，两者是相生关系。脾为肺之母，本方中炙甘草、粳米健脾益气，寓培土生金之义。

3.同名异方 泻白散的同名异方分析见表40-1。

表40-1 泻白散同名异方分析表

朝代	作者	出处	药物组成	功能主治	制法及用法	变化情况（与原方比较）
宋	杨倓	《杨氏家藏方》	桑白皮、甘草、粳米、汉防己、甜葶苈、紫苏叶、麻黄、半夏、陈橘皮、吴茱萸、生姜、人参	主治"肺气上奔咽膈，胸胁隘满，喘急不止。甚者头面浮肿，腹胀，小便不利"	右件㕮咀。每服五钱，水一盏半，生姜三片，煎至一盏，去滓温服，食后，在用法上也首次提到了去渣服用	该方去地骨皮、粳米以防壅滞碍化水饮
宋	严用和	《严氏济生方》	桑白皮（炙）、地骨皮、甘草（炙）加桔梗、杏仁、半夏、瓜蒌子、升麻各等分	主治"肺脏实热，心胸壅闷，咳嗽烦喘，大便不利"	上㕮咀。每服四钱，水一盏，生姜五片，煎至八分，去滓，食后温服"	该方加升麻助君药清解肺热；半夏、瓜蒌子降逆化痰，同时瓜蒌子又有滑肠之效；桔梗、杏仁宣降配伍，复肺宣肃之职，杏仁质润多脂可助通便；甘草、生姜调和诸药
元	朱丹溪	《丹溪治法心要》	桑白皮、地骨皮、甘草、粳米、陈皮、青皮、五味子、人参、茯苓	主治"阴气在下，阳气在上，咳嗽呕吐喘促"	未载制法及用法	该方重用桑白皮与黄芩以清上焦肺热，加青皮、陈皮利胸膈间气以除喘促；五味子酸收肺气；人参、茯苓、炙甘草、粳米补益脾胃寓有培土生金之义
元	罗天益	《卫生宝鉴》	桑白皮、地骨皮、甘草、粳米、知母、黄芩、五味子、麦门冬、桔梗	主治"肺热喉腥"	未载制法及用法	该方加黄芩、知母苦寒，清解肺热；五味子酸敛肺气；麦门冬润肺养阴生津；桔梗宣肺化痰排脓，炙甘草调和诸药
明	徐用诚	《玉机微义》	桑白皮、地骨皮、甘草、粳米、知母、黄芩、陈皮、青皮、桔梗	主治"咳而口干，烦热，胸膈不利，气喘促"	未载制法及用法	该方重用桑白皮泻肺热，平喘咳，加知母、黄芩泻火生津；陈皮、青皮、桔梗行气消痰；炙甘草和中调药
明	方贤	《奇效良方》	桑白皮、地骨皮、甘草、粳米、青皮、知母、陈皮、桔梗、黄芩	主治"止有胸膈不利，烦热口干，时时咳嗽"	未载制法及用法	该方加青皮辛散温通，苦泄下行，且青皮用量倍于桑白皮；加黄芩、知母清热生津；陈皮、桔梗理气化痰；炙甘草和中调药
明	虞抟	《医学正传》	桑白皮、地骨皮、甘草、粳米、黄芩	治疗小儿"肺热胀满，攻于胸膈"所致的龟胸	未载制法及用法	该方加黄芩善清上中二焦之火。本书卷之二又记载泻白散中甘草生品入药，生甘草生用可助桑白皮、地骨皮清肺热
明	汪机	《医学原理》	桑白皮、地骨皮、甘草、粳米、知母、黄芩、陈皮、青皮、桔梗	主治"肺中郁热"所致的"干咳嗽，喘促，胸膈不利，蒸热"	未载制法及用法	该方加黄芩泄肺火，清肺金，且黄芩用量倍于桑白皮，泻火解毒力强；加知母泻火滋阴除蒸热；青皮、陈皮、桔梗"利胸膈间气以除喘促"；生甘草泻火和药，为方中佐使药

续表

朝代	作者	出处	药物组成	功能主治	制法及用法	变化情况（与原方比较）
明	万全	《万氏家传痘疹心法》	桑白皮、地骨皮、甘草、粳米、黄芩、山栀仁、天花粉、桔梗	治疗"（疮疹）如白色带燥，鼻中干，或清涕出者"	未载制法及用法	该方加黄芩、山栀仁、天花粉、桔梗增强了泻火滋阴之效
明	李梴	《医学入门》	桑白皮、地骨皮、甘草、粳米、茯苓、人参、青皮、陈皮、五味子	主治"阴气在下，阳气在上，致咳嗽呕吐喘促"	未载制法及用法	该方加茯苓、人参健脾益气，培土生金
明	王肯堂	《证治准绳·疡医》	桑白皮、地骨皮、甘草、粳米、紫菀、贝母、瓜蒌仁、桔梗、当归	主治"肺痈"	未载制法及用法	该方加紫菀、贝母、瓜蒌仁润肺化痰；桔梗利气以排壅肺之脓痰；当归活血祛瘀；炙甘草和药，诸药合用，于清肺凉血之中，兼有逐瘀化痰，消痈排脓之功
明	孙文胤	《丹台玉案》	桑白皮、地骨皮、甘草、粳米、天门冬、麦门冬、五味子、贝母	主治"肺经发热"	未载制法及用法	该方加二冬甘寒滋阴润燥，清肺降火；五味子甘温而润，能上敛肺气；贝母化痰止咳
明	吴崑	《医方考》	桑白皮 地骨皮（各一两）甘草（五钱）	肺火为患，喘满气急者，此方主之	未载制法及用法	该方增加了甘草的用量至五钱
清	张璐	《张氏医通》	地骨皮、桑白皮、炙甘草羌活、黑参、黄芩、酒大黄、芒硝	主治"暴风客热外障，白睛肿胀"	上为散，每服四五钱，入粳米百粒，竹叶一把，水煎服	该方加羌活祛风止痛，黑参、黄芩清热泻火；大黄、芒硝泻火通便，寓有"以泻代清"之义
清	吴谦	《医宗金鉴》	桑白皮、地骨皮、甘草、粳米、川贝母、麦冬、知母、桔梗、黄芩、薄荷	主治"火热熏扰肺金"之火嗽	未载制法及用法	该方加川贝母、麦冬、知母、桔梗、黄芩、薄荷清肺降火之中寓有润肺止咳化痰之义
清	叶天士	《临证指南医案》	桑白皮、地骨皮、苡仁、冬瓜仁、芦根汁、竹沥	叶氏取泻白散法治"风温喘急"、"温邪内陷"之肺痹	未载制法及用法	该方加辅以苡仁、冬瓜仁、芦根汁、竹沥上清肺热而排脓
清	谢玉琼	《麻科活人全书》	桑白皮、地骨皮、甘草、粳米、人参、茯苓、知母、黄芩	主治"治肺炎喘嗽"	未载制法及用法	该方加知母、黄芩泻火滋阴；人参、茯苓健脾益气，培土生金。又卷四记载泻白散除甘草、加龙胆草治脾火甚之眼生眵涕。方中加入苦寒的龙胆草以清降肝脾之火
清	陈复正	《幼幼集成》	桑白皮、地骨皮、茅桔梗、广陈皮、炙甘草等分	主治"治小儿久嗽，两眼黑肿，白珠如血"	未载制法及用法	该方配伍了一系列清泻肺热之品
清	洪金鼎	《医方一盘珠》	桑白皮、甘草、杏仁、川贝母、黄芩、胆星	主治咳嗽	未载制法及用法	该方重在配伍了川贝母、黄芩、胆南星清化痰热，故此衍变方侧重治疗痰热咳嗽

续表

朝代	作者	出处	药物组成	功能主治	制法及用法	变化情况（与原方比较）
清	沈金鳌	《杂病源流犀烛》	①卷一记载钱氏泻白散人参、茯苓、知母、黄芩②卷六以钱氏泻白散去甘草、粳米，加黄芩、黄连、马兜铃、桔梗、大青、元参、山栀、灯心、竹叶、连翘	治疗"晨嗽"，主治"不寐"	未载制法及用法	①卷一该方加人参、茯苓、知母、黄芩；②卷六该方去甘草、粳米，加黄芩、黄连、马兜铃、桔梗、大青、元参、山栀、灯心、竹叶、连翘。若邪热壅盛于肺，肺金反侮心火，扰乱心神而不寐，治宜泻火清金
清	汪喆	《产科心法》	钱氏泻白散加黄芩、苏梗、川贝	治疗"子呛"（又名子嗽）	未载制法及用法	该方加黄芩、川贝清热泻火化痰；苏梗安胎而无伤胎之弊
清	陈修园	《时方妙用》	钱氏泻白散去粳米，加黄芩、阿胶、杏仁	治疗"肺受燥气咳嗽不已，火移大肠作泻等症"	未载制法及用法	该方加黄芩清肺，兼以阿胶、杏仁润肠，诸药配伍"则源流俱清，寒热咳嗽泄利一剂俱止"
清	唐宗海	《血证论》	钱氏泻白散加生地黄、百合、黄芩、蝉蜕、五倍子、蒲黄、白及、杏仁	治疗"血箭"，即"从毛孔中流出一条血来，有似箭之射出"	未载制法及用法	该方加黄芩清肺降火，使火降血宁；生地黄、百合清热凉血滋阴；五倍子、蒲黄、白及敛肺降火，止血化瘀；蝉蜕、杏仁利咽止咳

【名方考证】

1.本草考证

1.1 地骨皮　"地骨皮"始载于《神农本草经》。经考证，本方所用地骨皮为茄科枸杞属宁夏枸杞 Lycium barbarum L. 的干燥根皮。《中国药典》2020年版载地骨皮为茄科植物枸杞 Lycium chinense Mill. 或宁夏枸杞 Lycium barbarum L. 的干燥根皮。

1.2 桑白皮　"桑白皮"之名始载于《神农本草经》。经考证，本方所用桑白皮为桑科植物桑 Morus alba L. 的干燥根皮，与《中国药典》2020年版记载一致。

1.3 甘草　"甘草"之名最早见于《神农本草经》。经考证，本方所用甘草主要是豆科甘草属甘草 Glycyrrhiza uralensis Fisch. 的干燥根和根茎。《中国药典》2020年版载甘草为豆科植物甘草 Glycyrrhiza uralensis Fisch.、胀果甘草 Glycyrrhiza inflata Bat. 或光果甘草 Glycyrrhiza glabra L. 的干燥根和根茎。

1.4 粳米　"粳米"之名最早见于《名医别录》。经考证，本方粳米为禾本科植物粳稻 Oryza sativa L. 的干燥种子，与《北京市中药饮片炮制规范2008年版》记载一致。

2.炮制考证

2.1 桑白皮　泻白散中桑白皮的炮制方法为"细锉炒黄"。国家中医药管理局和国家药品监督管理局联合发布的《古代经典名方关键信息表（25首方剂）》建议泻白散中桑白皮对应炮制规格为炒桑白皮。

2.2 地骨皮　泻白散中地骨皮的炮制方法为"洗去土，焙"。国家中医药管理局和国家药品监督管理局联合发布的《古代经典名方关键信息表（25首方剂）》建议泻白散中地骨皮对应炮制规格为地骨皮（焙）。可参考《安徽省中药炮制规范》2005年版中的焙法。

2.3 甘草　泻白散中甘草的炮制方法为"炙"。

国家中医药管理局和国家药品监督管理局联合发布的《古代经典名方关键信息表（25首方剂）》建议泻白散中甘草对应炮制规格为炒甘草。可参考《中华人民共和国药典》2020年版中清炒法。

2.4 其他 其他药味为生品。

3.剂量考证

3.1 原方剂量 地骨皮（洗去土，焙）、桑白皮（细剉炒黄）各一两，甘草（炙）一钱。

3.2 折算剂量 宋代1两合今之41.30g，一钱合今之4.13g。故处方中桑白皮、地骨皮各41.30g，甘草4.13g。

3.3 现代用量 根据全国中医药行业高等教育"十四五"规划教材《方剂学》，处方量为桑白皮30g、地骨皮30g、炙甘草3g、粳米一撮。

【**药物组成**】桑白皮一两，地骨皮一两，炙甘草一钱。

【**功能主治**】清泻肺热，止咳平喘。主治小儿肺热喘咳证。症见气喘咳嗽，皮肤蒸热，日晡尤甚，舌红苔黄，脉细数。

【**方义分析**】本方主治诸症皆为肺有伏火郁热所致。肺主气，其宜清肃下降，则一身之气顺行。肺生气，其气宜清肃下降，火热郁结于肺，则气逆不降，发为喘咳，肺合皮毛，肺热外蒸于皮毛，则皮肤蒸热，伏热渐伤阴分，则发热以日晡为甚，舌红苔黄，脉象细数，为肺热阴伤之症。治宜清泻肺热，平喘止咳。

方中桑白皮甘寒性降，专入肺经，凡肺中"实邪郁遏，肺窍不得通畅，借此渗之散之，以利肺气"，清肺热，泻肺气以平咳喘，为君药。地骨皮甘淡而寒，入肺、肾经，助君药清降肺中伏火，兼能养阴，为臣药。君臣相配，清泻肺热，以复肺清肃下降之职，炙甘草、粳米养胃和中，并调和药性，为佐使药。全方养阴降火，调胃和中，使金清气肃，以平咳喘。

配伍特点：清泻肺中伏火以消郁热，乃针对小儿"稚阴"素质，兼顾肺为娇脏而立法用药。方取桑白皮、地骨皮较为平和之品，而避芩连之苦燥伤阴，且有粳米、甘草养胃益肺，使金清气肃，以平咳喘，有标本兼顾之妙。

【**用法用量**】

1.古代用法用量 上锉散，入粳米一撮，水二小盏，煎七分，食前服。

2.现代用法用量 上药粉碎成粗粒，每次取6.20g，加粳米2g，以水300ml，煎取180ml，饭后温服。

【**药学研究**】

1.资源评估 方中地骨皮、桑白皮、甘草目前均以人工栽培为主。

地骨皮喜凉爽、喜光、喜肥，萌蘖力强，寿命长达50~80年。主产于宁夏、内蒙古、甘肃、青海、新疆、陕西、河北等地，我国中部和南部一些地区也有引种栽培。宁夏回族自治区的中宁、银川栽培者质量最佳，为道地药材。

桑白皮来源桑树，树皮厚，呈灰色，喜日照，适宜在25~30℃、海拔1200m以下的条件下生长，需大量水，但不耐涝；适宜在土层厚度50cm以上、pH 6.5~7.0（中性偏酸）、肥沃、疏松的壤土或砂壤土中生长。常用种子、嫁接和压条繁殖。目前主产安徽、河南、浙江、江苏、湖南等地。

甘草生于干旱沙地、河岸砂质地、山坡草地及盐渍化土壤中，生长周期3~5年，分布于东北、华北、西北各省区，道地产区与主产区基本一致，在新疆、甘肃、内蒙古、宁夏、山西等地。

2.制剂研究

2.1 制备方法 原文载："上锉散，入粳米一撮，水二小盏，煎七分，食前服。"古代计时不如现今精确，《小儿药证直诀》对方剂煎煮时间无明确的直接规范，如书中对泻白散要求为水二小盏，煎七分，即煎煮到水量为加水量的7/10适宜。对于煮散，一般武火煮沸后，文火保持微沸5~20分钟即可，由于煮散药材的特殊性，一般不需要2次煎煮。

由于现代多采用饮片入药，通常需将饮片浸泡30分钟左右再加热煎煮，且通过采用2次煎煮的方式，第2煎加水量和煎煮时间略小于第1煎，煎煮时间根据药味功效及软硬程度的不同而进行调整，常为20~60分钟不等。不过，泻白散具体的煎煮时间仍需要在遵循传统煎煮方式的前提下按现代工艺进行优选，以期达到药效最大化。

2.2 制备工艺 原方是煮散剂，现代有报道对泻白散进行颗粒剂的研究：泻白散剂型为煮散，不同于现代多使用中药饮片进行煎煮，煮散乃药材颗粒与水共煮而制成的液体药剂，其中又有去渣服与连渣服之不同。煮散在历代皆有广泛应用，至唐代末年及宋代几乎取代了汤剂剂型[1-2]。因原药材加工较细，有效成分充分析出，煮散药材常用量不同于汤剂，其用量一般较小。煮散这种特殊的剂型要求对药材炮制品进行粉碎，欲保证泻白散标准煎液的质量一致性，需要对药材炮制品粒径进行限定。煮散剂药材颗粒一般有粗散、粗末、末、细末4种规格。陈士林等[1]和邢丹等[2]研究认为，"粗散"相当于现今最粗粉，过一号筛（10目）；"粗末"相当于粗粉，过二号筛（24目）；"末"约介于粗末与细末之间，过三号筛（50目）；"细末"相当于中粉，过四号筛（65目）。考虑到泻白散处方中对于药材粉碎描述为上锉散，对规格无具体要求，锉即切、斩、剁等，药材炮制粒径不应过细，但其最佳粒径可就粗散、粗末、末、细末4种规格选择合理指标进行研究，如化学指标、生物学或药效学指标。

根据要求[3]，古籍记载将泻白散剂型暂定为颗粒剂。不过，煮散与颗粒剂存在一定区别，煮散没有浓缩、干燥过程，对药物有效成分影响相对较少；而现代颗粒剂煎煮后还需要浓缩和干燥后再进行制粒，制备过程可能会对药物成分造成影响。因此，建议就煮散与颗粒剂之间的差别进行设计研究，以证实选择颗粒剂的合理性。

3.质量控制 该方含有桑皮苷A、甘草苷、甘草酸等物质，可以将其作为质量控制的指标。现有文献研究了泻白散物质基准HPLC指纹图谱及3种指标成分含量测定[4]。

【药理研究】

1.药效作用 根据泻白散的功能主治进行药效学研究整理，主要具有改善过敏性哮喘气道炎症与抗炎的作用。

1.1 改善过敏性哮喘气道炎症 在两周雾化致敏期间灌胃泻白散水煎液12g/kg、6g/kg和3g/kg，可明显降低卵蛋白造成的小鼠过敏性哮喘模型肺泡灌洗液中EOS，改善肺部病理状态，显著降低哮喘小鼠BALF中IL-6及TNF-α的含量，并降低哮喘小鼠肺部GATA3蛋白表达，并能提高哮喘小鼠肺部T-bet蛋白表达[5]。

1.2 抗肺炎 通过网络药理学及分子对接技术发现泻白散可以通过作用于IL-8、IL-6、IL-1β、TNF等靶点，通过调节炎症反应、免疫应答、细胞因子活性等过程，参与炎症性肠病、百日咳等通路，对肺炎起到治疗作用[6]。

2.体内过程 泻白散中的桑白皮主要有效成分为桑皮苷A与白藜芦醇，用桑白皮的水提取物100mg/kg给大鼠口服灌胃，在血浆中仅能检测到极少量的桑皮苷A，其生物利用度只有1%左右，在血浆中的半衰期30分钟左右，而在胆汁和尿液中并没有检测到有桑皮苷A；桑皮苷A在大鼠体内，约有50%经过转化为氧化白藜芦醇从而被吸收进入血液循环，在胆汁与尿液中均检测到氧化白藜芦醇，它经过胆汁排泄与尿排泄的比例约为3∶1[7]。白藜芦醇在大鼠胃肠中吸收迅速，大鼠灌胃2分钟后即可从血液中检测到原形药物，10分钟左右即可达到峰浓度，峰浓度为（2.815±0.246）μg/ml，半衰期为（289.0±20.3）分钟，$AUC_{(0\to\infty)}$为（475.7±52.9）（mg·h）/L[8]。

【临床应用】

1.临床常用

1.1 临床主治病证 泻白散常用于治疗肺热喘咳证，临床表现主要为气喘咳嗽，皮肤蒸热，日晡尤盛，舌红苔黄，脉细数等，临床应用以咳嗽喘急、皮肤蒸热、舌红苔黄、脉细数为辨证要点。

1.1.1 喘证 治疗肺胀痰热郁肺之咳喘患者可加葶苈子，大枣等，如葶苈大枣泻肺汤。治疗表寒肺热之咳喘者，可加麻黄、杏仁等，如麻杏石甘汤。治疗痰浊蕴肺之咳喘者，可加白芥子、苏子等，如三子养亲汤。治疗肝气郁结，气逆犯肺之咳喘者可加枳实、沉香等，可加五磨饮子。

1.1.2 鼻衄 治疗肺胃热炽之鼻衄者可加知母、生地黄、大黄等，如玉女煎。治疗燥热伤肺之鼻衄者可加桑叶、菊花、芦根等，如桑菊饮。治疗肝火上炎，破血旺行之鼻衄者，可加龙胆草，柴胡，栀子等，如龙胆泻肝汤。

1.1.3 便秘 治疗肺热内蕴，肺失肃降之便秘者，可加枳实、桔梗、火麻仁、大黄等，如麻子仁丸。治疗胃肠积热、气机淤滞、腑气不通之便秘者可加木香、乌药、槟榔等，如六磨汤。治疗气血阴津亏虚之便秘者可加黄芪、当归、生地黄等，如补中益气汤或润肠丸。治疗阴寒凝滞之便秘者可加肉苁蓉、牛膝等，如济川煎。

1.1.4 盗汗 治疗心血耗伤，心液不藏之汗证可加人参、黄芪、白术、当归、酸枣仁等，如归脾汤。治疗阴虚火旺，虚火内灼，逼津外泄之盗汗者可加生地黄、黄芩、黄柏、当归、五味子等，如当归六黄汤。治疗湿热内蕴，逼津外泄之盗汗者可加龙胆草，栀子，泽泻等，如龙胆泻肝汤。

1.1.5 水肿 治疗肺有伏热，宣肃失常，水道失于通调之水肿者可加防风、羌活、大腹皮、猪苓等，如疏凿饮子；治疗湿毒浸淫之水肿者可加麻黄、连翘、金银花等，如麻黄连翘赤小豆汤或五味消毒饮；治疗水湿内侵，困阻脾阳之水肿可加大腹皮、陈皮、生姜皮等，如五皮饮。

1.2 名家名师名医应用

1.2.1 咳嗽 国医大师洪广祥[9]对慢性咳嗽常选用泻白散合逍遥散加减治疗，治当疏肝利肺，方药组成以柴胡、当归、茯苓、白芍、白术、黄芩、桑白皮、地骨皮、粳米、甘草。

1.2.2 喘证 国医大师熊继柏[10]对肺中郁热证之喘证，常选用基本方加减，治当清泻肺热，止咳平喘，方药组成以桑白皮、地骨皮、粳米、生甘草，可加浙贝母。

国医大师李士懋[11]针对肝火犯肺之喘证常选用泻白散合旋覆代赭汤加减，治当清肝泻火，泻肺清热，滋阴，方药组成以代赭石、旋覆花、地骨皮、麦冬、炙百合、干地黄、川贝母、紫菀。

国医大师洪广祥[12]对肺热阴虚证之喘证，常选用泻白散合沙参麦冬汤加减，治当益气养阴，清泄肺热清，方药组成以百合、怀山药、浙贝母、十大功劳、桃仁，低热持续不退，配合青蒿、银柴胡、鳖甲等清退虚热。

1.2.3 鼓胀 国医大师李佃贵[13]治疗肝硬化并发症之淋血，李老认为是肺金不能清肃下降，血失其常而下注。方选泻白散加味，方药组成以桑皮、地骨皮、糯米、知母、黄芩、黄连、郁金、牛膝、滑石、甘草。

1.2.4 肺积 国医大师张磊[14]治疗肺癌属气阴两虚兼有郁热证，治当补气养阴，清除肺热为主，方选泻白散合沙参麦冬汤加减。方药组成为北沙参、麦冬、天冬、生山药、冬瓜子、生薏苡仁、全瓜蒌、蒲公英、知母、桑白皮、地骨皮、桔梗、生甘草、炒麦芽。

1.2.5 瘟疫 国医大师杨春波教授[15]在治疗瘟疫中，认为湿热蕴毒治宜利湿化浊，清热解毒，方选泻白散合甘露消毒丹加减。

2.临床新用 泻白散在临床上广泛用于治疗呼吸系统疾病、消化系统疾病、内分泌系统疾病等，尤其对小儿肺炎、慢性阻塞性肺疾病、小儿便秘疗效确切。

2.1 呼吸系统疾病

2.1.1 小儿肺炎 将64例肺炎喘嗽（风热闭肺型）患儿随机分为对照组和研究组，各32例，对照组给予西医常规对症支持治疗；研究组在西医常规对症治疗基础上，给予泻白散加减联合中药离子导入治疗，处方：桑白皮6g、地骨皮6g、甘草6g、桔梗6g、前胡6g、苦杏仁6g、黄芩6g、浙贝母6g。咳嗽剧烈痰多加瓜蒌皮6g；热重加石膏9g、鱼腥草6g、蝉蜕6g。治疗1周。比较2组患儿临床症状体征改善情况及住院时间，并判断临床疗效。结果显示，研究组总有效率为93.75%，对照组总有效率为68.75%[16]。

2.1.2 慢性阻塞性肺疾病急性加重期 将90例慢性阻塞性肺疾病急性加重期患者随机分为对

照组与研究组各45例。两组均予常规西医治疗，研究组联合泻白散加减口服，处方：陈皮、地骨皮、半夏、桑白皮各15g，甘草10g。随证加减：剧烈咽痒及咳嗽加防风10g、荆芥9g、蝉蜕10g、僵蚕8g；痰多且黏稠加天竺黄6g、海浮石15g；胸闷不适加全瓜蒌15g；严重哮喘加葶苈子、苏子各12g。水煎服，每日1剂，早晚分服。比较两组肺功能、炎性因子水平及临床疗效。结果显示，研究组治疗总有效率为91.1%；对照组治疗总有效率为77.8%[17]。

2.1.3 慢性阻塞性肺疾病　将106例慢性阻塞性肺疾病患者随机分为对照组（52例）和研究组（54例），两组均进行常规治疗，对照组采用泻白散合桑白皮汤加减，组方：桑白皮15g、地骨皮15g、炙甘草6g、苏子10g、黄芩15g、杏仁10g、浙贝母10g、栀子10g、半夏9g、黄连5g、知母10g、瓜蒌30g、白头翁15g、鱼腥草30g。研究组在对照组基础上加用耳穴贴压。治疗2周后，研究两组中医证候积分、临床疗效、肺功能及炎症因子。结果显示，研究组治疗总有效率及中医证候积分为94.4%（51/54）；对照组治疗总有效率及中医证候积分为78.8%（41/52）[18]。

2.1.4 急慢性支气管炎　将124例急慢性支气管炎患者纳入对照研究，随机分入对照组和研究组。两组均接受常规对症治疗，研究组加服麻杏石甘汤合泻白散，处方：炙麻黄、炙甘草各6g，杏仁、桔梗、前胡各10g，地骨皮、连翘、黄芩、桑白皮各15g，瓜蒌、生石膏（先煎）各30g。若高温不退可入药15g栀子和15g知母，若痰液浓稠量大可入药10g紫菀和10g川贝母，若大便干燥可入药6g元明粉和10g生大黄，若咽喉肿痛可入药6g蝉衣和10g牛蒡子。对两组临床症状消失时间以及整体治疗效果进行观察和对比。两组组间比较，结果显示，研究组治疗总有效率为93.55%，对照组总有效率为75.81%[19]。

2.2 消化系统疾病

小儿便秘　将60例功能性便秘的患儿随机分为对照组和研究组各30例。对照组予以中成药麻子仁丸口服治疗，研究组予以中药汤剂泻白散加味口服治疗，处方：桑白皮10g、地骨皮10g、黄芩10g、知母10g、玄参15g、麦冬10g、瓜蒌仁10g、火麻仁15g、郁李仁15g、玄明粉（另包）5g、生甘草5g，两组均配合基础治疗，疗程为2周。结果显示，研究组治疗小儿肺热型便秘在主、次症及疾病总疗效方面均明显优于对照组，其中研究组总有效率为96.67%。对照组总有效率为86.67%[20]。

2.3 内分泌系统疾病

高泌乳素血症　将136例抗精神病药物所致高泌乳素血症患者，随机分为对照组和研究组，各68例，对照组使用甲磺酸溴隐亭片治疗，研究组在此基础上使用丹栀逍遥丸加减泻白散进行联合治疗。处方：丹栀逍遥丸加减泻白散进行联合治疗。结果显示，研究组治疗总有效率为91.18%；对照组治疗总有效率为72.06%[21]。

【使用注意】本方药性平和，尤宜于伏火不降，阴伤亦轻者；风寒咳嗽或肺虚咳嗽喘咳者不宜使用。

【按语】

1.关于方名的理解　根据《中医方剂大辞典》中记载，泻白散的同名方共有22首，分别出自19部医籍。其中记载最早的是宋代钱乙的《小儿药证直诀》（公元1119年），距清代《医方简义》（公元1883年）约有764年。《小儿药证直诀》又名"泻肺散"，《证治准绳·幼科》中载名为"泻肺汤"。而后清代《集验良方》将本方改为丸剂，又名"泻白丸"。从方名可看出，本方应用于临床有多种剂型。目前对于钱氏泻白散的说法基本一致。如《方剂学》教材选用泻白散时即备注此方出自《小儿药证直诀》，《古代经典名方目录（第一批）》中以《小儿药证直诀》为本方方源出处[22]。

2.泻白散治疗皮肤病之理论　《素问·痿论篇》云："肺主身之皮毛。"皮毛为一身之表，为人体抵御外邪的屏障。《素问·经脉别论》云："肺朝百脉，输精于皮毛……"。肺与皮毛共同调津液、司呼吸。原因有二：一是皮毛汗孔开合，调节体温，配合呼吸运动；二是汗孔排泄汗液，随着肺的宣发肃降而进行体内外的气体交换。《灵枢·五邪》亦曰："邪在肺，则病皮肤痛。"故而皮肤病的发生与肺密切相关。泻白散可清泻肺中伏火，广泛用于治疗多种皮肤病初起。临床上亦可治疗各种皮肤病，如银屑病、酒糟鼻、单纯疱疹等具有热象之病，发挥"异病同治"之效。临证当有是证用是方，详辨其证，随证加减，灵活用之[23]。

3.关于"肺盛""肺热"的涵义 《小儿药证直诀》中注："肺盛复有风冷，胸满短气，气急咳喘上气……肺只伤寒则胸不满。"肺盛者，邪气壅塞于肺，肺气被束，宣降失常，肺津不布，聚而成痰，痰浊阻肺，饮停胸膈，则见胸胁支满，气短喘息；肺气不利，则见咳喘气促。若只有外感风寒之邪，而无肺盛者，则不见胸胁支满之证。而且，早在《素问·风论》中就有记载："风者，百病之长也，至其变化乃生他病也。"风为外邪之长，风邪又易兼夹其他外邪袭人，如与寒相合而为风寒。所以，小儿肺炎喘嗽的病机关键为肺气郁闭。外感风邪自口鼻或皮毛而入，侵犯肺卫，而致肺失宣肃，气郁失宣，而见咳嗽、气喘、咯痰。

那么，原方论述中的"肺热"是何意呢？肺炎之"炎"字，《说文解字》释"火光上也"，《小儿药证直诀·肺热》曰："肺热，手掐眉目间，甘桔汤主之。"鼻为呼吸出入之通道，与肺相连，故鼻为肺之窍。肺热上炎，则眉目鼻面之间，可见郁结不舒，或为烘热。然正如钱氏《小儿药证直诀·原序》中所载："小儿多未能言，言亦未足取信。"故小儿唯以手掐眉目间，见此证，当考虑肺热。肺炎喘嗽从肺热的角度包括风热、痰热、毒热及阴虚肺热。热邪炽盛，由表入里，或直中于肺，肺气失宣，气道受阻，则呼吸不畅；宣降失常，肺气壅滞，则见咳嗽；肺失清肃，痰浊阻肺，则见咳嗽痰多，因此肺热可致肺炎喘嗽之证，如热、咳、痰、喘[24]。

4.葶苈大枣泻肺汤和泻白散、黄芩泻白散比较 三方均有泻肺平喘之效，均可以治疗喘证。具体而言，葶苈大枣泻肺汤是泻肺中痰水，主治痰水壅实之咳喘胸满；泻白散是泻肺中伏火，主治肺热之气喘咳嗽，皮肤蒸热，日晡尤甚等；黄芩泻白散是泻肺中伏火，但方中较泻白散多一味黄芩，增加清肺热之效，主治肺经有热，喘咳面肿，气逆胸满，小便不利。

参考文献

[1] 陈士林，黄志海，丘小惠，等.中药精准煮散饮片[J].世界科学技术—中医药现代化，2016，18(9)：1430-1440.

[2] 邢丹，贺莹，郑虎占，等.从《太平惠民和剂局方》论中药煮散技术规范[J].中国临床医生杂志，2012，40(11)：73-75.

[3] 国家药品监督管理局.总局办公厅公开征求《中药经典名方复方制剂简化注册审批管理规定(征求意见稿)》及申报资料要求(征求意见稿)意见[EB/OL]. http://www.nmpa.gov.cn/WS04/CL2101/228880.html，2017-09-22/2017-12-21.

[4] 王彦帅，丁浩强，郑鑫杰，等.经典名方泻白散物质基准HPLC指纹图谱的建立及3种指标成分含量测定[J].中草药，2020，51(11)：2946-2953.

[5] 张天柱，张景龙，樊湘泽，等.泻白散对小鼠过敏性哮喘气道炎症的作用及机制[J].中国实验方剂学杂志，2014，20(20)：173-177.

[6] 向泽栋，李震，张兵，等.基于网络药理学和分子对接技术探讨经典名方泻白散治疗肺炎的潜在作用机制[J].世界科学技术—中医药现代化，2021，23(6)：1812-1820.

[7] 景王慧，吴文进，燕茹，等.归肺经中药桑白皮的化学、药理与药代动力学研究进展[J].世界中医药，2014，9(1)：109-112，116.

[8] 梁力，刘雪英.乙酰化白藜芦醇和白藜芦醇在大鼠体内的药代动力学比较研究[J].中华中医药杂志，2019，34(1)：105-108.

[9] 龚年金，兰智慧，朱伟，等.国医大师洪广祥辨治慢性咳嗽经验探析[J].中华中医药杂志，2019，34(6)：2492-2494.

[10] 刘通，曾光，黄惠勇，等.国医大师熊继

柏辨治肺炎咳喘临证经验 [J].湖南中医药大学学报，2020，40（6）：643-646.

[11] 韩晓清，白仲艳，杨阳，等.国医大师李士懋教授平脉辨证治疗三阳喘证经验 [J].中华中医药杂志，2018，33（11）：4971-4974.

[12] 莫丽莎，朱伟，兰智慧，等.国医大师洪广祥治疗支气管扩张症经验探析 [J].中华中医药杂志（原中国医药学报），2020，35（12）：6105-6107.

[13] 赵润元，刘小发，李佃贵，等.国医大师李佃贵论治肝硬化举隅 [J].世界中西医结合杂志，2018，13（6）：785-788，849.

[14] 赵文霞.国医大师张磊运用涤浊法治疗疑难病的经验 [J].中华中医药杂志（原中国医药学报），2021，36（2）：831-833.

[15] 刘子豪，邢文龙，曹新福，等.国医大师防治新型冠状病毒肺炎处方分析 [J].北京中医药，2020，39（3）：230-235.

[16] 史锁芳.泻白散加减联合中药离子导入治疗风热闭肺型小儿肺炎临床观察 [J].光明中医，2020，35（22）：3585-3587.

[17] 杨东孝，陈志裕.泻白散加减辅助治疗慢性阻塞性肺疾病急性加重期效果观察 [J].中国乡村医药，2020，27（22）：31-32.

[18] 李艳平，姚静松，刘巍巍，等.泻白散合桑白皮汤加减联合耳穴贴压对慢性阻塞性肺疾病患者应用无创通气后并发腹胀的临床疗效研究 [J].四川中医，2020，38（10）：74-76.

[19] 杨声英，唐建华.麻杏石甘汤联合泻白散治疗急慢性支气管炎的临床研究 [J].世界最新医学信息文摘，2019，19（46）：188.

[20] 周鸿雲.泻白散加味治疗小儿肺热型便秘临床疗效观察 [D].成都：成都中医药大学，2015.

[21] 王学红.丹栀逍遥丸加减泻白散治疗抗精神病药物致高泌乳素血症临床观察 [J].陕西中医，2017，38（7）：833-834.

[22] 李玉丽.经典名方泻白散方义衍变及本草考证探究 [D].长沙：湖南中医药大学，2020.

[23] 廖梦玲，高子平.论泻白散在皮肤病治疗中的应用 [J].亚太传统医药，2021，17（3）：209-211.

[24] 李玉丽，易腾达，谭志强，等.经典名方泻白散的源流及古今应用考究 [J].中医药学报，2019，47（6）：17-22.

清心莲子饮

宋《太平惠民和剂局方》

Qingxinlianzi Yin

【概述】清心莲子饮最早见于宋代太平惠民和剂局《太平惠民和剂局方》卷五，书中载其方药组成为："黄芩、麦门冬（去心）、地骨皮、车前子、甘草（炙）各半两，石莲肉（去心）、白茯苓、黄芪（蜜炙）、人参各七钱半"，具有益阴气，清心火，止淋浊之功效。本方为清补兼施之剂。清心莲子饮主要具有降低肾脏损伤的药理作用。临床常用于治疗遗精淋浊，血崩带下，遇劳则发；或肾阴不足，口干舌燥，烦躁发热。目前研究了清心莲子饮中的单味药车前子，将其提取物制成片剂，建立了方中黄芩苷以及甘草酸铵两种成分为研究对象的高效液相色谱方法。现代广泛应用于肾内科疾病、泌尿外科疾病、心血管内科疾病等各类病症，如用于治疗早期糖尿病肾病、功能性不射精症等疗效显著。

【历史沿革】

1.原方论述 宋代太平惠民和剂局《太平惠民和剂局方》载："治心中蓄积，时常烦躁，因而思虑劳力，忧愁抑郁，是致小便白浊，或有沙膜，夜梦走泄，遗沥涩痛，便赤如血；或因酒色过度，上盛下虚，心火炎上，肺金受克，口舌干燥，渐成消渴，睡卧不安，四肢倦怠，男子五淋，妇人带下赤白；及病后气不收敛，阳浮于外，五心烦热。药性温平，不冷不热，常服清心养神，秘精补虚，滋润肠胃，调顺血气。"该汤剂组成：黄芩、麦门冬（去心）、地骨皮、车前子、甘草（炙）各半两，石莲肉（去心）、白茯苓、黄芪（蜜炙）、人参各七钱半。右㕮散。每三钱，麦门冬十粒，水一盏半，煎取八分，去滓，水中沉冷，空心，食前服。

2.后世发挥 后世各派医家从不同角度对清心莲子饮方证释义进行解读，如：明代《医方考》释之云："清心莲子饮疗五脏之劳热：石莲肉泻火于心，麦门冬清热于肺，黄芩泻火于肝，地骨皮退热于肾，黄芪、人参、茯苓、甘草泻火于脾；车前子之滑，乃以治淋"。明代《医宗粹言》曰："人参、黄芪、甘草以补元气，黄芩、麦冬、地骨皮以清心肺，佐以赤茯、车前，流浊气而不失之滞，以石莲子肉秘其元而不失之滑也"。明代《医学原理》记载地骨皮、黄芩、麦门冬清热救肺，莲肉清心醒肺，人参、黄芪补元气，茯苓、车前子、生甘草泻火利小便。清代《医方集解》《成方切用》《医宗宝镜》《家藏蒙筌》均认为人参、黄芪、甘草可补阳泻火，以助

州都之气化，地骨皮能退肝肾之虚热，黄芩、麦冬有清心肺之效，茯苓、车前子能利下焦之湿，石莲可清心火而交心肾。清代《医林纂要探源》记载"清心莲子饮以清心火，而无泻心火之药，以心自生火，可安之，而无可泻也。火伤气，参、芪、甘草以补之；火烁金，黄芪、麦冬以保之；火逼水，地骨皮、车前子以清之，皆止火之为害，而非治火。惟莲肉、茯苓乃所以清火，而敛而安之，盖心君不妄，则火静而阴阳自平。"通过古籍考证并结合现代文献记载，认为清心莲子饮组方中各药味的作用为石莲肉养脾阴又秘精微、安神养心，为君药；黄芩清心润肺、泻火养阴；地骨皮凉血除蒸，清肺降火；车前子、白茯苓渗利水湿，流浊气而不失之滞，使心热从小便而解；麦冬养阴清心；人参、黄芪、炙甘草补气升阳、益气生津、收敛浮阳。

纵观历史脉络，每个时期对清心莲子饮方证释义都不尽相同。但总体而言，《太平惠民和剂局方》关于清心莲子饮原文的主旨思想得到极大的保留和传承。在应用时我们不需要局限于哪种学说和论述，根据辨证论治思想加减用药即可。

3.同名异方 清心莲子饮的同名异方分析见表41-1。

表41-1 清心莲子饮同名异方分析表

朝代	作者	出处	药物组成	功能主治	制法及用法	变化情况（与原方比较）
宋	杨士瀛	《仁斋直指方论》	石莲肉一两，白茯苓一两，益智仁半两，远志半两（水浸，取肉，姜制，炒），麦门冬半两（去心），人参半两，石菖蒲一分，车前子一分，白术一分，泽泻一分，甘草（微炙）一分	主治心中客热烦躁，赤浊肥脂	上㕮散。每服三钱，加灯心一握，水煎服	该方去黄芩、地骨皮、黄芪加益智仁、远志、石菖蒲、白术
宋	陈沂，陈文昭	《陈素庵妇科补解》卷五	毕澄茄、陈皮、甘草、川芎、赤芍、归须、香附、知母、人参、麦冬、砂仁、栝楼根、乌梅、干姜、莲子十枚	产后口干痞闷。产妇血气未充，或食面太早，毒结肠胃，或内积尤烦，外伤燥热，过食辛甘、炙煿发气之物，以致胸膈痞闷，见于上则口干咽苦	水煎服	该方加毕澄茄、陈皮、川芎、赤芍、归须、香附、知母、砂仁、栝楼根、乌梅、干姜

续表

朝代	作者	出处	药物组成	功能主治	制法及用法	变化情况（与原方比较）
元	朱震亨	《丹溪心法》	黄芩，麦门冬，地骨皮，车前子，甘草（各三钱），莲子，茯苓，黄芪，柴胡，人参（各三钱半）	主治渴而小便浊或涩	上㕮咀，水煎服	该方加柴胡，且用量不同
明	王纶撰，薛己注	《明医杂著》卷六	黄芩一钱（炒），麦门冬一钱，地骨皮一钱，车前子一钱（炒），柴胡一钱，人参一钱	热在气分，烦躁作渴，小便赤浊淋沥，或阴虚火旺，口苦咽干，烦渴，微热者	水煎服	该方去甘草、石莲肉、白茯苓、黄芪加柴胡
明	陈实功	《外科正宗》卷三	石莲肉，黄芪，黄芩，赤茯苓，人参（各一钱），炙甘草，泽泻，麦门冬 地骨皮（各五分）	心经蕴热，小便赤涩，玉茎肿痛，或茎窍作疼；及上盛下虚，心火炎上，口苦咽干，烦躁作渴，虚阳口干，小便白浊，夜则安静，昼则发热者	煎服法。水二盅，煎八分，空心并食前服	该方中车前子易为泽泻，且主治功效及方中药物用量不同
明	张景岳	《景岳全书》	黄芩（钱半），麦冬（钱半），地骨皮（钱半），车前子（钱半，炒），甘草（钱半），人参（一钱），黄芪（一钱），石莲子（一钱），柴胡（一钱），茯苓（一钱）	主治热在气分，口干作渴，小便淋浊，或口舌生疮，咽疼烦躁	上每服五钱，水煎服	该方加柴胡
清	汪昂	《医方集解》	石莲肉，人参，黄芪，茯苓，柴胡（各三钱），黄芩（炒），地骨皮，麦冬，车前子，甘草（炙，各二钱）	主治忧思抑郁，发热烦躁。或酒食过度，火盛克金，口苦咽干，渐成消渴，遗精淋浊，遇劳即发，四肢倦怠，五心烦热，夜静昼甚，及女人崩带	空心服	该方加柴胡
清	陈复正	《幼幼集成》	建莲子（二钱），白云苓（一钱五分），益智仁（一钱），远志肉（五分），大麦冬（一钱），官拣参（五分），石菖蒲（五分），车前子（五分），漂白术（六分），宣泽泻（四分），生甘草（三分）	主治白浊	灯芯十茎，水煎，空心服	该方加益智仁、石菖蒲、远志、泽泻、白术

【名方考证】

1.本草考证

1.1 黄芩　"黄芩"之名最早见于《神农本草经》。经考证，本方所用黄芩为唇形科植物黄芩 *Scutellaria baicalensis* Georgi 的干燥根，与《中国药典》2020年版记载一致。

1.2 麦门冬（麦冬）　"麦门冬"之名最早见于《神农本草经》。经考证，本方所用麦冬为百合科 *Ophiopogon japonicus*（L.f.）Ker-Gawl. 的干燥块根，与《中国药典》2020年版记载一致。

1.3 地骨皮　"地骨皮"始载于《神农本草经》。经考证，本方所用地骨皮为茄科枸杞属宁夏枸杞 *Lycium barbarum* L. 的干燥根皮。《中国药典》2020年版载地骨皮为茄科植物枸杞 *Lycium chinense* Mill. 或宁夏枸杞 *Lycium barbarum* L. 的干燥根皮。

1.4 车前子 "车前子"之药用始载于《神农本草经》。经考证，本方所用车前子为车前科车前草属植物车前 *Plantago asiatica* L.的干燥成熟种子。《中国药典》2020年版载车前子为车前科植物车前 *Plantago asiatica* L.或平车前 *Plantago depressa* Willd.的干燥成熟种子。

1.5 甘草 "甘草"之名最早见于《神农本草经》。经考证，本方所用甘草主要是豆科甘草属甘草 *Glycyrrhiza uralensis* Fisch.的干燥根和根茎。《中国药典》2020年版载甘草为豆科植物甘草 *Glycyrrhiza uralensis* Fisch.、胀果甘草 *Glycyrrhiza inflata* Bat.或光果甘草 *Glycyrrhiza glabra* L.的干燥根和根茎。

1.6 石莲肉（莲子） 莲藕皆见于《尔雅》，《神农本草经》称"藕实茎"。经考证，本方所用石莲肉为睡莲科莲属植物莲 *Nelumbo nucifera* Gaertn.的成熟度较高的干燥成熟种仁。《中国药典》2020年版载莲子为睡莲科植物莲 *Nelumbo nucifera* Gaertn.的干燥成熟种子。

1.7 白茯苓（茯苓） "茯苓"原名"松腴""不死面"，始载于《神农本草经》。经考证，本方所用茯苓为多孔菌科茯苓 *Poria cocos*（Schw.）Wolf.的干燥菌核，与《中国药典》2020年版茯苓记载基原一致。

1.8 黄芪 "黄芪"之名始载于《神农本草经》。经考证，本方所用黄芪为豆科植物蒙古黄芪 *Astragalus membranaceus*（Fisch.）Bge.var. *mongholicus*（Bge.）Hsiao 或膜荚黄芪 *Astragalus membranaceus*（Fisch.）Bge.的干燥根，与《中国药典》2020年版记载一致。

1.9 人参 "人参"之名始载于《神农本草经》。经考证，本方所用人参为五加科植物人参 *Panax ginseng* C.A.Mey.的干燥根和根茎，与《中国药典》2020年版记载一致。

2.炮制考证

2.1 甘草 清心莲子饮中甘草的炮制方法为"炙"。国家中医药管理局和国家药品监督管理局联合发布的《古代经典名方关键信息表（25首方剂）》建议清心莲子饮中甘草对应炮制规格为炒甘草。可参考《中华人民共和国药典》2020年版清炒法炮制。

2.2 黄芪 清心莲子饮中黄芪的炮制方法为"蜜炙"。国家中医药管理局和国家药品监督管理局联合发布的《古代经典名方关键信息表（25首方剂）》建议清心莲子饮中黄芪对应炮制规格为炙黄芪。

2.3 其他 其他药味均为生品。

3.剂量考证

3.1 原方剂量 黄芩、麦门冬、地骨皮、车前子、甘草各半两，石莲肉、白茯苓、黄芪、人参各七钱半。

3.2 折算剂量 宋代一两合今之41.30g，一钱合4.13g。故处方量黄芩、麦门冬、地骨皮、车前子、甘草各20.65g，石莲肉、白茯苓、黄芪、人参各30.98g。

3.3 现代用量 根据全国中医药行业高等教育"十四五"规划教材，处方量为黄芩、麦冬、地骨皮、车前子、甘草各15g，石莲肉、白茯苓、黄芪、人参各22.5g。

【药物组成】 黄芩、麦门冬、地骨皮、车前子、甘草各半两，石莲肉、白茯苓、黄芪、人参各七钱半。

【功能主治】 益气养阴，清心泻火，止淋化浊。主治心火偏旺，气阴两虚，湿热下注证。症见遗精淋浊，血崩带下，遇劳则发，或腰膝酸软，或消渴，失眠多梦，口干舌燥，烦躁发热，倦怠乏力。

【方义分析】 本方主治诸症皆为气阴两虚，湿热下注所致。心火妄动或肾阴不足，则心肾不交，肾不能固精，湿气在下，湿热搏结，遇劳则发为劳淋，心肾阴虚，虚热迫血外出，则血崩带下。治宜益阴气，清心火，止淋浊。

方中石莲子清心火，安神养心，为君药；茯苓、车前子渗利水湿，使心热从小便而解，为臣药；黄芩、麦冬清热润肺，泻火养阴；地骨皮入肾与三焦经，清三焦之火，而退虚热；人参、黄芪、炙甘草补益肺气，益气生津，收敛浮阳。为佐使药。全方滋阴降火祛湿三者同用，使湿去热孤，泻热益阴，共奏益阴气，清心火，止淋浊之功。

配伍特点：补泻兼施，以泻为主。药性温平，不冷不热。

【用法用量】

1.古代用法用量　右剉散。每三钱，麦门冬十粒，水一盏半，煎取八分，去滓，水中沉冷，空心，食前服。

2.现代用法用量　上药粉碎成粗粒，每服12.39g，麦冬3g，加水450ml，煎取240ml，去药渣，饭前冷服。

【药学研究】

1.资源评估　方中黄芩、麦门冬、地骨皮、车前子、甘草、石莲肉、白茯苓、黄芪、人参目前均以人工栽培为主。

黄芩生长于海拔1700~2000m的向阳草坡地、休荒地上，喜温暖凉爽气候，耐严寒，耐旱，耐瘠薄，成年植株地下部分可忍受-30℃的低温。以阳光充足、土层深厚、肥沃的中性或微碱性壤土或砂质壤土栽培为宜。主要分布于东北、华北、西南和部分华中地区，遍及黑龙江、吉林、辽宁、河北、内蒙古、山西、山东、河南、陕西、甘肃、宁夏等省份。

麦冬喜温暖气候和较潮湿环境，稍能耐寒，冬季-10℃左右的低温下也不会受冻害。宜稍荫蔽，以疏松肥沃，湿润和排水良好的中性或微碱性的夹砂土为好。以四川绵阳、三台县，浙江余姚、杭州所产者为道地。

地骨皮喜凉爽、喜光、喜肥，萌蘖力强，寿命长达50~80年。主产于宁夏、内蒙古、甘肃、青海、新疆、陕西、河北等省，我国中部和南部一些地区也有引种栽培。宁夏回族自治区的中宁、银川栽培者质量最佳，为道地药材。

车前子适应性强，耐寒、耐旱，对土壤要求不严，在温暖、潮湿、向阳、沙质沃土上能生长良好，20~24℃范围内其茎叶能正常生长，气温超过32℃则会出现生长缓慢。主产于江西、河南。此外，东北、华北、西南及华东等地亦产。

甘草生长于干旱沙地、河岸砂质地、山坡草地及盐渍化土壤中，生长周期3~5年，分布于东北、华北、西北各省区，道地产区与主产区基本一致，在新疆、甘肃、内蒙古、宁夏、山西等地。

石莲肉为收集坠入水中、沉于淤泥内的果实，洗净、晒干而成。我国大部地区有分布。主产湖南、湖北、福建、江苏、浙江、江西。以湖南产品最佳，福建产量最大。

白茯苓喜温暖、干燥、向阳、雨量充沛的环境，以海拔在700m左右的松林中分布最广，温度以10~35℃为宜。药用茯苓产自我国，品种古今无变化，产地则由于资源枯竭，一方面开始人工培育，另一方面，产地逐渐由中原向云南等边远地区转移。栽培者以安徽产量较大，称为"安苓"；野生者以云南产质量为佳，称为"云苓"。

黄芪适宜在土层深厚、土质疏松肥沃、排水良好、向阳、高燥的中性或微酸性砂质壤土中生长，强盐碱地不宜种植，存在连作障碍。主产区在内蒙古、山西、甘肃、黑龙江等地。道地产区与主产区一致。并于山西浑源、内蒙古乌兰察布察右前旗建有黄芪GAP种植基地。

人参为多年生、长日照、阴生性草本植物，生长在海拔200~900m的山区针阔混交林下。喜凉爽，耐严寒，喜湿润，怕干旱，要求土壤水分适当，排水良好。喜弱光、散射光和斜射光，怕强光和直射光。野生人参主要分布于长白山脉和小兴安岭东南部的山林地带，现在所用的人参主要是园参，主产于吉林抚松、集安、长白、靖宇、安图、宁安等地。

2.制剂研究

2.1 制备方法　原文载："右剉散。每三钱，麦门冬十粒，水一盏半，煎取八分，去滓，水中沉冷，空心，食前服。"因此制备方法为取本方加水至300ml，煎至160ml。

宋代一盏当为东汉一升，即现今200ml，因此一盏半为300ml。煎取八分可理解为一盏的80%，即为160ml，过滤得到的药液约为加入量的一半左右。

2.2 制备工艺　原方是汤剂，现代有报道对清心莲子饮中君药车前子进行片剂的研究：通过单因素考察确定最佳辅料，运用正交试验优化辅料配比，确定了各主药与辅料用量之比分别为80%乙醇1∶2.5、淀粉浆浓度15%、硬脂酸镁1∶0.008、交联聚维酮1∶0.03；加入了25%蔗糖为矫味剂。采用湿法制粒压片法进行压片。并对所制成的车前子苷片进行重量差异、脆碎度、硬度、崩解度的测定。测定结果证明，所制成的车前子提取物片剂均符合《中国药典》的规定，说明本试验的设计流程及操作过程较合理。结果表明该片剂性质稳定、质量可控、便于携带、服用方便[1]。

3.质量控制 该方含有黄芩苷及甘草酸铵等物质，可以将其作为质量控制的指标。现有文献报道[2]采用高效液相色谱方法对黄芩苷以及甘草酸铵两种成分进行含量测定。

【药理研究】

1.药效作用 根据清心莲子饮的功能主治进行了药效学研究，主要具有降低肾脏损伤的作用。

1.1 降低肾脏损伤 清心莲子饮给药剂量为20g/（kg·w），连续给药10天，可以使经醋酸泼尼松片水溶液治疗后的阿霉素所致的肾病综合征大鼠的血浆总蛋白明显升高，降低血清中总胆固醇的含量，肾小球与肾小管损伤程度较其他组明显减轻。结果说明：清心莲子饮与激素合用更能保护肾病患者的肾脏功能结构[3]。

2.体内过程 清心莲子饮中黄芩的主要有效成分是黄芩苷，分子内氢键的作用导致黄芩苷的水溶性差，口服生物利用度低，其绝对生物利用度为（2.0~2.4）%，黄芩苷质量浓度在0.1~40μg/L线性关系良好，在血浆中黄芩苷质量浓度为1，10，100mg/L时，其回收率依次为81.16%，79.15%，91.19%，日间精密度的RSD为7.7%，5.9%，2.6%，同时黄芩苷与内标物芦丁具有很好的分离度。通过测定黄芩苷在大鼠血浆、脑、尿液、粪便、肝脏、肾、肺等组织中的含量，结果显示，黄芩苷在体内通过甲基化、水解、羟基化、甲氧基化等反应转化为其他化合物在体内吸收。此外，通过静脉注射黄芩素和黄芩苷，采血检测发现，黄芩苷在体内吸收迅速，有明显的首过效应，黄芩苷在肝脏的作用下可以水解成黄芩素。黄芩苷主要在结肠吸收，先水解成黄芩素，再转化为黄芩苷在肠道内吸收，因此，在药物浓度的经−时曲线上会看到明显的双峰现象。黄芩苷在胃肠道会被肠道菌群代谢分解为黄芩素，胃肠吸收效率低，同时表明可以通过静脉等方式增加生物利用度，但静脉时在体内清除较快，4小时后在血浆中检测不到黄芩苷。灌胃黄芩提取物（300mg/kg）给予大鼠，发现 $AUC_{0\to\infty}$ 为95μmol/（h·L），C_{max} 为6.8μmol/L，t_{max} 为6小时[4]。

【临床应用】

1.临床常用

1.1 临床主治病证 清心莲子饮常用于治疗心火偏旺，气阴两虚，湿热下注证，临床表现主要为遗精淋浊，血崩带下，遇劳则发；或肾阴不足，口干舌燥，烦躁发热等，临床应用以心烦、小便赤痛、带下赤白、舌红苔腻，脉滑实为辨证要点。

1.1.1 淋证 治疗湿热之邪蕴结膀胱之劳淋，可加黄芪、蒲公英、金银花、车前子、瞿麦、萹蓄，如补中益气汤，八正散；治疗气阴两虚，湿热之邪蕴结膀胱之淋浊，可加山萸肉、枸杞、女贞子，及清热解毒之金银花、白花蛇舌草，如六味地黄丸。

1.1.2 梦遗 治疗气阴不足，君相火旺，心肾不交之梦遗，可加太子参、煅龙骨、滑石等，如六一散、水陆二仙丹。

1.1.3 消渴 治疗气阴不足，心火内炽，湿热内蕴之消渴，可加天冬、女贞子、黄连、天花粉、生地黄、益母草、芡实等。

1.2 名家名师名医应用

1.2.1 遗精 国医大师张琪[5]治疗气阴不足，君相火旺，心肾不交之梦遗。以清心莲子饮为基本方加减，治宜益气养阴、泻火利湿、交通心肾。方药组成以清心莲子饮加茯神，煅龙骨，滑石，甘草。其用方特点是在清心莲子饮的基础上加滑石、甘草即六一散，以清热利湿而能通淋；煅龙骨收敛固涩，针对标病而设，且固正而无敛邪之弊。

1.2.2 阴痒 国医大师张琪[5]认为霉菌性阴道炎乃心火炽盛，灼伤带脉所致；带脉失约，湿浊下注，夹肝火循肝经而注于阴器，故见阴部瘙痒、小便灼痛。治当清心泻肝、利湿止带。故用清心莲子饮加天冬、黄柏、知母等。

1.2.3 消渴 国医大师张琪治疗[5]糖尿病，认为本病以气虚阴亏为其关键。治以健脾益气、养阴生津、兼利湿热，以基本方清心莲子饮加减。处方：石莲子、太子参、麦冬、天冬、天花粉、生地黄、黄连、黄芩，又脾病及肾，故加芡实、金樱子、女贞子补肾涩精。因"五脏之精气悉运于脾"，故加重健脾益气之品，秘涩精微，标本兼顾，最后在健脾补肾的基础上加入煅龙骨、煅牡蛎、桑螵蛸，标本兼顾。

2.临床新用 清心莲子饮在临床上广泛用于治疗肾内科疾病、泌尿外科疾病、心血管内科疾病等，尤其对早期糖尿病肾病、功能性不射精症疗效确切。

2.1 肾内科疾病

2.1.1 早期糖尿病肾病 将86例早期糖尿病肾病患者进行研究，以随机数表法将其随机分成2组，每组各43例，对照组予以西医常规治疗，研究组在对照组的基础上加用清心莲子饮加减治疗，处方：黄芪30g、党参20g、黄芩12g、麦冬15g、地骨皮15g、石莲子15g、车前子20g、茯苓15g、柴胡12g、蒲公英30g、甘草6g。每日1剂，水煎300ml，分2次温服，两组治疗观察12周。结果显示，研究组治疗总有效率为88.37%，对照组治疗总有效率为62.79%[6]。

2.1.2 儿童过敏性紫癜肾孤立性蛋白尿 将60例儿童过敏性紫癜肾孤立性蛋白尿患者作为观察对象，将符合标准的患儿采取随机数字表法，将其分为2组，每组30人。对照组用肾炎康复片口服，共治疗8周，研究组用加味清心莲子饮口服处方：黄芪30g，太子参20g，车前子、茯苓、麦冬、山药、菟丝子、女贞子、石莲子、金樱子、地骨皮、白花蛇舌草、黄芩、芡实各15g，柴胡、炙甘草各10g，每付300ml，4~7周岁每次1/4付、7~10周岁每次1/3付、10~14周岁每次

1/2付，每日两次温服；两组急性期均采取基础治疗。结果显示，研究组中医疗效的总有效率为93.33%，对照组的总有效率为73.33%[7]。

2.1.3 孤立性血尿 将60例孤立性血尿患者随机分为对照组和研究组，各30例。对照组给予地黄叶总苷胶囊，治疗8周，随访4个月，研究组给予加味清心莲子饮处方：黄芪30g、党参20g、石莲子15g、白花蛇舌草15g、半枝莲30g、地骨皮15g、麦冬15g、大蓟15g、小蓟15g、柴胡15g、黄芩15g、茯苓20g、白茅根15g、侧柏叶15g、菟丝子15g、炙甘草10g。2~6岁患儿每次1/4袋、6~10岁患儿每次1/3袋，10~16岁患儿每次1/2袋，每日分两次温服。观察两组治疗前后中医各种症状的改变情况、肾功能、尿红细胞数量改变情况及复发情况，进行对比分析，并评价其疗效。对两组总有效率进行对比，结果显示，研究组总有效率为82.14%，对照组为57.14%[8]。

2.2 泌尿外科疾病

功能性不射精症 将76例气阴两虚型功能性不射精症患者按照随机数字表法分为2组。对照组38例予左旋多巴治疗，研究组38例予清心莲子饮治疗，处方：黄芩10g、麦冬（去心）10g、地骨皮10g、车前子10g、甘草（炙）10g、莲肉（去心）15g、茯苓15g、黄芪（蜜炙）15g、党参15g。上药加清水500ml，浸泡2小时后武火煮沸，再以文火煎煮20分钟，过滤取汁150ml，再加清水250ml，如法煎煮取汁100ml，两汁混合，分早、晚2次温服。结果显示，研究组总有效率为84.21%，对照组总有效率为73.68%[9]。

2.3 心血管内科疾病

冠心病心绞痛合并抑郁症 将纳入的60例冠心病心绞痛合并抑郁症患者按随机数字表分为两组，每组各30例；对照组给予常规治疗；研究组在常规治疗的基础上，予以清心莲子饮加减方治疗，处方：莲子肉30g、党参15g、黄芪20g、黄芩15g、麦冬15g、地骨皮15g、柴胡10g、炙甘草10g、茯苓15g、丹参15g、赤芍15g。每包150ml，2包/天，分别于早餐及晚餐半小时后服用。4周为1个疗程，两组各治疗1个疗程。结果

显示，在中医证候的改善方面，研究组总有效率为86.7%，对照组总有效率为63.3%[10]。

【使用注意】脾胃虚弱者禁用。

【按语】

1.药食同源之"莲子" 莲子，性甘平涩，入脾肾心经，具有补脾止泻、补肾涩精、养心安神之功效，临床上主要适用于夜寐多梦、遗精、淋浊、久痢、妇人崩漏带下等症，适量服之，可耳目聪明、补中养神、滋补元气、强健机体。

莲子中含有较多的化学成分，如碳水化合物、蛋白质以及钙、磷、铁等微量元素，同时也是一种高蛋白、低脂肪的优质产品。现代药理研究表明，莲子具有强心、镇静、延缓衰老等作用。

莲子食疗价值较高，广泛用于养生膳食、功能性食品等领域。被人们称为食疗佳品，有"享清芳之气，得稼穑之味，乃脾之果"的美誉。故莲子既是可以养生保健药，又是一种多功能食品。

目前市场上已开发了多种类型的食用产品，如：莲子绿豆糕，是另一种较为常见的莲子类糕点，不但能增强机体免疫力、降低胆固醇，而且还具有解毒、解暑降温的作用。又如生姜莲子酱、香蕉莲子酱、苹果莲子酱、荸荠莲子酱、花生莲子酱、大蒜莲子酱等。针对儿童食品又推出了莲子果冻，是儿童群体最喜爱的休闲食品之一，但市场上的果冻添加剂含量多，不具备营养保健的功效，因此生产出既美味又健康的果冻具有广阔的市场[11]。

2.本方为何可以治疗"劳淋"？ 清心莲子饮出自《太平惠民和剂局方》。《医宗金鉴》中记载，选用清心莲子饮治疗劳淋所出现的小便频数，尿道灼热疼痛等症状外，还以病情迁延、反复发作为主要特点。巢元方《诸病源候论》曰："劳淋者，谓劳伤肾气而生热成淋也，其状尿留茎中，数起不出，引小腹痛，小便不利，劳倦即发也"。

清心莲子饮主要适用于气虚无力下达，影响膀胱之气化，且淋久伤阴，气阴两虚，湿热蕴结膀胱之证。方中以石莲子为君，可清心火、养脾阴、秘精微。兼具清、补、涩三效于一身。另以党参、黄芪益气健脾，升举阳气；黄芩苦

寒清心肺之热，麦门冬滋阴，地骨皮清虚热；茯苓、车前子利湿通淋；柴胡可疏肝胆之热盛，调畅气机；全方共奏补气养阴、清热利湿、清心秘精之效，为清补兼施之剂。该病多见于年老而病久，淋证反复发作者。是因其病机为正气亏虚，气阴两虚，湿热内蕴，故以此方益气养阴、清利湿热[12]。

3.清心莲子饮治疗失眠之理论阐述 《神农本草经》载："莲子，甘平，主补中，养神，益力气，除百病。"主入心肾二经，清心安神，交通心肾，乃治疗心肾不交失眠之要药；《汤液本草》载："地骨皮泻肾火，降肺中伏火，补正气"；《神农本草经》载："麦门冬，甘平，主心腹，结气伤中伤饱，胃络脉绝，羸瘦短气。"三药共奏养阴清心之功，通达上中下三焦，使阴生而能敛阳。人参补五脏，养精神，定魂魄，止惊悸；黄芪健脾补中，益卫气。二药合甘草补中益气，健脾和胃。车前子，清热利湿，使湿热从小便而出，给邪气出路；二药与参芪相伍可升清降浊，使气道通畅，气机顺达，营卫调和。正所谓"胃不和则卧不安"，中焦功能正常与否对于睡眠的影响非常重要，故方中选用茯苓健脾除湿，养心而安神。共奏健脾益气，利湿清热，升清降浊，调和营卫而安神之效。同时清心火，养心阴，降肾火，交通心肾，引阴入阳而安神。正如《太平惠民和剂局方》所言："药性温平，不冷不热，常服清心养神，秘精补虚，滋润肠胃、调顺血气。"

临床还应随证施治，个体化治疗。如患者兼有肝火偏亢者加龙胆草、青龙齿、生决明；心火偏亢者加黄连、郁金、朱砂；心肾不交者加肉桂、黄连、阿胶；相火妄动者加知母、黄柏；食积者加焦三仙、大黄、槟榔；湿热中阻者加黄连、龙胆草；气血失调者加丹参饮、郁金、木香、枳壳等等。对于病情较重者，可根据"久病入络"的理论，采用"通络"法治疗，结合失眠日久易耗伤气血的特点，在临证中加全蝎、酸枣仁和灵芝，治疗效果更佳[13]。

4.清心莲子饮——古方新用的现代启示 清心莲子饮虽以清心为主，但方中仅使用石莲子一味

专于清心泻火的药物。且本方病证表现也并不似传统意义上的火旺证那样清晰单纯，而是含有诸多兼见症状。那么本方的"清心"功效究竟是在发挥什么作用？本方又用于哪些现代疾病的治疗呢？

仔细分析原方主治病证可发现，上述症状描述类似现代医学疾病中的"代谢综合征"或"三高"，即高血糖、高血压、高血脂。现代药理研究显示，方中的莲子、黄芪、地骨皮都具有很好的降糖作用，车前子、茯苓、地骨皮则具有优秀的降压作用。尤其是地骨皮，其退热、降压、降糖作用均非常突出。诸多医家采用本方治疗糖尿病，亦取得了不错的效果，相关临床报道很多，实验研究也得到证实。

此外，现代临床上本方还可以治疗多种原因引起的蛋白尿，成效也很显著。方中黄芪、人参等用量较大，可以补气健脾，起到了"培土制水"的作用。那么，本方的"清心"作用体现在何处呢？其实，换一个角度看，代谢综合征或肾脏疾病均可引起心脏病变。此时心脏之病不是因，而是果。而且这些病都可致患者严重的烦躁不安和焦虑，因此才会出现心的证候。

上述是莲子清心饮的临床应用的拓展，得益于中医五行相生相克之理论，再结合现代医学和药理学的认识。当代的中医应当熟练掌握中医基础理论的同时，借助现代科学知识，灵活辨证，遣方用药，有助于在复杂凌乱的证候群中分析病因病机，助力中医基础研究和临床研究的发展[14]。

5. 清心莲子与导赤散比较 清心莲子饮与导赤散两方皆能治疗心经火热证，清心莲子饮用麦冬、地骨皮，滋阴清热凉血，车前子、白茯苓清热利水，黄芪、人参、甘草益气补虚，黄芩、莲子清热，治疗证型是心经火热，气阴两虚证；而导赤散用生地黄清热滋阴凉血，竹叶、木通清热利水，生甘草益气缓急，治疗证型是心经火热证，或心热下移小肠。

参考文献

［1］罗超，张影.车前子提取物片剂的研制［J］.吉林农业，2018，30（3）：66-67.

［2］陈忠新，苟鑫宇，李强，等.HPLC法同时测定清心莲子饮中黄芩苷及甘草酸铵两种成分的含量［J］.化学工程师，2021，35（2）：14-16.

［3］胡克杰，王宏，何裕.清心莲子饮对激素治疗肾病的增效减毒作用的实验研究［J］.中国中医药科技，1997，4（6）：353.

［4］周红潮，杜锐，王慧，等.黄芩苷药代动力学研究进展［J］.中国中药杂志，2018，43（4）：684-688.

［5］阮亦，王建楠，刘龙，等.张琪运用清心莲子饮经验体悟［J］.中国中医药信息杂志，2015，22（1）：98-99.

［6］李文超，李雪.清心莲子饮加减治疗对早期糖尿病肾病的临床观察［J］.黑龙江中医药，2021，50（1）：22-23.

［7］司秀影.加味清心莲子饮治疗儿童紫癜性肾炎蛋白尿（气阴两虚证）的临床研究［D］.哈尔滨：黑龙江中医药大学，2020.

［8］邓夏烨.加味清心莲子饮治疗小儿孤立性血尿气阴两虚型的临床研究［D］.济南：黑龙江中医药大学，2019.

［9］韩文均，孙建明，刘鹏，等.清心莲子饮治疗气阴两虚型功能性不射精症临床疗效［J］.河北中医，2019，41（1）：65-67.

［10］颜思阳.清心莲子饮加减治疗冠心病心绞痛合并抑郁症（气阴两虚证）的临床观察［D］.长沙：湖南中医药大学，2018.

［11］张超文，谢梦洲，王亚敏，等.药食同源莲子的应用研究进展［J］.农产品加工，2019，（2）：80-86.

［12］王少华，张晶瑜，王彬，等.清心莲子饮在肾系疾病中的应用［J］.陕西中医，2004，25（4）：366-367.

［13］王丽，韩德军，王莒生，等.张洪义教授应用清心莲子饮治疗白领阶层失眠［J］.天津中医药，2013，30（12）：708-710.

［14］杨桢，高琳.古方新用的现代启示［N］.中国医药报，2010-10-19（5）.

◈ 甘露饮 ◈

宋《太平惠民和剂局方》
Ganlu Yin

【概述】甘露饮最早见于宋代太平惠民和剂局《太平惠民和剂局方》卷六，后被《伤寒心要》《世医得效方》等著作所载，"枇杷叶（刷去毛）、干熟地黄（去土）、天门冬（去心，焙）、枳壳（去瓤，麸炒）、山茵陈（去梗）、生干地黄、麦门冬（去心，焙）、石斛（去芦）、甘草（炙）、黄芩。右等分，为末。"功能为"清热养阴，行气利湿"，主治丈夫、妇人、小儿胃中客热，牙宣口气，齿龈肿烂，时出脓血，目睑垂重，常欲合闭，又疗脾胃受湿，瘀热在里，或醉饱房劳，湿热相搏，致生疸病，身面皆黄，肢体微肿，胸满气短，大便不调，小便黄涩，或时身热。近代医家对甘露饮的理论及应用进行了丰富的研究与发挥，如阴虚内热论，湿热阴虚同病论等。目前有报道对甘露饮进行设计和研制了甘露饮提取液喷雾干燥最佳工艺方法。甘露饮中的枇杷叶、生地黄、熟地黄主要具有抑制哮喘气道炎症、调控脏器代谢、缓解视疲劳、提高褪黑素水平等药理作用。临床上用于治疗胃中克热，脾胃受湿，湿热阴虚证。临床表现主要为龈肿出脓、口疮咽痛等。现代广泛应用于治疗口腔疾病、眼科疾病、消化系统疾病等。尤其对复发性口腔溃疡、放射性口腔黏膜损伤、小儿扁桃体炎、小儿疱疹性咽峡炎、慢性咽炎、外阴溃疡、干眼症、2型糖尿病等具有特色与优势。

【历史沿革】

1.原方论述　宋代太平惠民和剂局《太平惠民和剂局方》载："治丈夫、妇人、小儿胃中客热，牙宣口气，齿龈肿烂，时出脓血，目睑垂重，常欲合闭；或即饥烦，不欲饮食，及赤目肿痛，不任凉药，口舌生疮，咽喉肿痛，疮疹已发、未发，皆可服之。又疗脾胃受湿，瘀热在里，或醉饱房劳，湿热相搏，致生疸病，身面皆黄，肢体微肿，胸满气短，大便不调，小便黄涩，或时身热，并皆治之。"该汤剂组成：枇杷叶（刷去毛）、干熟地黄（去土）、天门冬（去心，焙）、枳壳（去瓤，麸炒）、山茵陈（去梗）、生干地黄、麦门冬（去心，焙）、石斛（去芦）、甘草（炙）、黄芩。右等分，为末。每服二钱，水一盏，煎至七分，去滓温服，食后，临卧。小儿一服分两服，仍量岁数加减与之。

2.后世发挥　自宋代中医药学家至清朝，后世医家对甘露饮的理解阐释内容丰富，进行了充分挖掘、整理、传承与发挥，介绍如下。

2.1 滋阴清热论　宋代刘完素《伤寒心要》中甘露饮的组成为：茯苓、泽泻、甘草、石膏、寒水石、白术、桂枝、猪苓、滑石。与原方除甘草外，无相同之药。此方滋阴清热，清阳明实热。主治汗后烦渴，伏暑大渴。明代朱橚等《普济方》卷二九九引《如宜方》载：枇杷叶、石斛、甘草（炙）、生地黄、黄芩、麦门冬（去心）各等分。原方去肝经之茵陈、理气之枳壳及补血之熟地黄，主治少阴不足，心经之火上炎。主治口舌生疮，牙宣心热。清代汪昂《医方集解》谓："此足阳明少阴药也。烦热多属于虚，二地、二冬、甘草、石斛之甘，治肾胃之虚热，泻而兼补也；茵陈、黄芩之苦寒折热而去湿，火热上行为患，故又以枳壳（实）、枇杷叶抑而降之也。"清代顾世澄《疡医大全》卷十四："甘露饮，治茧唇，方用犀角、生甘草、生地黄、银柴胡、枳壳、麦冬、知母、枇杷叶、黄芩、石斛、茵陈，加淡竹叶、灯心引。"原方去熟地黄、天门冬，加犀牛角、银柴胡、知母，功在清虚热。明代倪朱谟《本草汇言》中麦门冬功效为"（治）虚劳客热，津液干少；或脾胃燥涸，虚秘便难。"清代黄宫绣《本草求真》中石斛功效为"入脾而除虚热。"这些医家均论述甘露饮滋阴清热之功。

2.2 阴虚夹湿论　金元时期的《药性赋》述生地黄"其用有四：凉心火之血热，泻脾土之湿热，止鼻中之衄热，除五心之烦热。"生干地黄既可养胃阴，除胃热，又可祛脾胃湿热。甘露饮中的生干地黄便是用到了"泻脾土之湿热"这一功效。茵陈、黄芩清利脾胃湿热，枇杷叶、枳壳宣通脾胃气机。清代张璐《张氏医通》云"素禀湿热而挟阴虚者，治以寻常湿热迥殊。若用风药胜湿，虚火易于僭上；淡渗利水，阴液易于脱亡；专于燥湿，必致真阴耗竭；纯用滋阴，反助痰湿上壅。务使润燥合宜，刚柔协济，始克有赖"。清代陈念祖《时方歌括》谓："足阳明胃为燥土，喜润而恶燥、喜降而恶升。故以二冬、二地、石斛、甘草之润以补之，枇杷、枳壳之降以顺之。若用连、柏之苦，则增其燥；若用芪术

之补，则虑其升；即有湿热，用一味黄连以折之，一味茵陈以渗之，足矣。盖以阳明之治，最重在'养津液'三字。此方二地、二冬等药，即猪苓汤用阿胶以育阴意也。茵陈、黄芩之折热而去湿，即猪苓汤中之用滑、泽以除垢意也"。从《局方》原文探寻甘露饮之立意，主治病证，或涉及"胃中客热"，或涉及"脾胃受湿，瘀热在里"，甘露饮实质是着眼于胃中客热，脾胃受湿的病机来立法遣方。治法以养脾胃之阴和清利脾胃湿热相结合为特点。

纵观历史脉络，每个时期对甘露饮的理解都不尽相同，这可能与方中每种药物具有多种功效及医家的着眼点不同有关，如有的医家着眼于滋阴清虚热，有的医家着眼于滋阴清湿热。在应用时我们不需要局限于哪种学说和论述，根据辨证论治思想加减用药即可。

3.同名异方　甘露饮的同名异方分析见表42-1。

表42-1　甘露饮同名异方分析表

朝代	作者	出处	药物组成	功能主治	制法及用法	变化情况（与原方比较）
元	危亦林	《世医得效方》	寒水石、石膏、郁金、甘草、薄荷各等分	主治潮热乍来乍去，心烦面赤，口干如疟状	每服一钱，食后薄荷汤调下	该方除甘草外，无相同之药。主治少阳之热
明	朱橚	《普济方》卷二九九引《如宜方》	枇杷叶、石斛、甘草（炙）、生地黄、黄芩、麦门冬（去心）各等分	主治口舌生疮，牙宣心热	上（㕮）咀。水煎，食后服	该方去肝经之茵陈、理气之枳壳及补血之熟地黄，主治心经之火上炎
明	王肯堂	《证治准绳·幼科》	麦门冬（去心）一两，天门冬（去心）二两，生地黄四分，熟地黄六分，石斛（去根）五分，枇杷叶五分，山茵陈六分，枳壳六分，黄芩六分，犀角屑六分，甘草一分	主治小儿牙疳	水煎服	该方基础上加犀牛角，加强清热泄火之功
明	徐春甫	《古今医统大全》	黄芩、生地黄、天门冬、麦门冬、枇杷叶、茵陈、石斛、桔梗、甘草、枳壳各等分	主治痘疮，热毒攻牙，口肿	水煎，食后服。不可吃热物	该方去熟地黄加桔梗宣肺气，开膜理，解毒生津

续表

朝代	作者	出处	药物组成	功能主治	制法及用法	变化情况 （与原方比较）
清	俞茂鲲	《痘科金镜赋集解》	人参、白茯苓、甘草、生地、麦冬、五味子、知母、花粉、葛根	主治喉舌牙疳，痘后牙疳出血，口臭口烂	上焦火，加生藕汁、桔梗、山栀；中焦火，加石膏、黄连；下焦火，加黄柏、熟地，去葛根	该方去熟地黄、枳壳、茵陈、石斛、枇杷叶，加人参、茯苓、知母、五味子、天花粉、葛根滋阴生津，清泄三焦之火
清	陈歧	《医学传灯》	天冬、麦冬、生地、熟地、茵陈、枇杷叶、黄芩、苡仁、石斛、甘草、山栀（一方无茵陈、山栀，用枳壳）	三消	未载制法及用法	该方加薏苡仁、山栀子清利湿热，治疗上中下三消之热证
清	秦之桢	《伤寒大白》	知母、麦冬、连翘、薄荷、桔梗、黄芩、玄参、滑石、石膏、甘草	主治三阳热毒上冲之咽喉痛	未载制法及用法	该方相比，只保留麦冬、黄芩、甘草，增加知母、连翘、薄荷、桔梗、玄参、滑石、石膏，增加滋阴清热之功。方中未提及具体的药物用量及煎煮方法
清	庆恕	《医学摘粹》	生地、熟地、天冬、麦冬、石斛、枇杷叶各三钱，甘草、枳壳各二钱	主治口糜龈烂出血；食亦，善食而瘦	水煎大半杯，温服	该方去黄芩、茵陈清热解毒之剂，加强滋阴清热之功
清	顾世澄	《疡医大全》	犀角、生甘草、生地、银柴胡、枳壳、麦门冬、知母、枇杷叶、黄芩、钗石斛、茵陈各一钱	茧唇	用淡竹叶十片，灯心十根为引，水煎服	该方去熟地黄、天门冬，加犀牛角、银柴胡、知母，功在清虚热
清	李纪方	《白喉全生集》	生地黄四钱，熟地三分，麦冬（去心）三钱，僵蚕二钱（姜汁炒），银花一钱五分，天冬一钱五分，石斛一钱，枳壳一钱，粉草一钱	主治白喉虚热症，白见于关内外，色稍不润，喉内红肿，下午痛甚，口干不渴，舌苔虽黄而滑，小便略赤而长，饮食稍碍，心烦不眠	水煎服	该方去枇杷叶、黄芩、茵陈，加僵蚕、银花、粉草，滋阴清虚热。方中未提及具体的煎煮方法
清	王清源	《医方简义》	大生地五钱，鲜生地六钱，天冬三钱，麦冬（去心）三钱，鲜石斛四钱，黄芩（炒）一钱，银花三钱，川贝母一钱，生甘草五分，炙甘草五分	主治存阴清邪，以复胃中津液。主温热病	加竹茹一团，姜汁炒	该方去枇杷叶、枳壳、茵陈，加银花、川贝清热透脓之功。加炙甘草顾护胃气

续表

朝代	作者	出处	药物组成	功能主治	制法及用法	变化情况（与原方比较）
清	方成培	《重楼玉钥·续编》	大熟地三钱，大生地二钱，玉竹三钱，大麦冬（去心）二钱，天门冬（去心）一钱，马料豆二钱，炙甘草四分	主治喉白，咽干不润，咳嗽，唇燥舌干	是方得人参更妙	该方去石斛、枇杷叶、黄芩、枳壳、茵陈，加玉竹、马料豆、炙甘草，滋阴清内热，清热不伤正
清	田间来	《灵验良方汇编》	枇杷叶（拭去毛），生地黄，熟地，天冬，黄芩，石斛，山豆根，犀角屑，枳壳各一钱，甘草五分	主治口舌生疮，咽喉肿痛，牙龈肿烂，时出脓血	水二钟，煎七分，食后服	该方去黄芩、茵陈清热解毒之品，加犀牛角清心火，山豆根引药入咽喉，直达病位

【名方考证】

1. 本草考证

1.1 枇杷叶 "枇杷叶" 之名最早见于《名医别录》。经考证，本方所用枇杷叶为蔷薇科植物枇杷 *Eriobotrya japonica*（Thunb.）Lindl. 的干燥叶，与《中国药典》2020年版记载一致。

1.2 天门冬（天冬） "天门冬" 之名最早见于《神农本草经》。经考证，本方所用天门冬为百合科植物天冬 *Asparagus cochinchinensis*（Lour.）Merr. 的干燥块根，与《中国药典》2020年版天冬记载一致。

1.3 枳壳 "枳壳" 以 "枳实" 之名首载于《神农本草经》。经考证，本方所用枳壳为芸香科植物酸橙 *Citrus aurantium* L. 及其栽培变种的干燥未成熟果实，与《中国药典》2020年版记载一致。

1.4 山茵陈（茵陈蒿） "茵陈蒿" 之名最早见于《神农本草经》。经考证，本方所用山茵陈为菊科植物滨蒿 *Artemisia scoparia* Waldst. et Kit. 或茵陈蒿 *Artemisia capillaris* Thunb. 的干燥地上部分，与《中国药典》2020年版记载一致。

1.5 生干地黄（干熟地黄） "地黄" 之名最早见于《神农本草经》。经考证，本方所用地黄为玄参科植物地黄 *Rehmannia glutinosa* Libosch. 的干燥块根，与《中国药典》2020年版记载一致。

1.6 麦门冬（麦冬） "麦门冬" 之名最早见于《神农本草经》。经考证，本方所用麦门冬为百合科植物麦冬 *Ophiopogon japonicus*（L.f.）Ker-Gawl. 的干燥块根，与《中国药典》2020年版麦冬记载一致。

1.7 石斛 "石斛" 之名最早见于《神农本草经》。经考证，本方所用石斛为兰科 *Dendrobium* Sw. 植物的干燥茎。《中国药典》2020年版载石斛为兰科植物金钗石斛 *Dendrobium nobile* Lindl.、霍山石斛 *Dendrobium huoshanense* C.Z.Tang et S.J.Cheng、鼓槌石斛 *Dendrobium chrysotoxum* Lindl. 或流苏石斛 *Dendrobium fimbriatum* Hook. 的栽培品及其同属植物近似种的新鲜或干燥茎。

1.8 甘草 "甘草" 之名最早见于《神农本草经》，经考证，本方所用甘草主要是豆科甘草属甘草 *Glycyrrhiza uralensis* Fisch. 的干燥根和根茎。《中国药典》2020年版载甘草为豆科植物甘草 *Glycyrrhiza uralensis* Fisch.、胀果甘草 *Glycyrrhiza inflata* Bat. 或光果甘草 *Glycyrrhiza glabra* L. 的干燥根和根茎。

1.9 黄芩 "黄芩" 之名最早见于《神农本草经》。经考证，本方所用黄芩为唇形科植物黄芩 *Scutellaria baicalensis* Georgi 的干燥根，与《中国药典》2020年版记载一致。

2. 炮制考证

2.1 干熟地黄 根据功能主治，甘露饮中熟地黄的炮制方法为 "蒸"。现代有炮制品熟地黄（蒸法）。

2.2 天门冬（天冬） 宋代太平惠民和剂局《太平惠民和剂局方》甘露饮中天门冬的炮制方法为"去心，焙"。现代炮制品有天冬。

2.3 枳壳 甘露饮中枳壳的炮制方法为"去瓤，麸炒"。现代炮制品有麸炒枳壳。

2.4 甘草 甘露饮中甘草的炮制方法为"炙"，与"清炒"类似。国家中医药管理局和国家药品监督管理局联合发布的《古代经典名方关键信息表（25首方剂）》建议《太平惠民和剂局方》中甘草对应炮制规格为炒甘草。可参考《中华人民共和国药典》2020年版清炒法炮制。

2.5 其他 其他药味均为生品。

3.剂量考证

3.1 原方剂量 枇杷叶（刷去毛）、干熟地黄（去土）、天门冬（去心，焙）、枳壳（去瓤，麸炒）、山茵陈（去梗）、生干地黄、麦门冬（去心，焙）、石斛（去芦）、甘草（炙）、黄芩各等分。每服二钱。

3.2 折算剂量 宋1钱为今之4.13g。故原方中每味药0.83g。

3.3 现代用量 根据全国中医药行业高等教育"十四五"规划教材《方剂学》，处方中每味药各0.6g。

【药物组成】 枇杷叶（刷去毛）、干熟地黄（去土）、天门冬（去心，焙）、枳壳（去瓤，麸炒）、山茵陈（去梗）、生干地黄、麦门冬（去心，焙）、石斛（去芦）、甘草（炙）、黄芩。

【功能主治】 清热养阴，行气利湿。主治胃中客热，牙宣口臭，齿龈肿烂，时出脓血；目睑垂重，常欲合闭；或饥饿心烦，不欲饮食；目赤肿痛，不任凉药；口舌生疮，咽喉肿痛；疮疹已发未发；脾胃受湿，瘀热在里，或醉饱房劳，湿热相搏，致生黄疸，身面皆黄，肢体微肿，胸闷气短，大便不调，小便黄涩，或时身热。

【方义分析】 本方主治诸症皆为阴虚内热，湿热壅滞所致。脾开窍于口，阳明经脉，挟口环唇，络于牙龈，本方所治证象见于口腔牙龈，病位属于脾胃，但其机理却与肺肾有关，肺脾肾三脏阴虚津乏，虚火上炎，加之脾系湿热壅滞，于

是导致龈肿出脓，口疮咽痛。湿热搏结，故饥饿心烦，不欲饮食，时而生热。张石顽谓："素禀湿热而挟阴虚者，治与寻常湿热迥殊。若用风药胜湿，虚火易于僭上；淡渗利水，阴液易于脱亡；专于燥湿，必致真阴耗竭；纯用滋阴，反助痰湿上壅。务使润燥合宜，刚柔协济，始克有赖"。治宜清热养阴，行气利湿。

方中生地黄、熟地黄滋阴补肾，为君药。天冬、麦冬、石斛清养肺胃，为臣药。黄芩、茵陈清利湿热，枳壳舒畅气机，枇杷叶开宣上焦，使气化则湿亦随之而化，气行则湿亦随之而行，为佐使药。全方同用能呈清热养阴，行气利湿之功效。

配伍特点：润燥同施，体现以养阴为主，清热为辅，略佐除湿药物。

【用法用量】

1.古代用法用量 右等分，为末。每服二钱，水一盏，煎至七分，去滓温服，食后，临卧。小儿一服分两服，仍量岁数加减与之。

2.现代用法用量 以上六味，加水350ml，煎至245ml，分3次服。

【药学研究】

1.资源评估 方中天门冬、茵陈、石斛、黄芩、麦门冬、枇杷叶、地黄、枳壳、甘草目前均以人工栽培为主。

天冬适宜生长在海拔1500~2200m的地区，适宜温度为15~30℃，耐阴，忌烈日暴晒，贵州、四川为道地产区。

茵陈生长在低海拔地区河岸、海岸附近的湿润沙地、路旁及低山坡地区，主产于甘肃、河南、山东、山西等省。

石斛喜在温暖、潮湿、半阴半阳的环境中生长，主产于广西、贵州、四川、云南、安徽等省区。

黄芩生于山顶、山坡、林缘、路旁等向阳较干燥的地方，喜温暖，耐严寒，主产于东北、河北、山西、内蒙古、河南、陕西等省。

麦冬喜温暖气候和较潮湿环境，稍能耐寒，以四川绵阳、三台县，浙江余姚、杭州所产者为道地。

枇杷性喜温暖潮湿的气候，生育期间要求较高的温度和雨量，分布于江苏、安徽、浙江、江西、福建、中国台湾、四川、云南等地。

地黄喜疏松肥沃的沙质壤土，常生于海拔50~1100m的荒山坡、山脚、墙边、路旁等处，分布于辽宁、河北、河南、山东、山西、陕西、甘肃、内蒙古、江苏、湖北等地。

枳壳喜温暖湿润的气候，生长适温在20~25℃，以光照充足、土层深厚、土质肥沃疏松、富含腐殖质、排水良好的壤土为宜，主产于江苏、浙江、江西、福建、中国台湾、湖北、湖南、广东等地。

甘草生于干旱沙地、河岸砂质地、山坡草地及盐渍化土壤中，生长周期3~5年，分布于东北、华北、西北各省区，道地产区与主产区基本一致，在新疆、甘肃、内蒙古、宁夏、山西等地。

2.制剂研究

2.1 制备方法 原文载："右等分，为末。每服二钱，水一盏，煎至七分，去滓温服。"宋代一盏为东汉一升约合200ml，太平惠民和剂局遵其用量，因此制备方法为取本方，粉碎粒度为过4目筛，加水200ml，煎煮至140ml。

《太平惠民和剂局方》的甘露饮沿用东汉度量衡，则其总药量大约为41.25g，其加水量为总药量的1倍，药液煎至总药量的0.7倍。

2.2 制备工艺 将甘露饮进行设计和研制了甘露饮提取液喷雾干燥颗粒最佳工艺方法：①甘露饮提取液制备。取适量药材，60%乙醇为提取溶剂，料液比1:4、提取次数1次，提取液过滤后，经旋转蒸发浓缩到固含量约16%（浓缩液80℃相对密度为1.10），即得甘露饮提取液。②以喷雾干燥粉得率为标准，参考喷雾干燥粉末水分含量。取喷干粉约5.0g，平铺于干燥至恒重的扁形称量瓶中，厚度不超过5mm，精密称定，开启瓶盖在105℃干燥5小时，将瓶盖盖好，移置干燥器中，放冷30分钟，精密称定干燥1小时，放冷，称重，置连续2次称重的差异不超过5mg为止。测得实际平均粉末得率84.71%，实际

喷雾干燥干粉得率和水分含量与模型预测得率值平均偏差为1.02%和1.97%。③采用星点设计-效应面法，确定最佳工艺条件为干燥温度135℃、进液速度26%和雾化压力35mm。该方法结果准确预测性良好，可为甘露饮颗粒剂的开发提供参考[1]。

3.质量控制 该方含有黄酮类、挥发油、皂苷等物质，可以将其作为质量控制的指标。现有文献报道采用HPLC测定绿原酸、麦角甾苷、柚皮苷、黄芩苷等成分的含量，可以作为甘露饮质量控制的指标[2,3]。

【药理研究】

1.药效作用 目前尚无关于甘露饮的药效学研究报道，根据甘露饮的功能主治，其主药枇杷叶、生地黄、熟地黄主要具有抑制哮喘气道炎症、调控脏器代谢、缓解视疲劳、提高褪黑素水平等作用。

1.1 抑制哮喘气道炎症 枇杷叶提取物浓缩成1g/ml，灌胃给药剂量为50，100，150mg/kg，对用4%的氢氧化铝凝胶配制质量浓度为2mg/ml的OVA溶液致敏的BALB/c小鼠进行灌胃给药，能抑制哮喘小鼠肺组织炎症细胞的浸润和黏液分泌，抑制哮喘模型中AKT、p-AKT、PI3K、Cyclin D1的蛋白表达[4]。

1.2 调控脏器代谢 生地黄提取物灌胃给药剂量为生药5g/kg体重，生药15g/kg体重，熟地黄提取物按生药5g/kg体重，生药15g/kg体重灌胃4周，可改善高脂饲料并链脲佐菌素构建的糖尿病小鼠的肝脏指数、脾脏指数、肾脏指数、胰脏指数和脂肪指数；改善糖尿病小鼠胰脏、肾脏、肝脏的病理损伤和纤维化程度并升高糖尿病小鼠肾脏和肝脏中p-AMPK/AMPK的表达水平从而降低TLR4、NF-κB、NLRP3的表达水平[5]。

1.3 缓解视疲劳 甘露饮中的主要药物熟地黄，分为熟地黄水提醇沉提取物低剂量组和高剂量组，熟地黄水提取物组，每克熟地黄水提取物与熟地黄水提醇沉提取物分别相当于熟地黄2.04g与3.14g。每天灌胃给药剂量分别为360mg/kg，450mg/kg，690mg/kg，对光损伤晶状

体小鼠模型的晶状体有较好的保护作用，可以明显降低肝脏MDA含量，升高SOD、CAT和GSH-Px活力[6]。

1.4 提高褪黑素水平 甘露饮中的主要药物熟地黄，取得药物的水提物对大鼠进行灌胃给药，给药剂量为生药30g/kg体重。结果显示，熟地黄水提物可以提高耗阴复方药液造成的阴虚模型大鼠体内褪黑素及GABA水平，TRH及CRH基因表达量明显降低，血清褪黑素含量、脑组织GABA含量，以及Gad67和EGR1的蛋白表达量均明显升高，发挥其滋阴宁静的作用[7]。

1.5 保护前额叶皮质线粒体 甘露饮中的主要药物熟地黄的水提物，对Wistar-Kyoto大鼠进行灌胃给药，给药剂量为生药2.4g/kg体重。结果显示，熟地黄水提物对注意力缺陷多动障碍模型大鼠前额叶皮质线粒体结构和功能损伤有保护作用，并可减少神经元凋亡，使前额叶皮质MMP及SOD、CAT水平升高，ROS水平及神经元凋亡降低，其机制可能与抗氧化应激损伤有关[8]。

2.安全性评价 关于甘露饮的主要药物枇杷叶的急性经口毒性试验结果显示，枇杷叶水提物属无毒级物质，未显示遗传毒性[9]。

3.体内过程 同前甘露饮中的枇杷叶的主要有效成分是熊果酸，口服熊果酸吸收迅速，体内分布快，表观容积大，消除缓慢，体内过程符合一室模型[10]；此外，口服给药后熊果酸在大鼠体内的生物利用度较低，大鼠口服熊果酸后，熊果酸的C_{max}、AUC均较小，分别为：（420.0±49.6）μg/（L·h）、（456.9±59.9）μg/（L·h）。说明大鼠灌胃给药后体内吸收量较少；合用半衰期$t_{1/2z}$为（3.2±0.5）h；大鼠口服熊果酸后绝对生物利用度为（32.06±6.23）%[11]。

【临床应用】

1.临床常用

1.1 临床主治病证 甘露饮常用于治疗咽炎、口腔溃疡、牙龈肿痛、慢性扁桃体炎、糖尿病等。临床表现主要为龈肿出脓、口疮咽痛等。临床应用以口舌生疮、牙龈肿痛、舌红、脉细数为辨证要点。若渴甚，加知母；气虚，加人参；热盛，加生石膏、黄连。

1.1.1 唇风 用于治疗脾脏运化失司，水湿内聚，气机不畅，所致口周出现渗出，肿胀不适者，可加莲子、猪苓，干姜，如《外科正宗》清脾甘露饮。用于治疗下唇红肿溃破，焮热疼痛，渗流脂液，并见星点腐膜，间或流血，饮食及吹风时疼痛加剧，渴饮，小便黄，大便干燥不畅，可加大黄、石膏、天花粉。如清凉甘露饮。

1.1.2 感冒 用于治疗外感风寒，内伤积滞，湿热内蕴，表里同病，寒犯肌表，腠理闭塞，卫气郁遏发热者，治拟宣肺止咳，健脾利湿，可加茯苓、桂枝，如桂苓甘露饮。

1.2 名家名师名医应用

1.2.1 小儿青盲 陈达夫在临床上灵活运用甘露饮化裁治疗大脑皮质视觉中枢受损引起的双目全盲。证属热退神清，双目全盲兼口舌干燥，小便短赤，舌红少苔，脉细数，治拟清热养阴，开通玄府。方药组成以甘露饮加麝香0.06g（冲服）。其用方特点是在甘露饮的基础上重用麝香，麝香通行十二经，开关利窍为开通玄府之要药，它药无从代替[13]。

1.2.2 口腔糜烂 邢秀吉在临床上灵活运用甘露饮化裁治疗口腔糜烂，证属湿热阴虚证。治宜壮水养阴为主，利湿清热为辅。方药组成以甘露饮加连翘9g、荷叶9g、焦山楂7g。治疗2型糖尿病，证属湿热阴虚，瘀血内阻，治宜养阴益肾，利湿清热。方药组成以甘露饮加豨莶草15g、杜仲15g、红景天9g、山楂15g、天花粉15g、夜交藤15g[14]。

1.2.3 燥症 张凤梅在临床上灵活运用甘露饮化裁治疗干眼。证属湿热伤阴证，治宜养阴清热，行气利湿。方药组成以甘露饮基本方加减治疗，若目珠发黏不爽，常有丝状、泡沫样分泌物，湿重于热，可加薏苡仁、石菖蒲、防风。若眵多发黄，热重于湿，可加金银花、连翘、栀子、黄连[15]。

邱明义在临床上灵活运用甘露饮化裁治疗干燥综合征，证属肺肾阴虚。治以滋阴润燥、清热解毒。方药组成以增液汤合甘露饮加南沙参15g、北沙参15g、桑白皮10g、炙枇杷叶10g、黄精30g、菊花10g、土茯苓30g、忍冬藤15g[16]。

1.2.4 肾病 国医大师张琪临床上灵活运用甘露饮化裁治疗慢性肾盂肾炎，慢性肾衰竭（尿毒症期）。证属虚劳湿浊化热，胃热阴亏，治宜清胃热，养胃阴，化湿浊。方药组成以甘露饮加大黄10g、草果仁15g、砂仁15g、竹茹20g、半夏20g、黄连15g、干姜10g、芦根30g、当归20g[17]。

1.2.5 口臭 全国名中医王庆国在临床上灵活运用甘露饮化裁治疗口臭。证属脾胃湿热证，治拟养阴为主，清热为辅，佐以宣肺除湿。方药组成以甘露饮加藿香10g、佩兰10g、荷叶10g、焦神曲10g、莱菔子10g[18]。

2.临床新用 甘露饮在临床上广泛应用于治疗口腔疾病、眼科疾病、消化系统疾病、内分泌与代谢性疾病、神经内科疾病、免疫系统疾病、泌尿系统疾病等，体现了异病同治思想。尤其对复发性口腔溃疡、放射性口腔黏膜损伤、小儿扁桃体炎、小儿疱疹性咽峡炎、慢性咽炎、外阴溃疡、干眼症、2型糖尿病等具有特色与优势。

2.1 口腔科疾病

2.1.1 复发性口腔溃疡 将76例心脾积热型复发性口腔溃疡患者随机分为研究组和对照组各38例。对照组仅给予盐酸左旋咪唑片（每片25mg），每天3次，每次50mg，连服2天后停5天，连续2周。研究组在对照组基础上加用《太平惠民和剂局方》甘露饮治疗。组方为枇杷叶10g，生、熟地黄各12g，天冬、麦冬各12g，枳壳9g，山茵陈6g，石斛12g，甘草9g，黄芩9g。煎服，每天1剂，连续服用2周。研究组的总有效率为92.1%，对照组总有效率为78.95%[19]。

2.1.2 复发性阿弗他溃疡 将86例复发性阿弗他溃疡患者随机分为研究组和对照组各43例。对照组给予沙利度胺片每日100mg，每晚睡前1次口服，服用4周。研究组在对照组的基础上加用中药甘露饮，药物组成为熟地黄10g、生地黄10g、天冬12g、麦冬12g、石斛10g、黄芩10g、枇杷叶24g、茵陈10g、枳壳10g、甘草6g。煎服，每天1剂，连续服用4周。研究组总有效率

为88.4%，对照组总有效率为74.4%[20]。

2.1.3 放射性口腔黏膜损伤 将70例鼻咽癌患者随机分为研究组和对照组各35例。对照组采用超分割放射治疗，每周照射10次，每日2次，每次间隔6小时以上，每次鼻咽部剂量为1.2Gy，总量达65~75Gy，颈部预防量45~55Gy，治疗量55~70Gy。研究组在对照组的基础上，从放疗前1~3日开始，予甘露饮加减方治疗，组方为黄芪30g、女贞子12g、太子参30g、黄芩12g、麦冬12g、天冬12g、生地黄12g、石斛12g、茵陈12g、枇杷叶10g、白茅根30g、芦根10g、炙甘草5g、白花蛇舌草30g。每日1剂，水煎服分2次服，至放疗结束。每周定期检查口咽黏膜反应及病灶消退情况。研究组的急性口腔黏膜损伤明显减轻，反应率为45.7%，对照组反应率为82.8%[21]。

2.1.4 小儿扁桃体炎 将98例小儿扁桃体炎患者随机分为研究组56例，对照组42例。对照组全部应用西药抗生素或抗病毒治疗。研究组全部服用中药治疗，药物组成为生地黄10~15g、玄参15g、黄芩6~30g、连翘6~10g、僵蚕6~10g、青黛3~6g、赤芍10g。随症加减：高热者加生石膏15~30g，大黄6~9g，紫雪散1.5~3g（冲服）；淋巴结肿大者加柴胡6~10g，蒲公英20g，夏枯草10g；合并疱疹咽峡炎者加大青叶15g，板蓝根15g。每日3次。对高烧、局部出现化脓性炎症者，均配合青霉素肌注。研究组总有效率为94.64%，对照组总有效率为76.19%[22]。

2.1.5 小儿疱疹性咽峡炎 将140例小儿疱疹性咽峡炎患儿随机分为研究组和对照组各70例，研究组按症状又分为轻、中、重3小组，症状评分轻A组20例，中B组30例，重C组20例。对照组按症状分为轻D组20例，中E组30例，重F组20例。对照组采用口服复合维生素B和C，碘甘油擦拭溃烂、红肿处，外用开喉健喷剂。研究组在对照组的基础上加服甘露饮，药物组成为熟地黄6~8g、生地黄6~8g、天冬6~8g、麦冬6~8g、枇杷叶6~8g、黄芩6~8g、石斛8~10g、枳实6~8g、茵陈8~10g、生甘草6g。两组均不给抗生素治疗。研究组A组治愈率100%，B组93%，

C组90%；对照组D组治愈率100%，E组83%，F组60%[23]。

2.1.6 慢性咽炎 将78例慢性咽炎患者随机分为研究组和对照组各39例。对照组用超声波雾化吸入庆大霉素、糜蛋白酶、利巴韦林注射液、生理盐水混合液，每日1次，连用7天，两疗程间隔3天，共观察3个疗程。研究组只服用中药甘露饮加减治疗，药物组成为熟地黄20g、生地黄15g、麦冬10g、天冬10g、石斛15g、黄芩10g、山豆根10g、红花9g、赤芍12g、茯苓10g、山药20g、生甘草6g。水煎300ml，分早晚温服。加减变化：咽痛较甚者加射干、玉蝴蝶；咽痒者加蝉衣、地龙；咽异物感加半夏、厚朴；咽干甚者加大麦冬、天冬的量。每日1剂，连用7天，两疗程间隔3天，共观察3个疗程。研究组总有效率为84.25%，对照组总有效率为62.54%[24]。

2.2 妇科疾病

外阴溃疡 将110例外阴溃疡患者随机分为研究组60例，对照组50例。对照组采用甲硝唑或制霉菌药物治疗，并用紫外线照射患处作理疗，每天1次，每次3~5分钟。如伴有发热、血象升高等症，静脉点滴致病菌敏感的抗生素。研究组在对照组治疗基础上加服中药甘露饮或龙胆泻肝汤，外用麝杏散。组方为天冬、麦冬、生地黄、熟地黄各15g，炙枇杷叶、黄芩、焦栀子、石斛各10g。湿热下注者用龙胆泻肝汤加减。每天1剂，水煎服。外用药：麝香、苦杏仁、炒石榴皮、冰片共研细末，香油调匀涂患处。两组均以1周为1个疗程，治疗2个疗程后评定疗效。研究组总有效率为90%，对照组总有效率为68%[25]。

2.3 眼科疾病

干眼症 将80例湿热伤阴型干眼病患者随机分为研究组和对照组各40例。对照组单纯应用0.3%玻璃酸钠滴眼液局部点眼，每日4次。研究组口服甘露饮治疗，组方为石斛20g、生地黄15g、熟地黄12g、天冬12g、麦冬12g、枇杷叶10g、枳壳9g、甘草6g、黄芩20g、茵陈20g，水煎200ml，分早晚两次分服，同时配合0.3%玻璃酸钠滴眼液局部点眼，每日4次。以上2组均14

天1个疗程，共治疗2个疗程。研究组总有效率88.75%；对照组总有效率53.75%[26]。

2.4 神经内科疾病

脑梗死 将165例脑梗死恢复期患者随机分为研究组110例，对照组55例。对照组患者服用维脑路通片、维生素B₁片、维生素B₆片，每次各2片，每日3次；维生素E胶丸每次1粒，每日3次。伴随高血压、糖尿病者给药同治疗组。研究组予自拟玉树甘露饮治疗，组成为鹿茸6g、巴戟天6g、熟地黄9g、肉苁蓉9g、黄精12g、天冬12g、石斛12g、丹参12g、鸡血藤12g、豨莶草15g、川芎12g、地龙12g、黄芪12g。加减变化：软瘫加乌梢蛇、何首乌；硬瘫加白芍、伸筋草；血压高加天麻、钩藤、夏枯草、石菖蒲；失语加解语丹。上药加水浸泡后煎两次合液，每日早晚分服。或将上药烘干粉碎，加适量的水混匀，装0号胶囊，每次2~3g，每日3次。伴高血压者加服降压药，伴有糖尿病者加服降糖药物。两组均治疗30天。研究组总有效率为91.82%，对照组总有效率为69.14%[27]。

2.5 泌尿系统疾病

慢性肾功能衰竭 将85例慢性肾功能衰竭患者随机分为研究组43例，对照组42例。对照组采用常规治疗指导患者注意休息，避免劳累，予低盐优质低蛋白、低磷、高热量饮食并配以尿毒清颗粒。研究组在常规治疗的基础上加服甘露饮汤剂。组方为熟地黄15g、生地黄15g、天冬12g、麦冬12g、石斛10g、黄芩15g、枇杷叶15g、茵陈20g、枳壳10g、甘草8g。加减变化：阳虚明显者加巴戟天10g、菟丝子15g；血瘀明显者加桃仁12g、红花10g、益母草20g；阴虚明显者加枸杞子15g、女贞子12g、旱莲草15g。两组均以1个月为1个疗程，2个疗程后统计疗效。研究组有效率为88.37%，对照组有效率为76.19%[28]。

2.6 消化系统疾病

慢性乙型肝炎 将295例慢性乙型肝炎患者随机分为研究组193例和对照组102例。对照组患者服用拉米呋啶。研究组患者服用柴胡甘露饮，为小柴胡汤与甘露消毒丹结合中药复方制剂，组方为柴胡2g、黄芩9g、人参9g、炙甘草9g、半夏9g、生姜9g、枣4枚、飞滑石450g、淡黄芩300g、绵茵陈330g、石菖蒲180g、川贝母150g、木通150g、藿香120g、连翘120g、白蔻仁120g、薄荷120g、射干120g。每日1剂，水煎分2次早晚服。两组疗程均为6个月。研究组肝功能ALT、AST恢复率为73%和65%，HBeAg转阴率52%，对照组肝功能ALT、AST恢复率为46%和45%，HBeAg转阴率23%[29]。

2.7 内分泌与代谢性疾病

2.7.1 2型糖尿病　将60例湿热困脾型糖尿病患者随机分为研究组和对照组各30例。对照组给予二甲双胍口服治疗，每次0.75g，每日3次；1周后复查餐后血糖仍>10mmol/L者，改为1.5g，每日3次。研究组二甲双胍治疗的基础上给予甘露饮加减治疗，药物组成为天冬12g、麦冬12g、生地黄12g、石斛10g、黄芩10g、茵陈18g、枇杷叶24g、枳壳10g、炙甘草6g。加减变化：口渴明显加黄连；胸闷心悸或舌质暗红或有瘀斑、瘀点加丹参、三七粉；心悸失眠加竹茹、远志；脾虚便溏去生地，加茯苓、炒白术；肝阳上亢加夏枯草、川牛膝。每日1剂，两煎药液相混，早、晚空腹服用。两组均以6周为1个疗程，治疗1个疗程后进行比较。研究组治疗总有效率为93.3%，对照组治疗总有效率为80%[30]。

2.7.2 痛风性关节炎　将210例湿热蕴结型GA患者随机分为研究组和对照组各70例。对照中药组口服桂苓甘露饮加减治疗，药物组成为茯苓、猪苓、白术、滑石、寒水石各20g，黄柏、大黄、泽泻各10g，甘草5g。煎制，每剂浓缩为300ml。每次150ml，2次/日。疗程为30天。对照西药组口服秋水仙碱片，急性期每1~2小时口服1mg，24小时总量不超过6mg；疼痛缓解后，每次1mg，每日3次。疗程为30天。研究组同时口服秋水仙碱片和桂苓甘露饮加减，用法用量同对照组。结果显示，研究组总有效率为97.1%，中药组为80.9%，西药组为79.1%[31]。

2.8 免疫系统疾病

干燥综合征　将96例原发性干燥综合征阴

虚夹湿燥毒证患者随机分为研究组和对照组各48例。对照组给予硫酸羟氯喹片（纷乐）。研究组给予甘露饮合柴苓升降散水煎剂，组方为熟地黄10g，地黄30g，天冬10g，麦冬10g，茵陈10g，石斛20g，枳壳15g，柴胡、黄芩、蝉衣、白僵蚕、片姜黄、山慈菇各10g，甘草6g。每次150ml，每日2次。两组疗程均为6个月。研究组治疗3个月、6个月时总有效率分别为51.1%、75.6%，对照组为35.6%、82.2%[32]。

【使用注意】 脾胃虚寒患者慎用。

【按语】

1. **"湿热阴虚同病"复杂类证候证治**　本方证由于外感或内生湿热，日久伤阴耗液；其本在于素体阴虚，标为湿热趁虚而入或津液被蒸腾而成湿，皆可形成"湿热阴伤同病"。因此在治疗上，需权衡"湿热"与"阴虚"轻重，遵循"湿热"与"阴虚"同治原则。

（1）滋阴清热，兼淡渗利湿法　素体阴虚为本，湿热为标，舌象表现为舌质红绛有裂纹、舌苔腻与剥落相间，治疗应采用清热滋阴，兼以淡渗利湿，避免滋腻太过妨碍湿化或行气太过燥烈伤阴。

（2）清热利湿，兼以养阴法　如某些慢性肝病、肾系疾病、胃肠疾病、皮肤疾病以及风湿和类风湿类疾病，从中医辨证上多属于"湿热"与"阴虚"同病，而采用滋阴兼以清热利湿的治法，可获得较好疗效。以素体阴虚为本，湿热为标，均可形成"湿热阴伤同病"。在临床治疗"湿热阴虚同病"，应遵循"湿热"与"阴虚"同治的原则[33]。

2. **阴虚湿热证的病因病机**

（1）素体阴精不足，外感湿热之邪　素体阴虚，或因过用滋腻之品，影响脾胃运化，或肝气横逆犯脾，津液输布失常形成水湿，从阳化生湿热，滞留体内。阴虚则阳亢，热盛则炼液为痰，痰阻气机，影响津液输布，形成阴虚湿热痰阻证。阴虚之体，无阴则阳无以化，阳虚不能化气行水，水湿内停形成臌胀；影响膀胱气化，致小便不利；水湿外溢肌肤则浮肿。阴虚之体，外感湿热之邪，因失治、误治、延治，邪热伤阴，致水热互结。

（2）湿热久羁，伤及阴分 湿为阴，热为阳，湿热互结，如油裹面，胶结难解，日久消耗阴液。如过服苦寒温燥、清利泻下之品，导致湿热未尽而阴液耗伤[34]。

3. 类方鉴别，以探讨甘露饮的立方之旨 治疗阴虚湿热证的配伍原则均为滋阴与淡渗利湿之品合用，体现了滋阴与利湿并用的基本治法。①猪苓汤中阿胶养阴润燥，滑石清热利水，佐猪苓、茯苓渗湿利水。全方育阴清热利水，既利湿清热而不壅滞，又润真阴而不温燥，达到利水而不伤阴。②甘露饮由二地、二冬、石斛、黄芩、茵陈、枳壳、甘草、枇杷叶组成。以养阴清热、利湿宣肺立法，是治疗阴虚湿热证的基础方。③化阴煎中熟地黄和生地黄滋补肾阴，车前子、泽泻、猪苓均淡渗利湿，牛膝滋阴利水，知母、黄柏、龙胆草泻相火而存真阴。全方滋阴利水，兼退虚热，使真阴恢复，相火得降，水道通利，癃闭可解[34]。

4. "阴虚夹湿"治疗原则

（1）养阴不助湿 阴虚证宜滋养阴液，补阴有滋阴与养阴之分，滋阴之品如阿胶、熟地黄、制何首乌等过于滋腻，多用则有碍湿之虞，不利于湿热祛除。养阴之品如玉竹、麦冬、白芍、石斛等微寒甘淡，不甚滋腻有利于祛除湿热，酌以少量利湿之品，养阴而不助湿。

（2）清热不伤阳，利湿不伤阴 苦寒之品能祛除湿热，但过用易伤阳气，影响津液运行。辛温之品虽有燥湿作用，但有助热伤阴之弊。清热利湿酌与通利、芳香化湿，利湿不伤阴、清热不伤阳[35]。

5. 甘露饮与六味地黄丸比较 甘露饮与六味地黄丸皆滋阴清热，然各有所主。六味地黄丸属于补阴剂，主治肾阴不足、虚火上炎所致腰膝酸软，骨蒸潮热，遗精梦泄等症状。而甘露饮是驱邪剂，滋养五脏阴虚，清泻三焦湿热。虽然采用"壮水之主，以制阳光"的补阴之法，但从其适应证上看，应为邪热炽盛，以致灼伤肾阴，甚则

津枯液亏，因此养阴保津则利于祛邪。

六味地黄丸用熟地黄滋阴补血，山萸肉补肝肾，山药补脾胃。甘露饮除熟地黄外，生地黄、麦冬、石斛等都是养阴生津之品，具有苦寒或微寒之性。配伍黄芩苦寒泻火，茵陈清利湿热，枇杷叶清肺降气，枳实破气消积。故用于阴虚邪实之证，即能达到养津驱邪之效[36]。

6. 生地黄和熟地黄和干地黄的区别 炮制的区别：地黄是玄参科植物的块根，干地黄即生地黄。生地黄是指取地黄块根去除杂质，切片后在晒干，或烘干后用。制作过程没有加入任何辅助成分，所以生地黄又叫干地黄。熟地黄是将地黄块根加黄酒拌匀，置于密闭的容器中，隔水蒸至酒尽，待出现乌黑色光泽，味转甜，取出，晒至表面黏液稍干，切厚片，干燥。或者不加酒，直接隔水蒸至黑润，取出，晒至八成干，切厚片，干燥。熟地黄的炮制有"九制九晒"之说，就是指蒸制的次数。酒制的效果好，可借酒力行散，起到行药势、通血脉的作用。熟地黄质厚味浓，滋腻碍脾，加入少量的砂仁蒸制更好。

功效的区别：生地黄性寒，清热凉血、滋阴补肾、生津止渴，常治疗骨蒸潮热、咽喉干燥、痰中带血等症。熟地黄性温，为补血要药。甘露饮用二地，养阴清热，润燥生津。生地黄滋阴清虚热，配合黄芩清实热，茵陈清湿热，阴虚得补，湿热得清，盖配伍之妙也[37]。

参考文献

［1］黄亚，宿怀予，何淼，等.星点设计-效应面法优化甘露饮提取液喷雾干燥工艺［J］.中国药师，2020，23（3）：551-554.

［2］张艺，王祥培.薄层扫描法测定甘露饮中黄芩苷的含量［J］.中国现代应用药学杂志.2002，19（1）：29-30.

［3］黄亚，宿怀予，范秀，等.甘露饮中六种有效成分提取及含量测定［J］.中国测试，2019，45（6）：82-87.

［4］胡蔚，李岚.枇杷叶提取物对卵清蛋白诱导的哮喘小鼠气道炎症和气道重塑的影响［J］.中

国现代应用药学，2021，38（1）：20-27.

［5］孟祥龙，刘晓琴，宁晨旭，等.生、熟地黄通过AMPK介导NF-κB/NLRP3信号通路改善高脂饲料并链脲佐菌素诱导的糖尿病小鼠的作用机制差异性研究［J］.中国中药杂志，2021，46（21）：5627-5640.

［6］李丽维，王玥，周王谊，等.熟地黄对视网膜损伤小鼠的影响［J］.食品研究与开发，2021，42（4）：72-76.

［7］杨泽宇，郭宏雅，朱璞玉，等.熟地黄对阴虚模型大鼠血清褪黑素及脑内γ-氨基丁酸的影响［J］.中药新药与临床药理，2021，32（4）：455-460.

［8］袁海霞，倪新强，韩新民，等.熟地黄对ADHD模型大鼠前额叶皮质线粒体的保护作用［J］.中成药，2020，42（8）：2025-2031.

［9］陈秀娟，刘香梅，庞增雄，等.枇杷叶水提物的急性毒性和遗传毒性［J］.癌变·畸变·突变，2016，28（5）：403-406.

［10］杨巧虹，蒙明姜，王林丽.熊果酸灌胃给药大鼠体内药代动力学研究［J］.中国药业，2015，24（12）：30-31.

［11］温金华，徐良全，盛向远，等.熊果酸在大鼠体内的药代动力学研究［J］.南昌大学学报（医学版），2014，54（12）：13-15，34.

［12］刘志强，夏小军，张士卿.张世卿教授治疗小儿胃肠型感冒验案［J］.光明中医，2014，29（9）：1967-1968.

［13］罗国芬，陈达夫治疗小儿热性病所致皮质盲的经验［J］.成都中医学院学报，1986，29（2）：18-19.

［14］吴加勇，张丽瑛，邢秀吉.邢秀吉名老中医辨证湿热阴虚证的经验［J］.中国中医药现代远程教育，2015，13（22）：24-26.

［15］王瑛璞，李亚敏，张风梅.张风梅辨证治疗干眼经验［J］.中国中医眼科杂志，2017，27（6）：383-386.

［16］郑晓佳，陶春晖.邱明义治疗干燥综合征验案1则［J］.湖南中医杂志，2019，35（9）：89-90.

［17］李莲花，张佩青.张琪教授从脾胃治疗慢性肾脏病的经验［J］.中国中西医结合肾病杂志，2016，17（5）：386-387.

［18］张翠新，马重阳，王庆国.王庆国教授病证结合辨证治口臭经验［J］.世界中西医结合杂志，2019，14（4）：496-499.

［19］商继仲，张燕，刘占文.中药和左旋咪唑联合治疗复发性口腔溃疡的疗效观察［J］.上海口腔医学，2010，19（3）：247-249.

［20］何娜.甘露饮和沙利度胺联合治疗复发性阿弗他溃疡的疗效评价［J］.海峡药学，2012，24（8）：91-92.

［21］蔡凯，李谱智，蔡恕一，等.甘露饮防治超分割放疗鼻咽癌所致放射性口腔黏膜损伤临床研究［J］.河北中医，2000，22（11）：807-808.

［22］杜建新.甘露饮加减治疗小儿扁桃体炎56例［J］.中国中西医结合耳鼻喉科杂志，1996，4（2）：92-93.

［23］张茜，谢丽，张琦.甘露饮治疗小儿疱疹性咽峡炎的临床疗效观察［J］.航空航天医学杂志，2019，30（6）：709-710.

［24］冯晓帅，李玉玲.甘露饮加减治疗慢性咽炎78例临床观察［J］.内蒙古中医药，2011，30（17）：9-10.

［25］罗亚莉，丁培炎.中西医结合治疗外阴溃疡60例［J］.新中医，2001，33（8）：36.

［26］张凤梅，王军敬，张巧玲.甘露饮治疗湿热伤阴型干眼临床观察［J］.中国中医眼科杂志，2015，25（5）：337-340.

［27］牛兴荣.玉树甘露饮治疗脑梗死恢复期临床观察［J］.中国中医急症，2006，15（2）：119-139.

［28］李向新，王铁良.甘露饮加减治疗慢性肾衰竭临床观察［J］.内蒙古中医药，2011，30（13）：3-4.

［29］李长秦，刘国强，杜卫星，等.柴胡甘露饮治疗慢性乙型肝炎193例［J］.吉林中医药，2003，23（8）：12-13.

［30］李鸿泓.甘露饮合二甲双胍治疗湿热困脾

型糖尿病30例临床观察［J］.北京中医药，2008，27（10）：797-799.

［31］左瑞庭，孟庆良，马俊福，等.桂苓甘露饮加减联合秋水仙碱治疗湿热蕴结型痛风性关节炎的临床观察［J］.中国实验方剂学杂志，2020，26（16）：113-118.

［32］宣磊，王景，张昊泽，等.中药治疗原发性干燥综合征阴虚夹湿燥毒症的临床研究［J］.北京中医药，2017，36（10）：882-886.

［33］张福利，付兴，张吉芳，等.湿热阴虚同病的证治体会［J］.中医药学报，2014，42（2）：140-141.

［34］房玉涛，付莹坤，刘桂芳.阴虚湿热证探讨［J］.中国中医药信息杂志，2016，23（11）：119-120.

［35］梁未末，朱勇.甘露饮方证及临床［J］.中医学报，2022，37（4）：684-687.

［36］来春茂.从甘露饮的组织配伍谈该方的疗效［J］.云南中医杂志，1980，1（2）：18-19.

［37］汤菲菲，王雪茜，连雅君，等.地黄品名与炮制方法考［J］.中华中医药杂志，2021，36（4）：1966-1968.

华盖散

宋《太平惠民和剂局方》
Huagai San

【概述】华盖散最早见于宋代太平惠民和剂局《太平惠民和剂局方》。后被《三因极一病证方论》《扁鹊心书》等著作所载，"紫苏子（炒）、赤茯苓（去皮）、桑白皮（炙）、陈皮（去白）、杏仁（去皮、尖，炒）、麻黄（去根、节）各一两，甘草（炙）半两。"功能为"宣肺解表，祛痰止咳。"主治肺感风寒，咳嗽上气，痰气不利，呀呷有声，脉浮数者。后世医家对华盖散的理论及应用进行了丰富的研究及发挥，如散寒止痛论、温阳通络论等。目前有报道对华盖散进行设计和研制了标准颗粒的制剂研究。华盖散主要具有抑菌的药理作用。常用于治疗肺感寒邪，肺气不宣，痰随气逆，喉中痰鸣，肺失宣肃所致的咳喘水肿等证。现代用于治疗呼吸系统疾病，尤其对小儿支气管肺炎、小儿哮喘、肺纤维化、咳嗽变异型哮喘、慢性阻塞性肺病等疗效确切。

【历史沿革】

1.原方论述 宋代太平惠民和剂局《太平惠民和剂局方》载："治肺感寒邪，咳嗽上气，胸膈烦满，项背拘急，声重鼻塞，头昏目眩，痰气不利，呀呷有声。"该汤剂组成：紫苏子（炒）、赤茯苓（去皮）、桑白皮（炙）、陈皮（去白）、杏仁（去皮、尖，炒）、麻黄（去根、节）各一两，甘草（炙）半两。右七味为末。每服二钱，水一盏，煎至七分，去滓，食后温服。

2.后世发挥 自宋代中医药学家记载至清朝，后世医家对华盖散的理解阐释内容丰富，进行了充分挖掘、整理、传承与发挥，介绍如下。

宋代太平惠民和剂局《太平惠民和剂局方》载"紫苏子（炒）、赤茯苓（去皮）、桑白皮（炙）、陈皮（去白）、杏仁（去皮、尖，炒）、麻黄（去根、节）各一两，甘草（炙）半两。"治肺感寒邪，咳嗽上气，胸膈烦满，项背拘急，声重鼻塞，头昏目眩，痰气不利，呀呷有声。宋代王衮《博济方》卷二载："华盖散治肺感寒气，有痰咳嗽，久疗不差。紫苏子（炒）、麻黄（去根、节）、杏仁（去皮尖）、陈皮（去白）、甘草（炙）各半两，桑白皮、赤茯苓（去皮）各一两。上七味，同为末，每服二钱，水一盏，煎至六分，食后温服。"宋代太医院《圣济总录》卷五十载："治肺痈上喘咳嗽，胸膈满闷，口干烦热及吐血，华盖散方。赤茯苓（去黑皮）、甜葶苈（隔纸炒）、桑根白皮（剉）各一两、大黄（半两，湿纸裹煨熟），上四味，捣罗为散，每服二钱匕，生姜汤调下，食后临卧服。"，于原方只保留了桑白皮，加了葶苈子泻肺清热，茯苓利水气，熟大黄清泄肺热，通大便，此肺与大肠相表里之理，用法改为散剂。明代张洁《仁术便览》守原方不变"治肺感寒邪，咳嗽声重，胸膈烦闷，头目昏眩"药物组成及功效主治遵循古方。

清代朱载扬《麻症集成》载："杏仁、僵蚕、大力子、防风、甘草、苏子、瓜蒌、川贝、连翘、荆芥、前胡、炙麻黄"，原方去茯苓、陈皮、桑白皮，加僵蚕、葶苈子、荆防、瓜蒌、川贝、连翘、前胡祛风化痰，泻肺平喘。

纵观历史脉络，每个时期对华盖散的理解都不尽相同，这可能与方中每种药物具有多种功效及医家的着眼点不同有关，如有的医家着眼于温肺化饮，有的医家着眼于泻肺平喘。在应用时我们不需要局限于哪种学说和论述，根据辨证论治思想加减用药即可。

3.同名异方 华盖散的同名异方分析见表43-1。

表43-1 华盖散的同名异方分析表

朝代	作者	出处	药物组成	功能主治	制法及用法	变化情况（与原方比较）
宋	王充	《博济方》卷二	紫苏子（炒）、麻黄（去根、节）杏仁（去皮，尖）、陈皮（去白）、桑白皮、赤茯苓（去皮）各一两、甘草半两（炙）	宣肺化痰，止咳平喘。治肺感寒邪，咳嗽上气，胸膈烦满，项背拘急，声重鼻塞，头昏目眩，痰气不利，呀呷有声	上七味，同为末，每服二钱，水一盏，煎至六分，食后温服	守原方不变，药物研为粗末
宋	陈无择	《三因极一病证方论》卷十二	甜葶苈（半两），苦葶苈（半两，并用纸隔炒），茯苓、人参、细辛、干姜（炮）、桔梗（剉炒）、杏仁（去皮尖，麸炒）、紫菀、款冬花、甘草（炙）、陈皮（各一分）	治肺虚，或感风寒暑湿，及劳逸抑郁，忧思喜怒，饮食饥饱，致脏气不平，咳唾脓血，渐成肺痿，憎寒发热，羸瘦困顿，皮肤甲错，将成劳瘵	上为细末，用羊肺一个（心血不透者），切细研烂，与药末拌和，再研匀，药尽为度，将药泥在土墙上，以湿纸七重盖覆，每日去纸一重，七日药就，候干刮下，再研，罗为细末。每服两钱，空心温酒盐汤调下，米饮亦得，日两次	该方去宣肺平喘之麻黄，舒降肺气之苏子，清泻肺气之桑白皮，加葶苈子、人参、细辛、干姜、桔梗、紫菀、款冬花，加强了温化寒痰，祛痰镇咳之功
宋	窦材	《扁鹊心书》	麻黄四两（浸，去沫）、苍术八两（米泔浸）、陈皮二两、官桂二两、杏仁二两（去皮尖）、甘草二两	治伤寒头痛发热，拘急，感冒，鼻多清涕，声音不清。四时伤寒，瘟疫瘴气	上为末。每服四钱，水一盏半，煎八分，食前热服，取汗	该方去下气之苏子、健脾之茯苓、清泻肺气之桑白皮，加了燥湿之苍术、温肺之官桂，加强了温化寒痰之功
宋	太医院	《圣济总录》卷五十	赤茯苓（去黑皮），甜葶苈（隔纸炒），桑根白皮（剉各一两），大黄（半两，湿纸裹煨熟）	治肺痈上喘咳嗽，胸膈满闷，口干烦热及吐血	上为散。每服二钱匕，生姜汤调下，食后临卧服	该方只保留了桑白皮，加泻肺清热葶苈子，茯苓利水气，熟大黄清泄肺热，通大便，此肺与大肠相表里之理。用法改为散剂

续表

朝代	作者	出处	药物组成	功能主治	制法及用法	变化情况（与原方比较）
宋	不详	《小儿卫生总微》卷十五	阿胶半两（蛤粉炒如珠子，去蛤粉），黄芩一分，人参（去芦）一分	唾血、吐血	上为细末。每服半钱，陈米饮调下，不拘时候	该方与原方无相同之药。意在补血止血，治疗咳吐血。服法米粥送调，养胃护胃之功
宋	刘昉	《幼幼新书》	紫苏子（隔纸炒）、麻黄（去根节。汤浴过）、杏仁（去皮尖，炒）、桑白皮（蜜炙）、赤茯苓（去皮）、陈皮（去白）各半两，甘草（炙）一分	未载	未载制法及用法	药物组成相同
宋	严用和	《严氏济生方》	杏仁（去皮尖）、炒紫苏子（微炒）、麻黄（去根节）、赤茯苓（去皮），橘红、桑白皮（炙），各一两，甘草（炙，半两）	未载	未载制法及用法	药物组成相同
元	朱震亨	《丹溪心法》	苏子、陈皮、赤茯苓、桑白皮、麻黄各一两，甘草五钱，或加杏仁	未载	未载制法及用法	药物组成相同
明	张洁	《仁术便览》卷二	紫苏子、赤茯苓、陈皮、桑白皮、杏仁（去皮尖，另研）、麻黄（各一两），甘草（五钱）	治肺感寒邪，咳嗽声重，胸膈烦闷，头晕目眩	水煎服	药物组成相同
明	朱橚	《普济方》卷一四九引《医学切问》	苍术二两，桔梗一两，厚朴一两，杏仁五钱，陈皮五钱，乌梅五钱，麻黄二钱，甘草一两	伤风暑湿，头目昏重，憎寒壮热，四肢疼痛，咳嗽失音，涕唾稠粘	上为粗末。每服三钱，水一盏，加生姜三片，煎至七分，去滓温服	该方去紫苏子、茯苓、桑白皮，加苍术、桔梗、厚朴、乌梅温肺化饮，宣肺平喘，酸甘化阴
明	朱橚	《保生余录》	紫苏子（炒）、赤茯苓（去皮）、陈皮（去白）、桑白皮、杏仁（去皮，麸炒）、麻黄各三钱，甘草一钱	未载	未载制法及用法	药物组成相同
清	朱载扬	《麻症集成》	杏仁、僵蚕、大力子、防风、甘草、苏子、瓜蒌、川贝、连翘、荆芥、前胡、炙麻黄	肺受风痰，表实喘促标闭	未载制法及用法	该方去茯苓、陈皮、桑白皮，加僵蚕、荸荠子、荆防、瓜蒌、川贝、连翘、前胡祛风化痰，泻肺平喘
清	周震	《幼科医学指南》	麻黄、杏仁（去皮尖）、苏子（妙）、橘红、桑皮（炙）、茯苓各等分，甘草减半	未载	未载制法及用法	药物组成相同

【名方考证】

1.本草考证

1.1 紫苏子 "紫苏子"始载于《本草经集注》。经考证，本方所用紫苏子为唇形科植物紫苏 *Perilla frutescens*（L.）Britt. 的干燥成熟果实，与《中国药典》2020年版记载一致。

1.2 赤茯苓 "赤茯苓"（以"服零"之名）始载于《五十二病方》。经考证，本方所用赤茯苓为多孔菌科茯苓 *Poria cocos*（Schw.）Wolf干燥菌核，与《中国药典》2020年版记载一致。

1.3 桑白皮 "桑白皮"始载于《神农本草经》。经考证，本方所用桑白皮为桑科植物桑 *Morus alba* L.的干燥根皮，与《中国药典》2020年版记载一致。

1.4 陈皮（去白） 陈皮去白即为"橘红"，"橘红"之名最早见于《太平惠民和剂局方》。经考证，本方所用橘红为芸香科植物橘 *Citrus reticulata* Blanco 及其栽培变种的干燥外层果皮，与《中国药典》2020年版记载一致。

1.5 杏仁（苦杏仁） "杏仁"始载于《神农本草经》。经考证，本方所用杏仁为蔷薇科李属多种植物的干燥种子。《中国药典》2020年版收载苦杏仁为蔷薇科植物山杏 *Prunus armeniaca* L.var.*ansu* Maxim.、西伯利亚杏 *Prunus sibirica* L.、东北杏 *Prunus mandshurica*（Maxim.）Koehne 或杏 *Prunus armeniaca* L.的干燥成熟种子。

1.6 麻黄 "麻黄"之名最早见于《神农本草经》。经考证，本方所用麻黄为麻黄科麻黄属植物草麻黄 *Ephedra sinica* Stapf、木贼麻黄 *Ephedra equisetina* Bge.的草质茎。《中国药典》2020年版载麻黄为麻黄科植物草麻黄 *Ephedra sinica* Stapf、中麻黄 *Ephedra intermedia* Schrenk et C. A. Mey. 或木贼麻黄 *Ephedra equisetina* Bge. 的干燥草质茎。

1.7 甘草 "甘草"之名最早见于《神农本草经》。经考证，本方所用甘草主要是豆科甘草属甘草 *Glycyrrhiza uralensis* Fisch.的干燥根和根茎。《中国药典》2020年版载甘草为豆科植物甘草 *Glycyrrhiza uralensis* Fisch.、胀果甘草 *Glycyrrhiza inflata* Bat.或光果甘草 *Glycyrrhiza glabra* L.的干燥根和根茎。

2.炮制考证

2.1 紫苏子 华盖散中紫苏子的炮制方法为"炒"。现代炮制品有炒紫苏子。

2.2 赤茯苓 华盖散中赤茯苓的炮制方法为"去皮"。现代炮制品有赤茯苓。

2.3 桑白皮 华盖散中桑白皮的炮制方法为"炙"。现代炮制品有蜜桑白皮。

2.4 杏仁 华盖散中杏仁的炮制方法为"去皮、尖，炒"。现代炮制品有燀苦杏仁。

2.5 麻黄 华盖散中麻黄的炮制方法为"去根、节"。现代炮制品有生麻黄。

2.6 甘草 华盖散中甘草的炮制方法为"炙"。国家中医药管理局和国家药品监督管理局联合发布的《古代经典名方关键信息表（25首方剂）》建议《太平惠民和剂局方》中甘草对应炮制规格为炒甘草。可参考《中华人民共和国药典》2020年版清炒法炮制。

3.剂量考证

3.1 原方剂量 紫苏子（炒）、赤茯苓（去皮）、桑白皮（炙）、陈皮（去白）、杏仁（去皮、尖，炒）、麻黄（去根、节）各一两，甘草（炙）半两。

3.2 折算剂量 宋代1两合今之41.30g。故处方中紫苏子41.30g，赤茯苓41.30g，桑白皮41.30g，陈皮（去白）41.30g，杏仁41.30g，麻黄41.30g，甘草20.65g。

3.3 现代用量 根据全国中医药行业高等教育"十四五"规划教材《方剂学》，处方量为炒紫苏子6g，赤茯苓6g，蜜桑白皮6g，橘红6g，炒苦杏仁6g，麻黄6g，炙甘草3g。

【药物组成】紫苏子、赤茯苓、桑白皮、陈皮（去白）、杏仁、麻黄各一两，甘草半两。

【功能主治】宣肺平喘，化痰降逆。治肺感寒邪，咳嗽上气，胸膈烦满，项背拘急，声重鼻塞，头昏目眩，痰气不利，呀呷有声。

【方义分析】本方主治诸症为痰气相搏，肺失宣降所致。素有痰湿之体，又遇风寒相加，风寒袭肺，痰湿壅肺，以至肺失宣降，气机不畅，痰阻气道，与气相搏，故见咳嗽上气，呀呷有声，吐痰色白；痰阻气滞，故胸膈痞满；肺开窍于鼻而鼻属肺系，肺气失宣，肺系不利，故见鼻塞声重。治宜宣肺平喘，化痰降逆。

方中麻黄宣肺化痰，解表发汗，为君药；杏仁、苏子降气消痰，宣肺止咳，为臣药；陈皮理气燥湿，桑白皮泻肺利水，赤茯苓渗湿行水，三味行气祛水以消痰，为佐药；炙甘草调和诸药为使药，共奏宣肺化痰、止咳平喘之功。

配伍特点：解表药与祛痰药并用，宣肺药与降气药同施。

【用法用量】

1.古代用法用量 右七味为末。每服二钱，水一盏，煎至七分，去滓，食后温服。

2.现代用法用量 以上七味，加水350ml，煎至245ml，日3服。

【药学研究】

1.资源评估 方中紫苏子、赤茯苓、桑白皮、陈皮、杏仁、麻黄、甘草目前均以人工栽培为主。

紫苏（叶，子）喜温暖、湿润气候，适宜在疏松、肥沃、排灌方便的土壤栽培。常用种子繁殖，直播或育苗移栽。紫苏叶在夏季枝叶茂盛时采收，紫苏子在秋季果实成熟时采收，紫苏梗在秋季果实成熟后采割，除去杂质，晒干，或趁鲜切片，晒干。全国大部分地区均有栽培，药材主产于湖北、河南、山东、江西、江苏、浙江、河北等地，以湖北产量较大，其道地性不明显。

赤茯苓多分布于海拔700~1000m的地方，茯苓孢子萌发的最适温度为22℃，菌丝生长最适温度为22~23℃，湿度70%为宜，要求疏松通气，保温保湿的偏酸性土壤。现主产于云南、安徽、湖北、河南、湖南、广东、福建等地。野生者以云南所产，质量最优，称"云苓"；人工栽培以安徽、湖北产量最大，安徽产者称"安苓"，湖北产者称"鄂苓"。

桑白皮来源于桑树，树皮厚，呈灰色，喜日照，适宜在25~30℃、海拔1200m以下的条件下生长，需大量水，但不耐涝；适宜在土层厚度

50cm以上、pH值为6.5~7.0（中性偏酸）、肥沃、疏松的壤土或砂壤土中生长。常用种子、嫁接和压条繁殖。目前主产安徽、河南、浙江、江苏、湖南等地。

苦杏仁喜光照，在干旱贫瘠的土壤中也可栽培，但不耐涝，开花期常常遭受晚霜影响。山杏主产于辽宁、河北、内蒙古、山东等省区，多野生，亦有栽培。西伯利亚杏主产于东北、华北地区，系野生。东北杏主产于东北各地，系野生。杏主产于东北、华北及西北等地区，系栽培。

橘皮（陈皮）道地产区与主产区基本一致，在广东、四川、福建等地。

麻黄类植物属荒漠旱生型灌木植物，雌雄异株，靠风媒传粉，麻黄对防风固沙具有重要生态价值，过度采挖可能导致土壤沙化，主要为野生品，栽培品亦有，其道地产区为内蒙古阿鲁科尔沁、巴林右旗、开鲁、奈曼旗、赤峰、科尔左旗等地，亦主产于黑龙江、辽宁、宁夏、山西、河北、甘肃、四川、青海等地。

甘草生于干旱沙地、河岸砂质地、山坡草地及盐渍化土壤中，生长周期3~5年，分布于东北、华北、西北各省区，道地产区与主产区基本一致，在新疆、甘肃、内蒙古、宁夏、山西等地。

2.制剂研究

2.1 制备方法 原文载："右七味为末。每服二钱，水一盏，煎至七分，去滓。"宋代一盏为东汉一升约合200ml，太平惠民和剂局遵其用量，因此制备方法为取本方，粉碎粒度为过4目筛，加水200ml，煎煮至140ml。

《太平惠民和剂局方》的华盖散沿用东汉度量衡，则其总药量大约为268g，其加水量为总药量的1倍，药液煎至总药量的0.7倍。

2.2 制备工艺 原方是汤剂，现代有报道对华盖散进行颗粒剂的研究：①标准汤剂制备及评价研究。采用多指标结合指纹图谱的方法考究，原方标准汤剂的制备工艺。原方为煮散剂，通过单方及复方煮散与饮片煎剂有效成分、出膏率的比较研究以及对两者临床效果的对比研究。②标

准颗粒的制备工艺研究。颗粒剂最佳工艺为：取华盖散饮片分别加10倍、8倍、8倍水分别提取，2h、1h、0.5h后收集提取液浓缩至相对密度，加入适量混合辅料乳糖-糊精-可溶性淀粉，进行下一步制粒。③标准颗粒质量规范化研究。采用HPLC-DAD方法对华盖散标准颗粒建立了盐酸麻黄碱、盐酸伪麻黄碱、苦杏仁苷、橙皮苷、甘草苷、甘草酸、迷迭香酸7个指标成分的含量测定，并初步暂定各指标成分限度。建立了华盖散标准颗粒的指纹图谱，生成13个共有峰，并通过与前文生成的对照品图谱比较，与标准汤剂一致，显示出标准颗粒与标准汤剂较高的相似度（>0.93）；各批次样品的相似度均大于0.956，各样品批间一致性较好。④标准颗粒初步稳定性研究。通过华盖散标准颗粒影响因素试验研究表明，本品在光照、高温及高湿条件下质量稳定。6个月长期稳定性试验，表明本品稳定性良好，为华盖散标准颗粒的生产、包装、贮存、运输条件的选择以及药品的有效期的确定提供科学依据[1]。

3. 质量控制 该方含有橙皮苷物质，可以将其作为质量控制的指标。现有文献报道对华盖散中主要成分橙皮苷的进行含量测定，采用高效液相色谱法测得主要成分的峰面积和质量浓度之间的线性关系良，精密度，稳定性符合要求[2]。

【药理研究】

1. 药效作用 根据华盖散的功能主治进行了药效学研究，主要具有抑菌、抗肿瘤作用。

1.1 抑菌作用 在体外抑菌实验中，1.2g/ml华盖颗粒汤剂能够显著抑制金黄色葡萄球菌、白色葡萄球菌、福氏痢疾杆菌菌圈直径[3]。

1.2 抗肿瘤作用 在体外细胞实验中，250、500、1000μg/ml华盖散能够显著降低肺癌细胞H1688和A549增殖率，显著降低细胞ING3和PAWR蛋白表达，增加细胞凋亡率，增加细胞UHRF1和CRYAB蛋白表达[4]。

2. 体内过程 麻黄是华盖散中君药。麻黄-甘草（12:3、12:6、12:12）水煎液（生药9.28g/kg、生药11.13g/kg、生药14.84g/kg）给大鼠灌胃给药，与麻黄组相比，麻黄-甘草（12:3）组降低了去甲基麻黄碱（NME）和去甲基伪麻黄碱（NMP）的$MRT_{0 \to t}$，降低了伪麻黄碱（PE）的$t_{1/2z}$和V_z/F；麻黄-甘草（12:6）组增大了NME、麻黄碱（E）、PE的$AUC_{0 \to t}$，降低了E和PE的CL_z/F，降低了PE的V_z/F；麻黄-甘草（12:12）组则增大了E和PE的$MRT_{0 \to t}$，ME的CL_z/F。其中，麻黄-甘草（12:6）显著提高了NME、E和PE的生物利用程度，延缓了E和PE从体内的清除[5]。

【临床应用】

1. 临床常用

1.1 临床主治病证 华盖散常用于治疗肺感寒邪，肺气不宣，痰随气逆，喉中痰鸣，肺失宣肃所致的咳喘水肿等证，临床表现主要为咳嗽上气、痰气不利、呀呷有声、胸膈烦满、项背拘急、鼻塞声重、目眩头昏等，临床应用以舌苔白腻、脉浮紧为辨证要点。

风寒袭肺 治疗烦躁，喘憋气促，四肢厥冷，面白唇青，舌淡苔白，风寒闭肺者，可加防风、麻黄、鱼腥草。治疗咳吐脓痰，心烦胸闷，胸中作痛者，可加玄参、麦冬、桔梗。

1.2 名家名师名医应用

1.2.1 咳嗽 湖南省名中医袁长津[6]在临床上灵活运用华盖散治疗外感咳嗽，方药组成为热象合小柴胡汤及蒲公英、石膏；咳嗽兼咽喉不利，加蝉蜕、牛蒡子、薄荷、射干、桔梗、胖大海；咳嗽兼有鼻窍不通，加辛夷、苍耳子、白芷；咳嗽咯吐脓痰，加鱼腥草、薏苡仁、芦根、茅根。咳嗽重视化痰加半夏、白僵蚕、浙贝母、前胡。其用药特点因"久咳易伤阴"常配以麦冬、沙参、太子参滋补气阴以扶正祛邪。

1.2.2 肺痹 河北省名中医刘亚娴[7]认为特发性肺纤维化属于肺痹，在临床上灵活运用华盖散治疗特发性肺纤维化，他强调宣降气、化痰、行瘀为主，常加浙贝母、紫菀、地龙以增强化痰止咳、行瘀通络；热象明显加石膏；咽喉不利加射干、半夏等；咯吐黄痰加鱼腥草、桃仁、薏苡仁、芦根、白芥子等，辛香走窜以逐痰；喜用桃仁、当归、地龙等既能活血化瘀又能止咳平喘之药。

1.2.3 小儿肺炎　名医名家江育仁[8]治疗风寒郁肺之小儿肺炎。以华盖散为基本方加减，治以辛温开肺。方药组成以华盖散加葱头、淡豆豉、紫苏子、陈皮。恶寒身痛者加桂枝、白芷温散表寒；痰多、苔白腻者加莱菔子、半夏化痰止咳。

2.临床新用　华盖散在临床上用于治疗呼吸系统疾病，尤其对小儿支气管肺炎、小儿哮喘、小儿细菌性肺炎、支原体肺炎、肺纤维化、咳嗽变异型哮喘、慢性阻塞性肺病等疗效确切。

2.1 小儿支气管肺炎　将90例小儿支气管肺炎患者随机分为研究组和对照组各45例。对照组采用常规西医治疗，主要是抗感染、化痰等对症支持治疗。研究组在对照组基础上加用华盖散加减治疗。组方为麻黄3g、紫苏子5g、苦杏仁3g、橘红3g、桑白皮5g、茯苓5g、桔梗3g、甘草3g。随症加减，根据年龄适当调整中药饮片用量，每日1剂，水煎取汁，煎至50~80ml，分早晚2次餐后服用。治疗3~10天后统计疗效。结果显示，研究组在临床有效率、发热、咳嗽、咯痰、喘息、肺部啰音等症状体征消失时间及住院天数、血液中白细胞计数、C反应蛋白水平下降量优于对照组。结果显示，研究组总有效率为97.78%，对照组总有效率为84.44%[9]。

2.2 小儿哮喘　将116例小儿哮喘患者随机分为研究组62例，对照组54例。对照组患者予以肌内注射或静脉滴注青霉素，口服氨茶碱，小儿止咳糖浆或蛇胆川贝液及退热等抗炎对症治疗。研究组患者给予加味华盖散治疗。药物组成为炙麻黄5g、杏仁6g、陈皮5g、茯苓8g、苏子6g、川贝5g、桔梗6g、桑白皮5g、前胡6g、甘草3g。水煎，日1剂。每剂煎2次，分4次服。两组均以7天为1个疗程，治疗2个疗程后统计疗效。结果显示，研究组总有效率为96.8%，对照组总有效率为88.9%[10]。

2.3 小儿肺炎　将90例肺炎患儿按治疗方法随机分为研究组和对照组各45例。对照组给予西医对症治疗，抗炎（头孢曲松钠或阿奇霉素），止咳化痰（氨溴特罗口服液），雾化吸入（博利康尼雾化液＋布地奈德雾化液）等基础治疗。研究组给予以上西医对症治疗加用华盖散煎剂灌肠。组成为麻黄10g、紫苏子15g、杏仁15g、陈皮15g、桑白皮15g、茯苓15g、甘草10g。操作方法：嘱咐患儿放松并排空二便，平趴于治疗床或者母亲怀抱，将患儿臀部垫高约10cm，用液体石蜡润滑患儿肛周皮肤，用一次性注射器抽取恒温水浴箱中38度药液，将灌肠软管放入肛管10~15cm，将药液缓缓推入直肠，反折并拔出软管，擦净肛门。完毕后嘱患儿平卧半小时。药液应用剂量：＜3岁：10ml；3~6岁：20ml；＞6岁：30ml，每日1次，连续10天。结果显示，研究组总有效率为95.56%，对照组总有效率为80.00%[11]。

2.4 小儿细菌性肺炎　将88例细菌性肺炎患儿随机分为研究组和对照组各44例。对照组患儿仅采用阿莫西林或舒巴坦钠进行治疗。研究组患儿采用华盖散联合阿莫西林或舒巴坦纳进行治疗。组成为陈皮3g、炙甘草2g、苦杏仁2g、麻黄1g、疗程为7天。两组患儿均根据病情需要给予祛痰、吸氧等对症疗法。结果显示，研究组总有效率为100%，对照组总有效率为95.45%[12]。

2.5 小儿毛细支气管炎　将87例中重度毛细支气管炎患儿随机分为研究组46例，对照组41例。对照组患者给予常规西药治疗，抗感染及对症疗法。研究组患者常规治疗同对照组，在对照组基础上加服中药华盖葶苈大枣泻肺汤。组方为炙麻黄3g、紫苏子5g、北杏仁5g、赤茯苓8g、炙桑白皮8g、陈皮3g、炙甘草3g、炒葶苈子5g、大枣3枚。1剂/天，加水250ml，煎成100ml，少量频服。两组病例治疗观察7天，记录病情变化及不良反应。结果显示，研究组总有效率为93.47%，对照组总有效率为78.05%[13]。

2.6 支原体肺炎 将90例支原体肺炎患者随机分为研究组和对照组各45例。对照组患者采用阿奇霉素静脉注射治疗。研究组在对照组的基础上加服中药华盖散加清瘟败毒饮加减治疗。药物组成为麻黄6g、杏仁12g、石膏25g、金银花25g、连翘25g、桔梗6g、玄参12g、茯苓12g、黄芩6g、黄连3g、栀子6g、竹叶6g、生甘草3g。结果显示，研究组复发率为2%，对照组复发率为13%[14]。

2.7 慢性支气管炎 将136例慢性支气管炎患者随机分为研究组和对照组各68例。对照组患者采用常规西医治疗。主要是抗感染化痰止咳等对症治疗，伴气喘者加用支气管扩张剂，病重者静脉给药。研究组患者在对照组的基础上加减华盖散治疗。组方为麻黄10g、杏仁10g、苏叶15g、陈皮12g、枳壳15g、茯苓15g、桑白皮15g、蝉蜕10g、重楼10g、鱼腥草130g、甘草6g、生姜10g（与麻黄先煎10分钟）。两组患者均以7天为1个疗程，治疗2个疗程。结果显示，研究组患者总有效率为95.59%，对照组患者总有效率为80.88%[15]。

2.8 急性支气管炎 将172例急性支气管炎患者随机分为研究组120例，对照组52例。对照组给予抗生素及排痰止咳对症治疗，静脉滴注青霉素钠，口服复方甘草合剂。研究组患者口服加味华盖散。组方为炙麻黄10g、北杏仁10g、甘草6g、桑白皮10g、桔梗10g、紫菀10g、苏子10g、东风橘15g、芒果核30g、茯苓15g、苏叶10g、鱼腥草25g。2次煎煮各取汁约200ml，混合后分早晚2次温服，每日1剂，6日为1个疗程。结果显示，研究组患者总有效率为95%，对照组患者总有效率为80.76%[16]。

2.9 肺纤维化 将74例肺纤维化患者随机分为研究组和对照组各37例。对照组采用常规西药治疗，给予患者泼尼松龙口服治疗。研究组在对照组基础上施行华盖散合二陈汤加减治疗。组方为生石膏24g、陈皮12g、清半夏12g、炒杏仁10g、炙麻黄9g、茯苓9g、紫苏子6g、陈皮6g、桑白皮6g、甘草6g。加水煎煮，去渣取汁

300ml，早晚温服150ml，持续治疗3个月。结果显示，研究组治疗后血氧分压、肺总量优化率、用力肺活优化率、一氧化氮弥散优化率较高，研究组二氧化碳分压水平低于对照组，研究组总有效率为94.59%，对照组总有效率为72.97%[17]。

2.10 咳嗽变异型哮喘 将120例咳嗽变异型哮喘患者按1：1的比例分为研究组和对照组各60例。对照组采用舒弗美治疗。研究组采用华盖散加减治疗。组成为甘草5g、炙麻黄6g、陈皮6g、荆芥10g、僵蚕10g、款冬花10g、北杏仁12g、桔梗12g、桑白皮12g、白前12g。沸水煎煮3小时，选取其中500ml清液，1天1剂，早晚各1次，15天为1个疗程。结果显示，研究组的总有效率为90%，对照组总有效率为70%[18]。

2.11 支气管哮喘 将116例咳嗽变异性哮喘患者随机分为研究组和对照组各58例。对照组患者给予西医治疗，富马酸酮替芬片和布地奈德混悬液雾化吸入治疗。研究组患在对照组治疗的基础上同时给予华盖散联合二陈汤进行中医治疗。组方为白茯苓15g、炙桑白皮10g、苏梗10g、陈皮10g、法半夏10g、桔梗10g、炙甘草10g、前胡10g、款冬花10g、炒苏子6g、白芥子6g、焦神曲5g、炙麻黄5g、炒莱菔子3g。1剂/天，加水煎服，取药汁400ml。早晚分服，疗程为3个月。结果显示，研究组总有效率为93.10%，对照组总有效率为79.31%[19]。

2.12 喉源性咳嗽 将120例喉源性咳嗽患者随机分为对照组和研究组各60例。对照组口服氯雷他定分散片联合地塞米松磷酸钠注射液、0.9%氯化钠注射液超声雾化吸入治疗。研究组给予加味华盖散治疗。组成为紫苏子10g、炙麻黄8g、北杏仁10g、陈皮6g、桑白皮10g、茯苓12g、甘草3g、防风10g、前胡10g、地龙12g、薄荷（后下）6g、射干10g。水煎300ml分早晚2次内服，每日1剂，联合中药及地塞米松磷酸钠注射液超声雾化吸入。5天为1个疗程，共治疗2个疗程，2个疗程之间间隔2天。结果显示，研究组总有

效率为91.67%，对照组总有效率为73.33%[20]。

2.13 慢性阻塞性肺病 将76例慢性阻塞性肺疾病患者随机分为研究组和对照组各38例。对照组实施常规西医治疗，化痰药物及支气管扩张剂。研究组在此基础上给予桃红四物汤联合华盖散治疗。组方为赤麻黄3g、丹参20g、炙桑皮20g、红花6g、胆南星6g、牛蒡子15g、赤芍15g、葶苈子15g、炒杏仁10g、桃仁10g、川芎10g。1剂/天，分早晚2次服用。治疗后，研究组的用力肺活量、1秒用力呼气容积以及1秒用力呼气量/用力肺活量等指标都显著高于对照组，研究组的睡眠评分显著低于对照组。结果显示，研究组总有效率为94.74%，对照组总有效率为73.68%[21]。

2.14 肺炎、慢性支气管炎 将162例符合肺炎、慢性支气管炎急性发作诊断，以咳嗽，咯痰为主要表现的患者随机分为研究组102例，对照组60例。对照组采用西药克咳敏片加霸林化痰口服液治疗。研究组辨证分型为痰湿蕴肺型24例，痰热壅肺型36例，肺阴亏虚型12例，肝火犯肺型26例，肺气亏虚型4例，采用华盖散加味治疗。组方为炙麻黄10g、杏仁10g、苏子10g、茯苓15g、半夏12g、桑白皮10g、陈皮10g、前胡10g、桔梗9g、川贝母或浙贝母6~9g、甘草6g。小儿用量酌减。每日一剂，水煎3遍，每遍用水400~500ml，煎至150~200ml，分3次温服，5~7天为1个疗程。结果显示，研究组总有效率为94%，对照组总有效率为80%[22]。

【使用注意】肺热壅盛者，肺阴不足引起的咳喘痰嗽不宜。

【按语】

1."华盖散"之名 《太平惠民和剂局方》之华盖散，由麻黄、杏仁、甘草、桑白皮、苏子、茯苓、陈皮7味药物组成。全方升降有序，补泻得宜。方中药物组成及其方义根据肺的生理功能，将病理状态的肺病调整和恢复为正常肺气化功能状态。

"肺主宣发"，肺主气，司呼吸，外合皮毛，方中麻黄性味升散，能发越人体之阳气，宣肺平喘，依《伤寒论》将其先煎去水上浮沫，可免其过分升散之弊。"肺主肃降"，外邪侵袭，肺失宣肃，气机不利湿聚成痰，则为咳为喘，方中有杏仁、苏子之下行，疏理气机而豁痰涎。"肺为水之上源，通调水道"，肺位最高，称为水上之源，肺失宣肃，气化失常，在外则汗少或汗闭，在下则小便不利，溢于肌肤则为肿，方中设桑白皮泻肺行水；经云："饮入于胃，游溢精气，上输于脾，脾气散精，上归于肺，通调水道，下输膀胱。水津四布，五经并行"，肺为脾土之子，方中茯苓、陈皮、甘草健脾利湿以助脾之散精，实寓"补母生子"之义。水肿初起挟有表邪者，麻黄从宣肺入手，"开鬼门，洁净府"，即是此意，既可外解表邪，内祛痰湿，更有宣畅气机恢复气化的功能，调畅人体升降之气机，恰合于肺脏的生理功能。华盖散，是将肺喻为华盖，清肺化痰平喘之功效，故命名为华盖散[23]。

2.麻黄与麻黄根之别 麻黄根具有"散肺寒"功效，麻黄根止汗机理在于"布散"卫气。麻黄发汗，麻黄根止汗，二者是同一植株的不同部位，作用于人体后的表现相反。究其机理在于"布散"卫气。《本草述》曰："讵知其根节与茎同是透阳而出之一物，却即有不凌节而出之妙存焉"麻黄茎中空，轻清成象，善透表卫；麻黄根节实满，上扬力弱，在散肺卫。麻黄根具有"散肺寒"功效，其性为"散"，麻黄根止汗机理是在于"散"卫气，并非具有收涩之性。

卫气的生成在脾胃，布达在肺。《灵枢·营卫生会》"人受气于谷，谷入于胃，以传于肺，五脏六腑皆以受气，其清者为营，浊者为卫"。卫气在脾胃生成，由肺布达到体表的这部分卫气，即"肺卫"或"表卫"。《灵枢·本藏》言"卫气者，所以温分肉，充肌肤，肥腠理，司开合"。卫气与汗的辨证关系，气能行津，气能摄津。腠理"开"则汗出，"合"则汗止。无汗能发，有汗能收。

（1）麻黄之茎发汗，透散"表卫"：麻黄通过透散肌表卫气，带动津液外出而发汗。如《本草汇言》引李东垣之言"以泄皮毛气分，直彻营分之寒邪""净肌表，泄卫中实邪；达玄府，去营中寒郁"。正因为麻黄能透散表卫，故表实不甚或用药太过时，有耗气伤阳之虞。

（2）麻黄之根止汗，布散"肺卫"：麻黄根止汗，并非具收涩之性，是麻黄根能布散肺卫，达到固表止汗。《本草纲目》"其性能行周身肌表，故能引诸药外至卫分而固腠理也"。《滇南本草》"根节止汗，实表气，固虚，清肺气，消咽噎。咽噎即喉中梅核之气，咽不下，吐不出是也。"麻黄根能实表气，固虚，是卫气得以布达之结果。治疗寒湿郁肺之咳嗽，辛温可散寒湿，使肺重回清虚，咳自止，谓之"通因通用"[24]。

3.关于"肺寒"的发病机制　肺寒又称肺中冷、肺虚寒、肺阳虚。根据肺寒的性质分为实寒和虚寒，肺寒分为外感和内生，若素体阳虚，复感于寒，内外合邪，出现肺中虚冷的一系列临床表现。

（1）外感肺寒　外感肺寒的形成有诸多因素，如季节更替、气温骤变、室内空调过度制冷、皮毛、口鼻受邪则外感寒邪直中于肺；因暴饮恣食寒凉生冷或长期服用苦寒药物，损伤胃阳，因手太阴肺经起于中焦脾胃。《灵枢·经脉》谓："肺手太阴之脉，起于中焦，下络大肠，还循胃口，上膈属肺"，寒邪循足阳明胃经上传于肺，损伤肺阳，形成肺寒。寒邪伤肺的途径，如柯琴《伤寒论翼·风寒辨惑第四》谓："夫寒之伤人也有三：早晚雾露，四时风雨，冬春霜雪，此天之寒气也；幽居旷室，砖地石阶，大江深泽，邃谷高山，地之寒气也；好饮寒泉，喜食生冷，酷嗜瓜果，误服冷药，人之寒气也"。

（2）内生肺寒　内生肺寒是由于先天禀赋不足、后天失养或是劳倦内伤，导致久病机体阳气虚损，寒自内生，寒气循经上干于肺，损伤肺阳，肺中虚冷，生成肺寒。《灵枢·邪气脏腑病形》谓："形寒寒饮则伤肺，两寒相感，中外皆伤，故气逆而上行"。一方面是外来之寒，寒从皮毛内入，客于脉中，凝滞脉络，阻滞气血津液运行，形寒寒饮伤于肺；另一方面是内寒，如饮食偏寒损伤胃阳，循经传肺；饮冷从肺中上溢，形寒饮冷为阴邪，阳化气不足则气凝液聚，水道不通，轻则肺气被遏，肺失宣肃，重则肺阳受损，气络凝滞，肺为水之上源，通调水道失职，气化失司，水液运行不畅，津液不得敷布，停聚留饮，化湿成痰。

寒为阴邪，易伤阳气。具有寒冷、凝结、收引的特性，寒邪袭表，肺失宣发肃降，血液遇寒则凝，阻碍肺之气机升降，影响血脉循行，津液布散。因素体阳虚复感寒邪损伤肺阳，内外合邪，致寒凝肺络，肺阳受损《灵枢·百病始生》"重寒伤肺"，通调水道之气化失司，水液运化及输布精微功能失调，水饮停聚，水聚则为痰饮，痰饮与伏于肺之内湿搏结，暗耗肺阳，肺阳一亏，温化乏权，痰饮积于肺，出现呼吸不利，咳喘气逆，咳痰清稀色白量多，形寒背冷等[25]。

4.华盖散类方比较　华盖散首载于宋代《太平惠民和剂局方》方由紫苏子、赤茯苓、桑白皮、陈皮、杏仁、麻黄各一两，甘草半两组成。功用：宣肺解表，祛痰止咳。本方治疗肺感寒邪，胸膈烦满，咳嗽上气，项背拘急，声重鼻塞，头昏目眩，痰气不利，呀呷有声。三拗汤首载于宋代《太平惠民和剂局方》方由麻黄、杏仁、甘草各等分为粗末，每服五钱，水一盏半，姜五片，同煎至一盏，去滓，口服，以衣被覆睡，取微汗。功用：宣肺解表。主治：感冒风邪。鼻塞身重，语音不出，或伤风伤冷，咳嗽痰多，四肢拘倦，头晕目眩，胸满气短者。麻黄汤由麻黄、桂枝、杏仁、甘草组成，功用：发汗解表，宣肺平喘。主治：外感风寒表实证。

三拗汤与华盖散虽均以麻黄汤为基础加减而成，但两方减去桂枝，发汗之力弱，重在宣散肺中风寒，主治风寒犯肺之咳喘证。三拗汤治疗风寒袭肺之咳喘轻证；华盖散治疗系素体痰多，外伤风寒，故加苏子、陈皮、炙桑皮、赤茯苓等降气祛痰，加强宣肺平喘之功。而麻黄汤所治疗的咳喘以表实无汗而喘为主要特征。

参考文献

［1］董自亮.经典名方华盖散标准颗粒的研制及评价［D］.成都：成都中医药大学，2016.

［2］但宇超，曾琪，马安献，等.经典名方华盖散中橙皮苷含量测定方法［J］.生物化工，2019，5（4）：18-31.

［3］胡占兴，靳凤云，武孔云，等.HPLC法测定华盖散传统汤剂与颗粒汤剂中盐酸麻黄碱的含量及体外抑菌作用的比较［J］.中华中医药学刊，2009，27（10）：2072-2074.

［4］霍炳杰，宋彦茹，张洁，等.基于TMT蛋白质组学探讨华盖散对H1688和A549肺癌细胞增殖、凋亡影响的作用机制研究［J］.中医杂志，2021，62（16）：1434-1440.

［5］卫平.麻黄类药对组成规律的基础研究［D］.广州：南方医科大学，2014.

［6］刘应科.袁长津教授治疗咳嗽经验［J］.中医药导报，2008，14（7）：14-15.

［7］徐江红.刘亚娴治疗特发性肺纤维化经验［J］.中医杂志，2011，52（23）：1996-1997.

［8］陈慧，汪受传.江育仁教授辨证论治小儿肺炎经验［J］.中医儿科杂志，2019，15（2）：4-7.

［9］梁佩玲，钟国亮，刘新迎，等.华盖散辨证加减配合西药治疗小儿支气管肺炎45例临床观察［J］.中国民族民间医药，2019，28（14）：124-126.

［10］叶艾凤.加味华盖散治疗小儿哮喘62例［J］.中国乡村医药杂志，2002，9（5）：18-19.

［11］王亚雷，李晨帅，张亚娜，等.华盖散煎剂直肠推入法治疗小儿肺炎喘嗽（风寒闭肺）临床观察［J］.光明中医，2020，35（16）：2474-2476.

［12］张川琳.华盖散联合阿莫西林/舒巴坦钠治疗小儿细菌性肺炎的疗效观察［J］.儿科药学杂志，2017，23（7）：26-29.

［13］刘浩，肖达民，鄞小红，等.华盖葶苈大枣泻肺汤治疗婴幼儿中重度毛细支气管炎46例疗效观察［J］.广东医学，2010，31（15）：2035-2036.

［14］舒畅.清瘟败毒饮和华盖散治疗支原体肺炎45例临床研究［J］.内蒙古中医药，2006，14：30-31.

［15］闵清龙.加减华盖散合扶正治本法治疗慢性支气管炎临床研究［J］.亚太传统医药，2015，11（16）：87-88.

［16］宋述财，严灿，施旭光，等.加味华盖散治疗急性支气管炎疗效分析［J］.中医药学刊，2004，22（6）：1111.

［17］吕代熊.华盖散合二陈汤加减治疗肺纤维化疗效观察［J］.中国继续医学教育，2019，11（23）：145-146.

［18］李仁堂.华盖散加减治疗咳嗽变异型哮喘60例观察［J］.内蒙古中医药，2014，33（1）：47.

［19］刘新桥，王玲.华盖散联合二陈汤治疗变异性支气管哮喘的临床分析［J］.中华肺部疾病杂志（电子版），2019，12（3）：325-329.

［20］刘景，马红，黄桢，等.加味华盖散合中西药超声雾化吸入治疗喉源性咳嗽60例［J］.光明中医，2017，32（11）：1642-1643.

［21］李学斌.桃红四物汤联合华盖散加减治疗慢性阻塞性肺疾病疗效观察及对睡眠质量的影响［J］.世界睡眠医学杂志，2018，5（1）：100-102.

［22］董辉玲.华盖散加味治疗痰咳102例疗效观察［J］.大理医学院学报，2000，9（4）：67-80.

［23］朱秀田.应用华盖散体会［J］.中医函授通讯，1989，8（6）：21.

［24］王敏利.从“散肺寒”解读麻黄根止汗机理［J］.大家健康，2015，9（20）：44-45.

［25］邵雨萌.浅述“肺阳”理论历史源流［J］.中医研究.2012，25（9）：1-3.

三痹汤

宋《妇人大全良方》

Sanbi Tang

【概述】三痹汤最早见于宋代陈自明《妇人大全良方》，载其组成为：川续断、杜仲（去皮，切，姜汁炒）、防风、桂心、细辛、人参、白茯苓、当归、白芍药、黄芪、川牛膝、甘草各一两，秦艽、生地黄、川芎、独活各半两，功效为"益气活血，祛风除湿"，主治痹证日久耗伤气血证，该方由独活寄生汤去桑寄生，加黄芪、续断而来。药理研究表明三痹汤具有抗炎的作用。常用于治疗痹证、中风后遗症。三痹汤现代常用于治疗风湿免疫类及骨关节疾病，如用于治疗类风湿性关节炎、风湿性关节炎、膝关节骨性关节炎、腰椎间盘突出、肩周炎等疾病。

【历史沿革】

1.原方论述 宋代陈自明《妇人大全良方》载："治血气凝滞，手足拘挛，风痹，气痹等疾皆疗"。该方组成为：川续断、杜仲（去皮，切，姜汁炒）、防风、桂心、细辛、人参、白茯苓、当归、白芍药、甘草各一两，秦艽、生地黄、川芎、川独活各半两，黄芪、川牛膝各一两。右㕮咀为末，每服五钱。水二盏，姜三片，枣一枚，煎至一盏，去滓热服，无时候，但腹稍空服。

2.后世发挥 后世医家对三痹汤的理解阐释内容丰富，在其基础上多作剂量、服用方法的变化。《妇人大全良方》载："治血气凝滞，手足拘挛，风痹，气痹等疾皆疗"，明确了三痹汤的治疗功效和主治。元代危亦林《世医得效方》卷三，祛风湿剂载："川续断、杜仲（去皮，切，姜汁炒）、防风、桂心、华阴细辛、人参、白茯苓、白芍、当归、甘草各一两，秦艽、生地、川芎、川独活各半两，川牛膝、黄芪各二两"，在剂量上有所变动，主要用治尪痹及年老体弱肝肾不足，风湿痹痛筋骨无力，或筋骨折伤后期，筋络挛痛者，具有补肝肾，祛风湿的功效。清代张璐《张氏医通》载："人参、黄芪（酒炒）、白术、当归、川芎、白芍药、茯苓各一钱，炙甘草、桂心、防己、炮乌头、细辛各五分，生姜三片，大枣二枚"，在原方中基础上去掉了生地黄、牛膝、杜仲、续断、秦艽、独活，加防己、白术、乌头以祛除风湿，此借乌头之烈以祛痹着，与原方相比温性更大。

纵观历史脉络，每个时期对三痹汤的理解都不尽相同，如有的医家着眼于补肝肾强筋骨，有的医家着眼于祛风除湿通络。在应用时根据辨证论治加减应用即可。

3.同名异方 三痹汤的同名异方分析见表44-1。

表44-1 三痹汤的同名异方分析表

朝代	作者	出处	药物组成	功能主治	制法及用法	变化情况（与原方比较）
元	危亦林	《世医得效方》	川续断、杜仲（去皮，切，姜汁炒）、防风、桂心、华阴细辛、人参、白茯苓、白芍、当归、甘草各一两，秦艽、生地、川芎、川独活各半两，川牛膝、黄芪各二两	治血气凝滞，手足拘挛，疗风痹、气痹等疾	上剉散。每服五钱，水二盏，姜三片，枣一枚，煎至一盏。去滓热服，不拘时，但腹稍空服	药物剂量上有所变化

续表

朝代	作者	出处	药物组成	功能主治	制法及用法	变化情况（与原方比较）
明	张景岳	《景岳全书》	人参、黄芪、当归、川芎、熟地黄、白芍药、杜仲（姜汁炒）、续断、桂心、牛膝、细辛、白茯苓、防风、秦艽、独活、甘草（等分）	血气凝滞，手足拘挛，风痹等疾皆效	水二盅，姜三片，枣一枚，煎七分，不拘时服	该方与原方用药组成一致
清	汪昂	《医方集解》	人参、黄芪、茯苓、甘草、当归、川芎、白芍、生地黄、杜仲（姜汁炒断丝），川牛膝、川续断、桂心、细辛、秦艽、川独活、防风（等分）	气血凝滞，手足拘挛，风、寒、湿三痹	加姜、枣煎	该方与原方组成一致
清	张璐	《张氏医通》	人参、黄芪（酒炒）、白术、当归、川芎、白芍药、茯苓各一钱，炙甘草、桂心、防己、炮乌头、细辛各五分，生姜三片，大枣二枚	治风寒湿气合病，气血凝滞，手足拘挛	上药水煎，不拘时热服	在原方中基础上去生地、牛膝、杜仲、续断、秦艽、独活，加防己、白术、乌头以祛除风湿
清	冯楚瞻	《冯氏锦囊秘录》	川续断、杜仲（去皮，姜炒）、防风、桂心、人参、茯苓、生地黄、白芍药、甘草、川芎、当归、黄芪、川牛膝、川独活、细辛、秦艽（各等分）	血气涩滞，手足拘挛，风寒湿痹等疾	加姜枣煎	该方与原方组成一致

【名方考证】

1. 本草考证

1.1 续断 "续断"之名最早见于《神农本草经》。经考证，本方所用续断为川续断科植物川续断 *Dipsacus asper* Wall. ex Henry 的干燥根，与《中国药典》2020年版续断记载基原一致。

1.2 杜仲 "杜仲"之名最早见于《神农本草经》。经考证，本方所用杜仲为杜仲科植物杜仲 *Eucommia ulmoides* Oliv. 的干燥树皮，与《中国药典》2020年版杜仲记载基原一致。

1.3 防风 "防风"之名最早见于《神农本草经》。经考证，本方所用防风为伞形科植物防风 *Saposhnikovia divaricata*（Turcz.）Schischk. 的干燥根，与《中国药典》2020年版防风记载基原一致。

1.4 桂心（肉桂） 肉桂以"牡桂""箘桂"之名最早见于《神农本草经》。经考证，本方所用桂心为樟科樟属植物肉桂 *Cinnamomum cassia* Presl 的树枝之皮。《中国药典》2020年版载肉桂为樟科植物肉桂 *Cinnamomum cassia* Presl 的干燥树皮。

1.5 细辛 "细辛"之名最早见于《神农本草经》。经考证，本方所用细辛为马兜铃科植物北细辛 *Asarum heterotropoides* Fr. Schmidt var. *mandshuricum*（Maxim.）Kitag.、汉城细辛 *Asarum sieboldii* Miq. var. *seoulense* Nakai 或华细辛 *Asarum sieboldii* Miq. 的干燥根和根茎，与《中国药典》2020年版记载一致。

1.6 人参 "人参"之名最早见于《神农本草经》。经考证，本方所用人参为五加科植物人

参 *Panax ginseng* C. A. Mey. 的干燥根和根茎，与《中国药典》2020年版记载一致。

1.7 白茯苓 "茯苓"之名最早见于《神农本草经》。经考证，本方所用茯苓为多孔菌科真菌茯苓 *Poria cocos*（Schw.）Wolf 的干燥菌核，与《中国药典》2020年版记载一致。

1.8 当归 "当归"之名最早见于《神农本草经》。经考证，本方所用当归为伞形科植物当归 *Angelica sinensis*（Oliv.）Diels 的干燥根，与《中国药典》2020年版记载一致。

1.9 白芍药 "白芍药"以"芍药"之名最早见于《神农本草经》。经考证，本方所用白芍药为毛茛科植物芍药 *Paeonia lactiflora* Pall. 的干燥根，与《中国药典》2020年版白芍记载一致。

1.10 黄芪 "黄芪"之名最早见于《神农本草经》。经考证，本方所用黄芪为豆科植物蒙古黄芪 *Astragalus membranaceus*（Fisch.）Bge. var. *mongholicus*（Bge.）Hsiao 或膜荚黄芪 *Astragalus membranaceus*（Fisch.）Bge. 的干燥根，与《中国药典》2020年版记载一致。

1.11 牛膝 "牛膝"之名最早见于《神农本草经》。经考证，本方所用牛膝为苋科植物牛膝 *Achyranthes bidentata* Bl. 的干燥根，与《中国药典》2020年版记载一致。

1.12 甘草 "甘草"之名最早见于《神农本草经》。经考证，本方所用甘草主要是豆科甘草属甘草 *Glycyrrhiza uralensis* Fisch. 的干燥根和根茎。《中国药典》2020年版载甘草为豆科植物甘草 *Glycyrrhiza uralensis* Fisch.、胀果甘草 *Glycyrrhiza inflata* Bat. 或光果甘草 *Glycyrrhiza glabra* L. 的干燥根和根茎。

1.13 秦艽 "秦艽"之名最早见于《神农本草经》。经考证，本方所用秦艽为龙胆科植物秦艽 *Gentiana macrophylla* Pall.、麻花秦艽 *Gentiana straminea* Maxim.、粗茎秦艽 *Gentiana crassicaulis* Duthie ex Burk. 或小秦艽 *Gentiana dahurica* Fisch. 的干燥根，与《中国药典》2020年版记载一致。

1.14 生地黄 "地黄"之名最早见于《神农本草经》。经考证，本方所用地黄为玄参科植物地黄 *Rehmannia glutinosa* Libosch. 的新鲜或干燥块根，与《中国药典》2020年版记载一致。

1.15 川芎 "川芎"最早以"芎藭"之名载于《神农本草经》。经考证，本方所用川芎为伞形科植物川芎 *Ligusticum chuanxiong* Hort. 的干燥根茎，与《中国药典》2020年版记载一致。

1.16 独活 "独活"之名最早载于《神农本草经》。经考证，本方所用独活为伞形科植物重齿毛当归 *Angelica pubescens* Maxim. f. *biserrata* Shan et Yuan 的干燥根，与《中国药典》2020年版记载一致。

2.炮制考证

2.1 杜仲 三痹汤中杜仲的炮制方法为"去皮，切，姜汁炒"。现代有炮制品盐炒杜仲。

2.2 其他 其他药味均为生品。

3.剂量考证

3.1 原方剂量 川续断、杜仲（去皮，切，姜汁炒）、防风、桂心、细辛、人参、白茯苓、当归、白芍药、甘草各一两，秦艽、生地黄、川芎、川独活各半两，黄芪、川牛膝各一两。

3.2 折算剂量 宋代1两合今41.3g，故处方量为续断、杜仲、防风、桂心、细辛、人参、白茯苓、当归、白芍药、甘草各41.3g，秦艽、生地黄、川芎、川独活各20.65g，黄芪、川牛膝各41.3g。

3.3 现代用量 根据全国中医药行业高等教育"十四五"规划教材《方剂学》，处方量为续断、杜仲、防风、桂心、细辛、人参、茯苓、当归、白芍、甘草各15g，秦艽、生地黄、川芎、独活各15g，黄芪、川牛膝各30g。

【药物组成】川续断、杜仲（去皮，切，姜汁炒）、防风、桂心、细辛、人参、白茯苓、当归、白芍药、甘草各一两，秦艽、生地黄、川芎、川独活各半两，黄芪、川牛膝各一两。

【功能主治】益气活血，祛风除湿。主治痹证日久耗伤气血证。症见手足拘挛，或肢节屈伸不利，或麻木不仁，舌淡苔白，脉细或脉涩。

【方义分析】本方主治诸症为风寒湿三邪痹阻于肌肉筋骨所致。经曰：风寒湿三气杂至合而为痹也，其风气胜者为行痹，寒气胜者为痛痹，湿气胜者为着痹也。风寒湿邪气痹阻于手足关节，则手足拘挛，肢节屈伸不利，痹阻于肌肉，则感麻木不仁，痹阻于血脉，则血行不畅，脉为细或涩。治宜益气活血，祛风除湿。

方中用独活、防风、秦艽祛风湿，止痹痛，更加细辛发散阴经风寒，搜利筋骨风湿，为君药；以当归、生地黄、白芍养血和血，为臣药，茯苓、甘草补益正气，加川芎、肉桂温通血脉，并助祛风，续断、杜仲、牛膝补肝肾，强筋骨，通利血脉，更加黄芪、人参可加大补气生血作用，为佐使药。全方共奏益气活血，祛风除湿之功，各药相互配合，使血行风祛，气血得充，肝肾得补，则诸症自解。

配伍特点：扶正祛邪，以祛邪为主，标本兼治，以治本为主。

【用法用量】

1.古代用法用量　右㕮咀为末，每服五钱。水二盏，姜三片，枣一枚，煎至一盏，去滓热服，无时候，但腹稍空服。

2.现代用法用量　研末后，每服用20g。加水600ml，姜三片，枣一枚，煎至300ml，去滓热服，服药时间不限，但要在腹微空时服用。

【药学研究】

1.资源评估　方中续断、杜仲、防风、桂心（肉桂）、细辛、人参、茯苓、当归、白芍、黄芪、牛膝、甘草、秦艽、生地黄、川芎、独活目前均以人工栽培为主。秦艽野生资源匮乏，面临濒危的境地，被列为国家三级重点保护野生药材。

续断喜温暖湿润的气候，以山地气候最适宜，土壤以砂质壤土和腐殖质壤土为宜，道地产区在四川，主产区在四川、湖北、重庆、湖南等地。

杜仲喜温暖湿润气候，道地产区与主产区基本一致，在四川、陕西、湖北等地。

防风生长于草原、丘陵、多砾石山坡，以地势高燥的向阳土地最适宜，道地产区与主产区基本一致，在黑龙江、吉林、内蒙古等地。

肉桂喜温暖、怕霜雪，要求雨量分布均匀，现今主产于广西、广东、云南、福建、四川等地，此外越南、斯里兰卡、柬埔寨、印度等也有栽培。

细辛喜冷凉气候和阴湿环境，道地产区与主产区基本一致，在辽宁、吉林等地。

野生人参主要分布于长白山脉和小兴安岭东南部的山林地带，现在所用的人参主要是园参，主产于吉林抚松、集安、长白、靖宇、安图、宁安等地。

茯苓生长适温在10~35℃，道地产区在云南，目前主产区在云南、安徽、湖北、四川等地。

当归在微酸性至中性土壤中生长较好，宜选择土层深厚，肥沃疏松，排水良好，富含有机质的砂壤土、腐殖土，忌连作，轮作期2~3年，主产于甘肃岷县、渭源、漳县、武都、文县一带及云南省曲靖市沾益县，其中以岷县所产的"岷归"产量最大，质量最佳。

白芍适于在平坝、丘陵或较低山地栽培，道地产区与主产区基本一致，在浙江、安徽、四川、山东等地。

黄芪常于春、秋二季采收，以3~4年采挖为好，生长6~7年者质量更佳，现今黄芪的主产区在内蒙古、山西、甘肃、黑龙江等地，道地产区与主产区一致。

牛膝喜温暖、干燥、阳光充足的环境，野生牛膝分布全国大部分地区，道地产区在河南，主产区在河南、山西、河北、山东等地。

甘草生于干旱沙地、河岸砂质地、山坡草地及盐渍化土壤中，生长周期3~5年，分布于东北、华北、西北各省区，道地产区与主产区基本一致，在新疆、甘肃、内蒙古、宁夏、山西等地。

秦艽主要分布在海拔较高的草甸、潮湿林地、河滩等地，以腐殖土或沙质土为好，道地产区与主产区基本一致，在甘肃、青海、宁夏、陕西等地。

地黄喜温暖气候，较耐寒，以阳光充足、土地深厚、疏松、肥沃的砂质土壤栽培为宜，现人工种植的主产区为河南、河北、山东、山西等地，其中主产于河南焦作地区的道地药材被称为怀地黄。

川芎多栽培于海拔450~1000m的平坝或丘陵，喜气候温和，雨量充沛、日照充足而又较湿润的亚热带季风气候环境，主产于四川，产区集中分布在金马河上游以西的盆地西缘，山地与平原交错区，包括都江堰、彭州、郫都、崇州、新都等地，其中都江堰市石羊镇一带为其历史传统道地产区，彭州市敖平镇是目前全国最大的川芎产区。

独活生于海拔1500~2500m、温度适宜和气候温和的山区阴湿山坡、林下草丛中或稀疏灌丛中，今道地产区以甘肃华亭、湖北宜昌、恩施产量最大，四川、陕西、重庆产量次之。

2. 制剂研究

2.1 制备方法 原文载加："姜三片"。宋以来，加姜通常是2、3片，1片生姜约重1g，由于本方煮散剂量较小，加生姜为2g，宋代陈自明遵其用量，因此制备方法为取本方，粉碎粒度为过4目筛，加水600ml，煎煮至300ml。在实际煎煮中，应结合现代临床煎药机构煎煮规范来规范中药复方制剂煎煮。

2.2 制备工艺 将三痹汤中续断开发为治牙痛中草药制剂：①称重后原料混合打成过60目筛孔之细粉。②得到的中草药细粉置容器中，加入药粉重2~4倍量之清水，搅拌均匀后静置1~5天。③清水、药粉混合液置入不锈钢锅中，通入蒸汽熬煮5~30分钟。④煮好的混合液静置1~5天，经澄清、过滤，得到药液并分离出固体物粉料。⑤药液灌装于2~50ml塑料或玻璃滴瓶中，即为治牙病点滴剂。⑥分离出的中草药固体物粉料用市售造粒机制成直径1~20mm药丸即得[1]。

3. 质量控制 该方中含有龙胆苦苷、蛇床子素、松脂醇二葡萄糖苷、丁香脂素二葡萄糖苷等物质，可以将其作为质量控制的指标。现有文献报道采用HPLC-DAD法测定三痹汤中龙胆苦苷的含量，作为三痹汤配方颗粒的质量控制[2]。

【药理作用】

1. 药效作用 根据三痹汤的功能主治进行了药效学研究，主要具有抗炎作用。

抗炎 三痹汤制备为每克粉末含生药3.52g，以1.73g/kg、3.46g/kg剂量给药21天，能减轻弗氏完全佐剂诱导的关节炎模型大鼠左、右后足跖肿胀度，下调滑膜组织MMP-3和明胶酶-B的表达，改善滑膜细胞增生引起的基质降解[3]。3.46g/kg三痹汤连续给药21天，可以修复佐剂性关节炎模型大鼠关节滑膜组织炎性改变，降低膝关节滑膜组织内TNF-α、MCP-1、RANTES、IL-17蛋白表达，增加TGF-β蛋白表达[4]。三痹汤浓度为1.86g/ml、3.73g/ml，以2ml/d的剂量给药3周，可以降低佐剂性关节炎模型大鼠血清中IL-8和IL-7的表达[5]。三痹汤制备成每克粉末含6.2g生药，以2.98g/kg、5.95g/kg、11.9g/kg剂量连续给药Ⅱ型胶原诱发类风湿性关节炎大鼠20天，能有效降低模型大鼠足容积上升程度，降低大鼠关节炎评分指数，还能降低模型大鼠外周血中CXCR3和CXCR4 mRNA的表达[6]。

2. 体内过程 龙胆苦苷是三痹汤君药秦艽的主要有效成分之一。龙胆苦苷胃代谢转化实验表明龙胆苦苷在胃液中非常稳定，温孵5小时后其浓度无明显变化，推测口服给药后不会被胃酶代谢而直接以原型进入肠道，在体内的代谢主要发生在肠道部位。50mg/kg龙胆苦苷溶液连续静脉注射给药3天，发现龙胆苦苷在肝微粒体中温孵4小时未发生转化，静脉注射后的消除半衰期为20.32分钟，属于快速消除的药物，据此推测肝微粒体酶对龙胆苦苷溶液不代谢[7]。120mg/kg肌内注射给药，该药可很快在大鼠体内分布，大多数组织在3.5分钟即达到较高浓度，其中肾脏浓度较高，可能与该药主要从肾脏排泄有关；肺、肝、心、脾等组织有较高浓度；脑组织中测定不到药物的存在，该药可能不能通过血脑屏障进入脑组织。该药在组织中的清除过程与血中基本同步，尚未见有明显的特殊积蓄现象。毛蕊异黄酮排泄途径主要是肾，经尿液排泄，8小时的累计排泄量达到97%以上；胆汁中有少量排出；粪便中测定不到药物的存在。肾脏是龙胆苦苷的主要排泄途径[8]。

【临床应用】

1.临床常用

1.1 临床主治病证 三痹汤常用于治疗痹证日久耗伤气血证。临床表现主要为筋脉拘挛，或肢节伸屈不利，或麻木不仁，骨节酸痛等。临床应用以关节疼痛，伸屈不利，舌淡苔白，脉细或脉涩为辨证要点。

1.1.1 痹证 治疗风寒湿热邪所致的周身及关节疼痛、肌肤麻木不仁，包括西医确诊的风湿、类风湿、坐骨神经痛、肩周炎及胸腰颈椎疼痛疾病，若湿邪重可加苍术、薏米、防己、五加皮；热象重者加知母、黄柏、石膏、忍冬藤；寒气重者加制附片、片姜黄；络脉不通者加蜈蚣、地龙、金钱白花蛇、丝瓜络；瘀血者加桃仁、红花、乳香、没药。

1.1.2 中风后遗症 治疗中风后遗症，若寒甚者三痹汤加制附子、干姜、羌活；热甚者加知母、忍冬藤、桑枝、黄柏；痛甚者加延胡索、威灵仙；瘀血重者加桃仁、红花；肾阳虚者加鹿角霜、狗脊；阴虚者加熟地黄、枸杞、桑椹、菟丝子。

1.2 名家名师名医应用

1.2.1 痹证 名医焦树德用三痹汤治疗痹症。方药组成：人参、黄芪、茯苓、甘草、当归、川芎、白芍、生地黄、牛膝、杜仲（姜炒）、桂心、细辛、秦艽、独活、防风，上药各6g，加生姜3片、大枣4个水煎服。主治风寒湿三气杂至，痹阻经络，而气血凝滞，手足拘挛，行、痛、着三痹症状皆有者。

中国科学院院士仝小林用三痹汤治疗糖尿病合并腰椎间盘突出症。证属肝肾不足，气血亏虚，经络痹阻。治当补肝肾，益气血，活血通络。方药组成：以三痹汤加熟地黄15g、知母30g、茵陈30g、赤芍30g、红曲9g[9]。

1.2.2 中风后遗症 名医郭鹏琪在临床上灵活运用三痹汤化裁治疗中风后遗症，证属肝肾不足，气虚血瘀，痰湿瘀阻。治拟补益肝肾，活血通络。方药组成：以三痹汤重用黄芪60~120g，

加鸡血藤、木瓜各15g。其用方特点是对于肌张力高，肢体僵硬，屈伸不利者去黄芪，加何首乌、全蝎、蜈蚣等；肢体麻木甚者加鸡血藤、木瓜、威灵仙、僵蚕、地龙、郁金、半夏之属；神情呆滞，记忆力下降加何首乌、枸杞、女贞子、山茱萸等；口眼㖞斜加僵蚕、白附子、全蝎之类；失语不能言加石菖蒲、远志、桔梗、郁金等；下肢瘫软无力者加桑寄生、山茱萸、锁阳、肉苁蓉等；头晕目眩耳鸣者加天麻、钩藤、枸杞；小便失控者加益智仁、桑椹子、桑螵蛸、金樱子、覆盆子；大便秘结者加何首乌、肉苁蓉、柏子仁、瓜蒌仁、杏仁[10]。

2.临床新用 三痹汤常用于治疗骨科疾病、风湿免疫系统疾病、脑血管疾病等，尤其对腰间盘突出症、腰椎管狭窄症、膝关节骨性关节炎、肩周炎、颈椎病等骨关节病、风湿性关节炎、类风湿性关节炎等效果显著。

2.1 骨关节病

2.1.1 腰椎间盘突出症 将83例腰椎间盘突出症患者随机分为研究组42例，对照组41例。对照组采用腰椎牵引和理疗。研究组在对照组治疗基础上，内服三痹汤加味，药物组成：续断10g、杜仲10g、防风10g、桑寄生10g、肉桂10g、细辛10g、党参15g、茯苓10g、当归10g、白芍10g、黄芪15g、牛膝20g、秦艽10g、熟地黄10g、川芎10g、独活10g、生姜10g、甘草5g。每日1剂，分2次口服，10天为1个疗程，治疗3个疗程，结果显示：研究组总有效率为93%，对照组总有效率为76%[11]。

2.1.2 腰椎管狭窄症 将60例腰椎管狭窄症风寒痹阻证患者随机分为研究组和对照组各30例。对照组给予针刺联合三痹汤治疗。研究组采用内热针联合三痹汤治疗。三痹汤药物组成为生黄芪20g、党参20g、茯苓15g、当归12g、川芎12g、生地黄15g、续断10g、白芍20g、杜仲15g、川牛膝15g、桂心10g、川独活15g、秦艽15g、细辛6g、防风6g、生姜10g、大枣10g、甘草6g。每日1剂，2次/天，服用15天。结果显示：研究组总有效率为90%；对照组总有效率76.67%[12]。

2.1.3 膝骨性关节炎 将90例膝关节骨性关节炎患者随机分为研究组和对照组各45例。对照组口服硫酸氨基葡萄糖泡腾片，研究组采用加减三痹汤结合中药熏洗治疗。加减三痹汤药物组成：熟地黄30g、当归15g、川芎15g、白芍30g、炙黄芪30g、人参15g、杜仲15g、续断30g、牛膝15g、肉桂10g、细辛3g、防风15g、独活15g、茯苓30g、炙甘草10g。痛甚者加制川乌头、没药；肿甚者加薏苡仁、冬瓜皮、泽泻；湿甚者加苍术、防己、车前子、萆薢；寒甚者加附子、干姜；风甚者加白芷、威灵仙、乌梢蛇。每日1剂，水煎取汁450ml，分早、中、晚3次。中药熏蒸方药物组成：制川乌头10g、制草乌头15g、独活15g、细辛10g、透骨草30g、蚕砂30g、伸筋草30g、没药10g、威灵仙15g、麻黄15g、桂枝15g、补骨脂15g、红花15g、花椒15g。水煎取汁1000ml倒入熏蒸机药箱内，温度设定在37~40℃（依个体差异而定），每次熏蒸20分钟，每日1次。结果显示：研究组总有效率为93.33%；对照组总有效率为82.22%[13]。

2.1.4 神经根型颈椎病 将60例神经根型颈椎病患者随机分为研究组和对照组各30例。对照组给予常规治疗。研究组在对照组基础上给予三痹汤联合内热针及"T"形针刀整体松解术治疗。三痹汤组方为羌活12g、党参12g、秦艽10g、防风10g、当归10g、茯苓10g、狗脊10g、熟地15g、黄芪15g、白芍10g、细辛2g、蜈蚣2条、川芎6g、炙甘草6g。水煎服，每天1剂，10天为1个疗程。内热针和"T"形针刀整体松解术同时进行治疗，1周后复查，若仍有相关症状，则进行第2次治疗。结果显示：研究组总有效率93.33%；对照组总有效率70%[14]。

2.1.5 肩周炎 将135例肩关节周围炎患者随机分为研究组70例，对照组65例。对照组给予吲哚美辛片25mg，每日3次口服。研究组给予三痹汤。药物组成：独活12g、肉桂6g、细辛6g、防风10g、秦艽12g、炒杜仲12g、牛膝10g、续断20g、熟地黄15g、当归10g、川芎8g、白芍12g、黄芪12g、人参10g、茯苓12g、炙甘草8g。加减

变化：若邪深入络，疼痛甚加乌梢蛇、川乌头、地龙、红花、蜈蚣；血瘀重加乳香、没药、丹参；寒湿偏甚，肩部冷痛重着可加附子、干姜、防己、苍术。日1剂，水煎服。结果显示：研究组总有效率90%；对照组总有效率64.62%[15]。

2.1.6 椎动脉型颈椎病 将62例椎动脉型颈椎病患者，随机分为研究组和对照组各31例。对照组口服甲磺酸倍他司汀片（商品名：敏使朗），每次1片，每日3次，并进行颈椎持续牵引，每次20分钟，每日1次。研究组采用中药药枕疗法，药物组成为当归、羌活、独活、川芎、桂枝、赤芍、乳香、没药、丹参、防风各30g。内服三痹汤，药物组成为川断、杜仲、防风、桂心、细辛、人参、茯苓、当归、白芍、甘草、秦艽、生地黄、川芎、独活各15g，黄芪、川牛膝各30g。每日1剂。以上治疗方法4周为1个疗程，共3个疗程。结果显示：研究组总有效率96.8%；对照组总有效率74.2%[16]。

2.2 风湿免疫性疾病

2.2.1 风湿性关节炎 将180例痹症患者随机分为研究组和对照组各90例。对照组给予布洛芬缓释片或双氯芬酸钠肠溶片口服，同时给予双氯芬酸二乙胺乳膏剂搽涂，研究组给予加味三痹汤治疗，药物组成为独活、续断、川牛膝、杜仲、防风、姜片、人参、当归、熟地黄各15g，黄芪20g，水煎服，每日1剂。煎药后剩余的药渣加水煎30分钟，取出，加入适量白酒，用蒸气熏蒸患病部位。结果显示：研究组的治愈率为78.9%，复发率为8.9%，不良反应发生率为3.3%；对照组的症状治愈率为52.2%，复发率为23.3%，不良发生反应率为23.3%[17]。

2.2.2 类风湿性关节炎 将61例类风湿性关节炎患者随机分为研究组31例，对照组30例。对照组单纯用甲氨蝶呤10mg，每周1次，柳氮磺吡啶0.75g口服，每日3次，研究组在对照基础上加用三痹汤加减，药物组成为秦艽、独活各9g，防风6g，细辛3g，川芎9g，当归12g，熟地黄15g，白芍12g，桂枝6g，茯苓12g，杜仲15g，怀牛膝30g，党参12g，甘草10g，黄芪20g，续

断15g，陈皮、生姜各9g。每日1剂，分早晚2次服。2个月为1个疗程。结果显示：研究组总有效率92.43%，对照组总有效率76.77%[18]。

2.3 脑血管疾病

脑梗死后遗症　将60例脑梗死后遗症患者随机分为研究组和对照组各30例。对照组采用常规治疗并给予阿司匹林肠溶片治疗；研究组在对照组的基础上，口服三痹汤加减治疗，药物组成为黄芪30g、独活20g、肉桂20g、秦艽15g、防风20g、细辛5g、生地黄15g、当归20g、川芎15g、白芍20g、杜仲30g、牛膝15g、续断20g、人参20g、茯苓20g、甘草10g、生姜3片、大枣3枚。一日1剂，分早晚2次温水服用。结果显示：研究组总有效率为90.0%，对照组总有效率为73.3%[19]。

【使用注意】对于伴有手心潮热，口干口渴，头晕耳鸣等阴虚内热患者慎用；对于口舌生疮，面红耳赤，大便秘结等阳热炽盛患者慎用；孕妇遇热易引起胎动不安，宜慎用。

【按语】

1.三痹汤与独活寄生汤比较　独活寄生汤出自《备急千金要方》，独活寄生汤中独活为君，祛风湿，止痛，《本草经集注》言其："治诸贼风，百节痛风无久新者"，细辛、秦艽、防风、桂心、秦艽为臣，助君药祛风寒湿邪，佐桑寄生、牛膝、杜仲，强筋骨、补肝肾，地黄、当归、白芍、川芎、人参、茯苓、甘草养血和血，健脾益气，诸药合用，以祛风寒湿邪为主，兼补肝肾益气血，邪正兼顾，扶正不留邪。

三痹汤出自《妇人大全良方》，从独活寄生汤化裁而来，独活寄生汤去桑寄生，加黄芪、川续断而成。以防风搜气分之风，川芎搜血分之风，细辛搜骨髓之风，用于肝肾两虚、气血不足之风寒湿痹，具有补益肝肾气血、祛风湿止痛之功。喻嘉言认为："此方用参、四物一派补药，内加防风、秦艽以胜风湿，桂心以胜寒，细辛、独活以通肾气，凡治三气袭虚而成痹患者，宜准诸此"。

三痹汤与独活寄生汤皆以防风、桂心、细辛、独活、秦艽祛风散寒，胜湿止痛；以八珍汤（去术）益气血，杜仲、牛膝补肝肾、强筋骨。但三痹汤又用黄芪增益气之力，再合续断补肝肾、强筋骨；独活寄生汤则用桑寄生祛风湿、强筋骨。这是两个方剂相鉴别之处。

2.关于三痹的理解　《素问·痹论》载："风、寒、湿三气杂至，合而为痹也，其风胜者为行痹，寒气胜者为痛痹，湿气胜者为着痹也"，统称"三痹"；《诸病源候论·风痹篇》曰："痹者，风寒湿三气杂至合而为痹"；痹病的病因病机多由正气虚，卫外不固，受风、寒、湿邪侵袭，致气血凝滞，经络痹阻而发病。风、寒、湿等外邪侵袭为痹的外因，正气不足为内因，如《内经》所言"风雨寒热，不得虚，邪不能独伤人""阳气者，一日而主外""正气内存，邪不可干"，《严氏济生方·诸痹门》载："皆因体虚，腠理空疏，受风寒湿而成痹也"。

风为百病之长，风性开泄，风邪侵袭肌表，使腠理疏松，寒湿之邪，往往依附于风而侵袭人体；寒为阴邪，最易损伤人体阳气，寒性凝滞，故受寒邪侵袭，阳气受损，失于温煦，使气血津液凝结，涩滞经脉不通而痛；湿性黏滞，随风寒侵入人体，缠绵难愈，而成着痹；所以三痹是由风寒湿相夹侵入人体，致气血凝滞不通而成。

参考文献

［1］陈朴，陈昌贵.一型专治牙齿疼痛的中草药制剂［P］.广东省，113171422A.2021-07-27.

［2］但宇超，曾琪，马安献，等.经典名方三痹汤中龙胆苦苷含量测定方法研究［J］.生物化工，2019，5（5）：25-38.

［3］张春芳，客蕊，汪洋，等.三痹汤对实验性关节炎大鼠关节滑膜MMP-3及明胶酶-B的影响［J］.中医药信息，2010，27（4）：50-53.

［4］张春芳，纪德凤，祁永校，等.三痹汤对佐剂性关节炎大鼠膝关节滑膜病理改变的影响及其机制研究［J］.江苏中医药，2016，48（9）：75-78.

［5］纪德凤，张春芳，祁永校.三痹汤对佐剂性关节炎大鼠血清IL-8及IL-17影响［J］.辽宁中医药大学学报，2016，18（8）：30-33.

［6］张春芳，汪洋，王炎焱，等.三痹颗粒对CIA模型大鼠血清CXCR3、CXCR4 mRNA的影响［J］.中医药学报，2014，42（4）：58-60.

［7］赵晔.桃叶珊瑚苷和龙胆苦苷的热性能与生物代谢研究［D］.西安：西北大学，2008.

［8］郜尽.龙胆苦苷的制备及药代动力学研究［D］.西安：西北大学，2002.

［9］徐孝旺.仝小林教授应用三痹汤治疗糖尿病合并腰椎间盘突出症案例分析［J］.亚太传统医药，2015，11（19）：80-81.

［10］郭明玉.郭鹏琪运用三痹汤加减治疗中风后遗症68例［J］.福建中医药，2000，31（2）：24.

［11］张俊清.三痹汤配合外洗1号治疗腰椎间盘突出症42例疗效观察［J］.中医药导报，2010，16（7）：62-63.

［12］邹兆坤，王俊华，朱小虎，等.内热针联合三痹汤治疗风寒痹阻型腰椎管狭窄症临床观察［J］.湖北中医药大学学报，2020，22（6）：85-87.

［13］林涌泉，余成浩.三痹汤加减内服联合中药熏蒸治疗膝关节骨性关节炎45例［J］.河北中医，2015，37（8）：1198-1225.

［14］孙卓垒，黄曼丽，黄惠萍，等.三痹汤联合内热针及针刀改善神经根型颈椎病患者根性疼痛及功能康复的临床研究［J］.中医药研究，2019，16（2）：74-77.

［15］马淑丽，李久民，许志效.三痹汤配合功能锻炼治疗肩关节周围炎70例［J］.河北中医，2009，31（9）：1334-1335.

［16］陈杰，吴煜，沈金明，等.药枕疗法结合三痹汤治疗椎动脉型颈椎病肝肾亏虚证31例［J］.浙江中医杂志，2018，53（4）：266.

［17］崔小臣.加味三痹汤治疗痹症90例临床分析［J］.中外医疗，2011，30（30）：119.

［18］李松伟.三痹汤治疗类风湿关节炎临床观察［J］.中医药学刊，2006，24（9）：1738-1739.

［19］詹敏，韩辉.三痹汤治疗脑梗死后遗症的临床疗效观察［J］.世界最新医学信息文摘，2019，19（46）：129-130.

升阳益胃汤

金《脾胃论》

Shengyangyiwei Tang

【概述】升阳益胃汤最早见于金代李东垣《脾胃论》，后被《兰室秘藏》所载："黄芪二两，半夏（汤洗）、人参（去芦）、甘草（炙）各一两，防风、白芍药、羌活、独活各五钱，橘皮（连瓤）四钱，茯苓、泽泻、柴胡、白术各三钱，黄连二钱"，功能为"升阳除湿"，主治脾胃气虚，湿郁生热证。现代医家对升阳益胃汤的应用进行了研究及发挥，如治疗肿瘤等。升阳益胃汤主要具有减轻炎症反应、减轻病变胃黏膜组织的病理损害、促进胃黏膜修复、调节机体免疫功能等药理作用。临床上更多应用于脾胃虚弱，湿热内停，中焦升降失司之证。现代临床广泛应用于消化系统疾病、呼吸系统疾病、内分泌系统疾病、泌尿系统疾病以及皮肤科疾病等，尤其对萎缩性胃炎、肠易激综合征等疾病疗效显著。

【历史沿革】

1.原方论述　金代李东垣《脾胃论》载："脾胃之虚，怠惰嗜卧，四肢不收，时值秋燥令行，湿热少退，体重节痛，口苦舌干，食无味，大便不调，小便频数，不嗜食，食不消。兼见肺病，洒淅恶寒，惨惨不乐，面色恶而不和，乃气不伸故也。当升阳益胃，名之曰升阳益胃汤。"该汤剂组成：黄芪二两，半夏（汤洗）、人参（去芦）、甘草（炙）各一两，防风、白芍药、羌活、独活各五钱，橘皮（连穰）四钱，茯苓、泽泻、柴胡、白术各三钱，黄连二钱。上㕮咀，每服三钱，生姜五片，枣二枚，去核，水三盏，同煎至一盏，去渣，温服，早饭、午饭之间服之，禁忌如前。其药渐加至五钱止。

2.后世发挥 　自金代中医药学家李东垣至清代，后世医家对升阳益胃汤的理解阐释内容丰富，进行了充分挖掘、整理、传承与发挥，介绍如下。

金元时期为"升阳益胃汤"创立时期，李东垣主要将其用于脾虚气弱，肠胃不适的治疗。在《兰室秘藏》中记载了"升阳益胃汤"的加减方

名为"益胃升阳汤"，强调该方的升阳益气和胃之效。

明代吴崑《医方考》卷四记载"升阳益胃汤"组成为羌活、独活、防风、柴胡、白术、茯苓、黄芪、人参、半夏、甘草、陈皮、黄连、泽泻、白芍药，未写明剂量。清代汪昂在《医方集解》中保留了原方的组方和药量。

自升阳益胃汤创制之初到后世的应用，此方的功效都以升阳除湿为主，方中半夏的炮制为汤洗，说明医家早已认识到半夏要减毒使用。

3.同名异方 　升阳益胃汤的同名异方分析见表45-1。

表45-1　升阳益胃汤同名异方分析表

朝代	作者	出处	药物组成	功能主治	制法及用法	变化情况（与原方比较）
金	李东垣	《内外伤辨惑论》	黄芪二两、半夏（洗，此一味脉涩者用）、人参（去芦）、甘草（炙，以上各一两），独活、防风、白芍药、羌活（以上各五钱），橘皮（四钱），茯苓（小便利不渴者勿用）、柴胡、泽泻（不淋勿用）、白术（以上各三钱），黄连（一钱）	主治脾胃虚则怠惰嗜卧，四肢不收，时值秋燥令行，湿热少退，体重节痛，口干舌干，饮食无味，大便不调，小便频数，不欲食，食不消；兼见肺病，洒淅恶寒，惨惨不乐，面色恶而不和，乃阳气不伸故也	上㕮咀，每服称三钱水三盏，生姜五片、枣二枚，煎至一盏，去渣，温服，早饭后。或加至五钱	该方黄连用量减量
金	李东垣	《兰室秘藏》	柴胡、升麻各五分，炙甘草、当归身（酒洗）、陈皮各一钱，人参（去芦）、炒神曲各一钱五分，黄芪二钱，白术三钱，生黄芩少许	妇女经候不调，漏下不止，水泄日二三行，食罢烦心，饮食减少，甚至瘦弱	上㕮咀。每服二钱水二大盏，煎至一盏，去滓稍热服，不拘时候	该方在原方基础上去防风、白芍、羌活等药，加神曲、黄芩、升麻
明	吴崑	《医方考》卷四	羌活、独活、防风、柴胡、白术、茯苓、黄芪、人参、半夏、甘草、陈皮、黄连、泽泻、白芍药	大怒恐惧伤志。志伤则恍惚不乐，宜此方主之	未明确	该方未明确剂量
明	张洁	《仁术便览》	柴胡、白术、茯苓（渴去之）、泽泻（各三钱，去毛），羌活、独活、防风（各五钱，以秋旺，故以辛温泄之）人参、甘草、半夏（各一两），黄芪（二两），黄连（一钱），陈皮（四钱），白芍（炒五钱）	治脾胃虚弱，嗜卧怠惰，四肢不收。时值秋令行，湿热少退，体重节痛，口舌干涩，饮食无味，大便不调，小便频数，食不消，兼见肺病，洒洒恶寒，惨惨不乐，面色恶而不和，乃阳气不伸故也	上每服三五钱，姜三片，枣二枚煎，早饭后温服	该方沿用了原方的功能主治

续表

朝代	作者	出处	药物组成	功能主治	制法及用法	变化情况 （与原方比较）
明	张洁	《仁术便览》	黄芪、人参、甘草、归身、陈皮（各一钱），升麻、柴胡、黄芩（生，各五分，夏倍用），白术（二钱半），神曲（炒，一钱），腹痛加芍药（炒，一钱），口渴加葛根（七分）	治血崩。大补气血，滋养脾胃	水煎，空心温服	与原方在组成上不同
明	吴崑	《医方考》	羌活、独活、防风、柴胡、白术、茯苓、黄芪、人参、半夏、甘草、陈皮、黄连、泽泻、白芍药	治湿淫于内，体重节痛，口干无味，大便不调，小便频数，饮食不消，洒淅恶寒，面色不乐者	未明确	此方未明确药物剂量
清	黄庭镜	《目经大成》	人参、白术、茯苓、甘草、橘皮、半夏、黄芪、羌活、独活、防风、柴胡、黄连、白芍、泽泻	未明确	未明确	该方未写明药物剂量
清	董西园	《医级宝鉴》	黄芪二两、半夏一两（洗，此一味脉涩者不宜用），人参一两（去芦），甘草一两（炙），独活五钱，防风五钱，白芍药五钱，羌活五钱，橘皮四钱，茯苓三钱，柴胡三钱，泽泻三钱，白术三钱，黄连一钱	治脾胃虚则怠惰嗜卧，四肢不收，时值秋燥令行，湿热少退，体重节痛，口干舌干，饮食无味，大便不调，小便频数，不欲食，食不消；兼见肺病，洒淅恶寒，惨惨不乐，面色恶而不和，乃阳气不伸故也；中气不足，不得升降，或胸腹胀闷，或二便失化，下利遗溺，头眩耳鸣	上㕮咀。每服三钱，水三盏，加生姜五片、大枣二枚，煎至一盏，去渣，早饭后温服。或加至五钱	该方黄连剂量减为一钱
清	林天佑	《秋疟指南》	生耆四分、川芎八分、潞党二钱、白术一钱、白芷八分、茯苓一钱半、当归一钱、麦冬一钱半、生甘草六分、野山参一钱、粉葛一钱、沙参三钱、羌活四分、赤芍一钱、钗斛一钱半	疟疾，寒热往来，口渴而脉濡数，旬日病已，遂致口气臭秽，两颊黑肿而硬痛，或生于左，或生于右，皆由苦寒太过，胃阳被遏，火毒凝聚所致	水炖。和童便徐徐咽之	该方药味和用量均进行了加减；功效中新增疟疾的治疗

【名方考证】

1. 本草考证

1.1 黄芪 "黄芪"以"黄耆"之名始载于《神农本草经》。经考证，本方所用黄芪为豆科植物蒙古黄芪 *Astragalus membranaceus*（Fisch.）Bge. var. *mongholicus*（Bge.）Hsiao 或膜荚黄芪 *Astragalus membranaceus*（Fisch.）Bge. 的干燥根，与《中国药典》2020 年版记载一致。

1.2 半夏 "半夏"之名最早见于《神农本草经》。经考证，本方所用半夏为天南星科植物半夏 *Pinellia ternata*（Thunb.）Breit. 的干燥块茎，与《中国药典》2020 年版记载一致。

1.3 人参 "人参"之名最早见于《神农本草经》。经考证，本方所用人参为五加科植物人参 *Panax ginseng* C. A. Mey. 的干燥根和根茎，与《中国药典》2020 年版记载一致。

1.4 甘草 "甘草"之名最早见于《神农本草经》。经考证，本方所用甘草为豆科甘草属甘

草 *Glycyrrhiza uralensis* Fisch. 的干燥根和根茎。《中国药典》2020 年版载甘草为豆科植物甘草 *Glycyrrhiza uralensis* Fisch.、胀果甘草 *Glycyrrhiza inflata* Bat. 或光果甘草 *Glycyrrhiza glabra* L. 的干燥根和根茎。

1.5 防风 "防风"之名始载于《神农本草经》。经考证，本方所用防风为伞形科植物防风 *Saposhnikovia divaricata*（Turcz.）Schischk. 的干燥根，与《中国药典》2020 年版记载一致。

1.6 白芍药 "芍药"之名始载于《神农本草经》。经考证，本方所用白芍药为毛茛科植物芍药 *Paeonia lactiflora* Pall. 的干燥根，与《中国药典》2020 年版白芍记载一致。

1.7 羌活 "羌活"之名最早见于《神农本草经》。经考证发现，本方所用羌活为伞形科羌活属植物羌活 *Notopterygium incisum* Ting ex H. T. Chang 的干燥根茎和根，《中国药典》2020 年版载羌活为伞形科植物羌活 *Notopterygium incisum* Ting ex H. T. Chang 或宽叶羌活 *Notopterygium franchetii* H. de Boiss. 的干燥根茎和根。

1.8 独活 独活为伞形科植物重齿毛当归 *Angelica pubescens* Maxim. f. *biserrata* Shan et Yuan 的干燥根，与《中国药典》2020 年版记载一致。

1.9 橘皮（陈皮） "橘皮"以"橘柚"之名始载于《神农本草经》。经考证，本方所用橘皮为芸香科植物橘 *Citrus reticulata* Blanco 及其栽培变种的干燥成熟果皮，与《中国药典》2020 年版陈皮记载一致。

1.10 茯苓 "茯苓"之名始载于《神农本草经》。经考证，本方所用茯苓为多孔菌科茯苓 *Poria cocos*（Schw.）Wolf 的干燥菌核，与《中国药典》2020 年版记载一致。

1.11 泽泻 "泽泻"之名始载于《神农本草经》。经考证，本方所用泽泻为泽泻科植物泽泻 *Alisma orientale*（Sam.）Juzep. 的干燥块茎。《中国药典》2020 年版载泽泻为泽泻科植物东方泽泻 *Alisma orientale*（Sam.）Juzep. 或泽泻 *Alisma plantago-aquatica* Linn. 的干燥块茎。

1.12 柴胡 "柴胡"之名始载于《神农本草经》。经考证，本方所用柴胡为伞形科植物柴胡 *Bupleurum chinense* DC. 或狭叶柴胡 *Bupleurum scorzonerifolium* Willd. 的干燥根，与《中国药典》2020 年版记载一致。

1.13 白术 "白术"以"术"之名始载于《神农本草经》。经考证，本方所用白术为菊科植物白术 *Atractylodes macrocephala* Koidz. 的干燥根茎，与《中国药典》2020 年版记载一致。

1.14 黄连 "黄连"之名始载于《神农本草经》。经考证，本方所用黄连为毛茛科黄连属植物黄连 *Coptis chinensis* Franch.、三角叶黄连 *Coptis deltoidea* C.Y.Cheng et Hsiao 和峨眉黄连 *Coptis omeiensis*（Chen）C. Y. Cheng 的干燥根茎。《中国药典》2020 年版载黄连为毛茛科植物黄连 *Coptis chinensis* Franch.、三角叶黄连 *Coptis deltoidea* C.Y.Cheng et Hsiao 或云连 *Coptis teeta* Wall. 的干燥根茎。

2. 炮制考证

2.1 半夏 升阳益胃汤中半夏的炮制方法为"汤洗"。现代炮制品内服有清半夏、法半夏、半夏曲、姜半夏。

2.2 人参 升阳益胃汤中人参的炮制方法为"去芦"。现代炮制品有生晒参。

2.3 甘草 升阳益胃汤中甘草的炮制方法为"炙"，类似"清炒"。可参照《中华人民共和国药典》清炒法炮制。

2.4 其他 其他药味均为生品。

3. 剂量考证

3.1 原方剂量 黄芪二两，半夏（汤洗）、人参（去芦）、甘草（炙）各一两，防风、白芍药、羌活、独活各五钱，橘皮（连穰）四钱，茯苓、泽泻、柴胡、白术各三钱，黄连二钱。

3.2 折算剂量 金代 1 两为今之 41.3g，1 钱为今之 4.13g，故处方量为黄芪 82.60g，半夏（洗）41.30g，人参 41.30g，甘草 41.30g，防风 20.65g，白芍药 20.65g，羌活 20.65g，独活 20.65g，橘皮 16.52g，茯苓 12.39g，泽泻 12.39g，柴胡 12.39g，白术 12.39g，黄连 8.26g。

3.3 现代用量 根据现代临床常用剂量，处方量为黄芪30g、半夏15g、人参15g、炙甘草15g、防风9g、白芍9g、羌活9g、独活9g、橘皮6g、茯苓5g、泽泻5g、柴胡5g、白术5g、黄连1.5g。

【药物组成】黄芪二两，半夏（汤洗）、人参（去芦）、甘草（炙）各一两，防风、白芍药、羌活、独活各五钱，橘皮（连穰）四钱，茯苓、泽泻、柴胡、白术各三钱，黄连二钱。

【功能主治】升阳除湿。主治脾胃气虚，湿郁生热证。症见怠惰嗜卧，四肢不收，体重节痛，口苦舌干，食无味，大便不调，小便频数，不嗜食，食不消；兼见肺病，洒淅恶寒，惨惨不乐，面色恶而不和。

【方义分析】本方主治诸症为脾胃损伤，人体阴阳升降失司，清阳不升，浊阴不降所致，遂成怠惰嗜卧、惨惨不乐等症状。脾胃虚弱则怠惰嗜卧、体重节痛、口苦舌干等属于内伤热中证的表现，以上所述皆为脾胃虚弱，阴火上冲以乘其土位之征象。治宜升阳益气除湿。

方中重用黄芪为君，并配伍人参、白术补气养胃为臣药；柴胡、防风、羌活、独活升举清阳，祛风除湿为佐药；半夏、陈皮、茯苓、泽泻、黄连除湿清热为佐药；白芍养血和营，甘草和中为使药。诸药合用，使阳气升提，湿热得除，则诸症可愈。

配伍特点：全方补中有散，发中有收，使气足阳升，则正旺而邪服矣。

【用法用量】

1.古代用法用量　上㕮咀，每服三钱，生姜五片，枣二枚，去核，水三盏，同煎至一盏，去渣，温服，早饭、午饭之间服之，禁忌如前。其药渐加至五钱止。

2.现代用法用量　研末后，每服用12g，生姜五片，大枣二枚，去核，加水900ml，煎至300ml，去渣，早饭、午饭之间温服，禁忌如前。慢慢加量至20g。

【药学研究】

1.资源评估　方中黄芪、半夏、人参、甘草、防风、白芍、羌活、独活、橘皮、茯苓、泽泻、柴胡、白术、黄连目前均以人工栽培为主。

黄芪适宜在土层深厚、土质疏松肥沃、排水良好、向阳、高燥的中性或微酸性砂质壤土中生长，现代黄芪的主产区在内蒙古、山西、甘肃、黑龙江等地，道地产区与主产区一致。

半夏根浅喜肥、喜湿润、怕水涝，适宜在湿润肥沃、保水保肥力强、质地疏松、排灌良好的沙质壤土种植，主产于四川、湖北、河南、贵州等省。

人参生长在海拔200~900m的山区针阔混交林下，喜凉爽，耐严寒，喜湿润、怕干旱，野生人参主要分布于长白山脉和小兴安岭东南部的山林地带，园参主产于吉林抚松、集安、长白、靖宇、安图、通化、浑江、敦化、桦甸、舒兰，辽宁桓仁、宽甸、新宾、本溪、清原，黑龙江五常、尚志、东宁、宁安等地。

甘草生于干旱沙地、河岸砂质地、山坡草地及盐渍化土壤中，生长周期3~5年，分布于东北、华北、西北各省区，道地产区与主产区基本一致，在新疆、甘肃、内蒙古、宁夏、山西等地。

防风耐寒、耐干旱，忌过湿和雨涝，多生长于草原、丘陵、多砾石山坡，以地势高燥的向阳土地最适宜，野生防风主要产于东北、内蒙古一带，称为"关防风"，现以关防风为商品主流。

白芍喜湿温、耐寒冷，于安徽亳州、浙江磐安、四川中江和山东菏泽居多，形成商品分别为亳白芍、杭白芍、川白芍和菏泽白芍等品种。

羌活属于高寒植物，生性喜凉、耐寒、稍耐阴、怕强光，适宜在中高海拔的土层深厚、疏松、排水良好、富含腐殖质的沙壤弱酸性土中栽培，羌活主产于四川、云南、青海、甘肃等省。

独活生于海拔1500~2500m、温度适宜和气候温和的山区阴湿山坡、林下草丛中或稀疏灌丛中，今道地产区以甘肃华亭、湖北宜昌、恩施产量最大，四川、陕西、重庆产量次之。

橘适合生长于高温多湿的亚热带气候，宜选阳光充足，地势高燥，土壤深厚，降水充裕，通气性能良好的砂质壤土或壤土栽培为宜，陈皮主产于广东新会、四会、市郊、江门，重庆江津、合川、江北，四川简阳、蒲江、新津，浙江黄岩、温州、台州，江西南丰、樟树等地。

茯苓喜温暖、干燥、向阳、雨量充沛的环境，栽培者以安徽产量较大，称为"安苓"，野生者以云南产质量为佳，称为"云苓"。

泽泻喜温暖湿润的气候，沼生植物，多在水源充足的河滩、烂土塘、水沟等地生长，泽泻主要分布于四川、福建、江西、广东、广西、云南、贵州、湖南、浙江、上海、江苏、安徽，以福建产泽泻为道地药材。

柴胡广泛分布于海拔200~2800m的半干燥山坡、林缘、草丛及沟渠旁，适宜生长在砂质土、栽培土、腐殖质土上，土壤pH值在7左右，目前甘肃、山西、陕西已成为我国种植柴胡面积和柴胡市场影响最大的省份，黑龙江、四川、内蒙古、河北、河南等地也有大规模种植。

白术生于山区丘陵地带，山坡草地及山坡林下，喜凉气候耐寒，怕湿热干旱，主产地有安徽亳州、河北安国、湖北来凤、重庆秀山、湖南邵阳、四川雅安、四川乐山等。

黄连栽培时宜选海拔1400~1700m半阴半阳的缓坡地最为适宜，味连主产于重庆石柱县，四川洪雅、峨眉等地，湖北、陕西、甘肃等地亦产，雅连主产于四川洪雅、峨眉等地，云连主产于云南德钦、碧江及西藏东南部。

2.制剂研究

2.1 制备方法 原文载："上㕮咀，每服三钱，生姜五片，枣二枚，去核，水三盏，同煎至一盏，去渣。"宋金元时期一盏为300ml，金代李东垣遵其用量，因此制备方法为取本方，粉碎粒度为过4目筛，加水900ml，煎煮至300ml。

《脾胃论》的升阳益胃汤沿用东汉度量衡，则其总药量大约为363g，加水量为总药量的3倍，药液煎至总药量的1倍。

2.2 制备工艺 原方是煮散，现代有报道将升阳益胃汤中人参开发为人参口服液：①将人参粉碎成粗粉，加30%乙醇浸渍72小时，照渗漉法渗漉，收集渗漉液，蒸馏回收乙醇，浓缩至原生药量。②加乙醇适量，搅拌，静置，取上清液，回收乙醇，浓缩至适量，加入苯甲酸钠，搅匀，调节含醇量为20%~25%，于5~10℃静置，取上清液，滤过，加水至规定量，于5~10℃静置7天，取上清液，滤过，分装，即得。③淡黄色至黄棕色的液体具人参特异香气，味微苦[1]。

3.质量控制 该方含有盐酸小檗碱、毛蕊异黄酮和甘草酸等物质，可以将其作为质量控制的指标。现有文献报道采用GC-MS联用技术对"升阳益胃汤"处方药材和标准煎液中挥发油的成分和含量进行对比研究，采用HPLC法测定升阳益胃汤中盐酸小檗碱、毛蕊异黄酮葡萄糖苷、橙皮苷和甘草酸含量[2]。

【药理作用】

1.药效作用 根据升阳益胃汤的功能主治进行了药效学研究，主要具有抗炎、减轻病变胃黏膜组织的病理损害、促进胃黏膜修复、调节机体免疫功能、改善腹泻型肠应激等作用。

1.1 与功能主治相关的药理作用

1.1.1 抗溃疡性结肠炎 在溃疡性结肠炎大鼠模型中，11g/kg，22g/kg升阳益胃汤连续灌胃28天，能显著降低模型大鼠疾病活动指数，减少结肠黏膜中腺体、杯状细胞和炎性细胞浸润数量，减少HIF-1和TAK-1蛋白的表达[3]。

1.1.2 减轻病变胃黏膜组织的病理损害 2.66g/ml浓度升阳益胃汤按10μl/g连续干预45天，显著降低了胃癌癌前病变模型大鼠NF-κB的mRNA及蛋白表达，增加了胃部黏膜微血管数量，改善了局部血液循环状态[4]。

1.1.3 促进胃黏膜修复、调节机体免疫功能 4.98g/kg升阳益胃汤连续灌胃4周可以显著提高慢性萎缩性胃炎模型大鼠脾和胸腺指数，使模型大鼠胃组织及血清中IL-2、IFN-γ的分泌增加，IL-4和IL-6分泌减少，使IFN-γ/IL-4的比值上调，调节Th1/Th2的平衡，此外还能降低胃黏膜中EGF的表达，从而改善炎症状态，促进胃黏膜修复和调节机体免疫功能[5]。将2g/ml升阳益胃汤按0.01ml/g空腹灌胃，能够减少慢性萎缩性胃炎模型大鼠TLR4、My D88、MAPK、NF-κB的mRNA及蛋白的表达，通过阻断TLR4信号转导途径治疗慢性萎缩性胃炎[6-7]。

1.1.4 改善腹泻型肠应激 0.75g/ml、1.5g/ml、3g/ml升阳益胃汤按20ml/kg连续灌胃14天能够减少腹泻型肠易激综合征模型大鼠稀便率，降低模型大鼠血清中5-HT的合成与分泌[8]。

1.2 其他药理作用

改善肾功能 升阳益胃汤灌胃21天能够减低疲劳模型大鼠Cystatin C和血β_2-微球蛋白含量，改善模型组大鼠肾损伤[9]。

2.体内过程 毛蕊异黄酮是升阳益胃汤中君药黄芪的主要活性物质之一。毛蕊异黄酮在大鼠体内的药动学研究表明，将20mg/kg毛蕊异黄酮灌胃给药后，在大鼠体内，口服绝对生物利用度为13.15%。不同浓度的毛蕊异黄酮在大鼠各肠段的有效渗透系数和吸收速率常数值均有显著性差异，在大鼠小肠内吸收有自身浓度抑制作用。毛蕊异黄酮可能以主动转运的方式进入体循环，且在结肠的吸收要优于十二指肠、回肠、空肠。毛蕊异黄酮低、中、高三种浓度的$P_{app(BL-AP)}/P_{app(AP-BL)}$为1.38<1.5，且加入不同类型的蛋白抑制剂后，和空白组的$P_{app(BL-AP)}/P_{app(AP-BL)}$进行比较，均无显著性差异。毛蕊异黄酮的吸收可能主要以被动转运为主，同时有主动转运机制参与，其转运可能不受P-糖蛋白、MRP蛋白、SGLT蛋白影响[10]。

【临床应用】

1.临床常用

1.1 临床主治病证 升阳益胃汤常用于治疗脾胃虚弱，湿热内停，中焦升降失司证。临床表现为纳差，乏力，大便稀溏，神疲，气短，眩晕等。临床应用以四肢乏力，纳差，泄泻，舌质淡，苔白腻，脉象为沉细弱或濡滑为辨证要点。

1.1.1 寒痹 治疗寒痹，身僵困乏，疼痛不能俯仰，关节变形寒气重者，去黄连等苦寒之味，血瘀甚者，加入当归、桃仁、红花等养血活血通络，疼痛甚者，加入海桐皮、威灵仙、青风藤、海风藤、当归等蠲痹通络止痛。

1.1.2 肠风 治疗肠风，若大便黏液少，带少量鲜血，肛门下坠，舌淡胖苔白，脉弦。加乌梅，升麻；疾病迁延日久，反复发作，久病及

肾，脾肾阳虚则气血凝滞，易形成瘀血，加地耳草、葶苈子、补骨脂；若大便未见黏液、脓血便，去地榆、槐花炭，加木香行气健脾。

1.1.3 嗜睡 治疗嗜睡，痰湿困脾，神昏乏力者，可加黄芪健脾益气、远志豁痰开窍。

1.1.4 盗汗 治疗盗汗，脾肾气阴不足、津液不固者，加豆蔻、白芍。若伴口干，加天花粉、知母。

1.1.5 虚劳 治疗脾虚湿阻型虚劳，以太子参代替党参，加藿香，若身体困重明显，加荷叶，生薏苡仁，升阳健脾，脾健则湿邪自除。

1.2 名家名师名医应用

1.2.1 腹泻 李冀用升阳益胃汤升清降浊，愈脾虚泄泻。以升阳益胃汤为基本方，治疗肝郁脾虚夹湿型泄泻。治当疏肝解郁，健脾止泻。方药组成：以升阳益胃汤合痛泻药方，党参10g、砂仁10g、延胡索10g，脾虚严重者加莲子肉、芡实、炒薏苡仁以健脾止泻；肝郁克伐脾土，疼痛明显者合用金铃子散等以疏肝止泻[11]。

1.2.2 水肿 李冀以升阳益胃汤合五苓散、五皮饮等方加减治疗脾虚水肿。方药组成：以升阳益胃汤加桑寄生15g、熟地黄15g、怀牛膝10g、桂枝10g、生姜5片、大枣3枚，7剂水煎服后复诊。所谓"血不利则为水"，复诊加益母草25g、泽兰20g、大腹皮15g，以增强通利三焦，活血利水之功[11]。

1.2.3 头痛 国医大师段富津运用升阳益胃汤治疗湿郁型头痛，方药组成：以升阳益胃汤加川芎15g、蔓荆子15g。方中去掉善于下行之独活，加入上行祛风湿又善治头痛之蔓荆子。舌苔微黄，是为湿郁化热之象，故仍保留黄连[12]。

1.2.4 唇风 姜德友运用升阳益胃汤化裁治疗脾虚血燥型唇风（慢性唇炎），治当健脾除湿，凉血祛风。方药组成：升阳益胃汤加焦栀子10g、升麻10g、牡丹皮15g、当归10g、白鲜皮15g、地肤子15g。牡丹皮、生地黄以凉血，当归补血，取"治风先治血"之意；合白鲜皮祛风解毒引经，地肤子清热利湿止痒[13]。

1.2.5 口糜 姜德友运用升阳益胃汤化裁治

疗口糜，证属肾水上溢泛脾胃，日久虚衰之火上炎。治以补益脾胃，引火归元。方药组成：升阳益胃汤加肉桂10g、炮附子10g。补益中焦之气，反佐以肉桂、附子大辛大热之药以温脾土，目的在于"引火归原，则浮游之火自熄矣"（《本草汇言》）[13]。

1.2.6 虚劳 程丑夫以升阳益胃汤为基本方化裁治疗病理性疲劳。证属气虚湿热型，治当益气健脾、清热祛湿。方药组成：以升阳益胃汤加砂仁6g、枳实10g、全蝎3g、贯叶金丝桃6g[14]。

1.2.7 痿痹 程丑夫运用升阳益胃汤治疗痿痹，证属脾虚湿热型，治以益气健脾，清热祛湿。方药组成：以升阳益胃汤合二妙散加全蝎4g、木瓜15g。运用升阳益胃汤肺脾双补，升清阳调营卫，祛风除湿清郁热，加大剂量黄芪补脾气升清阳，合用二妙散加强清热燥湿之力。遵"治痿独取阳明"之法，益气健脾，兼祛湿热，其用方特点取"异病同治"之旨，又不为"治痿独取阳明"和"治痹急用风药"所拘，选方准确用药灵活[15]。

1.2.8 气虚外感 李冀用升阳益胃汤治疗气虚外感，证属风寒束表，气虚湿郁且尚未化热者，治拟辛温解表，补脾益气，方药组成：以升阳益胃汤加人参5g、黄芪15g、炒白术10g、黄连5g、半夏10g、茯苓10g、防风10g、羌活15g、独活15g、柴胡15g、白芍10g、生姜5片、大枣3枚，其用方特点在于加大风药用量，使寒湿之邪由表解出[11]。

1.2.9 内伤发热 国医大师张琪在临床上灵活运用升阳益胃汤治疗内伤发热。治以甘温除热，方药组成：红参15g、黄芪25g、白术15g、半夏15g、茯苓15g、陈皮15g、泽泻10g、防风10g、独活10g、柴胡15g、白芍15g、甘草10g、生姜15g、大枣5个[16]。

1.2.10 尿浊 国医大师张琪在临床上运用升阳益胃汤治疗紫癜肾血尿，方药组成：以升阳益胃汤加槐花（炒）20g、蒲黄炭15g、藿香10g、生姜15g、大枣5个、白茅根10g[17]。

1.2.11 肿瘤 名家王晞星在临床上运用升阳益胃汤治疗肿瘤病，治疗结肠癌术后，拟健脾益气，升阳化湿，方药组成：以升阳益胃汤加牡丹皮30g、猪苓30g[18]。

2.临床新用 升阳益胃汤在临床上广泛应用于消化系统疾病、呼吸系统疾病、内分泌系统疾病、泌尿系统疾病以及皮肤科疾病等，尤其对萎缩性胃炎、肠易激综合征等疾病疗效显著。

2.1 消化系统疾病

2.1.1 萎缩性胃炎 将60例萎缩性胃炎患者随机分为研究组和对照组各30例，对照组所有患者口服胃复春片，一次4片，一天3次。研究组所有患者口服升阳益胃汤，药物组成为黄芪30g，半夏、人参、炙甘草各15g，羌活、独活、防风、白芍各9g，白术、陈皮、茯苓、柴胡、泽泻各6g，黄连3g。每日1剂，水煎服400ml，分别于早、晚空腹各200ml口服。结果显示，研究组总有效率为93.3%，对照组为56.7%[19]。

2.1.2 晚期胃癌 将60例晚期胃癌患者随机分为研究组和对照组各30例。对照组澳沙利铂130mg/m² 静滴，卡培他滨口服。研究组化疗方案同对照组，在此基础上口服中药汤剂，以加减升阳益胃汤治疗。药物组成：黄芪30g、党参15g、白术15g、茯苓15g、白芍10g、陈皮6g、法半夏15g、防风10g、泽泻6g、薏苡仁30g、蛇舌草30g、半枝莲30g、炙甘草6g。加减变化：伴反酸呕吐加旋覆花15g、代赭石30g；胃阴不足加石斛15g、麦冬15g；夹瘀者加三棱15g、莪术15g。以上中药煎成200ml汤剂，分2次服用，每日1剂，每周期化疗开始后连续服用14日，两组均治疗3个周期后观察疗效。结果显示，研究组总有效率为33%，对照组总有效率为27%[20]。

2.1.3 肠易激综合征（腹泻型） 将80例腹泻型肠易激综合征患者随机分为研究组和对照组各40例。对照组给予西药得舒特。研究组以升阳益胃汤加减治疗。药物组成：党参12g、白术12g、茯苓15g、炙甘草6g、法半夏6g、陈皮9g、枳壳12g、黄连6g、防风9g、白芍15g、柴胡6g、羌活10g。加减变化：腹痛明显者加延胡索15g；腹胀者加大腹皮15g；睡眠欠佳者加合欢皮15g、郁金15g；晨起雷鸣腹泻者加肉豆蔻10g；上方煎成250ml药液，分早、晚2次饭前温服。两组均以4周为1疗程。结果显示，研究组总有效率为85%，对照组总有效率为65%[21]。

2.1.4 脑卒中后便秘 将60例中风后便秘患者随机分为研究组和对照组各30例。所有患者均给予常规基础治疗。对照组患者口服枸橼酸莫沙必利分散片。研究组患者采用升阳益胃汤加减配合推腹法，升阳益胃汤药物组成：黄芪30g、党参15g、羌活6g、独活6g、法半夏15g、枳实10g、当归10g、白芍10g、陈皮6g、柴胡10g、黄连3g、炙甘草10g。结果显示，治疗2个疗程后，研究组总有效率为96.67%，愈显率56.67%；对照组总有效率为86.67%，愈显率30.00%[22]。

2.1.5 功能性消化不良 将258例中老年功能性消化不良患者随机分为研究组180例和对照组（普瑞博思）40例、对照组（胃复安）38例。研究组用升阳益胃汤治疗，药物组成：黄芪30g，半夏、党参、炙甘草、白芍、防风、羌活、独活各9g，橘皮6g，茯苓、泽泻、柴胡、白术、黄连各5g，生姜5片，大枣2枚。结果显示，研究组总有效率为98.33%，对照组（普瑞博思）总有效率为89.7%，对照组（胃复安）总有效率为70.7%[23]。

2.1.6 结肠癌术后胃肠功能紊乱 将80例结肠癌术后化疗并发腹泻患者随机分为研究组和对照组各40例。两组均给予纠正电解质代谢紊乱、纠正酸碱紊乱等治疗。研究组予以升阳益胃汤联合蒙脱石散治疗，升阳益胃汤药物组成：归身10g、黄芪20g、干姜10g、黄连10g、甘草10g、党参18g、川芎8g、羌活10g、柴胡10g、独活10g、陈皮8g、半夏15g、白芍12g。水煎服，每日1剂，早中晚饭前服用，两组均治疗3周。结果显示，研究组总有效率为100.0%，对照组总有效率为75.0%[24]。

2.1.7 胃下垂 将60例胃下垂患者随机分为研究组和对照组各30例。对照组口服多潘立酮片，研究组用升阳益胃汤。药物组成：黄芪30g、半夏15g、人参15g、炙甘草15g、独活9g、防风

9g、白芍药9g、羌活9g、橘皮6g、茯苓5g、柴胡5g、泽泻5g、白术5g、黄连1.5g。将药水煎成400ml，分早中晚饭后温服，1次130ml，每日3次，连用3个月。结果显示，治疗三个月后，研究组总有效率为93.3%，对照组总有效率为70.0%[25]。

2.1.8 幽门螺杆菌性胃炎 将100例幽门螺杆菌性胃炎患者随机分为研究组和对照组各50例。对照组采用单独西药三联疗法，具体为泮托拉唑钠肠溶胶囊＋阿莫西林胶囊＋克拉霉素片。研究组在对照组基础上联合升阳益胃汤治疗方法。升阳益胃汤药物组成：黄芪30g、人参15g、半夏15g、炙甘草15g、白芍药9g、羌活9g、独活9g、防风9g、橘皮6g、柴胡5g、泽泻5g、茯苓5g、白术5g、黄连5g。加减变化：若合并胃脘灼痛及口干口苦，加用苍术10g、蒲公英10g；若合并反酸烧心，加用海螵蛸8g、瓦楞子8g；若合并胃脘刺痛及黑便，加用白及10g；若合并胃脘冷痛及喜温喜按，加用干姜8g、乌药9g；若合并饮食停滞，加用神曲9g、山楂9g。将上述药物与清水作煎煮，并取汁300ml，分早晚2次温服，1个疗程为7日，持续治疗4个疗程。结果显示，研究组总有效率为96%，对照组总有效率为84%[26]。

2.2 神经系统疾病

神经性耳鸣 将80例神经性耳鸣患者随机分为研究组和对照组各40例。对照组口服复方丹参片、ATP片及甲钴胺片。研究组采用升阳益胃汤口服，药物组成：炙黄芪20g、柴胡6g、人参6g、焦白术12g、防风3g、羌活3g、独活3g、法半夏12g、陈皮12g、茯苓12g、泽泻12g、白芍10g、黄连3g、生姜12g、大枣10g。上方煎成350ml药液，分早、中、晚3次，饭后服。两组均连续观察15日。结果显示，研究组总有效率为87.5%，对照组总有效率为67.5%[27]。

2.3 皮肤科

2.3.1 荨麻疹 将81例寒冷性荨麻疹患者随机分为研究组49例，对照组32例。对照组给予依巴斯汀，15日为1个疗程，共服用2个疗

程。研究组用升阳益胃汤加减，药物组成：黄芪20g、白术10g、陈皮10g、茯苓15g、甘草5g、当归10g、川芎10g、白芍10g、熟地黄15g、防风7.5g，荆芥7.5g、羌活7.5g、独活7.5g、海风藤30g、白鲜皮15g、地肤子10g、刺蒺藜30g、冬瓜皮10g。每日1剂，水煎取汁300ml，分早晚两次服。15日为1个疗程，共服2个疗程。结果显示，研究组总有效率为93.9%，对照组总有效率为75.0%[28]。

2.3.2 痤疮　将160例脾胃气虚型痤疮患者随机分为研究组和对照组各80例。对照组患者给予阿达帕林凝胶外用，每日1次。研究组则给予升阳益胃汤加减内服，药物组成：黄芪30g、清半夏15g、人参10g、炙甘草15g、白芍15g、陈皮15g、茯苓20g、泽泻9g、柴胡15g、升麻10g、炒白术10g、黄连10g、黄芩10g、浙贝母20g、川芎15g、当归10g。加减变化：口干者加沙参、麦冬；结节、脓肿者加白芷、皂角刺、夏枯草；反酸者加煅瓦楞子、海螵蛸。上药早、中、晚各空腹内服1次，以14日为1个疗程，2个疗程后分析两组患者临床效果。结果显示，研究组总有效率为91.25%，对照组总有效率为77.5%[29]。

2.3.3 湿疹　将72例脾虚湿蕴型湿疹患者随机分成研究组和对照组各36例，对照组给予氯雷他定片（开瑞坦）。研究组患者均用升阳益胃汤加减治疗，药物组成：黄芪30g、法半夏10g、党参15g、炙甘草10g、独活10g、羌活10g、防风10g、白芍10g、陈皮6g、茯苓10g、柴胡6g、泽泻10g、白术10g、黄连3g、白鲜皮10g、地肤子10g。常规水煎取汁400ml，分早晚各温服200ml。加减变化：瘙痒剧烈，加丹参10g、徐长卿10g；皮损肥厚者，加益母草12g、威灵仙6g、秦艽6g；皮损焮红者，加生地20g、丹皮10g。两组分2个疗程进行观察比较，每个疗程定为4周。结果显示，研究组总有效率为91.67%，对照组总有效率为80.56%[30]。

2.4 呼吸系统疾病

2.4.1 慢性咳嗽　将97例慢性咳嗽患者随机分为研究组49例，对照组48例。对照组接受常规西药治疗。口服强力止咳宁、匹多莫德片，连续治疗2周。研究组在对照组基础上接受升阳益胃汤加减联合止嗽散加味治疗。升阳益胃汤组成：黄芪20g、白术15g、半夏12g、炙甘草12g、柴胡12g、泽泻12g、党参10g、黄连10g、陈皮10g、羌活10g。止嗽散组成为百部15g、紫菀15g、桔梗15g、荆芥10g、白前10g、甘草5g、蝉蜕5g。加减变化：盗汗苔黄者去黄连，加生石膏30g；胸闷胸痛者加枳壳15g、瓜蒌10g；痰中带血者加白芨12g、地骨皮10g。以水煎服，取汁300ml，早晚各服一次。7日为1个疗程，连续治疗2个疗程。结果显示，研究组总有效率为93.88%，治疗组总有效率为79.17%[31]。

2.4.2 慢性支气管炎　将98例慢性支气管炎反复急性发作患者随机分为研究组和对照组各49例。两组患者均予一般处理，如戒除烟酒，适当运动锻炼，预防感冒，避免各种理化因素刺激和口服氨茶碱片、盐酸氨溴索口服液，并间隙性低流量吸氧，研究组在以上基础上给予升阳益胃汤口服治疗。药物组成：黄芪30g、法半夏15g、党参15g、炙甘草10g、独活10g、防风10g、白芍10g、羌活10g、陈皮10g、茯苓10g、柴胡10g、泽泻10g、白术10g、黄连10g、生姜5g、大枣2枚、炙麻黄5g、蝉蜕10g、紫石英30g（先煎）。以上药物水煎煮，取汁300ml，分早晚2次服完，每日1剂，连续治疗4周。结果显示，研究组总有效率为89.79%，对照组总有效率为77.55%[32]。

2.4.3 变异性哮喘　将70例反复咳嗽变异性哮喘患者分为研究组和对照组各35例。对照组采用常规西医治疗，给予口服氨茶碱缓释片，孟鲁司特，雾化吸入布地奈德。研究组在此基础上加服升阳益胃汤，药物组成：黄芪30g、太子参15g、黄连5g、法半夏15g、陈皮10g、防风10g、白芍10g、茯苓10g、柴胡10g、白术15g、炙甘草8g。加减变化：对于咳嗽严重者，加百部10g、紫菀10g，痰多、疲倦乏力者加砂仁10g、薏苡仁10g。中药煎制，1次150ml，早晚各1次，第二次翻煎服。连续治疗4周。结果显示，研究组总有效率为77.14%，对照组总有效率为51.43%[33]。

2.4.4 肺癌癌性发热　将80例肺癌癌性发热患者随机分为研究组和对照组各40例。对照组运用消炎痛治疗。研究组采用升阳益胃汤治疗，药物组成：黄芪30g，半夏、炙甘草、西洋参、茯苓各15g，白术、橘皮各10g，白芍、防风、独活、羌活各9g，柴胡、泽泻各6g，黄连3g。每日1剂，水煎后分早晚各1次口服，每次200ml药汁。结果显示，研究组总有效率为87.5%，对照组总有效率为52.5%[34]。

2.5 内分泌系统疾病

糖尿病肾病　将60例早中期糖尿病肾病（脾虚湿困型）患者随机分为研究组和对照组各30例。对照组给予西医常规治疗，研究组在对照组治疗基础上联合升阳益胃汤加减治疗，药物组成：炙黄芪30g、党参15g、法半夏15g、绞股蓝20g、白芍9g、防风9g、北柴胡5g、独活9g、羌活9g、泽泻5g、茯苓30g、白术5g、黄连3g。加减变化：血瘀者加桃仁、红花、川芎、水蛭；水肿明显者加玉米须、白茅根；大便干结者加大黄、决明子。每日1剂，水煎至400ml，分早晚2次服用。2周为1个疗程，共治疗2个疗程。结果显示，研究组总有效率为93.33%，对照组总有效率为66.67%[35]。

2.6 泌尿系统疾病

2.6.1 肾病综合征　将64例肾病综合征患者随机分为研究组和对照组各32例。两组均予以低盐低脂清淡饮食、抗凝药等常规治疗。缬沙坦80mg，用药2个月。研究组加用升阳益胃汤。药物组成：黄芪30g、白术15g、党参20g、白芍15g、柴胡15g、半夏15g、防风10g、羌活10g、茯苓15g、甘草15g、陈皮15g、生姜15g、黄连10g、大枣5枚。水煎，每日1剂，用药2个月。结果显示，研究组总有效率为93.75%，对照组总有效率为75.00%[36]。

2.6.2 慢性肾病　将68例脾胃气虚型慢性肾脏病3~4期患者随机分为研究组和对照组各34例。对照组给予基础治疗。研究组在基础治疗

的同时加服升阳益胃汤，药物组成：黄芪50g、党参20g、白术15g、柴胡15g、防风20g、茯苓20g、泽泻15g、羌活15g、独活15g、白芍20g、防己15g、升麻15g、甘草15g。加减变化：兼湿浊内蕴者加大黄10g、草果仁15g、葛根20g；瘀血阻滞者加桃仁15g、红花15g、丹参20g、川芎15g、当归25g。药物加水1000ml煎至250ml，每日1剂，分早晚温服，疗程为3个月。结果显示，研究组总有效率为90.65%，对照组总有效率为65.62%[37]。

【使用注意】阴虚火旺及实证发热者禁用。

【按语】

1.对升阳益胃汤主治证的认识　①脾胃虚弱，不能运化水湿，故焦树德认为其主治证之湿邪为内生之湿。②脾胃虚弱，正气不足，遇暑夏季节，易感外界湿热邪气。③脾为肺之母脏，二者中任何一方功能异常都会影响到另一方，故本方主治证不仅有脾胃气虚，还当兼有肺气虚。

2.关于"脾虚湿困"和"湿困中州"病机之不同　脾虚湿困和湿困中州虽然都有湿邪，但两者的内在机制不同。①脾虚湿困者，首先在于脾虚，脾的运化功能失司，水湿内聚，水湿作为病理产物，又会加重脾虚；湿困中州者，虽有湿邪内阻，但脾胃之气尚未虚衰。前者强调本虚标实，后者则侧重标实。②脾虚湿困者由于本虚，日久会出现阳虚湿盛；湿困中州者在邪正相争的过程中，湿邪易热化。③对于脾虚湿困者应以健脾为先；湿困中州者重在祛湿[38]。

3.分析升阳益胃汤立方之旨　升阳益胃汤为《内外伤辨惑论》中卷"肺之脾胃虚方"的主方，有秋降之意。肺的正常肃降有助于体内津液的代谢，促进脾升胃降。另外组方中包含了补药和风药，体现了斡旋气机的思想[39]。

4.类方比较　升阳益胃汤、补中益气汤、举元煎均能调节气机。升阳益胃汤能益肝脾而去湿热，补中益气汤重气的提升，加当归又有补血活血的作用，举元煎与补中益气汤组方相似，可以看成补中益气汤去当归、陈皮、柴胡而成，以补气作用为主，行气之力较弱。

5."脾虚湿阻"可波及五脏六腑 脾胃居中央，化生的气血津液，是五脏六腑生命活动的物质基础。心主血脉，心气推动血液在脉管中运行，而脾统血，其可统摄血液不流于脉外；肺通调水道，通过宣发与肃降促进一身津液的运行；肝主疏泄，核心在于调节气机；肾主水，代谢全身水液；三焦是人体气和津液运行的通道。脾虚湿阻后，人体能量物质首先不足，造成五脏六腑不能及时被濡养，再者可阻碍气血津液的运行与生成[40]。

参考文献

[1] 王志刚，李逢菊，周正杰.人参口服中药制剂的研究综述[J].科技信息，2008，25(35)：448.

[2] 岳可心.传统方剂"升阳益胃汤"的化学研究[D].吉林：吉林大学，2019.

[3] 杨阔，韩毅，刘华一，等.升阳益胃汤对溃疡性结肠炎模型大鼠HIF-1、TAK-1表达的影响[J].陕西中医，2020，41(7)：853-855.

[4] 董晓峰，张弢，周语平，等.升阳益胃汤对胃癌前病变模型大鼠NF-κB表达及微血管密度的影响[J].中医研究，2019，32(9)：66-70.

[5] 张艺琼.升阳益胃汤对慢性萎缩性胃炎(CAG)大鼠Th1/Th2平衡以及EGF表达的影响[D].兰州：甘肃中医药大学(原名：甘肃中医学院)，2015.

[6] 沙伟.升阳益胃汤阻断萎缩性胃炎大鼠细胞TLR4信号转导通路的研究[D].兰州：甘肃中医药大学(原名：甘肃中医学院)，2015.

[7] 周语平，张艺琼，刘光炜，等.升阳益胃汤对慢性萎缩性胃炎大鼠胃组织TLR4和IL-6的影响[J].内蒙古中医药，2014，33(36)：63，68.

[8] 曾耀明，郑伟伟，余维微，等.升阳益胃汤对腹泻型肠易激综合征模型大鼠血钙基因相关肽及5-羟色胺的影响[J].浙江中西医结合杂志，2014，24(11)：967-969，1039.

[9] 冯玉华，杨育同.升阳益胃汤及其拆方改善复合应激因素致慢性疲劳模型大鼠肾功能的研究[J].中国中西医结合肾病杂志，2019，20(2)：134-135.

[10] 周乐.黄芪中的活性成分毛蕊异黄酮的吸收、代谢特征研究[D].南京：南京中医药大学，2014.

[11] 邹德龙，梁征洋，李在斯.李冀教授运用升阳益胃汤治疗内科杂病验案举隅[J].中医药信息，2016，33(6)：76-78.

[12] 梁雪，孔菲.段富津教授运用升阳益胃汤举隅[J].中医药信息，2008，25(4)：46-47.

[13] 李秋实，姜德友.姜德友运用升阳益胃汤验案5则[J].上海中医药杂志，2015，49(11)：22-27.

[14] 杨涛，张炜宁，梁长才.程丑夫运用升阳益胃汤辨治气虚湿热型病理性疲劳经验[J].中国中医药信息杂志，2019，26(1)：125-127.

[15] 王靖靖，程丑夫，梁涛，等.程丑夫教授运用升阳益胃汤治疗痿痹经验[J].湖南中医药大学学报，2015，35(2)：34-35.

[16] 王宇光，张琪.张琪运用升阳益胃汤治疗内伤杂病经验[J].中医杂志，2011，52(S1)：44-45.

[17] 朱永志，张玉梅.张琪运用升阳益胃汤治疗慢性肾病经验[J].中医杂志，1993，34(3)：141-142.

[18] 郝淑兰，王惠源，杨丽芳.王晞星教授应用升阳益胃汤治疗肿瘤经验[J].河北中医，2007，29(5)：390-391.

[19] 吕小燕，冯五金，苏娟萍.从胃泌素-17探讨升阳益胃汤防治萎缩性胃炎的作用机制[J].中药药理与临床，2019，35(2)：141-144.

[20] 王国庆，顾丽梅，朱晓锋.加减升阳益胃汤联合XELOX方案治疗晚期胃癌的临床观察[J].内蒙古中医药，2014，33(35)：26-27.

[21] 范剑薇，江伟，唐丽娟.升阳益胃汤加减对腹泻型肠易激综合征患者疗效及生活质量的影响[J].中成药，2012，34(4)：608-632.

[22] 梁云云.升阳益胃汤加减配合推腹法治疗中风后虚秘的临床观察[D].广州：广州中医药大学，2017.

［23］郭龙.升阳益胃汤治疗中老年功能性消化不良临床疗效观察［J］.中医药学报，1998，13（5）：19-20.

［24］温柔.升阳益胃汤联合蒙脱石散对结肠癌术后化疗并发腹泻的治疗效果［J］.中国现代药物应用，2020，14（21）：218-220.

［25］彭勇.升阳益胃汤加减治疗胃下垂的临床疗效观察［J］.中国中西医结合消化杂志，2014，22（5）：284-285.

［26］郭腾飞，张文青，陈晶.升阳益胃汤治疗幽门螺杆菌性胃炎的临床疗效观察［J］.中国现代药物应用，2020，14（9）：194-196.

［27］杜锐玲.升阳益胃汤治疗神经性耳鸣临床疗效观察［J］.光明中医，2013，28（8）：1621-1622.

［28］李殿文，王萍.升阳益胃汤加减治疗寒冷性荨麻疹疗效观察［J］.中国中西医结合皮肤性病学杂志，2010，9（3）：182.

［29］王肃杰.升阳益胃汤加减对脾胃气虚型痤疮患者的疗效［J］.智慧健康，2020，6（23）：176-178.

［30］段垚，唐俊.升阳益胃汤加减治疗脾虚湿蕴型湿疹36例临床疗效观察［J］.世界最新医学信息文摘，2019，19（60）：196-198.

［31］侯瀚翔，刘归.升阳益胃汤加减联合止嗽散加味治疗慢性咳嗽的临床效果［J］.河南医学研究，2018，27（22）：4114-4115.

［32］张其瑞，王杰，邓广业.升阳益胃汤预防慢性支气管炎复发及对免疫功能的影响［J］.世界中医药，2020，15（18）：2776-2780.

［33］陈境烨，张同泰，杨日丰.升阳益胃汤治疗反复咳嗽变异性哮喘的临床价值［J］.中医临床研究，2019，11（22）：85-87.

［34］肖彩宏，赵永心，樊霞.升阳益胃汤治疗肺癌癌性发热的效果分析［J］.中医临床研究，2017，9（27）：108，116.

［35］谢豪杰.升阳益胃汤加减治疗糖尿病肾病（脾虚湿困型）的临床观察［J］.实用中西医结合临床，2019，19（11）：72-73.

［36］樊孟飞.升阳益胃汤联合缬沙坦治疗肾病综合征疗效观察［J］.实用中医药杂志，2020，36（4）：484-485.

［37］刘春光，迟继铭，王君红.升阳益胃汤治疗脾胃虚弱型慢性肾脏病3~4期蛋白尿的临床疗效观察［J］.中国中西医结合肾病杂志，2020，21（7）：605-608.

［38］谢辅弼.浅谈脾虚湿困和湿困中州之异［J］.四川中医，1985，4（4）：9.

［39］邵卫荣.升阳益胃汤探析及临床应用体会［J］.浙江中医杂志，2015，50（9）：683-684.

［40］陈浩，朱绚绚，谢情江，等.基于现代医学思维视角下脾虚湿阻型单纯性肥胖症中医整体观科学化再思考［J］.江西中医药大学学报，2021，33（1）：1-4.

❧ 清胃散 ❧

金《兰室秘藏》
Qingwei San

【概述】清胃散最早见于金代李东垣《脾胃论》，后被《兰室秘藏》所载，"当归身、择细黄连、生地黄（酒制）各三分，牡丹皮五分，升麻一钱。上为细末，都作一服，水一盏半，煎至一盏，去滓，带冷服之。"功能为"清胃凉血"，主治胃火牙痛。症见牙痛牵引头痛，面颊发热，其齿喜冷恶热，或牙宣出血，或牙龈红肿溃烂，或唇舌腮颊肿痛，口气热臭，口干舌燥，舌红苔黄，脉滑数。金元时期李东垣在其论著《脾胃论》中擅用升麻突出其升阳举陷之功效。后世医家对清胃散的理论和临床进行了丰富及研究，如治疗疮疡等。现代有将清胃散开发为片剂的研究，优化了清胃散的最佳水提工艺。清胃散主要具有镇痛和促进小肠蠕动的药理作用。现代广泛应用于治疗耳鼻喉科疾病、儿科疾病、皮肤科疾病、消化系统疾病、神经系统疾病等，尤其对急性根尖周脓肿、复发性口腔溃疡、小儿疱疹性咽峡炎等疗效确切。

【历史沿革】

1.原方论述 金代李东垣《兰室秘藏》载："治因服补胃热药，致使上下牙疼痛不可忍，牵引头脑、满面发热，大痛。足阳明之别络入脑，喜寒恶热，乃是手足阳明经中热盛而作也。其齿喜冷恶热。"该汤剂组成：当归身、择细黄连、生地黄（酒制）各三分，牡丹皮五分，升麻一钱。上为细末，都作一服，水一盏半，煎至一盏，去滓，带冷服之。

2.后世发挥 自金代至清朝，后世医家对清胃散进行了充分挖掘、整理、传承与发挥，介绍如下。

清代汪昂《医方集解》中的清胃散多了石膏一药，用其泻阳明火热。清代吴谦根据临床特点灵活化裁清胃散，在《医宗金鉴》"杂病心法要诀"中倍用升麻、丹皮；在"幼科心法要诀"中增加煅石膏、灯心草，煅石膏较生石膏少寒凉之性，在清热的同时对正气损害较小；在"眼科心法要诀七十八"中清胃散的组成剂量为柴胡、黄芩、车前子、石膏、防风、桔梗、玄参、大黄各一钱，用于眼睑内赘生物的治疗，虽与原方组成、剂量、主治皆不同，但组方思想一致，皆以清热为本。清代张璐在《张氏医通》中增加了三钱川芎，体现了"痛则不通"，故用活血之品以通瘀堵的思想。

清胃散虽然方简，但治法上体现了清热、凉血、透邪的融合，在临床上有极大的应用空间。

3.同名异方 清胃散的同名异方分析见表46-1。

表46-1　清胃散的同名异方分析表

朝代	作者	出处	药物组成	功能主治	制法及用法	变化情况（与原方比较）
明	汪机	《外科理例》	归身（酒拌一钱），黄连、生地黄（酒拌各一钱），牡丹皮（一钱半），升麻（二钱）	治胃经湿热，牙齿或牙龈肿痛，或牵引头痛，或面发热	水二盅，煎七分。食远服	该方当归身为酒拌，组方药物剂量均有变化
明	薛己	《正体类要》	生地黄（五分）、升麻（一钱）、牡丹皮（五分）、当归（酒洗，五分）、黄连（五分）	治血伤火盛，或胃经湿热，唇口肿痛，牙龈溃烂，或发热恶寒等症	用水煎服。如痛未止，黄芩、石膏、大黄之类，皆可量加	该方生地黄未采用酒制法，而当归为酒洗
清	吴谦	《医宗金鉴》卷五十一	生地、丹皮、黄连、当归、升麻、石膏（煅）	清胃泻火。治小儿热蓄于胃，牙根肿如水泡，胀痛难忍，名曰重龈	用灯心为引，以水煎服	该方未明确药物剂量，在原方基础上加煅石膏而成
清	吴谦	《医宗金鉴》卷六十三	姜黄、白芷、细辛、川芎各等分	主治骨槽风初起。乃手少阳三焦，足阳明胃二经风火，起于耳前，连及腮颊筋骨隐痛，肿硬难消，热不盛者	上为细末。先以盐汤漱口，再以此散擦牙痛处	该方药物组成与原方不同
清	唐容川	《血证论》	生地三钱、当归三钱、丹皮三钱、黄连二钱、升麻一钱、甘草一钱	方治脏毒，义取清火	未明确	该方在原方药物组成上加甘草

【名方考证】

1.本草考证

1.1 当归身 "当归"之名最早见于《神农本草经》。经考证,本方所用当归为伞形科植物当归 *Angelica sinensis* (Oliv.) Diels 的干燥根,与《中国药典》2020年版记载一致。

1.2 黄连 "黄连"之名最早见于《神农本草经》。经考证,本方所用黄连为毛茛科黄连属植物黄连 *Coptis chinensis* Franch.、三角叶黄连 *Coptis deltoidea* C.Y.Cheng et Hsiao 和峨眉黄连 *Coptis omeiensis* (Chen) C. Y. Cheng 的干燥根茎。《中国药典》2020年版载黄连为毛茛科植物黄连 *Coptis chinensis* Franch.、三角叶黄连 *Coptis deltoidea* C.Y.Cheng et Hsiao 或云连 *Coptis teeta* Wall. 的干燥根茎。

1.3 生地黄 "地黄"之名最早见于《神农本草经》。经考证,本方所用地黄为玄参科植物地黄 *Rehmannia glutinosa* Libosch. 的新鲜或干燥块根,与《中国药典》2020年版记载一致。

1.4 牡丹皮 "牡丹皮"以"牡丹"之名最早见于《神农本草经》。经考证,本方所用牡丹皮为毛茛科植物牡丹 *Paeonia suffruticosa* Andr. 的干燥根皮,与《中国药典》2020年版记载一致。

1.5 升麻 "升麻"之名最早见于《神农本草经》。经考证,本方所用升麻为毛茛科升麻属 *Cimicifuga* L. 植物的干燥根茎。《中国药典》2020年版载升麻为毛茛科大三叶升麻 *Cimicifuga heracleifolia* Kom.、兴安升麻 *Cimicifuga dahurica* (Turcz.) Maxim. 或升麻 *Cimicifuga foetida* L. 的干燥根茎。

2.炮制考证

2.1 生地黄 清胃散中生地黄的炮制方法为"酒制"。现代有炮制品生地黄(酒)。

2.2 其他 其他药味均为生品。

3.剂量考证

3.1 原方剂量 当归身、择细黄连、生地黄(酒制)各三分,牡丹皮五分,升麻一钱。

3.2 折算剂量 金代1两合今之41.30g,1钱为4.13g,1分为0.413g。故本方处方量为当归身、择细黄连、生地黄(酒制)各1.239g,牡丹皮2.065g,升麻4.13g。

3.3 现代用量 根据全国中医药行业高等教育"十四五"规划教材《方剂学》,处方量为当归身6g、黄连6g、生地黄(酒制)6g、牡丹皮9g、升麻9g。

【药物组成】 当归身、择细黄连、生地黄(酒制)各三分,牡丹皮五分,升麻一钱。

【功能主治】 清胃凉血。主治胃火牙痛。牙痛牵引头痛,面颊发热,其齿喜冷恶热,或牙宣出血,或牙龈红肿溃烂,或唇舌腮颊肿痛,口气热臭,口干舌燥,舌红苔黄,脉滑数。

【方义分析】 本方所治诸症皆为胃中热邪内蓄,蕴而化火,循经上炎所致。胃火上炎则牙痛牵引头疼、面颊发热、口气热臭、唇舌腮颊肿痛,甚则牙龈红肿溃烂;胃为多气多血之腑,胃火伤及血络,则牙宣出血;口干舌燥、舌红苔黄、脉滑数,为胃热津伤之候。治宜清胃凉血。

方用黄连为君,因其泻火力强,可直折胃腑之热,重用升麻,一则清热解毒增黄连清胃之功,二则辛散透邪,宣达郁遏之火,为臣药,黄连与升麻相伍,泻火而无凉遏之弊,散火而无升焰之虞。生地凉血滋阴,丹皮凉血清热,亦为臣药,当归养血活血,以助消肿止痛,为佐药,升麻兼以引经为使。诸药合用,使胃火得清,则诸症可愈。

配伍特点:清胃辅以凉血,意在气血同治,两火配以疏散,意在"火郁发之"。诸药合用,上炎之火得降,血分之热得清,则诸症悉除。

【用法用量】

1.古代用法用量 上为细末,都作一服,水一盏半,煎至一盏,去滓,带冷服之。

2.现代用法用量 以上五味,磨细日服1剂,加水450ml,煎至300ml,冷服。

【药学研究】

1.资源评估 方中当归、黄连、生地黄、牡丹皮、升麻目前均以人工栽培为主。

当归在微酸性至中性土壤中生长较好,宜选择土层深厚,肥沃疏松,排水良好,富含有机质的砂壤土、腐殖土，主产于甘肃岷县、渭源、漳县、武都、文县一带及云南省曲靖市沾益县，其中以岷县所产的"岷归"产量最大，质量最佳。

黄连栽培时宜选海拔1400~1700m半阴半阳的缓坡地最为适宜，味连主产于重庆石柱县，四川洪雅、峨眉等地，湖北、陕西、甘肃等地亦产，雅连主产于四川洪雅、峨眉等地，云连主产于云南德钦、碧江及西藏东南部。

地黄喜温暖气候，较耐寒，以阳光充足、土地深厚、疏松、肥沃的砂质土壤栽培为宜，现人工种植的主产区为河南、河北、山东、山西等地，其中主产于河南焦作地区的道地药材被称为怀地黄。

牡丹是深根植物，以土层深厚、疏松肥沃、排水透气性能良好的砂质壤土或轻壤土为宜，酸碱度以微酸性至中性为好，安徽是牡丹皮的道地产区，以安徽铜陵县凤凰山出产的牡丹皮为最佳，被称为凤丹皮，安徽省南陵县出产牡丹皮同样量多质优，被称为瑶丹皮，而陕西、山西、四川、重庆等地亦为牡丹皮的主产区。

升麻对光线要求较严格，大多数是散射光，占生长发育期55%~65%，少数是直射光，占生长发育期45%~35%，兴安升麻主产于黑龙江、河北、山西、内蒙古、辽宁、吉林、河南、湖北亦产；大三叶升麻主产于辽宁、吉林、黑龙江等地；升麻主要以四川为其道地产区。

2.制剂研究

2.1 制备方法 原文载："上为细末，都作一服，水一盏半，煎至一盏，去滓"。宋金元时期一盏为东汉一升约合300ml，金代李东垣遵其用量，因此制备方法为取本方，粉碎粒度为过4目筛，加水450ml，煎煮至300ml。

《兰室秘藏》的清胃散沿用东汉度量衡，则其总药量大约为9.9g，其加水量为总药量的45倍，药液煎至总药量的30倍。

2.2 制备工艺 原方是煮散，现代有报道对清胃散开发为片剂的研究：①取各中药饮片预处理，称量后置入粉碎机粉碎至80~200目，采用超音速气流粉碎至1~10微米，得不同中药微米粉，备用。②取60%的生地黄、当归、牡丹皮微米粉用6~12倍量的30%~90%醇水溶液混合浸泡1~2天，回流提取3次，同时提取水溶性、醇溶性、酯溶性三种有效药物成分，回收酒精，得提取物以备用。③取60%的黄连、升麻微米粉，采用自主研发的超声波分散粉碎萃取设备分别进行分散提取，超声功率为：800~3000W、超声频率：28~120KHz、提取时间为10~100分钟，得提取物以备用。④所得中药萃取物，采用自主研发的纳米球磨机研磨4~16小时，得粒径分布为50~1000纳米的纳米粉，备用。⑤取40%的各中药微米粉，用水浸泡两小时后用中药煎药机水煎煮3次，煎液合并过滤，滤液浓缩，得浸膏或水煎浓缩液以备用。⑥将步骤二、步骤三、步骤四所得中药萃取物、纳米粉根据需要以及其不同的药性、药理作用，可分别采用层离、大孔吸附、凝胶分子筛选、模分离、超速离心等技术进行制备，得到不同的药物单体、有效部位、有效物质群等药物原料。⑦所得药物原料采用高压乳匀法、包合技术、固体技术、研磨法、溶剂-熔融法、挤压法、复凝聚法、乳化交联法、聚合分散法、熔融法、冷冻干燥法等技术制备成纳米粒、毫微粒、微米脂质体、纳米脂质体、固体脂质纳米粒、纳米聚合物胶束、药质体、纳米乳、脂质微球、微囊、微乳、脂质液体、纳米膜、纳米混悬液、微胶囊等原料药。制备出的原料药粒径分布在10纳米~10微米之间。⑧所得中药浸膏或水煎浓缩液和步骤七所得纳米粒、脂质体、纳米乳、微囊等原料药中的一种或多种按配方比例进行混合。⑨采用全自动胶囊灌装机分别灌装成硬胶囊和软胶囊[1]。清胃散最佳煎煮工艺为：取处方量最粗粉饮片至陶瓷锅中，加水225ml，武火煮沸后文火100W煎煮50分钟，用1层300目尼龙布过滤即得[2]。

3.质量控制
该方含有盐酸小檗碱、阿魏酸等物质，可以将其作为质量控制的指标。现有文献报道采用HPLC测定清胃散中盐酸小檗碱和阿魏酸的含量[3]。采用Box-Behnken设计法对清胃散水提工艺中浸泡时间、加水量和煎煮时间等因素进行考察，优化清胃散的最佳水提工艺[4]。

【药理作用】

1.药效作用　根据清胃散的功能主治进行了药效学研究，主要具有镇痛和促进小肠蠕动的作用。

1.1 镇痛　在小鼠扭体实验中，4.55g/kg、9.10g/kg、18.20g/kg清胃散灌胃1次能够显著减少醋酸致痛小鼠扭体次数[5]。

1.2 促小肠蠕动　4.55g/kg、9.10g/kg、18.20g/kg清胃散灌胃1次能够显著增加墨汁在NIH小鼠和Wistar在小肠内推进的距离[5]。

2.安全性评价　在急性毒性研究中，清胃散合煎复方、单煎复方、药单复方81.9g/kg单日内给药2次，连续观察7天未见有小鼠死亡。三者给药剂量超过人用量100倍以上，未见明显毒副作用[5]。

3.体内过程　小檗碱是清胃散君药黄连的主要有效物质之一，在大鼠体内药动过程中质量浓度在5~1000ng/ml（r=0.9989）线性关系良好，平均回收率大于85%，日内、日间 RSD 均小于15%。大鼠灌胃黄连提取物1.2、2.4、4.8g/kg后，用非房室模型计算药动学参数，小檗碱的AUC平均值为707.91，1220.32，2，424.62h/（ng·ml）；$T_{1/2}$平均值为1.89，2.29，4.79h；C_{max}平均值为：315.78，501.58，584.57ng/ml；T_{max} 均 为 1h；小檗碱在体内过程符合一级速率过程[6]。

【临床应用】

1.临床常用

1.1 临床主治病证　清胃散常用于治疗胃火上炎之牙痛。临床表现主要为牙痛牙肿、口臭齿衄、口干舌燥，舌红苔黄，脉滑大而数等。临床应用以牙龈肿痛、口舌生疮为辨证要点。

1.1.1 胃经火热　治疗口周红疹，清胃散加生石膏（先煎）、玄参、生栀子、连翘、竹叶。治疗荨麻疹，清胃散加白僵蚕、蝉蜕。

1.1.2 其他　治疗胃疮属热证者，用清胃散加蒲公英、白术、茯苓、延胡索、薏苡仁。治疗便秘，用清胃散加百合、玄参、麦冬、柏子仁。治疗泄泻，用清胃散加秦皮、白头翁、槐花、木

香、茯苓。治疗胁痛，用清胃散加大黄、芒硝、金钱草、蒲公英。治疗面疮，用清胃散加连翘、银花、板蓝根、虎杖、蒲公英。治疗风邪郁于皮肤引起的瘙痒，用清胃散加白芍、全蝎、蝉蜕、防风。

1.2 名家名师名医应用

1.2.1 口疮　程丑夫运用清胃散治疗口腔溃疡。证属胃热壅盛，治当清泻胃热。方药组成以银翘清胃散合乌贝散加石膏30g、防风10g、儿茶10g、白花蛇舌草15g、甘草6g[7]。

吴丽萍运用清胃散合泻黄散治疗小儿口疮。受风热之邪，或心脾积热，或虚火上炎，熏蒸口舌而致口疮。治当清胃泄热，健脾化湿。方药组成以清胃散合泻黄散加竹叶、焦神曲、焦山楂、焦麦芽、茯苓、白茅根、蝉蜕各10g，炙甘草3g[8]。

1.2.2 口臭　程丑夫运用清胃散为基本方化裁治疗口臭。证属胃热内盛，浊气上泛，治当清胃降逆，方药组成以清胃散加生石膏30g、藿香10g、茵陈15g、芦根15g、石斛10g、金银花15g、连翘10g、木香6g、砂仁3g、薏苡仁15g、甘草6g[7]。

1.2.3 磨牙　程丑夫运用清胃散为基本方化裁治疗磨牙，证属胃火夹风，治以清泻胃火，疏散风邪。方药组成以清胃散加石膏20g、芦根10g、麻黄3g、白芷6g、全蝎2g、甘草3g[7]。

2.临床新用　清胃散在临床上广泛用于治疗耳鼻喉科疾病、儿科疾病、皮肤科疾病、消化系统疾病、神经系统疾病等，尤其对鼻咽出血及口腔黏膜病、急性根尖周脓肿、复发性口腔溃疡、小儿疱疹性咽峡炎等疗效确切。

2.1 耳鼻喉科疾病

2.1.1 鼻咽出血及口腔黏膜病　将60例鼻咽癌患者随机分为研究组和对照组各30例。对照组予以常规放疗。研究组在对照组治疗的基础上加用导赤散合清胃散：生地黄25g、金银花25g、玄参15g、沙参15g、连翘12g、黄连12g、竹叶10g、栀子10g、牡丹皮8g、升麻8g、牛膝6g、木通6g。每日1剂，连续服用5天，期间停药2天，

直至放疗结束。结果显示，鼻咽出血发生率，研究组为50.00%，对照组为73.33%；口腔黏膜炎发病率，对照组为93.33%，研究组为70.00%[9]。

2.1.2 急性根尖周脓肿 将132例急性根尖周脓肿患者随机分为研究组和对照组各66例。对照组给予甲硝唑复合剂以及牙胶尖行根管治疗。研究组在对照组实施根管治疗后当日开始加用清胃散治疗。药物组成：生地黄15g、生石膏30g、升麻6g、牡丹皮12g、黄连6g、当归10g、酒大黄6g、连翘10g、金银花10g、玄参12g、生甘草5g。加减变化：热毒较甚者，加水牛角、青黛；牙龈出血者，加川牛膝、赤芍；津伤口渴者，加天花粉、石斛；伴咽喉肿痛者，加板蓝根、牛蒡子。水煎服，每日1剂，分早晚2次服用。两组均连续治疗2周。结果显示，研究组总有效率为93.94%，对照组总有效率为81.82%[10]。

2.1.3 复发性口腔溃疡 将142例复发性口腔溃疡患者随机分为研究组和对照组各71例。对照组用思密达。温水漱口，棉签蘸取适量思密达药粉涂抹于患处，按压20秒，30分钟内暂不进食、饮水，每日3次。研究组用清胃散。药物组成：甘草、白术各12g，黄芩、升麻、牡丹皮各15g，玄参、生地黄、黄连20g；加减变化：胃阴虚与心脾热盛加淡竹叶、黄精各15g；脾胃虚弱加山药15g、陈皮15g、党参20g，每日1剂，水煎600ml，早中晚餐后口服，每次300ml。结果显示，研究组总有效率为94.37%，对照组总有效率为76.06%[11]。

2.1.4 急性冠周炎 将97例急性冠周炎患者随机分成研究组48例，对照组49例，对照组给予3% H_2O_2溶液、0.9%氯化钠注射液冲洗冠周，拭干，盲袋内置2%碘甘油，每日1次；研究组采用3% H_2O_2溶液、0.9%氯化钠注射液冲洗冠周，干燥，盲袋内置中药控释药条1条，同时给予清胃散颗粒（由黄连、生地黄、当归、升麻、牡丹皮等组成），每包10g，每次2包，每日3次，冲服，两组均治疗5日后复诊。结果显示，研究组总有效率为91.67%，对照组总有效率为79.59%[12]。

2.1.5 急性牙髓炎 将100例急性牙髓炎患者随机分为研究组和对照组各50例。对照组根据患者的实际病情选择粗细不同根管进行处理。研究组在对照组的基础上给予清胃散口服液，药物组成：当归、生地黄、黄连、牡丹皮、升麻，水煎煮浓缩制成，每日2次，每次125ml，连续服用14日。结果显示，研究组总有效率为96%，对照组总有效率为88%[13]。

2.2 儿科疾病

2.2.1 小儿疱疹性咽峡炎 将65例疱疹性咽峡炎患儿随机分为研究组33例和对照组32例。研究组采用中药加味清胃散煎剂直肠滴注，每日2次。处方：升麻6g、黄连6g、石膏15g、生地黄15g、牡丹皮9g、生大黄6g、石榴皮15g、当归3g。制为中药颗粒剂，以开水冲化，制成250ml。1岁以下50ml，1~3岁100~120ml，3~6岁150~200ml，6岁以上200~250ml，直肠滴入，每日1次。药温为39~41℃。对照组以加味清胃散煎剂按以上剂量每日分2次口服。两组均用药3日为1个疗程，继续观察3日评定疗效。结果显示，研究组总有效率93.93%，对照组总有效率90.63%[14]。

2.2.2 小儿复发性口腔溃疡 将84例复发性口腔溃疡脾胃伏火型患儿随机分为研究组和对照组各42例。对照组给予常规西药治疗。研究组在对照组治疗方法的基础上给予清胃散，药物组成：黄连3g、升麻9g、当归6g、生地黄6g、牡丹皮9g。加减变化：咽部红肿者，加牛蒡子6g、玄参6g；纳差，舌红，苔厚腻者，加焦三仙各12g、鸡内金10g，兼有外感、鼻塞、流涕者，加金银花12g、连翘12g、辛夷（包煎）6g、苍耳子6g；咳嗽者，加桔梗12g、枳壳6g、苦杏仁12g、甘草12g；大便秘结者，加生大黄3g、火麻仁6g。每日1剂，水煎取汁，少量多次频服。2组均连续治疗2周后统计疗效。结果显示，研究组总有效率为95.24%，对照组总有效率为78.57%[15]。

2.2.3 小儿疱疹性龈口炎 将96例疱疹性龈口炎患儿随机分为研究组和对照组各48例。两组均采用一般治疗：加强口腔护理，勤喂水，在溃疡表面涂5%的金霉素鱼肝油。对照组加用阿昔洛韦静脉滴注。研究组加用玉女清胃散，药物组成：石膏10g，知母、升麻、牛膝、丹皮各4g，栀子、生地黄、茯苓各6g，麦冬5g，黄连、甘草各3g。两组均以7日为1个疗程。结果显示，研究组总有效率为89.6%，对照组总有效率为70.8%[16]。

2.2.4 小儿功能性便秘 将66例小儿功能性便秘患儿随机分为研究组35例和对照组31例。两组均采取药食同用综合性治疗，适当加强体育活动，多食粗纤维食物，以促进胃肠蠕动，加快食物残渣排泄。对照组口服麻仁丸，研究组服用清胃散，药物组成：生大黄5g，白术、黄芪、火麻仁各10g，杏仁5g，当归、麦冬、生地黄、玄参各8g，枳壳、厚朴各10g，白芍8g，甘草5g。制成超细可溶颗粒，呈甜味微苦，口感较好，每袋10g，每周岁每次1g，每日3次。1周为1个疗程，治疗1~3个疗程后观察疗效。结果显示，研究组总有效率为94.3%，对照组总有效率为71.0%[17]。

2.3 皮肤科疾病

2.3.1 寻常痤疮 将120例寻常痤疮患者随机分为研究组80例和对照组40例。对照组口服四环素片、维生素B_6，4周为1个疗程。研究组：①采用清胃散加减治疗。药物组成：牡丹皮15g、赤芍15g、生地黄15g、黄连10g、黄芩15g、金银花15g、连翘15g、石膏10g、丹参15g、白花蛇舌草15g、夏枯草15g、茵陈30g。每日1次，水煎分2次口服。②针刺治疗。上述两种方法，均于月经前7天开始治疗，1周为1个疗程。两组均连续治疗2个疗程后观察疗效，治疗期间停用其他治疗。结果显示，研究组总有效率为90%，对照组总有效率为75%[18]。

2.3.2 激素依赖性皮炎 将60例面部激素依赖性皮炎患者随机分为研究组和对照组各30例。对照组口服盐酸非索非那定胶囊，外用治疗同研究组。研究组采用清胃散加减治疗，药物组成：生地黄15g、当归12g、丹皮10g、蚤休10g、荆芥10g、防风10g、蝉蜕6g、玄参15g、黄芩12g、

地骨皮15g、升麻6g、甘草6g，加减变化：红斑、丘疹明显者加丹参15g、大黄10g，痒甚者加浮萍8g、皂角刺12g，每日1剂，水煎2次，每次煎汁150ml口服。皮肤红肿者，给予0.9%生理盐水冷湿敷；皮肤干燥、紧绷者，外用尿素维E乳膏。2组均以10日为1个疗程，治疗4个疗程后统计疗效。结果显示，研究组总有效率为90%，对照组总有效率为70%[19]。

2.3.3 玫瑰痤疮 将96例Ⅰ型玫瑰痤疮患者随机分为研究组、对照1组、对照2组各32例。对照1组患者面部涂抹光子专用冷凝胶，3~5次为1个疗程，治疗间隔周期为4周。对照2组患者予清胃散加味治疗，每日1剂，日煎2次，温服，1个月7剂为1个疗程，疗程6个月。加减变化：肺胃热盛型加枇杷叶、桑白皮、北沙参；热毒蕴肤型加赤芍、赤茯苓、川芎、红花；气滞血瘀型加夏枯草、赤芍、川芎、老葱。研究组结合对照1组和对照2组的治疗方法。结果显示，研究组总有效率为66.67%，对照1组总有效率为35.48%，对照2组总有效率为14.81%[20]。

2.4 消化系统疾病

2.4.1 胆汁反流性胃炎 将96例脾胃湿热型胆汁反流性胃炎患者随机分为研究组与对照组各48例。对照组给予常规治疗，吗丁啉1次1片，1日3次，餐前口服。研究组给予加味清胃散治疗，药物组成为甘草、升麻、黄连等各6g，法半夏、厚朴、丹皮各9g，白芍12g。加减变化：口臭、口苦尤甚者加竹茹；腹胀尤甚者加大腹皮；食滞明显者加焦麦芽、焦山楂、焦神曲；湿热尤甚者加薏苡仁，每日1剂，加水煎煮取汁400ml，分为2袋，早晚温服。两组患者均持续治疗30日。结果显示，研究组总有效率为95.83%，对照组总有效率为81.25%[21]。

2.4.2 功能性消化不良 将60例功能性消化不良脾胃湿热证患者随机分为研究组和对照组各30例。对照组予多潘立酮片10mg，每日3次餐前30分钟服用。研究组予清胃散加味方治疗。药物组成为生地黄15g、黄连4g、牡丹皮6g、升麻6g、茯苓12g、淡竹叶6g、半夏9g、生薏苡仁15g、

厚朴花6g、玫瑰花6g。加减变化：胃脘疼痛加延胡索15g、白芍9g、炙甘草6g；泛酸、烧心加海螵蛸9g、吴茱萸5g；腹胀明显加枳实10g。每日1剂，水煎2次取汁300ml，分早、晚2次餐后服，2组疗程均为4周。结果显示，研究组总有效率为90%；对照组总有效率为76.7%[22]。

2.4.3 浅表性胃炎 将78例浅表性胃炎患者随机分成研究组和对照组各39例。对照组应用雷贝拉唑肠溶胶囊治疗，剂量为每日2片，早晨服用。研究组在对照组的基础上，结合应用清胃散治疗。清胃散的药物组成为黄连10g、当归15g、生地黄15g、牡丹皮10g、生石膏10g、苦参10g、陈皮10g、半夏10g、升麻6g、柴胡6g。加减变化：对伴有疼痛加重者，加没药、乳香以及延胡索；对伴有反酸者，加旋覆花、瓦楞子以及莱菔子；对伴有失眠者，加合欢皮、夜交藤以及茯神。每日1剂，分早晚服用。两组疗程为4周。结果显示，研究组总有效率为89.74%，对照组总有效率为69.23%[23]。

2.4.4 内痔 将160例社区Ⅰ、Ⅱ期内痔患者随机分为研究组和对照组各80例。对照组外用马应龙麝香痔疮膏，每日2次。研究组患者按照针刺结合清胃散加味治疗方案予以同步的针刺和汤药治疗。清胃散加味的药物组成为升麻15g、葛根15g、当归12g、生地黄15g、牡丹皮12g、赤芍12g、黄连3g、黄柏12g、柴胡10g。加减变化：风热肠燥证加侧柏叶15g、生槐米10g、玄参15g、火麻仁15g；湿热下注证加紫花地丁15g、蒲黄炭10g、茜草炭10g、仙鹤草30g；气滞血瘀证加桃仁10g、红花10g、延胡索10g，脾虚气陷证加黄芪30g、白术15g，每日1剂。两组均以10日为1个疗程。结果显示，研究组总有效率为92.5%，对照组总有效率为73.75%[24]。

2.5 神经系统疾病

三叉神经痛 将62例三叉神经痛患者随机分为研究组和对照组各31例。对照组服卡马西平治疗，最大剂量不超过每天1000mg，以每7天为1个疗程，治疗最长不超过4个疗程。研究组卡马西平片服用量为每次100mg，每日3次，以

后每天卡马西平剂量不变，在此基础上加清胃散加味服用治疗。清胃散加味药物组成：升麻6g、黄连3g、黄芩9g、当归9g、生地10g、牡丹皮10g、防风6g、白芷10g、地龙10g、全蝎6g。每日1剂，水煎，早晚饭后服，7日为1个疗程，治疗最长不超过4个疗程。结果显示，研究组总有效率为93.5%，对照组总有效率为64.5%[25]。

【使用注意】实热牙痛慎用本方。

【按语】

1.关于清胃散方中何为君药问题 ①黄连为君药。清胃散所治的牙痛是由胃火引起，黄连可清中焦火热，故可为君。②升麻为君药。从"为君者最多"的角度看，本方升麻用至一钱，用量最大。③生地黄为君药。火为阳邪，易伤营阴，生地黄有滋阴清热凉血的作用，故亦可为君药。临床中可根据患者病情程度不同而使用不同药物作其君药[27]。

2.清胃散所主治的胃热属虚、属实以及在气、在血的分析 清胃散中有清热之黄连，还有凉血之丹皮，活血养血之当归，养阴之地黄，可见热邪已经伤及阴血，故此时胃热呈现为虚实夹杂之象，而气血皆有所伤。若患者表现气分热重，可增加黄连用量，若血分热重，可增加丹皮用量，随症加减[28]。

3.清胃散与玉女煎比较 玉女煎为治疗胃热阴虚牙痛之常用方。玉女煎与清胃散同治胃热牙痛。但清胃散重在清胃火，以黄连为君，属苦寒之剂；配伍升麻，意在升散解毒，兼用生地黄、丹皮等凉血散瘀之品；功能清胃凉血，主治胃火炽盛之牙痛、牙宣等症。玉女煎清胃热而滋肾阴，用石膏为君；配伍熟地、知母、麦冬等滋阴之品，属清润之剂；功能清胃滋肾，主治胃火旺而肾水不足之牙痛及牙宣诸症。

4.清胃散的出处 目前认为李东垣写的书分别是《脾胃论》《内外伤辨惑论》和《兰室秘藏》，《内外伤辨惑论》阐释了对内伤病辨治的独到见解，代表了李东垣的学术思想，《兰室秘藏》是其弟子整理所成之书。清胃散最早见于《脾胃论》，后被《兰室秘藏》所载，自金以来

所用清胃散都是以《兰室秘藏》所载为蓝本加减应用[29]。

5.关于清胃散中升麻的使用 清胃散方中升麻的作用有三，分别为引经、升清、除热。李东垣善用引经药物，升麻为阳明的引经药，清胃散所治诸症皆因阳明胃有热，故用升麻引药入经。升麻有升清、除热之功，常与柴胡配伍升举阳气，此方升麻与寒凉药物一起使用，体现了降中有升，使得郁火可发，胃热得清，诸症自愈[28]。

参考文献

[1] 杨洪舒.一种清胃散整合型新剂型制备技术及其生产方法：中国，102283937A[P].2011-12-21.

[2] 张琦，黄嘉怡，钟宛凌，等.经典名方清胃散的特征图谱及煎煮工艺研究[J].中国中药杂志，2020，45（23）：5607-5613.

[3] 邵进明，曹佩雪，梁光义，等.清胃散拆方中盐酸小檗碱和阿魏酸的含量研究[J].时珍国医国药，2007，18（7）：1546-1547.

[4] 欧丽娜，郑晓丹，毛文伟，等.响应面法优化清胃散水提工艺研究[J].中医药导报，2021，27（11）：87-90.

[5] 崔景朝，陈玉兴，周瑞玲.清胃散单煎与合煎药理作用比较[J].中国医药学报，1998，13（2）：26-29.

[6] 鲍天冬，李玉洁，杨庆，等.LC/MS测定大鼠灌胃黄连提取物后血浆中小檗碱、巴马汀及其药物动力学研究[J].中国实验方剂学杂志，2010，16（13）：186-189.

[7] 胡笛，程丑夫.程丑夫从胃热论治疑难杂症验案4则[J].湖南中医杂志，2017，33（3）：96-98.

[8] 李雁，吴丽萍.吴丽萍教授运用清胃散合泻黄散治疗小儿口疮经验[J].中医儿科杂志，2012，8（2）：11-13.

[9] 廖天华，黄常江，蔡凯.导赤散合清胃散化裁防治鼻咽癌放疗中鼻咽出血及口腔黏膜反应30例[J].西部中医药，2014，27（2）：95-97.

[10] 段松海.甲硝唑复合剂联合清胃散加味治疗急性根尖周脓肿临床观察[J].中国中医急症，2015，24（2）：345-346.

[11] 田晓蓓，孙晋虎，刘宗响.清胃散治疗复发性口腔溃疡随机平行对照研究[J].实用中医内科杂志，2015，29（12）：53-54.

[12] 陈旭斌，吴学军，孙梦华.清胃散颗粒联合中药控释药条治疗急性冠周炎的临床研究[J].中国中医急症，2014，23（10）：1839-1853.

[13] 布斐，郭新星，袁道英.清胃散口服液联合根管治疗术治疗急性牙髓炎临床研究[J].新中医，2019，51（9）：195-198.

[14] 原丹，李君君，施志强，等.加味清胃散煎剂直肠滴注治疗小儿疱疹性咽峡炎临床观察[J].福建中医药，2015，46（1）：14-15.

[15] 伊燕军，王真，徐旭.清胃散加味辅助治疗小儿复发性口腔溃疡脾胃伏火型42例临床观察[J].中医儿科杂志，2019，15（1）：45-48.

[16] 黄胜华.玉女清胃散治疗小儿疱疹性龈口炎[J].湖北中医杂志，2007，29（12）：33-34.

[17] 王丛礼，王芳，姜丕英，等.清胃散治疗小儿功能性便秘35例疗效观察[J].中国中西医结合儿科学，2009，1（4）：358-359.

[18] 陈建荣，李雪琴，王艳丽.清胃散加减配合针刺治疗寻常痤疮80例[J].中国民间疗法，2008，16（5）：41.

[19] 孙跃民，欧阳树.清胃散加减治疗面部激素依赖性皮炎疗效观察[J].中医临床研究，2012，4（5）：59-60.

[20] 朱仁山，宋维芳，林炳基.窄谱脉冲光联合清胃散加味治疗Ⅰ型玫瑰痤疮32例临床观察[J].中国中西医结合皮肤性病学杂志，2019，18（5）：456-459.

[21] 王勋.加味清胃散治疗胆汁反流性胃炎脾胃湿热型临床分析[J].海峡药学，2019，31（7）：165-166.

[22] 杨蓓，鲁承业.清胃散加味方治疗功能性消化不良脾胃湿热证临床观察[J].河北中医，2017，39（7）：1041-1043.

［23］陈锦芬，陈利平.清胃散结合雷贝拉唑肠溶胶囊治疗浅表性胃炎的临床疗效［J］.内蒙古中医药，2020，39（1）：18-20.

［24］倪寿晨.针刺结合清胃散加味治疗社区Ⅰ、Ⅱ期内痔的疗效观察［J］.中医临床研究，2020，12（33）：66-67.

［25］陈春英.清胃散加味联合卡马西平治疗三叉神经痛31例［J］.中医药临床杂志，2008，20（2）：151.

［26］李在斯，马伯艳，马育轩，等.浅辨清胃散君药［J］.中医药信息，2016，33（5）：104-105.

［27］高建忠，窦志芳.清胃散组方的探讨［J］.中医药通报，2011，10（2）：27-28.

［28］万迁迁，郑昱.李东垣《兰室秘藏》学术思想［J］.长春中医药大学学报，2018，34（3）：409-411.

当归六黄汤

金《兰室秘藏》

Dangguiliuhuang Tang

【概述】当归六黄汤最早见于金代李东垣《兰室秘藏》，载该方组成："当归、熟地黄、生地黄、黄芩、黄柏、黄连各等分，黄芪加一倍"，功效为滋阴泻火，固表止汗，主治阴虚火旺之盗汗。方中黄芪的用量是其他药物用量的一倍以益气固表，固未定之阴。原书载该方为治盗汗之圣药，后世医家扩大了当归六黄汤的主治范围，可用于治疗阴虚火旺之盗汗、自汗、肌衄、消渴等证。现代药理研究表明，当归六黄汤具有止汗等作用。临床常用于汗证的治疗，现代广泛应用于治疗内分泌系统疾病、妇科疾病、皮肤科疾病、男科疾病等，如用于治疗糖尿病、围绝经期综合征、湿疹、慢性前列腺炎等疗效显著。

【历史沿革】

1.原方论述　金代李东垣《兰室秘藏》载："治盗汗之圣药也。"该汤剂组成：当归、熟地黄、生地黄、黄芩、黄柏、黄连各等分，黄芪加一倍。上为粗末，每服五钱，水二盏，煎至一盏，食前服，小儿减半服之。

2.后世发挥　后世医家对当归六黄汤治疗汗证的适应病机和方义分析进行了丰富阐释，并拓展了当归六黄汤的临床应用范围，介绍如下。

2.1 对所治盗汗病机的认识

2.1.1 阴虚有火论　原书只叙述该方为治疗盗汗之圣药，而对方剂运用机制未予以阐释，明代汪机《医学原理》认为："治阴虚热乘，盗汗淋漓，法当滋阴清热。是以用当归、地黄滋阴血，黄连、黄芩、黄柏胜火热，黄芪实腠理以止汗。"提出阴虚热乘，滋阴清热治疗盗汗。关于出汗的机制，《内经》言："阳加于阴谓之汗。"盗汗乃人寐而汗出，醒后自止，犹盗贼之瞰人睡而盗之，谓之盗汗，人夜寐之时，营卫之盛衰是产生盗汗的原因之一，清代吴谦《删补名医方论》载："惟阴虚有火之人，寐则卫气行阴，阴虚不能济阳，阳火因盛而争于阴，故阴液失守外走而汗出，寤则卫气复行出于表，阴得以静，故汗止矣。用当归以养液，二地以滋阴，令阴液得其养也。用黄芩泻上焦火，黄连泻中焦火，黄柏泻下焦火，令三火得其平也，又于诸寒药中加黄芪，庸者不知，以为赘品，且谓阳盛者不宜，抑知其妙义正在于斯耶！盖阳争于阴，汗出营虚，则卫亦随之而虚。故倍加黄芪者，一以完已虚之表，一以固未定之阴。"寐时卫行于阴，阴精亏虚，虚火内生，阴津被扰，而见盗汗，故以当归六黄汤滋阴降火。

2.1.2 血虚盗汗论　血亦属于阴液的部分，后世医家有专门论述血虚而致盗汗，血虚不足，虚火内扰，则汗外泄，清代秦之桢《伤寒大白》载：

"盗汗者，睡中乃出，醒则止矣。杂症门，责之血虚有火，故用当归六黄汤等补血凉血。"清代唐容川《血证论》："汗者，气分之水也，血虚则气热，故蒸发其水，而出为汗……睡中盗汗者，睡则气归血分，血不足则气无所归，故气泄而汗出，宜当归六黄汤治之。"以当归、地黄滋养阴血，黄连、黄芩、黄柏祛其火热，黄芪实腠理而汗止。

2.1.3 余邪迫津论 温热病后期，阴气内伤，心火炽盛，而余邪尤在，邪热与心火相争，则津液外泄。清代何廉臣《重订广温热论》："瘥后自汗、盗汗 虽皆属虚候，然温热瘥后，多由余热未清，心阳内炽，以致熏蒸燔灼，津液外泄而汗出。慎勿骤补峻补，苦坚清养为宜，苦坚：如当归六黄汤加减，以育阴泻火固表。"民国裘庆元辑《三三医书·羊毛瘟证论》载："当归六黄汤，治温毒余邪病延日久，阴气大伤，内热心烦，自汗，盗汗，食少神倦，脉象洪大寸短而数，此方主之……按阴虚盗汗，阳虚自汗，余毒伏郁，阴阳气怯，且寐则卫气行阴，阴不济阳，致阳火毒火胜争于阴，故失守而盗汗；其寤则荣气行阳，阳不固密，致阴火毒火胜争于阳，故浮越而自汗；胃为邪火所伤，内热心烦，食少神倦，方用当归、二地滋阴养血，黄芩、黄柏、黄连令三焦上下火平，黄芪实表建中以生神也。"

2.2 主治病证发挥

2.2.1 自汗 《兰室秘藏》载当归六黄汤治疗盗汗，古代医家多认为自汗属阳虚，当实补表阳，盗汗属阴虚，当补阴清火，然则阴虚内热，亦可致自汗。明代虞抟首载当归六黄汤治疗自汗，《苍生司命》云："按汗证，自汗属阳虚；盗汗属阴虚，此自初病言之也。若曾服过参芪而自汗如故者，此由参芪过补，以致精血衰少，为

阴虚生内热而汗出不禁也，治宜养血生精，清热则汗自止，宜用当归六黄汤，加浮小麦为至当。"阐明当归六黄汤可治阴虚内热之自汗，其后明代张景岳《景岳全书》载："阳证自汗或盗汗者，但察其脉证有火，或夜热烦渴，或便热喜冷之类，皆阳盛阴虚也，宜当归六黄汤为第一。"清代程文囿《医述》："元阴之气衰弱，亦有自汗之证。盖阴虚则火动，乘于阴位，阴精被火煎熬，故汗自出也；是犹干竹以火燃之而有油耳，不可用参、芪补气，但补其阴，则火自伏而汗自，若相火乘于阴血而然者，宜补阴药中加知、柏，如阴血被湿热熏蒸而然者，用当归六黄汤。"可见阴虚火动的自汗，当归六黄汤可治之。

2.2.2 肌衄 肌衄即紫斑，为血溢肌肤，表现为皮肤青紫斑点的病证。《张氏医通》首载以当归六黄汤治疗肌衄："肌衄，血从毛孔出者为肌衄；脉数，当归补血汤；脉浮，黄芪建中汤；脉弱，保元汤；脉盛，当归六黄汤"。此言脉盛当是阴虚热赤，邪毒壅盛，脉象搏指有力，以当归六黄汤治疗肌衄可益气养血，凉血解毒，方中黄芪、当归可益气养血，生地黄、熟地黄凉血补血，黄连、黄芩、黄柏分清三焦热毒，诸药相配，共奏益气养血，凉血解毒之功。

2.2.3 消渴 消渴以阴津亏损，燥热偏盛，而以阴虚为本，燥热为标，《杂病广要》载："当归六黄汤，治消渴体虚，宜常服之"。

综上可见，后世医家认为当归六黄汤治疗盗汗的病机不局限于阴虚有火，尚有血虚内热与热邪迫津等，并依当归六黄汤的方义，拓展当归六黄汤的主治范围，用于自汗、肌衄、消渴。

3.同名异方 当归六黄汤的同名异方分析见表47-1。

表47-1 当归六黄汤同名异方分析表

朝代	作者	出处	药物组成	功能主治	制法及用法	变化情况（与原方比较）
明	陶华	《伤寒全生集》	当归、黄连、黄芩、黄柏、黄芪、生地黄、熟地黄、知母	杂证盗汗，寸脉虚浮，尺脉数大无力，乃阴虚火动	加生姜、大枣、浮小麦一撮，水煎服	知母、浮小麦、生姜、大枣的加入，增加了滋阴降火，益气固表的功效

续表

朝代	作者	出处	药物组成	功能主治	制法及用法	变化情况（与原方比较）
清	杨璿	《伤寒瘟疫条辨》	当归二钱、熟地二钱、生地、黄连、黄芩、黄柏各一钱、黄芪（生）三钱、防风一钱、麻黄根一钱、浮小麦一钱	阴虚盗汗	水煎，温服	增加了当归、熟地、黄芪的用量，加味了防风、麻黄根、浮小麦，加强了滋阴敛汗的功效
清	郑玉坛	《彤园医书（小儿科）》	酒洗当归、蜜炙黄芪（各二钱）、生地、熟地、川连、条芩、黄柏（各一钱）、浮小麦（引）	小儿心热，火伤于阴，故身多烦热，每逢睡熟汗出蒸蒸，脉洪而阳浮于外。外用扑汗法，内服当归六黄汤	水煎服	该方明确记载了当归六黄汤中相关药物的炮制方法，并增加了当归的用量，以浮小麦为引
清	朱载扬	《麻症集成》	黄连、黄芩、黄柏、黄芪、地黄（生熟各半）、当归、栀子、浮小麦	火盛热逼，致汗妄流	水煎服	加入栀子清三焦火热，浮小麦敛汗固表
清	朱载扬	《麻症集成》	当归、黄芩、黄柏、麦冬、黄连、生地、熟地	火迫夺汗、血虚者	加浮小麦或旧草席化灰，同煎服	以麦冬易黄芪，增加了凉血养阴的效果

【名方考证】

1.本草考证

1.1 当归 "当归"之名最早见于《神农本草经》。经考证，本方所用当归为伞形科植物当归 *Angelica sinensis*（Oliv.）Diels 的干燥根，与《中国药典》2020年版记载一致。

1.2 地黄 "地黄"之名最早见于《神农本草经》。经考证，本方所用地黄为玄参科植物地黄 *Rehmannia glutinosa* Libosch. 的新鲜或干燥块根，与《中国药典》2020年版记载一致。

1.3 黄芩 "黄芩"之名最早见于《神农本草经》。经考证，本方所用黄芩为唇形科植物黄芩 *Scutellaria baicalensis* Georgi 的干燥根，与《中国药典》2020年版记载一致。

1.4 黄柏 "黄柏"之名最早见于《神农本草经》。经考证，本方所用黄柏为芸香科植物黄皮树 *Phellodendron chinense* Schneid. 的干燥树皮，与《中国药典》2020年版记载一致。

1.5 黄连 "黄连"之名最早见于《神农本草经》。经考证，本方所用黄连为毛茛科黄连属植物黄连 *Coptis chinensis* Franch.、三角叶黄连 *Coptis deltoidea* C.Y.Cheng et Hsiao 或峨眉黄连 *Coptis omeiensis*（Chen）C. Y. Cheng 的干燥根茎。《中国药典》2020年版载黄连为毛茛科植物黄连 *Coptis chinensis* Franch.、三角叶黄连 *Coptis deltoidea* C.Y.Cheng et Hsiao 或云连 *Coptis teeta* Wall. 的干燥根茎。

1.6 黄芪 "黄芪"之名最早见于《神农本草经》。经考证，本方所用黄芪为豆科植物蒙古黄芪 *Astragalus membranaceus*（Fisch.）Bge. var. *mongholicus*（Bge.）Hsiao 或膜荚黄芪 *Astragalus membranaceus*（Fisch.）Bge. 的干燥根，与《中国药典》2020年版记载一致。

2.炮制考证

2.1 熟地黄 根据功能主治，当归六黄汤中熟地黄炮制方法应为"蒸"。现代炮制品有熟地黄（蒸法）。

2.2 其他 其他药味均为生品。

3.剂量考证

3.1 原方剂量 当归、熟地黄、生地黄、黄芩、黄柏、黄连各等分，黄芪加一倍。

3.2 折算剂量 金代1钱合今之4.13g，每服五钱，约为20.65g。其中当归、熟地黄、生地黄、黄芩、黄柏、黄连各2.58g，黄芪5.16g。

3.3 现代剂量 根据全国中医药行业高等教育"十四五"规划教材《方剂学》，处方量为当归、熟地黄、生地黄、黄芩、黄柏、黄连各6g，黄芪12g。

【药物组成】当归、熟地黄、生地黄、黄芩、黄柏、黄连各等分，黄芪加一倍。

【功能主治】滋阴泻火，固表止汗。主治阴虚火旺所致的盗汗。用于发热盗汗，面赤心烦，口干唇燥，大便干结，小便黄赤，舌红苔黄，脉数等症。

【方义分析】本方所治盗汗，乃阴虚火旺所致。肾阴亏虚，不能上济心火，则心火独亢，致虚火伏藏于阴分，寐则卫气行阴，助长阴分伏火，两阳相加，迫使阴液失守而盗汗；虚火上炎，则面赤心烦；火耗阴津，则口干唇燥；舌红苔黄、脉数皆内热之征。治宜滋阴泻火，固表止汗。

方中当归、生地黄熟地黄入肝肾，养肝血，滋肾阴，使阴血充则水能制火，共为君药。盗汗因于水不济火，心火偏亢所致。故臣以黄连、黄芩、黄柏清心除烦泻火坚阴。君臣相合，热清则火不内扰，阴坚则开不外泄，养阴两火并用，标本兼顾。汗出过多，导致卫虚不固，故倍用黄芪为佐，一以益气实卫以固表，以固未定之阴，且可合当归熟地益气养血。诸药合用，则阴液充足，心火得制，心肾相交，则诸症可愈。

配伍特点：诸药合用，养血滋阴与泻火彻热并进，益气固表与养阴泻火同施，标本兼顾，相得益彰。

【用法用量】

1.古代用法用量　上为粗末，每服五钱，水二盏，煎至一盏，食前服。小儿减半服之。

2.现代用法用量　以上七味，加水700ml，煎至350ml，饭前服，小儿减半。

【药学研究】

1.资源评估　方中当归、熟地黄、生地黄、黄芩、黄柏、黄连、黄芪目前均以人工栽培为主。黄连、三角叶黄连、云南黄连均收录于《国家重点保护野生植物名录》，属国家二级保护植物。野生蒙古黄芪被世界自然保护联盟濒危物种红色名录（IUCN）列入易危（VU）物种。

当归在微酸性至中性土壤中生长较好，宜选择土层深厚，肥沃疏松，排水良好，富含有机质的砂壤土、腐殖土，忌连作，轮作期2~3年，主产于甘肃岷县、渭源、漳县、武都、文县一带及云南省曲靖市沾益县，其中以岷县所产的"岷归"产量最大，质量最佳。

地黄喜温暖气候，较耐寒，以阳光充足、土地深厚、疏松、肥沃的砂质土壤栽培为宜，现人工种植的主产区为河南、河北、山东、山西等地，其中主产于河南焦作地区的道地药材被称为怀地黄。

黄芩为多年生草本植物，喜温暖凉爽气候，耐寒、耐旱、耐瘠。适宜生长在海拔500~1500m的山顶、山坡、林缘、路旁等向阳较干燥的地方，主产于河北承德，山西、山东、东北、河南等地区，其中以河北承德质量最好，山西产量最大。

黄柏具有较强的耐寒、抗风能力，苗期稍能耐荫，成年树喜光照湿润，不适荫蔽、不耐干旱，主要分布于湖北、湖南西北部、四川东部。

黄连用种子进行繁殖，从播种到收获根茎，整个生长发育期需要6~7年，即育苗2年，味连主产于重庆石柱县、四川洪雅、峨眉等地，湖北、陕西、甘肃等地亦产，雅连主产于四川洪雅、峨眉等地，云连主产于云南德钦、碧江及西藏东南部。黄芪常于春、秋二季采收，以3~4年采挖为好，生长6~7年者质量更佳，现代黄芪的主产区在内蒙古、山西、甘肃、黑龙江等地，道地区与主产区一致。

2.制剂研究

2.1 制备方法　原文载："上为粗末，每服五钱，水二盏，煎至一盏。"金代时期一盏约合300ml，金代李东垣遵其用量，因此制备方法为取本方，粉碎粒度为过4目筛，加水600ml，煎煮至300ml。

《兰室秘藏》的当归六黄汤使用金代度量衡，其总药量大约48g，其加水量为总药量的8倍，药液煎至总药量的2倍。

2.2 制备工艺　将当归六黄汤中当归的当

归叶开发当归叶茶：当归叶茶由当归鲜叶经杀青→揉捻→炒制→晾干→装袋贮藏而成，实验设计采用$L_{18}3^{(7)}$正交试验法。显示当归叶茶最优炒制工艺为100℃杀青1分钟，100℃炒制时间3分钟，200℃炒制时间7分钟，揉搓次数1000次。以醇溶性浸出物、总黄酮含量及绿原酸、芦丁、金丝桃苷的含量作为评价指标。三批当归叶茶水的溶性浸出物、醇溶性浸出物含量分别在38.24%~38.38%、33.18%~34.23%之间；总黄酮含量在130.4625~131.3114mg/g之间；多糖含量在23.2413~23.9056mg/g之间；绿原酸、芦丁、金丝桃苷含量分别在24.2357~24.5939mg/g、17.0818~17.3562mg/g、0.8223~0.8256mg/g之间[1]。

3.质量控制 该方含有黄芩苷、盐酸小檗碱、盐酸黄柏碱、阿魏酸等物质，可以将其作为质量控制的指标。现有文献报道按《中华人民共和国药典》2000年版一部附录47测定当归六黄汤及组方药材水溶性浸出物含量，采用苯酚-硫酸法测定当归六黄汤全方多糖含量[2]。

【药理研究】

1.药效作用 根据当归六黄汤的功能主治进行了药效学研究，主要有止汗等作用。

1.1 与功能主治相关的药理作用

止汗 当归六黄汤剂量分别为0.864g/kg、1.738g/kg，连续给药2周，能够减少甲状腺素悬液制备的阴虚汗证模型大鼠足底汗腺细胞的分泌，减少血清胆碱酯酶的分泌[3]。

1.2 其他药理作用

1.2.1 减轻肝纤维化程度 当归六黄汤能够明显减轻肝纤维化模型小鼠肝脏损伤和肝纤维化程度，减少细胞外基质的合成和沉积[4]。

1.2.2 保肝 当归六黄汤能通过改善脂质代谢、胰岛素抵抗，发挥抗炎和保肝作用[5]。

2.体内过程 丁烯基苯酞是当归六黄汤君药当归的有效成分之一，新西兰纯种白兔使用当归挥发油有效部位生理盐水溶液，按100mg/kg剂量灌胃，灌胃后0.25、0.5、0.75、1、1.5、2、3、4、5、6、8、10、12、24h耳缘静脉采血1ml，进

行HPLC分析。结果显示，给予兔一次性灌胃当归挥发油有效部位后，丁烯基苯酞在兔体内的药物动力学符合一级吸收二室模型。从药动学参数可见，丁烯基苯酞口服后吸收较快，达峰时间为（0.87±0.02）h，分布相半衰期为（0.78±0.05）h，消除相半衰期为（3.25±0.27）h，表观分布容积为（5.73±0.29）L/kg，血浆总清除率为（4.85±0.64）L/kg，丁烯基苯酞在兔体内分布达到平衡很快，消除也较快[6]。

【临床应用】

1.临床常用

1.1 临床主治病证 当归六黄汤常用于治疗阴虚火旺证，临床表现主要为发热盗汗、面赤心烦、口干唇燥、大便干结、小便黄赤等，临床应用以盗汗面赤、心烦溲赤、舌红苔黄、脉数为辨证要点。

汗证 治疗阴虚火旺所见的盗汗、自汗之病，可在当归六黄汤的基础上加枣仁、牡蛎、麦冬、五味子、大枣，增加滋阴清热，养血生津，固表敛汗的功效。

1.2 名家名师名医应用

1.2.1 汗证 刘渡舟以为营阴亏虚，不能滋养卫阳，则卫阳失济失固。卫外不固，津液外泄，汗出量多，所以本型盗汗程度往往较重。阳盛阴虚，阴被阳逼，营不内守之证。治当泻火滋阴，以当归六黄汤加味，方药：生地黄20g，当归20g，黄芩14g，熟地黄12g，黄柏10g，黄连4g，知母10g，鳖甲16g，煅牡蛎16g。周文泉治疗气阴不足，兼有湿热的自汗，以当归六黄汤加味，方药：当归12g，黄芪20g，黄柏12g，黄芩12g，黄连6g，麻黄根30g，生、熟地各12g，生龙骨、生牡蛎各30g，浮小麦30g，黄精12g，合欢皮30g，丹皮12g，栀子12g[7]。名医刘弼臣认为小儿汗证属气血不足，胃肠积热，治当补气养血，清热和胃。方选当归六黄汤加减。药用：当归10g，生黄芪10g，生地10g，熟地10g，黄连2g，黄柏10g，生牡蛎（先下）15g，浮小麦10g，黄芩10g，焦山楂10g，焦神曲10g，炒麦芽10g，鸡内金10g，连翘10g，香稻芽10g[8]。

1.2.2 **风疹**　国医大师裘沛然认为风疹有因气血两亏，血虚生风，湿热浸淫所致，皮肤瘙痒症常与血虚、血燥、血热及湿热、蕴毒等因素有关，裘老惯用当归六黄汤化裁，是方气血并调、邪正兼顾，既可益气养血润燥，又能清热利湿解毒；佐以麻黄祛风解表；黄药子凉血解毒；姜黄活血散风通络。是以标本兼治，熨贴病机[9]。

1.2.3 **不寐**　姜春华治疗阴虚火旺之不寐，症见伴盗汗淋漓，面赤心烦，口干唇燥，尿黄赤。舌质红，脉弦数。处方：当归、生地黄、熟地黄各9g，黄连4.5g，黄芩、黄柏各6g，黄芪15g。方中用当归、生熟地养血滋阴为主药；以三黄泻心降火以清热坚阴，热清则心无内扰，坚阴则汗不外泄，为辅药；又汗出与腠理不固有关，重用黄芪益气以固表。方药对证，疗效显著[10]。

1.2.4 **消渴**　国医大师王琦认为消渴的病机为阴虚内热，以当归六黄汤为基础方加味，方药由：当归、黄芪、黄柏、黄芩、黄连、生地黄、熟地黄、乌梅、生山楂、桃仁、杏仁、鸡内金组成，方中生地黄、熟地黄滋养三焦之阴以治其根，黄连、黄芩、黄柏清泄三焦之火以治其标。脾胃受内热所伤，不能运化精微，凝聚为痰湿，痰湿郁积于血脉，使脉络壅塞不通，导致痰湿血瘀互结，方中加桃仁、生山楂活血化瘀，加当归养血活血，加黄芪益气助脾胃运化，加鸡内金健脾和胃，脾胃健运则痰湿自除。肺为水上之源，有敷布津液的功能，虚热灼肺，致肺损伤，敷布津液功能失常。加杏仁宣降肺气，助肺敷布津液。乌梅生津止渴，合黄连酸苦泻热，合生地黄酸甘化阴。全方结合糖尿病的主要体质类型，以补肾滋阴、清热生津为主要思路，再辅以健脾、消痰、化瘀之品[11]。

2. 临床新用　当归六黄汤在临床上广泛应用于治疗内分泌系统疾病、妇科疾病、皮肤科疾病、男科疾病等，尤其对糖尿病、围绝经期综合征、湿疹、慢性前列腺炎等疗效确切。

2.1 内分泌系统疾病

2.1.1 **糖尿病多汗证**　将92例糖尿病多汗症患者随机分为两组，对照组使用常规西医降糖治疗，口服降糖药物或皮下注射胰岛素等，在此基础上，研究组使用当归六黄汤加减治疗，方药：黄芪30g、黄柏15g、黄连15g、黄芩15g、当归15g、熟地黄15g、生地黄15g、麻黄根10g、五味子10g、玄参15g、煅龙骨15g、煅牡蛎15g、浮小麦30g，随症加减，烦躁易怒者加川牛膝、白芍；失眠多梦加柏子仁、百合；气短乏力者加党参、白术；皮肤瘙痒加白鲜皮、地肤子、丹参；汗出恶风者加生白术、防风；阴虚火旺加知母、地骨皮；失眠多梦加柏子、百合；头晕目眩加川牛膝、葛根、天麻；痰湿重加生薏苡仁、猪苓；心悸健忘加炙远志、炒酸枣仁。结果显示，研究组治疗总有效率为93.48%，对照组总有效率为73.91%；研究组治疗后多汗、盗汗、气短乏力、心悸失眠、手足心热等症状明显好转[12]。

2.1.2 **糖尿病肾病**　将60例糖尿病肾病患者，随机分为研究组30例，对照组30例，对照组采用基础治疗方案，研究组在基础治疗方案上联合加味当归六黄汤治疗，方药：当归15g、生地黄15g、熟地黄15g、黄芪30g、黄芩15g、黄连10g、黄柏15g、丹参30g、红花10g、地龙15g；兼证化裁：若气虚较甚者，黄芪可加至60g；若血瘀较甚者，可酌加水蛭、土鳖虫、泽兰、益母草；若脾虚较甚者，可酌加白术、茯苓；若肾虚较甚者，可酌加金樱子、芡实、女贞子、墨旱莲；若水肿明显者，可酌加泽泻、猪苓。观察疗程为12周。结果显示，研究组总有效率为83.33%，对照组总有效率为63.33%[13]。

2.1.3 **糖尿病皮肤瘙痒症**　将88例糖尿病合并皮肤瘙痒症患者随机分为对照组和研究组，对照组采用口服西药达美康、二甲双胍常规剂量以及适量抗敏止痒药，治疗时间均为20天；研究组采用当归六黄汤加味治疗。方药：当归15g、生地黄15g、熟地黄15g、黄芪30g、黄芩15g、黄连10g、黄柏15g，另外加苍术30g、五味子10g、鱼腥草20g，煎服，分两次温水服用。结果显示，研究组总有效率为95.2%，对照组总有效率为54.8%[14]。

2.1.4 糖尿病酮症酸中毒 将80例2型糖尿病酮症酸中毒患者，随机分为对照组和研究组各40例，两组参见指南给予西医常规治疗。对照组给予小剂量胰岛素注射液静脉滴注；研究组在对照组治疗基础上采取当归六黄汤加味内服治疗，方药：当归15g、生地黄12g、熟地黄12g、黄连12g、黄芩10g、黄柏10g、黄芪12g、白芍9g、玄参12g、丹参10g、茜草10g、何首乌10g、甘草9g。每日1剂，常规煎煮2次，空腹服；两组疗程均为1周。结果显示，研究组总有效率为92.5%，对照组总有效率为72.5%[15]。

2.2 妇科疾病

围绝经期综合征 将62例女性更年期失眠患者随机分为研究组32例与对照组30例，对照组睡前口服舒乐安定片1mg，症状较重者可口服3~4mg，两周为1个疗程；研究组给予当归六黄汤加减治疗，处方：当归15g、黄连10g、黄柏12g、黄芩12g、生地黄12g、熟地黄10g、黄芪30g，随症加减：潮热盗汗加地骨皮；心烦易怒加栀子、淡竹叶；眩晕头痛加桑叶、菊花；情绪不稳定、焦虑加百合；自汗加浮小麦。每日1剂，分早晚两次口服。结果显示，研究组总有效率为93.75%，对照组总有效率为73.33%[16]。

2.3 皮肤科疾病

2.3.1 慢性湿疹 将77例慢性湿疹患者，随机分为研究组40例，对照组37例，对照组37例，内服西替利嗪10mg，每日1次，外用炎松-尿素软膏外涂患处，每日2次；研究组以当归六黄汤化裁内服，处方：黄芪15g，当归10g，生地黄、熟地黄各10g，黄芩10g，黄柏10g，蝉衣5g，白鲜皮10g。水煎服，每日1剂；临床随症加减：夜间痒甚者，加生龙骨、生牡蛎；烦热口渴者，加知母、天花粉；大便秘结者，加生大黄（后下）、枳壳；病在头部者，加桑叶；病在上肢者，加桑枝；病在下肢者，加牛膝；肥厚、苔藓化明显者，加何首乌、白芍药，外用去炎松-尿素软膏，每日2次；疗程均为3周。结果显示，研究组总有效率为92.5%，对照组总

有效率为78.4%[17]。

2.3.2 老年皮肤瘙痒 将128例患者，随机分为研究组82例，对照组46例，对照组以咪唑斯汀缓释片10mg，每日1次；研究组以当归六黄汤加减。药用：黄芪15g，当归10g，生地黄、熟地黄各15g，黄芩10g，黄连、黄柏各6g，钩藤15g，制首乌、刺蒺藜各12g，防风10g，甘草6g。顽固不愈者加蜇虫以搜风止痒，失眠者加生龙骨、牡蛎、珍珠母以潜阳重镇安神止痒，津亏便秘者加火麻仁、瓜蒌以滋阴润便助运。连续治疗20天。结果显示，研究组达到显效和治愈标准的患者为62例，复发率为16.13%，对照组达到显效和治愈标准的患者为32例，复发率为46.87%[18]。

2.4 男科疾病

慢性前列腺炎 将116例慢性前列腺炎患者随机分为研究组76例，对照组40例，对照组服用前列康片，每次4片，每天3次。研究组予以当归六黄汤加减治疗，方药组成：丹参、当归、熟地黄各10g，薏苡仁15g，黄芪12g，黄连、黄柏各9g，黄芩6g，败酱草20g。每天1剂，1月为1个疗程。加减：湿热重者加蒲公英、金银花、赤小豆；血瘀重者加穿山甲、桃仁、赤芍；脾肾亏虚者加菟丝子、益智仁、淫羊藿。治疗结果显示，研究组总有效率为90.8%，对照组治愈总有效率为72.5%[19]。

【使用注意】本方养阴泻火之力颇强，对于阴虚火旺，中期未伤者适用，若脾胃虚弱，纳减便溏者不宜使用。

【按语】

1.当归六黄汤配伍黄芪的意义 该方主治阴虚火旺之盗汗，其基本病机是肾阴亏虚，虚火上炎，津液亏耗。阴精亏虚，阴不制阳，则虚火内生，寐时卫行于阴，阴虚不能济阳，两阳相加，蒸迫津液外出则盗汗，而寤时卫气出于表，卫阳固复，则无汗。盗汗日久，汗出过多，气随汗泄而致卫气不足，卫外不固，又可加重汗出，故阴虚火旺，迫津盗汗，既加重阴伤，又致表虚。全方在滋阴泻火的同时，倍用黄芪既可益气固表，

又能固未定之阴，诸药相配，共奏滋阴泻火，固表止汗的功效。

2.关于本方治疗汗证的理解 本方既能治疗盗汗、又能治疗自汗。汗为心之液，汗液是津液通过阳气的蒸腾气化后，从汗孔排出的液体。所以《素问·阴阳别论篇》说："阳加于阴谓之汗。"阴盛则阳虚不能外固，故自汗；阳盛则阴虚不能内守，故盗汗。醒时汗出为自汗，寐时汗出为盗汗。但临床上，很多患者难以截然区分出盗汗或自汗，多数是两者同时存在，既有夜间睡眠后汗出，又有白天动则汗出如流水。正如《景岳全书·杂症谟·汗》中提出了"自汗盗汗亦各有阴阳之证，不得谓自汗必属阳虚，盗汗必属阴虚"之论。方中当归养血增液，血充则心火可制；生地黄、熟地黄入肝肾而滋肾阴。三药合用，使阴血充则水能制火，共为君药。用黄芩泻上焦火，黄连泻中焦火，黄柏泻下焦火，君臣相合，热清则火不内扰，阴坚则汗不外泄。汗出过多，致卫外不固，故倍用黄芪为佐，既可益气固表，又可固未定之阴，且合当归、熟地具有益气养血之效。诸药合用，共奏滋阴泻火，固表止汗之效。

参考文献

[1] 罗旭东.当归地上部分鉴定学研究及当归叶茶的研制[D].兰州：甘肃中医药大学，2018.

[2] 陈新华.当归六黄汤多糖和水溶性浸出物含量测定[J].贵阳中医学院学报，2006，28(2)：62-63.

[3] 杨晓丹.当归六黄汤对SD大鼠阴虚汗证及真性胆碱酯酶的影响[D].长沙：湖南中医药大学，2020.

[4] 曹慧.当归六黄汤抗胰岛素抵抗、脂肪肝和肝纤维化的作用及机制研究[D].武汉：华中科技大学，2018.

[5] 付荣.当归六黄汤对非酒精性脂肪肝的作用及机制研究[D].武汉：华中科技大学，2017.

[6] 赵惠茹，冯素香.当归挥发油中丁烯基苯酞在兔体内的药物动力学[J].华西药学杂志，2009，24(2)：162-164.

[7] 张晋，辛莉，周文泉.周文泉运用当归六黄汤治疗多汗证经验[J].中华中医药杂志，2011，26(1)：87-89.

[8] 崔霞，王素梅，吴力群，等.刘弼臣应用当归六黄汤治疗儿科常见病举隅[J].辽宁中医杂志，2010，37(4)：735-736.

[9] 王庆其，李孝刚，邹纯朴，等.国医大师裘沛然治案（七）——裘沛然治疗皮肤病案六则[J].中医药通报，2016，15(5)：16-18.

[10] 戴克敏.姜春华运用黄连的经验[J].山西中医，2010，26(3)：4-6

[11] 江泽强，秦静波，孟翔鹤，等.国医大师王琦辨阴虚体质论治疾病临床思路[J].中华中医药杂志，2020，35(9)：4426-4428.

[12] 周瑜，马晓旭，钱丽雅，等.当归六黄汤加减治疗糖尿病多汗症的临床疗效分析[J].辽宁中医药大学学报，2021，23(11)：143-145.

[13] 贾艳丽.加味当归六黄汤治疗糖尿病肾病（气阴两虚、瘀热互结证）的临床疗效观察[D].成都：成都中医药大学，2020.

[14] 卢晓燕，甘才斌，张晓宁.当归六黄汤加味治疗糖尿病皮肤瘙痒症临床观察[J].时珍国医国药，2011，22(3)：771-772.

[15] 张青蓝，郑春梅，韩锐.当归六黄汤加味治疗2型糖尿病酮症酸中毒的疗效观察[J].中国中医急症，2021，30(5)：855-857.

[16] 耿嘉玮，于青.当归六黄汤加减治疗女性更年期失眠32例疗效观察[J].中医杂志，2014，55(18)：1581-1583.

[17] 陈国勤，周聪和.中西医结合治疗慢性湿疹40例[J].上海中医药杂志，2003，49(2)：31-32.

[18] 徐爱琴.当归六黄汤治疗老年皮肤瘙痒症疗效观察[J].辽宁中医杂志，2005，48(9)：921.

[19] 林峰.当归六黄汤加味治疗慢性前列腺炎76例[J].新中医，2002，34(5)：52-53.

圣愈汤

金《兰室秘藏》

Shengyu Tang

【概述】圣愈汤最早见于金代李东垣《兰室秘藏》。该方组成：生地黄、熟地黄、川芎、人参各三分，当归身、黄芪各五分。本方具有益气，补血，摄血的功效。原书载该方治诸恶疮，血出多而致心烦不安，不得睡眠的证候。后世医家认为该方可治疗阴虚血少的烦热、口渴，以及月经病。现代药理研究表明，圣愈汤具有抗缺氧等作用。临床常用于月经病，如用于月经先期、月经后期、痛经等疗效显著。

【历史沿革】

1. **原方论述** 金代李东垣《兰室秘藏》载："治诸恶疮，血出多而心烦不安，不得睡眠，亡血故也，以此药主之。"该方组成：生地黄、熟地黄、川芎、人参各三分，当归身、黄芪各五分。上㕮咀，如麻豆大，都作一服。水二大盏，煎至一盏，去滓，稍热无时服。

2. **后世发挥** 原方由生地黄、熟地黄、川芎、当归身、人参、黄芪组成，主治疮疡出血过多，血虚引起的心烦不安，不得眠。关于该方的主治范围，《证治准绳》载该方可治疗一切失血，或血虚烦渴躁热，睡卧不宁，或疮证脓水出多，五心烦热，作渴等证；《济阳纲目》载该方治疗杖疮、金疮、痈疽，脓血出多，热躁不安，或晡热作渴等证；至《外科正宗》认为该方治溃疡脓水出多，气血虚极，脉细空而无力，以致心烦不安，眠睡不宁，或五心烦躁等症，补充了该方的证候脉象特点；可见后世载在引用本方时继承了原方主治因恶疮出血过多引起的不眠，烦躁等证，同时也指出本方可以直接用于血虚引起的心烦不得眠，并补充了该方适应证的证候特点。关于该方的组成，《医宗金鉴》载圣愈汤由四物汤加人参、黄芪组成，治一切失血过多，阴亏气若，烦热作渴，睡卧不宁等证，虽两方仅生地、白芍的差异，但所主治之证几近相同。

3. **同名异方** 圣愈汤的同名异方分析见表48-1。

表48-1 圣愈汤同名异方分析表

朝代	作者	出处	药物组成	功能主治	制法及用法	变化情况（与原方比较）
元	朱丹溪	《脉因证治》	熟地、当归、川芎、白芍、人参、黄芪	治出血太多	水煎服	该方与《兰室秘藏》圣愈汤相比为去生地加白芍的差别
明	薛己	《正体类要》	熟地黄（酒洗）、生地黄（酒洗）、人参、川芎各一钱，当归（酒洗）、黄芩各五分	治杖疮、金疮、痈疽，脓血出多，热躁不安，或晡热作渴等症	水煎服	该方与原方相比去黄芪加黄芩，而薛己其他著作，如《立斋外科发挥》所载圣愈汤与原方组成相同
清	吴谦	《医宗金鉴·外科心法要诀》	熟地、当归、川芎、白芍、柴胡、人参、黄芪	疮疡溃后血虚内热，心烦少气者	水煎服	该方与《兰室秘藏》相比，去掉生地，加白芍、柴胡而成，而《医宗金鉴》中亦载有圣愈汤治疗恶露不下之症
清	保真居士	《一见知医》	人参、黄芪	恶露不下，面色苍白，不胀疼	水煎服	该方仅由人参、黄芪组成

【名方考证】

1.本草考证

1.1 地黄 "地黄"之名最早见于《神农本草经》。经考证，本方所用地黄为玄参科植物地黄 *Rehmannia glutinosa* Libosch.的新鲜或干燥块根，与《中国药典》2020年版记载一致。

1.2 川芎 "川芎"最早以"芎䓖"之名载于《神农本草经》。经考证，本方所用川芎为伞形科植物川芎 *Ligusticum chuanxiong* Hort.的干燥根茎，与《中国药典》2020年版记载一致。

1.3 人参 "人参"之名最早见于《神农本草经》。经考证，本方所用人参为五加科植物人参 *Panax ginseng* C. A. Mey.的干燥根和根茎，与《中国药典》2020年版记载一致。

1.4 当归身 "当归"之名最早见于《神农本草经》。经考证，本方所用当归为伞形科植物当归 *Angelica sinensis*（Oliv.）Diels除去须根和支根的干燥主根，与《上海市中药炮制规范》2008年版记载一致。

1.5 黄芪 "黄芪"之名最早见于《神农本草经》。经考证，本方所用黄芪为豆科植物蒙古黄芪 *Astragalus membranaceus*（Fisch.）Bge. var. *mongholicus*（Bge.）Hsiao 或膜荚黄芪 *Astragalus membranaceus*（Fisch.）Bge.的干燥根，与《中国药典》2020年版记载一致。

2.炮制考证

2.1 熟地黄 根据功能主治，圣愈汤中熟地黄炮制方法应为"蒸"。现代炮制品有熟地黄（蒸法）。

2.2 其他 其他药味均为生品。

3.剂量考证

3.1 原方剂量 生地黄、熟地黄、川芎、人参各三分，当归身、黄芪各五分。

3.2 折算剂量 金时期1钱合今之4.13g，一钱为十分，故原方用量为生地黄1.24g，熟地黄1.24g，川芎1.24g，人参1.24g，当归身2.06g，黄芪2.06g。

3.3 现代剂量 根据全国中医药行业高等教育"十四五"规划教材《方剂学》，处方量为生地黄12g，熟地黄12g，川芎8g，人参15g，当归15g，黄芪15g。

【药物组成】
生地黄、熟地黄、川芎、人参各三分，当归身、黄芪各五分。

【功能主治】
益气，补血，摄血。主治气血两虚。用于妇女月经先期而至，多色淡，精神倦怠，四肢乏力等症。

【方义分析】
本方所治诸证皆为气血两虚所致，出血过多，则气随血失，遂致四肢乏力等气血两虚之候。气血虚弱则四肢乏力，体倦神衰；心烦不安，不得睡眠等，均为气血不足，心神失其濡养的表现，以上所述皆为气血两虚，濡养不足之征象。治宜益气，补血，摄血。

方中人参、黄芪补气为君药，当归身、生熟地黄补血滋阴为臣药，川芎行气活血，使全方补而不滞为佐使药。配合成方，有补气养血之功。诸药合用，使气旺则血自生，血旺则气有所附，则诸症可愈。

配伍特点：此六味皆醇浓和平而滋润，服之则气血疏通，内外调和。

【用法用量】

1.古代用法用量 上㕮咀，如麻豆大，都作一服。水二大盏，煎至一盏，去滓，稍热无时服。

2.现代用法用量 以上六味，加水600ml，煎至300ml，分3次服。

【药学研究】

1.资源评估 方中生地黄、熟地黄、川芎、人参、当归身、黄芪目前均以人工栽培为主。

地黄喜温暖气候，较耐寒，以阳光充足、土地深厚、疏松、肥沃的砂质土壤栽培为宜。现人工种植的主产区为河南、河北、山东、山西等地，其中主产于河南焦作地区的道地药材被称为怀地黄。

川芎多栽培于海拔450~1000m的平坝或丘陵。喜气候温和，雨量充沛、日照充足而又较湿润。主产于四川，产区集中分布在金马河上游以西的盆地西缘，山地与平原交错区，包括都江堰、彭州、郫都、崇州、新都等地。

人参为多年生、长日照、阴生性草本植物，生长在海拔200~900m的山区针阔混交林下。喜凉爽，耐严寒，喜湿润、怕干旱，要求土壤水分适当，排水良好。喜弱光、散射光和斜射光，怕强光和直射光。野生人参主要分布于长白山脉和小兴安岭东南部的山林地带，现在所用的人参主要是园参，主产于吉林抚松、集安、长白、靖宇、安图、宁安等地。

当归在微酸性至中性土壤中生长较好，宜选择土层深厚，肥沃疏松，排水良好，富含有机质的砂壤土、腐殖土，忌连作，轮作期2~3年。主产于甘肃岷县、渭源、漳县、武都、文县一带及云南省曲靖市沾益县，其中以岷县所产的"岷归"产量最大，质量最佳，销往全国并出口东南亚。

黄芪适宜在土层深厚、土质疏松肥沃、排水良好、向阳、高燥的中性或微酸性砂质壤土中生长，强盐碱地不宜种植，存在连作障碍。主产区在内蒙古、山西、甘肃、黑龙江等地。道地产区与主产区一致。并于山西浑源、内蒙古乌兰察布察右前旗建有黄芪GAP种植基地。

2.制剂研究

2.1 制备方法 原文载："上㕮咀，如麻豆大，都作一服。水二大盏，煎至一盏，去滓，稍热无时服。"因此制备方法为取本方，上药㕮咀，都作一服。用水600ml，煎至300ml，去滓，稍热，不拘时服。

2.2 制备工艺 原方是汤剂，现代有报道对圣愈汤进行冻干粉制剂的研究：采用单倍量煎煮后使用60℃低温减压浓缩。并采用冷冻干燥的方式经预冷、抽真空、一次升华、解析干燥等步骤加工成冻干粉。确定了圣愈汤物质基准的出膏率变化范围为35.66%~66.22%，水分变化范围为5.35%~9.93%[1]。

3.质量控制 该方含有绿原酸，阿魏酸，毛蕊异黄酮葡萄糖苷等物质，可以将其作为质量控制的指标。现有文献报道采用UPLC-二极管阵列检测器（PDA）/蒸发光散射检测器（ELSD），根据化学成分极性不同使用不同的检测器，建立2种色谱条件。对11种指标性成分进行定量分析，

结果显示，15批圣愈汤的UPLC-PDA/ELSD指纹图谱与对照图谱的相似度均＞0.98，指纹图谱1和2的共有峰分别为27、16个，2种色谱方法的精密度、重复性、稳定性、线性关系、加样回收率结果均符合2020年版《中国药典》的方法学要求。确定了圣愈汤中绿原酸、阿魏酸、毛蕊异黄酮葡萄糖苷、毛蕊花糖苷等质量分数范围均符合2020年版《中国药典》的要求[2]。

【药理研究】

1.药效作用 根据圣愈汤的功能主治进行了药效学研究，主要具有抗缺氧等作用。

1.1 与功能主治相关的药理作用

抗缺氧 圣愈汤冻干粉剂量分别为1.0g/kg、3.0g/kg、9.0g/kg，给药14天，能够显著延长常压抗缺氧模型小鼠的抗缺氧死亡时间，改变5条主要代谢通路：丙酮酸代谢，甘氨酸、苏氨酸、丝氨酸代谢，丙氨酸、天冬氨酸、谷氨酸代谢，三羧酸循环，以及糖酵解或糖异生[3]。

1.2 其他药理作用

1.2.1 改善关节炎 圣愈汤灌胃能够减轻小鼠踝关节肿胀，滑膜增生及软骨退变等病理损伤[4]。

1.2.2 改善记忆 圣愈汤能够显著改善睡眠剥夺小鼠的饮食，活动，睡眠，毛色和对外界的刺激反应，显著提高小鼠穿越平台次数，目标象限停留时间[5]。

1.2.3 治疗脑卒中 圣愈汤能显著改善脑卒中小鼠的脑功能、梗死和神经功能缺损程度[6]。

2.体内过程 奥克梯隆（ocotillol）型人参皂苷是圣愈汤君药人参的药效成分之一，是一类C17位侧链含有五元含氧环的四环三萜类皂苷，ocotillol、RT_5和F_{11}是其主要活性成分。比格犬灌胃给药后，ocotillol，RT_5和F_{11}的达峰时间（T_{max}）分别是（2.3±0.52）、（1.75±0.27）、（1.67±0.26）h，峰浓度（C_{max}）分别是（3486.70±494.24）、（3020.93±337.63）、（5045.36±1753.39）ng/ml，消除半衰期$t_{1/2}$分别是（3.10±0.41）、（2.89±0.90）、（3.01±0.85）h。ocotillol、RT_5和F_{11}低、中、高3个质量浓度间的血浆蛋白结合率数据均无显著性

差异，3种化合物与大鼠的平均血浆蛋白结合率分别为（84.55±1.69）%，（83.08±1.27）%和（62.23±2.97）%。ocotillol、RT_5和F_{11} 3种化合物经尿样和粪样排泄均在8~24h达最大排泄速率，96h内占给药剂量（0.1483±0.0611）%的ocotillol（0.1864±0.0651）%的RT_5和（0.1892±0.0509）%的F_{11}从尿中排出；占给药剂量（17.0878±5.2908）%的ocotillol，（20.3615±6.8704）%的RT_5和（26.8927±7.3087）%的F_{11}从粪样中排出[7]。

【临床应用】

1.临床常用

1.1 临床主治病证 圣愈汤主治阴血亏虚证，临床表现主要为面色少华，精神倦怠、四肢乏力，月经量少等，临床应用以面色少华、月经量少，舌淡，脉弱为辨证要点。

月经病 治疗月经先期而量多可加升麻、煅龙骨、煅牡蛎；治疗月经后期而量少，可加菟丝子、川牛膝、益母草、鸡血藤。

1.2 名家名师名医应用

1.2.1 月经病 月经先期 国医大师张志远认为月经先期为脾虚气陷，不能统摄血液，冲任二脉不固，月经趋前下行。表现为月经先期，量或多或少，色淡，清稀如水，心慌气短，懒言乏力，面色㿠白，脉虚而弱，下腹部有空坠感。以圣愈汤加炒白术、炙甘草为基础方，健脾益气，固经养血，量多者加煅龙骨五钱、煅牡蛎五钱收敛固涩，气虚下陷者加升麻二钱。

月经后期 国医大师班秀文以圣愈汤加味，治疗月经后期，临床表现为经行错后，量少而色淡，两天即干净，胃纳一般，体质消瘦，舌质淡，苔薄白，脉虚细，处方：炙黄芪20g，潞党参20g，当归身9g，川芎6g，熟地黄15g，白芍药5g，佛手5g，益母草9g，红枣10g。上方每日1剂，水煎服。名医魏绍斌认为肾虚精亏，气血虚弱是月经后期、月经过少的主要病机，故以五子衍宗丸合圣愈汤补肾益精，养血益气，使气血充足，冲任满盈，再予以活血通经，则经血自至，经量自增，处方：党参、黄芪各30g，熟地黄、川芎、白芍各10g，覆盆子、菟丝子、枸杞子、怀山药、川牛膝、当归各15g，鸡血藤18g，制香附12g[8]。

痛经 国医大师班秀文认为，痛经之病因病机虽有寒热虚实之分，不外冲任气血不畅，经血瘀滞胞宫所致。对于肝肾气血亏虚之痛经，选用归芍地黄汤或圣愈汤加莪术、田七花治之，以养血化瘀止痛。

1.2.2 其他 经行抽搐 国医大师班秀文治疗经行抽搐，平素气血两虚，见经行错后，量少色淡质稀，面色苍白，舌淡，脉虚细，抽搐经行愈甚，上不能滋养头目苗窍，外不能灌注肌肉四肢，以致筋脉失养而抽搐昏倒者，当温养元气，补益阴血，常用圣愈汤或人参养荣汤治之，并在辨证论治的基础上宜酌加息风止痉之药，如钩藤、珍珠母、白蒺藜、全蝎、蝉衣之类。

血虚发热 刘渡舟治疗因"再生不良性贫血"引起的发热，症见精神萎靡，头晕、乏力，时有齿衄，食欲减退，动则心慌、汗出。舌质淡，苔白，脉细无力，方药：当归20g、白芍20g、生地30g、川芎10g、党参15g、黄芪20g、地骨皮12g。

2.临床新用 圣愈汤常用于妇产科疾病、骨科疾病等，尤其对子宫异常出血、排卵障碍性不孕症、颈椎病疗效确切。

2.1 妇产科疾病

2.1.1 子宫异常出血 将80例崩漏患者按照完全随机区组法分为研究组和对照组，每组40人。对照组：用宫血宁胶囊。研究组：选用圣愈汤加味，组成：党参15g、炙黄芪15g、熟地黄15g、白芍10g、当归10g、川芎6g、升麻6g、益母草15g、艾叶炭10g、五灵脂10g、生甘草3g，每日1剂，水煎内服，分早晚2次饭后温服。一周为一个疗程。结果显示，研究组总有效率为95%，对照组总有效率为87.5%[9]。

2.1.2 阴道分娩会阴深Ⅱ度裂伤 将200例阴道分娩会阴深Ⅱ度裂伤患者。随机分为研究，对照两组，每组100例，对照组：予以常规缝合、术后创面消毒等基础治疗措施，研究组在对照组基础上产妇加服加味圣愈汤。加味圣愈汤由熟地黄20g、白芍15g、当归15g、川芎10g、党参10g、黄芪10g、益母草15g、茺蔚子15g、甘草3g组成。煎服法：水煎分三次温服，一日一剂。服药期间忌生冷、辛辣香燥助热之品，保持心情舒畅，情绪乐观。结果显示，研究组总有效率为90%，对照组总有效率为70%[10]。

2.1.3 排卵障碍性不孕症　将120例不孕患者随机分为研究组60例，对照组60例。对照组于月经第5天开始，服用克罗米芬50mg，每日1次，连用5天。3个月经周期为1个疗程，治疗1~3个疗程。研究组以圣愈汤加减方：党参20g、黄芪20g、当归15g、川芎10g、熟地黄15g、赤芍10g、山茱萸10g、枸杞15g为基础，再依据月经周期的不同时间予以加减药物。水煎服，每日1剂，分2次服用。3个月经周期为1个疗程，一般治疗1~3个疗程。结果显示，研究组总有效率为90.0%，对照组总有效率为81.7%[11]。

2.2 骨科疾病

椎动脉型颈椎病　将80例椎动脉型颈椎病患者按照随机数字表法分为对照组和研究组各40例。对照组采用圣愈汤治疗，方药：熟地黄20g、白芍15g、川芎8g、人参20g、当归15g、黄芪18g。水煎熬，取汁液200ml，口服，早晚服用1次，日1剂；研究组采用中药联合益气升阳针法治疗。两组患者均以10天为1个疗程，连续治疗2个疗程。观察两组治疗前、后主要临床症状，体征积分情况和椎动脉和基底动脉的血流速度，结果显示，研究组总有效率为75%，对照组总有效率为62.5%[12]。

【使用注意】对于阴虚夹湿，而致的发热等症，不宜使用。

【按语】

1.关于《兰室秘藏》圣愈汤与《医宗金鉴·删补名医方论》圣愈汤的比较　组成上，两方之间仅有一味药之差，《医宗金鉴·删补名医方论》以白芍易生地，两方所述主治，皆因失血过多，阴亏气弱，阴不配阳，虚火内生，而见烦热口渴，睡卧不安等证，两方皆用人参、黄芪，体现"有形之血不能自生，生于无形之气故也"。

《兰室秘藏·疮疡门》言："大抵用药之法，不惟疮疡一说，诸疾病，量人素气弱者，当去苦寒之药，多加人参、黄芪、甘草之类，泻火而先补其元气，余皆仿此。"东垣以生地黄苦寒滋阴降火，熟地黄补阴益精以生血，当归、川芎活血行血，再配以人参、黄芪大补元气，诸药相配，气血同补，补而不滞，阴血渐生，则虚火自消。以白芍易生地，圣愈汤即四物汤加人参、黄芪，四物汤治一切血虚、血热、血燥之证，具有补血调血之效，《成方便读》载四物汤中："地黄入肾，壮水补阴；白芍入肝，敛阴益血。二味为补血之正药。然血虚多滞，经脉隧道，不能滑利通畅，又恐地、芍纯阴之性，无温养流动之机，故必加以当归、川芎，辛香温润，能养血而行血中之气者，以流动之。"白芍为养血敛阴之药，生地黄为养阴清热之药，故滋阴血清虚热而言，《兰室秘藏》圣愈汤为所长，养血柔肝敛阴而言，《医宗金鉴·删补名医方论》圣愈汤为所长，正如张璐言："四物为阴血受病之专剂，非调补真阴之的方。"临床所见气阴不足，虚火内生的症状，为增加养阴血的功效，二药皆可同入。

2.关于本方应用的思考　原方主治因恶疮出血过多，引起的心烦不安，睡眠障碍，失血等病症。后世医家引用该方时，亦多认为该方治疗疮疡脓血过多或失血，致气血亏虚而虚热内生，并补充了该方的证候特点，如口渴、五心烦热、烦躁、脉细空而无力等。该方生地黄清热凉血，养阴生津，熟地黄补血滋阴，益精填髓，两者配伍对于阴血亏虚兼有虚热的病证具有良效，如当归六黄汤。原文所载恶疮，临床已少见，而多见褥疮，若褥疮日久不愈，气血亏虚，可予圣愈汤益气补血，所以对于创口愈合治疗的病证可酌情考虑。而对于妇科病证，该方亦可滋阴养血益气，月经先期则加以固涩，升提之品，月经后期则加补肾活血之品。《神农本草经》载地黄具有逐血痹的功效，该方应用于气血亏虚型痹证时，若再配以鸡血藤、羌活、桑枝、姜黄等养血祛风，活血通络之品，具有良效。

参考文献

［1］张誉晴.经典名方圣愈汤物质基准研究［D］.广州：广东药科大学，2021.

［2］张誉晴，吴安，邹婷，等.经典名方圣愈汤的UPLC指纹图谱建立及多成分定量分析［J］.中国实验方剂学杂志，2021，27（8）：8-16.

［3］何娟，杨茜，肖炳坤，等.圣愈汤抗缺氧作用的血清代谢组学研究［J］.军事医学，2020，44（1）：64-67.

［4］封彦齐，马少骋，姚若愚，等.圣愈汤对胶原诱导性关节炎小鼠踝关节组织SDF-1/CXCR4信号通路的影响［J］.解剖学研究，2021，43（3）：257-263.

［5］魏丹丹，李玉洁，王永杰，等.圣愈汤通过调节海马区单胺类神经递质水平改善睡眠剥夺小鼠学习、记忆能力［J］.中国实验方剂学杂志，2021，27（7）：1-8.

［6］Shen YC，Lu CK，Liou KT，et al. Common and unique mechanisms of Chinese herbal remedies on ischemic stroke mice revealed by transcriptome analyses ［J］.J Ethnopharmacol，2015，173：370-382.

［7］燕晓晶.奥克梯隆型人参皂苷的体内药代动力学研究［D］.大连：大连医科大学，2020.

［8］张艳，杨清，孙国娟.五子圣愈汤加减治疗月经后期［J］.山西中医，2007，23（6）：45.

［9］吴俞虹，陈少东.圣愈汤加味治疗气血两虚型崩漏40例临床观察［J］.中医药通报，2014，13（4）：54-55.

［10］徐军娟，李小燕，倪娟，等.加味圣愈汤治疗分娩会阴深Ⅱ度裂伤效果及对创面愈合及促炎因子的影响［J］.中华中医药学刊，2021，39（7）：29-31.

［11］李景花.圣愈汤加减治疗排卵障碍性不孕60例［J］.四川中医，2014，32（9）：112-113.

［12］郑永然，张文亚，郑淑巍，等.圣愈汤联合益气升阳针法治疗气血两虚型椎动脉型颈椎病40例疗效分析［J］.四川中医，2015，33（3）：131-133.

乌药汤

金《兰室秘藏》

Wuyao Tang

【概述】乌药汤之名最早见于宋代太医院《圣济总录》后被《兰室秘藏》所载。该方组成：当归、甘草、木香各五钱，乌药一两，香附子二两（炒）。本方具有行气疏肝，调经止痛的功效，原文记载该方治疗妇人血海疼痛，后世医家认为该方亦可治疗因气滞而成的崩漏。现代药理研究表明乌药汤中的乌药具有抗结肠炎、减轻肝脏脂质沉积、保护酒精性肝损伤、提高胸腺指数、降低血脂水平、改善重症急性胰腺炎肠屏障功能、调节小鼠胃肠运动、镇痛等作用。临床常用于痛经的治疗，现代用于治疗消化系统疾病，如用于慢性萎缩性胃炎的治疗。

【历史沿革】

1.原方论述　金代李东垣《兰室秘藏》载：
"治妇人血海疼痛。"该方组成：当归、甘草、木香各五钱，乌药一两，香附子二两（炒）。上咬咀，每服五钱，水二大盏，去滓，温服，食前。

2.后世发挥　原方由当归、甘草、木香、乌药、香附组成，具有行气疏肝，调经止痛的功效，原文载治妇人血海疼痛。后世医家明代李梴在《医学入门》中首载该方治疗经前小腹疼痛，清代《女科指要》中载该方：治经行气滞疼痛，脉沉涩者。并阐释了该方："经气凝滞，经血涩少，不能输化于经，故满腹作痛，然后经行焉。乌药顺九天之气，香附行厥阴之经，木香调中气，甘草缓中州，当归养血脉以濡润于经也。水煎温服，使滞化气行，则经络调和而经候如常，何气滞痛经之不除哉。"主治病证的发挥中，《医学入门》载：

悲哀甚则胞络绝，胞络绝则阳气内动，发则心下崩，数溲血也，宜备金散、四制香附丸、乌药汤、古橘归丸；认为该方还可以治疗因气滞而成的崩漏。后世加味乌药汤是由《兰室秘藏》乌药汤衍变而来，组成为乌药、砂仁、木香、延胡索、香附、甘草，实为乌药汤去当归，加砂仁、延胡索

而成，主治妇人经水欲来，脐腹绞痛。综上所述，后世医家补充了乌药汤治疗妇人血海疼痛的具体证候，指出以因气滞而成的经前或进行小腹疼痛，并扩充该方可治疗因气滞而成的崩漏。

3. 同名异方 乌药汤的同名异方分析见表49-1。

表49-1 乌药汤同名异方分析表

朝代	作者	出处	药物组成	功能主治	制法及用法	变化情况（与原方比较）
宋	太医院	《圣济总录》	乌药（剉焙一斤）、半夏（半斤生姜绞汁浸三宿焙干）、桂皮（去粗皮一两）、马鞭草（焙半斤）、荆芥穗、陈橘皮（去白焙干各四两），甘草（炙剉二两）	治瘴气	水煎服	该方早于《兰室秘藏》乌药汤，组成与主治较《兰室秘藏》乌药汤相差甚大
宋	太医院	《圣济总录》	乌药（剉）、藿香叶、檀香（剉）、丁香皮（各一两），木香（半两）、荜澄茄（炒三分）、槟榔（五枚剉）、桂皮（去粗皮半两），甘草（炙剉一两）	治腹胁痛、胀满烦躁，不思饮食	水煎服	该方早于《兰室秘藏》乌药汤，组成与主治较《兰室秘藏》乌药汤相差甚大
明	武之望	《济阴纲目》	乌药二钱半，香附二钱，当归一钱，木香、炙甘草各五分	行气治血。主治妇人气血不和、小腹疼痛	上药为粗末	该方与原方组成、功用、主治一致

【名方考证】

1. 本草考证

1.1 当归 "当归"之名最早见于《神农本草经》。经考证，本方所用当归为伞形科植物当归 *Angelica sinensis*（Oliv.）Diels 的干燥根，与《中国药典》2020年版当归记载一致。

1.2 甘草 "甘草"之名最早见于《神农本草经》。经考证，本方所用甘草主要是豆科甘草属甘草 *Glycyrrhiza uralensis* Fisch. 的干燥根和根茎，《中国药典》2020年版载甘草为豆科植物甘草 *Glycyrrhiza uralensis* Fisch.、胀果甘草 *Glycyrrhiza inflata* Bat. 或光果甘草 *Glycyrrhiza glabra* L. 的干燥根和根茎。

1.3 木香 "木香"之名最早见于《神农本草经》。经考证，本方所用木香为菊科植物木香 *Aucklandia lappa* Decne. 的干燥根，与《中国药典》2020年版记载一致。

1.4 乌药 "乌药"以"旁其"之名最早见于《本草拾遗》。经考证，本方所用乌药为樟科植物

乌药 *Lindera aggregata*（Sims）Kosterm. 的干燥块根，与《中国药典》2020年版记载一致。

1.5 香附 "香附"之名最早见于《名医别录》。经考证，本方所用香附为莎草科植物莎草 *Cyperus rotundus* L. 的干燥根茎，与《中国药典》2020年版记载一致。

2. 炮制考证

2.1 香附 乌药汤中香附的炮制方法为"炒"。现代炮制品有醋香附。

2.2 其他 其他药味均为生品。

3. 剂量考证

3.1 原方剂量 当归、甘草、木香各五钱，乌药一两，香附子二两。

3.2 折算剂量 金代1钱为今之4.13g，1两为41.3g，故原方用量为当归20.65g，甘草20.65g，木香20.65g，乌药41.3g，香附82.6g。

3.3 现代剂量 根据全国中医药行业高等教育"十四五"规划教材《方剂学》，处方量为当归1.5g，甘草1.5g，木香1.5g，乌药3g，香附6g。

【药物组成】 当归、甘草、木香各五钱，乌药一两，香附子二两（炒）。

【功能主治】 行气疏肝，调经止痛。主治瘀血夹逆气内阻。症见妇人经前及经行腹痛以及中焦虚寒，营血不足等症。

【方义分析】 本方主治诸症为肝气郁滞，血行不利，血海不通所致，遂成少腹胀满疼痛等症状。肝郁气滞，疏泄失调，则经前胀痛，胀甚于痛，以上所述皆为肝失疏泄之象。治宜疏肝理气，调经止痛。

本方中乌药理气行滞为君药；香附疏肝理气，木香行脾胃滞气，为臣药；当归养血活血调经，为佐药；甘草调和诸药，为使药。诸药合用，使气散血行经调，则诸症可愈。

配伍特点：集温通行气诸药于一体，兼顾养血和血。

【用法用量】

1.古代用法用量 上㕮咀，每服五钱，水二大盏，去滓，温服，食前。

2.现代用法用量 以上五味，加水600ml，饭前空腹热服。

【药学研究】

1.资源评估 方中当归、木香、乌药、香附、甘草目前均以人工栽培为主。

当归为低温长日照作物，宜高寒凉爽气候，在海拔1500~3000m左右均可栽培，宜土层深厚、疏松、排水良好、肥沃富含腐殖质的砂质壤土栽培，主产甘肃东南部，以岷县产量多，质量好，其次为云南、四川、陕西、湖北等省。

木香喜温暖湿润和阳光充足的环境，耐寒冷和半阴，怕涝，在疏松肥沃、排水良好的土壤中生长好，分布于中国陕西、甘肃、湖北、湖南、广东、广西、四川、云南、西藏等地。

乌药生长于海拔200~1000m向阳坡地、山谷或疏林灌丛中，喜亚热带气候，适应性强，以阳光充足，土质疏松肥沃的酸性土壤生长为宜，分布于中国、越南、菲律宾，在中国分布于浙江、江西、福建、安徽、湖南、广东、广西、台湾等地。

香附生于田野、河边、洼地等处，喜温暖潮湿气候和砂质疏松土壤，主产于山东、浙江、湖南、福建等地。

甘草生于干旱沙地、河岸砂质地、山坡草地及盐渍化土壤中，生长周期3~5年，分布于东北、华北、西北各省区，道地产区与主产区基本一致，在新疆、甘肃、内蒙古、宁夏、山西等地。

2.制剂研究

2.1 制备方法 原文载："上㕮咀，每服五钱，水二大盏"。宋时一大盏约合今702ml，金代李东垣遵其用量，因此制备方法为取本方，粉碎粒度为过4目筛，加水1404ml，去滓，温服。

《兰室秘藏》的乌药汤使用宋代度量衡，其总药量大约为185.61g，其加水量为总药量的7.6倍。

2.2 制备工艺 原方是汤剂，现代有报道对乌药汤挥发性成分的提取工艺进行研究：在单因素实验的基础上，以有效成分乙酸龙脑酯、香附烯酮、α-香附酮、藁本内酯、去氢木香内酯含量及挥发油提取率的综合评分为指标，以提取时间、浸泡时间、液料比为响应因素，采用Box-Behnken设计-响应面法优化乌药汤挥发性成分的提取工艺并验证。在此基础上，再对药液的提取状态进行量化。结果：最优提取工艺为液料比13∶1（ml/g），浸泡时间为0.5小时，暴沸状态下提取6小时。三次验证实验的综合评分分别为0.9487、0.9484、0.9486（RSD＝0.02%，$n=3$），与预测值（0.9479）的偏差均不超过1%。以180℃油浴下药液的沸腾状态作为暴沸状态。因此乌药汤挥发性成分最优提取工艺稳定、可行[1]。

3.质量控制 该方含有挥发油、黄酮类、生物碱等物质，可以将其作为质量控制的指标。现有文献报道采用HPLC法测定去甲异波尔定、阿魏酸、甘草苷和甘草酸单铵盐的含量，作为乌药汤配方颗粒的质量控制[2]。

【药理研究】

1.药效作用 根据乌药汤中君药乌药的功能主治进行了药效学研究，主要具有具抗结肠炎、减轻脂质沉积、保护酒精性肝损伤、提高胸腺指数、降低血脂水平、改善重症急性胰腺炎肠屏障功能、调节小鼠胃肠运动、镇痛等作用。

1.1 抗结肠炎 乌药生药含量分别为0.5g/kg、1g/kg、2g/kg，给药剂量为10ml/kg，连续9天，能显著改善TNBS诱导的溃疡性结肠炎模型大鼠疾病症状及结肠组织病变情况，能显著增加外周血中Treg占辅助性T细胞比例，降低结直肠重量及单位长度重量，降低大鼠血清中IL-6含量，其中0.5g/kg、1g/kg给药剂量能显著降低大鼠血清中TNF-α含量及结肠组织中MPO活性[3]。

1.2 减轻脂质沉积 乌药醇提物剂量分别为1g/kg、2g/kg、4g/kg，给药5周，能显著降低高脂血症模型大鼠血清和肝脏TC、TG水平及血清LDL-c水平和AST活性，显著增加HDL-c水平，减轻肝脏脂质沉积，减少炎性细胞浸润，增加粪便TC和TBA含量，上调小肠ABCG8和肝脏PPARγ/α、SR-BⅠ、LXRα、ABCA1蛋白表达[4]。乌药有效部位浓缩液浓度为1g/kg，给药剂量为10ml/kg，连续4周给药，能够显著降低高脂血症模型金黄地鼠高切还原黏度[5]。

1.3 保护酒精性肝损伤 乌药剂量分别为1g/kg、2g/kg、3g/kg，给药剂量为1ml/100g，连续20天，能够显著增加急性酒精性肝损伤模型大鼠肠道中瘤胃球菌比例，降低普氏菌比例，增加肠道菌群中Chao1和ACE指数[6]。乌药醇提取物剂量为4g/kg，给药剂量为1ml/100g，连续33天，可以显著酒精性肝损伤模型大鼠血清ALT、AST水平[7]。

乌药生药剂量为5g/kg，连续给药10天，能够显著降低伴刀豆凝集素A所致免疫性肝损伤模型小鼠肝脏指数和脾脏指数，能够改善肝组织病理学变化，降低血清ALT、AST、MDA、TNF-α的表达，增加血清中SOD的表达[8]。

1.4 提高胸腺指数、降低血脂水平 乌药提取物剂量分别为4g/kg、2g/kg、1g/kg，给药剂量为20ml/kg，连续30天，4g/kg、2g/kg剂量能显著提高ICR小鼠胸腺指数、增加溶血空斑数；乌药提取物剂量为2g/kg，给药21天，能降低高脂饲料大鼠血清TC、LDL-C、ALT、AST水平[9]。

1.5 改善重症急性胰腺炎肠屏障功能 乌药水煎液给药剂量为1.5ml/100g，连续3天，能够显著改善重症急性胰腺炎模型大鼠肠黏膜通透性，改善大鼠血清内毒素、DAO、D-乳酸水平[10]。

1.6 调节胃肠运动 乌药水提取物剂量0.948g/kg、醇提取物剂量0.074g/kg、挥发油提取物剂量5.8μl/kg能够抑制新斯的明引起的胃肠排空加速，拮抗阿托品引起的胃排空和小肠推进功能减慢[11]。

1.7 镇痛 在醋酸致痛小鼠模型和痛经小鼠模型中，乌药提取物剂量为2.6g/kg，连续给药3天能够显著减少模型小鼠扭体次数[12]。

2.体内过程 乌药汤中当归的主要成分之一是藁本内酯，给家兔按2g/kg剂量灌胃当归挥发油，藁本内酯在体内的药时过程为线性动力学过程，符合一级吸收二室模型，$t_{1/2\alpha}$为2.6638h，$t_{1/\beta}$为108.88h[13]。

【临床应用】

1.临床常用

1.1 临床主治病证 乌药汤常用于治疗气滞血阻证，临床表现主要为少腹胀满疼痛、经前及经行腹痛等，临床应用以经前及经行少腹胀满疼痛、舌紫暗苔白、脉弦为辨证要点。

1.2 名家名师名医应用

痛经 国医大师班秀文认为痛经引起本病的原因虽有气滞、血瘀、寒凝、血虚、肝肾亏损等之分，但总不外乎虚实两方面的原因。实证采取疏肝调气、活血化瘀、温经散寒、健脾渗湿等法治之，选用加味乌药汤等组成。

2.临床新用 乌药汤现代常用于治疗消化道系统疾病，尤其对慢性萎缩性胃炎疗效确切。

慢性萎缩性胃炎 将60例慢性萎缩性胃炎胃节律过缓患者随机分为研究组和对照组，每组30人，对照组：用红枣汤。研究组：枳实乌药汤，组成：枳实50g、乌药30g、厚朴20g、半夏10g、广木香10g，每日1剂，一日3次，每次150ml。连服2周。结果显示，研究组总有效率为77%，对照组总有效率为43%[14]。

【使用注意】对于肝郁化火等症，酌情使用。

【按语】

1.关于乌药汤与加味乌药汤的比较 加味乌药汤出自《奇效良方》，与乌药汤相比，两方均有乌药、香附、木香、甘草，均可以治疗气滞血瘀的证候，而乌药汤中以当归，养血活血，用于治疗瘀血夹逆气内阻，经前及经行腹痛、血崩、溲血等；加味乌药汤中延胡索、砂仁行气活血止痛，治疗肝郁气滞之痛经，经前或经期少腹胀痛，胀甚于痛，或胸胁乳房胀痛，或经行不畅，行气止痛之力强于乌药汤。

2.乌药汤与正气天香散的比较 正气天香散出自《医学纲目》卷四，引刘河间方，原方组成为：乌药（二两）、香附末（八两）、陈皮、苏叶、干姜（各一两），主治妇人一切诸气，或上凑心胸，或攻筑胁肋，腹中结块，发渴，刺痛，月水不调，或眩晕呕吐，往来寒热，减食。乌药汤与正气天香散中均有乌药、香附，两方都具有行气止痛的功效，用于治疗妇人气滞诸症，而乌药汤中当归养血活血、木香行气，甘草缓中调和诸药，故乌药汤所治之症偏于血分，气滞与血阻并见；而正气天香散中陈皮、苏叶、干姜可温中和胃，合乌药、香附可用于治疗肝脾寒凝，气机不畅之证，故见胁肋疼痛胀满，眩晕呕吐，不欲食等症。

3.为何乌药汤中香附用量最大？ 乌药汤中香附二两为乌药的一倍，为全方占比最大，而加味乌药汤、正气天香散中的香附用量也最大。香附以"莎草根"之名，始载于《名医别录》："味甘，微寒，无毒；主除胸中热，充皮毛。"至明代《滇南本草》载："香附，味辛，性微温，调血中之气也，则有推行之意。开郁气而调诸气，宽中消食，止呕吐，和中养胃，进食。气血调而阴阳固守，忧郁开而疾病不生，开郁调气要药，女人之至宝也。"十四五规划教材《中药学》指出香附具有疏肝解郁、调经止痛、理气调中的功效，用于肝郁气滞胁痛、腹痛，月经不调，痛经，乳房胀痛等症。故香附气血兼行，专属开郁散气，以疏肝解郁，调经止痛见长。女子以肝为先天，情绪郁滞，气郁不宣，气郁则血瘀，而见气滞血阻证。乌药辛散性温，具有顺气开郁，散寒止痛之功，主入气分。香附与乌药相配，气血兼治，相须为用，理气开郁，和血止痛之功显著。乌药汤所见妇人血海疼痛，为血阻不行，不通则痛，当以活血与调气并用，而香附兼入气血，其量倍于乌药，是以行气之时，亦重行血，血行气畅，郁开结散，疼痛则愈。今临床香附用量多为6~15g，用以理气止痛配伍柴胡、川楝子等为10~12g，用以行血止痛配伍当归、川芎等为10~15g[15]。

参考文献

[1] 程媛，孙昊倩，刘明松，等.乌药汤挥发性成分提取工艺的优化[J].中国药房，2022，33（6）：713-717，723.

[2] 王瑞颖，易柳，李珊，等.HPLC法同时测定乌药汤配方颗粒中4种成分的含量[J].中医药导报，2021，27（5）：58-60，64.

[3] 赖慧敏，黄敏聪，楼招欢，等.天台乌药对TNBS诱导的溃疡性结肠炎模型大鼠的抗炎作用研究[J].中国比较医学杂志，2021，31（2）：37-44.

[4] 刘慧芳，黄建波，黄敏聪，等.乌药调节胆固醇逆转运抗高脂血症作用研究[J].中国中药杂志，2021，46（7）：1795-1802.

[5] 叶合，俞静静，刘慧芳，等.乌药对高脂饮食诱导的高脂血症金黄地鼠的作用[J].中国临床药理学杂志，2020，36（8）：959-962.

[6] 徐婵娣，谭明明，王军伟.乌药对急性酒精性肝损伤模型大鼠肠道微生态的调节作用研究[J].浙江中医杂志，2020，55（9）：685-686.

[7] 谭明明，王军伟，丁慧珍，等.酒精性肝损伤模型大鼠肝功能动态变化及乌药的干预作用[J].浙江中西医结合杂志，2017，27（6）：482-484.

[8] 潘建强，彭昕.乌药提取物对伴刀豆凝集素A致免疫性肝损伤小鼠保护作用的研究[J].浙江中医杂志，2018，53（10）：774-775.

[9] 丁早春，金祖汉.乌药对小鼠免疫功能及大鼠实验性脂肪肝的影响[J].中国现代应用药学，2015，32（5）：535-538.

［10］马留学，刘伟国，邹忠东，等.乌药、大黄对重症急性胰腺炎大鼠肠屏障功能的影响［J］.中外医学研究，2019，17（13）：1-4.

［11］龚明，龚建平，糜亚男.乌药不同提取物对小鼠胃肠运动调节作用的实验研究［J］.中医药导报，2015，21（1）：62-63.

［12］李珊，陈文明，欧阳荣.乌药及其炮制品不同提取物镇痛作用的研究［J］.中国现代应用药学，2015，32（11）：1306-1308.

［13］赵惠茹，周晓棉，冯素香，等.当归挥发油中藁本内酯在家兔体内的药代动力学［J］.中成药，2005，28（12）：74-76.

［14］王文斌，姚建云.枳实乌药汤治疗慢性萎缩性胃炎胃节律过缓30例分析［J］.解放军保健医学杂志，2003，5（3）：178-179.

［15］汪晓蓉，邱莎，赵林华，等.香附的临床应用及其用量探究［J］.吉林中医药，2019，39（10）：1297-1300.

羌活胜湿汤

金《内外伤辨惑论》

Qianghuoshengshi Tang

【概述】羌活胜湿汤最早见于金代李东垣《内外伤辨惑论》，该方组成：羌活、独活各一钱，藁本、防风、甘草（炙）、川芎各五分，蔓荆子三分，本方具有祛风胜湿止痛的功效，主治风湿之邪侵袭肌表所致的肩背痛，本方以辛苦温之品，祛风胜湿，使风湿之邪随汗而解，后世医家认为本方可以治疗风湿在表之风疹瘙痒。现代药理研究表明，羌活胜湿汤具有解热、镇痛和抗炎等作用。临床常用于风湿袭表所致的痹症、头痛等，现代常用于骨科疾病，如用于治疗肩颈综合征、腰椎间盘突出症等疾病疗效显著。

【历史沿革】

1.原方论述 金·李东垣《内外伤辨惑论》载："肩背痛不可回顾者，此手太阳气郁而不行，以风药散之。脊痛项强，腰似折，项似拔，此足太阳经不通行，以羌活胜湿汤主之。"该方组成：羌活、独活各一钱，藁本、防风、甘草（炙）、川芎各五分，蔓荆子三分。上㕮咀，都作一服，水二盏，煎至一盏，去渣，大温服，空心食前。

2.后世发挥 本方所主为风湿之邪侵袭肌表之证，风湿之邪客于太阳经脉，影响经气运行，则见头痛身重、肩背疼痛、难以转侧。《医方考》载："外伤于湿，一身尽痛者，此方主之"。并

指出："脾胃虚弱，湿从内生者，二陈、平胃之类主之；水停于膈，湿盛濡泻者，六一、五苓之类主之；水渗皮肤，肢肿黄胀者，五皮、茵陈之类主之。今湿流关节，非上件所宜矣。经曰风胜湿，故用羌、防、藁、独、芎、蔓诸风药以治之。以风药而治湿，如卑湿之地，风行其上，不终日而湿去矣。又曰无窍不入，惟风为能，故凡关节之病，非风药不可。用甘草者，以风药悍燥，用以调之。此之谓有制之兵也。"《医方集解》载："湿气在表，外伤于湿也。湿邪着于太阳，则头项腰脊痛。着于太阴，则肩背痛。着于阴阳之经，则一身尽痛，惟着故痛且重也。湿郁则为热，然湿乃阴邪，故微热而昏倦也。"后世医家扩展了该方的使用范围，治疗因风湿在表，湿阻腠理，客于血络，而见风疹瘙痒，故《医方简义》载："治中风挟湿化肿，或风湿搔痒之症。"综上可见，后世医家认为该方可治疗因风湿在表，侵袭经络，而见一身疼痛，不限于肩背、头项、腰脊，并认为该方可治疗风湿在表引起的风疹瘙痒。

3.同名异方 羌活胜湿汤的同名异方分析见表50-1。

表50-1 羌活胜湿汤同名异方分析表

朝代	作者	出处	药物组成	功能主治	制法及用法	变化情况（与原方比较）
明	朱橚	《普济方》	炙甘草（三分）、黄芪（七分）、生甘草（五分）、生黄芩、酒黄芩（各三分）、人参、羌活、防风、藁本、独活、蔓荆子、川芎（各二分），细辛、升麻、柴胡（各半钱），薄荷（一分）	真气已亏，胃中火盛，汗出不休；或阴中之阳、阳中之阴俱衰，胃中真气已竭，阴火亦衰，无汗皮燥，甚者湿衰燥旺，四时无汗	水煎服	本（该）方由羌活胜湿汤加黄芪、生甘草、黄芩、人参、细辛、升麻、柴胡、薄荷而成
明	吴旻	《扶寿精方》	羌活（一钱半），独活（一钱半），炙甘草、南川芎、藁本、蔓荆子、防风、酒炒黄芩、米泔、苍术（各一钱）	治湿痰结聚，中有实热，背恶寒	水煎服	本方由羌活胜湿汤加黄芩，苍术而成
明	龚信	《古今医鉴》	羌活（七分），独活（七分），防风（五分），升麻（五分），柴胡（五分），藁本（一钱），苍术（一钱），川芎（八分），蔓荆子（八分），甘草（五分）	治风湿相搏，一身尽痛	水煎服	本方由羌活胜湿汤加升麻、柴胡、苍术而成
明	龚廷贤	《寿世保元》	羌活、独活（各一钱），藁本、防风（各五分），蔓荆子（二分），川芎（二分），甘草（五分），白术（一钱），防己（一钱），黄芪（一钱）	脾胃受湿，身重倦怠好卧，背脊痛，项强似折，顶似拔，上冲头痛，及足太阳经不行	水煎服	本方由羌活胜湿汤加防己黄芪汤而成
明	秦景明	《症因脉治》	羌活，苍术、防风、白术、泽泻、白茯苓、广皮、甘草	寒湿伤于太阳，筋挛，左脉浮紧者	水煎服	该方未明确剂量
明	秦景明	《症因脉治》	防风，羌活，柴胡，白芷，川芎，苍术，黄芩	身肿，湿热在表，宜汗之症	水煎服	该方未明确剂量
明	秦景明	《症因脉治》	羌活，防风，柴胡，苍术，川芎，茯苓，猪苓，泽泻，黄柏，甘草	风湿酸软，头痛身痛，不能转侧，兼阳明者	水煎服	该方未明确剂量
清	张璐	《张氏医通》	羌活（钱半）、白术（一钱）、川芎、枯梗、枳壳、荆芥、柴胡、前胡、黄芩（各八分），白芷（六分），防风（五分），细辛（一分），薄荷（三分），甘草（炙。四分）	治一切风热表证之目疾	水煎服	为《原机启微》卷下羌活胜风汤之异名
清	秦之桢	《伤寒大白》	羌活，防风，苍术，黄柏，泽泻，茯苓，广皮，甘草	风湿相持，身体疼痛，不能转侧；风湿相搏，身肿身痛，小便不利	水煎服	该方未明确剂量
清	洪金鼎	《一盘珠》	羌活，独活，防风，川芎，苍术，甘草	风湿上冲，头重如裹，似有物蒙之	生姜为引，水煎服	本方为羌活胜湿汤去蔓荆子、藁本，加苍术而成
清	沈金鳌	《杂病源流犀浊》	羌活，防风，苍术，甘草，黄连，黄柏，泽泻，猪苓	湿热腰痛	水煎服	

【名方考证】

1.本草考证

1.1 羌活 "羌活"作为独活的别名最早见于《神农本草经》。经考证,本方所用羌活为伞形科当归属植物羌活 *Notopterygium incisum* Ting ex H. T. Chang 的干燥根茎和根。《中国药典》2020年版载羌活为伞形科植物羌活 *Notopterygium incisum* Ting ex H. T. Chang 或 宽 叶 羌 活 *Notopterygium franchetii* H. de Boiss. 的干燥根茎和根。

1.2 独活 "独活"之名最早载于《神农本草经》。经考证,本方所用独活为伞形科植物重齿毛当归 *Angelica pubescens* Maxim. f. *biserrata* Shan et Yuan. 的干燥根,与《中国药典》2020年版记载一致。

1.3 藁本 "藁本"之名最早见于《神农本草经》。经考证,本方所用藁本为伞形科植物藁本 *Ligusticum sinese* Oliv. 或辽藁本 *Ligusticum jeholense* Nakai et Kitag. 的干燥根茎和根,与《中国药典》2020年版记载一致。

1.4 防风 "防风"之名最早见于《神农本草经》。经考证,本方所用防风为伞形科植物防风 *Saposhnikovia divaricata*(Turcz.)Schischk. 的干燥根,与《中国药典》2020年版记载一致。

1.5 甘草 "甘草"之名最早见于《神农本草经》。经考证,本方所用甘草为豆科甘草属甘草 *Glycyrrhiza uralensis* Fisch. 的干燥根和根茎,《中国药典》2020年版载甘草为豆科植物甘草 *Glycyrrhiza uralensis* Fisch.、胀果甘草 *Glycyrrhiza inflata* Bat. 或光果甘草 *Glycyrrhiza glabra* L. 的干燥根和根茎。

1.6 川芎 "川芎"最早以"芎藭"之名载于《神农本草经》。经考证,本方所用川芎为伞形科植物川芎 *Ligusticum chuanxiong* Hort. 的干燥根茎,与《中国药典》2020年版记载一致。

1.7 蔓荆子 蔓荆子以"蔓荆实"之名始载于《神农本草经》。经考证,本方所用蔓荆子为马鞭草科植物单叶蔓荆 *Vitex trifolia* L. var. *simplicifolia* Cham. 或蔓荆 *Vitex trifolia* L. 的干燥成熟果实,与《中国药典》2020年版记载一致。

2.炮制考证

2.1 甘草 羌活胜湿汤中甘草的炮制方法为"炙"。国家中医药管理局和国家药品监督管理局联合发布的《古代经典名方关键信息表(25首方剂)》建议羌活胜湿汤中甘草对应炮制规格为炒甘草。可参考《中华人民共和国药典》2020年版清炒法炮制。

2.2 其他 其他药味均为生品。

3.剂量考证

3.1 原方剂量 羌活、独活各一钱,藁本、防风、甘草(炙)、川芎各五分,蔓荆子三分。

3.2 折算剂量 金代一钱合之今之4.13g,一钱为十分,故原方用量为羌活4.13g,独活4.13g,藁本2.06g,防风2.06g,甘草(炙)2.06g,川芎2.06g,蔓荆子1.24g。

3.3 现代剂量 根据全国中医药行业高等教育"十四五"规划教材《方剂学》,处方量为羌活6g,独活6g,藁本3g,防风3g,炙甘草3g,蔓荆子2g,川芎1.5g。

【药物组成】羌活、独活各一钱,藁本、防风、甘草(炙)、川芎各五分,蔓荆子三分。

【功能主治】祛风,胜湿,止痛。主治风湿在表之痹证。症见肩背痛不可回顾,头痛身重,或腰脊疼痛,难以转侧,苔白,脉浮。

【方义分析】本方主治为风湿在表,其证多由汗出当风,或久居湿地,风湿之邪侵袭肌表所致。风湿之邪客于太阳经脉,经气不利,则头痛身重或腰脊疼痛、难以转侧。风湿在表,益从汗解。治宜祛风,胜湿,宣痹,止痛。

方中羌活、独活为君药,祛风除湿,通利关节,其中羌活善祛上部风湿,独活善祛下部风湿,两药相合,能散一身上下之风湿,通利关节而止痹痛。防风散风胜湿而治一身之痛;以川芎上行头目,旁通络脉,既可疏散周身风邪,又能活血行气,祛风止痛,共助君药散邪通痹止痛之力,用为臣药;藁本疏散太阳经之风寒湿邪,且善达巅顶而止头痛;蔓荆子轻浮上行,主散头面之邪,并可清利头目,俱为佐药。使以甘草调和诸药。诸药合用,使经气通利,风湿得除,则诸症可愈。

配伍特点：虽集大队辛温升散之品，但量轻力缓，意在微发汗，使在表之风湿随汗而解。

【用法用量】

1.古代用法用量 上㕮咀，都作一服，水二盏，煎至一盏，去渣，大温服，空心食前。

2.现代用法用量 上药粉碎为粗粒，加水600ml，煎至300ml，去药渣，饭前温服。

【药学研究】

1.资源评估 方中羌活、独活、藁本、防风、甘草、川芎、蔓荆子目前均以人工栽培为主。

羌活属于高寒植物，生性喜凉、耐寒、稍耐阴、怕强光，适宜在中高海拔的土层深厚、疏松、排水良好、富含腐殖质的沙壤弱酸性土中栽培，羌活主产于四川、云南、青海、甘肃等省。

独活生于海拔1500~2500m、温度适宜和气候温和的山区阴湿山坡、林下草丛中或稀疏灌丛中，今道地产区以甘肃华亭、湖北宜昌、恩施产量最大，四川、陕西、重庆产量次之。

藁本喜冷凉湿润气候，耐寒、怕涝，以土层深厚、疏松肥沃，排水良好的砂质壤土栽种生长最好，分布于湖北、四川、陕西、河南、湖南、江西、浙江、安徽等省，其他省区多有栽培，辽藁本分布于吉林、辽宁、河北、山西、山东。

防风耐寒、耐干旱，忌过湿和雨涝，多生长于草原、丘陵、多砾石山坡，以地势高燥的向阳土地最适宜，野生防风主要产于东北、内蒙古一带，称为"关防风"，现以关防风为商品主流。

甘草生于干旱沙地、河岸砂质地、山坡草地及盐渍化土壤中，生长周期3~5年，分布于东北、华北、西北各省区，道地产区与主产区基本一致，在新疆、甘肃、内蒙古、宁夏、山西等地。

川芎多栽培于海拔450~1000m的平坝或丘陵，喜气候温和，雨量充沛、日照充足又较湿润的亚热带季风气候环境，主产于四川，产区集中分布在金马河上游以西的盆地西缘，山地与平原交错区，包括都江堰、彭州、郫都、崇州、新都等地，其中都江堰市石羊镇一带为其历史传统

道地产区，彭州市敖平镇是目前全国最大的川芎产区。

蔓荆子喜阳光充足，较耐高温和短暂霜冻，耐寒怕涝，耐碱怕酸，蔓荆主产于广东惠阳、惠东、澄海，海南东方、琼海，福建莆田、厦门等地。

2.制剂研究

2.1 制备方法 原文载："上㕮咀，都作一服，水二盏，煎至一盏"。金代时期一盏约合200ml，金代李东垣遵其用量，因此制备方法为取本方，粉碎粒度为过4目筛，加水400ml，煎煮至200ml。

《内外伤辨惑论》的羌活胜湿汤使用金代度量衡，其总药量大约为17.7g，加水量为总药量的8倍，药液煎至总药量的2倍。

2.2 制备工艺 原方是煮散，现代有报道对川芎、白芷药对不同剂量煎煮的研究：川芎、白芷药对（1:1）汤剂（两药各300g，8倍量水，合煎3次，减压浓缩至生药1g/ml）。川芎、白芷药对（2:1）汤剂（川芎400g，白芷200g，8倍量水，合煎3次，减压浓缩至生药1g/ml）。川芎、白芷药对（1:1）散剂（两药各300g，粉碎过6号筛，用0.3% CMC-Na配成混悬液，现配现用）。川芎、白芷药对（2:1）散剂（川芎400g，白芷200g，粉碎过6号筛，用0.3% CMC-Na配成混悬液，现配现用）[1]。

3.质量控制 该方含有苯酞、香豆素类、生物碱等物质，可以将其作为质量控制的指标。现有文献报道采用加热回流提取、水提醇沉对羌活胜湿汤复方及各单味药材进行处理，取复方及单味供试品液分别进行HPLC指纹图谱测定[2]。

【药理研究】

1.药效作用 根据羌活胜湿汤的功能主治进行了药效学研究，主要具有解热、镇痛和抗炎等作用。

1.1 与功能主治相关的药理作用

解热 3g/kg羌活胜湿汤灌胃后其含药血清能够显著抑制家兔发热模型单核细胞DNA合成、单核细胞蛋白质合成率及单核细胞Ca^{2+}内流[3]。

1.2 其他药理作用

抗炎镇痛 羌活胜湿汤能够减少小鼠的扭体次数，抑制二甲苯引起的耳肿胀模型小鼠的耳肿胀程度，具有抗炎作用[4]。

2.体内过程

高、中、低3个剂量组（分别为 11.64×10^{-3}、5.82×10^{-3}、1.164×10^{-3}mg/ml 的血浆样品）中，羌活醇的平均高峰血药浓度 C_{max} 分别为（5.243 ± 3.116）、（1.892 ± 0.888）、（0.764 ± 0.120）mg/L，血药浓度–时间面积 $AUC_{0 \to \infty}$ 相应分别为每小时（32.658 ± 31.202）、（17.511 ± 2.287）、（3.246 ± 2.432）mg/L。羌活醇高、中、低3个剂量组消除半衰期（$T_{1/2z}$）分别为（3.184 ± 1.959）、（3.207 ± 3.036）、（3.013 ± 3.225）h[5]。

【临床应用】

1.临床常用

1.1 临床主治病证

羌活胜湿汤常用于治疗风湿在表证，临床表现主要为肩背痛不可回顾、头痛身重，或腰脊疼痛、难以转侧等，临床应用以头身重痛或腰脊疼痛、苔白、脉浮为辨证要点。

1.1.1 风寒湿阻络

治疗风寒湿邪阻滞经络引起的肢体疼痛，颈椎病以上肢麻木、酸楚甚者加苍术、桑枝、威灵仙；颈项强痛，活动不利甚者加秦艽、葛根、片姜黄；肌肉萎弱甚者加黄芪、桑寄生、杜仲；头痛头晕、欲呕者加天麻、姜半夏。

1.1.2 湿滞肌肤

可用于风扰血溢之紫癜，以羌活胜湿汤加黄芪、荆芥。湿滞皮肤之牛皮癣以羌活胜湿汤加地肤子、苦参、白鲜皮。

1.2 名家名师名医应用

1.2.1 痹证

风湿痹 国医大师朱良春善用羌活胜湿汤治疗风湿痹证，方中所用"风药"能通畅血脉，发散风寒风湿，气清而不浊，味辛而能散，上行于头，下行于足，通达肢体，治疗风湿痹证、头痛可配伍当归、川芎、白术、豨莶草、海风藤、薏苡仁、苍术、生姜等；兼有发热加柴胡、葎草；阳虚加制附片、补骨脂；郁热加子芩；湿盛加泽泻、茯苓。

骨痹 国医大师李济仁认为风湿型骨痹初期，经脉气血不通，关节疼痛肿胀，症见游走性关节酸痛、肿胀、屈伸不利，伴恶风发热汗出，身体重痛，舌淡红，苔薄白或白腻，脉浮缓，以羌活胜湿汤化裁，方药：羌活、独活各12g，防风9g，汉防己9g，秦艽12g，川桂枝9g，白芍9g，透骨草15g，破骨风15g，炙甘草6g，生姜5片，大枣3枚。

1.2.2 头痛

国医大师张学文认为外感风湿头痛，症见：头身重痛，胸闷纳呆，舌胖，苔白腻，脉濡，以羌活胜湿汤祛风燥湿，方药：羌活9g，独活9g，白芷9g，苍术9g，茯苓12g，川芎9g，藁本9g。

2.临床新用

羌活胜湿汤常用于骨科疾病，对肩颈综合征、腰椎间盘突出症等疾病疗效确切。

2.1 肩颈综合征

将136例病例患者，随机分为研究组和对照组，每组68例。对照组给以甘露醇脱水减轻水肿，青霉素、地塞米松消除无菌炎症，川芎嗪活血止痛。研究组采用加味羌活胜湿汤加减治疗，药物组成：葛根20g、川芎10g、羌活12g、独活10g、蔓荆子10g、党参10g、甘草6g、藁本10g、防风10g。加减：气滞血瘀者加丹参、桃仁、红花；有热症者加黄芩、黄柏、知母；肩部疼痛较甚者加附子、姜黄、桂枝；中焦虚寒者加干姜，气虚者加黄芪、白术。15天为1个疗程。阴虚者慎用。结果显示，研究组总有效率为97.06%，对照组总有效率为76.47%[6]。

2.2 腰椎间盘突出症

将124例患者随机分为对照组和研究组各62例。对照组给予常规治疗，研究组在对照组常规治疗的基础上加用羌活胜湿汤加味治疗，方药：羌活15g、独活15g、干姜10g、桂枝15g、藁本15g、防风15g、甘草6g、蔓荆子15g、川芎15g、当归15g、桃仁15g、红花15g、甘草6g，治疗21天。结果显示，研究组总有效率为96.77%，对照组总有效率为85.48%[7]。

【使用注意】 素体阴虚者慎用。

【按语】

羌活胜湿汤与九味羌活汤的比较 九味羌活汤出自张元素之方，主治外感风寒之邪，内有蕴热之证，症见：恶寒发热，无汗，头痛项强，肢体酸楚疼痛，口苦微渴，舌苔白或微黄，脉浮。两方均能祛风胜湿，止头身疼痛，均以羌活为君，解表散寒，祛风湿，利关节，止痹痛。而九味羌活汤中有白芷、苍术、细辛，故解表散寒之力稍强，且方用配以黄芩、生地黄，于辛燥温散中佐寒凉清热之品，故所主为外感风寒湿邪兼有内热之症，以恶寒发热，兼有口苦微渴。而羌活胜湿汤以羌活、独活祛风散寒止痛，羌活善治上肢痹痛，独活善治下肢痹痛，两药相配能散一身上下之风湿，通行周身关节，然解表之力不如九味羌活汤，以头痛身重为主，表证不显。

参考文献

［1］杨胜，张定堃，苏柘僮，等.川芎-白芷药对不同配比不同剂型对偏头痛动物模型的影响［J］.中国实验方剂学杂志，2011，17（14）：225-228.

［2］梁慧慧，文雯，余格，等.羌活胜湿汤的质量稳定与传递规律研究［J］.时珍国医国药，2020，31（1）：75-78.

［3］杨奎，沈映君，王一涛，等.含香薷、羌活胜湿汤和九味羌活丸血清对内生致热原产生的影响［J］.中药药理与临床，1995，11（4）：1-3.

［4］Hu N, Wang C, Wang B, et al. Qianghuo Shengshi decoction exerts anti-inflammatory and analgesic via MAPKs/CREB signaling pathway［J］. J Ethnopharmacol, 2022, 284 : 114776.

［5］李云霞，郑晓鹤，孟宪生.HPLC测定大鼠体内羌活醇血药浓度及药代动力学研究［J］.南昌大学学报（医学版），2012，52（7）：8-11，32.

［6］姚淑贤，王引玲.加味羌活胜湿汤治疗颈肩综合症68例疗效观察［J］.山西中医学院学报，2011，12（5）：31-32.

［7］伍广锐，黄勇，区智凤.羌活胜湿汤加味治疗腰椎间盘突出症急性期的疗效研究［J］.中国中医急症，2019，28（9）：1547-1549，1558.

当归补血汤

金《内外伤辨惑论》

Dangguibuxue Tang

【概述】当归补血汤之名首见于宋代陈沂《陈素庵妇科补解》，金代李东垣《内外伤辨惑论》收录同名方，其方药组成为："黄芪一两，当归（酒洗）二钱"，具有补气生血之效，主治血虚阳浮发热证。方中重用黄芪一两，其用量五倍于当归，用意有二：一是滋阴补血固里不及，阳气外亡，故重用黄芪补气而专固肌表；二是有形之血生于无形之气，故用黄芪大补脾肺之气，以资化源，使气旺血生。配以少量当归养血和营，则浮阳秘敛，阳生阴长，气旺血生，虚热自退。本方可用于妇人经期、产后发热等属血虚阳浮者，以及各种贫血、紫癜等属血虚气弱者。后世医家对当归补血汤的理论进行了丰富发挥，如气血同源论、补气益血论，常于妇产科调经、难产、产后血晕、缺乳、乳缩、血崩等使用。在内科杂病、外伤科也有应用。临床上常用于治疗冠心病心绞痛、贫血、紫癜等。现代广泛运用于循环系统疾病、骨科疾病等各类病症，如用于治疗心肌病、下肢骨干粉碎性骨折等疗效显著。

【历史沿革】

1.原方论述 金代李东垣《内外伤辨惑论》载："治肌热，燥热，口渴引饮，目赤面红，昼夜不息，其脉洪大而虚，重按全无。"该方由黄芪一两，当归（酒洗）二钱。上㕮咀，都作一服，以水二盏，煎至一盏，去滓，温服，空心食前。该方具有良好的补气、生血功效。

2.后世发挥 从金代中医药家李东垣至清

代，后世医家对当归补血汤的理解阐释内容丰富，进行了挖掘、整理、传承与发挥，介绍如下。

2.1 气血同源论 明代吴崑《医方考》有载，当归补血汤加葱白，治产后无乳者。乳者，气血之所成也。故气血充盛之妇，未尝无乳，凡见无乳者，皆气体怯弱之妇也。言是方也，用当归、黄芪大补其气血，此养乳汁之源也。葱白辛温，直走阳明，阳明达于乳房。

2.2 补气益血论 清代梁廉夫《医略六书》，通过当归补血汤加党参、白术、山甲珠、通草、玉竹、甘草，主治胞衣下后，血脱而晕，眼闭口开，手足厥冷者。主张产后血虚，不能荣养经络，而邪乘虚袭，故筋脉挛急而发痉焉，谓之虚痉。黄芪补虚生血，当归养血荣经，防风率领黄芪以益卫气，羌活统运灸甘草益胃气，以振运行之力，竹沥、姜汁活络行经，以除虚痉也。俾气能生血，则血液内充，而虚风自散，筋脉挛急自舒，何患虚痉之不退哉！此补气以统运营血之剂，为产后虚风发痉之专方。傅山《傅青主女科》通过当归补血汤加三七，治妇人年老血崩。主张夫补血汤乃气血两补之神剂，三七根乃止血之圣药，加入桑叶者，所以滋肾之阴，又有收敛之妙。但老妇阴精既亏，用此方以止其暂时之漏，实有奇功。以补精之味尚少，不可责其永远之绩。可见，在组成变化的同时，适应证亦有所拓宽。

3.同名异方 当归补血汤同名异方分析见表51-1。

表51-1 当归补血汤同名异方分析表

朝代	作者	出处	药物组成	功能主治	制法及用法	变化情况（与原方比较）
宋	陈沂	《陈素庵妇科补解》	当归（去尾）一两二钱，黄芪（炙）一两，生姜三片，大枣五个	妇人气虚血少，经水三月来，名日居经，艰于子息，其脉微而涩	水煎服。每日剂	该方组成和功能主治与原方均不同，此方多了生姜、大枣，且炮制也有异，原方黄芪为酒洗，此为炙黄芪，此方功效主治妇人气虚血少，与原方功效有类似之处
元	倪维德	《原机启微》	熟地黄、当归各六分，川芎、牛膝、白芍药、炙草、白术、防风各五分，生地黄、天门冬各四分	失血过多，睛珠疼痛，不能视物，羞明酸涩，眼睫无力，眉骨、太阳俱酸痛	作一服。水二盏，煎至一盏，去滓，稍热服	该方组成和功能主治与原方均不同，原方组成为黄芪和当归，具补气生血功效，主治血虚阳浮发热证。此方多了川芎、熟地、牛膝、白芍药、炙草、白术、防风、生地及天门冬，无黄芪。主治失血过多，睛珠疼痛等眼病
明	龚廷贤	《万病回春》	当归、香附（酒炒）、川芎、白芍、生地黄、枯芩（酒炒）各一钱，防风、蔓荆子、柴胡各五分、荆芥、藁本各四分	血虚受风之头痛	上剉一剂，水煎服	该方组成和功能主治与原方均不同，此方多了酒炒香附、酒炒枯芩、川芎、白芍、生地黄、防风、蔓荆子、荆芥及藁本，无黄芪。主治血虚受风之头痛

【名方考证】

1.本草考证

1.1 黄芪 "黄芪"之名最早见于《神农本草经》，原作"黄耆"。经考证，本方所用黄芪为豆科植物蒙古黄芪 *Astragalus membranaceus*（Fisch.）Bge. var. *mongholicus*（Bge.）Hsiao 或膜荚黄芪 *Astragalus membranaceus*（Fisch.）Bge. 的干燥根茎，与《中国药典》2020年版记载一致。

1.2 当归 "当归"之名最早见于《神农本草经》。经考证，本方所用当归为伞形科植物当归 *Angelica sinensis*（Oliv.）Diels 的干燥根茎，与《中国药典》2020年版记载一致。

2.炮制考证

2.1 当归 当归补血汤中当归的炮制方法为"酒洗"。现代炮制品有酒当归。

2.2 其他 其他药物应为生品。

3.剂量考证

3.1 原方剂量 黄芪一两,当归酒洗二钱。

3.2 折算剂量 金代一两合今之41.3g,故处方量为黄芪41.3g,当归(酒洗)8.26g。

3.3 现代用量 根据全国中医药行业高等教育"十四五"规划教材《方剂学》,处方量为黄芪30g,当归(酒洗)6g。

【**药物组成**】黄芪一两,当归(酒洗)二钱。

【**功能主治**】补气生血。主治血虚发热证。用于肌热面赤,烦渴欲饮,舌淡,脉洪大而虚,重按无力者。亦治妇人经期、产后血虚发热头痛,或疮疡溃后,久不愈合者。

【**方义分析**】本方主治诸症皆因血虚阴不维阳,阳气浮越于外所致,遂成血虚发热证。由于劳倦内伤,营血亏损,或外伤失血等因使气血失去相互依存的正常关系,以致阴不维阳,血虚气无所依,阳气浮越于外。遂见肌热面赤,烦热欲饮,脉洪大而虚等血虚阳浮的假热证。此证并非单纯的血虚证,而在于因血虚进而导致阳浮,此时"有形之血不能速生,无形之气所当急固",治宜补气生血。

方中黄芪甘温纯阳,功擅补气固表,重用为君,即"有形之血不能速生,无形之气所当急固"之理,此其一;有形之血,生于无形之气,黄芪补气亦助生血之功,使气旺血充,此其二。配以少量当归养血和营,补虚治本为臣,二药合用,使阴血渐充,浮阳得潜,则虚热自退。对于疮疡溃后因气血不足而久不愈合者,亦可予本方补气养血,以助生肌收口。

配伍特点:气血双补。

【**用法用量**】

1.古代用法用量 上㕮咀,都作一服,以水二盏,煎至一盏,去滓,温服,空心食前。

2.现代用法用量 磨成粗粉,以上二味,加水600ml,煎至300ml,去滓,空腹温服。

【**药学研究**】

1.资源评估 方中黄芪、当归均为栽培品种。野生蒙古黄芪被世界自然保护联盟濒危物种红色名录(IUCN)列入易危(VU)物种。目前商品黄芪主要为栽培品。

黄芪喜凉爽,喜光,耐旱,怕涝,多生长在海拔800~1300m之间的山区或半山区的干旱向阳草地上,或向阳林缘树丛间,植被多为针阔混交林或山地杂木林,土壤多为山地森林暗棕壤土。野生蒙古黄芪分布于黑龙江、内蒙古、河北、山西北部,生于向阳草地、灌丛、林缘及山坡上;膜荚黄芪分布于东北、华北及西北,生于林缘、灌丛或疏林下。现代黄芪的主产区在内蒙古、山西、甘肃、黑龙江等地。道地产区与主产区一致。

当归喜凉爽,怕高温,在海拔1500~3000m的高寒山区生长适宜,分布于甘肃、云南、四川、湖北、陕西、宁夏、青海、贵州、山西等地。甘肃栽培当归最为悠久,为当归的主产区。甘肃当归商品名为"秦归",云南当归商品名为"云归",湖北当归商品名为"密归",四川当归商品名为"川归"。

2.制剂研究

2.1 制备方法 原文载:"上㕮咀,都作一服,以水二盏,煎至一盏,去滓,温服,空心食前"。南北朝时期一升约合200ml,唐代孙思邈遵其用量,因此制备方法为取本方,粉碎粒度为过4目筛,加水600ml,煎煮至300ml。

2.2 制备工艺 原方是汤剂,现代报道对当归补血汤进行配方颗粒的研究:①煎煮方法的研究:采用传统煎煮(传统组)和煎药机煎煮(机煎组)方法对当归补血汤进行煎煮,比较两种方法所得药液干浸膏得率和黄芪甲苷及阿魏酸含量。传统组干浸膏得率为30.56%,机煎组干浸膏得率为33.89%;传统组黄芪甲苷含量为0.018mg/ml,机煎组黄芪甲苷含量为0.014mg/ml;传统组阿魏酸含量为20.60μg/ml,机煎组阿魏酸含量为19.54μg/ml,两组比较无明显差异[1]。此外,通过对放血和环磷酰胺法复制气血两虚模型小鼠的灌胃比较，给药后，模型鼠游泳时间明显增加，血黏度显著降低，血红细胞数、血红蛋白及免疫球蛋白含量显著增加。煎药机煎煮法所得当归补血汤能够有效改善模型鼠气血两虚症状，提高免疫力，与传统煎煮法所得药液质量相同[2]。采用 HPLC 比较当归补血汤（当归、黄芪）分煎液与合煎液中阿魏酸含量。色谱条件：色谱柱 Hypersil C18（4.6mm × 250mm，5μm）；流动相为甲醇 –0.05% 乙酸（45：55）；检测波长 324nm；流速 0.6ml/min。分煎液阿魏酸平均回收率为 100.86%，RSD 为 2.33%；合煎液阿魏酸平均回收率为 101.37%，RSD 为 1.52%，合煎液中阿魏酸含量高于分煎液。当归补血汤的分煎液阿魏酸含量 1.194mg，合煎液阿魏酸含量 1.971mg[3]。②理化参数的研究：采用 4 种提取工艺制备当归补血汤：8 倍量水提取 1 次，每次 1 小时；8 倍量水提取 3 次，每次 2 小时；10 倍量水提取 3 次，每次 1.5 小时；12 倍量水提取 3 次，每次 1 小时，通过对复合因素所致气虚小鼠灌胃，给予当归补血汤 10g/（kg·d）的治疗，发现当归补血汤理化参数（表面张力、pH 值、电导率、渗透压）与其组分含量和补气药效三者的相关性较为显著[4]，同时，也可以将理化参数作为当归补血汤制备工艺与汤剂质量控制的参考指标[5]。③不同剂型有效成分含量的比较：采用 HPLC 对当归补血汤水煎剂和配方颗粒中的黄芪甲苷含量进行测定，色谱条件：以十八烷基硅烷键合硅胶为填充剂；以乙腈 – 水（36：64）为流动相；用蒸发光散射检测器检测。当归补血配方颗粒汤剂中黄芪甲苷的含量（0.3315mg/ml）高于当归补血汤剂（0.0759mg/ml）[6]。采用 HPLC–ELSD 同时测定当归补血总苷中黄芪甲苷和黄芪皂苷Ⅱ，色谱柱 Kromail C18（4.6mm × 250mm，5μm）；流动相为乙腈 – 水（37.5：62.5）；体积流量 0.8ml/min；ELSD 参数：漂移管温度 100℃；N₂ 气流体积流量：2.60L/min。黄芪甲苷在 0.85~6.76μg 呈良好的线性关系（r =0.9992），平均回收率为 98.8%，RSD 为 1.50%。黄芪皂苷Ⅱ在 1.05~8.4μg 呈良好的线性关系（r =0.9994），平均回收率为

95.7%，RSD 为 2.70%，当归补血汤中黄芪甲苷的平均质量分数为 4.3%，RSD 为 1.33%，黄芪皂苷Ⅱ的平均质量分数为 0.99%，RSD 为 2.54%[7]。④微囊制备：以癸二酰氯及 1，6- 己二胺为囊材，采用界面缩聚法制备当归补血汤微囊。运用正交设计，以微囊的载药量和包封率为指标，考察主要工艺参数对当归补血微囊制备的影响。优选的制备工艺条件为：囊心与囊材之比为 0.2：1、乳化剂用量为 1.4ml、搅拌时间为 30 分钟，优选工艺条件下评估指数均值为 50.49%[8]。

3. 质量控制　该方含有皂苷、黄酮、挥发油、有机酸、多糖等物质，可将其作为质量控制指标。现有文献报道按照古籍记载的煎煮方法对其质量进行了研究，采用 HPLC-DAD-ELSD 及 LC-ESI-MS 建立了同时测定 6 种当归补血汤制剂中 18 个成分含量的方法，包括 7 种黄酮类，7 种皂苷类，1 种有机酸类和 3 种挥发性化合物[9]。采用 GC-MS 建立了当归补血汤中挥发油的指纹图谱[10]。

【药理研究】

1. 药效作用　根据当归补血汤补血的功效进行了药效学研究，主要有对免疫调节作用的研究和循环系统的药理研究。

1.1 与功能主治相关的药理作用

对血液系统的作用　当归补血汤浓缩液 1g/ml，给药剂量为 10g/kg，连续给药 5 天，可显著增加乙酰苯肼 60mg/kg 和环磷酰胺 160mg/kg 联合造成的血虚模型小鼠的红细胞、白细胞、骨髓有核细胞的数量，改善网织红细胞在外周血中的比例及骨髓超微结构，并能延长模型小鼠的游泳时间、升高体温、提高血浆 cAMP/cGMP 比值[11]。

1.2 其他药理作用

抗肿瘤　当归补血汤分别煎煮浓缩为含生药 0.47g/ml、0.94g/ml、1.41g/ml，给药剂量为 0.2ml/20g，连续给药 10 天，对 S180 荷瘤小鼠有抑瘤作用[12]。将当归补血汤煎煮后浓缩至含生药 1.5kg/L，给药剂量为 4g/kg，于灌胃即刻及灌胃后 5、10、30、45、60、90、120、180 和 240 分钟由颈动脉导管无菌采血，对人肝癌细胞 SMMC-

7721增殖有抑制作用，且具有时间和剂量依赖性，灌胃后45分钟抑制作用最强[13]。当归补血汤浓缩至水煎液520mg/L，给药剂量为0.3ml/10g，连续给药24天，可抑制小鼠肝癌Hca-F$_{25}$/16A$_3$癌细胞沿淋巴道转移作用，并能减轻淋巴结转移程度[14]。

2.安全性评价　当归补血汤小鼠微核试验和小鼠精子畸形试验未见明显异常。喂养大鼠30天试验各项指标均未见明显毒性反应。当归补血汤未显示有明显亚急性毒性和致突变性[15]。

3.体内过程　当归补血汤中阿魏酸在大鼠体内的药动模型为二室模型，主要药动参数为：吸收速率常数为（0.2791±0.0321）/min，吸收相半衰期为（2.4838±0.0633）min，分布相半衰期为（3.4041±0.4325）min，消除相半衰期为（225.2843±25.3642）min，血药浓度−时间曲线下面积为（9368.7441±2145.7824）ng/（ml·min）[13]。

【临床应用】

1.临床常用

1.1 临床主治病证　当归补血汤常用于血虚阳浮发热证，治妇人经期、产后血虚发热头痛；或疮疡溃后，久不愈合者。亦可治心血瘀阻者；妇人经期、产后发热等血虚阳浮者；各种贫血、过敏性紫癜等血虚有热者。临床主要以肌热面红，烦渴欲饮，脉洪大而虚，重按无力为辨证要点。

1.1.1 月经不调　治疗血海干枯所致月经不调者，宜用当归补血汤加麦冬、白芍、炙草，虚极者加附子。治疗气不摄血之痛经及月经过多者，宜用本方加黄芪汤（黄芪、当归、肉桂）。

1.1.2 难产　治疗气虚所致难产者，可用本方。治疗体虚难产者，可加附子以助药力。

1.1.3 产后血晕　治疗产后气血脱而晕者，以本方加参、附、干姜以回其阳。

1.1.4 产后缺乳　治疗产后缺乳，以本方加人参、麦冬、木通、桔梗、猪蹄，水煎服。

1.1.5 乳缩症　治疗肝经受寒，气敛不舒所致缩乳，以本方加干姜、肉桂、白芷、防风、木通。

1.1.6 血崩　治疗年老血崩，以本方加当归、黄芪、三七根末、桑叶，本方并不局限于年老血崩，如气不摄血的青壮年血崩亦有显效。

1.1.7 血虚头痛　治疗血虚头痛，以本方加龙眼、鹿角胶、丹参、乳香、没药、甘松。

1.1.8 心腹胃脘虚痛　治疗心痛，以本方加肉桂。

1.1.9 气虚血尿　阴虚、气虚所致血尿者，挟热者以本方加竹叶、栀子主之；挟寒者以本方加附子。

1.1.10 血虚　治疗吐血、咳血所致血虚者，以本方加补中益气汤、归脾汤竣补其虚。

1.1.11 血证　治疗血不归经者，以本方加炙甘草、官桂、黑荆芥穗、侧柏炭、黑姜炭熬汁冲药水服之。

1.1.12 其他　用于治疗脓不外透，以本方加川芎、山甲（炒，末）、皂角刺。用于治疮疡不红润或久不收口之虚证，以本方加肉桂、沉香、乳香、木香。用于治小儿禀赋弱，痘疮出不快及肝虚目视不明，以本方加白芍、川芎、炙甘草。治元气虚弱，疮不收靥，以本方加人参、牛蒡子、炙甘草。治痘痂黏肉不脱，以本方加人参、净蝉蜕、炙甘草、枣姜引。

1.2 名家名师名医应用

1.2.1 贫血　国医大师郭子光以当归补血汤加补肾药治疗再生障碍性贫血，方药组成以黄芪100g、当归15g、菟丝子20g、补骨脂15g、巴戟天15g、枸杞子15g、淫羊藿15g、杜仲15g、续断15g[16]。

1.2.2 发热　国医大师徐景藩以当归补血汤治疗血虚发热，方药组成以黄芪20g，当归10g，青蒿15g，地骨皮15g，银柴胡10g，胡黄连3g，秦艽10g，金银花3g，鸭跖草30g，蜀羊泉30g，蛤壳20g，蛇舌草15g，谷芽30g，姜半夏10g[17]。

2.临床新用　当归补血汤在临床上广泛用于治疗循环系统疾病、骨科疾病等，尤其对心病、下肢骨干粉碎性骨折等疗效确切。

2.1 循环系统疾病

心肌病　60例心肌缺血患者随机分成研究组

和对照组各30例。对照组患者给予卡维地洛治疗，研究组采用当归补血汤联合卡维地洛治疗。药方组成：黄芪30g，当归6g，每日1剂，水煎分2次服，连续治疗3个月为1个疗程。实验结果发现，两组患者在治疗后均有好转，研究组总有效率为85%，对照组总有效率为71.7%[18]。

2.2 外科疾病

下肢骨干粉碎性骨折　应力刺激联合当归补血汤治疗80例下肢骨干粉碎性骨折，所有患者术后均给予常规护理换药。中药组：术后第1天开始口服当归补血汤，1天2次；叩击组：术后1周给予骨应力刺激仪叩击治疗，每次30分钟，每天2次，中间间隔8小时。联合组：当归补血汤联合骨应力刺激仪治疗。3组均4周为1个疗程，共给予3个疗程治疗。患者随访时间为11~17个月（平均13.8个月），术后1周及3个月时中药组与联合组在肿痛改善方面均明显优于叩击组，术后3、6及12个月时，叩击组与联合组的骨痂生长及患肢负重情况均优于中药组。叩击组、中药组及联合组骨折延迟愈合率分别为7.5%、25.0%、5.0%；骨折不愈合率分别为12.5%、7.5%、2.5%[19]。

【使用注意】阴虚潮热证忌用；凡午后或入夜低热，有热自骨内向外透发的感觉，兼见颧红、盗汗、舌红少津、脉细而数等症者不宜用。

【按语】

当归的品种考证　古籍记载：当归入药首载于《神农本草经》，列为中品。《本草经集注》载："生陇西川谷，二月、八月采根阴干。""今陇西阳黑水当归，多肉少枝，气香，名马尾当归，稍难得。西川北部当归，多根枝而细。历阳所出，色白而气味薄，不相似，呼为草当归，阙少时乃用之。"《新修本草》载："当归苗有二种，于内地一种似大叶芎藭，一种似细叶芎藭，惟茎叶卑下于芎藭也。今出当州、宕州、翼州、松州，宕州最胜，细叶者名蚕头当归，大叶者名马尾当归，今用多是马尾当归，蚕头者不如，此不复用，陶称历阳者是蚕头当归也。"《本草图经》的记载稍具体，苏颂云："春生苗，绿叶有三瓣，

七八月开花似时罗，浅紫色。根黑黄色。二月、八月采根阴干。然苗有二种，都类芎藭，而叶有大小为异，茎梗比芎藭甚卑下。根亦二种，大叶名马尾当归，细叶名蚕头当归。"所附文州（今甘肃文县）当归药图，应即今用之伞形科当归 *Angelica sinensis*（Oliv.）Diels。

现代对应品种：伞形科当归属植物当归 *Angelica sinensis*（Oliv.）Diels 的干燥根。李时珍："以秦归头圆，尾多色紫，气香肥润者名马尾归，最胜他处"，故以甘肃为道地产区。

参考文献

［1］郭彩娥，甘国兴，李润虹，等.当归补血汤传统煎煮和机器煎煮的药液质量比较［J］.现代医院，2014，14（6）：89-90.

［2］郭彩娥，甘国兴，杨小催，等.不同煎煮法对当归补血汤药效的影响［J］.辽宁中医药大学学报，2015，17（4）：23-25.

［3］梁光义，徐必学，李霞，等.高效液相色谱法测定当归补血汤分煎液与合煎液中阿魏酸含量［J］.中成药，2003，25（2）：60-62.

［4］李霞，马家骅，李楠，等.当归补血汤表征参数与其补气功效的关系初探［J］.中国实验方制学杂志，2012，18（12）：146-150.

［5］马家骅，李霞，谭承佳，等.基于药效理化表征的当归补血汤质量控制模式初探［J］.中草药，2012，43（5）：901-905.

［6］朱琳.当归补血汤剂与配方颗粒中黄芪甲苷含量对比［J］.临床医药文献电子杂志，2019，6（7）：170-171.

［7］高建，夏泉，黄赵则，等.HPLC-EISD同时测定当归补血汤总苷中黄芪甲苷和黄芪皂苷Ⅱ［J］.中成药，2012，34（2）：268-272.

［8］黄胜，袁志鹰，袁莉，等.正交试验优选界面缩聚法制备当归补血汤微囊工艺［J］.湖南中医杂志，2016，32（9）：168-170.

［9］黄水清，魏刚，黄月纯，等.当归补血汤挥发油的气相色谱-质谱指纹图谱研究［J］.中国实验方剂学杂志，2007，13（8）：1-3.

［10］YI L，QI L W，LI P，et al. Simultaneous determination of bioactive constituents in Danggui Buxue Tang for qualitycontrol by HPLC coupled with a diode array detector，anevaporative light scattering detector and massspectrometry［J］. Anal Bioanal Chem，2007，389（2）：571-580.

［11］金若敏，宁炼，陈长勋，等.血虚模型动物制备及当归补血汤的作用研究［J］.中成药，2001，23（4）：268.

［12］王艳杰，杨彦娟，康芯荣，等.当归补血汤对S180荷瘤小鼠免疫器官及IL-2影响的研究［J］.中医药学报，2018，46（3）：35-38.

［13］刘良.当归补血汤中阿魏酸的药物动力学研究［D］.南京：南京工业大学，2005.

［14］刁凤声，张丽秋，孔力，等.当归补血汤对小鼠肝癌淋巴道转移和脾细胞凋亡的影响［J］.

中药药理与临床，1999，15（2）：8.

［15］孟佳，徐彩菊，郑云满，等.当归补血汤的毒理学安全性与改善营养性贫血作用研究［J］.中国卫生检验杂志，2013，23（15）：3161-3163.

［16］童伯良，顾玉蓉.当归补血汤加味治疗白细胞减少症20例［J］.安徽中医学院学报，1987，6（3）：43.

［17］赵宇栋，谭唱，徐丹华，等.国医大师徐景藩治疗发热验案举识［J］.四川中医，2019，37（7）：77.

［18］崔爽.当归补血汤联合卡维地洛治疗心肌缺血疗效观察［J］.中药药理与临床，2017，33（2）：197-199.

［19］吴福棠，万文国，陈泳鑫.应力刺激联合当归补血汤治疗下肢骨干粉碎性骨折的临床疗效［J］.中医临床研究，2016，8（21）：114-116

厚朴温中汤

金《内外伤辨惑论》

Houpowenzhong Tang

【概述】厚朴温中汤最早见于金代李东垣《内外伤辨惑论》，《内外伤辨惑论》载其方药组成为："厚朴（姜制）和橘皮（去白）各一两，甘草（炙），草豆蔻仁，茯苓（去皮），木香各五钱，干姜七分，上为粗散，每服五钱匕"，具有"温中散寒"的功效，常用于治疗脾胃寒湿气滞证，对于客寒犯胃，脘痛呕吐者，亦可使用。本方以温阳药配行气药，治寒气郁滞；温阳药配治湿药，使湿得阳而化。现代广泛应用于消化系统类疾病，如用于治疗慢性萎缩性胃炎、功能性消化不良等疗效显著。

【历史沿革】

1.原方论述 厚朴温中汤最早见于《内外伤辨惑论》："治脾胃虚寒，心腹胀满，及秋冬客寒犯胃，时作疼痛。"该汤剂组成：厚朴（姜制）和橘皮（去白）各一两，甘草（炙），草豆蔻仁，茯苓（去皮），木香各五钱，干姜七分，上为粗散，每服五钱匕。

2.后世发挥 自金代李东垣之后，后世医家对厚朴温中汤的理解阐释内容丰富，进行了充分挖掘、整理、传承与发挥，介绍如下。

清代王泰林《环溪草堂医案》和清代王旭高《王旭高临证医案》，两书中载方一致，即在原方基础上增加冬瓜皮、半夏。明代徐彦纯《玉机微义》载厚朴温中汤"戊火已衰，不能运化，又加客寒，聚为满痛。散以辛热佐以苦甘，以淡泄之，气温胃和，痛自止矣"，论述该方为消导之剂；清代陈复正《幼幼集成》载厚朴温中汤"虚胀者，或因吐泻之后，或因服药攻下太过，致成腹胀者。宜温中调气，厚朴温中汤。若虚而兼寒者，加附、桂"，提出该方可温中调气。明代张景岳《景岳全书》载厚朴温中汤"寒滞脾胃，或为痛为痞，而中气不虚者"，主治范围增加治疗劳倦所伤的虚寒。清代郑玉坛《彤园医书·小儿科》载厚朴温中汤"若脾胃虚寒，胀满便利，肢冷气乏，脉沉迟者"，治疗小儿久病脾虚。清代李用粹《证治汇补》载厚朴温中汤"治脾胃气虚，心腹胀满，疼痛时止时作者……如不应，加参、术"，治疗脾胃着寒，停食。

【名方考证】

1.本草考证

1.1 厚朴 "厚朴"之名最早见于《神农本草经》。经考证，本方所用厚朴为木兰科厚朴属植物厚朴 *Magnolia officinalis* Rehd. et Wils. 的干燥干皮、根皮及枝皮。《中国药典》2020年版载厚朴为木兰科植物厚朴 *Magnolia officinalis* Rehd. et Wils. 或凹叶厚朴 *Magnolia officinalis* Rehd. et Wils. var. *biloba* Rehd. et Wils. 的干燥干皮、根皮及枝皮。

1.2 橘皮（去白） 橘皮（去白）为橘红，"橘红"之名最早见于《神农本草经》，但书中名为橘柚。经考证，书中所载橘柚即为橘红，为芸香科植物橘 *Citrus reticulata* Blanco 及其栽培变种的干燥外层果皮，与《中国药典》2020年版记载一致。

1.3 草豆蔻 "草豆蔻"之名最早见于《雷公炮炙论》。经考证，本方所用草豆蔻为姜科植物草豆蔻 *Alpinia katsumadai* Hayata 的干燥近成熟种子，与《中国药典》2020年版记载一致。

1.4 茯苓 "茯苓"之名最早见于《神农本草经》。经考证，本方所用茯苓为多孔菌科真菌茯苓 *Poria cocos*（Schw.）Wolf 的干燥菌核，与《中国药典》2020年版记载一致。

1.5 木香 "木香"之名最早见于《神农本草经》。经考证，本方所用木香为现代云木香，为菊科植物木香 *Aucklandia lappa* Decne. 的干燥根，与《中国药典》2020年版记载一致。

1.6 干姜 "干姜"之名最早见于《神农本草经》。经考证，本方所用干姜为姜科植物姜 *Zingiber officinale* Rosc. 的干燥根茎，与《中国药典》2020年版记载一致。

2.炮制考证 所有药味应为生品。

3.剂量考证

3.1 原方剂量 厚朴（姜制）和橘皮（去白）各一两，甘草（炙），草豆蔻仁，茯苓（去皮），木香各五钱，干姜七分，上为粗散，每服五钱匕。

3.2 折算剂量 元代一两合今之37.30g，故处方量为厚朴和橘皮（去白）各37.30g，甘草（炙），草豆蔻仁，茯苓（去皮）和木香各18.65g，干姜2.61g。

3.3 现代用量 根据全国中医药行业高等教育"十四五"规划教材《方剂学》，处方量为厚朴（姜制）、陈皮（去白）各15g，甘草（炙）、茯苓（去皮）、草豆蔻仁、木香各8g，干姜2g。

【药物组成】
厚朴（姜制）、橘皮（去白）各一两，甘草（炙）、茯苓（去皮）、草豆蔻仁、木香各五钱，干姜七分。

【功能主治】
温中行气，燥湿除满。主治脾胃寒湿气滞证。用于脾胃寒湿，脘腹胀满，或寒邪犯胃，脘腹胀痛，不思饮食，四肢倦怠等症。

【方义分析】
本方证因脾胃为寒湿所伤，气机壅阻而致。脾胃主受纳、腐熟和运化水谷，若起居不适，外受寒湿之邪，或恣食生冷之物，则使脾胃受寒湿所伤。寒湿凝滞，脾胃气机壅阻，不通则痛，故见脘腹胀满或疼痛；脾胃运化失司，则不思饮食；脾胃主肌肉四肢，湿邪困于脾胃，则四肢倦怠。治宜行气温中，燥湿除满。

方中厚朴行气消胀，燥湿除满，为君药。草豆蔻温中散寒，燥湿除痰，为臣药。陈皮、木香行气宽中；干姜、生姜温脾暖胃以散寒；茯苓渗湿健脾以和中，共为佐药。甘草益气健脾，调和诸药，功兼佐使。诸药合用，寒湿得除，气机得畅，脾胃复健，则胀痛自解。

配伍特点：以行气为主，兼以温中燥湿以除满。

【用法用量】

1.古代用法用量 上为粗散，每服五钱匕，水二盏，生姜三片，煎至一盏，去滓温服，食前。忌一切冷物。

2.现代用法用量 打成粉后混合，每服用

15g，加水600ml和生姜3片，煎至300ml，去渣，饭前温服。

【药学研究】

1. 资源评估 方中厚朴、橘红、草豆蔻、甘草、茯苓、木香、干姜目前均以人工栽培为主。

厚朴生于海拔300~1500m的山地林间，喜温凉湿润气候和排水良好的酸性土壤，主产于四川、重庆、湖北、浙江、江西等省市。道地产区与主产区基本一致。

橘红喜高温多湿的亚热带气候，不耐寒，稍能耐阴，生长适宜温度23~27℃，主产于广东、重庆、四川、福建、浙江、江西、湖北、湖南、江西等省。

甘草喜凉爽、干燥气候，喜光、耐旱、耐寒，对土壤适应性较强。甘草主产于内蒙古、甘肃、宁夏、新疆，以内蒙鄂尔多斯的杭锦旗、阿拉善盟阿拉善旗及甘肃、宁夏所产品质最佳；胀果甘草主产于新疆喀什、阿拉苏、甘肃、内蒙古、陕北等地；光果甘草主产于新疆塔城等地。

草豆蔻为阴性植物，喜温暖阴湿怕旱，不耐强烈日光直射，耐轻霜，以年平均温度18~22℃、年降雨量1800~2300mm为宜，主要产地自古以来变化较小，记载趋于一致，均产于热带、亚热带低海拔地区，国内主产于广东、海南、广西等地，国外产地有泰国、印度尼西亚等国家。

茯苓喜温暖、干燥、向阳、雨量充沛的环境，以海拔在700m左右的松林中分布最广，温度以10~35℃为宜，栽培者以安徽产量较大，称为"安苓"，野生者以云南产质量为佳，称为"云苓"。

木香喜冷凉、湿润环境，宜选择选择土层深厚、疏松肥沃、排水良好、富含腐殖质的微酸性或中性砂土进行栽种，砂质壤土亦可进行栽种，木香原由印度等地经广州进口，称"广木香"；现主产于云南丽江、迪庆、大力、维西、福贡等地，称"云木香"。

干姜喜温暖、湿润、荫蔽的气候环境，不耐寒，忌潮湿，怕强光直射，主产四川、贵州等地，以四川犍为最适宜干姜生产，为古今干姜主产地。

2. 制剂研究

2.1 制备方法 原文载："上为粗散，每服五钱匕，水二盏，生姜三片，煎至一盏"。金元时期一盏约合300ml，因此制备方法为取本方，粉碎颗粒度为过10目筛，加水600ml，煎煮至300ml。

2.2 制备工艺 ①合煎液和分煎液研究，采用HPLC法测定厚朴温中汤不同煎液中厚朴酚、和厚朴酚的含量。色谱条件如下，色谱柱：Diamonisl C18柱，流动相为甲醇：水（70：30），流速1ml/min；检测波长为294nm，经过液相分析，厚朴温中汤分煎液中厚朴酚、和厚朴酚的平均含量等于合煎液中厚朴酚、和厚朴酶的平均含量。和厚朴酚在一个复方中的含量分别为合煎液1.725mg/g，分煎液1.728mg/g，分煎液与合煎液比较，两种煎液中厚朴酚、和厚朴酚的含量无差异性[1,2]。厚朴温中汤合煎液与单煎液分别以1.8g/kg给药，利用超高效液相色谱-四级杆-飞行时间串联质谱（UPLC-Q-TOF-MS）技术分析尿液中的小分子内源代谢物，通过主成分分析（PCA）和正交偏最小二乘法-判别分析（OPLS-DA）差异性代谢物的变化情况，将差异代谢物导入京都基因与基因组百科全书（KEGG）进行代谢通路的分析，从生化指标来看，厚朴温中汤合煎与单煎效果没有明显差异，但从代谢组学结果来看，合煎比单煎效果稍优，提示厚朴温中汤单煎配方颗粒代替传统汤剂临床应用具有一定的可行性[3]。②药材颗粒度及煎煮水量研究，厚朴温中汤药材粒度及煎煮水量对各指标性成分的含量无影响，不同粒度饮片粉末和不同煎煮时间（30、60分钟）对指标成分（如甘草苷、山姜素、甘草酸、乔松素、厚朴酚及和厚朴酚）浓度整体无明显影响，但饮片粉末粒度为2mm及煎煮30分钟时所得出膏率均相对较高[4]。

3. 质量控制 该方含有黄酮、生物碱、苯丙素、有机酸等物质，可将其作为质量控制的指标。现有文献报道中，采用超高效液相色谱-

飞行时间串联质谱联用（UPLC-Q-TOF-MS/MS）技术，可快速准确地鉴定厚朴温中汤中主要的化学成分[5]。

【药理研究】

1. 药效作用 目前未见单独针对厚朴温中汤的药效学研究，本方君药为厚朴，针对厚朴的功能主治进行了药效学研究，主要具有抗腹泻、改善胃肠运动障碍等作用。

1.1 抗腹泻 厚朴酚（5、10、15、20、25、30、40mg/kg）及和厚朴酚（5、10、15、20、25、30、40mg/kg），给药剂量20ml/kg，给药30分钟，厚朴酚各剂量组及和厚朴酚15~40mg/kg可显著降低大黄致腹泻小鼠小肠炭末推进，厚朴酚10~40mg/kg及和厚朴酚15~40mg/kg可显著减少番泻叶致小鼠腹泻湿粪粒数[6]。

1.2 改善胃肠运动障碍 厚朴提取物低剂量组、中剂量组和高剂量组（含生药量分别为1、2、4g/kg），厚朴酚低、中、高剂量组（40、80、160mg/kg），给药剂量20ml/kg，给药20分钟，厚朴提取物中、高剂量组与厚朴酚中、高剂量组均可提高小鼠小肠推进率；厚朴提取物中、高剂量组和厚朴酚低、中、高剂量组显著提高小鼠胃排空率[7]。

2. 体内过程 灌胃给予厚朴温中汤药液后，大鼠血浆中厚朴酚在1.09小时左右达峰，峰浓度约为0.52μg/ml，药时曲线下面积为2.9（μg·h）/ml，分布半衰期为0.84小时，消除半衰期为13.9h，其体内过程符合二室模型。而在药物动力学试验过程中，厚朴酚血药浓度较低，生物利用度较低[8]。将厚朴温中汤胶囊复方给药和厚朴药材单独给药后，厚朴酚的药动学参数和行为进行了比较，平均达峰时间分别为0.432小时和0.85小时，药峰浓度分别为2.534μg/ml和1.816μg/ml。各时间点血药浓度经软件处理，结果符合二室模型，按梯形法计算，药时曲线下面积值为8.388和7.656（μg·h）/ml，药时曲线下的总面积值分别为11.604和9.44（μg·h）/ml，厚朴温中胶囊组厚朴酚较之厚朴组药时曲线下面积、药峰浓度均增大，分布半衰期、达峰时间明

显下降，表明复方给药增加了厚朴酚吸收入体内的血药浓度，提高了其生物利用度，缩短了达峰时间[8]。

【临床应用】

1. 临床常用

1.1 临床主治病证 厚朴温中汤常用于治疗脾胃寒湿气滞证，临床表现为心腹胀满、时作疼痛等，临床应用以脘腹胀满或疼痛、不思饮食、四肢倦怠、舌苔白腻、脉沉弦为辨证要点。

胃痛 治疗脾胃虚寒型胃痛，可用本方内服配合细辛、肉桂、白芥子。治疗脾胃虚寒型慢性胃炎，可用本方加黄芪、砂仁、醋延胡索。

1.2 名家名师名医应用

脾胃虚寒 全国名中医贾六金以厚朴温中汤、理中汤、小建中汤为基础方演化而来的三中汤治疗脾胃虚寒引起的胃痛、腹痛、痞满，饮食生冷或者夜间加重者，方药组成为黄芪15g、党参12g、厚朴12g、草蔻仁12g等[9]。

2. 临床新用 厚朴温中汤在临床上广泛用于治疗消化系统疾病等，尤其对慢性萎缩性胃炎、功能性消化不良等疗效确切。

2.1 慢性萎缩性胃炎 将68例慢性萎缩性胃炎患者随机分为研究组和对照组各34例。两组均给予厚朴温中汤治疗，研究组加用穴位（中脘、神阙、气海）艾灸治疗，10次为1个疗程，共3个疗程。厚朴温中汤组方为姜厚朴15g，橘皮15g，草豆蔻10g，茯苓10g，木香10g，干姜10g，生姜6g，炙甘草6g。胃痛较甚加肉桂10g，良姜10g；兼有身重肢体浮肿加大腹皮10g。日1剂，于早、晚饭前30分钟服用，10天为1个疗程，共3个疗程。3个疗程后，两组临床症状及胃黏膜修复均有所改善，研究组胃黏膜改善优于对照组。研究组总有效率为94.18%，对照组为76.47%[10]。

2.2 功能性消化不良 将134例功能性消化不良患者随机分为研究组和对照组各67例。研究组用厚朴温中汤进行治疗。组方：厚朴12g，陈皮12g，干姜3g，草豆蔻6g，茯苓10g，甘草3g，木香6g，生姜6g。如恶心则加半夏10g，如

患者腹胀加槟榔10g，头重身困加藿香10g，脾气虚加白术10g。制成颗粒剂，以开水溶化为150ml溶液，1剂/日，早晚两次服用。对照组选用多潘立酮5~10mg，每日3次，餐前半小时服用。患者均服药2周为1个疗程，1个疗程结束后，研究组总有效率为94.03%，对照组为80.60%[11]。

【使用注意】 本方药性温燥，脘腹胀满，属于气虚不运或胃阴不足者，不宜使用，以免耗气伤阴。气滞化热者亦忌用。

【按语】

关于厚朴温中汤的煎煮法 本方剂型大多为煮散剂[12]。历代古籍均有记载制法"为粗散"与"为粗末"，明代书中记载的制法还有片、切、㕮/锉、咀；清代记载与原方一致"为粗散"。关于"咀"，陶弘景《本草经集注》认为"㕮咀"不是捣成颗粒，而是切成颗粒，相当于的切判法。陈士林等[13]考证认为古代"粗散"相当于现今的最粗粉，过一号筛（10目）；"粗末"相当于粗粉，过二号筛（24目）；"末"约介于粗末与细末之间，过三号筛（50目）；"细末"相当于中粉，过四号筛（65目）。后续陈士林研究团队结合考证和实验结果[14]，建议"粗末"选择相当于《中国药典》2020年版收载规格的最粗粉，即过一号筛（10目），"末"选择相当于《中国药典》2020年版收载规格的粗粉，即过二号筛（24目），"细末"为过五号筛（80目）。记载煎服法的42处中，提到了煎煮用水量的有7处。结果发现"煮散"的用水量与煎取量之比大多为2:1；明代水煎时，相对用水量稍多一些。关于"盏"的量值，北宋初期《太平圣惠方》载："凡煮汤，云用水一大盏者，约一升也；一中盏者，约五合也；一小盏者，约三合也。"北宋中后期《圣济总录》载："凡方中用水言升合者，今以中盏为率。"因此，确认即一盏（中盏）为0.5L，凡不特殊说明为大、中、小盏即为中盏。苑祯等[15]结合实测认为一盏合今约300~350ml。综上分析，现代折算厚朴温中汤煮散时用水600ml煎取300ml。

参考文献

［1］罗红波，冯华，罗秀琼.HPIC法测定厚朴温中汤不同煎液中厚朴酚的含量［J］.中国药事，2011，25（9）：877-879.

［2］胡强，冯华，周勇，等.HPLC法测定厚朴温中汤不同煎液中和厚朴酚的含量［J］.现代中药研究与实践，2011，25（6）：80-82.

［3］闫君，邬思芳，刘莉，等.基于尿液代谢组学比较厚朴温中汤合煎与单煎对脾胃虚寒大鼠的影响［J］.中国实验方剂学杂志，2020，26（20）：117-123.

［4］罗菊元，陈功森，刘冬涵，等.以厚朴温中汤为例探讨煮散类经典名方物质基准制备工艺研究［J］.中国中药杂志，2019，44（18）：3994-3999.

［5］胥爱丽，肖观林，毕晓黎，等.厚朴温中汤化学成分快速分析［J］.中药新药与临床药理，2021，32（2）：252-258.

［6］曾红，周秋贵，罗婷，等.厚朴酚与和厚朴酚对小鼠腹泻及胃肠排空抑制的影响比较［J］.中药材，2015，38（10）：2160-2162.

［7］巢蕾，曹雨诞，陈佩东，等.厚朴对胃肠动力障碍作用的研究［J］.中国医药导报，2018，15（13）：31-34.

［8］丁晓菊.厚朴温中胶囊的质量控制及有效成分厚朴酚的药动学研究［D］.沈阳：沈阳药科大学，2009.

［9］张焱，袁叶，秦艳虹.贾六金运用平胃散加减治疗儿科疾病经验［J］.山西中医学院学报，2015，16（3）：55-56.

［10］喻学春.厚朴温中汤联合艾灸治疗慢性萎缩性胃炎临床观察［J］.实用中医药杂志，2021，37（3）：353-355.

［11］周起蛟.厚朴温中汤治疗功能性消化不良的疗效观察［J］.中医临床研究，2011，3（22）：59-60.

［12］董燕，刘思鸿，李莎莎，等.经典名方厚朴温中汤的历史衍变与研究进展［J］.中国实验方

剂学杂志，2021，27（23）：35-43.

[13] 陈士林，黄志海，丘小惠，等.中药精准煮散饮片 [J].世界科学技术——中医药现代化，2016，18（9）：1430-1440.

[14] 焦其树，郝丽霞，吴治丽，等.经典名方中煮散和散剂粒度探讨 [J].中国实验方剂学杂志，2021，27（1）：1-6.

[15] 苑祯，马然，张林.宋代方剂煎服法中"盏"的量值研究 [J].北京中医药大学学报，2019，42（9）：738-741.

◈ 地黄饮子 ◈

金《黄帝素问宣明论方》
Dihuang Yinzi

【概述】地黄饮子之名首见于唐代王焘《外台秘要》，《黄帝素问宣明论方》载其方药组成为：熟干地黄、巴戟天、山茱萸、石斛、酒苁蓉、炮附子、五味子、肉桂、白茯苓、麦门冬、石菖蒲、远志，等分。右为末，每服三钱，水一盏半、生姜五片、枣一枚、薄荷少许，具有"滋肾阴，补肾阳，开窍化痰"的功效，主治下元虚衰，痰浊上泛之喑痱证。地黄饮子主要为补益剂，具有滋肾阴，补肾阳，开窍化痰之功效。症见舌强不能言，足废不能用，口干不欲饮，足冷面赤，脉沉细弱。地黄饮子主要具有抗氧化、抗衰老、益智、脑栓塞保护等药理作用。临床上更多是应用于阴阳两虚者，常用于治疗晚期高血压病、脑动脉硬化、中风后遗症、脊髓炎等慢性疾病。现代广泛应用于神经精神疾病、内分泌系统疾病、心血管系统疾病、代谢性疾病等各类病症，如用于治疗脑梗死、卒中后运动功能障碍、卒中后认知功能障碍、血管性痴呆、冠心病等疗效显著。

【历史沿革】

1.原方论述　金代刘完素《黄帝素问宣明论方·卷二》载："治喑痱，肾虚弱厥逆，语声不出，足废不用。"该汤剂组成：熟干地黄、巴戟天、山茱萸、石斛、酒苁蓉、炮附子、五味子、肉桂、白茯苓、麦门冬、石菖蒲、远志，等分，右为末，每服三钱，水一盏半、生姜五片、枣一枚、薄荷少许，同煎至八分，不计时候。

2.后世发挥　地黄引子在临床上常用于治疗神经精神疾病、心血管系统疾病、内分泌系统疾病与代谢性疾病等，尤其对脑梗死、卒中后运动功能障碍、卒中后认知功能障碍、血管性痴呆、冠心病等疗效确切。

2.1 水火既济论　清代蒋宝素《问斋医案》（1850年）卷四肾部曰："大便仍然不解，仲景所谓不更衣十日无所苦，转为阴结……总属肾中水火俱亏，肾为作强之官，水火同居一窟，无阳则阴无以生，无阴则阳无以化，大法折其郁气，先取化源，再拟河间地黄饮子略为增减，从阴引阳，从阳引阴，冀其阴阳相引，水火既济。"说明河间地黄饮子还可用于肾中水火俱亏所致之阴结证。综上分析，地黄饮子虽治病证广泛，但论其病机总属"肾中水火俱亏"。

2.2 化痰开窍论　清代张山雷《中风斠诠》卷一中风总论"第十节论张伯龙之《类中秘旨》"篇曰："河间之地黄饮子……以桂附回阳，萸戟温养，麦味敛阴，其意极为周密。菖蒲、远志，则为浊阴上泛、痰塞喘促者开泄之法，果是肾脏阴阳俱脱于下，其方自有神效。"综观地黄饮子，组方独特，上下兼治，标本并图，尤以治下治本为主；补中有敛，开中有阖。诸药合用，滋肾阴、补肾阳、化痰开窍，对肾之阴阳两虚所致的病证则有很好的疗效。

2.3 少阴气厥论　清代徐延祚《医粹精言》，清代陈修园《医学从众录》（1845年），清代张山雷著《中风觥诠》（1920年）等强调地黄饮子为治少阴气厥之方，治疗的中风是指类中风，且因肾之阴阳气虚所致，不可不辨，否则会延误治疗，甚则危及生命。如《医粹精言》卷二"地黄饮子"篇曰："地黄饮子按中风有真中、类中之

分，此治少阴气厥之方，所谓类中风也，故全属补肾之药"

3. 同名异方　地黄饮子的同名异方分析见表53-1。

表53-1　地黄饮子同名异方分析表

朝代	作者	出处	药物组成	功能主治	制法及用法	变化情况（与原方比较）
唐	王焘	《外台秘要》	生地黄汁六合，芦根一握，生麦门冬一升（去心），人参八分，白蜜三合，橘皮六分，生姜八分	虚热，呕逆不下食，食则烦闷	上七味切，以水六升，煮取二升，去滓，下地黄汁，分温三服，如人行四五里，进一服，不利。忌芜荑、生冷面、炙肉、荞面、猪肉、蒜、粘食	与原方相比组成差异较大，去除药味较多，加橘皮一味，偏向行气、化痰、止呕
唐	王焘	《外台秘要》	生地黄汁三合，生姜汁三合，诃黎勒四分末，白蜜一匙	小儿心腹满，吃食不下	上四味相和调匀，分温服之，微利尤良	与原方差异极大，仅有生姜相同，功效完全不同，主治小儿心腹满，吃食不下
宋	庞安时	《伤寒总病论》	地黄汁、藕汁各一碗，生姜汁一盏	小产后，其恶露被热蒸断不行，亦治死胎不下	令和暖，分三四次温服，微有寒，煎二十沸服之	与原方差异极大，仅有生姜相同，该方用地黄汁、藕汁、生姜汁三汁，主治恶露被热蒸断不行
明	王肯堂	《证治准绳·幼科》	生地黄二钱，赤芍药二钱，羌活（去芦）一钱，当归（去芦）一钱，甘草一钱	小儿生下，满身面目皆黄，状如金色；或面赤身热，眼闭不开，大便不通，小便如栀子汁，满身生疮	上为极细末。用灯心煎汤，食前服，乳母宜服，仍忌酒面五辛之物	该方与原方无相同组成，功效截然不同
明	孙志宏	《简明医彀》	生地、熟地、枸杞子、地骨皮、黄芩、天门冬、芍药、黄芪、甘草各等分	血热所致吐血、衄血、下血、溺血	上咀，每服七钱，水二钟，煎八分，去渣，食远服。如脉微身凉恶风者，加桂二分	该方与原方仅有熟地相同，加生地、枸杞子、地骨皮、黄芩、天门冬、芍药、黄芪、甘草，主治血热所致吐血、衄血、下血、溺血

【名方考证】

1. 本草考证

1.1 熟干地黄　"地黄"之名最早见于《神农本草经》。经考证，本方所用熟干地黄为玄参科植物地黄 *Rehmannia glutinosa* Libosch.的块根炮制加工品，与《中国药典》2020年版记载一致。

1.2 巴戟天　"巴戟天"之名最早见于《神农本草经》。经考证，本方所用巴戟天为茜草科植物巴戟天 *Morinda officinalis* How的干燥根，与《中国药典》2020年版记载一致。

1.3 山茱萸　"山茱萸"之名最早见于《神农本草经》。经考证，本方所用山茱萸为山茱萸科植物山茱萸 *Cornus officinalis* Sieb. et Zucc.的干燥成熟果肉，与《中国药典》2020年版记载一致。

1.4 石斛　"石斛"之名最早见于《神农本草经》，一名"林兰"。后代本草均以"石斛"为正名，别名众多。经考证，本方所用石斛为兰科植物铁皮石斛 *Dendrobium officinale* Kimura et Migo或霍山石斛 *Dendrobium huoshanense* C.Z.Tang et S. J. Cheng的干燥茎。《中国药典》2020年版记载

石斛为兰科植物金钗石斛*Dendrobium nobile* Lindl.、霍山石斛*Dendrobium huoshanense* C. Z. Tang et S. J. Cheng、鼓槌石斛*Dendrobium chrysotoxum* Lindl.或流苏石斛*Dendrobium fimbriatum* Hook.的栽培品及其同属植物近似种的新鲜或干燥茎。

1.5 肉苁蓉 "肉苁蓉"之名最早见于《神农本草经》。经考证，本方所用肉苁蓉为列当科肉苁蓉属植物肉苁蓉*Cistanche deserticola* Y. C. Ma的干燥带鳞叶的肉质茎。《中国药典》2020年版记载肉苁蓉为列当科肉植物肉苁蓉*Cistanche deserticola* Y. C. Ma或管花肉苁蓉*Cistanche tubulosa*（Schenk）Wight的干燥带鳞叶的肉质茎。

1.6 附子 "附子"之名最早见于《神农本草经》。经考证，本方所用附子为毛茛科乌头属乌头*Aconitum carmichaelii* Debx.的干燥子根。《中国药典》2020年版记载附子为毛茛科植物乌头*Aconitum carmichaelii* Debx.的子根的加工品。

1.7 五味子 "五味子"之名最早见于《神农本草经》。经考证，本方所用五味子为木兰科植物五味子*Schisandra chinensis*（Turcz.）Baill.的干燥成熟果实，与《中国药典》2020年版记载一致。

1.8 官桂（肉桂） "官桂"之名最早见于《本草图经》。经考证，本方所用官桂为樟科植物肉桂*Cinnamomum cassia* Presl的干燥树皮，与《中国药典》2020年版肉桂记载一致。

1.9 白茯苓（茯苓） "茯苓"之名最早见于《神农本草经》。经考证，本方所用茯苓为多孔菌科真菌茯苓*Poria cocos*（Schw.）Wolf的干燥菌核，与《中国药典》2020年版记载一致。

1.10 麦门冬（麦冬） "麦门冬"之名最早见于《神农本草经》。经考证，本方所用麦门冬为百合科植物麦冬*Ophiopogon japonicus*（L.f）Ker-Gawl.的干燥块根，与《中国药典》2020年版麦冬记载一致。

1.11 菖蒲（石菖蒲） "菖蒲"之名最早见于《神农本草经》。经考证，本方所用菖蒲为天南星科植物菖蒲*Acorus calamus* L.的干燥根茎。《中国药典》2020年版记载菖蒲为天南星科植物石菖蒲*Acorus tatarinowii* Schott的干燥根茎。

1.12 远志（去心） "远志"之名最早见于《神农本草经》。经考证，本方所用远志为远志科植物远志*Polygala tenuifolia* Willd.或卵叶远志*Polygala sibirica* L.的干燥根，与《中国药典》2020年版记载一致。

2.炮制考证

2.1 熟干地黄 地黄饮子中未明确熟地黄的炮制方法，根据本方功能主治，应为蒸法。现代炮制品有熟地黄（蒸制法）。

2.2 肉苁蓉 地黄饮子中的肉苁蓉的炮制方法为"酒浸，焙"。现代炮制品有酒肉苁蓉。

2.3 附子 地黄饮子中的附子的炮制方法为"炮"。现代炮制品有炮附片。国家中医药管理局和国家药品监督管理局联合发布的《古代经典名方关键信息表（25首方剂）》建议附子炮制规格为黑顺片。

2.4 麦门冬（麦冬） 地黄饮子中的麦门冬的炮制方法为"去心"，即去除木心。现代炮制方法为净制。

2.5 其他 其他药物应为生品。

3.剂量考证

3.1 原方剂量 熟干地黄、巴戟天、山茱萸、石斛、酒苁蓉、炮附子、五味子、肉桂、白茯苓、麦门冬、石菖蒲、远志，等分，右为末，每服三钱，水一盏半、生姜五片、枣一枚、薄荷少许。

3.2 折算剂量 金代一钱合今之4.13g，故处方量为熟干地黄、巴戟天、山茱萸、石斛、酒苁蓉、炮附子、五味子、肉桂、白茯苓、麦门冬、石菖蒲、远志各1.03g，生姜5.00g，大枣3.00g，薄荷1.00g。

3.3 现代用量 根据全国中医药行业高等教育"十四五"规划教材《方剂学》，处方量为熟干地黄、巴戟天、山茱萸、石斛、酒苁蓉、炮附子、五味子、肉桂、白茯苓、麦门冬、石菖蒲、远志各11.25g。

【药物组成】熟干地黄、巴戟天、山茱萸、石斛、酒苁蓉、炮附子、五味子、肉桂、白茯苓、麦门冬、石菖蒲、远志，等分，右为末，每服三钱，水一盏半、生姜五片、枣一枚、薄荷少许。

【功能主治】滋肾阴，补肾阳，开窍化痰。主治下元虚衰，痰浊上泛之喑痱证。用于舌强不能言，足废不能用，口干不欲饮，足冷面赤，脉沉细弱等证。

【方义分析】本方主治诸证是由下元虚衰，阴阳两亏，虚阳上浮，痰浊随之上泛，堵塞窍道所致。遂见筋骨痿软无力，甚则足废不能用；足少阴肾脉夹舌本，肾虚则精气不能上承，痰浊随虚阳上泛堵塞窍道，故舌强而不能言；阴虚内热，虚阳上浮，故口干不欲饮，面赤；阳虚失于温煦，故足冷；脉沉细弱是阴阳两虚之象。治宜滋肾阴，补肾阳，开窍化痰。熟地黄、山茱萸补肾填精；肉苁蓉、巴戟天温壮肾阳，四药合用以治下元虚衰之本，共为君药，附子、肉桂助阳益火，温养下元，摄纳浮阳，引火归原；石斛、麦冬滋阴益胃，补后天以充先天；五味子酸涩收敛，合山茱萸可固肾涩精，伍肉桂能接纳浮阳。五药合用，助君药滋阴温阳补肾，共为臣药。石菖蒲、远志、茯苓开窍化痰，以治痰浊阻窍之标，又可交通心肾，共为佐药。生姜、大枣和中调药，功兼佐使之用。诸药合用，标本兼顾，阴阳并补，上下同治，而以治本治下为主，下元得以补养，浮阳得以摄纳，水火相济，痰化窍开，则诸证可愈。

配伍特点：一是上下兼治，标本并图，尤以治下治本为主；二是补中有敛，开中有合，而成补通开合之剂；三是滋而不腻，温而不燥，乃成平补肾阴肾阳之方。

【用法用量】

1.古代用法用量 上十二味为末，每服三钱，水一盏半、生姜五片、枣一枚、薄荷，同煎至八分。

2.现代用法用量 以上十二味，每服9g加水450ml，加生姜三片，大枣二枚，煎至约360ml，饭前温服。

【药学研究】

1.资源评估 方中地黄、巴戟天、山茱萸、石斛、肉苁蓉、附子、五味子、肉桂、茯苓、麦冬、石菖蒲、远志目前均以人工栽培为主。

地黄喜光，喜疏松肥沃的砂质壤土，目前主产于辽宁、河北、河南、山东等省，以河南怀庆产者最为优良。

巴戟天喜温湿，种植以赤红壤和砖红壤为宜，野生分布于两广地区及福建、海南等地，栽培主产于广东高要、德庆以及广西凭祥、钦州等地。

山茱萸较耐阴又喜充足阳光，宜栽于肥沃的沙壤土中，分布于陕西、山西、河南、浙江、四川等省区的林下、山坡处，现浙江、河南及陕西有大量栽培。

石斛，野生为易危种，喜温湿、半阴半阳环境，附生于山地林中树干上或山谷岩石上，主产于安徽、福建、四川、云南等地。

肉苁蓉喜光，耐旱，生于轻度盐渍化的松软沙地，目前主产于内蒙古、宁夏、甘肃及新疆。

附子喜温湿，喜阳，耐寒，喜疏松肥沃的土壤，主产于四川和陕西，尤以四川江油为道地。

五味子喜微酸性腐殖土，主要分布于黑龙江、吉林、辽宁、内蒙古、河北等地的沟谷、溪旁、山坡处。

肉桂喜温湿，忌积水，适宜疏松肥沃的微酸性或酸性沙壤土，现我国南方多省的热带及亚热带地区广为栽培，尤以广西为多。

茯苓多寄生于气候凉爽干燥、向阳山坡上的马尾松等松树根部，宜栽种于土层深厚、土质偏沙的缓坡，现主产于安徽、湖北、云南、四川等地。

麦冬喜温湿，生于山坡阴湿处、林下或溪旁，主产于广东、广西、湖北、四川、云南等地。

石菖蒲喜阴湿，稍耐寒，多生在山涧水石空隙中，主要分布于河南、山东、江苏等地。

远志喜向阳、地势高且排水良好的砂壤土地，多生于草原、灌丛中以及杂木林下，主产于山西、陕西、吉林、河南等地。

2.制剂研究

2.1 制备方法 原文载："上为末，每服三钱，水一盏半、生姜五片、枣一枚、薄荷，同煎至八分，不计时候"。

宋代的茶盏约合300ml。因此制备方法为取本方，加水450ml，煎煮至360ml。在实际煎煮中，应结合现代临床煎药机构煎煮规范来规范研究中药复方制剂。

2.2 制备工艺 根据经典名方的特点和开发要求，将地黄饮子开发为片剂（具有药效作用快、服用携带方便、体积较小等特点）。有报道[1]对地黄饮子进行设计和研制成片剂，制备颗粒时选择乳糖作为稀释剂，干膏粉与稀释剂的比例为1∶1；硬脂酸镁用量为0.8%。制粒工艺：将准备好的干膏粉与乳糖按1∶1的比例混合，加入适量水制软材，使用摇摆颗粒机制粒，放入50~60℃的鼓风干燥箱干燥，干燥后整粒。压片加入0.8%的硬脂酸镁，增加颗粒流动性。最终制备出的地黄饮子片脆碎度、重量差异、崩解时限均符合要求，片剂口感较好、外观光洁、制剂工艺合理可行。

3.质量控制 该方含有挥发油、生物碱、苷类等物质，其中山茱萸作为方中君药，其主要成分马钱苷可以将其作为质量控制的指标。采用高效液相色谱法（HPLC）测定地黄饮子药材中的马钱苷[2]。

【药理研究】

1.药效作用 根据地黄饮子的功能主治进行了药效学研究，主要具有抗氧化、抗衰老、益智、脑栓塞保护作用。

1.1 抗氧化作用 地黄饮子给药剂量为20、10g/kg，连续灌胃给药30天，可显著降低2月龄小鼠血浆过氧化脂质（LPO）及升高谷胱甘肽（GSH）含量；1.0、2.5g/kg本品连续给药4个月，也可显著降低5月龄小鼠血浆LPO；体外实验也证明该方能显著地抑制大鼠肝、脑组织LPO的生成[3]。也有研究报道地黄饮子4、8g/kg，灌胃给予16天能明显地增强小鼠红细胞超氧化物歧化酶（SOD）活性，减少脂褐素在大脑的含量，抑制大脑脂褐素的生成[4]。地黄饮子可以诱导APP/PS1双转基因小鼠脑组织PI3K/Akt通路的激活，上调Akt和GSK-3β磷酸化，提高小鼠抗氧化能力[5]。90g/kg地黄饮子药物血清可以

抑制Aβ$_{1-42}$诱导的SH-SY5Y细胞晚期糖基化终末产物受体（RAGE）与Aβ蛋白结合，从而阻止RAGE/ROS氧化应激通路的激活，减少ROS的产生，发挥神经保护功能[6]。

1.2 抗衰老作用 含2%、5%的地黄饮子培养基饲养果蝇，观察其对果蝇寿命的影响。结果表明，地黄饮子能增加果蝇平均和最高寿命，使果蝇生存曲线显著右移，并能显著降低95%的相对死亡比[7]。

1.3 益智 地黄饮子给药剂量为12.5g/kg、25g/kg灌胃，能显著减少注射东莨菪碱所致小鼠的错误次数并延长潜伏期，其能对抗或改善东莨菪碱所致小鼠的记忆损伤，其高剂量较低剂量作用明显[8]。

1.4 抗脑栓塞 地黄饮子给药剂量为1.5g/kg，灌胃21天，可明显增强83%的脑栓塞大鼠正中隆突与垂体门脉直接有关的血液循环，从而在一定程度上又促进并加强机体糖类及磷脂代谢，并对脑栓塞大鼠非特异性酯酶（NsE）反应也有一定程度加强，同时给药后大鼠肾上腺皮质厚度明显增加，可促进肾上腺皮质增殖[9]。

2.安全性评价 附子中既存在药效成分，又存在毒性成分，它们随着成分转化、炮制加工、剂量变化、配伍使用会发生多种"毒-效"转化。一般认为，附子中的双酯型二萜生物碱是附子毒性极强的特征性物质，可引起心脏毒性、神经毒性、生殖毒性等，现代研究也表明，它们在低浓度条件下又可以发挥药效。附子的不同炮制方法和煎煮方式均可以达到减毒增效的作用，双酯型生物碱迅速水解，单酯型和无酯型生物碱则逐渐增加。今后进行新药开发时建议：一是后续安全性评价要按照GLP规范进行相关研究；二是可在地黄饮子中采用不同炮制品的附子（黑顺片、白附片、炮天雄）进行安全性评价，以评估采用何种附子地黄饮子安全性更高。

3.体内过程 山茱萸提取物（马钱苷浓度为3.34mg/ml）按3ml/kg体重大鼠灌胃，分别于灌胃后10、20、30、45、60、90、120、180、240、360分钟眼眶取血，制备供试品，采用

HPLC色谱法检测马钱苷含量。发现大鼠灌胃山茱萸提取物后药物从胃肠道吸收快，5分钟即可测到马钱苷，血药浓度–时间曲线下面积 $[\mu g/(ml \cdot min)]$、达峰时间（min）、最大血药浓度（$\mu g/ml$）、吸收半衰期（min）、消除半衰期（min）、吸收速率常数（min^{-1}）、消除速率常数（min^{-1}）分别为 190.04±39.91、33.90±10.07、4.60±1.06、12.47±4.74、52.45±20.50、0.06±0.016、0.013±0.0031[10]。

【临床应用】

1.临床常用

1.1 临床主治病证 地黄饮子常用于治疗下元虚衰，痰浊上泛之喑痱证，临床表现主要为舌强不能言，足废不能用，口干不欲饮，足冷面赤，脉沉细弱等，临床以舌喑不语，足废不用，足冷面赤，脉沉细弱为辨证要点。

1.2 名家名师名医应用

中风 中医专家焦树德以本方重用地黄以滋肾之真阴以治中风、少阴气厥不至，心肾不交，发为风痱，舌疼不能言，足废不能行，大小便或秘闭或失禁或正常，或兼面赤烦渴等。方药组成：生地黄90g，巴戟天、山萸肉、石斛、肉苁蓉、炮附子、肉桂、茯苓、麦冬、菖蒲、远志各30g，五味子15g[11]。

2.临床新用 地黄引子在临床上常用于治疗神经精神疾病、心血管系统疾病、内分泌系统疾病与代谢性疾病等，尤其对脑梗死、卒中后运动功能障碍、卒中后认知功能障碍、血管性痴呆、冠心病等疗效确切。

2.1 神经系统疾病

2.1.1 脑梗死 77例脑梗死患者随机分成对照组和研究组，对照组37例给予西药治疗，研究组40例在其基础上加用地黄饮子加减治疗，方药组成：熟地黄15g，巴戟天、山茱萸、石斛、肉苁蓉各10g，五味子5g，茯苓15g，麦冬15g，石菖蒲6g，远志6g，川芎12g，红花6g，丹参10g，地龙10g。水煎服，每日1剂，分两次服用；10天为1个疗程，连服3个疗程。结果表明，地黄饮子加针刺治疗脑梗死恢复期在神经功能缺损评分方面有较好的临床疗效，研究组有效率达82.5%，对照组有效率为54.1%[12]。

2.1.2 卒中后运动功能障碍 60例老年脑梗死恢复期患者随机分为研究组和对照组各30例。对照组采用吡拉西坦片等西药治疗，研究组在其基础上采用地黄饮子加减治疗，处方：山茱萸、熟地黄各15g，石斛、巴戟天、肉苁蓉、白茯苓、五味子、地龙各12g，炮附子、石菖蒲、远志各10g，肉桂8g，甘草6g，大枣2枚，蜈蚣一条碾碎。若患者有语言障碍、下肢瘫痪，阴虚火盛，则减去肉桂和炮附子，加10g贝母；若患者气虚，则加入30g黄芪；若患者肾虚，则减去远志、石菖蒲，加入15g川牛膝。结果显示，研究组的有效率为96.67%，对照组的有效率为73.33%[13]。

2.1.3 卒中后认知功能障碍 116例中风后痴呆肾虚痰瘀证患者随机分成对照组和研究组各58例。对照组以茴拉西坦治疗，研究组在此基础上给予地黄饮子治疗：熟地黄25g，菖蒲、肉苁蓉各20g，石斛15g，山茱萸、山药（炒）、远志、巴戟天、麦冬各12g，五味子、茯苓、附子制（先煎）、肉桂（后下）各10g，肢体酸软加黄芪、党参各20g；头晕加菊花、枸杞各20g；夜不能寐加枣仁炒30g，郁金12g；舌紫暗加桃仁、红花各12g，观察及评测临床症状、改良长谷川痴呆量表（HDS-R）、简易智力状态检查量表（MMSE）、AD评定量表（ADAS）、不良反应以评估疗效。结果显示，研究组显效率及总有效率均明显高于对照组，研究组的有效率为94.83%，对照组的有效率为75.86%[14]。

2.1.4 血管性痴呆 53例血管性痴呆患者随机分为对照组和研究组，对照组15例用西药吡啦西坦治疗。研究组38例用地黄饮子加减治疗。药方为熟地黄45g、山茱萸30g、巴戟天30g、肉苁蓉30g、红参20g、麦冬20g、五味子10g、石斛20g、茯苓20g、石菖蒲15g、远志20g、田三七10g。以上药研末炼蜜为小丸。结果显示，研究组有效率84.2%，对照组为73.3%[15]。

2.2 心血管系统疾病 冠心病122例冠心病心绞痛患者随机分为研究组和对照组各61例。

对照组患者入院后即根据病情进行基础治疗：休息，吸氧及健康教育；同时口服单硝酸异山梨酯。研究组除了基础治疗外，加服中药地黄饮子口服，每次 150ml，2次/天。方药组成：肉苁蓉 15g、巴戟天 15g、熟地 15g、炮附子 5g、肉桂 10g、山茱萸 10g、石斛 10g、五味子 15g、茯苓 10g、麦冬 15g、石菖蒲 15g 和远志 15g，两组均以4周为1个疗程。结果显示，研究组心绞痛疗效总有效率91.8%，对照组73.8%[16]。

【使用注意】本方偏于温补，故对气火上升，肝阳偏亢而阳热之象明显者，不宜应用。

【按语】

1.关于方的理解　本方为治疗肾虚喑痱的主方。喑者，舌强不能言语；痱者，足废不能行走也。喑痱之证的病机为下元虚衰，虚阳上浮，痰浊上泛堵塞窍道所致。此证本虚标实，上实下虚，但以下元虚衰为主。治当注重温补下元，兼以开窍化痰。

方中熟地黄、山茱萸、肉苁蓉、巴戟天为君药，合用以治下元虚衰之本，附子、肉桂、石斛、麦冬、五味子为臣药，助君药滋阴温阳补肾。石菖蒲、远志、茯苓开窍化痰，以治痰浊阻窍之标，又可交通心肾，共为佐药。生姜、大枣和中调药，功兼佐使之用。诸药合用，标本兼顾，阴阳并补，上下同治，而以治本治下为主，下元得以补养，浮阳得以摄纳，水火相济，痰化窍开，则诸证可愈。

配伍特点：一是上下兼治，标本并图，尤以治下治本为主；二是补中有敛，开中有合，而成补通开合之剂；三是滋而不腻，温而不燥，乃成平补肾阴肾阳之方。

2.地黄饮子的现代研究　现代研究结果表明，地黄饮子在治疗阿尔茨海默病、帕金森、脑动脉硬化中风、糖尿病等一系列疾病都具有一定疗效，尤其是治疗阿尔茨海默病效果更佳。阿尔茨海默病多见于老年人，主要表现为进行性不断加重的记忆力、计算力、语言表达能力的下降以及人格的改变，该疾病病位在脑，主要病机为肾精亏虚，痰瘀阻窍。地黄饮子具有滋肾阴、补肾阳、化痰开窍的功效，符合阿尔茨海默病的病机特点且大量的临床及实验研究均表明地黄饮子能有效防治阿尔茨海默病。

参考文献

［1］李兵，曾琪，马安献，等.经典名方地黄饮子片的制备工艺［J］.生物化工，2019，5（5）：39-41，50.

［2］徐玥，扈本荃，王玉.RP-HPLC法测定地黄饮子中马钱苷含量［J］.应用化工，2012，41（9）：1623-1626，1629.

［3］谢鸣，白晶，卞一明，等.古方地黄饮子抗衰老作用的研究［J］.中国药科大学学报，1996，27（5）：300.

［4］封银曼.地黄饮子的抗氧化作用［J］.实用中西医结合杂志，1996，9（9）：534.

［5］马涛，闫妍，张允岭，等.补肾填精法对阿尔茨海默病小鼠PI3K/Akt通路激活及氧化应激的影响［J］.北京中医药，2014，33（7）：492-495.

［6］朴钟源，魏亚芬，宋琳，等.地黄饮子对Aβ1-42诱导的SH-SY5Y细胞中RAGE/ROS/凋亡通路的影响［J］.广州中医药大学学报，2017，34（4）：543-550.

［7］谢鸣，卞一明，白晶.地黄饮子对果蝇寿命的影响［J］.中国实验方剂学杂志，1996，2（2）：20.

［8］谢鸣，白晶.地黄饮子对东莨菪碱所致小鼠记忆损伤模型的影响［J］.中国实验方剂学杂志，1996，2（3）：47-48.

［9］葛子，但凌，宋万成，等.地黄饮子对实验性脑栓塞局部、下丘脑和肾上腺的组织化学变化观察［J］.中医杂志，1991，41（9）：48-49.

［10］李小娜，王巧，张兰桐，等.山茱萸中马钱苷在大鼠体内的药物动力学研究［J］.药物分析杂志，2007，27（1）：4-7.

［11］焦树德.焦树德经验方—地黄饮子［J］.中国中医药现代远程教育，2013，11（17）：108.

［12］黄鹰，温屯清，曾亮，等.地黄饮子加减合针刺治疗脑梗死恢复期（肾虚痰瘀型）40例临床

观察［J］.中医药导报，2007，13（5）：27-28，62.

［13］张艳龙.地黄饮子加减治疗老年脑梗死恢复期临床效果观察［J］.现代养生（下半月版），2018（2）：107-108.

［14］高永涛.地黄饮子联合茴拉西坦治疗中风后痴呆（肾虚痰瘀）随机平行对照研究［J］.实用中医内科杂志，2018，32（7）：43-46.

［15］杨成，蒋慧倩.地黄饮子加减治疗血管性痴呆38例小结［J］.中医药导报，2007，13（7）：29-30.

［16］曾鹏飞.地黄饮子对冠心病心绞痛治疗的临床研究［J］.慢性病学杂志，2017，18（4）：383-385.

❦ 大秦艽汤 ❦

金《素问病机气宜保命集》

Daqinjiao Tang

【概述】大秦艽汤之名首见于《陈素庵妇科补解》，《素问病机气宜保命集》载其方药组成为："秦艽三两，甘草二两，川芎二两，当归二两，白芍药二两，细辛半两，川羌活防风黄芩各一两，石膏二两，吴白芷一两，白术一两，生地黄一两，熟地黄一两，白茯苓一两，川独活二两"，具疏养结合，邪正兼顾，共奏祛风通络，养血解痉之效，主治风邪初中经络，为"六经中风轻者之通剂也"。大秦艽汤主要具有抗炎、抗血小板凝集、治疗类风湿性关节炎等作用。临床上常用于治疗风邪初中或恶寒发热等外风证。现代医家对大秦艽汤的使用根据异病同治，将其不仅仅治疗中风，还将其运用于治疗类风湿性关节炎、坐骨神经炎、腰椎间盘突出症、皮肤病等肢体肌表疾病。现代常应用于脑血管疾病、面神经麻痹、风湿性关节炎、痛风性关节炎、类风湿关节炎等各类疾病，如用于治疗中风、急性脑梗死、急性痛风性关节炎、肩周炎、荨麻疹等疗效显著。

【历史沿革】

1.原方论述 金代刘完素《素问病机气宜保命集》载："中风外无六经之形证，内无便溺之阻格，知血弱不能养筋，故手足不能运动，舌强不能言语，宜养血而筋自荣，大秦艽汤主之。"

该汤剂组成：秦艽三两，甘草二两，川芎二两，当归二两，白芍药二两，细辛半两，川羌活、防风、黄芩各一两，石膏二两，吴白芷一两，白术一两，生地黄一两，熟地黄一两，白茯苓一两，川独活二两。上十六味，每服一两，水煎去渣，温服无时，如遇天阴，加生姜煎七八片，如心下痞，每两加枳实一钱同煎。

2.后世发挥 自金代中医药学家刘完素之后，后世医家对大秦艽汤的理解阐释内容丰富，进行了充分挖掘、整理、传承与发挥，介绍如下。

祛外风论 明代张景岳《景岳全书》卷十载："（大）秦艽汤虽有补血之药，而寒散之剂居其半。夫既无六经之外邪，而用散何为也？既无阻隔之大邪，而用寒何为也？"认为大秦艽汤中方药配伍可用于祛除风邪，而非《素问病机气宜保命集》记载的"无六经之外邪"。此外，明代吴崑《医方考》载："中风，手足不能运动，舌强不能言语，风邪散见不拘一经者，此方主之"本方可用于治疗风邪外袭，初中经络等证，治以祛风散邪为主。

3.同名异方 大秦艽汤同名异方分析见表54-1。

表54-1 大秦艽汤同名异方分析表

朝代	作者	出处	药物组成	功能主治	制法及用法	变化情况（与原方比较）
宋	陈沂	《陈素庵妇科补解》	秦艽一钱五分，黄芪二钱，肉桂三分，当归一钱五分，白术一钱，熟地二钱，人参一钱，川芎八分，桑寄生一钱五分，川续断一钱五分，白芍一钱，浮小麦炒三合	主治产后角弓反张，双手足强硬而反向背，口噤，汗出如水，口吐沫	煎汤代水	与原方相比，又使用了人参、肉桂，增强补气，温阳的功效，使用了续断、桑寄生，增强祛风的能力
明	方贤	《奇效良方》	秦艽一钱半，石膏一钱半，甘草一钱，川芎一钱，当归一钱，羌活一钱，独活一钱，防风一钱，黄芩一钱，白芍一钱，白芷一钱，白术一钱，生地一钱，熟地一钱，茯苓一钱，细辛半钱	主治中风外无六经之形证，内无便溺之阻格	上作一服，水二钟，生姜三片，煎至一钟，不拘时服	石膏、羌活、防风、黄芩、白芷、白术的用药比例增加
清	景东旸	《嵩崖尊生》	防风一钱，知母一钱，生地一钱，柴胡五分，前胡五分，秦艽五分，甘草五分，人参五分	主治妇人血病，寒热往来	水煎，去滓温服，不拘时	该方与原方差异极大，去除川芎、当归、白芍、细辛、羌活、黄芩、石膏、白芷、白术、熟地、茯苓、独活，加入了知母、柴胡、前胡、人参，主治妇人血病，寒热往来

【名方考证】

1.本草考证

1.1 秦艽 "秦艽"之名最早见于《神农本草经》。经考证，本方所用秦艽为龙胆科龙胆属植物秦艽 *Gentiana macrophylla* Pall. 为主的多种秦艽组植物干燥根。《中国药典》2020年版载秦艽为龙胆科植物秦艽 *Gentiana macrophylla* Pall.、麻花秦艽 *Gentiana straminea* Maxim.、粗茎秦艽 *Gentiana crassicaulis* Duthie ex Burk. 或小秦艽 *Gentiana dahurica* Fisch. 的干燥根。

1.2 甘草 "甘草"之名最早见于《神农本草经》。经考证，本方所用甘草为豆科甘草属植物甘草 *Glycyrrhiza uralensis* Fisch. 的干燥根和根茎。《中国药典》2020年版载甘草为豆科植物甘草 *Glycyrrhiza uralensis* Fisch.、胀果甘草 *Glycyrrhiza inflata* Bat. 或光果甘草 *Glycyrrhiza glabra* L. 的干燥根和根茎。

1.3 川芎 川芎以"芎䓖"之名始载于《神农本草经》。经考证，本方所用川芎为伞形科植物川芎 *Ligusticum chuanxiong* Hort. 的干燥根茎，与《中国药典》2020年版记载一致。

1.4 当归 "当归"之名最早见于《神农本草经》。经考证，本方所用当归为伞形科植物当归 *Angelica sinensis* (Oliv.) Diels 的干燥根，与《中国药典》2020年版记载一致。

1.5 白芍 "芍药"之名最早见于《神农本草经》。陶弘景将其分为赤白两种。经考证，本方所用白芍为毛茛科植物芍药 *Paeonia lactiflora* Pall. 的干燥根，与《中国药典》2020年版记载一致。

1.6 细辛 "细辛"之名最早见于《神农本草经》。经考证，本方所用细辛为马兜铃科细辛属植物北细辛 *Asarum heterotropoides* Fr. Schmidt var. *mandshuricum* (Maxim.) Kitag 的干燥根和根茎。《中国药典》2020年版载细辛为马兜铃科植物北细辛 *Asarum heterotropoides* Fr. Schmidt var. *mandshuricum* (Maxim.) Kitag.、汉城细辛 *Asarum sieboldii* Miq. var. *seoulense* Nakai 或华细辛 *Asarum sieboldii* Miq. 的干燥根和根茎。

1.7 川羌活（羌活） "羌活"之名最早

见于《神农本草经》。经考证，本方所用川羌活为伞形科羌活属植物羌活 *Notopterygium incisum* Ting ex H. T. Chang 的干燥根茎和根。《中国药典》2020年版载羌活为伞形科植物羌活 *Notopterygium incisum* Ting ex H. T. Chang 或宽叶羌活 *Notopterygium franchetii* H. de Boiss. 的干燥根茎和根。

1.8 防风 "防风"之名最早见于《神农本草经》。经考证，本方所用防风为伞形科植物防风 *Saposhnikovia divaricata*（Turcz.）Schischk. 的干燥根，与《中国药典》2020年版记载一致。

1.9 黄芩 "黄芩"之名最早见于《神农本草经》。经考证，本方所用黄芩为唇形科植物黄芩 *Scutellaria baicalensis* Georgi 的干燥根，与《中国药典》2020年版记载一致。

1.10 石膏 "石膏"之名最早见于《神农本草经》。经考证，本方所用石膏为主含含水硫酸钙（$CaSO_4 \cdot 2H_2O$）的硫酸盐类矿物石膏族石膏，与《中国药典》2020年版记载一致。

1.11 吴白芷（白芷） "吴白芷"之名最早见于《离骚》。经考证，本方所用吴白芷为伞形科当归属植物杭白芷 *Angelica dahurica*（Fisch.ex Hoffm.）Benth.et Hook. f. var. *formosana*（Boiss.）Shan et Yuan 的干燥根。《中国药典》2020年版载白芷为伞形科植物白芷 *Angelica dahurica*（Fisch.ex Hoffm.）Benth.et Hook. f. 或杭白芷 *Angelica dahurica*（Fisch.ex Hoffm.）Benth.et Hook.f. var. *formosana*（Boiss.）Shan et Yuan 的干燥根。

1.12 白术 "白术"以"术"之名最早见于《神农本草经》。经考证，本方所用白术为菊科植物白术 *Atractylodes macrocephala* Koidz. 的干燥根茎，与《中国药典》2020年版记载一致。

1.13 生地黄 "地黄"之名最早见于《神农本草经》。经考证，本方所用生地黄为玄参科植物地黄 *Rehmannia glutinosa* Libosch. 的新鲜或干燥块根，与《中国药典》2020年版记载一致。

1.14 熟地黄 "熟地黄"之名最早见于《神农本草经》。经考证，本方所用熟地黄为本品为生地黄的炮制加工品，与《中国药典》2020年版

记载一致。

1.15 白茯苓（茯苓） "茯苓"之名最早见于《神农本草经》。经考证，本方所用茯苓为多孔菌科真菌茯苓 *Poria cocos*（Schw.）Wolf 的干燥菌核，与《中国药典》2020年版记载一致。

1.16 川独活（独活） "独活"之名最早见于《神农本草经》。经考证，本方所用独活为伞形科植物重齿毛当归 *Angelica pubescens* Maxim. f. *biserrata* Shan et Yuan 的干燥根，与《中国药典》2020年版记载一致。

2.炮制考证

2.1 熟地黄 大秦艽汤中未明确熟地黄的炮制方法。根据方义，应为蒸法。现代炮制品有熟地黄（蒸制法）。

2.2 其他 其他药味应为生品。

3.剂量考证

3.1 原方剂量 秦艽三两，甘草二两，川芎二两，当归二两，白芍药二两，细辛半两，川羌活、防风、黄芩各一两，石膏二两，吴白芷一两，白术一两，生地黄一两，熟地黄一两，白茯苓一两，川独活二两。

3.2 折算剂量 金代一两合今之41.30g，故处方量为秦艽123.90g，甘草、川芎、当归、白芍各82.60g，细辛20.65g，羌活、防风、黄芩各41.30g，石膏82.60g，白芷、白术、地黄、熟地黄、茯苓各41.30g，独活82.60g。

3.3 现代用量 根据全国中医药行业高等教育"十四五"规划教材《方剂学》，处方量为秦艽90g，甘草、川芎、当归、白芍各60g，细辛15g，羌活、防风、黄芩各30g，石膏60g，白芷、白术、地黄、熟地黄、茯苓各30g，独活60g。

【药物组成】秦艽三两，甘草二两，川芎二两，当归二两，白芍药二两，细辛半两，川羌活防风黄芩各一两，石膏二两，吴白芷一两，白术一两，生地黄一两，熟地黄一两，白茯苓一两，川独活二两。

【功能主治】祛风清热，养血活血。主治口眼㖞斜，舌强不能言语，手足不能运动，风邪散见，不拘一经者，用于风邪初中经络证。

【方义分析】本方主治症为风邪初中经络证，风邪中入，每因气血虚亏，而邪气得以乘虚而入。风邪入侵面部经络，则经络气血为之痹阻、筋肉失养，故不用而缓，无邪之处，气血运行通畅，筋肉相对而急，缓者为急者牵引，故口眼㖞斜。风邪入中舌本和四肢之经络，气血通行受阻，妨碍人体正常之功能，故舌强不能言语、手足不能运动。风邪散见，不拘一经者，谓风性弥散，其中经络，往往数经并中，故症状变化多端，此亦风性主动之一义也；临床不可胶柱于邪在太阳则恶寒发热，邪在少阳则寒热往来，邪在阳明则但热不寒等。治宜祛风清热、养血活血。

方中以秦艽苦辛而平，祛风除邪，通经活络为君，《名医别录》卷二谓其"疗风，无问久新，通身挛急"，《本草纲目》卷十三则谓其善治"手足不遂"。配伍羌活、独活、防风、细辛、白芷诸辛温之药为臣，能疏散宣通，进一步加强秦艽祛风通络之功，其中羌活主散太阳之风，可治"贼风失音不语……手足不遂，口面㖞斜"；白芷主散阳明之风；防风为诸风药中之走卒，能随风所引而无所不至以祛之；独活祛风止痛，着治下部之痹，与羌活之普治上部之痹相合，则可宣通周身之痹；细辛则长于祛风散寒，所谓"芳香最……内之宣络脉而疏百节，外之行孔窍而直透肌肤"。配伍熟地黄、当归、白芍、川芎，则四物汤存焉，可补血活血，作为佐药，配伍黄芩、石膏、生地清热，其中黄芩、石膏清气分之热，生地则凉血和营清血分之热；三药为风邪郁而化热或兼夹热邪而设，并可监制诸祛风药温燥助阳化热之弊，亦作佐药。甘草调和诸药，兼作使药。诸药配伍成方，共奏祛风清热，养血通络之效。

配伍特点：以祛风通络药为主组方，配伍养血、活血、益气之品，疏养结合，邪正兼顾。

【用法用量】

1.古代用法用量 上十六味，剉。每服一两，水煎，去滓温服，不拘时。如遇天阴，加生姜七八片，如心下痞，每两加枳实一钱同煎。

2.现代用法用量 水煎一日一剂，分3次服用。

【药学研究】

1.资源评估 方中秦艽、甘草、川芎、当归、白芍、细辛、防风、羌活、黄芩、白芷、白术、地黄、茯苓、独活目前均以人工栽培为主。

秦艽为多年生草本，喜生于海拔1500~3000m、阳光充足、土壤肥沃的林下或林缘，目前秦艽药材主产于甘肃、陕西、四川、山西等省，陕西陇县、凤县、太白县等地建立秦艽的GAP规范化种植基地，四川省金川县秦艽取得国家地理标志产品。

甘草为多年生草本，喜凉爽、干燥气候，喜光、耐旱、耐寒，对土壤适应性较强，在我国北方地区分布广泛，主产于内蒙古、甘肃、宁夏、新疆，以内蒙鄂尔多斯的杭锦旗、阿拉善盟阿拉善旗及甘肃、宁夏所产品质最佳。

川芎为多年生草本，喜气候温和、雨量充沛、日照充足而又较湿润的环境，主产于四川省都江堰市、崇州市和彭州市。

当归为多年生植物，喜潮湿、阴凉气候，主产于甘肃、云南、四川和湖北，甘肃岷县、漳县是当归的道地产区。

白芍喜温暖湿润气候，喜阳光充足地，主产于安徽、四川、山东、浙江等省，四川省中江县白芍为地理标志保护产品。

细辛为多年生草本，生于海拔1200~2100m林下阴湿腐殖土中，喜土质疏松、肥沃的壤土或砂质壤土、冷凉气候和阴湿环境，主产于东北、陕西、河南、山东、浙江等地。

防风为多年生草本，耐寒、耐干旱，生长于草原、丘陵、多砾石山坡，喜地势高燥的向阳土地，土壤以疏松、肥沃、土层深厚、排水良好的沙质壤土最适宜，主产于黑龙江、吉林、辽宁、内蒙古、河北、宁夏、甘肃、陕西、山西、山东等地区。

羌活为多年生草本，生长于海拔2000~4000m的林缘及灌丛内，喜凉爽湿润气候，耐寒，稍耐荫。适宜在土层深厚、疏松、排水良好、富含腐殖质的砂壤土栽培，不宜在低湿地区栽种，主产于陕西、四川、甘肃、青海和西藏。

黄芩为多年生草本，喜温暖、耐严寒，土壤以壤土和沙质壤土，酸碱度以中性和微碱性为好，主产于山东、陕西、山西和甘肃。

白芷为多年生草本，喜疏松肥沃、湿润、阳光充足的沙性土壤，主产于四川、河南、河北、安徽等地。

白术为多年生草本，喜凉爽气候，怕高温高湿环境，对土壤要求不严格，但以排水良好、土层深厚的微酸、碱及轻黏土为好。主产于江苏、浙江、福建、江西、安徽、四川、湖北及湖南等地。

地黄生于海拔50~1100m的山坡及路旁荒地等处，喜疏松肥沃的沙质壤土，主产于辽宁、河北、河南、山东、山西、陕西、甘肃、内蒙古、江苏、湖北等地区，河南为其道地产区。

茯苓是多孔菌科茯苓属真菌，茯苓多生于松属植物根上，适宜700~1000m的中海拔、气候凉爽、干燥、砂质土壤，中国人工栽培产量大的地区有湖南、湖北、贵州、云南、广西、福建、安徽等省。

独活为多年生草本，喜阴、耐寒、喜肥、怕涝，适宜于冷凉、湿润的气候条件，主产于四川、湖北等省。

2.制剂研究

2.1 制备方法 原文载："上十六味，每服一两，水发煎去渣，温服无时。"金代的一两为41.3g，因此本方总药量大约为971g，上到，每服一两，水煎去渣。

在实际煎煮中，应结合现代临床煎药机构煎煮规范来规范研究中药复方制剂。

2.2 制备工艺 原方是汤剂，现代有报道对大秦艽汤进行研究。对其煎煮工艺进行了研究，确定了经典名方大秦艽汤的物质基准及对应实物的制备方法：秦艽5.28g，甘草3.52g，川芎3.52g，当归3.52g，白芍药3.52g，细辛0.88g，川羌活、防风、黄芩各1.76g，石膏3.52g，吴白芷1.76g，白术1.76g，生地黄1.76g，熟地黄1.76g，白茯苓1.76g，川独活3.52g，以上饮片粗碎为5~8mm的颗粒于2L陶瓷锅中，加水600ml，以500W煮沸后，以300W功率煎煮约50分钟，过400目筛网，即得大秦艽汤[1]。

3.质量控制 该方含有马钱苷酸、龙胆苦苷、升麻素苷、芍药苷、甘草苷、黄芩苷、甘草酸、蛇床子素、细辛脂素、二氢欧山芹素等物质，可以将其作为质量控制的指标。现有文献采用UPLC法在建立的大秦艽汤物质基准的中等极性、低极性指纹图谱的基础上确定了大秦艽汤物质基准的含量测定方法，并对饮片到物质基准进行了量值传递研究[1]。

【药理研究】

1.药效作用 根据大秦艽汤的功能主治进行了药效学研究，主要具有抗炎、抗血小板凝集、治疗类风湿性关节炎等作用。

1.1 抗炎 大秦艽汤水煎后每日早晚温服，连续14天，可降低急性脑梗死患者白细胞介素-8、白细胞介素-6、肿瘤坏死因子-α、同型半胱氨酸、C-反应蛋白及白细胞等血清炎症因子的含量[2]。大秦艽汤浓缩为30g/kg、15g/kg、7.5g/kg，每日给药1次，每次容量为20ml/kg，连续7天，可明显减轻二甲苯所致小鼠耳廓肿胀反应及降低醋酸所致的小鼠腹腔毛细血管通透性增高。大秦艽汤浓缩为20g/kg、10g/kg和5g/kg，每日给药1次，每次容量为10ml/kg，连续7天，可明显抑制角叉菜胶所致大鼠足跖的炎症反应[3]。

1.2 抗血小板凝集 大秦艽汤浓缩为0.46g/ml，每次给药5ml，一天2次，连续用药7天，可显著延长脑缺血大鼠凝血酶原时间，减少纤维蛋白原含量，延长活化部分凝血活酶时间及凝血酶时间，改善凝血功能[4]。

2.安全性评价 大秦艽汤中含有毒性中药细辛，其毒性成分为挥发油，有肝毒性，并有致突变作用。细辛挥发油提取物的LD_{50}为1.7ml/kg，小鼠口服后出现毛发竖立，活动减退，颤抖，呼吸困难，翻正反射消失，甚至死亡等现象，其致死原因可能为对中枢神经系统的毒性作用[5]。小鼠腹腔注射细辛挥发油类成分中的甲基丁香酚，剂量为100mg/kg时，小鼠血清中的谷氨酸-

丙酮酸氨基转移酶、天门冬氨酸氨基转移酶含量以剂量依赖的方式升高，且肝细胞出现炎症、肿胀、坏死等病变[6]。细辛挥发油中的甲基丁香酚浓度为37.5mg/kg、75mg/kg、150mg/kg，每周5天给药，持续105周后，各组大鼠均可出现胃不同程度的萎缩、神经内分泌细胞增生、良性及恶性神经内分泌肿瘤的发生[7]。

3.体内过程 以秦艽总苷剂量为520mg/kg给药大鼠，在给药后5、15、30、45、60、90、120、240、360、480分钟后取血测定，采用HPLC法发现秦艽总苷在大鼠体内的药代过程符合非房室模型，其半衰期（min）、达峰时间（min）、药峰浓度（mg·L）、清除率（ml·min）分别为139.61、120、3.71、0.62[8]。

川芎中的主要成分为川芎嗪和川芎哚等。以浓度为0.2g/kg的川芎嗪灌胃大鼠，给药30min后在肝脏的含量最高，肾次之。静注川芎嗪30mg/kg后主要分布在肝、心和脾等血流丰富的器官。正常志愿者肌注川芎嗪40mg后，体内过程符合一室开放模型，半衰期为27.5min，表观分布容积为1.33L/kg，主要分布在肝脏器官中。大鼠灌胃0.5mg/kg川芎哚后，其在大鼠体内的药物动力学符合二室开放模型，其分布半衰期为0.34h，消除半衰期为4.59h，达峰时间为0.36h，药峰浓度为18.86mg/L，血药浓度–时间曲线下面积为99.68mg/(L·h)[9]。

【临床应用】

1.临床常用

1.1 临床主治病证 大秦艽汤常用于治疗风邪初中或恶寒发热等外风证，临床表现主要为口眼歪斜、舌强不能言语、手足不能运动等，临床应用以苔白或黄、浮数或弦细为辨证要点。

风邪初中 治疗中风无热者，可在方中去黄芩、石膏；口眼歪斜者，加全蝎、僵蚕；若痉挛拘谨者，可加木瓜、威灵仙；若脉道不通，气血逆乱，可在方中去白术、熟地，加红花、丹参加强养血活血作用；治疗外感风邪、流窜肌肤、经络受阻所致，可在方中去生地、熟地、加桂枝、僵蚕、全蝎；治疗头晕头痛、面红目赤等肝火旺者，可加夏枯草、山栀、灵磁石等清肝潜阳；治疗言语塞涩者，可加九节菖蒲、广郁金等化痰开窍；若治疗有大便秘结者，可加大黄通腑；治脑卒中半身不遂，宜养血祛风通络，可在大秦艽汤中加党参、黄芪，如《名医治病》。

1.2 名家名师名医应用

中风 国医大师张琪常以大秦艽汤为基本方加减治适用于中风、中经络，方药组成以秦艽15g、羌独活各20g、防风10g、川芎15g、白芷15g等。

2.临床新用 大秦艽汤在临床上常用于治疗内科疾病、骨科疾病等。用于治疗颜面神经麻痹、缺血性脑卒中等疾病。尤其用于治疗中风，脑梗塞，痛风性急性关节炎，风湿性关节炎，风湿热痹痛等疗效确切。

2.1 内科疾病

坐骨神经痛 将112例坐骨神经痛患者随机分为对照组和研究组各56例，对照组采取西药治疗，研究组采用大秦艽汤，药物组成：秦艽、萆薢、防己各20g，生石膏50g，羌活、独活、黄芩、防风、当归、川芎、赤芍、白芷、牛膝、苦参、苍术、黄柏各15g，生地25g，细辛5g治疗，每日一剂，水煎服，分两次服用。两组均治疗4周后比较临床疗效，结果显示，研究组的总有效率为96.67%，对照组的总有效率为85.00%[10]。

2.2 骨科疾病

2.2.1 类风湿性关节炎 将64例类风湿关节炎患者随机分为对照组与研究组各32例。对照组给予西药治疗，研究组给予大秦艽汤加减方，药物组成：生石膏、生黄芪各20g，秦艽、当归、茯苓、熟地黄、白术各15g，防风、川芎、羌活、独活、生地黄、白芍、黄芩、白芷各10g，炙甘草6g，细辛3g，兼表证者加枣3枚（掰），生姜5片治疗，水煎服，分两次服用，两组治疗1个月。结果显示，研究组总有效率为96.8%，对照组总有效率为70.0%[11]。

2.2.2 颈椎病性高血压 将108例颈椎病性高血压患者随机分为对照组与研究组各54例，对照组采取西药治疗，研究组在对照组的基础上给予大秦艽汤化裁治疗，方剂组成：秦艽、白芍、云苓各30g，当归、白术、生地、熟地、生石膏各15g，羌活、独活、白芷、防风、黄芩各12g，川芎、甘草各10g，细辛3g，水煎服，分两次服用，两组治疗6个月。结果显示，研究组有效率为14.81%，对照组有效率为38.89%[12]。

2.3 神经系统疾病

2.3.1 急性脑梗死　将96例急性脑梗死患者随机分为对照组和研究组各48例，对照组采取抗血小板、降糖降压治疗，研究组在对照组的基础上联合大秦艽汤治疗，药物组成：熟地黄、生地黄、茯苓、白术、秦艽各15g，黄芩、白芍、当归、白芷、防风、独活、羌活各10g，川芎12g，细辛3g，石膏30g，甘草10g，每日一剂，水煎服，分两次服用，两组治疗2周。结果显示，研究组有效率95.8%，对照组83.33%[13]。

2.3.2 脑梗死后遗症　将130例脑中风伴上肢痉挛患者随机分为对照组和研究组各65例，对照组采用依达拉奉单药治疗，研究组采用依达拉奉联合大秦艽汤治疗，药物组成：秦艽15g，羌活10g，独活10g，白芷10g，川芎12g，防风10g，生地黄15g，熟地黄15g，当归10g，白芍10g，茯苓15g，黄芩10g，石膏30g，白术15g，细辛3g，甘草10g。每日一剂，水煎服，分两次服用，两组治疗2月。结果显示，研究组有效率为93.85%，对照组76.92%[14]。

【使用注意】药多温燥，辛温发散之品种较多。凡中风属于内风引起者，不宜使用本方。

【按语】

1.关于"中风"的理解　不同时代的医家对"中风"一词有不同的认识，其最早出现于《黄帝内经》，但非指病名，而意为感中风邪。东汉医圣张仲景首次将"中风"作为病证名进行论述，在《金匮要略·中风历节病脉证治》中从病因病机角度说明本病以"外风"为主，并将中风分为中经、中络、中腑、中脏四证。直至宋代，对中风的认识多承袭《黄帝内经》和《伤寒杂病论》思想，以"外风"学说为主，从"内虚邪中"立论。宋代以后，特别是金元时期对中风病因病机的认识产生了新的思路，许多医家开始推崇"内风"思想，并逐渐成为主流。如刘完素认为中风是由肾水不足、心火暴盛所致。《素问玄机原病式·火类》云："中风瘫痪者，非谓肝木之风实甚而卒中也，亦非外中于风尔。由于将息失宜，而心火暴甚，肾水虚衰，不能制之，则阴虚阳实，而热气怫郁，心神昏冒，筋骨不用，而卒倒无所知也。多因喜、怒、思、悲、恐之五志过极，皆为热甚故也。"突出反映了刘完素主张中风由内引发的观点。

如上所述，刘完素的大秦艽汤原为"无六经形证"之类中风所立，而非方剂教材所述之其恶寒、发热、脉浮等经表症状的真中风。方剂教材中之所以以"疏散外风"论述本方证治思路，当是因本方中配伍大量疏风散邪之品，以致后世以药测证。这是对刘完素制方本意的一种误读。透过大秦艽汤用药与方证的矛盾现象，提示我们"外风引动内风"当是大秦艽汤的核心病机。

2.对大秦艽汤在散风养血、清热泻中的理解　大秦艽汤常用于治手足不能动掉，舌强不能言语者，方中以秦艽为君，祛一身之风，石膏为臣，散胸中之火，羌活散太阳之风，白芷散阳明之风，川芎散厥阴之风，细辛、独活散少阴之风，防风为风药卒徒，随所引而无所不至者也。然风药多燥，表药多散，故疏风必先养血，《黄帝内经》曰：掌受血而能握，足受血而能步，又脾主四肢，脾虚血弱，不能荣筋，故手足不能掉。以当归养血，生地滋血，川芎敛阴和血，血活则风散而舍本柔也。又气能生血，故用白术、茯苓、甘草补气以壮中躯，脾运湿除，则手足健也。又风能生热，故用黄芩清上，石膏泻中，生地凉下，以共平逆上之火也。此方以风药以解表，而用血药、气药以调理，非专于燥散也。

参考文献

［1］邹婷.经典名方大秦艽汤物质基准研究［D］.广州：广东药科大学，2021.

［2］晁利芹，聂志玲，韩倩倩，等.大秦艽汤对急性脑梗死患者血清炎性因子水平的影响［J］.中医学报，2017，32（4）：664-666.

［3］赵勤，胡锐，葛明娟，等.大秦艽汤抗炎作用研究［J］.中药药理与临床，2012，28（3）：21-22.

［4］王玮，邓庚，陈利达，等.大秦艽汤对脑缺血大鼠凝血及血小板黏附、聚集功能的影响［J］.中国中医药科技，2010，17（2）：116-117.

［5］Wang BB，Qi W，Wang LL，et al. Comparative study of chemical composition, antinociceptive effect and acute toxicity of the essential oils of three Asarum drugs［J］. Journal of Chinese Pharmaceutical Sciences，2014，23（7）：480-489.

［6］Feng YK，Wang H，Wang Q，et al. Chemical interaction of protein cysteine residues with reactive metabolites of methyleugenol［J］. Chem Res Toxicol.，2017，30（2）：564-573.

［7］Janardhan KS，Rebolloso Y，Hurlburtg, et al. Histopathological and immunohistochemical characterization of methyl eugenol-induced nonneoplastic and neoplastic neuroendocrine cell lesions in glandular stomach of rats［J］. Toxicol Pathol.，2015，43（5）：681-93.

［8］崔春利，唐志书，郭东艳，等.秦艽总苷中龙胆苦苷在大鼠体内的药动学［J］.中国实验方剂学杂志，2012，18（22）：176-179.

［9］唐刚华，姜国辉，王世真，等.稳定同位素法研究川芎哚体内代谢［J］.核技术，2000，23（11）：753-756.

［10］屈家祥.祛风湿药配合活血药与单纯用活血药对偏瘫患者血液流变学影响的对比研究［J］.中医杂志，2002，43（3）：193.

［11］王艳，王一理，冯雪，等.补阳还五汤与大秦艽汤治疗实验性缺血性脑卒中的比较研究［J］.陕西中医，2006，27（7）：882-884.

［12］孙力，王芝兰，张杰，等.加减大秦艽汤治疗类风湿性关节炎免疫活性的实验研究［J］，国医论坛，2007，22（6）：49-51.

［13］宋昕，李燕，赵璇，等.大秦艽汤对急性脑梗死近期血液流变学、Hcy及神经功能影响研究［J］.陕西中医，2018，39（6）：699-702.

［14］敖金江，付媚，李冬松，等.大秦艽汤配合依达拉奉治疗对缺血性脑中风后上肢痉挛患者肢体运动功能、神经功能及生活质量的影响［J］.四川中医，2019，37（7）：104-107.

三化汤

金《素问病机气宜保命集》

Sanhua Tang

【概述】三化汤最早见于金代刘完素《素问病机气宜保命集》"中风外有六经之形证，先以加减续命汤，随证治之，内有便溺之阻格，复以三化汤主之。"后被《仁术便览》《医方考》所载，析其方义，明代吴崑在《医方考》卷一中云："大黄、厚朴、枳实，小承气汤也。上焦满，治以厚朴；中焦满，破以枳实；下焦实，夺以大黄；用羌活者，不忘乎风也。服后二便微利，则三焦之气无所阻塞，而复其传化之职矣，故曰三化"。本方由小承气汤加羌活而成，处方为厚朴、枳实、大黄、羌活各等分，有"通便祛风"之功，主治中风入腑，邪气内实，热势极盛，二便不通，及阳明发狂谵语；本方中羌活之应用最为巧妙，现代多用本方治疗真中风外感六经形证未解，内有燥屎，大便不通，脘腹痞满之证，可见本方中羌活应用的科学性与合理性。现代研究表明，三化汤主要具有保护脑组织的药理作用。临床上多通过加减药味进行实际应用，主要应用于急性缺血性脑卒中、急性脑出血、急性脑梗死等，现代广泛应用于脑血管疾病等疗效显著。

【历史沿革】

1.原方论述 金代刘完素《素问病机气宜保命集》载："中风外有六经之形证，先以加减续命汤，随证治之，内有便溺之阻格，复以三化汤主之。"该汤剂组成：厚朴、枳实、大黄、羌活等份。上剉，如麻豆大。每服三两，水三升，煎至一升半，终日服之，以微利为度，无时。

2.后世发挥 明代吴崑《医方考》卷一载三化汤"中风二便数日不利，邪气内实者，以此微利之。大黄、厚朴、枳实，小承气汤也。上焦满，治以厚朴；中焦满，破以枳实；下焦实，夺以大黄。用羌活者，不忘乎风也。服后二便微利，则三焦之气无所阻塞，而复其传化之职矣，故曰三化。此方惟实者可用，虚者勿妄与之。"明代骆龙吉《增补内经拾遗方论》载："三者，

风、滞、痰也。化，变化以清散之也。方用羌活以化风，厚朴、大黄以化滞，枳实以化痰，故曰三化。"清代程国彭《医学心悟》载："中风入脏，热势极甚，闭结不通，便溺阻隔不行，乃风火相搏而为热风者，本方主之。设内有寒气，大便反硬，名曰阴结。阴结者，得和气暖日，寒冰自化，不可误用攻药，误即不能复救，慎之慎之。"清代徐大椿《医略六书·杂病证治》载："腑中风邪，关窍闭塞，故大便不通焉。小承气本方枳实消痞，厚朴除满，大黄荡胃热以通地道。大便不通，病为在里，本于中风，故加羌活以宣通经络之气。名曰三化者化气、化热、以化外邪也。"据此，现代多用本方治疗真中风外感六经形证未解，内有燥屎，大便不通，脘腹痞满之证。

3.同名异方 三化汤的同名异方见表55-1。

表55-1 三化汤同名异方分析

朝代	作者	出处	药物组成	功能主治	制法及用法	变化情况（与原方比较）
明	张洁	《仁术便览》	厚朴（姜制）、大黄、枳实、羌活各等分	治中风，外有六经之形证，先以加减续命汤随证治之	上剉，每服三两，水三升煎至一升半，终日服之，以微利则已	该方与原方相比，改厚朴为姜制，主要在药味加工方面更加精准
明	吴崑	《医方考》	厚朴（姜汤制）、大黄（酒浸）、枳实（麸炒）羌活各等分	中风，二便数日不利，邪气内实者，以此微利之	未记载	该方与原方相比，改厚朴为姜汤制，大黄酒浸，枳实麸炒，主要在药味炮制方法方面有所变化
明	方贤	《奇效良方》	厚朴（姜制）二钱，羌活二钱，枳实一钱半，大黄四钱	中风外有六经之形证，先以加减续命汤，随证治之，内有便溺之阻隔，复以此导之	上作一服，水二钟，生姜三片，煎至一钟，不拘时服	该方与原方相比，减少了枳实的用量为一钱半，增加了大黄用量为四钱，主要在药材剂量方面有所调整
明	朱橚	《普济方》	大黄、牵牛、朴消各五钱	主治诸卒中风，不省人事，痰喘上壅，一切危急之证，大便秘结，至五七日不利	水一盏半，煎一盏，却下消，煎一二沸，去滓温服，不拘时候	该方与原方相比，药味、剂量、用法和主治病证均发生了较大变化

【名方考证】

1.本草考证

1.1 厚朴 "厚朴"之名最早见于《神农本草经》。经考证，本方所用厚朴为木兰科厚朴属厚朴 *Magnolia officinalis* Rehd. et Wils. 的干燥干皮、根皮及枝皮。《中国药典》2020年版载厚朴为木兰科植物厚朴 *Magnolia officinalis* Rehd. et Wils. 或凹叶厚朴 *Magnolia officinalis* Rehd.et Wils. var.

biloba Rehd.et Wils. 的干燥干皮、根皮及枝皮。

1.2 枳实 "枳实"之名最早见于《神农本草经》。经考证，本方所用枳实为芸香科植物枳（枸橘）*Poncirus trifoliata*（L.）Raf. 的干燥果实。《中国药典》2020年版载枳实为芸香科植物酸橙 *Citrus aurantium* L. 及其栽培变种或甜橙 *Citrus sinensis* Osbeck 的干燥幼果。

1.3 大黄 "大黄"之名最早见于《神农本

草经》。经考证，本方所用大黄为蓼科植物大黄属 *Rheum* 掌叶组 *Sect. Palmata* 植物的干燥根及根茎。《中国药典》2020年版载大黄为蓼科掌叶大黄 *Rheum palmatum* L.、唐古特大黄 *Rheum tanguticum* Maxim. ex Balf. 或 药 用 大 黄 *Rheum officinale* Baill. 的干燥根及根茎。

1.4 羌活 "羌活"之名最早见于《神农本草经》。经考证，本方所用羌活为伞形科羌活属 *Notopterygium* 植物的干燥根茎和根。《中国药典》2020年版载羌活为伞形科羌活 *Notopterygium incisum* Ting ex H. T. Chang 或宽叶羌活 *Notopterygium franchetii* H. de Boiss. 的干燥根茎和根。

2.炮制考证 所有药物应为生品。

3.剂量考证

3.1 原方剂量 厚朴、枳实、大黄、羌活各等份，每服三两，水三升，煎至一升半，终日服之。

3.2 折算剂量 金代1两合今之41.30g，故处方量为大黄、厚朴、枳实、羌活各30.98g。

3.3 现代用量 根据中医药学高级丛书《方剂学》第二版，处方量为大黄、厚朴、枳实、羌活各2.25g。

【药物组成】 厚朴、枳实、大黄、羌活各等分。

【功能主治】 通便祛风。主治中风入腑，用于邪气内实，热势极盛，二便不通，及阳明发狂谵语等症。

【方义分析】 三化汤中大黄性苦寒沉降，力猛善走，能达下焦，可泻热通肠、逐瘀通经、凉血解毒，有入血降泄通腑之功，为本方的君药；枳实为本方的臣药，破气消积，化痰除痞；厚朴长于行气消满，助枳实、大黄推荡积滞，为本方臣药；羌活属祛风药，可使失调的诸脏功能归于平和，与大黄、枳实、厚朴共用，可使清升浊降，气血调和，为本方使药。诸药合用，共奏通便祛风之功效

配伍特点：表里合治，升降并用。

【用法用量】

1.古代用法用量 上剉，如麻豆大。每服三两，水三升，煎至一升半，终日服之，以微利为度，无时。

2.现代用法用量 以上药味剉如麻豆大。每服123.9g，加水600ml，煮取300ml，去滓，分多次服，以出现轻微腹泻为度。

【药学研究】

1.资源评估 方中厚朴、枳实、大黄、目前以人工栽培为主，羌活以野生为主。

厚朴栽培于海拔600~1800m的向阳山坡、林缘处，凹叶厚朴栽培于海拔300~1400m的林中。喜疏松、肥沃、排水良好、含腐殖质较多的微酸性至中性的土壤。

枳实生长于海拔700~1000m以下，其抗旱、抗寒、抗病能力以及耐荫性较强，喜温暖湿润气候，年平均气温要求在15℃以上，偏酸性的土壤，可通过种子和嫁接方法繁殖，道地产地主要在江西、四川，主产区在江苏、浙江、江西、福建、台湾、湖北、湖南、广东、广西、四川、贵州、云南等地。

野生唐古特大黄生长区域海拔为2500~4000m，掌叶大黄生长区域海拔在2500~4400m之间，而药用大黄生长区域海拔范围广，1200~4000m皆有分布。其年平均温度在10℃左右，无霜期90~130天；相对湿度50%~70%；掌叶大黄适宜土壤多微偏酸性，唐古特大黄适宜土壤多微偏碱性。羌活属于高寒植物，生性喜凉、耐寒、稍耐阴、怕强光，适宜在中高海拔的土层深厚、疏松、排水良好、富含腐殖质的沙壤弱酸性土中栽培。

2.制剂研究

2.1 制备方法 分别称取大黄、厚朴、枳实、羌活药材粗粉各30g，采用传统砂锅加水600ml浸泡30分钟，武火煮沸后再以文火熬至约300ml，滤过，收集续滤液。

2.2 制备工艺 根据经典名方的特点和开发要求，建议将三化汤开发为颗粒剂（具有药效作用快、服用携带方便、体积较小等特点），或开发为丸剂（"丸者缓也"，具有药效持久、服用携带方便、节省药材等特点）。将方中君药大黄

开发为免煎颗粒剂制：①指标性成分分析方法的建立，应用TLC法对大黄饮片进行了定性大黄酸鉴别，参照中国药典采用高相液相色谱，测定土大黄苷的含量，此法主要用于制剂质量的控制。②辅料筛选的研究，根据免煎颗粒剂的特点，考察辅料的种类及其用量。③三化汤水煎出物的药效学研究，采用脑缺血再灌注大鼠模型，脑缺血2小时再灌注24小时后，取脑组织采用免疫组织化学法检测各组大鼠ZO-1的表达。结果表明，三化汤高剂量组脑组织ZO-1表达显著升高，三化汤对大鼠脑缺血再灌注损伤具有一定的保护作用。

3.质量控制 该方含有木脂素类、蒽醌类、黄酮醇类等物质，可将其作为质量控制的指标。现有文献报道按照古籍中记载的煎煮方法制备三化汤水煎液，采用HPLC法同时对其多成分含量进行了测定[1, 2]。

【药理研究】

1.药效作用 根据三化汤的功能主治进行药效学研究，三化汤主要具有保护脑组织的药理作用。

1.1 保护脑组织 三化汤给药剂量为14.4、7.2g/kg，连续给药7天，可降低大鼠脑组织EB含量、血清S100B蛋白含量，其中三化汤高剂量比三化汤低剂量降低明显[3]。同时，三化汤高剂量（14.4g/kg）可减轻大鼠神经受损症状，降低大鼠脑组织含水量[4]，并降低脑缺血再灌注模型大鼠脑组织中MMP-9、MMP-9 mRNA的表达[5]。三化汤给药剂量为4ml/kg，连续灌胃给药10天，能降低大鼠TNF-α的含量[6]，三化汤给药剂量为4ml/kg，连续灌胃给药10天，能升高大鼠脑组织SOD含量，降低MDA含量[7]。

1.2 其他药理作用 三化汤流浸膏能升高脑缺血再灌注脑损伤模型大鼠胃肠组织Na^+，K^+-ATP酶活性、Ca^+-ATP酶活性[8]。三化汤能降低大鼠胃肠组织TXB_2含量、升高6-Keto-PGF_{1a}含量[9]。三化汤能降低脑缺血/再灌注（IR）模型大鼠脑含水量、EB含量及AQP4的蛋白和mRNA表达[10]。

2.体内过程 三化汤中的君药大黄，其有效成分包括大黄酸。研究大黄酸在小鼠体内药动学特征的影响，小鼠灌胃给予不同剂量（17.25、34.50、69.00mg/kg）的大黄酸后，结果发现大黄酸血浆及各组织样品在0.0095~19.52μg/ml浓度范围内呈良好的线性关系；提取回收率的86.4%~96.8%。大黄酸在小鼠组织中的分布情况为：肝＞胃＞肠＞肺＞脾＞肾＞心＞脂肪＞脑＞肌肉[11]。

大鼠分别灌胃给予大黄生药材96mg/kg（含总蒽醌1.83mg/kg，相当于大黄酸0.28mg/kg、大黄素0.30mg/kg、大黄酚0.81mg/kg、芦荟大黄素0.23mg/kg及大黄素甲醚0.20mg/kg），血浆经甲醇沉淀后，采用LC-MS/MS法测定大黄活性成分血药浓度，WinNonlin 7.0软件计算药代动力学参数。大鼠灌胃大黄后，大黄酸的药峰浓度分别为（121±103）及（474±251）μg/L，血药浓度-时间曲线下面积$AUC_{0→t}$分别为（275±176）及（406±194）μg·h/L；大黄酚异构体的药峰浓度分别为（2325±1390）及（3580±2169）μg/L，血药浓度-时间曲线下面积$AUC_{0→t}$分别为（8170±2661）及（8856±4023）μg·h/L[12]。

【临床应用】

1.临床常用 三化汤常用于治疗中风入脏，热势极盛，闭结不通，便溺阻隔不行，乃风火相搏而为热风者，临床表现主要为外感风邪，内有积滞证。临床应用以大便闭结不通，舌苔黄腻、脉弦滑为辨证要点。

1.1 中风中经络 治疗腑气不通，痰瘀阻络者，可三化汤加桃仁、红花、地龙、竹茹、僵蚕，若诸症均减，疲乏无力，睡意频频，阳气未复，可在此基础上加桂枝服用。

1.2 中风中腑 治疗腑气不通，清窍被蒙，痰瘀阻滞，可三化汤加桃仁、石菖蒲、远志、郁金、钩藤、桑枝。

1.3 中风中脏 治疗痰热上蒙，清窍不利，脉络不通，可三化汤加钩藤、竹茹、黄芩、菊花；治疗痰浊阻滞，脉络不通，可三化汤加桑枝、羌活、桃仁、地龙。

1.4 阳明发狂证 治疗发狂谵语，脉累累如薏苡子，且喘且抟，阳明胃实证，可以三化汤三四下，复进以火剂（黄连解毒汤）乃愈。

1.5 邪风中腑 治疗卒然错噤，口不能言，四肢不能运动，胸腹满闭，可先用三化汤下之，然后再疗。

2.临床新用 三化汤在临床上广泛用于脑血管疾病，尤其对脑血管意外等疗效确切。

脑血管意外 将80例急性脑梗死患者随机分为对照组和研究组各40例，对照组给予常规治疗，研究组在此基础上予三化汤加味治疗，药物组成：生大黄10~20g，枳实10g，厚朴10g，羌活10g，地龙10g，水蛭6g，半夏10g，胆南星10g，瓜蒌10g。水煎服，每日1剂，10天为1个疗程，治疗3个疗程。研究显示，研究组总有效率为92.5%；对照组总有效率为72.5%[13]。

【使用注意】 非内实者不可用。

【按语】

1.关于方名的理解 三化汤出自《素问病机气宜保命集》，刘完素在当时盛行的祛风法中，首开攻下治疗中风病之法门。三化汤表面上看由小承气汤加羌活组成，但二方中枳实、厚朴、大黄的用量、比例却有差异。小承气汤泻热攻下之力较轻，故为寒下之轻剂，主治痞、满、实而不燥之阳明腑实轻证。在此方中，厚朴、枳实的用量比例被增加了，由此决定了二方不同的治疗侧重点。三化汤治疗中风的关键是本方中羌活的妙用，其辛苦性温，气雄而散，味薄上升，功能调达肢体，通畅血脉，攻彻邪气，与小承气共成调达阴阳气血之功。刘完素认为中脏腑的病机系气机逆乱，治疗时主要采取调理气机的方法。本证属于外感风邪，内有积滞证，故用羌活以化风，厚朴以化滞，枳实以化痰，故曰三化。诸药合用，共起祛风清热，通腑导滞之效。三化者，使三焦通利，复其转化之常也。

2.本方中羌活用于便秘的探析 本方为小承气汤加羌活组成，其中大黄荡涤胃肠，厚朴下气除满，枳实破气消积，三者配伍以通利胃肠中下二焦、泻下热结为主。本方中羌活的运用可能有2个方面的效果：其一，清代汪昂曰："三化者，使三焦通利，复其传化之常也。加羌活者，证本于风也。"羌活辛、苦、温，归肺和膀胱经，乃辛温苦燥而雄烈之品，外能疏散风邪，上能宣达肺气，并入肝经以"搜肝风、泻肝气"，又入膀胱与肾，可谓上下通达，通利三焦之气，从而助小承气汤更好地发挥通腑泄热之效。羌活既可疏外风，又可行三焦之气，由此中风便溺三焦阻隔之证，无论内风、外风作祟，皆可配伍使用。

参考文献

[1]赵衍辉，刘婷婷，满靖怡，等.HPLC法同时测定三化汤中7种成分的含量[J].沈阳药科大学学报，2021，38（3）：272-278.

[2]薛晴，丛竹凤，向泽栋，等.HPLC-多波长切换法同时测定经典名方三化汤中12种成分的含量[J].中国药房，2021，32（14）：1709-1714.

[3]樊凯芳，李晓亮，梁晓东，等.三化汤对大鼠脑缺血再灌注后血脑屏障损伤的保护作用[J].中国实验方剂学杂志，2012，18（7）：181-184.

[4]樊凯芳，李晓亮，梁晓东，等.三化汤对脑缺血再灌注大鼠脑组织基质金属蛋白酶-9表达的影响[J].中国实验方剂学杂志，2012，18（6）：210-214.

[5]樊凯芳，唐迎雪，李晓亮.三化汤对脑缺血再灌注大鼠神经功能、脑含水量及脑组织病理改变的影响[J].中国实验方剂学杂志，2011，17（24）：159-162.

[6]樊凯芳，唐迎雪，曹淑霞.三化汤对脑缺血-再灌注老龄大鼠脑组织肿瘤坏死因子-α的影响[J].时珍国医国药，2009，20（12）：2986-2987.

[7]唐迎雪，曹淑霞，樊凯芳.三化汤对脑缺血-再灌注老龄大鼠脑组织SOD、MDA含量的影响[J].吉林中医药，2008，28（10）：767-768.

[8]樊凯芳，唐迎雪，曹淑霞.三化汤对脑缺血-再灌注老龄大鼠胃肠组织Na^+-K^+-ATP酶活性及Ca^{2+}-ATP酶活性的影响[J].时珍国医国药，2009，20（6）：1367-1368.

[9]唐迎雪,樊凯芳,曹淑霞.三化汤对脑缺血再灌注老龄大鼠胃肠组织 TXB_2、6-Keto-PGF_(1α)含量的影响[J].湖北中医杂志,2008,30(8):7-9.

[10]Lin L, Huiqin L, Jihuang L, et al. Neuroprotection of Sanhua Decoction against focal cerebral ischemia/reperfusion injury in rats through a mechaism targeting aquaporin 4[J]. Evidence-Based Complementary and Alternative Medicine, 2015, 2015 : 584245.

[11]崔红新,李先贺,冯素香,等.大黄酸在小鼠体内的药代动力学及组织分布研究[J].中药药理与临床,2018,34(4):54-57.

[12]刘玥昕,吴骁,关蓉,等.大黄及牛黄解毒片大鼠给药后血浆中大黄活性成分的药代动力学比较研究[J].中国药科大学学报,2018,49(4):449-455.

[13]杨正志,孙延康,田明达.中西医结合治疗急性脑梗死40例临床研究[J].江苏中医药,2009,41(7):33-34.

清金化痰汤

明《医学统旨》

Qingjinhuatan Tang

【概述】清金化痰汤最早见于明代叶文龄《医学统旨》,后被《杂病广要》《医学统旨》所载,清代《杂病广要》引清金化痰汤病证:"咳嗽。因火者,咽喉干痛,面赤,鼻出热气,其痰嗽而难出,色黄且浓,或带血丝,或出腥臭。"本方为治疗咳嗽属痰热壅肺证的代表药物,由黄芩、山栀、贝母、桑白皮、瓜蒌仁、橘红、桔梗、麦门冬、知母、茯苓、甘草11味药组成,全方具有清热润肺,化痰止咳的功效。中医临床上,清金化痰汤用于痰浊不化、蕴而化热所致肺系疾病的治疗,现代临床应用则对其进行加减或联合西药用于慢性阻塞性肺病、肺炎、支气管扩张症等常见感染性肺系疾病的治疗,疗效显著。现代药理学研究表明,清金化痰汤具有镇咳祛痰、抗炎、舒张气管平滑肌、调节免疫功能等作用。

【历史沿革】

1.原方论述 明代叶文龄《医学统旨》载:"清金化痰汤,因火者,咽喉干痛,面赤,鼻出热气,其痰嗽而难出,色黄且浓,或带血丝,或出腥臭。"该汤剂组成:黄芩,山栀各一钱半,桔梗二钱,麦门冬(去心)、桑皮、贝母,知母、瓜蒌仁(炒)、橘红、茯苓各一钱,甘草四分。水二盅,煎八分,食后服,如痰带血丝加天门冬、阿胶各一钱。

2.同名异方 清金化痰汤的同名异方见表56-1。

表56-1 清金化痰汤同名异方分析表

朝代	作者	出处	药物组成	功能主治	制法及用法	变化情况(与原方比较)
明	武之望	《济阳纲目》	黄芩一钱半,山栀一钱半,桔梗二钱,麦门冬(去心)一钱,桑白皮一钱,贝母一钱,知母一钱,瓜蒌子(炒)一钱,橘红一钱,茯苓一钱,甘草四分	主治积火炎上,咽喉干痛,面赤,鼻出热气,痰嗽而难出,色黄且浓,或带血丝,或出腥臭吐血,咳嗽气急	上水二盅,煎八分,食后服	该方与原方基本一致

续表

朝代	作者	出处	药物组成	功能主治	制法及用法	变化情况（与原方比较）
明	吴元溟	《儿科方要》	陈皮八分，牡丹皮八分，天冬一钱，麦冬一钱，贝母一钱，枳壳（麸炒）一钱，百合一钱，栀子仁一钱半，苏木二钱半	主治吐血，咳嗽气急	水煎服	该清金化痰汤是由《医学统旨》方中的栀子、麦门冬、贝母，加入理气化痰的陈皮和枳壳，养阴润肺的天冬，又取清热凉血的牡丹皮和活血祛瘀的苏木组成，其中入血分的苏木及清肺热的栀子用量加多，因此除用于痰热壅肺外，还可用于血热吐血患者的治疗
清	汪启贤	《济世全书》	黄芩、桔梗、麦门冬（去心）、桑皮、贝母、茯苓、甘草、枳实、前胡	主治咳嗽吐痰有热，胸中痞闷	生姜三片，水煎温服	在原方基础上去山栀、知母、瓜蒌仁、橘红，加入行气化痰的枳实和前胡，记载为清火宁嗽汤，功效仍以清肺化痰为主，关于其用药剂量无记载
清	罗国纲	《罗氏会约医镜》	黄芩一钱，栀子炒一钱，当归二钱（血虚有热者一钱），生地二钱，麦冬二钱，甘草一钱	主治水亏于下，火烁肺金，喉痒咳嗽，尺脉滑数	水煎服，如火盛烦躁，加真龟胶二钱，化服。如肾虚精涸，加熟地三五钱	取原方中黄芩、栀子、麦冬、甘草，其中黄芩、栀子、甘草各一钱，麦冬二钱，与原方所用剂量有所差异，再加活血的当归，清虚热的生地，增强其清虚热之功，用于血虚有热患者的治疗

【名方考证】

1.本草考证

1.1 黄芩 "黄芩"之名最早见于《神农本草经》。经考证，本方所用黄芩为唇形科植物黄芩 *Scutellaria baicalensis* Georgi 的干燥根，与《中国药典》2020年版记载一致。

1.2 山栀（栀子） "栀子"之名最早见于《神农本草经》。经考证，本方所用栀子为茜草科植物栀子 *Gardenia jasminoides* Ellis 的干燥成熟果实，与《中国药典》2020年版记载一致。

1.3 桔梗 "桔梗"之名最早见于《神农本草经》。经考证，本方所用桔梗为桔梗科植物桔梗 *Platycodon grandiflorum*（Jacq.）A. DC. 的干燥根，与《中国药典》2020年版记载一致。

1.4 麦门冬（麦冬） "麦门冬"之名最早见于《山海经·中山经》，以药材之名最早见于《神农本草经》。经考证，本方所用麦冬为百合科沿阶草属 *Ophiopogon* Ker-GawL. 或山麦冬属 *Liriope* Lour 植物的干燥块根。《中国药典》2020年版载麦冬为百合科植物麦冬 *Ophiopogon japonicus*（L.f）Ker-GawL 的干燥块根。

1.5 桑皮（桑白皮） "桑白皮"以"桑根白皮"最早见于《神农本草经》。经考证，本方所用桑白皮为桑科 *Morus alba*. 植物。《中国药典》2020年版载桑白皮为桑科植物桑 *Morus alba* L. 的干燥根皮。

1.6 贝母（浙贝母） "贝母"之名最早见于《神农本草经》。根据方义，该方贝母考证为百合科植物浙贝母 *Fritillaria thunbergii* Miq. 的干燥鳞茎，与《中国药典》2020年版浙贝母记载一致。

1.7 知母 "知母"之名最早见于《神农本草经》。经考证，本方所用知母为百合科植物知母 *Anemarrhena asphodeloides* Bge. 的干燥根茎，与《中国药典》2020年版记载一致。

1.8 瓜蒌仁（瓜蒌子） "瓜蒌子"之名最早见于《神农本草经》。经考证，本方所用瓜蒌子为葫芦科栝楼属植物栝楼 *Trichosanthes kirilowii* Maxim. 的干燥成熟种子。《中国药典》2020年版载瓜蒌子为葫芦科栝楼属植物栝楼 *Trichosanthes kirilowii* Maxim. 或双边栝楼 *Trichosanthes rosthornii* Harms 的干燥成熟种子。

1.9 橘红 "橘红"之名最早见于《太平惠民和剂局方》。经考证，本方所用橘红为芸香科植物橘 *Citrus reticulata* Blanco 及其栽培变种的干燥外层果皮，与《中国药典》2020年版记载一致。

1.10 茯苓 "茯苓"最早见于《神农本草经》。经考证，本方所用茯苓为多孔菌科真菌茯苓 *Poria cocos*（Schw.）Wolf 的干燥菌核，与《中国药典》2020 年版茯苓记载一致。

1.11 甘草 "甘草"之名最早见于《神农本草经》。经考证，本方所用甘草为豆科甘草属植物甘草 *Glycyrrhiza uralensis* Fisch. 的干燥根茎和根。《中国药典》2020 年版载甘草为豆科植物甘草 *Glycyrrhiza uralensis* Fisch.、胀果甘草 *Glycyrrhiza inflata* Bat. 或光果甘草 *Glycyrrhiza glabra* L. 的干燥根茎和根。

2.炮制考证

2.1 瓜蒌仁 清金化痰汤中的瓜蒌仁炮制方法为"炒"。现代有炮制品炒瓜蒌子。

2.2 麦冬 清金化痰汤中的麦冬炮制方法为"去心"。现代炮制品为麦冬（不去心）。

2.3 其他 其他药物应为生品。

3.剂量考证

3.1 原方剂量 黄芩、山栀各一钱半，桔梗二钱，麦门冬（去心）、桑皮、贝母、知母、瓜蒌仁（炒）、橘红、茯苓各一钱，甘草四分。

3.2 折算剂量 明代一钱合今之 3.73g，故处方量为黄芩、栀子各 5.60g，桔梗 7.46g，麦冬、桑白皮、浙贝母、知母、炒瓜蒌子、橘红、茯苓各 3.73g，甘草 1.49g。

3.3 现代用量 根据全国中医药行业高等教育"十四五"规划教材《方剂学》，处方量为黄芩 4.5g，栀子 4.5g，桔梗 6g，麦冬 3g，桑白皮 3g，贝母 3g，知母 3g，炒瓜蒌子 3g，橘红 3g，茯苓 3g，甘草 1.2g。

【药物组成】黄芩、山栀各一钱半，桔梗二钱，麦门冬（去心）、桑皮、贝母、知母、瓜蒌仁（炒）、橘红、茯苓各一钱，甘草四分。

【功能主治】清热化痰止咳，清肺养阴润燥。主治热痰壅肺，咳嗽，咯痰黄稠，舌质红，苔黄腻，脉濡数等证。

【方义分析】本方主病症为咳嗽有痰，病位在肺。肺失宣降之常，津液不布，蓄而成痰，气郁化热，热痰壅肺，遂见咳痰黄稠；舌质红，苔黄腻，脉濡数等证均为热痰壅肺之象。治宜清热化痰止咳，清肺养阴润燥。

方中黄芩性味苦寒，主入肺经，功能清热燥湿、泻火解毒，尤善清泻肺火及上焦实热，为方中君药；山栀，性味苦寒，能清泻三焦火邪，《本草经疏》认为栀子可以"泻一切有余之火"，本方中与黄芩合用，意在加强清肺中实热之功，两者共为君药。贝母，性寒味苦，为方中臣药，清泄肺热化痰止咳。瓜蒌仁，性味甘苦寒，主入肺与大肠经，具有清热化痰、宽胸散结的功效，本方中为臣药，取其清肺化痰、润而不燥之功。桑皮，性味辛甘寒，主入肺经，能清泻肺火兼泻肺中水气而平喘，在本方中为臣药。方中橘红为臣药，性味辛苦温，具有理气化痰之功，使气顺痰自消。贝母、瓜蒌仁、桑皮、橘红四药合用，在加强君药清泄肺热的同时，又起化痰止咳之效。知母，性味苦寒，善清除火热，又善于滋补火热所耗的阴亏，为方中佐药，取其清肺润燥，化痰止咳之功；麦门冬，味甘柔润，性偏苦寒，方中佐以本品，使其清肺热的同时，养肺阴；茯苓，方中佐药，性味甘淡平，是治痰湿的要药，使湿无所聚，痰无由生。佐药桔梗，性味苦辛平，性散上行，有"诸药舟楫"之称，能利肺气以排壅肺之脓痰；使药甘草，性味甘平，既能止咳祛痰平喘，还兼具调和诸药之功。诸药合用，可消除外邪犯肺之因，清其气郁所化之热，祛其津液凝聚之痰，通其津气痹郁之壅，复其肺气宣降之常。

配伍特点：痰气并治，祛邪不忘扶正。

【用法用量】

1.古代用法用量 水二盅，煎八分，食后服。

2.现代用法用量 水煎 400ml，煎至 160ml，饭后服。

【药学研究】

1.资源评估 方中黄芩、栀子、知母、桑白皮、瓜蒌子、浙贝母、麦冬、橘红、茯苓、桔梗、甘草目前均已人工栽培为主。甘草被《国家重点保护野生动植物名录》列为国家Ⅱ级濒危重点保护植物，被《世界自然保护联盟濒危物种红色名录》（IUCN）评级为低危（LC）。

黄芩适宜生长在海拔500~1500m的山顶、山坡、林缘、路旁等向阳较干燥的地方，喜温暖凉爽气候，耐寒、耐旱、耐瘠。

栀子生于海拔0~300m，除四川万源、巴中一带在海拔在700m以上；适宜生长在气候温暖，全年平均气温10~18℃的亚热带和中亚热带季风性湿润气候区，喜疏松肥沃、排水良好的酸性轻粘壤土地。

野生知母生于海拔1450m以下的山坡、草地或路旁较干燥或向阳的地方，栽培知母可用种子繁殖或分株繁殖，宜选择土壤疏松、排水良好阳光充足的地块，土层深厚的山坡荒地也能种植。

桑白皮的主要来源为人工栽培的桑树，因丝绸贸易而广泛种植于全国各地，常用种子、嫁接和压条繁殖。

瓜蒌子基原植物栝楼可采用种子繁殖、分根繁殖或压条繁殖，其主产区与道地产区一致，在山东、河南等地。

浙贝母生于湿润的山脊、山坡、沟边及村边草丛中。道地产区与主产区一致，在浙江、江苏、安徽、湖南等地。

麦冬栽培于海拔400m左右、土质肥沃、质地疏松、排水良好的平坝地，采用分株直播方式进行栽种，道地产区与主产区一致，在浙江、四川等地。

橘红（橘皮）基原植物橘喜高温多湿的亚热带气候，不耐寒，稍能耐阴，生长适宜温度23~27℃，道地产区与主产区基本一致，在广东、四川、福建等地。

茯苓喜温暖、干燥、向阳、雨量充沛的环境，以海拔在700m左右的松林中分布最广，温度以10~35℃为宜。主产于云南、安徽、湖北、湖南、贵州等地。

桔梗耐寒耐旱、喜光、喜凉爽气候、怕水渍，在海拔1100m以下的丘陵地带均可栽培，多通过种子繁殖，也可通过根茎繁殖。

甘草生于干旱沙地、河岸砂质地、山坡草地及盐渍化土壤中，生长周期3~5年，分布于东北、华北、西北各省区，道地产区与主产区基本一致，

在新疆、甘肃、内蒙古、宁夏、山西等地。

2.制剂研究

2.1 制备方法　原文载："水二盅，煎八分，食后服。"现代制备方法为取本方，用水400ml，煎至320ml，食后服。

2.2 制备工艺　既往临床上对清金化痰方的使用主要以汤剂为主，但传统汤剂由于煎煮复杂、质量不稳定、味苦以及久置易发霉等特点使其广泛应用受到限制。现有研究采用中药新药研究技术，结合药物的实际应用，将清金化痰制备成更适用于现代临床使用的颗粒剂，并通过单因素试验和正交试验确定了最佳制备工艺：取处方量的药材，加水回流提取两次，第一次加入10倍量水浸泡120分钟，第二次加入8倍的水浸泡90分钟，合并提取液，滤过，80℃减压浓缩至相对密度为1.23~1.30的稠膏，于温度为70℃~90℃、压力为0.07MPa~0.09MPa的条件下干燥，粉碎成细粉后与可溶性淀粉按1∶1比例并加入0.5%的甜蜜素混合均匀，加入80%乙醇制软材，过16目筛制粒后于80℃干燥，取出放凉，过16目筛整粒，制成1000g，成品分装为每袋含颗粒12g。在该工艺下颗粒剂的粒度、水分、溶化性和装量差异均符合《中国药典》中颗粒剂项下要求，同时确定黄芩苷含量为制剂质量控制的测定项目，规定每袋含量不得低于140毫克。

此外也有研究将清金化痰制备成煎膏剂，并在此基础上以正交实验设计为基础，以制剂的浸膏得率为评价指标，探究加水倍数、煎煮时长以及煎煮次数对制剂质量的影响，确定煎煮的最佳工艺为：取处方量的药材加入12倍量的水充分浸泡，煎煮3次，每次1.5h，在此条件下浸膏得率为37.08%。

3.质量控制　该方含有黄酮类、环烯醚萜苷类、三萜类等物质，可以将其作为质量控制的指标。现有文献报道按照古籍中记载的煎煮方法制备三化汤煎液，采用UPLC法建立了同时检测多种指标成分的含量测定方法[3]。

【药理研究】

1.药效作用　根据清金化痰汤的功能主治进

行了药效学研究，主要具有镇咳祛痰、抗炎等作用。

1.1 镇咳祛痰 清金化痰汤给药剂量14g/(kg·d)，连续30天，可降低慢性阻塞性肺病模型大鼠Muc 5AC mRNA的表达、杯状细胞数目、肺组织Muc 5AC（黏蛋白5AC）[4]。清金化痰汤给药剂量8.4g/kg，连续30天，可降低大鼠肺组织中维甲酸相关孤核受体γt（RORγt）、Muc 5AC、NE表达，升高Foxp3/RORγt[5]。清金化痰汤给药计量为14g/(kg·d)，连续30天，可降低慢性阻塞性肺疾病气道黏液高分泌模型大鼠气道上皮黏液腺体增生及p-p38、p-ERK、Muc 5AC蛋白表达，升高p-JNK蛋白表达；降低EGFR、Muc 5AC mRNA表达[6]。清金化痰汤14g/(kg·d)，连续30天，可降低慢性阻塞性肺疾病模型大鼠NE、Muc 5AC mRNA和EGFR mRNA的表达[7]。清金化痰汤给药剂量2.16g/(kg·d)，可降低慢性阻塞性肺疾病模型大鼠PFE、FEV0.1及FVC；升高TLR4、Muc 5AC蛋白的表达[8]。

1.2 抗炎 清金化痰汤给药剂量2.16g/(kg·d)，可升高慢性阻塞性肺病模型大鼠TNF-α、1L-17及1L-8的含量[8]。清金化痰汤给药剂量为7.44、3.72、1.86g/kg，连续7天，可抑制急性气道炎症模型大鼠肺泡灌洗液（BALF）中白细胞总数、中性粒细胞、淋巴细胞升高，减轻气管和肺组织的病理学炎症积分，减少细胞因子IL-1β，IL-8，TNF-α水平及黏蛋白Muc 5AC的表达，下调肺组织p38MAPK，NF-κB p65蛋白表达，增加IκBα蛋白表达水平[9]。清金化痰汤给药剂量为30、10g/(kg·d)，给药14天，慢性阻塞性肺病模型各鼠自噬蛋白Beclin-1、LC3表达下降，气道上皮细胞内的炎症因子IL-6、IL-8含量均下降[10]。

2.体内过程 清金化痰汤中主要药物为黄芩，其有效成分为黄芩苷。大鼠灌胃黄芩苷PEG400溶液后黄芩苷及B6G的血药浓度增加，血药浓度－时间曲线下面积分别提高了2.36、1.97倍，药峰浓度分别提高了2.12、1.65倍[11]。研究黄芩苷在高脂血症大鼠中的药代动力学，发现在高脂血症病理状态下黄芩苷的药代动力学特征发生了改变，其血药浓度－时间曲线下面积增加，平均滞留时间延长，清除率减小[12]。

【临床应用】

1.临床常用

1.1 临床主治病证 清金化痰汤常用于痰浊不化、蕴而化热所致肺系疾病的治疗，临床表现主要为咳嗽、咳痰，痰多为黄痰或浓痰，或血痰，多伴高热寒战，肺痈、肺胀等，临床应用以咳嗽痰黄或白黏稠，痰咳难出，或带血丝，面赤，鼻出热气，咽喉干痛，舌苔黄腻，脉象数或滑为辨证要点。

痰热郁肺 治疗乏力、头晕者，可加党参，治疗便秘者加麻子仁、炒槟榔或生大黄，治疗喘促可加地龙、白果，治疗喘促、心悸、胸闷加葶苈子、枳壳。治疗表证不解仍恶风寒者加荆芥、防风，治疗咳嗽气促，胸闷气喘加炙麻黄、生石膏，治疗风热袭肺，咽喉肿痛加银花、连翘，治疗咳嗽不止伤及肺阴加沙参、五味子。

1.2 名家名师名医应用

痰热壅肺 陕西省名中医曹利平用清金化痰汤加味治疗咳嗽、胸闷、气喘息粗，咯痰黄稠而不爽，痰中带血或有腥臭味，身热面赤，口干欲饮，舌红苔黄腻，脉滑数的痰热壅肺型的肺癌。根据多年的医疗经验，形成了新清金化痰汤的组方（枳壳、桔梗、陈皮、法半夏、茯苓、桑白皮、杏仁、黄芩、浙贝母、乌贼骨、款冬花、冬瓜仁、炒麦芽、连翘、夏枯草）。方药组成以清金化痰汤加用款冬花、冬瓜仁、炒麦芽、连翘、夏枯草加强清肺热作用，病人脾胃虚寒易腹泻者可去连翘和夏枯草。加用乌贼骨与原方中浙贝母取意于乌贝散，因清金化痰汤作用清肺化痰为主，黄芩清热解毒，性寒凉易伤胃，用乌贝散可保护胃黏膜，固护脾胃。对于肺癌肿瘤患者则加忍冬藤、半枝莲等，化疗后患者加黄芪、女贞子[13]。

2.临床新用 清金化痰汤在临床上广泛用于治疗感染性肺系疾病，尤其对慢性阻塞性肺病、支气管扩张、上呼吸道感染、肺炎、脑卒中并发肺部感染、肺癌等疗效确切。

2.1 慢性阻塞性肺疾病 将60例慢性阻塞性肺疾病急性加重（AECOPD）患者随机分为研究组和对照组各30例。对照组给予头孢哌酮钠他唑巴坦钠静滴，每次12h，研究组在此基础上加用清金化痰汤口服。药物组成：黄芩15g、栀子15g、知母12g、桑白皮12g、瓜蒌仁15g、浙贝母10g、陈皮15g、茯苓10g、麦冬10g、桔梗15g、炙甘草10g，每剂200ml，每日2次，每次1剂，用药14天。结果发现，研究组总有效率为83.3%，对照组总有效率为70.0%[14]。

将60例AECOPD患者随机分为对照组和研究组，各30例，对照组采用头孢替安等常规西医治疗，研究组在此基础上加用清金化痰汤。药物组成：桑白皮、茯苓各15g，黄芩、瓜蒌各10g，栀子、川贝母各5g，知母12g，麦冬8g，橘红、桔梗各9g，甘草6g。水煎服，日1剂，疗程为7天。结果发现，研究组的总有效率为93.33%，对照组总有效率为76.67%[15]。

将50例AECOPD患者随机分为研究组和对照组，各25例，对照组采用西医基础治疗，研究组在此基础上加用清金化痰汤口服，药物组成：黄芩12g，栀子12g，桔梗15g，麦冬9g，知母15g，浙贝母9g，桑白皮15g，瓜蒌仁15g，橘红9g，茯苓9g，炙甘草3g，100ml/次，早晚各1次，疗程为10天。结果发现，研究组的总有效率为96%，对照组总有效率为84%[16]。

将72例AECOPD患者随机分为对照组和研究组，各36例，对照组给予抗菌药物、支气管扩张剂及其他对症治疗药物，研究组在此基础上加用清金化痰汤。药物组成：黄芩12g、栀子12g、桔梗9g、桑白皮15g、知母6g、麦冬15g、浙贝母9g、陈皮10g、瓜蒌仁（炒）6g、茯苓9g、甘草5g，水煎服，日1剂，分2次口服，均连续用药28天。研究结果显示，研究组总有效率为94.44%，对照组总有效率为86.11%[17]。

将120例AECOPD患者随机分为研究组和对照组，各60例，对照组给予解痉、化痰等西医常规治疗，研究组在此基础上加服清金化痰汤。药物组成：瓜蒌仁15g，黄芩10g，栀子10g，知母10g，桔梗10g，橘红5g，茯苓15g，麦冬10g，浙贝母10g，桑白皮15g，甘草6g，桃仁10g，紫苏子10g。以上诸药，煎汤取汁200ml，分早晚2次服下，1剂/天，疗程为10天。结果显示，研究组显效率和总有效率分别为80.00%和96.67%，对照组显效率和总有效率分别为53.33%和93.33%[18]。

将100例AECOPD患者随机分为研究组和对照组，每组各50例，对照组给予常规综合治疗，研究组在此基础上加用清金化痰汤，药物组成：瓜蒌仁、桑白皮、茯苓各15g，黄芩、麦冬、桔梗、栀子、浙贝母、知母、桃仁、紫苏子各10g，甘草6g，橘红5g。每日1剂，水煎2次，每次加水500ml煎至药汁150ml，两次药汁混匀后分早晚2次温服，连续治疗10天。结果显示，研究组有效率为96%，对照组有效率为82%[19]。

将80例肺胀（COPD）患者随机分为对照组和研究组各40例，对照组给予西医常规治疗，研究组在此基础上，辨证应用清金化痰汤雾化吸入。药物组成：黄芩10g、山栀10g、知母15g、桑白皮15g、茯苓10g、甘草10g、麦冬10g、鱼腥草30g、冬瓜仁10g、北沙参10g、天冬10g，水煎2次取汁200ml，每次取煎好的中药汁20ml，放入超声波雾化杯内进行雾化吸入，每日2次。10天为1个疗程，治疗2个疗程。研究结果显示，研究组总有效率为96%，对照组总有效率为86%[20]。

将112例老年慢性支气管炎患者随机分为研究组和对照组，各56例。对照组患者予氨溴索注射液静脉滴注和头孢哌酮钠他唑巴坦钠静脉滴注，研究组在此基础上，给予清金化痰汤治疗。药物组成：黄芩12g、知母10g、橘红12g、栀子10g、茯苓10g、桑白皮12g、甘草6g、陈皮10g、浙贝母10g、桔梗10g、麦冬10g以及瓜蒌15g。水煎，每日1剂，2次/剂。所有患者均持续治疗7天。结果显示，研究组有效率为94.64%，对照组有效率为83.92%[21]。

2.2 支气管扩张 将113例支气管扩张患者随机分为对照组和研究组，研究组58例，对照组55例。对照组采用静脉滴注哌拉西林钠他唑巴坦钠和盐酸氨溴索注射液，研究组在此基础上，给予清金化痰汤加减治疗。药物组成：黄芩10g，栀子10g，知母10g，海浮石15g，桑白皮15g，瓜蒌仁20g，浙贝母10g，化橘红10g，金荞麦15g，鱼腥草20g，桔梗15g，丹参20g，地龙10g，甘草片5g。1剂/天，常规水煎煮2次，混合药液至300ml，分早晚2次内服，两组疗程均为7天。结果显示，研究组的总有效率为100%，对照组的总有效率为96.36%[22]。

选取110例支气管扩张症患者随机分为研究组和对照组，各55例，对照组采用静滴左氧氟沙星控制感染，采用静滴盐酸氨溴索祛痰，研究组在此基础上采用加味清金化痰汤治疗。药物组成：茯苓15g，白术15g，党参15g，桑白皮15g，瓜蒌仁15g，知母10g，浙贝母10g，麦冬10g，桔梗10g，山栀10g，黄芩10g，半夏10g，甘草5g，橘红5g；早晚分两次服用，两组患者均治疗1个月。结果显示，研究组治疗总有效率为89.10%，对照组有效率为70.91%[23]。

2.3 上呼吸道感染 将82例患者随机分为研究组和对照组，各41例。对照组给予口服奥司他韦，研究组在此基础上加服清金化痰汤治疗。药物组成：桑白皮、知母、瓜蒌仁各15g，黄芩、栀子各12g；桔梗、麦冬、茯苓、浙贝母、橘红各9g，甘草3g，每次200ml，2次/天，连续用药7天。结果显示，研究组的总有效率为95.12%，对照组的总有效率为73.17%[24]。

将80例患者随机分为研究组和对照组，各40例。对照组给予口服奥司他韦，研究组在此基础上加服清金化痰汤治疗。组成：桑白皮15g，桔梗9g，麦冬9g，知母15g，甘草3g，黄芩12g，茯苓9g，浙贝母9g，栀子12g，瓜蒌皮15g，陈皮9g，每次200ml，2次/天，每日1剂，连续用药7天。结果显示，研究组有效率为92.50%，对照组有效率为67.50%[25]。

2.4 肺炎 将160例确诊为支原体肺炎患儿随机分为研究组和对照组，各80例。对照组患儿采取红霉素治疗，研究组患儿采取抗生素联合清金化痰汤加减进行治疗。组成：桑白皮6~12g，瓜蒌皮9~15g，贝母6~12g，黄芩6~9g，山栀

6g，知母6~10g，桔梗6~9g，鱼腥草9~20g，甘草3~6g。加减：热甚者加生石膏、柴胡；热甚腑实者加大黄；痰甚者加天竺黄。每日1剂，温水煎服。两组疗程均为10~14天。结果显示，研究组总有效率为100.00%，对照组总有效率为76.25%[26]。

将158例老年肺炎患者随机分为对照组和研究组，各79例。对照组给予左氧氟沙星注射液抗感染，研究组在常规治疗基础上加用清金化痰汤。药物组成：黄芩15g，山栀子15g，知母15g，桑白皮20g，瓜蒌仁15g，贝母10g，麦冬10g，橘红10g，茯苓15g，桔梗10g，甘草5g，痰黄如脓或腥臭，加鱼腥草、薏苡仁、冬瓜子清化痰热，痰热伤津者加沙参、天冬、天花粉养阴生津，煎至200ml，2次/天，疗程为2周。结果发现，研究组中医证候评分量表（TCMSS）有明显改善，相关炎性因子血清TNF-α、C反应蛋白（CRP）、白细胞介素-2（1L-2）、白细胞介素-6（1L-6）水平、巨噬细胞移动抑制因子（MIF）水平改善明显。研究组治疗总有效率为97.47%，对照组治疗总有效率为87.43%[27]。

将80例肺部感染患者随机分为2组，每组各40例，对照组采取常规西医治疗，研究组采取清金化痰汤联合西医治疗。组成：麦冬、桔梗各9g，甘草6g，浙贝母、陈皮各10g，瓜蒌皮、茯苓、桑白皮、知母各15g，栀子、黄芩各12g。煎水，每天一剂，分2次服用，连续2周。结果显示，研究组总有效率为95.00%，对照组总有效率为82.50%[28]。

将60例呼吸机相关性肺炎患者随机分为2组，每组各30例，对照组采取常规对症治疗，研究组在此基础上采取清金化痰汤治疗。组成：黄芩、山栀、麦门冬、贝母、知母、桑皮、瓜蒌仁、橘红各10g，茯苓、桔梗各15g，甘草6g。分次鼻饲服用，每次剂量为150~200ml。结果显示，研究组总有效率为93.3%，对照组总有效率为76.7%[29]。

将64例老年肺癌术后肺部感染患者随机分为对照组和研究组，各32例。对照组采用头孢

哌酮钠舒巴坦钠治疗，研究组在此基础上加用清金化痰汤，随证适当加减。组成：桑白皮、瓜蒌各15g，山栀子、黄芩各12g，橘红、知母、茯苓、麦冬、桔梗各10g，甘草5g。随证适当加减。加水500ml煎煮，收汁150ml，每日1剂，分早晚2次温服，疗程为10天。结果显示，研究组总有效率为90.6%，对照组总有效率为68.6%[30]。

将96例老年社区获得性肺炎患者随机分为2组，各48例，对照组给予肺炎常规治疗，研究组在此基础上加用清金化痰汤治疗。药物组成：黄芩15g，栀子15g，知母15g，桑白皮15g，全瓜蒌15g，浙贝母10g，麦冬10g，橘红10g，茯苓15g，桔梗15g，甘草6g。加水超过饮片30cm浸泡30分钟后，每次煎煮成200ml，分早晚服用，1剂/天。疗程为2周。结果显示，研究组的总有效率为97.79%，对照组的总有效率为85.42%[31]。

将86例痰热闭肺型小儿支原体肺炎患者随机分为2组，各43例，对照组予阿奇霉素贯疗法治疗，研究组在此基础上加用清金化痰汤。基础方：浙贝母、款冬花、桑白皮、鱼腥草各10g，栀子、黄芩、苦杏仁、陈皮各6g，炙甘草3g；随症加减：伴高热，加石膏（先煎）；兼痰多颜色偏黄，加葶苈子、胆南星、瓜蒌皮；兼便秘，加瓜蒌仁。1剂/天，水煎，早晚各温服1次，连续治疗观察10~14天。结果显示，研究组的治愈率为93.02%，对照组的治愈率为76.74%[32]。

2.5 神经系统疾病　将114例脑卒中并发肺部感染患者随机分为对照组和研究组，各57例。对照组接受常规治疗，研究组联合清金化痰汤口服。组成：黄芩20g、茯苓20g、瓜蒌仁20g、贝母20g、桔梗15g、栀子15g、麦冬15g、桃仁15g、陈皮15g、胆南星12g、知母12g、桑白皮12g、甘草10g。每日一剂以水煎服，取汁300ml，分早、中、晚3次温服。结果显示，研究组总有效率为91.68%，对照组总有效率为70.18%[33]。

将80例脑卒中相关肺炎痰热壅肺证患者随机分为对照组和研究组，各40例。对照组接受常规抗生素治疗，研究组在此基础上加用清金化痰汤治疗。组成：知母、瓜蒌仁各15g，桑白皮14g、黄芩12g、栀子12g、麦冬、茯苓各9g，橘红、桔梗各10g，大黄、番泻叶、甘草各3g，清水浸泡30分钟，小火煎熬取汁，2次/天，早晚各1次，每次250ml，连续服用7~14天。结果显示，研究组总有效率为95.00%，对照组总有效率为77.50%[34]。

2.6 非小细胞肺癌　将106例非小细胞肺癌患者随机分为对照组和研究组，各53例。对照组患者给予GP（吉西他滨＋顺铂）方案化疗，研究组患者在此基础上给予清金化痰汤进行联合治疗。药物组成：麦冬、贝母、橘红、茯苓各9g，桔梗6g，黄芩、栀子各4g，桑皮、知母、瓜蒌仁各3g，甘草1.2g。200ml水煎服，1剂/天，早晚两次温水服下，连续服用两个月。结果显示，研究组总有效率为84.91%，对照组总有效率为66.04%[35]。

【按语】

1.关于本方的理解　此证治宜消除外邪犯肺之因，清其气郁所化之热，祛其津液凝聚之痰，通其津气痹郁之壅，复其肺气宣降之常。针对病因、病位、病性施治，才能收到较好疗效。故方用黄芩、山栀、知母清热解毒，消除病因，解其郁热；瓜蒌、贝母、麦冬润肺化痰，化其痰滞，共呈清热化痰功效。肺气不宣，用桔梗开之；肺气不降，用桑白皮降之；气机不畅，用陈皮行之；津不通调，用茯苓利之；咳因气道挛急，复用甘草甘以缓之，数药皆为恢复功能与通调津气而设。脾热去痰去，肺功恢复，津气通调，咳痰自愈。

2.关于本方与咳嗽的关系　应用清金化痰汤加减治疗慢性支气管炎，方中橘红理气化痰，使气顺则痰降；茯苓健脾利湿，湿去则痰自消；更以瓜蒌仁、贝母、桔梗清热涤痰，宽胸开结；麦冬、知母养阴清热，润肺止咳；黄芩、栀子、桑白皮清泻肺火，甘草补土而和中。故全方有化痰止咳，清热润肺之功。适用于痰浊不化，蕴而化热之证。

中医学认为"五脏六腑皆令人咳"，但"咳证虽多，无非肺病"，因此，咳嗽可由各种病因影响肺的宜发肃降功能而引起。咳嗽常随外感而发,是寒热袭肺,痰热蕴结,肺失宜降的结果。清金化痰汤出自《杂病广要》引《医学统旨》,其功能重在清热化痰,肃肺止咳。方中桑白皮、黄芩、山栀、知母清泄肺热;川贝、瓜蒌、桔梗清肺止咳;麦冬、橘红、茯苓、甘草养阴化痰。诸药合用使热清火降,气顺痰消,则咳嗽自愈。

3.关于本方中贝母的运用 Fritillaria 属植物在中国分布较广,今药用则有川、浙两种。相对而言,浙贝母的药用历史更长于川贝母。在《千金翼方》和《新唐书·地理志》中都提到润州(江苏、镇江)出贝母,《新修本草》亦云“出润州、荆州、襄州者最佳,江南诸州亦有。”《本草图经》有越州(浙江绍兴)贝母药图,据考证,明朝以前以贝母属植物为主,基原较为混乱,后至《本草纲目拾遗》始将之分为川贝与浙贝,曰:“浙贝(土贝),今名象贝,叶暗齐云……川贝味甘而补肺矣,治风火痰嗽以象贝佳,若虚寒咳嗽以川贝为宜”。由此可见,浙贝母清热力较强,偏于清化热痰,降泄肺气,更适宜风热咳嗽及痰热郁肺的咳嗽;川贝母味甘性润能润化燥痰,但清热力不足,多用于治疗肺阴虚咳嗽、虚劳久嗽。结合清金化痰汤中贝母在本方中的功效,可推测应用的以浙贝母为主,也符合目前临床的应用。

参考文献

[1]宁媛.黄芩汤颗粒剂制备工艺与质量标准研究[D].哈尔滨:黑龙江中医药大学,2015.

[2]张培琴,苏松柏,张建玲.HPLC测定清金化痰汤中黄芩苷和栀子苷的含量[J].中国实验方剂学杂志,2011,17(15):69-71.

[3]刘静,刘然,李丹丹,等.UHPLC法测定经典名方清金化痰汤物质基准中多指标成分的含量[J].药学学报,2020,55(6):1872-1876.

[4]陈英,冯淬灵,李根茂,等.清金化痰汤对COPD模型大鼠肺组织中粒性细胞弹性蛋白酶及黏蛋白5AC表达的影响[J].吉林中医药,2016,36(1):65-71.

[5]杜建超,冯淬灵,葛东宇,等.清金化痰汤对慢性阻塞性肺疾病急性加重期模型大鼠肺组织Foxp3和RORγt表达的影响[J].北京中医药大学学报,2016,39(12):1006-1012.

[6]陈英,冯淬灵,李根茂,等.清金化痰汤对慢性阻塞性肺疾病气道黏液高分泌模型大鼠表皮生长因子受体/MAPK信号通路的影响[J].中国中医药信息杂志,2016,23(10):56-62.

[7]冯淬灵,司娜,王骏,等.清金化痰汤对慢性阻塞性肺疾病模型大鼠肺组织中粒性细胞弹性蛋白酶及黏液蛋白基因表达的影响[J].中国中医药信息杂志,2015,22(5):76-79.

[8]毛娅,李丹,蒋伟.清金化痰汤对慢阻肺模型大鼠气道炎症及气道粘液高分泌影响[J].四川中医,2019,37(1):44-47.

[9]宋洪娟,黄正桥,黄笑,等.清金化痰汤通过p38MAPL/NF-κB信号通路改善大鼠急性气道炎症的作用和机制[J].中国实验方剂学杂志,2017,23(13):104-110.

[10]吴林娜,赵媚,许光兰.清金化痰汤通过调节自噬对COPD大鼠炎症反应的影响[J].中国实验方剂学杂志,2019,25(18):30-35.

[11]邓远雄,胡剑卓,佘成烨,等.高脂血症大鼠灌胃黄连解毒汤后黄芩苷的药代动力学研究[J].中南药学,2020,18(12):6.

[12]杨七妹,周明皓,王鹏娇,等.基于UPLC-MS/MS和分子对接技术考察聚乙二醇400对黄芩苷药代动力学、抗炎作用的影响[J].中国实验方剂学杂志,2021,27(22):131-138.

[13]苗文红,谢燕华,李耀辉,等.曹利平应用加味清金化痰汤治疗肺癌经验[J].陕西中医,2014,35(52):212-213.

[14]赵媚.清金化痰汤对慢性阻塞性肺疾病急性加重期痰热郁肺证患者临床疗效及相关炎症因子的影响[D].南宁:广西中医药大学,2016.

[15]魏钢,牛永亮.清金化痰汤联合西药治疗慢性阻塞性肺疾病急性加重期临床研究[J].陕西中医,2017,38(12):1662-1663,1702.

[16]吴瑶.清金化痰汤对慢性阻塞性肺疾病急性加重期(痰热蕴肺)患者的临床疗效及相关炎症因

子的影响［D］.成都：成都中医药大学，2014.

［17］胡亚洁，赵晓锦.中西医结合治疗痰热壅肺型慢性阻塞性肺疾病急性加重期临床观察［J］.山东中医药大学学报，2018，42（1）：58-60.

［18］陈旭波，徐晓雯，韩志青，等.清金化痰汤治疗慢性阻塞性肺疾病急性加重期临床观察［J］.世界中医药，2014，9（6）：743-746.

［19］阮成梅.清金化痰汤治疗急性加重期阻塞性肺疾病50例［J］.河南中医，2018，38（10）：1543-1545.

［20］米丽娜，李琦.清金化痰汤雾化吸入治疗痰热郁肺型肺胀40例［J］.内蒙古中医药，2009，28（6）：8.

［21］陈利娟.清金化痰汤治疗老年慢性支气管炎有效性评估分析［J］.中国实验方剂学杂志，2018，27（14）：35-36，43.

［22］狄冠麟，朱振刚，郑延龙.清金化痰汤加减治疗支气管扩张症急性加重期痰热蕴肺证的临床观察［J］.中国实验方剂学，2020，26（1）：98-103.

［23］田兆华.加味清金化痰汤在痰热蕴肺型支气管扩张症患者中的应用效果［J］.中国医药科学，2018，8（16）：49-52.

［24］王友刚.清金化痰汤联合西药治疗病毒性流行性感冒伴咳嗽效果分析［J］.医学理论与实践，2018，31（22）：3361-3363.

［25］周卫波，魏菲菲.清金化痰汤联合西药治疗病毒性流行性感冒伴咳嗽40例［J］.河南中医，2015，35（11）：2677-2679.

［26］王君梅.中药汤剂清金化痰汤加减治疗小儿支原体肺炎临床疗效观察［J］.海峡药学，2017，

29（4）：196-197.

［27］陈小梅，雷鸣，肖玮.清金化痰汤对老年肺炎患者的临床疗效及对炎性因子和巨噬细胞移动抑制因子的影响［J］.成都中医药大学学报，2017，40（3）：80-82.

［28］骆盛忠.清金化痰汤联合西药治疗肺部感染临床效果分析［J］.临床医药文献杂志，2017，4（16）：3127.

［29］张芳.清金化痰汤治疗呼吸机相关性肺炎的临床研究［J］.中医临床研究，2016，8（1）：71-72.

［30］陈荣，马改平，李院玲.清金化痰汤联合头孢哌酮钠舒巴坦钠对肺癌术后肺部感染的疗效观察［J］.中国肿瘤临床与康复，2018，25（10）：1236-1240.

［31］邹鹏，简小云，陈伟云，等.清金化痰汤治疗老年社区获得性肺炎的疗效观察［J］.云南中医中药杂志，2019，40（5）：32-34.

［32］白寿强，马生莲，范丽婷.清金化痰汤结合阿奇霉素贯疗法治疗痰热闭肺型小儿支原体肺炎的效果观察［J］.内蒙古中医药，2020，39（1）：34-35.

［33］梁行.清金化痰汤治疗脑卒中并发肺部感染57例［J］.北方药学，2017，14（6）：35.

［34］关锦贞，张勇，张瑶.清金化痰汤治疗脑卒中相关肺炎痰热壅肺证的临床效果［J］.北方药学，2020，27（6）：163-167.

［35］刘月芬，刘小红，于明军，等.清金化痰汤治疗非小细胞肺癌临床研究［J］.陕西中医，2019，40（2）：229-232.

桑白皮汤

明《景岳全书》

Sangbaipi Tang

【概述】桑白皮汤最早见于明代《医林》，后被明代张景岳著《景岳全书·杂症谟·喘促》收载。原文记载"外无风寒而惟火盛作喘，或虽有微寒而所重在火者，宜桑白皮汤，或抽薪饮之类

主之"，原方中桑白皮、半夏、苏子、杏仁、贝母、山栀、黄芩、黄连，各八分，水二盅，姜三片，煎八分，温服，主治清热化痰、止咳平喘。国医大师周仲瑛、熊继柏、张琪用该方加减治疗支气管炎、支气管哮喘，效果奇好。桑白皮汤有抗炎、舒张气管平滑肌等作用，可用于治疗小儿百日咳综合征、咳嗽变异性哮喘、支气管炎、小儿支原体肺炎、慢性阻塞性肺疾病等，疗效显著。

【历史沿革】

1.原方论述 明代张景岳《景岳全书》载："外无风寒而惟火盛作喘，或虽有微寒而所重在火者，宜桑白皮汤，或抽薪饮之类主之。"该汤剂组成：桑白皮、半夏、苏子、杏仁、贝母、山栀、黄芩、黄连，各八分，水二盅，姜三片，煎八分，温服。

2.同名异方 桑白皮汤的同名异方分析见表57-1。

表57-1 桑白皮汤同名异方分析表

朝代	作者	出处	药物组成	功能主治	制法及用法	变化情况（与原方比较）
明	傅仁宇	《审视瑶函》	桑白皮、泽泻、黑玄参、甘草、麦门冬、黄芩、旋覆花、菊花、地骨皮、桔梗、白茯苓	主治白眼痛，其病不肿不赤，致使涩痛	水煎服	和原方几无相同，对症、制法均发生较大变化
清	翁藻	《医钞类编》	桑白皮、干葛、柴胡、黄芩、元参各一钱，地骨皮、天冬、麦门冬各一钱五分，木通四分，甘草四分	火邪伤肺，皮肤发痛，手不可按者	上加葱、姜，煎服	和原方几无相同，对症、制法均发生较大变化

【名方考证】

1.本草考证

1.1 桑白皮 "桑白皮"始载于《神农本草经》。经考证，本方所用桑白皮为桑科植物桑 *Morus alba* L.的干燥根皮，与《中国药典》2020年版记载一致。

1.2 半夏 "半夏"始载于《神农本草经》。经考证，本方所用半夏为天南星科植物半夏 *Pinellia ternata*（Thunb.）Breit.的干燥块茎，与《中国药典》2020年版记载一致。

1.3 苏子（紫苏子） "紫苏子"之名最早见于《药性论》。经考证，本方所用苏子为唇形科植物紫苏 *Perilla frutescens*（L.）Britt.的干燥成熟果实，与《中国药典》2020年版记载一致。

1.4 杏仁（苦杏仁） "杏仁"首见于《神农本草经》。经考证，本方所用杏仁为蔷薇科杏属植物的干燥成熟种子。《中国药典》2020年版载苦杏仁为蔷薇科植物山杏 *Prunus armeniaca* L.var.*ansu* Maxim.、西伯利亚杏 *Prunus sibirica* L.、东北杏 *Prunus mandshurica*（Maxim.）Koehne 或杏 *Prunus armeniaca* L.的干燥成熟种子。

1.5 贝母（浙贝母） "贝母"始载于《神农本草经》。经考证，本方所用贝母为百合科植物浙贝母 *Fritillaria thunbergii* Miq.的干燥鳞茎，与《中国药典》2020年版记载一致。

1.6 山栀（栀子） "山栀子"一名首见于《药性论》。经考证，本方所用山栀为茜草科植物栀子 *Gardenia jasminoides* Ellis 的干燥成熟果实，与《中国药典》2020年版记载一致。

1.7 黄芩 "黄芩"之名首见于《神农本草经》。经考证，本方所用黄芩为唇形科植物黄芩 *Scutellaria baicalensis* Georgi 的干燥根，与《中国药典》2020年版记载一致。

1.8 黄连 "黄连"首载于《神农本草经》。经考证，本方所用黄连为毛茛科黄连属植物黄连 *Coptis chinensis* Franch.、三角叶黄连 *Coptis deltoidea* C. Y. Cheng et Hsiao 或峨眉黄连 *Coptis omeiensis*（Chen）C. Y. Cheng 的干燥根茎。《中国药典》2020年版载黄连为毛茛科植物黄连 *Coptis chinensis* Franch.、三角叶黄连 *Coptis deltoidea* C. Y. Cheng et Hsiao 或云连 *Coptis teeta* Wall.的干燥根茎。

2.炮制考证

2.1 半夏 桑白皮汤中未明确半夏的炮制方法,本方应为生半夏煎煮时与生姜合用。现代生半夏仅限外用,炮制品姜半夏可内服。

2.2 其他 其他药味应为生品。

3.剂量考证

3.1 原方剂量 桑白皮、半夏、苏子、杏仁、贝母、山栀、黄芩、黄连,各八分。

3.2 折算剂量 宋代1分合今之0.373g,故处方中桑白皮、半夏、苏子、杏仁、贝母、山栀、黄芩、黄连的用量均为2.984g。

3.3 现代用量 根据全国中医药行业高等教育"十四五"规划教材《方剂学》,处方量为桑白皮、半夏、苏子、杏仁、贝母、山栀、黄芩、黄连各2.40g。

【药物组成】 桑白皮、半夏、苏子、杏仁、贝母、山栀、黄芩、黄连,各八分。

【功能主治】 清肺降气,化痰止嗽,主治痰热壅肺,用于肺气有余,痰火盛而作喘等症。

【方义分析】 桑白皮汤中桑白皮取其甘寒以降低,主入肺经,清肺火,泻肺气,平咳喘;半夏、苏子、杏仁其性主降、降气化痰,止咳平喘;贝母甘苦性寒,清肺化痰;黄芩、黄连、栀子苦寒之品,清热泻火之力强,能清上焦实火,制半夏、苏子、杏仁之温;入生姜三片,取其辛散温通之性,冲合诸药寒性。诸药配伍,寒温并用,以寒为主;辛开苦降,以降为用;寒以清热,将以化痰;清热有助化痰,因火热炼津便成痰,降气亦助清热,盖气有余便是火,相得益彰,共奏清热化痰,降气平喘之功。

方中桑白皮宣肺化痰,利气平喘,为君药。辅以黄芩、黄连、栀子清肺泻热;贝母、苏子、杏仁、半夏降气消痰,止咳平喘。诸药配伍,共奏降气化痰,清泻肺热之功效。

配伍特点:痰气共治,兼以平喘。

【用法用量】

1.古代用法用量 水二盅,姜三片,煎八分,温服。

2.现代用法用量 加水400ml,姜三片,煎至320ml,温服。

【药学研究】

1.资源评估 方中桑白皮、半夏、紫苏子、苦杏仁、浙贝母、栀子、黄芩、黄连目前均以人工栽培为主。黄连、三角叶黄连、云南黄连均收录于《国家重点保护野生植物名录》,属国家二级保护植物。

桑白皮的主要来源为人工栽培的桑树,喜日照,适宜在25~30℃、海拔1200m以下的条件下生长,需大量水,但不耐涝,适宜在土层厚度50cm以上、pH值为6.5~7.0(中性偏酸)、肥沃、疏松的壤土或砂壤土中生长,道地产区主要为安徽、河南、浙江、江苏、湖南,其余各地均产。

半夏生长的适宜温度为10~27℃,不耐旱,喜爱在湿度较高的土壤中生长,以半阴环境为宜。半夏在全国各地均可见,道地产区与主产区基本一致,在湖北、江苏、安徽等地。

紫苏喜温暖、湿润气候,适宜在疏松、肥沃、排灌方便的土壤栽培,全国大部分地区均有栽培,道地性不明显。

苦杏仁喜光照,在干旱贫瘠的土壤中也可栽培,但不耐涝,开花期常常遭受晚霜影响,其原植物山杏主产于辽宁、河北、内蒙古、山东等地,多野生,亦有栽培。西伯利亚杏主产于东北、华北地区,系野生。东北杏主产于东北各地,系野生。杏主产于东北、华北及西北等地区,系栽培。

浙贝母主产于浙江、上海和江苏等地区,以浙江宁波所产最为知名,奉为道地。在浙江宁波鄞州建有浙贝母GAP种植基地。

栀子生于海拔0~300m,除四川万源、巴中一带在海拔700m以上;适宜生长在气候温暖,全年平均气温10~18℃的亚热带和中亚热带季风性湿润气候区。喜疏松肥沃、排水良好的酸性轻黏壤土地,主产于江西、四川、湖南、湖北、浙江、福建等省,其中以湖南产量大,浙江品质佳。

黄芩适宜生长在海拔500~1500m的山顶、山坡、林缘、路旁等向阳较干燥的地方,主要分布于东北、华北、西南和部分华中的广大地区，主产于河北承德，山西、山东、东北、河南等地区，其中以河北承德质量最好，山西产量最大。

黄连喜高寒冷凉的环境，喜阴湿、忌强光直射和高温干燥，味连主产于重庆石柱县，四川洪雅、峨眉等地，湖北、陕西、甘肃等地亦产，主要为栽培品，野生已不多见，为商品黄连的主要来源，雅连主产于四川洪雅、峨眉等地，为栽培品，极少野生，云连主产于云南德钦、碧江及西藏东南部，多为野生，现有少量栽培。

2.制剂研究

制备方法 原文载："水二盅，姜三片，煎八分，温服"。古代"盅""钟""锺"相通，虽然对于容器没有固定体积的描述，但却相对稳定，有小容量的100ml，也有大容量的200ml。因处方整方质量按现代剂量折算为24g，考虑实际煎煮情况以1盅体积容量200ml左右为宜。因此制备方法为取本方，粉碎粒度为过4目筛，加水400ml，煎至320ml。

3.质量控制 该方含有挥发油、生物碱、黄酮类化合物等物质，可以将其作为质量控制的指标。有文献报道采用HPLC法测定了桑白皮汤中桑皮苷A的含量[1]。

【药理研究】

1.药效作用 根据桑白皮汤的功能主治进行了药效学研究，主要有抗炎、舒张气管平滑肌等作用。

1.1 抑制炎症反应 桑白皮汤浓缩为1.5g/ml，腹腔注射LPS诱导小鼠ALI模型，给药高剂量为15.1g/kg，中剂量为7.6g/kg，低剂量3.8g/kg，连续给药3天，小鼠肺组织病理损伤、ROS含量、肺水肿程度降低[2]。

1.2 舒张气管平滑肌 制备豚鼠离体气管螺旋条后浸泡于K-H营养液，桑白皮汤浓缩为0.20g/ml、0.10g/ml、0.03g/ml，依次加入，每次加药观察结束后用K-H液冲洗3次，加药时间相隔15分钟。发现低、中、高剂量桑白皮汤对豚鼠正常离体气管平滑肌均具有舒张作用，其机制可能是与抗组胺和抑制钙离子通道有关[3]。

2.安全性评价 对桑白皮汤的未见安全性评价研究报道。由于此方中含有毒性中药半夏，其毒性成分主要包括半夏毒针晶和半夏凝集素蛋白，有肝毒性和消化道毒性，桑白皮汤中半夏为水洗，即反复用热水洗去生半夏表面的毒性涎滑物质，现代研究显示用4倍量80℃热水反复清洗半夏10次，至水清澈无杂质，可明显降低毒性[4]，说明古时的水洗法较为可靠安全。

3.体内过程 以桑白皮煎液（0.5ml/kg）喂给肌注氟苯尼考的传染性胸膜肺炎实验羊，结果发现，其药代动力学参数：吸收半衰期为（0.32±0.17）h，消除半衰期为（9.11±3.84）h，达峰时间为（1.51±0.53）h，药峰浓度为（3.63±1.50）mg/L，血药浓度-时间曲线下面积为（49.79±15.25）（mg·h）/L[5]。

【临床应用】

1.临床常用

1.1 临床主治病证 桑白皮汤主要用于痰热壅肺所致诸症，以咳痰黄稠、烦热、苔黄腻、脉滑数为辨证要点。

喘促 若痰多黏稠，加瓜蒌、海蛤粉清化痰热；喘不得卧，痰涌便秘，加葶苈子、大黄涤痰通腑；痰有腥味，配鱼腥草、金荞麦根、蒲公英、冬瓜子等清热解毒，化痰泄浊；身热甚者，加生石膏、知母、银花等以清热。

1.2 名家名师名医应用

支气管炎、支气管哮喘 国医大师周仲瑛对痰热蕴肺，久病入络，肺失清肃者开桑白皮汤，待症状缓减后加减用药半年，病愈[6]。儿科名医徐迪三给严重顿咳、伴随呕吐黏痰，甚至痰中带血患者服桑白皮汤，痊愈。国医大师张琪以桑白皮10g、黄芩12g、山栀子10g、象贝9g、半夏9g、杏仁12g、瓜蒌仁12g、苏子9g治疗支气管炎，身热者加石膏30g、知母12g以清泻肺热；痰多黏稠者加海蛤壳15g化痰；口渴咽干者，加天花粉15g，以养阴生津；喘不得卧，痰涌便秘者，酌加葶苈子12g、大黄9g（后下）、芒硝9g（冲），以降气通便；痰有腥味者，配鱼腥草30g、薏苡仁15g、冬瓜子15g、芦根30g，以清肺解毒。国医大师熊继柏亦用桑白皮汤治疗痰饮喘症痰热者[7]。

2.临床新用 桑白皮汤在临床上广泛用于治疗呼吸系统疾病，尤其对小儿百日咳综合征、咳嗽变异性哮喘、支气管炎、小儿支原体肺炎、慢性阻塞性肺疾病等疗效确切。

2.1 小儿百日咳综合征 将60例小儿类百日咳综合征患儿随机分为对照组和研究组各30例，对照组患儿运用红霉素静脉滴注治疗，连续治疗2周，研究组在此基础上运用桑白皮汤加减治疗。药方组成：桑白皮10g，黄芩6g，半夏10g，杏仁10g，贝母10g，紫苏子10g，葶苈子10g，桃仁10g，甘草6g。加减：针对咳嗽严重的患儿加僵蚕10g、咳血患儿加参三七6g、呕吐患儿加枇杷叶10g。每天1剂药，水煎分次服用。结果显示，研究组患儿治疗有效率为96.67%，对照组患儿治疗有效率为73.33%，且研究组患儿临床症状消失时间、血常规恢复正常时间、平均住院时间明显短于对照组[8]。

2.2 咳嗽变异性哮喘 将60例咳嗽变异性哮喘患者随机分为研究组和对照组各30例，对照组采用西药支气管扩张剂治疗，研究组服用桑白皮汤加减方。药方组成：桑白皮15g，黄芩15g，炙紫菀15g，厚朴15g，浙贝母12g，桔梗12g，半夏12g，蝉蜕12g，防风12g，葶苈子10g，杏仁10g，甘草5g。随症加减：风寒明显者加麻黄6g，紫苏9g；咽痒明显者加白僵蚕12g；咳嗽频作者，加地龙、钩藤各15g；发热者加柴胡、葛根各12g；大便干结者加大黄10g；咽干咽痛者加桔梗、玄参各12g；痰多而黏者加礞石15g。每日1剂，分2次服，7天为1个疗程。研究组有效率为66.7%，对照组有效率为40.0%[9]。

将182例支气管哮喘急性发作期患者随机分为对照组和研究组各91例，对照组给予吸氧、抗感染、祛痰、纠正电解质紊乱及酸碱平衡等常规治疗，同时给予布地奈德混悬液2mg含器或面罩雾化吸入，持续10~15分钟，每日3次，连续应用7天；研究组在对照组的基础上给予桑白皮汤。药方组成：桑白皮15g，法半夏10g，紫苏子10g，杏仁10g，川贝母10g，黄芩10g，黄连10g，栀子10g，大黄6g，甘草6g。水煎，早晚分服，

每日1剂，连续服用7天。治疗后，研究组总有效率为97.80%，对照组89.01%[10]。

2.3 支气管炎 将114例急性毛细支气管炎患儿随机分为对照组和研究组各57例。对照组患儿仅采取吸氧吸痰、抗感染、维持呼吸道通畅、预防心力衰竭、控制喘憋等常规治疗。研究组患儿在对照组患儿常规治疗基础上采用加味桑白皮汤联合安宫牛黄丸。药方组成：栀子15g，桔梗15g，黄芩15g，杏仁15g，桑白皮15g，川贝母10g，半夏10g，鱼腥草30g，辨证加减：不思饮食、胸腹胀满患儿加积壳、焦三仙；伴有喘息患儿加蜜麻黄、地龙；伴气虚患儿加黄芪、党参。每日1剂，分2次服用。持续治疗1周。经过治疗，研究组患儿总有效率为89.47%，对照组为71.93%[11]。

2.4 小儿支原体肺炎 将100例小儿支原体肺炎患者随机分为对照组和研究组各50例。对照组采用阿奇霉素治疗，连续用药4天后，停药3天，之后再用药4天，停药3天。研究组在对照组基础上加用桑白皮汤加减治疗。桑白皮汤药方组成：桑白皮15g，瓜蒌15g，紫苏子10g，黄芩6g，杏仁6g，僵蚕6g，川贝母4g，半夏4g，黄连2g，每日1剂，早晚温服，疗程均为14天。研究组总有效率96%，对照组总有效率80%[12]。

2.5 慢性阻塞性肺疾病 将124例慢性阻塞性肺疾病急性加重期患者随机分为对照组和研究组各62例。对照组予西医常规治疗，包括解痉、平喘、抗炎、排痰、吸氧等。研究组在此基础上加用桑白皮汤加减治疗。药方组成：桑白皮15g，浙贝母15g，黄芩10g，法半夏10g，紫苏子10g，炙麻黄10g，莱菔子10g，杏仁10g，栀子6g，甘草6g，黄连3g。加减：胸闷较重者加积壳15g，便秘者加大黄10g，每日1剂，早晚分服。10天为1个疗程。研究组总有效率为93.55%，对照组为74.19%[13]。

【按语】

关于君药桑白皮的产地变迁 本方中君药桑白皮随着种桑养蚕的区域发展和变化产地不断变迁，四川省犍为县是唐代桑白皮的主要产地，

《新修本草》载："桑根白皮……生犍为山谷"。宋代产地开始扩大，《本草图经》载："桑根白皮，《本经》不著所出州土，今处处有之"。明代依然为各地均有分布，《救荒本草》载："本草有桑根白皮旧不载所出州土今处处有之"。到清代，桑白皮分布于全国各地，但江浙一带生长最多，《本草崇原》记载："桑处处有之，而江浙独盛"。目前主产安徽、河南、浙江、江苏、湖南等地；其他各地亦产。河南、安徽产量较大，皮厚，宽而硬；浙江产量较少，皮薄，条细长整齐，洁白柔软。

参考文献

［1］鲍慧玮，王月洁，周灿灿，等.HPLC测定桑白皮汤中桑皮苷A的含量［J］.长春师范大学学报，2021，40（6）：42-45.

［2］刘默.桑白皮汤文献研究与干预LPS诱导小鼠ALI模型和斑马鱼氧化应激模型的效应及机制研究［D］.南京：南京中医药大学，2021.

［3］武夏，朱亚飞，马锐，等.桑白皮汤对豚鼠离体气管平滑肌的舒张作用［J］.宁夏医科大学学报，2020，42（10）：987-990，995.

［4］李东影，崔凯茜，孟贺，等.半夏古法"汤洗"炮制的科学性分析［J］.中国实验方剂学杂志，2021，27（7）：127-133.

［5］汪代华.桑白皮对氟苯尼考在传染性胸膜肺炎山羊的药代动力学影响研究［D］.成都：四川农业大学，2006.

［6］王志英，金路.周仲瑛教授治疗慢性阻塞性肺病的经验［J］.南京中医药大学学报，2013，29（6），585-587.

［7］李点，聂娅，刘朝圣，等.熊继柏教授辨治哮喘经验［J］.中华中医药杂志，2014，29（4）：1148-1150.

［8］张宝凤.桑白皮汤加减治疗小儿类百日咳综合征60例临床观察［J］.当代医学，2018，24（20）：25-27.

［9］杜文坚.桑白皮汤加减治疗咳嗽变异性哮喘30例［J］.陕西中医，2007，28（7）：839-840.

［10］陈明，周继朴，王玉光.桑白皮汤联合糖皮质激素治疗支气管哮喘急性发作期的临床效果及对呼出气一氧化氮水平的影响［J］.中国中医急症，2018，27（12）：111-113.

［11］秦瑞君.加味桑白皮汤联合安宫牛黄丸对急性毛细支气管炎患儿体征改善及生活质量的影响［J］.亚太传统医药，2018，14（3）：175-176.

［12］刘瑞娜.桑白皮汤联合西药治疗小儿支原体肺炎的疗效观察［J］.西藏医药，2019，40（2）：140-141.

［13］程茹.桑白皮汤加减治疗慢性阻塞性肺疾病急性加重期62例［J］.浙江中医杂志，2018，53（10）：730.

金水六君煎

明《景岳全书》

Jinshuiliujun Jian

【概述】金水六君煎最早见于明代张景岳著《景岳全书》，为"新方八阵·和阵"首剂。原文记载"当归二钱、熟地三五钱、陈皮一钱半、半夏二钱、茯苓二钱、炙甘草一钱，水二盅，生姜三五七片，煎七八分，食远温服"，主治肺肾虚寒证。《景岳全书》中对金水六君煎主治病症的论述共23条，可用于咳嗽、伤风、恶心嗳气、痰饮、头痛等多个病症，如"治肺肾虚寒，水泛为痰，或年迈阴虚，血气不足，外受风寒，咳嗽呕恶，多痰喘急等症，神效""微温凡阴虚受寒，咳呕喘促，吞酸痞满等证宜此"等记载。用该方意在立足补肾中阴亏以固本，兼理脾肺以散寒滞，肾水充固不逆，中上寒滞宣通，然后以上诸症可解。后世医药学家对金水六君煎的疗效机制及应用进行了丰富的研究与发挥，如清代《胎产心法》载："凡产后，若因风寒外感，邪气入肺而喘急者，必气粗胸胀，或多咳嗽，自与气短似喘上下不接者不同，治当疏散中兼补为主，宜金水六君煎"。金水六君煎主要具有止咳平喘、化痰等作用，主要应用于尘肺病等疾病。

【历史沿革】

1.原方论述　明代张景岳《景岳全书》卷五十一载："治肺肾虚寒，水泛为痰，或年迈阴虚，血气不足，外受风寒，咳嗽呕恶，多痰喘急等症，神效"；该汤剂组成：当归二钱、熟地三五钱、陈皮一钱半、半夏二钱、茯苓二钱、炙甘草一钱。水二盅，生姜三五七片，煎七八分，食远温服。如大便不实而多实湿者，去当归，加山药；如痰盛气滞，胸肋不快者，加白芥子七、八分；如阴寒盛而嗽不愈者，加细辛五、七分；如兼表邪寒热者，加柴胡一、二钱。

2.后世发挥　自明代中医药学家张景岳之后，后世医家对金水六君煎的理解阐释内容丰富，进行了充分挖掘、整理、传承与发挥，介绍如下。

2.1 气喘论　清代闵纯玺《胎产心法》载"凡产后，若因风寒外感，邪气入肺而喘急者，必气粗胸胀，或多咳嗽，自与气短似喘上下不接者不同，治当疏散中兼补为主，宜金水六君煎，或六君子汤"，认为金水六君煎可用于治疗产后气喘。

2.2 少阴病起吐利　清代吴坤安《伤寒指掌》载"如初起吐利，止后发热，脉沉细，手足冷，舌形紫绛无苔者，此少阴症也，勿以霍乱治之。舌润不渴，当以金水六君煎，加丁沉温以和之。舌燥口渴，亦以金水六君，加麦冬、（糯米粉炒）北参，益阴和中，以生津液"。

2.3 杂沓模糊说　清代陈修园《景岳新方砭》载"二陈汤，为驱痰之通剂。盖以痰之本，水也。茯苓利水以治其本。痰之动，湿也。茯苓渗湿以制其动。方中只此一味，是治痰正药。其余半夏降逆，陈皮顺气，甘草调中，皆取之以为茯苓之佐使耳。故仲景书，凡痰多者俱加茯苓，呕者俱加半夏。古圣不易之法也。景岳取熟地寒润，当归辛润，加此二味，注为肺肾虚寒，水泛为痰之剂。不知肺寒，非干姜、细辛合用不可；肾寒，非姜、附重用不可。若用归、地之寒湿，助其水饮，则阴霾四布，水势上凌，而气逆咳嗽之病日甚矣。燥湿之气，若冰炭之反，景岳以骑墙之见杂凑成方，方下张大其说以欺人"。作者陈氏认为该方配伍杂沓模糊，与张仲景立方之旨不合。

3.同名异方　金水六君煎的同名异方分析见表58-1。

表58-1　金水六君煎同名异方分析表

朝代	作者	出处	药物组成	功能主治	制法及用法	变化情况（与原方比较）
清	洪金鼎	《一盘珠》卷四	熟地四钱，当归四钱，白苓三钱，半夏、陈皮、甘草、核桃	夜咳不愈	方中半夏以下四药用量原缺	在原方基础上添加核桃，且各药用量与原方不同，主治变为夜咳不愈

【名方考证】

1.本草考证

1.1 当归　"当归"之名最早见于《神农本草经》。经考证，本方所用当归为伞形科植物当归 *Angelica sinensis*（Oliv.）Diels 的干燥根，与《中国药典》2020年版记载一致。

1.2 熟地黄　"地黄"之名最早见于《神农本草经》。经考证，本方所用熟地黄为玄参科植物地黄 *Rehmannia glutinosa* Libosch. 的新鲜或干燥块根的炮制加工品，与《中国药典》2020年版记载一致。

1.3 陈皮　"陈皮"之名最早见于《神农本草经》，正名为橘柚。经考证，本方所用陈皮为芸香科植物橘 *Citrus reticulata* Blanco 及其栽培变种的干燥成熟果皮，与《中国药典》2020年版记载一致。

1.4 半夏 "半夏"之名最早见于《神农本草经》。经考证，本方所用半夏为天南星科植物半夏 *Pinellia ternata*（Thunb.）Breit. 的干燥块茎，与《中国药典》2020年版记载一致。

1.5 茯苓 "茯苓"之名最早见于《神农本草经》。经考证，本方所用茯苓为多孔菌科真菌茯苓 *Poria cocos*（Schw.）Wolf 的干燥菌核，与《中国药典》2020年版记载一致。

1.6 甘草 "甘草"之名最早见于《神农本草经》。经考证，本方所用甘草为豆科甘草属植物甘草 *Glycyrrhiza uralensis* Fisch. 的干燥根和根茎。《中国药典》2020年版载甘草为豆科植物甘草 *Glycyrrhiza uralensis* Fisch.、胀果甘草 *Glycyrrhiza inflata* Bat. 或光果甘草 *Glycyrrhiza glabra* L. 的干燥根茎和根。

2.炮制考证

2.1 熟地黄 金水六君煎中并未提出熟地黄的炮制方法。根据方义，应为蒸法。现代炮制品有熟地（蒸法）。

2.2 甘草 金水六君煎中甘草炮制方法为"炙"，类似于"清炒"。可参考《中华人民共和国药典》清炒法炮制。

2.3 半夏 金水六君煎中半夏为生品，生姜可减半夏之毒。国家中医药管理局和国家药品监督管理局联合发布的《古代经典名方关键信息表（25首方剂）》建议半夏炮制规格为清半夏。

2.4 其他 其他药物应为生品。

3.剂量考证

3.1 原方剂量 当归二钱，熟地三五钱，陈皮一钱半，半夏二钱，茯苓二钱，炙甘草一钱。

3.2 折算剂量 明末清初1钱合今之3.73g，量有区间时取中间值，故处方量为当归、半夏、茯苓各7.46g，熟地14.92g，陈皮5.60g，炙甘草3.73g。

3.3 现代用量 根据全国中医药行业高等教育"十四五"规划教材《方剂学》，处方量为当归6g，半夏6g，茯苓6g，熟地9~15g，陈皮4.5g，炙甘草3g。

【药物组成】 当归二钱，熟地三五钱，陈皮一钱半，半夏二钱，茯苓二钱，炙甘草一钱。

【功能主治】 养阴化痰。主治肺肾虚寒。用于水泛化痰，或年迈阴虚，血气不足，外受风寒，咳嗽呕恶，喘逆多痰。

【方义分析】 金水六君煎即二陈汤去乌梅，加熟地、当归。方中熟地滋养肺肾，半夏健脾燥湿、降逆化痰，为君药。陈皮理气燥湿，当归养血和血，为臣药。佐以茯苓健脾渗湿；生姜降逆化痰，制半夏之毒。使以甘草调诸药，润肺和中。诸药合用，共奏养阴化痰之功效。

配伍特点：滋阴补血而无助湿之弊，燥湿化痰又无伤阴之嫌。

【用法用量】

1.古代用法用量 水二盅，生姜三五七片，煎七八分，食远温服。

2.现代用法用量 加水400ml，加生姜3~7片，煎至280至320ml，空腹时温服。

【药学研究】

1.资源评估 方中当归、地黄、（橘）陈皮、半夏、茯苓、甘草目前均以人工栽培为主。甘草被《国家重点保护野生动植物名录》列为国家Ⅱ级濒危重点保护植物，被《世界自然保护联盟濒危物种红色名录》（IUCN）评级为低危（LC）。

当归性喜凉爽和湿润环境，怕高温，宜在海拔1500~3000m的高山、空气湿度较大的自然环境下生长。分布于甘肃、四川、云南、陕西、贵州、湖北等地，道地产区与主产区基本一致，在甘肃、云南等地。

地黄喜温暖气候，较耐寒，以阳光充足、土地深厚、疏松、肥沃的砂质土壤栽培为宜。主产于河南、山西、山东、河北等黄河中下游沿岸地带，其中主产于河南焦作地区的道地药材被称为怀地黄。

橘适合生长于高温多湿的亚热带气候，宜选阳光充足，地势高燥，土壤深厚，降水充裕、通气性能良好的砂质壤土或壤土栽培为宜。药材分"陈皮"和"广陈皮"，陈皮一般产于四川、福建、浙江等地，广陈皮主产于广东。

半夏生长的适宜温度为10~27℃，不耐旱，喜爱在湿度较高的土壤中生长，以半阴环境为宜。半夏在全国各地均可见，道地产区与主产区基本一致，在湖北、江苏、安徽等地。

茯苓喜温暖、干燥、向阳、雨量充沛的环境，以海拔在700m左右的松林中分布最广，温度以10~35℃为宜。寒冷潮湿的气候不利于茯苓的生长发育，菌丝在15~30℃均能生长，但以20~28℃较适宜。茯苓道地产区为云南，主产区为湖北、湖南、安徽等地。

甘草喜凉爽、干燥气候，喜光、耐旱、耐寒，对土壤的适应力、抗盐性强。甘草在我国北方地区分布广泛，主产于内蒙古、甘肃、宁夏、新疆，与道地产区基本一致。另外野生甘草在青海、陕西、山西、吉林、黑龙江和辽宁等地也有所分布。

2.制剂研究

2.1 制备方法 原文载："水二盅，生姜三五七片，煎七八分"。一盅约合200ml，明代张景岳遵其用量，因此制备方法为取本方，加水400ml，煎煮至280或320ml。

由于历史朝代更迭，度量衡差异较大，在实际煎煮中，应结合现代临床煎药机构煎煮规范来规范研究中药复方制剂。

2.2 制备工艺 原方是汤剂，目前已有金水六君煎口服液、金水六君煎胶囊、金水六君子丸等金水六君煎的相关剂型。有报道对金水六君煎口服液的药理活性进行了研究：（1）祛痰作用。利用金水六君煎口服液灌胃（高剂量2.4ml/kg，低剂量1.2ml/kg），采用气管毛细管引流排痰法对大鼠的排痰量和气管墨汁走距法对家鸽气管纤毛运动进行评价。结果发现，使用金水六君煎口服液高、低剂量均能显著增加大鼠分泌的液体和加速家鸽呼吸道纤毛运动，表明该口服液具有明显的祛痰作用，增加气管液体分泌量使痰液变稀易咳出，加速气管液体分泌，利于排痰。（2）调节机体免疫功能和抗炎作用。①利用金水六君煎口服液（生药1.7g/ml）灌胃小鼠高剂量（总生药4g/kg体重）、低剂量（总生药2g/kg体重），均能提高小鼠腹腔巨噬细胞的吞噬率和吞噬指数。②利用金水六君煎口服液高剂量（总生药4g/kg体重）、低剂量（总生药2g/kg体重）灌胃小鼠，测定小鼠血清IL-2含量，结果发现高剂量金水六君煎口服液能够刺激内源性IL-2的产生，从而提高免疫应答。另有报道研究了金水六君煎口服液质量标准的动物实验，研究表明金水六君煎口服液对慢性支气管炎有良好的改善效果，并表示橙皮苷可以作为金水六君煎口服液的质量控制标准指标。因此，将金水六君煎开发为口服液具有一定的科学性和可行性。

3.质量控制 该方含有黄酮等物质，可以将其作为质量控制的指标。按照古籍中记载的煎煮方法制备金水六君煎水煎液，采用HPLC法建立了金水六君煎水煎液的指纹图谱，同时对其多成分含量进行了测定。采用分光光度法对金水六君煎的总黄酮进行了含量测定。

【药理研究】

1.药效作用 根据金水六君煎的功能主治进行了药效学研究，主要具有祛痰、止咳平喘、止呕等作用。

1.1 功能主治相关的药理作用

1.1.1 *祛痰* 利用金水六君煎口服液（生药质量浓度1.71g/ml）对改良烟熏法复制慢性支气管炎小鼠模型进行干预，可减轻病理改变[6]。利用金水六君煎胶囊（0.3g药粉/粒）对家鸽和小鼠进行灌胃，结果发现，金水六君煎能显著增加气管纤毛摆动，促进痰液排出，也可抑制气管分泌以减少痰液生成[7]。

1.1.2 *止咳平喘* 将金水六君煎组方药材按方中配比制成水煎液，对磷酸组织胺引喘法制作的豚鼠模型进行实验，以21.5g/kg剂量灌胃，可明显减轻豚鼠的哮喘反应。以30g/kg对氨水引咳法制作的小鼠模型进行灌胃，发现金水六君煎有一定的镇咳作用[8]。

1.2 其他药理作用

1.2.1 *抗氧化* 对亚急性衰老模型小鼠灌胃金水六君煎，可增加血清、皮肤、肺及皮肤组织中SOD，并增加血清、皮肤组织中HYP，使皮肤增厚，真皮胶原纤维排列密集、数量增多，皮下脂肪细胞填充显著减少[9]。

1.2.2 抗炎 金水六君煎均能显著增强小鼠巨噬细胞吞噬指数和吞噬百分率，减轻小鼠耳廓肿胀程度，具有一定的抗炎作用[10]。

2.安全性评价 目前暂未见金水六君煎及其相关制剂的安全性评价研究报道。由于金水六君煎中含有毒性中药半夏，其毒性成分主要包括半夏毒针晶与所含的凝集素蛋白，有肝毒性和消化道毒性[11]。金水六君煎原方中未有具体炮制说明，经过考证认为可按照《中国药典》2020年版方法炮制。后面进行新药开发时建议：①后续安全性评价按照GLP规范相关研究；②在金水六君煎中采用不同炮制品的半夏（生半夏、法半夏、姜半夏、清半夏）进行安全性评价，以评估采用何种半夏的金水六君煎安全性更高。

3.体内过程 为研究当归中藁本内酯在大鼠体内的药代动力学，将当归石油醚萃取物灌胃液以10ml/kg的标准分别对高、中、低三个剂量组灌胃给药，并于给药前及给药后0.083、0.25、0.5、1、1.5、2、5和8h经眼眶静脉丛取血0.5ml，采用HPLC法测得高剂量组和中剂量组的药物分布半衰期（h）分别为0.14±0.01、0.35±0.07；药物消除半衰期（h）分别为4.08±0.25、3.06±0.82；表观分布容积参数（L/kg）分别为12.382±3.10、29.54±9.32；清除率[L/(h·kg)]分别为27.26±3.84、23.26±5.43；药-时曲线下面积$AUC_{0\to t}$[ug/(ml·h)]分别为0.95±0.17、0.61±0.12；药-时曲线下面积$AUC_{0\to\infty}$[μg/(ml·h)]分别为1.12±0.25、0.70±0.18；达峰时间（h）分别为0.20±0.01、0.19±0.01；药峰浓度（μg/ml）分别为0.38±0.04、0.33±0.02。低剂量组含量过低，无法进行定量[12]。

【临床应用】

1.临床常用

1.1 临床主治病症 金水六君煎常用于治疗肺肾阴夹痰症。临床表现主要为咳逆多痰，痰多咸味，腰酸乏力等，临床应用以咳逆多痰、舌苔白润、脉滑无力为辨证要点。

咳喘 若以肾虚为主者，加杜仲、菟丝子、淫羊藿、怀牛膝，以滋补肾脏；咳嗽气喘较甚者，加杏仁、川贝母、车前子、紫苏子、旋覆花，以止咳平喘；以肺气虚为主者，加黄芪、山药，以补气健脾。

1.2 名家名师名医应用 名医裘沛然以金水六君煎加减治疗咳嗽气急，证属肺肾阴亏，痰饮内盛。治宜滋养肺肾，佐以化痰止咳。方药组成为大熟地45g，全当归20g，白茯苓15g，广陈皮9g，炙甘草15g，制半夏15g。服药7剂后显著改善，继服上药加淡干姜6g，小川连3g，西潞党参15g，再服7剂。

2.临床新用 金水六君煎在临床上用于尘肺病等。

尘肺病 将106例稳定期尘肺病肺脾肾虚症患者随机分为研究组和对照组各53例，两组均实施常规西药治疗，研究组加用金水六君煎联合呼吸锻炼治疗。研究组组方为黄芪20g，党参15g，当归15g，茯苓12g，白术12g，地龙12g，紫苏子9g，法半夏9g，厚朴9g，紫菀9g，川贝母9g，陈皮9g，苦杏仁9g，炙甘草6g。结果显示，研究组的总有效率为96.23%，对照组的总有效率为81.13%[13]。

【使用注意】 方中熟地黄药性滋腻，易滞脾伤胃，故脾虚食少，大便溏薄者，均宜慎用；或配合健脾运化药同用。

【按语】

关于方名的理解 金水六君煎以"肺金"和"肾水"命名。肺属金，肾属水，金能生水，水能润金。《医碥·五脏生克说》记载："肺受脾之益，则气愈旺，化水下降，泽及百体，是为肺金生肾水"；陈士铎在《石室秘录》中亦有云："命门，先天之火也，肺得命门而治节，无不借助命门之火而温养之"。故肺肾关系称之为金水相生。方中熟地黄、当归主治痰饮、咳喘等症为滋肾水，保肺金之外延。此外，脾土为津液运化的枢纽，津液不运，则化为痰湿。该方在滋肾同时，以半夏、陈皮、茯苓、生姜燥湿运脾，以杜生痰之源。因此诸药合用，金水相生，土运四方，为该方制方思想。该方由二陈汤加当归、熟地黄而成。熟地黄经蒸制转苦为甘，补肾中元气，配伍当归，以当归之甘辛，助熟地黄补益肾精、滋阴润燥之力，在二陈汤燥湿化痰、理气健脾的基础上增加填精补血、滋肾壮水，降逆止咳之功效。熟地黄之滋腻、当归之润滑又有生姜相制，其开窍之性也可助该方化痰。全方合用，补气滋阴、燥湿化痰、消补同用、金水共调。

参考文献

［1］孟辉，沈英森，赵长鹰，等.金水六君煎口服液祛痰作用的实验研究［J］.湖南中医杂志，1995，11（3）：42-43.

［2］赵长鹰，沈英森，唐颖.金水六君煎口服液对小鼠巨噬细胞吞噬功能的影响［J］.暨南大学学报（自然科学与医学版），1999，20（6）：95-98.

［3］赵长鹰，唐颖，沈英森，等.金水六君煎口服液对慢性支气管炎小鼠血清IL-2水平等影响的研究［J］.新中医，1999，31（12）：30-31.

［4］沈英森，吕小亮，姜杰，等.金水六君煎口服液质量标准的动物实验研究［J］.中药材，2002，25（7）：484-486.

［5］胡小刚.金水六君煎质量标准研究［D］.广州：暨南大学，2001.

［6］黄景彬，赵长鹰，李梅.金水六君煎对慢性支气管炎模型小鼠呼吸道纤毛病理损伤的影响［J］.暨南大学学报（自然科学与医学版），2005，26（4）：523-529.

［7］孟辉，黎俏梅，沈英森，等.金水六君煎及其成分祛痰作用的药效学研究［J］.中成药，2005，27（7）：849-850.

［8］仝章维，刘继林.金水六君煎的实验研究［J］.新疆中医药，1994，14（1）：28-32.

［9］彭圆，田代志，程静，等.金水六君煎对亚急性衰老模型小鼠氧化应激的影响［J］.长春中医药大学学报，2012，28（1）：15-16.

［10］赵长鹰，沈英森，唐颖.金水六君煎口服液对小鼠巨噬细胞吞噬功能的影响［J］.暨南大学学报（自然科学与医学版），1999（6）：95-98.

［11］黄凤英，高健美，龚其海.半夏药理作用及其毒性研究进展［J］.天然产物研究与开发，2020，32（10）：1773-1781.

［12］杨岚，刘佳丽，郭秉荣，等.当归中藁本内酯在大鼠体内的药代动力学研究［J］.天然产物研究与开发，2014，26（8）：1276-1280，1326.

［13］李萍.金水六君煎结合呼吸锻炼辅治稳定期尘肺病肺脾肾虚证疗效观察［J］.实用中医药杂志，2021，37（1）：95-96.

暖肝煎

明《景岳全书》

Nuangan Jian

【概述】暖肝煎首载明代张景岳《景岳全书》，载："治肝肾阴寒，小腹疼痛，疝气等证。当归二三钱，枸杞三钱，茯苓二钱，小茴香二钱，肉桂一二钱，乌药二钱，沉香一钱或木香亦可。水一盅半，加生姜三五片，煎七分，食远温服。"后文有关加减应用"如寒甚者，加吴茱萸、干姜；再甚者，加附子。"主治肝肾不足，寒滞肝脉证。有温补肝肾，行气止痛之功效。当归挥发油可降血压、改善血管内皮细胞损伤，抗动脉粥样硬化、改善学习记忆能力、抗肿瘤等药理作用。暖肝煎临床常用于治疗原发性痛经、冠心病不稳定性心绞痛等疾病。

【历史沿革】

1.原方论述 明代张景岳《景岳全书》载："治肝肾阴寒，小腹疼痛，疝气等证。"该汤剂组成：当归二三钱，枸杞三钱，茯苓二钱，小茴香二钱，肉桂一二钱，乌药二钱，沉香一钱或木香亦可。水一盏半，加生姜三五片，煎七分，食远温服。

2. 后世发挥 清代徐镛《医学举要》："此治阴寒疝气之方，疝属肝病，而阴寒为虚，故用当归、枸杞以补真阴之虚，茯苓以泄经腑之滞，肉

桂补火以镇浊阴，乌药利气而疏邪逆，小茴、沉香为疝家本药，生姜为引，辛以散之。如寒甚者，吴萸、附子、干姜亦可加入。"

3. 同名异方 暖肝煎同名异方分析见表59-1。

表59-1 暖肝煎同名异方分析表

朝代	作者	出处	药物组成	功能主治	制法及用法	变化情况（与原方比较）
清	何廉臣	《重订广温热论》	当归、甘杞子、赤苓各二钱，小茴香、官桂、乌药、沉香各五分	温补肝阳	本方引自景岳方，无制法或用法说明	本方药味名称细微差别，例如"赤苓"。用量与原方有明显区别
清	江涵暾	《笔花医镜》	当归、枸杞各三钱，茯苓、小茴香、乌药各二钱，肉桂、沉香各一钱，加姜三片	治肝肾阴寒，小腹疼痛疝气	本方无制法或用法说明	本方用量与原方基本一致

【名方考证】

1. 本草考证

1.1 当归 "当归"之名最早见于《神农本草经》。经考证，本方所用当归为伞形科植物当归 *Angelica sinensis*（Oliv.）Diels 的干燥根，与《中国药典》2020年版记载一致。

1.2 枸杞（枸杞子） "枸杞"入药始载于《神农本草经》。经考证，本方所用枸杞为茄科植物宁夏枸杞 *Lycium barbarum* L. 的干燥成熟果实，与《中国药典》2020年版枸杞子记载一致。

1.3 茯苓 "茯苓"之名最早见于《神农本草经》。经考证，本方所用茯苓为多孔菌科真菌茯苓 *Poria cocos*（Schw.）Wolf 的干燥菌核，与《中国药典》2020年版记载一致。

1.4 小茴香 "小茴香"之名最早见于《本草图经》。经考证，本方所用小茴香为伞形科植物茴香 *Foeniculum vulgare* Mill. 的干燥成熟果实，与《中国药典》2020年版记载一致。

1.5 肉桂 "肉桂"以"牡桂""箘桂"之名最早见于《神农本草经》。经考证，本方所用肉桂为樟科植物肉桂 *Cinnamomum cassia* Presl 的干燥树皮，与《中国药典》2020年版记载一致。

1.6 乌药 "乌药"以"旁其"之名最早见于

《本草拾遗》。经考证，本方所用乌药为樟科植物乌药 *Lindera aggregata*（Sims）Kosterm. 的干燥块根，与《中国药典》2020年版记载一致。

1.7 沉香 "沉香"之名最早见于《名医别录》。经考证，本方所用沉香为瑞香科植物白木香 *Aquilaria sinensis*（Lour.）Gilg 含有树脂的木材，与《中国药典》2020年版记载一致。

1.8 木香 "木香"之名最早见于《神农本草经》。经考证，本方所用木香为菊科植物木香 *Aucklandia lappa* Decne. 的干燥根，与《中国药典》2020年版记载一致。

1.9 生姜 "生姜"之名最早见于《吕氏春秋》。经考证，本方所用生姜为姜科植物姜 *Zingiber officinale* Rosc. 的新鲜根茎，与《中国药典》2020年版记载一致。

2. 炮制考证
所有药味应为生品。

3. 剂量考证

3.1 原方剂量 当归二三钱，枸杞三钱，茯苓二钱，小茴香二钱，肉桂一二钱，乌药二钱，沉香一钱或木香亦可。生姜三五片。

3.2 折算剂量 明代1两合今之37.30g，1钱合今之3.73g，故处方量为枸杞11.19g，茯苓、小茴香、乌药各7.46g，沉香或木香3.73g，当归

9.33g、肉桂5.60g。生姜三到五片。

3.3 现代用量

根据全国中医药行业高等教育"十四五"规划教材《方剂学》，处方量为当归7.5g，枸杞9g，茯苓6g，小茴香6g，肉桂4.5g，乌药6g，沉香3g（或木香亦可）。

【药物组成】当归二三钱，枸杞三钱，茯苓二钱，小茴香二钱，肉桂一二钱，乌药二钱，沉香一钱或木香亦可。

【功能主治】温补肝肾，行气止痛。主治肝肾不足，寒滞肝脉证。用于睾丸冷痛，或小腹疼痛，疝气痛，畏寒喜暖，舌淡苔白，脉弦沉迟等症。

【方义分析】本方主治肝肾不足，寒滞肝脉证。寒滞肝脉，寒主收引，故肝脉循行部位睾丸冷痛，或小腹疼痛，疝气痛；肝肾阳气不足，故畏寒喜暖，舌淡苔白，脉沉迟。治宜温补肝肾，行气止痛。

方中当归、枸杞子温补肝肾，为君药。小茴香、肉桂温肾散寒；乌药、沉香行气止痛；合为臣药。茯苓渗湿健脾；生姜散寒和胃，并为佐使药。诸药配伍，以温补肝肾治其本，行气逐寒治其标。使气滞得散，下元得温，则少腹疼痛，疝气诸症并愈。

配伍特点：补养、散寒、行气并重。

【用法用量】

1.古代用法用量 水一盅半，加生姜三五片，煎七分，食远温服。

2.现代用法用量 以上七味，加水300ml，加生姜3~5片，煎至210ml，避开吃饭时间温服。

【药学研究】

1.资源评估 方中当归、枸杞（枸杞子）、小茴香、肉桂、沉香、木香和生姜均以人工栽培为主。茯苓以栽培资源为主，野生资源亦有；乌药以野生资源为主，亦有人工栽培。

当归宜选择土层深厚，肥沃疏松，排水良好，富含有机质的砂壤土、腐殖土，忌连作，轮作期2~3年；道地产区与主产区基本一致，以岷县所产的"岷归"产量最大，质量最佳。

枸杞喜冷凉气候，喜光、喜肥、耐寒、耐旱、耐盐碱；现枸杞子道地产区与主产区基本一致，以宁夏中宁为核心产区。

茯苓喜温暖、干燥、向阳、雨量充沛的环境，以海拔在700m左右的松林中分布最广，温度以10~35℃为宜；道地产区与主产区基本一致，主产于湖北、安徽大别山地区，云南等地，新产区如湖南亦有。

小茴香喜湿润凉爽的气候，耐盐，适应性强；主产区相对集中，产自山西朔州，内蒙古托克托县、五原、临河，甘肃民勤、玉门、酒泉等地。

肉桂喜温暖、怕霜雪、喜湿，以排水和透水性良好、土层疏松深厚、肥沃湿润、土壤pH值4.5~5.5酸性的红壤、红褐壤和山地黄红壤为好；道地产区与主产区基本一致，主产广西平南、苍梧，广东高要等地，并在广东省德庆县建立肉桂基地。

白木香喜生于土壤肥沃、深厚的山地、丘陵地的雨林或季雨林中以及台地平原的村边；主要分布于广东省东南部、西南部、中部以南地区、广西和海南省，以海南及广东的莞香尤为著名。

木香喜冷凉、湿润环境，宜选择土层深厚、疏松肥沃、排水良好、富含腐殖质的微酸性或中性砂土；木香原由印度等地经广州进口，称"广木香"；现主产于云南丽江、迪庆、大力、维西、福贡等地，称"云木香"。

2.制剂研究

2.1 制备方法 原文载："水一盅半，加生姜三五片，煎七分"。明朝时期一盅约合200ml，明张景岳遵其用量，因此制备方法为取本方，加水300ml，加生姜3~5片，煎煮至210ml。

由于历史朝代更迭，明朝度量衡各家应用颇有差异，《景岳全书》的暖肝煎沿用宋度量衡，则其总药量大约为39~45g，其加水量为总药量的6~8倍，药液煎至总药量的5倍，在实际煎煮中，应结合现代临床煎药机构煎煮规范来规范研究中药复方制剂。

2.2 制备工艺 原方是汤剂，现代有报道对其各药味的制剂研究，如当归和小茴香主要含挥发油类物质，制剂研究需着重考虑基准物质及制剂中对此类物质的质量控制。参考当归单味中成药如浓缩当归丸和当归片等制剂，选择滴丸等剂型达到更好的质量和制剂稳定性。

3. 质量控制 目前未见暖肝煎及其相关制剂的质量控制研究报道，方剂的质量控制参考其君药当归药材含量控制指标，如HPLC指纹图谱控制不同产地当归质量，指认出阿魏酸、洋川芎内酯I、洋川芎内酯H、阿魏酸松柏酯、E-藁本内酯、E-丁烯基苯酞、Z-藁本内酯等特征性成分[1]。枸杞含量控制指标枸杞多糖和甜菜碱[2]，小茴香的反式茴香脑[3]等成分作为质量控制研究指标。

【药理研究】

1. 药效作用 目前未见暖肝煎及其相关制剂药效学的研究报道，当归挥发油可降血压、改善血管内皮细胞损伤，抗动脉粥样硬化、改善学习记忆能力、抗肿瘤等药理作用。

1.1 降血压 当归挥发油1%、3%、9%的当归挥发油乳剂2.0ml/（kg·d），连续给药4周，大鼠收缩压降低[4]。高、中、低给药组含当归挥发油10%、5%和2.5%的当归挥发油乳剂按剂量15ml/kg，连续灌胃8周，可使左旋硝基精氨酸甲酯诱导的高血压大鼠血清NO、NOS水平升高，收缩压、ET-1及循环内皮细胞计数显著降低，内皮细胞损伤明显改善[5]。

1.2 改善动脉粥样硬化 当归挥发油分别按40、20、10mg/kg，连续灌胃28天，小鼠体质量增长显著升高，心、肝指数均显著降低，AI_1和R-CHR均显著降低，能减轻肝细胞脂肪变性、胸主动脉内膜损伤及心肌纤维化，对动脉粥样硬化斑块形成具有抑制作用[6]。

1.3 防治阿尔茨海默病 将当归挥发油高中低剂量组（0.0088、0.0044、0.0022ml/ml）对阿尔茨海默病模型按2ml/（100g·d），连续灌胃28天，可改善AD模型大鼠学习记忆能力，提升血清ACh、ChAT、SOD活性，降低血清AChE、MDA水平及海马APP、$A\beta_{1-42}$含量，对AD具有一定的防治作用[7]。

1.4 抗肿瘤 将当归挥发油按6.25、12.5、25、50和100μg/ml剂量作用于人结肠癌LOVO细胞48小时，能够抑制LOVO细胞的增殖，具有浓度依赖性；50μg/ml时能够促进细胞自噬，上调LC3B-Ⅱ、Beclin-1及Atg5蛋白的表达，下调PI3K、p-Akt、p-mTOR蛋白的表达[8]。

2. 体内过程 目前未见暖肝煎及其相关制剂的体内过程研究报道。研究发现通过翻转肠囊实验，君药当归回流制成含生药量0.8g/ml提取液，给予健康大鼠12ml/kg，单次给药，采用HPLC色谱法发现提取液化学成分中23种成分能透过肠壁被吸收，其中19种成分以原型成分直接被肠壁吸收，通过标准品指认其中3种成分为阿魏酸、洋川芎内酯I、洋川芎内酯H，且洋川芎内酯I在60分钟后血药浓度达到最高，洋川芎内酯H在灌胃60分钟后开始出现并在120分钟达到最大血药浓度[9]。

【临床应用】

1. 临床常用

1.1 临床主治病证 暖肝煎为温肾祛寒，养肝理气之方，常用于治疗肝肾阴寒而致的寒疝偏坠、睾丸胀痛、牵引小腹疼痛、见暖则舒缓等病症，临床应用以尺脉沉弦而迟缓为辨证要点。

1.2 名家名师名医应用

肝肾虚寒 名中医专家焦树德应用本方于肝肾阴寒，小腹疼痛，疝气偏坠、睾丸疼痛等病证。辨证属肝肾虚寒者，可使用，如系湿热下注而致的睾丸红肿热痛者，忌用之。当归6~9g、枸杞子9g、茯苓6g、小茴香6g、乌药9g、肉桂3~6g、沉香3g、生姜3片，水煎服。如寒甚者加吴茱萸6g、干姜6g，再甚者加附子6~9g。常用此方加炒橘核9g、炒川楝子9~12g、炒荔枝核9g、青皮6~9g、吴茱萸6g，去沉香加广木香6~9g，腹痛明显者再加白芍9~15g，用于治疗慢性睾丸炎，经中医辨证属肝肾虚寒、下焦气滞者，每取良效。如再加香附、延胡索对妇女行经时少腹、小腹攻串疼痛者，也有良效。

2. 临床新用 暖肝煎在临床上用于治疗泌尿系统疾病、妇科疾病、消化系统疾病，尤其对原发性痛经、冠心病不稳定性心绞痛等疗效确切。

2.1 原发性痛经 将60例阳虚寒凝型原发性痛经患者随机分为研究组和对照组各30例，对照组服用月月舒冲剂。研究组服用暖肝煎治疗，药方组成为当归6g，枸杞子9g，小茴香6g，肉桂6g，乌药6g，沉香3g，茯苓6g，生姜3片。每日1剂，分早晚2次空腹温服。经前1周开始服用，持续至经来3天停服，共10天1个月经周期为1个疗程，连用3个疗程。研究组30例总有效率为96.7%，对照组30例总有效率为76.7%[10]。

2.2 冠心病不稳定性心绞痛 将66例冠心病不稳定性心绞痛患者随机分为研究组和对照组各33例，对照组服用长效异乐定20mg每日2次，如心绞痛发作频繁或心肌缺血严重改为硝酸甘油静脉滴注，肠溶阿司匹林片50mg，每日1次。研究组在对照组基础上加服加减暖肝煎，药方组成为当归2份、肉桂1份、乌药2份、小茴香1份、黄芪2份、三七2份组成，按上述比例制成胶囊，每粒含生药400mg，每次2粒，疗程为3周。结果显示，在心绞痛症状疗效方面，研究组总有效率为93.93%，对照组总有效率为72.72%[11]。

【使用注意】 因本方是为阴寒偏盛的疝气而设，若湿热下注，阴囊红肿者，本方则不适用。

【按语】

1.关于暖肝煎方名 本方用于肝肾阴寒所致之小腹疼痛，疝气等症。有温补肝肾、行气止痛之功。本方主治肝肾虚而有寒凝气滞之疝气痛。由于肝属厥阴，其经脉绕脐络少腹而循阴器，寒凝肝脉，气机阻滞则发为寒疝气痛之证。温补肝肾治本，散寒行气治标，标本兼顾，可暖肝脉，调气机，驱阴寒，止症痛，故称"暖肝煎"。

2.关于原方中寒甚加味 明代张景岳《景岳全书》载："治肝肾阴寒，小腹疼痛，疝气等证。"关于方中原文"如寒甚者，加吴茱萸、干姜，再甚者，加附子。"本方主治肝肾阴寒，寒滞经脉之少腹痛与疝气痛。临证当以睾丸或少腹疼痛，畏寒喜温，得温痛减，舌淡苔白，脉沉迟为依据。若下焦寒甚见阴冷者，加吴茱萸、附子以增强其温肾祛寒之功；肝脾寒滞见胁腹胀痛者，加香附、高良姜行气散寒止痛；气滞较甚见

睾丸痛胀者，加青皮、橘核疏肝散结止痛。

方中当归滋养肝血，枸杞滋养肾阴，茯苓养脾脏，此厥阴、少阴、天阴柔顺之法也；小茴香芳香醒脾，肉桂温暖下焦元阳，乌药二钱，沉香一钱或木香行气化滞，乃脾肾阳气调养之大发也，经云，少火生气，壮火食气，此之谓也，"治肝肾阴寒，小腹疼痛，疝气等症。"其平和中正之功，非附子、干姜辈可比拟也。若有阴盛格阳，腹中大寒痛，或四肢厥逆，呕吐洞泄，则又非附子干姜辈不能平息也。相以治国，将以平乱。各有所胜也。

3.暖肝煎与功效类似方比较 暖肝煎常用肝肾虚寒性较大，气机阻滞之小腹疼痛，疝气痛。以睾丸或小腹疼痛、畏寒性较大喜性温和、得性温和痛减、舌淡苔白、脉沉迟为辨证要点。疝之暴痛，或痛甚者，必以气逆，宜先用荔香散。气实多滞者，宜宝鉴川楝散或天台乌药散。凡筋膜无故之痉挛痛急，有芍药甘草汤治疗。

参考文献

[1] 杨燕，于春强，郭子娴，等.基于HPLC指纹图谱及多指标成分定量分析的不同产地当归质量特征研究[J].中草药，2021，52(15)：4666-4674.

[2] 马洁，张琛，胡永超，等.不同树龄枸杞果实品质及硒含量的比较分析[J].分子植物育种，2022，20(5)：1724-1733.

[3] 汪作元，李敏，杨静，等.小茴香中反式茴香脑的含量测定及其变化规律研究[J].天津中医药，2019，36(10)：1021-1024.

[4] 江华，毛玉娟，杨锐，等.当归挥发油对自发性高血压大鼠血管内皮相关信号通路PI3K/Akt/eNOS的影响[J].时珍国医国药，2022，33(4)：794-796.

[5] 魏程科，刘倍吟，李应东.当归挥发油对左旋硝基精氨酸甲酯诱导的高血压大鼠血管内皮损伤的保护作用[J].中药材，2017，40(4)：937-940.

[6] 吴国泰，刘五州，牛亭惠，等.当归挥发油对高血脂小鼠动脉粥样硬化的保护作用[J].中药材，2016，39(9)：2102-2107.

[7] 王虎平.当归挥发油改善阿尔茨海默病模型大鼠学习记忆机制初探 [J].天然产物研究与开发，2022，34（5）：836-841.

[8] 朱丽娟，罗建云，宋润泽，等.当归挥发油通过抑制PI3K/Akt/mTOR信号转导通路影响人结肠癌LOVO细胞自噬研究 [J].中国现代应用药学，2022，39（4）：437-441.

[9] 郭怡祯.当归药效物质基础的红外表征与体内外吸收代谢的相关性研究 [D].北京：北京中医药大学，2016.

[10] 杨蕾，杨怡.暖肝煎新用治疗阳虚寒凝型原发性痛经30例的临床观察 [J].贵阳中医学院学报，2012，34（2）：146-147.

[11] 贺敬波，黄绵清，张勤，等.加减暖肝煎胶囊治疗冠心病不稳定性心绞痛33例临床研究 [J].中医杂志，2003，44（5）：352-353.

玉女煎

明《景岳全书》

Yunü Jian

【概述】玉女煎出自明代张景岳《景岳全书·新方八阵》，载："治水亏火盛，六脉浮洪滑大，少阴不足，阳明有余，烦热干渴，头痛牙疼，失血等证。若大便溏泄者，乃非所宜。生石膏三五钱，熟地三五钱或一两，麦冬二钱，知母、牛膝各一钱半。"本方清胃泻火、滋阴增液，主治胃热阴虚证，如头痛、牙痛、齿松牙衄、烦热干渴、舌红苔黄而干，亦治消渴、消谷善饥等。张景岳对地黄的使用为一大特色，生石膏以及熟地黄两味剂量在方中随证加减。制备方法中，石膏需先煎。本方具有缓解牙龈炎的作用，用于治疗糖尿病及糖尿病周围神经病变，慢性阻塞性肺疾病疗效确切。

【历史沿革】

1. 原方论述 明代张景岳《景岳全书》载："治水亏火盛，六脉浮洪滑大，少阴不足，阳明有余，烦热干渴，头痛牙疼，失血等证。若大便溏泄者，乃非所宜。"该汤剂组成：生石膏三五钱，熟地三五钱或一两，麦冬二钱，知母、牛膝各一钱半。水一盅半，煎七分，温服或冷服。

2. 后世发挥 清代陆子贤在《六因条辨》伏暑条辨第十一条中："伏暑但热无寒，一日一发，口干舌赤，汗多脉数，此名瘅疟。宜用玉女煎加沙参、竹叶等味，甘凉养阴也。此（内经）所谓阴气先伤，阳气独发，但热无寒，是名瘅疟。喻嘉言主以甘凉养阴一法，深造仲景之堂矣。在秋燥条辨十一条中：此言素禀阴亏，木火易炎，更加身热汗多气喘，脉洪，燥热之状甚炽。故用玉女煎，滋养肾阴，又清肺热，俾肺得清肃而能生水，水得滋养，而能制火焉。"

清代王泰林在《退思集类方歌注》白虎汤类："〔附〕玉女煎（张景岳《新方八阵》），治水亏火盛，六脉浮洪滑大，少阴不足，阳明有余，烦热干渴，头痛牙疼，失血等证。若大便溏者非宜。生石膏（三五钱）、熟地（三五钱或一两）、麦冬（二钱）、知母、牛膝（各一钱半），水一钟半，煎七分，温服或冷服。玉女煎方熟地膝，麦冬知母石膏集。（此寓补阴于清火之中。泻黄散用防风，欲其火从上散；此用牛膝，欲其火从下达。）水亏火盛脉浮洪，（《脉诀》：浮洪为虚火，浮滑为痰热。）烦热渴干征效必。头痛牙疼失血余，少阴不足阳明实。（失血之余，虽有烦热渴干等证，总由阴虚火亢，治之必须滋其阴气；若虚甚者，加人参尤妙。此方治少阴阴虚、阳明火盛之法；若少阴阳虚、阳明胃实，当用附子泻心汤。）若然大便泄而溏，此剂非宜临证悉。"

清代叶天士《临证指南医案》三消中不同病例的处理：王（四五），形瘦脉搏，渴饮善食，乃三消症也；古人谓入水无物不长，入火无物不消，河间每以益肾水制心火，除肠胃激烈之燥，济身中津液之枯，是真治法，（肾阴虚心火亢）玉女煎。姜（五三），经营无有不劳心，心阳过动，而肾阴暗耗，液枯，阳愈燔灼，凡入火之物，必消烁干枯，是能食而肌肉消瘦，用景岳玉女煎。三消一症，虽有上中下之分，其实不越阴亏阳亢，津涸热淫而已。考古治法，唯仲景之肾气丸，助真火蒸化，上升津液，本事方之神效散，取水中咸寒之物，遂其性而治之。二者可谓具通天手眼，万世准绳矣。他如易简之地黄引子，朱丹溪之消渴方，以及茯苓丸，黄汤，生津甘露饮，皆错杂不一，毫无成法可遵。至先生则范于法，而不囿于法，如病在中上者，膈膜之地，而成燎原之场，即用景岳之玉女煎，六味之加二冬龟甲旱莲，一以清阳明之热，以滋少阴；一以救心肺之阴，而下顾真液，如元阳变动而为消烁者，即用河间之甘露饮，生津清热，润燥养阴，甘缓和阳是也。至于壮水以制阳光，则有六味之补三阴，而加车前牛膝，导引肝肾，斟酌变通，斯诚善矣。

纵观历史，历代医家对玉女煎的理解都基本相同，均为滋阴清热。

【名方考证】

1.本草考证

1.1 生石膏（石膏） "石膏"之名最早见于《神农本草经》。经考证，本方所用石膏为硫酸盐类矿物石膏族石膏，主含含水硫酸钙（$CaSO_4 \cdot 2H_2O$），与《中国药典》2020年版记载一致。

1.2 熟地（熟地黄） "熟地"之名最早见于《本草图经》。经考证，本方所用熟地为玄参科植物地黄 *Rehmannia glutinosa* Libosch. 的新鲜或干燥块根的炮制加工品，与《中国药典》2020年版记载一致。

1.3 麦门冬（麦冬） "麦门冬"之名最早见于《神农本草经》。"麦冬"之名最早见于《本草图经》。经考证，本方所用麦冬为百合科沿阶草属 *Ophiopogon* Ker-Gawl. 或山麦冬属 *Liriope* Lour 植物的干燥块根。《中国药典》2020年版载麦冬为百合科植物麦冬 *Ophiopogon japonicus*（L.f）Ker-Gawl 的干燥块根。

1.4 知母 "知母"之名最早见于《神农本草经》。经考证，本方所用知母为百合科植物知母 *Anemarrhena asphodeloides* Bge. 的干燥根茎，与《中国药典》2020年版记载一致。

1.5 牛膝 "牛膝"之名最早见于《神农本草经》。经考证，本方所用苋科植物牛膝 *Achyranthes bidentata* Bl. 的干燥根，与《中国药典》2020年版记载一致。

2.炮制考证

2.1 熟地 玉女煎中未明确熟地的具体炮制方法，结合本方功能主治，其炮制方法应为蒸法。现代炮制品有熟地黄（蒸法）。

2.2 其他 其他药味应为生品。

3.剂量考证

3.1 原方剂量 生石膏三五钱，熟地三五钱或一两，麦冬二钱，知母、牛膝各一钱半。

3.2 折算剂量 明代1两合今之37.30g，1钱合今之3.73g，故处方量为生石膏14.92g、熟地黄18.65g，麦冬7.46g，知母、牛膝各5.60g。

3.3 现代用量 根据全国中医药行业高等教育"十四五"规划教材《方剂学》，因此处方量为生石膏9~15g，熟地9~30g，麦冬6g，知母、牛膝各5g。

【药物组成】 生石膏三五钱，熟地三五钱或一两，麦冬二钱，知母、牛膝各一钱半。

【功能主治】 主治水亏火盛，六脉浮洪滑大，少阴不足，阳明有余，烦热干渴，头痛牙疼，失血等证。若大便溏泄者，乃非所宜。本方清胃泻火、滋阴增液，用于胃热阴虚证，如头痛、牙痛、齿松牙衄、烦热干渴、舌红苔黄而干，亦治消渴、消谷善饥等症。

【方义分析】 本方证乃阴虚胃热，虚火上攻所致。即"少阴不足，阳明有余。"阳明有余，胃热上攻，少阴不足，虚火上炎，既灼伤津液，又损伤血络，则见头痛牙痛，齿龈出血，烦热口渴，肾主骨，齿为骨之余，肾虚不足，则牙齿松动；胃热有余，消谷善饥；舌红苔黄而干，脉浮洪滑大，重按无力，为胃热阴虚之征。故治宜清胃热，滋肾阴。

方中石膏辛甘大寒以清泄胃火，为君药。熟地黄甘温以滋肾补阴，为臣药。二药合用，清火而滋水，虚实兼顾。知母助石膏清胃火；麦冬助熟地黄滋肾阴，共为佐药。牛膝引血热下行，兼补肝肾，为佐使药。诸药合用，共奏清热解毒、滋阴降火之功，则诸症可愈。

配伍特点：清热与滋阴共进，虚实兼治，以治实为主，使胃热得清，肾水得补，则诸症可愈。

【用法用量】

1.古代用法用量　水一盅半，煎七分，温服或冷服。

2.现代用法用量　以上六味，加水300ml，煎至210ml，温服或冷服。

【药学研究】

1.资源评估　方中生石膏为矿物药，为非可再生资源。熟地（熟地黄）、麦冬和牛膝目前均以人工栽培为主，知母来源于栽培或野生。

地黄喜温暖气候，较耐寒，以阳光充足、土地深厚、疏松、肥沃的砂质土壤栽培为宜；怀地黄道地产区与主产区基本一致，为河南、河北、山东、山西等地。

麦冬喜温暖气候和较潮湿环境，稍能耐寒，冬季-10℃左右的低温下也不会受冻害；道地产区古今基本一致，以四川绵阳、三台县，浙江余姚、杭州所产者为道地；四川建立麦冬的GAP生产基地。

知母栽培可用种子繁殖或分株繁殖，宜选择土壤疏松、排水良好阳光充足的地块，土层深厚的山坡荒地；道地产区与主产区基本一致，以河北、河南、山西为道地产区。

牛膝宜选土层深厚、疏松肥沃、排水良好且地下水位较低的砂质壤土地种植；道地产区古今基本一致，河南产的怀牛膝为道地药材；近年发展内蒙古为新产区。

2.制剂研究

2.1　制备方法　原文载："水一盅半，煎七分。"。明朝时期一盅约合200ml，明代张景岳遵其用量，但生石膏需先煎，因此制备方法为取本方，生石膏先煎，加水300ml，煎煮至210ml。

由于历史朝代更迭，明朝度量衡各家应用颇有差异，《景岳全书》的玉女煎沿用宋度量衡，则其总药量大约为33~45g甚至60g，其加水量为总药量的6~9倍，药液煎至总药量的约6倍，在实际煎煮中，应结合现代临床煎药机构煎煮规范来规范研究中药复方制剂。

现代研究优选玉女煎汤剂的水提工艺[1]。以浸泡时间、加水量和煎煮时间为主要影响因素，以毛蕊花糖苷、芒果苷、β-蜕皮甾酮的转移率与干膏得率的综合评分为评价指标，采用正交试验优选玉女煎汤剂的水提工艺，优化工艺参数。发现水提工艺最佳条件为：加6倍量的水，浸泡时间30分钟，煎煮时间武火5分钟，文火30分钟。此条件下测得毛蕊花糖苷、芒果苷和β-蜕皮甾酮的转移率分别为60.35%、43.58%和58.84%，干膏得率为34.68%。

2.2　制备工艺　原方是汤剂，现代有报道对玉女煎进行设计和研制：①对玉女煎的提取工艺进行筛选，结果玉女煎的提取工艺为：药材加12倍量水，提取3次，每次2小时。制粒辅料选择乳糖，原料与辅料用量配比1：1.5，干燥温度60℃。玉女煎颗粒成粒性好，溶化性佳，颗粒的制备工艺方法稳定可靠[2]。②探索玉女煎多糖提取的最佳方法，发现玉女煎最佳提取工艺为12倍量的蒸馏水回流提取3次，每次30分钟。工艺稳定可行，可用于玉女煎多糖的提取[3]。

3.质量控制　该方含有黄酮苷、甾体皂苷、甾酮、多糖等物质，可以将其作为质量控制的指标。现有文献报道按照古籍中记载的煎煮方法制备玉女煎水煎液，采用HPLC法建立了玉女煎水煎液的指纹图谱，同时对其多成分进行指认[4]，含量进行了测定[5]，采用TLC法对玉女煎的特征成分进行鉴别[6]。

【药理研究】

1.药效作用　根据玉女煎的功能主治滋阴清火，进行了药效学研究，主要具有缓解牙周炎、缓解大鼠的阴虚血热证症状等作用。

1.1 缓解牙周炎 玉女煎23g/（kg·d）灌胃6周，可使结扎法复制家兔牙周病模型明显改善牙龈探诊出血及牙周探诊深度均显著下降[7]。

1.2 对胃热阴虚模型的作用 采用燥热耗阴中药昆明山海棠加肉桂水煎浓缩剂连续灌胃给药于大鼠，出现烦躁、尿黄、牙龈黏膜红肿出血、舌色质红等症状，以及血液、病理微观的相应证候变化，给予原生药2.03、4.06、8.13g/kg玉女煎7天，可显著缓解大鼠的阴虚血热证症状，显著减少胃出血溃疡数、鼻黏膜层均数、唇黏膜层均数，显著增加胃上皮层均数、胃黏膜层均数[8]。

2.体内过程 目前未见玉女煎及其相关制剂的体内过程研究报道。有研究报道[9]大鼠口服地黄水提液（15ml/kg）后，梓醇在体内主要有1个异构体和5个代谢转化产物：异构体、甲基化物、羟基化物、糖基化物、脱氧羟基化物和脱氧羟基化甲基化物；且梓醇及其代谢物均在给药后45分钟达到最高值，随后呈下降趋势，在240小时基本代谢完成，可为玉女煎体内研究提供参考。

【临床应用】

1.临床常用

1.1 临床主治病证 玉女煎常用于胃热阴虚证，临床应用以头痛，牙痛，齿松牙衄，烦热干渴，临床应用以舌红苔黄而干为辨证要点。火盛者，可加山栀子、地骨皮以清热泻火；血分热盛，齿衄出血量多者，去熟地黄，加生地黄、玄参以增强清热凉血之功。

1.2 名家名师名医应用

肝热上冲 国医大师陈可冀对高血压的辨治和调护有着自己独到的见解。认为，从中医病因学的角度来看，高血压的病因主要是"七情所伤""内伤虚损"和"饮食失节"三种因素。对高血压的中医发病原理解释是，早期高血压的患者，多由于七情妄动伤肝，或饮食失节肠胃热盛伤肝，而引起"肝热上冲"现象，也就是阳亢。治疗肝热上冲者，当顺其气，宜条达之，或折以苦寒，如龙肝泻肝汤；但苦寒之剂不可以久

服，因为苦从火化，久服则化燥伤阴，尤其病程稍久或血虚热实之证，应苦寒、甘寒并进，如玉女煎。

2.临床新用 玉女煎在临床上常应用于内分泌和呼吸系统疾病，用于治疗糖尿病及糖尿病周围神经病变、慢性阻塞性肺疾病疗效确切，具有显著特色与优势。

2.1 糖尿病及并发症

2.1.1 糖尿病 将胃热炽盛型2型糖尿病共60例分为研究组和对照组各30例。对照组口服二甲双胍缓释片连服8周。研究组服用玉女煎，药方组成为石膏45g，生地黄30g，麦冬20g，知母15g，川牛膝25g，葛根30g，石斛15g，天花粉15g，山茱萸12g。水煎，分早晚2次温服，每日1剂，连服8周。研究组总有效率为86.6%，对照组为74.3%[10]。

将妊娠期糖尿病患者共86例随机分为研究组和对照组各43例，对照组采用胰岛素泵给予根据患者情况计算的胰岛素计量，研究组在对照组的基础上，给予玉女煎内服，药方组成：生石膏、生黄芪各30g，知母、葛根各15g，甘草、生地黄、麦冬、天花粉、玄参、怀牛膝各10g，黄连6g。随证加减用药，头晕头胀者加天麻；肺胃热盛者加栀子；盗汗者加黄柏；小便清长者加桑螵蛸。全方以水煎煮，每日1剂，分早晚2次服用，1周为1个疗程，2个疗程后评定疗效。研究组总有效率为93.0%，对照组为67.4%[11]。

2.1.2 糖尿病周围神经病变 糖尿病周围神经病变患者分为研究组50例，对照组38例，对照组每天给予维生素B_1、B_6和B_{12}各20mg，研究组给予玉女煎，药方组成：石膏20g，生地黄20g，威灵仙20g，鹿衔草20g，知母10g，天冬10g，麦冬10g，豨莶草10g，黄连3g，牛膝12g，延胡索12g，丹参30g。加减：便干者，加生大黄6g；水肿者，加茯苓30g；身瘙痒者，加地肤子15g。每日1剂，分2次口服。30天为1个疗程。研究组总有效率82%，对照组总有效率31.6%[12]。

将80例糖尿病周围神经病变患者随机分为研究组和对照组各40例，对照组给予西药依帕

司他治疗，研究组服用黄芪桂枝五物汤加味联合玉女煎，药方组成：白芍、黄芪、熟地黄各30g，牛膝、石膏各15g，麦冬、知母、当归、桂枝、红花、桃仁、生姜、大枣各10g，全蝎、地龙、蜈蚣以及水蛭各2g。水煎温服，1天2次。7天为1个疗程。连用3个疗程。对照组40例采用依帕司他50mg，1天3次。研究组治疗显效85.0%，对照组62.5%[13]。

2.2 呼吸系统疾病

慢性阻塞性肺疾病　将85例阴虚内热型慢性阻塞性肺疾病患者随机分为研究组42例和对照组43例，对照组仅应用解痉平喘化痰药物对症治疗，研究组在给予对照组治疗基础上，服用玉女煎加减治疗，药方组成：石膏15g，熟地黄10g，麦冬6g，知母10g，牛膝15g，加减：咳甚者，加枇杷叶10g，杏仁10g；痰黏难咯明显者，加百合10g，玉竹10g，南沙参10g；手足心热甚者，加黄柏10g，地骨皮10g，鳖甲10g；气短乏力明显者，加黄芪30g，党参15g。2周为1个疗程，研究组总有效率92.86%，对照组总有效率76.74%[14]。

【使用注意】大便溏泄，脾胃阳虚者不宜使用。

【按语】

1.关于玉女煎方名的理解　关于方名"玉女"，一指古代道家称肾为"玉女"，本方可滋补肾水，故名。一指观音伴有玉女，手持柳枝醮净瓶之水洒于大地，清凉滋润，喻本方滋阴降火。一指石膏其色白无瑕，性阴寒，象征"玉女"。本方以石膏为主，补肾水不足，泻胃火有余，速平阴虚火亢之症，故名"玉女煎"。

2.玉女煎组方特点　本方具有清补兼顾的特色，区别同类方。本方与清胃散同治胃热牙痛，但两方有所区别。但清胃散重在清胃火，以黄连为君，属苦寒之剂，直折胃腑之热，配伍升麻，升散解毒，兼用生地、丹皮，清胃凉血，主治胃火炽盛的牙痛、牙宣等症。而本方能清能补，标本兼顾，以清胃热为主，而兼滋肾阴，则诸证自愈。君药石膏，配伍熟地黄、知母、麦冬等，清胃火、滋肾阴，牛膝引热下行，主治胃火旺而肾水不足的牙痛及牙宣诸症。

3.熟地黄的运用　张景岳善用熟地黄，有"张熟地"之称。熟地黄常用，但医家因其滋腻，腻滞碍胃，阻于中焦以生痰饮或致泄泻等，临床常慎用。而张景岳在《景岳全书》本草证隰草部有详细论述地黄，尤其是熟地黄的应用特点和适应证。如"用熟地者正欲用其静重之妙"，本方中熟地黄用量变化大，并且生石膏与熟地剂量不固定，可随证轻重缓急，热邪阴，来调整比例，达到水火相济。

4.同类方比较　与玉女煎本方类似的方剂有玉女煎去牛膝熟地加细生地元参方，竹叶玉女煎和新加玉女煎，详细信息见表60-1。

表60-1　玉女煎同类方分析表

朝代	作者	方名	出处	药物组成	功能主治	制法及用法	变化情况（与原方比较）
清	吴瑭	玉女煎去牛膝熟地加细生地元参方	《温病条辨》卷一	生石膏一两，知母四钱，元参四钱，细生地六钱，麦冬六钱	太阴温病，身热口渴，气血两燔，烦扰不寐，舌绛苔黄，脉数	水八杯，煮取三杯，分二次服，渣再煮一钟服	去牛膝者，牛膝趋下，不合太阴证之用。改熟地为细生地者，亦取其轻而不重，凉而不温之义，且细生地能发血中之表也。加元参者，取其壮水制火，预防咽痛失血等证也。制法用水八取三，且为复煎方法，但未将药汁混合，是分别服用

续表

朝代	作者	方名	出处	药物组成	功能主治	制法及用法	变化情况（与原方比较）
清	吴瑭	竹叶玉女煎	《温病条辨》卷三	生石膏六钱、干地黄四钱、麦冬四钱、知母二钱、牛膝二钱、竹叶三钱	具有两清表里之热的功效。主治妇女温病，经水适来，脉数耳聋，干呕烦渴，甚至十数日不解，邪陷发痉者	用水八杯，先煮石膏、地黄得五杯，再入余四味，煮成二杯，先服一杯，候六时复之，病解停后服，不解再服	改熟地为干地，全方计量上调，加入竹叶。制法用水八取二，分次视病情服用
清	俞根初	新加玉女煎	《重订通俗伤寒论》	生石膏六钱研，紫石英四钱研，淮牛膝一钱半，大熟地六钱切丝，灵磁石四钱研，东白薇四钱，石决明五钱杵，原麦冬三钱朱染，知母二钱秋石一分化水炒，青盐陈皮一钱	肝挟胆火，化风上翔，冲气上而冲心，心中痛热，甚则为气咳，为呃逆，为晕厥，名冲咳、冲呃、冲厥	先用熟地丝泡取清汤，先煎三石，百余沸，代水煎药	加紫石英四钱，灵磁石四钱，东白薇四钱，石决明五钱，青盐陈皮一钱

参考文献

［1］杨蓉，李玲，杨骏，等.经典方玉女煎汤剂的水提工艺研究［J］.上海中医药大学学报，2019，33（6）：70–75

［2］李兵，曾琪，马安献，等.玉女煎颗粒的制备工艺研究［J］.生物化工，2019，5（6）：64–66.

［3］李生茂，刘琳，陈珍，等.正交试验优选玉女煎多糖提取工艺研究［J］.中国民族民间医药，2015，24（22）：2.

［4］张彦森，高桂琴.一种玉女煎标准汤的HPLC指纹图谱测定方法［P］.天津市，CN107643343B，2020.

［5］雷莉妍，唐志书，刘妍如，等.玉女煎HPLC指纹图谱研究［J］.中药材，2016，39（1）：113–116.

［6］陈遥，汪翔，汪涛，等.玉女煎颗粒剂质量标准研究［J］.中国药师，2014，17（9）：1460–1463.

［7］李轶，刘艳辉，王改玲，等.玉女煎对实验性兔牙周炎模型的治疗作用［J］.广州中医药大学学报，2009，26（4）：367–370.

［8］李莉，王晓东，代小娇，等.大鼠胃热阴虚型血热证候的建立及经典方玉女煎对其影响作用的实验研究［J］.时珍国医国药，2014，25（9）：2306–2308.

［9］陈少云，周静，李敏，等.地黄活性成分梓醇在大鼠体内的代谢变化研究［J］.中国中医急症，2018，27（7）：1197–1200.

［10］陈红梅，扈腾腾，陈凯.玉女煎加味方治疗胃热炽盛型2型糖尿病60例临床疗效观察［J］.中医临床研究，2014，6（15）：50–51.

［11］向华，田辉，欧阳蜜霞.玉女煎联合胰岛素泵短期强化干预对妊娠期糖尿病患者血糖及妊娠结局的影响［J］.中医药导报，2016，22（7）：81–82.

［12］李靖.玉女煎加减治疗糖尿病性周围神经病变50例［J］.四川中医，2002，20（10）：47.

［13］戴琴，徐骁.黄芪桂枝五物汤加味联合玉女煎治疗糖尿病周围神经病变临床研究［J］.陕西中医，2018，39（4）：482–484.

［14］张基磊.玉女煎加减治疗阴虚内热型慢性阻塞性肺疾病42例［J］.福建中医药，2014，45（1）：43.

◆ 保阴煎 ◆

明《景岳全书》
Baoyin Jian

【概述】保阴煎最早见于于明代张景岳《景岳全书·新方八阵·寒阵》，载其药方组成为："生地、熟地、芍药各二钱，山药、川续断、黄芩、黄柏各一钱半，生甘草一钱"，具有滋阴降火，清热凉血之效，主治一切阴虚内热动血等证，尤其针对肝肾阴虚导致热伏冲任、迫血妄行引起的各种妇科出血性疾病。方中以熟地黄"壮水之主以制阳光"大滋肾阴，生地黄滋阴清热，益阴养血，配伍芍药和肝敛阴、益血调经，全方滋阴凉血，清热止血、安胎，是治疗妇科出血性疾病阴虚血热证型的经典方剂。后世医家遵循辨证论治、异病同治的中医诊疗原则，对保阴煎的理论及应用进行了丰富的研究与发挥，在月经不调、先兆性流产、不孕症等妇产科疾病的诊治中取得良好的疗效。

【历史沿革】

1. 原方论述 明代张景岳《景岳全书》载："治男妇带浊遗淋，色赤带血，脉滑多热，便血不止，及血崩血淋，或经期太早，凡一切阴虚内热动血等证。"该汤剂组成：生地、熟地、芍药各二钱，山药、川续断、黄芩、黄柏各一钱半，生甘草一钱。水二盅，煎七分。食远温服。

2. 后世发挥 明代张景岳《妇人规·胎孕类》中用于治疗血热经早，凡血热者，多有先期而至，然必察其阴气之虚实。若形色多赤，或紫而浓，或去多，其脉洪滑，其脏气饮食喜冷畏热，皆火之类也。治血热有火者，宜清化饮主之。若火之甚者，如抽薪饮之类，亦可暂用。但不可以假火作真火；以虚火作实火也。所谓经早者，当以每月大概论；所谓血热者，当以通身藏象论。勿以素多不调而偶见先期者

为早；勿以脉证无火而单以经早者为热。若脉证无火而经早不及期者，乃其心脾气虚，不能固摄而然。宜大营煎、大补元煎或五福饮加杜仲、五味子之类主之。此辈极多，若作火治，必误之矣。若一月二三至，或半月或旬日而至者，此血气败乱之证。当因其寒热而调治之，不得以经早者并论。

清代、近现代医药学家对保阴煎的理论及应用进行了丰富的研究与发挥。清代洪缉庵所著《虚损启微》亦载保阴煎，组成、主治、用法等与原方一致。随症加减载："如小水多热，或兼怒火动血者，加焦栀子一二钱；如夜热身热，加地骨皮一钱五分；如肺热多汗者，加麦冬、枣仁；如血热甚者，加黄连一钱五分；如血虚血滞，筋骨肿痛者，加当归二三钱；如气滞而痛，去熟地加陈皮、青皮、丹皮、香附之属；如血脱血滑及便血久不止者，加地榆一二钱或乌梅一二个，或百药煎一二钱，文蛤亦可；如少年或血气正盛者，不必用熟地、山药；如肢节筋骨疼痛或肿者，加秦艽、丹皮各一二钱。"

清代何炫所著《何氏虚劳心传》记载保阴煎，组成熟地三钱至一二两、生地二三四钱、麦冬三四五钱、山药（蒸用）四五钱（同茯苓以补脾）、玉竹五六钱、鳖甲、龟甲（二甲酥炙，各三钱至一两），加桂圆肉（十枚至三十枚），入人乳牛乳（各一杯）。方义取其二地补肾阴，培其根本；山药、茯苓以补脾；玉竹治虚损寒热，一切不足，用代参；鳖甲为退劳热在骨及阴虚寒热往来之上品；龟甲补肾阴，退骨蒸。治真阴虚，相火炽而发热，其热在午后子前（属阴分）。或皮寒骨蒸。骨髓空虚，火焰骨唇红颧赤，口苦舌干，皆内热之征也。此方君以甘寒滋阴添精之

品，所谓损其肾者，益其精也。臣以二冬，保金而滋其生化之源，恐太沉阴濡润，而又佐以甘平补脾之剂，顾其中气，备加减之法，以善其用。随症加减，骨蒸内热，有汗加骨皮（二钱），无汗加丹皮（一钱五分），腰痛加枸杞（三钱至八钱）、杜仲（二钱）、余用猪腰子（一枚）、猪脊髓（五钱至八钱），五味（一分至一钱），怔忡不寐，加枣仁倍桂圆肉。咳嗽加桑白皮（蜜炙，血加藕汁一杯，或童便一杯）。食少加苡仁（炒，五钱至一两）。泄泻去生地天冬乳汁，加白芍（炒，三四钱）、大枣莲肉（二三十粒）、黄肉或用石斛煎汤煎药。肺经无热，肺脉按之无力者，量加人参。

清代顾靖远在《顾松园医镜》记载保阴煎，组成为熟地三钱至一两，生地二三钱，麦冬二三钱，天冬二钱，牛膝（酒蒸）二三钱，茯苓二钱，山药（蒸）二三钱，玉竹四五钱，鳖甲四五钱，龟甲四五钱（加圆肉十枚）。用于慢性久病，真阴虚损，相火炽盛而见骨蒸，五心常热，唇红、颧赤、口苦、舌干、耳鸣目眩、腰膝酸软、四肢无力、倦怠嗜卧、小便黄赤、六脉弦数或虚数无力者。寻其立方之义，大率以大剂熟地配以生地滋肾填精，培其根本，二冬清肺降火，全其母气（金生水），茯苓、山药、玉竹，甘平补脾以健中宫，滋化源，牛膝、茯苓导火下行。治疗阴虚火旺而不犯一点苦寒，是这首滋阴降火方的特色。

3.同名异方 保阴煎的同名异方分析见表61-1。

表61-1 保阴煎同名异方分析表

朝代	作者	出处	药物组成	功能主治	制法及用法	变化情况（与原方比较）
清	何炫	《何氏虚劳心传》	熟地三钱至一两，生地、麦冬均二三钱，天冬二钱，牛膝（酒蒸）二三钱，茯苓二钱，山药（蒸）二三钱，玉竹、鳖甲、龟甲均四五钱，加圆肉十枚	滋阴养津，补肺益肾。主治禀赋虚弱，真阴不足者	甘泉煎服，或石斛煎汤化水，临服时和入现挤浓白人乳一小杯，亦可煎膏服	去芍药、续断、黄芩、甘草、黄柏五味，增加龟甲、鳖甲、牛膝、圆肉四味。鳖甲为退劳热在骨及阴虚寒热往来之上品；龟甲补肾阴，退骨蒸
清	顾靖远	《顾松园医镜》	熟地三钱至一两，生地二三钱，麦冬二三钱，天冬二钱，牛膝（酒蒸）二三钱，茯苓二钱，山药（蒸）二三钱，玉竹四五钱，鳖甲四五钱，龟甲四五钱，加圆肉十枚	真阴虚衰，相火炽盛而发热，其热在于午后子前，或但皮寒骨蒸，五心常热	按法熬膏，将成鹿角胶四两，龟板胶三两收之，瓷器盛之，去火气，每服三钱，熟烫点下	加麦冬、天冬、牛膝、玉竹、鳖甲、龟甲、圆肉，去续断、黄芩、黄柏。二冬清肺降火，全其母气（金生水），茯苓、山药、玉竹，甘平补脾以健中宫，滋化源，牛膝、茯苓导火下行
清	梁廉夫	《不知医必要》	生地二钱，黄芩一钱，白芍（酒炒）一钱五分，柴胡一钱五分，丹皮一钱，甘草一钱或加地骨皮二钱	凉血	水煎服，每日两次	增加丹皮、柴胡二味，去熟地、山药、续断三味。主治因伤寒劳役，怒气而发热，适遇经行，以致热入血室，或血不止，或血不行，令人昼则明了安静，夜则谵语如见鬼神

【名方考证】

1.本草考证

1.1 生地（地黄） "地黄"之名最早见于《神农本草经》。经考证，本方所用地黄为玄参科植物地黄 *Rehmannia glutinosa* Libosch. 的新鲜或干燥块根，与《中国药典》2020年版记载一致。

1.2 熟地（熟地黄） "熟地黄"之名最早见于《本草图经》。经考证，本方所用熟地为玄参科地黄属植物地黄 *R. glutinosa* 的炮制加工品，与《中国药典》2020年版熟地黄记载一致。

1.3 芍药（白芍） "芍药"之名最早见于《神农本草经》。经考证，本方所用为白芍为毛茛科植物芍药 *Paeonia lactiflora* Pall. 的干燥根，与

《中国药典》2020年版记载一致。

1.4 **山药** 以"薯蓣"之名最早见于《神农本草经》，因唐代宗名预，避讳改名薯药，又因宋英宗讳署，改为山药。经考证，本方所用山药为薯蓣科植物薯蓣 *Dioscorea opposita* Thunb. 的干燥根茎，与《中国药典》2020年版记载一致。

1.5 **续断** "续断"之名最早见于《神农本草经》。经考证，本方所用续断为川续断科植物川续断 *Dipsacus asper* Wall. ex Henry 的干燥根，与《中国药典》2020年版记载一致。

1.6 **黄芩** "黄芩"之名始载于《神农本草经》。经考证，本方所用黄芩为唇形科植物黄芩 *Scutellaria baicalensis* Georgi 的干燥根，与《中国药典》2020年版记载一致。

1.7 **黄柏** "黄柏"始载于《神农本草经》。经考证，本方所用黄柏为芸香科植物黄皮树 *Phellodendron chinense* Schneid. 的干燥树皮，习称川黄柏，与《中国药典》2020年版记载一致。

1.8 **甘草** "甘草"之名始载于《神农本草经》。经考证，本方所用甘草为豆科甘草属植物甘草 *Glycyrrhiza uralensis* Fisch. 的干燥根和根茎。《中国药典》2020年版载甘草为豆科植物甘草 *Glycyrrhiza uralensis* Fisch.、胀果甘草 *Glycyrrhiza inflata* Bat. 或光果甘草 *Glycyrrhiza glabra* L. 的干燥根和根茎。

2.炮制考证

2.1 **熟地** 根据保阴煎功能主治，熟地炮制方法为"清蒸"。现代炮制品有熟地（蒸法）。

2.2 **其他** 其他药味应为生品。

3.剂量考证

3.1 **原方剂量** 生地、熟地、芍药各二钱，山药、川续断、黄芩、黄柏各一钱半，生甘草一钱。

3.2 **折算剂量** 明代1两合今之37.3g，1钱约合今之3.73g。故处方量为生地7.46g、熟地7.46g、芍药7.46g、山药5.60g、川续断5.60g、黄芩5.60g、黄柏5.60g、生甘草3.73g。

3.3 **现代用量** 根据全国中医药行业高等教育"十四五"规划教材《方剂学》，处方量为生地黄6g、熟地黄6g、芍药6g、山药4.5g、川续断4.5g、黄芩4.5g、黄柏4.5g，生甘草3g。

【**药物组成**】生地、熟地、芍药各二钱，山药、川续断、黄芩、黄柏各一钱半，生甘草一钱。

【**功能主治**】滋阴降火，清热凉血。主治一切阴虚内热动血，用于阴虚内热之带下淋浊，色赤带血，脉滑多热，血崩便血，月经先期，或妊娠胎热不安，产后恶露不净，或妊娠胎漏下血鲜红等症。

【**方义分析**】本方主治一切阴虚内热动血等证，尤其针对肝肾阴虚导致热伏冲任、迫血妄行引起的各种妇科出血性疾病。张仲景："大都热则善流，而愆期不止……若微火阴虚，而经多早者，治宜滋阴清火，用保阴煎之类主之"。肾阴不足，阴虚不能制阳，虚热内生，热扰冲任，血海不宁，导致月经先期、量多；血热证型胎漏、胎动不安及产后恶露不绝者，虽因热迫血行，但因妊娠期阴血下注养胞胎、产后阴血耗伤，均易致阴血偏虚，阳气偏亢，不宜过用寒凉，治疗宜清热凉血，滋阴固冲。

本方以生地黄、熟地黄为君，熟地黄大滋肾阴，"壮水之主以制阳光"；生地黄滋阴清热，益阴养血配芍药和肝敛阴、益血调经。黄芩、黄柏为臣，黄芩清热泻火以止血，黄柏善治肾中相火以退虚热，二药相伍，清热凉血之功倍增。肝藏血，肾藏精，精血互生，肝肾同源，故配伍白芍养血敛阴柔肝，助二地补肾养阴，肾为先天之本，脾为后天之本，故伍山药健脾固肾涩精，续断补肾固冲止血，且有助阳之效，乃"阳中求阴"之意，此三药共为佐。甘草调和诸药而为使。诸药配伍共奏滋阴降火，清热凉血之功。

本方配伍特点：养血滋阴而不恋邪，清热解毒而不伤阴。

【**用法用量**】

1.**古代用法用量** 水二盅，煎七分。食远温服。

2.**现代用法用量** 以上八味，加水400ml，煎至280ml。避开吃饭时间温服。

【药学研究】

1.资源评估 方中地黄、芍药（白芍）、山药、续断、黄芩、黄柏、甘草均以人工栽培为主。甘草被《国家重点保护野生动植物名录》列为国家Ⅱ级濒危重点保护植物，被《世界自然保护联盟濒危物种红色名录》（IUCN）评级为低危（LC）；黄皮树为中国特有植物，被《中国珍稀濒危植物名录》列为国家Ⅱ级濒危重点保护植物，被《世界自然保护联盟濒危物种红色名录》（IUCN）评级为低危（LC）。

地黄喜阳光充足的温和气候，耐寒、耐旱、喜肥、忌连作，道地产区与主产区基本一致，目前在我国的河南、山东、山西、陕西等地都有大面积的地黄栽培，其中河南是其道地药材产地。

芍药喜光照、喜肥、耐旱，主产于浙江，四川，安徽等地，道地产区与主产区基本一致。

山药喜光喜温暖，宜在排水良好、疏松肥沃的土壤中生长，以河南所产药材为道地，称为"怀山药"。

川续断喜较凉爽和湿润的气候，耐寒，忌涝洼地、忌高温和连作，以四川为道地产区。

黄芩喜温暖凉爽气候，耐寒、耐旱、耐贫瘠、忌涝，以河北承德和内蒙古赤峰一带为道地产区，所产药材称"热河黄芩"，近年来山东、陕西、陕西、河北等地均有大面积栽培。

黄柏喜深厚肥沃土壤，喜潮湿、喜肥、耐寒、怕涝，是我国珍贵的三木药材之一，以四川为道地产区，称为"川黄柏"。

甘草生于干旱沙地、河岸砂质地、山坡草地及盐渍化土壤中，生长周期3~5年，分布于东北、华北、西北各省区，道地产区与主产区基本一致，在新疆、甘肃、内蒙古、宁夏、山西等地。

2.制剂研究

2.1 制备方法 原文载："水二盏，煎七分。食远温服"。目前为止，"盏"还没有公认的古今折算标准。宋代《太平惠民和剂局方·论合和法方中》载述："一小盏者，约三合也。"根据《中国科学技术史·度量衡卷》中考证所得结论，宋代1升约合702ml，10合为1升，推算出一小盏 ≈ 200ml。在实际煎煮中，应结合现代临床煎药机构煎煮规范来规范研究中药复方制剂。

2.2 制备工艺 原方是汤剂，目前未见保阴煎制剂相关研究报道，根据经典名方的特点和开发要求，建议将保阴煎开发为颗粒剂（具有药效作用快、服用携带方便、体积较小等特点），或开发为丸剂（"丸者缓也"，具有药效持久、服用携带方便、节省药材等特点）。

3.质量控制 该方含有黄酮类、酚酸类、环烯醚萜类、生物碱类、苯乙醇苷类、单萜类、三萜类等物质，可将其作为质量控制的指标。现有文献报道保阴煎水提液，采用HPLC-Q/TOF-MS法进行检测分析，同时对52种成分进行定性、定量分析[1]。

【药理研究】

1.药效作用 根据保阴煎的功效进行了药效学研究，主要具有改善滋养细胞功能受损等作用。

改善滋养细胞功能受损 保阴煎煎煮浓缩为1g/ml，分别设0、200、400、600、800μg/ml给药浓度，与人绒毛膜滋养层细胞HTR-8/Svneo细胞共培养，培养24小时，结果显示终浓度200μg/ml到800μg/ml之间的保阴煎水提液对于HTR-8/Svneo细胞的增殖起促进作用。采用抗磷脂抗体处理可增加HTR-8/Svneo细胞的凋亡，保阴煎能显著改善抗磷脂抗体引起的滋养细胞功能损伤[2]。

2.体内过程 生地黄水煎液浓缩至1g/ml，按10g/kg生药剂量灌胃给药，给药1、4、8h后采集血样，采用液质联用方法，通过比较标准品、生地黄水提物、空白血浆和生地黄给药后不同时间的大鼠血浆样品的紫外、正负离子全扫描图、提取离子流图及选择性反应监测图，发现梓醇和筋骨草醇是生地黄主要吸收成分，桃叶珊瑚苷、二氢梓醇、地黄苷A（或地黄苷B、密力特苷）和地黄苷D亦有吸收。大鼠灌胃给予生地黄水提物6g/kg后，梓醇和筋骨草醇药峰浓度、半衰期和药时曲线下面积分别为（2349.05±1438.34）和（104.25±82.05）ng/ml、（0.86±0.32）和（0.96±0.37）h，

（4407.58±2734.89）和（226.66±188.38）ng/(h·ml)，达峰时间均为1h。梓醇和筋骨草醇的吸收和消除均很快[3]。

【临床应用】

1.临床常用

1.1 临床主治病证 保阴煎常用于治疗妇科出血性疾病阴虚血热证，临床表现主要为月经先期、血热经早、崩漏、产后恶露不绝、经断前后诸证、胎漏、胎动不安、妊娠宫腔积液、不孕症等，临床应用以月经量多，色红质稠，舌质红，苔薄黄而干，脉滑数为辨证要点。

1.1.1 月经先期 治疗素体阴亏，虚热内生，热扰冲任血海，血海不宁而迫行，则经血先期而至者，原方中去熟地黄，加南沙参滋阴以助清热养血之功。

1.1.2 胎漏 治疗瘀阻子宫、冲任，瘀血不去，新血不生，胎失所养而不固而胎漏者，加用活血化瘀平和之品丹参、鸡血藤补血活血。治疗气郁血气失和，则血不养胎者，稍加川芎输气血之滞，以麦冬、丹参滋阴清热除烦，加紫苏梗用于安胎，加炙甘草酸甘滋阴清热，调和诸药。

1.2 名家名师名医应用

1.2.1 月经先期 张晓丹以保阴煎加减治疗血热型月经先期，阳盛血热型月经先期，治疗时以保阴煎为方加减清热泻火凉血之牡丹皮、青蒿等药；阴虚血热型月经先期，治疗多在保阴煎的基础上酌加沙参、玄参、麦冬等养阴增液之药以助壮水制火之功；肝郁血热型月经先期，治疗时常以保阴煎合并丹栀逍遥散加减；若兼见倦怠乏力、气短懒言、纳少便溏，为失血伤气，可加党参、黄芪以健脾益气。若兼见腰背酸楚，头晕耳鸣，小腹坠胀，为病久及肾，酌加墨旱莲、女贞子、枸杞子、桑葚等滋补肝肾之药[4]。

林洁以保阴煎加减治疗月经先期并癥瘕，症见月前无明显诱因出现周期提前，量少，色深红，质黏稠，夹有血块，经期小腹胀痛，心烦易怒，口干咽燥，尿黄便结，舌质红，苔少而干，脉细数，方药组成：生地黄15g，黄芩15g，黄柏15g，续断10g，山药15g，夏枯草15g，山楂10g，白芍15g，南沙参15g，鸡内金15g，牡蛎15g，甘草6g[5]。

1.2.2 崩漏 胡文金用保阴煎治疗阴虚血热崩漏，即阴道出血淋漓不净，盆腔积液，子宫及双侧附件未见异常，方药组成：生地黄12g，熟地黄12g，白芍15g，黄芩10g，黄柏10g，续断15g，山药15g，甘草6g，覆盆子10g，菟丝子12g，车前子15g，五味子10g，枸杞子15g，女贞子15g，墨旱莲30g，贯众炭30g，地榆炭15g，葛根15g，黄芪20g[6]。

1.2.3 胎漏、滑胎 王丽娜运用寿胎丸联合保阴煎加减治疗肾虚血热型胎漏、滑胎，方药组成：盐菟丝子15g，桑寄生15g，续断15g，党参15g，白术15g，黄芩15g，黄柏10g，熟地黄15g，生地黄10g，白芍10g，丹参15g，鸡血藤15g，鹿角胶10g，麦冬15g，紫苏梗15g，川芎10g，炙甘草6g[7]。

1.2.4 胎动不安 张迎春以保阴煎加减治疗孕早期阴虚火旺致阴道出血，方药组成：黄芩15g，黄柏15g，生地黄15g，麦冬15g，沙参15g，知母15g，玉竹15g，仙鹤草15g，地榆炭15g，侧柏炭15g，女贞子10g，旱莲草10g[8]。

朱丽红用寿胎丸合保阴煎加减，治疗素体阴虚内热或感热邪胎漏、胎动不安，症见妊娠期阴道出血，色深红质稠，下腹痛，舌红苔黄，脉滑数，可伴渴喜冷饮，手足心热，心烦不安，便结溺黄，疗效甚显[9]。

1.2.5 其他 许勉斋用保阴煎加酸治疗老年妇女带下。以保阴煎加减枣仁、金樱子填阴固脱，养心宁神[10]。

2.临床新用 保阴煎在临床上常用于治疗内分泌系统和生殖系统疾病，尤其对月经不调、先兆流产、免疫性不孕症等疗效确切。

2.1 月经不调 将112例放置宫内节育环后经期延长的患者随机分为研究组和对照组，研究组60例，对照组52例。对照组患者予以安络血、维生素K4、头孢拉定胶囊治疗。研究组采用保阴煎加减治疗，药方组成：生地黄、熟地黄、白芍各12g，续断15g、黄芩10g、黄柏10g、山药15g、女贞子20g、旱莲草24g、蒲黄炭12g、益母草15g、甘草5g。出血量多如血崩加仙鹤草30g，乌贼骨12g，出血日久、气阴两伤者去黄芩、黄柏，加党参15g、黄芪20g、麦冬10g、阿胶10g，偏血瘀者加桃仁10g，三七粉3g。每日一剂，水煎服，于月经周期的第3天开始服用，直至经净，治疗3个月经周期。结果显示，研究组总有效率为91.1%，对照组有效率为69.23%[11]。

功能失调性子宫出血（月经频发）将92例功能性子宫出血导致的患者随机分为研究组和对照组，研究组62例，对照组30例。对照组患者予以妇康片（炔诺酮）治疗。研究组采用加味保阴煎减治疗，药方组成：生地黄25g、黄柏10g、西洋参15g、川续断30g、白芍30g、女贞子15g、墨旱莲30g、黄芩10g、焦山栀10g、山药30g、葛根30g。每日一剂，用三七免煎中药冲剂或水煎服，于月经周期的第3天开始服用，直至经净，治疗3个月经周期。结果显示，研究组总有效率为88.7%，对照组总有效率为60.00%[12]。

2.2 **先兆性流产**　将90例妊娠宫腔积液患者随机分为研究组和对照组，研究组60例，对照组30例。对照组患者予以黄体酮治疗。研究组采用黄体酮加保阴煎治疗，药方组成：生地黄、熟地黄、黄芪、黄柏、白芍各12g，续断15g、甘草6g、山药15g；出血多加仙鹤草15g，旱莲草10g，腰酸胀甚加杜仲15g。每日一剂，水煎服，1周为1个疗程。结果显示，研究组总有效率为96.7%，对照组总有效率为60.0%[13]。

2.3 **不孕症**　将188例不孕不育症患者随机分为研究组和对照组，每组94例。对照组患者予以泼尼松治疗。研究组给予保阴煎治疗，药方组成：生地黄、黄芩、黄柏各9g，熟地黄12g、赤芍15g、炒山药24g、续断30g、炙甘草6g。每日1剂水煎服，于每次月经干净3天后连服18剂为1个疗程，共治疗3个疗程。结果显示，研究组妊娠率为61.7%，对照组妊娠率为31.91%[14]。

【**使用注意**】脾虚血寒者禁用本方。

【**按语**】

标本兼治论"保阴"　本方是治疗对阴虚血热证型妇科出血性疾病的经典方剂，常用于血热阴虚月经量多者，临床以月经良多，色红质黏稠，舌质红，苔黄，脉数为辨证要点。临床病机可知血海不宁而迫行，则经血早泄；气能生血，又能行血、摄血，若气有亏虚则血无以化生，则经血量少，且气虚则血失统摄，则经血先行，故应滋阴益气以安血。《素问·上古天真论篇》指出："肾者，主水，受五脏六腑之精而藏之。"肾既藏先天之精，又藏后天之精，为生殖发育之源。精血同源而互生，为月经之基本物质，故月经的产生以肾为主导，调经之本在肾。且肾阴为一身阴气之源，可通过补肾以填精血。

方中生地黄、白芍、黄芩、黄柏均为清热凉血的药物，生地能清热凉血，养阴生津，白芍能养血敛阴，黄芩、黄柏能清热泻火；还有补脾宜肾的药物配伍，山药健脾固肾涩精，续断补肾固冲止血，且有助阳之效，有"阳中求阴"之意。全方祛邪不伤正、扶正不恋邪，中正和平，既能调经止血治标、又能调冲任补肝肾治本。

参考文献

［1］马文凤，刘丽，何枢衡，等.基于HPLC-Q/TOF-MS的经典名方保阴煎化学物质组快速辨识研究［J］.中草药，2019，50（17）：4181-4188.

［2］陈森苗.保阴煎对抗磷脂抗体引起的滋养细胞功能损伤的影响研究［D］.南京：南京中医药大学，2021.

［3］钟杰，谭朝丹，王天明，等.大鼠体内生地黄吸收成分分析及其药动学研究［J］.药学学报，2013，48（9）：1464-1470.

［4］李晓光，张晓丹.张晓丹教授运用保阴煎治疗血热型月经先期经验［J］.中医临床研究，2017，9（15）：15-16.

［5］易丽，林洁.林洁运用保阴煎治疗妇科病验案3则［J］.湖南中医杂志，2018，34（8）：124-126.

［6］陶凤英，胡文金.胡文金临证医案三则［J］.湖北中医杂志，2017，39（9）：19-20.

［7］高帅，陈萍，李明越.王丽娜教授辨治胎漏验案2则［J］.光明中医，2020，35（15）：2392-2395.

［8］姚国晋，张迎春.张迎春中医治疗早期先兆流产临床经验撷菁［J］.湖北中医杂志，2020，42（3）：31-33.

［9］张钗红.朱丽红从虚论治胎漏、胎动不安经验［J］.河南中医，2014，34（3）：489-490.

［10］蔺焕萍，李亚军.许勉斋用药特点［J］.河南中医，2018，38（5）：684-686.

［11］李艳梅，丘慧秋.保阴煎加减治疗上环后经期延长60例［J］.实用中医药杂志，2009，25（4）：219.

［12］张洛琴.加味保阴煎治疗功能性子宫出血62例［J］.中国实验方剂学杂志，2006，12（2）：42-43.

［13］黄逸玲，王荷芬.中西药结合治疗妊娠宫腔积液的临床疗效观察［J］.中国医院药学杂志，2006，26（9）：1123-1124.

［14］郝树涛.保阴煎治疗抗精子抗体所致免疫性不孕症94例［J］.新中医，2004，36（3）：55.

◀ 化肝煎 ▶

明《景岳全书》
Huagan Jian

【概述】化肝煎最早见于明代张景岳《景岳全书·新方八阵·寒阵》，载其方药组成为："青皮、陈皮各二钱，芍药二钱，丹皮、栀子（炒）、泽泻各一钱半，土贝母二三钱"，具有疏肝泄肝、凉血清热之效，主治怒气伤肝，因而气逆动火，致为烦热胁痛，胀满动血等证。本方重在治肝，最大特点是善解肝气之郁，平气逆而散郁火，集疏肝、清肝、柔肝诸法于一体，使肝气得疏、郁火得泄、阴血不伤。目前有报道进行了化肝煎胶囊剂的制剂研究。常用于治疗慢性胃炎、胃食管反流病、消化性溃疡、丙型肝炎肝硬化、非酒精性脂肪性肝病、慢性胆囊炎等。

【历史沿革】

1.原方论述 明代张景岳《景岳全书》载："治怒气伤肝，因而气逆动火，致为烦热胁痛，胀满动血等证。"该汤剂组成：青皮、陈皮各二钱，芍药二钱，丹皮、栀子（炒）、泽泻各一钱半，土贝母二三钱。上七味，以水一盏半，煎七八分，食远温服。

2.后世发挥 历代诸多古籍如清代吴澄《不居集》、清代吴仪洛《成方切用》、清代罗国纲《罗氏会约医镜》、清代陈念祖《景岳新方砭》、清代林佩琴《类证治裁》、清代柳宝诒《柳选四家医案》等记载化肝煎药味组成均与《景岳全书》中化肝煎组成相同，即由陈皮、青皮、丹皮、芍药、栀子（炒）、泽泻、土贝母七味药组成。另有清代江涵暾《奉时旨要》所载化肝煎增添一味白芥子，清代刘仕廉《医学集成》中所载化肝煎增添郁金、香附，或以甘草取代泽泻。

3.同名异方 化肝煎的同名异方分析见表62-1。

表62-1 化肝煎同名异方分析表

朝代	作者	出处	药物组成	功能主治	制法及用法	变化情况（与原方比较）
清	刘仕廉	《医学集成》卷二	白芍，贝母，青皮，陈皮，丹皮，炒栀子，郁金，香附，泽泻	怒伤吐血	水煎，食远温服	增添郁金、香附，或以甘草取代泽泻。临床使用化肝煎时，可根据病情变化，增减药味

【名方考证】

1.本草考证

1.1 青皮 "青皮"之名最早见于《珍珠囊》。经考证，本方所用青皮为芸香科植物橘 *Citrus reticulata* Blanco 及其栽培变种的幼果或未成熟果实的果皮，与《中国药典》2020年版记载一致。

1.2 陈皮 以"橘皮"之名最早见于《神农本草经》，其后讲究以经年陈久者入药。经考证，本方所用陈皮为芸香科植物橘 *Citrus reticulata* Blanco 及其栽培变种的干燥成熟果皮，与《中国药典》2020年版记载一致。

1.3 芍药（白芍） 以"芍药"之名最早见于《神农本草经》。经考证，本方所用为白芍，即毛茛科植物芍药 *Paeonia lactiflora* Pall. 的干燥根，与《中国药典》2020年版记载一致。

1.4 丹皮（牡丹皮） 以"牡丹"之名最早见于《神农本草经》。经考证，本方所用牡丹皮为毛茛科植物牡丹 *Paeonia suffruticosa* Andr. 的干燥根皮，与《中国药典》2020年版记载一致。

1.5 栀子 以"栀子"之名最早见于《神农本草经》。经考证，本方所用栀子为茜草科植物栀子 *Gardenia jasminoides* Ellis 的干燥成熟果实，与《中国药典》2020年版记载一致。

1.6 泽泻 "泽泻"之名始载于《神农本草经》。经考证，本方所用泽泻为泽泻科植物泽泻 *Alisma orientale*（Sam.）Juzep. 的干燥块茎。《中国药典》2020年版载泽泻为泽泻科植物东方泽泻 *Alisma orientale*（Sam.）Juzep. 或泽泻 *Alisma plantago-aquatica* Linn. 的干燥块茎。

1.7 土贝母（浙贝母） "贝母"之名最早见于《神农本草经》，"浙贝母"之名最早见于《本草纲目拾遗》。经考证，本方所用土贝母为百合科植物浙贝母 *Fritillaria thunbergii* Miq. 的干燥鳞茎，与《中国药典》2020年版浙贝母记载一致。

2.炮制考证

2.1 栀子 化肝煎记载栀子的炮制方法为"炒"，即清炒法。现代炮制品有炒栀子。

2.2 其他 其他药味应为生品。

3.剂量考证

3.1 原方剂量 青皮、陈皮各二钱，芍药二钱，丹皮、栀子（炒）、泽泻各一钱半，土贝母二、三钱。

3.2 折算剂量 明代1两合今之37.3g，1钱约合今之3.73g。故处方量为青皮7.46g，陈皮7.46g，白芍7.46g，牡丹皮5.60g，炒栀子5.60g，泽泻5.60g，浙贝母11.19g。

3.3 现代用量 根据全国中医药行业高等教育"十四五"规划教材《方剂学》，因此处方量为青皮6g，陈皮6g，芍药6g，牡丹皮4.5g，栀子（炒）4.5g，泽泻4.5g，贝母6~9g。

【药物组成】青皮、陈皮各二钱，芍药二钱，丹皮、栀子（炒）、泽泻各一钱半，土贝母二三钱。

【功能主治】疏肝泄肝，凉血清热。主治恼怒伤肝所致出血病证，及经前期紧张综合征等。原书指证：主治怒气伤肝，因而气逆动火，致为烦热胁痛胀满动血等证。脾虚腹泻者忌。

【方义分析】本方主治诸症皆为怒气伤肝，因而气逆动火，致为烦热胁痛，胀满动血等证。肝为刚脏，体阴用阳，肝阴有所不足，则肝气易动，恼怒伤肝，肝气横逆，逆而化火，火伤血络，易致出血。治宜疏肝泄肝，凉血清热。

方中青皮、陈皮为君，青皮性烈，偏入肝胆，善治肝气郁滞之证，善解郁怒，疏肝破气以宽胸胁三焦之郁；陈皮辛温，助青皮理气化痰消痞，更能运脾，二者合用共奏疏肝理气解郁之功。栀子、丹皮和白芍为臣，三药相配，气血同治，凉而不凝，活而不妄，清肝泄热凉血之力犹强，以防火动伤血；气郁动火，栀子清肝火解郁除烦；火动伤血，血热妄行，丹皮清热凉血散瘀，与栀子合用，有"丹栀"法之玄妙；火动而伤阴血，白芍补肝之血虚，亦能缓急柔肝。贝母性苦微寒，最善降气化痰，兼利肺气，取"佐金平木"之意。泽泻为使，通利泄热，利小便以泻伏火。诸药共用，行气解郁，降气泄热，使肝气条达，气行郁开火降。

配伍特点：集疏肝、清肝、柔肝诸法于一体，使肝气得疏、郁火得泄、阴血不伤。

【用法用量】

1.古代用法用量 水一盅半，煎七八分，食远温服。

2.现代用法用量 以上七味，加水300ml，煎至210ml至240ml，避开吃饭时间温服。

【药学研究】

1.资源评估 方中青皮、陈皮、芍药、牡丹皮、栀子、泽泻、浙贝母均以人工栽培为主。

青皮与陈皮的植物来源相同，橘喜高温多湿的亚热带气候，不耐寒，稍能耐阴，生长适宜温度23~27℃，出产于福建、四川、广西、贵州、广东、云南等地。

芍药喜光照、喜肥、耐旱，主产于浙江、四川，安徽等地，道地产区与主产区基本一致。

牡丹喜温和、湿润、向阳的环境，较耐寒，较耐旱，怕水涝，安徽是牡丹皮的道地产区，陕西、山西、四川、重庆等地亦为牡丹皮的主产区。

栀子适宜生长在气候温暖亚热带和中亚热带季风性湿润气候区，喜疏松肥沃、排水良好的酸性轻黏壤土地，主产于江西、四川、湖南、湖北、浙江、福建等省，其中以湖南产量大，浙江品质佳。

泽泻喜温暖湿润的气候，沼生植物，多在水源充足的河滩、烂土塘、水沟等地生长，主要分布于四川、福建、江西、广东、广西、云南、贵州、湖南、浙江、上海、江苏、安徽，以福建产泽泻为道地药材。

浙贝母喜湿和凉爽的气候条件，宜选择排灌方便、土壤深厚、富含腐殖质、疏松肥沃的沙壤土种植，浙江是其道地产区；江苏、安徽、湖南等省亦产。

2.制剂研究

2.1 制备方法 原文载："水一盅半，煎七八分，食远温服"。目前为止，"盅"还没有公认的古今折算标准。宋代《太平惠民和剂局方·论合和法方中》载述："一小盅者，约三合也。"根据《中国科学技术史·度量衡卷》中考证所得结论，宋代1升约合702ml，10合=1升，推算出一小盅≈210ml。颜文强博士曾在《历代中药度量衡演变考论》一文中强调："如果没有明确指出盅的大小，1盅（杯、碗、盏）一般可以折合今天150~300ml。"根据以上考证信息及化肝煎方药体积，最后确定一盅为210ml。"煎七八分"，七八分是一盅的70%~80%，即0.7~0.8盅，当水量减少10%~20%，剩余80%~90%时即可停止煎煮。据考证明代医家临床用药规律，明代汤剂除非加以特殊说明日进几剂，均一日一剂。

2.2 制备工艺 原方是汤剂，现代研究可将化肝煎开发为胶囊剂。采用正交设计，以出膏率为指标，研究化肝煎胶囊的最佳提取工艺。湿法制粒过程中以颗粒得率、流动性、溶解性为综合指标优选化肝煎胶囊内容物颗粒的制备工艺。手工填充胶囊，对胶囊装量差异限度进行检查。结果可知，化肝煎胶囊提取工艺为加10倍量水提取3次，每次2小时；颗粒的制备工艺为以糊精为稀释剂与化肝煎干膏粉按1.5∶1的比例混合，水为润湿剂湿法制颗粒。该制备工艺方法稳定可靠，内容物颗粒符合颗粒剂的制备要求[1]。

3.质量控制 该方含有黄酮苷类、酚类等物质，可将其作为质量控制的指标。现有文献报道，采用UPLC法建立化肝煎水提取液指纹图谱，同时对橙皮苷、芍药苷、丹皮酚等成分含量进行了测定[2]。

【药理研究】

1.药效作用 根据功能主治进行了药效学研究，主要具有抗肝纤维化的作用。

抗肝纤维化 化肝煎给药剂量折合生药量 3.9g/ml，每天给药2次给予10ml/kg化肝煎药液，连续3天，末次给药后1小时，采集血清。化肝煎含药血清体积分数为10%、20%和40%时可显著抑制大鼠肝星状细胞HSC-T6的增殖，并对 TGF-β1、CTGF及MAPK1的mRNA表达均表现显著抑制作用。化肝煎含药血清能抑制HSC-T6的增殖，可能跟抑制TGF-β1、CTGF及MAPK1有关[3]。

2.体内过程 化肝煎水煎液浓度为3.172g/ml，大鼠灌胃给予化肝煎水煎液，给药体积10ml/kg，体外共鉴定出化肝煎中泽泻醇B、贝母辛、圣草次苷、苯甲酰氧化芍药苷等75个成分，体内共检测到16个化肝煎入血原型成分，分别为莽草酸、丹皮酚、芍药苷、牡丹皮苷E、西贝母碱、贝母素甲、贝母素乙、贝母辛、对羟基苯甲酸、香风草苷、香草乙酮、6-去甲氧基桔皮素、甜橙黄酮、川陈皮素、3，5，6，7，8，3′，4′-七甲氧基黄酮、桔皮素。将甜橙黄酮、3，5，6，7，8，3′，4′-七甲氧基黄酮、川陈皮素、丹皮酚、芍药苷辨识为化肝煎治疗胃炎的关键成分，辨识的化肝煎关键质量属性可为经典名方复方制剂研发提供依据[4]。

【临床应用】

1.临床常用

1.1 临床主治病证 化肝煎常用于治疗郁怒伤肝、郁久化热而成的肝热病，为治疗肝热病的代表方，临床表现主要为烦热、胁痛、便血、咳吐痰血、崩漏、热淋、胎孕漏血、肝热积聚、肝热阴滞等，临床应用以肝经郁热之胸胁胀满、烦躁易怒，口苦口干，舌红苔黄，脉弦数等为辨证要点。

1.1.1 胁痛 治疗怒气伤肝，因而气逆动火，致为烦热胁痛，胀满动血等症，大便下血者，加地榆，小便下血者，加木通，各一钱五分。如兼寒热，加柴胡一钱；如火盛，加黄芩一二钱；如胁腹胀痛，加白芥子一钱，胀滞多者，勿用芍药。治疗肝火郁于胃所致的脾胃发胀、泄泻、经事不至，可去芍药、泽泻、贝母，加半夏、枳壳、厚朴、香附、瓜蒌。

1.1.2 吐血 治疗郁怒所致气逆作呕，致动肝气，胃受肝邪，气郁化火，横逆犯胃，失于和降而致的呕吐，或干呕，伴反酸、嗳气、脘腹灼痛或胀痛，舌红，苔薄黄或苔黄薄腻，脉弦。遭遇惊恐所致的脘腹气撑、旁攻胁肋、上至咽嗌、吐血等证，可去陈皮、丹皮、芍药，加郁金、三棱、桃仁、茯苓、苏梗、鲜藕、丝瓜络、延胡索、鲜苎麻。治疗怒伤吐血，可加郁金、香附。

1.1.3 胎实不安 治疗肝经怒火动血，热痢便血，崩淋等症，怒动肝火所致的胎实而不安，可加减芍药一钱半，土贝母三钱。

1.1.4 厥逆 治疗怒气伤肝致血逆，可加通淤煎。

1.2 名家名师名医应用

1.2.1 胃脘痛 国医大师熊继柏采用化肝煎合金铃子散疏肝泄热，和胃止痛。治肝胃郁热的胃痛，症见胃中灼痛、胃胀伴嗳气、泛酸、时痛及两胁，食纳可，大便干结，舌红，苔薄黄，脉弦细，方药组成：青皮10g，牡丹皮15g，陈皮10g，栀子10g，泽泻10g，浙贝母10g，白芍15g，川楝子10g，延胡索10g，旋覆花10g（包煎），赭石20g，枳实10g，甘草片5g，随证加减[5]。

国医大师徐景潘采用化肝煎加减，治疗肝胃不和、肝火犯胃症见胃脘疼痛，急躁易怒，口渴喜饮，大便干结，舌红苔薄黄，脉弦数。若热象重，见头痛、目赤、口苦，且体实者方药组成可适当加用龙胆草、夏枯草、黄芩等加强清泄肝火之力[6]。

罗伟生教授采用化肝煎加味，以"健脾燥湿，理气和胃"为法，治疗肝胃郁热胃脘胀痛，症见脘腹胀满疼痛，犯呕，苔白腻，属湿浊中阻之证。方药组成为化肝煎加丹皮、栀子[7]。

刘渡舟教授采用化肝煎加味，治疗肝郁化热、气机壅塞、三焦不利所致腹胀痛。方药组成以化肝煎加柴胡、茯苓者，以疏肝解郁清热，斡旋气机，通利三焦水道为主，从而达到治疗的目的[8]。

1.2.2 吐酸 国医大师徐景潘采用"四柔法"（柔咽化痰、柔管消滞、柔肝解郁、柔中降气），加减使用化肝煎，以达到柔肝解郁之功效，治疗肝气郁结，胃气不和所致胃中酸水上泛。方药组成：青皮、陈皮、白芍、栀子、牡丹皮、浙贝母[9, 10]。

1.2.3 崩漏 刘渡舟教授采用化肝煎加减，治疗阴伤动血可见各种血症，尤其以出血为主要表现，临床见妇女肝气疏泄不利，下肢肿，牙龈出血，吐衄，胸胁满，心烦打呃者，方药组成：丹皮、白芍、栀子、青皮、陈皮、泽泻、土贝母。方中还酌情加用凉血之品，如玄参、生地黄、白茅根等[8]。

2.临床新用 化肝煎在临床上常用于治疗消化系统疾病，尤其对慢性胃炎、胃食管反流病、消化性溃疡、丙型肝炎肝硬化、非酒精性脂肪性肝病、慢性胆囊炎等疗效确切。

2.1 慢性胃炎 将80例肝胃郁热型慢性浅表性胃炎患者随机分为对照组与研究组，每组40例。对照组给予氢氧化铝凝胶、盐酸雷尼替丁胶囊、阿莫西林胶囊、甲硝唑等常规西药治疗，研究组在对照组治疗基础上给予左金丸合化肝煎治疗，药物组方为：白芍15g，黄连、青皮、陈皮、栀子、泽泻、贝母、柴胡各10g，吴茱萸5g，水煎服。1个月为1个疗程，治疗2个疗程后，研究组治疗总有效率为36%，对照组总有效率为27%[11]。

将126例慢性萎缩性胃炎患者随机分为研究组和对照组，每组63例。对照组给予西医常规治疗，研究组在对照组的基础上给予化肝煎加减治疗，基本方组成为：青皮、陈皮、牡丹皮、栀子、泽泻各10g，白芍、土贝母各15g，炙甘草6g。随证加减，水煎服，每日1剂。两组均治疗4周。结果显示，治疗后研究组与对照组总有效率分别为92.06%、80.95%[12]。

将80例慢性萎缩性胃炎患者随机分为研究组和对照组，研究组47例，对照组33例。对照组予以果胶铋和多潘立酮。研究组予以加味化肝煎，药方组成为：浙贝母15g，牡丹皮15g，栀子

10g，蒲公英15g，郁金12g，佛手10g，青皮10g，陈皮10g，白芍8g。加减：纳呆者加焦山楂、焦神曲、焦麦芽各10g，鸡内金10g；恶心、呕吐明显者加生姜10g、佩兰8g、竹茹8g；大便干结者加芦荟8g、决明子10g；痛甚者加川楝子10g、延胡索10g，水煎服。治疗4周后，研究组总有效率为95.7%，对照组总有效率为75.8%[13]。

2.2 胃食管反流病 将170例胃食管反流病患者随机分为对照组和研究组，每组各85例。对照组口服盐酸伊托必利片及奥美拉唑镁肠溶片。研究组在对照组基础上给予左金丸合化肝煎加减治疗，处方组成：黄连15g，牡丹皮、海螵蛸、煅瓦楞子各10g，栀子、白芍、陈皮各9g，姜半夏、浙贝母、吴茱萸各12g。每天1剂，水煎服。治疗8周后，2组肝胃郁热证症状评分下降，研究组总有效率为95.29%，对照组总有效率为83.53%[14]。

将60例肝胃郁热型胃食管反流病患者随机分为研究组和对照组，每组各30例。对照组口服奥美拉唑、莫沙必利片，研究组给予口服奥美拉唑、化肝煎汤剂，药方组成为：青皮10g，陈皮10g，山栀10g，丹皮12g，泽泻10g，浙贝母12g，芍药12g，1日1剂，水煎服。治疗8周后，研究组总有效率为86.67%，对照组总有效率为70%[15]。

2.3 消化性溃疡 将150例肝胃郁热型消化性溃疡患者随机分为研究组和对照组，每组各75例。均先给予标准三联疗法（奥美拉唑、克拉霉素片、阿莫西林胶囊）治疗1周后，对照组继续口服奥美拉唑（每次20mg、1次/天），研究组在对照组治疗基础上加用中药方剂化肝煎随证加减，化肝煎主方：青皮、陈皮、芍药、丹皮、栀子、泽泻、贝母等。4周后观察，研究组幽门螺杆菌转阴率为90.48%，对照组的转阴率为76.67%[16]。

2.4 丙型肝炎肝硬化 将136例肝郁脾虚、瘀血内阻型丙型肝炎肝硬化患者随机分为对照组与研究组，每组68例。对照组给予还原型谷胱甘肽片、复方甘草酸苷片、双环醇片。研究组基

于对照组治疗上，采用苦参20g、柴胡15g、枳实15g、山药20g、枣皮10g、茯苓15g、三七粉5g、醋鳖甲20g、泽泻15g、赤芍15g、白花蛇舌草30g、郁金12g、虎杖30g、珍珠草20g、大黄3g，每天1剂，水煎服。连续治疗12周。结果显示，研究组总有效率为82.35%，对照组总有效率为60.29%[17]。

2.5 非酒精性脂肪性肝病 将80例2型糖尿病合并非酒精性脂肪肝患者随机分为对照组与研究组，每组40例。对照组给予盐酸二甲双胍片，一日2次。研究组给予化肝煎加减，药方组成为：陈皮10g，青皮15g，牡丹皮10g，白芍15g，贝母10g，栀子15个，知母10g，黄连5g，黄柏10g。水煎服，连续12周。研究组有效率77.5%，对照组有效率72.5%，影像脂肪肝、ALT、AST、FPG、TG、LDL-C较治疗前明显降低[18]。

2.6 慢性胆囊炎 将80例慢性胆囊炎患者随机分为对照组与研究组，每组40例。对照组给予茴三硫片，每日3次。研究组服用化肝煎加减治疗，药方组成为：栀子9g，赤芍30g，青皮12g，牡丹皮12g，陈皮12g，浙贝母15g，海螵蛸18g，金钱草30g，枳壳10g。肝胆湿热者加鸡骨草30g；气滞者加川楝子12g；阴虚者加麦冬15g，枸杞子15g；血瘀者加郁金18g；大便秘结者加生大黄10g，每日1剂，水煎服。12天为1个疗程。结果显示，研究组总有效率为95%，对照组总有效率为87.5%[19]。

【使用注意】脾虚腹泻者禁用本方。

【按语】

1.关于方名的理解 化肝煎方如其名，是一首调肝的方剂。主要用于治疗郁怒伤肝、郁久化热而致的胁痛胀满、烦热动血等症。本方的最大特点是善解肝气之郁，平气逆而散郁火。中医所讲的"肝"并非实质性的脏器，而是中医学理论中的"藏象肝"。肝，为阳中之少阳，主生发、条达、舒畅，以升为顺。如若逆春气，则少阳不生，肝气内变，阳伏之在内，阴郁不能出的弦脉。亦为肝郁化火，郁久而化热，曰："阴虚内热"。临床可见胁痛、腹痛、妇女月经不调、目赤眼胀、咳吐痰血等多种病症。

本方中青皮、陈皮味辛入肺，禀天春和之气入肝，辛能散，温能行，破积而散结，取其疏肝解郁，宣气之功。牡丹皮辛寒，可通达木郁，化脏腑之癥瘕，行瘀而排痈疽脓血。栀子气寒味苦，主五内邪气，胃中热气。泽泻味甘性寒，利水，可导热从小便而去，甘寒以益肾阴。浙贝母味辛，平，入肺，"气平则清，味辛润散"。白芍味酸苦微寒能泻肝，亦能养肝阴，能治怒气伤肝。肺欲收，以酸可补之，故可益肺金而清肝木。根据病因病机及配伍特点的分析，方中"化"的含义实为制金平木，疏泄肝之气火。

2.化肝煎治疗"胃"与"食管"的消化道疾病 化肝煎为调肝方剂，善解肝之郁，在临床上却主要用于消化道系统的治疗，如症见胃脘痛、吞酸等。正如《难经·四十四难》中"七冲门"之说，与现代消化道重要部位相合。中医认为肝体阴而用阳，宜柔宜养；胃体阳而用阴，得阴始安，且胃为多气多血之腑，又为气血生化之源。肝火为病，其中侮脾乘胃、化火夹痰、冲心犯肺、本虚标实等皆可为病。《内经》有云："气有余则制己所胜而侮所不胜；其不及则己所不胜侮而乘之，己所胜轻而侮之"，因此无论从生理还是病理上，肝与胃都是密切相关的，正如清代周学海先生在《读医随笔》中指出："医者善于调肝，乃善治百病"。

其病因病机为暴躁易怒或情志不遂，久之则耗伤肝胃阴血，导致肝阴不足；肝失疏泄，肝阳偏亢，横逆犯胃，导致胃气郁滞，胃脘胀痛；而胃阴不足，则胃失濡润，通降失司，亦胃脘疼痛。胃为腑，其气主降，泻而不藏，以通为用。若胃气不降则为呕、为胀、为痛，故治胃应以通为用，以降为顺。若脾胃升降有序，相互协调，则能正常运化水谷；若脾胃不和，气机阻滞，胃气上逆，则导致清不得升而浊不得降之胃食管反流病。且胃为阳脏，喜润恶燥，《临证指南医案》曰："阳明胃土，得阴始安……胃喜柔润也。"本方用药辛开苦降，苦辛之味易耗气伤阴，故配伍白芍、甘草，缓解苦燥之性，以行柔肝敛肝、缓肝定痛之效。

3.化肝煎"清热"与"调气"的关系　化肝煎实是张景岳新方八阵之寒阵方，意即使清火之剂。从表面上看应该归入清热之剂的范围，然则常列入调气类方剂，其火热是标证，而肝气横逆是主导，故而列入调气类方。调气者，原当疏之泄之，方中青皮、陈皮、贝母等均为疏泄之药，青皮、陈皮味辛则入肺，气温则入肝，辛能散，温能行，行疏肝气郁滞之功；贝母苦寒入心肺经，行泄肺降气之功。肝气之横逆，用肺气泄降以制之，制金平木，乃本方之意。诸药共用，行气解郁，降气泄热，使肝气条达，气行郁开火降。此即《景岳全书》记载："但使经络通行，则木郁自散，是即谓之达也"。

参考文献

［1］李兵，傅庆林，但宇超，等.经典名方化肝煎胶囊剂的制备工艺研究［J］.生物化工，2020，6（3）：87-89.

［2］聂欣，庞兰，江华娟，等.经典名方化肝煎物质基准特征图谱及多指标成分含量测定研究［J］.中草药，2020，51（20）：5177-5186.

［3］高元峰，肖望重，肖岚，等.化肝煎对HSC-T6细胞TGF-β1、CTGF及MAPK1表达的影响［J］.辽宁中医杂志，2020，47（7）：185-188.

［4］聂欣，庞兰，鲜静，等.整合文献计量学、血清药物化学及网络药理学辨识经典名方化肝煎关键质量属性研究［J］.中草药，2022，53（2）：382-394.

［5］刘扬，何清湖，刘朝圣，等.国医大师熊继柏运用金铃子散复方治疗痛症验案5则［J］.湖南中医药大学学报，2019，39（7）：812-814.

［6］庞竹怡，陆为民.调肝法在徐景藩三型论治萎缩性胃炎中的运用探讨［J］.辽宁中医杂志，2012，39（10）：1953-1955.

［7］申秋艳.罗伟生教授治疗脾胃病学术思想与经验及消化性溃疡用药规律的研究［D］.南宁：广西中医药大学，2020.

［8］李钲.刘渡舟教授调肝法及方药运用的传承研究［D］.北京：北京中医药大学，2021.

［9］谭唱，宁丽琴，徐丹华.国医大师徐景藩论治反流性食管炎经验［J］.中华中医药杂志，2021，36（3）：1412-1414.

［10］梅雨玫，陆为民.徐景藩教授运用和法治疗胃食管反流病经验介绍［J］.新中医，2012，44（3）：144-145.

［11］古丽那扎尔，王苗，米娜瓦尔·胡加艾合买提.左金九合化肝煎治疗肝胃郁热型慢性浅表性胃炎的疗效及安全性观察［J］.现代中西医结合杂志，2016，25（35）：3044-3046.

［12］虞芬兰，唐跃华.化肝煎加减治疗慢性萎缩性胃炎肝胃郁热型63例观察［J］.浙江中医杂志，2015，50（5）：326-327.

［13］白涛，杨晋芳，刘力.化肝煎加味治疗肝胃郁热型慢性萎缩性胃炎疗效观察［J］.西部中医药，2012，25（2）：80-81.

［14］李青松，王志敏，刘跃平，等.左金九合化肝煎加减治疗胃食管反流病肝胃郁热证临床研究［J］.新中医，2019，51（4）：97-99.

［15］董自萍，陈德萍.化肝煎联合奥美拉唑治疗肝胃郁热型胃食管反流30例疗效观察［J］.云南中医中药杂志，2015，36（8）：27-28.

［16］熊首先.化肝煎联合奥美拉唑治疗肝胃郁热型消化性溃疡疗效观察［J］.湖北民族学院学报（医学版），2014，31（1）：31-33.

［17］康信通，胡蓉，曾义岚，等.解毒化肝煎加减治疗丙型肝炎肝硬化136例疗效观察［J］.中国肝脏病杂志（电子版），2015，7（1）：19-22.

［18］徐蕾，李达.化肝煎加减治疗2型糖尿病合并非酒精性脂肪性肝病的临床研究［J］.中西医结合心血管病电子杂志，2017，5（31）：81.

［19］李道宽.化肝煎加减治疗慢性胆囊炎40例［J］.中国中医药现代远程教育，2008，6（7）：697.

❦ 济川煎 ❦

明《景岳全书》
Jichuan Jian

【概述】济川煎之名最早见于明代张景岳《景岳全书》载其方药组成为:"当归三、五钱,牛膝二钱,肉苁蓉(酒洗去咸)二、三钱,泽泻一钱半,升麻五分、七分或一钱,枳壳一钱",主治肾气亏虚所致便秘,本方以补为通,寓通于补,泻不伤正;降中寓升,以升助降;补中有行,补而不滞。除原方记载的主治肾阳虚弱、精神不足等证(肾虚便秘)之外,后世发展还应用于燥结、血瘕、阴结、小儿大便闭结、目病及肺(肠)。济川煎主要有改善慢性传输型便秘、抗泻剂结肠、增强胃肠蠕动、抗衰老等药理作用。临床上多应用于肾气亏虚、脾肾阳虚型便秘。现代广泛应用于治疗消化系统疾病,用于治疗各种类型便秘。

【历史沿革】

1.原方论述 明代张景岳《景岳全书》载:"凡病涉虚损而大便闭结不通,则硝、黄攻击等剂必不可用,若势有不得不通者,宜此主之。当归三、五钱,牛膝二钱,肉苁蓉(酒洗去咸)二、三钱,泽泻一钱半,升麻五分、七分或一钱,枳壳一钱,虚甚者不必用。水一盏半,煎七八分,食前服。"

2.后世发挥 济川煎历代主治病证有所扩展,此方后世发展还应用于燥结、血瘕、阴结、小儿大便闭结、目病及肺(肠),如:清代竹林寺僧《竹林女科证治》记载用于血瘕,清代黄朝坊《金匮启钥(幼科)》载用于小儿大便闭结,清代梁玉瑜《舌鉴辨正》、近代曹炳章《辨舌指南》记载用于阴结,清代俞根初《重订通俗伤寒论》载用于燥结、肠燥等。济川煎方证的适应人群从成人、产妇扩展到了小儿,病证范围也从内科、妇产科延展到了儿科、五官科等。虽然历代医家记载了济川煎加减方,但当归、牛膝、肉苁蓉、泽泻、升麻、枳壳的配伍组成、相对恒定。

3.同名异方 济川煎的同名异方分析见表63-1。

表63-1 济川煎的同名异方分析表

朝代	作者	出处	药物组成	功能主治	制法及用法	变化情况(与方法比较)
清	托名清代叶桂	《竹林女科证治》	当归三钱,熟地黄、牛膝各二钱,乌药(炒)、肉桂各一钱,桃仁(捣如泥)七粒	血结成瘕,寒气客于冲脉、任脉,则血涩不行,成瘕作痛,暂见停蓄而根盘未固者	将以上药味,加水二钟,煎八分,食前服	去苁蓉、泽泻、升麻、枳壳四味药,加入了熟地黄、乌药、肉桂、桃仁。主要用于治疗血结成瘕,因冲脉、任脉起于胞中,为血之海,寒气冲之,血涩不行,成瘕作痛,若暂见停蓄而根盘未固者宜服济川煎
清	刘仕廉	《医学集成》	熟地五钱,油归五钱,川芎三钱,苁蓉三钱,牛膝二钱,泽泻一钱半,枳壳一钱,升麻七分	产后便结	未注明	继原方六味另加熟地、川芎,亦可以看作本方的加味复方,加味济川煎
清	梁廉夫	《不知医必要》	当归四钱,熟地三钱,泽泻(盐水炒)一钱五分,肉苁蓉(酒洗淡)二钱,枳壳(面煨去瓤)六分,升麻(蜜炙)三分	产后大便秘结	未注明	去牛膝一味,加熟地三钱

续表

朝代	作者	出处	药物组成	功能主治	制法及用法	变化情况（与方法比较）
近代	曹炳章	《辨舌指南》	当归三钱，淡苁蓉三钱，泽泻三钱，升麻一钱，枳壳半钱，川芎一钱	阴结，口渴而不喜饮冷，胸中痞满	未注明	去牛膝，加川芎一味，主治阴结，口渴而不喜饮冷，胸中痞满者
清	沈望桥	《经验麻科》	牛膝、肉苁蓉、枳壳、升麻五六分，大黄七八钱	大便秘结	未注明	去当归、泽泻，加入了大黄七八钱

【名方考证】

1.本草考证

1.1 当归 "当归"之名最早见于《神农本草经》。经考证，本方所用当归为伞形科植物当归 *Angelica sinensis*（Oliv.）Diels 的干燥根，与《中国药典》2020年版记载一致。

1.2 牛膝 "牛膝"之名最早见于《神农本草经》。经考证，本方所用为苋科植物牛膝 *Achyranthes bidentata* Bl. 的干燥根，与《中国药典》2020年版记载一致。

1.3 肉苁蓉 "肉苁蓉"之名最早见于《神农本草经》。经考证，本方所用为列当科肉苁蓉属植物肉苁蓉 *Cistanche deserticola* Y. C. Ma 的干燥带鳞叶的肉质茎。《中国药典》2020年版记载肉苁蓉为列当科植物肉苁蓉 *Cistanche deserticola* Y. C. Ma 或管花肉苁蓉 *Cistanche tubulosa*（Schenk）Wight 的干燥带鳞叶的肉质茎。

1.4 泽泻 "泽泻"之名最早见于《神农本草经》。经考证，本方所用为泽泻科泽泻属植物东方泽泻 *Alisma orientale*（Sam.）Juzep. 的干燥块茎。《中国药典》2020年版载泽泻为泽泻科植物东方泽泻 *Alisma orientale*（Sam.）Juzep. 或泽泻 *Alisma plantago-aquatica* Linn. 的干燥块茎。

1.5 升麻 "升麻"之名最早见于《神农本草经》。经考证，本方所用为毛茛科升麻属植物升麻 *Cimicifuga foetida* L. 或兴安升麻 *Cimicifuga dahurica*（Turcz.）Maxim. 的干燥根茎。《中国药典》2020年版载升麻为毛茛科大三叶升麻 *Cimicifuga heracleifolia* Kom.、兴安升麻 *Cimicifuga dahurica*（Turcz.）Maxim. 或升麻 *Cimicifuga foetida* L. 的干燥根茎。

1.6 枳壳 "枳壳"以"枳实"之名最早见于《神农本草经》。经考证，本方所用为枳壳为芸香科植物的酸橙 *Citrus aurantium* L. 及其栽培变种的干燥未成熟果实，与《中国药典》2020年版记载一致。

2.炮制考证

2.1 肉苁蓉 济川煎中的肉苁蓉炮制方法为"酒洗去咸"。现代炮制品有酒肉苁蓉。

2.2 其他 其他药味应为生品。

3.剂量考证

3.1 原方剂量 当归三、五钱，牛膝二钱，肉苁蓉（酒洗去咸）二、三钱，泽泻一钱半，升麻五分、七分或一钱，枳壳一钱。

3.2 折算剂量 明清1两合今之37.30g，故处方量为当归14.92g，牛膝7.46g，肉苁蓉9.33g，泽泻5.60g，升麻2.61g，枳壳3.73g。

3.3 现代用量 根据全国中医药行业高等教育"十四五"规划教材《方剂学》，处方量为当归9g、15g，牛膝6g，肉苁蓉6~9g，泽泻4.5g，升麻1.5~3g，枳壳3g。

【药物组成】 当归三、五钱，牛膝二钱，肉苁蓉（酒洗去咸）二、三钱，泽泻一钱半，升麻五分、七分或一钱，枳壳一钱。

【功能主治】 温肾益精、润肠通便。主治肾阳虚弱，精津不足证，用于肾虚便秘、产后便秘、水亏血虚秘滞，燥结等。

【方义分析】 本方主治便秘症皆为肾阳虚弱，精津不足之证。肾阳为脏腑阳气之本，温煦脏腑、推动激发脏腑功能并对水液代谢具有气作用化。肾阳不足则不能温下焦肠腑，易致虚寒凝滞大便不通；肾阳不足则阳虚不运，肠腑通降无力，易致大便不通；肾阳虚弱则气化无力，膀胱开阖失司，小便清长且量多，水液偏渗膀胱则大肠失其濡润以致便秘。肾司二便，肾气亏虚，下元不温，五液不化，肠道失润则大便不通。治宜温肾益精，润肠通便。

方中肉苁蓉温肾益精，暖腰润肠，是为君药；当归养血和血，润肠通便，牛膝补肾强腰，性善下行共为臣药；枳壳下气宽肠而助通便，妙在升麻升清气以输脾，泽泻降浊以输膀胱，清阳升而浊阴自降，配合诸药，而加强通便之效，为使药。诸药合用肾阳得温，肾精得益，肠道得润，便闭自除。

配伍特点：以补为通，寓通于补，泻不伤正；降中寓升，以升助降；补中有行，补而不滞。

【用法用量】

1.古代用法用量 水一盏半，煎七八分，食前服。

2.现代用法用量 加水300ml，煎至210~240ml，饭前服用。

【药学研究】

1.资源评估 方中当归、牛膝、泽泻、升麻、枳壳目前均以人工栽培为主，肉苁蓉以野生资源为主，亦有栽培。

当归宜选择土层深厚，肥沃疏松，排水良好，富含有机质的砂壤土、腐殖土，道地产区在甘肃岷县，主产于甘肃岷县、渭源、漳县、武都、文县及云南沾益县等地。

牛膝宜选土层深厚、疏松肥沃、排水良好且地下水位较低的砂质壤土地种植，道地产区与主产区基本一致，在河南、山西、河北等地。

肉苁蓉生于荒漠、沙漠等极端典型的大陆性气候地区，肉苁蓉主要分布在内蒙古、宁夏、新疆、青海等地，管花肉苁蓉主要分布在新疆塔克拉玛干沙漠及其周边地区，目前宁夏永宁县有大面积的肉苁蓉人工种植。

泽泻喜含腐殖质丰富而稍带黏性的壤土或水稻土，泽泻主要分布于四川、福建、江西等地，以福建产泽泻为道地药材。

升麻适宜生长于蒸发量较小的林下地、沟塘等湿润地，兴安升麻主产于黑龙江、河北、山西、等地，大三叶升麻主产于辽宁、吉林、黑龙江等地，升麻以四川为其道地产区。

枳壳喜温暖湿润、雨量充沛、阳光充足的气候条件，道地产区与主产区基本一致，在四川、江西、湖南、浙江等地。

2.制剂研究

2.1 制备方法 原文记载："升麻五分、七分或一钱，枳壳一钱，虚甚者不必用。水一盏半，煎七八分，食前服。"按国家中医药管理局发布的《古代经典名方关键信息表（7首方剂）（征求意见稿）》关键信息表中明清一盏≈200ml。故制备方法为水300ml，煎210~240ml。

2.2 制备工艺 原方是汤剂，现代有报道对济川煎进行了颗粒剂的研究：①济川煎颗粒指标性成分分析方法的建立研究，应用TLC法对方中肉苁蓉、当归两味药进行定性鉴别，采用HPLC法检测柚皮素含量，此法主要用于制剂质量的控制[1]。②济川煎提取物制备方法及含量比较，提取方法包括水提取法、醇提取法、水提醇沉法、水提取结合大孔树脂纯化法、醇提取结合大孔树脂纯化法，结果以醇提取结合大孔树脂纯化法提取物的柚皮苷含量2.2%、阿魏含量0.031%等最高；提取工艺为：按当归：牛膝：肉苁蓉：泽泻：升麻：枳壳为5：2：3：1.5：0.5：1加入药材量，13~16倍65%~85%乙醇浸泡20~30分钟，热回流提取2次，每次1小时，合并提取液，浓缩至药材量的6~8倍；纯化工艺为：加3~5倍体积热水到初步浓缩提取液中，取上清液过大孔树脂柱吸附，弃流出液；然后用1~5BV的水以0.5~2.5BV/h的流速洗涤吸附柱，之后采用50%~70%的乙醇，洗脱体积3~5BV，以0.5~2.5BV/h的流速洗脱吸附柱，收集该乙醇洗脱液，浓缩、干燥所述乙醇洗脱液[2]。

3.质量控制 该方含有挥发油、有机酸、皂苷、黄酮、萜类等物质，可以将其作为质量控制的指标。现有文献报道按照古籍中记载的煎煮方法制备济川煎水煎液，建立同时检测济川煎中松果菊苷、毛蕊花糖苷、藁本内酯、柚皮苷、新橙皮苷及异阿魏酸含量的HPLC方法[3]。

【药理研究】

1.药效作用 根据济川煎的功能主治进行了药效学研究，主要具有改善慢性传输型便秘、抗泻剂结肠、增强胃肠蠕动、抗衰老等作用。

1.1 与功能主治相关的药理作用

1.1.1 改善便秘 济川煎灌胃剂量为生药7.2g/kg、生药3.6g/kg、生药1.8g/kg，连续28天，可减少复方地芬诺酯所致慢性传输型便秘（STC）大鼠首粒黑便时间、粪便干湿重百分比及大肠埃希菌含量，明显降低肠神经递质血管活性肠肽含量，明显下调PKA、AQP3及AQP4的基因和蛋白表达，明显升高双歧杆菌、乳酸菌及神经递质P物质含量，济川煎对STC大鼠有良好的治疗效果，作用机制可能与调节cAMP-PKA-AQP通路有关[4]。济川煎水煎液灌胃，剂量为生药16.67g/kg，连续30天，可明显降低大黄酸混悬液所致"泻剂结肠"大鼠粪便干湿重比、首粒黑便排除时间，明显升高大鼠c-kit、SCF的mRNA和蛋白表达水平，其机制可能与修复SCF/c-kit信号通路有关[5]。

1.1.2 增强胃肠蠕动 150%浓度的济川煎按4.5g/kg、3.2g/kg、1.6g/kg分别灌胃，连续30天，可明显降低大鼠小肠组织中SS含量，4.5g/kg、3.2g/kg济川煎可明显推进老龄大鼠小肠粉末推进率，3.2g/kg、1.6g/kg济川煎可明显增加大鼠小肠组织中SP含量，其机制可能与促进胃肠道胃动素、P物质的释放，降低肠道生长抑素水平有关[6]。

1.2 其他药理作用

抗衰老 济川煎可显著提高老龄小鼠脑、肝SOD活性，降低脑、肝MDA及MAO的含量[7]。

2.体内过程 济川煎方中君药为肉苁蓉，发挥补肾壮阳的有效成分为苯乙醇苷类成分，如松果菊苷，洋丁香酚苷等。药代动力学研究发现大鼠口服肉苁蓉总苷，松果菊苷在体内被迅速吸收，达峰时间为1h，达峰浓度为646.23ng/（ml·h），半衰期为2.24h，药动学参数表明在大鼠体内代谢较快[8]。

【临床应用】

1.临床常用

1.1 临床主治病证 济川煎常用于肾虚便秘证，包括肾气虚型便秘及肾阳虚型便秘。临床表现主要为大便干或不干，排出困难，小便清长，腰膝酸软或腰膝冷痛，四肢不温，腹中冷痛，舌淡苔白，脉沉迟等，临床应用以排便困难，小便清长，腰膝酸软或腰膝冷痛，淡苔白，脉沉迟为辨证要点。

1.2 名家名师名医应用

1.2.1 小儿便秘 全国名中医张士卿以济川煎为基础方加减治疗肠失濡养所致的小儿便秘，治当润养濡润，方药组成以济川煎加生地黄15g、火麻仁10g、杏仁10g等[9]。

1.2.2 老年功能性便秘 全国名老中医张铁忠以济川煎为基础方治疗老年肾虚津亏所致的功能性便秘，治当温肾益精，润肠通便，方药组成以济川煎加火麻仁30g，砂仁9g，玄参9g等[10]。

2.临床新用 济川煎在临床上常用于治疗消化系统疾病，尤其对各种类型便秘等疗效确切；此外也有用于运动系统疾病，如高龄骨质疏松性胸腰椎骨折的报道。

2.1 便秘

2.1.1 慢性功能性便秘 将118例老年慢性功能性便秘分研究组和对照组各59例。对照组予以琥珀酸普芦卡必利片，研究组在此基础上加用济川煎，药物组成：当归20g，肉苁蓉30g，牛膝15g，泽泻10g，枳壳12g，升麻9g。以上药物煎煮浓缩至200ml，每剂药煎取2次，早晚餐前温服，治疗1个月。结果：两组治疗后研究组总有效率为93.2%，对照组为78.0%[11]。

2.1.2 老年性便秘 将92例老年性功能性便秘患者随机分为研究组和对照组各46例。对照组用西沙必利、乳果糖。研究组用加味济川煎，药物组成：肉苁蓉25g，当归15g，牛膝10g，枳壳8g，熟地黄10g，麻子仁15g，杏仁10g，每日1剂，水煎取汁20ml，分早晚温服。2个月为1个疗程。结果：研究组总有效率为93.48%，对照组为78.26%[12]。

2.1.3 慢传输型便秘 将79例结肠慢传输型便秘患者随机分为研究组38例和对照组41例。对照组口服西沙必利。研究组穴位埋线联合济川煎，药物组成：肉苁蓉20g，当归15g，牛膝15g，生地黄15g，枳壳15g，升麻10g，泽泻15g，何首乌30g，全瓜蒌30g，柏子仁15g。腹胀加厚朴

15g，莱菔子15g。每日1剂，加水煎汁约200ml，分2次，中、晚饭后1小时服用，30天为1个疗程，治疗3个疗程。结果：研究组总有效率为84.21%，对照组为19.51%[13]。

2.1.4 血液透析便秘 将61例血液透析便秘患者随机分为研究组30例和对照组31例。对照组服用乳果糖口服液。研究组联合服用加味济川煎，药物组成：肉苁蓉20g，牛膝15g，当归15g，白术12g，熟地黄6g，泽泻15g，升麻10g，枳壳10g。随症加减，阳虚甚者，可加炮姜10g、肉桂6g；便秘严重者，可加玉竹12g、火麻仁15g；伴血虚者，可加生地15g、白芍15g。常规煎汁250ml，每日1剂，早晚饭后温服，给药1个月。结果：研究组总有效率为96.67%，对照组为74.19%[14]。

2.1.5 恶性肿瘤患者便秘 将70例恶性肿瘤便秘患者随机分为研究组和对照组各35例。对照组予开塞露保留灌肠。研究组予加味济川煎保留灌肠，药物组成：肉苁蓉30g，附子（先煎）、当归各20g，川牛膝、枳壳各10g，泽泻15g，肉桂、升麻、大黄各5g。水煎取汁50ml，38℃保留灌肠，灌肠液尽量保留1小时以上。每天1次，10天为1个疗程。结果：研究组总有效率为88.57%，对照组为62.86%[15]。

2.1.6 缺血性中风恢复期便秘 将60例缺血性中风恢复期便秘患者随机分为研究组和对照组各30例。对照组给予果导片。研究组给予济川煎，药物组成：肉苁蓉15g，怀牛膝15g，当归20g，泽泻3g，升麻9g，枳壳12g。脾肾阳虚明显者肉苁蓉加量至30g，气虚明显者加黄芪20g，大便干结重者加酒大黄9g、槟榔12g、火麻仁15g，湿重者加陈皮、白术各10g，阴伤明显者加沙参10g，夹瘀者加桃仁12g、赤芍10g。每日1剂，水煎取400ml，分早晚口服或鼻饲用药，1周为1个疗程，用药3周。结果：研究组治愈率为60%，总有效率90%，对照组治愈率为20%，总有效率66.6%[16]。

2.1.7 阿尔茨海默病便秘 将80例阿尔茨海默病伴便秘患者随机分为研究组和对照组各40例。在原抗阿尔茨海默病基础上，对照组用枸

橼酸莫沙必利片，研究组予加味济川煎。药物组成：肉苁蓉、牛膝各10g，当归15g，泽泻6g，枳壳5g，升麻3g。兼血虚者，加熟地黄、何首乌各10g；兼阴虚内热者，加玄参、生地黄、麦冬各10g；兼阳虚者，加肉桂、菟丝子各10g。以上药物加水400ml煎汤至150ml，每日1剂，分早晚服。10天为1个疗程，共治疗2个疗程。结果：研究组总有效率为90%，对照组为70.0%[17]。

2.1.8 帕金森病便秘 将100例帕金森病顽固性便秘患者随机分为研究组和对照组各50例。对照组给予酚酞片。研究组在对照组基础上给予加味济川煎，药物组成：肉苁蓉15g，当归10g，牛膝15g，泽泻10g，升麻6g，枳壳10g，制附子（先煎2小时）15g，何首乌12g。每日一剂，以上药物加水500ml煎至200ml，分3次温服。15天为1个疗程。结果：研究组总有效率为98.00%，对照组为86.00%[18]。

2.1.9 心衰性便秘 将192例心衰性便秘黄苔患者随机分为研究组120例和对照组72例。对照组用新清宁片，研究组用加味济川煎，药物组成：黄芪、党参、肉苁蓉、当归、泽泻、牛膝、枳壳、黄连各10g，升麻6g。以上药物加水煎煮2次，并相互兑和，每日一剂，分早晚服用。治疗后第4天进行近期疗效观察，与治疗后第7天进行远期疗效观察。结果：研究组总有效率为100%，对照组为66.7%[19]。

2.1.10 出口梗阻型便秘 将60例出口梗阻型便秘的患者随机分为研究组和对照组各30例。对照组予单纯生物反馈疗法。研究组给予济川煎加减联合生物反馈治疗，药物组成：肉苁蓉9g，当归10g，牛膝15g，枳壳9g，泽泻9g，升麻6g。每日1剂，煎汁到300ml，分早晚温服。治疗12周。结果：研究组总有效率为83.3%，对照组为70%[20]。

2.1.11 阿片性便秘 将90例口服阿片药物出现便秘的癌痛患者随机分为研究组和对照组各45例。对照组给予开塞露40ml纳肛。研究组给予内服加味济川煎，药物组成：肉苁蓉20g，当归15g，牛膝10g，枳壳10g，泽泻15g，升麻6g，党参20g，白术15g，火麻仁20g，药材煎汁450ml，

每日分3次服用，6天为1个疗程。结果：研究组总有效率为91.11%，对照组为60.00%[21]。

2.1.12 硫酸吗啡所致便秘　将60例硫酸吗啡所致便秘患者随机分为研究组和对照组各30例。对照组口服枸橼酸莫沙必利片。研究组口服济川煎、四磨汤合方，药物组成：肉苁蓉15g、当归15g、牛膝15g、枳壳15g、泽泻9g、升麻9g、天台乌药9g、沉香3g、槟榔12g、生晒参6g。水煎，每次服药150ml，早晚各1次。2周为1个疗程。结果：研究组有效率为93.33%，对照组70%[22]。

2.1.13 预防5-HT3受体拮抗剂所致便秘　将108例使用5-HT3受体拮抗剂所致便秘患者随机分为研究组60例和对照组48例。对照组口服枸橼酸莫沙必利。研究组口服济川煎汤剂，药物组成：当归9~15g，肉苁蓉20~30g，泽泻5g，升麻3g，枳壳3g。若气虚者，加人参补气；肾虚重者，加熟地黄；虚甚者，去枳壳。以上药物煎煮2次，煎汁取汁200ml，分早晚空腹服用。以4个化疗周期为1个疗程。结果：研究组显效率为26.7%，有效率为90%，对照组显效率为20.6%，有效率为66.7%[23]。

2.2 骨科疾病

高龄骨质疏松性胸腰椎骨折　将62例高龄骨质酥松性胸腰椎骨折患者随机分为研究组32例和对照组30例。对照组用阿法骨化醇胶丸口服，研究组在此基础上合济川煎口服，药物组成：当归15g，牛膝15g，肉苁蓉（酒洗去咸）15g，泽泻10g，升麻6g，枳壳10g。每日1剂，分2次服，10天为1个疗程，连续3个疗程。结果：研究组7例显效，21例有效，总有效率为87.5%，对照组60%[24]。

【使用注意】热结便秘慎用。

【按语】

1.济川煎治疗各种类型便秘　张景岳对济川煎的认识曰："便闭有不得不通者，凡伤寒杂证等病，但属阳明湿热可攻之类，皆宜以热结治法，通而去之；若察其元气已虚，既不可泻，而下焦胀闭又通不宜缓者，但用济川煎主之，则无有不达[25]。"可见济川煎针对病机为"元气已

虚"，最适宜用于治疗肾气亏虚型便秘。历代医家反复实践，济川煎临床应用逐渐扩大，临床亦应用于肾阳虚型便秘，治法为"温阳通便"，方剂选择为"济川煎"，释方曰："方中肉苁蓉、牛膝温补肾阳，润肠通便，当归养血润肠[26]"。济川煎现代临床还应用于慢性传输型便秘、产后便秘、糖尿病合并便秘、心衰性便秘、肿瘤患者便秘等各种类型便秘。

2.济川煎药物炮制方法变化　济川煎原方除肉苁蓉用酒洗去咸外，其余药物均用生品。后世在部分药品炮制上出现差异，如《胎产心法》载牛膝蒸制，《感证辑要》《三定通俗伤寒论》载升麻用蜜炙，枳壳或用蜜炙，或麸炒，或去瓤[27]。

参考文献

［1］李文军，杨波.济川煎颗粒质量标准的研究［J］.中医药信息，2012，29（1）：55-57.

［2］严启新，钟灵玉，吕杰，等.济川煎方中药提取物的制备方法及其应用，CN104706855A［P］.2015.

［3］蔡楠，曹宁宁，张琬靖，等.HPLC法同时测定经典名方济川煎中多成分的含量［J］.天津中医药大学学报，2022，41（2）：232-236.

［4］杨颖，余清华，王宇，等.济川煎对慢性传输型便秘大鼠的水通道蛋白影响［J］.中药药理与临床，2019，35（6）：15-19.

［5］霍明东，张波，陈玉根.济川煎对"泻剂结肠"大鼠的治疗效果及作用机制研究［J］.中国全科医学，2016，19（13）：1598-1601.

［6］车彦忠，陈洪宝，安立凤，等.济川煎对老龄大鼠胃肠蠕动的影响及相关机制研究［J］.中国实验方剂学杂志，2007，13（11）：44-46.

［7］肖洪彬，车彦忠，安立凤.济川煎对老龄小鼠老化相关酶的影响［J］.中国中医药科技，2006，13（2）：135.

［8］高佳雪.肉苁蓉总苷拟雌激素活性成分的药代动力学研究［D］.哈尔滨：哈尔滨商业大学，2018.

［9］杨绍心，张士卿.张士卿教授治疗小儿便秘经验［J］.中医儿科杂志，2010，6（5）：1-2.

［10］万迎新，徐玥瑾.济川煎在老年功能性便秘中的应用［J］.中国民间疗法，2015，23（5）：44.

［11］张双喜，张相安，安永康.济川煎对老年慢性功能性便秘患者胃肠功能、血清肠神经递质及肠道菌群的影响［J］.中国实验方剂学杂志，2018，24（22）：169-174.

［12］陈瑜，甘淳.加味济川煎治疗老年性功能性便秘临床疗效观察［J］.实用中西医结合临床，2011，11（2）：60，61.

［13］秦凯龙，于永铎.穴位埋线联合济川煎治疗结肠慢传输型便秘随机平行对照研究［J］.实用中医内科杂志，2021，26（2）：39-40.

［14］孙海云，王家顺，王浩.加味济川煎对血液透析便秘患者的治疗及对血清白蛋白和胆固醇水平的影响［J］.辽宁中医杂志，2021，48（11），129-131.

［15］李志明，董琴晖，陈高峰，等.加味济川煎灌肠治疗恶性肿瘤患者便秘的临床观察［J］.新中医，2011，43（2）：100-101.

［16］姜楠，孟湧生.济川煎治疗缺血性中风恢复期便秘的疗效研究［J］.光明中医，2016，31（9）：1267-1269.

［17］罗虹.济川煎加味治疗阿尔茨海默病患者便秘40例［J］.浙江中医杂志，2013，48（9）：658.

［18］陈大超.济川煎加味治疗帕金森病患者便秘的临床疗效［J］.系统医学，2019，4（4）：1-2，8.

［19］庞铁良.加味济川煎治疗心衰性便秘黄苔患者120例［J］.陕西中医，2006，27（2）：143-144.

［20］冯福明，李椿莹，付军，等.济川煎加减结合生物反馈治疗出口梗阻型便秘的临床观察［J］.安徽医药，2019，23（1）：160-163.

［21］赵常国，刘颖，石颖，等.加味济川煎治疗阿片性便秘（阳虚型）45例临床观察［J］.云南中医中药杂志，2016，37（5）：29，30.

［22］王建中，吴春迎，刘鹏程，等.济川煎、四磨汤合方治疗硫酸吗啡所致便秘30例的疗效观察［J］.北京中医药，2012，31（2）：117-119.

［23］杨峰，王进富，董高富，等.济川煎加减预防5-HT3受体拮抗剂所致便秘的疗效［J］.求医问药，2012，10（11）：433-434.

［24］张信成，张旭桥.阿法骨化醇合济川煎治疗高龄骨质疏松性胸腰椎骨折32例临床观察［J］.中医临床研究，2012，4（22）：49-50.

［25］陈橙，张博，蔡铁如，等.经典名方济川煎的古代文献考证［J］.中国实验方剂学杂志，2021，27（16）：32-39.

［26］骆云丰，陈锦团.从济川煎谈阳虚便秘证治［J］.福建中医药，2019，50（5）：49-50.

［27］牛林强，吴丽林，易腾达，等.经典名方济川煎古今文献分析［J］.中医药学报，2022，50（5）：48-54.

固阴煎

明《景岳全书》
Guyin Jian

【概述】固阴煎之名始见于明代张景岳《景岳全书》，载其方药组成为："人参随宜，熟地三、五钱，山药二钱（炒），山茱萸一钱半，远志七分（炒），炙甘草一、二钱，五味子十四粒，菟丝子二、三钱（炒香）"，具有"滋补肝肾，补血填精"之效，主治阴虚滑泄，带浊淋遗，及经水因虚不固等证。此方专主肝肾。历代主治病症与《景岳全书》相同，仅少数扩展，用于子宫脱垂、胎动不安等。固阴煎主要有增强免疫、改善内分泌系统及抗氧化等药理作用。临床上常用于肝肾并亏所致的滑泄、带浊淋遗、崩漏等，现代广泛用于生殖系统疾病，如用于治疗育龄期卵巢低反应、更年期综合征等疗效显著。

【历史沿革】

1.原方论述 明代张景岳《景岳全书》载："治阴虚滑泄，带浊淋遗，及经水因虚不固等证。此方专主肝肾。"此汤剂组成：人参随宜，熟地三、五钱，山药二钱（炒），山茱萸一钱半，远志七分（炒），炙甘草一、二钱，五味子十四粒，菟丝子二、三钱（炒香），水二盅，煎七分，食远温服。

2.后世发挥 自明代中医药学家张景岳之后，后世医家对固阴煎的理解内容有所扩展，内容如下。

2.1 升降圆运动论 中医升降思想早早见于《内经》"升降出入，无器不有"，后张仲景将此理论应用于临床，黄元御《四圣心源》详述"枢轴运动"。当代寇华胜著《中医升降学》、彭子益作《圆运动的古中医学》进一步阐述中医升降圆运动理论。固阴煎方中人参、甘草、山药健中气，启轴枢运转；熟地、菟丝子补肝肾，壮脏腑阴阳；山茱萸、五味子敛木金，调外轮升降；远志交心肾，坚运转之根。全方健中气，补肝肾，调升降而交心肾，调整五脏阴阳，运转轴轮升降，恢复人体轴轮升降圆运动[1]。

2.2 阴阳论 《素问·阴阳应象大论》载"阴阳者，天地之道也"，《新方八略引》对妇科疾病认为"善补阳者，必于阴中求阳，则阳得阴而生化无穷；善补阴者，必于阳中求阴，则阴得阳升而源泉不竭"。《景岳全书·固阵篇》中载固阴煎药物组成为：人参（适量）、熟地（三五钱）、山药（炒二钱）、山茱萸（一钱半）、远志（炒七分）、炙甘草（一二钱）、五味子（十四粒）、菟丝子（炒香二三钱），全方旨"谨察阴阳之所在而调之，以平为期"[2]。

历史时期对固阴煎的理解理论有所差异，主要有以本方恢复人体轴轮升降圆运动或调解人体阴阳平衡，在应用时我们不需要局限于哪种学说和论述，根据辨证论治思想加减用药即可。

3.同名异方 固阴煎的同名异方分析见表64-1。

表64-1 固阴煎同名异方分析表

朝代	作者	出处	药物组成	功能主治	制法及用法	变化情况（与方法比较）
清	洪缉庵	《虚损启微》	人参随宜，熟地三五钱，山药二钱（炒），山萸钱半，远志七分（炒），甘草一二钱（炙），五味十四粒，菟丝子二三钱（炒）	治阴虚滑泄，带浊淋遗，及经水因虚不固等症，此方专主肝肾	水二盅，煎七分，食远温服	与原方相同
清	陈佳园	《妇科秘书》	人参随宜，熟地三五钱，山药二钱（炒），山萸肉一钱半，远志七分（甘草水泡，去骨，炒用），炙草一二钱，五味子十四粒、菟丝子二三钱（炒香）	治阴虚滑泄，带浊淋遗，及因虚不固，此方专主肝肾	水二盅，煎七分，食远温服	药味组成及用量同《景岳全书》，远志炮制方法不同，用甘草水泡，去骨，炒香

【名方考证】

1.本草考证

1.1 人参 "人参"之名最早见于《神农本草经》。经考证，本方所用人参为五加科植物人参*Panax ginseng* C. A. Mey.植物的干燥根和根茎，与《中国药典》2020年版记载一致。

1.2 熟地（熟地黄） "地黄"之名最早见于《神农本草经》。经考证，本方所用熟地黄为玄参科植物地黄*Rehmannia glutinosa* Libosch.的干燥块根的炮制加工品，与《中国药典》2020年版记载一致。

1.3 山药（薯蓣） "薯蓣"之名最早见于《神农本草经》。经考证，本方所用山药为薯蓣科植物薯蓣*Dioscorea opposita* Thunb.的干燥根茎，与《中国药典》2020年版记载一致。

1.4 山茱萸 "山茱萸"之名最早见于《神农

本草经》。经考证，本方所用山茱萸为山茱萸科植物山茱萸 Cornus officinalis Sieb. et Zucc.的干燥成熟果肉，与《中国药典》2020年版记载一致。

1.5 远志 "远志"之名最早见于《神农本草经》。经考证，本方所用远志为远志科植物远志 Polygala tenuifolia Willd. 或卵叶远志 Polygala sibirica L.的干燥根，与《中国药典》2020年版记载一致。

1.6 甘草 "甘草"之名最早见于《神农本草经》。经考证，本方所用甘草为豆科甘草属植物甘草 Glycyrrhiza uralensis Fisch.的干燥根茎和根。《中国药典》2020年版载甘草为豆科植物甘草 Glycyrrhiza uralensis Fisch.、胀果甘草 Glycyrrhiza inflata Bat. 或光果甘草 Glycyrrhiza glabra L.的干燥根茎和根。

1.7 五味子 "五味子"之名最早见于《神农本草经》。经考证，本方所用五味子为木兰科植物五味子 Schisandra chinensis（Turcz.）Baill.的干燥成熟果实，与《中国药典》2020年版记载一致。

1.8 菟丝子 "菟丝子"之名最早见于《神农本草经》。经考证，本方所用菟丝子为旋花科菟丝子属植物菟丝子 Cuscuta chinensis Lam. 或日本菟丝子 C. japonica Choisy的干燥成熟种子。《中国药典》2020年版载菟丝子为旋花科植物南方菟丝子 Cuscuta australis R.Br. 或菟丝子 Cuscuta chinensis Lam.的干燥成熟种子。

2.炮制考证

2.1 熟地黄 根据功能主治，固阴煎中熟地黄的炮制方式为"清蒸"。现代炮制品有熟地黄有酒炖法和蒸法两种炮制方法。

2.2 山药 固阴煎中山药的炮制方法为"炒"，即"清炒"。现代炮制品有炒山药。

2.4 远志 固阴煎中远志的炮制方法为"炒"。现代炮制品有炒远志。

2.5 甘草 固阴煎中甘草的炮制方法为"炙"，即"蜜炙"。现代炮制品有蜜炙甘草。

2.6 菟丝子 固阴煎中菟丝子的炮制方法为"炒香"。现代炮制品有炒菟丝子。

2.7 其他 其他药物应为生品。

3.剂量考证

3.1 原方剂量 人参随宜，熟地三、五钱，山药二钱（炒），山茱萸一钱半，远志七分（炒），炙甘草一、二钱，五味子十四粒，菟丝子二、三钱（炒香）。

3.2 折算剂量 明清之1两合今之37.30g，故处方量为人参7.46g，熟地14.92g，山药（炒）7.46g，山茱萸5.60g，远志（炒）2.61g，炙甘草5.60g，五味子2.00g，菟丝子（炒香）9.33g。

3.3 现代用量 根据全国中医药行业高等教育"十四五"规划教材《方剂学》，熟地9、15g，山药（炒）6g，山茱萸4.5g，远志（炒）2.1g，炙甘草3g、6g，五味子十四粒，菟丝子（炒香）6g、9g。

【药物组成】人参随宜，熟地三、五钱，山药二钱（炒），山茱萸一钱半，远志七分（炒），炙甘草一、二钱，五味子十四粒，菟丝子二、三钱（炒香）。

【功能主治】补肝肾，滋阴血。主治阴虚滑泄、带浊淋遗及经水因虚不固等证。用于肝肾两亏，遗精滑泄，带下崩漏，胎动不安，产后恶露不止，妇人阴挺；带浊淋遗，及经水因虚不固；肝肾血虚，胎动不安；产后冲任损伤，恶露不止；阴虚滑脱，以致下坠者。

【方义分析】本方主治诸症皆为肝肾阴虚之滑泄、带浊淋遗及经水因虚不固等证。"女子以肝为先天""男子以肾为先天"。肝主疏泄，调畅气机；肝藏血，司血液。肾主蛰，封藏之本，精之处也。肝肾功能失职时，于女子则带下崩漏、滑泄不止；于男子则遗精、滑泄、喘息、遗尿等。治宜重在补肝肾、滋阴血。

方中熟地补血滋阴、益精填髓，菟丝子温肾补肝，止遗固精，阴阳并补，两药共奏"阴得阳升而泉源不竭，阳得阴助而生化无穷"之意，山茱萸补益肝肾、收涩固精，五味子补肾宁心、益气生津，人参、山药、甘草健脾补益中气，全方滋补肝肾，补血填精，精血足则冲任调。

配伍特点：以补、固其"阴"为重。

【用法用量】

1.古代用法用量 水二盅，煎七分，食远温服。

2. 现代用法用量 加水400ml，煎煮至280ml，避开吃饭时间温服。

【药学研究】

1. 资源评估 方中人参、地黄、山药、山茱萸、甘草、五味子、菟丝子目前均以人工栽培为主，远志、五味子、菟丝子以野生资源为主。甘草被《国家重点保护野生动植物名录》列为国家Ⅱ级濒危重点保护植物，被《世界自然保护联盟濒危物种红色名录》（IUCN）评级为低危（LC）。

人参生长在海拔200~900m的山区针阔混交林下，喜凉爽，耐严寒，喜湿润、怕干旱，要求土壤水分适当，排水良好，道地产区与主产区基本一致，在吉林、辽宁、黑龙江等地。

地黄喜温暖气候，较耐寒，以阳光充足、土地深厚、疏松、肥沃的砂质土壤栽培为宜，道地产区与主产区基本一致，在河南、河北等地。

山药适宜生长土层深厚、排水良好、疏松肥沃的砂质壤土，道地产区与主产区基本一致，在河南、河北、陕西等地。

山茱萸生长的适宜温度为20~30℃，不耐高温，喜排水良好，富含有机质、肥沃的沙壤土，道地产区与主产区基本一致，在河南、浙江、陕西等地。

远志喜冷凉气候，耐干旱，忌高燥，以排水良好的砂质壤土和壤土为宜，主产于东北、华北、西南等地，以山西产量最大。

甘草生于干旱沙地、河岸砂质地、山坡草地及盐渍化土壤中，生长周期3~5年左右，分布于东北、华北、西北各省区，道地产区与主产区基本一致，在新疆、甘肃、内蒙古、宁夏、山西等地。

五味子喜湿润环境，宜在富含腐殖质的砂质壤土上栽培，道地产区与主产区基本一致，在辽宁、河北、山东等地。

菟丝子喜高温、湿润气候，对土壤的要求不严，适应性较强。菟丝子主要分布在山东、河南等华北地区，南方菟丝子主产内蒙古、宁夏、甘肃等西北地区。

2. 制剂研究

2.1 制备方法 原方记载"水二盅，煎七分，食远温服"。按国家中医药管理局发布的《古代经典名方关键信息表（7首方剂）（征求意见稿）》关键信息表中明清一盅≈200ml。故制备方法为水400ml，煎280ml。

2.2 制备工艺 原方是汤剂，现代有报道对其各药味的制剂研究，如熟地、菟丝子主要含多糖、黄酮类物质，制剂研究需着重考虑基准物质及制剂中对此类物质的质量控制。可参考同以熟地黄、菟丝子为君药的加减益经颗粒，将固阴煎开发为颗粒剂。

3. 质量控制 可以固阴煎中君、臣、佐、使药物所含多糖类、黄酮类及金丝桃苷、地黄苷D、莫诺苷、马钱苷及五味子醇甲等化学成分作为该方的质量控制指标。现有报道建立了一种固阴煎物质基准的指纹图谱测定方法和质量控制方法，测定马钱苷、金丝桃苷、莫诺苷、五味子醇甲等成分，确认了12个共有特征峰[3]。

【药理研究】

1. 药效作用 现无固阴煎的药效学研究，熟地黄与菟丝子为固阴煎中君药，两味药材的药效作用主要有增强免疫、改善内分泌系统及抗氧化等作用。

1.1 与功能主治相关的药理作用

1.1.1 增强免疫 熟地黄粗多糖给药剂量为0.1、1、10mg/ml，均可显著促进刀豆蛋白A刺激前后小鼠胸腺及脾的淋巴细胞的增殖，提高上清液白细胞介素-2、干扰素-γ、白细胞介素-4、白细胞介素-5水平，并呈现剂量依赖性关系[4]。

1.1.2 改善内分泌系统 菟丝子总黄酮给药剂量为35、70、140mg/kg，连续3个月，可使背部去卵巢法切双侧卵巢致内分泌衰退雌性小鼠学习记忆能力显著增强、血液中雌激素水平显著上升、海马区神经细胞凋亡率明显下降，Cyt-c、Caspase-3、Bax蛋白表达水平大大降低，Bcl-2蛋白表达明显增加，菟丝子总黄酮可能是通过促进或增强下丘脑-垂体-性腺轴功能，从而达到增加雌激素水平和改善内分泌系统功能的目的[5]。

1.2 其他药理作用

抗氧化　熟地黄多糖给药剂量为150、300、550mg/kg，连续28天，正常小鼠肝脏、血清中SOD活性及GSH-Px含量均可显著升高，MDA含量均可显著降低[6]。

2.体内过程　马钱苷、莫诺苷为固阴煎中佐药山茱萸的主要药效成分，二者给药大鼠后5min均可检测到血中药物、血药浓度分别在60min和90min左右达峰值，二者的生物利用度均不高，相对静脉给药的绝对生物利用度马钱苷为13.2%、莫诺苷低于10%，二者在各组织均无蓄积现象，药物浓度含量最高的前三个组织中均包括肾和胃且浓度变化趋势接近，在肝、脾、心、脑中药物的含量均较低。二者的主要排泄途径均为尿液且排泄的量均利于给药量的5%，均未在粪便中检测到原型药物[7]。

【临床应用】

1.临床常用

1.1 临床主治病证　固阴煎常用于阴虚滑泄，带浊淋遗，及经水因虚不固，肝肾并亏等证。临床表现为腰膝酸软或腰痛如折，头晕耳鸣，倦怠乏力，纳差，面色晦暗，五心烦热，舌红少津或淡红，苔白滑，脉弦细数或脉沉细。临床应用以月经先后不定期、腰骶酸痛、脉细尺微为辨证要点。

治疗虚滑遗甚者，加金樱子肉二、三钱，或醋炒文蛤一钱，或乌梅二个；治疗阴虚微热而经血不固者，加川续断二钱；治疗下焦阳气不足，而兼腹痛溏泄者，加补骨脂、吴茱萸之类，随宜用之；治疗肝肾血虚，小腹痛而血不归经者，加当归二、三钱；治疗脾虚多湿，或兼呕恶者，加白术一、二钱；如气陷不固者，加炒升麻一钱；治疗兼心虚不眠，或多汗者，加枣仁二钱，炒用。

1.2 名家名师名医应用

1.2.1 白崩　许勉斋老中医用固阴煎（人参、熟地黄、山药、山茱萸、远志、炙甘草、五味子、菟丝子）加减方治疗白崩，重在固肾，加酸枣仁、金樱子以填阴固脱，养心宁神[8]。

1.2.2 崩漏、经断前后诸证、带下病、滑胎　全国首届名老中医药学术继承人韩延华认为，凡是因肝肾亏损、冲任失调所致的月经先期、崩漏、经断前后诸证、带下病、滑胎、产后恶露不绝等症，均可用固阴煎加减化裁，圆机应变，如使用固阴煎加覆盆子15g，白术15g，茯苓20g，芡实15g，煅龙牡各20g治疗带下，加入温补脾肾之品，以阴阳并补，使肾气旺盛，脾气健运，任带二脉得以温煦，则带下病无从可生[9]。

2.临床新用　固阴煎在临床上广泛用于治疗生殖系统疾病，尤其对育龄期卵巢低反应、更年期综合征等疗效确切。

2.1 育龄期卵巢低反应　将90例育龄期卵巢低反应肾阴虚型患者随机分为研究组和对照组各45例。两组均采用拮抗剂方案进行治疗，研究组在此基础上加用固阴煎加减内服。药物组成熟地黄30g，人参片10g，山药片15g，山茱萸10g，菟丝子15g，覆盆子15g，淫羊藿10g，桑葚15g，当归10g，白术15g，五味子、甘草片各5g。随证加减，肾气虚者加鹿角霜10g；肾阳虚者加补骨脂、锁阳各10g；肝郁者加柴胡、香附各10g；痰湿者加苍术15g，香附10g；瘀滞者加川芎、延胡索各10g。每日1剂，早晚各1次温服，直至扳机日①。结果：研究组患者受精率为82.12%，对照组72.96%；研究组患者可利用胚胎率为73.71%，对照组60.34%[10]。

2.2 更年期综合征　将76例更年期综合征患者随机分为研究组和对照组各38例。对照组服用谷维素片、维生素B₁片、更年康片；研究组用固阴煎为基础方加减治疗。研究组药物组成为菟丝子、山茱萸、炙远志各10g，熟地黄、党参、山药各15g，炙甘草、五味子各6g。加减：头痛，眩晕明显者加川芎12g，沙苑子15g；失眠多梦明显者加酸枣仁20g，百合、柏子仁各15g；胸

---

① 扳机日：板机日也被称为打夜针日，在试管婴儿治疗中指的是注射HCG（人绒毛膜促性腺激素）的日子。

闷烦躁较重者加柴胡6g，郁金15g。每日1剂，分早晚2次服。结果显示，研究组总有效率为92.1%，对照组73.7%[11]。

【使用注意】阴虚火旺者慎用。

【按语】

方中药材炮制品古今差异对比　方中熟地黄、山药、山茱萸、菟丝子炮制记载与现代不同，其中"熟地炮制为酒洗锅内煮烂，茯苓四两打碎，砂仁二两，熟地、茯苓、砂仁三味同入绢袋中，好酒三瓶煮干，去茯苓、砂仁"；山药用"姜汁炒"；山茱萸载："微炒、酒浸杵膏"；载"制以甘草汤，浸一宿，晒干，炒用"；菟丝子为"炒香"。现代用法中熟地黄采用蒸法蒸至黑润，取出，晒至约八成干时，切厚片或块，干燥；山药用麸炒法炒至黄色；山茱萸照酒炖法或酒蒸法炖或蒸至酒吸尽；远志现代不取芯；菟丝子用生品或盐制。在固阴煎经典明方开发时建议进行古今炮制对比研究。

参考文献

［1］李孟佳，郭明凯，任美玲，等.基于升降圆运动理论的固阴煎方义及应用浅析［J］.中医临床研究，2017，9（28）：4-6.

［2］万凌屹，黄佳梅，刘莉，等.基于阴阳学说应用《景岳全书》固阴煎治疗多囊卵巢综合征排卵障碍［J］.浙江中西医结合杂志，2020，30（4）：336-337，348.

［3］张杰，陈阳.固阴煎物质基准的指纹图谱测定方法和质量控制方法［P］.湖南省：CN113125569B，2022-07-22.

［4］郑晓珂，侯委位，段鹏飞，等.熟地黄提取物体外免疫调节作用实验研究［J］.中国药学杂志，2012，47（24）：1995-2000.

［5］彭申明，陈勤，陈逸青，等.菟丝子总黄酮对内分泌衰退痴呆模型小鼠学习记忆功能的影响及保护作用机制［J］.激光生物学报，2014，23（3）：218-226.

［6］付昊，龙虎，蔡自建，等.熟地黄多糖的体内抗氧化活性研究［J］.食品研究与开发，2019，40（4）：57-61.

［7］李小娜.山茱萸有效成分的提取分离与药物代谢动力学研究［D］.石家庄：河北医科大学，2007.

［8］蔺焕萍，李亚军.近代名医许勉斋治疗妇科疾病学术特点［J］.中医药导报，2019，25（14）：10-12.

［9］蓝丹，韩延华，赵雪，等.韩延华应用古方固阴煎临床经验［J］.中医药临床杂志，2015，27（10）：1409-1410.

［10］刘颖群，周莹，张小翠，等.固阴煎加减对育龄期卵巢低反应肾阴虚型患者卵巢储备功能的影响［J］.中国实验方剂学杂志，2019，25（10）：87-92.

［11］朱也君.固阴煎加减治疗更年期综合征38例［J］.新中医，2009，41（9）：72-73.

托里消毒散

明《外科正宗》

Tuolixiaodu San

【概述】托里消毒散最早见于南宋陈文中的《陈氏小儿病源痘疹方论》，现代方剂学多采纳的是明代医家陈实功所著《外科正宗》的托里消毒散。方中记载托里消毒散共12味药，分别为人参、川芎、白芍、黄芪、当归、白术、茯苓、金银花各一钱，白芷、甘草、皂角针、桔梗各五分。常用于治疗气血亏虚，痈疽已成不得内消之症。本方配伍特点在于补益气血与托毒消肿合用，使正气充则祛邪有力，余毒随即外泄而疾病得愈。托里消毒散为中医治疗外科疮疡补托法的代表方，具有抗炎作用，临床用于治疗低位肛周脓肿术后、慢性骨髓炎等疗效显著。

【历史沿革】

1.原方论述 明代陈实功在《外科正宗》描述托里消毒散"治痈疽已成不得内消者，宜服此药以托之，未成者可消，已成者即溃，腐肉易去，新肉易生，此时不可用内消泄气、寒凉等药，致伤脾胃为要"。在薛己《外科发挥》10味方基础上增加皂角刺、桔梗，增强消肿排脓、透脓托毒的作用。该方组成：人参、川芎、白芍、黄芪、当归、白术、茯苓、金银花各一钱，白芷、甘草、皂角针、桔梗各五分。水二盅，煎八分，食远服。

2.后世发挥 祁坤撰的《外科大成》其理论治疗经验继承于《外科正宗》，病案记载采用托里消毒散倍用皂角刺治疗囊痈。唐容川著的《血证论》载陈实功方，方解从血证角度分析，进一步阐述托里消毒散治疗疮痈的机制，"疮之结肿，血凝也。疮之溃脓，血化为水也。夫血与毒结而不散故凝，凝则气阻而为痛。欲去其凝，仍是以气制之，使气与血战，以阳蒸阴，则阴血从阳化而为水。水即气也，气化则为水，此化脓之说也。是方四君、黄芪大补中气，而以解毒和血之品佐其变化，为助气战血之大剂。本此意以加减进退，则得之矣"。

3.同名异方 托里消毒散同名异方分析见表65-1。

表65-1 托里消毒散同名异方分析表

朝代	作者	出处	药物组成	功能主治	制法及用法	变化情况（与原方比较）
南宋	陈文中	《陈氏小儿痘疹方论》	人参一钱，黄芪（炒）一钱，当归（酒洗）一钱，川芎一钱，芍药（炒）一钱，白术（炒）一钱，陈皮一钱，茯苓一钱，金银花七分，连翘七分，白芷七分，甘草五分	治痘毒气血虚弱，不能起发，腐溃收敛，或发寒热，肌肉不生	水煎服	该方用连翘而非皂角刺。连翘为疮家圣药，可消痈散结，并侧重清热解毒兼疏散风热，升散气血，与金银花、补益药共用以治痘毒气血虚弱，不能起发。陈皮行气调中，增强补中益气、健脾行气的功效，顾护小儿脾胃气机，使肠胃升降有序，治痘毒而不至于伤及脾胃。当归酒洗，增强活血之功效
明	陶华	《伤寒全生集》	黄芪、白芷、连翘、羌活、川芎、当归尾、赤芍、防风、桔梗、柴胡、皂角、金银花、甘草	伤寒发颐，有脓不消，已破或未破	水煎服	减少人参、茯苓、白术，而增加羌活、防风增强解表散寒之功，加以柴胡善于祛邪解表、疏散半表半里之邪，并擅长退热，连翘增强疏散风热功效，兼以清热解毒，同时可以消痈散结。方中用当归尾而非当归，效用更偏于活血，并用赤而非白芍，入肝经走血分，擅长清热凉血，温热病热入血分证
明	汪机	《外科理例》	人参、黄芪（盐水拌炒）、当归（酒洗）、川芎、芍药（炒）、白术（炒）、茯苓各一钱，白芷、金银花各七分，甘草五分	治疮疽已攻发不消者，宜服此药，未成即消，已成即溃，腐肉易去，新肉易生。如有疮口，宜贴膏药。敛即不用，切不可用生肌之药	水煎服	该方减去皂角刺、桔梗

续表

朝代	作者	出处	药物组成	功能主治	制法及用法	变化情况（与原方比较）
明	薛铠	《保婴撮要》	人参一钱，黄芪（炒）一钱，当归（酒洗）一钱，川芎一钱，芍药（炒）一钱，白术（炒）一钱，茯苓一钱，金银花七分，连翘七分，白芷七分，甘草五分	治胃经虚弱，或因克伐，致疮不能溃散，疮未成即消，已成即溃，腐肉自去，新肉自生	水煎服	该方减去皂角刺、桔梗，加连翘用于透发，整个方子明确补益气血，消散毒邪以助去腐生肌
明	龚信	《古今医鉴》	黄芪（盐水炒）二钱，天花粉二钱，防风一钱，当归（酒洗）一钱，川芎一钱，白芷一钱，桔梗（炒）一钱，厚朴（姜制）一钱，穿山甲（炒）一钱，皂角刺（炒）一钱，金银花三钱，陈皮三钱	壮气血，固脾胃，消肿溃脓生肌。主治一切痈疽，六七日未消者；大头瘟	用水、酒各一盅，煎至七分，疮在上，食后服；在下，空心服。两帖后，只用水煎。如有疮口，便贴膏药，以御风入，至疮口闭合，如不用贴，此守成之方也	该方减去四君子汤的人参、茯苓、白术、甘草，补气作用减弱。天花粉消肿排脓，兼有清热泻火、生津止渴的功效，厚朴、陈皮可燥湿行气，防风行祛风解表、祛风湿止痛之功，穿山甲可活血通经、消肿排脓，促痈疽成脓溃脓时，常增穿山甲以增强溃脓作用
清	张璐	《张氏医通》	人参、黄芪、当归（酒拌）、白芍（炒）、白术（炒）、茯苓各一钱，白芷、金银花各七分，甘草五分	痈疽痘疹毒盛不能起发	水煎服	该方减去皂角刺、桔梗与川芎
清	项天瑞	《同寿录》	黄芪（蜜炙）一钱，白术（土炒）七分，白茯苓五分，陈皮四分，防风四分，连翘四分，白芍五分，当归五分，桔梗七分，荆芥三分，牛蒡子三分，炙甘草三分	主治痘半收半敛之际。如痘正盛时，偶然陷伏而不结痂，此中气虚而脾寒，加人参四分；如内热烦躁，热气熏蒸不结痂，当以水磨犀角汁解之	水煎。不拘时候服	该方减去人参、金银花、皂角刺、川芎、白芷。陈皮行气调中、燥湿化痰，防风、荆芥祛风解表，防风兼可祛风湿止痛，荆芥可止痒透疹，连翘、牛蒡子清热解毒、疏散风热，连翘兼可消痈散结，牛蒡子兼可利咽透疹

【名方考证】

1. 本草考证

1.1 人参 "人参"之名最早见于《神农本草经》。经考证，本方所用人参为五加科植物人参 *Panax ginseng* C. A. Mey.的干燥根及根茎，与《中国药典》2020年版记载一致。

1.2 川芎 "川芎（芎䓖）"之名最早见于《神农本草经》。经考证，本方所用川芎为伞形科植物川芎 *Ligusticum chuanxiong* Hort.的干燥根茎，与《中国药典》2020年版记载一致。

1.3 白芍 "白芍"以"芍药"之名最早见于《神农本草经》。经考证，本方所用白芍为毛茛科植物芍药 *Paeonia lactiflora* Pall.的干燥根，与《中国药典》2020年版记载一致。

1.4 黄芪 "黄芪"之名最早见于《神农本草经》。经考证，本方所用黄芪为豆科植物蒙古黄芪 *Astragalus membranaceus*（Fisch.）Bge. var. *mongholicus*（Bge.）Hsiao 或膜荚黄芪 *Astragalus membranaceus*（Fisch.）Bge.的干燥根，与《中国药典》2020年版记载一致。

1.5 当归 "当归"之名最早见于《神农本草经》。经考证，本方所用当归为伞形科植物当归 *Angelica sinensis*（Oliv.）Diels的干燥根，与《中国药典》2020年版记载一致。

1.6 白术 "白术"以"术"之名最早见于《神农本草经》。经考证，本方所用白术为菊科植物白术 *Atractylodes macrocephala* Koidz.的干燥根茎，与《中国药典》2020年版记载一致。

1.7 茯苓 "茯苓"之名最早见于《神农本草经》。经考证，本方所用茯苓为多孔菌科真菌茯苓 *Poria cocos*（Schw.）Wolf 的干燥菌核，与《中国药典》2020年版记载一致。

1.8 金银花 "金银花"之名最早见于东晋葛洪所著《肘后备急方》。经考证，本方所用金银花为忍冬科植物忍冬 *Lonicera japonica* Thunb. 的干燥花蕾或带初开的花，与《中国药典》2020年版记载一致。

1.9 白芷 "白芷"之名最早见于《神农本草经》。经考证，本方所用白芷为伞形科植物白芷 *Angelica dahurica*（Fisch.ex Hoffm.）Benth. et Hook. f. 或杭白芷 *Angelica dahurica*（Fisch. ex Hoffm.）Benth. et Hook. f. var. *formosana*（Boiss.）Shan et Yuan 的干燥根，与《中国药典》2020年版记载一致。

1.10 甘草 "甘草"之名最早见于《神农本草经》。经考证，本方所用甘草为豆科甘草属植物甘草 *Glycyrrhiza uralensis* Fisch. 的干燥根茎和根。《中国药典》2020年版载甘草为豆科植物甘草 *Glycyrrhiza uralensis* Fisch.、胀果甘草 *Glycyrrhiza inflata* Bat. 或光果甘草 *Glycyrrhiza glabra* L.的干燥根茎和根。

1.11 皂角针（皂角刺） "皂角刺"之名最早见于《本草蒙筌》。经考证，本方所用皂角刺为豆科植物皂荚 *Gleditsia sinensis* Lam.的干燥棘刺，与《中国药典》2020年版记载一致。

1.12 桔梗 "桔梗"之名最早见于《神农本草经》。经考证，本方所用桔梗为桔梗科植物桔梗 *Platycodon grandiflorum*（Jacq.）A.DC.的干燥根，与《中国药典》2020年版记载一致。

2.炮制考证 所有药味应为生品。

3剂量考证

3.1 原方剂量 人参、川芎、白芍、黄芪、当归、白术、茯苓、金银花各一钱，白芷、甘草、皂角针、桔梗各五分。

3.2 折算剂量 明代之1钱合今之3.73g，故处方量为人参、川芎、白芍、黄芪、当归、白术、茯苓、金银花各约3.73g，白芷、甘草、皂角针、桔梗各约1.87g。

3.3 现代用量 根据全国中医药行业高等教育"十四五"规划教材《方剂学》，处方量为人参、川芎、白芍、黄芪、当归、白术、茯苓、金银花各3g，白芷、甘草、皂角针、桔梗各1.5g。

【**药物组成**】人参、川芎、白芍、黄芪、当归、白术、茯苓、金银花各一钱，白芷、甘草、皂角针、桔梗各五分。

【**功能主治**】消肿，溃脓，生肌。主治痈疽未成者可消，已成者即溃，腐肉易去，新肉易生。用于痘疹、痈疽、疮疡、时毒、大头瘟之气血虚弱者。

【**方义分析**】本方主治诸症皆为气血虚弱，疮痈不能起发所致，腐溃收敛，或发寒热，肌肉不生，遂成痈疽已成不得内消者之证。体虚气血不足，则见痈疽疮形平塌，根盘散漫，溃后脓水稀少；或脓毒不易外达，则见坚硬不消，腐肉不退。治宜消肿，溃脓，生肌。

方中人参、白术、茯苓、甘草为四君子汤，补益肺脾以益气分，重用黄芪配以当归为当归补血汤补中兼通，以滋血分，兼以川芎、白芍养血和血，气血双补为托法，防止毒邪内陷。金银花、白芷、桔梗，清热解毒，提脓生肌收口；皂角刺消肿排脓，托疮毒促其早溃。诸药配伍共奏益气健脾、补益气血、托毒溃坚之功。

配伍特点：扶正与驱邪并用。

【**用法用量**】

1.古代用法用量 水二盅，煎八分，食远服。

2.现代用法用量 加水400ml，煎至320ml，避开吃饭时间服用。

【**药学研究**】

1.资源评估 方中人参、川芎、白芍、黄芪、当归、白术、茯苓、金银花、白芷、甘草、皂角针、桔梗目前均以人工栽培为主。野生蒙古黄芪被世界自然保护联盟濒危物种红色名录（IUCN）列入易危（VU）物种。甘草被《国家重点保护野生动植物名录》列为国家Ⅱ级濒危重点保护植物，被《世界自然保护联盟濒危物种红色名录》（IUCN）评级为低危（LC）。

人参为多年生、长日照、阴生性草本植物，生长在海拔200~900m的山区针阔混交林下。常在阴坡或半阴坡生长，对环境条件要求较严格。喜凉爽，耐严寒，喜湿润、怕干旱，要求土壤水分适当，排水良好。喜弱光、散射光和斜射光，怕强光和直射光。现主产于我国东北、朝鲜半岛等。

川芎多栽培于海拔450~1000m的平坝或丘陵。喜气候温和，雨量充沛、日照充足而又较湿润，春秋两季日间晴朗，清晨有雾，昼夜温差大的亚热带季风气候的环境。在土层深厚、疏松肥沃、排水良好、有机质含量丰富、中性或微酸性的砂质壤土中生长良好。川芎采用苓子进行无性繁殖，川芎苓子应在海拔900~1500m的山区培育，然后移栽到平坝、丘陵地区种植，现主产于四川都江堰市、崇州市、彭州市等地。

白芍喜湿温、耐寒冷；野生多生长于山坡、山谷的灌木丛中；适于在平坝、丘陵或较低山地栽培，现主产于浙江、安徽、四川、山东等地。

野生蒙古黄芪分布于黑龙江、内蒙古、河北、山西北部，生于向阳草地、灌丛、林缘及山坡上；膜荚黄芪分布于东北、华北及西北，生于林缘、灌丛或疏林下。现主产于内蒙古、山西、甘肃、黑龙江等地。

当归，喜凉爽，怕高温，在海拔1500~3000m的高寒山区生长适宜，现主产于甘肃、云南、四川、陕西等地。

白术喜凉气候耐寒，怕湿热干旱。现主产于浙江、安徽、湖北、湖南、江西、四川等地。

茯苓喜温暖、干燥、向阳、雨量充沛的环境，以海拔在700m左右的松林中分布最广，温度以10~35℃为宜。现主产于云南、安徽、湖北、湖南、贵州等地。

金银花喜温耐寒、喜光，喜湿润、耐旱、耐涝、对土壤的要求不严，现主产于山东、河南、河北等省。

白芷喜温暖、湿润、阳光充足的生长环境，现今川白芷主产于四川，杭白芷主产于浙江，禹白芷主产于河南禹县，祁白芷主产于河北安国等地。

甘草生于干旱沙地、河岸砂质地、山坡草地及盐渍化土壤中，生长周期3~5年左右，分布于东北、华北、西北各省区，道地产区与主产区基本一致，在新疆、甘肃、内蒙古、宁夏、山西等地。

皂角刺生于山坡林中或谷地、路边、沟旁、村舍旁的向阳处，多栽培，分布于我国南北各地。主产江苏、湖北、河北、山西、河南、山东。

桔梗耐寒耐旱、喜光、喜凉爽气候、怕水渍，全国大部分地区均产。以东北、华北产量大，称"北桔梗"，华东产的质量较好，称"南桔梗"。

2.制剂研究

2.1 制备方法 原文记载：水二盅，煎八分，食远服。明朝时期一盅约合200ml，因此制备方法为取本方，加水400ml，煎煮至320ml。

按明代度量衡计算，该方总药量约37g，其加水量为总药量的10~11倍，煎煮至8~9倍。在实际煎煮中，应结合现代临床煎药机构煎煮规范来规范研究中药复方制剂。

2.2 制备工艺 根据经典名方的特点和开发要求，建议将托里消毒散开发为颗粒剂，具有药效作用快、服用携带方便、体积较小等特点。该方重用黄芪配以当归为当归补血汤，现代有报道对当归补血汤进行配方颗粒与微囊的研究：①采用HPLC对当归补血汤水煎剂和配方颗粒中的黄芪甲苷含量进行测定，当归补血配方颗粒汤剂中黄芪甲苷的含量（0.3315mg/ml）高于当归补血汤剂（0.0759mg/ml）[1]。②以癸二酰氯及1，6-己二胺为囊材，采用界面缩聚法制备当归补血汤微囊。以微囊的载药量和包封率为指标，考察主要工艺参数对当归补血微囊制备的影响，优选的制备工艺条件为，囊心与囊材之比为0.2∶1、乳化剂用量为1.4ml、搅拌时间为30分钟，优选工艺条件下评估指数均值为50.49%[2]。

3.质量控制 该方含黄酮、多糖等物质，可以将其作为质量控制的指标。现有文献报道采用HPLC法建立了四君子汤的指纹图谱，同时对其多成分含量进行了测定[3]，采用蒽酮-硫酸法测定四君子汤总多糖含量[4]。

【药理研究】

1.药效作用 根据托里消毒散治疗气血亏虚，痈疽已成不得内消之症的作用进行了药效学研究，主要具有抗炎与促血管生成的作用。

1.1 抗炎 托里消毒散高剂量（4g/ml，2ml/d）可改善放射性直肠炎大鼠直肠组织病理学改变，升高血清中EGF、IL-4、IL-10、IgA、IgM、IgG水平，降低大鼠直肠组织IFN-γ、TNF-α、TLR4、Myd88、NF-κB p65、IκBα表达及TLR4、Myd88、NF-κB p65、IL-6 mRNA表达[5]。

1.2 促血管生成 托里消毒散中当归、黄芪和白芷等提取物对大鼠均具有不同程度改善内皮细胞血管生成功能的作用，其中黄芪［1.5g/（kg·d）］和白芷［1.2g/（kg·d）］促血管生成作用明显，其作用与其激活ERK1/2、PI3K/Akt和eNOS/NO信号通路有关。当归与黄芪上调HIF-1α的表达和增加其下游基因VEGF、PDGF等的表达，可显著改善糖尿病创面的血管生成，促进糖尿病创面的愈合[6]。

2.体内过程 该方中人参、白术、茯苓、甘草为四君子汤，四君子汤灌胃甘草甜素在大鼠体内药时过程符合二房室开放模型，吸收和分布较为迅速，排泄缓慢。药峰浓度32.725μg/ml，达峰时间20.3258min，末端消除速率0.08066min^{-1}，末端消除半衰期8.59318min^{-1}，药时曲线下面积74844.914（μg·min）/ml[7]。方中当归、黄芪组成当归补血汤，当归补血汤中阿魏酸、毛蕊异黄酮、芒柄花黄素、黄芪甲苷在大鼠血浆中的四者药峰浓度分别为312.30、799.39、149.19、120.46ng/ml，达峰时间分别为19.29、21.43、53.57、70.71min，末端消除半衰期分别为192.37、173.95、185.34、408.77min，药时曲线下面积AUC$_{0\to t}$分别为19220.97、111546.04、

29073.89、18401.73μg/（L·min）[8]。

【临床应用】

1.临床常用

1.1 临床主治病证 托里消毒散临床应用广泛，善于治疗各种疮疡，特别是痈疽已成不得内消之症。临床表现主要为气血亏虚，不能托毒外达，疮痈难溃难腐者。

1.1.1 肛痛 治疗术后肛周脓肿，热毒壅盛时加金银花、野菊花、蒲公英，湿热重时加栀子、黄连、龙胆草、滑石[9]。

1.1.2 耳痈 治疗脾虚湿困引起的慢性化脓性中耳炎术后干耳作用，去人参为党参，减皂角刺、金银花。渗出量多清稀者加薏苡仁，脓液量多色黄者加金银花、鱼腥草[10]。

1.2 名家名师名医应用

乳痈 首届全国名中医林毅教授擅治乳痈。其治疗可全程采用中医内治法与外治法结合的综合疗法，遵守"内治以衡为本，外治以通为用"的原则。患者局部肿块消散，脓腐排尽，疮口将愈或僵块形成，辨证为气血两虚、余毒未清。若余毒未清，则方选托里消毒散合参苓白术散加减，基本组成为：黄芪、白术、党参、茯苓、淮山、皂角刺、蒲公英、炒扁豆、砂仁、陈皮、炒麦芽、炒谷芽、桔梗等。若后期余毒已清，无发热身痛，且已生肌收口时，治法当健脾和胃、益气养血，予参苓白术散加减治疗最终达到"平衡脏腑，燮理阴阳"的治疗目的[11]。

2.临床新用 托里消毒散在临床上广泛用于治疗肛肠疾病、骨科疾病等，尤其对低位肛周脓肿术后、慢性骨髓炎等疗效确切。

2.1 肛肠疾病

低位肛周脓肿术后 80例患者分组为研究组与对照组各40例。对照组采用肛周脓肿切开挂线术或者肛周脓肿切开引流术；术后给予左氧氟沙星注射液每次0.3g，静滴，日1次；甲硝唑注射液每次1g，静滴，日1次；并给予专科制剂痔疮Ⅱ号洗剂坐浴熏洗，每日两次，雷夫诺尔纱条换药，日1~2次；不予中药口服治疗。研究组在对照组治疗基础上，给予中药加味托里消毒散

（免煎颗粒剂）口服。具体处方：人参10g，川芎15g，白芍15g，生黄芪20g，当归15g，炒白术20g，茯苓15g，金银花15g，白芷15g，生甘草10g，皂角刺15g，桔梗10g，延胡索15g，白及15g，乳香10g，没药10g，热毒重者（舌红苔黄燥，脉数有力，或伴发热，局部肿势明显，范围宽大）加蒲公英、野菊花各15g，湿热盛者（舌红苔黄腻，脉滑数）加黄连、黄柏各5g。两组治疗时间均为3周。结果显示，研究组治愈率为81.5%、改善率18.4%，对照组治愈率为59%、改善率40.5%[12]。

2.2 骨科疾病

慢性骨髓炎 共68例慢性骨髓炎，研究组35例，对照组33例，研究组给予内服托里消毒散，组成为人参、川芎、白芍、黄芪、当归、白术、茯苓、金银花、白芷、甘草、皂角针、桔梗，同时全身应用敏感抗生素；局部给予病灶清除，四肢长管状骨尽量闭合创口，放置冲洗滴管，术后给予局部灌注冲洗；跟骨部位等无法闭合创口者，外用生肌玉红膏换药。对照组静脉滴注敏感抗生素，局部创面处理同研究组，不予中药治疗。研究组创口愈合31例，占88.6%，窦道或创口愈合时间最短11天，最长47天，平均29.32天。对照组愈合21例，占63.7%，创面愈合时间最短19天，最长60天，平均37.64天。研究组局部肿痛消失平均时间5.8天，对照组9.9天[13]。

【使用注意】 不可用内消泄气、寒凉等药，致伤脾胃为要。

【按语】

黄芪的本草考证 黄芪最早见于《神农本草经》，被列为上品。《本草经集注》谓："第一出陇西、洮阳，色黄白甜美，今亦难得，次用黑水、宕昌者，色白肌粗，新者亦甘而温补，又有蚕陵、白水者，色理胜蜀中而冷补。又有赤色者可作膏贴，俗方多用，道家不须"。可见黄芪的最初产地是四川、甘肃、陕西三省毗邻地区，品质各异。同时红芪（多序岩黄芪 *Hedysarum polybotrys* Hand.-Mazz.）亦药用。《新修本草》载："此物叶似羊齿或如蒺藜而作丛生"。"今出

原州及华州者最良，蜀汉不复采用，宜州、宁州者亦佳"。表明黄芪的产地已北移至陕西的中部和宁夏的南部地区。《本草图经》载："今河东陕西州郡多有之，根长二三尺已来，独茎，作丛生，枝杆去地三四寸。其叶扶疏作羊齿壮，又如蒺藜苗。七八月开黄紫花，其实作荚子长寸许，八月采根，其皮折之如绵谓之绵芪，然有数种，有白水芪、有赤水芪、有木芪，功用并同而力不及白水者"。进一步阐明黄芪并非一种，功效也不尽相同，并有山西（河东）产黄芪的记载。以后《本草别说》谓："出绵上为良"。《本草求真》载："出山西黎城"。《植物名实图考》谓："有数种，山西、蒙古产者佳"。综历代本草文献中有关黄芪产地、品质、原植物和药材等记载，以及宋代后本草书籍中所附图的黄芪原植物图和药材图，结合黄芪的生态和分布情况，可认为黄芪在我国古代就存在品种混乱、产地变化的情况，且品质、性效各异；然黄芪的主流品种仍为蒙古黄芪 *Astragalus membranaceus*（Fisch.）Bge. var. *mongholicus*（Bge.）Hsiao 或膜荚黄芪 *Astragalus membranaceus*（Fisch.）Bge. 的干燥根。

参考文献

［1］朱琳.当归补血汤剂与配方颗粒中黄芪甲苷含量对比［J］.临床医药文献电子杂志，2019，6（7）：170-171.

［2］黄胜，袁志鹰，袁莉，等.正交试验优选界面缩聚法制备当归补血汤微囊工艺［J］.湖南中医杂志，2016，32（9）：168-170.

［3］王科，刘培，张莉丹，等.基于指纹图谱和6种成分含量测定的四君子汤质量控制研究［J］.中药材，2020，43（5）：1170-1175.

［4］刘玉红.四君子汤中多糖的提取和含量测定［J］.亚太传统医药，2009，2（5）：43-44.

［5］祝朝富，安佰平，黄洪婕，等.基于TLR4/NF-κB信号通路探讨托里消毒散治疗放射性直肠炎的作用机制［J］.安徽医科大学学报，2020，55（9）：1367-1373.

［6］张晓娜.托里消毒散对糖尿病创面愈合的

作用及机制研究［D］.天津：天津医科大学，2016.

［7］张莉，黄熙，王骊丽，等.四君子汤灌胃大鼠甘草甜素血药浓度测定及其药代动力学研究［J］.中药材，2000，23（9）：563-565.

［8］刘雅琳，王文恺，李秋芳，等.当归补血汤中4种成分在大鼠血浆中的药动学研究［J］.中成药，2020，42（2）：278-283.

［9］卢家玉，王顺和，姚健，等.托里消毒散加减在肛周脓肿术后的应用观察［J］.中医临床研究，2015，7（17）：68-69.

［10］刘贝贝，孙麦青.托里消毒散加减对慢性化脓性中耳炎（脾虚湿困型）术后干耳的作用［J］.亚太传统医药，2022，18（6）：102-106.

［11］司徒红林，井含光，刘畅，等.林毅运用"燮理阴阳，立法衡通"中医综合疗法辨治肉芽肿性乳腺炎［J］.广州中医药大学学报，2020，37（10）：1999-2003.

［12］刘彦彤.中医托法对肛周脓肿凝血状态影响的临床研究［D］.呼和浩特：内蒙古医科大学，2020.

［13］刘海民.托里消毒散治疗慢性骨髓炎的临床观察［D］.哈尔滨：黑龙江中医药大学，2004.

◈ 清上蠲痛汤 ◈

明《寿世保元》

Qingshangjuantong Tang

【概述】本方最早见于明代《寿世保元》卷六为龚廷贤所拟，是根据宋代《太平惠民和剂局方》"川芎茶调散"及金代李东垣《内外伤辨惑论》"羌活胜湿汤"合方加减衍化而成，包括当归、川芎、白芷、细辛、羌活、独活、防风、菊花、蔓荆子、苍术、片芩、麦冬、甘草等13味药组成。主要用于治疗头痛，被认为是治疗"一切头痛主方，不问左右偏正，新久皆效。"本方辛而不燥，温而不热，苦而不寒，泄而不降，既可升散风邪，又能苦泄浊阴。清上蠲痛汤现代临床上广泛用于神经系统疾病和循环系统疾病，如用于治疗三叉神经痛、原发性高血压等疗效显著。

【历史沿革】

1.原方论述 本方见于明代《寿世保元》卷六为龚廷贤所拟，是根据宋代《太平惠民和剂局方》"川芎茶调散"及金代李东垣《内外伤辨惑论》"羌活胜湿汤"合方加减衍化而成。主要用于治疗头痛，认为是治疗"一切头痛主方，不问左右偏正，新久皆效。"附方组成为当归一钱（酒洗），小川芎一钱，白芷一钱，细辛三分，羌活一钱，独活一钱，防风一钱，菊花五分，蔓荆子五分，苍术一钱（米泔浸），片芩一钱五分（酒炒），麦冬一钱，甘草三分（生）。

2.后世发挥 明代王肯堂撰《证治准绳》："祛风清上散：治风熟上攻，眉棱骨痛。酒黄芩二钱，白芷一钱半，羌活、防风、柴胡梢各一钱，川芎一钱二分，荆芥八分，甘草五分，水二钟，煎八分，食后服。"治风热上攻，眉棱骨痛。治疗风热上攻所致的头痛。水二盅，煎八分，食后服。

【名方考证】

1.本草考证

1.1 当归 "当归"之名最早见于《神农本草经》。经考证，本方所用当归为伞形科植物当归*Angelica sinensis*（Oliv.）Diels的干燥根，与《中国药典》2020年版记载一致。

1.2 川芎 川芎以"芎藭"之名最早见于《神农本草经》。经考证，本方所用川芎为伞形科植物川芎*Ligusticum chuanxiong* Hort.的干燥根茎，与《中国药典》2020年版记载一致。

1.3 白芷 "白芷"之名最早见于《神农本草经》。经考证，本方所用白芷为伞形科植物白芷*Angelica dahurica*（Fisch.ex Hoffm.）Benth. et Hook.

f. 或 杭 白 芷 *Angelica dahurica*（Fisch. ex Hoffm.）Benth. et Hook. f. var. *formosana*（Boiss.）Shan et Yuan 的干燥根，与《中国药典》2020年版记载一致。

1.4 细辛 "细辛"之名最早见于《神农本草经》。经考证，本方所用细辛为马兜铃科细辛属植物华细辛 *Asarum sieboldii* Miq. 或北细辛 *Asarum heterotropoides* Fr. Schmidt var. *mandshuricum*（Maxim.）Kitag. 的干燥根和根茎。《中国药典》2020年版载细辛为马兜铃科植物北细辛 *Asarum heterotropoides* Fr. Schmidt var. *mandshuricum*（Maxim.）Kitag.、汉城细辛 *Asarum sieboldii* Miq. var. *seoulense* Nakai 和 华 细 辛 *Asarum sieboldii* Miq.的干燥根和根茎。

1.5 羌活 "羌活"之名最早见于《神农本草经》"独活"项下。经考证，本方所用羌活为伞形科羌活属植物羌活 *Notopterygium incisum* Ting ex H. T. Chang 的干燥根茎和根。《中国药典》2020年版载羌活为伞形科植物羌活 *Notopterygium incisum* Ting ex H. T. Chang 或 宽 叶 羌 活 *Notopterygium franchetii* H. de Boiss.的干燥根茎和根。

1.6 独活 "独活"之名最早见于《神农本草经》。经考证，本方所用独活为伞形科独活属植物重齿毛当归 *Angelica pubescens* Maxim. f. *biserrata* Shan et Yuan的干燥根，与《中国药典》2020年版记载一致。

1.7 防风 "防风"之名最早见于《神农本草经》。经考证，本方所用防风为伞形科植物防风 *Saposhnikovia divaricata*（Turcz.）Schischk.的干燥根，与《中国药典》2020年版记载一致。

1.8 菊花 "菊花"之名最早见于《礼记》。经考证，本方所用菊花为菊科植物菊 *Chrysanthemum morifolium* Ramat.的干燥头状花序，与《中国药典》2020年版记载一致。

1.9 蔓荆子 "蔓荆子"以"蔓荆实"之名最早见于《神农本草经》。经考证，本方所用蔓荆子为马鞭草科植物单叶蔓荆 *Vitex trifolia* L. var. *simplicifolia* Cham. 或蔓荆 *Vitex trifolia* L.的干燥成熟果实，与《中国药典》2020年版记载一致。

1.10 苍术 "苍术"之名最早见于《神农本草经》。经考证，本方所用苍术为菊科植物茅苍术 *Atractylodes lancea*（Thunb.）DC. 的干燥的根茎。《中国药典》2020年版记载苍术为菊科植物茅苍术 *Atractylodes lancea*（Thunb.）DC. 或北苍术 *Atractylodes chinesis*（DC.）Koidz.的干燥根茎。

1.11 黄芩 "黄芩"之名最早见于《神农本草经》。经考证，本方所用黄芩为唇形科植物黄芩 *Scutellaria baicalensis* Georgi 的干燥根，与《中国药典》2020年版记载一致。

1.12 麦冬 "麦冬"之名最早见于《神农本草经》。经考证，本方所用麦冬为百合科植物麦冬 *Ophiopogon japonicus*（L.f）Ker-Gawl.的干燥块根，与《中国药典》2020年版记载一致。

1.13 甘草 "甘草"之名最早见于《神农本草经》。经考证，本方所用甘草为豆科植物甘草 *Glycyrrhiza uralensis* Fisch. 的干燥根茎和根。《中国药典》2020年版载甘草为豆科植物甘草 *Glycyrrhiza uralensis* Fisch.、胀果甘草 *Glycyrrhiza inflata* Bat. 或光果甘草 *Glycyrrhiza glabra* L.的干燥根茎和根。

2.炮制考证

2.1 苍术 清上蠲痛汤中苍术的炮制方法为"米泔浸洗"。现代炮制品有制苍术（米泔洗）。

2.2 当归 清上蠲痛汤中当归的炮制方法为"酒洗"。现代炮制品有酒当归。

2.3 片芩 清上蠲痛汤中黄芩的炮制方法为"酒炒"。现代炮制品有酒黄芩。

2.4 其他 其余药味应为生品。

3.剂量考证

3.1 原方剂量 当归一钱（酒洗），川芎一钱，白芷一钱，细辛三分，羌活一钱，独活一钱，防风一钱，菊花五分，蔓荆子五分，苍术一钱（米泔浸），片芩一钱五分（酒炒），麦冬一钱，甘草三分（生）。

3.2 折算剂量 明代之1钱合今之3.73g，故处方量为片芩（黄芩老根）5.60g，当归3.73g，川芎3.73g，麦冬3.73g，白芷3.73g，羌活3.73g，独活3.73g，防风3.73g，苍术3.73g，菊花1.87g，蔓荆子1.87g，细辛1.12g，甘草1.12g。

3.3 现代用量 根据现代临床常用剂量，此处方量片芩4.5g，当归3g，川芎3g，麦冬3g，白芷3g，羌活3g，独活3g，防风3g，苍术3g，菊花1.5g，蔓荆子1.5g，细辛0.9g，甘草0.9g。

【药物组成】当归一钱（酒洗），川芎一钱，白芷一钱，细辛三分，羌活一钱，独活一钱，防风一钱，菊花五分，蔓荆子五分，苍术一钱（米泔浸），片芩一钱五分（酒炒），麦冬一钱，甘草三分（生）。

【功能主治】祛风止痛、活血养血。主治一切头痛，不问左右、偏正、新久皆有效。

【方义分析】本方主治一切头痛，不问左右、偏正、新久。头为诸阳之会，感受外邪，邪气上犯巅顶，太阳、少阳经脉不利，脉络闭阻，不通则痛，则头痛乃发。治宜祛风通络止痛。

方中片芩清热泻火，川芎祛风止痛，配合当归养血活血，共为君药；细辛、白芷、羌活、独活、防风、苍术疏风止痛，为臣药；菊花、蔓荆子、麦冬、甘草为佐使药。诸药合用，即可升散风邪，又能苦泄浊阴，兼有活血养血之功，则诸头痛症可愈。

配伍特点：辛而不燥，温而不热，苦而不寒，泄而不降。

【用法用量】

1.**古代用法用量** 上锉一剂，生姜煎服。

2.**现代用法用量** 加生姜以清水煎。

【药学研究】

1.**资源评估** 方中各味药目前均以人工栽培为主。甘草被《国家重点保护野生动植物名录》列为国家Ⅱ级濒危重点保护植物，被《世界自然保护联盟濒危物种红色名录》（IUCN）评级为低危（LC）。

当归喜凉爽，怕高温，在海拔1500~3000米的高寒山区生长适宜，现主产于甘肃、云南、四川、陕西等地。

川芎喜气候温和，雨量充沛、日照充足而又较湿润，现今川芎主产于四川都江堰市、崇州市、彭州市。

白芷，喜温暖、湿润、阳光充足的生长环境，川白芷主产于四川，杭白芷主产于浙江，禹白芷主产于河南禹县，祁白芷主产于河北安国等地。

细辛喜冷凉气候和阴湿环境，北细辛主产于东北地区；华细辛主产于陕西、河南、山东、浙江等省；汉城细辛主产于辽宁、吉林。

羌活生性喜凉、耐寒、稍耐阴、怕强光，主产于于四川、甘肃、青海、云南等地。

独活耐寒、喜光、喜潮湿环境，喜富含腐殖质的碱性砂质土壤等，主产于四川、湖北。

防风耐寒、耐干旱，忌过湿和雨涝，多生长于草原、丘陵、多砾石山坡，以地势高燥的向阳土地最适宜，现主产于黑龙江、内蒙古、陕西、河北、山西、甘肃等地。

菊花喜阳光充足、温暖湿润的环境，具有耐寒，耐旱，怕涝特性，并能忍受霜冻。菊花在浙江、安徽、河南、上海、江苏、四川、湖北、湖南、福建、河南、广东等地均适宜药材的生产，尤以安徽滁州最适宜生产"徐菊"，安徽亳州最适宜生产"亳菊"，安徽歙县最适宜生产贡菊，浙江桐乡和海宁最适宜生产杭菊，河南沁阳、武陟、博爱最适宜生产怀菊。

蔓荆子喜阳光充足，较耐高温和短暂霜冻，耐寒怕涝，耐碱怕酸，凡土层深厚的沙滩荒洲上都能种植，适应性较强，有防尽固沙的作用，是耐旱耐瘠薄耐盐碱的优良固沙植物。单叶蔓荆主产于江西、山东、安徽、湖南等地；蔓荆主产于广东、福建、云南等地。

苍术多生长在丘陵、杂草或树林中喜凉爽温和湿润的气候，耐寒力较强，但怕强光和高温高湿。茅苍术主产于江苏，北苍术主产于黑龙江、吉林、辽宁、河北、山东、内蒙古等地。

黄芩生长于海拔60~1300（1700~2000）米的向阳草坡地、休荒地上，喜温暖凉爽气候，耐严寒，耐旱，耐瘠薄，主产于东北、河北、山西、内蒙古、河南、陕西等地。

麦冬喜温暖气候和较潮湿环境，稍能耐寒，主产于浙江、四川、江苏等地。甘草喜凉爽、干燥气候，喜光、耐旱、耐寒，对土壤适应性较强，甘草原野生于草原钙质土上，是抗盐性很强的植物。现主产于甘肃、内蒙古、宁夏、青海、新疆等地。

2. 制剂研究

2.1 制备方法 原文载："上锉一剂，生姜煎服"。即加生姜以清水煎至八分。在实际煎煮中，应结合现代临床煎药机构煎煮规范来规范研究中药复方制剂。

2.2 制备工艺 根据经典名方的特点和开发要求，建议将清上蠲痛汤开发为颗粒剂或合剂。现代有报道比较清上蠲痛汤分别用水煎法与半仿生煎药法制备，水煎法按处方称取药材，加10倍量水，煮沸二次，每次40分钟，过滤，合并滤液后pH值为6.2，浓缩至含生药100%和150%。而半仿生煎药法第一次加10倍量pH值为12.2（用NaOH调pH值）的水煮沸40分钟，第二次加10倍量pH值为2.0（用HCl调pH）的水煮沸40分钟，过滤，合并滤液，浓缩至含生药100%和150%。用热板法、扭体法和电刺激法对小鼠进行止痛实验。结果显示，清上蠲痛汤用半仿生煎药法制备的汤剂比用水煎法制备的汤剂的止痛作用更好[1]。

3. 质量控制

该方含有黄酮、挥发油、生物碱等物质，可以将其作为质量控制的指标。现有文献报道按《寿世保元》中清上蠲痛汤原方制备，采用HPLC-UV建立清上蠲痛汤复方指纹图谱，同时对其多成分含量进行了测定[2]。对当归、川芎、麦冬、独活、苍术、黄芩组分进行薄层色谱鉴别，采用薄层扫描法测定了阿魏酸的含量[3]。

【药理研究】

1. 药效作用

根据清上蠲痛汤的祛风止痛、活血养血的功能主治进行了药效学研究，主要具有止痛的作用。

止痛 研究发现清上蠲痛合剂7.46g/（kg·d），可以明显预防和改善大鼠偏头痛发作，可能与抑制三叉神经脊束核尾部C-fos蛋白表达，上调偏头痛大鼠中脑P物质mRNA表达，以及调节机体β-内啡肽、降钙素相关基因肽、一氧化氮的释放等有关，也可以有效缓解偏头痛患者的疼痛症状，改善血浆β-内啡肽和一氧化氮水平[4-7]。

2. 体内过程

大鼠灌胃川芎组分片药液后整体药物的药时曲线下面积为（78.398±13.492）（mg·min）/L，大鼠静脉注射川芎组分注射液后整体药物的药时曲线下面积为（169.775±18.252）（mg·min）/L，川芎组分片剂的绝对生物利用度为46.17%；灌胃给药的阿魏酸钠和盐酸川芎嗪药时曲线下面积分别为（69.134±4.853）和（16.422±2.584）（mg·min）/L，静脉注射给药的阿魏酸钠和盐酸川芎嗪药时曲线下面积分别为（155.244±28.994）和（36.754±6.645）（mg·min）/L，阿魏酸钠和盐酸川芎嗪的绝对生物利用度分别为44.53%和44.68%[8]。

【临床应用】

1. 临床常用

1.1 临床主治病症 清上蠲痛汤常用于治疗各种类型头痛皆有疗效。左边头痛者加红花、柴胡、龙胆草（酒洗）、生地；右边头痛者加北黄芪、葛根；正额上眉棱骨痛、食积痰壅者用天麻、法半夏、山楂、枳实；头顶痛者加藁本、大黄（酒洗）；风入脑髓而痛者加麦冬、苍耳子、木瓜、荆芥；气血两虚，常有自汗者加黄芪、人参、白芍、生地。

1.2 名家名师名医应用

火热头痛 第二届国医大师郭诚杰学术思想传承人、陕西省第二届名中医张卫华认为火热当属原发性三叉神经痛的首要病因，治疗本病主方采用清上蠲痛汤，该方辛苦并用，凉热同施，疏风散湿更兼升清泄热之功。羌活入太阳而理游风，独活入少阴以理伏风，白芷祛风燥湿以止阳明之痛，菊花、蔓荆子疏散风热，细辛、防风辛温散寒止痛。诸风药合用，既引药直达病所，行经脉之闭涩，又可散头面火热而出。火热之邪得风气而更张，"治风先治血"，配伍当归、川芎补血活血而舒筋通经，经脉得通，痹痛方止。苍术、黄芩、麦冬相伍健脾燥湿，苦寒泻热，润燥养阴；甘草调和诸药。全方凉热并用，辛苦同施，辛不燥而温不热，上散风火，下泄实热，诸药合用，共奏疏风散湿、升清泄热之功。临床据

具体病情当灵活加减和配伍。风邪偏盛者，方中风药应加大用量；热邪偏盛者根据脏腑辨证，风热盛者增加菊花、蔓荆子用量，适当加用薄荷等药；胃热盛者加用石膏、黄连，兼有阳明腑实证者可合用承气汤类方；少阴肾水亏虚，虚热上浮者可兼用熟地黄、黄柏、知母诸品，心火上炎者当合栀子，黄芩加量；面部疼痛剧烈难以忍受者当在本方诸止痛药的基础上适量加用延胡索等[9]。

2.临床新用 清上蠲痛汤在临床上广泛用于治疗神经系统疾病和循环系统疾病等，尤其对三叉神经痛、原发性高血压等疗效确切。

2.1 神经系统疾病

三叉神经痛 将70例患者随机分为研究组和对照组，对照组30例常规服用卡马西平0.1g、安定2.5mg、维生素B_1 20mg，每日3次；肌内注射维生素B_{122} 50μg，每日1次。研究组40例采用加味清上蠲痛汤治疗，药方组成为麦冬15g、羌活10g、独活10g、防风10g、苍术10g、当归10g、白芷10g、细辛5g、全蝎5g、蜈蚣2条、黄芩10g，每日1剂，水煎分2次服。10天为1个疗程，两组均治疗2个疗程后观察疗效。结果显示，研究组有效率为95%，明显高于对照组的83.3%[10]。

2.2 循环系统疾病

原发性高血压 56例原发性高血压随机分为研究组和对照组，对照组25例，口服硝苯吡啶10mg，每日3次；倍他乐克50mg，每日2次；迪奥心血康200mg，每日3次；静脉滴注5%葡萄糖液250ml加复方丹参注射液16ml，每日1次。研究组31例采用中西医结合治疗，中药使用清上蠲痛汤，药方组成为当归9g、川芎9g、白芷9g、细辛3g、羌活9g、防风9g、菊花9g、蔓荆子6g、苍术9g、麦冬9g、独活9g、甘草3g、黄芩12g，左侧头痛者加红花3g、柴胡9g、龙胆草9g、生地9g，右侧头痛者加北芪9g、干葛9g，前额痛者用天麻9g、法夏6g、山楂15g、枳实6g，头顶痛者加藁本6g、大黄9g，气血两虚常有自汗者加黄芪9g、人参3g、白芍9g、生地15g，每日1剂，西药同对照组。30天为1个疗程。结果显示，研究组总有效率93.5%，对照组有效率72%[11]。

【使用注意】 使用时注意肝肾阴虚而风阳上扰之头痛，以及气血虚弱之头痛，均非所宜。本方不宜久煎，因取其气上行至头，宣散风邪以治疗上焦头面及肌肤之病。本方性"升""散"而"泄"，运用时剂量宜轻，久服须配凉润之药，临床据具体病情当灵活加减和配伍。

【按语】

防风的本草考证 防风最早见于《神农本草经》。《吴普本草》载："生邯郸、上蔡，正月生，叶细圆，青黑黄白，五月花黄，六月实黑。"《名医别录》载："沙苑川泽及邯郸、琅琊、上蔡，二月、十月采根暴干。"《本草经集注》载："今第一出彭城兰陵，即近琅琊者，郁州百市亦有之。次出襄阳、亦阳县界，亦可用；即近上蔡者。惟以实而脂润，头节坚如蚯蚓头者为佳。"《新修本草》载："今出齐州，龙山最善，淄州、兖州、青州者亦佳，叶似牡蒿、附子等。"又云："沙苑在间州南，亦出防风，轻虚不如东道者。"《本草图经》云："今京东、淮、浙州即皆有之。根土黄色，与蜀葵根相类；茎叶俱青绿色，茎深而叶淡，似青蒿而短小，初时嫩紫，作菜茹极爽口。五月开细白花，中心攒取作大房，似莳萝花，实似胡荽而大。"从上述诸家本草记载的特征、产地及附图形态来看，古代所药用的防风原植物并非一种。其中《本草图经》所述各器官形态及所附"解州防风"图与现今所用伞形科防风属植物防风 Saposhnikovia divaricata (Turcz.) Schischk. 的特征一致，入药部位为防风的干燥根。

参考文献

［1］彭智聪，刘昌林，张红玲，等.半仿生煎药法对清上蠲痛汤止痛作用的影响［J］.中国现代应用药学，2002，19（6）：507–509.

［2］颜媛媛，朱宇超，张焱，等.经典名方清上蠲痛汤指纹图谱研究［J］.南京中医药大学学报，2020，36（2）：259–266.

［3］孙备，杨士友，裴月梅，等.清上蠲痛

颗粒的质量标准研究［J］.中国实验方剂学杂志，2001，7（6）：3-5.

［4］李婧辉，徐鸿雁，周恒.清上蠲痛合剂对偏头痛大鼠β-内啡肽的影响［J］.中华中医药学刊，2016，34（11）：2791-2793.

［5］李婧辉，徐鸿雁，周恒.清上蠲痛合剂对偏头痛大鼠C-fos表达的影响［J］.中华中医药学刊，2016，34（12）：3063-3065.

［6］李婧辉，徐鸿雁，周恒.清上蠲痛合剂对偏头痛大鼠中脑P物质mRNA表达的影响［J］.中华中医药学刊，2017，35（8）：2193-2195.

［7］李婧辉，李婉玉，李娜，等.清上蠲痛合剂对偏头痛患者血浆β-内啡肽和一氧化氮的影响［J］.海峡药学，2019，31（7）：77-79.

［8］赖宏强.川芎组分片剂的制备及其在大鼠体内药代动力学研究［D］.福州：福建中医药大学，2016.

［9］种文强，赵娴，刘奇，等.张卫华教授辨治原发性三叉神经痛［J］.吉林中医药，2020，40（11）：1461-1464

［10］邹迎春.加味清上蠲痛汤治疗三叉神经痛40例［J］.四川中医，2007，25（8）：74.

［11］黎镇垣.中西医结合治疗原发性高血压56例临床观察［J］.实用医学杂志，1996，12（4）：266.

❧ 清肺汤 ❧

明《万病回春》

Qingfei Tang

【概述】清肺汤最早见于宋代陈言所著《三因极一病证方论》，《万病回春》载其方药组成为：黄芩（去朽心）一钱半，桔梗（去芦）、茯苓（去皮）、陈皮（去白）、贝母（去心）、桑白皮各一钱，当归、天门冬（去心）、山栀、杏仁（去皮尖）、麦门冬（去心）各七分，五味子七粒，甘草三分。上锉，加生姜、大枣，水煎，食后服。具有清泻肺热，化痰止咳之效，主治一切咳嗽，上焦痰盛。后世医药学家对清肺汤的理论及应用进行了丰富的研究与发挥，如疏肝理气论等。清肺汤主要具有抗病毒等作用，临床常用于治疗慢性阻塞性肺病、急性支气管炎等。

【历史沿革】

1.原方论述　明代龚廷贤《万病回春》载："清肺汤，治一切咳嗽，上焦痰盛。"该汤剂组成：黄芩（去朽心）一钱半，桔梗、茯苓（去皮）、桑白皮、陈皮（去白）、贝母（去心）各一钱，当归、天门冬（去心）、山栀、杏仁（去皮尖）、麦门冬（去心）各七分，五味子七粒，甘草三分。上锉，生姜、枣子煎，食后服。

2.同名异方　清肺汤的同名异方分析见表67-1。

表67-1　清肺汤同名异方分析表

朝代	作者	出处	药物组成	功能主治	制法及用法	变化情况（与原方比较）
南宋	陈无择	《三因极一病证方论》卷八	薏苡仁、防己、杏仁、冬瓜子仁各三分，鸡子白皮一分	肺实热，肺痈，汗出若露，上气喘逆咳嗽，咽中塞如呕状，短气客热，或唾脓血	上锉为散。每服四钱，先以苇叶（切）半握，水二盏，煎盏半，入药同煎至七分，去滓，食前服	该方组成仅五味，且功效重在利水，与原方重在清肺热不同

续表

朝代	作者	出处	药物组成	功能主治	制法及用法	变化情况（与原方比较）
南宋	陈无择	《三因极一病证方论》卷十三	紫菀茸、杏仁（去皮尖）、诃子（煨去核）各二两，汉防己一两	主治上气咳逆，喉中如水鸡声，喘息不通，呼吸欲绝，脉浮	上为剉散。每服四钱，水一盏半，鸡子白皮一片，煎七分，去滓，食后服	该方组成仅四味，重在止咳，而原方重在清肺热
明	张景岳	《景岳全书》卷六十三	桔梗（去芦）、片芩、贝母各七分，防风（去芦）、炙甘草各四分，知母七分	斑疹咳嗽甚者	上以水一钟，煎至五分，加苏子（捣碎）五分，再煎温服	该方与《万病回春》清肺汤相比，去掉了陈皮、当归、山栀、杏仁、五味子；新增加防风，知母；由甘草调整成炙甘草
清	张璐	《张氏医通》卷十六	桔梗汤加麦门冬、款冬花、杏仁、贝母、牛蒡子	痘疹肺热，喘嗽吐痰	水煎服	并无详细的用法用量说明
清	吴谦	《医宗金鉴》卷四十一	麦冬、天冬、知母、贝母、甘草、橘红、黄芩、桑皮各等分	清肺化痰，润燥止咳	水煎服	与《万病回春》清肺汤相比，去掉了桔梗、茯苓、陈皮、当归、山栀、杏仁、五味子，加入知母。增强了燥湿化痰、滋阴润燥的功效
清	马化龙	《眼科阐微》卷三	桑白皮（蜜水泡）三两，地骨皮（去骨，生甘草水泡）三两，麦冬五两，栀仁二两（炒），川黄连（用红花二钱酒煎，汤泡，炒）八钱，车前子（微炒）八钱，熟大黄二两	热在心肺，眼多红丝者	上为末，菊花煎汤为丸，如绿豆大。每服三钱，早饭后或临卧滚白水送下。红退为度	点明桑白皮为蜜水泡，栀仁为炒，地骨皮用生甘草水泡，川黄连用红花酒煎，汤泡，炒；其余药物均与原方不同
清	费伯雄	《医方论》	陈皮（去白）、半夏（姜制）、茯苓、甘草、枳实（麸炒）、竹茹	主治胆热痰扰	加姜煎	并无详细的用法用量说明，但对其病机解释为"胆为清净之府，由气血皆少之经。痰火扰之，则胆热而诸病丛生矣。温胆者，非因胆寒而与之温也，正欲其温而不热，守其清净之故常，方中用二陈、竹茹即是此意"

【名方考证】

1. 本草考证

1.1 黄芩 "黄芩"之名最早见于《神农本草经》。经考证，本方所用黄芩为唇形科植物黄芩 *Scutellaria baicalensis* Georgi 的干燥根，与《中国药典》2020年版记载一致。

1.2 桔梗 "桔梗"之名最早见于《神农本草经》。经考证，本方所用桔梗为桔梗科植物桔梗 *Platycodon grandiflorum*（Jacq.）A.DC. 的干燥根，与《中国药典》2020年版记载一致。

1.3 茯苓 "茯苓"之名最早见于《神农本草经》。经考证，本方所用茯苓为多孔菌科真菌茯苓 *Poria cocos*（Schw.）Wolf 的干燥菌核，与《中国药典》2020年版记载一致。

1.4 桑白皮 "桑白皮"之名最早见于《神农本草经》。经考证，本方所用桑白皮为桑科植物桑 *Morus alba* L. 的干燥根皮，与《中国药典》2020年版记载一致。

1.5 **陈皮（去白）** 陈皮去白为橘红，"橘红"之名最早见于《太平惠民和剂局方》。经考证，本方所用橘红为芸香科植物橘 *Citrus reticulata* Blanco 及其栽培变种的干燥外层果皮，与《中国药典》2020 年版记载一致。

1.6 **贝母（浙贝母）** "贝母"之名最早见于《神农本草经》。经考证，本方所用贝母为百合科植物浙贝母 *Fritillaria thunbergii* Miq. 的干燥鳞茎，与《中国药典》2020 年版浙贝母记载一致。

1.7 **当归** "当归"之名最早见于《神农本草经》。经考证，本方所用当归为伞形科植物当归 *Angelica sinensis*（Oliv.）Diels 的干燥根，与《中国药典》2020 年版记载一致。

1.8 **天门冬（天冬）** "天门冬"之名最早见于《神农本草经》。经考证，本方所用天冬为百合科植物天冬 *Asparagus cochinchinensis*（Lour.）Merr. 的干燥块根。与《中国药典》2020 年版记载一致。

1.9 **麦门冬（麦冬）** "麦门冬"之名最早见于《神农本草经》。经考证，本方所用麦冬为百合科植物麦冬 *Ophiopogon japonicus*（L.f.）Ker-Gawl. 的干燥块根，与《中国药典》2020 年版麦冬记载一致。

1.10 **山栀（栀子）** 原名"卮子"，始载于《神农本草经》。经考证，本方所用栀子为茜草科植物栀子 *Gardenia jasminoides* Ellis 的干燥成熟果实，与《中国药典》2020 年版记载一致。

1.11 **杏仁（苦杏仁）** "杏仁"之名最早见于《神农本草经》。经考证，本方所用苦杏仁为蔷薇科植物山杏 *Prunus armeniaca* L. var. *ansu* Maxim.、西伯利亚杏 *Prunus sibirica* L.、东北杏 *Prunus mandshurica*（Maxim.）Koehne 或杏 *Prunus armeniaca* L. 的干燥成熟种子，与《中国药典》2020 年版苦杏仁记载一致。

1.12 **五味子** "五味子"之名最早见于《神农本草经》。经考证，本方所用五味子为木兰科五味子属 *Schisandra* Michx. 植物的干燥成熟果实。《中国药典》2020 年版载五味子为木兰科植物五味子 *Schisandra Chinensis*（Turcz.）Baill. 的干燥成熟果实。

1.13 **甘草** "甘草"之名最早见于《神农本草经》。经考证，本方所用甘草为豆科甘草属植物甘草 *Glycyrrhiza uralensis* Fisch. 的干燥根茎和根。《中国药典》2020 年版载甘草为豆科植物甘草 *Glycyrrhiza uralensis* Fisch.、胀果甘草 *Glycyrrhiza inflata* Bat. 或光果甘草 *Glycyrrhiza glabra* L. 的干燥根茎和根。

2.炮制考证

2.1 **黄芩** 清肺汤中的记载黄芩炮制方法为"去朽心"。现代炮制品有生黄芩（枯芩）。

2.2 **麦门冬（麦冬）** 清肺汤中的麦冬炮制品为"去心"。现代炮制品有生麦冬。

2.3 **天门冬（天冬）** 清肺汤中的天冬炮制品为"去心"。现代炮制品有生天冬。

2.4 **贝母（浙贝母）** 清肺汤中的贝母炮制方法为"去心"。现代炮制品有浙贝片。

2.5 **杏仁（苦杏仁）** 清肺汤中的天冬炮制品为"去皮尖"，类似"燁"。现代炮制品有燁苦杏仁

2.6 **其他** 其他药物应为生品。

3.剂量考证

3.1 **原方剂量** 黄芩（去朽心）一钱半，桔梗（去芦）、茯苓（去皮）、陈皮（去白）、贝母（去心）、桑白皮各一钱，当归、天门冬（去心）、山栀、杏仁（去皮尖）、麦门冬（去心）各七分，五味子七粒，甘草三分。

3.2 **折算剂量** 明代一两合今之 37.30g，故处方量为黄芩（去朽心）5.60g，桔梗（去芦）、茯苓（去皮）、陈皮（去白）、贝母（去心）、桑白皮各 3.73g，当归、天门冬（去心）、山栀、杏仁（去皮尖）、麦门冬（去心）各 2.61g，五味子 1.00g，甘草 1.12g。

3.3 **现代用量** 根据全国中医药行业高等教育"十四五"规划教材《方剂学》，处方量为黄芩 4.5g，桔梗 3g、茯苓 3g、桑白皮 3g、橘红 3g、贝母 3g，当归 2.1g、天门冬 2.1g、栀子 2.1g、杏仁 2.1g、麦门冬 2.1g，五味子 7 粒，甘草 0.9g。

【药物组成】 黄芩（去朽心）一钱半，桔

梗（去芦）、茯苓（去皮）、陈皮（去白）、贝母（去心）、桑白皮各一钱，当归、天门冬（去心）、山栀、杏仁（去皮尖）、麦门冬（去心）各七分，五味子七粒，甘草三分。

【功能主治】 清泻肺热，化痰止咳。主治一切咳嗽，上焦痰盛，用于治疗肺气不清，失于宣肃，上逆作声等症。

【方义分析】 本方主治一切咳嗽，上焦痰盛。外邪袭肺，蕴郁化热或饮食不节，过食肥甘，蕴积化热，火热上乘或情志抑郁，肝经蕴热，木火刑金导致肺内郁热，炼液为痰，痰盛生热，肺失宣肃，故而咳嗽频作，痰难咯出。治宜清泻肺热，化痰止咳。

方中黄芩性入肺经，苦寒善清肺火，为方中君药，《滇南本草》称其"上行泻肺火，下行泻膀胱火"；桔梗宣肺祛痰排脓，且归肺经、性升散上行，故能载诸药上行；栀子，味苦性寒，入心、肺、三焦经，主五内邪气，胃中热气，具有清热泻火解毒，除烦利湿凉血作用，《神农本草经》曰："主五内邪气，胃中热气，面赤酒疱齄鼻，白癞赤癞疮疡"；天门冬、麦门冬养阴润燥、清肺生津；茯苓味甘、淡，性平，入心、肺、脾、肾经，具有利水渗湿，健脾、宁心的功效；陈皮味辛、苦，性温，入脾、肺经，具有理气健脾，燥湿化痰的功效；当归补血活血，调经止痛，润肠通便；五味子收敛固涩，益气生津，补肾宁心，故能用于久嗽虚喘；浙贝母清热化痰，降泄肺气；桑白皮甘寒归肺经，能泻肺火及肺中水气而平喘；杏仁归肺经，味苦降泄，功能止咳平喘，质润多脂，故能润肠通便以畅肺气，《本草拾遗》曰："杀虫。以利咽喉，去喉痹、痰唾、咳嗽、喉中热结生疮"；《珍珠囊药性赋》曰："除肺热，治上焦风燥，利胸膈气逆，润大肠气秘"；杏仁、贝母二药均能降气化痰、止咳平喘，且性温，能制约苦寒之品；桔梗、桑白皮相伍，宣降并行，清透并用，可用于治疗各种咳嗽、哮喘。甘草清热解毒，祛痰止咳，且能调和诸药为使。方中诸药相伍，共奏清肺化痰，降气平喘之功。

配伍特点：表里兼治，攻补兼施。

【用法用量】

1.古代用法用量 上锉，加生姜、大枣，水煎，食后服。

2.现代用法用量 加生姜、大枣水煎，饭后服。

【药学研究】

1.资源评估 方中黄芩、桔梗、茯苓、陈皮、贝母、桑白皮、当归、天冬、栀子、杏仁、麦冬、五味子、甘草目前均以人工栽培为主。甘草被《国家重点保护野生动植物名录》列为国家Ⅱ级濒危重点保护植物，被《世界自然保护联盟濒危物种红色名录》（IUCN）评级为低危（LC）。贝母野生资源极度匮乏，被列入2021年《国家重点保护野生植物名录》二级保护植物。

黄芩喜温暖凉爽气候，耐寒、耐旱、耐瘠。适宜生长在海拔500~1500m的山顶、山坡、林缘、路旁等向阳较干燥的地方，广泛分布于我国河北、山东、山西等地。

桔梗为多年生草本植物，耐寒耐旱、喜光、喜凉爽气候、怕水渍，在海拔1100m以下的丘陵地带均可栽培。桔梗最适宜的土壤条件为土层深厚，磷钾肥丰富的沙壤土或壤土。主要分布于辽宁、吉林、内蒙古、安徽、江苏以及华北地区。

茯苓喜温暖、干燥、向阳、雨量充沛的环境，以海拔在700m左右的松林中分布最广，温度以10~35℃为宜。广泛分布于湖北、安徽、云南、河南、四川等地，还有贵州、广西、福建、湖南、浙江等省区亦产。

桑白皮适宜在25~30℃、海拔1200m以下的条件下生长，需大量水，但不耐涝；适宜在土层厚度50cm以上、pH值为6.5~7.0（中性偏酸）、肥沃、疏松的壤土或砂壤土中生长。目前主产安徽、河南、浙江、江苏、湖南等地。

橘喜高温多湿的亚热带气候，生长适宜温度23~27℃，宜选阳光充足，地势高燥，土层深厚，通气性能良好的砂质壤土或壤土栽培为宜。常用空中压条或嫁接法繁殖。主产于广东、重庆、四川、福建、浙江、江西、湖北、湖南、江西等省。

浙贝母喜温暖湿润、雨量充沛的海洋性气候，较耐寒、怕水浸。出苗的适宜地温为6~7℃，植株生长最适气温为10~22℃，低于4℃或高于30℃停止生长。开花适宜气温为22℃左右，喜阳光充足。鳞茎在地下5cm处，日平均地温10~25℃时能正常膨大，高于25℃时休眠，低于-6℃时鳞茎受冻。生长期3个半月左右，故称短命植物。以阳光充足、土层深厚、肥沃、疏松、排水良好的微酸性或中性砂质壤土栽培为宜，黏土、干旱的地方不宜栽培。主产于浙江宁波鄞州、余姚等地，为浙江著名道地药材"浙八味"之一。近年江苏、上海栽培面积较大。此外，湖南、安徽、福建也有栽培。浙江宁波地区产者为道地药材，嵊州为浙贝母之乡。

当归野生产于高山地区，对温度的要求严格，喜凉爽，怕高温，在海拔1500~3000m的高寒山区生长适宜，宜选择土层深厚，肥沃疏松，排水良好，富含有机质的砂壤土、腐殖土，忌连作。主产于甘肃及云南。

天冬喜疏松、多孔、透气、肥沃的沙壤土，最适宜生长在海拔1500~2200m的地区，适宜温度为15~30℃。分布于湖北、四川、贵州、河南、广东、广西、福建、山西等省（区）。贵州、四川确定为道地产区。

麦冬喜温暖气候和较潮湿环境，稍能耐寒，栽培于海拔400m左右。道地产区古今基本一致，以四川绵阳、三台县，浙江余姚、杭州所产者道地。

栀子生于海拔0~300m，除四川万源、巴中一带在海拔在700m以上；适宜生长在气候温暖，全年平均气温10~18℃的亚热带和中亚热带季风性湿润气候区。主产于江西、四川、湖南、湖北、浙江、福建等省，其中以湖南产量大，浙江品质佳。

苦杏仁喜光照，但不耐涝，山杏主产于辽宁、河北、内蒙古、山东等省区，多野生，亦有栽培。西伯利亚杏主产于东北、华北地区，系野生。东北杏主产于东北各地，系野生。杏主产于东北、华北及西北等地区，系栽培。

五味子喜湿润环境，宜在富含腐殖质的砂质壤土上栽培。五味子可以种子繁殖、扦插繁殖和根茎繁殖。现今朝鲜和我国东北、河北、山东一带是北五味子的主产区，以辽宁所产者最佳。

甘草生于干旱沙地、河岸砂质地、山坡草地及盐渍化土壤中，生长周期3~5年左右，分布于东北、华北、西北各省区，道地产区与主产区基本一致，在新疆、甘肃、内蒙古、宁夏、山西等地。

2.制剂研究

2.1 制备方法 原文载："上锉，加生姜、大枣，水煎，食后服"。本方未明确煎煮方法，故按照现代方法制备。取本方，加水1600ml，煎至400ml。在实际煎煮中，应结合现代临床煎药机构煎煮规范来规范研究中药复方制剂。

2.2 制备工艺 目前尚未见清肺汤的相关制剂研究报道。有关报道[1]以清肺汤中君药黄芩为研究对象，对黄芩配方颗粒的制备工艺及其药效学进行了研究。首先对黄芩提取物进行处方前研究，包括其在不同pH值缓冲液及不同溶剂中的平衡溶解度，油水分配系数等。发现黄芩加压提取物在不同条件下溶解性能更好，且代表其体内跨膜转运性质的油水分配系数P值好于黄芩水煎煮提取物，制备成相应的制剂时具有更好的普适性。进一步以黄芩中主要药效成分黄酮含量为指标，考察加压提取各因素（提取时间、提取温度及料液比等）对黄芩总黄酮含量的影响，并通过响应面法优化加压提取工艺。结果表明，加压提取法最佳提取条件为：提取温度为112.48℃、提取时间为45.21min、液料比为10.54ml/g，在此条件下黄芩提取物中的黄酮含量为76.54%。随后考察了填充剂种类和用量，确定了黄芩配方颗粒的最优处方。对制备黄芩配方颗粒的水分含量，临界相对湿度，溶化性及稳定性进行评价，结果显示，制备所得黄芩配方颗粒的水分含量及溶化性均符合药典要求，颗粒制备环境的湿度应控制在72%以下，所得颗粒应在常温避光环境中储存。该部分研究证实了将黄芩加压提取物制备成黄芩配方颗粒的可行性，并为制备所得黄芩配方颗粒的制备及储存条件提供了依据和指导。

根据经典名方的特点和开发要求，以保持传统汤剂的独特疗效为宗旨，以中医药理论为指导，采用现代科学技术进行研究，以研制出药效好，起效快，质量可控，药效稳定，服用携带便携的剂型为目标，建议可将清肺汤开发为颗粒剂或丸剂。

3.质量控制 该方中含有苦杏仁苷、桑皮苷A、栀子苷、芸香柚皮苷、橙皮苷、汉黄芩苷和黄芩素等多种化学成分，可以将其作为质量控制的指标。现有文献报道按照古籍中记载的煎煮方法制备温胆汤水煎液，采用HPLC法建立了清肺汤水煎液的HPLC的指纹图谱，同时对其多成分含量进行了测定[2,3]。

【药理研究】

1.药效作用 根据清肺汤的清肺功能主治进行了药效学研究，主要具有抗病毒等作用。

1.1 与功能主治相关的药理作用

抗病毒 清肺汤（生药）按98.64、49.32、24.66g/kg给药，每天2次，连续3周使巨细胞病毒（MCMV）肺炎小鼠肺组织中MCMV-DNA病毒量减少；IL-6表达减弱，INF-γ表达增强；肺组织病理学状况有一定改善[4]。

1.2 其他药理作用 清肺汤使气管上皮细胞短路电流增加，氯离子转运增加，引起向管腔周围的二次水分移动，从而对黏液纤毛输送系统产生影响[5]。

清肺汤对肺炎克雷伯菌、大肠埃希菌耐药菌株具有杀菌作用[6]。

2.安全性评价 以SD大鼠为实验系统，连续90天重复灌胃给予清肺汤颗粒，考察动物可能出现的毒性反应，包括毒性反应的性质、程度、量效和时效关系，以及可逆性；判断受试物重复给药的毒性靶器官或靶组织，为后续试验和临床试验提供参考。试验期间，动物一般状态良好，自主活动正常，精神状态良好，未见供试品相关的毒性症状。可引起动物摄食量下降，体重增长速率降低，血脂降低，停药恢复后，上述改变均有所恢复，无一例死亡，停药一周后未见异常变化，说明清肺汤口服无毒性[7]。

3.体内过程 虽然目前未见清肺汤治疗疾病的体内作用过程研究报道，但作为清肺汤君药黄芩的中的重要活性成分，有学者对黄芩苷在体内的代谢情况进行了相关的研究。黄芩苷分子内氢键的作用导致黄芩苷水溶性差，口服后生物利用度低。通过分别尾、肝门静脉（20mg/kg）、灌胃、十二指肠（200mg/kg）给予大鼠黄芩苷，对黄芩苷在大鼠体内的生物利用度进行分析。研究结果表明，结肠给药后黄芩苷的相对生物利用度最高，分别是灌胃、十二指肠的108.4%，81.2%，发现黄芩苷主要在结肠吸收，从药物浓度的经-时曲线可见明显的双峰现象，此种现象是由于黄芩苷水解为黄芩素，再转化为黄芩苷在肠道内吸收造成的[8]。

【临床应用】

1.临床常用 清肺汤常用于治疗肺气不清，失于宣肃，上逆作声等症，临床表现主要为咳嗽频繁，临床应用以发热，咳嗽，咯痰，痰白或黄或黏稠或带血，恶寒或寒战，胸痛等为辨证要点。

1.1 痰热壅肺 治疗郁久化热，热伤肺津，炼液成痰，痰热壅阻于肺脏，可加鱼腥草，芦根、瓜蒌、法半夏等。肺热伤及经络，可伴有胸痛；热邪耗伤阴津，则可见口渴等症，可加鱼腥草、连翘、玄参等。

1.2 咳嗽胸胀 治疗咳嗽喘息、呼吸气急、喘促气逆、胸部胀满、痰黏难咯，舌红少苔，脉数无力或细数者，可加生地黄，丹皮，薄荷等药，如养阴清肺汤。致痰饮潴留、津液不归正化、肺气阻滞，故肺气上逆、肺失宣降、气不行血等症，可加当归、大黄、厚朴等药。

2.临床新用 清肺汤在临床上常用于治疗呼吸系统疾病，尤其对慢性阻塞性肺病、急性支气管炎等疾病疗效确切。

2.1 慢性阻塞性肺病 将72例慢性阻塞性肺病（COPD）急性加重期患者随机分为对照组和研究组，各36例，对照组采用单纯西医常规治疗，研究组在西医常规治疗基础上加用清肺汤。组方为：杏仁9g，瓜蒌18g，山栀9g，黄芩9g，半夏9g，白芍15g，胆南星12g，鱼腥草18g，浙贝母5g，茯苓9g，桔梗15g，生甘草6g，陈皮9g。热盛者加桑白皮、黄连，痰盛者加炙远志、石菖蒲，喘盛者加紫菀、款冬花，大便秘结者加大黄、芒硝等。每日1剂，用水800ml，煮取400ml，早晚各服200ml。研究组痊愈率为16.67%，对照组痊愈率为8.33%，研究组显效率为55.56%，对照组显效率为33.33%[9]。

2.2 急性支气管炎 120例小儿急性支气管炎患儿，采用随机数字表法分为研究组和对照组，每组60例。两组均采用西医对症治疗：抗感染、解热、祛痰、维持水电解质酸碱平衡，必要时吸氧。治疗组加用清肺方，药物组成：黄芩6g、黄芪6g、桑叶6g、瓜蒌5g、知母6g、陈皮6g、桔梗6g、麦冬6g、石菖蒲6g、桑白皮6g、枇杷叶6g、甘草3g，每日1剂，水煎服，取汁200ml，分2次温服。7天为1个疗程，两组均治疗2个疗程。治疗14天后，研究组患儿咳嗽、咳痰、发热消失时间、精神食欲改善时间均得到显著的改善，总有效率为93.3%，对照组总有效率为80.0%[10]。

【使用注意】 孕妇慎用。

【按语】

用于治疗咳嗽的方剂差异 ①小青龙汤：有表证，咯泡沫痰，清肺汤则咯干燥浓痰而且咯痰困难者；②苓甘姜味辛夏仁汤：虽无表证，咳嗽亦多进入慢性化期，但其寒证明显而咯泡沫痰，清肺汤证患者则为热证，更因痰黏而咯痰不利；③麦门冬汤：方证与清肺汤证最为相似，麦门冬汤证的患者同样可以表现为身体干燥、咯痰困难、咽喉不利，但其气逆较为明显而且严重，即大逆上气，清肺汤证的上逆感则不会如此明显而且剧烈；④瓜蒌枳实汤：多用于实热之证，据先辈之经验为晨起及中午咳嗽较为明显或加重者尤为有效，常见喘急而呼吸急促，咯吐稠痰而胸痛明显者，表现为患者仰卧时则感觉胸中苦闷，咳嗽则胸痛难忍，以致呼吸欲止，内热而小便黄赤，按其脉则滑而有力。瓜蒌枳实汤当以痰稠难咯、喘急、胸痛、咳嗽止息、小便黄赤而脉实者为应用指征。

参考文献

［1］杨玉莹.黄芩配方颗粒的制备及其质量评价［D］.青岛：青岛科技大学，2019.

［2］邓秀平，王佳，张兵，等.清肺汤中8种有效成分同时测定及其指纹图谱研究［J］.中草药，2020，51（5）：1242-1250.

［3］李佳慧，李清.UHPLC-DAD法同时测定清肺汤标准汤剂中7种有效成分的含量［J］.沈阳药科大学学报，2020，37（2）：152-156.

［4］李灵芝，常国良.养阴清肺汤对巨细胞病毒性肺炎模型小鼠的保护作用［J］.中国药房，2015，26（16）：2196-2198.

［5］张丽娟.清肺汤对气管上皮细胞电生理特性的影响［J］.国外医学（中医中药分册），1995，17（1）：35.

［6］杨守贵，葛正行，杜进军，等.清肺汤对常见两种肺部感染菌耐药菌株杀菌作用的观察［J］.贵阳中医学院学报，2008，30（2）：17-18.

［7］薛贵平，张丹参，常洁琴，等.清肺汤药理实验性研究［J］.张家口医学院学报，1993，10（3）：26-28.

［8］龚明涛，虞丽芳，陈庆华，等.黄芩苷在大鼠体内的口服生物利用度屏障研究［J］.中国药学杂志，2008，43（17）：1332.

［9］张思新，白长春，刘淑杰.清肺汤治疗COPD急性加重期36例［J］.中国医学创新，2009，6（23）：111-112.

［10］刘天媚.清肺汤治疗小儿急性支气管炎的临床观察［J］.医学理论与实践，2020，33（11）：1829-1831.

养胃汤

明《证治准绳》

Yangwei Tang

【概述】养胃汤之名首见于宋代王硕《易简方》。明代王肯堂所著《证治准绳》载其方药组成为："半夏（汤洗七次）、厚朴（去粗皮、姜炒）、苍术（米浸一宿，决切，炒）各一两，橘红七钱半，藿香叶（洗去土）、草果（去皮膜）、茯苓（去黑皮）、人参（去芦）各半两，炙甘草二钱半。右㕮咀，每四钱，水一盏半，姜七片，乌梅一个，煎六分，热服。治外感风寒，内伤生冷，憎寒壮热，头目昏，不问风寒二证、夹食停痰，俱能治之，但感风邪，以微汗为好。"方中有毒中药半夏的炮制方法沿袭了汉代、晋代至南北朝时期的"汤洗七次""汤洗滑尽以去毒"，同时与甘草相配，以制约半夏之毒。后世医药学家对养胃汤的理论及应用进行了丰富的研究与发挥，如清热解毒论、滋阴养胃等。养胃汤具有抗炎，缓解血小板降低的功效，临床上多用于脾胃虚寒、脾虚湿热等证，现代常应用于消化系统疾病，如用于治疗结直肠癌癌性营养不良、慢性糜烂性胃炎、反流性食管炎、小儿厌食、消化性溃疡、胃炎等疾病疗效显著。

【历史沿革】

1.原方论述

《证治准绳》载："治外感风寒，内伤生冷，憎寒壮热，头目昏，不问风寒二证、夹食停痰，俱能治之，但感风邪，以微汗为好。"该汤剂组成：半夏（汤洗七次）、厚朴（去粗皮、姜炒）、苍术（米浸一宿，决切，炒）各一两，橘红七钱半，藿香叶（洗去土）、草果（去皮膜）、茯苓（去黑皮）、人参（去芦）各半两，炙甘草二钱半。右㕮咀，每四钱，水一盏半，姜七片，乌梅一个，煎六分，热服。

2.同名异方 养胃汤的同名异方分析见表68-1。

表68-1 养胃汤同名异方分析表

朝代	作者	出处	药物组成	功能主治	制法及用法	变化情况（与原方比较）
明	鲁伯嗣	《婴童百问》卷十	陈皮（去白）三钱半，甘草（炙）、半夏各三钱（泡），人参、草果各二钱，白茯苓四钱，藿香（洗）七钱，青皮（去瓤）、苍术、三棱（煨）、蓬术（煨）、大腹皮各一钱半，乌梅五钱	小儿外感风寒，内伤生冷；寒疟，脾胃虚寒	上剉散。每服三钱，加生姜、大枣，水煎服	该方与《证治准绳》养胃汤组方不同，去掉了厚朴、大枣，增加青皮、蓬术、三棱，即增强了活血行气功效
明	郑全望	《瘴疟指南》	附子、人参、茯苓、甘草、半夏、苍术、浓朴、藿香、草果、陈皮，上各等分	治外感风寒，内伤生冷，憎寒壮热；头目昏痛，肢体拘急，乃辟山岚瘴气，脾寒痰疟，四时疫病	每服三钱，乌梅一个，姜七片煎，热服不拘时，是方乃不换金	该方与《证治准绳》养胃汤组方不同，无半夏、厚朴、苍术等药物的具体炮制方法；增加了陈皮、附子；并无具体用量说明

续表

朝代	作者	出处	药物组成	功能主治	制法及用法	变化情况（与原方比较）
明	张洁	《仁术便览》	藿香、浓朴、半夏、茯苓各一两，草果、附子、甘草、陈皮、人参、白术各七钱	治脾胃虚寒，呕逆恶心，腹胁胀满，肠鸣泻泄，或外感寒热如疟、骨痛	上每服一两，水二盏，姜五片煎。腹痛加肉桂、吴茱萸	该方较原方增加了附子，白术，陈皮，改炙甘草为甘草，增强了温中健脾燥湿功效
明	龚廷贤	《万病回春》卷三	香附七分，砂仁七分，木香七分，枳实（麸炒）七分，白术（去芦）一钱，茯苓（去皮）一钱，半夏（姜汁炒）一钱，陈皮一钱，白豆蔻（去壳）七分，藿香七分，厚朴（姜汁炒）七分，甘草（炙）二分	胸腹痞满	加生姜三片，大枣一枚，水煎，食后服	该方与原方不同，重在行气燥湿；原方加入人参，加强扶正
清	费伯雄	《医醇剩义》卷四	白芍一钱，茯苓二钱，白术一钱，甘草四分，山药三钱，黄芪二钱，党参四钱，木香五分，砂仁一钱，广皮一钱，大枣二枚，生姜三片	胃气虚弱，胃脘作痛	无制法	该方重在益气健脾，原方燥湿功效更强
清	费伯雄	《医方论》	陈皮（去白）、半夏（姜制）、茯苓、甘草、枳实（麸炒）、竹茹	主治胆热痰扰	加姜煎	该方与温胆汤（《三因极一病证方论》）基本一致，重在理气化痰，清胆和胃，与原方主治区别较大

【名方考证】

1.本草考证

1.1 厚朴 "厚朴"之名最早见于《神农本草经》。经考证，本方所用厚朴为木兰科厚朴属植物厚朴 *Magnolia officinalis* Rehd. et Wils. 的干燥干皮、根皮及枝皮。《中国药典》2020年版载厚朴为木兰科植物厚朴 *Magnolia officinalis* Rehd. et Wils. 或凹叶厚朴 *Magnolia officinalis* Rehd. et Wils. var. *biloba* Rehd. et Wils. 的干燥干皮、根皮及枝皮。

1.2 苍术 "苍术"之名最早见于《神农本草经》。经考证，本方所用苍术为菊科植物南苍术 *Atractylodes lancea* (Thunb.) DC. 或北苍术 *Atractylodes chinensis* (DC.) Koidz. 的干燥根茎，与《中国药典》2020年版记载一致。

1.3 半夏 "半夏"之名最早见于《神农本草经》。经考证，本方所用半夏为天南星科半夏属植物半夏 *Pinellia ternata* (Thunb.) Breit. 的干燥块茎，与《中国药典》2020年版记载一致。

1.4 藿香（广藿香） "广藿香"之名最早见于《异物志》。经考证，本方所用藿香为唇形科植物广藿香 *Pogostemon cablin* (Blanco) Benth. 的干燥地上部分，与《中国药典》2020年版广藿香记载一致。

1.5 草果 "草果"之名最早见于《太平惠民和剂局方》。经考证，本方所用草果为姜科植物草果 *Amomum tsao-ko* Crevost et Lemaire 的干燥成熟果实，与《中国药典》2020年版记载一致。

1.6 茯苓 "茯苓"之名最早见于《神农本草经》。经考证，本方所用茯苓为多孔菌科真菌茯苓 *Poria cocos* (Schw.) Wolf 的干燥菌核，与《中国药典》2020年版记载一致。

1.7 人参 "人参"之名最早见于《神农本

草经》。经考证，本方所用人参为五加科植物人参 *Panax ginseng* C. A. Mey. 的干燥根和根茎，与《中国药典》2020年版记载一致。

1.8 甘草 "甘草"之名最早见于《神农本草经》。经考证，本方所用甘草为豆科甘草属植物甘草 *Glycyrrhiza uralensis* Fisch. 的干燥根茎和根。《中国药典》2020年版载甘草为豆科植物甘草 *Glycyrrhiza uralensis* Fisch.、胀果甘草 *Glycyrrhiza inflata* Bat. 或光果甘草 *Glycyrrhiza glabra* L. 的干燥根茎和根。

1.9 橘红 "橘红"之名最早见于《太平惠民和剂局方》。经考证，本方所用橘红为芸香科植物橘 *Citrus reticulata* Blanco 及其栽培变种的干燥外层果皮，与《中国药典》2020年版记载一致。

2. 炮制考证

2.1 半夏 养胃汤中半夏的炮制方法为"汤洗七次"。现代炮制品有法半夏、姜半夏、清半夏、京半夏、半夏曲五种。

2.2 厚朴 养胃汤中厚朴的炮制方法为"姜炒"。现代炮制品有姜厚朴。

2.3 苍术 养胃汤中苍术的炮制方法为"米浸一宿，决切，炒"。现代炮制品有麸炒苍术。

2.4 甘草 养胃汤中甘草的炮制方法为"炙"。现代炮制品有蜜炙甘草。

2.5 草果 养胃汤中草果的炮制方法为"去皮膜"。现代炮制品有草果仁。

2.6 其他 其他药物应为生品。

3. 剂量考证

3.1 原方剂量 半夏（汤洗七次）、厚朴（去粗皮、姜汁炒）、苍术（米泔浸一宿，洗切，炒）各一两，橘红七钱半，藿香叶（洗去土）、草果（去皮膜）、茯苓（去黑皮）、人参（去芦）各半两，炙甘草二钱半。

3.2 折算剂量 明代一两合今之37.30g。故处方量为半夏、厚朴、苍术各37.30g，橘红27.98g，藿香叶、草果、茯苓、人参各18.65g，炙甘草9.33g。

3.3 现代用量 根据临床用量，处方量为姜厚朴37.50g，苍术37.50g，半夏（洗）37.50g，橘红28.13g，广藿香18.75g，草果仁18.75g，茯苓18.75g，人参18.75g，炙甘草9.38g。

【药物组成】 半夏（汤洗七次）、厚朴（去粗皮、姜汁炒）、苍术（米泔浸一宿，洗切，炒）各一两，橘红七钱半，藿香叶（洗去土）、草果（去皮膜）、茯苓（去黑皮）、人参（去芦）各半两，炙甘草二钱半。

【功能主治】 理气和胃，祛邪扶正。主治外感风寒，内伤生冷，憎寒壮热，头目昏，不问风寒二证、夹食停痰。

【方义分析】 本方主治外感风寒，内伤生冷所致疟疾或中脘虚寒所致呕吐。风寒束肺，肺气失宣。肺主卫表，司开合，风寒犯肺，肺气失宣，则见咳嗽频作，喉痒声重；风寒外束，腠理闭塞，故而发热恶寒；风寒外袭，经气不畅，见全身酸痛；舌苔薄白、指纹浮红为邪在表之象。治宜理气和胃，祛邪扶正。

方中苍术、陈皮、厚朴、甘草即平胃散，是化湿理气的基础方。方中半夏燥湿化痰降逆，和胃止呕；厚朴行气化湿，宽中除满；苍术燥湿健脾，祛风散寒；三者合用取其化痰、行气、燥湿之功；橘红理气燥湿和中；藿香辛散风寒，芳香化湿，升清降浊，和脾和胃脘；草果燥湿温中；茯苓健脾利湿；人参益气健脾以助脾化；生姜可降逆化痰，既能制半夏之毒，又能助半夏、橘红行气消痰之功；应用少许乌梅，味酸性涩，收敛肺气，与半夏配伍，散收同用，相反相成，并收痰祛不伤正，邪去正复之效，调和脾胃；甘草调和诸药，诸药相伍，使风寒外解，湿浊内化，清升浊降，气机通畅，诸症自愈。以上药味相辅相成，共奏温中理气，燥湿和胃之功。

配伍特点：祛邪与扶正并举。

【用法用量】

1. 古代用法用量 右㕮咀，每服四钱，水一盏半，姜七片，乌梅一个，煎六分，热服。

2. 现代用法用量 咬碎，每服15g，加水300ml，分3次服，加生姜7片，乌梅1个，煎至240ml，温服。

【药学研究】

1.资源评估 方中半夏、厚朴、苍术、橘红、藿香叶、草果、茯苓、人参、甘草目前均以人工栽培为主。甘草被《国家重点保护野生动植物名录》列为国家Ⅱ级濒危重点保护植物，被《世界自然保护联盟濒危物种红色名录》（IUCN）评级为低危（LC）。厚朴被列为国家二级珍稀濒危保护物种。

半夏生长的适宜温度为10~27℃，不耐旱，喜爱在湿度较高的土壤中生长，以半阴环境为宜。半夏在全国各地均可见，道地产区与主产区基本一致，在湖北、江苏、安徽等地。

厚朴生于海拔300~1500m的山地林间，喜温凉湿润气候和排水良好的酸性土壤。可种子撒播或条播，幼苗2年可移栽，另可使用粗树干新的蘖条移栽种植。厚朴道地产区与主产区基本一致，在四川、湖北等地。

苍术多生长在丘陵、杂草或树林中喜凉爽温和湿润的气候，耐寒力较强，怕强光和高温高湿。生长期要求温度15~25℃。以半阳半阴、土层深厚、疏松肥沃、富含腐殖质、排水良好的砂质壤土栽培为宜。苍术是华中、华东、东北3个道地药材产区的优势道地药材品种，广泛分布于湖北、江苏、浙江、安徽、河南、陕西、重庆、四川、湖南、江西、黑龙江、内蒙古、辽宁、吉林、河北、山西、陕西、甘肃、山东、宁夏、青海等省（自治区）。

橘喜高温多湿的亚热带气候，生长适宜温度23~27℃，宜选阳光充足，地势高燥，土层深厚，通气性能良好的砂质壤土或壤土栽培为宜。常用空中压条或嫁接法繁殖，主产于广东、重庆、四川、福建、浙江、江西、湖北、湖南、江西等省。

广藿香适宜于在年平均温度22~25℃，不耐烈日，成株则可在全光照下生长。对土壤要求较为严格，在排水良好、疏松肥沃、土层深厚、保水、保肥能力强的微酸性砂壤土中生长良好。主产于广东海南。此外，广西、福建、台湾、四川、云南、贵州亦有栽培。

草果喜温和气候，适宜温度为18~20℃，性喜湿润，怕干旱，喜荫蔽的环境条件。目前草果以人工种植为主，主产于云南、广西、贵州等地，另有部分进口于越南、老挝等东南亚国家。

茯苓喜温暖、干燥、向阳、雨量充沛的环境，以海拔在700m左右的松林中分布最广，温度以10~35℃为宜。广泛分布于湖北、安徽、云南、河南、四川等地，还有贵州、广西、福建、湖南、浙江等省区亦产。

人参多生长在海拔200~900m的山区针阔混交林下，喜凉爽，耐严寒，喜湿润、怕干旱，要求土壤水分适当，排水良好。喜弱光、散射光和斜射光。野生人参主要分布于长白山脉和小兴安岭东南部的山林地带，现在所用的人参主要是园参，主产于吉林、辽宁、黑龙江等地。

甘草生于干旱沙地、河岸砂质地、山坡草地及盐渍化土壤中，生长周期3~5年，分布于东北、华北、西北各省区，道地产区与主产区基本一致，在新疆、甘肃、内蒙古、宁夏、山西等地。

2.制剂研究

2.1 制备方法 上哎咀，每服四钱，水一盏半，姜七片，乌梅一个，煎六分，热服。明一盏等于现在200ml，粉碎粒度为过4目筛，加水300ml，煎至240ml。

2.2 制备工艺 目前尚未见养胃汤的相关制剂研究报道。

有学者对养胃汤中主药厚朴的主要活性成分和厚朴酚滴丸的制备工艺进行的研究。研究表明滴制温度、冷凝温度和滴距对和厚朴酚滴丸的成型率具有显著性影响，最终选择和厚朴酚滴丸的制备参数为：滴制温度为80℃，冷凝温度为8℃，滴距为8cm，制备的和厚朴酚滴丸成型率较高，可显著提高和厚朴酚的体外溶出速率[1]。

3.质量控制 该方含生物碱、多糖有机酸等物质，可以将其作为质量控制的指标。采用

HPLC法建立了养胃汤中君药半夏药材的指纹图谱，对其多个化学成分的含量进行了测定[2]。采用紫外分光光度法对半夏的总生物碱，多糖的含量，采用电位滴定法对半夏的总有机酸进行了含量的测定[3]。

【药理研究】

1.药效作用 根据养胃汤的功能主治进行了药效学研究，未发现养胃汤相关药效学研究。以养胃汤主药为对象进行药效学研究，主要解热、抗炎等作用。

1.1 抗炎 半夏大、小剂量组均涂抹相应药物（大剂量0.25g/ml，厚度2mm，小剂量为0.15g/ml，厚度2mm），10分钟后每耳涂二甲苯0.04ml，于致炎后10分钟、2小时各组小鼠右耳再次分别涂以相应量药物。结果表明，半夏能显著减轻二甲苯导致耳廓肿胀[4]。

1.2 镇咳 生半夏和红芽姜制半夏水提物高、中、低剂量组的给药剂量分别为3.2、1.6、0.8g/kg对浓氨水诱导的小鼠咳嗽具有较好的抑制作用。生半夏及红芽姜制半夏水提物高、中剂量组均能不同程度延长小鼠咳嗽潜伏期，减少咳嗽次数。其中，红芽姜制半夏水提物高剂量组相较于生半夏水提物高剂量组能显著延长小鼠咳嗽潜伏期[5]。

2.安全性评价 目前未见养胃汤及其相关制剂的安全性评价研究报道。但是作为方中君药，半夏具有一定的毒性。《新修本草》中记载了"半夏生令人吐，熟令人下，生寒熟温"，亦有"用之皆汤洗十许过，令滑不尽，不尔戟人咽喉"的描述；《雷公炮炙论》中有："半夏，上有隙涎，令人气逆，肝气怒满"；《本草蒙筌》中写道："孕妇忌用，恐堕胎元"。现代药理研究将其毒性归纳总结为黏膜刺激性、肝肾毒性以及妊娠毒性[6]。目前，对于半夏刺激性毒性的研究较多，近年来认可度较高的观点是半夏中的草酸钙针晶及其凝集素蛋白为其主要的刺激性毒性成分，可通过刺激巨噬细胞过量生成大量的活性氧（ROS）和炎症因子白细胞介素1β（IL-1β）、肿瘤坏死因子α（TNF-α）等炎症因子释放，从而引起炎症反应[7]。

3.体内过程 虽然目前未见养胃汤及其相关制剂的体内过程研究报道，但有学者对方中臣药厚朴的主要活性成分厚朴酚进行了药代动力学的相关研究。用实验建立的RP-HPLC法测定大鼠灌胃给予厚朴酚后不同时间各组织和体液中药物的含量及其蛋白结合率，并计算其在血中的药代动力学。结果表明，建立的方法能够较好检测该成分，浓度-色谱响应间线性相关系数＞0.999，平均加样回收率＞90%，厚朴酚在大鼠体内代谢符合一级消除动力学二室开放模型，药峰浓度为0.974mg/L，消除半衰期为3.136h，吸收半衰期为0.160h；进入体内后，主要滞留于胃肠内，其他主要分布于肝、肺、肾组织中；血浆蛋白结合率分别为68.54%；以粪排出为主，尿和胆汁排出量只有约5%。表明了厚朴酚进入循环后以肝代谢和肾排泄为主[8]。

【临床应用】

1.临床常用 养胃汤常用于治疗脾胃虚寒、脾虚湿热证，临床表现主要为上腹隐痛、胀满不适、口干口苦等，临床应用脘腹痞满或胃痛隐隐，体倦乏力，舌质红或淡，苔黄腻，脉虚滑或虚数为辨证要点。

脾胃虚寒 治疗脾胃虚寒等症，若气喘者加枳壳，川楝子，木香；若脾气虚者加黄芪；若阴虚者加沙参、麦冬；若胃寒者加吴茱萸；若胃热者加蒲公英、黄芩、去干姜；若痰湿者加厚朴、苍术；若肝胆郁热加郁金、茵陈；若呕酸者加竹茹、半夏；若胃酸者加山楂、乌梅。

2.临床新用 养胃汤在临床上常用于消化系统疾病，尤其对慢性胃炎等疾病疗效确切。

慢性胃炎患者102例随机分为研究组和对照组各51例。对照组采用常规西药三联疗法治疗，三联用药分别采用奥美拉唑、克拉霉素、阿莫西林。研究组在对照组三联用药的基础上，添加中药养胃汤治疗，方剂包括藿香、厚朴、香附、砂仁、木香、麸炒各2g，取茯苓、半夏、陈皮、白术各3g，取甘草1g。以水煎服，2次/天，每次300ml，口服。连续治疗4周为1个疗程，研究组治疗有效率为96.1%，高于对照组的70.6%[9]。

【使用注意】气血虚少及素体阴虚者慎用。

【按语】

关于半夏的炮制 汤洗是一种古代常用的降低半夏毒性的炮制方法。除本方外，《伤寒论》和《金匮要略》所载含半夏的方剂中半夏大多使用了"汤洗"。汉代《金匮玉函经》曰："凡半夏，不㕮咀，以汤洗数十度，令水清滑尽，洗不熟有毒也。"南北朝时期陶弘景对"汤洗"进行了详细解释，其所撰《本草经集注》曰："凡汤、酒、膏、丸散，用半夏皆且完。以热汤洗去上滑，手搓之，皮释随剥去，更复易汤搓之，令滑尽，不尔，戟人咽。旧方廿许过，今六七过便足。亦可直煮之，沸易水，如此三过，仍搓洗便毕讫。随大小破为细片，乃秤以入汤。"《备急千金要方》记载"凡半夏，热汤洗去上滑，一云十洗四破乃称之，以入汤。若膏、酒、丸、散，皆煻灰炮之。"后世的"汤洗"方法有所改进，用相对简单的汤泡或者汤浸代替，如《女科证治准绳》曰："汤泡"，为了储存，再进行炒干或者焙干，如《普济本事方》云："汤浸七次，薄切，焙"，《女科证治准绳》曰："汤泡七次，炒黄"。此种炮制方法流传甚远，至清代仍然在用。明清时期改进了方法，用"泡"来代替"洗"，如《本草述钩元》："腊月热水泡洗，置露天，露过又泡，共七次，留久极妙。"[10]

参考文献

［1］刘骁虎，杨静.和厚朴酚滴丸的制备与体外溶出度研究［J].西北药学杂志，2021，36（1）：86–89.

［2］杨冰月，敬勇，赖月月，等.HPLC法同时测定半夏中5个代表性成分的含量［J].药物分析杂志，2019，39（11）：1992–1997.

［3］李希凡，韩红梅，王志强，等.5产区不同产地半夏主要化学组分含量测定及整体质量评价［J].天津中医药，2020，37（3）：332–337.

［4］史晶晶，苗明三，时博.半夏外用的抗炎镇痛作用［J].河南中医，2011，31（9）：991–993.

［5］张华，严国鸿，赖昕，等.红芽姜制半夏镇咳祛痰作用研究［J].江西中医药大学学报，2019，31（3）：80–82，107.

［6］靳晓琪，黄传奇，张耕.半夏的毒性物质基础及其炮制解毒机制［J].时珍国医国药，2019，30（7）：1717–1720.

［7］毛善虎.基于ROS-MAPK/NLRP3-IL-1β信号通路研究半夏、掌叶半夏致炎毒性机制及生姜解毒机理［D].南京：南京中医药大学，2018.

［8］袁成，梁爱君，曾林，等.厚朴酚与和厚朴酚在大鼠体内的药代动力学［J].解放军药学学报，2003，19（4）：258–261.

［9］张华.三联疗法联合中药养胃汤治疗慢性胃炎患者的临床效果［J].医疗装备，2017，30（23）：141–142.

［10］李陆杰.经典名方中半夏的本草考证［D].南京：南京中医药大学，2020.

清骨散

明《证治准绳》

Qinggu San

【概述】清骨散始载于明代王肯堂《证治准绳》，其方为："银柴胡一钱五分，胡黄连、秦艽、鳖甲（醋炙）、地骨皮、青蒿、知母各一钱，甘草五分"，为清热剂，具有清虚热，退骨蒸之功效，专退骨蒸痨热。主治肝肾阴虚，虚火内扰证，证见骨蒸劳热，低热日久不退，形体消瘦，唇红颧赤，困倦盗汗，或口渴心烦，舌红少苔，脉细数。清骨散解热之功效使其在临床上常用于治疗感染性疾病以及妇科疾病等，尤其对腰椎结核病、围绝经期综合征、肺结核发热、脊柱术后非感染性发热等疾病疗效确切。

【历史沿革】

1.原方论述 明代王肯堂《证治准绳》载清骨散："专退骨蒸痨热"。该汤剂组成：银柴胡一钱五分，胡黄连、秦艽、鳖甲（醋炙）、地骨皮、青蒿、知母各一钱，甘草五分。水二盅，煎八分，食远服。

2.后世发挥

2.1 清热泻火论 清代汪昂《医方集解》载：火者，气之不得其平者也。五脏六腑，各得其平，则荣卫冲和，经脉调畅，何火之有；一失肝火之类他经相湿火者。"此足少阳、厥阴药也。地骨皮、黄连、知母之苦寒，能除阴分之热而平之于内；柴胡、青蒿、秦艽之辛寒，能除肝胆之热而散之于表。鳖阴类而甲属骨，能引诸药入骨而补阴。甘草甘平，能和诸药而退虚热也。"

2.2 清热扶正论 清代张秉成《成方便读》载：夫骨蒸一证，肌肤按之不热，自觉骨内热势蒸蒸而出，每夜五心烦热，皆由水亏火炽，邪热伏于阴血之中而致。久则阴愈亏而热愈盛，热愈盛而阴愈亏，其煎熬之势，不至阴竭不已耳。故每至身体羸瘦，脉形细数，而劳证成矣。然病始于热伏阴中，若不去其热，徒养其阴，则病根不除，无益也。故以银柴、青蒿、秦艽之苦寒直入阴分者，宣热邪而出之于表；胡黄连、鳖甲、地骨、知母苦寒、甘寒之性，从阴分以清伏热于里；同炙甘草者，缓其中而和其内外，使邪去正安之意耳。

3.同名异方 清骨散的同名异方分析见表69-1。

表69-1 清骨散同名异方分析表

朝代	作者	出处	药物组成	功能主治	制法及用法	变化情况（与原方比较）
清	何镇	《何氏济生论》卷五	银柴胡、地骨皮、牡丹皮	骨蒸	散服	药物组成方面，去除胡黄连、秦艽、鳖甲、青蒿、知母、甘草药味；增添牡丹皮；各药味用量并无详细要求
清	程国彭	《医学心悟》卷三	柴胡、白芍各一钱，秦艽七分，甘草五分，丹皮、地骨皮、青蒿、鳖甲各一钱二分，知母、黄芩、胡黄连各四分	咳嗽吐红，渐成骨蒸劳热之症。胃强气盛，大便结，脉有力	水煎服。加童便炒尤妙	增添白芍、丹皮、黄芩药味；使用柴胡替代银柴胡，其他药味用量改变
清	费伯雄	《医方论》	银柴胡一钱五分，胡黄连、秦艽、鳖甲（童便炙）、地骨皮、青蒿、知母二钱，甘草（炙）五分	病至骨蒸劳热，全是有阳无阴矣。大剂养血尚恐不及，徒用清凉，岂能有济。且反伤胃气、非善治也	水煎服	鳖甲与甘草炮制方法改变，其他药味用量改变
清	黄锦京	《锦京直指》	生首乌四钱，鳖甲胶二钱（冲），银胡一钱半，秦艽一钱半，地骨皮三钱，青蒿梗八分，炙知母一钱半，炙甘草五分，扁石斛三钱	骨蒸	水煎服	增添了生首乌、扁石斛药味；其他药味炮制方法及用量改变

【名方考证】

1.本草考证

1.1 银柴胡 "银柴胡"之名最早见于《雷公炮炙论》。经考证，本方所用银柴胡为石竹科植物银柴胡 *Stellaria dichotoma* L. var. lanceolata Bge. 的干燥根，与《中国药典》2020年版记载一致。

1.2 胡黄连 "胡黄连"之名最早见于《新修本草》。经考证，本方所用胡黄连为玄参科植物胡黄连 *Picrorhiza scrophulariiflora* Pennell 的干燥根茎，与《中国药典》2020年版记载一致。

1.3 秦艽 "秦艽"之名最早见于《神农本草经》。经考证，本方所用秦艽为龙胆科植物秦艽 *Gentiana macrophylla* Pall.、麻花秦艽 *Gentiana straminea* Maxim.、粗茎秦艽 *Gentiana crassicaulis* Duthie ex Burk. 或小秦艽 *Gentiana dahurica* Fisch. 的干燥根，与《中国药典》2020年版记载一致。

1.4 鳖甲 "鳖甲"之名最早见于《神农本草经》。经考证，本方所用鳖甲为鳖科动物鳖 *Trionyx sinensis* Wiegmann 的背甲，与《中国药典》2020年版记载一致。

1.5 地骨皮 "地骨皮"之名最早见于《神农本草经》。经考证，本方所用地骨皮为茄科植物枸杞 *Lycium chinense* Mill. 或宁夏枸杞 *Lycium barbarum* L. 的干燥根皮，与《中国药典》2020年版记载一致。

1.6 青蒿 "青蒿"之名最早见于《五十二病方》。经考证，本方所用青蒿为菊科植物黄花蒿 *Artemisia annua* L. 的干燥地上部分，与《中国药典》2020年版记载一致。

1.7 知母 "知母"之名最早见于《神农本草经》。经考证，本方所用知母为百合科知母 *Anemarrhena asphodeloides* Bge. 的干燥根茎，与《中国药典》2020年版记载一致。

1.8 甘草 "甘草"之名最早见于《神农本草经》。经考证，本方所用甘草为豆科甘草属植物甘草 *Glycyrrhiza uralensis* Fisch. 的干燥根茎和根。《中国药典》2020年版载甘草为豆科植物甘草 *Glycyrrhiza uralensis* Fisch.、胀果甘草 *Glycyrrhiza inflata* Bat. 或光果甘草 *Glycyrrhiza glabra* L. 的干燥根茎和根。

2.炮制考证

2.1 鳖甲 清骨散中鳖甲的炮制方法为"醋炙"。现代炮制品有醋鳖甲。

2.2 其他 其他药味应为生品。

3.剂量考证

3.1 原方剂量 银柴胡一钱五分，胡黄连、秦艽、鳖甲（醋炙）、地骨皮、青蒿、知母各一钱，甘草五分。

3.2 折算剂量 明代1两合今之37.30g，故处方量为银柴胡5.60g，胡黄连、秦艽、鳖甲（醋炙）、地骨皮、青蒿、知母各3.73g，甘草1.87g。

3.3 现代用量 根据中医药学高级丛书《方剂学》第二版，处方量为银柴胡5g，胡黄连3g，秦艽3g，醋鳖甲3g，地骨皮3g，青蒿3g，知母3g，甘草2g。

【药物组成】银柴胡一钱五分，胡黄连、秦艽、鳖甲（醋炙）、地骨皮、青蒿、知母各一钱，甘草五分。

【功能主治】清虚热，退骨蒸。主治骨蒸劳热，低热日久不退，形体消瘦，唇红颧赤，困倦盗汗，或口渴心烦，舌红少苔，脉细数。用于肝肾阴虚，虚火内扰等证。

【方义分析】本方证是肝肾阴亏，虚火内扰所致。肾藏精而主骨，精乃阴之属，阴虚则精亦不足，阴虚生内热，故见骨蒸潮热。阴精耗损，水亏火炎，阴虚不能制阳，虚火内扰，故见低热日久不退。真阴消烁，肌体失养，则见形体消瘦，困倦无力。虚火上炎则见唇红颧赤。阴虚阳亢，逼津外出，故盗汗。阴虚则阴液不能上承，口舌得不到阴液滋养，故口渴；阴虚内热，心神被扰，故心烦。至于舌质红，脉细数等，皆为阴虚内热之症。治宜清虚热，退骨蒸，降心火，益肾水。

方中银柴胡甘苦微寒，清热凉血，善退虚热而无苦燥之性，为方中君药。知母滋阴泻肾火而清虚热，与银柴胡合用清中兼透；胡黄连入血分而清热；地骨皮降肺中伏火，去下焦肝肾虚热，三药共清阴分之虚热，善退有汗之骨蒸，为方中臣药。青蒿芳香，清虚热而善透伏热，引骨中之火，行于肌表；秦艽泄热而益阴气；鳖甲咸寒，既滋阴潜阳，又引药入阴分，为治虚热的常用药，共为方中佐药。甘草调和诸药，防苦寒药物损伤胃气而为使药。诸药相合，共奏清虚热，退骨蒸之功效。

配伍特点：退热除蒸之品于一方，重在清透伏热，兼以滋养阴津，而成退热除蒸之效。

【用法用量】

1. **古代用法用量** 水二盅，煎八分，食远服。

2. **现代用法用量** 加水400ml，煎至320ml，避开吃饭时间服用。

【药学研究】

1. **资源评估** 方中银柴胡、胡黄连、秦艽、鳖甲、地骨皮、青蒿、知母、甘草目前均以人工培育为主。甘草被《国家重点保护野生动植物名录》列为国家Ⅱ级濒危重点保护植物，被《世界自然保护联盟濒危物种红色名录》（IUCN）评级为低危（LC）；胡黄连被列入中国《国家二级保护植物名录》，被《世界自然保护联盟濒危物种红色名录》（IUCN）评级为濒危（EN）；秦艽被列为国家三级重点保护野生药材。

野生银柴胡耐旱怕涝，最适宜生长温度为15~25℃。适合在松砂土或砂壤土有深厚的土层生长。宁夏陶乐、盐池、灵武，中卫等县为道地产区，甘肃、内蒙古亦产。

胡黄连喜凉爽湿润，适宜在土质肥沃的高海拔地区栽培，生于海拔3600~4400m的高寒地区的岩石及石堆中，常用种子繁殖的方法。目前主产于西藏、四川、云南高寒地区，青藏高原是其道地产区。

秦艽主要分布在海拔较高的草甸、潮湿林地、河滩等地，喜湿润怕水涝，喜冷耐寒，忌强光，以疏松肥沃的腐殖土或沙质土为好。目前秦艽以野生资源为主，广泛分布于甘肃、青海、宁夏、陕西、新疆、山西、河北、内蒙古，黑龙江、辽宁西部、河南北部及四川西北部等地。

鳖甲现以人工养殖为主，其适宜生长温度为20~33℃，一般养殖水体要求盐度不超过0.1%。主产于湖北、安徽、江苏、河南、湖南、浙江、江西等地，以湖北、安徽、湖南产量最大。

枸杞适应性强，耐盐碱，耐沙荒，耐寒，耐干旱，根系发达，在砂壤土、壤土、黄土、沙荒地、盐碱地均能生长，主产于宁夏、内蒙古、甘肃、青海、新疆、陕西、河北等地。宁夏回族自治区的中宁、银川栽培者质量最佳，为道地药材。

青蒿生长于河岸、砂地及海边，喜温暖湿润气候，不耐阴蔽，忌涝。多采用种子繁殖、分株繁殖、摘尖等技术野生驯化。现今青蒿主产于重庆酉阳、广西、广东等地，重庆酉阳最为道地。

知母来源于栽培或野生，野生知母生于海拔1450m以下的山坡、草地或路旁较干燥或向阳的地方。栽培知母可用种子繁殖或分株繁殖，宜选择土壤疏松、排水良好阳光充足的地块，土层深厚的山坡荒地也能种植，主产于河北省，山西、内蒙古、陕西及东北的西部亦产，以河北、河南、山西为道地产区，道地产区与主产区基本一致。

甘草生于干旱沙地、河岸砂质地、山坡草地及盐渍化土壤中，生长周期3~5年，分布于东北、华北、西北各省区，道地产区与主产区基本一致，在新疆、甘肃、内蒙古、宁夏、山西等地。

2. **制剂研究**

2.1 **制备方法** 原文载："水二盅，煎八分，食远服。"明朝时期一盅约200ml，因此制备方法为取本方，加水400ml，煎煮至320ml。

由于历史朝代更迭，度量衡差异较大，《证治准绳》的清骨散采用明代度量衡，其总药量大约为30g，其加水量为400ml，药液煎至总药量的320ml。在实际煎煮中，应结合现代临床煎药机构煎煮规范来规范研究中药复方制剂。

2.2 **制备工艺** 目前尚未见清骨散的相关制剂研究报道。根据经典名方的特点和开发要求，以保持传统汤剂的独特疗效为宗旨，以中医药理论为指导，采用现代科学技术进行研究，以研制出药效好，起效快，质量可控，药效稳定，服用携带便携的剂型为目标，建议可将清骨散开发为颗粒剂或丸剂。

有学者对清骨散中主要药秦艽配方颗粒制备工艺进行了考察和优化。以标准煎剂为基础，对秦艽的提取、浓缩、干燥和制粒工艺进行考察。通过单因素试验确定提取前，需浸泡60分钟；正交试验优选出提取工艺，提取工艺为：提取三次，第一次加11倍量水，第二、三次加9倍量水，每次提取0.5小时；浓缩方式为减压浓缩，浓缩条件为：温度60℃，浓缩液密度在1.05~1.12g/ml范围内；选择干燥方式为喷雾干燥；并考察了辅料加入量，喷雾干燥时加入糊精量为2%；制粒方法采用干法制粒[1]。

3.质量控制 该方中含有甾醇、黄酮类等成分，可以将其作为质量控制的指标。目前尚未见清骨散整体质量控制相关研究报道。有学者建立了清骨散中君药银柴胡的多种质量评价方法。采用高效液相蒸发光散射检测法建立了银柴胡中甾醇类成分的含量，采用紫外分光光度法对银柴胡中黄酮类成分的含量进行测定，能够实现对银柴胡药材的质量控制，也为以后清骨散的质量控制奠定了基础[2, 3]。

【药理研究】

1.药效作用 根据清骨散的清虚热功能主治进行了药效学研究，未发现清骨散相关药效学研究。以清骨散君药为对象进行药效学研究，主要解热，抗炎等作用。

1.1 解热 对于伤寒、副伤寒甲乙三联菌苗致热的家兔，银柴胡水煎醇沉液5.4g/kg腹腔注射具有解热作用，且作用随生长年限增加而增强[4]。

1.2 抗炎 银柴胡70%乙醇提取物，给药200mg/kg，共计11天，可有效降低感染脓肿分枝杆菌小鼠的死亡率，同时可有效减弱Mab感染的炎症反应。银柴胡中geleboline A和geleboline B两种生物碱类成分，给药剂量为1、5、7、15、25μg/ml，对脂多糖（LPS）诱导的小鼠巨噬细胞RAW264.7炎症反应模型具有较强的抗炎作用[5-6]。

2.体内过程 胡黄连苷Ⅰ和胡黄连苷Ⅱ是清骨散中胡黄连的主要活性成分。采用大鼠尾静脉注射和灌胃给药两种方式，利用LC–MS/MS法同时测定大鼠血浆中胡黄连苷Ⅰ和胡黄连苷Ⅱ的质量浓度，进行房室模型拟合并计算其主要药物动力学参数。结果表明，大鼠尾静脉注射给予胡黄连总苷32mg/kg后，胡黄连苷Ⅰ和苷Ⅱ的$t_{1/2\beta}$分别为（0.70±0.03）h和（0.63±0.25）h，药时曲线下面积$AUC_{0\rightarrow t}$为（1379.74±122.82）（μg·h)/L和（16221.01±562.50）（μg·h）/L。灌胃给予等量总苷后，胡黄连苷Ⅱ的绝对生物利用度仅为0.99%。研究表明了胡黄连苷Ⅰ和苷Ⅱ在大鼠体内消除迅速，两者的药物动力学过程均符合二室模型[7]。

【临床应用】

1.临床常用

1.1 临床主治病证 清骨散常用于治疗虚劳阴虚火旺，骨蒸劳热，身体羸瘦，脉细数之证，临床表现为发热，盗汗，手足心热，烦躁不安等，临床应用以骨蒸，口干，少苔或无苔为辨证要点。

1.1.1 阴虚内热型发热 治疗盗汗较甚者，去青蒿，加牡蛎、浮小麦固表敛汗；虚火扰乱心神而出现心烦、多梦、睡眠差或失眠者，加夜交藤、酸枣仁以养心安神；兼有气虚者加太子参、五味子益气养心；兼有血虚者加当归、芍药以养血敛阴；若兼见肺阴偏虚，如干咳痰少，声嘶咳血，鼻燥咽干，加麦冬、五味子滋阴润肺；若眼目干涩，加枸杞子、菊花明目。

1.1.2 骨蒸潮热 治疗潮热、骨蒸，辨证中若盗汗，去青蒿，加牡蛎；若汗多，加浮小麦、麻黄根；若气虚乏力，加太子参、黄芪；若高热，加柴胡、牛黄、水牛角等；若疼痛明显加赤芍、延胡索等。

1.2 名家名师名医应用

1.2.1 阴虚内热 国医大师熊继柏运用清骨散治疗肝肾阴虚，虚热内扰证。方药为：生地黄20g，银柴胡10g，胡黄连5g，地骨皮15g，知母10g，青蒿10g，秦艽10g，炒鳖甲30g，甘草6g[8]。

1.2.2 夜热早凉 名中医王行宽予以三仁汤合清骨散加减治疗夜热早凉型患者。方药为：苦杏仁15g，白豆蔻6g，薏苡仁、滑石粉各20g，小通草、淡竹叶、姜厚朴各6g，银柴胡、胡黄连、地骨皮、秦艽、鳖甲、青蒿各10g，甘草、知母各6g，炒枳壳10g，瓜蒌皮、南沙参、麦冬、天花粉、桑叶各15g，桔梗6g[9]。

2.临床新用 清骨散在临床上常用于治疗感染性疾病以及妇科疾病等，尤其对腰椎结核病，围绝经期综合征，肺结核发热，脊柱术后非感染性发热等疾病疗效确切。

2.1 腰椎结核 将60例腰椎结核患者其按照随机分组法分为研究组和对照组，每组30例，研究组采取清骨散加减＋标准一线抗结核药物化疗，对照组采取标准一线抗结核药物化疗，比较两组VAS评分、ODI评分、治疗前后红细胞沉降率变化，治疗9个月后对比两组疗效。研究组清骨散主要药物组成：银柴胡20g，胡黄连15g，知母12g，秦艽15g，鳖甲15g，地骨皮12g，青蒿6g，黄芪15g，当归10g，桃仁10g，红花6g，甘草6g。根据个体情况加减。服药方案：1剂/天，分两次煎服（早、晚餐后1小时），每次约200ml。连续服用3个月。治疗期间定期监测肝功能及肾功能。腰椎结核患者服用清骨散加减与抗结核西药综合治疗，与单纯抗结核西药治疗相比，研究组治疗总有效率为93.33%，对照组总有效率为73.33%[10]。

2.2 围绝经期综合征 60例围绝经期综合征肾阴亏虚型患者，采用随机双盲对照法分为两组，研究组和对照组各30例。对照组采用乙烯雌酚片剂（每片0.25mg），每日2片，21天后停药1周，周期性服药，30天为1个疗程，共3个疗程。研究组以清骨散为基础方加减，处方为银柴胡9g，胡黄连9g，秦艽9g，鳖甲15g，地骨皮12g，青蒿9g，知母12g、甘草6g、随症加减。烘热出汗甚者加防风、黄芪、五味子；头晕耳鸣、腰膝酸软甚者加山茱萸、生地黄、枸杞子；少寐多梦重则加酸枣仁、钩藤、合欢皮；足踝隐痛者加杜仲、牛膝；大便干结者加玄参、火麻仁；皮肤瘙痒重加地骨皮、荆芥。以上治疗每天1剂，水煎取汁500ml，分早晚2次饮用、1个疗程30天，共3个疗程。结果显示，研究组总有效率为93.3%，对照组总有效率为60.0%[11]。

2.3 肺结核发热 60例肺结核发热患者随机分为研究组和对照组各30例。对照组单用抗结核西药治疗，研究组在对照组的基础上，配合中药清骨散加减治疗：银柴胡15g，胡黄连12g，秦艽10g，鳖甲（先煎）20g，地骨皮12g，青蒿10g，知母10g，甘草6g。肺阴亏损型加沙参、麦冬、天冬各15g，生地、熟地各10g；阴虚火旺型加百合20g，黄柏、麦冬、玄参各15g，生地、熟地各10g；气阴两虚型加党参、黄芪各30g，白术、茯苓各15g；阴阳两虚型加黄芪30g，山药20g，人参、紫河车、龟板各10g。每天1剂，水煎分2次服。以上两组均于治疗后每日测体温（腋窝温度）6次，持续观察1周内患者体温变化。治疗后，研究组总有效率为96.7%，对照组为80.0%[12]。

2.4 脊柱术后非感染性发热 80例脊柱术后非感染性发热患者，随机分为研究组和对照组各40例。对照组除术后的一般治疗外，不作特殊处理，如患者不能耐受，要求处理者，给予物理降温等对症治疗。研究组除了术后的一般治疗外，配合中药治疗。方选加味清骨散：黄芪20g，当归12g，白芍12g，生地黄10g，银柴胡10g，胡黄连5g，秦艽12g，鳖甲10g，地骨皮12g，青蒿10g，知母10g，甘草6g。每天1剂，水煎取汁200ml，分早晚2次服，7天为1个疗程。结果显示，研究组总有效率为92.5%，对照组总有效率为62.5%[13]。

【使用注意】若阴虚较甚、潮热较轻者，不宜使用。

【按语】

关于方名的理解 本方名为"清骨散"，是因为肾藏阴而主骨，阴虚火旺则为骨蒸潮热。本方的主要功用是清虚热、退骨蒸，故以"清骨"命名。寒凝则血运不利，血运不畅久则成瘀，瘀久化热，是故逐渐发展后，病情阳损及阴，双方耗损，气血同理，气血互生，故一损俱损。虚热之"虚"，有气虚、血虚、阴虚等不同。阴虚的病因可以是因为热病日久，耗伤阴液；或误用、过用温燥药物，或某些慢性病的消耗，导致阴精损伤；也可以是素常属于阴虚之体质。另外，原著所说的"劳热"中，劳即虚劳，也称虚损。《医学入门·发热》记载：脉虚而弱，倦怠无力，不恶寒，乃胃中真阳下陷，内生虚热。

参考文献

［1］黑静.秦艽药材质量评价及配方颗粒的研究［D］.石家庄：河北科技大学，2017.

［2］王秀芬，李静，方光明，等.基于HPLC-ELSD法的银柴胡中甾醇类成分含量测定［J］.西北药学杂志，2021，36（4）：551-554.

［3］冯娇，肖海鸿.不同产地银柴胡黄酮含量及其抗氧化活性研究［J］.中国食品添加剂，2021，32（5）：8-12.

［4］王英华，邢世瑞，孙厚英，等.引种与野生银柴胡化学成分比较研究［J］.中国药学杂志，1991，26（5）：266-269，314.

［5］Su-Jin Bae，Jae-Won Cho，Byung-Joon Park，et al. Protective effects of a traditional herbal extract from Stellaria dichotoma var. lanceolata against Mycobacterium abscessus infections［J］. PLoS One，2018，13（11）：e0207696.

［6］李静，敖亮.银柴胡的生物碱成分及其抗炎活性研究［J］.中草药，2018，49（22）：5259-5263.

［7］张卫平，孙小成，王静，等.胡黄连苷Ⅰ和胡黄连苷Ⅱ在大鼠体内的药物动力学［J］.沈阳药科大学学报，2013，30（9）：724-728+748.

［8］张维维，宋银枝，姚欣艳.国医大师熊继柏治疗不明原因发热临床经验［J］.湖南中医药大学学报，2020，40（1）：5-8.

［9］田丰铭，朴美虹，袁华，等.王行宽教授辨治慢性心力衰竭继发肺部感染临床经验［J］.湖南中医药大学学报，2020，40（6）：696-700.

［10］郑庆丰，吴志君.清骨散加减治疗腰椎结核的临床效果分析［J］.中外医学研究，2020，18（29）：42-44.

［11］完颜亚丽，侯秀环.清骨散治疗围绝经期综合征肾阴亏虚型的临床观察［J］.浙江中医药大学学报，2008，32（6）：764-765.

［12］丁玉忠，韩丽英.清骨散佐治肺结核发热的临床观察［J］.中国临床研究，2013，26（11）：1244-1245.

［13］贾胜洪，张贤，葛文杰，等.加味清骨散治疗脊柱术后非感染性发热80例［J］.长春中医药大学学报，2010，26（5）：716-717.

石决明散

明《普济方》

Shijueming San

【概述】石决明散之名最早见于宋代赵佶的《圣济总录》。在明代朱橚的《普济方》中载有："石决明散，治风毒气攻入头系眼昏暗，及头目不利。石决明、羌活（去芦头）、草决明、菊花各一两，甘草（炙，剉）半两。右为散，每服二钱，以水一盏。煎六分，和滓，食后、临卧温服"，其功效为疏风清热，疏利头目；主治风热上攻头目，头昏眼花，视物不清，头目不利。方中石决明、草决明性寒，羌活性温，甘草调和诸药，可见石决明散"寒温并用""以寒为主"的组方的科学性与合理性。石决明散具有抑制眼表炎症、保护结膜杯状细胞、抑制眼表细胞的凋亡等药理作用。中医临床更多是应用于肝脏热壅、目赤涩痛、目生障膜、浮翳内障等证。现代临床上也广泛应用于白内障、青光眼、角膜溃疡、角膜内皮炎等眼部疾病。

【历史沿革】

1.原方论述 明代朱橚《普济方》载："石

决明散，治风毒气攻入头系眼昏暗，及头目不利。石决明、羌活（去芦头）、草决明、菊花各一两，甘草（炙，剉）半两。右为散，每服二钱，以水一盏。煎六分，和滓，食后、临卧温服。"

2.后世发挥 自明代中医药学家朱橚之后，后世医家对石决明散的理解阐释内容丰富，进行了充分挖掘、整理、传承与发挥，介绍如下。

清肝明目退翳论 中医学理论观点提出体内蕴热、毒邪复感，邪热在目搏结。《灵枢·脉度》

云："肝气通于目，肝和则目能辨五色矣"，肝气的调和畅达有助于五脏六腑之精、血、津液源源不断的上注于目，肝火上亢易导致眼生外障。清代沈金鳌所著《沈氏尊生书》记载："石决明、草决明、青葙子、大黄、栀子、赤芍、羌活、荆芥、麦冬，平肝清热、祛风散邪、明目退翳之功效。"主治因肝热所致的黑睛生翳、瞳神疾患、眼部外伤等各种目病。

3.同名异方 石决明散的同名异方分析见表70-1。

表70-1 石决明散同名异方分析表

朝代	作者	出处	药物组成	功能主治	制法及用法	变化情况（与原方比较）
宋	赵佶	《圣济总录》卷一〇六	石决明一两，井泉石一两，石膏（碎）一两，黄连（去须）二两，菊花二两，甘草（生、剉）一两	治肝脏热壅，目赤涩痛	上六味，捣罗为散，每服二钱匕，浓煎竹叶熟水调下	药物组成与《普济方》石决明散不同，增加了井泉石、石膏、黄连药味，减少了草决明这味药
元	危亦林	《世医得效方》	石决明一两（火煅），蒺藜（炒去刺）二两，荆芥穗二两，薄荷叶一两，人参（蜜炙）五钱	眼生外障	上各于地上出火毒，研末，每服二钱，食后沙糖冷水调下	药物组成与《普济方》石决明散不同，且石决明为火煅
明	王肯堂	《证治准绳·类方》卷七	石决明（煅）、枸杞子、木贼、荆芥、晚桑叶、谷精草、粉草、金沸草、蛇蜕、苍术、白菊花各等分	治障膜	上为末，每服二钱，茶清调，食后服	药物组成与《普济方》石决明散不同，且石决明煅制
明	傅仁宇	《审视瑶函》卷五	石决明（醋煅）、防风、人参、茺蔚子、车前子、细辛（减半）、知母、白茯苓、辽五味、玄参、黄芩各等分	银障，瞳神中生白色内障，轻则一点白亮，而如银星一片，重则瞳神皆雪白而圆亮	上为细末，每服二钱，食前茶清调下	药物组成与《普济方》石决明散不同，且石决明为醋煅
清	沈金鳌	《沈氏尊生书》	石决明、草决明、青葙子、大黄、栀子、赤芍、羌活、荆芥、麦冬	平肝清热、祛风散邪、明目退翳之功效。主治因肝热所致的黑睛生翳、瞳神疾患、眼部外伤等各种目病		药物组成与《普济方》石决明散不同，增加了青葙子、大黄、栀子、赤芍、荆芥、麦冬药味，减少了甘草、菊花这两药味

【名方考证】

1.本草考证

1.1 石决明 "石决明"之名最早见于《名医别录》。经考证，本方所用石决明为鲍科动物杂色鲍 *Haliotis diversicolor* Reeve、皱纹盘鲍 *Haliotis discus hannai* Ino 的贝壳。《中国药典》2020年版记载石决明为鲍科动物杂色鲍 *Haliotis diversicolor* Reeve、皱纹盘鲍 *Haliotis discus hannai* Ino、羊鲍 *Haliotis ovina* Gmelin、澳洲鲍 *Haliotis ruber*（Leach）、耳鲍 *Haliotis asinine* Linnaeus 或白鲍 *Haliotis laevigata*（Donovan）的贝壳。

1.2 羌活 "羌活"之名最早见于《神农本草经》。经考证，本方所用羌活为伞形科羌活属植物羌活 *Notopterygium incisum* Ting ex H. T. Chang

的干燥根茎和根。《中国药典》2020年版记载羌活为伞形科植物羌活 *Notopterygium incisum* Ting ex H. T. Chang 或宽叶羌活 *Notopterygium franchetii* H. de Boiss. 的干燥根茎和根。

1.3 草决明（决明子） "草决明"之名最早见于《吴普本草》。经考证，本方所用草决明为豆科植物钝叶决明 *Cassia obtusifolia* L. 或决明（小决明）*Cassia tora* L. 的干燥成熟种子，与《中国药典》2020年版决明子记载一致。

1.4 菊花 "菊花"以"鞠华"之名始载于《神农本草经》。经考证，本方所用菊花为菊科植物菊的 *Chrysanthemum morifolium* Ramat. 的干燥头状花序，与《中国药典》2020年版记载一致。

1.5 甘草 "甘草"之名最早见于《神农本草经》。经考证，本方所用甘草为豆科甘草属植物甘草 *Glycyrrhiza uralensis* Fisch. 的干燥根茎和根。《中国药典》2020年版载甘草为豆科植物甘草 *Glycyrrhiza uralensis* Fisch.、胀果甘草 *Glycyrrhiza inflata* Bat. 或光果甘草 *Glycyrrhiza glabra* L. 的干燥根茎和根。

2.炮制考证

2.1 甘草 石决明散中甘草炮制方法为"炙"。现代炮制品有蜜炙甘草。

2.2 其他 其他药味应为生品。

3.剂量考证

3.1 原方剂量 石决明、羌活（去芦头）、草决明、菊花各一两，甘草（炙，剉）半两。

3.2 折算剂量 明代药物1两合今之37.30g，故处方量为石决明、羌活、草决明、菊花各37.30g，甘草18.65g。

3.3 现代用量 根据全国中医药行业高等教育"十四五"规划教材《方剂学》，处方量为石决明6g，羌活（去芦头）6g，草决明6g，菊花6g，甘草（炙，剉）3g。

【药物组成】 石决明、羌活（去芦头）、草决明、菊花各一两，甘草（炙，剉）半两。

【功能主治】 疏风清热，疏利头目。主治风热上攻头目，头昏眼花，视物不清，头目不利。

【方义分析】 本方主治风热上攻头目，头昏眼花，视物不清，头目不利。肝气通于目，风热上攻头目，则头昏眼花，视物不清，头目不利。治宜疏风清热，疏利头目。

方中石决明、草决明共入肝经且能清热，共为君药；菊花能入肝经，且具有清肝平肝之功效，为臣药，辅助君药以清肝经之热；羌活性温，且可佐制其他药物的寒凉之性，使全方不过于寒凉。甘草为使，调和诸药。诸药合用，共奏清肝明目之功。

配伍特点：平肝与清肝并用。

【用法用量】

1.古代用法用量 右为散，每服二钱，以水一盏。煎六分，和滓，食后、临卧温服。

2.现代用法用量 粉碎成细粉，每服7.5g，加水300ml，煎至180ml，去滓，饭后、临睡温服。

【药学研究】

1.资源评估 方中石决明、羌活、草决明、菊花、甘草目前均以人工栽培为主。甘草被《国家重点保护野生动植物名录》列为国家Ⅱ级濒危重点保护植物，被《世界自然保护联盟濒危物种红色名录》（IUCN）评级为低危（LC）。

石决明人工繁殖时间一般在6~9月，采用紫外线照射法、变温刺激法等催产幼鲍，成鲍的饲养采用浮筏式养殖、放流养殖等方式。2~3年后鲍壳长达5cm之后开始采收，采收时间多在夏季和秋季。主产于广东、福建等地的杂色鲍，辽宁、山东等地的皱纹盘鲍，海南、西沙群岛、南沙群岛等地的羊鲍、澳洲鲍、耳鲍或白鲍均为其正品来源。

羌活属于高寒植物，生性喜凉、耐寒、稍耐阴、怕强光，适宜在中高海拔的土层深厚、疏松、排水良好、富含腐殖质的沙壤弱酸性土中栽培，主产于四川、云南、青海、甘肃等省。

决明喜温暖湿润的环境，在多雨高温的环境中生长较快，在肥沃疏松的砂质壤土中生长最佳，多野生于荒山坡，河南洛阳及南阳、河北邯郸最为适宜其生长。

菊花喜阳光充足、温暖湿润的环境，具有耐

寒，耐旱，怕涝特性，并能忍受霜冻，在浙江、安徽、河南、上海、江苏、四川、湖北、湖南、福建、河南、广东等地均适宜菊花药材的生产，尤以安徽滁州最适宜生产"徐菊"，安徽亳州最适宜生产"亳菊"，安徽歙县最适宜生产"贡菊"，浙江桐乡和海宁最适宜生产"杭菊"，河南沁阳、武陟、博爱最适宜生产"怀菊"。

甘草生于干旱沙地、河岸砂质地、山坡草地及盐渍化土壤中，生长周期3~5年，分布于东北、华北、西北各省区，道地产区与主产区基本一致，在新疆、甘肃、内蒙古、宁夏、山西等地。

2.制剂研究

2.1 制备方法 原文载："右为散，每服二钱，以水一盏。煎六分，和滓，食后、临卧温服。"明朝一盏约合300ml，参考目前《医疗机构中药煎液室管理规范》，确定石决明散标准汤剂的制备方法，石决明3g，羌活（去芦头）3g，草决明3g，菊花3g，甘草（炙，剉）1.5g，上述各药材粉碎成细粉，加水300ml，加盖，浸泡30分钟，用电炉煮沸后保持微沸30分钟，和药渣，定容至180ml，得标准汤剂。

2.2 制备工艺 原方是散剂，根据经典名方的特点和开发要求，建议将石决明散开发为颗粒剂（具有药效作用快、服用携带方便、体积较小等特点），或开发为丸剂（"丸者缓也"，具有药效持久、服用携带方便、节省药材等特点）。

3.质量控制 该方含有无机盐、蒽醌、多酚等物质，可以将其作为质量控制的指标。通过甲基红指示液检测石决明散中君药石决明的指标性成分$CaCO_3$含量；通过HPLC含量测定法检测君药草决明的指标性成分大黄酚、橙黄决明素含量[1]。

【药理研究】

1.药效作用 根据石决明散的功能主治进行了药效学研究，主要包括对干眼症的作用研究。

干眼症 石决明散中药汤剂每日给药剂量9.698mg/kg，连续14天，可改善智能干燥环境控制系统结合药物诱导建立小鼠干眼模型。石决明散对于干眼症小鼠模型的眼表损伤具有修复作用，可以改善角膜上皮损伤情况，增加泪液分泌量和泪膜破裂的时间。对于角膜，结膜上皮细胞的凋亡也有抑制作用，且可以抑制结膜上皮$CD4^+T$细胞的数量[2]。

2.体内过程 以决明子中三个蒽醌类化合物芦荟大黄素，美决明子素，大黄酚为指标性化合物，研究了决明子总蒽醌提取物在大鼠体内的吸收、分布、代谢和排泄等药代动力学过程，计算口服给药后的药动学参数和累积排泄率。大鼠灌胃决明子总蒽醌提取物后，血浆中三个指标成分的达峰时间均出现在给药后的20~60分钟，表明蒽醌总体肠道吸收较快。尿液中三个指标成分在内的累计排泄量分别为给药量的4.87%、2.74%和3.65%。32小时内的胆汁累计排泄量分别为给药量的1.71%、7.2%和4.9%，肾脏排泄和胆汁排泄均是其体内药物排泄的重要排泄途径。目标化合物在尿液中最大的排泄比率不同时间段尿中最大测得量给药量均出现在给药后的12~20小时，胆汁中最大的排泄比率不同时间段胆汁中最大测得量给药量均出现在给药后的4~8小时[3-5]。

【临床应用】

1.临床常用

1.1 临床主治病证 石决明散常用于治疗肝经积热证，临床表现主要为风毒气攻入头致眼昏暗，及头目不利。

1.1.1 肝经积热证 治疗肝经积热、肝经风热导致的"瞳神干缺、瞳神紧小"等眼科疾病，可加黄芩、栀子、赤芍、生地黄，如中医辨证治疗肝经积热型眼科疾病以清肝泻火为主要治疗措施，并辅助以散瘀、柔肝、滋阴为辅助治疗。

1.1.2 风热犯目 治疗风热犯目，石决明散加减药味，达到疏肝清热，祛风明目之效，可加牡丹皮、板蓝根、蝉蜕等。如若抱轮红赤显著者，酌加牡丹皮、板蓝根、大青叶、黄连以助清热燥湿、凉血退赤；黑睛生翳者，加蝉蜕退翳明目；小便黄赤者，加车前草、萹蓄以清利小便。

1.2 名家名师名医应用

肝经积热 名老中医王明芳常以石决明散为基本方加减治疗眼科围手术期外伤引动肝热，治当清利肝胆湿热，方药组成以石决明散加龙胆草、生地、车前草、山栀子、黄芩、柴胡[6]。名老中医王明芳常以石决明散为基本方加减治疗青光眼，治当平肝清热，若炎性反应较重，可合用千金苇茎汤[7]。

2.临床新用 石决明散在临床上广泛用于治疗眼科疾病，尤其对前葡萄膜炎、白内障、青光眼、角膜溃疡、角膜内皮炎等眼科疾病。

2.1 前葡萄膜炎 前葡萄膜炎患者60例随机分为两组各30例，对照组采用眼局部治疗，研究组在对照组的基础上加用中药石决明散加减方辨证治疗。研究组：石决明10g，决明子10g，青葙子10g，车前子（包）15g，栀子10g，黄芩10g，生地黄10g，菊花10g，赤芍10g，柴胡10g，甘草8g。若湿邪偏重，去生地黄加清半夏10g，厚朴10g；若热象偏重加生石膏30g，大黄10g；若眼红甚加牡丹皮10g。水煎至200ml，分2次温服，每天2剂，7天为一个疗程，治疗期间饮食清淡。治疗3个疗程后评定疗效。结果显示，研究组总有效率为86.7%，对照组为76.7%；两组在随访中，研究组复发率为10.0%，对照组为26.7%[8]。

2.2 白内障 白内障超声乳化术后患者106例，分为对照组（妥布霉素地塞米松滴眼液治疗）56例、研究组（妥布霉素地塞米松滴眼液+石决明散治疗）50例。研究组组方：石决明12g，栀子、赤芍、金银花、鸡血藤、当归各10g，菊花6g。观察2组治疗疗效，比较治疗后1天、1周、2周、1个月眼部症状评分、泪腺分泌量、泪膜破裂时间及眼表变化。结果显示，研究组总有效率为94.00%，对照组总有效率为73.43%[9]。

【使用注意】 石决明咸寒，质重镇潜，有碍胃气，所以对于脾胃虚弱者可适当减量或煅用，适当加入健脾益气消导和胃之品。

【按语】

1.关于本方目从肝论治的中医原理理解 从眼与五脏六腑关系上讲，肝开窍于目，目为肝之外候。如《素问》云："东方青色，入通于肝，开窍于目，藏精于肝"，眼睛为肝脏与外界相通的窍道，肝脏所藏之精可以源源不断地输送至眼，眼得其精微物质的濡养从而可以保持眼睛的湿润、维持正常的视力功能。《灵枢·脉度》云："肝气通于目，肝和则目能辨五色矣"，肝气的调和畅达有助于五脏六腑之精、血、津液源源不断的上注于目。且肝藏血，《审视瑶函》"目为至宝论"曰："真血者，即肝中升运于目，轻清之血，乃滋目经络之血也"。虽然五脏六腑的精微物质都能上输于目，但由于目为肝之外窍的原因，肝中精微物质的濡养对目来说最为重要。肝具有贮藏血液、调节血量的功能，若肝藏血不足和（或）肝血不能正常输运至目，则目不得肝血之濡养，可发生干眼。故很多目病，需从肝治疗，以清肝明目[10]。

2.关于贝壳类动物药石决明的讨论 石决明为贝壳类动物药，主要含碳酸钙（$CaCO_3$），尚含少量镁、铁、硫酸根、硅酸根、磷酸根、氯等离子。临床常用石决明、生石决明、煅石决明。石决明性味咸寒，归肝经，具有平肝潜阳，清肝明目的功效。结合现代药理学研究发现，石决明具有降压、中和胃酸、抗菌、抗氧化、保肝等作用。

古代医家常用石决明配伍不同中药治疗头痛眩晕、失眠、目赤肿痛、目生翳障等眼疾，湿热痔漏等疾病。名老中医周仲瑛常用石决明配伍生地黄、白芍等治疗震颤麻痹，认为震颤麻痹以肝肾亏虚为根本，内风暗动、痰瘀交阻为重要病理因素。名老中医孔伯华常用石决明配伍旋覆花治疗眩晕，认为眩晕病因病机可为情志内伤、血虚肝旺、肝郁气滞、肝肾阴虚等，指出肝为刚脏，以柔济之，治疗以疏导柔肝为主，选用生石决明等苦寒清热、平肝镇逆药味，配伍旋覆花等降逆和中药味，达到止呕化浊除满之效。颜德馨用石决明配伍决明子治疗脑梗死，认为其致病可为虚、火、湿、痰、瘀、风六因交错，治宜平肝潜阳、清化息风，兼以化瘀涤痰、清化湿热、疏通脉络[11]。

3.关于煮散的讨论 中药煮散是在中医药理论指导下将中药材适度粉碎，与水同煎，去（同）渣服用的一种液体制剂，由汤剂发展而来，最能体现辨证论治、随证加减的中医特色，并在使用、服用、口感等各方面优于汤剂的中药液体制剂。它起于先秦，兴于汉代，发展于南北朝，至唐代始见煮散之名，宋代最为鼎盛，金元渐衰，延至明清，至当代复见兴盛之势。

近代中医大家蒲辅周老先生誉中药煮散剂为"轻舟速行"，即言其用量小、起效快之意。现代将药材进行适度粉碎制备的中药煮散较传统汤剂、现代中药饮片标准汤剂等以饮片形式入药煎煮的制剂，具有较大的比表面积，与溶剂更易接触，扩散距离更短，有效成分更易溶出，煎煮时间更短，有效利用率更易于提高，在一定程度上可节约使用量，节省服用量，降低医疗费用，经济实用，能促进中药资源的合理配置[12, 13]。

参考文献

［1］董玉洁，蒋沅岐，刘毅，等.决明子的化学成分、药理作用及质量标志物预测分析［J］.中草药，2021，52（9）：2719-2732.

［2］万晨阳.石决明散对小鼠干眼模型眼表损伤修复作用及作用机制研究［D］.沈阳：辽宁中医药大学，2020.

［3］吴晓辉.决明子的化学成分、质量控制以及体内代谢研究［D］.武汉：华中科技大学，2010.

［4］张叶.决明子的质量控制及在大鼠体内的药代动力学研究［D］.天津：天津医科大学，2012.

［5］张叶，吴晓辉，高卫真.决明子中蒽醌类成分在大鼠体内的药动学［J］.中国医院药学杂志，2012，32（9）：691-694.

［6］代丽娟，李晟，段俊国，等.王明芳教授眼科围手术期的中医辨证论治经验［J］.陕西中医学院学报，2008（2）：9-10.

［7］王万杰，周华祥，缪馨，等.王明芳教授治疗青光眼围手术期的经验［J］.成都中医药大学学报，2007（4）：18.

［8］马宏杰，曹双胜，杨志敏.石决明散加减方治疗肝经积热型前葡萄膜炎的临床研究［J］.光明中医，2017，32（4）：518-519.

［9］孙蒙蒙，贾梦，崔博坤.石决明散对白内障超声乳化患者术后症状评分、泪膜及的眼表变化影响［J］.四川中医，2022，40（6）：175-178.

［10］武文忠，黄爱国.石决明散在眼科临床中的应用体会［J］.中国中医基础医学杂志，2014，20（11）：1579.

［11］郝瑞，邵蒙苏，张博筠.石决明的临床应用及其用量探究［J］.吉林中医药，2021，41（4）：536-539.

［12］路立峰，闫方杰，胡高升.中药煮散应用优势、质量控制、质量评价的研究进展［J］.中成药，2021，43（7）：1830-1833.

［13］刘起华，文谨，孙玉雯，等.中药煮散的研究应用及开发前景［J］.世界中医药，2014，9（1）：8-10.

保元汤

明《简明医彀》

Baoyuan Tang

【概述】保元汤最早记载于明代魏直的《博爱心鉴》，后被《医宗金鉴》等记载。明代孙志宏所著《简明医彀》载有：人参一钱、黄芪二钱、甘草五分、肉桂二分、生姜一片组成。具有益气补虚之效，用于治元气虚弱、精神倦怠、肌肉柔慢、饮食少进、面青㿠白、睡卧宁静、痘顶不起、浆不足及有杂证等。保元汤早期的原方记载均是用以治疗小儿痘疮、痘疹类病证，历代医家通过在临床实践中不断摸索使保元汤治疗疾病种类得到扩充，直至明代孙志宏所著《简明医彀》中才将保元汤纳入主治元气虚弱等病证。保元汤成为补气类诸方之首，堪称一方加减出入，总括补气之法，其益气补虚培元，肺脾肾并补的组方法度涵括了中医补气之要，实属补气之经典方剂。保元汤具有提高心肌细胞存活率、调节免疫等药理作用。中医临床上用于治疗元气虚弱、精神倦怠、饮食少进、痘顶不起、浆不足及有杂证等。现代广泛应用于循环系统疾病，如用于治疗慢性心力衰竭等疗效显著。

【历史沿革】

1.原方论述 明代孙志宏《简明医彀》载"治元气虚弱，精神倦怠，肌肉柔慢，饮食少进，面青㿠白，睡卧宁静……及有杂证，皆属虚弱，宜服。人参一钱，黄芪二钱，甘草五分，肉桂二分。右加生姜一片，水煎服。"

2.同名异方 保元汤的同名异方分析见表71-1。

表71-1 保元汤同名异方分析表

朝代	作者	出处	药物组成	功能主治	制法及用法	变化情况（与原方比较）
明	魏直	《博爱心鉴》	人参一钱、黄芪三钱、甘草一钱、肉桂五至七分	治疗小儿痘疮因元气亏虚，不能发起灌浆者	用水一升半，煎至五分，不拘时服	治疗小儿痘疮与《简明医彀》记载不同，各药味剂量记载不同，规定了加水量
明	李时珍	《本草纲目》	炙黄芪三钱，人参二钱，炙甘草一钱，生姜一片		水煎服之	规定了黄芪和甘草的炮制方法
清	吴谦	《医宗金鉴》	人参、黄芪（蜜炙）、全当归（酒洗）、白芍（酒炒）、官桂	痘疮起胀后，阳虚汗出，大汗不止	引用老米，水煎服	与《简明医彀》相比加了当归、白芍

【名方考证】

1.本草考证

1.1 人参 "人参"之名最早见于《神农本草经》。经考证，本方所用人参为五加科植物人参 *Panax ginseng* C. A. Mey. 的干燥根和根茎，与《中国药典》2020年版记载一致。

1.2 黄芪 "黄芪"之名最早见于《神农本草经》。经考证，本方所用黄芪为豆科植物蒙古黄芪 *Astragalus membranaceus*（Fisch.）Bge. var. *mongholicus*（Bge.）Hsiao 或膜荚黄芪 *Astragalus membranaceus*（Fisch.）Bge. 的干燥根，与《中国药典》2020年版记载一致。

1.3 甘草 "甘草"之名最早见于《神农本草经》。经考证，本方所用甘草为豆科甘草属植物甘草 *Glycyrrhiza uralensis* Fisch. 的干燥根茎和根。《中国药典》2020年版载甘草为豆科植物甘草 *Glycyrrhiza uralensis* Fisch.、胀果甘草 *Glycyrrhiza inflata* Bat. 或光果甘草 *Glycyrrhiza glabra* L. 的干燥根茎和根。

1.4 肉桂 "肉桂"以"箘桂""牡桂"之名最早记载于《神农本草经》。经考证，本方所用肉桂为樟科植物肉桂 *Cinnamomum cassia* Presl 的干燥树皮，与《中国药典》2020年版记载一致。

1.5 生姜 "生姜"之名最早见于《吕氏春秋》。经考证，本方所用生姜为姜科植物姜 *Zingiber officinale* Rosc. 的新鲜根茎，与《中国药典》2020年版记载一致。

2.炮制考证 所有药味应为生品。

3.剂量考证

3.1 原方剂量 人参一钱，黄芪二钱，甘草五分，肉桂二分，右加生姜一片。

3.2 折算剂量 明代1钱合今之3.73g，故处方量为人参3.73g、黄芪7.46g、甘草1.87g、肉桂0.75g，生姜3.00g。

3.3 现代用量 根据全国中医药行业高等教育"十四五"规划教材《方剂学》，处方量为人参3g，黄芪9g，甘草3g，肉桂1.5g，加生姜一片。

【药物组成】人参一钱，黄芪二钱，甘草五分，肉桂二分，加生姜一片。

【功能主治】益气补虚。主治元气虚弱，精神倦怠，肌肉柔慢，饮食少进，面青㿠白，睡卧宁静，痘顶不起，浆不足及有杂证。

【方义分析】保元汤早期的原方记载均是用以治疗小儿痘疮、痘疹类病证，直至明代孙志宏所著《简明医彀》中才将保元汤纳入主治元气虚弱等病证。元气虚弱，不足以冲养精神和四肢肌肉，故精神倦怠，肌肉柔慢，睡卧宁静；不足以健脾，故饮食少进；不足以滋养头面，故面青㿠白。治宜益气补虚培元，肺脾肾并补。

人参固内，大补元气、补脾益肺，为君药；黄芪补肺固表，增强托毒透表之力，为臣药；甘草补脾益气、清热解毒、调和诸药，为佐使药；肉桂温通血脉，引他药入血分，鼓舞气血运行而托毒透疮，温肾助阳，使气血充达周身则毒易外散，为佐药；生姜取其温中之效，助肉桂温阳之力，为使药。全方共奏益气补虚之功效。

配伍特点：一则参、芪、桂、草诸药合用，可大补元气，健脾保肺温肾，三脏同补；二则该方在兼顾先、后天之气的基础上，重用参、芪以大补后天肺脾之气，以后天益养先天，如是则诸气治而元气足；三则佐用少量肉桂，既可温通血脉，宣导诸药，鼓舞气血运行而托毒透表，又可温运阳气，鼓舞气血生成，还可防治阳虚兼证的发生。

【用法用量】

1.古代用法用量 水煎服。

2.现代用法用量 水煎服。

【药学研究】

1.资源评估 方中人参、黄芪、甘草、肉桂目前均以人工栽培为主。黄芪由于大量采挖或砍伐，野生蒙古黄芪被《世界自然保护联盟濒危物种红色名录》（IUCN）列入易危（VU）

物种。甘草被《国家重点保护野生动植物名录》列为国家Ⅱ级濒危重点保护植物，被《世界自然保护联盟濒危物种红色名录》（IUCN）评级为低危（LC）。

人参多于秋季采挖，洗净经晒干或烘干。栽培的俗称"园参"；播种在山林野生状态下自然生长的称"林下山参"，习称"籽海"。现在所用的人参主要是园参，主产于吉林抚松、集安、长白、靖宇、安图、通化、浑江、敦化、桦甸、舒兰、辽宁桓仁、宽甸、新宾、本溪、清原，黑龙江五常、尚志、东宁、宁安等地。

黄芪适宜在土层深厚、土质疏松肥沃、排水良好、向阳、高燥的中性或微酸性砂质壤土中生长，强盐碱地不宜种植，存在连作障碍。现代黄芪的主产区在内蒙古、山西、甘肃、黑龙江等地，道地产区与主产区一致。

肉桂喜温暖、怕霜雪，要求雨量分布均匀，年平均降雨量1200~2000mm，大气相对湿度在80%以上的地区种植为好。肉桂主产区以广西平南、苍梧，广东高要等最为适宜，并在广东省德庆县武垄镇建立了肉桂生产基地。

2.制剂研究

2.1 制备方法 原文载："水煎服。"但在该书卷一"要言"煎丸服法中载："煎药大法：每剂水二钟，煎八分。渣水钟半，煎七分……"。

后世医书如《医宗金鉴》记载"水二钟，煎八分，食远服"等。据此初步确定煎煮2次，结合《医疗机构中药煎药室管理规范》中规定滋补药"文火慢煎约40~60分钟，二煎酌减"的说法，确定每个处方一煎加水200ml，煎煮60分钟；二煎加水190ml，煎煮40分钟。

2.2 制备工艺 原方是汤剂，现代有报道对保元颗粒进行设计和研制：①药材饮片质量控制，采用HPLC法分别测定四味药材3个产地15批次指标性成分（人参皂苷Rg1、人参皂苷Re、人参皂苷Rb1、黄芪甲苷、毛蕊异黄酮葡萄糖苷、甘草苷、甘草酸铵、6-姜辣素、8-姜酚、10-姜酚）的含量。②保元汤标准汤剂的制备，以人参、黄芪、甘草中所含特征成分为评价指标，优选保元汤工艺条件。确定提取温度为80℃，加入16倍量的水，分两次回流提取90分钟。③保元汤标准汤剂的质量控制，通过研究保元汤标准汤剂中人参皂苷Rg1、人参皂苷Re、人参皂苷Rb1、黄芪甲苷、毛蕊异黄酮葡萄糖苷、甘草苷、甘草酸铵、6-姜辣素、8-姜酚、10-姜酚的含量及转移率；标准汤剂浸膏率、指纹图谱建议保元汤标准汤剂的质量标准。④保元汤颗粒制备工艺，提取液在18000r/min的转速下离心10分钟；离心液减压浓缩（-0.08mPa，70℃）至相对密度1.08~1.12（60℃）；干燥方法选择喷雾干燥（进风口温度150℃，出风口温度80℃）；制粒方法选择干法制粒（压片频率20Hz，送料频率22Hz，制粒频率25Hz），加入适量的糊精和阿斯帕坦作为辅料，用量干膏粉：糊精：阿斯帕坦为6.3：2.6：0.1。在制备颗粒是应考虑成型率、溶化性和吸湿率[1, 2]。

3. 质量控制 该方含有皂苷、挥发油、多糖等物质，可以将其作为质量控制的指标。现有文献报道按照古籍中记载的煎煮方法制备保元汤水煎液，采用HPLC法建立了保元汤水煎液的指纹图谱[4]，同时对其多成分含量进行了测定[3, 4]。

【药理研究】

1. 药效作用 根据保元汤的功能主治进行了药效学研究，主要具有心肌保护、调节免疫等作用。

1.1 对心血管系统作用 保元汤煎煮冻干粉给药0.424g/（kg·d），连续7天，保元汤可以显著提高心力衰竭大鼠的左室短轴缩短率、射血分数，同时抑制左心室内径的扩张；能够有效抑制心肌纤维化程度以及心肌组织中血管紧张素Ⅱ的生成；可以下调缺血心肌组织中血管紧张素转化酶的表达，其机制与保元汤调控磷酸化-P38丝裂原活化蛋白激酶、转化生长因子β等的表达相关[5]。保元汤50、100、200、400、800mg/L可提高H9C2心肌细胞存活率，作用机制为调控氧化应激通路、钙离子通路、线粒体保护、抗细胞凋亡等[6, 7]。

1.2 免疫调节作用 保元汤提取物以0.15、

0.30、0.60g/（kg·d），连续灌胃给药15天，可增强正常小鼠DNFB诱发的迟发型变态反应；连续灌胃给药30天，可增强正常小鼠腹腔巨噬细胞对鸡红细胞的吞噬能力，促进正常小鼠血清溶血素生成[8]。

2. 体内过程 人参皂苷Rc的药动学研究，实验结果表明，大鼠静脉注射0.4mg/kg人参皂苷Rc后呈双室药动学模型，人参皂苷Rc的半衰期$t_{1/2\alpha}$为（7.30±1.13）min、$t_{1/2\beta}$为（1091.67±173.18）min，曲线下面积为（1701.19±144.81）（μg·min）/ml[9]。

【临床应用】

1. 临床常用

1.1 临床主治病证 保元汤常用于治疗元气虚弱等证，临床表现为精神倦怠、肌肉柔慢、饮食少进、睡卧宁静等，临床应用以面青㿠白、痘顶不起、浆不足等为辨证要点。

1.1.1 虚劳证 治疗以气虚为主的虚劳证，可加甘药，如叶桂《临证指南医案·虚劳》言："凡元气有伤，当予甘药。"故临证常以保元汤为基础，结合各脏腑的虚损及病人状况，加减用药。

1.1.2 阳气虚寒证 治疗阳气虚寒证，阳虚宜温补，参、芪气温且能补气温阳，故临床上常以之为基础，结合五脏病位不同而选方用药，或甘补温通心阳，或甘补温运脾阳，或甘补温肾助阳。

1.1.3 气血两虚证 治疗气血两虚之证，加熟地、当归、白芍、阿胶、鸡血藤等补血药，以达气血双补之功。如《医学发明》之双和散，以保元补气，四物补血，而收补益血气之功。主气血俱虚而虚劳少力者。

1.2 名家名师名医应用

窦性缓慢性心律失常 张文高教授常以参附汤合保元汤为主方化裁，基本方药人参、黄芪、桂枝、熟附子、干姜、淫羊藿、细辛、炙甘草、三七、郁金等，治疗窦性缓慢性心律失常获良效。窦性缓慢性心律失常患者6例以参附汤合保元汤化裁为主方，均取得明显疗效，心率明显提高，其中

5例临床症状基本缓解，1例症状明显减轻[10]。

2.临床新用 保元汤在临床上广泛用于治疗循环系统疾病等，尤其对慢性心力衰竭等疗效确切。

慢性心力衰竭 将60例气虚血瘀型慢性心力衰竭患者随机分为研究组和对照组各30例。对照组30例给予慢性心力衰竭常规西药治疗方案；研究组30例在对照组的基础上给予保元汤合血府逐瘀汤随症加减治疗。研究组组方：人参15g、黄芪20g、甘草6g、肉桂5g、桃仁10g、红花10g、当归12g、生地黄9g、牛膝9g、川芎10g、桔梗9g、赤芍10g、枳壳10g、柴胡6g。随症加减，瘀血症状严重者，加三七；心悸、自汗症状重者，加龙骨、牡蛎；咳喘、咯痰症状重者，加葶苈子、法半夏；尿少下肢水肿无明显改善者，可加茯苓、泽泻、车前子等。治疗时间均为1个月，出院后坚持随访3个月。结果显示，研究组总有效率为93.10%，对照组总有效率为72.41%[11]。

90例冠心病慢性心力衰竭患者，随机分为45例研究组和45例对照组，对照组采用常规西医治疗，研究组在常规西医治疗的基础上加用保元汤治疗，组方：6g炙甘草、6g红参、30g黄芪、9g肉桂；针对阴虚者加用麦冬，血瘀者加用丹参，脾虚者加用白术和茯苓，心阳虚者加用桂枝。对比2组患者治疗前后的B型脑钠肽、左室射血分数以及临床疗效。治疗前，2组患者的B型脑钠肽、左室射血分数无明显差异；治疗后，试验组患者的B型脑钠肽，明显低于对照组，左室射血分数明显高于对照组。研究组总有效率为95.56%，对照组总有效率为75.55%[12]。

【使用注意】保元汤虽能大补元气，固人真元，但不可多服，多服反而泄人真气，过犹不及。

【按语】

1.关于本方为扶正培本基本方的理解 人参健脾益气，脾土居中，以运万类，脾气得补，肺气乃生，肾气乃固；肺为五脏六腑之华盖，朝百脉，肺气得补，宗气乃行，气血遂能通行全身，

黄芪甘温补肺为臣药；肉桂温补肾阳，使肾气得固为佐药；甘草调和诸药；生姜一片，意在走散，以防参、芪之滞而少动。此方脾、肺、肾三补，使正气得复，为扶正培本之基本方[13, 14]。

2.关于本方临床应用衍变 保元汤早期的原方记载均是用以治疗小儿痘疮、痘疹类病证，如《博爱心鉴》《医方考》《景岳全书》等古籍均将该方归类为治疗小儿痘疮、痘疹范畴。直至明代孙志宏所著《简明医毂》中才将保元汤纳入主治元气虚弱等病证。清代吴谦负责编修《医宗金鉴》中记载保元汤为"治男妇气虚之总方也……以为血脱须补气，阳生则阴长，有起死回生之功，故名之为保元也。又稍佐肉桂，分四时之气而增损之，谓桂能治血以推动其毒，扶阳益气以充达周身。"《张氏医通·祖剂》将此方列为补气类诸方之首，补中益气汤、人参养营汤、升阳益胃汤、十全大补汤均列于该方之下，堪称一方加减出入，总括补气之法，其益气补虚培元，肺脾肾并补的组方法度涵括了中医补气之要，实属补气之经典方剂。由此可见，在数百年的历史临床应用中，历代医家赋予了保元汤新的认识，保元汤治疗疾病应用范围得到扩充，随着社会发展，多作为补气基础方广泛应用于临床[14]。

参考文献

［1］袁玲玲，丁丽娜，钱如贵，等.保元汤提取工艺研究［J］.云南中医中药杂志，2020，41（11）：66-70.

［2］成焕波，胡辉，李清安，等.保元汤物质基准UPLC-PDA指纹图谱的建立及化学成分指认［J］.中国实验方剂学杂志，2021，27（7）：16-23.

［3］张欣舒，董金香，杨净尧，等.经典名方保元汤物质基准指纹图谱及多指标量值传递研究［J］.药物分析杂志，2021，41（2）：345-358.

［4］杨净尧.经典名方保元汤的物质基准研究［D］.长春：长春中医药大学，2020.

［5］孟慧，王启新，卢文吉，等.保元汤调控AT1/P38MAPK/TGF-β途径改善心肌纤维化防治心力衰竭的机制研究［J］.中华中医药杂志，2019，

34（5）：2292-2297.

［6］万彦军，廖理曦，刘瑜琦，等.保元汤心肌保护作用靶点群的鉴定与功能分析［J］.中国中药杂志，2017，42（19）：3650-3655.

［7］舒泽柳，曾克武，马晓丽，等.保元汤中具有心肌保护作用的活性成分及其潜在作用靶点研究［J］.中国中药杂志，2016，41（5）：922-927.

［8］张祎，陈桂芳，袁玲玲，等.保元汤对正常小鼠免疫力功能的影响［J］.云南民族大学学报（自然科学版），2020，29（3）：185-189.

［9］鲁文茜，张斯琪，沈尚竹，等.人参皂苷Rc药理作用和药动学研究进展［J］.中草药，2018，49（24）：5961-5967.

［10］董立国.张文高教授益气温阳为主治疗窦性缓慢性心律失常述要［A］.世界中医药学会联合会老年医学专业委员会.世界中联第三届中医、中西医结合老年医学学术大会论文集［C］.世界中医药学会联合会老年医学专业委员会：世界中医药学会联合会老年医学专业委员会，2010：3.

［11］匡倩.保元汤合血府逐瘀汤加减治疗气虚血瘀型慢性心力衰竭的临床观察［D］.武汉：湖北中医药大学，2020.

［12］刘瑜.保元汤对冠心病慢性心力衰竭患者B型脑钠肽的影响探讨［J］.基层医学论坛，2020，24（20）：2917-2918.

［13］成焕波，胡辉，李清安，等.保元汤古代文献分析与现代研究概况［J］.中国现代中药，2021，23（10）：1842-1850.

［14］李艳青.保元汤及其类方研究［D］.济南：山东中医药大学，2006.

达原饮

明《温疫论》

Dayuan Yin

【概述】达原饮最早见于明代医家吴又可的《温疫论》，载其方药组成为："槟榔二钱，厚朴一钱，草果仁五分，知母一钱，芍药一钱，黄芩一钱，甘草五分"，为治疗瘟疫初起邪伏膜原之方剂，开达膜原，辟秽化浊之功尤强，主治瘟疫或疟疾邪伏膜原之证，其临床表现为憎寒壮热，胸闷呕恶，头痛烦躁，舌边深红，苔垢腻或苔白厚如积粉，脉弦数等。达原饮具有解热抗炎、抗肺损伤、抗肝损伤等药理作用。中医临床上常用于瘟疫或疟疾邪伏膜原之证。达原饮现代临床上广泛用于治疗呼吸系统疾病和消化系统疾病，如用于治疗小儿流行性感冒、小儿沙门菌感染等疗效显著。

【历史沿革】

1.原方论述 明代吴又可《温疫论》载："瘟疫初起先憎寒而后发热，日后但热而无憎寒也，初起二三日，其脉不浮不沉而数，昼夜发热，日晡益甚，头疼身痛，其时邪在伏脊之前，肠胃之后。虽有头疼身痛，此邪热浮越于经，不可认为伤寒表证，辄用麻黄、桂枝之类强发其汗。此邪不在经，汗之徒伤表气，热亦不减。又不可下，此邪不在里，下之徒伤胃气，其渴愈甚。宜达原饮。槟榔二钱，厚朴一钱，草果仁五分，知母一钱，芍药一钱，黄芩一钱，甘草五分。右用水一盏，煎八分，午后温服。"

2.后世发挥 明代医家吴又可创制的名方达原饮为治疗瘟疫初起邪伏膜原之方剂，开达膜原，辟秽化浊之功尤强，治疗瘟疫效果显著，后世医家受达原饮启发创制出诸多类方以适应瘟疫的变化。

2.1 发汗祛湿邪论 清代医家刘松峰受达原饮的启发，在《松峰说疫》中指出，瘟疫兼湿虽有湿邪为患，但尚有疠气作祟，疠气重而湿邪轻，故自始至终不应发汗，应当用和解疏利之法，待患者自然汗出，汗出则湿邪随之而去。故自创新方除湿达原饮是在达原饮基础上去知母，加黄柏，以黄柏燥湿救水之功利膀胱而成。如瘟疫兼三阳经证可以酌情加柴胡、葛根、羌活；去黄芩加栀子，下利行水而泻三焦火；加茯苓益脾胃以利小便；再加羌活等风药，除湿温散，一举两得。

2.2 宣湿透达膜原之邪 清代医家俞根初在《通俗伤寒论》中所用柴胡达原饮，在达原饮基础上加柴胡使邪外透，加枳壳、桔梗发上焦之气，加青皮化痰消积、疏利下焦之气，加荷梗以利气宽胸，加藿香化湿，并用达原饮中草果、厚朴、槟榔而成。俞根初以柴胡达原饮治疗痰湿阻滞膜原之痰疟，证见胸膈痞满、头眩心烦、口腻、咳痰不爽等。

3.同名异方 达原饮的同名异方分析见表72-1。

表72-1 达原饮同名异方分析表

朝代	作者	出处	药物组成	功能主治	制法及用法	变化情况（与原方比较）
清	刘奎	《松峰说疫》卷二	槟榔二钱，草果仁五分（研），厚朴一钱（姜汁炒），白芍一钱，甘草一钱，栀子五分（研），黄柏五分（酒炒），茯苓三钱	燥湿清热，开达膜原。瘟疫兼湿热者	水煎服	在原方上加了栀子、黄柏、茯苓三味药
清	刘鸿恩	《医门八法》卷二	槟榔二钱，川朴二钱，草果一钱，知母一钱，黄芩一钱，白芍一钱，甘草一钱，柴胡二钱，羌活二钱，葛根二钱	瘟疫盛行之年，偶感风寒，触动瘟疫者，以及并无疫疠之年，重感风寒，全似瘟疫者，初感风寒、瘟疫，致表症头痛，兼憎寒发热等表证	原书本方治表症头痛加生姜三片，大枣二个为引	在原方上加了柴胡、羌活、葛根三味药

【名方考证】

1.本草考证

1.1 槟榔 "槟榔"之名最早见于东汉的《异物志》。经考证，本方所用槟榔为棕榈科植物槟榔 *Areca catechu* L.的干燥成熟种子，与《中国药典》2020年版记载一致。

1.2 厚朴 "厚朴"之名最早见于《神农本草经》。经考证，本方所用厚朴为木兰科厚朴属植物厚朴 *Magnolia officinalis* Rehd. et Wils.的干燥干皮、根皮及枝皮。《中国药典》2020年版载厚朴为木兰科植物厚朴 *Magnolia officinalis* Rehd.et Wils. 或凹叶厚朴 *Magnolia officinalis* Rehd.et Wils. var. *biloba* Rehd.et Wils.的干燥干皮、根皮及枝皮。

1.3 草果仁（草果） "草果"之名最早见于《太平惠民和剂局方》。经考证，本方所用草果仁为姜科植物草果 *Amomum tsao-ko* Crevost et Lemarie 的干燥成熟果实，与《中国药典》2020年

版记载一致。

1.4 知母 "知母"之名最早见于《神农本草经》。经考证，本方所用知母为百合科植物知母 *Anemarrhena asphodeloides* Bge.的干燥根茎，与《中国药典》2020年版记载一致。

1.5 芍药（白芍） "芍药"之名最早见于《神农本草经》。经考证，本方所用芍药与现今所用白芍相符，白芍来源于毛茛科植物芍药 *Paeonia lactiflora* Pall.的干燥根，与《中国药典》2020年版记载一致。

1.6 黄芩 "黄芩"之名最早见于《神农本草经》。经考证，本方中的黄芩为唇形科植物黄芩 *Scutellaria baicalensis* Georgi 的干燥根，与《中国药典》2020年版记载一致。

1.7 甘草 "甘草"之名最早见于《神农本草经》。经考证，本方所用甘草为豆科甘草属植物甘草 *Glycyrrhiza uralensis* Fisch.的干燥根茎和根。

《中国药典》2020年版载甘草为豆科植物甘草 *Glycyrrhiza uralensis* Fisch.、胀果甘草 *Glycyrrhiza inflata* Bat.或光果甘草 *Glycyrrhiza glabra* L.的干燥根茎和根。

2.炮制考证 所有药味均为生品。

3.剂量考证

3.1 原方剂量 槟榔二钱，厚朴一钱，草果仁五分，知母一钱，芍药一钱，黄芩一钱，甘草五分。

3.2 折算剂量 明代1钱合今之3.73g。故处方量为槟榔7.46g、厚朴3.73g、草果仁1.87g，知母3.73g、芍药3.73g、黄芩3.73g、甘草1.87g。

3.3 现代用量 根据全国中医药行业高等教育"十四五"规划教材《方剂学》，处方量为槟榔6g，厚朴3g，草果仁1.5g，知母3g，芍药3g，黄芩3g，甘草1.5g。

【药物组成】槟榔二钱，厚朴一钱，草果仁五分，知母一钱，芍药一钱，黄芩一钱，甘草五分。

【功能主治】开达膜原，辟秽化浊，主治瘟疫初起邪伏膜原先憎寒后发热、后但热无憎寒之证。

【方义分析】瘟疫初起邪伏膜原先憎寒后发热、后但热无憎寒之证。《温疫论》云："瘟疫初起，先憎寒而后发热，日后但热而恶寒也。初得之二三日，其脉不浮不沉而数。昼夜发热，日晡益甚，头疼身痛。其时邪在夹脊之前，肠胃之后，虽有头疼身痛，此邪在经，不可认为伤寒表证，辄用麻黄、桂枝之类强发其汗，此邪不在经，汗之徒伤表气，热亦不减。又不可下，此邪不在里，下之徒伤胃气，其渴愈甚。宜达原饮。"瘟疫初起，疫疠之邪伏于膜原半表半里还未进行传变，邪正相争，出现憎寒发热、头痛身痛等证候。疫疠之邪内侵入里，出现呕恶、头痛、烦躁、苔白厚如积粉等秽浊之候。此时邪不在表，忌用发汗；热中有湿，不能单纯清热；湿中有热，又忌片面燥湿。治宜开达膜原，辟秽化浊。

方中君药草果具有芳香避秽、行气化浊之功效，化浊之力尤强，能透脾脏而达膜原，是湿浊疫病之专药；方中君药槟榔辛散之功兼具苦泄，性温而沉降，虽属阳明经，但能透肠胃而达膜原，为清膜原滞邪之专药；方中臣药厚朴具有行气破结之功，能够延续草果、槟榔的逐邪化浊之效，能借肠胃之道引秽浊之邪下出。草果芳香温燥，槟榔可助草果开通膜原，使秽浊之邪速离膜原；槟榔辛温苦燥，草果可助槟榔疏利气机，开达膜原；厚朴得草果、槟榔相助，清理膜原伏邪。3味药合力，除伏邪、破戾气所结，除伏邪盘踞，直达膜原，使邪气速离巢穴，故名达原。另外4味为调和之剂，并非拔病之药：方中佐药知母滋阴润燥，以防热伤津液；佐药白芍养血，助营气以和血；佐药黄芩清热燥湿，清燥热之余；使药甘草和中之用。全方合用，使秽浊疠气得化，热邪去，阴津复。

配伍特点：气津共调，攻补并施。

【用法用量】

1.古代用法用量 右用水一盏，煎八分，午后温服。

2.现代用法用量 以上七味，加水200ml，煎至160ml，午后温服。

【药学研究】

1.资源评估 方中槟榔、厚朴、草果仁、知母、白芍、黄芩、甘草目前均以人工栽培为主。厚朴以人工种植为主，野生资源极度匮乏，被列为国家二级珍稀濒危保护物种，甘草被《国家重点保护野生动植物名录》列为国家Ⅱ级濒危重点保护植物，被《世界自然保护联盟濒危物种红色名录》(IUCN)评级为低危(LC)。

槟榔喜高温湿润气候，耐肥，不耐寒，16℃就有落叶现象，5℃就受冻害，最适宜生长温度为25~28℃，年降雨量1500~2200mm地区适宜生长。槟榔在我国福建、台湾、广东、海南、广西、云南等地有栽培。海南的万宁、陵水、琼海是我国最大的槟榔种植基地，其种植面积占海南全省的45.3%。万宁市建成了槟榔GAP种植与产业化开发示范基地1000亩。

厚朴生于海拔300~1500m的山地林间，喜温凉湿润气候和排水良好的酸性土壤。厚朴作为重要的三木类药材广泛种植，道地产区与主产区基本一致，如四川的都江堰、北川、宝兴、平武及湖北的恩施、鹤峰、建始、利川、来风等地，四川省都江堰建有厚朴GAP种植基地。

草果怕高温又怕霜冻，适宜生长在冬暖夏凉，年平均温度18~20℃的地区，目前草果以人工种植为主，以云南金平县为主产地，约占全国总产量一半，广西靖西、睦边和贵州罗甸等地均产草果。

知母可用种子繁殖或分株繁殖，宜选择土壤疏松、排水良好阳光充足的地块，土层深厚的山坡荒地也能种植。知母来源于栽培或野生，主产于河北省，山西、内蒙古、陕西及东北的西部亦产，以河北、河南、山西为道地产区，道地产区与主产区基本一致。

2.制剂研究

2.1 制备方法 原文载："右用水一盅，煎八分，午后温服。"明朝时期一盅约合200ml，因此制备方法为取本方，粉碎粒度为过4目筛，加水200ml，煎煮至160ml。

由于历史朝代更迭，度量衡差异较大，明朝《温疫论》达原饮其总药量大约为26g，其加水量为总药量的8倍，药液煎至总药量的6倍，在实际煎煮中，应结合现代临床煎药机构煎煮规范来规范研究中药复方制剂。

2.2 制备工艺 根据经典名方的特点和开发要求，建议将达原饮开发为颗粒剂（具有药效作用快、服用携带方便、体积较小等特点），或开发为胶囊剂（具有服用携带方便、药物在体内的起效快、节省药材等特点）。有报道对达原饮进行设计和研制：达原饮颗粒提取工艺为采用Box-Behnken响应面法，以浸膏得率与厚朴酚、和厚朴酚含量的总评归一值为评价指标，对达原饮颗粒提取工艺条件进行优选。选择最优条件为提取时间55分钟，加水量10倍，提取2次。①达原饮颗粒：药材饮片质量控制，采用HPLC法分别测定七味药材3个产地15批次指标性成分（槟榔碱、厚朴酚、和厚朴酚、芒果苷、知母皂苷 B Ⅱ、芍药苷、黄芩苷、甘草苷、甘草酸铵）的含量，其指纹图谱相似度均

大于0.9，饮片质量均符合《中国药典》标准，指标性成分的含量均符合制备达原饮标准汤剂和制剂的含量。②达原饮标准汤剂制法及质量控制，通过研究达原饮标准汤剂中槟榔碱、厚朴酚、和厚朴酚、芒果苷、知母皂苷 B Ⅱ、芍药苷、黄芩苷、甘草苷、甘草酸铵的含量及转移率；标准汤剂浸膏率、指纹图谱建议达原饮标准汤剂的质量标准。③达原饮颗粒制备工艺，提取温度为80℃，加入16倍量的水，分两次回流提取90分钟；提取液在18000r/min的转速下离心10分钟；离心液减压浓缩（-0.08Mpa，70℃）至相对密度1.08~1.12（60℃）；干燥方法选择喷雾干燥（进风口温度150℃，出风口温度80℃）；制粒方法选择干法制粒（压片频率20Hz，送料频率22Hz，制粒频率25Hz），加入适量的糊精和阿斯帕坦作为辅料，用量干膏粉：糊精：阿斯帕坦为6.3：2.6：0.1。在制备颗粒是应考虑成型率、溶化性和吸湿率[1]。

3.质量控制 该方含有黄酮、单萜、木脂素等物质，可以将其作为质量控制的指标。现有报道，采用HPLC法建立了达原饮水煎液的指纹图谱，同时对其多成分含量进行了测定[1, 2]。

【药理研究】

1.药效作用 根据功能主治进行了药效学研究，主要具有解热抗炎、抗肺损伤、抗肝损伤等作用。

1.1 解热抗炎 达原饮煎煮浓缩给药剂量为4.2g/（kg·d），能降低LPS致大鼠发热模型体温，解热作用机制与降低血清中IL-6、TNF-α水平，降低肝组织中过氧化物酶活性有关[2]。达原饮1.96g/（kg·d）灌胃流感病毒静脉注射家兔制造病毒性发热模型，可使其残余刚果红含量降低，且未反复发热[3]。

1.2 抗肺损伤 达原饮给药剂量为0.03g/（kg·d），可显著减轻LPS诱导小鼠急性肺损伤模型肺部水肿，降低BALF中蛋白质的水平和促炎因子IL-1β、IL-6、TNF-α的水平，升高抗炎因子IL-10的水平，降低血清中C3、C3c和C5a的水平，改善补体片段C3c在肺组织的沉积[4]。

1.3 抗肝损伤 达原饮给药剂量为5.89、11.78、23.56g/(kg·d)，每日2次，连续给药2天，可改善急性肝损伤模型大鼠精神状态、体重和毛色等，降低AST、ALT、TB活性，保护肝细胞膜，促进胆红素代谢的作用[5, 6]。

2. 体内过程 采用LC-MS/MS技术建立大鼠血浆中厚朴苷A浓度的测定方法，并进行大鼠体内药动学研究。大鼠灌胃给予9、27、81mg/kg厚朴苷A后，药时曲线下面积$AUC_{0→t}$[ng/(h·ml)]分别为402.52、1228.02、4446.23；药时曲线下面积$AUC_{0→∞}$[ng/(h·ml)]分别为466.49、1242.39、4483.23和药峰浓度（ng/ml）分别为180.01、522.98、1336.22。与给药剂量呈正比，显示在给药剂量范围内，厚朴苷A在大鼠体内呈线性动力学过程[7]。

【临床应用】

1. 临床常用

1.1 临床主治病证 达原饮常用于瘟疫或疟疾邪伏膜原之证，临床表现主要为憎寒壮热，胸闷呕恶，头痛烦躁，临床应用以舌边深红，苔垢腻或苔白厚如积粉，脉弦数为辨证要点。

1.1.1 疟疾 治疗疟疾病湿浊较重者，可加藿香叶、半夏，如宣透膜原方以达原饮去知母、白芍，加藿香叶一钱，半夏一钱五分，以生姜为引而成。去知母、白芍是恐苦寒酸敛之药阻邪透出；加藿香叶、半夏是因二药调气畅脾，助脾化湿；以生姜为引是由于生姜破阴化湿，防湿邪秽浊之气乘虚而入者。

1.1.2 痰疟 治疗痰疟，可加柴胡、枳壳、桔梗、青皮等，如在达原饮基础上加柴胡使邪外透，加枳壳、桔梗发上焦之气，加青皮化痰消积、疏利下焦之气，加荷梗以利气宽胸，加藿香化湿，并用达原饮中草果、厚朴、槟榔而成。俞根初以柴胡达原饮治疗痰湿阻滞膜原之痰疟，证见胸膈痞满、头眩心烦、口腻、咳痰不爽等。

1.1.3 瘟疫 治疗瘟疫兼湿虽有湿邪为患，但尚有疠气作祟，疠气重而湿邪轻，故自始至终不应发汗，可加黄柏、柴胡、葛根、羌活等，如除湿达原饮是在达原饮基础上去知母，加黄柏，以黄柏燥湿救水之功利膀胱而成。如瘟疫兼三阳经证可以酌情加柴胡、葛根、羌活；去黄芩加栀子，下利行水而泻三焦火；加茯苓益脾胃以利小便；再加羌活等风药，除湿温散，一举两得。

1.2 名家名师名医应用

1.2.1 慢性肾病湿热证型 高祥福主任中医师认为凡伏邪致病，留于膜原，盘踞不去，表现为湿热证型的慢性肾病皆可选用达原饮。予开达膜原，祛瘀泄浊，方选达原饮加减，槟榔、厚朴、炒黄芩、炒白芍、车前草各15g，草果5g，知母、陈皮10g，地龙9g，丹参、积雪草、蒲公英各30g，开达膜原，清热利湿，祛瘀泄浊，立竿见影，肌酐速降，有效延缓病情进展[8]。

1.2.2 不明原因发热 刘方柏教授运用柴胡桂枝汤合达原饮治疗不明原因发热案例。方以柴胡桂枝汤合达原饮加减：柴胡15g，黄芩10g，法半夏15g，人参（另煎）10g，炙甘草12g，大枣20g，桂枝12g，白芍30g，厚朴30g，草果12g，槟榔10g，青蒿50g，佩兰15g，紫苏叶15g，生姜（鲜生姜捣烂，加少量水后取汁，兑入）30ml。5剂，每日1剂，水煎服，每日2次。柴胡桂枝汤重在调达枢机、和解少阳，达原饮则侧重透达膜原、疏利化浊[9]。

1.2.3 小儿发热 张士卿教授善用达原饮治疗热势较盛者，加石膏以增强清透之力；食积明显、食欲减退者，加焦三仙、鸡内金等消食化积运脾；风热袭表而见咽喉肿痛明显者，多合银翘散加减以疏风散热利咽；风寒重者多加麻黄、羌活等散寒解表；咳嗽痰多者，多加苦杏仁、桔梗、瓜蒌皮、瓜蒌仁等止咳化痰[10]。

2. 临床新用 达原饮在临床上常用于治疗呼吸系统、消化系统疾病等，尤其对小儿流行性感冒、小儿沙门菌感染等疗效确切。

2.1 小儿流行性感冒 80例冬季流感患儿，随机分为研究组和对照组各40例。对照组给予磷酸奥司他韦颗粒治疗，研究组给予柴胡达原饮治疗，药物组成为柴胡、半夏、桔梗、枳壳、厚朴、焦山楂、苍术、槟榔、黄芩各3g，连翘、金银花各6g，甘草1g。结果显示，研究组患儿的临床治疗有效率为95.00%，对照组为85.00%[11]。

2.2 小儿沙门菌感染 80例小儿沙门菌感染患儿，随机分为研究组和对照组各40例。对照组患儿采用氯霉素和头孢曲松钠常规治疗，研究组患儿在此基础上联合新加达原饮作为治疗药物，药物组成为槟榔9g，厚朴6g，草果3g，知母12g，白芍药9g，黄芩12g，甘草3g，青蒿9g，柴胡12g，葛根20g，患儿连续服用新加达原饮3~5天。结果显示，研究组患儿总有效率为95.0% 明显高于对照组患儿总有效率75.0%[12]。

【使用注意】 厚朴、草果剂量不宜过大，以恐苦燥伤津。若患者系阴虚之体或温病入营血者不可用。

【按语】

1.关于方名的理解 瘟疫初起，疫疠之邪伏于膜原半表半里还未进行传变，邪正相争，出现憎寒发热、头痛身痛等证候。疫疠之邪内侵入里，出现呕恶、头痛、烦躁、苔白厚如积粉等秽浊之候。此时邪不在表，忌用发汗；热中有湿，不能单纯清热；湿中有热，又忌片面燥湿。当以开达膜原、辟秽化浊为法，故该方为达原饮[13]。

2.关于该方形成的时代背景 达原饮原名达原散，为吴又可治疗瘟疫初起邪伏膜原之方剂。在明崇祯十四年（公元1641年），全国瘟疫流行，患者甚多，由于医家当时用一般治疗外感病的方法，或用治疗伤寒的方法治疗瘟疫，或妄用峻攻祛邪之剂，往往无效，甚至导致病情迁延，向危重阶段发展，致使枉死者不可胜数。吴又可强调这种病属天地间存在的一种异气感人而致，称之为疠气。疠气非风非寒，非暑非湿，非六淫之邪外侵，与伤寒截然不同，不论从病因、病机到诊断、治疗均有区别，使其与伤寒分开另论[14]。

参考文献

［1］欧阳炜，朱雅玲，洪笃云.响应面法优选达原饮颗粒的提取工艺［J］.世界中医药，2020，15（11）：1571-1574.

［2］任慧玲，严彪，梁之桃，等.达原饮解热作用研究及UPLC-Q-TOF-MS分析［J］.中成药，2015，37（1）：131-137.

［3］安潇.新方达原饮抗病毒性发热的实验研究［D］.济南：山东中医药大学，2002.

［4］任慧玲.达原饮对脂多糖诱导的小鼠急性肺损伤的治疗作用［D］.苏州：苏州大学，2016.

［5］徐博君.加味达原饮对D-Galn所致大鼠急性肝损伤的保护作用［D］.成都：成都中医药大学，2011.

［6］赵冰洁.加味达原饮对急性肝损伤湿邪内蕴证模型大鼠的治疗作用研究［D］.成都：成都中医药大学，2011.

［7］杨林，殷永红.厚朴苷A在大鼠体内的药动学研究［J］.化学研究，2022，33（1）：42-46，61.

［8］李蓓，黄昊，蔡嘉缘，等.高祥福运用达原饮治疗慢性肾脏病经验［J］.浙江中医杂志，2020，55（8）：562.

［9］黄文智，刘刚.刘方柏运用柴胡桂枝汤合达原饮治疗不明原因发热验案二则［J］.中国中医药信息杂志，2021，28（5）：126-127.

［10］王小荣，张弢，刘光炜，等.张士卿教授运用达原饮治疗小儿发热验案举隅［J］.中医儿科杂志，2015，11（5）：6-8.

［11］黄晶，张卫东，张锦.柴胡达原饮在冬季小儿流行性感冒治疗中的有效性及安全性分析［J］.检验医学与临床，2020，17（20）：3018-3020.

［12］刘光武，罗铭，李明.新加达原饮治疗小儿沙门氏菌感染的临床观察［J］.云南中医中药杂志，2019，40（2）：36-38.

［13］谢永贵.基于古今医案数据分析的达原饮证治规律研究［D］.晋中：山西中医药大学，2018.

［14］方正远，岳冬辉.经典名方达原饮方证分析及其传承运用探赜［J］.吉林中医药，2021，41（5）：569-571.

升陷汤

清《医学衷中参西录》
Shengxian Tang

【概述】升陷汤之名首见于清代张锡纯《医学衷中参西录》，是以补中益气汤为基础加减化裁而来，是张锡纯在《内经》"大气下陷"理论下创立，其方药组成为："黄芪六钱，知母三钱，柴胡、桔梗各一钱五分，升麻一钱"，具有益气升陷之功效，主治大气下陷证，症见气促急短，呼吸困难，脉沉迟微弱，或参伍不调。方中以生箭（黄芪）为主者，因黄芪既善补气，又善升阳，为制黄芪之温性，故以知母之凉润者济之。柴胡为少阳之药，能引大气之陷者自左上升。升麻为阳明之药，能引大气之陷者自右上升。桔梗为药中舟楫，可载药上行，直达病所。诸药合用，共奏益气升陷之功。临床如见气虚严重，可重用黄芪，并加人参；有瘀血，加丹参、当归；阴虚不足，加麦冬、生地黄。清代以来的医药学家对升陷汤的理论及应用进行了丰富的研究与发挥，如气血相互为病论、情志失和论等。升陷汤主要具有保护心肌损伤、抗心力衰竭、保护肺纤维化等药理作用。临床上更多是应用于胸中大气下陷，常用于气短不足以息或努力呼吸，有似乎喘等，现代广泛应用于治疗心血管系统疾病等各类疾病，如用于治疗慢性心力衰竭、冠心病等疗效显著。

【历史沿革】

1.原方论述 清代张锡纯《医学衷中参西录》载："治胸中大气下陷，气短不足以息……"该汤剂组成：黄芪六钱，知母三钱，柴胡、桔梗一钱五分，升麻一钱。右五味，㕮咀，以水八升煮取二升，分三服。

2.同名异方 升陷汤的同名异方分析见表73-1。

表73-1 升陷汤同名异方分析表

朝代	作者	出处	药物组成	功能主治	制法及用法	变化情况（与原方比较）
清	张锡纯	《医学衷中参西录》上册	生黄芪八钱，干姜六钱，当归身四钱，桂枝尖三钱，甘草一钱	心肺阳虚，大气又下陷者，其人心冷、背紧、恶寒，常觉短气	水煎服	药物组成与《医学衷中参西录》升陷汤不同，增加了当归、干姜、桂枝尖、甘草，减少了知母、柴胡、桔梗、升麻
清	张锡纯	《医学衷中参西录》上册	生黄芪六钱，知母三钱，当归身三钱，桂枝尖半钱，柴胡半钱，乳香三钱，没药三钱	胸中大气下陷，又兼气分郁结，经络湮淤者	水煎服	药物组成与《医学衷中参西录》升陷汤相比，只有三味药相同：生黄芪、知母、柴胡
清	陈士铎	《辨证录》	人参、当归各五钱，熟地、白芍各一两，丹皮、荆芥、车前子各三钱，甘草、黄连各五分	肠澼下血，另作一派喷嘟而出，且有力而射远，四散如筛，腹中大痛	水煎服	①药物组成与《医学衷中参西录》升陷汤相比，全然不同 ②该方与《医学衷中参西录》升陷汤组方不同

【名方考证】

1.本草考证

1.1 黄芪 "黄芪"之名最早见于《神农本草经》。经考证，本方所用黄芪为豆科植物蒙古黄芪 *Astragalus membranaceus*（Fisch.）Bge. var. *mongholicus*（Bge.）Hsiao 或膜荚黄芪 *Astragalus* *membranaceus*（Fisch.）Bge.的干燥根，与《中国药典》2020年版记载一致。

1.2 知母 "知母"之名最早见于《神农本草经》。经考证，本方所用知母为百合科植物知母 *Anemarrhena asphodeloides* Bge. 的干燥根茎，与《中国药典》2020年版记载一致。

1.3 柴胡 "柴胡"之名最早见于《神农本草经》。经考证，本方所用柴胡为伞形科植物柴胡 *Bupleurum chinense* DC.或狭叶柴胡 *Bupleurum scorzonerifolium* Willd.的干燥根。按性状不同，分别习称"北柴胡"及"南柴胡"，与《中国药典》2020年版记载一致。

1.4 桔梗 "桔梗"之名最早见于《神农本草经》。经考证，本方所用桔梗为桔梗科植物桔梗 *Platycodon grandiflorum*（Jacq.）A.DC.的干燥根，与《中国药典》2020年版记载一致。

1.5 升麻 "升麻"之名最早见于《神农本草经》。经考证，本方所用升麻为毛茛科植物大三叶升麻 *Cimicifuga heracleifolia* Kom.、兴安升麻 *Cimicifuga dahurica*（Turcz.）Maxim. 或升麻 *Cimicifuga foetida* L.的干燥根茎，与《中国药典》2020年版记载一致。

2.炮制考证 所有药味应为生品。

3.剂量考证

3.1 原方剂量 生黄芪六钱，知母三钱，柴胡一钱五分，桔梗一钱五分，升麻一钱。

3.2 折算剂量 清代1两合今之37.30g，故处方量为生黄芪22.38g，知母11.19g，柴胡5.60g，桔梗5.60g，升麻3.73g。

3.3 现代用量 根据全国中医药行业高等教育"十四五"规划教材《方剂学》，处方量为生黄芪18g，知母9g，柴胡4.5g，桔梗4.5g，升麻3g。

【药物组成】 生黄芪六钱，知母三钱，柴胡一钱五分，桔梗一钱五分，升麻一钱。

【功能主治】 益气升陷。主治胸中大气下陷，用于气短不足以息，或满闷怔忡，脉沉迟微弱等症。

【方义分析】 本方主治胸中大气下陷，气短不足以息，或努力呼吸，有似乎喘；或气息将停，危在顷刻。其兼证，或寒热往来，或咽干作渴，或满闷怔忡，或神昏健忘，种种病状，诚难悉数。其脉象沉迟微弱，关前尤甚。其剧者，或六脉不全，或叁伍不调。治宜益气升陷。

方中黄芪既善补气，又善升阳，为君。升麻、柴胡善举陷升提，配用知母之凉润，以制黄芪之温性，共为臣药。桔梗为药中之舟楫，能载诸药之力上达胸中，为佐使药。诸药合用，共奏益气升陷之功。

配伍特点：升补而不偏于温，全方配伍，共奏益气升陷之效。

【用法用量】

1.古代用法用量 上五味，咬咀，以水八升煮取二升，分三服。

2.现代用法用量 以上五味，切碎，加水1600ml，煎至400ml，分3次服。

【药学研究】

1.资源评估 方中黄芪、知母、柴胡、桔梗、升麻目前均以人工栽培为主。蒙古黄芪被世界自然保护联盟濒危物种红色名录（IUCN）列入易危（VU）物种。

黄芪适宜在土层深厚、土质疏松肥沃、排水良好、中性或微酸性砂质壤土中生长，强盐碱地不宜种植，存在连作障碍，生长6~7年者质量更佳，道地产区与主产区一致，在内蒙古、山西、甘肃、黑龙江等地，目前甘肃省黄芪产量最大。

知母适宜生长于土壤疏松、排水良好阳光充足的地方，以种子繁殖或分株繁殖，道地产区主要在河北、河南、山西等地，主产于河北省，山西、内蒙古、陕西及东北的西部等地。

柴胡适宜在土层深厚、疏松肥沃、富含腐殖质的砂质壤土栽培，道地产区与主产区一致，在辽宁、甘肃、河北、河南、湖北、江苏、四川等地。

桔梗最适宜的土壤条件为土层深厚，磷钾肥丰富的沙壤土或壤土，种子或根茎繁殖，道地产区在安徽、江苏等地，主产区在东北、华北、华东、华中各省以及广东、广西、贵州、云南、四川、陕西等地。

升麻对土壤要求不严，在腐殖质的棕色壤土、棕褐色壤土、黑色壤土、肥力较弱风化弱性黏质土中均可生长，道地产区在四川等地，主产在黑龙江、河北、山西、内蒙古、辽宁、吉林、河南、湖北等地。

2.制剂研究

2.1 制备方法 原文载："上五味，叹咀，以水八升煮取二升，分三服"。清朝时期一升约合200ml，因此制备方法为取本方，粉碎粒度为过4目筛，加水1600ml，煎煮至400ml。

由于历史朝代更迭，度量衡差异较大，《医学衷中参西录》的升陷汤沿用清代度量衡，则其总药量大约为40g，其加水量为总药量的8倍，药液煎至总药量的2倍，在实际煎煮中，应结合现代临床煎药机构煎煮规范来规范研究中药复方制剂。

2.2 制备工艺 原方是汤剂，现代有报道对升陷汤进行冻干粉的研究[1]：称取处方量饮片，加入10倍量水，静置浸泡30分钟，先"武火"加热至沸腾，"文火"微沸30分钟，滤液备用，药渣加8倍量水，煎煮20分钟，滤过，合并两次滤液，置于真空冷冻干燥机中冻干，即得升陷汤全方冻干粉。

3.质量控制

该方含有皂苷、黄酮、多糖类等成分，可以将其作为质量控制的指标。现有文献报道君药黄芪中黄芪甲苷和毛蕊异黄酮葡萄糖苷含量作为质量控制的指标，采用HPLC-ELSD法建立升陷汤的质量控制方法[2]。

【药理研究】

1.药效作用 根据升陷汤的功能主治进行了药效学研究，主要具有保护心肌损伤、抗心力衰竭、保护肺纤维化等作用。

1.1 与功能主治相关的药理作用

1.1.1 保护心肌损伤 升陷汤提取物煎煮浸膏0.08g/ml，给药剂量为2.5、5.0、10.0、20.0、40.0、80.0、160.0和320.0μg/ml，干预7小时，可降低细胞凋亡率、细胞内ROS活性和Ca^{2+}浓度，全方的作用最强[3]。

1.1.2 抗心力衰竭 升陷汤提取物浓缩为2.0g/ml，给药剂量为70.6g/（kg·d），连续12天，可降低大鼠血清中CK、AST、LDH水平，升高MDA水平，调节鞘脂代谢、花生四烯酸代谢、色氨酸代谢、甘油磷脂代谢和三羧酸循环紊乱可能是升陷汤保护心力衰竭作用的关键因素[4]。

1.1.3 保护肺纤维化 升陷汤浓缩为1.26g/ml，给药剂量为10.4、5.2、2.6g/（kg·d），连续28天，可能改善肺纤维化模型大鼠肺功能，其作用机制与升高肺组织SP-D表达，降低血清SP-D含量有关[5]。升陷汤浓缩为1.26g/ml，给药剂量为10.4、5.2、2.6g/（kg·d），连续28天，可降低肺纤维化模型大鼠肺脏质量，增加大鼠体质量，降低肺组织损伤，其机制可能与下调肺组织α-SMA、TGF-β1、Smad2蛋白的表达，上调SP-D、Smad7蛋白的表达相关[6]。

1.2 其他药理作用

抗肿瘤 升陷汤含药血清能够有效抑制人肺腺癌细胞生长和增殖，其效应可能与其降低模型裸鼠血清中TNF-α和HIF-1α水平，影响肺腺癌低氧微环境，诱导肿瘤细胞坏死，可能是阻延肺腺癌发生发展的作用机制之一[7]。

2.体内过程 黄芪甲苷（80mg/kg），腹腔注射STZ溶液（45mg/kg）致2型糖尿病大鼠模型，给药体积为10ml/kg，连续给药2周，采用UPLC法测定黄芪甲苷的血药浓度，结果显示，药峰浓度为（207.50±84.62）ng/ml，血药浓度-时间曲线下面积$AUC_{0→t}$为（2159.43±719.41）ng/（ml·h），黄芪甲苷的血药浓度-时间曲线下面积$AUC_{0→t}$、药峰浓度增加[8]。

【临床应用】

1.临床常用 升陷汤常用于治疗胸中大气下陷，气短不足以息，或满闷怔忡，脉沉迟微弱等，临床应用以气短不足息，脉沉迟微弱或参伍不调为辨证要点。

1.1 临床主治病证

胸痹 若气分虚极下陷者，酌加人参或山萸肉，以收敛气分之耗散，使升者不至复陷更佳。若大气下陷过甚，至少腹下坠，或更作疼者，宜将升麻改用钱半。

1.2 名家名师名医应用

1.2.1 喘证 全国名老中医邢月朋使用升陷汤治疗喘证、胸痹，中医诊断：喘证心肺气虚、痰阻血瘀；气血两虚邪毒内扰[9]。

1.2.2 胸痹 全国名老中医邢月朋使用升陷汤治疗胸痹。升陷汤以其大剂量黄芪补气，升麻配合桔梗升提，知母益气清热，知母和桔梗润肠通便，其益气举陷功能强于补中益气汤，更适合胸痹的病机特点[9]。

1.2.3 心悸 全国名老中医邢月朋善于应用升陷汤加减治疗心悸、失眠等内科病证，提出应用升陷汤以气短乏力、脉短而小为主要依据，尤其在治疗失眠、心衰病中经验丰富，辨证施治[10]。

2. 临床新用

升陷汤在临床上广泛用于治疗心血管系统病等，尤其对慢性心力衰竭、冠心病心绞痛等疗效确切。

2.1 慢性心力衰竭

将80例慢性充血性心力衰竭患者随机分为研究组和对照组各40例。对照组常规西医治疗。研究组给予升陷汤加减治疗，药物组成：生黄芪30g、丹参20g、当归15g、麦冬15g、太子参15g、五味子10g、柴胡10g、知母10g、升麻6g、桔梗6g。每日1剂，水煎服，早晚各服用1次。两组治疗8周。结果显示，研究组的总有效率为92.50%，对照组的总有效率为72.50%[11]。

2.2 冠心病心绞痛

将72例"痰瘀毒互结型"冠心病心绞痛患者随机分为研究组和对照组各36例。对照组给予氨磺必利。研究组给予阿托伐他汀钙片治疗，药物组成：黄芪30g，知母10g，桔梗10g，柴胡10g，当归15g，升麻6g，丹参30g，桃仁10g，川芎15g，赤芍15g，半夏9g，黄连10g，全瓜蒌15g。每日1剂，水煎服，早晚各服用1次。两组治疗4周。结果显示，研究组的总有效率为77.78%，对照组的总有效率为58.33%[12]。

【使用注意】 阴虚体弱者慎用。

【按语】

关于大气下陷的理解 大气是指充满胸，以协助肺呼吸之气，也是人之一身之主气。然而气有发生之处，有培养之处，有积贮之处。干元资始之气，源于命门，这是少火生气之义。此气既由少火发生，慢慢上升，培养后天水谷之气。大气，至胸中之气，以元气为根本，以胸中之地为巢穴，以水谷之气为滋养，执掌全身，为诸气之纲领，故为大气。大气为内气。呼吸之气为外气。大气初陷时，阳气运行不畅，故而作寒；大气下陷之后，阳气聚集，故而作热。等到阳气蓄极时，则微汗而热解。咽干者，津液不能随气上流。其胸闷者，因呼吸流畅，感到烦闷。其心悸者，大气下陷，而心没有可以依附的地方。

参考文献

［1］徐文慧.升陷汤中君药黄芪主成分动态变化规律及全方化学成分表征研究［D］.长春：长春中医药大学，2020.

［2］陈家豪，林杨，王东雪，等.升陷汤的化学成分和药理作用研究进展［J］.化学与生物工程，2021，38（4）：10–18.

［3］金晓玲，陈岚，张凤，等.升陷汤及单味药材水提物对缺氧/复氧致心肌损伤的保护作用［J］.药学实践杂志，2021，39（3）：240–244.

［4］于敏娜，胡海燕，王婷，等.基于血液代谢组学的升陷汤抗慢性心力衰竭的作用机制研究［J］.国际中医中药杂志，2019，41（9）：976–980.

［5］张旭辉，刘喜平，孙杰，等.升陷汤对肺纤维化大鼠肺功能及肺组织、血清肺表面活性物质相关蛋白D表达的影响［J］.中华中医药杂志，2021，36（11）：6714–6718.

［6］张旭辉，刘喜平，孙杰，等.升陷汤对肺纤维化大鼠肺组织α–平滑肌肌动蛋白、肺表面活性蛋白D及TGF–β1/Smads通路蛋白表达的影响［J］.中国中医药信息杂志，2021，28（4）：63–68.

[7] 李晓红.升陷汤干预人肺腺癌细胞A549增殖的效应研究[D].成都：成都中医药大学，2020.

[8] 张烨，杨春静，孟琦，等.肠道菌群变化对黄芪甲苷的药代动力学影响[J].中国中药杂志，2021，46（12）：3144-3149.

[9] 郑身宏.伤寒学术流派及其在当代中医伤寒学科的传承研究[D].广州：广州中医药大学，2010.

[10] 孙伟娟，杨世勇.杨世勇应用升陷汤治疗消渴临证经验[J].吉林中医药，2018，38（6）：641-643.

[11] 刘丽梅，刘华明，李世阁，等.升陷汤加味方对慢性充血性心力衰竭患者左心室及血管内皮舒张功能的影响[J].现代中西医结合杂志，2022，31（4）：517-520.

[12] 安桐志，邢晋，张桂敏，等.加味升陷汤治疗痰瘀毒互结型冠心病心绞痛的临床疗效[J].中国现代医生，2021，59（8）：119-122.

三甲复脉汤

清《温病条辨》

Sanjiafumai Tang

【概述】三甲复脉汤之名首见于清代吴鞠通《温病条辨》，化裁于张仲景炙甘草汤，是将原方去人参、桂枝、生姜、大枣，加生白芍，改生地黄为干地黄，更名为加减复脉汤，去麻仁加牡蛎为"一甲复脉汤"，加牡蛎、鳖甲为"二甲复脉汤"，再加龟板为"三甲复脉汤"。其方药组成为："炙甘草、干地黄、生白芍各六钱，麦门冬五钱，阿胶、麻仁三钱，生牡蛎五钱，生鳖甲八钱，生龟甲一两"，具有滋阴复脉熄风之功效，主治下焦温病，热深厥甚，脉细促，心中儋儋大动，甚则心中痛。"三甲"者，是指本方所用的药物中有软体动物牡蛎之甲壳，脊椎动物鳖之背甲，龟科动物乌龟之腹甲，三种动物贝甲并用，其滋阴潜阳之功增强。"复脉"者，言本方是在复脉汤（即炙甘草汤）的基础上创立，有益气补血、滋阴复脉之作用，本方可使阴液补充，脉复于常。方中药物补肝肾之体而泻肝用，龟板具有滋阴潜阳、补肾健骨养心之功且用量最大为君药。清代以来的医药学家对三甲复脉汤的理论及应用进行了丰富的研究与发挥，如温病论、夹血伤寒论等。三甲复脉汤主要具有抗肿瘤、抗氧化、降低血压以及调节免疫功能等药理作用。临床上常用于下焦温病，热深厥甚，脉细促，心中儋儋大动，甚则心中痛等，现代临床上广泛用于循环系统疾病、妇科疾病、骨科疾病等，如用于治疗心律失常、原发性高血压病、围绝经期综合征、骨质疏松症等疗效显著。

【历史沿革】

1.原方论述 清代吴鞠通《温病条辨》载："下焦温病，热深厥甚，脉细促，心中儋儋大动，甚则心中痛者，三甲复脉汤主之。燥久伤及肝肾之阴，上盛下虚，昼凉夜热，或干咳，或不咳，甚则痉厥者，三甲复脉汤主之"。该汤剂组成：炙甘草、干地黄各六钱，生白芍六钱，麦冬五钱（不去心），阿胶三钱，麻仁三钱，生牡蛎五钱，生鳖甲八钱，生龟板一两。右九味，水八杯，煮取八分三杯，分三服。

2.后世发挥 温病论 清代高秉钧《温病指南》载三甲复脉汤"下焦温病，热深厥甚，脉细促，心中大动，甚则心中痛者，肾虚不能济木，肝风鸱张，心君失偶也，此方主之。温病久羁阳明，或已下，或未下，身热面赤，口干舌燥，甚则齿黑唇裂者，热邪渐伤少阴肾水也。脉沉实者，仍可下之。若脉虚大，手足心热甚于手足背者，邪热少虚热多也，加减复脉汤主之。温病误表，以致心中震震，舌强神昏者，心气被伤，津液被劫也，宜复脉汤。温病六七日后耳聋者，阴火内炽，病在少阴也，宜复脉汤（若误认少阳证，服柴胡汤则必死）。劳倦内伤，复感温病，六七日外不解者，宜复脉汤，若身不热而倦甚者加人参。温病已发汗而汗不出，已下而热不退，六七日以外，脉尚躁盛者，邪正交争也，重与复脉汤。温病误用升散，脉结代，甚则两至者，法当急救其里。所谓留人治病也，重与复脉汤。温病汗下后，口燥咽干，神倦欲眠，舌赤苔老者，少阴液亏，与复脉汤（系于复阴方中寓固阴之意）。"

3.同名异方 三甲复脉汤的同名异方分析见表74-1。

表74-1 三甲复脉汤同名异方分析表

朝代	作者	出处	药物组成	功能主治	制法及用法	变化情况（与原方比较）
清	吴鞠通	《温病条辨》卷三	炙甘草六钱，干地黄六钱，生白芍六钱，麦冬五钱，阿胶三钱，麻仁三钱	滋阴润燥，治温热病后期，阴液亏虚，手足心热，口燥咽干，脉虚大	水八杯，煮取三杯，分三次服	药物组成与原方不同缺少了，生牡蛎、生鳖甲、生龟板三味药
清	吴鞠通	《温病条辨》卷三	牡蛎一两，炙甘草六钱，干地黄六钱，生白芍六钱，麦冬五钱，阿胶三钱	护阴存津，治温病下后，大便溏甚，一日三四次，脉仍数者	水八杯，煮取三杯，分三次服	与原方药物组成不同，缺少了生鳖甲、生龟板、麻仁三味药
清	吴鞠通	《温病条辨》卷三	炙甘草六钱，干地黄六钱，生白芍六钱，麦冬六钱，阿胶三钱，麻仁三钱，生牡蛎三钱，生鳖甲八钱	育阴潜阳，主温病热邪深入下焦，脉象沉数，舌干齿黑，手指微微蠕动，有发痉厥之势，或痉厥已作者	水八杯，煮取三杯，分三次服	本方药物组成与原方不同，缺少了生龟板一味药

【名方考证】

1.本草考证

1.1 甘草 "甘草"之名最早见于《神农本草经》。经考证，本方所用甘草为豆科甘草属植物甘草 Glycyrrhiza uralensis Fisch. 的干燥根茎和根。《中国药典》2020年版载甘草为豆科植物甘草 Glycyrrhiza uralensis Fisch.、胀果甘草 Glycyrrhiza inflata Bat. 或光果甘草 Glycyrrhiza glabra L. 的干燥根茎和根。

1.2 地黄 "地黄"之名最早见于《神农本草经》。经考证，本方所用地黄为玄参科植物地黄 Rehmannia glutinosa Libosch. 的新鲜或干燥块根，与《中国药典》2020年版记载一致。

1.3 白芍 "白芍"以"芍药"之名最早见于《神农本草经》。经考证，本方所用白芍为毛茛科植物芍药 Paeonia lactiflora Pall. 的干燥根，与《中国药典》2020年版记载一致。

1.4 麦冬 "麦冬"以"麦门冬"之名最早见于《神农本草经》。经考证，本方所用麦冬为百合科沿阶草属 Ophiopogon Ker-Gawl. 的干燥块根。《中国药典》2020年版记载麦冬为百合科植物麦冬 Ophiopogon japonicus（L.f）Ker-Gawl. 的干燥块根。

1.5 阿胶 "阿胶"之名最早见于《神农本草经》。经考证，本方所用阿胶为马科动物驴 Equus Asinus L. 的皮经煎煮、浓缩制成的固体胶，与《中国药典》2020年版记载一致。

1.6 麻仁（火麻仁） "火麻仁"之名最早见于《神农本草经》。经考证，本方所用火麻仁为桑科植物大麻 Cannabis sativa L. 的干燥成熟果实，与《中国药典》2020年版记载一致。

1.7 牡蛎 "牡蛎"之名最早见于《神农本

草经》。经考证，本方所用牡蛎为牡蛎科动物长牡蛎 Ostrea gigas Thunberg、大连湾牡蛎 Ostrea talienwhanensis Crosse 或近江牡蛎 Ostrea rivularis Gould 的贝壳，与《中国药典》2020年版记载一致。

1.8 鳖甲 "鳖甲"之名最早见于《神农本草经》。经考证，本方所用鳖甲为鳖科动物鳖 Trionyx sinensis Wiegmann 的背甲，与《中国药典》2020年版记载一致。

1.9 龟板（龟甲） "龟甲"之名最早见于《神农本草经》。经考证，本方所用龟板为龟科乌龟属乌龟的腹甲。《中国药典》2020年版载龟板为龟科动物乌龟 Chinemys reevesii（Gray）的背甲及腹甲。

2.炮制考证

2.1 甘草 三甲复脉汤中甘草的炮制方法为"炙"。现代炮制品有蜜炙甘草。

2.2 其他 其他药物应为生品。

3.剂量考证

3.1 原方剂量 炙甘草六钱，干地黄六钱，生白芍六钱，麦冬五钱（不去心），阿胶三钱，麻仁三钱，生牡蛎五钱，生鳖甲八钱，生龟板一两。

3.2 折算剂量 清代1两合之37.30g，1两等于10钱，故处方量为甘草、地黄、白芍各22.38g，牡蛎、麦冬18.65g，阿胶、麻仁11.19g，鳖甲29.84g，龟板37.30g。

3.3 现代用量 根据全国中医药行业高等教育"十四五"规划教材《方剂学》，处方量为炙甘草、干地黄、生白芍18g，麦冬、生牡蛎15g，阿胶、麻仁9g，生鳖甲24g，生龟板30g。

【药物组成】 甘草、干地黄、生白芍各六钱，麦冬、生牡蛎各五钱，阿胶、麻仁各三钱，生鳖甲八钱，生龟板一两。

【功能主治】 滋阴复脉，潜阳息风。主治温病邪热羁留下焦，热深厥甚，心中憺憺大动，用于手足蠕动、心悸、抽搐、口干舌燥、脉细数等症。

【方义分析】 本方主治温病热邪或燥邪深入下焦，伤及肝肾之阴，出现上盛下虚之证。温病邪热羁留下焦，热深厥甚，真阴损伤，虚风内动，故手足蠕动、心悸、抽搐；热厥故口干舌燥、脉细数。治宜滋阴复脉，潜阳息风。

方中龟板滋阴潜阳、补肾健骨养心之功且用量最大为君，鳖甲软坚散结，善于镇惊厥，可助君药滋阴潜阳，同时牡蛎、白芍具敛涩之性，生地黄养阴又可清阿胶燥热之性，共为臣药。麦冬、阿胶滋阴，麻仁润肠祛燥，为佐药。甘草可益气复脉、补脾和胃、调和诸药，为佐使药。诸药配伍，共奏滋阴复脉，潜阳息风之功。

配伍特点：滋阴与潜阳并举。

【用法用量】

1.古代用法用量 上九味，水八杯，煮取八分三杯，分三服。

2.现代用法用量 以上九味，磨成粗粉，加水1600ml，煎至400ml，分3次服。

【药学研究】

1.资源评估 本方中甘草、地黄、芍药、麦冬、火麻仁均以人工栽培为主，野生资源相对匮乏。牡蛎、鳖甲、龟板、阿胶均为动物类中药，现代主要以人工养殖为主；甘草被《国家重点保护野生动植物名录》列为国家Ⅱ级濒危重点保护植物。

甘草生于干旱沙地、河岸砂质地、山坡草地及盐渍化土壤中，生长周期3~5年，分布于东北、华北、西北各省区，道地产区与主产区基本一致，在新疆、甘肃、内蒙古、宁夏、山西等地。

地黄生于海拔50~1100m之砂质壤土、荒山坡、山脚、路旁等处，生长周期150~160天，分布于辽宁、河北、河南、山东、山西、陕西、甘肃等地，道地产区在河南温县、武陟、孟州市、博爱、沁阳等地区，主产区在山西、河南和山东等地。

芍药生于山地灌丛中，生长周期3~4年，分布于东北、河北、山西及内蒙古东部，道地产区与主产区基本一致，在主产浙江、安徽、四川等地，以杭白芍、亳白芍、川白芍最有名。

麦冬生于海拔2000m山坡阴湿处、林下或溪旁等处，生长周期1~3年，分布于全国大部分地区，道地产区与主产区基本一致，在浙江、四川河南、江苏、安徽等地。

火麻仁生于海拔1000~3000m的各种气候和土壤类型区，喜温暖湿润气候，生长周期80~150天，分布于全国大部分地区，以北方出产者为优，主产区与道地产区基本一致，在黑龙江、辽宁、吉林、四川、甘肃、云南等地。

牡蛎为广温性贝壳，最适生长水温15~25℃，分布于沿海地区，道地产区与主产区基本一致，在浙江、福建、广东、辽宁等地。

鳖的体色随栖息的环境而变化，主要用肺呼吸，性胆怯，喜安静，最适生长水温25~33℃，低于12℃时，伏于水底泥中冬眠，分布于全国各地，除新疆、宁夏、青海、西藏等地，道地产区在湖南岳阳，主产区在湖北、安徽、江苏、河南、湖南、浙江、江西等地，以湖北、安徽、湖南产量最大。

乌龟为变温动物，25~30℃时龟的新陈代谢旺盛，摄食量大；高于32~36℃或低于10℃进入休眠状态，性成熟一般需4~5年，寿命长，分布于全国各地，除东北及青藏高原，道地产区与主产区基本一致，在湖北、湖南、江苏、浙江、安徽等地。

2.制剂研究

2.1 制备方法 原文载："上九味，呋咀，以水八升煮取二升，分三服"。清朝时期一升约合200ml，因此制备方法为取本方，粉碎粒度为过4目筛，加水1600ml，煎煮至400ml。

由于历史朝代更迭，度量衡差异较大，《温病条辨》的三甲复脉汤沿用清代度量衡，则其总药量大约为156g，其加水量为总药量的8倍，药液煎至总药量的2倍，在实际煎煮中，应结合现代临床煎药机构煎煮规范来规范研究中药复方制剂。

2.2 制备工艺 原方是汤剂，现代有报道对方中君药龟甲进行免煎颗粒的研究：按处方量取

龟甲一份，加水浸泡60分钟，第一次煎煮加约6倍量水微沸45分钟，第二次煎煮加4倍量水微沸30分钟，煎煮两次，滤过，合并两次滤液，测其煎出物的等量值，浓缩、干燥至恒重，即得免煎颗粒。

3.质量控制 该方含有氨基酸、动物胶、角蛋白和钙、磷等等成分，现有文献报道君药龟甲采用正交试验和多指标综合加权评分法，以龟甲中L-羟脯氨酸含量、酥脆度、膨胀度、总含氮量和浸出物得率为指标，可作为三甲复脉汤质量控制指标[2]。

【药理研究】

1.药效作用 根据三甲复脉汤的功能主治进行了药效学研究，主要具有抗抑郁和睡眠障碍、抗心律失常、抗高血压等作用。

抗帕金森病 三甲复脉汤煎煮浓缩为3g/ml，给药剂量为30g/(kg·d)，连续14天，可降低大鼠中脑黑质及纹状体中α-突触核蛋白表达，从而减少路易小体的形成，改善帕金森病大鼠的症状[3]。

2.体内过程 白芍总苷（芍药内酯苷含量15.2%，芍药苷含量42.6%），予免疫性肝损伤模型大鼠给药体积为10ml/kg，连续给药10周，采用HPLC法测定各组大鼠灌胃白芍总苷后15、30、60、90、120、150、180、240、360、480、720分钟血浆中芍药苷和芍药内酯苷浓度。结果显示，与正常组相比，模型组大鼠体内白芍总苷的药峰浓度、药时曲线下面积明显增大，达峰时间明显提前，半衰期明显延长；各剂量间白芍总苷达峰时间和半衰期没有差异，剂量与药峰浓度、药时曲线下面积有一定的相关性[4]。

【临床应用】

1.临床常用

1.1 临床主治病证 三甲复脉汤常用于治疗下焦温病证，临床表现主要为热深厥甚，脉细促，心中憺憺大动，甚则心中痛等，临床应用以手足蠕动、心悸、抽搐、口干舌燥、脉细数为辨证要点。

阴虚阳亢 治疗阴虚阳亢化风引起的抽搐

和肢体蠕动，心烦不眠、热上扰者，加黄连、栀子、淡豆豉。气虚著者，加生黄芪、黄精；兼血瘀者，加延胡索、鸡血藤、桃仁、红花；兼气滞者，加柴胡、郁金。

1.2 名家名师名医应用

1.2.1 失眠 国医大师李士懋常以三甲复脉汤为治疗心悸、心烦、头晕、头汗、身烘热汗出，无阵发性夜间呼吸困难，无浮肿喘息引起的失眠等[5]。

1.2.2 虚劳 全国名老中医赵玉庸以三甲复脉汤为治疗虚劳肝肾阴虚证，患者表现为腰痛，足跟痛，双下肢疼痛，手足震颤，手足心热，口干渴，夜狂冬梦，二便正常，舌光红无苔，腻弦细等[6]。

2. 临床新用

三甲复脉汤在临床上广泛用于治疗循环系统疾病、妇科疾病、骨科疾病等，尤其对心律失常、原发性高血压、围绝经期综合征、骨质疏松症等疗效确切。

2.1 循环系统疾病

2.1.1 心律失常 将74例心阴虚型快速性心律失常患者随机分为研究组和对照组各37例。对照组给予心律平口服液治疗。研究组给予三甲复脉汤治疗，药物组成：生龟甲30g，生牡蛎30g，生鳖甲20g，炙甘草20g，白芍20g，生地黄20g，麦冬15g，阿胶8g。每日1剂，水煎服，早晚各服用1次。两组治疗30天。结果显示，研究组的总有效率为94.59%，对照组的总有效率为75.68%[7]。

2.1.2 原发性高血压 将86例老年单纯收缩期高血压患者随机分为研究组和对照组各43例。对照组给予苯磺酸氨氯地平治疗。研究组给予苯磺酸氨氯地平和三甲复脉汤联合治疗，药物组成为炙甘草20g，干地黄20g，生白芍20g，麦冬15g，生牡蛎15g，阿胶10g，麻仁10g，生鳖甲25g，生龟板30g。每日1剂，水煎服，早晚各服用1次。两组治疗2周。结果显示，研究组的总有效率为85.7%，对照组的总有效率为70.3%[8]。

2.2 妇科疾病

围绝经期综合征 将72例围绝经期综合征（肝肾阴虚证）患者随机分为研究组和对照组各32例。对照组给予口服坤泰胶囊治疗。研究组给予三甲复脉汤治疗，药物组成：牡蛎30g，鳖甲30g，龟板30g，当归10g，女贞子15g，生地黄10g，墨旱莲15g，阿胶10g，牛膝10g，山药10g，知母10g。每日1剂，水煎服，口服用3次。两组治疗6周。结果显示，研究组的总有效率为87.50%，对照组为84.38%[9]。

2.3 骨科疾病

骨质疏松症 将132例骨质疏松症患者随机分为研究组68例和对照组64例。对照组给予葡萄糖酸钙口服液治疗。研究组给予三甲复脉汤治疗，药物组成：炙甘草18g，生地18g，白芍18g，阿胶9g，麻仁9g，麦冬15g，牡蛎15g，鳖甲24g，龟板30g。每日1剂，水煎服，口服用3次。两组治疗8周。结果显示，研究组的总有效率为88.23%，对照组为64.05%[10]。

【使用注意】阴虚体弱者慎用。

【按语】

关于复脉的理解 《温病条辨》出现"复脉""复脉法""复脉辈""复脉汤""加减复脉汤"等用词。"复脉汤"指"加减复脉汤"；复脉法的治疗原则为"顾阴液，须投复脉"，温病为热邪，易耗伤津液；温病后期，病入下焦克伐肾阴，阴竭而阳亢，滋阴为存亡之关键。故效仿仲景复脉汤治法，"收三阴之阴"（补阳育阴），谓"复阴留阳，庶可不至于死也"，此为遵古法而不拘古方。"复脉辈"为《温病条辨》效仿仲景《伤寒论》的用法，同为"四逆辈"之意，指以复脉汤为基础方，化裁得到一甲复脉汤、二甲复脉汤、三甲复脉汤等。

参考文献

［1］王新雨.醋龟甲免煎颗粒剂制备工艺、质量标准及药效学研究［D］.广州：南方医科大学，2011.

［2］黄清杰，徐志伟，张中华，等.基于多指标综合评价龟甲炮制的工艺研究［J］.时珍国医国药，2021，32（4）：884-886.

［3］林兴栋，孟志伟.三甲复脉汤对帕金森病大鼠黑质及纹状体酪氨酸羟化酶的影响［C］.第十一次中国中西医结合神经科学术会议论文汇编.2015：303-306.

［4］张玲非，刘敏彦，潘会敏，等.白芍总苷在免疫性肝损伤大鼠体内的药代动力学研究［J］.中国药理学通报，2011，27（10）：1462-1466.

［5］曹璐畅，杨阳，张明泉，等.国医大师李士懋平脉辨证治疗胸汗经验［J］.中华中医药杂志，2017，32（10）：4488-4490.

［6］范彩文.姚树锦补脏通腑学术思想总结及扶正固肾解毒法治疗慢性肾衰临床研究［D］.北京：中国中医科学院，2017.

［7］吕本林.三甲复脉汤治疗心阴虚型快速性心律失常临床分析［J］.中西医结合心血管病电子杂志，2017，5（22）：134.

［8］李永吉，胡楠，徐京育.三甲复脉汤对老年单纯收缩期高血压及脉压差影响的临床观察［J］.中医药学报，2010，38（5）：117-118.

［9］姚春莹.三甲复脉汤加减治疗围绝经期综合征（肝肾阴虚证）的临床观察［D］.长春：长春中医药大学，2019.

［10］田其中.三甲复脉汤治疗骨质疏松症68例临床观察［J］.中医药导报，2006，12（1）：32-34.

沙参麦冬汤

清《温病条辨》

Shashenmaidong Tang

【概述】沙参麦冬汤之名首见于清代吴鞠通《温病条辨》卷一第五十六条："燥伤肺胃阴分，或热或咳者，沙参麦冬汤主之。"方药组成为："沙参三钱，玉竹二钱，生甘草一钱，冬桑叶一钱五分，麦冬三钱，生扁豆一钱五分，花粉一钱五分"，具有清养肺胃，生津润燥之功效，主治燥伤肺胃阴分。清代以来的医药学家对沙参麦冬汤的理论及应用进行了丰富的研究与发挥，如宣降润收论等。沙参麦冬汤主要具有抗炎、调节机体免疫力、保护胃黏膜及对胃运动的影响、抗肿瘤等药理作用。临床广泛用于治疗心血管内科病、呼吸科疾病等，尤其对慢性支气管炎、肺炎、肺癌、原发性高血压等疗效确切。

【历史沿革】

原方论述　清代吴鞠通《温病条辨》载："燥伤肺胃阴分，或热或咳者，沙参麦冬汤主之"。该汤剂组成：沙参三钱，玉竹二钱，生甘草一钱，冬桑叶一钱五分，麦冬三钱，生扁豆一钱五分，花粉一钱五分。水五杯，煮取二杯，日再服。

【名方考证】

1.本草考证

1.1 沙参　"沙参"之名最早见于《神农本草经》。经考证，本方所用沙参为桔梗科植物轮叶沙参 Adenophora tetraphylla（Thunb.）Fisch.或沙参 Adenophora stricta Miq.的干燥根，与《中国药典》2020年版记载一致。

1.2 玉竹　"玉竹"之名最早见于《神农本草经》。经考证，本方所用玉竹为百合科植物玉竹 Polygonatum odoratum（Mill.）Druce 的干燥根茎，与《中国药典》2020年版记载一致。

1.3 甘草　"甘草"之名最早见于《神农本草经》。经考证，本方所用甘草为豆科甘草属甘草 Glycyrrhiza uralensis Fisch.的干燥根茎和根。《中国药典》2020年版载甘草为豆科植物甘草 Glycyrrhiza uralensis Fisch.、胀果甘草 Glycyrrhiza inflata Bat.或光果甘草 Glycyrrhiza glabra L.的干燥根茎和根。

1.4 桑叶 "桑叶"之名最早见于《神农本草经》。经考证，本方所用桑叶为桑科植物桑 Morus alba L. 的干燥叶，与《中国药典》2020年版记载一致。

1.5 麦冬 "麦冬"之名最早见于《神农本草经》。经考证，本方所用麦冬为百合科植物麦冬 Ophiopogon japonicus（L. f）Ker-Gawl. 的干燥块根，与中国药典2020年版记载一致。

1.6 白扁豆 "白扁豆"之名最早见于《名医别录》。经考证，本方所用白扁豆为豆科植物扁豆 Dolichos lablab L. 的干燥成熟种子，与《中国药典》2020年版记载一致。

1.7 天花粉 "天花粉"之名最早见于《本草图经》。经考证，本方所用天花粉为葫芦科栝楼属植物栝楼 Trichosanthes kirilowii Maxim. 的干燥根。《中国药典》2020年版载天花粉为葫芦科植物栝楼 Trichosanthes kirilowii Maxim. 或双边栝楼 Trichosanthes rosthornii Harms 的干燥根。

2.炮制考证 所有药味应为生品。

3.剂量考证

3.1 原方剂量 沙参三钱，玉竹二钱，生甘草一钱，冬桑叶一钱五分，麦冬三钱，生扁豆一钱五分，花粉一钱五分。

3.2 折算剂量 清代1两合今之37.30g，1两等于10钱，故处方量为沙参、麦冬各11.19g，玉竹7.46g，生甘草3.73g，冬桑叶、生扁豆、花粉5.60g。

3.3 现代用量 根据全国中医药行业高等教育"十四五"规划教材《方剂学》，处方量为北沙参10g，玉竹10g，麦冬10g，天花粉15g，扁豆10g，桑叶6g，生甘草3g。

【药物组成】 沙参三钱，玉竹二钱，生甘草一钱，冬桑叶一钱五分，麦冬三钱，生扁豆一钱五分，花粉一钱五分。

【功能主治】 清养肺胃，生津润燥。主治燥伤肺胃阴分。症见咽干口渴，或干咳少痰，气短不足以息，或满闷怔忡，脉沉迟微弱等。

【方义分析】 本方主治燥伤肺胃阴分，咽干口渴，或热，或干咳少痰等症。胸中大气下陷，气短不足以息，或努力呼吸，有似乎喘；或气息将停，危在顷刻。其兼证，或寒热往来，或咽干作渴，或满闷怔忡，或神昏健忘，其脉象沉迟微弱，关前尤甚。其剧者，或六脉不全，或参伍不调。治宜肺胃燥热，生津止渴。

方中沙参、麦门冬主治燥伤肺胃阴津，有甘寒养阴、清热润燥之功，为君药；玉竹、花粉为臣药，玉竹养阴润燥，天花粉清热生津，两药相配可加强君药养阴生津、清热润燥之功；同时佐以冬桑叶滋阴润燥；胃液既耗，脾的运化必受影响，故用生扁豆健脾胃而助运化。诸药相配，使肺胃之阴得复，燥热之气得除，清不过寒，润不呆滞，共奏清养肺胃，育阴生津之效。

配伍特点：清不过寒，润不呆滞。

【用法用量】

1.古代用法用量 水五杯，煮取二杯，日再服。

2.现代用法用量 以上七味，粉碎，加水1600ml，煎至400ml，日2服。

【药学研究】

1.资源评估 方中沙参、玉竹、甘草、桑叶、麦冬、扁豆、天花粉目前均以人工栽培为主。甘草被《国家重点保护野生动植物名录》列为国家Ⅱ级濒危重点保护植物，被《世界自然保护联盟濒危物种红色名录》（IUCN）评级为低危（LC）。

南沙参生于海拔500~2000m的草地和林木地带，适应性较强，喜温暖、凉爽和光照充足的气候条件，对土壤要求不甚严格，忌积水，轮叶沙参主产于贵州、四川、安徽、江苏、浙江等地，主产区与道地产区一致。

玉竹生于海拔500~3000m的山野林下或石隙间，温暖湿润气候，喜阴湿环境，排水良好的微酸性砂质壤土，主产区在湖南、湖北、河南、江苏、浙江等地，主产区与道地产区一致。

甘草生于干旱沙地、河岸砂质地、山坡草地及盐渍化土壤中，生长周期3~5年，分布于东北、华北、西北各省区，道地产区与主产区基本一致，在新疆、甘肃、内蒙古、宁夏、山西等地。

桑树作为一种经济植物，广泛种植，其果实、叶、枝干、根皮等皆入药。我国桑资源十分丰富，生于丘陵、山坡、村旁、田野等处，喜温暖湿润气候，最佳采收期为10~11月霜降后，主产于河南、安徽、浙江等地，主产区与道地产区一致。

麦冬适宜喜温暖气候和较潮湿环境，栽培于海拔400m左右、土质肥沃、质地疏松、排水良好的平坝地，忌连作，主产于四川、浙江、杭州、广东、云南、贵州等地，主产区与道地产区一致。

扁豆对环境及土壤要求不高，全国各地广泛均有分布。

栝楼生于海拔200~1800m的山坡林下、灌丛、草地和田边，喜温暖、湿润气候，适宜土质肥沃疏松、透水良好的砂质壤土，采用种子繁殖、分根繁殖或压条繁殖，主产于河北、山东、陕西、江苏、安徽、四川、河南等地，道地产区在山东、河南等地。

2.制剂研究

2.1 制备方法 原文载："水五杯，煮取二杯，日再服"。清朝时期一升约合200ml，因此制备方法为取本方，粉碎粒度为过4目筛，加水1600ml，煎煮至400ml。

由于历史朝代更迭，度量衡差异较大，《温病条辨》的沙参麦冬汤沿用清代度量衡，则其总药量大约为64g，其加水量为总药量的8倍，药液煎至总药量的2倍，在实际煎煮中，应结合现代临床煎药机构煎煮规范来规范研究中药复方制剂。

2.2 制备工艺 原方是汤剂，现代有报道对方中君药麦冬进行注射液的研究[1]：①指标性成分分析方法的建立，应用TLC法对麦冬进行了定性鉴别，参照《中国药典》采用高效液相色谱，测定麦冬总皂苷以鲁斯可皂苷元的含量，此法主要用于制剂质量的控制。②注射液制备工艺，辅料的种类及其用量的考察。③质量标

准的研究，按《中国药典》2020版注射剂项下要求进行相关检测。

3.质量控制 该方含有皂苷、黄酮、多糖类等成分，可以将其作为质量控制的指标。现有文献报道采用TLC、HPLC法建立了沙参麦冬汤及君药沙参、玉竹的质量控制方法[2]。

【药理研究】

1.药效作用 根据沙参麦冬汤的功能主治进行了药效学研究，主要具抗炎、提高免疫、保护胃黏膜、抑制胃运动亢进、抗氧化、抗肿瘤等作用。

1.1 与功能主治相关的药理作用

1.1.1 抗炎 沙参麦冬汤煎煮浓缩为2g/ml，给药剂量为10.3g/（kg·d），连续6周，可减轻肺阴虚型慢性支气管炎模型大鼠炎性细胞浸润、杯状细胞增生，降低血清中IL-1、IL-6含量[3]。

沙参麦冬汤煎煮浓缩为2g/ml，给药剂量为10.3g/（kg·d），连续2、4、6周，可降低放射性肺炎模型大鼠血浆中IL-6、TNF-α、TGF-β1含量，抑制放射性肺炎肺泡炎性反应，减轻肺纤维化进程[4]。

沙参麦冬汤煎煮浓缩为2g/ml，给药剂量为5、10g/（kg·d），连续30天，可提高慢性支气管炎模型大鼠肺、脑组织中SOD、GSH-Px的活性，降低肺、脑MDA的含量[5]。沙参麦冬汤煎煮浓缩为2g/ml，给药剂量为5、10g/（kg·d），连续30天，可提高慢性支气管炎模型大鼠血清中SOD、GSH-Px、CAT活性，从而提高抗氧化能力，减少氧化应激损伤[6]。

1.1.2 抗糖尿病 沙参麦冬汤煎煮浓缩为2g/ml，给药剂量为9.4g/（kg·d），连续8周，可降低糖尿病模型大鼠TC、TG、FBG、Fins、HOMA-IR、HbA1c、TNF-α、IL-1β、IL-6、hsCRP、MDA水平，升高SOD、CAT水平，其机制可能与减轻胰岛素抵抗、抑制炎症反应和氧化应激反应有关[7]。

1.1.3 调节机体免疫力 沙参麦冬汤煎煮浓缩为0.6和1.2g/ml，给药剂量为6和12g/（kg·d），连续40天，可降低阴虚模型大鼠脾指数、外周血IgG、IgA、CD4+T细胞百分比、CD4$^+$/CD8$^+$比值[8]。

1.2 其他药理作用

抗肿瘤　沙参麦冬汤可通过抑制EC9706细胞的生长和增殖，诱导细胞凋亡来改善食管癌的预后，以及抑制癌基因的表达来减缓胃癌的进程[9]。沙参麦冬汤可抑制EGFR和PLC-γ1蛋白表达和酪氨酸磷酸化，以及抑制PKCα、MARCKS、PI3K、AKT-1和NF-κB p50蛋白的表达，认为PLC-γ1和PI3K介导的生长信号转导是其抑制EC9706细胞生长的重要机制。沙参麦冬汤可通过依赖FADD死亡受体途径，促进Caspase-3蛋白表达而诱导细胞凋亡[10]。沙参麦冬汤可能通过抑制瘤体组织中K-ras基因的表达，干预K-ras的突变或稳定K-ras基因的表达来调控癌变的进展[11]。

2.体内过程　沙参麦冬汤中3种有效成分甘草苷、花椒毒酚和甲基麦冬黄烷酮A血药浓度及药动学研究，发现大鼠灌胃沙参麦冬汤提取物后，甘草苷、花椒毒酚和甲基麦冬黄烷酮A的药时曲线下面积$AUC_{0\rightarrow t}$分别为（718.23±185.55）、（22.52±7.53）和（13.55±6.03）（ng·h）/ml，半衰期分别为（3.61±2.01）、（6.93±7.78）和（3.51±1.92）h[12]。

【临床应用】

1.临床常用

1.1 临床主治病证　沙参麦冬汤常用于治疗燥伤肺胃阴分证，临床表现主要为咽干口渴，或热，或干咳少痰等，临床应用以干咳少痰、咽干口渴、舌红少苔为辨证要点。

肺热咳嗽　治肺胃有热，阴亏液枯的干咳、咽燥及心烦，口渴以为沙参麦冬汤主；久热、久咳者加地骨皮；咳嗽较重，痰多者，加贝母、杏仁；咯血，加侧柏叶、仙鹤草、藕节、白及、阿胶、参三七以止血；午后潮热、颧红，加银柴胡、地骨皮等；胃火偏盛者，加山栀、黄连；大便燥结甚者，加火麻仁、全瓜蒌。

1.2 名家名师名医应用

咳嗽　国医大师周仲瑛以沙参麦冬汤为基本方加减治疗燥盛伤津、阴虚津亏所致的咳嗽，治以清热生津，养阴润燥，方药组成以沙参麦冬汤加地骨皮、酸枣仁等[13]。国医大师邹燕勤运用沙参麦冬汤治疗肺热咳嗽，方药组成以沙参麦冬汤加知母、石膏、川贝等[14]。

2.临床新用　沙参麦冬汤在临床上广泛用于治疗呼吸系统疾病、心血管系统等，尤其对慢性支气管炎、肺炎、肺癌、原发性高血压等疗效确切。

2.1 呼吸系统疾病

2.1.1 慢性支气管炎　将182例放慢性支气管炎患者随机分为研究组和对照组各91例。对照组给予沙丁胺醇联合布地奈德治疗。研究组给予沙参麦冬汤治疗，药物组成为沙参15g，麦冬15g，玉竹10g，天花粉15g，扁豆6g，生甘草6g。每日1剂，水煎服，早晚各服用1次。两组治疗4年。结果显示，研究组总有效率97.8%，对照组76.9%[15]。

2.1.2 肺炎　将62例放射性肺炎患者随机分为研究组和对照组各31例。对照组给予泼尼松龙片。研究组给予沙参麦冬汤治疗，药物组成为沙参、麦冬各15g，桑叶、天花粉、桑叶、扁豆各10g，甘草6g。每日1剂，水煎服，早晚各服用1次。两组治疗2周。结果显示，研究组的RP疗效良好，对缓解临床症状、降低TGF-β、IL-6、TNF-α水平具有显著效果，有助于改善肺炎分级和身体状态[16]。

2.1.3 肺癌　将120例晚期非小细胞肺癌患者随机分为研究组和对照组各60例。对照组给予注射用顺铂。研究组给予沙参麦冬汤治疗，药物组成为沙参15g、麦冬15g、鱼腥草15g、金荞麦15g、白花蛇舌草15g、扁豆10g、玉竹10g、桑叶10g、天花粉10g、龙葵5g、山豆根5g、甘草5g。每日1剂，水煎服，早晚各服用1次。两组治疗6周。结果显示，研究组的免疫功能提高，疼痛减轻、疲乏症状缓减，减少化疗期间的不良反应的发生[17]。

将104例原发性肺癌恶病质患者随机分为研究组和对照组各52例。对照组给予营养支持和西医常规治疗。研究组给予沙参麦冬汤治疗，药物组成为北沙参、麦冬各15g，玉竹、天花粉、桑叶、白扁豆各10g，甘草6g。每日1剂，水煎服，早晚各服用1次。两组治疗4周。结果显示，研究组的疗效为92.31%，有效缓解患者临床症状，改善营养及健康状态，减轻机体炎症反应[18]。

2.2 心血管疾病

原发性高血压　将60例原发性高血压肝气犯肺证患者随机分为研究组和对照组各30例。对照组给予酒石酸美托洛尔治疗。研究组给予沙参麦冬汤治疗，药物组成为沙参14g、麦冬14g、扁豆14g、牡丹皮14g、玉竹14g、天花粉11g、黄芩11g、桑叶11g、甘草6g。每日1剂，水煎服，早晚各服用1次。两组治疗2周。结果显示，研究组可提高原发性高血压肝气犯肺证治疗效果，改善患者肺功能，且不增加不良反应发生，安全性较高[19]。

【使用注意】阴虚体弱者慎用。

【按语】

关于南、北沙参效用的理解　南、北沙参的效用问题，自清《本经逢原》提出"北者质坚性寒，南者体虚力微"以后，二者疗效相同已得到大多数医药家的认可，以清肺养阴，益胃生津之主要功效，但是北沙参之力稍强于南沙参。但是从植物学角度分析，二种沙参的来源截然不同。所含化学成分又完全两样，无疑效用也会有所差异。应用沙参为主组成的固定方剂，如清代吴鞠通著《温病条辨》中的"沙参麦冬汤"，其次如"桑杏汤""益胃汤""玉竹麦冬汤"等，都未注明南、北。从医学史上看，擅用沙参治病的医家，首推清代名医叶天士和魏玉璜。叶氏在他的《叶天士医案》咳嗽篇内应用沙参者就有33方，其中注明应用北沙参者，仅有7方。而从病案记述来看，多因胃阴不足而致病。如"胃汁暗耗""胃阴受伤""胃津虚""胃咳"等。再从魏氏的《柳州医话》中治疗肝肾阴虚，肝郁气滞的著名方剂"一贯煎"中，首药选用"北沙参"。说明北沙参具有较好的滋补肝肾作用。所以，魏氏从南、北沙参的历史源流、植物来源和古人临床应用情况分析，

认为南、北沙参均具有养阴清热之效，但南沙参善于养肺阴。如欲准确应用，尚需在处方上，注明南、北为宜。

参考文献

[1] 姚泓，卢建秋，徐焕华，等.建立UPLC-MS/MS方法测定麦冬皂苷D和麦冬皂苷D'及临床风险评估[J].药物评价研究，2019，42（6）：1135-1140.

[2] 陈薛静，秦文杰，薛慧清，等.经典名方沙参麦冬汤特征图谱及含量测定研究[J].中国中医药信息杂志，2020，27（9）：87-91.

[3] 洪素兰，陈玉龙，邵雷，等.沙参麦冬汤对肺阴虚型慢性支气管炎模型大鼠SIgA与IL-1、IL-6、TNF-α的影响[J].中国中医基础医学杂志，2009，15（12）：948-949.

[4] 周燕萍，邱明义，胡作为，等.沙参麦冬汤对放射性肺炎大鼠血浆IL-6，TNF-α，TGF-β_1的影响[J].中国实验方剂学杂志，2014，20（16）：165-168.

[5] 李静，贺绍君，尹磊，等.沙参麦冬汤对慢支大鼠肺、脑组织抗氧化能力的影响[J].安徽科技学院学报，2017，31（1）：8-12.

[6] 李静，李彬彬，尹磊，等.沙参麦冬汤对慢性支气管炎模型大鼠抗氧化能力的影响[J].中医杂志，2013，54（17）：1497-1500.

[7] 咸子云，魏爱生，张树昌，等.沙参麦冬汤加味对糖尿病大鼠胰岛素抵抗、炎症反应和氧化应激反应的影响[J].广州中医药大学学报，2019，36（5）：724-728.

[8] 杨敬宁，周彬.沙参麦冬汤对阴虚大鼠免疫功能的影响[J].实用中医药杂志，2005，21（12）：715-716.

[9] 司富春.启膈散、沙参麦冬汤、通幽汤和补气运脾汤对hEGF刺激的人食管癌EC9706细胞生长信号转导的调节[J].世界华人消化杂志，2010，18（28）：2956-2965.

[10] 吕翠田，司富春，陈玉龙.沙参麦冬汤和通幽汤对人食管癌EC9706细胞Caspase-3介导的细

胞凋亡信号转导的影响［J］.辽宁中医杂志，2016，43（7）：1455-1458.

［11］李世东，曾俞霖，刘茂芳.沙参麦冬汤对胃癌小鼠K-ras基因表达的影响［J］.贵阳中医学院学报，2014，36（5）：133-135.

［12］吴茵，魏欣，孙源，等.沙参麦冬汤中3种有效成分血药浓度的UPLC-MS/MS测定及药动学研究［J］.中国现代应用药学，2016，33（11）：6.

［13］李华伟，易岚，倪斌，等.张简斋运用温病方治疗内科杂病经验［J］.江苏中医药，2020，52（11）：1-5.

［14］周志华，周学平.周仲瑛治疗干燥综合征验案举隅［J］.江苏中医药，2021，53（10）：48-50.

［15］冯奕超.沙参麦冬汤加减治疗慢性支气管炎的应用效果及有效率评价［J］.黑龙江中医药，2020，49（5）：65-66.

［16］云雨，李守山，史硕达，等.沙参麦冬汤联合西医治疗放射性肺炎临床观察［J］.中医药临床杂志，2022，34（6）：1109-1112.

［17］谢英瑛，徐溶慧.沙参麦冬汤联合化疗治疗中晚期非小细胞肺癌的效果及对患者免疫功能的影响［J］.临床医学研究与实践，2021，6（26）：137-139.

［18］姚仙.沙参麦冬汤对肺癌恶病质患者临床疗效及TNF-α、IL-6水平的影响［J］.中西医结合研究，2021，13（2）：81-84.

［19］贺丽娟.沙参麦冬汤加减治疗原发性高血压肝气犯肺证的效果研究［J］.实用中西医结合临床，2020，20（18）：130-131.

新加香薷饮

清《温病条辨》

Xinjiaxiangru Yin

【概述】新加香薷饮最早见于宋代《太平惠民和剂局方》。清代吴鞠通著《温病条辨》载其方药组成为："香薷二钱，银花三钱，鲜扁豆花三钱，厚朴二钱，连翘二钱"，其功能为"祛暑解表，清热化湿"，主治上焦暑热为寒所遏的阴暑证。近现代医学家对新加香薷饮的理论及应用进行了研究与发挥，如分证治暑论等。新加香薷饮主要具有解热、降低毛细血管通透性、镇痛、增强免疫力、抗炎、抗流感病毒等药理作用。临床上常用于上焦暑热为寒所遏的阴暑证、夏季发热、头晕目眩、泄泻等，现代常应用于治疗儿科疾病、传染病等。

【历史沿革】

1.原方论述　清代吴鞠通《温病条辨》载："手太阴暑温，如上条证，但汗不出者，新加香薷饮主之。"该汤剂组成：香薷二钱，银花三钱，鲜扁豆花三钱，厚朴二钱，连翘二钱。水五杯，煮取二杯，先服一杯，得汗止后服，不汗再服，服尽不汗，再作服。

2.后世发挥　自清代以来，诸医家多运用新加香薷饮治疗暑证，且在此基础上进行了深度探索、归纳、传承及发挥，介绍如下。

分证治暑论　近代医家曹炳章在《暑病证治要略》载："凡暑、热、喝三者，皆为火邪，故暑气伤人，多从口鼻毛窍吸入。从毛窍外入者，先卫分、气分而营分，不解则深入血分，此暑邪从外入里之途径也。若由口鼻吸入者，先到手太阴肺经，逆传则直犯心包络。因暑为火邪，心为火脏，同气相应，故暑邪最易入心。若顺传则由肺而胃而脾，而小肠大肠及肾与膀胱，由上及下，循三焦而传"。曹氏认为暑邪可广泛侵袭机体各部，治疗也当随受邪部位不同而随之变化。如暑伤毛窍、腠理、肌肉，而见"面垢头胀，肌肤灼热，畏恶风寒，汗少，舌薄白燥腻，脉浮滑"等症，"宜清暑香薷饮"，即是新加香薷饮减翘、朴以减辛凉燥湿之力，香薷减半以防过汗之虞，加六一散、西瓜翠衣、丝瓜叶、淡竹叶、赤苓等轻清淡渗之品，"以皮治皮"，以除机体浅部暑邪。如"暑热先伤上焦气分，复因乘凉、当风露卧受寒，复伤肌肉卫分，抑遏暑邪，内热外寒，宜清暑饮加香薷以透外寒"，即是新加香薷饮减厚朴，重用香薷以

增强发汗之功，加六一散、青蒿、薄荷、绿豆衣等辛凉清透，以除内热，散表寒。如暑伤上中焦气分手太阴与足阳明经者，症见"头胀痛，心烦口渴，胸闷身壮热，饮凉水过多，以致水停心下，遏伏暑邪，身重疼痛，胸闷脘痞，喘急，小便不利"，"宜新加香薷饮"，即在原方基础上加用猪苓、赤苓、泽泻、滑石等淡渗利水之品，引停饮湿邪从小便出。

3.同名异方 新加香薷饮的同名异方分析见表76-1。

表76-1 新加香薷饮同名异方分析表

朝代	作者	出处	药物组成	功能主治	制法及用法	变化情况（与原方比较）
宋	太平惠民和剂局	《太平惠民和剂局方》	香薷（去土）一斤，白扁豆（微炒）、厚朴（去粗皮，姜汁炙熟），各半斤	阴暑。恶寒发热，头重身痛，无汗，腹痛吐泻，胸脘痞闷，舌苔白腻，脉浮	上为粗末，每服三钱，水一盏，入酒一分，煎七分，去滓，水中沉冷。连吃二服，不拘时候	《温病条辨》新加香薷饮系由本方去扁豆，加银花、连翘、鲜扁豆花而成。两方均以辛温之香薷、厚朴祛暑解表，散寒化湿。但本方为辛温之剂，加之伍以和中化湿之扁豆，散寒化湿和中之力强，主治暑令感寒挟湿之证。而新加香薷饮集银、翘、扁豆花诸辛凉轻清之品，则药性偏凉，为辛温复辛凉法，主治夏月感寒暑湿内蕴，寒轻暑重之证

【名方考证】

1.本草考证

1.1 香薷 "香薷"之名最早见于《名医别录》。经考证，本方所用香薷为唇形科植物石香薷 *Mosla chinensis* Maxim. 或江香薷 *Mosla chinensis* 'Jiangxiangru' 的干燥地上部分，与《中国药典》2020年版记载一致。

1.2 厚朴 "厚朴"之名最早见于《神农本草经》。经考证，本方所用厚朴为木兰科厚朴属植物厚朴 *Magnolia officinalis* Rehd.et Wils.的干燥干皮、根皮及枝皮，与《中国药典》2020年版记载厚朴为 *Magnolia officinalis* Rehd.et Wils. 或凹叶厚朴 *Magnolia officinalis* Rehd.et Wils.var. *biloba* Rehd.et Wils 的干燥干皮、根皮及枝皮。

1.3 鲜扁豆花 "扁豆花"之名最早见于《本草图经》。经考证，本方所用扁豆花为豆科扁豆属植物扁豆 *Dolichos lablab* L.的新鲜花。卫生部药品标准中药材第一册（1992年版）收载扁豆花为豆科植物扁豆 *Dolichos lablab* L.的干燥花。

1.4 金银花 "金银花"之名最早见于东晋葛洪所著《肘后备急方》。经考证，本方所用金银花为忍冬科植物忍冬 *Lonicera japonica* Thunb.的干燥花蕾或带初开的花，与《中国药典》2020年版记载一致。

1.5 连翘 "连翘"之名最早见于《新修本草》。经考证，本方所用连翘为木犀科植物连翘 *Forsythia suspensa* (Thunb.) Vahl 的干燥果实，与《中国药典》2020年版记载一致。

2.炮制考证

2.1 鲜扁豆花 新加香薷饮中明确鲜扁豆花为鲜品入药。

2.2 其他 其他药物应为生品。

3.剂量考证

3.1 原方剂量 香薷二钱，银花三钱，鲜扁豆花三钱，厚朴二钱，连翘二钱。

3.2 折算剂量 清代1钱合今之3.73g。即本方剂量香薷7.46g，银花11.19g，鲜扁豆花11.19g，厚朴7.46g，连翘7.46g。

3.3 现代用量 根据全国中医药行业高等教育"十四五"规划教材《方剂学》，因此处方量为香薷6g，厚朴6g，连翘6g，银花9g，鲜扁豆花9g。

【药物组成】 香薷二钱，银花三钱，鲜扁豆花三钱，厚朴二钱，连翘二钱。

【功能主治】 祛暑解表，清热化湿。主治暑温初起，复感于寒。症见发热头痛，恶寒无汗，口渴面赤，胸闷不舒，舌苔白腻，脉浮而数者。

【方义分析】 本方主治诸症皆为暑天贪凉，寒湿内遏所致，遂成暑为寒遏，湿蕴津伤之证。清代吴鞠通《温病条辨》载："手太阴暑温，如上条证，但汗不出者，新加香薷饮主之"。寒邪犯表，卫阳被郁，腠理不开，故恶寒无汗；湿滞肌腠，故头痛身疼；暑热内郁，无从泄越，故发热而烦，面赤口渴；暑湿内郁于胸，故胸中烦闷；热郁上焦，源不清则流不洁，故小便赤涩。暑为阳邪，其性炎热、升散，易耗气伤津，故右脉洪大，左手反小；暑多夹湿，故苔薄而腻。治宜祛暑解表，清热化湿。

方中香薷辛温芳香，外能发汗解表，以散肺卫郁闭之寒，内能化湿和里，以除水液停滞之氲，解表和里，两擅其长，为君药。鲜扁豆花、厚朴化湿和胃，湿化则热无以留，共为臣药。银花、连翘助香薷解表又反佐其温，且解暑温之热，为佐药。香薷、厚朴之温，正合湿为阴邪，非温不化之旨。银花、连翘之凉，正合暑为阳邪，非凉不清之旨。诸药合用，呈寒温同用之方，即所谓"辛温复辛凉之法"，用治暑为寒遏，使外暑得解，内湿得化，达到祛暑解表，清热化湿之功。

配伍特点：寒温共用，表里同治，相得益彰。

【用法用量】

1.古代用法用量 水五杯，煮取二杯，先服一杯，得汗止后服，不汗再服，服尽不汗，再作服。

2.现代用法用量 加入适量水煎（不宜久煎），去滓，日服1剂，早晚分服，汗出停后服，不必尽剂。

【药学研究】

1.资源评估 方中香薷、金银花、鲜扁豆花、厚朴、连翘目前均以人工栽培为主。

香薷喜温暖湿润的气候和黄壤或红壤的土壤，多生于东经114°40′~114°42′，北纬27°46′~27°48′的地区，忌水涝，目前主产于江西分宜县、湖南资兴、浙江、江苏、四川，其中以江西所产品质最佳。

厚朴生于海拔300~1500米的山地林间，喜温凉湿润气候和排水良好的酸性土壤，目前主产于四川的都江堰、北川、宝兴、平武及湖北的恩施、鹤峰、建始、利川、来凤等地，并于四川省都江堰建有厚朴GAP种植基地。

扁豆花的生长条件不苛刻，故全国范围内均有栽种，目前主产于辽宁、河北、山西、陕西、山东、江苏、安徽、浙江、江西、福建、台湾、河南、湖北、湖南、广东、海南、广西、四川、贵州、云南等地。

金银花喜温耐寒、喜光，喜湿润，耐旱、耐涝、对土壤的要求不严，目前主产于山东平邑、费县、苍山、日照以及河南新密原阳封丘等地，其中尤以河南新密为道地产区。

连翘喜光，有一定程度的耐荫性、耐寒、耐干旱极薄，怕涝，不择土壤，抗病虫害能力强，目前主产于山西、河南、陕西等地，但以山西所产最为道地。

2.制剂研究

2.1 制备方法 原文载："水五杯，煮取二杯"，仅给出煎煮前后容量比值为5:2，未说明详细的制备方法。参考目前《医疗机构中药煎液室管理规范》，确定新加香薷饮标准汤剂的制备方法：称取香薷6g，厚朴6g，连翘6g，银花9g，鲜扁豆花9g，置不锈钢锅中，加水以浸过药面2~5cm，加盖，浸泡30分钟，用电炉煮沸后保持微沸15~20分钟，8层纱布趁热滤过，滤渣加适量水，电炉煮沸后微沸15分钟，8层纱布趁热滤过，合并滤液，得标准汤剂400~600ml。

2.2 制备工艺 原方是饮剂，根据经典名方的特点和开发要求，建议将新加香薷饮开发为汤剂或颗粒剂（具有药效作用快、服用携带方便、体积较小等特点）。

现有研究对香薷散采用微量稀释法进行体外试验，测试不同煎液对常见菌种的最低抑菌浓度，有效成分含量测定选用HPLC法，采用Phenomenex Luna C18色谱柱（4.6mm×250mm，5μm），以甲醇-5%乙酸水（60∶40）为流动相，流速1.0ml/min，检测波长274nm，柱温30℃。结果发现：合煎液中香荆芥酚和麝香草酚的含量较高，抑菌作用较强[1]。

3.质量控制 该方含有苷类、有机酸、挥发油等物质，可以将其作为质量控制的指标。现有文献报道按照古籍中记载的煎煮方法制备新加香薷饮标准汤剂，采用HPLC法建立了新加香薷饮煎液的指纹图谱，同时对其多成分含量进行了测定，该方法简单、稳定、重复性好，可用于辅助控制颗粒的质量[2]。

【药理研究】

1.药效作用 根据新加香薷饮的功能主治进行了药效学研究，主要具有解热、降低毛细血管通透性、镇痛、增强免疫力、抗炎、抗流感病毒等作用。

1.1 与功能主治相关的药理作用

1.1.1 解热 新加香薷饮11.16g/（kg·d），5.58g/（kg·d），2.79g/（kg·d）给干酵母所致发热大鼠进行灌胃，可使体温明显下降[3]。

1.1.2 降低毛细血管通透性 新加香薷饮16.12g/（kg·d），8.06g/（kg·d），4.03g/（kg·d）给乙酸致毛细血管通透性增高小鼠造模前灌胃3天，可使小鼠毛细血管通透性均有降低[3]。

1.1.3 增强免疫力 新加香薷饮每只0.2ml给环磷酰胺溶液所致模型小鼠进行灌胃7天，能使小鼠吞噬指数和吞噬系数增加，对抗环磷酰胺所致的小鼠体液免疫抑制，提高血清溶血素抗体水平[4]。新加香需饮1.44g/（kg·d）给感染甲1、甲3型流感病毒后的小鼠灌胃5天能提高病毒感染小鼠外周血IL-2水平，提高CD$_3^+$，CD$_4^+$的水平，增加CD$_4^+$/CD$_8^+$的比值[5]。

1.1.4 抗炎 新加香薷饮20g/（kg·d）给湿热环境模型小鼠灌胃5天，每天2次，能增加Th1、Th2、Th17、Treg水平，降低Th1和Th2的比值[6]。

1.1.5 抗流感病毒 新加香薷饮0.292g/（kg·d），0.146g/（kg·d），0.073g/（kg·d）给感染1型流感病毒的小鼠灌胃，具有良好的抗甲1型流感病毒作用，其中，高剂量新加香薷饮的抗病毒作用较单味药显著，并呈一定的量效相关性[7]。新加香薷饮5.4g/（kg·d）给流感病毒FM1株滴鼻感染小鼠灌胃5天，能上调Th1/Th2和Th17/Treg的比例[8]。

1.2 其他药理作用

镇痛 新加香薷饮对热板法所致模型小鼠具有镇痛作用[3]。

2.体内过程 新加香薷饮中厚朴的有效成分是厚朴酚与和厚朴酚，两种成分在大鼠体内代谢符合一级消除动力学二室开放模型，C_{max}分别为0.974和0.522mg/L，$T_{1/2\beta}$为3.136和3.284小时，$T_{1/2ka}$为0.160和0.261小时；进入体内后，主要滞留于胃肠内，其他主要分布于肝、肺、肾组织中；血浆蛋白结合率分别为68.54%和53.81%；以粪排出为主，尿和胆汁排出量只有约5%。厚朴酚与和厚朴酚口服后吸收较差，进入循环后以肝代谢和肾排泄为主[9]。

【临床应用】

1.临床常用

1.1 临床主治病证 新加香薷饮常用于治疗上焦暑热为寒所遏的阴暑证，临床表现主要为恶寒发热，无汗，头痛身疼，胸闷心烦，面赤口渴，小便赤涩等，临床应用以恶寒发热、无汗、面赤口渴、苔薄而腻、右脉洪大、左手反小为辨证要点。

1.1.1 阴暑证 治疗高热者加生石膏、薄荷（后下）、蝉衣。寒热往来者加柴胡、黄芩。治疗头身疼痛明显者，加羌活、独活、葛根。治疗乏力较甚者加白术、茯苓。治疗咽喉肿痛者加岗梅根、板蓝根、马勃、射干。治疗咳嗽咳痰者加炙麻黄、杏仁、甘草。治疗胸闷明显者加瓜蒌、杏仁。治疗恶心欲呕或恶心呕吐者加藿香、佩兰。治疗脘腹胀满、不思饮食者加砂仁、枳实、焦三仙。治疗惊厥抽搐者加羚羊角、钩藤。

1.1.2 夏季发热 治疗暑气内伏，兼外感风寒，恶寒发热、无汗头痛、心烦口渴者，可加柴胡、黄芩、淡竹叶、板蓝根、藿香，如柴胡香薷饮。治疗高热口渴引饮，舌苔黄燥者，去厚朴加生石膏、知母。治疗脘腹满闷、恶心呕吐者，加姜半夏、白豆蔻。治疗汗出不彻、皮肤无汗者加荆芥、防风。

1.1.3 其他 治疗湿热郁遏之身热不扬、身重疫痛、胸部痞闷，可合用甘露消毒丹。治疗暑湿中阻之头晕目眩、如坐舟车者可加苍术、法半夏、泽泻。

1.2 名家名师名医应用

1.2.1 阴暑 名家毛德西以新加香薷饮加减治疗外感暑湿，邪郁肌表所致的暑湿表证，治当祛暑解表，芳香化湿，方药组成以新加香薷饮为基础方，厚朴易为厚朴花，加青蒿30g，荆芥10g等[10]。名家邢锡波以新加香薷饮为基础方治疗感冒夹暑，方药组成以新加香薷饮合六一散加藿香、佩兰等[11]。名家郁觉初以新加香薷饮加减治疗各型外感，治当透表发汗，方药组成以新加香薷饮为基础方，据其寒热、体质强弱不同进行加减，常加淡豆豉、荆芥、防风、薄荷、牛蒡子、桑叶、杏仁等[12]。

1.2.2 夏季发热 国医大师薛伯寿常以新加香薷饮为基本方加减治疗暑邪困表所致的小儿发热，治当清暑解表，方药组成以新加香薷饮加神曲、党参、大枣等[13]。

2. 临床新用 新加香薷饮在临床上广泛用于治疗儿科疾病、传染病等。

2.1 儿科疾病

小儿急性咽结膜热 将143例急性咽结膜热患儿根据其诊疗方案分为研究组86例和对照组57例。对照组予抗病毒、退热、止吐等西医常规治疗。研究组予新加香薷饮加减治疗。组方为（1~2岁患儿）香薷、佩兰、厚朴各3g，金银花、连翘各5g，扁豆或鲜扁豆花6g、生大黄2g（另泡、后下），1岁以下患儿或年长患儿药物剂量酌情加减。将上药加开水200ml浸泡30min，首剂服20~30ml，后可小量频服。热退、症状减轻或每日大便次数＞4次时，停用生大黄。结果显示，研究组温恢复正常时间平均为2.43天，症状体征消失时间平均为4.94天；对照组体温恢复正常时间平均为3.61天，症状体征消失时间平均为6.11天[14]。

2.2 传染病登革热早期 将88例登革热早期患者随机分为研究组48例和对照组40例。对照组予退热、补液、止吐等对症治疗。研究组在对照组治疗的基础上予新加香薷饮合柴葛解肌汤加减。组方为葛根10g、金银花15g、连翘10g、柴胡10g、黄芩10g、淡竹叶15g、香薷10g、白扁豆15g、甘草6g。水煎服，每日1剂。两组疗程均为5天。结果显示，研究组患者退热时间、疼痛消失时间均短于对照组；研究组治疗后外周血白细胞、血小板含量高于对照组；研究组治疗后CD_3^+/CD_8^+T细胞低于对照组，CD_4^+/CD_8^+T细胞高于对照组[15]。

【使用注意】 表虚有汗或中暑发热汗出、心烦口渴者，不宜使用。药量宜小，煎煮时间宜短，凉服，以防格拒（引起呕吐）。

【按语】

1. 关于暑病的认识 暑为夏季的主气，暑邪为六淫之一，属温热或火热范畴。凡夏天感受暑邪而发生的多种疾病，统称暑病。包括暑温、暑湿、伏暑、冒暑、暑秽等病证。

《素问·热论》："后夏至日者为病暑。"暑邪生成于酷暑时节，气温高，又潮湿多雨。暑邪发病势猛，具有起病快，致病力强的特点。初起可见高热，而夏季的气候条件，也造成了暑多夹湿的病邪特点。叶天士云："长夏湿令，暑必兼湿""暑必挟湿，二者皆伤气分"。吴鞠通云："上热下湿，人居其中，而暑成矣。"可见暑邪夹湿的普遍性。暑湿邪气影响范围之广：在卫表可见恶寒少汗，在肌肉经络可见肢体酸困沉重，上蒙清窍可见眩晕耳聋，犯肺可见咳喘，犯于脾则见纳呆脘痞，犯于胃肠则见腹痛泄泻。湿为阴邪，更易复兼寒邪，则恶寒体痛，泄泻喜暖，当注意与寒邪鉴别。夏季常见患者表现为烦热、渴饮、尿赤，而伴肢冷畏寒、泄泻，多考虑伤于暑湿寒邪所致。

冒暑即夏月感冒，本病由暑兼湿邪或挟寒邪引起，肺卫见症为主要临床表现，属现代医学的夏季上呼吸道感染及流行性感冒等范畴。阴暑属于冒暑范畴，多为休息避暑时，过度贪凉饮冷，因暑为寒湿所中，寒湿裹携暑热于三焦，或寒湿闭阻肌腠关节，阳气不得伸越。正如张景岳指出："阴暑者，因暑而受寒者也……故名阴暑。"所谓"静而得之者为阴暑"，表现为头痛身重、四肢酸痛、恶寒发热、汗出不畅或无汗，或见腹痛、腹泻、恶心、呕吐等胃肠道症状，而又有心烦、肌肤大热的表现，其脉浮弦有力，或浮紧。雷少逸认为阴暑之邪更易中人。如《时病论》所说："暑热逼人者，畏而可避，可避者犯之者少。阴寒袭人者，快而莫知。莫知则犯之者多，故病暑者，阴暑居其八九。"

曹炳章云："夫暑为天之气，湿为地之气，暑得湿则郁遏不宣，故愈炽，湿得暑则蒸腾而上熏，故愈甚。湿暑两分，其病轻而缓；湿暑两合，其病重而速。"叶天士认为暑湿邪气"不比风寒之邪，一汗而解，温热之气，投凉即安，夫暑与湿为熏蒸黏腻之邪也，最难骤愈。"故阴暑治当投之辛温之品以发汗解表，辛凉之品以清热祛暑，同时以芳香之品化湿和中，使肺卫郁闭之寒得散，三焦郁遏之湿得化，则暑邪得清。常用代表方如新加香薷饮、卫分宣湿饮、薛生白六一散加薄荷等。

2.关于香薷散与新加香薷饮 香薷散出自《太平惠民和剂局方》，载："治脏腑冷热不调……而风冷之气，归于三焦，传于脾胃……致令真邪相干，肠胃虚弱……此药悉能主之"。香薷散由香薷、白扁豆、厚朴组成，以2：1：1的比例研末，每服三钱，水一盏，入酒一分，煎七分，去滓，水中沉冷，连吃二服，不拘时候。功能祛暑解表，化湿和中，主治暑月外感

于寒，内伤于湿所致的阴暑，症见恶寒发热，头重身痛，无汗，腹痛吐泻，胸脘痞闷，舌苔白腻，脉浮。新加香薷饮系由香薷散去扁豆，加银花、连翘、鲜扁豆花而成。两方均以辛温之香薷、厚朴祛暑解表，散寒化湿。但香薷散为辛温之剂，伍以和中化湿之扁豆，增强散寒化湿和中的功效，主治暑令感寒挟湿之证；而新加香薷饮集银、翘、扁豆花诸辛凉轻清之品，则药性偏凉，为辛温复辛凉法，主治夏月感寒，暑湿内蕴，寒轻暑重之证。在临床实际应用中，笔者认为当细辨外感暑邪夹寒的轻重以及患者体质的虚实，以便二方的甄别选用及药后汗出程度的把握。

参考文献

[1] 刘颖新, 刘利利, 孔兴欣, 等.HPLC法测定香薷散不同煎液中香荆芥酚和麝香草酚的含量及体外抗菌作用比较[J].药物分析杂志, 2014, 34（6）：1006-1010.

[2] 谢佳佳, 孙耀志, 高松, 等.新加香薷饮标准汤剂的HPLC指纹图谱[J].国际药学研究杂志, 2017, 44（3）：288-291.

[3] 廖永清, 陈玉兴, 孙兰.新加香薷饮分煎与合煎药理作用对比研究[J].实用医学杂志, 1999, 1（11）：935-936.

[4] 冯劲立, 马霄行, 周崇俊, 等.三种解表方法对小鼠免疫功能影响的实验研究[J].世界中西医结合杂志, 2007, 1（5）：268-270.

[5] 马力, 黎敬波, 盛丹, 等.3种解表方对甲1、甲3型流感小鼠白介素2和T淋巴细胞亚群的影响[J].中国实验方剂学杂志, 2010, 16（7）：108-111.

[6] 邓力, 聂娇, 逄蓬, 等.新加香薷饮对湿热环境下流感病毒性肺炎小鼠治疗作用的比较研究[J].新中医, 2016, 48（2）：235-238.

[7] 冯劲立, 汪德龙, 张奉学.新加香薷饮及其组方药物抗甲1型流感病毒作用的比较研究[J].湖南中医药大学学报, 2010, 30（1）：31-33.

[8] 秦洪琼, 符莹洁, 颜宇琦, 等.桂枝麻黄

各半汤对流感病毒FM1株感染小鼠RLH信号通路的影响［J］.中药新药与临床药理，2018，29（3）：264-272.

［9］袁成，梁爱君，曾林，等.厚朴酚与和厚朴酚在大鼠体内的药代动力学［J］.解放军药学学报，2003，1（4）：258-261.

［10］毛开颜.毛德西治疗暑病经验举隅［J］.辽宁中医杂志，2007，1（8）：1150-1151.

［11］魏玉琦.津门名医邢锡波先生内科治验汇萃（一）［J］.天津中医，2002，1（4）：5-6.

［12］何绪良.郁觉初运用新加香薷饮的经验［J］.安徽中医临床杂志，1998，1（4）：229-230.

［13］杨光，薛燕星.国医大师薛伯寿教授治疗小儿发热法浅析［J］.光明中医，2017，32（13）：1865-1867.

［14］张硕.新加香薷饮治疗小儿急性咽结膜热86例［J］.内蒙古中医药，2016，35（10）：7-8.

［15］钟小兰，沈菲，谭丽娟，等.清热化湿透表法联合常规疗法治疗登革热早期48例临床研究［J］.江苏中医药，2018，50（5）：33-35.

❧ 桑杏汤 ❧

清《温病条辨》

Sangxing Tang

【概述】桑杏汤最早见于清代吴鞠通《温病条辨》，载其方药组成为："桑叶一钱，杏仁一钱五分，沙参二钱，象贝一钱，香豉一钱，栀皮一钱，梨皮一钱"，具有清宣温燥，润肺止咳之效，主治外感温燥证，清代、近现代医药学家对桑杏汤的理论及应用进行了丰富的研究与发挥，如润肺生津论等。目前有报道进行了桑杏汤水提剂、无糖颗粒的制剂研究。桑杏汤主要具有抗炎、抑菌、增强免疫力等药理作用。临床上常用于外感温燥所致的燥咳、喉痹等。现代临床常应用于治疗呼吸系统疾病、儿科疾病、内分泌系统疾病等，尤其对支原体肺炎、感染后咳嗽、咳嗽变异性哮喘等疗效显著。

【历史沿革】

1.原方论述　清代吴鞠通《温病条辨》载："秋感燥气，右脉数大，伤手太阴气分者，桑杏汤主之。"该汤剂组成：桑叶一钱，杏仁一钱五分，沙参二钱，象贝一钱，香豉一钱，栀皮一钱，梨皮一钱。水二杯，煮取一杯，顿服之，重者再作服。

2.后世发挥

润肺生津论　《成方便读》卷三载："此因燥邪伤上，肺之津液素亏，故见右脉数大之象，而辛苦温散之法，似又不可用矣。止宜用轻扬散外，凉润清金耳"。滋阴润燥法是以甘寒（凉）滋阴生津方药治疗津液亏损，脏腑组织器官失养所致燥证的方法。而燥之为病，涉及五脏六腑，尤以肺为常见，因肺为娇脏，喜润勿燥，不耐寒热，与大气相通，易受外邪侵袭，温燥、火热伤人，首犯于肺，伤津耗液用于阴津亏损所致的肺燥证。但燥有内外之分，内燥亦可伤肺，内如五志化火，肺热叶焦，火热灼津；或肺虚久病，肺阴耗伤，津伤阴亏，濡润失职，肺燥由生。症如呛咳气逆，干咳少痰，痰中带血，口干咽痛声音嘶哑。治宜滋阴生津以润肺燥。在本方中，后世部分医家重视桑叶、沙参、梨皮、栀子皮的应用，认为全方重点在"润"，兼"清"，使邪去而津液不伤，则起到润肺生津之功。

3.同名异方　桑杏汤的同名异方分析见表77-1。

表77-1　桑杏汤同名异方分析表

朝代	作者	出处	药物组成	功能主治	制法及用法	变化情况（与原方比较）
清	顾世澄	《疡医大全》卷二十七	桑白皮八钱，朴硝一两，乳香、杏仁各二钱	可小脚。"足大能小，其软如绵"	五大碗水，先煎桑、杏至三碗，再入乳、硝封口化尽，先熏后洗	本方成方早于《温病条辨》中桑杏汤，主治相去甚远，无相关性

【名方考证】

1.本草考证

1.1 桑叶　"桑叶"之名最早见于《神农本草经》。经考证，本方所用桑叶为桑科植物桑 Morus alba L. 的干燥叶，与《中国药典》2020年版记载一致。

1.2 杏仁（苦杏仁）　"苦杏仁"之名最早见于《神农本草经》。经考证，本方所用苦杏仁为蔷薇科杏属植物的干燥成熟种子。《中国药典》2020年版载苦杏仁为山杏 Prunus armeniaca L. var. ansu Maxim.、西伯利亚杏 Prunus sibirica L.、东北杏 Prunus mandshurica（Maxim.）Koehne 或杏 Prunus armeniaca L. 的干燥成熟种子。

1.3 沙参　"沙参"之名最早见于《神农本草经》。经考证，本方所用沙参为桔梗科植物轮叶沙参 Adenophora tetraphylla（Thunb.）Fisch. 或沙参 Adenophora stricta Miq. 的干燥根，与《中国药典》2020年版南沙参记载一致。

1.4 象贝（浙贝母）　象贝又称"浙贝"。"贝母"之名最早见于《神农本草经》。经考证，本方所用象贝与现代所用浙贝母相符，即百合科植物浙贝母 Fritillaria thunbergii Miq. 的干燥鳞茎，与《中国药典》2020年版记载一致。

1.5 香豉（淡豆豉）　"香豉"又称"淡豆豉""豉"，最早见于《名医别录》。经考证，本方所用香豉与现代所用淡豆豉相同，即豆科植物大豆 Glycine max（L.）Merr. 的成熟种子的发酵加工品，与《中国药典》2020年版记载一致。

1.6 栀皮（栀子）　"栀子"入药用始载于《神农本草经》。经考证，本方所用栀皮为茜草科栀子属植物栀子 Gardenia jasminoides Ellis 的干燥成熟果皮。《中国药典》2020年版收载栀子为茜草科植物栀子 Gardenia jasminoides Ellis 的干燥成熟果实。

1.7 梨皮　"梨皮"之名最早见于《滇南本草》。经考证，本方所用梨皮为蔷薇科梨属植物白梨 Pyrus bretschneideri Rehd.、沙梨 Pyrus pyrifolia（Burm.f.）Nakai（Ficus pyrifolia Burm.f.）或秋子梨 Pyrus ussuriensis Maxim. 的果皮。

2.炮制考证

2.1 香豉　桑杏汤中未明确香豉的炮制方法，据考证，淡豆豉炮制加工方法古今大抵相同，仅加入辅料稍有差别（桑叶、青蒿或紫苏叶）。据成方年代及功效描述，桑杏汤中的香豉应是以桑叶、青蒿为辅料蒸制的淡豆豉。

2.2 其他　其他药物应为生品。

3.剂量考证

3.1 原方剂量　桑叶一钱，杏仁一钱五分，沙参二钱，象贝一钱，香豉一钱，栀皮一钱，梨皮一钱。

3.2 折算剂量　清代1钱合今之3.73g，1分合今之0.37g。即本方剂量桑叶3.73g，杏仁5.595g，沙参7.46g，象贝3.73g，香豉3.73g，栀皮3.73g，梨皮3.73g。

3.3 现代用量　根据全国中医药行业高等教育"十四五"规划教材《方剂学》，处方量为桑叶3g，杏仁4.5g，沙参6g，象贝3g，香豉3g，栀皮3g，梨皮3g。

【药物组成】桑叶一钱，杏仁一钱五分，沙参二钱，象贝一钱，香豉一钱，栀皮一钱，梨皮一钱。

【功能主治】清宣温燥。主治：外感温燥，邪在肺卫。身不甚热，干咳无痰，咽干口渴，右脉数大。

【方义分析】本方主治诸症皆为温燥之邪侵袭肺卫所致，遂成温燥津伤之轻症。清代吴鞠通《温病条辨》记载："秋感燥气，右脉数大，伤手太阴气分者，桑杏汤主之"。盖燥邪袭人，肺先受之，肺失清肃，温燥灼液，故干咳无痰，口渴咽干，或痰少稠黏；肺合皮毛，感邪轻浅，故身不甚热。治宜清宣温燥，兼以润肺止咳。

方中桑叶轻宣燥热，杏仁宣利肺气，润燥止咳，共为君药。香豉辛凉解表，助桑叶轻宣透热；象贝清化痰热，助杏仁止咳化痰；沙参润肺止咳生津，共为臣药。栀皮质轻而入上焦，清泄肺热；梨皮清热润燥，止咳化痰，均为佐药。诸药合用，外以轻宣燥热，内以凉润肺金，乃辛凉甘润之方，俾燥热除而肺津复，则诸症自愈。

配伍特点：轻宣透热，凉润肺金，相得益彰。

【用法用量】

1.古代用法用量 水二杯，煮取一杯，顿服之，重者再作服。

2.现代用法用量 水煎，去滓顿服。

【药学研究】

1.资源评估 方中桑叶、沙参（南沙参）、象贝（浙贝母）、香豉（淡豆豉）、栀皮、梨皮目前均以人工栽培为主，杏仁人工栽培与野生均有。

桑喜温暖湿润气候，稍耐荫；耐旱、不耐涝、耐瘠薄，对土壤的适应性强，桑叶主产于河南、安徽、浙江等省，主产区与道地产区一致。

苦杏仁喜光照，在干旱贫瘠的土壤中也可栽培，但不耐涝，山杏主产于辽宁、河北、内蒙古、山东等省，多野生，亦有栽培。西伯利亚杏主产于东北、华北地区，系野生。东北杏主产于东北各地，系野生。杏主产于东北、华北及西北等地区，系栽培。

南沙参生于海拔500~2000米的草地和林木地带，适应性较强，喜温暖、凉爽和光照充足的气候条件，能耐阴、耐寒和耐旱，对土壤要求不甚严格，忌积水，轮叶沙参主产于贵州（兴仁、安龙、普安、毕节）、四川（峨边、峨眉山），沙参主产于安徽、江苏、浙江等地，主产区与道

地产区一致。

浙贝母喜温暖湿润、雨量充沛的海洋性气候，较耐寒、怕水浸，以阳光充足、土层深厚、肥沃、疏松、排水良好的微酸性或中性砂质壤土栽培为宜，主产于浙江宁波的鄞州区、江苏、湖南、湖北、安徽和四川等地，其中浙江宁波的鄞州区为道地产区。

大豆喜暖，喜肥沃土地，生长适温20~25℃，低温下结荚延迟，种子发芽要求较多水分，豆在我国大部分地区均有生产，其中以江南地区、四川等地的淡豆豉质佳，为道地产区。

栀子生于海拔0~300米，适宜生长在气候温暖，全年平均气温10~18℃的亚热带和中亚热带季风性湿润气候区，喜疏松肥沃、排水良好的酸性轻粘壤土地，主产于江西、四川、湖南、湖北、浙江、福建等省，其中以湖南产量大，浙江品质佳。

梨耐寒、耐旱、耐涝、耐盐碱，对外界环境适应力较强，喜光照，对水的需求量大，主产于河北、山东、辽宁等地。白梨的适宜区为渤海湾、华北平原、黄土高原、川西、滇东北等地。沙梨的适宜区为淮河以南，长江流域为主的南方各地区。秋子梨的适宜区为辽宁省的北镇、绥中、海城、辽阳、河北燕山等地。

2.制剂研究

2.1 制备方法 原文载："水二杯，煮取一杯"，仅给出煎煮前后容量比值为2∶1，未说明详细的制备方法。参考目前《医疗机构中药煎液室管理规范》，确定桑杏汤标准汤剂的制备方法：称取桑叶3g，杏仁4.5g，沙参6g，象贝3g，香豉3g，栀皮3g，梨皮3g，置不锈钢锅中，加水以浸过药面2~5cm，加盖，浸泡30分钟，用电炉煮沸后保持微沸15~20分钟，8层纱布趁热滤过，滤渣加适量水，电炉煮沸后微沸15分钟，8层纱布趁热滤过，合并滤液，得标准汤剂400~600ml。

2.2 制备工艺 桑杏汤现临床应用有多种剂型，如水提剂（"汤者荡也"，具有起效快、便于服用、便于进行质量管理等特点）、无糖颗粒

（具有便于服用与携带、便于调配、便于进行质量管理、便于储存与运输等特点）等，现分别论述。

2.2.1 水提制备工艺 运用正交试验法对桑杏汤水提的工艺条件进行优化，以浸泡时间、提取时间和提取次数为三个因素，以绿原酸含量为指标，采用高效液相色谱法测定含量。最佳提取工艺为：第1次补足吸水量后加10倍量水浸泡2小时，其余每次加10倍量水，提取3次，每次提取2小时，优选的工艺稳定、可行[1]。

2.2.2 无糖颗粒制备工艺 采用正交试验法对桑杏汤无糖颗粒制备工艺进行优化，以总黄酮与苦杏仁苷的吸光度、颗粒剂性状、粒度、水分、溶化性等检查项目为评价指标，得最佳制备工艺：按桑杏汤处方调配比例，分取桑叶、杏仁适量，采取水蒸气蒸馏法提取挥发油，再向上述提取挥发油后残留药渣中，按比例混入象贝、香豉、栀皮、梨皮、沙参各药材适量，以10倍量水，煎煮提取2小时，放冷，过滤，收集滤液；残渣加8倍量水，再次煎煮提取1小时，过滤，收集滤液；合并两次滤液，减压浓缩至相对密度约为1.3左右的浸膏，即得药材提取物。将前述所得挥发油、药材提取物与3倍量的辅料（可溶性淀粉）混合，加入药材提取物与辅料总料10%左右的60%乙醇为润湿剂，不断搓捏混匀至"手握成团，轻压即散"状后，挤压通过制粒筛，制粒。收集所得颗粒，在50℃下干燥，即得桑杏汤无糖颗粒。在此条件下，所得颗粒剂粒度均匀，色泽一致，均呈浅红棕色，无吸潮、软化、结块、潮解等现象；粒度检查中不能通过一号筛与能通过五号筛的总和为9.34%；水分含量为4.3%；溶化现象为轻微浑浊，各检查项目均符合中国药典有关规定[2]。

3.质量控制 该方含有绿原酸、苦杏仁苷、芦丁、贝母素等物质，可以将其作为质量控制的指标。现有文献报道采用浸泡、提取、浓缩方法制备桑杏汤水提液，采用HPLC法建立了桑杏汤水提液的指纹图谱，同时对其多成分含量进行了测定。该方法简便、准确、重现性好，可对桑杏汤中多种活性成分进行定量分析，作为其质量控制指标[3]。

【药理研究】

1.药效作用 根据桑杏汤的功能主治进行了药效学研究，主要具有抗炎、抑菌、增强免疫力等作用。

1.1 与功能主治相关的药理作用

1.1.1 抗炎 桑杏汤0.009g/（kg·d）给温燥模型小鼠灌胃6天，其中可使小鼠气管上皮化生、纤毛缺损与黏膜腺体化生减轻，呼吸膜平均厚度降低，肺泡灌洗液黏多糖、无机磷、α_1-抗胰蛋白酶（α_1-AT）、IL-10水平增高但中性粒细胞弹性蛋白酶（NE）、血小板活化因子（PAF）水平下降，肺组织水通道蛋白-5（AQP-5）mRNA和蛋白表达升高[4]。桑杏汤药液9g/（kg·bw）给大鼠灌胃4周，可降低大鼠肺损伤组织中HMGB1、TNF-α、IL-6的表达水平[5]。

1.1.2 抑菌 生药量为0.036g/L桑杏汤提取液对金黄色葡萄球菌的最低抑菌浓度（MIC）为25mg/ml，对绿脓假单胞菌的MIC为200mg/ml[6]。

1.2 其他药理作用

增强免疫力 桑杏汤提取液能提高温燥小鼠体内呼吸道液黏多糖（RS）、血清免疫球蛋白（IgG-S）、呼吸道液免疫球蛋白（IgG-R）的含量，增加脾脏与胸腺的重量，以增强免疫力[7]。桑杏汤可使温燥模型小鼠气管纤毛运动（CM）减缓，RS与IgG-R明显升高[8]。

2.安全性评价 桑杏汤中含有毒性中药苦杏仁，其毒性成分主要为苦杏仁苷分解所产生的氢氰酸，因较大量的氢氰酸对延髓生命中枢先兴奋后麻痹，并抑制酶的活性，阻碍新陈代谢，引起组织窒息而中毒。苦杏仁苷的毒性与给药途径密切相关，小鼠静脉注射的LD_{50}为25g/kg，而灌胃的LD_{50}为887mg/kg。大鼠静脉注射的LD_{50}为25g/kg，腹腔注射为8g/kg，灌胃给药为0.6g/kg。小鼠、兔、犬静脉注射或肌肉注射的MTD均为3g/kg，而灌胃均为0.075g/kg[9]。

3.体内过程 桑杏汤中桑叶的主要有效成分

为桑叶黄酮与桑叶生物碱。大鼠口服桑叶黄酮类成分后吸收和分布较为迅速，并在肠道内的停留时间较长，可能为存在肝肠循环。桑叶生物碱组分中的DNJ和fagomine在胃肠道能较快地吸收入血，进入大鼠体循环后可快速分布，且不易在体内蓄积[10]。

【临床应用】

1.临床常用

1.1 临床主治病证　桑杏汤常用于治疗外感温燥证，临床表现主要为头痛，身热不甚，口渴，咽干鼻燥，干咳无痰，或痰少而黏等，临床应用以口渴、咽干鼻燥、干咳无痰或少痰、舌红、苔薄白而干、脉浮数而右脉大为辨证要点。

1.1.1 燥咳　治疗咽痒兼风邪者可加荆芥、蝉蜕。伴有风热表证者，加淡豆豉、薄荷、连翘。咽痛者加桔梗、玄参、射干等。痰中带血者，加炒黄芩、炒栀子、白茅根。鼻塞者，加薄荷、辛夷花。咳嗽甚者加麻黄，取其宣肺止咳之功。胸闷气短，加全瓜蒌。痰浊黄稠加黄芩、海浮石，以清热化痰。痰粘苔腻者加茯苓、厚朴，以健脾化湿，降气消痰。病程长无表证如干咳少痰，身热，舌红少苔者加桑白皮、玄参、天冬、麦冬、石膏以清燥热，养气阴。

1.1.2 其他　用于燥邪侵犯上焦，咽喉不利之咽喉干涩、痒痛者，加鲜芦根、藏青果、桔梗、玄参等。

1.2 名家名师名医应用

1.2.1 燥邪犯肺　燥咳　董建华院士常以桑杏汤为基本方加减治疗热病表证期的肺燥证，治当辛凉润肺，方药组成以桑杏汤选加银花、连翘、薄荷、牛蒡子、芦根、玉竹、麦冬等[11]。名家畅达常以桑杏汤为基本方加减治疗温燥伤肺所致的咳嗽，治当清宣凉润透肺卫，方药组成以桑杏汤加麦冬、石斛、玉竹、玄参、天花粉、北沙参等[12]。名家朱良春常以桑杏汤为基本方加减治疗肺燥证，治当润肺止咳，方药组成以桑杏汤加瓜蒌皮、甘草、北沙参等[13]。

久咳　名家李蓉常以桑杏汤为基本方加减治疗风燥犯肺所致的久咳，治当祛风润燥止咳，方选桑杏汤加减[14]。

1.2.2 阴津耗伤　哮病　名家许建中常以桑杏汤为基本方加减治疗表证已解，久病阴津耗伤的哮病，治当宣肺平喘，养阴润燥，方药组成以桑杏汤加银花20g、连翘12g、生地15g、百合12g、麦冬15g、麻黄10g、射干12g、白果12g等。

1.2.3 其他　脓耳　名家孔令诩在临床上灵活运用桑杏汤加减治疗脓耳，证属外感未解，转入少阳。治拟疏利少阳，润燥化痰。方药组成以桑杏汤加黄芩6g、柴胡1.5g、白僵蚕6g、白蒺藜6g、藁本3g、玉竹3g等。

喉痹　名家刘渡舟在临床上灵活运用桑杏汤化裁治疗喉痹。治拟养肺润燥，化痰利咽，方药组成以桑杏汤加海蛤壳20g、鲜芦根30g、菊花10g、青竹茹15g、枇杷叶14g、藏青果10g等。名家柴瑞霭在临床上灵活运用桑杏汤化裁治疗喉痹。治拟清热润燥，清肺利咽，方药组成以桑杏汤加桔梗8g、连翘15g、玄参15g等。

2.临床新用　桑杏汤在临床上用于治疗呼吸系统疾病、内分泌系统疾病等，尤其对支原体肺炎、感染后咳嗽、咳嗽变异性哮喘等疗效确切。

2.1 呼吸系统疾病

2.1.1 小儿支原体肺炎　将60例小儿肺炎支原体肺炎患儿根据患儿及家属的治疗意愿分为研究组和对照组各30例。对照组予阿奇霉素序贯治疗。研究组在对照组治疗的基础上予口服桑杏汤治疗。组方：桑叶颗粒3g、杏仁颗粒5g、沙参颗粒4.5g、淡豆豉颗粒4g、栀子颗粒6g、梨皮颗粒4g、浙贝母颗粒3g。根据年龄大小，调整药物用量，每日1剂，分两次，早晚温服，7天为1个疗程，共服用3个疗程，21天。结果显示，研究组总有效率为96.55%，对照组总有效率为68.96%[15]。

2.1.2 感染后咳嗽　将66例肺炎患儿随机分为研究组34例和对照组32例。对照组予止咳、抗过敏治疗。研究组联合桑杏汤治疗。组方：桑叶3g、杏仁5g、北沙参6g、淡豆豉3g、栀子

3g、梨皮3g、浙贝母3g。温水煎至150ml，饭后温服，早晚各一次。两组疗程均为6天。结果显示，研究组总有效率为84.8%，对照组总有效率为71.0%[16]。

2.1.3 咳嗽变异性哮喘

将112例咳嗽变异性哮喘患儿随机分为研究组和对照组各56例。对照组予抗感染、抗炎、平喘化痰、解痉等治疗。研究组联合桑杏汤加减治疗。组方：桑叶10g，炒苦杏仁10g，前胡10g，蜜百部10g，炙麻黄5g，桔梗10g，蝉蜕10g，僵蚕6g，防风10g，乌梅10g，北沙参10g。免煎剂，开水冲服，每日1剂，分2~3次服用，治疗14天。结果显示，研究组总有效率为94.6%，对照组总有效率为82.1%[17]。

2.2 内分泌系统疾病

亚急性甲状腺炎 将60例亚急性甲状腺炎患者随机分为研究组和对照组各30例。对照组予抗炎、退热等治疗。研究组联合桑杏汤加减治疗。组方：桑叶、杏仁、沙参、浙贝母、淡豆豉、蝉蜕、柴胡、黄芩、菊花、薄荷、桔梗、麻黄、陈皮、连翘、藿香各10g，细辛5g。水煎服，每日1剂，分早晚2次温服，疗程1个月。结果显示，研究组总有效率为96.67%，对照组总有效率为88.67%[18]。

【**使用注意**】温燥重证、痰湿咳嗽、凉燥证不宜使用本方；各药用量宜轻，煎煮时间不宜过长。

【**按语**】

1.关于燥邪 《黄帝内经》始载"燥胜则干""西方生燥，燥生金"，并有"燥者润之"之论，但在病机十九条中并无燥邪相关条文。金元时期，刘完素指出："风热胜湿为燥""燥干者今肺之本燥，金受热化而成燥也"，并在《素问玄机原病式》补充"诸涩枯涸，干劲皴揭，皆属于燥"，则燥邪致病的理论得以发展。明代李梴于《医学入门》将燥分为内燥和外燥，内燥者为饮食、劳倦、七情、外伤等内伤津血、阴液干枯所致，外燥位列外感六淫之属，此时外燥才引起医家重视。燥邪致病有三大特点：

一是病变以肺经为主；二是易伤津液；三是易从火化。而燥分为凉、温；凉燥者，临床上多因秋风瑟寒袭肺，气机凝滞，局部津液失布，而整体津液无损；而温燥致病者，临床上多具邪侵肺卫，卫有燥热，耗气伤津。吴鞠通创立桑杏汤治疗温燥证，温燥证在治疗上应以辛凉甘润为主，同时尚须辅以解表以透邪外出，此外用药方面应宜柔润，忌苦燥。初期即须用滋润药物，并且甚忌苦寒，因苦燥易伤阴而加重燥象。虽燥性近火，但迥于火。前人提出："治火可用苦寒，治燥必用甘寒；火郁可以发，燥胜必用润；火可以直折，燥必用濡养"。桑杏汤由桑叶、杏仁、沙参、象贝、香豉、栀皮、梨皮组成，全方配伍轻宣透热，凉润肺金，笔者认为其不仅可以治疗温燥侵犯肺卫之证，亦有润肺生津之功。

2.关于桑杏汤中象贝的运用 本方专为治疗温燥而设，然燥邪已损肺津，何以还要配伍化痰的象贝？其因有三：一是，此证干咳少痰虽诚属燥热征象，但因"肺为水之上源""肺主治节"，肺失宣降必然导致津液不布。广义的痰包括有形之痰与无形之痰，燥咳仅描述了有形之痰的量少或无，然机体内却实有津停痰凝的无形之痰存在。二是，于生津方中配伍化痰药物，相反相成，各行其是，符合中医古代哲学理论当中的"中庸之道"，亦是中医治病八法中的"和"法。三是，本方应用于温燥轻证，燥重热轻，但燥邪易从火化，纵观全方，药味偏于轻润，故酌加象贝，润燥的同时增强清热之力。

3.温病"用药轻灵"的理解 在《素问·至真要大论》载"治有缓急，方有大小""治有轻重，适其至所为故也"。后人引申为大、小、缓、急、偶、复"七方"。而药味少或多而量小者为"小方"，小方即可为"轻剂"。如李东垣用药，每味不过数分至一二钱。徐大椿云："宋元以前，每总制一剂，方不必注云，每服三钱或五钱，亦无过两者，此煎剂之法也……要知药气入胃，不过一两者，不过借此调和气血，所以不在多也"。

后世对此加以丰富补充理解，用药轻灵，指药轻、巧、灵、动而不执着之义。凡表药多轻，如麻黄、苏叶、薄荷、桑叶、菊花等品属之。轻者，辛散宣透，能去皮毛之实邪。淡味渗泄如苡仁、滑石、通草、灯芯草等能利水滑窍，性流动而不着滞等。吴鞠通在桑杏汤的使用则秉承着"轻药不得重用，重用必过病所"的理论，全方用药轻灵，桑叶、象贝、香豉、栀皮、梨皮各一钱、沙参二钱、杏仁一钱五分，使得药物轻清扬散，直达肺卫病所，故笔者对治疗温病用"轻灵辛散"体会有二：其一，凡病如果确诊无疑者，补、和、攻、散，毫不犹豫。若遇到难以判断或胸无定见之证，则力避性雄力厚之品，而取法轻灵辛散以测病情，相机进取。此慎重初战，药宣轻浅，庶免孟浪败事。其二，若时邪在肺卫，肺位至高而卫主表，药应扬散，若重则药过病所，苏叶、薄荷、银花、连翘、蝉蜕及菊花、桑叶之品，皆为首选佳品。

参考文献

［1］孟军华，张盛，黄荣增，等.桑杏汤的水提工艺研究［J］.时珍国医国药，2013，24（12）：2901-2902.

［2］邓寒霜，徐航，杨梦琦，等.桑杏汤无糖颗粒制备工艺研究及其质量评价［J］.陕西农业科学，2019，65（11）：62-66.

［3］张丽君，杨敏，刘君怡，等.LC-MS/MS同时测定桑杏汤水提液中5种成分的含量［J］.时珍国医国药，2016，27（3）：561-563.

［4］丁建中，倪圣，张六通，等.桑杏汤对温燥模型小鼠肺呼吸膜超微结构、表面活性物质及炎性细胞因子的影响［J］.中医杂志，2016，57（12）：1057-1060.

［5］姜瑞雪，牛志尊，黄密，等.杏苏散、桑杏汤对PM_（2.5）染毒大鼠肺组织中HMGB1、TNF-α、IL-6表达的影响［J］.环境卫生学杂志，2015，5（4）：317-320.

［6］倪圣，丁建中，黄江荣，等.桑杏汤对两种细菌的最低抑菌浓度测定及意义［J］.长江大学学报（自科版），2014，11（30）：1-2，4，13.

［7］丁建中，龚权，张六通，等.桑杏汤对温燥小鼠血清与呼吸道抗体的影响［J］.时珍国医国药，2006，1（6）：905-906.

［8］丁建中，张六通，龚权，等.桑杏汤对温燥小鼠气管纤毛运动与呼吸道液及免疫功能的影响［J］.中药药理与临床，2006，1（5）：4-5.

［9］李熙民，陆婉琴，秦芝玲，等.苦杏仁武药物动力学及其毒理初步研究［J］.新药与临床，1986，1（3）：141-143.

［10］张立雯，季涛，宿树兰，等.桑叶黄酮类和生物碱类成分在正常和糖尿病大鼠体内的药代动力学研究［J］.中国中药杂志，2017，42（21）：4218-4225.

［11］刘娟.董建华教授治疗表证经验［J］.中医教育，1998，1（2）：38-40.

［12］张云芳，张明，畅达.畅达教授治疗燥咳临床经验［J］.陕西中医，2017，38（2）：249-251.

［13］张肖敏.朱良春治咳经验介绍［J］.中医杂志，1981，1（7）：20-21.

［14］许玉冰.李蓉治疗久咳的临床经验［J］.中国民间疗法，2019，27（12）：10，98.

［15］陈丽珠，陈杰奎.桑杏汤联合阿奇霉素治疗小儿支原体肺炎临床疗效观察［J］.中药药理与临床，2015，31（4）：216-218.

［16］黄琦玢.桑杏汤治疗感染后咳嗽风燥犯证的临床疗效观察［D］.广州：广州中医药大学，2018.

［17］闫晓云.自拟桑杏汤加减治疗咳嗽变异性哮喘56例临床观察［J］.四川中医，2012，30（8）：94-95.

［18］黄敏.桑杏汤铺治亚急性甲状腺炎60例［J］.实用临床医学，2016，17（12）：17-18，21.

益胃汤

清《温病条辨》
Yiwei Tang

【概述】"益胃汤"见于清代吴鞠通《温病条辨》卷二，"沙参三钱，麦冬五钱，冰糖一钱，细生地五钱，玉竹一钱五分炒香"。功能为"养阴益胃"，主治阳明温病，胃阴损伤证，下后汗出，胃阴受伤；或见胃脘灼热隐痛，饥不欲食，口干咽燥，大便秘结，或干呕、呃逆，舌红少津，脉细数者。本方集甘凉益胃之品，甘凉清润，清而不寒，滋而不腻，药简力专，为"益胃"之良方。益胃汤主要具有抗衰老、抗胃溃疡、抗疲劳、抑制子宫内膜异位生长、延缓卵巢功能衰老等药理作用。临床上常用于治疗阳明温病，胃阴受损所致食欲不振，口干咽燥，舌红少

苔，脉细数等。现代常应用于消化系统疾病、神经系统疾病、内分泌系统疾病、自身免疫病，如用于治疗慢性萎缩性胃炎、糖尿病、消化性溃疡、原发性干燥综合征等疗效显著。

【历史沿革】

1.原方论述 清代吴鞠通《温病条辨》载："阳明温病，下后汗出，当复其阴，益胃汤主之。"该汤剂组成：沙参三钱，麦冬五钱，冰糖一钱，细生地五钱，玉竹一钱五分（炒香）。水五杯，煮取二杯，分二次服，渣再煮一杯服。

2.同名异方 益胃汤的同名异方分析见表78-1。

表78-1 益胃汤同名异方分析表

朝代	作者	出处	药物组成	功能主治	制法及用法	变化情况（与原方比较）
宋	吴彦夔	《传信适用方》	丁香、人参、桂心、阿胶	主治小儿胃虚身热，呕吐不止	上为细末。每服一钱，水六分盛，加生姜三片，同煎至四分，温服	该方方名虽与原方相同，但药物组成及用法用量与原方差异较大。该方主要用于治疗胃虚身热，而原方多用于胃阴损伤
金	李东垣	《脾胃论》	黄芪、甘草、半夏各二分、黄芩、柴胡、人参、益智仁、白术各三分，苍术一钱半、当归梢、陈皮、升麻各五分	主治头闷，劳动则微痛，不喜饮食，四肢急惰，躁热短气，口不知味，肠鸣，大便微溏，黄色，身体昏闷，口干不喜食冷	上㕮咀。水二大盏，煎至一盏，去滓，食前稍热服	该方方名虽与原方相同，但药物组成及用法用量与原方差异较大。该方所用药物较多，其功能主治也较原方广泛
明	朱橚	《普济方》	丁香、人参（去芦头）各一两，诃黎勒皮一分，官桂、大黄（炮黑黄）各半两	主治胃虚挟热，呕吐不止	上为细末。每服一钱，水一小盏，加生姜二片，煎至五分，去滓温服	该方方名虽与原方相同，但药物组成及用法用量与原方差异较大。该方主要用于胃虚挟热，呕吐不止
明	程云鹏	《慈幼新书》	当归、茯苓、白术、陈皮、黄芪、甘草、防风、升麻	主治齿病，胃气伤者，喜热而恶寒	未载制法及用法	该方方名虽与原方相同，但药物组成与功能主治差异较大，并未记载相关制法及用法

【名方考证】

1.本草考证

1.1 沙参 "沙参"之名最早见于《神农本草经》。经考证，本方所用沙参为伞形科植物珊瑚菜 Glehnia littoralis Fr. Schmidt ex Miq.的干燥根，与《中国药典》2020年版记载一致。

1.2 麦门冬（麦冬） "麦门冬"之名最早见于《神农本草经》。"麦冬"之名最早见于《本草图经》。经考证，本方所用麦冬为百合科植物麦冬 Ophiopogon japonicus（L.f）Ker-Gawl 的干燥块根，与《中国药典》2020年版记载一致。

1.3 细生地（生地黄） "地黄"之名最早见于《神农本草经》。经考证，本方所用细生地为玄参科植物地黄 Rehmannia glutinosa Libosch 的新鲜或干燥块根，与《中国药典》2020年版记载一致。

1.4 葳蕤（玉竹） "玉竹"之名最早见于《名医别录》。经考证，本方所用玉竹为百合科植物玉竹 Polygonatum odoratum（Mill.）Druce 的干燥根茎，与《中国药典》2020年版记载一致。

1.5 冰糖 "冰糖"最早见于《本草纲目》。经考证，本方所用冰糖为禾本科甘蔗属植物甘蔗 Saccharum officinarum 茎中的液汁，制成白砂糖后再煎炼而成的冰块状结晶。

2.炮制考证

2.1 玉竹 益胃汤中玉竹的炮制方法为"炒"。山东省中药饮片炮制规范（2022年版）公示稿中有收载炒玉竹炮制品。

2.2 其他 其他药物应为生品。

3.剂量考证

3.1 原方剂量 沙参三钱，麦冬五钱，冰糖一钱，细生地五钱，玉竹一钱五分。

3.2 折算剂量 清代1钱合今之3.73g，1分合今之0.37g，即本方剂量沙参11.19g，麦冬18.65g，冰糖3.73g，细生地18.65g，玉竹5.60g。

3.3 现代用量 根据全国中医药行业高等教育"十四五"规划教材《方剂学》，因此处方量为沙参9g，麦冬15g，冰糖3g，细生地15g，玉竹（炒香）4.5g。

【药物组成】

沙参三钱，麦冬五钱，冰糖一钱，细生地五钱，玉竹一钱五分（炒香）

【功能主治】

养阴益胃。主治胃阴不足证。症见食欲不振，口干咽燥，大便干结，或干呕，舌红少苔，脉细数等证。

【方义分析】

本方主治诸症皆为温热之邪，耗伤胃阴所致，遂成胃阴不足证之证。温病易从热化伤津，热结腑实，应用泻下剂后，热结虽解，但胃阴损伤已甚。胃，仓廪之本，营之居也，名曰器，能化糟粕，转味而入出者也。胃为水谷之海，主纳谷，十二经皆禀气于胃，因损伤受纳功能减弱，则食欲不振；胃阴亏虚，上不能滋润口咽，则口燥咽干，下不能濡润大肠，则大便干燥；胃气上逆，则干呕；舌红少苔，脉细数，皆阴虚内热之证。胃阴复而气降得食，则十二经之阴皆可复矣。治宜甘凉生津，养阴益胃。

方中生地黄、麦冬滋养胃阴，清热润燥，共为君药，北沙参、玉竹养阴生津，以加强君药益胃养阴之力，共为臣药，冰糖濡养肺胃，调和诸药，为佐使药。诸药合用，共奏养阴益胃之功。

配伍特点：集甘凉益胃之品于一方。

【用法用量】

1.古代用法用量 水五杯，煮取二杯，分二次服，渣再煮一杯服。

2.现代用法用量 以上五味，加水500ml，煎至200ml，分2次服。所余药滓，再煮取100ml服用。

【药学研究】

1.资源评估 沙参、麦冬、细生地、玉竹、冰糖目前均以人工栽培为主。

北沙参多栽培于肥沃疏松的沙质土壤或野生于海边沙滩。北沙参耐寒力强，喜阳光，主要分布于辽宁、河北、山东、江苏、浙江、福建、台湾、广东等省。

麦冬喜温暖气候和较潮湿环境，稍能耐寒，冬季–10℃左右的低温下也不会受冻害，栽培于海拔400m左右、土质肥沃、质地疏松、排水良好的平坝地。道地产区古今基本一致，以四川绵阳、三台县，浙江余姚、杭州所产者为道地。目前，雅安三九中药材科技产业化有限公司、四川新荷花中药饮片股份有限公司和神威药业（四川）有限公司有建立麦冬的GAP生产基地。

地黄喜温暖气候，较耐寒，以阳光充足、土地深厚、疏松、肥沃的砂质土壤栽培为宜。现人工种植的主产区为河南、河北、山东、山西等地，其中主产于河南焦作地区的道地药材被称为怀地黄。

玉竹生于海拔500~3000m的山野林下或石隙间，温暖湿润气候，喜阴湿环境，排水良好的微酸性砂质壤土。现代玉竹主要为人工栽培品，主产区在湖南、湖北、河南、江苏、浙江等地；道地产区与主产区一致。

甘蔗为一年生或多年生高大实心草本，种植于热带及亚热带地区。甘蔗喜温、喜光作物，年积温需5500~8500℃，无霜期330天以上，年均空气湿度60%，年降水量要求800~1200mm，日照时数在1195h以上。中国的主产甘蔗区分布在北纬24°以南的热带、亚热带地区，包括我国广东、台湾、广西、福建、四川、云南、江西、贵州、湖南、浙江、湖北、海南等南方12个省、自治区。

2.制剂研究

2.1 制备方法 原文载："水五杯，煮取二杯，分二次服，渣再煮一杯服"。清代时期一杯水为100ml，因此制备方法为取本方，加水500ml，煮取200ml，分2次温服，渣再煮100ml服。

由于历史朝代更迭，度量衡差异较大，《温病条辨》的益胃汤沿用宋代度量衡，则其总药量大约为64g，其加水量为总药量的8倍，药液煎至总药量的3倍，在实际煎煮中，应结合现代临床煎药机构煎煮规范来规范研究中药复方制剂。

2.2 制备工艺 原方是汤剂，现代有报道对益胃汤进行益胃颗粒的研究：①指标性成分分析方法的建立，建立益胃汤与益胃颗粒二者的指纹图谱，探索其差异性。②药材提取工艺的研究，用超高效液相色谱法（UPLC），以毛蕊花糖苷、总皂苷的提取量和出膏率作为考察指标，以加

水量、煎煮时间、煎煮次数为影响因素，选用L_9（3^4）正交试验法，优选出益胃颗粒最佳水提工艺。③成型工艺研究，考察浓缩压力和温度以及冷冻干燥的预冻时间和主冻干时间，优选出益胃颗粒最佳的浓缩干燥工艺。以颗粒的成形性、溶化性、吸湿性为考察指标，以辅料用量、辅料比例、乙醇浓度为影响因素，选用L_9（3^4）正交试验法，优选出益胃颗粒最佳制剂成型工艺。

3.质量控制
该方含有梓醇、毛蕊花糖苷和麦冬甲基黄烷酮A等物质，可以将其作为质量控制的指标。现有文献报道按照古籍中记载的煎煮方法制备益胃汤水煎液，采用HPLC法建立了益胃汤水煎液的指纹图谱，同时对其多成分含量进行了测定[1]。

【药理研究】

1.药效作用
根据益胃汤的功能主治进行了药效学研究，主要具有抗胃溃疡等作用。

1.1 与功能主治相关的药理作用

抗胃溃疡 以益胃汤提取液22g/（kg·d）给乙酸烧灼法胃溃疡模型大鼠灌胃15天，能显著提高胃溃疡黏膜组织BCL-2蛋白的表达，能明显减少细胞凋亡[2]。益胃汤提取液高、中、低剂量[22.0g/（kg·d）、11.5g/（kg·d）、6.5g/（kg·d）]给乙酸烧灼法胃溃疡模型大鼠灌胃15天，能显著提高胃溃疡大鼠胃黏膜组织表皮生长因子受体（EGFR）的表达及调节碱性成纤细胞生长因子（bFGF）的表达[3]。益胃汤提取液高、低剂量[26.0g/（kg·d）、13.0g/（kg·d）]给胃溃疡大鼠灌胃14天，明显降低大鼠血清TNF-α、IL-8水平，胃溃疡面积亦明显减小[4]。

1.2 其他药理作用

1.2.1 抗衰老 益胃汤提取液可使初老模型大鼠卵巢抑制素a亚基的mRNA表达和卵巢抑制素分泌增加[5]。

1.2.2 抗疲劳 益胃汤提取液可使初老模型大鼠单胺氧化酶（MAO）含量、去甲肾上腺素（NE）、5-羟色胺（5-HT）含量升高，且多巴胺（DA）含量呈降低趋势[6]。

1.2.3 抑制子宫异位内膜生长 益胃汤提取

液可使子宫内膜异位症模型大鼠异位内膜体积显著缩小，异位内膜呈萎缩性改变，异位内膜腺体数目变少，腺腔变小[7]，位子宫内膜的MVD和VECF低表达，阳染细胞数减少，染色深度减轻[8]。可使病理形态学均显著改善，血清INF-γ显著增高，IL-4/INF-Y和IL-10/INF-γ比值均明显变小[9]。

1.2.4 延缓卵巢功能衰老　益胃汤可使卵巢Bcl-2表达增强，Bax表达减弱，Bcl-2/Bax比例增加，半胱氨酸蛋白酶（Caspase）表达减少，细胞色素C减少，卵巢细胞凋亡减少，但达不到正常对照组水平。且益胃汤高、中、低剂量组在实验中呈现一定的量效关系。益胃汤通过抑制线粒体通路引起的级联反应抑制初老雌性大鼠卵巢细胞凋亡[10]。

2.体内过程　大鼠灌胃给予生地黄水提物6g/kg后，梓醇和筋骨草醇C_{max}、$t_{1/2}$和$AUC_{0\to\infty}$分别为（2349.05±1438.34）和（104.25±82.05）ng/ml、（0.86±0.32）和（0.96±0.37）h，（4407.58±2734.89）和（226.66±188.38）（ng·h）/ml，t_{max}均为1.00h。梓醇和筋骨草醇的吸收和消除均很快[11]。

【临床应用】

1.临床常用

1.1 临床主治病证　益胃汤常用于治疗阳明温病，胃阴受损证，临床表现为食欲不振，口干咽燥，舌红少苔，脉细数者。临床应用以饥不欲食，口干咽燥，舌红少津，脉细数为辨证要点。

1.1.1 食欲不振　治疗食后脘胀者，加陈皮、神曲以理气消食。治疗胃阴不足，受纳失司型，可加山药、香橼皮，减去冰糖；若疲乏少力者，加太子参、茯苓。口渴心烦者，加天花粉、芦根。夜寐不宁，手足心热者，加丹皮、枣仁、地骨皮。大便干结难下者，加柏子仁、郁李仁。

1.1.2 口干咽燥　治疗汗多，气短，兼有气虚者，加党参、五味子以益气敛汗。治疗脾肾阴虚，津液耗伤型，加玄参、怀山药、五味子、天花粉。治疗虚火上炎型，以本方去玉竹，加玄参、淡竹叶、甘草。

1.2 名家名师名医应用

1.2.1 厌食　国医大师张学文常以益胃汤为基本方加减治疗胃阴亏虚所致的厌食，治疗胃阴亏虚之厌食时，方药组成以益胃汤加知母、砂仁、甘草、鸡内金、焦山楂等[12]。

1.2.2 胃脘痛　名老中医王道坤在临床治疗胃肠阴虚津亏证所致的胃脘痛、胃胀等疾病时，在益胃汤的基础上加减化裁，自拟枳实益胃汤，疗效显著，效果极佳，方药组成以益胃汤加枳实、石斛、天花粉等[13]。国医大师熊继柏以虚实为纲辨治胃痛，常用益胃汤合芍药甘草汤加减治疗胃阴不足型胃痛，方药组成为沙参、麦冬、玉竹、生地、白芍、石斛、甘草[14]。国医大师颜正华常认为胃阴亏虚型胃痛症见胃痛隐隐，口燥（渴）咽干，大便干结，五心烦热，舌红少苔，津少，呃逆，纳后不适感加重，脉细数。治以养阴和胃。喜用益胃汤、一贯煎加减。津伤重者加芦根、石斛；泛酸者加煅瓦楞子；痛甚者加芍药甘草汤；纳差甚者加陈皮、谷芽、麦芽等[15]。

1.2.3 呃逆　国医大师王绵之认为呃逆，属肝阴不足，中焦虚热上逆者。常用芍药甘草汤合益胃汤化裁进行治疗，方药组成为生白芍、炙甘草、黄连、北沙参、玉竹、麦冬、绿萼梅（后下）、佛手花（后下）[16]。

2.临床新用　益胃汤在临床上常用于治疗消化系统疾病、自身免疫疾病等，尤其对慢性萎缩性胃炎、消化性溃疡、原发性干燥综合征等疗效确切。

2.1 消化系统疾病

2.1.1 慢性萎缩性胃炎　将60例慢性萎缩性胃炎患者随机分为研究组和对照组30例。对照组口服常规兰索拉唑。研究组口服益胃汤。组方：沙参20g、麦冬25g、生地25g、玉竹20g。水煎服，分早晚两次服用，每日1剂，连续服用30天。复查胃镜，经病理活检判定疗效。结果显示，研究组总有效率为96.0%，对照组总有效率为36%[17]。

2.1.2 消化性溃疡　将100例消化性溃疡患者随机分为研究组和对照组50例。对照组口服奥美拉唑、呋喃唑酮。研究组在对照组的基础上口服益胃汤加减。组方：北沙参15g、麦冬15g、玉竹20g、生地黄15g、炙甘草6g、白及10g、白芍12g、金银花12g、丹皮12g；每日1剂，水煎取液200ml，口服，2次/天，结果显示，研究组总有效率为94%，对照组总有效率为76%[18]。

2.1.3 晚期胃癌 将78例晚期胃癌患者随机分为研究组和对照组39例。对照组给予常规性化疗治疗，研究组给予药方组成：沙参9g，麦冬15g，冰糖3g，生地黄15g，玉竹4.5g。21天为1个疗程，每组均治疗2个疗程。经治疗后，研究组总有效率为46.2%，对照组总有效率为28.3%[19]。

2.1.4 糖尿病胃轻瘫 将100例糖尿病胃轻瘫患者随机分为研究组和对照组各50例。对照组采用多潘立酮治疗，研究组给予多潘立酮联合益胃汤加减治疗，药方组成：生地黄15g，麦冬12g，北沙参20g，玉竹15g，佛手10g，香橼10g，厚朴10g，枳壳10g。加减：便秘者加用火麻仁15g，玄参20g；阴虚明显者加用石斛15g，天花粉20g；饮食停滞者加用炒谷芽30g，神曲20g，鸡内金20g；血瘀者加用牡丹皮15g，莪术10g。每日1剂，水煎服，治疗时间为4周。结果显示，研究组总有效率为94%，对照组90%[20]。

2.2 免疫系统疾病

原发性干燥综合征 将102例原发性干燥综合征患者随机分为研究组和对照组。对照组50例予硫酸羟氯喹片口服治疗，研究组52例在对照组治疗基础上加用益胃汤治疗。组方：沙参15g，麦冬15g，生地黄12g，玉竹10g，冰糖10g。每日早、晚2次服，4周为1个疗程。结果显示，研究组治疗后C反应蛋白（CRP）、红细胞沉降率（ESR）分别为11.96、26.98，对照组治疗后CPR、ESR分别为11.43、26.45[21]。

【使用注意】湿阻中焦而见苔腻，不欲食者禁用本方。

【按语】

1.玉液汤、琼玉膏与益胃汤的鉴别 以上二方与益胃汤均有滋阴之功，用治阴液不足之证，

但玉液汤主治消渴之气阴两虚证，以口渴尿多、困倦气短、脉虚细无力为主要表现，乃元气不升，真阴不足，故治以益气滋阴，固肾止渴，以黄芪、山药益气为主，配伍滋阴固涩之品；琼玉膏主治肺痨肺肾阴亏，主要表现有干咳咯血、气短乏力、舌红少苔、脉细数，以滋阴润肺、益气补脾为治，以生地黄滋阴壮水为主，配伍人参、茯苓益气健脾；益胃汤主治阳明温病，胃阴损伤证，主要表现有饥不欲食、口干咽燥、舌红少苔、脉细数，治以养阴益胃，以生地黄、麦冬等甘凉生津之品为主。

2.益胃汤的现代研究 益胃汤作为传统经典名方，古代常用其来治疗胃阴亏损者，现代研究表明，益胃汤对慢性萎缩性胃炎、消化性溃疡、小儿厌食等消化道疾病具有确切的疗效，但是目前对其发挥疗效的物质基础并不了解，我们还应进一步加强对益胃汤基础物质的研究，建立更加准确、可控的质量评价、控制体系，为益胃汤的新制剂、新剂型的开发提供参考。

参考文献

［1］王美华，赵邯涛，潘梦雪，等.益胃汤物质基准的HPLC指纹图谱分析及多组分含量测定［J］.中国实验方剂学杂志，2021，27（17）：9-15.

［2］章伟，楚瑞阁，谢斌，等.开郁健脾益胃汤对胃溃疡大鼠细胞凋亡的影响［J］.实用医药杂志，2009，26（2）：57-59.

［3］谢斌，郑林华，楚瑞阁.益胃汤对胃溃疡大鼠EGFR及bFGF的影响［J］.江西中医学院学报，2008，20（5）：66-68.

［4］胡素敏，张小萍，谢斌，等.张氏益胃汤对乙酸性胃溃疡大鼠肿瘤坏死因子-a与白细胞介素-8的影响［J］.时珍国医国药，2011，22（5）：1124-1125.

［5］李燕，郭蓉晓，周淑芳，等.益胃汤对初老大鼠卵巢抑制素α亚基的影响［J］.山东中医杂志，2008，27（9）：612-614.

［6］李燕.益胃法对初老雌性大鼠CFS模型中枢单胺类神经递质代谢影响的实验研究［J］.四川

中医, 2009, 27(6): 10-12.

[7] 罗晓红, 闫新林, 郑燕.益胃汤对子宫内膜异位症模型大鼠异位内膜组织形态学的影响[J].四川中医, 2012, 30(12): 47-49.

[8] 罗晓红, 郑燕, 闫新林.益胃汤对子宫内膜异位症大鼠异位内膜VEGF和MVD表达的影响[J].辽宁中医杂志, 2013, 40(4): 803-805.

[9] 魏江平, 陈欢, 任香怡, 等.益胃汤对子宫内膜异位症模型大鼠Th/Th2漂移的影响[J].成都中医药大学学报, 2016, 39(3): 16-19.

[10] 李燕, 谭万信, 王毅, 等.益胃汤对初老雌性大鼠卵巢细胞凋亡线粒体通路的影响[J].中医杂志, 2009, 50(7): 639-641.

[11] 钟杰, 谭朝丹, 王天明, 等.大鼠体内生地黄吸收成分分析及其药动学研究[J].药学学报, 2013, 48(9): 1464-1470.

[12] 庄伟坤, 赵恒侠, 李惠林, 等.国医大师张学文运用益胃汤治疗厌食临床经验[J].中国中医药信息杂志, 2019, 26(11): 121-123.

[13] 段李桃, 党民卿, 张星华, 等.王道坤教授枳壳益胃汤异病同治举隅[J].陕西中医药大学学报, 2017, 40(2): 21-23, 29.

[14] 姚欣艳.熊继柏辨治胃脘痛经验[J].中国中西医结合消化杂志, 2002, 10(6): 355-356.

[15] 李萌, 顾浩, 翟华强, 等.基于药性组合模式的颜正华教授治疗胃胀痛用药规律初步分析[J].世界科学技术(中医药现代化), 2012, 14(3): 1648-1651.

[16] 国医大师王绵之治疗呃逆经验方[J].湖南中医杂志, 2015, 31(9): 34.

[17] 徐文才.益胃汤治疗胃阴不足型慢性萎缩性胃炎的疗效观察[J].智慧健康, 2021, 7(3): 158-160.

[18] 范金龙, 柏树纲.加减益胃汤联合西药治疗胃阴不足型消化性溃疡随机平行对照研究[J].内蒙古中医药, 2016, 35(14): 92-93.

[19] 王红丽.健脾益胃汤辅助化疗治疗晚期胃癌临床研究[J].中医临床研究, 2015, 7(30): 129-130.

[20] 李秋建.益胃汤治疗2型糖尿病胃轻瘫临床研究[J].医学信息, 2018, 31(18): 137-139.

[21] 吴志红, 杨硕.益胃汤治疗阴虚津亏型原发性干燥综合征临床研究[J].河北中医, 2020, 42(5): 687-691.

蠲痹汤

清《医学心悟》

Juanbi Tang

【概述】蠲痹汤见于清代程国彭《医学心悟》三卷, 载有"痹者, 痛也。风寒湿三气杂至, 合而为痹也……通用蠲痹汤加减主之, 痛甚者, 佐以松枝酒。", 文中对蠲痹汤的处方组成及制法记载为: "羌活, 独活各一钱, 桂心五分, 秦艽一钱, 当归三钱, 川芎七分, 甘草五分(炙), 海风藤二钱, 桑枝三钱, 乳香, 木香各八分。水煎服。"蠲痹汤为治疗风寒湿痹证常用方剂, 其功能为"祛风除湿、蠲痹止痛", 主治风寒湿三气合而成痹者。风气胜者为行痹, 寒气胜者为痛痹, 湿气胜者为着痹。蠲意为除去免除, 且方中当归和桑枝用量最大, 有益气活血之功, 气通则血活, 血活则痹除, 故名蠲痹汤。蠲痹汤主要具有抗类风湿性关节炎、膝骨关节炎、强直性脊柱炎、颈椎病等现代临床药理作用。现代广泛用于治疗风湿性关节炎、强直性脊柱炎、颈椎病、风湿性疾病、腰腿痛、痛风、原发性纤维肌痛综合征等各类疾病, 治疗风湿性关节炎等疗效尤为显著。

【历史沿革】

1.原方论述 清代程国彭《医学心悟》卷

三载蠲痹汤为："通治风、寒、湿三气，合而成痹。"该汤剂组成：羌活、独活各一钱，桂心五分，秦艽一钱，当归三钱，川芎七分，甘草五分（炙），海风藤二钱，桑枝三钱，乳香、木香各八分。水煎服。

2.同名异方 蠲痹汤的同名异方分析见表79-1。

表79-1 蠲痹汤同名异方分析表

朝代	作者	出处	药物组成	功能主治	制法及用法	变化情况（与原方比较）
宋	杨倓	《杨氏家藏方》卷四	当归（去土，酒浸1宿）1两半，羌活（去芦头）1两半，姜黄1两半，黄耆（蜜炙）1两半，白芍药1两半，防风（去芦头）1两半，甘草半两（炙）	风湿相搏，身体烦疼，项臂痛重，举动艰难，及手足冷痹，腰腿沉重，筋脉无力。风痹，风伤卫气，皮肤麻痹不仁	上药㕮咀。每服半两，水两盏，加生姜5片，同煎至1盏，去滓温服，不拘时候	《杨氏家藏方》的蠲痹汤为治痹祖方。该方黄耆实卫，防风祛风，当归和营，羌活散寒，芍药通脉络之痹，姜黄通经隧之痹，甘草和药性。该方主治风痹，《医学心悟》原方主治风、寒、湿三气合而成痹者，功效更为广泛
宋	严用和	《重订严氏济生方》	当归（去芦，酒浸），赤茯苓 黄耆（去芦）、片子姜黄、羌活各45克，甘草（炙）15克	身体烦疼，项背拘急，或痛或重，举动艰难，及手足冷痹，腰腿沉重，筋脉无力	上药㕮咀。每服12克，用水220毫升，加生姜5片、枣子1枚，煎至160毫升，去滓温服，不拘时候	该方所载蠲痹汤与《医学心悟》原方药物组成差异较大，实由《杨氏家藏方》所载蠲痹汤去芍药、防风，加赤茯苓而成。该方中赤茯苓重在除湿，善治湿痹
宋	魏岘	《魏氏家藏方》卷八	当归（去芦，酒浸）半两，羌活半两，甘草半两（炙），白术（炒）1两，芍药1两，附子（生，去皮脐）1两，黄耆（蜜炙）3钱，防风（去芦）3钱，姜黄3钱，薏苡仁3钱	气弱当风饮吸，风邪容于外，饮湿停于内，风湿内外相搏，体倦舌麻，甚则恶风多汗，头目昏眩，遍身不仁	上㕮咀。每服3钱，水2盏，加生姜5片，枣子1个，漫火煎至1盏，取清汁服，不拘时候	该方所载蠲痹汤与《医学心悟》原方药物组成差异较大，实由《杨氏家藏方》所载蠲痹汤加白术、附子、薏苡仁而成。该方主要治疗风湿内外相搏，《医学心悟》原方主治风寒湿三痹
明	吴崑	《医方考》卷一（中风门）	黄芪（蜜炙），防风（去芦），羌活，赤芍药（酒炒），姜黄（炒），当归（酒炒，各二钱五分，甘草（炙），五分	中风，表虚，手足顽痹者	未载制法及用法	该方所载蠲痹汤与《医学心悟》原方药物组成差异较大，实由《杨氏家藏方》所载蠲痹汤换白芍为赤芍而成。该方黄芪以实表气，得防风而功愈速，主要用于治疗中风、表虚之痹，《医学心悟》原方主要用于治疗风寒湿三痹
清	吴崑	《医方考》卷五（痿痹门）	羌活，赤芍药（酒炒），姜黄（酒炒），甘草，各五分，黄芪，当归（酒炒），防风，各二钱五分	有渐于湿，以水为事，痹而不仁，发为肉痹	未载制法及用法	该方所载蠲痹汤与《医学心悟》原方药物组成差异较大，实由《杨氏家藏方》所载蠲痹汤换白芍为赤芍而成。该方防风、羌活胜湿，主要用于治疗水湿肉痹，《医学心悟》原方主要用于治疗风寒湿三痹
清	景日昣	《嵩崖尊生》卷七	当归1钱5分，赤芍1钱5分，黄耆1钱5分，姜黄1钱5分，羌活1钱5分，甘草5分，薄荷5分，桂枝5分	主治手气。手肿痛，或指掌连臂膊痛	未载制法及用法	该方所载蠲痹汤与《医学心悟》原方药物组成及功效主治差异均较大，且并未记载相关制法及用法。该方主要治疗手气手痛，《医学心悟》原方主要用于治疗风寒湿三痹

续表

朝代	作者	出处	药物组成	功能主治	制法及用法	变化情况（与原方比较）
清	吴谦	《医宗金鉴》卷三十九	附子、当归、黄芪、炙草、官桂、羌活、防风	主治冷痹。痹病而身寒无热，四肢厥冷	未载制法及用法	该方所载蠲痹汤无炮制方法和处方剂量。当归、甘草、官桂与羌活与《医学心悟》原方相同。但该方加附子，主治冷痹，与原方《医学心悟》主治风寒湿三痹不同
清	冯楚瞻	《冯氏锦囊秘录》	黄芪（蜜炙），当归（酒洗），赤芍（酒炒），羌活，防风，片子姜黄（酒炒），甘草（炙），加姜枣煎	治中风，身体烦痛，项背拘急，手足冷痹，腰膝沉重，举动艰难	未载制法及用法	该方所载蠲痹汤与《医学心悟》原方药物组成差异较大，实与《杨氏家藏方》所载蠲痹汤组成一致，仅将白芍改为赤芍，但未记载处方剂量及制法用法。该方主要治疗中风、冷痹，而《医学心悟》原方主治风寒湿三痹，功效更为广泛

【名方考证】

1.本草考证

1.1 羌活　"羌活"之名最早见于《神农本草经》。经考证，本方所用羌活为伞形科羌活属植物羌活 *Notopterygium inchum* Ting ex H.T.Chang 的干燥根茎和根。《中国药典》2020年版记载羌活为伞形科植物羌活 *Notopterygium inchum* Ting ex H.T.Chang 或宽叶羌活 *Notopterygium franchetii* H. de Boiss. 的干燥根茎和根。

1.2 独活　"独活"之名最早见于《神农本草经》。经考证，本方所用独活为伞形科植物重齿毛当归 *Angelica pubescens* Maxim.f. *biserrata* Shan et Yuan 的干燥根，与《中国药典》2020年版记载一致。

1.3 桂心　"桂心"之名最早见于《新修本草》。经考证，本方所用桂心为樟科植物肉桂 *Cinnamomum cassia* Presl. 的干燥树皮，与《中国药典》2020年版肉桂记载一致。

1.4 秦艽　"秦艽"之名最早见于《神农本草经》。经考证，本方所用秦艽为龙胆科植物秦艽 *Gentiana macrophylla* Pall.、麻花秦艽 *Gentiana straminea* Maxim.、粗茎秦艽 *Gentiana crassicaulis* Duthie ex Burk. 或小秦艽 *Gentiana dahurica* Fisch. 的干燥根，与《中国药典》2020年版记载一致。

1.5 当归　"当归"之名最早见于《神农本草经》。经考证，本方所用当归为伞形科植物当归 *Angelica sinensis*（Oliv.）Diels 的干燥根，与《中国药典》2020年版记载一致。

1.6 川芎　"川芎"之名最早见于唐《汤液本草》，《神农本草经》记载为"芎䓖"。经考证，本方所用川芎为伞形科植物川芎 *Ligusticum chuanxiong* Hort. 的干燥根茎，与《中国药典》2020年版记载一致。

1.7 甘草　"甘草"之名最早见于《神农本草经》。经考证，本方所用甘草为豆科甘草属植物甘草 *Glycyrrhiza uralensis* Fisch. 的干燥根和根茎。《中国药典》2020年版载甘草为豆科植物甘草 *Glycyrrhiza uralensis* Fisch.、胀果甘草 *Glycyrrhiza inflata* Bat. 或光果甘草 *Glycyrrhiza glabra* L. 的干燥根和根茎。

1.8 海风藤　"海风藤"之名最早见于《本草再新》。经考证，本方所用海风藤为胡椒科植物风藤 *Piper kadsura*（Choisy）Ohwi 的干燥藤茎，与《中国药典》2020年版记载一致。

1.9 桑枝　"桑枝"之名最早见于《本草拾遗》。经考证，本方所用桑枝为桑科植物桑 *Morus alba* L. 的干燥嫩枝，与《中国药典》2020年版记载一致。

1.10 乳香　"乳香"之名最早见于《名医别录》。经考证，本方所用乳香为橄榄科植物乳香属 *Boswellia* 植物树皮渗出的树脂。《中国药典》2020年版记载乳香为橄榄科乳香树 *Boswellia carterii* Birdw. 及同属植物 *Boswellia bhaw-dajiana* Birdw. 树皮渗出的树脂。

1.11 **木香** "木香"之名最早见于《神农本草经》。经考证，本方所用木香为菊科植物木香 *Aucklandia lappa* Decne. 的干燥根，与《中国药典》2020年版记载一致。

2.炮制考证

2.1 **甘草** 蠲痹汤中甘草的炮制方法为"炙"。现代炮制品有炙甘草。

2.2 **其他** 其他药味应为生品。

3.剂量考证

3.1 **原方剂量** 羌活、独活各一钱、秦艽一钱、海风藤二钱，桑枝三钱，川芎七分，当归三钱，桂心五分，木香、乳香各八分，炙甘草五分。

3.2 **折算剂量** 清朝1钱合今之3.73g，1分合今之0.37g，即本方剂量羌活、独活、秦艽各3.73g，海风藤7.46g，桑枝、当归各11.19g，川芎2.611g，桂心、甘草（炙）1.865g，木香、乳香各2.984g。

3.3 **现代用量** 根据全国中医药行业高等教育"十四五"规划教材《方剂学》，处方量为羌活、独活、秦艽各0.3g，海风藤0.6g，桑枝、当归0.9g，川芎0.21g，桂心、甘草（炙）0.15g，木香、乳香0.24g。

【**药物组成**】羌活、独活各一钱、秦艽一钱、海风藤二钱，桑枝三钱，川芎七分，当归三钱，桂心五分，木香、乳香各八分，炙甘草五分。

【**功能主治**】祛风除湿，蠲痹止痛。主治风寒湿三气合而成痹者。症见中风身体烦痛，项背拘急，手足冷痹，腰膝沉重，举动艰难等证。

【**方义分析**】本方主治风寒湿三气合而成之痹证。清·程国彭《医学心悟》三卷记载"痹症乃风、寒、湿、热侵入机体，气血、精液运行不畅，经络阻滞，关节筋脉失于濡养；提重主邪，创蠲痹汤。"风邪为胜，其性上升，善袭阳位，项背拘急；风中夹寒，多见身体烦痛，手足冷痹；湿邪侵袭，多见腰膝沉重，举动艰难。治宜补脾温肾，健脾祛湿。

方中羌活行上力大，独活行下力专，二者合用可疏风散寒、除湿通痹、活络止痛，共为君药。桑枝祛风湿、利关节，秦艽、海风藤疏风除湿通络，为臣药；当归、川芎两药寓治风先治血，当归补气活血，川芎活血祛瘀，祛风止痛，血行则风自灭之；桂心温经散寒、通利血脉；乳香、木香行气活血止痛；炙甘草调和诸药为使。诸药共用，祛风除湿，蠲痹止痛。

配伍特点：邪正兼顾，营卫两调，散收同用，燥润相合。

【**用法用量**】

1.**古代用法用量** 水煎服。

2.**现代用法用量** 水煎服。

【**药学研究**】

1.**资源评估** 方中羌活、独活、桂心、秦艽、当归、川芎、甘草、海风藤、桑枝、乳香、木香目前均以人工栽培为主。

羌活属于高寒植物，生性喜凉、耐寒、稍耐阴、怕强光，适宜在中高海拔的土层深厚、疏松、排水良好、富含腐殖质的沙壤弱酸性土中栽培。羌活生长周期较长，一般采用生长两年以上植株的种子留种，春季解冻后直播。一般春、秋二季采挖，除去须根及泥沙，晒干。羌活主产于四川、云南、青海、甘肃等省。

独活生于海拔1500~2500m、温度适宜和气候温和的山区阴湿山坡、林下草丛中或稀疏灌丛中，耐寒、喜光、喜潮湿环境，喜富含腐殖质的碱性砂质土壤等，忌连作。可种子撒播或条播，春秋两季均可播种，幼苗1年可移栽。结合有效成分的积累及产量，独活最佳采收年限是2~3年，目前在秋季霜降之后，挖掘采收独活。如今道地产区以甘肃华亭、湖北宜昌、恩施产量最大；四川、陕西、重庆产量次之。独活在各产区被广泛种植，各产区独活质量随着地理位置的条件不同，其质量也有所差异。独活已经具有规范化的种植模式，如湖北省五峰土家族自治县、甘肃省平凉市华亭县、四川省绵阳市平武县、重庆市巫溪县等地，都建有独活GAP种植基地。

肉桂喜温暖、怕霜雪，要求雨量分布均匀，年平均降雨量1200~2000mm，大气相对湿度在80%以上的地区种植为好。可种子繁殖、扦插繁殖和高空压条繁殖。现今主产于广西桂平、玉林、容县、平南、大瑶山、上思、宁明、贵县，广东德庆、信宜、茂名、肇庆、罗定、云南、福建、四川、浙江等地，此外越南、斯里兰卡、柬埔寨、印度等也有栽培。

秦艽主要分布在海拔较高的草甸、潮湿林地、河滩等地，喜湿润怕水涝，喜冷耐寒，忌强光，对土壤要求不严，以疏松肥沃的腐殖土或沙质土为好。秦艽分布于甘肃、青海、宁夏、陕西、新疆、山西、河北、内蒙古，黑龙江、辽宁西部、河南北部及四川西北部。

当归在微酸性至中性土壤中生长较好，宜选择土层深厚，肥沃疏松，排水良好，富含有机质的砂壤土、腐殖土，忌连作，轮作期2~3年。主产于甘肃岷县、渭源、漳县、武都、文县一带及云南省曲靖市沾益县，其中以岷县所产的"岷归"产量最大，质量最佳，销往全国并出口东南亚。

川芎多栽培于海拔450~1000m的平坝或丘陵。喜气候温和，雨量充沛、日照充足而又较湿润，春秋两季日间晴朗，清晨有雾，昼夜温差大的亚热带季风气候的环境。在土层深厚、疏松肥沃、排水良好、有机质含量丰富、中性或微酸性的砂质壤土中生长良好。主产于四川，产区集中分布在金马河上游以西的盆地西缘，山地与平原交错区，包括都江堰、彭州、郫都、崇州、新都等地，四川绿色药业科技发展股份有限公司、四川新绿色药业科技发展股份有限公司、四川新荷花中药饮片股份有限公司都已建立了川芎的GAP生产基地。

甘草喜凉爽、干燥气候，喜光、耐旱、耐寒，对土壤适应性较强，甘草原野生于草原钙质土上，是抗盐性很强的植物。甘草在我国北方地区分布广泛，甘草主产于内蒙古、甘肃、宁夏、新疆，以内蒙鄂尔多斯的杭锦旗、阿拉善盟阿拉善旗及甘肃、宁夏所产品质最佳。

海风藤生于低海拔林中，攀援于树上或石上。一年生木质藤本，除野生资源外，可种子撒播，然后将种源种子培育的1年生裸根苗进行移栽定植。分布于我国台湾沿海地区及广东、福建、浙江等省，主产于广东、福建、浙江等地，

日本、朝鲜也有分布。

桑枝喜光，对气候、土壤适应性都很强。耐寒，可耐-40℃的低温，耐旱，耐水湿，也可在温暖湿润的环境生长。喜深厚疏松肥沃的土壤，能耐轻度盐碱（0.2%）。桑枝原产于我国中部和北部，现全国大部分地区均产，东北至西南各省区，西北直至新疆也均有栽培。

乳香树全为天然野生，是热带主要树种之一，多生长在炎热、干旱、贫瘠的石灰石土壤，清晨有露珠的环境。现乳香树主产于红海沿岸的埃塞俄比亚、索马里以及阿拉伯半岛、土耳其等地，我国云南、天津、广东等地也有引种栽培。

木香喜冷凉、湿润环境，宜选择选择土层深厚、疏松肥沃、排水良好、富含腐殖质的微酸性或中性砂土进行栽种，砂质壤土亦可进行栽种。木香原由印度等地经广州进口，称"广木香"；现主产于云南丽江、迪庆、大力、维西、福贡等地，成"云木香"。

2.制剂研究

2.1 制备方法 原文载：羌活、独活各一钱，桂心五分，秦艽一钱，当归三钱，川芎七分，甘草五分（炙），海风藤二钱，桑枝三钱，乳香、木香各八分。水煎服。

2.2 制备工艺 根据经典名方的特点和开发要求，建议将蠲痹汤开发为颗粒剂（具有药效作用快、服用携带方便、体积较小等特点），或开发为丸剂（"丸者缓也"，具有药效持久、服用携带方便、节省药材等特点）。有报道对蠲痹汤进行设计和研制了蠲痹汤免煎颗粒（羌活3g，独活3g，桂心2g，秦艽3g，当归10g，川芎3g，甘草2g，海风藤6g，桑9g，木香2g，醋乳香2g）。给药量根据Meeh-Rubner公式计算，按体表面积折算的临床常用量等效剂量，按正常成人给药量的2、4倍确定蠲痹汤中、高剂量。中药中剂量组生药浓度为0.75ml/100g，中药高剂量组含生药浓度为1.5ml/100g，温开水冲服，2次/日[1]。提取纯化工艺比较蠲痹汤传统汤剂提取工艺与大生产提取工艺，以5-O-甲基维斯阿米醇苷、芍药苷、多糖、浸膏率为指标进行提取工艺比较。结果：

确定的大生产提取工艺中各指标的提取量显著优于传统汤剂，且各成分的比例与传统汤剂中的比例非常接近，说明蠲痹汤确定的大生产提取工艺合理[2]。以蠲痹汤药液中芍药苷、5-O-甲基维斯阿米醇苷含量和浸膏率为观察指标，比较壳聚糖澄清剂和乙醇沉淀法对蠲痹汤提取液的纯化效果。结果表明，壳聚糖纯化法和乙醇沉淀法均能造成成分的损失，壳聚糖纯化法损失的量较小，乙醇沉淀法得到的浸膏率较低。但两者纯化后药液中的主要成分比例相近与未纯化的原药液比较无显著性差异。说明壳聚糖澄清剂可以用于蠲痹汤的纯化[3]。

3.质量控制 该方含有挥发油、香豆素类等物质，可以将其作为质量控制的指标。现有文献报道按照古籍中记载的煎煮方法制备蠲痹汤水煎液，采用HPLC法建立了蠲痹汤水煎液的指纹图谱，同时对其多成分含量进行了测定[4]。

【药理研究】

1.药效作用 根据功能主治进行了药效学研究，发现其具有增强吞噬和免疫功能，主要表现在抗炎、镇痛等方面发挥作用。

1.1 与功能主治相关的药理作用

抗炎、镇痛 蠲痹汤药液浓缩至1.5g/ml，给药剂量为20g/(kg·d)、10g/(kg·d)、5.10g/(kg·d)，连续给药7天，可显著提高急性炎症模型小鼠的痛阈，降低二甲苯引起的耳肿胀度[5]。

1.2 其他药理作用

增强免疫力 蠲痹汤能调节 $CD4^+/CD8^+$、Th17/Treg趋于平衡以增强佐剂性关节炎模型大鼠的免疫力[6]。蠲痹汤能使血清和滑膜组织中Fas表达降低，FasL表达升高[7]。蠲痹颗粒醇提物可抑制T细胞免疫反应，抑制细胞因子IL-17、IL-6、IFN-λ产生水平，上调负调控因子IL-10，抑制MAPK信号通路可能是其免疫抑制效应及治疗类风湿关节炎的分子机制[8]。

2.安全性评价 蠲痹颗粒醇提物在浓度 $3\sim30\mu g/ml$ 时对正常小鼠脾淋巴细胞无细胞毒性作用[8]。将40只昆明种雌性小鼠随机分为溶剂对照组及蠲痹颗粒给药组，给药组以最高灌胃浓度灌胃给药，给药2周处死后观察相应器官未见明显异常[9]。

3.体内过程 蠲痹汤中的羌活、独活的主要有效成分是异欧前胡素，具有消炎镇痛、抗肿瘤和抗菌抗病毒等药理活性。异欧前胡属于BCSII类化合物，其具有低溶解度和高渗透特性。该类化合物的缓慢溶解可能是其吸收的限速步骤。大鼠灌胃10mg/kg异欧前胡素后，大部分组织的药物浓度在2h时达到最高，各组织和血浆药物浓度由高到低的排序是：肝>肾>心>脑>脾>肺>血浆，肝脏中的药物暴露水平显著高于血浆和其他组织。异欧前胡素在人和大鼠肝微粒体10min的代谢转化率分别为82.7%和96.6%，$t_{1/2}$ 分别为（4.94±0.31）和（2.27±0.25）min，CLH为（19.6±0.1）和（52.6±0.3）ml/(min·kg)；表观 km 值分别为（15.2±0.6）和（16.7±0.4）μmol/L，V_{max} 分别为（3677±105）和（11423±371）nmol/(min·g)[10]。

【临床应用】

1.临床常用

临床主治病证 蠲痹汤常用于治疗风、寒、湿三气，合而成痹的痹证。临床表现主要为风湿炎症、关节疼痛等，临床应用以关节疼痛、肿胀、腰脊活动受限、外周关节肿痛等为辨证要点。

风寒湿痹 风气胜者，更加秦艽、防风；寒气胜者，加附子；湿气胜者，加防己、薏苡仁。痛在上者，去独活，加荆芥；痛在下者，加牛膝；间有湿热者，其人舌干、喜冷、口渴、溺赤、肿处热辣，此寒久变热也，去肉桂，加黄柏三分。属寒胜之痛痹，选加草乌、细辛、麻黄、附子、白芷等温经散寒药物。如疼痛重着，痛有定处，固定不移，肢体沉重，活动不利，肌肤麻木不仁，舌苔白腻，脉濡缓等，因湿胜之着痹，选加薏苡仁、防己、苍术等祛湿药物。

2.临床新用 蠲痹汤在临床上广泛用于治疗风湿性疾病、骨科疾病等，尤其对腰腿痛、冻结肩、冠心病心绞痛等疗效确切。

2.1 风湿性疾病

2.1.1 原发性纤维肌痛综合征 将102例原发

性纤维肌痛综合征患者随机分为研究组和对照组各51例。对照组服用阿米替林。研究组服用蠲痹汤加减，组成：黄芪60g，制川乌、桂枝、麻黄、当归、白芍各9g，炙甘草18g，细辛3g，通草6g，大枣8枚，白芥子9g，蜈蚣4条。研究组治疗时间为2周，总有效率为95.1%，对照组为68%[11]。

2.1.2 冻结肩　将790例冻结肩患者随机分为研究组和对照组各395例。对照组采用西医常规治疗，研究组服用发散式冲击波联合蠲痹汤加味，组成：黄芪20g，羌活、秦艽、伸筋草、海风藤、威灵仙、当归、川芎、乳香、姜黄各10g，桂枝、甘草各6g。加减：寒盛加制川乌、制草乌各3g；风盛加防风、荆芥各6g；湿盛加防己、五加皮各10g；久病入络加全蝎3~6g或地龙10g；气虚明显加党参20~30g。研究组治疗时间为3周，治疗组疼痛评分、ROM评分和CMS评分均较治疗前显著增加，疼痛评分和ROM评分优于对照组，CMS评分显著优于对照组[12]。

2.1.3 中风后肩手综合征　将146例中风后风痰瘀阻证肩手综合征患者随机分为研究组和对照组各73例。对照组采用西医常规治疗，研究组服用加蠲痹汤，组成：当归10g，黄芪30g，羌活10g，黑附片10g（先煎），肉桂5g，防风10g，甘草6g，秦艽15g，桑枝30g，丹参20g，八月札20g，乳香10g，白芥子15g，土鳖虫10g。每天1剂，水煎服。研究组治疗时间为4周，总有效率为91.3%，对照组为79.41%[13]。

2.2 骨科疾病

2.2.1 老年性骨质疏松症　将90例老年性骨质疏松症患者随机分为研究组和对照组各45例。对照组采用西医常规治疗，研究组服用蠲痹汤，组成：淫羊藿20g，川续断20g，狗脊20g，熟地黄15g，桑枝10g，鸡血藤15g，当归15g，制川乌、制草乌各6g，延胡索20g，淫羊藿10g，鹿衔草10g，生甘草10g。每天1剂，水煎服。研究组治疗时间为3个月，总有效率为91.1%，对照组为35.6%[14]。

2.2.2 颞下颌关节病　将60例颞下颌关节病患者随机分为研究组和对照组各30例。对照组

服用吲哚美辛片（或头孢氨苄缓释胶囊、维生素B）。研究组服用蠲痹汤加减，组成：当归12g，姜黄10g，羌活10g，北黄芪30g，甘草6g，细辛4g，防风10g，赤芍12g，川芎12。每天1剂，水煎服。研究组治疗时间为3周，总有效率为95%，对照组为75%[15]。

2.2.3 膝关节滑膜炎　将60例膝关节滑膜炎患者随机分为研究组和对照组各30例。对照组采用西医常规治疗，研究组采用关节穿刺后服用蠲痹汤加减再用中药外敷，组成：苍术20g，薏苡仁30g，泽兰15g，醋没药15g，牛膝15g，茯苓15g，防己10g，红花15g，土鳖虫10g，赤芍15g，生地黄20g，千年健15g，地枫皮10g，威灵仙15g，鸡血藤20g。随症加减：关节红肿热痛者加紫花地丁10g，牡丹皮15g，土茯苓10g；气虚者加黄芪15g；阳虚加桂枝10g，炮附片5g；损伤瘀血者加醋乳香10g，红花15g。每天1剂，水煎服。研究组治疗时间为14~28天，总有效率为97.5%，对照组为77.5%[16]。

2.2.4 肢端坏疽　将60例肢端坏疽患者随机分为研究组和对照组各30例。对照组采用西医常规治疗，研究组在对照组基础上加服蠲痹汤加味治疗，组成：鹿角胶、桂枝、当归、蜈蚣各10g，黄芪、鸡血藤、牛膝各30g，威灵仙、白芥子、赤芍、僵蚕、地龙各15g。每天1剂，水煎服。研究组治疗时间为1个月，总有效率为90%，对照组为40%[17]。

2.3 其他

冠心病心绞痛　将160例冠心病心绞痛患者随机分为研究组78例和对照组82例。对照组口服硝酸异山梨酯和阿司匹林。研究组服用蠲痹汤加味，组成：丹参、川芎各25g，红花、桃仁、延胡索、川楝子、枳壳、降香各15g，赤芍、益母草各10g，地龙12g，三七粉（冲服）4g。加减：兼有脉结代者，加人参10g、炙甘草15g；心阳不振、四肢厥冷者，加桂枝、制附子各6g；痰浊痹阻者加瓜蒌25g，薤白10g；头晕者，加钩藤、天麻各10g。每天1剂，水煎服。研究组治疗时间为4周，总有效率为88.46%，对照组为79.26%[18]。

【使用注意】本方药性偏于温补，故痹证属于风湿热实证者，非其所宜。本方也可用药渣熨敷或煎水熏洗患处，但熨洗之后宜避风寒。

【按语】

1.关于方名的理解　不同时代的医家有不同看法，风痹，又名行痹、走注。指风寒湿邪侵袭肢节、经络，其中又以风邪为甚的痹证。"蠲"者，有免除之意，去之疾速也。方中羌活、独活疏风散寒、除湿通痹、活络止痛；桂心、桑枝祛风湿，通经络；秦艽、海风藤疏风除湿通络；炙甘草、当归补气活血；乳香、木香行气活血止痛；川芎活血祛瘀，祛风止痛。诸药合用，可使经络通、风湿去、疼痛止。

2.关于药物剂量　众所周知，中医不传之秘在于剂量，剂量研究是提高临床疗效非常重要的一个方面，现在《中国药典》的规定有一些不太符合中医临床实际情况，药典记载剂量是从安全性考虑，而不是以有效性考虑为主，会严重影响临床疗效，以下关于药物剂量方面的探讨仅供大家参考。①羌活、独活的剂量与应用。首先，独活的临床剂量主要为6~60g。其次，需综合考虑病证及配伍等多种因素从而确定独活的临床剂量，如随病施量、因证施量、因配伍施量。独活与羌活、防风等药材配伍用于治疗风湿免疫、骨科系统疾病时，常用剂量为9~60g；与川芎、细辛、虫类药等配伍，用于治疗神经系统疾病如神经官能症、阿尔茨海默病等时，常用剂量为9~15g；与黄芪、桂枝、女贞子等药材配伍，用于治疗妇产科疾病如月经失调、产后身痛等时，临床常用9~12g。治疗阳气郁遏体表的灼热型糖尿病周围神经病变，独活用量15~30g。独活配伍桑寄生、秦艽，治疗糖尿病病程久、气血不足、凝涩不通者，独活用量为9~12g；独活配合女贞子、墨旱莲气血双调，治疗女性肝肾不足型月经不调，独活用量9~12g。荆防败毒散配伍独活加强透发作用，治疗寒邪闭阻型慢性湿疹，独活用量9~12g。②秦艽的剂量与应用。煎服5~12g。配伍用量为10~30g。当归的剂量与应用。当归平均剂量为3.2g，常用剂量为4g，剂量分布为0.1~12g，常用剂量为2.3~3.8g。③川芎的剂量与应用。川芎平均剂量为51.5g，最常用剂量为10g，剂量最高达175g，其中有19.71%的方剂超过药典所规定的用量上限。④甘草的剂量与应用。甘草的平均剂量为1.86g，最常用剂量为2g，剂量分布在0.01~14.5g，常用剂量范围为1.1~2.2g。⑤海风藤的剂量与应用。常用剂量为6~12g，煎汤，内服。外用，适量。用于支气管炎的治疗时：追地风60g、海风藤60g，白酒500ml，浸泡1周。每次10ml，早晚空腹冷服。治疗支气管哮喘、支气管炎。治暑湿腹痛。鲜海风藤茎叶30g，水煎服。⑥桑枝的剂量与应用。常用剂量：9~15g。⑦乳香的剂量与应用。煎服3~10g；外用适量。⑧木香的剂量与应用。木香煎汤内服用量在3~6g之间，煎服，生用行气力强，煨用实肠止泻，用于泄泻腹痛。

参考文献

[1] 胡杨，丁晓倩，严辉，等.川芎质量标准的研究 [J].中成药，2021，43（3）：692-699.

[2] 任伟光，郭丽丽，张翠英.川芎的研究进展及质量标志物（Q-marker）的预测分析 [J].世界科学技术–中医药现代化，2021，23（9）：3307-3314.

[3] 王鹏，林桂涛，盛华刚，等.壳聚糖澄清剂应用于蠲痹汤纯化工艺的研究 [J].山东中医药大学学报，2011，35（1）：80-82.

[4] 唐国琳，黄凤，高天元，等.HPLC同时测定宽叶羌活药材中5种成分含量 [J].中药与临床，2018，9（6）：14-17.

[5] 牛小雪，陈培柱，杜玉芝，等.程氏蠲痹汤的抗炎镇痛作用 [J].安徽中医药大学学报，2018，37（4）：71-75.

[6] 牛小雪，陈培柱，杜玉芝，等.程氏蠲痹汤对佐剂性关节炎大鼠免疫功能的影响 [J].中药药理与临床，2018，34（3）：6-10.

[7] 叶森，皮慧，王友莲.蠲痹汤对胶原诱导性关节炎大鼠血清和滑膜Fas/FasL系统的影响 [J].山西医药杂志，2017，46（5）：503-506.

[8] 李懿.蠲痹汤内服联合颈椎牵引治疗神经根型颈椎病57例[J].河南中医,2016,36(5):890-892.

[9] 肖勇洪,周文强,万春平,等.蠲痹颗粒治疗类风湿关节炎的研究进展[J].风湿病与关节炎,2018,7(7):71-73.

[10] 曹艳,钟玉环,原梅,等.欧前胡素和异欧前胡素对人和大鼠肝微粒体细胞色素P450酶活性的抑制作用[J].中国中药杂志,2013,38(8):1237-1241.

[11] 周海核,王寅,郭凤阳,等.温阳定痛蠲痹汤加减治疗原发性纤维肌痛综合症102例[J].河北中医知母药学报,2011,26(4):20-21.

[12] 何生,董黎强,李一超,等.发散式冲击波联合蠲痹汤加味治疗冻结肩临床研究[J].浙江中西医结的合杂志,2018,28(8):655-657.

[13] 王爱丽,肖悠美,朱太卿,等.加味蠲痹汤综合疗法治疗中风后风痰瘀阻证肩手综合征[J].中国实验方剂学杂志,2017,23(13):191-196.

[14] 荆强祥,李木清.益肾蠲痹汤治疗老年性骨质疏松症45例临床观察[J].湖南中医杂志,2017,33(8):66-673.

[15] 崔立丰.中西医结合治疗颞下颌关节病60例临床观察[J].中医药导报,2014,20(9):58-59.

[16] 李顺利,张铁刚,李颖,等.中西医综合治疗方案治疗膝关节滑膜炎80例临床观察[J].中医杂志,2014,55(10):868-870.

[17] 高艳君.蠲痹汤合通塞脉片治疗肢端坏疽30例疗效观察[J].新中医,2012,44(11):65-66.

[18] 云少民.丹芎蠲痹汤治疗冠心病心绞痛78例[J].中医研究,2009,22(9):40-41.

二冬汤

清《医学心悟》

Erdong Tang

【概述】二冬汤最早见于《医学心悟》,清代程国彭在《医学心悟》载有:"治上消者,宜润其肺,兼清其胃,二冬汤主之。"该汤剂组成:"天冬二钱(去心),麦冬三钱(去心),花粉一钱,黄芩一钱,知母一钱,甘草五分,人参五分,荷叶一钱",其功能为"养阴清热,生津止渴"。主治上消,渴而多饮;肺热咳嗽,痰少等症。后世对二冬汤的理论及应用也进行了丰富的研究与发挥,如清《医学答问》提出的温补肺胃论,在原方的基础上将二冬汤细化到治疗上消虚并寒者。目前有报道进行了二冬汤胶囊剂、片剂、丸剂、颗粒剂等制剂研究。二冬汤主要具有抗肿瘤等药理作用。临床上更多用于治疗上消。证见渴而多饮,肺热咳嗽、痰少,舌红苔少,脉细数。二冬汤在临床上广泛应用于治疗内分泌系统和代谢性疾病、泌尿系统疾病、消化系统疾病、神经系统疾病等,尤其对糖尿病、甲状腺功能亢进症、慢性肾小球肾炎、便秘等疾病疗效确切。

【历史沿革】

1.原方论述 清代程国彭《医学心悟》载:"治上消者,宜润其肺,兼清其胃,二冬汤主之。"该汤剂组成:天冬二钱(去心),麦冬三钱(去心),花粉一钱,黄芩一钱,知母一钱,甘草五分,人参五分,荷叶一钱。水煎服。

2.后世发挥 温补肺胃论 清代梁玉瑜《医学答问》载二冬汤"治上消虚。寒者宜,实热者不宜。天冬(二钱),麦冬(三钱),天花粉、黄芩、知母(各一钱),人参、甘草(各五分)",在原方的基础上将其细化到治疗上消虚并寒者。

3.同名异方 二冬汤的同名异方分析见表80-1。

表80-1 二冬汤同名异方分析表

朝代	作者	出处	药物组成	功能主治	制法及用法	变化情况（与原方比较）
清	陶东亭	《惠直堂经验方》	麦冬一两，天冬四钱，茯苓一钱五分，车前子一钱	肺消，气喘痰嗽，面红虚浮，口烂咽肿，饮水过多，饮讫即溺	水煎服	《惠直堂经验方》中的二冬汤和《医学心悟》中的二冬汤药物组成差异较大，主治肺消、咳嗽等症
清	吴澄	《不居集》	天冬，麦冬，生地，熟地，款冬花，桔梗，贝母，紫苑，茯苓，甘草，沙参，瓜蒌仁	咳嗽，火盛水亏，痰涩腥秽，将成痈痿	未记载制法及用法	方中未提及具体的药物用量及煎煮方法
清	怀远	《古今医彻》	天门冬（去心）一钱半，麦门冬（去心）、款冬花、紫苑茸、桔梗、广陈皮、川贝母、百合、马兜铃、阿胶各一钱，甘草三分	肺火而喘	水煎服	《古今医彻》中的二冬汤与《医学心悟》中的二冬汤药物组成差异较大，主治因肺火的咳喘病症

【名方考证】

1.本草考证

1.1 天门冬（天冬） "天冬"之名最早见于《神农本草经》。经考证，本方所用天冬为百合科天门冬属植物天冬 *Asparagus cochinchinensis* (Lour.) Merr. 的干燥块根，与《中国药典》2020年版记载一致。

1.2 麦门冬（麦冬） "麦门冬"之名最早见于《神农本草经》。经考证，本方所用麦冬为百合科植物麦冬 *Ophiopogon japonicus* (L.f) Ker-Gawl 的干燥块根，与《中国药典》2020年版记载一致。

1.3 黄芩 "黄芩"之名最早见于《神农本草经》。经考证，本方所用黄芩为唇形科黄芩属植物黄芩 *Scutellaria baicalensis* Georgi 的干燥根，与《中国药典》2020年版记载一致。

1.4 知母 "知母"药用始载于《神农本草经》，《尔雅》中称为"茺藩"。经考证，本方所用知母为百合科植物知母 *Anemarrhena asphodeloides* Bge. 的干燥根茎，与《中国药典》2020年版记载一致。

1.5 天花粉（花粉） "天花粉"之名最早见于《本草图经》，称"栝楼根"。经考证，本方所用花粉为葫芦科栝楼属植物栝楼 *Trichosanthes kirilowii* Maxim. 或双边栝楼 *Trichosanthes rosthornii* Harms 的干燥根，与《中国药典》2020年版天花粉记载一致。

1.6 甘草 "甘草"之名最早见于《神农本草经》。经考证，本方所用甘草为豆科甘草属甘草 *Glycyrrhiza uralensis* Fisch. 的干燥根和根茎。《中国药典》2020年版载甘草为豆科甘草属植物甘草 *Glycyrrhiza uralensis* Fisch. 的干燥根茎和根、胀果甘草 *Glycyrrhiza inflata* Bat. 或光果甘草 *Glycyrrhiza glabra* L. 的干燥根和根茎。

1.7 荷叶 "荷叶"之名最早见于唐代孟诜《食疗本草》。经考证，本方所用荷叶为睡莲科植物莲 *Nelumbo nucifera* Gaertn. 的干燥叶，与《中国药典》2020年版记载一致。

1.8 人参 "人参"之名最早见于《神农本草经》。经考证，本方所用人参为五加科植物人参 *Panax ginseng* C. A. Mey. 的干燥根和根茎，与《中国药典》2020年版记载一致。

2.炮制考证 所有药味均为生品。

3.剂量考证

3.1 原方剂量 天冬二钱，麦冬三钱，花粉、黄芩、知母、荷叶各一钱，甘草、人参各五分。

3.2 折算剂量 清代1钱合今之3.73g，1分合今之0.37g。即本方剂量天冬7.46g，麦冬11.19g，花粉、黄芩、知母、荷叶各3.73g，甘草、人参各1.87g。

3.3 现代用量 根据临床用量，现代处方量为天冬（去心）6g，麦冬（去心）9g，花粉、黄芩、知母、荷叶各3g，甘草、人参各1.5g。

【药物组成】天冬二钱，麦冬三钱，花粉、黄芩、知母、荷叶各一钱，甘草、人参各五分。

【功能主治】养阴清热，生津止渴。主治上消，渴而多饮，用于肺热咳嗽，痰少等症。

【方义分析】本方主治诸症皆为上焦热盛，肺燥阴亏，津液失于敷布，胃不得濡润而热炽，胃热盛又再灼肺津，形成肺胃燥热，耗损气阴之证。清代程国彭《医学心悟》中记载"治上消者，宜润其肺，兼清其胃，二冬汤主之。经云：渴而多饮为上消，消谷善饥为中消，口渴、小水如膏者，为下消。三消之症，皆燥热结聚也。大法：治上消者，宜润其肺，兼清其胃，二冬汤主之……夫上消清胃者，使胃火不得伤肺也……"明代秦景明《症因脉治·外感三消》中提出"燥火三消"的概念。"燥火三消"曰："燥火三消……上则烦渴引饮……"。其指出了外感风热之邪是最容易导致消渴发生的，风热走窜，所到之处，津液耗伤，进而生燥，燥热互结发为渴。秋天万物萧肃，天干物燥，燥邪易伤津液，津液损耗，津伤又化燥，燥之更燥，化生燥火，伤人更甚。肺为娇脏，喜润恶燥，在时为秋，外燥来袭，最为伤肺，发为上消。治宜养阴清热，生津止渴。

方中天冬，麦冬为君药，天冬性寒味甘苦，归肺、肾经，具有养阴清热、生津止渴功效。麦冬性微寒，味甘微苦，归心、肺、胃经，具有养阴润肺、益胃生津、清心除烦之功效。天花粉性微寒，味甘微苦，归肺、胃经，具有清热生津，清肺润燥之功效，为臣药。知母、黄芩清肺热共奏养阴清热、生津止渴之功，为佐药，人参益气生津；荷叶清香升散；甘草调和诸药为使药。诸药合用，共奏养阴润肺、生津清火之效。

配伍特点：养阴生津，肺胃同治。

【用法用量】

1.古代用法用量 水煎服。

2.现代用法用量 水煎服。

【药学研究】

1.资源评估 方中天门冬（天冬）以野生资源为主，麦冬、天花粉、黄芩、甘草、人参及荷叶以人工栽培品为主，野生知母及人工栽培品均有采用。

天冬适应性较广，喜疏松、多孔、透气、肥沃的沙壤土，用腐叶土、碎黏土和腐熟马粪混合而成，产量较高，品质较好。最适宜生长在海拔1500~2200m的地区，适宜温度为15~30℃，耐阴，忌烈日暴晒。产于我国中部、西北、长江流域及南方各地19个省区，蕴藏量较大。我国天冬商品主要来源于野生资源，湖北、四川、贵州、河南、广东、广西、福建、山西等省（区）虽有人工种植，但面积、产量均不大。一般根据本种的分布和栽培历史，将贵州、四川确定为道地产区。

麦冬喜温暖气候和较潮湿环境，稍能耐寒，冬季-10℃左右的低温下也不会受冻害。宜稍荫蔽，栽培于海拔400m左右。道地产区古今基本一致，以四川绵阳、三台县，浙江余姚、杭州所产者为道地。目前，雅安三九中药材科技产业化有限公司、四川新荷花中药饮片股份有限公司和神威药业（四川）有限公司有建立麦冬的GAP生产基地。

栝楼生于海拔200~1800m的山坡林下、灌丛中、草地和村旁田边，喜温暖潮湿的环境，较耐寒，不耐干旱，忌积水。野生栝楼主要分布于我国西南、中南、华南及陕西、甘肃等地。至今仍推崇以河南所产为栝楼佳，故河南为天花粉道地产区；现代栝楼主要为人工栽培品，主产区在河南、陕西、河北、四川等地；主产区与道地产区基本一致。目前我国已认证的天花粉GAP基地为河北省邢台市南和县天花粉GAP种植基地（河北广一中药材科技开发有限公司）。

黄芩生长于海拔60~1300（1700~2000）m的向阳草坡地、休荒地上，喜温暖凉爽气候，耐严寒，耐旱，耐瘠薄，成年植株地下部分可忍

受 −30℃ 的低温。以阳光充足、土层深厚、肥沃的中性或微碱性壤土或砂质壤土栽培为宜。主要分布于东北、华北、西南和部分华中地区，遍及黑龙江、吉林、辽宁、河北、内蒙古、山西、山东、河南、陕西、甘肃、宁夏等省份，其中河北、内蒙古、陕西、山西、山东分布较多。河北热河一代（河北省燕山坝上和承德地区）为黄芩道地产区，有"热河黄芩"之称。

知母生于海拔1450m以下的山坡、草地或路旁较干燥或向阳的地方。知母有效成分含量最高时期为花前的4~5月，其次是果后的11月，在此期间采收质量最佳。目前主产于河北省，山西、内蒙古、陕西及东北的西部亦产。以河北、河南、山西为道地产区。道地产区与主产区基本一致。

甘草喜凉爽、干燥气候，喜光、耐旱、耐寒，对土壤适应性较强，甘草原野生于草原钙质土上，是抗盐性很强的植物。在我国北方地区分布广泛，甘草主产于内蒙古、甘肃、宁夏、新疆，以内蒙鄂尔多斯的杭锦旗、阿拉善盟阿拉善旗及甘肃、宁夏所产品质最佳；胀果甘草主产于新疆喀什、阿拉苏、甘肃、内蒙古、陕北等地；光果甘草主产于新疆塔城等地；销全国并大量出口。目前，野生甘草的分布主要在以下地区全区境内分布：内蒙古、新疆和宁夏，另外青海、甘肃、陕西、山西、吉林、黑龙江和辽宁等地也有所分布。

人参为多年生、长日照、阴生性草本植物，生长在海拔200~900m的山区针阔混交林下。常在阴坡或半阴坡生长，对环境条件要求较严格。喜凉爽，耐严寒，喜湿润、怕干旱，要求土壤水分适当，排水良好。喜弱光、散射光和斜射光，怕强光和直射光。野生人参主要分布在长白山脉和小兴安岭东南部的山林地带，但由于所依赖的原始森林受到破坏，再加上大量采挖，不注意保护和繁殖，数量逐渐减少，故现在所用的人参主要是园参，主产于吉林抚松、集安、长白、靖宇、安图、通化、浑江、敦化、桦甸、舒兰，辽宁桓仁、宽甸、新宾、本溪、清原，黑龙江五常、尚志、东宁、宁安等地。

荷叶来源于多年生水生植物莲，性喜相对稳定的平静浅水，湖沼、泽地、池塘是其适生地。宜静水栽植，深在150cm以内。荷叶在我国有十分丰富的资源，子莲（荷）品种较多，主要分布在福建、湖北、江西、湖南、江苏等地。根据其地域分布特征，通常将分布于福建的子莲称为建莲，湖南的俗称湘莲，江西广昌宁都石城的俗称白莲。

2. 制剂研究

2.1 制备方法 原文载：天冬（去心，二钱）麦冬（去心，三钱）花粉（一钱）黄芩（一钱）知母（一钱）甘草（五分）人参（五分）荷叶（一钱）水煎服。原方出自清代，当时一两约为37g，因此一份二冬汤处方量约为37g。参照一般汤剂制法（煮两次）制取。

2.2 制备工艺 二冬汤主治上消，目前中药治疗糖尿病多用胶囊剂、片剂、丸剂、颗粒剂，根据经典名方的特点和开发要求，建议将二冬开发为颗粒剂（具有药效作用快、服用携带方便、体积较小等特点）。

3. 质量控制 该方含有多糖及皂苷等物质，可以总多糖及总皂苷作为指标对其质量进行评价，现有文献报道按照古籍药方二次煎煮制备二冬汤水煎液，通过HPLC建立了总多糖与总皂苷的标准曲线，由此对二者进行了含量测定[1]。

【药理研究】

1. 药效作用 根据二冬汤的功能主治进行了药效学研究，主要具有抗肿瘤等作用。

1.1 与功能主治相关的药理作用

抗肿瘤 二冬汤给药剂量为7.99g/kg，连续给药5天，其含药血清可明显抑制对肺癌细胞A549增殖，并诱导该细胞凋亡[2]。

1.2 其他药理作用

影响尿液中内源性物质的代谢 二冬汤可显著提高正常大鼠尿刊酸、5, 6-二羟基吲哚、胱硫氨酸氯替胺等内源性物质的含量，促进机体的新陈代谢，并利于各种免疫蛋白和抗体的产生，启动机体的免疫系统，增强机体的免疫功能[3]。

2.体内过程 二冬汤中的黄芩有效成分是黄芩苷，属于黄酮类化合物。正常大鼠口服3.33g/kg，采用HPLC色谱法检测黄芩苷在正常大鼠体内的药动学参数，发现黄芩苷达峰时间为（4.50±1.92）h，第一个药峰浓度为（2.83±0.25）μg/ml，第二个药峰浓度为（2.56±0.63）μg/ml，0~24h药时曲线下面积为（37.58±7.57）（μg·h）/ml，半衰期为（6.6±2.4）h[4]。黄芩苷在正常家兔体内的半衰期为0.12h，表面分布容积为1.01L/kg，清除率为1.84L/h[5]。

【临床应用】

1.临床常用

1.1 临床主治病症 二冬汤常用于治疗上消。临床表现主要为渴而多饮，肺热咳嗽、痰少等，临床应用以舌红苔少，脉细数为辨证要点。

1.1.1 肺热咳嗽 治疗肺热甚者，可加地骨皮、桑白皮等清热药味；肺热而燥可加桔梗、白蜜、杏仁等。

1.1.2 渴而多饮 治疗肺热而致津伤者，可加大天花粉用量或者加石膏。

1.1.3 其他 肺主大肠，由此肺热津伤者往往同时患有便秘，大便燥结难下者可加大黄、芒硝等攻下药以缓解便秘症状；热邪易扰心神，而致心烦失眠，可加酸枣仁、茯神等宁心安神。

1.2 名家名师名医应用

肺肾气阴亏虚型糖尿病 张艳丽等[6]运用加味二冬汤（天冬、麦冬、天花粉各15g，黄芩6g，知母12g，甘草10g，北沙参15g，荷叶10g）联合西药治疗肺肾气阴亏虚型Ⅱ型糖尿病。糖尿病在中医理论中被视为消渴病，以阴虚为本，燥热为标，病机特点在于阴虚热淫。此方重用人参益气生津；二冬、天花粉、黄芩、知母、荷叶清热生津止渴，甘草调和诸药，共奏清热润肺，益气养阴，生津止渴之效。临床观察显示，有控制血糖、改善临床症状、辅助降糖作用。

2.临床新用 二冬汤在临床上广泛应用于治疗内分泌系统和代谢性疾病、泌尿系统疾病、消化系统疾病、神经系统疾病等，尤其对糖尿病、甲状腺功能亢进症、慢性肾小球肾炎、便秘等疾病疗效确切。

2.1 内分泌系统和代谢性疾病

2.1.1 糖尿病 选择糖尿病患者192例，随机分为研究组和对照组各96例，对照组予以他巴唑常量合左旋甲状腺素片，将研究组采用中医方法治疗，组成：天花粉15g、沙参15g、生地30g、葛根10g、竹叶10g、黄连6g、人参6g、甘草5g、玉竹10g、黄芩10g、知母15g、麦冬15g。与对照组采用西医方法治疗进行疗效比较观察。结果显示，研究组显效59例（61.46%），总有效率92.71%；对照组显效40例（41.67%），总有效率72.92%[7]。

2.1.2 糖尿病前期 将糖尿病前期患者90例，随机分为研究组和对照组，每组各45例，对照组患者采用生活方式干预，研究组在对照组的基础上服用二冬汤，组成天冬15g、麦冬15g、荷叶15g、天花粉20g、黄芩10g、知母10g、人参10g、甘草6g。两个月后，比较2组干预前后测定空腹血糖（FBG）、空腹胰岛素（FINS）水平，计算并比较2组胰岛素抵抗指数（HOMA-IR）以及胰岛β细胞功能指数（HOMA-β）。结果显示，干预后，研究组FINS、HOMA-IR水平明显下降，HOMA-β水平明显上升[8]。

2.1.3 甲状腺功能亢进症 60例患者随机分为两组，对照组予以他巴唑常量合左旋甲状腺素片，研究组予以加减二冬汤合小剂量他巴唑，组成天冬、麦冬、沙参、天花粉、黄芩、知母、荷叶、玄参、决明子、牡蛎、贝母、甘草。结果显示，经治疗后研究组有效率为93.33%，对照组有效率为76.67%[9]。

2.2 泌尿系统疾病

慢性肾小球肾炎 选择患者60例为研究组，对照组各30例，对照组给予西医常规治疗，研究组在对照组治疗基础上加二冬汤治疗，组成：麦冬10g、天冬10g、熟地黄30g、黄精30g、山药30g、白茅根30g、稻芽10g、木瓜10g。治疗周期均为3个月。结果显示，研究组总有效率为90.0%，对照组为83.3%[10]。

2.3 消化系统疾病

便秘 将60例糖尿病便秘（肺热津伤型）患者随机分为研究组和对照组，每组各30例。2组患者均给予常规口服降糖药或胰岛素等基础治疗，研究组同时给予甘桔二冬汤治疗，组成：桔梗30g、甘草20g、麦冬15g、天冬15g、杏仁15g、白蜜15g、黄芩10g、桑白皮10g、地骨皮10g。对照组同时服用枸橼酸莫沙必利片治疗，疗程14天。观察2组患者治疗前后排便间隔时间、每次排便时间、每周排便次数的变化情况，并评价2组患者的疗效。治疗14天后，研究组的总有效率为90.0%，对照组为53.3%[11]。

2.4 神经系统疾病

周围神经病变 将120例糖尿病周围神经病变患者随机分为两组。对照组60例，在糖尿病教育、饮食、运动、降糖药物（胰岛素或口服降糖药）等控制糖尿病基础上，给予：①前列地尔注射液10μg加20ml生理盐水，静脉推注，每日1次；②依帕司他片，每次50mg，口服，每日3次。研究组60例，在对照组治疗基础上加服二冬汤合逐风通痹汤，组成：天冬12g、麦冬18g、天花粉12g、黄芩9g、知母12g、荷叶24g、人参6g、生黄芪24g、麻黄6g、当归15g、丹参15g、乳香9g、没药9g、全蝎6g。每日1剂，两组疗程均为4周。结果显示，研究组总有效率为93.33%；对照组总有效率为80%[12]。

【使用注意】不宜用于脾虚运化失职引起的水湿、寒湿、痰浊及气虚明显的病证。临床应注意辨证，用之不当会生湿生痰，出现痰多口淡、胃口欠佳等不良反应。

【按语】

1.关于"二冬汤"治疗糖尿病 中医认为，糖尿病属于消渴的范畴。《黄帝内经·素问·阴阳别论》："二阳结，谓之消。"二阳指阳明。邪气郁结于足阳明胃经和手阳明大肠经，导致胃肠燥热，耗损津液，热与宿垢搏结形成坚结，这符合临床上糖尿病病人大便秘结之证候[13, 14]。后世将消病分为三类，元代程杏轩《医述·三消》：

"消病有三，曰消渴，曰消中，曰消肾。"明代张景岳《景岳全书·杂证谟》："消证有阴阳，尤不可不察。如多渴者，曰消渴；善饥者，曰消谷；小便淋浊如膏者，曰肾消。凡此者多由于火。"中医认为，糖尿病属于消渴的范畴，但并非糖尿病就是消渴。

《黄帝内经》认为，消渴初期为脾瘅，其内在因素为禀赋不足，过食肥甘、饮食不节、恣情纵欲、情志失调、劳伤过度等是后天的因素。后天因素中，又多系过食肥甘，饮食不节，或因恣情纵欲，或因情志失调，或因劳伤过度等导致阴津亏耗，燥热偏胜，阴虚则燥热愈盛，燥热愈盛则阴愈虚。久而则脏腑功能紊乱，虚、热、郁、痰、瘀等互结，从而导致消渴。在气血阴阳方面，阴虚是消渴之根本，而消渴之病因病机皆围绕阴津之亏耗而变生诸证，阴虚为其本，燥热是其标，二者互为因果。阴虚内热，则见烦渴多饮，随饮随渴，咽干舌燥；阳明热盛，灼耗水谷则为多食善饥，溲赤便秘；红少津苔黄，脉滑数或弦数为阴伤内热之征象。

范冠杰等经临床观察发现，糖耐量异常（IGT）的病人虽多表现为肺燥、胃热、肾火等，但皆非实火，而是阴精虚候已现，因此在治疗上以滋阴泻热为主。故阴虚为糖尿病早期糖调节受损的根本原因。故治以清热润燥、养阴生津为法。《医学心悟》二冬汤卷三："三消之证，皆燥热结聚也，大凡治上消者：宜润其肺，兼清其胃，二冬汤主之。"本方原为"上消"所设，具有养阴润肺、生津清火之效。方中天门冬养阴润燥，清火生津；麦门冬养阴润肺，益胃生津，清心除烦；天花粉清热生津，清肺润燥；知母、黄芩清肺热；人参益气生津；荷叶清香升散；甘草调和诸药。诸药合用，共奏养阴润肺、生津清火之效。

冉晓丹等[15]以二冬汤为基础，结合降糖药物和抗甲状腺药物，对糖尿病伴甲状腺功能亢进症病人进行治疗，获得了较满意的效果。李越等[16]将二冬汤与内服血管保护剂相结合，可明显改善单纯型糖尿病视网膜病变。相关报道证实二冬汤养阴润肺、生津清火效果明显。此外，研究表明，二冬汤对糖尿病前期病人有显著作用，能明显减轻病人的胰岛素抵抗，增加胰岛素敏感性，改善胰岛功能[17]，此外，二冬汤联合西药治疗还可改善糖尿病视网膜病变[16]。

2. 关于"二冬汤"组方的变化 不同书籍中记载的二冬汤组成以及功能主治有所差别：清代程国彭《医学心悟》中二冬汤的组成为：天冬，麦冬，天花粉，黄芩，知母，甘草，人参。功能主治：养阴润肺，生津止渴。主上消，口渴多饮。清代吴澄《不居集》下集卷十三中二冬汤的组成为：天冬、麦冬、生地、熟地、款冬花、桔梗、贝母、紫菀、茯苓、甘草、沙参、瓜蒌仁。功能主治：咳嗽，火盛水亏，痰涩腥秽，将成痈痿。清代陶承熹《惠直堂经验方》中二冬汤的组成为：麦冬，天冬，茯苓，车前子。功能主治：肺消，气喘痰嗽，面红虚浮，口烂咽肿，饮水过多，饮讫即溺者。清代怀远《古今医彻》中二冬汤的组成为：天冬，麦冬，款冬花，紫菀茸，桔梗，甘草，广陈皮，川贝母，百合，马兜铃，阿胶。功能主治：肺火而喘。本方以咳嗽痰少、口渴多饮、舌红、脉细数为辨证要点。现代常用本方治疗糖尿病、百日咳、肺结核、慢性支气管炎、阴虚咳嗽等。临床应用时常根据疾病不同特点进行适当加减。如见糖尿病多饮多尿，加生地黄、熟地黄、怀山药、山萸肉；咳而呕，加姜竹茹、枇杷叶；咳嗽不止，加前胡、百部、射干；气阴虚，加太子参、沙参；咳血，加白及、三七、仙鹤草等。

3. 关于"二冬汤"方名的理解 根据方名"二冬汤"可能大多数学者都误以为其只含有麦冬和天冬2味药材，而《医学心悟》中记载"治上消者，宜润其肺，兼清其胃，二冬汤主之。"肺为上焦，上焦热盛，则肺燥阴亏，津液失于敷布，胃不得濡润而热炽，胃热盛复灼伤肺津，导致肺胃燥热，耗损气阴之证。故上消不可光治肺，要兼治其母脏，清胃火。治疗宜养阴清热，生津止渴，故方中仅有麦冬和天冬是远远不够的，需要添加黄芩、知母、人参、甘草等

共奏养阴润肺、清火生津之效。此外，清代张璐《张氏医通》中记载的二冬膏，该方名与二冬汤仅一字之差，但其组成和功效却相差甚远，该方由麦冬、天冬各等分，水煎浓缩，加蜜收膏构成。功能滋阴润肺，止咳。用于治疗肺阴不足引起的燥咳痰少、痰中带血、鼻干咽痛，该方以治疗燥邪为主[18, 19]。故临床上在运用"二冬汤"时应对病情加以辨别，适当加减，合理用药。

参考文献

[1] 郭晨阳，白明，苗明三. 基于《中国药典》和《中药部颁标准》的中药治疗糖尿病用药规律分析[J]. 时珍国医国药，2020，31（4）：1007-1009.

[2] 赵益，罗蓉，尚广彬，等. 二冬汤含药血清对肺癌细胞A549的作用研究[J]. 新中医，2012，44（9）：113-115.

[3] 赵益，张启云，李冰，等. 二冬汤对大鼠尿液代谢产物的影响[J]. 中药新药与临床药理，2013，24（2）：173-176.

[4] 邓远雄，杨昌华，牟玲丽. 黄连解毒汤中黄芩苷和汉黄芩苷在糖尿病大鼠体内的药动学[J]. 中草药，2008，39（2）：227-231.

[5] 李新中，陈萱，杨于嘉，等. 黄芩苷在家兔感染性脑水肿模型中的药代动力学研究[J]. 中国药学杂志，1999，34（2）：35-37.

[6] 张艳丽，裴瑞霞. 加味二冬汤联合西药治疗肺肾气阴亏虚型2型糖尿病随机平行对照研究[J]. 实用中医内科杂志，2012，26（10）：48-49.

[7] 杨戈. 中医辨证治疗糖尿病96例临床观察[J]. 中国医药指南，2012，10（10）：304-305.

[8] 师美凤. 二冬汤对糖尿病前期患者胰腺β细胞功能的影响[J]. 云南中医中药杂志，2016，37（5）：39-40.

[9] 魏小玲. 二冬汤加减治疗阴虚火旺型甲状腺功能亢进症的疗效观察[J]. 深圳中西医结合杂志，2010，20（5）：285-287.

[10] 肖娟，何泽云. 二冬汤治疗气阴两虚型慢性肾小球肾炎30例疗效观察[J]. 湖南中医杂志，

2016，32（2）：55-57.

［11］李少锋，杜少辉.甘桔二冬汤治疗糖尿病便秘的临床研究［J］.广州中医药大学学报，2019，36（8）：1133-1136.

［12］邹晓慧，张菊香，刘书珍，等.二冬汤合逐风通痹汤配合西药治疗糖尿病周围神经病变临床研究［J］.中华中医药学刊，2012，30（6）：1430-1432.

［13］刘鑫，吴琪琪，石岩，等.基于中医古籍研究糖尿病病名理论框架［J］.中华中医药学刊，2020，38（2）：199-202.

［14］田锦鹰，马祖等，陈国姿，等.二冬汤对糖尿病前期胰腺β细胞功能的影响［J］.河北中医，2014，36（5）：694-696.

［15］冉晓丹，肖万泽，陈景辉.二冬汤加减治疗糖尿病合并甲状腺功能亢进症［J］.湖北中医杂志，2010，32（2）：57-58.

［16］李越，陈国姿，田锦鹰.二冬汤加减联合西药治疗糖尿病视网膜病变45例临床观察［J］.河北中医，2013，35（4）：574-575.

［17］田锦鹰，马祖等，陈国姿.二冬汤对糖尿病前期胰岛素敏感性的影响［J］.中国中医急症，2013，22（3）：386-387.

［18］董永强，夏雪竹，刘翠红，等.二冬膏对LPS诱导小鼠肺泡巨噬细胞分泌TNF-α、IL-6及AQP1的影响［J］.中国中医急症，2020，29（7）：1213-1215，1223.

［19］胡献国.秋燥养肺二冬膏［J］.蜜蜂杂志，2019，39（10）：21.

半夏白术天麻汤

清《医学心悟》

Banxiabaizhutianma Tang

【概述】半夏白术天麻汤最早见于金代李东垣《脾胃论》，后被《医学心悟》所载，清代程国彭《医学心悟》载有："半夏一钱五分，天麻、茯苓、橘红各一钱，白术三钱，甘草五分。生姜一片，大枣二枚"，其功能为"化痰息风，健脾祛湿"，主治痰饮上逆，头昏眩晕，恶心呕吐。方中有毒中药半夏在《中国药典》2020年版中有法半夏、姜半夏、清半夏三种半夏炮制方法。现代常用生半夏外用，法半夏、姜半夏内服。目前有报道进行了半夏白术天麻丸的制剂研究。半夏白术天麻汤主要具有镇咳祛痰、镇吐、降压、抗眩晕、镇静、抗肿瘤、抗炎等药理作用。临床上更多是用于治疗湿痰为患，风痰上扰症。现代广泛应用于神经精神疾病、消化系统疾病、循环系统疾病、内分泌与代谢性疾病、眼科疾病、耳科疾病等各类病症，尤其对急性脑梗死、椎-基底动脉缺血性眩晕、偏头痛、癫痫、全身麻醉术后恶心呕吐、冠心病、高血压病、颈动脉粥样硬化斑块、高脂血症、代谢综合征、中心性视网膜炎、梅尼埃病等疗效确切。

【历史沿革】

1.原方论述 清代程国彭《医学心悟》载："眩，谓眼黑；晕者，头旋也……有湿痰壅遏者，书云，头旋眼花，非天麻、半夏不除是也，半夏白术天麻汤主之。"该汤剂组成：半夏一钱五分，天麻、茯苓、橘红各一钱，白术三钱，甘草五分。生姜一片，大枣二枚，水煎服。

2.同名异方 半夏白术天麻汤的同名异方分析见表81-1。

表81-1 半夏白术天麻汤同名异方分析表

朝代	作者	出处	药物组成	功能主治	制法及用法	变化情况（与原方比较）
金	李东垣	《脾胃论》卷下	黄柏（酒洗）（二分）；干姜（三分）；天麻、苍术、白茯苓、黄芪、泽泻、人参（以上各五分）；白术、炒神曲（以上各一钱）；半夏（汤洗七次）；大麦面橘皮（以上各一钱五分）	补脾胃，化痰湿，定虚风。主治脾胃虚弱，痰湿内阻，虚风上扰，致成痰厥头痛，证见头痛如裂，目眩头晕，胸脘烦闷，恶心呕吐，痰唾稠粘，气短懒言，四肢厥冷，不得安卧者	上㕮咀。每服半两，水二盏，煎至一盏，去渣，带热服，食前	相较原方，该方加有黄芪、泽泻、黄柏、苍术、炒曲、麦蘖面等药味，主治脾胃虚弱，痰湿内阻，虚风上扰，致成痰厥头痛；而《医学心悟·卷四》中所载原方为治眩晕方
明	龚信	《古今医鉴·卷七》	半夏（制，一钱半），白术（炒，二钱），天麻（一钱半）	健脾化痰，平肝息风。主治脾胃气虚，痰涎内停，虚风上搅，以致头旋眼黑，恶心烦闷，气促上喘，心神不安，目不敢开，头痛如裂，身重如山，四肢厥冷，不能安睡	上剉一剂，生姜三片，水二钟，煎八分，食后温服	精简至仅有半夏、白术、天麻、生姜4味药物
明	董宿	《奇效良方》	半夏（一钱半），白术（二钱），天麻、茯苓（去皮），橘皮，苍术，人参，神曲（炒），麦蘖（一钱）	主治头眩恶心烦闷，气喘短促，心神颠倒，兀兀欲吐，目不敢开，如在风云中，苦头痛眩晕，身重如山，不得安卧	上作一服，水二盏，生姜三片，煎至一盏，食远服	在东垣方的基础上减去一味黄柏；增加一味草果
清	汪昂	《医方集解》	半夏（姜制）、麦芽（各钱半）、神曲（炒）、白术（炒，各一钱）、苍术（泔浸）、人参、黄芪（蜜制）、陈皮、茯苓、泽泻、天麻（五分）、干姜（各三分）、黄柏（二分酒洗）	治脾胃内伤，眼黑头眩，头痛如裂，身重如山，恶心烦闷，四肢厥冷，谓之足太阴痰厥头痛	每服五钱。水煎服	本方点出半夏具体炮制方法为姜制，较原方增加了麦芽、神曲、苍术、人参、黄芪、泽泻等药味

【名方考证】

1.本草考证

1.1 半夏 "半夏"之名最早见于《神农本草经》。经考证，本方所用半夏为天南星科植物半夏 *Pinellia ternata*（Thunb.）Breit.的干燥块茎，与《中国药典》2020年版记载一致。

1.2 天麻 天麻原名"赤箭"，最早见于《神农本草经》。经考证，本方所用天麻为兰科植物天麻 *Gastrodia elata* Bl.的干燥块茎，与《中国药典》2020年版记载一致。

1.3 茯苓 "茯苓"始载于《神农本草经》。经考证，本方所用为多孔菌科真菌茯苓 *Poria cocos*（Schw.）Wolf 的干燥菌核，与《中国药典》2020年版记载一致。

1.4 橘红 "橘红"之名始见于《太平惠民和剂局方》。经考证，本方所用橘红为芸香科植物橘 *Citrus reticulata* Blanco 及其栽培变种的干燥成熟果皮，与《中国药典》2020年版记载一致。

1.5 白术 白术最早以"术"之名见于《神农本草经》。经考证，本方所用白术为菊科植物白术 *Atractylodes macrocephala* Koidz. 的干燥根茎，与《中国药典》2020年版记载一致。

1.6 甘草 "甘草"之名始载于《神农本草经》。经考证，本方所用甘草为豆科甘草属甘草 *Glycyrrhiza uralensis* Fisch. 的干燥根茎和根，《中国药典》2020年版载甘草为豆科植物甘草 *Glycyrrhiza uralensis* Fisch.、胀果甘草 *Glycyrrhiza inflata* Bat. 或光果甘草 *Glycyrrhiza glabra* L. 的干燥根和根茎。

2.炮制考证

2.1 半夏 半夏白术天麻汤未明确半夏的炮制方法。国家中医药管理局和国家药品监督管理局联合发布的《古代经典名方关键信息表（25首方剂）》建议半夏白术天麻汤中半夏对应炮制规格为清半夏。

2.2 其他 除生姜为鲜品外，其他药物应为生品。

3.剂量考证

3.1 原方剂量 半夏一钱五分，天麻、茯苓、橘红各一钱，白术三钱，甘草五分。

3.2 折算剂量 清代一两为37.3g，一钱为3.73g。即本方剂量半夏5.6g，天麻、茯苓、橘红各3.73g，白术为11.19g，甘草为1.87g。

3.3 现代用量 根据全国中医药行业高等教育"十四五"规划教材《方剂学》，因此处方量为半夏4.5g，天麻、茯苓、橘红各3g，白术9g，甘草1.5g。

【药物组成】 半夏一钱五分，天麻、茯苓、橘红各一钱，白术三钱，甘草五分。

【功能主治】 化痰息风，健脾祛湿。主治痰饮上逆，头昏眩晕，恶心呕吐。

【方义分析】 本方主治诸症皆为脾湿生痰，湿痰壅遏，引动肝风，风痰上扰清空所致。风痰上扰，蒙蔽清阳，故眩晕、头痛；痰阻气滞，升降失司，故胸膈痞闷、恶心呕吐；内有痰浊，则舌苔白腻；脉来弦滑，主风主痰。治当化痰息风，健脾祛湿。

方中天麻平肝息风止晕；半夏燥湿化痰，降逆止呕，两者合用，为治风痰眩晕头痛之要药，共为本方君药。李东垣在《脾胃论》中说："足太阴痰厥头痛，非半夏不能疗；眼黑头眩，风虚内作，非天麻不能除。"以白术、茯苓为臣，健脾祛湿，能治生痰之源。佐以橘红理气化痰，脾气顺则痰消。使以甘草和中调药；煎加姜、枣调和脾胃，生姜兼制半夏之毒。诸药合用，共奏健脾燥湿，化痰息风之功效，则诸症可愈。

配伍特点：风痰并治，标本兼顾，但以化痰息风治标为主，健脾祛湿治本为辅。

【用法用量】

1.古代用法用量 生姜一片，大枣二枚，水煎服。

2.现代用法用量 磨成粗粉，水煎，一日一剂，分3次服。

【药学研究】

1.资源评估 方中半夏、白术、天麻、橘红、茯苓、甘草目前均以人工栽培为主。

半夏根浅喜肥、喜湿润、怕水涝，适宜在湿润肥沃、保水保肥力强、质地疏松、排灌良好的沙质壤土种植，目前半夏药材主产于四川、湖北、河南、贵州等省，并于甘肃天水建立半夏GAP示范种植基地。

白术生于山区丘陵地带，山坡草地及山坡林下，喜凉气候耐寒，怕湿热干旱，以疏松排水良好的砂质壤土为宜，目前白术主产地有安徽亳州、河北安国、湖北来凤、重庆秀山、湖南邵阳、四川雅安、四川乐山等，以浙江嵊州市、新昌地区产量最大，於潜所产品质最佳。

天麻喜于生长在比较疏松的腐殖质土、沙土和沙壤土中，生长具有避光性、向气性和向湿性，喜凉爽、潮湿的环境，天麻的生境范围较窄，对生态环境要求较高，一般生长在800~2800m山区，野生天麻分布于贵州大方、云南昭通和陕西汉中，栽培产区主要在湖北、贵州、云南、四川、陕西等地。

橘喜高温多湿的亚热带气候，不耐寒，稍能耐阴，宜选阳光充足，地势高燥，土层深厚，通气性能良好的砂质壤土或壤土栽培，现主产于广东、重庆、四川、福建、浙江、江西、湖北、湖南、江西等省。

茯苓喜温暖、干燥、向阳、雨量充沛的环境，适宜在土壤含水量为25%~30%，pH值为5~6，砂多泥少、疏松通气、排水良好、土层深厚的砂质壤土中生长，目前主产于湖北罗田、英山、麻城，安徽金寨、霍山、岳西、太湖，云南丽江、玉龙县石鼓镇，元谋县江边乡，河南商城、新县、固始，四川米易、德昌、会理、木里、攀枝花等地，还有贵州、广西、福建、湖南、浙江等省区亦产。

甘草喜凉爽、干燥气候，喜光、耐旱、耐寒，对土壤适应性较强，甘草原野生于草原钙质土上，是抗盐性很强的植物，在我国北方地区分布广泛，主产于内蒙古、甘肃、宁夏、新疆，以内蒙鄂尔多斯的杭锦旗、阿拉善盟阿拉善旗及甘肃、宁夏所产品质最佳。

2.制剂研究

2.1 制备方法 原文载：半夏一钱五分，天麻、茯苓、橘红各一钱，白术三钱，甘草五分，生姜一片，大枣两枚，水煎服。

2.2 制剂研究 将半夏白术天麻汤开发为半夏白术天麻丸：①指标性成分分析方法的建立，应用TLC对方中半夏、天麻、白术进行了定性鉴别，采用HPLC选择天麻素的特征吸收峰220nm作为测定波长，测定方中天麻素的含量，此法主要用于制剂质量的控制。②药材提取、纯化工艺的研究，用HPLC建立指纹图谱，对共有峰峰面积进行主成分分析（PCA），以PCA总因子得分、

指纹图谱相似度及干膏收率为评价指标，采用$L_9(3^4)$正交设计法考察加水量、浸泡时间、煎煮时间、煎煮次数对提取效果的影响，信息熵赋权法确定各指标的客观权重，优化水提工艺参数[1]。③采用三因素三水平正交设计，以丸重差异为评价指标研究半夏白术天麻丸成型工艺，得出半夏白术天麻丸的溶解时限，平均丸重差异。

3.质量控制 该方主要含有黄酮、生物碱等物质，可以将其作为质量控制的指标。现有文献报道按照古籍中记载的煎煮方法制备半夏白术天麻汤水煎液，采用HPLC建立了半夏白术天麻汤水煎液的指纹图谱，同时对其多成分含量进行了测定[2]。

【药理研究】

1.药效作用 根据半夏白术天麻汤的功能主治进行了药效学研究，主要具有降血压、降血脂、减肥、抗癫痫、抗动脉粥样硬化等作用。

1.1 与功能主治相关的药理作用

1.1.1 降血压、降血脂、减肥 将半夏白术天麻汤剂量浓缩为生药14.08g/ml，以7.04、14.08、28.16g/（kg·d）灌胃大鼠，连续给药56天，可显著降低痰湿壅盛型高血脂大鼠血清中TC、TG、LDL-C的含量[3]。半夏白术天麻汤以6.90、13.8g/（kg·d）灌胃，连续给药84天，可显著降低痰湿壅盛型高血压大鼠血压，逆转其心肌肥厚[4]。将半夏白术天麻汤浓缩为生药1.5g/ml，以17.8g/kg灌胃小鼠，连续给药56天，可降低肥胖型高血压小鼠体重及总胆固醇[5]。

1.1.2 抗癫痫 将半夏白术天麻汤浓缩为生药2.2g/1g浸膏，给予1.548g/ml半夏白术天麻汤2ml灌胃大鼠，急性给药组灌胃7天，慢性给药组灌胃30天，可减轻癫痫发作程度和频率，并能减轻和改善癫痫大鼠大脑海马神经元细胞损伤[6]。

1.1.3 抗动脉粥样硬化 将半夏白术天麻汤浓缩为生药1g/ml，以14.4，7.2，3.6g/kg灌胃高脂饮食ApoE$^{-/-}$小鼠30天，可显著降低血清中TG、LDL-C水平，下调MMP-9蛋白[7]。

1.2 其他药理作用

内皮保护 半夏天麻白术汤通过上调miRNA-217，促进经氧化型低密度脂蛋白诱导后损伤的人主动脉内皮细胞增殖[8]。

2. 安全性评价 目前未见半夏白术天麻汤及其相关制剂的安全性评价的研究报道。半夏白术天麻汤中含有毒性中药半夏，其毒性成分主要包括半夏毒针晶和半夏凝集素蛋白，具有肝和消化道毒性。《医学心悟》并未记载半夏的炮制方法。后面进行新药开发时建议：一是后续安全性评价要按照GLP规范进行相关研究；二是可在半夏白术天麻汤中采用不同炮制品的半夏（生半夏、法半夏、姜半夏、清半夏）进行安全性评价，以评估采用何种半夏的安全性更高。

3. 体内过程 大鼠灌胃给药生药0.48g/ml半夏白术天麻汤2.5ml，采用UHPLC-ESI-Q-TOF/MS方法检测其中各味药中主成分及其代谢产物，共鉴定了38个，主要包含谷胱甘肽结合物、葡萄糖醛酸结合物、甲基化产物及乙酰化产物，半夏白术天麻汤在大鼠心脏中依次发生Ⅰ相和Ⅱ相代谢反应，主要的代谢方式为氧化、还原、水解、谷胱甘肽化、亚硫酸化、葡萄糖醛酸化、甲基化和乙酰化[9]。

【临床应用】

1. 临床常用

1.1 临床主治病证 半夏白术天麻汤常用于治疗湿痰为患，风痰上扰症。临床表现主要为眩晕头痛、胸脘痞闷、恶心呕吐等，临床应用以头重脑胀、呕吐呕逆、舌苔白腻、脉弦滑为辨证要点。

1.1.1 痰厥头痛 治疗寒气怫郁，闷火难解之头旋眼黑，烦闷恶心者，可加麻黄、防风起疏络散寒。治疗头痛兼眩不寐，肢尖逆冷，心中愦愦如驾风云者，可加川芎，增强祛风行气。

1.1.2 风痰上扰眩晕 治疗风阳挟痰浊上扰，气机逆乱，胃气上逆所致眩晕者，可加代赭石、太子参，增强升阳通窍，降浊祛痰之功。治疗知风痰眩运而兼火者，可加滚痰丸起泻火逐痰之效。

1.1.3 不寐 治疗精神恍惚，心悸不眠或胸闷脘胀者，可加枳壳、黄连、远志、麦芽、瓜蒌、竹茹，以和胃宁心，行气安神。

1.2 名家名师名医应用

1.2.1 眩晕头痛 国医大师沈宝藩以半夏白术天麻汤为基本方加减治疗痰湿壅盛，脉络瘀阻所致的眩晕头痛，呕恶痰涎，治当化痰祛湿通络，方药组成以半夏白术天麻汤加钩藤13g、生薏苡仁30g、郁金9g等[10]。国医大师段富津以半夏白术天麻汤为基本方加减治疗脾湿生痰，痰阻清阳，加之肝风内动，风痰上扰清空所致的头晕目眩，恶心胸闷，治当化痰息风，方药组成以半夏白术天麻汤加焦术20g，泽泻25g，竹茹15g，黄连10g[11]。国医大师伍炳彩以半夏白术天麻汤为基本方治疗痰湿中阻、风痰上扰所致的头晕，治当化痰息风、健脾祛湿，方药组成以半夏白术天麻汤加蔓荆子10g、泽泻10g等[12]。

1.2.2 中风 国医大师沈宝藩以半夏白术天麻汤加减治疗风痰瘀血痹阻脉络之脑中风，加当归、红花、川芎、三七各10g等温经通络药加强痰瘀同治之功效，弃用原方中甘草、大枣以防助湿壅气生热，令人中满[13]。国医大师李振华以半夏白术天麻汤为基本方治疗脾气亏虚、痰瘀阻络、痰浊内生所致中风，加配泽泻10g增健脾化湿之力，郁金15g、菖蒲15g芳香开窍，化湿豁痰[14]。

2. 临床新用 半夏白术天麻汤在临床上广泛用于治疗神经精神疾病、消化系统疾病、循环系统疾病、内分泌与代谢性疾病、眼科疾病、耳科疾病等，尤其对急性脑梗死、椎-基底动脉缺血性眩晕、偏头痛、癫痫、全身麻醉术后副作用、冠心病、高血压病、颈动脉粥样硬化斑块、高脂血症、代谢综合征、中心性视网膜炎、梅尼埃病等疗效确切。

2.1 神经精神疾病

2.1.1 急性脑梗死 将79例急性脑梗死患者（痰瘀互结证）随机分成对照组和研究组。对照组38例，研究组41例。对照组应用普通西药治疗，给予常规抗血小板聚集、稳定斑块、改善循环、营养脑细胞等治疗。研究组在西医组治疗基础上加用半夏白术天麻汤合血府逐瘀汤治疗。方药：牛膝20g，半夏、生地黄、桃仁、桔梗、川芎、红花、赤芍、白术、茯苓、陈皮、大枣、天麻各15g，生姜、柴胡、当归各10g。每天1剂，煎制成300ml药液，早晚分开服用。两组治疗时间均为2个月。结果显示，研究组的总有效率为90.24%，对照组总有效率为71.05%[15]。

2.1.2 椎–基底动脉缺血性眩晕　将66例椎–基底动脉缺血性眩晕患者随机分为对照组和研究组各33例。对照组患者使用盐酸倍他司汀氯化钠注射液治疗，每次500ml，1次/天，治疗7天后，调整为口服甲磺酸倍他司汀片，1片/次，3次/天，共服用1个月。研究组在对照组基础上使用半夏白术天麻汤加减治疗，基础药方组成为：黄芪20g，法半夏、茯苓各15g，白术、天麻、陈皮、川芎、生姜、大枣各10g，炙甘草5g。将以上药材加1000ml清水中进行煎煮，取汁125ml口服，1剂/天，治疗1个月。结果显示，研究组患者的左、右侧椎动脉及基底动脉峰流速均快于对照组，中医证候评分也比对照组低（评分越低表示其眩晕症状越轻微）[16]。

2.1.3 偏头痛　将150例患者按随机数字表法分成对照组和研究组各75例，对照组口服半夏白术天麻汤安慰剂颗粒（由淀粉、色素和调味剂组成），每次10g，2次/天；研究组内服半夏白术天麻汤加减，药物组成为：法半夏15g，麸炒白术15g，天麻15g，茯苓15g，橘红15g，川芎10g，白芷15g，钩藤10g，延胡索10g，北柴胡10g，羌活10g，白蒺藜20g，僵蚕10g，甘草片5g。1剂/天，采用煎药机煎煮2次，混合药液至400ml，分早晚2次服用。两组疗程均为4周。结果显示，研究组治疗后6、12小时的疼痛缓解率为67.14%、87.14%，72小时疼痛消失率为92.86%，分别高于对照组的50.00%、70.59%、79.41%；研究组疼痛复发率为21.43%，对照组39.71%[17]。

2.1.4 癫痫　选择符合癫痫诊断标准的患者54例，在维持原有的抗癫痫药物治疗基础上，配以加味半夏白术天麻汤随证加减治疗，每日1

剂，水煎2次，取汁400ml，分早晚2次温服。28天为1个疗程，停药3~5天，开始第2个疗程治疗。6个疗程后为疗效判断起始点，服药2年后总结临床疗效。结果显示，全部患者观察2年，总有效率达74.07%，其中完全控制率为12.96%，显效率为44.44%[18]。

2.2 消化系统疾病

全身麻醉术后副作用　将拟于全麻下行乳腺癌改良根治术的120例患者，按照随机化原则分为研究组和对照组，各60例。对照组给予安慰剂（等量水）治疗，研究组给予半夏白术天麻汤治疗，处方如下：半夏9g，天麻、茯苓、橘红、生姜各6g，白术18g，甘草3g，大枣两枚。针对术后三个时间段（0~4小时、4~12小时、12~24小时）进行观测检查。研究组术后4小时内有15例患者发生恶心呕吐，发生率为25.00%，而对照组有26名患者发生恶心呕吐，发生率为43.33%。术后12小时内，研究组术后恶心呕吐发生率为21.47%，对照组为46.77%；术后12小时后，研究组患者恶心呕吐发生率明显降低，仅为16.67%，而对照组患者恶心呕吐虽较前降低，但和研究组比仍维持在31.67%的水平[19]。

2.3 循环系统疾病

2.3.1 冠心病　将124例冠心病心绞痛患者按随机数字表法分成两组，对照组给予西医常规综合治疗，研究组在对照组的基础上再给予口服半夏白术天麻汤，1剂/天。两组患者均连续治疗4周。结果显示，研究组治疗后血液流变学指标（血浆黏度、血小板黏附率、血沉方程K值）均有一定程度的改善，而对照组治疗前后血液流变学指标无明显变化。研究组总有效率为95%，对照组总有效率为87%[20]。

2.3.2 高血压病　将100例高血压患者随机分为两组各50例。对照组给予5mg左旋氨氯地平口服，1次/天，持续4周，同时嘱咐患者适量运动，并进食低脂肪、低盐类食物。研究组在对照组基础上给予半夏白术天麻汤辅助治疗，方剂内容如下：半夏、天麻、白术、茯苓各10g，橘红、甘草、生姜各5g，大枣3枚，加500ml水煎煮成300ml，分早晚两次口服，1天/剂，持续4周。结果显示，研究组总有效率为92.00%，对照组总有效率为74.00%，研究组APN水平高于对照组，CysC、UA、CRP水平均低于对照组[21]。

2.3.3 颈动脉粥样硬化斑块

将60例颈动脉粥样硬化斑块患者，按照随机分组原则分为对照组与研究组，各30例。对照组予以常规西医治疗，入院后予以患者原发病控制处理，包括降血压、控制血糖水平等；同时予以患者阿托伐他汀治疗，每次10mg，口服，1次/天，连续治疗20周。研究组在对照组治疗基础上予以半夏白术天麻汤治疗，组方组成：生姜3g、甘草6g、茯苓10g、陈皮12g、白术12g、半夏15g，天麻15g，每袋150mg，2袋/天，早晚各1袋，连续治疗20周。结果显示，研究组总有效率为90.00%，对照组总有效率为63.33%，治疗后研究组颈动脉粥样斑块体积小于对照组，IMT、TC、TG、LDL-C、AI低于对照组，HDL-C高于对照组，表明半夏白术天麻汤在改善患者病情中能够发挥积极作用[22]。

2.4 内分泌与代谢性疾病

2.4.1 高血压并高脂血症

将146例高血压病并高脂血症患者按其意愿均分为研究组和对照组，每组各73例。对照组接受马来酸依那普利片及血脂康胶囊治疗；研究组接受加味半夏白术天麻汤治疗，处方包括：山楂15g、茯苓12g、丹参12g、钩藤15g、半夏9g、天麻9g、红花12g、地龙9g、橘皮6g。两组患者治疗3个疗程，1疗程14天。结果显示，研究组总有效率为91.78%，对照组总有效率为73.97%[23]。

2.4.2 代谢综合征

将60例代谢综合征患者分为对照组和研究组各30例。对照组给予二甲双胍肠溶片治疗，研究组采用半夏白术天麻汤加味组成，处方包括：半夏9g、天麻6g、白术15g、何首乌15g、山楂15g、葛根20g、陈皮10g、泽泻30g、丹参25g、黄芪30g、草决明15g、茯苓15g。煎煮，每次120ml，每日2次。两组患者治疗2个疗程，1疗程3周。结果显示，两组均可

降低SBP、DBP、ApoB、血糖等水平，且研究组SBP、DBP、ApoB水平低于对照组，血糖水平高于对照组。研究组总有效率为86.67%，对照组总有效率为76.67%[24]。

2.5 耳科疾病

梅尼埃病 将110例患者随机分为两组，每组55例。对照组使用舒血宁注射液双氢克尿噻片，盐酸培司汀片，盐酸地芬尼多片等配合治疗。研究组使用加味半夏白术天麻汤治疗，组方如下：半夏9g、白术12g、天麻10g、茯苓15g、陈皮10g、泽泻15g、车前子12g、砂仁6g、川芎30g、葛根30g、甘草6g、生姜10g、大枣3枚。每日一剂，温水浸泡30分钟，头煎大火煎开，文火煎20分钟，取汤汁约200ml左右，二煎大火煎开，再文火煎30分钟，取汁约200ml，两次取汁400ml混合后，分早晚两次餐前温服。结果显示，研究组听力有效恢复率为67.27%，对照组听力有效恢复率为47.27%[25]。

【按语】

1. 同名方比较 通过对古籍资料的全面梳理分析与综合研究，发现半夏白术天麻汤目前主要存在六首同名方，其雏形皆为李东垣所创，组方思路与张元素的天麻半夏汤、《太平惠民和剂局方》中的化痰玉壶丸有一定的继承关系，后世有4位医家发展出5首同名方。清代程国彭在继承李东垣基本思路的同时，又以"痰湿"为中心，将原方里补中益气的药味减少，改为化痰湿、息内风。将其简化为两首同名方，其一是用于痰厥头痛病症，其二是用于风痰眩晕病症。其中，以治疗风痰眩晕为主的药方，已列入《方剂学》教科书和国家中医药管理局首批《古代经典名方目录》，对当代影响最大。其组成为姜半夏5.595g，白术11.19g，天麻、茯苓、橘红各3.73g，甘草2g，生姜2g（鲜品一片）、大枣两枚（按数量计），基原清晰，各药味剂量安全，均不违背2020年版《中国药典》。虽然经过清代的改进，服用方法可能为一日一剂，但单日服用剂量与李东垣初创时并无太大区别，每剂药材总量约合今37.975g。《古今医鉴》半夏白术天麻汤，由半夏、

天麻、白术、生姜构成。功能健脾化痰，平肝息风。主治脾胃气虚，痰湿内阻，虚风上扰，以致恶心烦闷，头旋眼黑，气促上喘，心神不宁，头痛如裂，目不敢开，身重如山，四肢厥冷，不能安眠。《脾胃论》半夏白术天麻汤由黄柏、干姜、苍术、天麻、茯苓、黄芪、泽泻、白术、人参、炒神曲、麦芽、半夏、橘皮构成，功能健脾化饮，定风止晕，主治痰厥头痛，头眩烦闷，咳痰稠黏，恶心吐逆，身重肢冷，不能安卧，舌苔白腻，脉滑。

2.制用考辨　本方由程国彭于清乾隆时改进而来，时代较晚，所用诸药的基原品种及炮制方面争议较少。需要注意的是在半夏这味有毒药物的使用上，原文中只有"半夏"一词，却没有具体的炮制方法，且不仅仅是《医学心悟》，自古半夏白术天麻汤的各方鲜有标注。

原文仅有"半夏"而未说明炮制方法，且不仅《医学心悟》，自古半夏白术天麻汤各同名方鲜有标示。遍查《医学心悟》中需要特殊炮制的半夏均有"洗""姜汁炒""生用"或"半夏曲"等专门标示，从这点可以首先排除半夏曲。其次，见诸前代医籍的各种炮制方法均可见于《医学心悟》，如汤洗、姜汁炒、醋制，故一时较难辨别本方应使用何种半夏。但书中所涉的几种炮制方法应是作者平时接触较多、选用较多的。因此笔者认为当在生用、汤洗、姜汁炒、醋制几种方法中选择使用。回顾其他医家用治眩晕之半夏白术天麻汤，皆为李东垣原方或其他同名方，但少数对半夏作出标示的医家在使用半夏白术天麻汤（非本方）治疗眩晕时，多采用姜制半夏，而《丹溪心法》又言："非姜汁不能行经络""痰在皮里膜外，非姜汁竹沥不可传达。"在针对风痰眩晕的本方中使用姜半夏较为合理。

3.关于药物剂量　《医学心悟》中，程国彭并未直接给出单次服用剂量和煎服方法，据同时代徐大椿《慎疾刍言》："今人则每日服一次，病久药暂，此一暴十寒之道也。"推测清中叶民间普遍的服药方法较之金元初创之时已经大相径庭，或为一剂一服。本方各药及全方整体剂量参考《中国度量衡史》，以清代一两合公制37.30g计，可得姜半夏5.595g，白术11.19g，天麻、茯苓、橘红各3.73g，甘草1.865g（建议据《中国药典》用量下限提升至2g），生姜2g（鲜品一片，计2g），大枣两枚（按数量计，约重3g），总量约合公制34.975g。参考李东垣《兰室秘藏》曰："每服五钱""食前一服"，金代五钱约合公制20g，食前1服，1日约40g，故对比来看，程国彭方一日用量与此相去不远。至于煎服法，仅李东垣初创时有"每服五钱，水二大盏煎至一盏""食前一服"，之后各家则多语焉不详。

在半夏、白术、天麻几味主要药物的配比上，历代变化不大，基本遵守初创时的配比，三药比例多为1.5∶1∶0.5。几首同名方中，龚信方比例为1.5∶2∶1.5，罗浮山人方比例为1∶1∶1，《医学心悟·卷三》方比例为1.5∶1∶1，《医学心悟·卷四》方比例为1.5∶3∶1，略有差异。能够发现《医学心悟·卷四》方的白术剂量尤其大，原因可能是程国彭减去了李东垣原方中的参、芪、苍术三药，所以相应增加了白术单味药的剂量。《医学心悟·卷三》方可为佐证，其原文下有"虚者加人参"之语，故其白术剂量未有增加。

4.关于临床应用衍变　自初创时起，一直主要用于痰厥头痛与风痰上扰之眩晕的治疗。在现代临床中，主要用于各类以眩晕及头痛为主证的疾病，其中以高血压、急性缺血性脑卒中、椎-基底动脉供血不足、颈椎病、原发性头痛、梅尼埃病、良性阵发性位置性眩晕为多。在遇到上述病种时，当辨证出现符合中医以痰为主要病理因素的相关证型，即可适当加减使用本方。

参考文献

［1］徐男，孙蓉，崔焕月，等.化学计量学结合信息熵赋权优选半夏白术天麻汤提取工艺［J］.中草药，2020，51（4）：995-1002.

［2］王淑玲，杨彗敏，李敏慧，等.半夏白术天麻汤物质基准HPLC指纹图谱及多成分定量分析［J］.中国当代医药，2021，28（8）：4-8，17，241.

［3］贾磊，杨雨民，周芸慧，等.半夏白术天麻汤对痰湿壅盛型高血压大鼠血清TC、TG、LDL-C、HDL-C含量的影响［J］.中西医结合心血管病电子杂志，2019，7（10）：7-8，10.

［4］吴赛，姜月华，杨传华，等.半夏白术天麻汤对痰湿壅盛型高血压大鼠心肌MAPK信号通路的影响［J］.中国实验方剂学杂志，2016，22（8）：159-165.

［5］Yue-Hua Jiang，Peng Zhang，Yannan Tao，et al. Banxia Baizhu Tianma Decoction attenuates obesity-related hypertension［J］.Journal of Ethnopharmacology，2020：266.

［6］田茸，舍雅莉，张晓琳，等.半夏白术天麻汤对癫痫模型大鼠急性期和慢性期海马神经元miRNA表达谱及生物功能的影响［J］.中医杂志，2019，60（15）：1318-1324.

［7］王红松，单晓晓，赵国栋，等.半夏白术天麻汤对ApoE~（-/-）小鼠动脉粥样硬化的干预作用及其机制［J］.中国实验方剂学杂志，2021，27（7）：9-15.

［8］姜月华，张鹏，李兆钰，等.基于microRNA探讨半夏白术天麻汤内皮保护机制［J］.中华中医药杂志，2021，36（4）：1995-1999.

［9］英哲铭，隋国媛，贾连群，等.半夏白术天麻汤在大鼠心脏的代谢产物研究［J/OL］.中华中医药学刊，2023，41（2）：7-13.

［10］胡晓灵，孙德昱.沈宝藩教授治疗老年病高血压病的临床经验［A］.中华中医药学会老年病分会.第十二次中医药防治老年病学术研讨会暨老年病防治科研进展学习班会议论文集［C］.中华中医药学会老年病分会：中华中医药学会，2014：3.

［11］王荣，胡晓阳，郑海生，等.段富津教授治疗眩晕验案略析［J］.辽宁中医药大学学报，2009，11（9）：71-74.

［12］曾清.国医大师伍炳彩教授治疗眩晕的临床经验探析［D］.南昌：江西中医药大学，2021.

［13］沈宝藩.应用古方治疗脑中风的认识［J］.世界中医药，2007，2（1）：25-26.

［14］华荣.国医大师李振华教授治疗中风病临床经验［J］.辽宁中医药大学学报，2011，13（12）：26-27.

［15］王位，陈亨平，张小罗，等.半夏白术天麻汤合血府逐瘀汤为主治疗急性脑梗死痰瘀互结证41例［J］.浙江中医杂志，2020，55（11）：798-799.

［16］田玲玲，于立杰，程林林，等.半夏白术天麻汤治疗椎-基底动脉缺血性眩晕临床观察［J］.光明中医，2020，35（22）：3562-3564.

［17］郑全成，刘建浩，张宇，等.半夏白术天麻汤加减联合针刺治疗偏头痛风痰上扰证的观察［J］.中国实验方剂学杂志，2021，27（3）：111-116.

［18］田茸，史正刚，蒋萃，等.基于风痰瘀理论运用加味半夏白术天麻汤治疗癫痫疗效观察［J］.时珍国医国药，2018，29（12）：2950-2952.

［19］刘蕾.半夏白术天麻汤防治乳腺癌患者全麻术后恶心呕吐的临床研究［D］.南京：南京中医药大学，2020.

［20］谢奕群.半夏白术天麻汤治疗冠心病心绞痛疗效观察［J］.现代中西医结合杂志，2013，22（8）：867-869.

［21］王恩行，周军怀，褚雪菲，等.半夏白术天麻汤治疗高血压的临床效果观察［J］.海南医学院学报，2020，26（23）：1780-1782，1787.

［22］卢招昌.半夏白术天麻汤治疗颈动脉粥样硬化斑块的临床疗效［J］.临床合理用药杂志，2020，13（27）：158-159.

［23］温伟民，温亚蒙，温世忠.加味半夏白术天麻汤治疗高血压病并高脂血症的临床分析［J］.医学食疗与健康，2021，19（7）：20-21.

［24］刘荣东，黄如萍，张玉辉，等.加味半夏白术天麻汤对痰湿壅盛型代谢综合征的影响［J］.中华中医药学刊，2008，26（10）：2242-2245.

［25］汪宁波，张鑫，张恩琴，等.半夏白术天麻汤治疗梅尼埃病的临床研究［J］.中国中西医结合耳鼻咽喉科杂志，2016，24（3）：211.

◈ 藿朴夏苓汤 ◈

清《医原》

Huopoxialing Tang

【概述】藿朴夏苓汤最早见于清代石寿棠《医原·湿气论》，载其方药组成为："杜藿香二钱，真川朴一钱，姜半夏钱半，赤苓三钱，光杏仁三钱，生薏仁四钱，白蔻末六分，猪苓钱半，淡香豉三钱，建泽泻钱半"，具有"解表化湿"之效，主治湿气之化气，为阴中之阳，氤氲浊腻，故兼证最多，变迁最幻，愈期最缓，藿朴夏苓汤主要具有抗炎、抗肿瘤、调节免疫和改善代谢等药理作用。临床上常用于治疗湿温病初起、湿重热轻证，现代广泛用于治疗消化系统疾病、循环系统疾病、内分泌与代谢性疾病、儿科疾病、妇科疾病、泌尿系统疾病、呼吸系统疾病、皮肤科疾病、眼科疾病、骨科疾病等各类病症，如用于治疗湿热型脾胃病、腹泻、糖尿病、小儿手足口病、功能性消化不良病等疗效确切。

【历史沿革】

1.原方论述　《医原》："湿之化气，为阴中之阳，氤氲浊腻，故兼证最多，变迁最幻，愈期最缓。"该汤剂组成：杜藿香二钱，真川朴一钱，姜半夏钱半，赤苓三钱，光杏仁三钱，生薏仁四钱，白蔻末六分，猪苓钱半，淡香豉三钱，建泽泻钱半，制备和用法：选用丝通草三钱，或五钱煎汤代水，煎上药服。

2.同名异方　藿朴夏苓汤的同名异方分析见表82-1。

表82-1　藿朴夏苓汤同名异方分析表

朝代	作者	出处	药物组成	功能主治	制法及用法	变化情况（与原方比较）
清	何廉臣	《重订广温热论》	杜藿香二钱、真川朴一钱、姜半夏钱半、赤苓三钱、光杏仁三钱、白蔻末六分、生苡仁四钱、猪苓钱半、建泽泻钱半、淡香豉三钱	湿温初起，身暍恶寒，肢体困倦胸闷口腻，舌苔薄白。脉濡缓	无煎煮用法要求，亦无特别加减之法	在兼暑的用药上则有所差别，即《医原》是"……兼暑者……去蔻仁，酌加扁豆花、鲜荷叶清香辟秽，连翘、山栀、滑石微苦淡渗，以解暑湿热之结"。而《重订广温热论》是"……兼暑者……去蔻仁、半夏、厚朴，酌加青蒿脑、鲜荷叶清香辟秽，连翘、山栀、滑石微苦淡渗，以解暑湿热之结"
清	何廉臣	《湿温时疫治疗法》	杜藿香钱半至二钱、真川朴八分至一钱、姜半夏二钱至三钱、光杏仁二钱至三钱、白蔻仁八分冲、生米仁四钱至六钱、带皮苓三钱至四钱、猪苓钱半至二钱、建泽泻钱半至二钱	解表化湿	先用丝通草三钱至五钱，煎汤代水	在《医原》的基础上增加了药物用量。拟定药量确切剂量有助于医家方便使用本方，但仅给出药物剂量的大致范围，也有益于医家依临床病情的深重轻浅来灵活裁决药物剂量，根据兼风、兼寒、热多等不同情况对原方进行化裁
民国元年	严鸿志	《感证辑要》四卷	藿香二钱、真川朴一钱、姜半夏钱半、赤苓三钱、光杏仁三钱、生苡仁四钱、白蔻末六分、淡豆豉三钱、猪苓钱半、建泽泻钱半	湿重热轻的暑湿温热病，身热恶寒，肢体倦怠，胸闷厌食	无煎煮用法要求，亦无特别加减之法	与《医原》的药物组成和剂量相同，《感证辑要》本书中在煎药方法上并无要求

【名方考证】

1. 本草考证

1.1 杜藿香（藿香） "藿香"之名最早见于《异物志》。经考证，本方所用藿香为唇形科藿香属藿香 *Agastache rugosus*（Fisch. et Mey.）O. Ktze 的干燥地上部分。

1.2 真川朴（厚朴） "厚朴"之名最早见于《神农本草经》。经考证，本方所用厚朴为木兰科厚朴属植物厚朴 *Magnolia officinalis* Rehd. et Wils.的干燥干皮、根皮及枝皮。《中国药典》2020年版记载厚朴为 *Magnolia officinalis* Rehd. et Wils.或凹叶厚朴 *Magnolia officinalis* Rehd. et Wils.var. *biloba* Rehd. et Wils 的干燥干皮、根皮及枝皮。

1.3 姜半夏 "半夏"之名最早见于《神农本草经》。经考证，本方所用半夏为天南星科植物半夏 *Pineilia ternata*（Thunb.）Breit. 的干燥块茎，与《中国药典》2020年版记载一致。

1.4 赤苓（赤茯苓） "赤苓"之名最早见于《本草再新》。经考证，本方所用赤苓为多孔菌科植物茯苓 *Poria cocos*（Schw.）Wolf 的的干燥菌核近外皮部的淡红色部分，与《广东省中药材标准第三册（2019年版）》记载一致。

1.5 光杏仁（苦杏仁） "杏仁"之名最早见于《神农本草经》。经考证，本方所用光杏仁为蔷薇科植物山杏 *Prunus armeniaca* L. var. *ansu* Maxim、西伯利亚杏 *Prunus sibirica* L.、东北杏 *Prunus mandshurica*（Maxim.）Koehne 或杏 *Prunus armeniaca* L.的干燥成熟种子，与《中国药典》2020年版记载一致。

1.6 生薏仁（薏苡仁） "薏苡仁"之名最早见于《神农本草经》。经考证，本方所用生薏仁为禾本科植物薏苡 *Coix lacryma-jobi* L. var. *mayuen*（Roman.）Stapf 的干燥成熟种仁，与《中国药典》2020年版记载一致。

1.7 白蔻末（豆蔻） "白蔻末"之名最早见于《本草拾遗》。经考证，本方所用白蔻末为姜科豆蔻属豆蔻 *Amomum kravanh* Pierre ex Gagnep. 的干燥成熟果实。《中国药典》2020年版记载豆蔻为姜科植物白豆蔻 *Amomum kravanh* Pierre ex Gagnep. 或爪哇白豆蔻 *Amomum compactum* Soland ex Maton 的干燥成熟果实。

1.8 猪苓 "猪苓"最早见于《神农本草经》。经考证，本方所用猪苓为多孔菌科真菌猪苓 *Polyporus umbellatus*（Pers.）Frie 的干燥菌核，与《中国药典》2020年版记载一致。

1.9 淡香豉（淡豆豉） "淡豆豉"最早见于《名医别录》。经考证，本方所用淡香豉为豆科植物大豆 *Glycine max*（L.）Merr. 的干燥成熟种子（黑豆）的发酵加工品，与《中国药典》2020年版记载一致。

1.10 建泽泻（泽泻） "泽泻"最早见于《神农本草经》。经考证，本方所用建泽泻为泽泻科植物东方泽泻 *Alisma orientate*（Sam.）Juzep 或泽泻 *Alisma plantago-aquatica* Linn. 的干燥块茎。与《中国药典》2020年版记载一致。

1.11 丝通草（通草） "通草"最早见于《神农本草经》。经考证，本方所用通草为五加科植物通脱木 *Tetrapanax papyrifer*（Hook.）K. Koch. 的干燥茎髓，与《中国药典》2020年版记载一致。

2. 炮制考证

2.1 半夏 藿朴夏苓汤中明确半夏为姜半夏，现代炮制品有姜半夏。

2.2 淡香豉 藿朴夏苓汤中未明确淡香豉的炮制方法，据考证，淡豆豉炮制加工方法古今大抵相同，仅加入辅料稍有差别（桑叶、青蒿或紫苏叶）。据成方年代及功效描述，藿朴夏苓汤中的香豉应是以桑叶、青蒿为辅料蒸制的淡豆豉。

2.3 其他 其他药品应为生品。

3. 剂量考证

3.1 原方剂量 杜藿香二钱，真川朴一钱，姜半夏钱半，赤苓三钱，光杏仁三钱，生薏仁四钱，白蔻末六分，猪苓钱半，淡香豉三钱，建泽泻钱半。

3.2 折算剂量 清代之1钱合今之3.73g，即本方剂量杜藿香7.46g，真川朴3.73g，猪苓、建泽泻、姜半夏各5.60g，赤苓、光杏仁、淡香豉、通草11.19g，生薏仁14.92g，白蔻末2.24g。

3.3 现代用量 根据全国中医药行业高等教育"十四五"规划教材《方剂学》，此处方量为杜藿香6g，真川朴3g，姜半夏4.5g，赤苓9g，光杏仁9g，生薏仁12g，白蔻末1.8g，猪苓4.5g，淡香豉9g，建泽泻4.5g，通草9g。

【药物组成】杜藿香二钱，真川朴一钱，姜半夏钱半，赤苓三钱，光杏仁三钱，生薏仁四钱，白蔻末六分，猪苓钱半，淡香豉三钱，建泽泻钱半。

【功能主治】清热祛湿。主治湿浊滞于中焦。症见湿盛热微，身热不渴，肢体倦怠，胸闷口腻，舌苔白脉濡者等。

【方义分析】本方主治清热化湿，能宣通气机，燥湿利水，治湿温初起，湿阻中焦，湿盛热微之证，治当燥湿芳化，上宣下渗。《湿气论》记载："湿生于土，本气属阴，阴为寒湿，后乃渐化为湿热……邪在气分当分湿多，热多。湿多者……治法总以轻开肺气为主，肺主一身之气，气化则湿自化，即有兼邪，亦与之俱化。"

方中藿香、淡豆豉芳化宣透以疏表湿；厚朴、半夏燥湿运脾，使脾能运化水湿，不为湿邪所困；用杏仁开泄肺气于上，肺气宣降，水道自调；治湿不利小便，非其治也，配伍茯苓、猪苓、泽泻、薏苡仁淡渗利湿于下，水道畅通，则湿有去路。全方用药照顾到了上、中、下三焦，以燥湿芳化为主，开宣肺气，淡渗利湿为辅，与三仁汤结构略同，而疏表利湿之功胜之。赵绍琴曰：方中诸药配伍，辛温芳香，辛开苦降，淡渗并用，共奏宣化之功，使表里上下弥漫之邪，内外齐解，上下分消，湿祛则热亦随之而除，是表里同治之法。

配伍特点：湿热共治，上宣下渗，相得益彰。

【用法用量】

1.**古代用法用量** 选用丝通草三钱，或五钱煎汤代水，煎上药服。

2.**现代用法用量** 加通草12g或16g与上述药物水煎，分3次服。

【药学研究】

1.**资源评估** 方中藿香、厚朴、半夏、赤苓、苦杏仁、生薏仁、白蔻末、猪苓、淡香豉、建泽泻目前均以人工栽培为主。

藿香喜高温、阳光充足环境，在荫蔽处生长欠佳，年平均气温19~26℃的地区较宜生长，温度高于35℃或低于16℃时生长缓慢或停止。喜欢生长在湿润、多雨的环境，怕干旱，要求年降雨量达1600mm以上，中国各地广泛分布，主产于四川、江苏、浙江、湖南、广东等地，俄罗斯，朝鲜，日本及北美洲有分布。

厚朴喜温凉湿润气候和排水良好的酸性土壤，厚朴作为重要的三木类药材广泛种植，道地产区与主产区基本一致，如四川的都江堰、北川、宝兴、平武及湖北的恩施、鹤峰、建始、利川、来凤等地，四川省都江堰建有厚朴GAP种植基地。

姜半夏为半夏的炮制品，半夏根浅喜肥、喜湿润、怕水涝，适宜在湿润肥沃、保水保肥力强、质地疏松、排灌良好的沙质壤土种植，目前半夏药材主产于四川、湖北、河南、贵州等省，并于甘肃天水建立半夏GAP示范种植基地。

茯苓寄生于松科植物赤松或马尾松等树根上，要求疏松通气，保温保湿的偏酸性土壤，现主产于云南、安徽、湖北、河南、湖南、广东、福建等地。

苦杏仁喜光照，在干旱贫瘠的土壤中也可栽培，但不耐涝，应选择具有较高地势、土层较厚、排水通畅、向阳背风的区域栽培，并且加强防护林体系建设，山杏主产于辽宁、河北、内蒙古、山东等省区，多野生，亦有栽培，西伯利亚杏主产于东北、华北地区，系野生，东北杏主产于东北各地，系野生，杏主产于东北、华北及西北等地区，系栽培。

薏苡是一种既抗旱又抗涝的植物，对种植土壤要求不十分严格，对于一般土地均可种植，以向阳、肥沃的壤地以及低洼涝地为宜，薏苡为一年生草本，秋季果实成熟时采割植株，晒干，打下果实，在晒干，除去外壳，黄褐色种皮和杂质，收集种仁即可，我国大部分地区均产，主产福建、河北、辽宁、河南、杭州、贵州等地。

白豆蔻生于气候温暖、潮湿、富含腐殖质的林下，多年生草本，爪哇白豆蔻生于排水及保肥性能良好的热带林下，我国海南、云南有栽培，原产印度尼西亚（爪哇），性喜温暖、凉爽、湿润气候，以选向阳、富含有机质的壤土或砂质壤土栽培，不宜在黏土或砂砾土种植，白豆蔻来源分为本土和进口，原产于柬埔寨、泰国等地，本土云南、广东、广西等地均有栽培。

猪苓一般生长在桦树、柞树等根系附近，腐殖土中带有蜜环菌（*Armillariella mellea*）菌索。菌核有白色、灰色和黑色3种（俗称"白苓"、"灰苓"和"黑苓"），猪苓现代主产于陕西、河北、四川、云南等地。

豆豉，是我国传统发酵豆制品，古代称豆豉为"幽菽"，也叫"嗜"。最早的记载见于汉代刘熙《释名·释饮食》一书中，誉豆豉为"五味调和，需之而成"，据记载，豆豉的生产，最早是由江西泰和县流传开来的，传至今日全国各地均有栽培和生产。

泽泻喜温暖湿润的气候，沼生植物，多在水源充足的河滩、烂土塘、水沟等地生长，幼苗喜荫蔽，成株喜阳光，怕寒冷，在海拔800米以下地区均可生长，喜含腐殖质丰富而稍带黏性的壤土或水稻土；泽泻主要分布于四川、福建、江西、广东、广西、云南、贵州、湖南、浙江、上海、江苏、安徽。以福建产泽泻为道地药材。

2.制剂研究

2.1 制备方法 原文载："先用丝通草三钱或五钱，煎汤代水"水煎服，全方用药照顾到了上、中、下三焦，以燥湿芳化为主，开宣肺气，淡渗利湿为辅，加水。

由于历史朝代更迭，度量衡差异较大，根据李时珍"古之一两，今用一钱可也"、全国中医药行业高等教育"十四五"规划教材《方剂学》及现代临床常用剂量，1两合今之3g，因此处方量为杜藿香6g，真川朴3g，姜半夏4.5g，赤苓9g，光杏仁9g，生薏仁12g，白蔻末1.8g，猪苓4.5g，淡香豉9g，建泽泻4.5g，在实际煎煮中，应结合现代临床煎药机构煎煮规范来规范研究中

药复方制剂。

2.2 制备工艺 原方是汤剂，现代有报道对藿朴方剂进行口服液的研究：①指标性成分分析方法的建立，应用TLC法对方中苍术、陈皮、猪苓进行了定性鉴别，采用气相色谱法测定处方君药广藿香中百秋李醇的含量，此法主要用于制剂质量的控制。②药材提取、纯化工艺的研究，该处方8味药材中广藿香、陈皮、苍术均含有有效成分挥发油，研究者建立了水蒸气蒸馏法提取挥发油；通过正交试验法考察了乙醇浓度、乙醇用量、提取时间、提取次数四个主要影响因素，以厚朴酚及和厚朴酚的量、干膏得率为评价指标，对醇提工艺进行了系统的研究；猪苓等其余4味，采用了水煎煮法，同样通过正交试验考察了影响水煎工艺的四个主要影响因素：浸泡时间、加水量、提取时间、提取次数，以甘草酸单铵盐和干膏得率为指标，优选了最佳的提取工艺；最终确定为：广藿香、陈皮和苍术药材粗粉，加12倍量的水浸泡1小时后进行水蒸气蒸馏；厚朴用8倍量60%的乙醇加热回流2次，每次1小时；猪苓、甘草、姜半夏、诃子加10倍量的水浸泡1小时，然后加水煎煮3次，每次1小时。③澄清工艺中，采用传统的乙醇沉淀法进行了纯化，乙醇沉淀的浓度70%；防腐剂苯甲酸钠含量0.2%；稳定剂吐温-80含量2%；矫味剂甜菊糖含量0.3%；口服液pH5.5~6.5等为适宜的制备工艺[1]。

3.质量控制 该方含有挥发油、生物碱、多糖等物质，可以将其作为质量控制的指标。现有文献报道建立了广藿香的特征图谱[2]；并建立了广藿香中总黄酮的含量测定方法[3]。

【药理研究】

1.药效作用 根据藿朴夏苓汤的功能主治进行了药效学研究，主要具有祛湿热、抗炎的治疗作用。

1.1 与功能主治相关的药理作用 将藿朴夏苓汤剂量浓缩为1.05mg/L，给药2、1、05mg/L，连续6周，可提高大鼠血清的TNF-α、IL-1β、IL-6炎症因子水平及肾脏的IL-1β、TNF-α、 p-p65蛋白表达水平，通过抑制NF-κB炎症通路的表达，从而降低DN肾脏的炎症[4]。

藿朴夏苓汤浓缩至相当于生药浓度1g/ml，连续9天，每日1次，可通过降低结肠组织中NF-κB和IκBα的磷酸化蛋白表达水平，降低结肠组织中TNF-α、IL-1β和IL-6的含量以及MPO的活性，改善葡聚糖硫酸钠（DSS）诱导的小鼠炎症性肠病（IBD）症状[5]。

1.2 其他药理作用

1.2.1 抗病毒　通过网络药理学分析藿朴夏苓汤的成分可能通过调控肿瘤坏死因子信号通路、Toll样受体信号通路、NOD样受体信号通路、HIF-1信号通路等发挥对病毒性肺炎的治疗作用[6]。

1.2.2 降血糖　藿朴夏苓汤对STZ诱导的糖尿病大鼠具有降血糖作用，可能与其上调PDX-1的表达，提高抗氧化水平，改善胰岛β细胞功能有关[7]。

1.2.3 保肾　藿朴夏苓汤可能通过抑制TGF-β1信号通路的表达，提高足细胞Nephrin、Podocin的表达，从而缓解足细胞凋亡，起到保护DN肾脏的作用[8]。

1.2.4 保肝　藿朴夏苓汤降低STZ+CCl₄合并诱导的糖尿病肝病大鼠的血清BG、ALT和AST的含量，升高的TC、TG和LDL-C水平，升高的TC、TG和LDL-C水平，改善糖尿病肝病的作用[9]。

2.安全性评价

目前未见藿朴夏苓汤及其相关制剂的安全性评价研究报道。由于藿朴夏苓汤中含有毒性中药半夏，其毒性成分主要包括半夏毒针晶和半夏凝集素蛋白，有肝毒性和消化道毒性。后面进行新药开发时建议，后续安全性评价要按照GLP规范进行相关研究。

3.体内过程

藿朴夏苓汤中的厚朴有效成分是和厚朴酚、厚朴酚。给雄性Wistar大鼠灌胃厚朴药材提取物，其中，和厚朴酚41.4mg/kg、厚朴酚67.2mg/kg。和厚朴酚、厚朴酚在血浆中很快达到最大浓度，符合药动学二室模型。和厚朴酚、厚朴酚主要药动学参数分别是$t_{1/2a}$（0.202±0.089）和（17.476±26.662）min，V为（16.168±7.795）和（45.594±69.392）L/kg，CL为（27.149±14.865）和（7.299±3.851）L（h·kg）[10]。

1.临床常用

1.1 临床主治病证

藿朴夏苓汤常用于治疗湿温病初起，湿邪困阻中焦，湿重热轻证，临床表现主要为湿温初起，湿重于热。临床应用以湿重热轻的暑湿温热病，身热恶寒，肢体倦怠，胸闷厌食为辨证要点。

藿朴夏苓汤临床常用于湿温初起，温重于热之证，以湿温初起、胸闷口腻、肢体倦怠、舌苔白滑为辨证要点。如见表证明显，恶寒发热，加苍术、白芷；兼有身痛，加羌活、防风；兼有暑邪，加佩兰。如湿温初起，热重于湿，症见舌苔黄腻者慎用。

1.2 名家名师名医应用

1.2.1 脾胃湿热　国医大师段亚亭以藿朴夏苓汤为基本方加减治疗脾胃湿热，方剂组成以藿朴夏苓汤湿重宜加薏苡仁、泽泻、猪苓淡渗以利湿，其中薏苡仁可以重用至60g以上，薏苡仁利水，而又不损真阴之气。热重宜重用黄连、黄芩、黄柏苦燥清其热[11]。

1.2.2 食欲不振　国医大师何任整理中医前辈叶春熙医案时发现，叶氏治"暑湿病乘，清浊互蕴，形寒肤热，头胀肢，食减便薄"之证，取藿朴夏苓汤的藿香2钱、厚朴8分、赤茯苓3钱、薏苡仁3钱宜化利湿，加青蒿2钱、夏枯草3钱清热解暑，天仙藤2钱行气活血，白蒺藜2钱祛风治眩，大腹皮3钱宽中理气，焦麦芽3钱、焦扁豆衣3钱健脾消食[12]。

2.临床新用

藿朴夏苓汤在临床上广泛用于治疗消化系统疾病、循环系统疾病、内分泌与代谢性疾病、儿科疾病、妇科疾病、泌尿系统疾病、呼吸系统疾病、皮肤科疾病、眼科疾病、骨科疾病等，尤其对湿热型脾胃病、腹泻、糖尿病、小儿手足口病、功能性消化不良病等疗效确切。

2.1 消化系统疾病

2.1.1 脾胃病　将240例患有湿热型脾胃病患者随机分为研究组和对照组各120例。治疗方法以藿朴夏苓汤加减为主,方药组成及常用剂量:藿香10~15g,厚朴6~15g,法半夏10~15g,杏仁6~10g,白蔻仁6~15g,薏苡仁15~30g,茯苓15~30g,猪苓10~15g,泽泻10~15g,淡豆豉6~10g。以上方每日1剂,煎汤分2次服用(小儿1剂煎3次,分2~3天服完)。观察近期疗效以1周为1个疗程,治疗两个疗程。结果显示,研究组总有效率为80.8%,对照组总有效率为65.8%[13]。

2.1.2 功能性消化不良 将92例FD脾胃湿热证患者随机分为研究组和对照组各46例。对照组给予常规西药治疗,研究组给予加减藿朴夏苓汤配合胃动力仪治疗,研究组:给予加减藿朴夏苓汤(组方:槟榔10g、藿香20g、陈皮10g、厚朴10g、乌药10g、姜半夏10g、麦芽15g、茯苓15g、栀子10g、杏仁10g、黄芩10g、薏苡仁20g、泽泻10g、白蔻仁10g、猪苓20g)配合胃动力仪治疗2周后,研究组患儿显效31例,有效11例,无效1例;对照组患儿显效18例,有效13例,无效12例。观察组患儿总有效率为97.7%,对照组的72.1%[14]

2.1.3 小儿腹泻 将120例小儿腹泻患者随机分为对照组和研究组各60例。对照组采用思密达内服;研究组采用藿朴夏苓汤加减内服联合贴敷神阙穴治疗。两组疗程均为3天。研究组采用藿朴夏苓汤加减内服,方药组成:藿香6g,厚朴3g,姜半夏4g,茯苓10g,葛根6g,石榴皮6g,黄芩10g,生薏苡仁12g,豆蔻3g,猪苓9g,淡豆豉9g,泽泻5g,通草3g,常规水煎煮。每天1剂,常规水煎煮2次,同时将上述方药研末,用酒调和成药膏,贴敷于患儿腹部神阙穴,1~2次/天。两组疗程均为3天。结果显示,研究组临床总有效率为93.33%,对照组总有效率为88.33%[15]。

2.2 **糖尿病** 将62例糖尿病肾病患者随机分为对照组常规治疗、研究组藿朴夏苓汤加减治疗各31例。对照组采取常规治疗,给予二甲双胍缓释片并联合胰岛素注射控制血糖,研究组给予"藿朴夏苓汤",组方:茯苓12g、藿香15g、厚朴12g、半夏12g、淡豆豉及丹参各8g、酒大黄3g、砂仁5g、益母草18g,对比两种治疗方对

疾病的改善效果。研究组患者治疗总有效率高达96.78%,明显高于对照组67.74%[16]。

2.3 **小儿手足口病** 将86例小儿手足口病患儿随机分为对照组与研究组各43例。对照患儿予以利巴韦林注射液治疗,研究组患儿予以银翘散加藿朴夏苓汤治疗。研究两组患儿临床疗效、藿朴夏苓汤由金银花、薄荷、藿香、连翘、(姜)半夏、甘草、佩兰、(生)薏苡仁组成,加水煎至100ml,滤渣,分早晚2次服用,1剂/天。两组患儿均治疗1周。结果显示,研究组患儿总有效率为97.7%,对照组72.1%[17]。

【使用注意】目前未见藿朴夏苓汤有明确的服用禁忌。但由于方中含有川朴和生薏仁,脾虚便秘者及孕妇都不宜服用。

【按语】

1.关于方名的理解 《感证辑要》载藿朴夏苓汤剂量为:藿香二钱,半夏钱半,赤苓三钱,杏仁三钱,生薏苡仁四钱,白蔻仁一钱,通草一钱,猪苓三钱,淡豆豉三钱,泽泻钱半,厚朴一钱。功用:解表化湿。主治:湿温初起挟表证。症见:身热恶寒,肢体倦怠,胸闷口腻,舌苔薄白,脉濡弦。本方虽有11味药,但多而不杂,用药轻灵,恰到好处,从方剂的组成来看,不难发现是根据三仁汤、茯苓杏仁甘草汤、半夏厚朴汤、猪苓汤相合并升级而来,因此,可以根据这些方剂的方证来深度理解本方证。比如,本方证的湿热证可以认为是三仁汤证的改良版,三仁汤去清热之滑石,加淡渗之猪苓、茯苓、泽泻,再加解表之藿香、豆豉;湿邪困于胸,则胸闷,此乃茯苓杏仁甘草汤证(《金匮要略·胸痹心痛短气病脉证治第九》云:"胸痹,胸中气塞,短气,茯苓杏仁甘草汤主之。");本方证虽有小便不利,但无阴伤、血虚之症,故猪苓汤(《伤寒论》:"若脉浮发热,渴欲饮水,小便不利者,猪苓汤主之。")去阿胶,易滑石为通草;半夏、厚朴乃半夏厚朴汤(《金匮要略·妇人杂病脉证并治第二十二》曰:"妇人咽中如有炙脔,半夏厚朴汤主之。")主药,燥湿运脾,使脾能运化水湿,不为湿邪所困。此方集淡渗利湿于、苦温燥湿、芳香化湿于

一体，以使表里、脏腑、三焦之湿内外、上下分解，其方组成将治湿大法的配伍规律展现得淋漓尽致[18]。

2.关于药物剂量 众所周知，中医不传之秘在于剂量，剂量研究是提高临床疗效非常重要的一个方面，以下关于药物剂量方面的探讨仅供大家参考。关于半夏的剂量与应用。张仲景用半夏最大量为2升，次大量为1升，小量为半升；现代有人认为小量（15g左右）止呕，中量（20~30g）催眠，大量（40g）止痛，有人用过60g治疗偏头痛，未见不良反应。需要指出的是张仲景当年使用的半夏是生半夏，与当今的制半夏不同，两者的用法用量可能有一定差异。比如常用配方小半夏汤（半夏20g，生姜24g）是止呕专方，凡呕吐而不渴者多用之；小半夏加茯苓汤（半夏20g，生姜24g，茯苓12g）广泛应用于以恶心呕吐为主诉的疾病。孙思邈当年在温胆汤中使用的也是生半夏，推测其使用剂量2两（27.6g）还是较合理的。

3.关于临床应用衍变 《医原·湿气论》中所载藿朴夏苓汤功能主治为湿温，湿盛热微，身热不渴，肢体倦怠，胸闷口腻，舌苔白脉濡者，后在《感证辑要》四卷中功能主治衍变为"湿重热轻的暑湿温热病，身热恶寒，肢体倦怠，胸闷厌食"现代临床上广泛应用于治疗各种湿热病症，治疗病症也大体相同。

参考文献

［1］温红平.藿朴口服液的制备工艺及质量标准的研究［D］.太原：山西医科大学，2006.

［2］李媚，陈盛君，王协和，等.广藿香UPLC指纹图谱研究及基于网络药理学的广藿香潜在质量标志物预测［J］.中草药，2021，52（9）：2665-2677.

［3］陈文光，陈地灵，林励，等.广藿香中总黄酮含量测定方法的建立［J］.广州中医药大学学报，2011，28（5）：526-528，543，566.

［4］钟艳花，林重，钟映芹，等.藿朴夏苓汤对HBZY-1细胞及DN大鼠NF-κB炎症通路的影响［J］.中药新药与临床药理，2018，29（4）：381-386.

［5］王智勇，钟艳花.藿朴夏苓汤对葡聚糖硫酸钠诱导的小鼠炎症性肠病的作用及机制［J］.中药新药与临床药理，2018，29（3）：291-297.

［6］杨璞叶，杨明博，秦灵芝，等.藿朴夏苓汤治疗抗病毒药物所致新型冠状病毒肺炎合并肝脏损伤的经验［J］.陕西中医药大学学报，2021，44（2）：9-17.

［7］钟艳花，林重，唐东晖，等.藿朴夏苓汤对链脲佐菌素诱导糖尿病大鼠的降血糖作用及机制研究［J］.中药新药与临床药理，2020，31（11）：1305-1311.

［8］钟艳花，张郭慧，林重，等.藿朴夏苓汤对糖尿病肾病大鼠的肾脏保护作用及其机制［J］.中药新药与临床药理，2017，28（5）：617-622.

［9］钟艳花，林重，钟映芹，等.藿朴夏苓汤治疗糖尿病肝病大鼠的实验研究［J］.广东药科大学学报，2017，33（5）：639-642.

［10］马莎莎，邵玉凤，吴祥猛，等.LC-MS/MS法研究厚朴酚与和厚朴酚在大鼠体内的药动学行为［J］.质谱学报，2013，34（1）：23-28，34.

［11］王强.国医大师段亚亭治疗脾胃湿热经验［J］.中华中医药杂志，2020，35（11）：5545-5547.

［12］吕军影.藿朴夏苓汤临床应用概况［J］.黑龙江中医药，2008，1（4）：62-64.

［13］张海.藿朴夏苓汤加减治疗湿热中阻型脾胃病120例分析［J］.数理医药学杂志，2018，31（1）：61-64.

［14］吴静雅，李永浩.加减藿朴夏苓汤配合胃动力仪治疗功能性消化不良脾胃湿热证效果分析［J］.河南医学研究，2016，25（12）：2278.

［15］李兰，胡欲晓，何红霞，等.藿朴夏苓汤内服联合贴敷治疗湿热型小儿腹泻60例［J］.中国实验方剂学杂志，2015，21（18）：179-182.

［16］李永芳.藿朴夏苓汤加减治疗糖尿病肾病临床疗效评价［J］.临床医药文献电子杂志，2020，7（46）：155-156.

［17］周兴燕.银翘散加藿朴夏苓汤治疗小儿手足口病的临床疗效［J］.临床合理用药杂志，2016，9（6）：74-75.

［18］徐凯，朱尔春，陶方泽.藿朴夏苓汤方证探析及临床运用体会［J］.环球中医药，2016，9（1）：70-72.

丁香柿蒂散

清《伤寒瘟疫条辨》

Dingxiangshidi San

【概述】丁香柿蒂散之名最早见于《卫生宝鉴》，《伤寒瘟疫条辨》载其方药组成为："丁香、柿蒂各二钱，人参一钱，生姜三钱"，具有"温中益气、降逆止呃"之效，主治吐泻及病后胃中虚寒，呃逆至七八声相连，收气不回者。方中生姜用量为四两，在所有药物中药量最大，与丁香、柿蒂合用，增强温胃降逆之功。目前有报道进行了丁香柿蒂汤颗粒的制剂研究。丁香柿蒂散主要具有温中益气、降逆止呃、清热等药理作用。临床上常用于治疗胃炎、胃溃疡、治疗痰浊内阻型呃逆和治疗反流性食管炎等各类消化系统疾病。现代常应用于治疗消化系统疾病，如用于治疗呃、噫、呕吐痰涎等病症疗效显著。

【历史沿革】

1.原方论述 清代杨璿《伤寒瘟疫条辨》载："治久病呃逆，因下寒者"。（古方以此汤治呃逆，虽病本于寒，然亦有火也）。该散剂组成：丁香、柿蒂（各二钱）、人参（一钱）、生姜（三钱）。水煎温服。一方去人参，加竹茹、橘红。一方去人参，合二陈汤加良姜，俱治同。

2.后世发挥 清代田间来《灵验良方汇编》载："丁香柿蒂散丁香、柿蒂（各二钱）加生姜五片，水煎服。此治寒呃通用方。有就此方加炙甘草、良姜者，有加青皮、陈皮、半夏者。若食滞而呃，则宜加山楂、白芥子、乌药等。至于虚寒之甚，则须加人参、桂、附等药。盖呃逆虽寻常时有之症，然至七、八声相连，收气不回者难治。"

本方源于清代，后世发挥相对较少，在应用时需要因人而异，根据辨证论治思想加减用药即可。

3.同名异方 丁香柿蒂散的同名异方分析见表83-1。

表83-1 丁香柿蒂散同名异方分析表

朝代	作者	出处	药物组成	功能主治	制法及用法	变化情况（与原方比较）
元	危亦林	《世医得效方》（一）	人参、茯苓、橘皮、半夏、良姜（炒）、丁香、柿蒂（各一两）、生姜（一两半）、甘草（五钱）	治吐利及病后胃中虚寒，咳逆，至七八声相连，收气不回者，难治	上剉散。每服三钱，水一盏煎，乘热顿服。或用此调苏合香丸，亦妙	针对咳逆和胃中虚寒，与原方相比采用了半夏、茯苓，降低了丁香、柿蒂的比例
元	罗天益	《卫生宝鉴》	丁香、柿蒂、青皮、陈皮（各等分）	治诸种呃噫呕吐痰涎	上为粗末，每服三钱，水一盏半，煎至七分，去渣，温服无时	方剂药物组成较为简单，未用人参

朝代	作者	出处	药物组成	功能主治	制法及用法	变化情况（与原方比较）
明	董宿	《奇效良方》	丁香、柿蒂、人参、茯苓、橘皮、良姜（炒）、半夏（以上各一两）、生姜（一两半）、甘草（三分）	治吐利及病后，胃中虚寒咳逆，至七八声相连，收气不回者难治	上为末，每服三钱，水一盏煎，乘热顿服，或用此药调苏合香丸服之，亦妙。治久患咳噫，连咳四五十声者。上用生姜自然汁半合，入蜜一匙，同煎令熟，不拘时温服，如此三四服立效。治寒气攻胃咳噫。上用黑豆二合，炒热内于瓶中，以热醋沃之，纸封，开小孔子，令患人以口吸其气，入咽喉中，即定	采用炒制良姜作为辅药
清	沈金鳌	《杂病源流犀烛》（二）	丁香、柿蒂（各二钱）	治虚人呃逆	共为末，生姜五片，煎汤调下。如治伤寒呃逆，每末一钱，人参汤下。本方洁古治虚人呃逆，加人参一钱。《三因方》加贝母、甘草等分。《卫生方》加青皮、陈皮。《易简方》加半夏、生姜	方剂药物最为简单，仅用丁香、柿蒂
清	何梦瑶	《医碥》	丁香、柿蒂、青皮、陈皮（各等分）	治呃逆	丁香柿蒂青皮陈皮（各等分）上为粗末，每服三钱，水一盏半，煎七分，去滓温服，无时	方剂制法同《卫生宝鉴》
清	田间来	《灵验良方汇编》	丁香、柿蒂（各二钱）	治呃逆。（盖呃逆虽寻常时有之症，然至七、八声相连，收气不回者难治）	加生姜五片，水煎服。此治呃通用方。有就此方加炙甘草、良姜者，有加青皮、陈皮、半夏者。若食滞而呃，则宜加山楂、白芥子、乌药等。至于虚寒之甚，则须加人参、桂、附等药	同一方剂针对不同症状有对症微调
清	释传杰	《明医诸风病疡全书指掌》	丁香（九粒）、白术（炒）、陈皮（各一钱）、白豆仁（七分）、木香（五分）、枇杷叶（叶，去毛）、柿蒂（十五个）	治胃寒呃逆	加姜枣，水煎	方剂中药物组成更为多样

【名方考证】

1.本草考证

1.1 丁香 "丁香"之名最早见于《雷公炮炙论》。经考证，本方所用丁香为桃金娘科植物丁香 *Eugenia caryophyllata* Thunb.的干燥花蕾，与《中国药典》2020年版记载一致。

1.2 柿蒂 "柿蒂"之名最早见于《名医别录》。经考证，本方所用柿蒂为柿树科植物柿 *Diospyros kaki* Thunb.的干燥宿萼，与《中国药典》2020年版记载一致。

1.3 人参 "人参"之名最早见于《神农本草经》。经考证，本方所用人参为五加科植物人参 *Panax ginseng* C.A. Mey.的干燥根与根茎，与《中国药典》2020年版记载一致。

1.4 生姜 "生姜"之名最早见于《吕氏春秋》。经考证，本方所用生姜为姜科植物姜 *Zingiber offcinale* Rosc.的新鲜根茎，与《中国药典》2020年版记载一致。

2.炮制考证

2.1 生姜 丁香柿蒂散中明确生姜为鲜品入药。

2.2 其他 其他药味应为生品。

3.剂量考证

3.1 原方剂量 丁香、柿蒂各二钱，人参一钱，生姜三钱。

3.2 折算剂量 清代1钱合今之3.73g，即本方剂量丁香7.46g，柿蒂7.46g，人参3.73g，生姜11.19g。

3.3 现代用量 根据全国中医药行业高等教育"十四五"规划教材《方剂学》，处方量为丁香6g，柿蒂6g，人参3g，生姜9g。

【药物组成】 丁香、柿蒂各二钱，人参一钱，生姜三钱。

【功能主治】 温中益气，降逆止呃，主治吐泻及病后胃中虚寒，呃逆至七八声相连，收气不回者。

【方义分析】 本方所治之证乃脾胃虚弱，寒遏气逆所致。吐泻及病后胃中虚寒，呃逆频作者，咳逆至七八声相连，收气不回者。脾胃虚弱，寒气内扰，胃气不降，则呃逆不止，胸痞；舌淡，苔薄白，脉迟，皆为虚寒内扰，胃气上逆之象。治宜温中益气，降逆止呃。

方中丁香辛温，温胃散寒，降逆止呃，是治疗胃寒呃逆之要药；柿蒂苦平，降逆止呃，专治呃逆，两药相配，温胃散寒，降逆止呃，共为君药。生姜辛温，为呕家圣药，与丁香、柿蒂合用，增强温胃降逆之功；因其胃虚，更配人参甘温益气补其虚，皆为臣药。诸药合用，共奏温中益气、降逆止呃之功，使胃虚寒散，胃虚复，气逆平，则呃逆胸痞自除。

配伍特点：温降药配益气药，降逆不伤胃气，益气不助上逆，相互为用，补偏救弊。

【用法用量】

1.古代用法用量 上剉散。每服三钱，水一盏煎，乘热顿服。

2.现代用法用量 上为散。每次12g，用水150ml煎，乘热顿服。

【药学研究】

1.资源评估 方中丁香、柿蒂、人参、生姜目前均以人工栽培为主。

丁香属热带低潮湿森林树种，生于高温、潮湿、温差小的热带雨林气候环境中。较不耐低温和干旱，不抗风，宜肥沃、深厚、疏松、pH5~6的砂壤土，丁香该品历来为中国进口药物，国内种植较少，全球范围内一般以东南亚为较好区域，国内一般是海南和广东两地为道地产区。

柿树是深根性树种，又是阳性树种，喜温暖气候，充足阳光和深厚、肥沃、湿润、排水良好的土壤，适生于中性土壤，较能耐寒，但较能耐瘠薄，抗旱性强，不耐盐碱土，柿宜温暖气候，也相当耐寒，由于中国北方日照充足，雨量适中，花量、座果数、产量及品质皆优于南方。在辽宁、河北、河南、山东、安徽、江苏、浙江、福建、广东、江西、湖南、湖北、山西、陕西、甘肃等地均有栽培，主产于河南、山东、福建、河北、山西等地亦产。

人参为多年生、长日照、阴生性草本植物，生长在海拔200~900m的山区针阔混交林下，喜凉爽，耐严寒，喜湿润、怕干旱，要求土壤水分适当，排水良好，喜弱光、散射光和斜射光，怕强光和直射光，主产于吉林抚松、集安、长白、靖宇、安图、通化、浑江、敦化、桦甸、舒兰、辽宁桓仁、宽甸、新宾、本溪、清原，黑龙江五常、尚志、东宁、宁安等地。

生姜为多年生草本，喜温暖湿润的气候，不耐寒，怕潮湿，怕强光直射，生长最适宜温度是25~28℃，温度低于20℃则发芽缓慢，遇霜植株会凋谢，受霜冻根茎就完全失去发芽能力。忌连作。宜选择坡地和稍阴的地块栽培，以上层深厚、疏松、肥沃、排水良好的砂壤土至重壤土为宜，除内蒙古、新疆、西藏外，全国各地均有分布，其中四川犍为、贵州长顺、兴仁，广西百色、西林、隆林为最适宜区。

2.制剂研究

2.1 制备方法 原文载："丁香、柿蒂（各二钱）、人参（一钱）、生姜（三钱）。水煎温服"。根据《卫生宝鉴》《世医得效方》（一）等描述，显然应将药材进行粉碎，制成粗末，再行煎煮致七分。

原方并未对煎煮时加水量进行描述，因此在

实际煎煮中，应结合现代临床煎药机构煎煮规范来规范研究中药复方制剂。

2.2 制备工艺 根据经典名方的特点和开发要求，建议将丁香柿蒂散开发为颗粒剂（具有药效作用快、服用携带方便、体积较小等特点），或开发为片剂（具有溶出度及生物利用度较好、剂量准确、质量稳定、便于机械化生产等特点）。有报道对丁香柿蒂散进行设计和研制了丁香柿蒂汤颗粒：（1）指标性成分分析方法的建立，应用TLC法对方中丁香、生姜、人参进行定性鉴别，采用HPLC法选择丁香酚的特征吸收峰280nm作为测定波长，测定方中丁香酚的含量，选择人参皂苷的特征吸收峰203nm作为测定波长测定方中人参皂苷的含量，此法主要用于制剂质量的控制[1]。（2）药材提取条件的研究，以总挥发油量、没食子酸含有量，人参皂苷总含有量，干膏率为评价指标，采用正交设计法优选出挥发油最优提取工艺为不浸泡，加4倍量水，提取时间4小时，丁香柿蒂颗粒最优提取工艺为加12倍量水提取3次，每次30分钟[2]。（3）颗粒制备工艺研究，以挥发油包合效果、干膏得率、没食子酸、人参皂苷含量为评价指标，得到制备方法如下。①油包合：按照挥发油：β-环糊精等于1∶9的比例称取β-环糊精，加10倍水于沸水浴中溶解，冷却至包合所需温度40℃，开始搅拌，与此同时缓慢加入挥发油无水乙醇溶液，包合时间为1小时，停止搅拌，取出，于4℃冰箱中冷藏24小时，取出，抽滤，乙醚洗涤滤渣三次，每次10ml，然后，滤渣置于真空干燥箱中50℃干燥3小时，得包合物。②水提："①"中药渣与丁香、柿蒂合并加12倍水提取3次，每次30分钟，过滤得提取液，并与"①"提取液合并得总提取液。③浓缩、干燥、制粒：总提取液于80℃减压浓缩至相对密度为1.05~1.10（60℃）后，进行喷雾干燥，喷干粉与包合物混合均匀，进行干法制粒，干燥即得丁香柿蒂汤颗粒。（4）依据2010年《广东省中药配方颗粒质量标准研究规范（试行）》和《中国药典》2015年版一部颗粒剂项下规定对该颗粒的溶化性、粒度、水分进行检查[3]。

3.质量控制 该方含有挥发油、生物碱、多糖等物质，可以将其作为质量控制的指标。可采用薄层色谱法鉴别方中人参皂苷和没食子酸，高效液相色谱测定方中丁香酚的含量，以及建立丁香柿蒂散的指纹图谱等[4]。

【药理研究】

1.药效作用 根据丁香柿蒂散与功能主治相关的药效学研究，主要有促进肠道运动等作用。

促进肠道运动 1g/ml丁香柿蒂汤200μl灌注小鼠离体小肠平滑肌标本，可降低其收缩的平均肌张力，表现为肠段紧张性的下降，小肠段松弛，对小肠平滑肌具有解痉作用。通过降低十二指肠肌张力，可使小肠上段内压降低，使胃要十二指肠压差增大，有利于胃排空，同时，可保证小肠内容物的正常推进[5]。

2.体内过程 丁香柿蒂散中的人参有效成分是人参皂苷，其中，20（S）-原人参二醇是二醇型人参皂苷在动物体内经胃肠道微生物菌群代谢产生的活性最强的有效药物成分。大鼠单次灌胃20（S）-原人参二醇样品后，血浆中20（S）-原人参二醇的C_{max}、t_{max}、$t_{1/2}$和$AUC_{0\to\infty}$分别为3520ng/ml、2h、10.65h和21760ng/（ml·h）[6]。

姜酮是姜根茎挥发油中呈结晶性的主要辣味的成分。姜酮的口服给药安全范围宽，属于低毒药物，在整段小肠主要以被动扩散方式吸收，其药物浓度的下降与循环时间呈线性关系，吸收动力学为一级吸收。SD大鼠单次灌胃姜酮32mg/kg的血药浓度经时过程亦可用二房室开放模型描述，血药浓度曲线下面积$AUC_{0\to\infty}$、最大血药浓度C_{max}、达峰时间t_{max}、吸收相半衰期$t_{1/2ka}$和分布相半衰期$t_{1/2\alpha}$分别为：（465340±95132.4）（min·ng）/ml、（560.64±1577.8）ng/ml、（30.7±5.345）min、（40.923±4.868）min、（14.38±3.48）min[7]。

【临床应用】

1.临床常用

1.1 临床主治病证 丁香柿蒂散常用于治疗胃气虚寒，胃失和降证。临床表现主要为顽固性呃逆、反流性食管炎等病症等，临床应用以舌淡、苔白、脉沉迟为辨证要点。

呃逆 胃热呃逆者不宜使用。若兼气滞阻者，可加半夏、陈皮以理气化痰；胃气不虚者，可减人参。

1.2 名家名师名医应用

胃痞 国医大师李振华以丁香柿蒂散联合六君子汤益气健脾，温中和胃治疗胃脘撑胀。方药组成以丁香柿蒂散加党参12g，白术10g，茯苓15g，香附10g，白蔻仁8g，乌药10g，焦山楂12g，焦神曲12g，焦麦芽12g，白芍12g，知母12g。

2.临床新用

丁香柿蒂散临床上常应用于治疗消化系统疾病，尤其对恶心呕吐、反流性食管炎疗效确切。

反流性食管炎 将143例内窥镜确诊患者随机分成对照组71和研究组72例。对照组采用西药治疗。研究组采用生姜泻心汤合丁香柿蒂散加减。药用组成：生姜20g，黄连6g，黄芩10g，大黄6g，法半夏10g，甘草6g，丁香5g，柿蒂12g，鱼腥草10g，大枣10枚，神曲15g。每日1剂，中煎取汁，分3次温服（病情重，药入即吐者，少少予之含服，每15分钟1次）。结果显示，研究组临床治愈有效率为100%，复发率为9.5%，对照组临床治愈有效率为94.4%，复发率为18.64%[8]。

【使用注意】但由于方中含有柿蒂，糖尿病患者、腹泻、体弱多病、分娩女性、外感风寒以及便溏的患者，都不宜服用柿蒂。

【按语】

关于方名的理解 方中丁香，有透膈下气以止呃逆之功，配柿蒂理气降逆，两药相配为治疗呃逆之要药。寒呃，病证名。见《证治准绳·杂病》。指脏气偏寒，又伤于生冷或感寒所致之呃逆。多伴有手足发冷，呃逆以朝轻暮重为多见。《证治汇补·呃逆》："寒呃，朝宽暮急，连续不已，手足清冷，脉迟无力。"治宜温散、和中。①中医认为：呃逆由胃气上逆动膈而成，其因有寒热蕴结，燥热内盛，气郁痰凝，脾胃气血不足。方中丁香辛温，温胃散寒，降逆止呃，是治疗胃寒呃逆之要药；柿蒂苦平，降逆止呃，专治呃逆，两药相配，温胃散寒，降逆止呃，共为君药。②方剂中丁香对膈神经的麻醉作用以及柿蒂等对膈肌运动的抑制作用，可对神经性呃逆、膈肌痉挛有一定的治疗作用。同时还发现该方剂对心脏、血管、血液流变学有十分积极的影响，还具有一定抗炎、抗氧化损伤及抗病原微生物作用，因此对胃炎、胃溃疡等肠道感染性疾病也可以试用。

参考文献

［1］刘荫贞，赵唯君，刘冲，等.丁香柿蒂汤颗粒定性定量方法研究［J］.中南药学，2017，15（6）：818-823.

［2］刘荫贞，刘冲，林伟雄，等.丁香柿蒂颗粒提取工艺的优化［J］.中成药，2017，39（3）：513-517.

［3］刘荫贞.丁香柿蒂汤颗粒的研究与开发［D］.广州：广东药科大学，2017.

［4］李京晶，籍保平，周峰，等.丁香和肉桂挥发油的提取、主要成分测定及其抗菌活性研究［J］.食品科学，2006，27（8）：64-68.

［5］谢金东，涂春香，陈继承，等.丁香柿蒂汤及其拆方对小鼠离体小肠收缩活动的影响［J］.福建中医学院学报，2010，20（4）：36-37.

［6］付信珍，丁振，李志，等.UPLC-MS/MS法用于大鼠血浆中20（S）-原人参二醇药动学研究［J］.药品评价，2021，18（20）：4.

［7］黄小桃.姜酮在大鼠体内的药物代谢动力学研究［D］.广州：广州中医药大学，2009.

［8］周芝友，何中良.生姜泻心汤合丁香柿蒂散治疗反流性食管炎的疗效观察［J］.湖北中医杂志，2010，32（10）：37-38.

一贯煎

清《医方絜度》
Yiguan Jian

【概述】一贯煎最早出处《柳州医话》（清代魏之琇），因无剂量及用法，故参考《医方絜度》（清代钱敏捷），载其方药组成为"北沙参、麦冬、当归（各一钱五分），枸杞、生地（各三钱），川楝子（二钱）"，具有"滋阴疏肝"之效，主治肝肾阴虚，血燥气郁。该方组织缜密，配伍精当，以脏腑制化关系来作为遣药立法的依据。主治肝病，为滋水涵木，疏土养金的良方。一贯煎中以川楝子苦寒之性，疏肝泄热、理气止痛，配入滋阴养血药物之中，既无苦燥伤阴之弊，又可泄肝火而平逆，且制诸药滋腻碍胃之弊。目前报道进行了一贯煎颗粒和一贯煎定时释放微丸的制剂研究。一贯煎主要具有抗肝纤维化、抗肝硬化、抗溃疡、抗炎、镇痛、抗癌、抗氧化、抗卵巢早衰、提高机体免疫力、抗疲劳等药理作用。临床上常用于肝肾阴虚，肝气郁滞证。表现为胸脘胁痛，吞酸吐苦，咽干口燥，舌红少津，脉细弱或虚弦，亦治疝气瘕聚。现代广泛应用于肝胆疾病、胃肠系统疾病、妇科疾病等，如用于治疗肝硬化、肝腹水、酒精性肝炎、肝癌、胆管炎、慢性胆囊炎、干燥综合征、慢性萎缩性胃炎、慢性胃炎、消化性溃疡、更年期综合征等疗效确切。

【历史沿革】

1.原方论述 清代钱敏捷《医方絜度》载"一贯煎（柳州）主肝血衰少，脘痛，胁疼。"该汤剂组成：北沙参、麦冬、当归各一钱五分，枸杞、生地各三钱，川楝子二钱。水煎服。

2.后世发挥

郁怒 清代沈尧封《沈氏女科辑要笺疏》"妇人不得自专，每多忿怒气结则血亦枯……调经必先理气，然理气不可徒以香燥也，郁怒为情志之火，频服香燥则营阴耗矣……魏柳州之一贯煎，皆为情志之火而设，亦当参加气药，并辔而驰，始有捷效，否则，滋腻适以增壅，利未见而害随之。"

3.同名异方 一贯煎的同名异方分析见表84-1。

表84-1 一贯煎同名异方分析表

朝代	作者	出处	药物组成	功能主治	制法及用法	变化情况（与原方比较）
清	何廉臣	《重订广温热论》	细生地三钱，归身、麦冬各钱半，北沙参四钱，甘杞子一钱，川楝子钱半，口苦燥者，加酒炒川连六分	柔剂和肝，善治胸脘胁肋痛，吞酸吐苦，疝气瘕聚，一切肝病，尤为清滋肝阴之良方	水煎服	与原方比较，主要在于各药物的剂量有所不同

【名方考证】

1.本草考证

1.1 北沙参 "沙参"之名最早见于《神农本草经》，经考证，本方所用北沙参为伞形科植物珊瑚菜 *Glehnia littoralis* Fr. Schmidt ex Miq. 的干燥根，与《中国药典》2020年版记载一致。

1.2 麦冬 "麦冬"原名"麦门冬"，最早见于《神农本草经》。经考证，本方所用麦冬为百合科植物麦冬 *Ophiopogon japonicus* (L.f) Ker-Gawl. 的干燥块根，与《中国药典》2020年版记载一致。

1.3 当归 "当归"之名最早见于《神农本草

经》。经考证，本方所用当归为伞形科植物当归 *Angelica sinensis*（Oliv.）Diels. 的干燥根，与《中国药典》2020年版记载一致。

1.4 生地黄 "地黄"之名最早见于《神农本草经》。经考证，本方所用地黄为玄参科植物地黄 *Rehmannia glutinosa* Libosch. 的新鲜或干燥块根，与《中国药典》2020年版记载一致。

1.5 枸杞（枸杞子） "枸杞"之名最早见于《神农本草经》。经考证，本方所用枸杞子为茄科植物宁夏枸杞 *Lycium barbarum* L. 的干燥成熟果实，与《中国药典》2020年版记载一致。

1.6 川楝子 "川楝子"原名"楝实"，最早见于《神农本草经》。经考证，本方所用川楝子为楝科植物川楝 *Melia toosendan* Sieb.et Zucc. 的干燥成熟果实，与《中国药典》2020年版记载一致。

2.炮制考证 一贯煎中未明确各药味的炮制方法，应都为生品。

3.剂量考证

3.1 原方剂量 北沙参、麦冬、当归各一钱五分，枸杞、生地各三钱，川楝子二钱。

3.2 折算剂量 清代1钱约合今之3.73g。即本方处方量为北沙参、麦冬、当归各5.595g，枸杞子、生地黄各11.19g，川楝子7.46g。

3.3 现代用量 根据全国中医药行业高等教育"十四五"规划教材《方剂学》，处方量为北沙参18g，麦冬18g，当归18g，枸杞子36g，生地黄36g，川楝子12g。

【**药物组成**】北沙参一钱五分、麦冬一钱五分、当归一钱五分、枸杞三钱、生地三钱、川楝子二钱。

【**功能主治**】滋阴疏肝。主治肝肾阴虚，肝气郁滞证。用于胸脘胁痛，吞酸吐苦，咽干口燥，舌红少津，脉细弱或虚弦，亦治疝气瘕聚等证。

【**方义分析**】本方主治诸症皆为肝肾阴虚，肝气郁滞所致。肝者，将军之官。谋虑出焉，稍有拂郁，则横凌中土，若肾水亏损，血液不足，则肝失所养而虚。肝性刚暴，虚则不但不肯受制，而反欲侮其所胜，肝阴不足，不能濡养肝脉，又兼肝气不舒，气滞不通，故致胸脘胁痛；肝气郁热不散而犯胃，则吞酸吐苦；阴虚液耗，津不上承，肝郁化火，故咽干口燥，舌红少津；肝气不舒，则肝之经脉郁滞，久则结为疝气瘕聚。治宜滋养肝肾，疏泄肝气。

方中重用生地黄、枸杞子为君，滋阴养血以补肝肾，肾为肝之母，滋水即能生木，以柔肝刚悍之性，使肾阴充足，肝阴肝血充盛，滋水以涵木。肺主一身之气，肺气清肃，则治节有权，诸脏皆滋其灌溉，而且养金即能制木，以平其横逆之威；胃为阳土，本受木克，但土旺则不受其侮，故以北沙参、麦冬清肺益胃为臣，滋阴养血生津以柔肝，具有养阴润肺，滋润胃燥的功效，使肺金强盛而能克制肝木，胃气强盛而不为肝木所制约，是为清金制木、培土抑木之法，配合君药以补肝体，育阴又涵阳。当归入肝，补血活血，而辛香善于走散，乃血中气药，故用以为佐。少量川楝子为佐使，既能疏肝泄热理气止痛，又能达肝木条达之性，还能制诸药滋腻碍胃之弊端。诸药合用，共奏补疏兼施，寓疏于补，滋阴柔肝，条达肝气，使滋阴养血而不遏滞气机，疏肝理气又不耗伤阴血，肝体得以濡养，肝气得以条畅，则诸症自愈。

配伍特点：补而不腻，疏而不散。

【**用法用量**】

1.古代用法用量 水煎服。

2.现代用法用量 水煎服。

【**药学研究**】

1.资源评估 方中北沙参、麦冬、当归、枸杞子、生地黄、川楝子目前均以人工栽培为主，野生资源相对匮乏。北沙参被《国家重点保护野生植物名录》列为国家Ⅱ级濒危重点保护植物。

北沙参多栽培于肥沃的沙质土壤中，喜阳光充足，温暖湿润气候，抗旱耐寒，忌水浸，忌连作，忌强烈阳光。适宜生长的生态地理范围较广，道地产区与主产区基本一致，在山东、河北、内蒙古、江苏等地。

麦冬喜气候温暖，雨量充沛，最适生长气温

15~25℃，宜于土质疏松、肥沃湿润、排水良好的微碱性砂质土壤，麦冬道地产区与主产区基本一致，在四川、浙江等地。

当归作为低温长日照作物，对温度的要求严格，生长于海拔1500~3000米左右气候凉爽、湿润的高寒山区，具有喜肥、怕涝、怕高温的特性，适宜在土壤肥沃、土质疏松、排水良好的砂质壤土栽培。当归道地产区与主产区基本一致，多分布在甘肃、云南、四川、陕西、湖北等地。

地黄喜生长于气候温暖，阳光充足的平原地区，喜疏松肥沃的沙质壤土，以块根繁殖为主，我国大部分地区有生产，道地产区与主产区基本一致，以河南温县、博爱、武陟、孟州市、沁阳等地产量最大，质地最佳，为怀地黄，是四大怀药之一。

枸杞子喜气候凉爽，具有喜阳光、耐旱、耐寒、耐盐碱的特性，一般为播种育苗、扦插繁殖和移栽。道地产区与主产区基本一致，在宁夏、内蒙古、甘肃、青海、新疆、陕西、河北等地。

川楝生于海拔300~500米的地带，喜欢阳光充足、温暖湿润的气候环境，道地产区与主产区基本一致，在四川、重庆、贵州、云南、湖南、湖北、河南、甘肃等。

2. 制剂研究

2.1 制备方法 《续名医类案》未提及其用法，在《柳州医话》言："水煎，去渣温服"，后《医方絜度》记："水煎服"，未说明详细的制备方法。在实际煎煮中，应结合现代煎药设备条件及煎煮规范一贯煎及其制剂的制备方法。参考目前《医疗机构中药煎药室管理规范》，确定一贯煎标准汤剂的制备方法：称取北沙参、麦冬、当归各9g，枸杞、生地各18g，川楝子6g，置不锈钢锅内，加9倍量水，加盖，浸泡1小时，用电炉煮沸后保持微沸30分钟，8层纱布趁热过滤，滤渣加7倍量水，电炉煮沸后微沸20分钟，8层纱布趁热滤过，合并滤液，滤液放冷后加水定容至1000ml，得标准汤剂。

2.2 制备工艺 原方是汤剂，根据经典名方的特点和开发要求，建议将一贯煎开发为颗粒

剂（具有药效作用快、服用携带方便、体积较小等特点），或开发为丸剂（"丸者缓也"，具有药效持久、服用携带方便、节省药材等特点）。现代有报道对一贯煎进行研究：（1）一贯煎颗粒剂[1]：成型工艺：采用正交试验法，以制粒难度、粒度分布、溶化性、服用量为评价指标，发现以浸膏粉：微晶纤维素（7:4）混合均匀后，喷入用量为浸膏粉的4%的70%乙醇制软材，所得颗粒较好，颗粒休止角32.45°，临界相对湿度约为72%。（2）一贯煎定时释放微丸剂[2, 3]：①提取、醇沉工艺：根据半仿生提取理论，以指标性成分梓醇和阿魏酸含量及干浸膏为指标，用均匀设计优选出一贯煎方药半仿生提取的最佳提取工艺条件：三次煎煮用水依次为4.50、6.50、8.50；煎煮时间依次为1.5小时、0.75小时；最佳醇沉工艺：醇沉浓度为70%，提取液相对密度为1.2，醇沉时间为24小时。②成型工艺：采用挤出滚圆法制备一贯煎载药丸芯，包衣液处方为低取代羟甲基纤维素5.0%、羟丙基甲基纤维素0.3%、十二烷基硫酸钠1.5%、乙酸纤维素水分散体15%，包衣工艺为将一定量的微丸投入空气悬浮包衣装置中，设定好包衣温度和喷液速度，打开风机，从小到大逐渐调节风量至最佳沸腾状态，将微丸沸腾预热，调节好喷雾压力，开始包衣，包衣后将微丸继续在悬浮包衣机中沸腾干燥，取出即得。

3. 质量控制 该方含有多糖、梓醇等物质，可以将其作为质量控制的指标。现有文献报道按一贯煎处方，采用紫外分光光度法[4, 5]，测定多糖含量；以HPLC法，建立了一贯煎提取液中梓醇的含量测定方法[6, 7]；建立一贯煎的HPLC特征图谱，标定了34个共有峰，指认了5个共有峰为阿魏酸、毛蕊异黄酮葡萄糖苷、香草酸、补骨脂素和槲皮素，可用于给药及临床应用制剂的质量控制[8]。

【药理研究】

1. 药效作用 根据一贯煎的功能主治进行了药效学研究，主要具有抗肝纤维化、抗肝硬化、抗溃疡、抗炎、镇痛、抗肿瘤、抗氧化、抗卵巢

早衰、提高机体免疫力、抗疲劳等作用。

1.1 与功能主治相关的药理作用

1.1.1 抗肝纤维化　一贯煎提取物4.1、8.4、16.8g/kg灌胃，取含药血清干预大鼠HSC-T6细胞，能明显抑制细胞增殖，降低细胞上清液中Ⅰ、Ⅲ型胶原含量，且作用较雌二醇显著，在提高HSC-T6细胞ERα、ERβ mRNA的表达作用较雌二醇含药血清组弱[9]。体外采用转化生长因子-β1（TGF-β1）制备肝星状细胞活化模型，将一贯煎浓缩液对大鼠灌胃，大剂量组给予成人用量的10倍1ml/100g；一贯煎小剂量组稀释一贯煎浓缩液，给予成人用量的5倍1ml/100g；分别灌服2次/天，间隔6小时，连续2天，取含药血清进行细胞实验，结果以一贯煎能显著抑制细胞增殖，降低COL-I和COL-Ⅲ蛋白的表达，显著阻滞细胞周期于S期和G2/M期[10]。一贯煎提取液（1ml/100g）按2ml/200g剂量给予CCl₄诱导的肝纤维化模大鼠模型，可明显降低大鼠血清中ALT、AST、Notch1表达，改善肝组织纤维化[11]。大鼠采用CCl₄诱导肝纤维化大鼠模型，在CCl₄停止注射后3天，尾静脉注射骨髓间充质干细胞，一贯煎浓缩液以2ml/200g剂量灌胃，每天1次。4周后，结果表明一贯煎加骨髓间充质干细胞组可通过显著降低ALT、AST等肝功能指标因子含量，进而改善肝功能，减轻炎症、逆转肝纤维化[12]。CCl₄诱导的肝纤维化大鼠模型，一贯煎浓缩液（2ml/200g）和骨髓干细胞能改善大鼠阴虚症状，降低血流速度，降低胶原面积比，增高骨髓充质肝细胞荧光面积[13]。一贯煎浓缩液（1ml/100g）及骨髓MSCs均能改善肝纤化大鼠肝组织的炎症程度和纤维化程度，二者相互配合改善效果最为明显，与FGF2-DLK1信号通路的关键基因的表达有关，可提高FGF2蛋白的表达含量，降低DLK1表达，达到逆转肝纤维化的作用[14]。一贯煎汤剂（1ml/100g）浓度可减轻四氯化碳诱导的肝纤维化，减轻肝脾肿大，其作用机制与大鼠的肝组织Ⅰ型胶原的表达及其在肝细胞外的沉积[15]；能调节肝组织内MMP-1/TIMP-1含量，促进胶原纤维降解[16]，能改善

二甲基亚硝胺诱导的肝纤维化小鼠模型的肝功能指标，调控SDF-1/CXCR4、Wnt-1/β-catenin、NF-κB p65过程[17]。一贯煎（成人常用剂量及10倍成人常用剂量）可显著降低大鼠血清AST、ALT，以及肝纤维化指标，较好的抑制TGF-β1、MMP-1的过表达，减轻肝组织病理损害程度，降低肝纤维化指标，减轻CCl₄导致的肝组织病理损害，从而保护肝细胞，延缓肝纤维化进展的效果[18]。将一贯煎以2.682g/kg（相当于生药7.938g/kg，临用前用10ml蒸馏水稀释）剂量灌胃，每日1次，共计3周，可通过调节大鼠肝组织Fas、Bax和Caspase-12蛋白表达水平，抑制CCl₄诱导大鼠肝纤维化肝细胞凋亡[19]。

1.1.2 抗肝硬化　一贯煎颗粒浓度为2.628g/kg（相当于生药7.938g/kg，为65kg体质量成人临床用量的8倍），可降低CCl₄大鼠肝硬化模型谷胱甘肽合成酶的表达，提高Cu/Zn、SOD、DJ-1、谷胱甘肽S-转移酶、醛酮还原酶等抗氧化应激功能相关蛋白的表达[20]。能降低肝硬化大鼠模型中Hyp含量，减轻肝组织胶原纤维增生，降低肝组织MDA含量，升高SOD、GSH含量，降低肝组织HSP70、HO-1蛋白表达量，升高Prxd6、Transferrin及L-FABP蛋白表达，其抗肝硬化机制可能与提高抗氧化物质，增强大鼠体内清除活性氧的能力及减少脂质过氧化产物密切相关[21]。

1.1.3 抗溃疡　无水乙醇或0.2mol/L NaOH诱导急性胃溃疡大鼠模型，分别以6.0、12.0和24.0g/kg的一贯煎煎剂预先灌胃饲养大鼠，均能显著减轻无急性胃黏膜损伤，且有一定的量效关系，其中对无水乙醇性胃黏膜损伤的抑制率分别为6.8%、37.5%和93.9%，对0.2mol/L NaOH性胃黏膜损伤的抑制率分别为54.8%、68.6%和98.9%。每天胃饲一贯煎煎剂24.0g/kg，连续3天，还能加快已经形成的无水乙醇性胃黏膜损伤大鼠的修复过程[22-23]。

1.1.4 抗炎、镇痛　一贯煎全方经过煎煮浓缩后按大鼠7.5g/kg剂量给药10天，采用角叉菜胶致足肿胀模型，发现一贯煎浓缩液对大鼠足肿胀有一定的抑制作用，起效时间相对于阿司匹

林稍长持续时间较长；按小鼠10.8g/kg剂量给药10天，二甲苯致小鼠耳廓肿胀也有一定的抑制作用，具有与阿司匹林相同的抗炎作用[24]。热板法测得小鼠给药一贯煎后1小时、2小时有显著镇痛效果，而对冰醋酸引起的外周性疼痛无影响[25]。

1.2 其他药理作用

1.2.1 抗肿瘤 一贯煎对荷H_{22}小鼠肝癌模型能提高VEGF的表达，对VEGFR无影响，若联合化疗会降低VEGFR的表达，在抑制肿瘤血管增殖方面显示了较好的协同作用[26]。一贯煎、环磷酰胺及其二者联用均具有抗肿瘤的作用，能减少NF-κB蛋白的表达而抑制肿瘤细胞的生长，只有在二者联用的情况下才具有降低肝癌组织MMP9蛋白表达的作用，可能会减少肝癌细胞的转移[27]。一贯煎可明显降低JAK1蛋白磷酸化水平，提高STAT1蛋白磷酸化水平，可明显降低C-myc蛋白表达，并促进p53蛋白表达[28]。有学者通过生物信息学技术挖掘到一贯煎与肝癌相关基因有300个，共同作用生物通路281条，主要涉及凋亡和肿瘤等相关生物学通路，且一贯煎可作用肝癌相关通路的TP53、NF-κB、STAT1、ERK1/2、MMP2等78个位点，可通过干预肝癌相关的凋亡和癌症通路中多个位点发挥治疗的作用[29]。

1.2.2 抗氧化 一贯煎含药血清可使L02细胞活力随着H_2O_2浓度增高及作用时间延长而降低，细胞活力提高；8-OHDG含量减少；ROS平均荧光强度降低；G1期细胞比例增加，S期、G2/M期细胞比例减少；ATM、CHK2的mRNA表达下调，Cdc25A、Cdc25C的mRNA表达上调[30]。

1.2.3 抗卵巢早衰 一贯煎制剂对卵巢早衰具有一定改善效果，对T-SOD、CAT指标均有不同程度的改变，其作用机制与提高T-SOD、CAT水平，并降低MDA、Caspase-3的水平有关[31]。一贯煎能使雷公藤诱导的卵巢早衰模型E2含量明显升高，FSH含量降低，LH含量显著降低，对卵巢早衰大鼠模型具有良好的治疗作用，可改善卵巢早衰大鼠模型卵巢功能[32]。

1.2.4 提高机体免疫力 一贯煎可明显降低IMQ诱导小鼠皮肤银屑病样改变模型TNF-α、IL-6，对红细胞CD59有降低作用，表明具有一定免疫调节通，可影响红细胞免疫指标。在一贯煎原方基础上去掉枸杞子、川楝子，以滋阴柔肝为主重用鳖甲，对TNF-α、IL-6有降低，对IL-10有升高作用，对红细胞CD35有升高作用，对红细胞CD59有降低作用[33]。

2.安全性评价 目前未见一贯煎及其相关制剂的安全性评价研究报道。一贯煎由北沙参、麦冬、当归、枸杞子、生地、川楝子组成，其中川楝子有小毒，川楝素是其毒性成分，具有肝毒性[34]。后面进行新药开发时建议：一是后续安全性评价要按照GLP规范进行相关研究；二是可在一贯煎中采用不同炮制品的川楝子（清炒、盐制、醋制）进行安全性评价[35]，以评估采用何种川楝子的一贯煎安全性更高。

3.体内过程 一贯煎中的川楝子主要成分为四环三萜类化合物川楝素，可能是川楝子主要的药效和毒性成分。川楝素在大鼠体内为非线性动力学过程，大鼠给药剂量超过生药30g/kg后，川楝素的生物利用度会大幅度提高，药代动力学过程异常。生药15、30g/kg两组之间进行比较，随给药剂量增高清除率增大1.4倍，但生药60g/kg给药后清除率显著降低，说明机体清除川楝素的能力降低，提示该剂量时肝肾代谢和排泄功能可能受损，机体内川楝素蓄积，与川楝子造成肝毒性有一定关系[36]。

【临床应用】

1.临床常用

1.1 临床主治病证 一贯煎常用于治疗肝肾阴虚，肝气郁滞证。临床表现为胸脘胁痛、吞酸吐苦、咽干口燥、舌红少津、脉细弱或虚弦。亦治疝气瘕聚。临床应用以胸脘胁痛、咽干口燥、舌红少津、脉虚弦为辨证要点。

1.1.1 胸脘胁痛 胁胀，加芍药、甘草以缓急止痛；胁痛甚，可加柴胡、佛手、白芍、甘草；若痛处固定不移，可配伍川芎、赤芍、丹参、鳖甲；若胃脘痛，可配伍佛手、延胡索、白芍、甘草；若大便秘结，加瓜蒌仁，肃肺而润肠通便。

1.1.2 吞酸吐苦 口苦吞酸，可合用左金丸。若见口中有异味者，加蒲公英、佩兰。

1.1.3 咽干口燥 烦热而渴，加知母、石膏；口苦燥者，加酒炒黄连，以清热泻火。

1.1.4 舌红少津 舌红而干，阴亏甚者加石斛。痰多，加川贝母止咳化痰；舌红而干，阴亏过甚，加石斛以滋养阴津；有虚热或汗，加地骨皮以清虚热。

1.1.5 其他 不寐，加酸枣仁养心安神；脚弱，加牛膝、薏苡仁补肾活血并祛湿。

1.2 名家名师名医应用

1.2.1 肝肾阴虚型肝硬化 国医大师裘沛然以一贯煎为基础方治疗肝肾阴虚型肝硬化，方药组成：北沙参10g、麦冬10g、当归10g、生地黄15~30g、枸杞子15g、川楝子5g；伴见饮食运化不良，见纳呆、腹胀者，加枳壳、鸡内金、焦楂曲；伴气虚而见肢软乏力、不耐劳顿者，加黄芪、党参、白术、甘草；伴湿热内蕴而黄疸者，加茵陈、黄柏、黄芩、山栀；肝脾肿大，面色黧黑，舌质紫黯，脉细涩者，加丹参、赤芍、桃仁；伴肾阴不足而见耳鸣、头晕、腰酸、肢软者，加炙龟甲、炙鳖甲、熟地黄、山茱萸；胁痛甚者加延胡索、炙地鳖虫、郁金等[37]。

1.2.2 免疫性肝病 国医大师周仲瑛用一贯煎治疗免疫性肝病，用一贯煎合秦艽鳖甲散，一贯煎补肝肾之阴而不滞，秦艽鳖甲散滋阴养血，清热除蒸；用一贯煎配合清热利湿、活血化瘀之剂治疗免疫性肝病患者取得了满意疗效[38]。

1.2.3 阴虚胃痛 国医大师何任以一贯煎加减方（生地黄24g、北沙参9g、枸杞子12g、当归9g、麦冬9g、川楝子9g、玫瑰花3g、绿萼梅4.5g）治疗阴虚胃痛，认为一贯煎主滋阴养肝润胃，而疏肝稍显不足，然疏肝之品易伤肝阴，故加以玫瑰花、绿萼梅以疏肝而不伤阴、理气又和胃，若胃阴虚明显者，加石斛、玉竹；肾阴虚明显者，加鳖甲、制何首乌、天门冬；肝阳上亢者，加牡蛎、珍珠母；气滞甚者，加生麦芽、佛

手。此外，何老对一贯煎中地黄的用量也十分灵活，一般用生地黄；阴虚不著者去地黄；阴虚偏热者，重用地黄至20~24g；阴虚甚者，用熟地黄[39]。

国医大师段富津采用养阴益胃法治疗胃脘痛，组方以一贯煎为基础方加以炒麦芽、郁金、陈皮、姜黄、炙甘草。郁金、姜黄能行气解郁、活血止痛，炒麦芽消食和中，陈皮理气和胃，两者为佐使药，使诸药滋而不腻，又能顾护胃气[40]。

1.2.4 干燥综合征 全国名中医范永升认为干燥综合征的病机为阴虚为本，燥邪为标，肝气郁滞是一个重要因素。治疗上当以滋养肝肾之阴，兼以疏肝解郁为根本大法，辨证论治，根据实际临床症状、病因、病机的变化灵活应用一贯煎加减，或加用清热解毒，或活血化瘀，或健脾化湿，或益气养阴等方法[41]。

1.2.5 复发性口腔溃疡 国医大师周仲瑛用一贯煎治复发性口腔溃疡，用一贯煎益阴治本，加入玄参滋阴降火凉血解毒，正用于阴虚上浮之火，石斛清肾中浮火而摄元气，除胃中虚热而止烦渴，地骨皮泻肺火，清虚热，更加入黄连黄柏苦寒泻火，蔷薇花为周老师治疗口腔溃疡的经验用药，方中更用少量收敛之品诃子促使溃疡早日愈合[38]。

2. 临床新用 一贯煎在临床上广泛应用于治疗消化系统、神经系统疾病、风湿性疾病等，尤其对肝硬化腹水、原发性肝癌、慢性胃炎、脑梗死后遗症、干燥综合征等疗效确切。

2.1 消化系统疾病

2.1.1 肝硬化腹水 将60例乙型肝炎肝硬化腹水患者随机分为两组，对照组30例，研究组30例，对照组给予西医常规治疗，研究组在对照组基础上给予一贯煎合猪苓汤治疗，组方：生地黄18g、当归15g、枸杞子15g、北沙参12g、川楝子10g、麦冬15g、茯苓15g、泽泻9g、猪苓15g、滑石15g、阿胶12g，疗程为4周。结果显示，研究组总有效率为93.33%，对照组总有效率为73.33%[42]。

肝硬化腹水患者65例，随机分为研究组（35例）和对照组（30例），对照组患者在西药常规治疗基础上用六味地黄丸治疗，研究组在西药常规治疗基础上以一贯煎为主方，组方：生地20g、北沙参10g、麦冬9g、当归身10g、枸杞子15g、川楝子3g，通过辨证加减治疗。结果：研究组的总有效率为94.29%，对照组为76.67%[43]。

72例肝肾阴虚型肝硬化顽固性腹水患者随机分为研究组与对照组，每组36例，对照组采用常规利尿剂、输注白蛋白，治疗性腹腔穿刺放液治疗4周；研究组在对照组综合治疗的基础上加用滋肾柔肝法中药汤剂，组方在一贯煎基础上加以楮实子、猪苓，北沙参、麦冬各10g，生地黄、楮实子、猪苓各30g，当归、枸杞子各15g，川楝子5g，治疗4周。结果显示，研究组有效率为91.6%，对照组有效率为58.3%[44]。

2.1.2 肝纤维化　60例慢性乙型肝炎肝纤维化肝肾阴虚证患者，随机分成研究组和对照组，各30例，对照组予恩替卡韦治疗，研究组在此基础上服用加味一贯煎（组方为一贯煎基础上加以郁金、白芍、北沙参15g、生地黄10g、麦冬10g、当归10g、枸杞子10g、川楝子10g、郁金10g、白芍15g），治疗6个月。结果显示，研究组有效率为93.3%，对照组有效率为40%[45]。

2.1.3 原发性肝癌　60例晚期原发性肝癌患者随机分组，对照组单独使用甲磺酸阿帕替尼治疗，研究组采用加味一贯煎联合甲磺酸阿帕替尼治疗，组方：生地黄15g、枸杞子15g、北沙参15g、麦冬15g、当归10g、川楝子10g、土鳖虫5g、桃仁10g、龙葵5g、盐蛇干5g。在临床缓解率方面，对照组为53.3%，研究组为80.0%[46]。

2.1.4 慢性胃炎　胃阴亏虚型慢性胃炎的患者100例，随机分为研究组和对照组，每组50例，对照组采用常规的西药治疗，研究组采用一贯煎加减方治疗，组方在一贯煎基础加减，为北沙参15g、生地黄15g、麦冬15g、枸杞子15g、天冬15g、香附10g、乌药10g、砂仁10g、山楂15g、麦芽15g、白芍20g。结果：研究组患者的

治疗有效率为94%，对照组有效率为82%[47]。

115例慢性萎缩性胃炎患者，随机分为对照组（56例）、研究组（59例），对照组给予金胃泰胶囊，研究组给予一贯煎合麦门冬汤加减方，为北沙参9g、生地黄10g、麦冬9g、当归身9g、枸杞子9g、川楝子4.5g、半夏10g、党参6g、粳米5g、大枣4枚、甘草6g，治疗3个月。结果：研究组临床症状改善总有效率为84.7%，对照组有效率67.9%；胃镜改善总有效率研究组和对照组分别为88.1%和69.6%；研究组病理组织学转归为72.9%，对照组为55.4%[48]。

72例慢性糜烂性胃炎患者，证属中医胃阴亏虚，对照组36例给予奥美拉唑肠溶胶囊和瑞巴派特片治疗，研究组36例采用一贯煎加减联合奥美拉唑肠溶胶囊治疗，处方为：北沙参10g、生地15g、麦冬10g、枸杞子10g、当归10g、枳壳10g、川楝子10g、煅乌贼骨30g、煅牡蛎30g、蒲公英15g、炙甘草6g。6周后，研究组临床愈显率为72.2%，总有效率94.4%；对照组临床愈显率为55.6%，总有效率77.78%[49]。

2.2 神经科疾病

脑梗死后遗症　脑梗死后遗症期头晕患者60例，随机分为研究组和对照组，研究组在基本治疗的基础上给予中药汤剂一贯煎加减，生地黄30g、北沙参12g、麦冬12g、枸杞子10g、当归12g、川芎10g、赤芍12g、石菖蒲10g、炙黄芪30g。4个月后，研究组有效率为90.6%，对照组有效率为71.4%[50]。

2.3 风湿性疾病

干燥综合征　60例干燥综合征患者随机分为对照组、研究组，每组各30例，对照组采用甲氨蝶呤联合羟氯喹的治疗方法，研究组在对照组的基础上加以一贯煎方加减治疗，组方为北沙参15g、麦冬10g、生地30g、枸杞子18g、当归10g、川楝子6g。8周后研究组患者的治疗总有效率为96.7%，高于对照组76.7%[51]。

【使用注意】因制方重在滋补，虽可行无形之气，但不能祛有形之邪，且药多甘腻，故有停痰积饮而舌苔白腻、脉沉弦者，不宜使用。

【按语】

1. 关于方名的理解 一贯，语出《论语·里仁》，曰："参乎！吾道一以贯之。"《汉书·王莽传》云："而公包其始终，一以贯之，可以备矣。"宋代叶适《宜兴县修学记》谓："上该千世，旁括百家，异流殊方，如出一贯。"可知"一贯"指一理贯穿万物而言。魏氏以"一贯"为方名者，喻此方立法遣药之道，以脏腑制化之理，治病求本，全力围绕肝木，并用滋水涵木法、培土抑木法和清金制木法，着眼于肝，统治一切肝病，谓以一理贯穿始终，如环相贯也，故名一贯煎。"煎"，乃中药服用方法之一，即将药物加水煮、熬后，饮服其汁。医家引申其义用作"汤剂"方名，与"汤"、"饮"同义，如桂枝汤、达原饮等。

2. 一贯煎的配伍特点 一贯煎药用地黄、枸杞子滋水以育肝体；沙参、麦冬养金以制肝用；当归辛香善走、补血活血；川楝子泄肝通络、条达气机。全方总以肾为肝母、滋水即能生木，以柔其刚悍之性；肺能克肝而本主治节，养金所以制木，以平其逆动作乱。一贯煎组方严谨，配伍精当，照顾到"肝体阴而用阳"的生理特点，补、清、疏三法并用，滋水养阴，以涵肝木；培土生金，以制肝木；寓疏于补，条达肝木；使得补而不腻，疏而不散，为肝肾阴虚、肝气郁滞之良剂，是以脏腑制化关系作为遣药立法的代表方。该方临床运用的核心不在于病的异同，而在于证，即"证同治亦同，证异治亦异"[53]。

3. 一贯煎与逍遥散的比较 一贯煎用于治疗肝肾阴虚，肝气郁滞之证。魏之琇云："可统治胁痛、吞酸、疝瘕，一切肝病……由于肝肾阴伤、津枯液涸、血燥气滞变生的诸证均可以本方为基础，随证加减，每能效如桴鼓"。从文献中也可看出，一贯煎临床应用甚广，主要用于肝肾阴虚型的肝病。逍遥散载于《太平惠民和剂局方》，由柴胡、薄荷、当归、白芍、白术、茯苓、生姜、甘草组成，其"消散其气郁，摇动其血郁，皆无伤乎正气也"。逍遥散总体以肝脾为核心，辐射五脏；以气血为基础，滋及于精津；以功用为表象，源及于脏体；以正气为中轴，顾及于淫邪。为疏肝解郁、养血健脾的代表方，亦为养血调肝的基础方。

4. 关于川楝子的用药 张山雷《中风斠诠》"柳州此方……独加一味川楝子，以调肝木之横逆，能顺其调达之性，是为涵养肝阴无上之良药，其余皆柔润以驯其刚悍之气，苟无停痰积饮，此方最有奇功。"一贯煎中以川楝子疏肝泄热、行气止痛，与方中滋阴养血药配伍后，既无苦燥伤阴之弊，又可泄肝火而平逆，且制诸药滋腻碍胃之弊。有关川楝子毒性的记载首见于《名医别录》。研究表明，川楝子可升高肝脏中的 TNF-α 水平，增强 NF-κB，ICAM-1 表达，通过炎症反应导致肝损伤[54]。临床常根据疾病、证型、症状来寻求川楝子最佳用量与配伍。川楝子在汤剂中用量为 6~20g，常用剂量为 3~15g，入丸散剂多为 0.3g；常规剂量下川楝子较安全，但应注意阳气虚弱，阴寒内盛，肝寒腹痛者不宜使用；脾胃虚寒，大便溏薄者不宜单独使用；婴幼儿、老年患者及孕妇忌用。为保证川楝子临床安全用药，必须准确判定证型，明确疾病诊断，合理把握配伍及用。

参考文献

[1] 封宣伊，姜宇，左亚杰.一贯煎颗粒成型工艺的研究[J].中医药导报，2013，19(1)：87-89.

[2] 彭博，唐开冲，郭军，等.一贯煎定时释药缓释微丸的制备及其体外释放性质的考察[J].中国药剂学杂志(网络版)，2008，6(6)：357-363.

[3] 彭博.一贯煎定时释药缓释微丸的研制[D].沈阳：沈阳药科大学，2008.

[4] 魏学军，林先燕，冯光维，等.响应面法优化一贯煎中多糖的提取工艺[J].中国实验方剂学杂志，2011，17(9)：22-25.

[5] 白兰，郑宇.用蒽酮-硫酸比色法测定经澄清剂精制后一贯煎中多糖含量的可行性分析[J].当代医药论丛，2018，16(14)：193-194.

［6］白兰,郑宇.用正相高效液相色谱法测定经澄清剂处理后一贯煎中梓醇含量的效果观察［J］.当代医药论丛,2018,16（13）:203-204.

［7］封宣伊,姜宇,左亚杰.高效液相色谱法测定一贯煎颗粒中梓醇的含量［J］.湖南中医杂志,2013,29（2）:132-134.

［8］赵青舟,刘文兰,曹丽.中药复方一贯煎HPLC指纹图谱研究［J］.辽宁中医药大学学报,2018,20（12）:51-54.

［9］郭敏,刘真,张丽慧,等.一贯煎对大鼠肝星状细胞雌激素受体的影响［J］.中医药信息,2020,37（2）:20-24.

［10］孟月,刘文兰,孙福慧.一贯煎抑制肝星状细胞活化作用机制的研究［J］.环球中医药,2018,11（3）:326-330.

［11］孙福慧,车念聪,唐佐青,等.基于Notch通路研究一贯煎逆转肝纤维化的作用机制［J］.环球中医药,2019,12（9）:1308-1312.

［12］刘文兰,油红捷,车念聪,等.一贯煎促进骨髓间充质干细胞逆转肝纤维化的实验研究［J］.环球中医药,2014,7（6）:401-405.

［13］乔天阳,刘文兰,王文娟,等.一贯煎及骨髓间充质干细胞对肝纤维化大鼠阴虚证表征影响的实验研究［J］.环球中医药,2017,10（4）:419-424.

［14］乔天阳.基于FGF2-DLK1信号通路研究一贯煎促进骨髓MSCs逆转肝纤维化的作用机制［D］.北京:首都医科大学,2017.

［15］白辰,车念聪,刘文兰,等.一贯煎汤剂对肝纤维化大鼠肝脏Ⅰ型胶原的影响［J］.环球中医药,2015,8（8）:901-904.

［16］白辰,车念聪,刘文兰,等.滋阴疏肝法治疗大鼠肝纤维化的实验研究［J］.北京中医药,2015,34（7）:577-580,593.

［17］张媛,朱英.一贯煎治疗二甲基亚硝胺致小鼠肝纤维化的机制研究［J］.大连医科大学学报,2014,36（6）:527-535.

［18］高天曙,李燕红,李芳.一贯煎抗肝纤维化的实验研究［J］.中华中医药学刊,2012,30（11）:2560-2562.

［19］曹健美,陶庆,慕永平,等.一贯煎对CCl₄诱导肝纤维化大鼠肝细胞凋亡及其调控基因表达的影响［J］.上海中医药大学学报,2012,26（5）:70-75.

［20］申定珠,陶庆,都金星,等.基于差异蛋白质组学解析一贯煎对大鼠肝硬化形成的影响［J］.中西医结合学报,2010,8（2）:158-167.

［21］向艳,张媛,朱英,等.一贯煎治疗DMN小鼠肝硬化作用机制研究［C］.中国中西医结合学会肝病专业委员会.第二十四次全国中西医结合肝病学术会议论文汇编.中国中西医结合学会肝病专业委员会:中国中西医结合学会,2015:125-126.

［22］李林,刘芭,宋湘芝,等.一贯煎抗急性实验性胃溃疡和促进溃疡愈合作用［J］.广东医学,1998,19（5）:328-330.

［23］李林,王竹立.地黄的抑制胃酸分泌和抗溃疡作用［J］.湖南中医学院学报,1996,16（2）:49-51.

［24］水素芳,沈淑洁,杨建云,等.复方中药一贯煎的抗炎药效评价［J］.科学技术与工程,2016,16（25）:221-223.

［25］陈永祥,张洪礼,郭锡勇,等.“一贯煎”的实验研究［J］.中药药理与临床,1989,5（1）:21-23.

［26］谢斌,余功,饶斌,等.一贯煎与环磷酰胺联用对肝癌VEGF及VEGFR2蛋白表达的影响［J］.时珍国医国药,2015,26（9）:2102-2104.

［27］谢斌,饶斌,余功,等.一贯煎单用及与化疗联用对荷H22肝癌小鼠MMP9和NF-κB蛋白表达的影响［J］.江西中医药大学学报,2015,27（6）:60-62.

［28］谢斌,谢雄,饶斌,等.一贯煎对肝癌JAK1/STAT1信号通路及其下游凋亡相关蛋白表达的影响［J］.中国实验方剂学杂志,2017,23（18）:100-104.

［29］单思,谢斌,严小军,等.一贯煎治疗肝癌的分子机制生物信息学分析［J］.中华中医药杂

志，2018，33（5）：1804-1807.

［30］王阿美，张睿，刘文兰.一贯煎对H_2O_2诱导L0$_2$细胞DNA氧化损伤的修复作用机制研究［J］.中国医药导报，2020，17（2）：9-14.

［31］叶玉枝，王昕，刘明辉，等.一贯煎对卵巢早衰大鼠模型脂质过氧化状态的影响［J］.中华中医药学刊，2016，34（10）：2431-2434.

［32］叶玉枝，王昕，白云，等.中药一贯煎制剂对卵巢早衰大鼠血清中E$_2$、FSH、β-EP水平的影响［J］.中华中医药学刊，2017，35（8）：2098-2101.

［33］徐静.中医柔肝清肺法治疗银屑病部分机制［D］.北京：中国中医科学院，2019.

［34］李海波，马森菊，石丹枫，等.川楝子的化学成分、药理作用及其毒性研究进展［J］.中草药，2020，51（15）：4059-4074.

［35］陈海鹏，谭柳萍，黄郁梅，等.川楝子不同炮制品对人正常肝细胞LO2的体外肝毒性研究［J］.中药材，2018，41（8）：1869-1873.

［36］于娇妍，王庆伟，石磊，等.川楝子提取物中川楝素在大鼠体内的药代动力学研究［J］.中国医药导报，2019，16（30）：21-25

［37］王庆其，李孝刚，邹纯朴，等.国医大师裘沛然肝硬化诊疗方案［J］.南京中医药大学学报，2017，33（3）：217-220.

［38］周红光，叶丽红，吴勉华.周仲瑛用一贯煎验案拾萃［J］.中国中医药信息杂志，2007，14（3）：76

［39］林友宝，孙洁，沈淑华，等."以通为用"治胃痛——国医大师何任辨治胃痛经验琐谈［J］.中国中医急症，2015，24（8）：1386-1388.

［40］闫忠红.段富津治疗胃脘痛经验的研究［D］.黑龙江：黑龙江中医药大学博士学位论文，2007.

［41］张帅，杜羽，包洁，等.范永升应用一贯煎治疗干燥综合征验案举隅［J］.浙江中医药大学学报，2016，40（12）：917-919.

［42］赵小红.中西医结合治疗乙型肝炎肝硬化腹水30例临床观察［J］.中国民族民间医药，2021，30（8）：91-93.

［43］夏婷，尹剑雄.一贯煎加减治疗肝硬化腹水的疗效观察［J］.医学信息，2019，32（6）：166-168.

［44］罗晓岚，关伟，勾春燕，等.滋肾柔肝法治疗肝肾阴虚型肝硬化顽固性腹水临床观察［J］.中西医结合肝病杂志，2019，29（3）：214-216.

［45］杜进军，刘惠武，严红梅，等.加味一贯煎治疗肝肾阴虚型肝纤维化［J］.吉林中医药，2021，41（1）：62-65.

［46］孙艳.加味一贯煎联合甲磺酸阿帕替尼对晚期原发性肝癌患者疗效及生存质量的影响［J］.云南中医中药杂志，2019，40（4）：56-57.

［47］叶秋丽，洪杰斐，罗磊玲.一贯煎加减治疗胃阴亏虚型慢性胃炎的疗效观察［J］.黑龙江医药，2020，33（6）：1317-1319.

［48］韦冠文.一贯煎合麦门冬汤加减方治疗慢性萎缩性胃炎的临床观察［J］.中国医药科学，2015，5（13）：52-54.

［49］廖志远.加减一贯煎治疗胃阴亏虚型慢性糜烂性胃炎临床观察［D］.武汉：湖北中医药大学，2017.

［50］黄小容，周绍华，司维.一贯煎加减治疗脑梗塞后遗症期头晕的研究［J］.中医临床研究，2020，12（17）：91-93.

［51］黄浔芳，李学勇，刘炬.一贯煎加减联合甲氨蝶呤、羟氯喹治疗干燥综合征的临床效果［J］.中国当代医药，2019，26（3）：99-102.

［52］孙维广，廖慧丽，刘明平.一贯煎源流与临床新用［J］.时珍国医国药，2000，11（12）：1135-1136.

［53］齐双岩，金若敏，刘红杰，等.川楝子致大鼠肝毒性机制研究［J］.中国中药杂志，2008，33（16）：2045-2047.

［54］方心怡，丁齐又，于同月，等.川楝子的临床应用及其用量探究［J］.吉林中医药，2021，41（7）：939-942.

❧ 易黄汤 ❧

清《傅青主女科》

Yihuang Tang

【概述】易黄汤最早见于清代傅山《傅青主女科》，载其方药组成为："山药一两（炒），芡实一两（炒），黄柏二钱（盐水炒），车前子一钱（酒炒），白果十枚（碎）"。具有"补益脾肾，清热祛湿，收涩止带"之效，主治带下证。易黄汤的精妙之处在于不单祛湿而兼有补，清热不伤正，补益不留邪。后世对易黄汤的理论和应用进行了丰富的研究，如用于理冲任之气，解郁理脾和胃，调经和气，固崩止带等。目前有报道进行了易黄汤颗粒和阴道用温敏原位凝胶的制剂研究。易黄汤主要具有改善免疫功能、抑菌等药理作用。临床上更多是应用于湿热带下。现代常用于治疗各种妇科疾病，如用于治疗宫颈HR-HPV感染、复发性外阴阴道假丝酵母菌病与细菌性阴道病、阴道炎、生殖道支原体感染、盆腔炎等各类病症，疗效显著。

【历史沿革】

1.原方论述

清代傅山《傅青主女科》上卷"带下"载"妇人有带下而色黄者，宛如黄茶浓汁，其气腥秽，所谓黄带是也……方用易黄汤。"该方组成：山药一两（炒），芡实一两（炒），黄柏二钱（盐水炒），车前子一钱（酒炒），白果十枚（碎）。水煎。连服四剂，无不痊愈。

【名方考证】

1.本草考证

1.1 山药 "山药"作为本草首次载《神农本草经》，名为"薯蓣"。经考证，本方所用山药为薯蓣科植物薯蓣 *Dioscorea opposita* Thunb. 的干燥根茎，与《中国药典》2020年版记载一致。

1.2 芡实 "芡实"原名"鸡头实"，最早见于《神农本草经》。经考证，本方所用芡实为睡莲科植物芡 *Euryale ferox* Salisb. 的干燥成熟种仁，与《中国药典》2020年版记载一致。

1.3 黄柏 "黄柏"原名"檗木"，最早见于《神农本草经》。经考证，本方所用黄柏为芸香科植物黄皮树 *Phellodendron chinense* Schneid. 干燥树皮，与《中国药典》2020年版记载一致。

1.4 车前子 "车前子"之名最早见于《神农本草经》。经考证，本方所用车前子为车前科车前属 *Plantago* 植物的干燥成熟种子。《中国药典》2020年版所载车前子为车前科植物车前 *Plantago asiatica* L. 或平车前 *Plantago depressa* Willd. 的干燥成熟种子。

1.5 白果 "白果"原名"银杏"，最早见于《绍兴本草》，经考证，本方所用白果为银杏科植物银杏 *Ginkgo biloba* L. 的干燥成熟种子，与《中国药典》2020年版记载一致。

2.炮制考证

2.1 山药 易黄汤中山药炮制方法为"炒"。国家中医药管理局和国家药品监督管理局联合发布的《古代经典名方关键信息表（25首方剂）》建议易黄汤中山药对应炮制规格为清炒山药，可参考《中国药典》2020年版炮制通则清炒法。

2.2 芡实 易黄汤中芡实炮制方法为"炒"。国家中医药管理局和国家药品监督管理局联合发布的《古代经典名方关键信息表（25首方剂）》建议易黄汤中芡实对应炮制规格为清炒芡实，可参考《中国药典》2020年版炮制通则清炒法。

2.3 黄柏 易黄汤中黄柏炮制方法为"盐炒"。现代炮制品有盐黄柏。

2.4 车前子 易黄汤中车前子炮制方法为

"酒炒"。国家中医药管理局和国家药品监督管理局联合发布的《古代经典名方关键信息表（25首方剂）》建议易黄汤中车前子对应炮制规格为酒车前子，可参考《中国药典》2020年版炮制通则酒炙法。

2.5 **白果** 易黄汤中未明确白果炮制方法，应为生品。

3.剂量考证

3.1 **原方剂量** 山药一两（炒），芡实一两（炒），黄柏二钱（盐水炒），车前子一钱（酒炒），白果十枚（碎）。

3.2 **折算剂量** 清代1两合今之37.3g，1分合今之0.373g。即本方剂量山药、芡实37.3g，黄柏7.46g，车前子3.73g，白果10枚。

3.3 **现代用量** 根据全国中医药行业高等教育"十四五"规划教材《方剂学》，处方量为山药（炒）30g，芡实（炒）30g，黄柏（盐水炒）6g，车前子（酒炒）3g，白果（碎）12g。

【**药物组成**】山药一两（炒），芡实一两（炒），黄柏二钱（盐水炒），车前子一钱（酒炒），白果十枚（碎）。

【**功能主治**】补益脾肾，清热祛湿，收涩止带。主治脾肾虚弱，湿热带下。症见带下黏稠量多，色黄如浓茶汁，其气腥秽，舌红，苔黄腻等症。

【**方义分析**】本方主治诸症皆为肾虚湿热下注所致之证。肾与任脉相通，肾虚有热，损及任脉，气不化津，津液反化为湿，循经下注于前阴；或脾失健运，水湿内停，蕴而生热，流注于下，均可致带下色黄，黏稠量多，其气腥秽等。治宜补益脾肾，清热祛湿，收涩止带。

方中重用炒山药、炒芡实补脾益肾，固涩止带，山药补脾胃之气，芡实健脾祛湿，固涩而止带，专补任脉之虚即以利水，共为君药，二者"专补任脉之虚"。白果收涩止带，兼除湿热，为臣药。用少量黄柏苦寒入肾，清热燥湿，泻火解毒，肾与任脉相通以相济，解肾火之炎，即解任脉之热；车前子甘寒，清热利湿，均为佐药。诸药合用，使肾虚得复，热清湿祛，带自止，则诸症可愈。

配伍特点：补中有涩，涩中寓清，涩补为主，清利为辅。

【**用法用量**】

1.**古代用法用量** 水煎服。

2.**现代用法用量** 水煎服。

【**药学研究**】

1.**资源评估** 方中山药、芡实、黄柏、车前子、白果目前均以人工栽培为主。野生资源相对匮乏。银杏被《国家重点保护野生动植物名录》列为国家Ⅰ级濒危重点保护植物。

山药属于深根植物，适应性强，喜温暖、湿润、阳光充足的自然环境，喜土层深厚、沙质土壤、土质肥沃、排水良好的土壤，山药除东北各省、内蒙古、新疆、西藏、青海等省及自治区外，全国广为栽培，道地产区与主产区基本一致，以河南温县、武陟、沁阳、孟州市、博爱所产的"怀山药"为全国驰名。

芡实为常见的多年生大型水生草本植物，喜温暖湿润气候，阳光充足，不耐霜冻干旱，适宜温度20~30℃，水深30~120cm，全国大部分地区均有分布，道地产区与主产区基本一致，主产山东、江苏、江西、湖北、湖南等。

黄柏为多年生高大落叶乔木，喜温和湿润的气候，多在海拔1100~1200m的老林、灌木林中生长，具有较强的耐寒、抗风能力，其生长年限较长，定植后15~20年才能采收。黄柏道地产区与主产区基本一致，主要在四川、重庆、湖北、湖南、贵州、陕西等地。

车前喜向阳，湿润的环境，耐寒、耐旱。常野生于山区、丘陵、平原的田边、地角、路旁及房前屋后。耐寒性强，可耐受-30℃以下的低温，适宜生长的温度为25℃。适应性广，从南到北均有野生。对土壤要求不严，但在疏松肥沃、湿润、向阳的砂质壤土上生长良好，全国大部分省区均产，主产区为江西和黑龙江两省，为江西省道地药材"三子一壳"药材之一。

银杏树是最古老的孑遗植物之一，多年生高大乔木类植物，银杏树对气候条件的适应范围很广，喜温暖湿润气候，喜阳、耐寒、耐旱、忌涝，主要分布在江南的广大地区，安徽、浙江、江苏、山东、广西、四川、河南、湖北、辽宁等均适宜其生产。

2.制剂研究

2.1 制备方法 原文"山药一两（炒），芡实一两（炒），黄柏二钱（盐水炒），车前子一钱（酒炒），白果十枚（碎）。水煎。"未说明详细的制备方法。在实际煎煮中，应结合现代煎药设备条件及煎煮规范易黄汤及其制剂的制备方法。参考目前《医疗机构中药煎药室管理规范》，确定易黄汤标准汤剂的制备方法：称取山药（炒）30g，芡实（炒）30g，黄柏（盐水炒）6g，车前子（酒炒）3g，白果（碎）（12g），置不锈钢锅内，加9倍量水，加盖，浸泡1小时，用电炉煮沸后保持微沸30分钟，8层纱布趁热过滤，滤渣加7倍量水，电炉煮沸后微沸20分钟，8层纱布趁热滤过，合并滤液，滤液放冷后加水定容至1000ml，得标准汤剂。

2.2 制备工艺 根据经典名方的特点和开发要求，建议将易黄汤开发为颗粒剂（具有药效作用快、服用携带方便、体积较小等特点）。有报道对易黄汤进行研究：（1）易黄汤物质基准的制备工艺研究。①易黄汤前处理工艺的研究，以小檗碱、没食子酸、毛蕊花糖苷和固含物的转移率为评价指标，优选的易黄汤的前处理工艺为：将白果粉碎并过10目筛。②采用正交实验优选易黄汤的提取工艺为：加水煎煮2次、第一次加水8倍量，闭盖煎煮30分钟，第二次加水7倍量，闭盖煎煮25分钟。最佳滤过工艺为：选择200目尼龙滤布趁热过滤。最佳浓缩工艺为：减压浓缩温度为70℃，减压浓缩程度以每毫升浓缩液含0.5g饮片为佳[1]。（2）易黄汤颗粒的制备。①浸膏粉的制备：按易黄汤处方，取山药（炒）50g，芡实（炒）50g，黄柏（盐水炒）10g，车前子（酒炒）5g，白果（碎）10枚的比例，将称好的中药饮片放入煎药锅中，加热两次，第一次2.0小时，第二次1.5小时，合并提取液，浓缩和真空干燥（60℃，真空度为0.08MPa），提取得率为14.3%，

粉碎，过60目筛，得中药干膏粉。②制剂成型工艺：采用摇摆颗粒机，原辅料分别过40目筛备用，将处方量易黄汤中药经典方干膏粉与辅料（糊精：羧甲基淀粉钠：甜菊糖=2.5：2.0：0.15）按1：1.5的质量比充分混合，加入适量纯水（约600g）制软材（手握成团，轻捏即散），制颗粒（过24目筛），在60℃的温度下干燥1小时后取出整粒（过20目筛）、包装，得易黄汤颗粒[2]。（3）易黄汤阴道用温敏原位凝胶的研究。①易黄汤提取液的制备：易黄汤处方加水煎煮2次，合并水煎液，减压浓缩至适量后以70%乙醇醇沉，取上清液减压浓缩。②易黄汤阴道用温敏原位凝胶的制备：称取处方量泊洛沙姆407和泊洛沙姆188（P407：P188=22：4），加入50g去离子水并搅拌均匀，置4℃冰箱中冷藏过夜，使凝胶充分溶胀，得澄明溶液，依次加入易黄汤提取液20g，1%苯甲酸钠溶液1ml，补水至100g，搅拌均匀，采用稀盐酸调节凝胶pH值至3.8~4.4。③易黄汤阴道用温敏原位凝胶流变学研究：易黄汤阴道用温敏原位凝胶色黄、透明，低温条件下呈现流体性质，为牛顿流体；到达凝胶温度24.5℃后，以半固体性质为主，属于假塑性流体，模拟阴道给药条件后，预测凝胶温度为37℃，胶凝时间为30秒。④易黄汤阴道用温敏原位凝胶体外释放研究：以盐酸小檗碱为指标成分，易黄汤阴道用温敏原位凝胶中盐酸小檗碱累积释放动力学行为符合Higuchi方程[3]。

3.质量控制 该方含有生物碱、多糖等物质，可以将其作为质量控制的指标。现有文献报道按照古籍中记载的煎煮方法制备易黄汤水煎液，采用HPLC法对其进行指纹图谱、指标成分含量测定，共归属15个特征峰，指认8个特征峰信息，同时对京尼平苷酸、盐酸小檗碱进行含量测定[4]。采用HPLC法建立易黄汤的特征图谱并同时测定4种主要成分（盐酸黄柏碱、4-O-阿魏酰奎尼酸、5-O-阿魏酰奎尼酸和盐酸小檗碱）的含量，确定了5个共有峰，并对其中的4个共有峰（盐酸黄柏碱、4-O-阿魏酰奎尼酸、5-O-阿魏酰奎尼酸和盐酸小檗碱）进行了化学成分的

确认和含量测定[5]。

【药理研究】

1.药效作用 目前尚未见关于易黄汤的药理方面的研究报道，根据易黄汤中所含的主要药物的相关研究，易黄汤主要具有改善免疫功能、抑菌等作用。

1.1 改善免疫功能 采用番泻叶水煎剂灌胃作为脾虚模型[6]，以不同剂量的山药芡实药对汤剂灌胃，给药后各实验组相关免疫指标均有不同程度改善，其中山药芡实3∶1组（6g/kg∶2g/kg）和山药芡实2∶1组（4g/kg∶2g/kg）改善程度最大，尤其是血清IL-2、IL-4水平和胸腺指数，而在体重、T细胞增殖能力方面，山药芡实2∶1组改善程度大于山药芡实3∶1组。山药芡实药对能通过影响免疫功能来改善小鼠脾虚状态，具有健脾益气的功效。

1.2 抑菌 采用K-B纸片扩散法对黄柏水提液的抑菌作用进行考察[7]。结果显示，黄柏水提液（1g/ml）对金黄色葡萄球菌、白色葡萄球菌、甲型链球菌、乙型链球菌、变形杆菌有抑菌作用。

2.安全性评价 易黄汤中含有白果，历代本草都有"白果有毒"的记载，大量食用白果会产生剧烈的毒性反应，甚至危及生命。文献报道，白果中的氰苷类、水杨酸衍生物银杏酸类、吡哆醇衍生物4'-O-甲基吡哆醇以及致敏蛋白在内的毒性成分为白果产生毒性反应的主要物质。斑马鱼毒性实验及小鼠LD_{50}急性毒性实验[8]显示，银杏酸类化合物致斑马鱼中毒呈现时间与浓度依赖性，毒性反应较慢，没有急性毒性的症状。小鼠口服银杏酸类化合物以后，没有出现急性中毒症状，小鼠在给药3~4天集中出现死亡现象，LD_{50}为7.89g/kg，吡哆醇类化合物对斑马鱼幼鱼可产生神经毒性，且对斑马鱼脏器形态，胚胎孵化具有一定影响，小鼠口服吡哆醇类化合物以后出现抽搐惊厥等症状，中毒剂量与死亡剂量相近，LD_{50}为35.20mg/kg。

3.体内过程 黄柏中盐酸小檗碱在大鼠体内呈一室模型分布[9]，在大鼠体内药代动力学参数是：血药浓度曲线下面积（AUC）为7743（mg·L）/min，肾排泄速度常数（Ke）为$7.285×10^3$L/min，吸收速度常数（Ka）为$4.166×10^{-2}$L/min，吸收半衰期$t_{1/2Ka}$为16.64min，肾排泄半衰期$t_{1/2Ka}$95.15min，最大血药浓度C_{max}3.898mg/L。

【临床应用】

1.临床常用

1.1 临床主治病证 易黄汤补脾肾止带，清热祛湿。常用于肾虚湿热带下证。临床表现为带下黏稠量多，色黄如浓茶汁，其气腥秽，舌红，苔黄腻者。临床应用以带下色黄，其气腥秽，腰酸肢重、舌苔黄腻为辨证要点。

湿热重者黄柏、车前子可不拘于原方，适当增加药量；如口干不思饮、纳呆、脘闷、腹胀、便溏、苔厚腻，是湿盛于热，可加苍术、生薏苡仁，土茯苓；如口渴、神烦、便秘、尿赤、舌红、脉数等症显，是热盛于湿，可加知母或黄芩，热盛加蒲公英、苦参、败酱草、白花蛇舌草；如黄带黏稠，味腥臭者，可加炒栀子、茵陈、赤茯苓等以增强清利湿热之力；如带下量多者可加椿根皮、萆薢、乌贼骨、煅龙骨、煅牡蛎；带下淋漓不尽加鸡冠花、墓头回、炒海螵蛸、煅龙骨；黄带而质清稀，味不重者，可加海螵蛸、生龙骨、生牡蛎等收敛固涩之药；阴部瘙痒者加苦参、生椿根皮；腰部酸困明显者，可加菟丝子、续断、狗脊等补肾之品；伴腰痛者加川牛膝、川续断；口苦心烦，尿赤阴痒者，可加柴胡、黄芩、龙胆草、地肤子等清泻肝经湿热之药；伴小腹作痛者加益母草、丹参。

1.2 名家名师名医应用

慢性前列腺炎 全国名老中医林天东从"异病同治"角度论治慢性前列腺炎，即当慢性前列腺炎证属肾虚湿热下注时，效仿《傅青主女科》治疗带下病之法，主张应用易黄汤治疗，取其清热祛湿，固肾止浊之功，方用易黄汤加减。处方：山药15g，芡实15g，黄柏15g，车前子（包煎）15g，白果10g，生薏苡仁15g，炒厚朴10g，石榴皮10g，酸枣仁10g[10, 11]。

2.临床新用 易黄汤在临床上常用于治疗各种妇科疾病，如宫颈HR-HPV感染、复发性外阴阴道假丝酵母菌病与细菌性阴道病、阴道炎、生殖道支原体感染、盆腔炎、未足月胎膜早破等，多用于治疗湿热类病症，疗效确切。

2.1 宫颈HR-HPV感染 60例患者随机分为研究组和对照组各30例，对照组给予重组人干扰素，研究组给予易黄汤联合重组人干扰素，易黄汤组成：炒山药20g，炒芡实20g，白果10g，车前子9g，黄柏6g。每次1袋，每日2次，早晚餐后30分钟各一次，连服10天，共服用2个月经周期。结果：研究组中医临床证候疗效优于对照组，降低病毒载量的总有效率为86.67%，对照组的总疗效为56.67%[12]。

77例宫颈HPV感染患者随机分成研究组（38例）和对照组（39例），对照组采取重组人干扰素α-2b阴道泡腾胶囊（辛复宁）治疗，研究组采取中药易黄汤内服结合妇科九味洗剂外用治疗，易黄汤组成：黄柏6g，车前子9g，白果15g，炒芡实和炒山药各20g。结果：研究组HPV转阴率为86.84%，对照组HPV转阴率为66.67%，研究组总有效率为92.11%，对照组总有效率为71.80%[13]。

脾虚湿热型宫颈HR-HPV感染患者128例，随机分组为对照组（60例）和研究组（68例），易黄汤加减组成：山药20g、芡实20g、白果10g、车前子10g、黄柏9g，腰痛患者加续断，腹痛加川楝子，夹带血丝加茜草、侧柏叶，阴痒加白鲜皮和百部，每日1剂，煎取药液400ml分2次，早晚温服。结果：易黄汤辅助研究组总有效率为97.06%，对照组总有效率为86.67%[14]。

2.2 复发性外阴阴道假丝酵母菌病与细菌性阴道病 选择既往一年内发作2次以上的外阴阴道假丝酵母菌病急性期患者，均采用凯妮汀治疗1周。复查时选取脾虚湿蕴化热型患者90例，随机分成2组。对照组45例，未采取任何治疗。研究组45例，采用易黄汤随症加减

（山药15g、芡实10g、黄柏9g、白果9g、车前子10g、茯苓10g、鸡冠花6g），水煎服，每日1剂，共7天。结果：易黄汤辅助治疗后症状、体征缓解程度优于单纯西药凯妮汀治疗。停药3个月后研究组与对照组的复发率分别为11.1%与40%[15]。

将细菌性阴道病患者77例随机分组2组。对照组38例给予甲硝唑阴道栓治疗，研究组39例给予甲硝唑阴道栓治疗的同时内服易黄汤化裁方［黄柏10g、炒山药30g、芡实30g、白术20g、车前子10g、白果（打碎）10枚、地肤子15g、苦参10g］，水煎服，每日1剂，每日2次，共7天。结果：在降低中医证候积分和降低失衡率上，研究组明显优于对照组。治疗3个月后研究组与对照组的复发率分别为10.24%、28.84%[16]。

2.3 阴道炎 425例老年阴道炎患者，按照抽签方法分为2组，研究组213例给予加减易黄汤联合保妇康治疗、对照组212例给予保妇康治疗，加减易黄汤药方：山药30g，芡实30g，黄柏6g，车前子3g，白果12g，白术10g，茯苓10g。采用清水煎服，一天1剂，分2次服用，疗程为7天；保妇康同对照组一样。结果表明，研究组总有效率为96.24%，对照组总有效率为88.21%[17]。

200例老年阴道炎患者按照随机数字表法将其分为研究组和对照组，各100例，对照组患者使用保妇康治疗，研究组患者在对照组的基础上联合加减易黄汤治疗，处方：炒山药、炒芡实各30g，盐黄柏6g，酒车前子3g，白果12g，白术10g，茯苓10g，1剂/天，早晚煎服。结果：研究组治疗总有效率为90.00%，对照组有效率为52.00%[18]。

108例脾虚湿热型阴道炎患者按随机数字表法随机分为两组，每组54例，对照组使用常规西医治疗，在此基础上，研究组使用易黄汤加减治疗，组方为：山药30g，芡实30g，白术20g，茯苓15g，黄柏10g，车前子10g，泽泻10g，白果10枚、蒲公英15g，薏苡仁15g；随证加减，

结果：研究组治疗总有效率为96.30%，对照组为75.93%[19]。

2.4 生殖道支原体感染 将湿热下注型解脲支原体、人型支原体感染的患者共60例，对照组30例（单纯强力霉素）和研究组30例（易黄汤联合强力霉素），易黄汤处方：山药20g、芡实20g、车前子10g、黄柏12g、白果10g。用水冲服，1日2次，7天为1个疗程，连续服用2个疗程。结果：研究组总显效率为83.3%，对照组总显效率为10%[20]。

将40例患者随机分为研究组和对照组，每组20例。对照组给予单纯西药抗生素，研究组给予中西医结合方法（易黄汤结合西药抗生素）。易黄汤处方：山药15g，芡实10g，黄柏10g，车前子10g，白果10g，早晚煎服，1天2次，同方煎汤外洗，1天1次，连用3周为1个疗程。结果：研究组治愈率为65%，总有效率为95%；对照组治愈率为50%，总有效率为70%[21]。

将80例生殖道支原体感染湿热下注型患者随机分为对照组与研究组，每组40例。对照组单纯给予强力霉素治疗，研究组给予强力霉素结合易黄汤治疗。处方：炒山药30g、炒芡实30g、盐黄柏6g、酒车前子3g、白果（碎，十枚）12g，水煎煮2次，分早晚2次内服。2组均以4周为1个疗程，连续治疗1个疗程。治疗1个疗程后，研究组治疗总有效率为97.5%，对照组为80%[22]。

60例生殖道支原体感染患者随机分为两组，研究组30例采用易黄汤口服配合阴道臭氧水疗治疗（处方：山药2包，芡实2包，黄柏1包，车前子1包，白果3包）。用法：日1剂，水冲服，分两次服。并每人每日1次臭氧液冲洗阴道，每次5分钟，连续治疗10天为1个疗程。对照组30例采用阿奇霉素联合多西环素片口服治疗。结果：易黄汤口服配合臭氧水疗治疗生殖道支原体感染的痊愈率、有效率与西药抗生素口服相当，但其改善患者症状积分则优于对照组[23]。

2.5 盆腔炎 104例湿热毒盛型盆腔炎患者随机分为研究组和对照组各52例，对照组给予西医常规抗炎治疗，研究组在对照组治疗基础上给予中药易黄汤灌肠治疗。易黄汤：山药、芡实、蒲公英、薏苡仁各30g，车前子、白果各10g，土茯苓、黄柏、白花蛇舌草各15g。瘙痒严重加白鲜皮、地肤子；疼痛较重加白芍、丹参；带下偏白加党参，带下黄加红藤、败酱草；腰痛严重加桑寄生、杜仲。将上述药物煎取成100ml浓缩药液，温度保持在40℃左右进行灌肠，灌肠液保留每次30分钟，每天1次，连续治疗10天为1个疗程，经期停止使用，2组均连续治疗3~4个疗程。结果：研究组总有效率为94.23%，对照组为80.77%[24]。

2.6 未足月胎膜早破 湿热型未足月胎膜早破患者60例，随机分成对照组和研究组各30例，对照组采用抗生素（选用注射用头孢呋辛钠），研究组采用易黄汤加减联合抗生素，组方：山药30g，芡实30g，黄柏10g，车前子6g，桑螵蛸10g，海螵蛸10g，桑寄生15g，黄芩10g，炒白术15g。结果：对照组、研究组预防感染的有效率分别为93.33%和96.55%[25]。

【使用注意】 在经水将至时，应当忌用。妇女月经将至或月经适来，要辨证选用。黄带的产生，是由湿热下注损伤任带之脉而发，同时，月经的周期性，规律性的来潮，与肝主疏泄的功能有关，属女子的正常生理表现。易黄汤中山药、芡实、白果为专补任脉之虚，固涩止带而设，虽有黄柏，车前子以清肾火之炎，而使湿邪妨有出路，但始终不及山药、芡实、白果之涩敛性强。因此若经水将至，同时又服易黄汤，将抑制肝气正常的疏泄功能，致使经水该至而不能，或点滴又止。所以用易黄汤治疗黄带，在经水将至时，应当忌用。

【按语】

1.关于带下病 带下病是临床常见病和多发病。清代傅山治疗带下病有独特的思维角度，他认为"带下俱是湿，而以带名者，因带脉不能约束而有此病，故以名之"。因"脾气之虚，肝气之郁，湿气之侵，热气之逼"损伤任带而成带下病。带脉具有约束"胞胎之系"之功，带脉损伤，约束失司，其发病均离不开湿邪，湿邪又分外湿和内湿，外湿多由外感六淫湿、热之邪所致，内湿多由肝脾脏腑功能失调所致。此外，跌扑闪挫、房事纵容、狂饮醉酒、郁怒癫狂等亦为带下病病因。肝郁脾虚是带下病的主要病机，"带下多责之于脾"，"脾虚多白带"，因脾主运化，升清降浊，若脾气虚弱，不能运化水湿，则津液不能四布，而下渗为带；肝主疏泄，性喜条达，肝气郁滞，木不疏土，克伐脾气，则脾失运化，水湿泛溢；肾主水而司二阴，"带脉通于肾"，房劳多产伤肾，下焦相火妄动亦可致带下病；可见带下病与脾、肝、肾关系密切。《医学心悟》载："脾气旺，则饮食之精华，生气血而不生带；脾气虚弱，则五味之实秀，生带而不生气血"。此外，傅山还提到了胃火、膀胱之火、三焦之火等皆可"熬煎"津液成带。《诸病源候论》中有"五脏俱虚损者，故其色随秽液而下，为带五色俱下"的记载，临床上以白带、黄带、赤白带为常见。辨证分型有湿热下注、脾虚湿盛、肝气郁滞、外感寒湿、肾阳虚损等型，均属湿证。带下病以湿邪为患，其病缠绵反复，不易速愈，常并发月经不调、闭经、不孕等，是妇科中仅次于月经病的常见病之一[26]。

2.关于"黄带下"的认识 黄带下常见症状："带下色黄，宛如黄茶浓汁，其气腥秽"，常见小便短赤，腰膝酸软，舌质红苔黄腻，脉滑。人们通常认为黄色为脾病之色，黄带下为脾之湿热，但只从脾治带下，常不能奏效。傅山认为此乃"任脉之湿热也"，任脉上承津液，下达入肾以化精，"夫湿者，土之气，实水之侵；热者，火之气，实木之生。水色本黑，火色本红，今湿与热合，欲化红而不能，欲返黑而不得，煎熬成汁，因变为黄色矣"。黄带下是任脉湿热，湿热蕴积于下，损伤任带二脉。治应补任脉的虚衰，清除肾火，治法以"补任脉之虚，清肾火之炎"，即清热补脾利湿，方用易黄汤。

3.关于易黄汤与其他带下方之异同 易黄汤的精妙之处在于不单纯祛湿，而兼有补。方中山药、芡实一补一涩，车前子和白果一利一敛，再

以黄柏清热燥湿可清肾中之火（因任脉与肾相通）。方中重用山药、芡实健脾止带，补任脉之虚，补而不滞，又能利水；肺脾肾三经乃水液转输之关键，山药补脾胃、益肺肾，归脾、肺、肾三经，芡实补脾固肾，兼能收涩止带，归脾、肾经；黄柏性味苦寒，清肾中之火，解任脉之热，直达下焦，令热去则湿孤；白果引诸药入任脉，共奏清热利湿止带之功。车前子利水渗湿，使湿有出路，如是则湿热得解，任脉自安，黄带自止。全方平补脾肾，清热止带，补中有清，涩中有利，标本兼顾，使水火归于正化，则黄带可愈。盖临床湿热带下，用之清热不伤正，补益不留邪，足见组方之精妙。本方可作治带下证的通用方，只要辨证属脾虚湿热者，皆可应用。用本方应注意三点：①虽热者当清之，但不可过寒，而重伤脾胃；②虽湿邪当燥之，但不可过温，恐助热以为患；③虽滑脱当固之，但不可过涩，而有闭门留寇之虞。带下病按色分为青、赤、黄、白、黑五种，在《傅青主女科》的基础上，脾虚带下者常选完带汤、补中益气汤；湿热带下可用易黄汤，热毒重者可选用五味消毒饮；肝经湿热带下可选择加减逍遥丸或龙胆泻肝汤；脾虚湿盛之白带宜用完带汤治之，兼理气机；清肝止淋汤滋补阴血为主，兼清虚火。

4.关于酒车前子的炮制 清代傅山《傅青主女科》易黄汤中的车前子选用的是酒炒车前子。明代李时珍《本草纲目》载："凡用须以水淘洗去泥沙，晒干。入汤液，炒过用；入丸散，则以酒浸一夜，蒸熟研烂。作饼晒干，焙研。"清代吴谦《医宗金鉴》载车前子酒炒，清代汪昂《本草备要》"酒蒸捣饼，入滋补药；炒研，入利水泄泻药。"现报道有生品、炒和盐炙，目前《中国药典》及各地饮片炮制规范尚未收载酒车前子炮制方法，有人认为酒制方法不再使用的原因，可能是酒制品的方法类似现在的醇提法，会使车前子有效成分损失。以酒作为辅料炮制药材，主要有以下几方面作用：①改变药性，引药上行，有"酒制升提而制寒"之说，如酒大黄。②增强温补肝肾的作用，如酒制山萸肉。③增强活血通

络的作用，如酒当归等。④起矫臭作用，如乌梢蛇等。在易黄汤中，车前子以酒制，主要取其减少车前子寒凉滑利之性。故此方中车前子宜以酒制更好。目前各地方炮制规范尚未收载酒车前子，有待进一步参考酒炙法制定相关质量标准，开展相关炮制研究；也可就易黄汤中用酒车前子及其不同炮制品对药理药效等方面的影响进行研究。

5.关于白果的剂量 在易黄汤中白果的用量是十枚（碎），但现代是用去掉果壳和种皮的"白果仁"，用药剂量单位以克计算。在进行考证时，关于清朝时期用的白果到底是否去壳，无从考证，但依据用时捣碎，估计是带有壳的。以此进行推测，十枚带壳的白果的重量约10~15g。但根据"十四五"规划教材《方剂学》及现代临床常用剂量，易黄汤的白果重量为12g。

参考文献

［1］王琪，何瑞欣，徐雅蝶，等.经典名方"易黄汤"物质基准的制备工艺研究［J］.辽宁中医药大学学报，2021，23（11）：43-48.

［2］曾琪，严菁宸，马安献，等.经典名方易黄汤颗粒的制备工艺研究［J］.生物化工，2021，7（3）：53-55.

［3］王秀清，刘宇灵，林龙飞，等.易黄汤阴道用温敏原位凝胶及其普通凝胶的流变学和体外释放研究［J］.中国中药杂志，2020，45（3）：539-547.

［4］毕嘉谣，田湾湾，张翼，等.经典名方易黄汤物质基准的量值传递分析［J］.中国实验方剂学杂志，2021，27（16）：24-31.

［5］付媛媛，蒋玉兰，单鸣秋，等.盐黄柏饮片与易黄汤的特征图谱与主要成分测定研究［J］.中草药，2020，51（10）：2790-2797.

［6］李云，李伟，张雪廷，等.山药芡实药对不同剂量对脾虚模型小鼠免疫功能的影响［J］.北京中医药大学学报，2015，38（8）：535-538.

［7］陈蕾，邱大琳.黄柏体外抑菌作用研究［J］.时珍国医国药，2006，17（5）：759-760.

［8］钱怡云.白果复合毒性物质基础及其减毒机制研究［D］.南京：南京中医药大学，2017.

［9］肖学凤，乔晓莉，高岚，等.黄柏中盐酸小檗碱的药代动力学研究［J］.天津中医药大学学报，2008，27（4）：263-265.

［10］林天东.易黄汤结合辨证加味治疗慢性前列腺炎690例临床报告［J］.男科医学杂志，1997，1（3）：26-27.

［11］邢益涛，张明强，王定国，等.林天东主任运用易黄汤治疗慢性前列腺炎经验［J］.云南中医中药杂志，2018，39（2）：3-4.

［12］詹静芬.易黄汤联合重组人干扰素治疗宫颈HR-HPV感染的疗效观察及其对病毒载量的影响［D］.福州：福建中医药大学，2013.

［13］张丽，束芹.易黄汤内服结合妇科九味洗剂外用治疗宫颈HPV感染38例临床报道［J］.泰山医学院学报，2016，37（6）：690-691.

［14］李石，徐娟，金素芳.易黄汤辅助治疗脾虚湿热型宫颈HR-HPV感染疗效观察［J］.现代中西医结合杂志，2016，25（36）：4034-4036.

［15］黄晓燕.加减易黄汤降低脾虚湿蕴化热型外阴阴道假丝酵母菌病复发率的临床观察［D］.福州：福建中医药大学，2010.

［16］赵育.易黄汤化裁方治疗细菌性阴道病（脾虚湿热型）复发的临床研究［D］.南京：南京中医药大学，2019.

［17］邢素平，易黄汤加减联合保妇康治疗老年阴道炎的疗效及价值分析［J］.光明中医，2019，34（3）：349-351.

［18］刘晓倩，李美茹，王菊艳.加减易黄汤联合保妇康治疗老年阴道炎的疗效观察［J］.临床医学研究与实践，2017，2（35）：109-110.

［19］王艳春.易黄汤加减治疗脾虚湿热型阴道炎的临床疗效研究［J］.中医临床研究，2021，13（12）：81-83.

［20］何婵英.清热利湿法治疗湿热下注型生殖道支原体感染的临床观察［D］.广州：广州中医药大学，2014.

［21］辛俊，谭同焕.易黄汤结合多西环素治疗

女性支原体感染的临床效果研究［J］.中医临床研究，2016，8（34）：112-113.

［22］周京晶，高薇炜.易黄汤联合强力霉素治疗生殖道支原体感染湿热下注型疗效观察［J］.现代中西医结合杂志，2018，27（11）：1209-1211，1242.

［23］李兆萍，向丽娟.易黄汤配合臭氧液治疗生殖道解脲支原体感染30例［J］.河南中医，2013，33（5）：736-737.

［24］李锦丹，应土贵.易黄汤灌肠联合西医常规治疗湿热毒盛型盆腔炎临床观察［J］.新中医，2015，47（3）：167-169.

［25］光辉.易黄汤加减联合抗生素预防未足月胎膜早破感染的临床观察［D］.太原：山西中医学院，2016.

［26］刘东平.《傅青主女科》带下病浅谈［J］.天津中医药，2011，28（3）：227-229.

宣郁通经汤

清《傅青主女科》

Xuanyutongjing Tang

【概述】宣郁通经汤最早见于清代傅山《傅青主女科》，载有："白芍五钱（酒炒），当归五钱（酒洗），丹皮五钱，山栀子三钱（炒），白芥子二钱（炒研），柴胡一钱，香附一钱（酒炒），川郁金一钱（醋炒），黄芩一钱（酒炒），生甘草一钱"，其功能为"补肝血，解肝郁，利肝气，降肝火"，主治妇人经前腹疼数日，而后经水行，经来多紫黑块。该方治法独具一格，以肝郁化火立论。调经药多温通，此则清通，乃养血清血，解郁宣气，半调半疏之方。目前有报道进行了宣郁通经颗粒剂的制剂研究。临床上更多是应用于治疗肝郁化火所致的月经不调、行经腹痛、经有血块。现代广泛应用于多种痛经，包括青春期痛经、原发性痛经、子宫内膜异位症、继发性不孕症具有显著的疗效。

【历史沿革】

1.原方论述 清代傅山《傅青主女科》载："妇人有经前腹疼数日，而后经水行者，其经来多是紫黑块，人以为寒极而然也，谁知是热极而火不化乎！……治法似宜大泄肝中之火，然泄肝之火，而不解肝之郁，则热之标可去，而热之本未除也，其何能益！方用宣郁通经汤。"该汤剂组成：白芍五钱（酒炒），当归五钱（酒洗），丹皮五钱，山栀子三钱（炒），白芥子二钱（炒研），柴胡一钱，香附一钱（酒炒），川郁金一钱（醋炒），黄芩一钱（酒炒），生甘草一钱。

2.同方异名 宣郁通经汤的同方异名分析见表86-1。

表86-1 宣郁通经汤同方异名分析表

朝代	作者	出处	药物组成	功能主治	制法及用法	变化情况（与原方比较）
清	陈士铎	《辨证录》卷十一	白芍五钱、当归五钱、柴胡一钱、香附一钱、郁金一钱、丹皮五钱、白芥子二钱、甘草一钱、黄芩一钱、炒栀子三钱	补肝血、解肝郁、利肝气、退肝火。主治妇人经前腹疼数日，而后经水行，经来多紫黑块	加水煎服，连服四剂	《辨证录》载其方名为"宣郁调经汤"，其药物组成和用量与《傅青主女科》基本一致。但在《傅青主女科》中，以山栀子而非栀子、川郁金而非郁金来表述，并明确说明了白芍、当归、白芥子、香附、川郁金、黄芩和甘草等炮制方法

【名方考证】

1.本草考证

1.1 白芍 "白芍"之名最早见于《本草经集注》。经考证，本方所用白芍为毛茛科植物芍药 *Paeonia lactiflora* Pall.的干燥根，与《中国药典》2020年版记载一致。

1.2 当归 "当归"之名最早见于《神农本草经》。经考证，本方所用当归为伞形科植物当归 *Angelica sinensis*（Oliv.）Diels 的干燥根，与《中国药典》2020年版记载一致。

1.3 丹皮（牡丹皮） "丹皮"最早见于《神农本草经》。经考证，本方所用牡丹皮为毛茛科植物牡丹 *Paeonia suffruticosa* Andr. 的干燥根皮，与《中国药典》2020年版记载一致。

1.4 山栀子（栀子） "栀子"最早见于《神农本草经》。据考证，本方所用栀子为茜草科植物栀子 *Gardenia jasminoides* Ellis 的干燥成熟果实，与《中国药典》2020年版记载一致。

1.5 白芥子（芥子） "白芥子"之名最早见于《新修本草》。据考证，本方所用白芥子为十字花科芥子属植物白芥 *Sinapis alba* L.的干燥成熟种子。《中国药典》2020年版载芥子为十字花科植物白芥 *Sinapis alba* L. 或芥 *Brassica juncea*（L.）Czern. et Coss. 的干燥成熟种子。

1.6 柴胡 "柴胡"最早见于《神农本草经》。据考证，本方所用柴胡为伞形科植物柴胡 *Bupleurum chinense* DC.或狭叶柴胡 *Bupleurum scorzonerifolium* Willd.的干燥根，与《中国药典》2020年版记载一致。

1.7 香附 "香附"之名最早见于《名医别录》。据考证，本方所用香附为莎草科植物莎草 *Cyperus rotundus* L.的干燥根茎，与《中国药典》2020年版记载一致。

1.8 川郁金（姜黄） "郁金"之名最早见于《药性论》。据考证，本方所用川郁金为姜科姜黄属植物姜黄 *Curcuma longa* L.的干燥块根。《中国药典》2020年版载姜黄为姜科植物姜黄 *Curcuma longa* L.的干燥根茎。

1.9 黄芩 "黄芩"之名最早见于《神农本草经》。据考证，本方所用黄芩为唇形科植物黄芩 *Scutellaria baicalensis* Georgi 的干燥根，与《中国药典》2020年版记载一致。

1.10 甘草 "甘草"之名始载于《神农本草经》。据考证，本方所用甘草为豆科甘草属植物甘草 *Glycyrrhiza uralensis* Fisch. 的干燥根和根茎。《中国药典》2020年版载甘草为豆科植物甘草 *Glycyrrhiza uralensis* Fisch.、胀果甘草 *Glycyrrhiza inflata* Bat. 或光果甘草 *Glycyrrhiza glabra* L.的干燥根和根茎。

2.炮制考证

2.1 白芍 宣郁通经汤中白芍炮制方法为"酒炒"，现代炮制品有酒炒白芍、炒白芍、麸炒白芍、醋白芍、白芍炭等炮制品种。

2.2 当归 宣郁通经汤中当归炮制方法为"酒洗"。国家中医药管理局和国家药品监督管理局联合发布的《古代经典名方关键信息表（25首方剂）》建议宣郁通经汤中当归对应炮制规格为酒当归，现代炮制品有酒当归。

2.3 栀子 宣郁通经汤中栀子炮制方法为"炒"。现代炮制品有炒栀子。

2.4 白芥子 宣郁通经汤中白芥子炮制方法为"炒研"。现代炮制品有炒白芥子。

2.5 香附 宣郁通经汤中香附炮制方法为"酒炒"。现代炮制品有酒香附。

2.6 川郁金（姜黄） 宣郁通经汤中川郁金炮制方法为"醋炒"。国家中医药管理局和国家药品监督管理局联合发布的《古代经典名方关键信息表（25首方剂）》建议姜黄的炮制规格为醋姜黄。可参考《中华人民共和国药典》2020年版炮制通则中醋炙法炮制。

2.7 黄芩 宣郁通经汤中黄芩炮制方法为"酒炒"，现代炮制品有酒黄芩。

2.8 其他 其他药物应为生品。

3.剂量考证

3.1 原方剂量 白芍、当归、丹皮各五钱，山栀子三钱，白芥子二钱，柴胡、香附、川郁金、黄芩、甘草各一钱。

3.2 折算剂量 清代之1钱合今之3.73g。即本方剂量白芍18.65g，当归18.65g，丹皮18.65g，山栀子11.39g，白芥子7.46g，柴胡3.73g，香附3.73g，川郁金3.73g，黄芩3.73g，甘草3.73g。

3.3 现代用量 根据全国中医药行业高等教育"十四五"规划教材《方剂学》，处方量为白芍、当归、丹皮各15g，山栀子9g，白芥子6g，柴胡、香附、川郁金、黄芩、甘草各3g。

【药物组成】白芍、当归、丹皮各五钱，山栀子三钱，白芥子二钱，柴胡、香附、川郁金、黄芩、甘草各一钱。

【功能主治】补肝血，解肝郁，利肝气，降肝火。主治妇人经前腹疼数日，而后经水行，经来多紫黑块，用于经前期肝气郁滞、肝火上炎所致的其他部位的疼痛，如头痛、乳房胀痛等。

【方义分析】本方所治诸症皆为肝气郁结之证，多由情志抑郁、气机阻滞所致。肝属木应通春气，肝气主生、主动，喜条达而恶抑郁，故思郁过度则肝失疏泄。肝之疏泄不及则肝气郁结而成气郁。气为血之帅，气行则血行，气滞则血行不畅，故气郁日久可成血郁。肝气郁结，气滞血瘀，则经前腹痛。肝郁日久化生火热，火灼血少，则血虚火郁，故经来多紫黑块。治宜疏肝清热、理气解郁、养血止痛。

方中当归、白芍养血柔肝，为君药。丹皮、栀子性寒入血分以清血热，黄芩清气分之热，共为臣药。柴胡与姜黄疏肝解郁，畅通血行；制香附透气入营，理气活血止痛，白芥子通络止痛，共为佐药。生甘草清热解毒，缓急止痛并调和诸药，为佐使药。诸药合用，共奏开郁清热化瘀止痛之功，使郁开热退瘀除则痛止。

配伍特点：养血清血，解郁宣气，半疏半调。

【用法用量】

1.**古代用法用量** 加水煎服，连服四剂。

2.**现代用法用量** 水煎服，连服4剂。

【药学研究】

1.**资源评估** 方中白芍、当归、丹皮、山栀子、白芥子、柴胡、川郁金、黄芩、生甘草目前多以人工栽培为主。

白芍喜湿温、耐寒冷，适宜在肥厚、疏松的土壤种植，主产于安徽亳州、浙江磐安、四川中江和山东菏泽，并于四川中江、渠县，浙江杭州等地建立GAP基地。

当归在微酸性至中性土壤中生长较好，宜选择土层深厚，肥沃疏松，排水良好，富含有机质的砂壤土、腐殖土，忌连作，主产于甘肃岷县、渭源、漳县、武都、文县一带及云南省曲靖市沾益县，其中以岷县所产的"岷归"产量最大，质量最佳。

牡丹喜温和，湿润，向阳的环境，较耐寒、耐旱，怕水涝，以土层深厚、疏松肥沃、排水透气性能良好的砂质壤土或轻壤土为宜，酸碱度以微酸性至中性为好，主产于安徽、陕西、山西、四川、重庆等地，以安徽铜陵县凤凰山及安徽省南陵县出产的牡丹皮为最佳。

栀子适宜生长在气候温暖、全年平均气温10~18℃的亚热带和中亚热带季风性湿润气候区，喜疏松肥沃、排水良好的酸性轻黏壤土地，主产于江西、四川、湖南、湖北、浙江、福建等省，其中以湖南产量大，浙江品质佳。

白芥主要分布在温暖湿润的地区，一般在湿润肥沃的砂质土壤中生长较好，主要分布于安徽、河南、山东、四川等地。

我国野生柴胡广泛分布于海拔200~2800m的半干燥山坡、林缘、草丛及沟渠旁，适宜生长在砂质土、栽培土、腐殖质土上，土壤pH值在7左右，目前以种植为主，主要分布于甘肃、山西、陕西、黑龙江、四川、内蒙古、河北、河南等地。

香附生于田野、河边、洼地等处。喜温和潮湿气候，宜选疏松湿润的砂质壤土。干旱缺水时，将明显影响植株正常生长，生活力很强，耐寒，北京可露地越冬，香附野生资源分布全国，除黑龙江、内蒙古、宁夏、新疆及西藏等省、自治区外，各地田野及阴湿地常见生长。以浙江、山东、河南、湖南、安徽为多。其产区自唐朝以来，广东、广西及浙江地区始终为香附的优质产区。其中广东省西部地区产者习称"广香附"，浙江产者习称"南香附"。

郁金喜温暖湿润、阳光充足、雨量充沛的环境，怕严寒霜冻，怕干旱积水，宜在土层深厚、上层疏松、下层较紧密的砂质壤土栽培，主产于广西、浙江、四川等地，其中温郁金为浙江地区的道地药材，以瑞安为著名产地，黄丝郁金为川产道地药材，以崇州为著名产地，桂郁金主产于广西，以横县为著名产地，绿丝郁金主产于四川的温江、新津、崇州等地。

黄芩生长于海拔60~1300（1700~2000）m的向阳草坡地、休荒地上，喜温暖凉爽气候，耐严寒，耐旱，耐瘠薄，成年植株地下部分可忍受−30℃的低温，以阳光充足、土层深厚、肥沃的中性或微碱性壤土或砂质壤土栽培为宜，主要分布于东北、华北、西南和部分华中地区，遍及黑龙江、吉林、辽宁、河北、内蒙古、山西、山东、河南、陕西、甘肃、宁夏等省份，其中河北热河一带（河北省燕山坝上和承德地区）为黄芩道地产区，有"热河黄芩"之称。

甘草喜凉爽、干燥气候，喜光、耐旱、耐寒，对土壤适应性较强，甘草原野生于草原钙质土上，是抗盐性很强的植物，在我国北方地区分布广泛，主产于内蒙古、甘肃、宁夏、新疆，以内蒙鄂尔多斯的杭锦旗、阿拉善盟阿拉善旗及甘肃、宁夏所产品质最佳。

2.制剂研究

2.1 制备方法 原文载："水煎。连服四剂"。以清代度量衡计算，宣郁通经汤处方中饮片折合现代剂量约92.5g。传统的中药煎煮方法一般要求先将中药用冷水浸泡20~40分钟再进行煎煮，有报道宣郁通经汤中的饮片吸水量约为饮片的1.5倍左右，并以饮片的干膏率和芍药苷含量为指标，采用正交设计得到了宣郁通经的优化煎煮工艺：即饮片加8倍量水浸泡30分钟，煎煮3次，每次60分钟[1]。

2.2 制备工艺 根据经典名方的特点和开发要求，建议将宣郁通经汤开发为颗粒剂（具有药效作用快、服用携带方便、体积较小等特点）。有报道将宣郁通经汤提取浓缩为稠膏，并干燥粉碎成细粉与辅料混匀，加入适宜浓度的乙醇为润湿剂制备颗粒[1]。

3.质量控制 该方含有挥发油、单萜苷类、有机酸等物质，可以将其作为质量控制的指标。现有文献报道未见宣郁通经汤的质量控制相关研究，但有学者对宣郁通经汤颗粒的提取工艺进行研究，以方中主药白芍所含主要药效成分芍药苷作为评价指标，采用高效液相色谱法测定宣郁通经汤颗粒不同提取工艺中芍药苷的含量[1]。

【药理研究】

1.药效作用 目前未见宣郁通经汤的药效研究报道。根据处方方解，当归、白芍养血柔肝，是发挥止痛之功之主药，二者的药理作用研究较为成熟。其中，白芍主要具有镇痛、抗炎、保肝等作用；当归主要具有舒张子宫平滑肌、促进造血功能、保肝、镇痛、抗炎等作用。

1.1 与功能主治相关的药理作用

1.1.1 保肝 将白芍水煎液以4.3g/kg的体重剂量灌胃28天，可保护用Lieber-DeCarli酒精液体饲料加甲状腺激素灌胃所致的小鼠肝损伤和肝阴虚证，调节TNF-α、IL-1β、SOD、CAT等细胞因子水平及环磷酸腺苷（cAMP）/cGMP水平，增强肝组织中CAT等抗氧化酶及ALDH2等乙醇代谢关键酶活性，并抑制脂质过氧化反应[2]。芍药苷以30mg/kg剂量灌胃7天，可通过调节IκB与NF-κB之间的通路保护脂多糖诱导的小鼠急性肝损伤[3]。

将当归多糖以4mg/kg的剂量连续注射6天，可改善50%的酒精（12ml/kg）灌胃所致的酒精性肝损伤，使肝细胞生物膜在治疗后11天内得以修复，肝脏的组织结构及功能恢复正常[4]。5~125μg/ml的当归多糖预给药15天可缓解刀豆蛋白A诱导的小鼠病毒性肝炎，降低血清AST、ALT表达水平并减轻组织病理损伤[5]。3~12mg/kg的当归多糖静脉注射10天，可减轻扑热息痛（2g/kg）所致的大鼠肝细胞的变性和胞浆空泡化，提高GSH水平并抑制肝细胞凋亡而明显减轻肝损伤[6]。将100mg/kg、200mg/kg和400mg/kg的当归多糖灌胃4周，可增加抗凋亡蛋白Bcl2的表达，降低促凋亡蛋白Bax的表达，从而减轻链脲佐菌素和长期高脂饮食联合诱导的肝损伤[7]。

1.1.2 促进造血功能 以2.3mg/（kg·d）的体重剂量灌胃当归多糖即可在9天内促进失血性贫血小鼠血红蛋白数量恢复至正常值[8]。皮下注射2ml 2%当归多糖，每日1次，共6天，能促进正常和贫血小鼠骨髓造血祖细胞BFU-E、CFU-E、CFU-GM、CFU-MK的增殖分化，经当归多糖诱导制备的成纤维细胞、巨噬细胞、脾细胞和骨骼肌条件培养液能提高造血祖细胞集落产率[9]。按200mg/kg的当归多糖剂量灌胃40次（隔日一次），可延缓X线3.0Gy/8F频次辐射诱导的造血干细胞衰老[10]。以8mg/kg当归多糖的体重剂量腹腔注射0.2ml，一天一次，连续注射6天，能抑制X线辐射小鼠体内的WBC、RBC、PLT等血细胞和BMNC骨髓单个核细胞的下降，促进放射损伤后骨髓造血功能的恢复[11]。5mg/kg剂量的当归多糖可增加环磷酰胺注射诱导的白细胞减少症小鼠体内的靶细胞数量，且在7天内恢复到正常水平[12]。

1.1.3 促进子宫平滑肌功能 当归精油对正常离体大鼠子宫收缩功能表现出双向调节作用，≤20mg/L表现出一定的兴奋作用，而≥160mg/L时则表现出抑制作用[13]。以0.32~1.60mg/ml剂量灌胃当归精油可抑制正常小鼠离体子宫平滑肌收缩幅度、收缩频率及活动力；1.60mg/ml的当归精油还可抑制催产素所致小鼠离体子宫平滑肌的剧烈收缩，使其恢复至正常水平[14-15]。2~8μg/ml的藁本内酯能剂量依赖性地抑制大鼠子宫平滑肌自发性节律收缩，并能抑制$PGF_{2\alpha}$或乙酰胆碱诱导的大鼠子宫过度收缩，8μg/ml剂量的对$PGF_{2\alpha}$所致子宫收缩的抑制率达到95.3%，对乙酰胆碱所致子宫收缩的抑制率为73.9%[16]。

1.1.4 镇痛 白芍水提物给药剂量为2、1g/kg可减少醋酸扭体法所致小鼠疼痛模型的扭体次数，其主要有效成分芍药苷、芍药内酯苷给药剂量为80mg/kg亦具有镇痛作用[17]。白芍的镇痛作用与其炮制方法具有较大相关性，但与所含的芍药苷含量无关。以同样0.3ml/10g的体重剂量灌胃，相比生白芍，酒制、醋制白芍更能减少小鼠的扭体次数[18]。

当归各炮制品按20g/kg（容积20ml/kg）的生药剂量灌胃给药，每日1次，连续5天后，除当归炭外，生当归、酒炙当归组、土炒当归均能减少腹腔注射0.6%冰醋酸所致小鼠扭体次数，其中酒当归抑制作用最强，生当归次之，土炒当归最弱[19]。20、40、60mg/kg剂量的当归多糖剂量依赖性地减少了0.6%醋酸腹腔注射所致疼痛小鼠的扭体次数[20]；240、480、720mg/kg剂量的当归挥发油均能减少雌激素和催产素联合诱导的原发性痛经小鼠的扭体次数[21]。藁本内酯含量大于50%的当归挥发油，采用香薰疗法干预10天，可减少宫缩素注射所致的大鼠扭体次数，并增加大鼠血清中β-EP、6-K-PGF_{1a}含量，降低TXB2含量，合性调节神经内分泌激素的水平而发挥镇痛作用[22]。4、12、20mg/d的藁本内酯给药剂量，能剂量依赖性地缓解醋酸、热板刺激所引起的小鼠疼痛反应，并能显著降低前列腺组织中神经生长因子NGF的mRNA表达水平[23]。20、40、80mg/kg的阿魏酸剂量每天灌胃2次，治疗3周可时间剂量性地改善由机械刺激和热板法诱导的小鼠机械性触痛和热性痛觉过敏反应[24]。

1.1.5 抗炎 白芍水提物4g/kg、白芍总苷180mg/kg均可抑制二甲苯所致小鼠耳片肿胀和琼脂所致小鼠肉芽肿，降低肉芽肿小鼠血清中的PGE2含量；白芍水提物2.8g/kg、白芍总苷120mg/kg均可抑制蛋清所致大鼠足跖肿胀，降低肿胀足小鼠体内的NO、MDA及PGE2表达水平[25]。以相同0.2ml/10g的体重剂量连续给药7天，生白芍、炒白芍、酒白芍、醋白芍均能降低小鼠耳廓肿胀度[26]。

当归的抗炎作用与其炮制方式相关性较大。按生药剂量20g/kg即容积20ml/kg灌胃给药5天，生当归及酒炙当归的水提物对二甲苯诱导小鼠耳肿胀的抑制作用最强，土炒当归、当归炭水提物的抗炎作用次之[19]。0.176ml/（kg·d）剂量的挥发油连续灌胃4天，均可降低脂多糖诱导急性炎症大鼠血浆中白细胞计数、中性粒细胞百分比、血小板计数，升高淋巴细胞百分比，且能显著抑制血清中IL-1β、IL-6、NO和TNF-α含量，升高IL-10的含量，其中，酒制当归的抗炎作用最强，其可显著改善急性炎症引起的肺泡扩张，肺泡及间质中炎性细胞浸润，肝小叶弥散性坏死及肝索排列紊乱，肝细胞的颗粒变性和水肿等病理损伤[27]。

1.2 其他药理作用

1.2.1 调节免疫作用 芍药苷可降低弗氏完全佐剂诱导的佐剂性关节炎大鼠腹腔巨噬细胞过强的吞噬功能[28]。当归内酯可增强巨噬细胞的吞噬能力和淋巴细胞的转化能力[29]。当归多糖可升高环磷酰胺诱导的骨髓抑制小鼠的体液免疫和细胞免疫[30]。

1.2.2 抗抑郁 白芍提取物能缩短利血平诱导的急性抑郁症小鼠行为绝望抑郁情况[31]。当归水提物能增加小鼠海马组织中某些神经递质及脑源性神经营养因子的含量[32]。

2.安全性评价

目前未见宣郁通经汤及其相关制剂的安全性评价研究报道。宣郁通经汤中尚无严重不良反应报道，其组方用药均在临床剂量下无显著毒性。但应注意方中白芥子含白芥子苷，本身无刺激作用，但遇水后经白芥子酶的作用生成挥发性油而具有刺激性，因此建议在后续安全性评价中注意对其白芥子苷或白芥子酶成分含量的控制。此外，方中部分药物如丹皮、栀子、柴胡、郁金、黄芩等药性苦寒，应注意评价口服后在胃肠道的不良反应。

3.体内过程

当归-芍药药对制成1g/ml的合煎液后对大鼠灌胃给药，采用高效液相色谱-质谱联用比较研究当归、白芍单味药提取物及当归-白芍药对提取物后相应成分的药动学。结果表明，药对组中阿魏酸C_{max}[（96.29±66.42）ng/ml相比于（156.35±64.00）ng/ml]、$AUC_{0\to\infty}$[（9603.17±341.03）（ng·min）/ml]、T_{max}[（5.00±2.74）min相比于（9.00±1.52）min]均低于单味药当归组，其中合用后$AUC_{0\to\infty}$显著降

低（$P < 0.01$）。说明当归-白芍合用后阿魏酸吸收程度降低，可能与两药合用后各成分间的相互作用有关。与阿魏酸相似，当归-白芍药对组中咖啡酸的$AUC_{0\to\infty}$显著低于单味药当归组（$P < 0.05$），说明两药合用后咖啡酸吸收程度降低[33]。

【临床应用】

1.临床常用

1.1 临床主治病证 宣郁通经汤常用于治疗月经不调、行经腹痛、经有血块。临床主药证候见经前少腹胀痛，拒按，经量少或行而不畅，经色紫黯有块，但血块排出后则痛减，伴头晕口苦，胸胁胀满，舌质红，苔黄，脉弦或滑数。

少腹疼痛而舌红脉数者，可加川楝子、延胡索理气止痛；经行不畅者，可加红花、桃仁活血通经；加川芎可理血中之气。

1.2 名家名师名医应用 国医大师夏桂成、熊继柏在临床上，按《傅青主女科》记载的宣郁通经汤原方结合治肝调气治法治疗痛经[34, 35]。

2.临床新用 宣郁通经汤在临床上广泛用于治疗妇科疾病，尤其是对痛经、子宫内膜异位、不育症等疗效确切。

2.1 痛经

2.1.1 原发性痛经 将70例痛经患者，随机分为研究组和对照组各35例。对照组服用加味逍遥丸。研究组给予宣郁通经汤，药物组成为：三七粉3g、黄芩5g、栀子6g、柴胡6g、郁金10g、白芥子10g、赤芍10g、白芍10g、五灵脂10g、蒲黄10g、生甘草10g、延胡索10g、香附12g、当归12g、牡丹皮15g。月经量多加益母草20g，腰骶较痛加没药5g，乳香5g，川牛膝10g；合并子宫内膜异位症加川牛膝10g、皂角刺15g。连续服用7剂。结果：研究组总有效率为97.1%，对照组总有效率为80.0%[36]。

2.1.2 继发性痛经 共计70位患者，去除9例符合剔除标准的患者，将61位子宫内膜异位所致痛经患者随机分为研究组31例，对照组30例。对照组给予安慰剂（糊精），研究组给予宣郁通经汤加减治疗，药物基本组成为酒白芍15g、

当归15g、白芥子9g、吴茱萸6g、柴胡3g、牡丹皮6g、郁金6g、延胡索5g、香附3g、徐长卿5g、栀子6g、黄芩3g、炙甘草3g。每日一剂，分早晚2次冲服，经期停服。连续治疗3个月经周期后，结果显示，研究组的治疗痛经总有效率为74.19%，对照组的总有效率为3.33%；研究组的痛经程度VAS评分总有效率为80.65%，对照组的总有效率为3.33%[37]。

将88例子宫内膜异位症患者随机分为研究组和对照组各44例。对照组给予孕三烯酮，研究组给予宣郁通经汤治疗，药物基本组成：当归12g、酒白芍15g、丹皮12g、焦栀子10g、炒白芥子3g、柴胡6g、香附10g、郁金10g、酒黄芩10g、甘草5g组成。可酌情加入小茴香、吴茱萸、乌药、炮姜、川续断、赤芍等。每日一次，水煎后灌肠。两组治疗3个月后，结果显示，研究组的总有效率为90.9%，对照组的总有效率为88.6%[38]。

2.2 子宫内膜异位 将80例子宫内膜异位症患者随机分为研究组和对照组各40例。对照组给予米非司酮，研究组给予宣郁通经汤联合米非司酮治疗，药物基本组成：炙甘草3g、黄芪3g、香附3g、柴胡3g、徐长卿5g、延胡索5g、郁金6g、吴茱萸6g、栀子6g、牡丹皮6g、川楝子9g、白芥子9g、酒白芍15g、土鳖虫15g、九香虫15g、当归15g，可酌情加入赤芍、桃仁、益母草、川牛膝、制乳香、没药等。每日一剂，水煎服，分2次服用。两组治疗12周后，结果显示，研究组的有效率为95.00%，对照组的有效率为72.50%[39]。

将66位子宫内膜异位所致痛经患者随机分为研究组34例，对照组32例。对照组给予红花逍遥颗粒，研究组给予宣郁通经汤加减，药物基本组成：柴胡10g、当归12g、香附10g、郁金10g、红花10g、桃仁10g、鸡血藤10g、白芍10g、丹皮10g、栀子10g、黄芩10g、白芥子10g、生甘草5g，可酌情加入龙骨、牡蛎、酸枣仁、茯神、佛手等。每日一剂，水煎服，早晚饭后半小时分服。两组治疗63天后，结果显示，

研究组的有效率为85.29%，对照组的有效率为71.88%[40]。

【使用注意】 应注意方中白芥子辛温走散，且具有一定刺激作用，用量不宜过大，有消化道溃疡，出血者以及皮肤过敏者忌用。此外，有报道显示在44例患者中，2例服药后发生腹痛腹胀1例，腹泻1例[38]，目前未见其他不良反应报道。

【按语】

1.关于在经前腹痛和行经腹痛的应用衍变 《傅青主女科》书中指出，运用此方的证候为：经水未来腹先疼数日，经来多是紫黑血块。傅氏主要将其运用于治疗郁火所致的经前腹痛，但现代医家不仅将其用于经前腹痛，也相当常见于行经时腹痛，如前文所举青春期痛经、原发性痛经、子宫内膜异位症痛经和子宫腺肌症痛经等，均取得了良好的疗效，可不拘于仅用于经前腹痛。

2.关于从肝之郁火切入治疗痛经的理解 自古以来，宣郁通经汤治疗痛经的立法与众不同，病因多认为是寒瘀所致，而傅青主认为："人以为寒极而然也，谁知是热极而火不化乎！夫肝属木，其中有火，疏则通畅，郁则不扬，经欲行而肝不应，则抑拂其气而痛生。然经满则不能内藏，而肝中之郁火焚烧，内逼经出，则其火亦因之而怒泄……治法似宜大泄肝中之火。"因此该方治疗痛经从肝郁化火立论，是出于对证候的准确把控。近代程门雪评其："以苦寒止痛，大有眼光。非泥古之士所能解也。"另近代冉雪峰言之："调经药多温通，此则清通。昔贤谓此方补肝之血，以解肝之郁，利肝之气，以降肝之火，故奏效甚捷，洵非虚誉……与大小温经汤，为一清一温之对待。"可见，该方独到的治法见解备受医家学者的推崇。

3.关于方药用法 在此有两个方面问题值得关注。其一为用药方式。傅氏所举宣郁通经汤用药方式为水煎服，但后世还衍生出了灌洗用法，同样收效良好。但其外用的安全性未得到考证，对灌洗处是否具有刺激性或其他不良反应未见报

道。其二为用药时间。由于妇科痛经具有周期发作的特性，何时服药，服至何时均未在《傅青主女科》书中得到明确。由于缺乏相关记载，当时的用法难以考证。现代临床多认为在经期前3~7日始，连服3~7剂，见效后可再于指定时间连服数月，一般可取得较佳疗效。

参考文献

［1］刘群，刘伟，姜大勇.正交试验法优选宣郁通经汤颗粒的提取工艺［J］.药学研究，2020，39（11）：644-647.

［2］贾岚，王蕾蕾，孟靓，等.白芍对酒精性肝损伤肝阴虚证的保护功效和机制［J］.北京中医药大学学报，2020，43（3）：203-211.

［3］刘玲，赵建龙.芍药苷对脂多糖诱导的小鼠急性肝损伤的保护作用［J］.中国临床药理学杂志，2016，32（5）：433-436.

［4］贾书花，王东，张旭东，等.当归多糖对小鼠酒精性肝细胞损伤的作用［J］.解剖学研究，2015，37（6）：468-471.

［5］Wang K，Song Z，Wang H，et al. Angelica sinensis polysaccharide attenuates concanavalin A-induced liver injury in mice［J］. International Immunopharmacology，2016，31：140-148.

［6］Cao P，Sun J，Sullivan M A，et al. Angelica sinensis polysaccharide protects against acetaminophen-induced acute liver injury and cell death by suppressing oxidative stress and hepatic apoptosis in vivo and in vitro［J］. International Journal of Biological Macromolecules，2018，111：1133-1139.

［7］Wang K，Tang Z，Zheng Z，et al. Protective effects of Angelica sinensis polysaccharide against hyperglycemia and liver injury in multiple low-dose streptozotocin-induced type 2 diabetic BALB/c mice［J］. Food & Function，2016，7（12）：4889-4897.

［8］Liu P J，Hsieh W T，Huang S H，et al. Hematopoietic effect of water-soluble polysaccharides from Angelica sinensis on mice with acute blood loss［J］. Experimental Hematology，2010，38（6）：437-445.

［9］王亚平，黄晓芹，祝彼得，等.当归多糖诱导L-细胞产生造血生长因子的实验研究［J］.解剖学报，1996，27（1）：69-74.

［10］张先平，王乾兴，陈斌，等.当归多糖抑制氧化损伤延缓造血干细胞衰老［J］.中国中药杂志，2013，38（3）：407-412.

［11］张雁，芮永军，糜菁熠.当归多糖对放射损伤小鼠骨髓单个核细胞黏附分子表达及黏附功能的影响［J］.江苏中医药，2011，43（11）：86-88.

［12］Hui M K，Wu W K，Shin V Y，et al. Polysaccharides from the root of Angelica sinensis protect bone marrow and gastrointestinal tissues against the cytotoxicity of cyclophosphamide in mice［J］. International Journal of Medical Sciences，2006，3（1）：1-6.

［13］肖军花，周健，丁丽丽，等.当归挥发油对子宫的双向作用及其活性部位筛选［J］.华中科技大学学报（医学版），2003，32（6）：589-592，596.

［14］刘琳娜，梅其炳，程建峰，等.当归精油治疗痛经的药理研究［J］.解放军药学学报，2002，18（2）：77-78，127.

［15］刘琳娜，梅其炳，尚磊，等.当归精油对大鼠离体子宫平滑肌收缩的影响［J］.中成药，2004，26（4）：52-55.

［16］Du J，Bai B，Kuang X，et al. Ligustilide inhibits spontaneous and agonists- or K$^+$ depolarization-induced contraction of rat uterus［J］. Journal of Ethnopharmacology，2006，108（1）：54-58.

［17］吴丽，王丽丽，费文婷，等.芍药苷和芍药内酯苷对小鼠疼痛模型的镇痛作用及对β-EP、PGE2的影响［J］.中华中医药杂志，2018，33（3）：915-918.

［18］王慧超，张威，李铁军，等.不同炮制法白芍制品的芍药苷含量检测对比及其镇痛效果研究［J］.陕西中医，2018，39（5）：672-674.

［19］王雁梅，王瑞芳，王文宝，等.当归炮制品抗血栓抗炎镇痛泻下作用的比较研究［J］.中国中医基础医学杂志，2015，21（8）：1011-1013.

［20］王苹智，范伏元，贺选玲.当归多糖对佐剂性关节炎足趾肿胀值及小鼠醋酸作用扭体反应的实验研究［J］.中国免疫学杂志，2008，24（10）：891-893，895.

［21］王小荣，邱明丰，谢国祥，等.当归油对痛经小鼠子宫组织中一氧化氮和钙离子的影响［J］.时珍国医国药，2006，17（5）：723-724.

［22］殷玲，徐莹，叶红，等.当归精油香薰疗法对大鼠痛经模型的影响［J］.护理研究，2010，24（25）：2281-2283.

［23］杨晶，袁博，颜红，等.当归挥发油中藁本内酯对实验性非细菌性前列腺炎镇痛作用的研究［J］.中国中医急症，2014，24（8）：1425-1427.

［24］Xu Y，Lin D，Yu X，et al. The antinociceptive effects of ferulic acid on neuropathic pain：involvement of descending monoaminergic system and opioid receptors［J］.Oncotarget，2016，7（15）：20455-20468.

［25］王双，臧志和，彭延娟.白芍水提物的抗炎作用及作用机制研究［J］.四川动物，2015，34（5）：748-751.

［26］李颖，魏新智.白芍不同炮制品的镇痛、镇静、抗炎作用比较［J］.辽宁中医药大学学报，2016，18（4）：39-41.

［27］杨朝雪，姚万玲，纪鹏，等.当归不同炮制品挥发油对大鼠LPS急性炎症的影响［J］.中药材，2016，39（8）：1757-1762.

［28］王晓玉，魏伟，唐丽琴，等.芍药苷对佐剂性关节炎大鼠腹腔巨噬细胞吞噬功能及其产生细胞因子的影响［J］.安徽医科大学学报，2007，42（2）：189-192.

［29］Pan S，Jiang L，Wu S. Stimulating effects of polysaccharide from Angelica sinensis on the nonspecific immunity of white shrimps（Litopenaeus vannamei）［J］. Fish & Shellfish Immunology，2018，74：170-174.

［30］丁学兰，赵信科，邱勇玉，等.当归多糖对环磷酰胺致骨髓抑制小鼠外周血细胞、免疫功能的影响［J］.卫生职业教育，2016，34（16）：153-155.

［31］贺妮，侯宇，柏慧，等.白芍提取物抗抑郁及抗炎作用的研究［J］.世界中西医结合杂志，2018，13（3）：348-352.

［32］刘亚敏，李寒冰，吴宿慧，等.当归水提物对小鼠的抗抑郁作用研究［J］.中药药理与临床，2017，33（2）：106-109.

［33］罗年翠.当归-白芍药对配伍效应与物质基础研究［D］.南京：南京中医药大学，2013.

［34］胡荣魁，谈勇，殷燕云，等.国医大师夏桂成论治痛经六法［J］.南京中医药大学学报，2017，33（6）：547-550.

［35］尹周安，孙桂香，刘朝圣，等.国医大师熊继柏临床组方用方的思路与经验［J］.中华中医药杂志，2019，34（7）：3031-3034.

［36］刘智衡.宣郁通经汤治疗痛经疗效观察［J］.实用中医药杂志，2016，32（11）：1064-1065.

［37］林韵.宣郁通经汤加减治疗子宫内膜异位症痛经的临床疗效观察［D］.北京：北京中医药大学，2016.

［38］王爽，罗明燕，袁媛，等.宣郁通经汤治疗子宫腺肌症痛经的效果［J］.中国当代医药，2019，26（1）：190-192.

［39］韩淑敏.宣郁通经汤加减治疗子宫内膜异位症痛经的效果研究［J］.临床研究，2020，28（5）：129-130.

［40］温坷.宣郁通经汤加减治疗月经过少（气滞血瘀证）的临床观察［D］.长春：长春中医药大学，2021.

完带汤

清《傅青主女科》
Wandai Tang

【概述】完带汤最早见于清代傅山《傅青主女科》，处方为白术（一两，土炒），山药（一两，炒），人参（二钱），白芍（五钱，酒炒），车前子（三钱，酒炒），苍术（三钱，制），甘草（一钱），陈皮（五分），黑芥穗（五分），柴胡（六分）。功能为大补脾胃之气，稍佐以舒肝之品，主治妇人白带。方中重用白术、山药，开提肝木之气，补益脾土之元，使风木不闭塞于地中，则地气自升腾于天上，脾气健而湿气消。目前有报道进行了妇炎消糖浆、妇科白带片、妇科白带膏等相关制剂的初步研究。完带汤主要有抗炎、增强免疫力等药理作用。现代临床中广泛应用于妇科、儿科、男科、内科疾病中，对带下病、阴道炎、盆腔炎、宫颈炎、小儿睾丸鞘膜积液、慢性前列腺炎、肠易激综合征、慢性结肠炎等疗效显著。

【历史沿革】

1.原方论述 清代傅山《傅青主女科》载："故妇人有终年累月下流白物，如涕如唾，不能禁止，甚则臭秽者，所谓白带也……方用完带汤。"该汤剂组成：白术（土炒）一两，山药（炒）一两，人参二钱，白芍（酒炒）五钱，车前子（酒炒）三钱，苍术（制）三钱，甘草一钱，陈皮五分，黑芥穗五分，柴胡六分。水煎服。二剂轻，四剂止，六剂则白带全愈。

2.同名异方 完带汤的同名异方分析见表87-1。

表87-1 完带汤同名异方分析表

朝代	作者	出处	药物组成	功能主治	制法及用法	变化情况（与原方比较）
清代	陈士铎	《辨证录》卷十一	白术一两、山药一两、人参二钱、白芍五钱、车前子三钱、苍术三钱、甘草一钱、陈皮五分、荆芥五分、柴胡六分、半夏一钱	大补脾胃之气，稍佐以舒肝之品	水煎服，二剂轻，四剂止，六剂全愈	炮制方法不明确，黑芥穗改为荆芥，增加了半夏一钱
清代	傅山	《女科仙方》卷二	白术一两（土炒）、山药一两（炒）、柴胡六分、白芍五钱（酒炒）、芥穗五分（炒）、陈皮五分、前仁三钱（酒炒）、党参二钱、甘草一钱、苍术三钱（制）	大补脾胃之气，稍佐以舒肝之品	水煎服，二剂轻，四剂止，六剂全愈	芥穗炮制方法为炒，用党参而非人参
民国	彭逊之	《竹泉生女科集要》带证总论	制白术、炙党参、制苍术、陈皮、黑芥穗、炒山药、酒白芍、车前子、甘草、柴胡	大补脾胃之气，少佐以舒郁之味	无	人参改为炙党参；白术、白芍、车前子制法改变；增加了对"肥胖者"的应用

【名方考证】

1.本草考证

1.1 白术 "白术"之名最早见于《本草经集注》。据考证，本方所用白术为菊科植物白术 *Atractylodes macrocephala* Koidz.的干燥根茎，与《中国药典》2020年版记载一致。

1.2 山药 "山药"始载于《神农本草经》。据考证，本方所用山药为薯蓣科植物薯蓣 *Dioscorea opposita* Thunb.的干燥根茎，与《中国药典》2020年版记载一致。

1.3 **人参** "人参"之名始载于《神农本草经》。据考证，方中所用人参为五加科植物人参 *Panax ginseng* C. A. Mey.的干燥根和根茎，与《中国药典》2020年版记载一致。

1.4 **白芍** "白芍"以"芍药"之名最早见于《神农本草经》。据考证，方中所用白芍为毛茛科植物芍药 *Paeonia lactiflora* Pall.的干燥根，与《中国药典》2020年版记载一致。

1.5 **车前子** "车前子"之名最早见于《神农本草经》。据考证，本方所用车前子为车前科车前属 *Plantago* L.植物的干燥成熟种子。《中国药典》2020年版载车前子为车前科植物车前 *Plantago asiatica* L. 或平车前 *Plantago depressa* Willd.的干燥成熟种子。

1.6 **苍术** "苍术"之名最早见于《本草经集注》。据考证，本方所用苍术为菊科苍术属植物茅苍术 *Atractylodes lancea*（Thunb.）DC. 的干燥根茎。《中国药典》2020年版记载苍术为植物茅苍术 *Atractylodes lancea*（Thunb.）DC.或北苍术 *Atractylodes chinensis*（DC.）Koidz.的干燥根茎。

1.7 **甘草** "甘草"之名始载于《神农本草经》。据考证，本方所用甘草为豆科甘草属植物甘草 *Glycyrrhiza uralensis* Fisch.的干燥根和根茎。《中国药典》2020年版载甘草为豆科植物甘草 *Glycyrrhiza uralensis* Fisch.、胀果甘草 *Glycyrrhiza inflata* Bat. 或光果甘草 *Glycyrrhiza glabra* L.的干燥根和根茎。

1.8 **陈皮** "陈皮"最早见于《神农本草经》。据考证，本方所用陈皮（橘皮）为芸香科植物橘 *Citrus reticulata* Blanco及其栽培变种的干燥成熟果皮，与《中国药典》2020年版记载一致。

1.9 **黑芥穗（荆芥穗）** 荆芥最早见于《神农本草经》。据考证，方中所用黑芥穗为唇形科植物荆芥 *Schizonepeta tenuisfolia* Briq.的干燥花穗，与《中国药典》2020年版记载一致。

1.10 **柴胡** "柴胡"最早见于《神农本草经》，据考证，本方所用柴胡为伞形科植物柴胡 *Bupleurum chinense* DC.或狭叶柴胡 *Bupleurum scorzonerifolium* Willd.的干燥根，与《中国药典》2020年版记载一致。

2.炮制考证

2.1 **白术** 完带汤中白术炮制方法为"土炒"。现代炮制品有土炒白术。

2.2 **山药** 完带汤中山药炮制方法为"炒"。现代炮制品有炒山药。

2.3 **白芍** 完带汤中白芍炮制方法为"酒炒"。现代炮制品有酒白芍。

2.4 **车前子** 完带汤中车前子炮制方法为"酒炒"。可按《中华人民共和国药典》通则酒炒法炮制。

2.5 **苍术** 完带汤中苍术炮制方法为"制"，根据功能主治，应为"米泔制"。现代炮制品有米泔制苍术。

2.6 **黑芥穗** 完带汤中荆芥穗炮制方法为"炒炭"。现代炮制品有荆芥炭。

2.7 **其他** 其他药味应为生品。

3.剂量考证

3.1 **原方剂量** 白术（土炒）、山药（炒）各一两，人参二钱，白芍（炒）五钱，车前子（酒炒）、苍术（制）各三钱，甘草一钱，陈皮五分，黑芥穗五分，柴胡六分。

3.2 **折算剂量** 清代1两合今之37.3g，1钱合今之3.73g，1分合今之0.37g。即本方剂量白术（土炒）37.3g，山药（炒）37.3g，人参7.46g，白芍（炒）18.65g，车前子（酒炒）11.19g，苍术（制）11.19g，甘草3.73g，陈皮1.85g，黑芥穗1.85g，柴胡2.22g。

3.3 **现代用量** 根据全国中医药行业高等教育"十四五"规划教材《方剂学》，处方量为白术（土炒）30g，山药（炒）30g，人参6g，白芍（炒）15g，车前子（酒炒）9g，苍术（制）9g，甘草3g，陈皮2g，黑芥穗2g，柴胡2g。

【**药物组成**】白术（土炒）一两，山药（炒）一两，人参二钱，白芍（炒）五钱，车前子（酒炒）三钱，苍术（制）三钱，甘草一钱，陈皮五分，黑芥穗五分，柴胡六分。

【**功能主治**】补脾疏肝，化湿止带。主治脾虚肝郁，湿浊带下，带下色白，清稀如涕，面色眈白，倦怠便溏，舌淡苔白，脉缓或濡弱。

【方义分析】本方主治诸症皆为脾虚肝郁、带脉失约所致，遂成湿浊下注之带下。脾属土，主运化，化生精气血津液，以奉生身，类于"土爱稼穑"之理，故脾与长夏，同气相求而相通应。脾虚则水湿内停，肝郁则疏泄无权，带脉不固，湿浊下注，故见带下色白量多、清稀无臭。舌苔淡白，脉缓濡弱，亦为脾虚湿盛之象。治宜补脾益气，疏肝解郁，化湿止带。

方中重用白术、山药为君，意在补脾祛湿，使脾气健运，湿浊得消；山药并有固肾止带之功。臣以人参补中益气，以助君药补脾之力；苍术燥湿运脾，以增祛湿化浊之力；白芍柔肝理脾，使肝木条达而脾土自强；车前子利湿清热，令湿浊从小便分利。佐以陈皮之理气燥湿，既可使补药补而不滞，又可行气以化湿；柴胡、芥穗之辛散，得白术则升发脾胃清阳，配白芍则疏肝解郁。使以甘草调药和中。诸药相配，使脾气健旺，肝气条达，清阳得升，湿浊得化，则带下自止。

配伍特点：寓补于散，寄消于升，培土抑木，肝脾同治。

【用法用量】

1.古代用法用量　水煎服。

2.现代用法用量　水煎服。

【药学研究】

1.资源评估　方中白术、山药、人参、白芍、车前子、苍术、甘草、陈皮、黑芥穗、柴胡均以人工栽培为主。

白术生于山区丘陵地带，山坡草地及山坡林下，喜凉气候耐寒，怕湿热干旱，以疏松排水良好的砂质壤土为宜，忌连作，目前白术主产地有安徽亳州、河北安国、湖北来凤、重庆秀山、湖南邵阳、四川雅安、四川乐山等，以浙江于潜所产品质最佳，称为"于术"。

薯蓣是短日照、喜温作物，适宜在土层深厚、排水良好、疏松肥沃的砂质壤土种植，主产于河南温县、武陟、沁阳、孟州、博爱，大都集中在河南沁阳县（旧属怀庆府），故名怀山药。

人参生长在海拔200~900m的山区针阔混交林下，常在阴坡或半阴坡生长，喜凉爽，耐严寒，喜湿润、怕干旱，喜弱光、散射光和斜射光，适宜在土层深厚、富含腐殖质、pH值5.8~6.3的砂质壤土种植，主产于吉林抚松、集安、长白、靖宇、安图、通化、浑江、敦化、桦甸、舒兰，辽宁桓仁、宽甸、新宾、本溪、清原，黑龙江五常、尚志、东宁、宁安等地。

白芍喜湿温、耐寒冷，适于在平坝、丘陵或较低山地栽培，喜肥厚、疏松的土壤，目前白芍主产于安徽亳州、浙江磐安、四川中江和山东菏泽，于亳州市谯城区十八里镇建立了亳白芍GAP生产基地，另外在四川中江、渠县，浙江杭州等地也已建立了GAP基地。

车前子喜温暖、阳光充足、湿润的生长环境，耐寒、耐旱，一般以较肥沃、湿润的夹砂土生长较好，车前品种有大粒车前子和小粒车前子，大粒车前子主产于江西、四川、河南、山东、甘肃、宁夏等地；小粒车前子主产于黑龙江、吉林、辽宁、内蒙古、江苏、河北等地，以江西省为道地产区。

苍术多生长在丘陵、杂草或树林中，喜凉爽、温和、湿润的气候，耐寒力较强，生长期要求温度15~25℃，幼苗能耐−15℃左右低温，以半阳半阴、土层深厚、疏松肥沃、富含腐殖质、排水良好的砂质壤土栽培为宜，目前苍术是华中、华东、东北3个道地药材产区的优势道地药材品种，南苍术又名茅苍术，主要分布于湖北、江苏、浙江、安徽、河南、陕西、重庆、四川、湖南、江西等省，北苍术主要分布于黑龙江、内蒙古、辽宁、吉林、河北、山西、陕西、甘肃、山东、宁夏、青海等省（自治区）。

甘草喜凉爽、干燥气候，喜光、耐旱、耐寒，对土壤适应性较强，甘草原野生于草原钙质土上，是抗盐性很强的植物，在我国北方地区分布广泛，主产于内蒙古、甘肃、宁夏、新疆，以内蒙鄂尔多斯的杭锦旗、阿拉善盟阿拉善旗及甘肃、宁夏所产品质最佳。

橘适合生长于高温多湿的亚热带气候，宜选

阳光充足，地势高燥，土壤深厚，降水充裕、通气性能良好的砂质壤土或壤土栽培为宜，陈皮主产于广东新会、四会、市郊、江门，重庆江津、合川、江北，四川简阳、蒲江、新津，浙江黄岩、温州、台州，江西南丰、樟树等地。

荆芥生于海拔540~2700米的山坡路旁、山谷或林缘，喜温暖、湿润气候，喜阳光充足、怕干旱、忌积水、忌连作，主要分布在河北、江苏、浙江、江西、湖北、湖南和东北三省等地，并且在河北省唐山市玉田县建有荆芥GAP种植基地。

我国野生柴胡广泛分布于海拔200~2800m的半干燥山坡、林缘、草丛及沟渠旁，适宜生长在砂质土、栽培土、腐殖质土上，土壤pH值在7左右，目前以种植为主，主要分布于甘肃、山西、陕西、黑龙江、四川、内蒙古、河北、河南等地。

2.制剂研究

2.1 制备方法 原文记载完带汤用法为"水煎服。二剂轻，四剂止，六剂则白带全愈。"

现代临床用法也多采用"水煎服"的方法制备完带汤。

2.2 制备工艺 有报道[1]采用水提酒沉与水提水沉两种方法将完带汤制备成糖浆制剂，通过35例患者的临床观察发现水提酒沉组的总体有效率为85.71%，通过37例患者的临床观察发现水提水沉组总体有效率为94.59%；也有报道[2,3]对完带汤加减方进行剂型改变，制备成妇炎消糖浆，通过临床观察的200例及188例患者发现，妇炎消糖浆总体有效率达到98%及96.7%；收载于《中华人民共和国药典临床用药须知·中药成方制剂卷》和《中国临床药物大辞典·中药成方制剂卷》的妇科白带片由白术（炒）、苍术、陈皮、荆芥、党参、甘草、柴胡、山药、车前子（炒）、白芍（炒）10味药组成。制备时，将10味药碎成细粉，提取挥发油，煎煮，滤过，浓缩成稠膏，搅匀，制成颗粒，压制成片，包糖衣，即得妇科白带片，此外，还存在妇科白带膏、胶囊等剂型。

3.质量控制 该方含有萜类、皂苷类、挥发油等物质，可以将其作为质量控制的指标。现有文献报道未见完带汤的质量控制相关研究。但有学者对妇科白带膏进行了初步质量控制，采用薄层色谱法对白术、陈皮和甘草进行鉴别，用高效液相色谱法测定白芍中芍药苷的含量，对妇科白带膏的质量控制提供实验依据[4]。

【药理研究】

1.药效作用 根据完带汤的功能主治进行了药效学研究，主要具有抑菌、抗炎、增强免疫力等作用。

1.1 抗炎 完带汤浓缩为0.972g/ml，给药体积为10ml/kg，连续给药21天，可降低由机械损伤加混合菌感染所致盆腔炎性疾病后遗症大鼠血清中炎症因子TGF-β1、TNF-α水平[5]。

1.2 增强免疫力 将完带汤浓缩为0.98g/ml，灌胃给药量为25ml/（kg·d），用于治疗肝郁脾虚型慢性宫颈炎模型大鼠，可有效改善其表皮细胞生长因子（EGF）及表皮生长因子受体（EGFR）水平，减少DNA倍体受影响程度[6]。

2.体内过程 浓度为8.4g/kg的白术药材提取物一次性灌胃大鼠，采用HPLC-MS法同时测定白术内酯-Ⅰ、白术内酯-Ⅱ、白术内酯-Ⅲ在大鼠体内的药动学。结果表明，3个成分的T_{max}分别为0.75、1、0.5h；C_{max}分别为112.02、23.47、172.05μg/L；$AUC_{0\rightarrow t}$分别为596.92、211.657、496.052（μg·h）/L；$AUC_{0\rightarrow\infty}$分别为596.92、211.661、496.056（μg·h）/L；$t_{1/2z}$分别为2.59、2.89、2.80h[7]。

【临床应用】

1.临床常用

1.1 临床主治病证 完带汤常用于治疗脾虚肝郁，湿浊带下等证。临床表现为带下色白，清稀如涕，面色㿠白，倦怠便溏等，临床应用以带下清稀色白、舌淡苔白及脉濡缓为辨证要点。

1.1.1 带下病 用于治疗脾虚型带下兼腰痛者，可加杜仲、菟丝子；兼腹痛者，可加艾叶、香附；病久白带如崩者，加鹿角霜、海螺蛸、巴戟天、白果。治脾虚肝郁带下症，加芡实、金樱子、乌贼骨、杜仲；治脾虚湿热带下症，加炒黄柏、椿根皮、苦参、土茯苓。带下日久不止者，加煅龙骨、煅牡蛎、芡实，兼以收敛止带；脾虚及肾、腰痛者，加续断、杜仲，以补肾府；气虚甚而气短者，去党参，加黄芪、人参，以增强益气之功。带下间见色黄者，加黄柏、椿根皮，兼以清热化湿止带。

1.1.2 泄泻 用于治疗经行泄泻，经水超前，量多如冲，色红夹血块，伴大便增多，腹痛且胀，两乳胀痛，大便溏薄等症状，可去人参、甘草、陈皮、黑芥穗、苍术，加党参、茯苓、覆盆子、菟丝子、当归、附子、桂枝[8]。

1.1.3 其他 用于治疗以脾肾亏虚为主，脾虚不能运化水湿，肾虚不能蒸化津液，致水液代谢失常，水湿内停，泛溢于肌肤，发为水肿者，可去人参、陈皮，加杜仲、丹参、川芎、薏苡仁、虎杖、玉米须[9]。用于治疗肝郁脾虚失运、湿浊内生所致淋证，如出现阴囊潮湿、尿频、尿急、尿痛等症状，可去人参，加党参、红藤、败酱草、丹参[10]。

1.2 名家名师名医应用

1.2.1 绝经过渡期功血 国医大师夏桂成采用完带汤加减治疗脾肾亏虚，脾气虚弱，肾失封藏，脾失统摄，冲任不固所致的绝经过渡期功血，治当健脾补肾、宁心疏肝、分段调理，方药组成以完带汤加减炒艾叶炭10g，炒蒲黄10g（包煎），炮姜6g，阿胶10g（烊化），煅紫石英12g（先煎）等[11]。

1.2.2 泄泻、气疝阴痒、漏证 全国名中医刘亚娴采用完带汤加减治疗脾虚肝郁、湿浊带下所致的泄泻、气疝阴痒和漏证，治当补脾疏肝，方药组成以完带汤加减党参10g，茯苓10g，防风10g等[12]。

2.临床新用 完带汤在临床中广泛用于治疗妇科疾病、消化系统疾病、泌尿生殖系统、皮肤系统疾病等。

2.1 妇科疾病

炎性慢性盆腔痛 将80例慢性盆腔痛患者随机分为研究组和对照组各40例。对照组给予盐酸左氧氟沙星注射液。研究组给予完带汤加减联合盐酸左氧氟沙星治疗，药物组成：当归10g、白术15g、白芍15g、山药15g、柴胡10g、车前子10g、红花10g、桃仁10g、苍术10g、黑芥穗10g、甘草9g、陈皮9g、党参9g。每日一剂，水煎服，早晚各服用一次。2组连续治疗2周。结果显示，研究组的有效率为95.00%，对照组的有效率为77.50%[13]。

2.2 消化疾病

2.2.1 肠易激综合征 将118例临床表现有腹痛、腹胀等症状的肠易激综合征患者随机分为两组，研究组60例和对照组58例。研究组给予完带汤加味，药物组成：白术30g、山药30g、党参30g、白芍15g、防风炭10g、木香10g、柴胡10g、车前子9g、苍术9g、陈皮6g、芥穗炭6g、甘草3g，水煎服，每日一剂。结果显示，研究组总有效率为68.33%，对照组总有效率为44.83%[14]。

2.2.2 脂肪肝合并高脂血症 将110例脂肪肝合并高脂血症患者随机分为研究组73例，对照组37例。对照组给予地奥脂必妥片，每次3片，日2次，联苯双脂滴丸，每次10丸，日3次。研究组给予完带汤加味，药物组成：泽泻20g、丹参20g、茵陈15g、姜黄15g、川牛膝15g、法半夏12g、苍术12g、白术12g、山药12g、人参12g、白芍10g、车前子10g、陈皮10g、柴胡10g，甘草5g，荆芥穗5g。日1剂，水煎，每次250ml，早晚各1次。两组均治疗8周观察疗效。结果显示，研究组有效率为91.80%，对照组有效率为70.3%[15]。

2.3 泌尿生殖系统疾病

泌尿生殖道解脲支原体感染 将80例难治性泌尿生殖道解脲支原体感染患者随机分为研究组和对照组各40例。对照组给予多西环素片。研究组给予完带汤加减联合多西环素片治疗，药物组成：白术30g、山药30g、人参6g、白芍15g、车前子9g、苍术9g、甘草3g、陈皮2g、黑芥穗2g、柴胡2g。每日一剂，水煎服，早晚各服用一次。2组连续治疗2周为1个疗程。结果显示，研究组的有效率为97.50%，对照组的有效率为82.50%；研究组复发率为25.00%，对照组5.00%[16]。

2.4 皮肤疾病

外阴湿疹 将85例阴囊湿疹患者随机分两组，研究组45例和对照组40例。研究组给予完带汤联合长强穴注射治疗，药物组成为：炒白术30g、山药30g、党参10g、白芍10g、苍术8g、陈皮3g、柴胡5g、车前子10g、黑荆芥5g、炙甘草3g。加减法：湿热重者加黄柏10g，龙胆草10g；湿寒者加桂枝10g，附子10g水煎服，每日一剂，3周为1个疗程。结果显示，研究组总有效率为95.6%，对照组总有效率为75%[17]。

【按语】

1.关于功能主治的解析 《傅青主女科》中完带汤的功效为大补脾胃之气，少佐以舒郁之味。现代多以健脾祛湿、疏肝解郁、升阳止带概括完带汤的功效。因本方中含有大量补益药物，多版《方剂学》等规划教材将其归为补益剂。张景岳云："至虚之病，反见盛势；大实之病，反有羸状"。从临床研究现状可知，完带汤服药周期较长，其所含补益药物多滋腻碍胃，故须注意脾胃运化功能。亦有《方剂学》等教材把完带汤归为祛湿剂，但不论其为补益剂还是祛湿剂，该方均以补脾和祛湿药为基本组成，是消补兼施之剂。然补之太过容易滞气碍胃，因此，对于素体痰湿壅盛、脾胃气滞之带下者不宜选用；素体阴血不足及孕妇等应慎用；若带下量多，色白清冷，稀薄如水，淋漓不断，经久不愈也非本方所宜。

2.关于药物剂量 众所周知，中医不传之秘在于剂量，剂量研究是提高临床疗效非常重要的一个方面，应综合考虑安全性和有效性。以下关于药物剂量方面的探讨仅供大家参考。①白术的剂量与应用。《傅青主女科》中白术用量为30g，高于2020年版《中国药典》的规定用量（6~12g），但在临床中白术用量在1.37~150g之间。白术急性毒性、细胞毒性、遗传毒性动物实验研究表明，白术提取物是一种低毒性物质，因此方中白术30g用量也较为合理。②方剂整体剂量考究。根据2020年版《中国药典》的相关要求，除人参、车前子、苍术、甘草，其余各药均不符合药典推荐用量。有医家治疗带下病时，白

术用量可达60~120g，效果尤佳；也有医家认为原方重用白术、山药，剂量过大反使胃雍气滞而致纳少、运呆，用至12g即可。不仅如此，原方中陈皮、黑芥穗、柴胡用量仅为五、六分也颇受争议，有医家评论到："方中最妙者，柴胡、陈皮、黑芥穗俱用不及钱之小量，用量奇而可法，不失古人君臣佐使制方之义。"且风药柴胡、芥穗以升发脾胃清阳用量不宜过大。因此，当以临床病症为主要参考对象，临证加减。

3.关于临床应用演变 完带汤出自《傅青主女科》，故妇人有终年累月下流白物，如涕如唾，不能禁止，甚则臭秽者，所谓白带也。治法宜大补脾胃之气，稍佐以舒肝之品，使风木不闭塞于地中，则地气自升腾于天上，脾气健而湿气消，自无白带之患矣。方用完带汤。如今完带汤并不局限用于妇科疾病，其还可用于男科、儿科、皮肤科、内科等多方面的疾病，均有不错疗效。

参考文献

[1]邓逊安.两种制备完带汤的疗效对照[J].中药材科技，1984，20（2）：46.

[2]秦正光，贺叔梅.妇炎消糖浆临床188例疗效观察[J].中成药，1994，2（3）：30.

[3]秦正光，贺淑梅.妇炎消糖浆治疗带下200例[J].陕西中医，1995，6（12）：532.

[4]章为，李文波，李文莉，等.妇科白带膏质量标准研究[J].中医药导报，2010，16（7）：105-107.

[5]朱肆懿.完带汤对盆腔炎性疾病后遗症大鼠血清TGF-β1、TNF-α的影响[D].长沙：湖南中医药大学，2020.

[6]袁亚美.完带汤对肝郁脾虚型慢性宫颈炎模型大鼠EGF、EGFR水平及DNA倍体的影响[J].齐齐哈尔医学院学报，2017，38（7）：756-758.

[7]朱钊铭，李汉成，罗佳波.HPLC-MS法同时测定白术内酯Ⅰ、Ⅱ、Ⅲ及其在大鼠体内的药动学[J].中药药理与临床，2013，29（6）：25-29.

[8]侯逸凤.完带汤的异病同治[J].内蒙古中医药，2015，34（12）：31.

［9］朱荣宽，郭建军，王新丽.完带汤治疗特发性膜性肾病30例［J］.光明中医，2017，32（10）：1447-1450.

［10］曾艺文，刘泽军.完带汤加减治疗慢性前列腺炎疗效观察［J］.新中医，2016，48（12）：75-76.

［11］陈书琴，任青玲.夏桂成活用完带汤治疗绝经过渡期功血经验撷要［J］.江苏中医药，2016，48（7）：15-17.

［12］王金果.刘亚娴教授应用完带汤举隅［J］.河北中医，2006，28（3）：171.

［13］卢巧毅，于杰.完带汤辅助治疗炎性盆腔痛临床疗效观察［J］.四川中医，2017，35（12）：168-170.

［14］康萍香，杨跃青，何瑾瑜.完带汤治疗肠道易激综合征60例［J］.陕西中医，2010，31（9）：1153-1154.

［15］赵现朝，刘爱敏.完带汤加味治疗脂肪肝合并高脂血症73例临床观察［J］.河南中医，2007，27（11）：70-71.

［16］辛俊，冯文栋，邱晓燕.完带汤联合多西环素片治疗难治性泌尿生殖道解脲支原体感染的临床观察［J］.内蒙古中医药，2019，38（10）：10-11.

［17］萧俊贤，施建设.长强穴注射与完带汤结合治疗阴囊湿疹45例临床观察［J］.中国实用医药，2006，1（1）：111.

清经散

清《傅青主女科》

Qingjing San

【概述】清经散最早见于清代傅山《傅青主女科》，全方药物组成有丹皮（三钱）、地骨皮（五钱）、白芍（三钱，酒炒）、大熟地（三钱，酒蒸）、青蒿（二钱）、白茯苓（一钱）、黄柏（五分，盐水浸炒），共奏养阴清热，凉血调经之功，主治肾中水火两旺，月经先期量多，色深红或紫，质黏稠等。目前有报道进行了清经散胶囊剂的制剂研究。清经散主要有补血、抗动脉粥样硬化等药理作用。现代广泛应用于妇科疾病，如用于治疗垂体卵巢功能失调、月经频发、周期缩短、经前出血和月经过多，常常合并不孕和早期流产等疗效显著。

【历史沿革】

1.原方论述 清代傅山《傅青主女科》载："妇人有先期经来者，其经甚多，人以为血热之极也，谁知是肾中水火太旺乎！夫火太旺则血热，水太旺则血多，此有余之病，非不足之症也，似宜不药有喜。但过于有余，则子宫太热，亦难受孕，更恐有烁乾男精之虑，过者损之，谓非既济之道乎！然而火不可任其有余，而水断不可使之不足。治之法但少清其热，不必泄其水也。方用清经散。"该汤剂组成：丹皮（三钱）、地骨皮（五钱）、白芍（三钱，酒炒）、大熟地（三钱，酒蒸）、青蒿（二钱）、白茯苓（一钱）、黄柏（五分，盐水浸炒），以上七味，水煎分服，每日1剂，经前经期服。

2.后世发挥 清代陈士铎《辨证录》载清经散："妇人有先期经来者，其经水甚多，人以为血热之极也，谁知肾中之水火旺乎。夫火旺则血热，水旺则血多，此有余之病，非不足之症也。似不药有喜，但过于有余，则子宫大热，亦难受孕，恐有烁干男精之虑。太过者损之，亦既济之道也。然而，火不可任其有余，水断不可使之不足。治法但少清其火，不必泻水也"，与清代傅山《傅青主女科》所载治法相似，皆起清火仍滋水之功。

【名方考证】

1.本草考证

1.1 丹皮 "牡丹"之名最早见于《神农本草

经》。经考证，本方所用牡丹皮为毛茛科植物牡丹 Paeonia suffruticosa Andr. 的干燥根皮，与《中国药典》2020年版记载一致。

1.2 地骨皮 "地骨"之名最早见于《神农本草经》。经考证，本方所用地骨皮为茄科植物枸杞 Lycium chinense Mill. 或宁夏枸杞 Lycium barbarum L. 的干燥根皮，与《中国药典》2020年版记载一致。

1.3 白芍 "芍药"之名最早见于《神农本草经》。经考证，本方所用白芍为毛茛科植物芍药 Paeonia lactiflora Pall. 的干燥根，与《中国药典》2020年版记载一致。

1.4 大熟地 地黄首载于《神农本草经》。经考证，本方所用大熟地为玄参科植物地黄 Rehmannia glutinosa Libosch. 根茎的炮制加工品，与《中国药典》2020年版记载一致。

1.5 青蒿 "青蒿"之名最早见于《五十二病方》。经考证，本方所用青蒿为菊科植物黄花蒿 Artemisia annua L. 的干燥地上部分，与《中国药典》2020年版记载一致。

1.6 白茯苓（茯苓） "茯苓"之名最早见于《神农本草经》。经考证，本方所用为多孔菌科真菌茯苓 Poria cocos (Schw.) Wolf 的干燥菌核，与《中国药典》2020年版记载一致。

1.7 黄柏 "黄柏"之名最早见于《神农本草经》。经考证，本方所用黄柏为芸香科植物黄皮树 Phellodendron chinense Schneid. 的干燥树皮，与《中国药典》2020年版记载一致。

2.炮制考证

2.1 白芍 清经散中白芍炮制方法为"酒炒"。现代炮制品有酒炒白芍。

2.2 大熟地 清经散中大熟地炮制方法为"酒蒸"。现代炮制品有熟地（酒炖）。

2.3 黄柏 清经散中的黄柏炮制方法为"盐水浸炒"。现代炮制品有盐黄柏。

2.4 其他 其他药味应为生品。

3.剂量考证

3.1 原方剂量 丹皮三钱、地骨皮五钱、白芍三钱、大熟地三钱、青蒿二钱、白茯苓一钱、黄柏五分。

3.2 折算剂量 清代1两合今之37.3g，1钱合今之3.73g。即本方剂量丹皮11.19g、地骨皮18.65g、白芍11.19g、大熟地11.19g、青蒿7.46g、白茯苓3.73g、黄柏1.87g。

3.3 现代用量 根据全国中医药行业高等教育"十四五"规划教材《方剂学》，处方量为丹皮9g、地骨皮15g、白芍9g、大熟地9g、青蒿6g、白茯苓3g、黄柏1.5g。

【药物组成】丹皮三钱、地骨皮五钱、白芍三钱、大熟地三钱、青蒿二钱、白茯苓一钱、黄柏五分。

【功能主治】养阴清热，凉血调经。主治肾中水火两旺，月经先期量多，色深红或紫，质黏稠，用于崩漏、经期量多、经期提前等。

【方义分析】本方主治诸症皆为肾中火旺、热迫血行所致，遂成月经先期、量多或淋漓之证。清·傅山《傅青主女科》载："妇人有先期经来者，其经甚多，人以为血热之极也，谁知是肾中水火太旺乎！"肾中亦有阴阳水火，水火相互制约平衡，方能月经正常。《素问·逆调论》曰："肾者，水脏，主津液"。而今肾中火旺，水不制火，故血热旺行。血热扰动，则月经先行；热灼津液，则血质黏稠量多；火动不敛，则经水淋漓。舌红苔薄而少，脉象细数，为虚热之象。治宜滋水降火，稍清其热。

方中丹皮清热凉血而不留瘀，地骨皮泻火退热而不过凉，共为君药，可清阳分阴分之热。臣以黄柏泻肾火，引药入肾经；青蒿清热凉血、退虚热，与丹皮一起引药入血分，四药同用可清气分、血分、阴分、阳分之热。佐以白芍滋水敛阴，养血而凉血；熟地补肾中之精，茯苓甘淡健脾，防止太过滋腻，全方清热泻火、凉血养阴诸药并用，使热去而阴不伤，血安而经自调。

配伍特点：热祛而阴不伤，血安而经自调。

【用法用量】

1.古代用法用量 水煎服。

2.现代用法用量 水煎服。

【药学研究】

1.资源评估 方中丹皮（牡丹）、地骨皮（枸杞）、白芍、大熟地（地黄）、青蒿、白茯苓（茯苓）、黄柏目前均以人工栽培为主。

牡丹喜温和，湿润，向阳的环境，较耐寒，怕水涝，适宜在土层深厚、疏松肥沃、排水透气性能良好的砂质壤土或轻壤土上生长，主产于陕西、山西、四川、重庆等地，以安徽为道地产区。

枸杞适应性强，耐盐碱，耐沙荒，耐寒，在砂壤土、壤土、黄土、沙荒地、盐碱地均能生长，主产于宁夏、内蒙古、甘肃、青海、新疆、陕西、河北等省，以宁夏回族自治区的中宁、银川栽培者质量最佳，为道地药材。

白芍喜湿温、耐寒冷，适宜在肥厚、疏松的土壤上生长发育，主要产于安徽亳州、浙江磐安、四川中江和山东菏泽，在亳州市谯城区、四川中江、渠县，浙江杭州建立了亳白芍GAP生产基地。

地黄喜温暖气候，较耐寒，以阳光充足、土地深厚、疏松、肥沃的砂质土壤栽培为宜，主产于河南、山西、山东、河北等黄河中下游沿岸地带，其中主产于河南焦作地区的道地药材被称为怀地黄。

青蒿喜温暖湿润气候，不耐阴蔽，忌涝，于阳光充足，疏松肥沃，富含腐殖质，排水良好的砂质壤土栽培为宜，主产于重庆酉阳、广西、广东等地，重庆酉阳建有青蒿的GAP种植基地。

茯苓喜温暖、干燥、向阳、雨量充沛的环境，适宜在土壤含水量为25%~30%，pH值为5~6，砂多泥少、疏松通气、排水良好、土层深厚的砂质壤土中生长，现主产于广东信宜、罗定、郁南、高州、新丰，广西平南、苍梧、容县、岑溪、玉林，福建三明，浙江云和、龙泉及云南、贵州、湖南等省区，其他省产量较少，多自产自销。

黄皮树喜温和、湿润的气候环境，具有较强的耐寒、抗风能力，不适荫蔽、不耐干旱，以土层深厚、湿润疏松的腐殖质壤土生长最好，主产于湖北、湖南西北部、四川东部。

2.制剂研究

2.1 制备方法 原文载"丹皮（三钱）、地骨皮（五钱）……水煎服"。本方并无规定具体加水量记录，故采用常规煎煮方法：以砂锅、搪瓷为容器，加水量以浸过药面2~3cm为度，浸泡半小时后煎煮。

清代与现代时间相隔较近，度量衡差异较小，《傅青主女科》的清经散沿用宋代斤制，其总药量大约为52.5g，在实际煎煮中，应结合现代临床煎药机构煎煮规范来规范研究中药复方制剂。

2.2 制备工艺 原方是汤剂，现代有对清经散开发为清经胶囊[1]：①指标性成分分析方法的建立，采用HPLC法选择小檗碱的特征吸收峰346nm作为测定波长，测定方中小檗碱的含量[2]，此法主要用于制剂质量的控制。②清经胶囊的药效学试验表明按照优化工艺所制得的清经胶囊对卵泡发育不良、颗粒细胞凋亡、黄体细胞退化有保护作用，连续灌胃后小鼠未见有不良反应，说明清经胶囊作用缓和，可以用于临床对于月经不调的治疗[1]。

3.质量控制 该方含有生物碱、苯丙素、黄酮等物质，可以将其作为质量控制的指标。现有报道建立了地骨皮的特征图谱，同时建立了地骨皮药材、饮片和标准汤剂中地骨皮乙素的含量测定方法[2]。

【药理研究】

1.药效作用 根据清经散的功能主治进行了药效学研究，方中主要药味主要具有补血、抗动脉粥样硬化等作用。

1.1 与功能主治相关的药理作用 清经散暂无相关主治功能药理实验。但其佐药白芍可补血活血，取白芍水溶液0.3g/ml，给药体积为2ml/100g，连续12天，能显著增加血虚大鼠的RBC、HGB、HCT、PLT，增高大鼠红细胞膜上Na^+，K^+-ATP酶和Ca^{2+}，Mg^{2+}-ATP酶活力，降低脾脏指数，增加胸腺指数，达到补血作用[3]。

1.2 其他药理作用 清经散中对君药牡丹皮的药理研究较多。牡丹皮中主要成分丹皮酚0.3g/ml，给药体积为1ml/100g，连续6周，可减轻高脂血症大鼠血清、主动脉及肝脏脂质过氧化反应，降低血浆氧化LDL的生成量，抑制LDL的体外氧化反应，从而保护血管内皮细胞，达到抗动脉粥样硬化的作用[4]。

2.体内过程　清经散中君药之一丹皮的有效成分为丹皮酚。丹皮酚口服给药安全范围宽，属于低毒药物，在整段小肠主要以被动扩散方式吸收，其药物浓度的下降与循环时间呈线性关系，在肠道内呈现一级吸收动力学过程，吸收半衰期为1~2h，丹皮酚在大鼠不同肠段的区间均有较好的吸收，其中空肠为丹皮酚的最佳吸收部位，结肠部位吸收速率较小。丹皮酚口服吸收快，6min后血药浓度达到最大值，并迅速分布到相关脏器和组织，但不易透过血脑屏障，在脑组织中丹皮酚浓度较低，脑组织和血浆中丹皮酚的消除相半衰期比值为18：1，表明长期服用丹皮酚可能在脑中蓄积[5]。

【临床应用】

1.临床常用

1.1 临床主治病证　清经散常用于治疗肾中水火俱旺经行先期量多者，临床主要表现为月经不调、经期提前、倒经、月经过多、失眠等，临床应用以月经量多、色深或紫、质黏稠、舌红、苔黄、脉数为辨证要点。

1.1.1 月经先期　治疗月经先期、量多、色深红、质黏稠，心烦口干，大便干燥者，可加女贞子、旱莲草、玄参、阿胶、肉桂。

1.1.2 月经错后　治疗月经延期，经来色紫成块，量少，临期少腹如刀刺，自汗出，经后带下质稠，大便艰，脉沉数有力，舌尖红起刺、苔薄黄者，可加丹参、川芎、香附、栀子、甘草以凉血清热，理气活血。

1.1.3 肝气不舒　治疗肝气不舒者，可加佛手、香橼等疏肝解郁。

1.1.4 肾气不充　治疗肾气不充，冲任不固者，可加龟板胶、紫河车等补肾填精。

1.1.5 月经量大不止　治疗月经过多者，可加地榆炭、蒲黄炭、黄芩炭、侧柏炭以凉血止血。

1.1.6 经行腹痛　治疗经行夹瘀块者，可酌加延胡索、蒲黄、三七以活血化瘀止痛。

1.2 名家名师名医应用

月经过多　中医名家朱名宸认为月经过多因热致病者居多，对于出血量多如注，色鲜红，质黏稠者，方药组成以清经散加减，加地榆炭20g、煅牡蛎30g（先煎）、龟板20g（煎）以清热凉血，固经止血；出血量多质稀，气短懒言者，加鹿衔草20g、白芍用至40g、炙黄芪30g、党参30g以益气升阳，固脱摄血；出血量多，经色紫黯有血块或小腹疼痛拒按者，加生蒲黄12g（包煎）、五灵脂15g、益母草30g以散瘀止痛活血止血；经血量多，腹胀明显者，加木香15g、乌药12g以行气活血[6]。

2.临床新用　清经散在临床上广泛用于治疗妇科疾病疾病，还可用于预防子宫内膜息肉术后复发。

预防子宫内膜息肉术后复发　将93例患者随机分为研究组64例和对照组29例，对照组采用妈富隆治疗，治疗组采用清经散加减方，组成为墨旱莲、女贞子各15g、失笑散各15g、干益母草15g、马齿苋15g、茜草15g。水煎服，每日1剂，早晚各服1次，连服15天为1个疗程，共服用3个疗程。两组治疗2个月。结果显示，研究组总有效率为96.08%，对照组总有效率为84.62%[7]。

【使用注意】脾虚血寒者忌服。

【按语】

1.关于清经散方名的理解　清经散，又名清经汤，为明末清初医学家傅山（字青竹，后改"青主"）创制，载于其所著之《傅青主女科》一书中[8]。关于清经散的方名，常把"经"解释为"经期""经脉"之意；"清"解释为"清热"之意。本方常用于治疗月经先期，月经先期一般指月经周期提前7天以上，甚至10余天一行，连续3个周期以上者，常与月经过多并见，严重的可发展成崩漏。傅青主认为："经原非血也，乃天一之水，出自肾中，是至阴之精而有至阳之气，故其色赤红似血，而非实血，所以谓之天癸。"故采用清热凉血之法，清热而不伤阴、泄火但不伤水，使热去血安、冲任得固。近代医家黄绳武先生评论此方："重在少少清火而水不伤，略略滋肾而火不亢。诚为清火良方，调经妙法。"

2.关于《傅青主女科》中有关月经失调与肾相关的诊治特色 傅青主认为："调经重在治肾"。《素问·上古天真论篇》云："女子七岁，肾气盛，齿更发长。二七而天癸至，任脉通，太冲脉盛，月事以时下，故有子。"何谓"天癸"？傅青主认为："经原非血也，乃天一之水，出自肾中，是至阴之精而有至阳之气，故其色赤红似血，而非实血，所以谓之天癸。"天癸来源于肾，肾藏精，精生血，肾阴是月经的物质基础，而其运行必依赖肾阳的资助运化，肾阴肾阳共同作用方能使月经周而复始。肾虚是导致月经失调的主要原因，肾阴亏虚则精亏血少，肾阳亏虚则运行无力，因此调经重在平衡肾之阴阳，以期达到阴平阳秘[9]。从肾论治，尤其是补肾法在《傅青主女科》学术思想中占有举足轻重的位置，且其补肾而不独着眼于肾，而是充分运用脏腑学说，肝脾肾同治、精气血并调而尤重于治肾。

3.关于清经散、两地汤的临床应用区别 清经散、两地汤均出自《傅青主女科》，原治火旺水亏之经水先期。两方既有"清火之品"，亦有"滋水之味"，使火泄而水不与俱泄，清热而不伤阴。傅青主在论述经水先期病证时强调要"分虚实之异"[10]，指出经水先期而多者，是肾中水火两旺之实证，火热易灼伤阴水而致阴水亏虚，治宜滑其火而不必泄水，方用清经散。经水先期来少，量少之虚热内生，肾中火旺而阴水亏也，不应泄火而不补水或水火两泄，治宜专补其水而不泄火，方用两地汤方中纯是补水之味，水盛而火自平也。

4.关于清经散、两地汤两首调经之方中，傅青主如何擅用地骨皮清骨中之热、白芍养血敛阴 《傅青主女科》认为：月经先期之病因为血热，致经血不按期而下，经水循月而至，实有赖于肾水肾火之平衡。地骨皮入肝、肾经，有凉血除蒸，清肺降火之效，可治阴虚发热，盗汗骨蒸，亦可治血热出血，善清肝肾经虚热。女子的胞宫归肝肾所司，故地骨皮可除宫胞之热。《本草新编》曾曰："地骨皮虽入肾而不凉肾，止入肾而凉骨耳，凉骨反能益肾而生髓……欲退阴虚火动，骨蒸劳热之症，用补阴之药，加地骨皮或五钱或一两，始能凉骨中之髓，而去骨中之热也。"傅青主擅用地骨皮取其清骨中之热之效，使肾气得清，实火、虚火均可平而达阴平阳秘之效[11]。白芍性味苦酸凉，归肝脾二经，有养血敛阴、柔肝安脾、缓急止痛之效，故凡月经不调者，无论虚实寒热均为良药。《本草求真》谓："白则有收敛阴益营之力""白则能于土中泻木"。傅青主两首调经方中白芍均为酒炒，是取其养血敛阴之效，借酒之温通行散之力以达到温经调经效果，立足妇女之根本。据傅氏所论月经先期与肝肾经中虚热有关。"先期而来多者，火热而水有余也；先期而来少者，火热而水不足"，二者皆有热证，故皆配用擅清肝肾虚热的地骨皮与养血柔肝养阴的白芍，清热兼以补阴养血，肝肾同治，使肝得柔而肾水滋，水火互济，阴平阳秘[12]。

5.关于清经散与两地汤药物的用量的区别 傅氏认为：有月经先期量多者，为水火俱旺所致；月经先期量少者，为水亏火旺之候。基于此，傅氏又拟出祛热而不伤阴之清经散，以治月经先期量多；宗壮水制火之意，而拟之两地汤，以治月经先期量少[12]。傅氏认为，治疗月经先期量多者多用清经散，地骨皮用量最大为五钱，实热虚热皆清，辅以丹皮三钱、青蒿二钱，加强地骨皮清热之功而仅有白芍三钱、熟地黄三钱，二药养血补阴，从而使全方重在清热泻火，滋养肾阴为辅，最后以黄柏五分引药入肾经，体现调经重在治肾的治则。而治疗月经先期量少者多用两地汤，生地黄、玄参均重用至一两，与麦冬五钱合用，重在甘寒养阴，同时以白芍五钱、阿胶三钱滋阴养血，此5味药同用以大补阴水、育阴潜阳，而仅用三钱的地骨皮少清骨中之热，使全方壮水以制阳光，水盛而火自平[13]。

参考文献

[1] 张晓金，杨家林，归绥琪，等.清经胶囊对老年大鼠卵巢功能调控的作用机制研究[J].中国中西医结合杂志，2004，24（S1）：204-206.

[2] 史紫娟，曾杉，林碧珊，等.地骨皮药材、饮片和标准汤剂的定量检测及UPLC特征图谱的建立[J].中国现代中药，2022，24（10）：1982-1987.

[3] 曹雨诞，钱岩，丁安伟，等.白芍一体化加工与传统工艺对血虚模型大鼠补血作用的研究[J].时珍国医国药，2019，30（1）：97-98.

[4] 戴敏，刘青云，顾承刚，等.丹皮酚对脂质过氧化反应及低密度脂蛋白氧化修饰的抑制作用[J].中国中药杂志，2000（10）：49-51.

[5] 丁丽琴.牡丹皮化学成分及丹皮酚大鼠体内初步药代动力学研究[D].沈阳：沈阳药科大学，2012.

[6] 夏启芝，朱名宸.朱名宸运用清经散加味治疗月经过多的临床观察[J].湖北中医杂志，2014，36（3）：26-27.

[7] 薛勤梅，张晋峰，赵亚妮.加味清经散预防子宫内膜息肉术后复发的临床观察[J].中国民间疗法，2018，26（9）：23-25.

[8] 哈小博.漫谈清经散[J].开卷有益（求医问药），2006，26（10）：34.

[9] 郭金民.学习傅山从肝肾论治应用体会[J].山西中医，1986，2（6）：8-9.

[10] 周维叶，周惠芳.《傅青主女科》月经先期诊治探微[J].中国中医基础医学杂志，2020，26（6）：838-840.

[11] 黄宏官.清经散两地汤治疗月经失调验案二则[J].云南中医中药杂志，1995，16（6）：48-49.

[12] 何瑞华.清经散合两地汤妇科治验举隅[J].浙江中医杂志，1998，43（8）：360.

[13] 任利军.清经散治疗月经病[J].中国民间疗法，2011，19（8）：47.

清肝止淋汤

清《傅青主女科》

Qingganzhilin Tang

【概述】清肝止淋汤最早见于清朝著名医学家傅山的《傅青主女科》，全方药物组成有白芍一两（醋炒），当归一两（酒洗），生地五钱（酒炒），阿胶三钱（白面炒），粉丹皮三钱，黄柏二钱，牛膝二钱，香附一钱（酒炒），红枣十个，小黑豆一两。十味药共奏养血柔肝，利湿清热之功，主治赤带，带下色红，似血非血，淋沥不断等。临床上常用于治疗女性崩漏、经间期出血、经期延长等。

【历史沿革】

1.原方论述 清代傅山《傅青主女科》载："妇人有带下而色红者，似血非血，淋沥不断，所谓赤带也。夫赤带亦湿病，湿是土之气，宜见黄白之色，今不见黄白而见赤者，火热故也。火色赤，故带下亦赤耳。惟是带脉系于腰脐之间，近乎至阴之地，不宜有火。而今见火症，岂其路通于命门，而命门之火出而烧之耶？不知带脉通于肾，而肾气通于肝。妇人忧思伤脾，又加郁怒伤肝，于是肝经之郁火内炽，下克脾土，脾土不能运化，致湿热之气蕴于带脉之间；而肝不藏血，亦渗于带脉之内，皆由脾气受伤，运化无力，湿热之气，随气下陷，同血俱下？所以似血非血之形象，现于其色也。其实血与湿不能两分，世人以赤带属之心火误矣。治法须清肝火而扶脾气，则庶几可愈。方用清肝止淋汤。"该汤剂组成：白芍一两（醋炒），当归一两（酒洗），生地五钱（酒炒），阿胶三钱（白面炒），粉丹皮三钱，黄柏二钱，牛膝二钱，香附一钱（酒炒），红枣十个，小黑豆一两。水煎服。

2.后世发挥 清代陈士铎撰写《辨证录》带门五则中记载"妇人有带下色红者，似血非血，所谓赤带也。赤带亦湿病，火热之故也。惟是带脉系于腰脐之间，近于至阴之地，不宜有火。不知带脉不通肾而通肝，妇人忧思以伤脾，又加郁怒以伤肝，于是肝火内炽，下克脾土。而脾土不能运化湿热之气，蕴结于带脉之间，肝火焚烧，肝血不藏，亦渗入于带脉之内，带脉因脾气之伤，约束无力，湿热之气随气下陷，同血俱下……方用清肝止淋汤，此方但去补肝之血，全不利脾之湿者，以赤带之病，火重而湿轻也。夫火之所以旺者，由于血之衰也。补血足以制火矣。且水与血合成赤带，竟不能辨其是湿而非湿，则湿尽化为血矣，所以治血可也，何必利湿哉"，与清代傅山《傅青主女科》所载病证相似，清肝止淋汤皆起养血柔肝，利湿清热之功。

【名方考证】

1.本草考证

1.1 白芍 "芍药"之名最早见于《神农本草经》。经考证，本方所用白芍为毛茛科植物芍药*Paeonia lactiflora* Pall.的干燥根，与《中国药典》2020年版记载一致。

1.2 当归 "当归"之名最早见于《神农本草经》。经考证，本方所用当归为伞形科植物当归*Angelica sinensis*（Oliv.）Diels 的干燥根，与《中国药典》2020年版记载一致。

1.3 生地（生地黄） "地黄"之名最早见于《神农本草经》。经考证，本方所用生地为玄参科植物地黄*Rehmannia glutinosa* Libosch.的新鲜或干燥块根，与《中国药典》2020年版记载一致。

1.4 阿胶 "阿胶"之名最早见于《神农本草经》。经考证，本方所用阿胶药材以马科动物驴*Equus asinus* L.的干燥皮或鲜皮经煎煮、浓缩制成的固体胶，与《中国药典》2020年版记载一致。

1.5 粉丹皮（牡丹皮） "牡丹"之名最早见于《神农本草经》。经考证，本方所用粉丹皮为

毛茛科植物牡丹*Paeonia suffruticosa* Andr.的干燥根皮，与《中国药典》2020年版牡丹皮记载一致。

1.6 黄柏 "黄柏"之名最早见于《神农本草经》。经考证，本方所用黄柏为芸香科植物黄皮树*Phellodendron chinense* Schneid.的干燥树皮，与《中国药典》2020年版记载一致。

1.7 牛膝 牛膝之名最早见于《神农本草经》。经考证，本方所用牛膝为苋科牛膝属植物牛膝*Achyranthes bidentata* Bl.的干燥根，与《中国药典》2020年版记载一致。

1.8 香附 香附之名最早见于《名医别录》。经考证，本方所用香附为莎草科植物莎草*Cyperus rotundus* L.的干燥根茎，与《中国药典》2020年版记载一致。

1.9 红枣（大枣） "大枣"之名最早见于《神农本草经》。经考证，本方所用红枣为鼠李科植物枣*Ziziphus jujuba* Mill.的干燥成熟果实，与《中国药典》2020年版大枣记载一致。

1.10 黑豆 黑豆以"生大豆"之名最早见于《神农本草经》。经考证，本方所用黑豆为豆科植物大豆*Glycine max*（L.）Merr.的干燥成熟种子，与《中国药典》2020年版记载一致。

2.炮制考证

2.1 白芍 清肝止淋汤中白芍炮制方法为"醋炒"。现代炮制品有醋白芍。

2.2 生地（生地黄） 清肝止淋汤中生地炮制方法为"酒炒"。现代炮制品有酒洗生地。

2.3 阿胶 清肝止淋汤中阿胶炮制方法为"白面炒"。现代炮制品有白面炒阿胶。

2.4 香附 清肝止淋汤中香附炮制方法为"酒炒"。现代炮制品有酒炒香附。

2.5 其他 其他药味应为生品。

3.剂量考证

3.1 原方剂量 白芍一两（醋炒），当归一两（酒洗），生地五钱（酒炒），阿胶三钱（白面炒），粉丹皮三钱，黄柏二钱，牛膝二钱，香附一钱（酒炒），红枣十个，小黑豆一两。

3.2 折算剂量 清代之一两合今之37.3g，一

钱合今之3.73g。故处方量为白芍、当归、黑豆各37.3g，生地18.65g，阿胶、粉丹皮各11.19g，黄柏、牛膝各7.46g，香附3.73g，红枣10个。

3.3 现代用量 根据现代临床常用计量，处方量为白芍（醋炒）30g，当归（酒洗）30g，生地（酒炒）15g，阿胶（白面炒）9g，粉丹皮9g，黄柏6g，牛膝6g，香附（酒炒）3g，红枣10个，小黑豆30g。

【药物组成】白芍一两（醋炒），当归一两（酒洗），生地五钱（酒炒），阿胶三钱（白面炒），粉丹皮三钱，黄柏二钱，牛膝二钱，香附一钱（酒炒），红枣十个，小黑豆一两。

【功能主治】养血柔肝，清热利湿。主治妇人血虚火旺，带下色红，似血非血，淋沥不断，用于崩漏、经间期出血、经期延长等。

【方义分析】本方主治诸症皆为肝经郁火、湿热下注所致。清代《傅青主女科·带下·赤带五》记载"妇人有带下而色红者，似血非血，淋沥不断，所谓赤带也。夫赤带亦湿病，湿是土之气，宜见黄白之色，今不见黄白而见赤者，火热故也。"赤带为标，本质乃湿及火热。"今见火症，又见带脉通于肾，而肾气通于肝。妇人忧思伤脾，又加郁怒伤肝，于是肝经之郁火内炽，下克脾土，脾土不能运化，致湿热之气蕴于带脉之间；而肝不藏血，亦渗于带脉之内，皆由脾气受伤，运化无力，湿热之气，随气下陷，同血俱下，所以似血非血之形象，现于其色也，其实血与湿不能两分"。可见火乃肝经郁火，肝木横克脾胃，湿热下注，故见赤带。舌红苔腻，脉弦滑数，为郁热之象。治宜清肝火而扶脾气，稍清湿热。

方中醋炒白芍与酒洗当归，养阴与补血相配，柔肝阴、养肝血，以平抑肝阳，平衡肝之阴阳，小黑豆补肾益精而平和，阿胶滋阴补血而润肝肾，四药合用养血补肝，共为君药；生地、粉丹皮凉血清肝，补中有散，为臣药；黄柏、牛膝清利湿热，为佐药；香附理气调血，以香附疏解肝之郁气，复其疏泄之性，不致化火，为使药。佐以性味甘平之红枣，以安中资血，调和诸药。

诸药配合同用，使血旺而火自抑，火退则赤带自愈。

配伍特点：不泻肝火而养肝血，不利脾湿而养血化湿。

【用法用量】

1.**古代用法用量** 水煎服。

2.**现代用法用量** 水煎服。

【药学研究】

1.**资源评估** 方中白芍，当归，生地（地黄），粉丹皮（丹皮），黄柏，牛膝，香附，红枣，小黑豆（黑豆）目前均以人工栽培为主，阿胶目前为人工养殖为主。

白芍喜湿温、耐寒冷，适宜在肥厚、疏松的土壤上生长发育，主产于安徽亳州、浙江磐安、四川中江和山东菏泽，在亳州市谯城区、四川中江、渠县，浙江杭州建立了亳白芍GAP生产基地。

当归喜凉爽，怕高温，宜选择在土层深厚，肥沃疏松，排水良好，富含有机质的砂壤土、腐殖土上生长，主产于甘肃岷县、渭源、漳县、武都、文县一带及云南省曲靖市沾益县，其中以岷县所产的"岷归"产量最大，质量最佳。

地黄喜温暖气候，较耐寒，以阳光充足、土地深厚、疏松、肥沃的砂质土壤栽培为宜，主产于河南、山西、山东、河北等黄河中下游沿岸地带，其中主产于河南焦作地区的道地药材被称为怀地黄。

中国境内人工养殖驴的祖先来自非洲野驴，开始自新疆、甘肃传入，养殖历史悠久。驴性情较温驯，饲养管理方便，饲料粗劣。主要以麦秸、谷草为食，也吃高粱、大麦、豆类，现主产于山东、浙江，以山东产者最为著名，浙江产量最大。

牡丹喜温和，湿润，向阳的环境，较耐寒，怕水涝，适宜在土层深厚、疏松肥沃、排水透气性能良好的砂质壤土或轻壤土生长，主产于陕西、山西、四川、重庆等地，以安徽为道地产区。

黄皮树喜温和、湿润的气候环境，具有较强

的耐寒、抗风能力，不适荫蔽、不耐干旱，以土层深厚、湿润疏松的腐殖质壤土生长最好，主产于湖北、湖南西北部、四川东部。

牛膝喜温暖、干燥、阳光充足的环境，宜在土层深厚、疏松肥沃、排水良好且地下水位较低的砂质壤土地种植，主产于除东北以外的全国大部分地区，以河南产的怀牛膝为道地药材。

香附生于田野、河边、洼地等处。喜温和潮湿气候，宜选疏松湿润的砂质壤土。干旱缺水时，将明显影响植株正常生长，生活力很强，耐寒，北京可露地越冬，香附野生资源分布全国，除黑龙江、内蒙古、宁夏、新疆及西藏等省、自治区外，各地田野及阴湿地常见生长。以浙江、山东、河南、湖南、安徽为多，其产区自唐朝以来，广东、广西及浙江地区始终为香附的优质产区。其中广东省西部地区产者习称"广香附"，浙江产者习称"南香附"。

枣树适应性强，喜光，耐热耐寒，抗旱抗涝，对土壤的要求不高，砾质土、砂质土或黏质土，酸性土或碱性土都可栽培，但土壤含盐量不得超过0.3%，受害极限为0.32%~0.4%，由于枣的根系伸展范围宽，因此种植时，以土层深厚达1m以上砂质土或砾质土为佳，大枣在全国各地均有栽培，主产于河南灵宝、山东、河北、四川、贵州、山西、甘肃等地。以山东产量最大，销全国并出口，其他产地多自产自销。

黑豆喜光，适于在土壤细碎，无暗堡，厢面平整的土壤上成长，有耐旱、耐瘠、耐盐碱的能力，全国各地均有栽培。

2.制剂研究

2.1 制备方法 原文载"白芍一两（醋炒），当归一两（酒洗）……水煎服"。本方并无规定具体加水量记录，故采用常规煎煮方法：以砂锅、搪瓷为容器，加水量以浸过药面2~3cm为度，浸泡半小时后煎煮。

清代与现代时间相隔较近，度量衡差异较小，《傅青主女科》的清肝止淋汤沿用宋代斤制，其总药量大约为167g（外加红枣10个），在实际煎煮中，应结合现代临床煎药机构煎煮规范来规范研究中药复方制剂。

2.2 制备工艺 原方是汤剂，无现代产品开发。根据经典名方的特点和开发要求，建议将清肝止淋汤开发为颗粒剂（具有药效作用快、服用携带方便、体积较小等特点）、开发为丸剂（"丸者缓也"，具有药效持久、服用携带方便、节省药材等特点）或开发为茶剂（具有体积较小，用量少，便于携带，服用方便等特点）。其君药之一的阿胶开发产品剂型较多，包括阿胶粉、阿胶胶囊、阿胶含片、阿胶口服液及药食同源产品阿胶核桃糕等。

3.质量控制 该方含有挥发油、黄酮类、三萜皂苷类、多糖等物质，可以将其作为质量控制的指标。目前有研究采高效液相色谱法建立了白芍的特征指纹图谱，同时对芍药苷、芍药内酯苷含量进行测定[1]。

【药理研究】

1.药效作用

1.1 与功能主治相关的药理作用 清肝止淋汤暂无相关主治功能药理实验。但其君药白芍可补血活血，取白芍水溶液0.3g/ml，给药体积为2ml/100g，连续12天，能显著增加血虚大鼠的RBC、HGB、HCT、PLT，增高大鼠红细胞膜上Na^+、K^+-ATP酶和Ca^{2+}，Mg^{2+}-ATP酶活力，降低脾脏指数，增加胸腺指数，达到补血作用[2]。

1.2 其他药理作用 清肝止淋汤君药白芍、当归、黑豆及阿胶共四味药，其中白芍-当归药对的药理研究内容较多。白芍-当归对血虚模型小鼠的外周血象、肝脾指数及ATP酶活力均有较显著的恢复作用[3]。白芍-当归药对能显著升高环磷酸胺诱导的小鼠的脾指数、胸腺指数及巨噬细胞的吞噬率[4]。白芍总苷和当归提取物治疗甲醛诱导小鼠离体肝细胞凋亡实验、免疫性肝损伤小鼠实验及急性肝损伤小鼠实验研究，发现二者对离体肝细胞、免疫性肝损伤和急性肝损伤皆有保护作用[5-7]。

2.体内过程 目前未见清肝止淋汤及其相关制剂的体内过程研究报道。研究通过体循环灌流法和HPLC技术，测定白芍-当归药对在肠吸收循环液中芍药苷和阿魏酸的质量浓度[8]，研究白芍–当归药对中白芍苷及阿魏酸的肠吸收动力学及影响因素。结果表明，芍药苷、阿魏酸分别在0.08~0.64mg/ml和0.003~0.023mg/ml范围内，二者质量浓度的吸收量与药物质量浓度呈良好线性关系（r＞0.9），符合一级动为学过程，表明芍药苷、阿魏酸的吸收过程均为被动扩散过程。在pH值6.4、7.4、8.4条件时，发现阿魏酸在酸性条件下易于被吸收，白芍苷无显著影响。分段考察二者的吸收率，用"白芍–当归"药对样品液在肠道循环灌流120分钟，发现各个肠段循环液中芍药苷的吸收量、Ka、$t_{1/2}$及A%值无改变，表明芍药苷在全肠段均有吸收。但胃循环液中阿魏酸的吸收量、Ka、$t_{1/2}$及A%值不同，而阿魏酸在胃中更易被吸收。

【临床应用】

1.临床常用 清肝止淋汤常用于治妇人血虚火旺，带下色红，似血非血，淋沥不断。临床表现主要为崩漏、经间期出血、经期延长等，临床应用以带下淋漓不断、色红似血、舌质红、脉弦细数为辨证要点。

1.1 崩漏 治疗女性经血非时淋漓不尽者，可增加茯苓、山药、金樱子、海螵蛸、侧柏炭。

1.2 经间期出血 治疗女性经间期出血者，可增加羌活、山药、茯苓、菟丝子、川续断。

1.3 经期延长 治疗女性经期延长者，可增加刘寄奴、益母草、薏苡仁、苍术。

2.临床新用 清肝止淋汤在临床上广泛用于治疗妇科疾病，尤其对先兆流产等疾病疗效确切。

先兆流产 将80例肝郁脾虚型先兆流产患者随机分为研究组和对照组各40例。对照组给予肌内注射黄体酮注射液20mg/d。研究组给予清肝止淋汤联合黄体酮治疗。药物组成以清肝止淋汤加减炒白芍30g，当归、生地、阿胶各9g，黄柏10g，红枣3枚，黑豆、寄生各20g，苏梗、菟丝子各15g。阴道流血严重者，加仙鹤草15g，血余炭、白及各10g；腰酸明显，加杜仲20g，川断15g，每日1剂，水煎早晚分服。两组治疗1

周。结果显示，研究组有效率为95%，对照组有效率为80%[9]。

【使用注意】脾虚湿盛，肾虚不固所致的带下，不宜使用本方。

【按语】

1.关于清肝止淋汤主治"赤带"的理解 赤白带下，出自唐代《备急千金要方》卷四，亦名赤白沥、赤白漏下、妇人下赤白沃等，病因多为肝郁化热，脾虚聚湿，湿热下注，损及冲任、带脉，以致白带夹胞络之血混杂而成。若见带下色红清稀，阴道热灼刺痛，多为年老体衰，肾阴亏损，阴虚生内热，热注带脉，带脉失因而致；带下色赤或赤白相间，或有腥臭气味，心烦易怒，多为抑郁多怒伤肝，肝郁化火，心肝之火下注任带二脉，带脉失约而致。清肝止淋汤多用于治疗因忧思伤脾，郁怒伤肝，肝经郁火内炽，下克脾土，脾失健运，湿热之气与血俱下而成的赤带，治法宜扶脾气，清肝火。

2.关于清肝止淋汤与四物汤关系的理解 四物汤最早记载于唐代蔺道人所著《仙授理伤续秘方》一书，有补血调血之功，主治血虚血滞所致的月经不调、痛经，以及一切血虚证而见舌淡、脉细者。宋代《太平惠民和剂局方》记载四物汤"治妇人诸疾"，在宋代《卫生家宝产科备要·产后方》、明代《医方考·调经用四物汤》、清初《济阴纲目·调经门》等医学书籍中均有记载和评说。四物汤共当归、熟地黄、白芍、川芎四味药，其中当归补血养肝，和血调经，为君药；白芍养血柔肝和营，为佐药。四物汤被后世医家称为"妇科第一方""调理一切血证是其所长"及"妇女之圣药"等，用以治疗因冲任虚损所致的各种妇科病证，后为治疗妇科疾病的主方。清肝止淋汤由此方演化而来，亦使用当归和白芍，清肝止淋汤用其炮制品，白芍（醋炒）与当归（酒洗）收散有度，能柔肝养阴以平抑肝阳，与小黑豆、阿胶四药合用养血补肝共为君药，臣药生地、粉丹皮凉血清肝，补中有散，佐以黄柏、牛膝清利湿热，全方具有养血柔肝，利湿清热之功，主治血虚火旺，带下色红，似血非血，淋沥不断。

3.关于清肝止淋汤"阿胶"基原改变的理解 两方中白芍与当归虽炮制方法不同，但皆有养肝之功。《名医别录》记载"阿胶……生东平郡，煮牛皮作之"，说明最初阿胶的原料来自于牛皮，此原料一直沿用至唐朝中期。唐朝中后期，阿胶的原料发生了巨大转变，《本草拾遗》载有"诸胶皆能疗风止泻补虚，而驴皮胶主风为最"的描述，说明此时已经明确有采用驴皮制作阿胶的工艺。此后驴皮逐渐取代牛皮成为阿胶的正品原料，清朝时期，驴成为制作阿胶的唯一来源。驴皮取代牛皮成为制作阿胶的原因，与牛皮胶、驴皮胶的功效认知变化关系密切。《本草图经》有言"《本经》亦用牛皮，是二皮可通用也"，说明唐朝医家大多认为牛皮胶与驴皮胶功效类似，但随着在临床经验日益丰富，医家也逐渐认识两者功效不尽相同。明清朝时期，驴皮胶被认为长于"风病"，专于补血滋阴，而牛皮胶则长于止血、活血、消肿，多用于治疗跌打损伤、疮肿痈疽，二者功效区分明显。清朝时期阿胶渐渐成为"补血圣药"的代名词，因而驴皮胶成为阿胶记载的唯一原料。

4.关于清肝止淋汤"黑豆"品种基原的理解 历代医家所选黑豆品种存在变迁，作为药食同源中药，其药用品种随着食用品的演化逐渐改变。秦朝以前，豆类均用"未"或"菽"字统称，其饮食所用黑豆品种为野大豆*Glycine soja*，《神农本草经》所载大豆"生太山平泽"，其品种亦为野生大豆*Glycine soja*，而唐朝所提"穞豆"一词也表示此品种。南北朝时期，豆类统称为"豆"，多为主食使用，此时出现了新的栽培品种黑豆*Glycine max*。明清时期出现"黑小豆、藿豆、马料豆、穞豆、稆豆"等名称，根据医家考证，其中的"黑小豆、藿豆、马料豆、稆豆"多指野大豆*Glycine soja*，而"穞豆"

则多指栽培品种黑豆*Glycine max*的小粒品种。近现代入药黑豆以栽培品种为主，野生者较少使用，故药用黑豆优先推荐品种为黑豆*Glycine max*。

参考文献

［1］刘珏玲，赵龙山.基于HPLC指纹图谱及多成分定量的白芍质量评价研究［J］.山西卫生健康职业学院学报，2021，31（6）：4-7.

［2］曹雨诞，钱岩，丁安伟，等.白芍一体化加工与传统工艺对血虚模型大鼠补血作用的研究［J］.时珍国医国药，2019，30（1）：97-98.

［3］朱敏，段金廒，唐于平，等.采用化学药物联合致小鼠血虚模型评价四物汤及其配伍组成的作用特点［J］.中国中药杂志，2011，36（18）：2543-2547.

［4］杨志军，李初谊，郭胜，等.当归及不同配伍对环磷酰胺诱导的小鼠免疫器官、吞噬功能的影响［J］.西部中医药，2013，26（4）：8-11.

［5］陈象青，谢军，方焱，等.白芍总苷和当归提取物对离体肝细胞凋亡的保护作用［J］.时珍国医国药，2008，19（1）：173-174.

［6］陈象青，王钦茂，方华武，等.白芍总苷与当归提取物合用对实验性肝炎的保护作用［J］.安徽中医学院学报，2002，22（3）：44-47.

［7］陈象青，王钦茂，方华武，等.白芍总苷和当归提取物对小鼠免疫性肝损伤的保护作用［J］.承德医学院学报，2004，21（1）：8-10.

［8］丁振锋，田明，杨洋，等."白芍-当归"药对中主要成分的肠动力学及影响［J］.哈尔滨商业大学学报（自然科学版），2011，27（4）：528-538.

［9］姜云，王红卫.清肝止淋汤结合黄体酮治疗先兆流产40例临床观察［J］.浙江中医杂志，2017，52（12）：893.

两地汤

清《傅青主女科》

Liangdi Tang

【概述】两地汤最早见于清代傅山《傅青主女科》女科上卷"调经"中，书中载其方药组成为"大生地一两（酒炒），元参一两，白芍药五钱（酒炒），麦冬肉五钱，地骨皮三钱，阿胶三钱"，具有滋阴清热之效，主治肾水不足、虚热内炽所致月经先期。全方重在育阴以潜阳，补阴以配阳，从而达到"水盛而火自平，阴生而经自调之目的"。清代、近现代医药学家对两地汤的应用进行了丰富的研究与发挥，将其应用于咽喉肿痛及月经不调诸证。两地汤主要具有调节内分泌、降糖、降脂等药理作用。临床上多用于月经先期、经期延长、经闭等，现代广泛用于治疗妇科、产科、男科等各类疾病，如子宫异常出血、产后发热、性功能障碍等，尤其对围绝经期综合征、精液不液化、盆腔炎、复发性自然流产、脑动脉硬化症等疗效显著。

【历史沿革】

1.原方论述 清代傅山《傅青主女科》载："又有先期经来只一、二点者，人以为血热之极也，谁知肾中火旺而阴水亏乎。夫同是先期来之，何以分虚实之异？盖妇人之经最难调，苟不分别细微，用药鲜克有效。先期者火气之冲，多寡者水气之验。故先期而来多者，火热而水有余也；先期而来少者，火热而水不足也。倘一见先期之来，俱以为有余之热，但泻火而不补水，或

水火两泄之，有不更增其病者乎！治之法不必泄火，只专补水，水既足而火自消矣，亦既济之道也。方用两地汤。"该汤剂组成：大生地一两（酒炒），元参一两，白芍药五钱（酒炒），麦冬肉五钱，地骨皮三钱，阿胶三钱。又曰："水煎服。四剂而经调矣。此方之用地骨、生地，能清骨中之热。骨中之热，由于肾经之热，清其骨髓，则肾气自清，而又不损伤胃气，此治之巧也。况所用诸药，又纯是补水之味，水盛而火自平理也。此条与上条参观，断无误治先期之病矣。"

2.后世发挥 因本方成于清代，故其后世发挥多为现代临床应用。

咽喉肿痛 清代医家陈士铎加减两地汤用于咽喉痛，《伤寒辨证录》卷三载有："若双蛾不必用刺法，竟用此方。玄参为君，实足以泻心肾君相之火，况佐之豆根、射干、天花粉之属，以祛邪而消痰，则火自归经，而咽喉之间，关门肃清矣。此症用两地汤加减亦神。加减两地汤：熟地、生地、玄参（各一两），肉桂（三分），黄连、天花粉（各三钱）。水煎服。下喉即愈，不必二剂。"

3.同名异方 两地汤的同名异方分析见表90-1。

表90-1 两地汤同名异方分析表

朝代	作者	出处	药物组成	功能主治	制法及用法	变化情况（与原方比较）
清	陈士铎	《洞天奥旨》卷十	熟地一两，生地一两，玄参一两，肉桂三分，黄连三钱，天花粉三钱	主治喉肿大作，吐痰如涌，口渴求水，双蛾缠喉风疮	水煎服	方名与两地汤相同，仅有生地、玄参两味药相同；功能主治也不同，两地汤主治月经先期，《洞天奥旨》所载方剂主治喉肿大作，吐痰如涌，口渴求水，双蛾缠喉风疮。此方实则与陈士铎《伤寒辨证录》卷三载治疗外科咽喉痛所用加减两地汤相同，应为两地汤的加减方

【名方考证】

1.**本草考证**

1.1 **大生地（生地黄）** 经考证，本方所用大生地为玄参科植物地黄 Rehmannia glutinosa Libosch.的新鲜或干燥块根，与《中国药典》2020年版记载一致。

1.2 **元参（玄参）** 经考证，本方所用元参为玄参科植物玄参 Scrophularia ningpoensis Hemsl.的干燥根，与《中国药典》2020年版记载一致。

1.3 **白芍药（白芍）** 经考证，本方所用白芍药为毛茛科植物芍药 Paeonia lactiflora Pall.的干燥根，与《中国药典》2020年版记载一致。

1.4 **麦冬肉（麦冬）** 经考证，本方所用麦冬为百合科植物麦冬 Ophiopogon japonicus（L. f）Ker-Gawl.的干燥块根，与《中国药典》2020年版记载一致。

1.5 **地骨皮** 经考证，本方所用地骨皮为茄科枸杞属植物宁夏枸杞 Lycium barbarum L.的干燥根皮。《中国药典》2020年版载地骨皮为茄科植物枸杞 Lycium chinense Mill.或宁夏枸杞 Lycium barbarum L.的干燥根皮。

1.6 **阿胶** 经考证，本方所用阿胶为马科动物驴 Equus asinus L.的干燥皮或鲜皮经煎煮、浓缩制成的固体胶，与《中国药典》2020年版记载一致。

2.**炮制考证**

2.1 **大生地（生地黄）** 两地汤中地黄的炮制方法为"酒炒"。可按酒炒法炮制。

2.2 **白芍药（白芍）** 两地汤中白芍的炮制方法为"酒炒"。现代有炮制品酒白芍。

2.3 **其他** 其他药物应为生品。

3.**剂量考证**

3.1 **原方剂量** 大生地一两（酒炒），元参一两，白芍药五钱（酒炒），麦冬肉五钱，地骨皮三钱，阿胶三钱。

3.2 **折算剂量** 清代1两合今之37.30g，1钱合今之3.73g。即本方剂量大生地（酒炒）37.30g，玄参37.30g，酒白芍18.65g，麦冬18.65g，地骨皮11.19g，阿胶11.19g。

3.3 **现代用量** 根据现代临床常用剂量，处方量为生地黄37.50g，玄参37.50g，酒白芍18.75g，麦冬18.75g，地骨皮11.25g，阿胶11.25g。

【**药物组成**】大生地一两（酒炒），元参一两，白芍药五钱（酒炒），麦冬肉五钱，地骨皮三钱，阿胶三钱。

【**功能主治**】滋阴清热。主治肾水不足，虚热内炽，用于月经先期，量少色红，质稠黏，伴有潮热、盗汗，咽干口燥，舌红苔少，脉细数无力等证。

【**方义分析**】本方主治诸症皆为肾阴亏虚，阴不制阳，虚火内扰所致。清代傅山《傅青主女科》记载"又有先期经来只一、二点者，人以为血热之极也，谁知肾中火旺而阴水亏乎。……先期而来少者，火热而水不足也。……治之法不必泄火，只专补水，水既足而火自消矣，亦既济之道也。方用两地汤"。肾为先天之本，主藏精，寓元阳，主生殖。女子的天癸来源于肾气，肾气盛，天癸至，月经能按月如期来潮。素有"经病之由，其本在肾"之说。《古今医统大全·卷之八十四》记载"经水先期而来，过多不止。盖因肾水阴虚，不能镇守，待时相火助行故也"。肾水亏虚，虚火内扰，冲任、血海不宁，经血妄行，致经行先期，量少，色红或深红，质黏稠，形体消瘦，面赤颧红，潮热盗汗，咽干口燥，五心烦热，舌红，苔少或无苔，脉细数。治宜滋阴清热。

方中地黄补血滋阴，壮肾水，地骨皮直退骨蒸，骨中之热由于肾经之热，清其骨髓则肾气自清而又不损伤胃气，生地黄和地骨皮清骨中之热而滋肾阴共为君药。玄参滋阴降火，清热凉血，麦冬养阴生津，润肺清心，以滋水之上源而降心火，使心火不炎而水火既济共为臣药。白芍养血调经，敛阴止汗，阿胶补血滋阴，共为佐药。诸药合用，滋阴养液，凉血清热，纯用补水，水盛而火自平，阴血足则经水自旺，火炎息则经水依时。

配伍特点：育阴以潜阳，补阴以配阳。

【用法用量】

1.古代用法用量 水煎服。

2.现代用法用量 水煎服。

【药学研究】

1.资源评估 方中地黄、玄参、白芍、麦冬和地骨皮目前以人工栽培为主,阿胶以人工养殖为主。

地黄喜温暖气候,较耐寒,以阳光充足、土地深厚、疏松、肥沃的砂质土壤栽培为宜,主产区为河南、河北、山东、山西等地,其中主产于河南焦作地区的道地药材被称为怀地黄。

玄参喜温暖湿润气候,并有一定的耐寒耐旱能力,在海拔1000米以上地区均可种植,主要分布于安徽、江苏、浙江、福建、江西、湖南、湖北、贵州、陕西等地,以浙江地区产量大,质量好,其中浙江磐安、东阳、杭州等地所产玄参为传统的道地药材。

白芍喜湿温、耐寒冷,对土壤的要求相对较高,以肥厚、疏松的土壤为宜,主产于安徽亳州、浙江磐安、四川中江和山东菏泽等地,四川中江、渠县,浙江杭州等地也已建立了GAP基地。

麦冬喜温暖气候和较潮湿环境,稍能耐寒,以疏松肥沃,湿润和排水良好的中性或微碱性的夹砂土为好,以四川绵阳、三台县,浙江余姚、杭州所产者为道地。

地骨皮原植物枸杞适应性强,耐盐碱,耐沙荒,耐寒,喜凉爽、喜光、喜肥,萌蘖力强,主产于宁夏、内蒙古、甘肃、青海、新疆、陕西、河北等省,宁夏回族自治区的中宁、银川为道地产区。

中国境内人工养殖驴的祖先来自非洲野驴,开始自新疆、甘肃传入,养殖历史悠久,饲养管理方便,阿胶自东汉起以山东省东阿县所产的东阿阿胶最为正宗、道地,现主产于山东、浙江。

2.制剂研究

2.1 制备方法 原文载:“大生地一两(酒炒),元参一两,白芍药五钱(酒炒),麦冬肉五钱,地骨皮三钱,阿胶三钱,水煎服。”未说明详细的制备方法。

参考《医疗机构中药煎液室管理规范》,确定两地汤标准汤剂的制备方法:称取熟地黄37.50g,玄参37.50g,酒白芍18.75g,麦冬18.75g,地骨皮11.25g,置自动煎药陶瓷锅中,加9倍量水,加盖,浸泡1小时,武火煮沸后,转文火保持微沸1小时,8层纱布趁热滤过,滤渣加7倍量水,武火煮沸后,转文火保持微沸40分钟,8层纱布趁热滤过,合并滤液,加入阿胶11.25g溶化,趁热滤过,得标准汤剂。

2.2 制备工艺 原方是汤剂,将两地汤开发为颗粒剂(具有药效作用快、服用携带方便、体积较小等特点)。地黄为本方君药,地黄相关工艺研究可为两地汤的成型工艺研究提供有益参考。地黄配方颗粒:①评价指标选择,以干膏率、总多糖、苯乙醇苷类成分(焦地黄苯乙醇苷A1、毛蕊花糖苷、焦地黄苯乙醇苷B1和异毛蕊花糖苷)含量作综合值评价指标。②提取工艺的研究,采用$L_9(3^4)$正交试验法优选最佳提取工艺,最佳提取工艺为提取3次,分别加10,8,6倍量水,提取2.0,1.5,1.0小时。③颗粒成型工艺,生地黄提取物减压浓缩(-0.09MPa,60℃)至相对密度1.20~1.30(60℃)的稠膏;制粒方法选择湿法制粒,加适量糊精作为辅料,用量浸膏:糊精为2.5:1,以乙醇为黏合剂制粒,干燥即得颗粒。④量值传递情况,通过特征成分的含量测定,考察饮片、中间体和配方颗粒间量值传递效果,工艺一致性较好[1]。

3.质量控制 地黄和地骨皮为本方君药。林好等[2]采用HPLC建立了熟地黄的特征图谱,并对熟地黄主要成分毛蕊花糖苷及5-羟甲基糠醛进行定量分析,用以指导熟地黄炮制过程中质量控制。张艳丽等[3]采用UPLC-MS/MS同时测定熟地黄中鸟苷、肌苷、尿苷、尿嘧啶、腺苷、胞苷、腺嘌呤、次黄嘌呤8个核苷的含量,并用于指导不同厂家熟地黄饮片质量控制。张文婷等[4]建立了地黄及熟地黄HPLC特征图谱分析方法,并对其化学成分进行分析比较,揭示地黄炮制过程成分变化规律,单糖和寡糖类成分间的比例变化指标，可作为熟地黄炮制质量量化的判定标准。李艳英等[5]建立熟地黄饮片、标准汤剂、中间体、配方颗粒的HPLC特征图谱，并对其质量相关性进行评价。同时结合出膏率和毛蕊花糖苷转移率等指标，评价熟地黄配方颗粒制备工艺的科学性和合理性。苏磊等[6]建立了地骨皮中咖啡酰丁二胺、地骨皮乙与绿原酸的多指标含量测定方法，为地骨皮药材质量控制和评价奠定基础。董丹华等[7]通过对不同产地的15批次地骨皮药材进行研究，建立地骨皮药材水提液高效液相特征图谱。姚娜等[8]建立了地骨皮配方颗粒的HPLC特征图谱，确定了9个共有峰，完善和提高了地骨皮颗粒的质量控制标准。

玄参和麦冬为本方臣药。闫丹等[9]建立了玄参药材中哈巴苷、类叶升麻苷、安格洛苷C、哈巴俄苷、肉桂酸5种成分的一测多评法。刘昀蒂等[10]基于紫外检测器建立HPLC特征图谱的质量控制模式，并用于判别不同等级的玄参样品。袁培培等建立了玄参饮片的HPLC特征图谱及6种化学成分同时定量分析的方法[11]。顾志荣等[12]采用HPLC-ELSD建立了同时测定麦冬中麦冬皂苷B、麦冬皂苷D、麦冬皂苷D'、甲基麦冬二氢高异黄酮A、甲基麦冬二氢高异黄酮B含量的多指标含量测定方法。刘小康等[13]采用HPLC法建立麦冬特征图谱，确定20个共有峰，并用于分析不同产地麦冬的质量差异。建议通过对两地汤药材、饮片、物质基准、制剂质量的相关性分析，辨识两地汤的关键质量属性，建立能够保障两地汤安全、有效、质量稳定的多指标质量控制体系，并识别两地汤制剂生产过程中的关键工艺参数，加以控制，以期实现两地汤的全过程质量控制。

【药理研究】

1.药效作用　根据两地汤的功能主治进行了药效学研究，主要具有调节内分泌、降糖、降脂等作用。

1.1 与功能主治相关的药理作用

调节内分泌　两地汤给药剂量为10g/kg，连续给药10天，可降低拟更年期阴虚内热模型大鼠血清中的促性腺激素FSH、LH、RPL水平，对血清E2水平有增加作用同时可增加模型大鼠子宫质量增加阴道上皮细胞角化程度，对模型大鼠升高的肛温有明显降低作用[14]。

1.2 其他药理作用　两地汤可降低四氧嘧啶性糖尿病模型小鼠血糖和糖尿病高脂血症模型大鼠体重、血清甘油三酯、胆固醇和胰岛素水平[15]。

2.体内过程　毛蕊花糖苷为两地汤中君药地黄的有效成分之一，毛蕊花糖苷在大鼠和比格犬体内吸收符合一级动力学，比格犬的达峰时间和最大血药浓度是大鼠的两倍多，比格犬吸收的速率和清除率明显小于大鼠。大鼠单次灌胃给予40mg/kg的毛蕊花糖苷，其表观分布容积（L/kg）、达峰时间（min）、峰浓度（ng/ml）、半衰期（min）、清除率［L/(min·kg)］分别为：179.10、17.5、0.313、66.79、1.83；比格犬单次灌胃给予20mg/kg的毛蕊花糖苷，其表观分布容积（L/kg）、达峰时间（min）、峰浓度（ng/ml）、半衰期（min）、清除率［L/(min·kg)］分别为：31.16、41.25、0.893、93.27、0.23[16]。皮下注射乙酰苯肼联合环磷酰胺复制大鼠血虚模型，熟地黄醇提物1.0g/kg灌胃给药，采用高效液相色谱法测定不同时间点大鼠血浆中毛蕊花糖苷的血药浓度，与正常对照组比较，模型组大鼠相应剂量组药时曲线下面积［μg/(ml·h)］、表观分布容积（ml/kg）、清除率［L/(h·kg)］显著增加，分别为826.5、13.7、0.40[17]。毛蕊花糖苷灌胃后，可快速地分布到各主要组织，其中含量最高的为肠、肺、胃和肌肉，在其他组织中也有一定的分布，而且该药在脑中的含量高于子宫、肝、肾等组织，提示该药物会透过血脑屏障。通过尿液、粪便和胆汁排泄量较少，其可能主要通过代谢过程进行消除[18]。

【临床应用】

1.临床常用

1.1 临床主治病证　两地汤常用于治疗肾水不足，虚热内扰证，临床表现主要为月经提前，量少，色鲜红，质地黏稠，伴有颧红，手足心热，或午后夜间潮热盗汗，夜寐梦扰，咽干口渴等，临床应用以月经先期、量少、色鲜红，舌红苔少，脉细数无力为辨证要点。

月经先期　若午后及夜间潮热，颧红，手足心热等症状明显的，应加白薇、鳖甲、牡丹皮等以增加滋阴清虚热的作用；若见肾阴亏虚腰酸的宜加桑寄生、菟丝子、枸杞子等以补肾强腰；若挟有经行腹痛的加川楝子、延胡索以理气行血止痛；若有纳食减退的可加山楂、麦芽、山药，以健运脾胃；若出血量偏多的可加黄芩炭、茜草炭、黑蒲黄等以凉血收敛止血；若夜寐欠佳的加夜交藤、合欢皮以安神，方中麦冬可用朱砂拌炒；若口干的加天花粉、石斛以生津；若腹痛色黑有块，去阿胶，加延胡索炭，蒲黄炭；若经期持续过久，量不太多，加乌贼骨、茜草（炒炭）。气与血分不可离，关系最为密切，故可加制香附、乌药等以理气调经，益母草、月季花以活血调经，祛瘀生新。

1.2 名家名师名医应用

1.2.1 月经前后诸证　国医大师班秀文以两地汤治疗经行超前，量少而色红，心烦潮热而脉细数，治当滋肾壮水，养阴摄血，方药组成以两地汤治之，待其肾水一足则火自消，经行自调。

1.2.2 过早闭经　全国名中医陈慧侬对该病首次提出"天癸早竭诸症"的中医病名，临床总结出生脉散合两地汤合大补阴丸作为该病有效的治疗方剂[19]：太子参30g，麦冬10g，五味子10g，生地黄10g，玄参10g，地骨皮10g，白芍10g，阿胶（烊化）10g，熟地黄10g，知母10g，黄柏10g，龟甲（先煎）10g，黄芪30g。

2. 临床新用

两地汤在临床上常用于治疗生殖系统疾病，尤其对阴道不规则出血、围绝经期综合征、精液不液化、性功能障碍等疗效确切。

2.1 妇科疾病

2.1.1 阴道不规则出血　选取60例气阴两虚型月经先期症，随机分为研究组和对照组各30例。对照组给予珍芪补血口服液治疗，观察两组疗效。研究组给予两地汤加减治疗：生地黄12g，熟地黄9g，黄芩12g，黄柏12g，白芍12g，山药

15g，续断15g，炙甘草9g，炙黄芪30g，淫羊藿12g，菟丝子30g，五味子12g，制远志9g，石斛12g。每日1剂，水煎，早晚温服。于经期第7天开始服用，服6剂，共服18剂为1个疗程，连续3个疗程后观察疗效。结果：研究组总有效率为93.3%，对照组为70.0%[20]。

2.1.2 月经稀发　采用两地汤与醋酸甲羟孕酮分组对比治疗虚热型经期稀发各30例。对照组服用醋酸甲羟孕酮，研究组服用"两地汤"，地黄30g，玄参30g，白芍20g，麦冬15g，地骨皮20g，阿胶15g。自月经第3天开始用药，每次150ml，每日2次，1日1剂，连服5天，连服3个月经周期，3个月经周期为1个疗程。结果发现，研究组有效率为96.67%，对照组有效率为83.33%[21]。

选取80例置环后经期稀发患者，根据单双号随机分为对照组和研究组各40例。对照组患者采取西药安络血进行治疗，研究组患者采用中药两地汤加减进行治疗，药物组成：地黄30g、玄参30g、白芍15g、麦冬15g、地骨皮9g、阿胶9g。血瘀严重者加五灵脂、蒲黄；便秘者加郁李仁。以上所有中药均取水煎服，每剂煎至450ml，于患者经期第3天开始服用，每天1剂，分3次口服，连续治疗7天为1个疗程，共治疗3个疗程。经过治疗，研究组患者治疗后第1个月、第2个月的月经周期较对照组短，研究组患者总有效率为97.5%，对照组为80.0%[22]。

2.1.3 排卵期出血　两地汤联合乙烯雌酚治疗排卵期出血60例，治疗组于排卵前2~3天开始口服乙烯雌酚，每次0.25mg，每天1次，连服4~7天。并自月经干净第5天开始服用中药，直至基础体温上升3天后停服。对照组仅服用乙烯雌酚。研究组采用中药两地汤加减：熟地黄30g，生地黄、麦冬、玄参各15g，牡丹皮、地骨皮、阿胶珠、当归炭、白芍各10g，山药、山茱萸、续断、菟丝子各9g，荆芥炭6g。每天1剂，水煎，分2次服。共服3个月经周期。结果：研究组治愈24例，有效4例，无效3例，总有效率为93.33%。对照组治愈14例，有效9例，无效7

例，总有效率为76.67%[23]。

2.1.4 无排卵性功能性子宫出血　将60例肾阴虚型无排卵性功能性子宫出血患者随机分为2组各30例。对照组服用西药炔诺酮治疗，研究组在对照组治疗基础上同时服用加减两地汤水煎剂。处方：地黄30g，玄参、麦冬各15g，地骨皮20g，白芍、阿胶（烊化）各10g。出血（月经）期：出血量多者，加用茜草、地榆炭各15g，女贞子、墨旱莲、海螵蛸各30g，血余炭、蒲黄各10g；如出血量不多，可适当减少药味药量。每天1剂，水煎取150ml，分2次服用。非出血（非月经）期：加用当归10g，熟地黄20g，党参15g，女贞子、墨旱莲各30g，调整月经周期。连续治疗3个月经周期。结果显示，研究组总有效率为93.3%；对照组总有效率为86.7%[24]。

2.1.5 功能性子宫出血　选取功能性子宫出血患者88例，在随机数字法下分组为研究组、对照组。对照组以性激素行止血治疗，给予复康片，三合激素以及乙烯雌酚等进行治疗。研究组患者则采取中医药黄芪两地汤进行治疗，中药组方：黄芪30g，生地黄15g，熟地黄15g，阿胶10g，玄参15g，赤芍10g，栀子10g，牡丹皮10g，地骨皮15g，茜草10g，黄柏8g，甘草6g。针对出血量多者可增加菟丝子10g，吴茱萸10g，地榆炭10g，艾叶炭10g，1剂/天，水煎至250ml，分为早晚两次口服，以5剂作为一个疗程。结果：研究组对象的总体治疗有效率为97.73%，对照组为86.36%；研究组患者不良反应率为4.55%，对照组为18.18%[25]。

2.1.6 围绝经期综合征　选取170例围绝经期综合征患者，随机均分为研究组和对照组。对照组给予谷维素片，研究组运用两地汤加减：地黄、地骨皮、墨旱莲、女贞子各15g，白芍12g，麦冬、玄参各10g。加减：汗多者加浮小麦、牡蛎各15g；烦躁易怒者加龟甲15g；心悸者加磁石、夜交藤各20g，远志12g；头痛、高血压者加天麻、白蒺藜、珍珠母各15g；皮肤蚁走感加赤芍12g，防风、蝉蜕各10g。每日1剂，水煎服。经治疗1个疗程后，治疗组85例，总

有效率为92.94%；对照组85例，总有效率为74.12%[26]。

2.1.7 性功能障碍　将符合纳入标准的60例2型糖尿病伴性冷淡女性患者按随机数字表格法分为2组各30例，对照组采取常规治疗，研究组在对照组基础上加用蒺藜两地汤加减治疗，基本方：黄芪、山药各30g，石斛、天花粉各15g，金银花12g，白蒺藜、沙蒺藜、熟地黄、党参、生地黄、麦冬、五味子各10g。根据患者病症加减。每天1剂，水煎服，每次200ml，每天2次。1个疗程1个月，2组均干预3个疗程。结果显示，研究组总有效率为90.0%，对照组为66.7%[27]。

2.2 男科疾病

精液不液化　观察病例共61例，随机分为2组，其中研究组31例，对照组30例。对照组用知柏地黄汤治疗，研究组用加味两地汤：地黄、地骨皮各30g，麦冬、白芍、玄参、白薇、女贞子、墨旱莲各15g，石斛12g，阿胶10g。水煎服，每天1剂，4周为1个疗程。连续治疗2个疗程后，治疗组治愈28例，治愈率为90.30%，总有效率为93.55%，对照组为73.33%[28]。

【使用注意】服药期间禁食辛辣刺激性食物，严禁熬夜。

【按语】

1. 关于方的理解　两地汤出自清代著名医家傅山所著《傅青主女科》女科上卷，为治疗"经水先期"之方。傅氏认为妇人月经异常最是难以调理，要理清虚实辨清证候，用药方能有效，月经先期为肾火旺所导致的，水气的盛衰则会影响经量的多少。他指出月经先期而至量多，为火热亢盛而水气有余；月经先期而至量少，为火热亢盛而阴水不足，前者用清经汤，后者用两地汤。两地汤补法代替清法，滋阴以壮水，水足则火自灭，阴复而阳自秘，则经行如期而至。黄绳武先生指出"两地汤妙在壮水以制阳光……全方不犯若苦寒清热。重在甘寒养阴，育阴以潜阳，补阴以配阳，从而达到'水盛而火自平，阴生而经自调之目的'"。因"肾中火旺而阴水亏"，法当补水以泄火，故两地汤为治疗月经先期的代表方。

2.关于方中"大生地"为何种炮制品 两地汤原方组成为：大生地一两（酒炒），元参一两，白芍药五钱（酒炒），麦冬肉五钱，地骨皮三钱，阿胶三钱。追溯地黄的炮制历史沿革，生地黄具有酒炒、砂仁水炒、姜汁炒等，明代《本草纲目》载："生地黄酒炒则不妨胃，熟地黄姜汁炒则不泥膈"，《万病回春》曰："生地黄：白姜汁浸炒"，《古今医统大全》载："以砂仁水湿同生地黄炒"。查阅《傅青主女科》记载地黄使用品种为"大生地"和"大熟地"，推测两地汤中所使用地黄为生地黄的酒炒之品而并非为酒蒸之熟地黄。2005年版《河南省中药饮片炮制规范》中酒生怀地黄的炮制方法为：取生怀地黄片，照酒炙法炒至焦微。每100kg生怀地黄，用黄酒12kg。两地汤中所用地黄建议按照《中国药典》2020年版酒炙法进行炮制。

3.关于方中麦冬"去心"与"不去心"的理解 麦冬"去心"的炮制方法最早记载于汉代张仲景《金匮玉函经》，在南北朝陶弘景《本草经集注》中亦载："用之汤泽抽去心，不尔，令人烦，断谷家为要。"后世大多医家沿用了麦冬去心的炮制方法，认为"麦冬心令人烦"，主张其"去心"使用。直到明代《本草乘雅半偈》中明确提出麦冬"连心"使用："或以竹刀，连心切作薄片……入汤膏，亦连心用，方合上德全体。"清代《本草崇原》《神农本草经读》《重庆堂随笔》《本草述钩元》等都反对麦冬将"去心"使用。目前麦冬"去心"成分含量的影响尚未有定论，在临床使用中也未见麦冬心使人心烦的报道。《中国道地药材》及《中国药典》2020年版对麦冬的炮制方法未提及"去心"，主要采用净制的方法。考虑到麦冬心在麦冬块根中所占比例极小，且"去心"工艺费时费工，建议两地汤中麦冬药材不再使用"去心"的炮制方法。

参考文献

［1］杨锦，王羲雯，梁馨月，等.生地黄配方颗粒工艺优化及其量值传递研究［J］.中国药业，2021，30（10）：29-34.

［2］林好，冯娇，陈圻宇，等.基于HPLC多波长法测定两种熟地黄中有效成分的含量及指纹图谱分析［J］.中国食品添加剂，2020，31（11）：94-102.

［3］张艳丽，杨雁芸，白志尧，等.UPLC-MS/MS同时测定熟地黄中8个核苷类成分的含量［J］.药物分析杂志，2019，39（4）：608-614.

［4］张文婷，何佳，郭增喜，等.HPLC-ELSD特征图谱分析地黄炮制过程成分变化［J］.中国中药杂志，2020，45（16）：3877-3882.

［5］李艳英，陈建红，李雪梅.熟地黄饮片、标准汤剂、中间体、配方颗粒的相关性［J］.中国实验方剂学杂志，2020，26（3）：146-155.

［6］苏磊，姜艳艳，陈路晓，等.地骨皮中咖啡酰丁二胺、地骨皮乙素和绿原酸含量测定方法研究［J］.北京中医药大学学报，2018，41（5）：400-404.

［7］董丹华，刘玉军，于帅，等.不同产地地骨皮药材水提液高效液相特征图谱研究［J］.中国现代中药，2020，22（5）：703-706，714.

［8］姚娜，黄燕明，李雪银，等.地骨皮配方颗粒质量标准提高研究［J］.亚太传统医药，2019，15（7）：84-87.

［9］闫丹，江敏瑜，王云红，等.一测多评法在玄参药材质量控制中的应用［J］.中草药，2018，49（20）：4892-4898.

［10］刘昀蒂，邓静，龚梦佳，等.一种基于全波长UV建立HPLC指纹图谱的质量控制模式：以不同等级的玄参为例［J］.中国中药杂志，2020，45（19）：4652-4657.

［11］袁培培，赵真真，周文杰，等.不同产地玄参饮片高效液相色谱指纹图谱及6种化学成分含量测定［J］.中南药学，2019，17（5）：641-646.

［12］顾志荣，李芹，吕鑫，等.川麦冬、浙麦冬中8种成分测定及综合质量评价［J］.中成药，2021，43（6）：1513-1520.

［13］刘小康，王康宇，贡济宇，等.基于指纹图谱的麦冬质量差异性分析［J］.中药材，2021，4（1）：131-134.

［14］张丽萍，杜彩霞.两地汤煎剂对拟更年期阴虚内热大鼠模型的影响［J］.中医研究，2007，20（8）：25-26.

［15］张仲一，高岚，张莉，等.两地汤降糖降脂作用实验研究［J］.浙江中医杂志，2005，1（7）：299-301.

［16］霍仕霞，高莉，彭晓明，等.毛蕊花糖苷在大鼠、比格犬体内的药代动力学比较［J］.中国现代中药，2016，18（10）：1273-1278，1304.

［17］邓志军，刘若轩，齐耀群，等.毛蕊花糖苷在血虚模型大鼠体内的药动学研究［J］.中药材，2016，39（2）：395-397.

［18］霍仕霞，李建梅，高莉，等.毛蕊花糖苷在大鼠体内吸收、分布及排泄研究［J］.中国医院药学杂志，2016，36（6）：450-454.

［19］逯克娜，陈慧侬.陈慧侬治疗早发性卵巢功能不全的中医思路探颐［J］.时珍国医国药，2020，31（10）：2523-2524.

［20］张春秀，张惠萍.气阴两虚型月经先期症临床应用两地汤护理观察［J］.甘肃科技，2018，34（4）：107-108.

［21］李志伟，王琪.两地汤治疗虚热型经期延长的临床疗效观察［J］.贵阳中医学院学报，2011，33（1）：79-80.

［22］初青.两地汤加减治疗置环后经期延长临床研究［J］.亚太传统医药，2016，12（17）：144-145.

［23］李明州，王彩霞.两地汤联合乙烯雌酚治疗经间期出血临床观察［J］.实用中医药杂志，2008，24（4）：236.

［24］郑泳霞.加减两地汤联合炔诺酮治疗肾阴虚型崩漏30例疗效观察［J］.新中医，2011，43（12）：72-73.

［25］吕波.黄芪两地汤治疗功能性子宫出血88例观察核心思路分析［J］.世界最新医学信息文摘，2019，19（64）：183-184.

［26］陈宏.两地汤加减治疗围绝经期综合征85例［J］.浙江中医杂志，2010，45（7）：505.

［27］朱建红，张新军，龚巍.蒺藜两地汤加减辨治女性2型糖尿病伴性冷淡临床观察［J］.四川中医，2016，34（7）：119-121.

［28］沈坚华，李淑萍，邱云桥，等.加味两地汤治疗精液不液化症31例疗效观察［J］.新中医，2001，33（6）：23-24.

四妙勇安汤

清《验方新编》

Simiaoyongan Tang

【概述】四妙勇安汤最早见于清代陈士铎《石室秘录》卷四，《验方新编》卷二（清代鲍相璈）载其方药组成为："再用金银花、元参各三两，当归二两，甘草一两"，具有"清热解毒、活血止痛"之效，主治热毒型脱疽。本方临床使用具有用量大、效果佳、连续服用的特点。目前有报道进行了四妙勇安颗粒的制剂研究。四妙勇安汤主要具有抗炎、抗血栓、抗动脉粥样硬化、抗氧化应激等药理作用。临床常用于治疗热毒型血栓闭塞性血管炎，或其他原因引起的血管栓塞病变。现代常应用于心血管疾病、脑血管疾病等各类疾病，如用于治疗冠心病、心绞痛等疗效显著。

【历史沿革】

1.原方论述　清代鲍相璈所著《验方新编》载："此症生手、足各指，或生指头，或生指节、指缝。初生或白色痛极，或如粟米起一黄泡。其皮或如煮熟红枣，黑色不退，久则溃烂，节节脱落，延至手足背腐烂黑陷，痛不可忍……宜用顶大甘草，研极细末，用香麻油调敷……再用金银花、元参各三两，当归二两，甘草一两，水煎服。"该汤剂组成为：金银花、元参各三两，当归二两，甘草一两。水煎服。

2.同名异方　四妙勇安汤的同名异方分析见表91-1。

表91-1　四妙勇安汤同名异方分析表

朝代	作者	出处	药物组成	功能主治	制法及用法	变化情况（与原方比较）
无从考证	无从考证	《华佗神医秘传》	金银花三两，玄参三两，当归二两，甘草一两	主治脱骨疽	水煎服，连服十剂当愈	书中记载药物组成与用法用量与《验方新编》一致，但方名为"华佗治脱骨疽神方"。且有学者对此书出处进行考证，发现《华佗神医秘传》为托华佗之名所作，作者和成书年代有待继续探究
清	陈士铎	《石室秘录》卷四	金银花二两，当归二两，生甘草一两，玄参三两	疮口始能收敛而愈	四味药煎汤。日用一剂，七日仍服	本书记载此方有方无名，且对于书中金银花用量，其余历代古籍均记载为三两，此书记载为二两，可能为《石室秘录》版本传抄之误。且书中记载服用天数为七日非十日
清	陈梦雷	《古今图书集成·医部全录》	金银花、玄参各三两，当归二两，生甘草一两	疮口始能收敛而愈	四味药煎汤。日用一剂，七日仍服	除书中记载服用天数为七日非十日外，其余内容与《验方新编》记载一致
清	顾世澄	《疡医大全》卷四十	金银花、玄参各三两，当归二两，生甘草一两	疮口始能收敛而愈	四味药煎汤。日用一剂，七日仍服	除书中记载服用天数为七日非十日外，其余内容与《验方新编》记载一致

【名方考证】

1.本草考证

1.1 金银花　"金银花"之名最早见于《救荒本草》。经考证，本方所用金银花为忍冬科植物忍冬 Lonicera japonica Thunb.的干燥花蕾或带初开的花，与《中国药典》2020年版记载一致。

1.2 元参（玄参）　"元参"之名最早见于《神农本草经》。经考证，本方所用元参为玄参科植物玄参 Scrophularia ningpoensis Hemsl.的干燥根，与《中国药典》2020年版玄参记载一致。

1.3 当归　"当归"之名最早见于《神农本草经》。经考证，本方所用当归为伞形科植物当归 Angelica sinensis（Oliv.）Diels 的干燥根，与《中国药典》2020年版记载一致。

1.4 甘草　"甘草"之名最早见于《神农本草经》。经考证，本方所用甘草为豆科甘草属甘草 Glycyrrhiza uralensis Fisch.的干燥根和根茎。《中国药典》2020年版记载甘草为豆科植物甘草 Glycyrrhiza uralensis Fisch.、胀果甘草 Glycyrrhiza inflata Bat.或光果甘草 Glycyrrhiza glabra L.的干燥根和根茎。

2.炮制考证　四妙勇安汤中未明确药味炮制方法，故本方药物应全为生品。

3.剂量考证

3.1 原方剂量　金银花、元参各三两，当归二两，甘草一两。

3.2 折算剂量　清代1两合今之37.3g，1钱合今之3.73g。故处方量为金银花、玄参各111.9g，当归74.6g，甘草37.3g。

3.3 现代用量　根据全国中医药行业高等教育"十四五"规划教材《方剂学》，处方量为金银花、玄参各90g，当归60g，甘草30g。

【药物组成】金银花、元参各三两，当归二两，甘草一两。

【功能主治】清热解毒，活血止痛。主治：脱疽，热毒炽盛，症见患肢黯红微肿灼热，溃烂腐臭，头痛剧烈，或见发热口渴，舌红脉数。用于血栓闭塞性脉管炎、下肢动脉硬化闭塞症、急性动脉栓塞、冠心病等证。

【方义分析】本方主治诸症皆为火毒内郁，血行不畅，瘀阻经脉所致，遂成热毒脱疽之证。热毒壅滞血脉，以致局部气血凝滞，经脉瘀阻不通，故见患肢暗红微肿、疼痛剧烈；火毒内郁，肉腐血败，故见患肢灼热、溃烂腐臭，甚则脚趾节节脱落；热毒内扰，耗伤津液，故见烦热口渴、舌红、脉数。治宜清热解毒，活血止痛。

方中金银花甘寒入心，善于清热解毒，为君药；玄参滋阴泻火，助金银花气血两清，为臣药；当归和血养血，为佐药；甘草和中解毒，为使药。诸药合用，使清热解毒、活血化瘀，则诸症可愈。

配伍特点：清养结合，毒瘀并祛。

【用法用量】

1.古代用法用量　水煎服。

2.现代用法用量　水煎服。

【药学研究】

1.资源评估　方中金银花、玄参、当归、甘草目前均以人工栽培为主。

金银花生态适应性较强，喜温耐寒、喜光、喜湿润，耐旱、耐涝、对土壤的要求不严，多栽培于海拔600~1200m地形开阔、遮阴较少的地区，以湿润、肥沃、深厚、pH值5.8~8.5的沙壤土为宜。目前金银花药材主产于河南、山东，其中尤以河南新密为道地产区，所产银花质量最佳，商品称"密银花"。

玄参喜温暖湿润气候，并有一定的耐寒耐旱能力。适应性较强，在海拔1000m以上地区均可种植，通常以土层深厚、肥沃、疏松、排水性良好的土地为宜。目前玄参药材分布于安徽、江苏、浙江等地，浙江磐安、东阳、杭州等地所产玄参为传统的道地药材。

当归在微酸性至中性土壤中生长较好，宜选择土层深厚，肥沃疏松，排水良好，富含有机质的砂壤土、腐殖土，忌连作，轮作期2~3年。当归主产于甘肃岷县、渭源、漳县、武都、文县一带及云南省曲靖市沾益县，其中以岷县所产的"岷归"产量最大，质量最佳。

甘草喜凉爽、干燥气候，喜光、耐旱、耐寒，对土壤适应性较强，甘草原野生于草原钙质土上，是抗盐性很强的植物，在我国北方地区分布广泛，主产于内蒙古、甘肃、宁夏、新疆，以

内蒙鄂尔多斯的杭锦旗、阿拉善盟阿拉善旗及甘肃、宁夏所产品质最佳。

2.制剂研究

2.1 制备方法　原文载："金银花、元参各三两，当归二两，甘草一两，水煎服"。未说明详细的制备方法。

参照《医疗机构中药煎药室管理规范》（国中医药发〔2009〕3号）和文献确定四妙勇安汤标准汤剂的制备方法为：取金银花111.9g、玄参111.9g、当归74.6g、甘草37.3g置于陶瓷锅中，加20倍水，加盖，浸泡60分钟，武火加热至沸腾，文火保持微沸继续煎煮60分钟，2层纱布趁热过滤，60℃减压浓缩，定容至1000ml，即得四妙勇安汤标准煎液[1]。

2.2 制备工艺　原方是汤剂，现代有报道对四妙勇安汤进行颗粒剂的研究[2]：①指标性成分分析方法的建立，应用HPLC法对方中哈巴苷、绿原酸、阿魏酸、甘草苷、哈巴俄苷、甘草酸六个成分进行定量检测，此法主要用于药材提取、纯化条件的筛选和含量测定分析。②药材提取、纯化工艺的研究，以指标成分含量、干浸膏得率和醇浸膏得率为指标，采用正交设计法优选出提取工艺为：金银花、玄参加水提取3次，第一次加8倍量水，浸泡60分钟，第二次加6倍量水，第三次加6倍量水，每次煎煮30分钟。甘草水提取工艺为提取2次，第一次加8倍量水，浸泡60分钟，第二次加6倍量水，每次煎煮30分钟。以醇沉后滤液的干浸膏减少率、指标成分转移率为考察指标，采用多指标综合评价方法优选出醇沉最佳工艺。药材提取液纯化最佳工艺为：金银花、玄参水提液药液浓缩比为1：1，醇提体积分数为80%，静置12小时。③成型工艺采用减压干燥（条件：真空度为–0.08~–0.09Mpa，60℃干燥至干膏），干膏粉碎成细粉，按照干浸膏粉：糊精=1：0.15比例加入糊精，混匀，采用压片机压片，破碎，过筛，即得颗粒。考察其流动性和临界相对湿度。④四妙勇安汤质量控制，应用TLC法对金银花和玄参进行定性鉴别。应用HPLC法同时测定方中哈巴苷、绿原酸、阿魏酸、甘草

苷、哈巴俄苷和甘草酸的含量，并建立HPLC指纹图谱质量评价方法。

3.质量控制 该方含有有机酸、环烯醚萜苷类、挥发油、多糖等物质，可以将其作为质量控制的指标。现有文献报道采用HPLC法建立了经典名方四妙勇安汤特征图谱[3]。

【药理研究】

1.药效作用 根据四妙勇安汤的功能主治进行了药效学研究，主要具有抗炎、抗血栓、抗动脉粥样硬化、抗氧化应激等作用。

1.1 与功能主治相关的药理作用

1.1.1 抗炎 四妙勇安汤灌胃给药剂量为生药22.5g/kg，连续给药70天，可抑制动脉粥样硬化家兔模型斑块区的NF-κB p65亚基的表达，并在各时间点均有不同程度的降低炎症因子IL-1、TNF-α和MCP-1水平的作用[4]。四妙勇安汤给药剂量为200μg/ml，孵育24小时，可降低单核-巨噬细胞炎症模型炎症因子IL-1β表达[5]。

1.1.2 抗血栓 四妙勇安汤灌胃给药剂量为每天4g，连续给药7天，能够显著降低大鼠股骨干骨折术后模型的D-二聚体水平，延长凝血酶原时间，升高抗凝血酶Ⅲ水平，有效抑制大鼠骨折术后静脉血栓及凝血[6]。四妙勇安汤灌胃给药剂量为8g/kg或者16g/kg，连续给药3天后，可显著延长小鼠尾出血时间和毛细玻管凝血时间，明显抑制大鼠血栓形成[7]。

1.1.3 抗动脉粥样硬化 四妙勇安汤每日灌胃给药剂量为9g/kg、18g/kg、36/kg（小、中、大剂量组），给药42天降低了新西兰动脉粥样硬化家兔模型的血脂生化指标TG、TC和LDL-C和自噬相关因子mTOR的mRNA表达，升高血脂生化指标HDL-C和自噬相关因子Atg5 mRNA及Beclin1mRNA的表达，抑制家兔动脉粥样硬化[8]。四妙勇安汤灌胃每日给药剂量为11.7mg/kg，连续给药56天，能减轻动脉粥样硬化模型小鼠的主动脉斑块面积，通过调节MMP-9，TIMP-1的表达，降低斑块外膜滋养血管通透性，稳定易损斑块，治疗动脉粥样硬化[9]。四妙勇安汤灌胃每日给药剂量为11.7mg/kg，连续给药56天，可调节动脉粥样硬化模型小鼠的HIF-1α-Apelin/APJ信号通路，抑制滋养血管新生[10]。

1.2 其他药理作用 四妙勇安汤能够显著降低动脉粥样硬化家兔模型的MDA水平，抑制动脉粥样硬化家兔的氧化应激反应[11]。同时四妙勇安汤能明显增加缺氧损伤的HUVEC存活率，降低其缺氧内皮细胞乳酸脱氢酶漏出量，增加血管内皮生长因子的生成，促进血管新生[12]。

2.安全性评价 四妙勇安汤活性部位一次性灌胃给药对小鼠最大耐受量＞6.0g（相当于人日推荐量的360倍）；对大鼠最大耐受量＞3.0g（相当于人日推荐量的180倍）。四妙勇安汤灌胃给药没有明显毒性[13]。

3.体内过程 金银花中绿原酸在大鼠体内的吸收呈二室模型分布，消除半衰期为（0.38±0.11）h；$AUC_{0\to\infty}$为（2591.87±784.21）（μg·h)/L[14]。

【临床应用】

1.临床常用

1.1 临床主治病证 四妙勇安汤常用于治疗脱疽、热毒炽盛证，临床表现主要为患肢暗红微肿灼热，溃烂腐臭，疼痛剧烈，或发热口渴，舌红脉数等，本方适用于热毒较甚而有阴血耗伤之脱疽，临床应用以患处红肿痛甚，烦热口渴，舌红，脉数为辨证要点。

脱疽 治疗患肢肿胀明显，属湿热重者，加防己、泽泻、黄柏以清热祛湿，如加入毛冬青、丹参以增强清热解毒、活血通络作用；痛剧加乳香、没药以活血行气定痛；烦热口渴者加牡丹皮、生地黄以清热养阴；瘀阻明显者加桃仁、红花活血祛瘀；患肢肿胀明显，属湿热重者，加防己、泽泻、黄柏以清热祛湿[15]。

1.2 名家名师名医应用

1.2.1 皮肤血管炎 国医大师禤国维以四妙勇安汤为基本方加减治疗风湿热结，气血瘀滞所致的皮肤血管炎，治以清热祛湿、祛风活血，方药组成以四妙勇安汤加牛蒡子15g、薏苡仁20g、白术15g等[16]。

1.2.2 心肌梗死 国医大师任继学教授运用

四妙勇安汤加减治疗气化功能阻滞、经络循行不畅所致的心肌梗死。方药组成以四妙勇安汤加生蒲黄（包煎）15g，五灵脂（包煎）10g，麦冬15g等[17]。

1.2.3 痤疮 国医大师刘尚义运用四妙勇安汤加减治疗因毛囊阻塞、皮脂分泌过多引起的痤疮，方药组成以四妙勇安汤加石决明（先煎）20g，白花蛇舌草20g，半枝莲20g，地肤子20g等[18]。

2.临床新用 四妙勇安汤在临床上广泛用于治疗心血管疾病、脑血管疾病等。尤其对冠心病、心绞痛等疗效确切。

2.1 心血管疾病

2.1.1 冠心病 将103例患者采用随奇偶数分法分组，奇数者分为对照组，共计52例，偶数者归为研究组共计51例，对照组患者采用西医治疗，口服肠溶阿司匹林片100mg/d，辛伐他汀10mg/d，硝酸异山梨酯片150mg/d。同时服用β受体拮抗剂、钙通道拮抗剂，必要时需住院治疗：经静脉注射血塞通注射液、丹参注射液或舒血宁注射液等。研究组在西医治疗基础上加用四妙勇安汤合枳实薤白桂枝汤治疗。具体方药组成：金银花15g、玄参15g、当归15g、全瓜蒌15g、薤白15g、枳实10g、厚朴10g、桂枝6g、甘草3g。加清水适量浸泡后煎煮，取汁40ml，每日1剂，分早晚2次温服。连续用药12周，对比两组的临床疗效和不良反应发生率。结果显示，研究组总有效率为94.1%，对照组的总有效率为80.8%[19]。

2.1.2 心绞痛 将80例患者采用随机数字表法分为研究组和对照组，对照组和研究组各40例患者。对照组给予常规治疗。研究组在对照组基础上使用四妙勇安汤加减治疗。具体方药组成：丹参20g，当归20g，玄参10g，金银花20g，甘草10g。诸药加水600ml，水煎服，每日1剂，分两次口服。随证加减：若失眠多梦者加酸枣仁10g、远志10g；若自汗、盗汗严重者加麻黄根10g；若咳嗽严重，不能平卧者加桑白皮15g、葶苈子15g；若阴虚火旺严重者加黄柏10g、知

母10g；若心阳虚衰严重者加附子10g。2周为1个疗程。治疗1个疗程。治疗后，两组患者的缺血次数、缺血时间、缺血总负荷均较本组治疗前改善[20]。

2.2 脑血管疾病

高血压脑出血 将64例高血压脑出血患者随机分为对照组与研究组。对照组为常规西医治疗，包括严格卧床、尽量少搬动病人、监测生命体征、使用脱水剂降低颅内压、降血压等，酌情使用止血剂和其他支持对症治疗。研究组在常规治疗的基础上增加四妙勇安汤加味：金银花60~90g，玄参60~90g，当归50~60g，甘草20~30g，郁金10g，白茅根20g，枸杞子15g。服用方法：上药头煎加水500ml，煎成200ml，二煎加水400ml，煎成200ml，每次服200ml，早晚各服1次。每日1剂，7剂为1个疗程。结果显示，研究组总有效率为94.1%，对照组的总有效率为80.8%[21]。

【使用注意】 脱疽属阴寒型及气血两虚型者，不宜用本方；肢体坏死及有死骨者，宜结合手术摘除死骨。在选择剂量时，应考虑患者年龄、体质、耐受度等因素进行综合判断。本方不适合用于脾胃虚寒者，可能会引起大便稀溏甚或腹泻。只作加味，不作减味，外科、皮肤科病用药剂量较大，内科病用药剂量较小。

【按语】

1.方名探析，"勇"而非"永" "四妙"者，是因本方所含药味仅四味，功效绝妙，且量大力专，服药之后，勇猛迅速，使邪祛病除，患者身体平安健康，故称"四妙勇安汤"。但关于此方方名中的"勇"字多与"永"字混用。例如河北《沧县志》"（释迦宝山）逐渐完善制剂形成四妙永安汤"的记载，目前也有关于"四妙永安汤"的报道[22-23]。通过查阅文献可知，清代及以前的四妙勇安汤本草相关记载均有方而无名，此方名是记者吕民在1956年《中医治疗动脉栓塞性坏疽症的成效》一文中首先报道，由河北沧县兴国安乐寺住持僧人释迦宝山和沧县专区医院孙方轩商议拟定。二人取"四妙"在于体现四药之配

伍精巧，效果神妙之意。从字面上解释，"勇"是指药量大、作用强，"安"是指疗效好[24]。故认为"勇"在此处本意想表达的"药量大、作用强"，表达为"如人之勇猛"，取"猛药去疴"之意，而用"永"字表达则无此意义；"安"是指使异常凶险的病情转危为安。由此可见，"四妙勇安汤"之名则更为贴切。

2. 方源追溯，首见清代 关于本方方源问题，有文章认为本方首见于华佗《神医秘传》[25]，但查阅文献得知，有学者对此进行考证，查阅多种古书籍均未见有《神医秘传》一书的记载，故无从考究。故认为本方首见于清代《验方新编》卷二，有方而无名，现方名出自《中医杂志》中《中医治疗动脉栓塞性坏疽症的成效》一文[26]。因此，从现能掌握的文献来看，将本方方源定为方出《验方新编》卷二，名见《中医治疗动脉栓塞性坏疽症的成效》一文较为确当。

3. 临床用量，因证而定 梳理记载四妙勇安汤的古籍可知，《华佗神医秘传》《古今图书集成·医部全录》《疡医大全》《验方新编》均记载为"金银花三两，当归二两，生甘草一两，玄参三两"，但《石室秘录》中四妙勇安汤组成中仅金银花用量变成了二两，古籍记载言"药味不可减少，减则不效"，故《石室秘录》记载差异可能为版本传抄之误导致。《方剂学》亦根据古籍《验方新编》的记载，确定四妙勇安汤剂量为"银花三两，玄参三两、当归二两、甘草一两"。四妙勇安汤作为内服的方剂，每日1剂，服药期间不能间断，直到病者痊愈，坏肉脱下，好肉长成为止。经沧县专区医院（时为天津市津沧医院）的治疗血栓闭塞性脉管炎120例的统计，发现四妙勇安汤的服药剂量少则10剂，多则200剂以上，平均服药139剂[27]。然而与历代古籍中"七日仍服，疮口始能收敛而愈""一连十剂，永无后患"并不相同。由此可见，四妙勇安汤作为治疗脱疽的"神方"，原方记载的七日愈或是十日愈应该是适用于疾病的初期。而现代所用的较大剂量，则广泛用于脱骨疽的中后期，甚至出现

坏疽的严重病情所使用的，因此服药时间长，剂量大。临床应采纳历代古籍所记载的剂量，并以此为准，针对脱骨疽病情做到早期诊断早期治疗，以达到取得更好疗效的目的。此外，还应在临床上进一步探索验证，同时需要开展相关动物实验和临床观察研究，观察其具体疗效，探讨其发挥作用的机制[28]。

参考文献

[1] 郭子娴，郑亮，王梦月，等.四妙勇安汤标准煎液煎煮工艺的建立[J].中成药，2021，43（5）：1300-1304.

[2] 卜洪鹏.四妙勇安颗粒制备工艺及其质量标准研究[D].济南：山东中医药大学，2016.

[3] 李彩霞，王翀，姜艳艳，等.四妙勇安汤水提物HPLC特征图谱研究[J].北京中医药大学学报，2018，41（4）：329-335.

[4] 张军平，李明，李良军，等.四妙勇安汤调控核因子-κB活性及抑制相关炎症因子的实验研究[J].中华中医药杂志，2010，25（3）：372-376.

[5] 李慧.四妙勇安汤及活性成分体内代谢与抗炎作用机制研究[D].北京：北京中医药大学，2020.

[6] 邹文，范少勇，周明，等.四妙勇安汤对大鼠股骨干骨折术后抗凝作用的实验研究[J].中国中医药现代远程教育，2019，17（5）：106-108.

[7] 陈真，蒋建勤，于忠晓.四妙勇安提取物对血液凝固和血栓形成的影响[J].中国药科大学学报，1999，30（6）：43-45.

[8] 于红红，唐飞，喻旭梅，等.四妙勇安汤对动脉粥样硬化模型兔自噬相关因子的影响[J].亚太传统医药，2020，16（7）：23-25.

[9] 漆仲文，李萌，朱科，等.四妙勇安汤对动脉粥样硬化小鼠动脉血管斑块外膜滋养血管通透性的影响[J].中国实验方剂学杂志，2019，25（11）：24-28.

[10] 李萌，张军平，朱科，等.四妙勇安汤调控滋养血管网重建稳定ApoE~（-/-）小鼠动脉粥样硬化易损斑块的实验研究[J].世界科学技术-中

医药现代化，2017，19（12）：1989-1997.

［11］张军平，许颖智，李明，等.四妙勇安汤对动脉粥样硬化模型兔氧化应激及炎症反应的影响［J］.中医杂志，2010，51（1）：72-74.

［12］刘真，魏运湘，于慧卿，等.四妙勇安汤对缺氧人脐静脉内皮细胞的影响［J］.中国中医药信息杂志，2010，17（5）：31-33.

［13］聂波，徐冰，陈立新，等.四妙勇安汤活性部位灌胃给药的急性毒性实验研究［J］.河北中医，2017，39（1）：100-103.

［14］周于禄，曾嵘，裴奇，等.金银花提取物中绿原酸在大鼠体内药动学和生物利用度的研究［J］.中国医院药学杂志，2016，36（3）：164-167.

［15］李红刚.四妙勇安汤临床运用举隅［J］.中国民间疗法，2011，19（8）：40-41.

［16］郑伟娟，熊佳，朱培成，等.国医大师禤国维应用四妙勇安汤治疗皮肤血管炎经验［J］.中华中医药杂志，2019，34（8）：170-172.

［17］赵益业，任宝琦.任继学教授诊治真心痛（心肌梗塞）经验［J］.湖北民族学院学报（医学版），2010，27（4）：49-50.

［18］李娟，杨柱，陈杰，等.国医大师刘尚义巧用四妙勇安汤加减临证经验［J］.山东中医杂志，2018，37（9）：775-777.

［19］朱寅圣.四妙勇安汤合生脉饮治疗冠心病120例［J］.时珍国医国药，2007，18（11）：2824.

［20］韩岩辉.四妙勇安汤加减对心血瘀阻型慢性稳定型心绞痛心肌缺血患者的临床效果观察［J］.中国现代药物应用，2019，13（4）：136-137.

［21］蒋士生，贺双腾，韩育明，等.四妙勇安汤加味治疗高血压脑出血的临床运用体会［J］.中国中医基础医学杂志，2011，17（4）：413-416，418.

［22］赵京锋.加味四妙永安汤治疗痛风43例疗效观察［J］.大家健康（学术版），2014，8（7）：43-44.

［23］张勇.四妙永安汤加味治疗急性痛风性关节炎140例［J］.西部中医药，2012，25（7）：59-60.

［24］孙万才.探讨四妙勇安汤治疗脱疽方名与由来［C］.天津：中华中医药学会周围血管病分会第一届学术大会，2007.

［25］张军平，李明，李良军，等.四妙勇安汤调控核因子-κB活性及抑制相关炎症因子的实验研究［J］.中华中医药杂志，2010，25（3）：372-376.

［26］吕民.中医治疗动脉栓塞性坏疽症的成效［J］.中医杂志，1956，7（8）：409-410.

［27］天津市津沧医院.中西医结合治疗血栓闭塞性脉管炎120例的观察［J］.天津医药杂志，1960，12（7）：475.

［28］赵红霞，于智敏，耿颖，等.四妙勇安汤方源探析［J］.中国中药杂志，2020，45（5）：1209-1212.

身痛逐瘀汤

清《医林改错》

Shentongzhuyu Tang

【概述】身痛逐瘀汤之名首见于清代王清任《医林改错》下卷"痹证有瘀血说"，其方药组成为"秦艽一钱，川芎二钱，桃仁三钱，红花三钱，甘草二钱，羌活一钱，没药二钱，当归三钱，灵脂（炒）二钱，香附（一钱），牛膝（三钱），地龙（二钱，去土）"，具有活血祛瘀、祛风除湿之效，主治瘀阻脉络之肢体或关节疼痛等症。清代以来的医药学家多以身痛逐瘀汤消一身经络之瘀。目前有报道进行了身痛逐瘀汤片剂的制剂研究。身痛逐瘀汤主要具有抗炎、镇痛、抗血栓、抗脑缺血、神经保护、免疫调节、抗风湿、抗癌性疼痛等药理作用。临床上多应用于治疗气血痹阻经络所致痹证诸痛，现代广泛应用于风湿免疫病、神经系统疾病、骨科疾病、内分泌与代谢性疾病等各类病症，如用于治疗类风湿关节炎、坐骨神经痛、带状疱疹后遗神经痛、腰椎间盘突出、肩关节周围炎、颈椎病、椎管狭窄、骨质疏松、糖尿病周围神经病变等疗效显著。

【历史沿革】

1.原方论述 清代王清任《医林改错》载："凡肩痛、臂痛、腰痛、腿痛或周身疼痛，总名曰痹证。明知受风寒，用温热发散药不愈；明知有湿热，用利温降火药无功。久而肌肉消瘦，议论阴亏，随用滋阴药又不效。至此便云：病在皮脉，易于为功；病在筋骨，实难见效。因不思风寒湿热入皮肤，何处作痛。入于气管，痛必流走；入于血管，痛不移处。如论虚弱，是因病而致虚，非因虚而致病。总滋阴，外受之邪，归于何处？总逐风寒，去湿热，已凝之血，更不能活。如水遇风寒，凝结成冰，冰成风寒已散。明此义，治痹证何难。古方颇多，如古方治之不效，用身痛逐瘀汤"。该汤剂组成：秦艽一钱，川芎二钱，桃仁三钱，红花三钱，甘草二钱，羌活一钱，没药二钱，当归三钱，灵脂（炒）二钱，香附一钱，牛膝三钱，地龙（去土）二钱；若兼见湿热，可加苍术、黄柏；久病气虚，可加黄芪。水煎服。

2.后世发挥 因本方创制年代较晚，来源于清代，故有关身痛逐瘀汤的古籍记载较少，其后世发挥主要体现在清代，介绍如下。

消一身经络之瘀 清代俞根初《重订通俗伤寒论》载："消一身经络之瘀，如王氏身痛逐瘀汤（羌活、秦艽、川芎、杜红花、制香附各一钱，全当归三钱、淮牛膝、酒炒地龙各二钱，光桃仁、净没药各钱半，炙甘草八分，陈酒、童便各半煎）"。清代何廉臣校订《重订广温热论》载："至于专门消瘀，当分部位。消一身经络之瘀，羌防行痹汤（……《顾氏医镜》方）、身痛逐瘀汤（羌活、秦艽、川芎、杜红花、制香附各一钱，全当归三钱、五灵脂、淮牛膝、酒炒地龙各二钱，原桃仁、净没药各钱半，炙甘草一钱。王清任《医林改错》方）二方最灵"。

3.同名异方 身痛逐瘀汤的同名异方分析见表92-1。

表92-1 身痛逐瘀汤同名异方分析表

朝代	作者	出处	药物组成	功能主治	制法及用法	变化情况（与原方比较）
清	俞根初	《重订通俗伤寒论》	羌活、秦艽、川芎、杜红花、制香附各一钱、全当归三钱、淮牛膝、酒炒地龙各二钱、光桃仁、净没药各钱半、炙甘草八分	消一身经络之瘀	陈酒童便各半煎药	该方与《医林改错》身痛逐瘀汤组方相同，而具体药物用量有所差异，且部分药物的炮制方法有所差异。制法中加以陈酒童便煎煮
清	何廉臣	《重订广温热论》	羌活、秦艽、川芎、杜红花、制香附各一钱，全当归三钱、五灵脂、淮牛膝、酒炒地龙各二钱，原桃仁、净没药各钱半，炙甘草一钱	消一身经络之瘀	未记载制法及用法	该方与《医林改错》身痛逐瘀汤组成相同，而具体药物用量有所差异，且部分药物的炮制方法有所差异

【名方考证】

1. 本草考证

1.1 桃仁 "桃仁"之名最早见于《神农本草经》。经考证，本方所用桃仁为桃类植物的干燥成熟种子。《中国药典》2020年版载桃仁为蔷薇科植物桃 *Prunus persica*（L.）Batsch 或山桃 *Prunus davidiana*（Carr.）Franch. 的干燥成熟种子。

1.2 红花 "红花"之名最早见于《金匮要略》。经考证，本方所用红花为菊科植物红花 *Carthamus tinctorius* L. 的干燥花，与《中国药典》2020年版红花记载一致。

1.3 当归 "当归"之名最早见于《神农本草经》。经考证，本方所用当归为伞形科植物当归 *Angelica sinensis*（Oliv.）Diels 的干燥根，与《中国药典》2020年版当归记载一致。

1.4 川芎 "川芎"以"芎䓖"之名最早见于《神农本草经》。经考证，本方所用川芎为伞形科植物川芎 *Ligusticum chuanxiong* Hort. 的干燥根茎，与《中国药典》2020年版川芎记载一致。

1.5 秦艽 "秦艽"之名最早见于《神农本草经》。经考证，本方所用秦艽为龙胆科植物秦艽 *Gentiana macrophylla* Pall.、麻花秦艽 *Gentiana straminea* Maxim.、粗茎秦艽 *Gentiana crassicaulis* Duthie ex Burk. 或小秦艽 *Gentiana dahurica* Fisch. 的干燥根。与《中国药典》2020年版记载一致。

1.6 羌活 "羌活"作为独活的异名最早见于《神农本草经》。经考证，本方所用羌活为伞形科羌活属植物羌活 *Notopterygium incisum* Ting ex H. T. Chang 的干燥根茎和根。《中国药典》2020年版载羌活为伞形科植物羌活 *Notopterygium incisum* Ting ex H. T. Chang 或宽叶羌活 *Notopterygium franchetii* H. de Boiss. 的干燥根茎和根。

1.7 地龙 "地龙"以"白颈蚯蚓"之名最早见于《神农本草经》。经考证，本方所用地龙为钜蚓类动物的干燥体。《中国药典》2020年版载地龙为钜蚓科动物参环毛蚓 *Pheretima aspergillum*（E.Perrier）、通俗环毛蚓 *Pheretima vulgaris* Chen、威廉环毛蚓 *Pheretima guillelmi*（Michaelsen）或栉盲环毛蚓 *Pheretima pectinifera* Michaelsen 的干燥体。

1.8 灵脂（五灵脂） "灵脂"之名最早见于《开宝本草》。经考证，本方所用灵脂为鼯鼠科鼯鼠属动物复齿鼯鼠 *Trogopterus xanthipes* Milne-Edwards 的干燥粪便，与《陕西省药材标准》2015年版五灵脂记载一致。

1.9 没药 "没药"之名最早见于《开宝本草》。经考证，本方所用没药为橄榄科没药属植物地丁树 *Commiphora myrrha* Engl. 或同属近缘植物相符的干燥树脂。《中国药典》2020年版载没药为橄榄科植物地丁树 *Commiphora myrrha* Engl. 或哈地丁树 *Commiphora molmol* Engl. 的干燥树脂。

1.10 牛膝 "牛膝"之名最早见于《神农本草经》。经考证，本方所用牛膝为苋科植物牛膝 *Achyranthes bidentata* Bl. 的干燥根，与《中国药典》2020年版牛膝记载一致。

1.11 香附 "香附"之名最早见于《名医别录》。经考证，本方所用香附为莎草科植物莎草 *Cyperus rotundus* L. 的干燥根茎，与《中国药典》2020年版记载一致。

1.12 甘草 "甘草"之名最早见于《神农本草经》。经考证，本方所用甘草为豆科甘草属甘草 *Glycyrrhiza uralensis* Fisch. 的干燥根茎和根。《中国药典》2020年版载甘草为豆科植物甘草 *Glycyrrhiza uralensis* Fisch.、胀果甘草 *Glycyrrhiza inflata* Bat. 或光果甘草 *Glycyrrhiza glabra* L. 的干燥根茎和根。

2. 炮制考证

2.1 灵脂（五灵脂） 身痛逐瘀汤中灵脂的炮制方法为"炒"。现代炮制品有醋炒五灵脂。

2.2 其他 其他药味应为生品。

3. 剂量考证

3.1 原方剂量 秦艽一钱，川芎二钱，桃仁三钱，红花三钱，甘草二钱，羌活一钱，没药二钱，当归三钱，灵脂（炒）二钱，香附一钱，牛膝三钱，地龙（去土）二钱。

3.2 折算剂量 清代1钱合今之3.73g，故处方量为：秦艽3.73g，川芎7.46g，桃仁11.19g，红花11.19g，甘草7.46g，羌活3.73g，没药7.46g，当归11.19g，灵脂（炒）7.46g，香附3.73g，牛膝11.19g，地龙（去土）7.46g。

3.3 现代用量 根据全国中医药行业高等教育"十四五"规划教材《方剂学》及现代临床常用剂量，处方量为秦艽3g，川芎6g，桃仁9g，红花9g，甘草6g，羌活3g，没药6g，当归9g，灵脂（炒）6g，香附3g，牛膝9g，地龙（去土）6g。

【药物组成】秦艽一钱，川芎二钱，桃仁三钱，红花三钱，甘草二钱，羌活一钱，没药二钱，当归三钱，灵脂（炒）二钱，香附一钱，牛膝三钱，地龙（去土）二钱。

【功能主治】活血祛瘀，通经止痛，祛风除湿。主治痹证痛久不愈，脉络瘀结之证。用于治疗骨痹、皮痹、血痹、蛇串疮、头痛、产后身痛、痛经等症。

【方义分析】本方为治"瘀血痹"而设，是治疗痹证的代表方。《证治汇补·卷之三·外体门》记载："元精内虚，而三气所袭，不能随时祛散，流注经络，久而成痹"。血凝瘀滞，脉涩不利为痹证的主要病机。素体气血不足，先天禀赋虚弱，机体易感六淫邪气而闭阻经络，则气血运行不畅，发而为痹为痹证的主要病因。治宜逐瘀止痛、活血祛风。

方中桃仁活血祛瘀，红花活血通经，散瘀止痛，共为君药。当归、川芎、没药、五灵脂共为臣药，其中川芎、当归可协助君药活血祛瘀、止痛消肿，而没药、五灵脂合用可化瘀止痛，利于气血之昼夜，该六味药有活血养血之功，能促使瘀散邪除。秦艽、羌活、地龙、牛膝、香附均为佐药，秦艽、羌活宣痹止痛，再加地龙清热息风，通络，三药合用可祛风除湿通络，以利关节；牛膝益肝肾，引血下行；香附气中血药，疏肝理气，调经止痛。甘草运筹八方，调和诸药为使。全方共奏活血祛瘀，通经止痛，祛风除湿之功。病久不解，诸药不效，均可用此方加减论治。

配伍特点：升降有序，气血同调。

【用法用量】

1.**古代用法用量** 水煎服。

2.**现代用法用量** 水煎服。

【药学研究】

1.**资源评估** 方中桃仁、红花、当归、川芎、羌活、地龙、灵脂（五灵脂）、没药、牛膝、香附、甘草目前均为人工栽培和人工饲养为主，秦艽以野生资源为主。

桃仁的原植物桃和山桃均喜光，耐寒耐旱，对自然环境的适应性强，7~8月结果，全国皆产。

红花喜光，有抗寒、耐旱和耐盐碱能力，适应性较强，一年生，生活周期短。近年来红花主产于光热资源丰富的新疆、云南、甘肃等地，在新疆裕民、吉木萨尔、伊宁建有四个红花GAP基地。

当归在微酸性至中性土壤中生长较好，宜选择土层深厚，肥沃疏松，排水良好，富含有机质的砂壤土、腐殖土，主产于甘肃岷县、渭源、漳县、武都、文县一带及云南省曲靖市沾益县，其中以岷县所产的"岷归"产量最大，质量最佳。

川芎在土层深厚、疏松肥沃、排水良好、有机质含量丰富、中性或微酸性的砂质壤土中生长良好。主产于四川，产区集中分布在金马河上游以西的盆地西缘，山地与平原交错区，包括都江堰、彭州、郫都、崇州、新都等地，其中都江堰市石羊镇一带为其历史传统道地产区，彭州市敖平镇是目前全国最大的川芎产区。

秦艽喜湿润怕水涝，喜冷耐寒，忌强光，对土壤要求不严，以疏松肥沃的腐殖土或沙质土为好。秦艽分布于甘肃、青海、宁夏、陕西、新疆、山西、河北、内蒙古、黑龙江、辽宁西部、河南北部及四川西北部；粗茎秦艽分布于甘肃、四川、西藏、青海、内蒙古；麻花秦艽分布于甘肃、青海、四川、西藏；小秦艽分布于甘肃、青海、内蒙古、四川、宁夏、陕西、山西、河北、新疆、西藏。羌活生性喜凉、耐寒、稍耐阴、怕强光，适宜在中高海拔的土层深厚、疏松、排水良好、富含腐殖质的沙壤弱酸性土中栽培。

羌活主产于四川、云南、青海、甘肃等省。

宽叶羌活主要分布于四川、青海、陕西、湖北、河南、甘肃等省。

地龙原动物蚯蚓为喜温暖、潮湿和安静的生活环境。除西北干燥沙质地之外，在全国大部分地区均有分布，已形成广地龙、沪地龙等品种。

五灵脂原动物复齿鼯鼠栖息在海拔1000米以上的险峻山岭地带，植被主要为针叶林或针阔叶混交林。目前五灵脂的产区以山西、河北两省太行山一带为主，已形成复齿鼯鼠的饲养基地。

没药原植物生于海拔500~1500米山坡地，主产于索马里、埃塞俄比亚以及阿拉伯半岛南部，以索马里质量最佳。

牛膝宜选土层深厚、疏松肥沃、排水良好且地下水位较低的砂质壤土地种植，喜温暖、干燥、阳光充足的环境。野生牛膝分布于除东北以外的全国大部分地区。河南、山西、河北、山东、江苏均适宜其栽培生产；尤以河南武陟、温县、夏邑、博爱、沁阳等地最为适宜，河南产的怀牛膝为道地药材。

香附生于田野、河边、洼地等处。喜温和潮湿气候，宜选疏松湿润的砂质壤土。干旱缺水时，将明显影响植株正常生长，生活力很强，耐寒，北京可露地越冬，香附野生资源分布全国，除黑龙江、内蒙古、宁夏、新疆及西藏等省、自治区外，各地田野及阴湿地常见生长。以浙江、山东、河南、湖南、安徽为多。其产区自唐朝以来，广东、广西及浙江地区始终为香附的优质产区。其中广东省西部地区产者习称"广香附"，浙江产者习称"南香附"。

甘草喜凉爽、干燥气候，喜光、耐旱、耐寒，对土壤适应性较强，甘草原野生于草原钙质土上，是抗盐性很强的植物，在我国北方地区分布广泛，主产于内蒙古、甘肃、宁夏、新疆，以内蒙鄂尔多斯的杭锦旗、阿拉善盟阿拉善旗及甘肃、宁夏所产品质最佳。

2.制剂研究

2.1 制备方法 原文载："水煎服"。由此可知，本方为水煎后服用，但原文未对加水量、煎煮火候、煎煮时间等内容进行规定。同时期的

《齐氏医案》中对煎药之法详细论述到："凡药入罐，开水浸透，湿纸盖紧，务要老诚看守，不可炭多火急，致药水沸出，亦不可过煎，致令药枯，惟火候得宜，则药之气味不损，服必有利。而其效速于邮置。药渣又不必再煎……"。由此可见，中药煎药之法发展至清代时，已讲究颇深。因此，身痛逐瘀汤在煎煮过程中宜遵循上述要求。

在实际煎煮中，应结合现代临床煎药机构煎煮规范来规范研究中药复方制剂。

2.2 制备工艺 原方是汤剂，现代有报道[1]对身痛逐瘀汤进行片剂的研究：（1）干浸膏粉的制备，按处方量比例，将称好的中药饮片放入煎药袋，第一次加原药材质量10倍量的水，浸泡0.5h，提取2h；第二次加原药材质量10倍量的水，提取1.5h，两次滤液合并，水浴锅上蒸发浓缩，浓缩温度为60℃，浓缩液浓缩至密度为1.10~1.15（水密度为1，浓缩液可用密度计测出）时转移到真空干燥箱（60℃，真空度为0.08MPa）内干燥，干燥完毕后，取出，待恢复常温，称量，得率为14.3%，粉碎，过60目筛，得中药干膏粉，备用。（2）制剂成型研究：①辅料的选择。对不同辅料种类和辅料比例进行处方筛选，综合考虑颗粒成型性、流动性和溶解性，最终发现用乳糖作为稀释剂制备的颗粒效果最好，因此选用乳糖进行下一步研究。②辅料配比筛选。遵循辅料质量不超过干膏粉质量两倍的原则，考察1.0倍和1.5倍辅料配比，两个比例制备的颗粒剂的成形性、流动性和溶解性相差不大，但考虑到实际生产辅料量加大，成本会大幅提高，故辅料与干膏粉配比选择1:1最好。③颗粒干燥温度。在40、50、60℃条件下，进行湿颗粒干燥温度的考察，在40、50℃的条件下，干燥所得的颗粒较好，整粒后细粉较少，在干燥1h后，颗粒的含水量都小于5%；在60℃条件下，湿颗粒在干燥过程中变得绵软，胶粘成团块状，无法干燥，效果较差。综合考虑，最适宜的干燥温度条件为50℃下干燥1小时。④硬脂酸镁对颗粒剂流动性的影响。以测定颗粒的休止角来测定颗粒的流动性，硬脂酸镁用量在干颗粒重量的1%时，流动

性最好。⑤压片。⑥按照以上工艺，加入硬脂酸镁后混合均匀，压片。质量检查。按《中国药典》2020年版规定检查片剂的重量差异、硬度和崩解时限。

3.质量控制　该方含有挥发油、生物碱、多糖等物质，可以将其作为质量控制的指标。现有文献报道按照古籍中记载的煎煮方法制备身痛逐瘀汤水煎液，采用HPLC法建立了经典名方身痛逐瘀汤物质基准特征图谱，同时对其多成分含量进行了测定[2]。

【药理研究】

1.药效作用　根据身痛逐瘀汤的功能主治进行了药效学研究，主要具有镇静、抗炎等作用。

1.1 与功能主治相关的药理作用

1.1.1 镇痛　身痛逐瘀汤给药剂量为13.6g生药/天，连续21天，可改善Walker-256乳腺癌细所致大鼠胫骨骨癌痛，延长机械痛觉缩足阈值、热痛觉缩足潜伏期并减轻自发痛评分[3]。身痛逐瘀汤给药剂量为6.5g/kg、13g/kg，连续12天，均能提高坐骨神经慢性压迫性损伤（CCI）诱导神经痛大鼠热痛阈值和机械痛阈值，减轻痛敏反应[4]。身痛逐瘀汤给药剂量为1.9g/d，连续3天，可降低延迟性肌肉酸痛症（DOMS）模型大鼠的肌酸激酶（CK）、乳酸脱氢酶（LDH）值，有效保护骨骼肌的微损伤，通过降低大鼠炎症因子PGE$_2$值的释放，减轻疼痛症状[5]。身痛逐瘀汤给药剂量分别为生药0.1、0.3、0.9g/天，连续7天，可减轻NCTC 2472纤维肉瘤细胞所致骨癌痛小鼠热痛觉过敏，剂量依赖性地抑制星形胶质细胞的激活，阻断由此引起的痛觉敏化[6]。

1.1.2 抗炎　身痛逐瘀汤给药剂量为生药20g/kg，连续给药14天，可以改善弗氏完全佐剂（CFA）所致佐剂性关节炎（AA）小鼠关节炎指数，降低小鼠纤维蛋白原（FIB）、C反应蛋白（CRP）水平[7]。身痛逐瘀汤能减轻完全弗氏佐剂（CFA）所致佐剂性关节炎（AA）大鼠病变关节肿胀程度，抑制模型鼠继发左足跖肿胀，抑制关节炎大鼠关节炎指数（AI）的升高，下调AA大鼠血清中IL-1β、TNF-α、PGE2含量，减轻炎

症反应[8]，降低纤维环穿刺法所致中重度退变腰椎间盘大鼠TNF-α和IL-1β的表达[9]。

身痛逐瘀汤给药剂量约生药3.1g/d，连续7天，可降低Ⅱ型胶原所致关节炎（CIA）模型大鼠类风湿性关节炎成纤维细胞样滑膜细胞（RA-FLS）IL-1β、MMP-3的水平，抑制Bcl-2、CDK4、cyclin D1、MAPK p-p38和CTGF的表达，提高Bax、caspase-3和PPARγ的表达[10]。

1.2 其他药理作用

保护神经　身痛逐瘀汤可降低CCI诱导的神经痛大鼠表达上调的脊髓OX-42免疫阳性物质和磷酸化p38蛋白水平，减轻中枢敏化现象[4]，下调骨癌痛小鼠相应脊髓节段胶质细胞纤维酸性蛋白（GFAP）mRNA和蛋白的表达，剂量依赖性地抑制星形胶质细胞的激活[6]。

2.体内过程　川芎水煎液浓度为0.5g/ml，给予正常大鼠给药体积为0.1ml/kg，给药后5，10，15、30、45、60、90、120和180min，采用HPLC法测定血浆中阿魏酸浓度。结果发现，半衰期（$t_{1/2}$）、浓度-时间曲线下面积（AUC）、AUC$_{180}$、峰浓度（C_{max}）、平均驻留时间（MRT）分别为（70.9±14.3）min、（49504.3±12137.5）（ng·min）/ml、（42426.2±11565.2）（ng·min）/ml、（317±181.3）ng/ml、（101.1±48.8）min[11]。

【临床应用】

1.临床常用

1.1 临床主治病证　身痛逐瘀汤常用于治疗痹证痛久不愈，脉络瘀结之证，临床表现主要为气血痹阻经络所致肩痛、臂痛、腰痛、腿痛或周身疼痛经久不愈。在临床运用时，以舌紫暗或有瘀斑、脉涩弦为辨证要点。

痹证　治疗风邪侵入于血脉，关节、肌肉疼痛，以上身受累为主者，可加防风、葛根、姜黄、桑枝等。治疗关节、肌肉肿胀疼痛明显、重着感，或以下半身受累为主者，可加猪苓、泽泻、萆薢、赤小豆、土茯苓、车前子、茵陈、木瓜、生薏苡仁、苍术、防己。治疗关节、肌肉冷痛，昼轻夜重，得热痛减，遇寒加重，寒瘀者，可加桂枝、附子、细辛。治疗关节红肿疼痛，触

之热感，疼痛呈针刺状，部位固定，肌肤多有暗红色斑疹，手足斑点累累，双下肢网状青斑，低热，口干，烦躁多怒者，可加生石膏、知母、连翘、金银花、栀子、苦参、白花蛇舌草、青蒿、蒲公英。治疗关节痛不移处、甚则变形，屈伸不利或僵硬，肢体顽麻、皮下结节，肌肤色暗、肿胀，按之稍硬者，可加远志、白芥子、皂角刺、夏枯草、山慈菇、土贝母、僵蚕、浙贝母、生牡蛎。治疗关节肌肉无力，活动后加剧，甚者肌肉萎缩，肢体麻木，多伴乏力、自汗、心悸、头晕目眩，平素易感冒，虚瘀者可加黄芪、党参、白术、茯苓、白芍。偏于肺阴虚，见干咳，少痰等，加天花粉、五味子、麦冬等。偏于肾阴虚，见骨节烦痛，潮热盗汗，五心烦热，大便偏干，加知母、炙龟甲、生地、旱莲草、女贞子。偏于肝阴虚肌肤麻木不仁，筋脉拘急，屈伸不利，加白芍、伸筋草、木瓜、忍冬藤、穿山龙。关节、筋骨冷痛，畏寒喜暖，四末不温等，加肉桂、补骨脂、桑寄生、淫羊藿[12]。

1.2 名家名师名医应用

1.2.1 痹证　国医大师段富津在临床上灵活应用身痛逐瘀汤加减治疗痹证风湿血瘀证，治当补气活血化瘀、祛风止痛，方药组成常以身痛逐瘀汤去秦艽、香附、牛膝，加姜黄、黄芪、独活等[13]。

名家冯兴华依据不同兼夹证、瘀血轻重程度及痹证疾病特点以身痛逐瘀汤加减治疗痹证，方药组成以身痛逐瘀汤加减防风10g、葛根30g、姜黄15g、郁金10g、生薏米30g等[12]。

1.2.2 胸痹　国医大师李士懋尝借身痛逐瘀汤治疗气滞血瘀而以背痛为主证的冠心病患者，方药组成以身痛逐瘀汤去桃仁加赤芍12g、姜黄9g、鸡血藤30g、黄芪20g[14]。

名家邢月朋认为以肩背沉重疼痛为主证，或胸闷、胸痛症状以缓解而肩背部症状持续时间较长者，均可应用身痛逐瘀汤加减治疗，方药组成以身痛逐瘀汤加黄芪30g、苍术10g、焦三仙30g[15]。

1.2.3 腰痛　国医大师熊继柏运用身痛逐瘀

汤加减治疗腰椎间盘突出，方药组成以身痛逐瘀汤加黄芪20~30g、苍术5~10g、黄柏10~12g、木瓜10~15g[16]；治疗因骨折病、腰椎间盘突出引起的腰痛，疼痛日久者，加用炮穿山甲祛瘀散结、疏通经络；水蛭粉、土鳖虫等虫类药物加强活血通络之功；痛而挛急者，予以木瓜15g、防己6g柔筋止痛[17]。

2. 临床新用　身痛逐瘀汤在临床上广泛用于治疗神经系统疾病、骨科疾病、内分泌与代谢性疾病等，尤其坐骨神经痛、带状疱疹后遗神经痛、腰椎间盘突出、肩关节周围炎、颈椎病、椎管狭窄、骨质疏松、糖尿病周围神经病变等疗效确切。

2.1 神经系统疾病

2.1.1 坐骨神经痛　将100例坐骨神经痛患者，随机分为研究组与对照组各50例，对照组采用身痛逐瘀汤治疗，研究组则采用身痛逐瘀汤联合针灸治疗，2组患者给予身痛逐瘀汤进行治疗，药物组成：炒灵脂、地龙各15g，香附、羌活各10g，桃仁、当归各20g，没药、甘草、川芎各15g，牛膝、红花各20g。以上药物每日加水煎服，取汁300ml，分为早晚2次服用，每剂只煎1次。2组患者连续采用身痛逐瘀汤治疗1个月。结果显示，研究组的临床治疗效果为94.00%，对照组为80.00%[18]。

2.1.2 带状疱疹后遗神经痛　将80例带状疱疹后遗神经痛患者随机分为2组。对照组42例予西医常规治疗，研究组38例予皮肤针叩刺联合身痛逐瘀汤治疗，方药组成：红花9g、桃仁9g、牛膝9g、当归9g、五灵脂6g、川芎6g、没药6g、地龙6g、秦艽3g、香附3g、羌活3g、甘草6g。每日1剂，水煎取汁500ml，分早、中、晚3次温服，6天为1个疗程。2组均治疗2个疗程。结果显示，对照组总有效率为81.0%，研究组总有效率为89.5%[19]。

2.2 骨科疾病

2.2.1 腰椎间盘突出　将118例血瘀型腰椎间盘突出症患者随机分为研究组和对照组各59例。对照组给予常规治疗，研究组给予身痛逐瘀汤治疗，药物组成：秦艽3g、川芎6g、桃仁9g、红花9g、甘草6g、羌活3g、没药6g、当归9g、五灵脂6g、香附3g、牛膝9g、地龙6g。水煎服，每日1剂，分为早晚两次服用。两组均治疗1个月。结果显示，研究组治疗总有效率为96.6%，对照组治疗总有效率为79.7%[20]。

将100例腰椎间盘突出症患者随机分为研究组和对照组各50例。对照组患者采用传统针灸疗法进行治疗，研究组患者在采用传统针灸疗法的基础上加用身痛逐瘀汤进行治疗。方药组成：当归、红花、牛膝、桃仁、地龙等各10g，川芎、没药、羌活各6g、白芥子、五灵脂、甘草各6g，秦艽、香附各3g，麦芽20g。水煎服，每日1剂，分早晚2次服下，用药14天为1个疗程，共用药3个疗程，每两个疗程之间应间隔3天。结果显示，对照组患者治疗总有效率为82.0%，研究组患者治疗总有效率为94.0%[21]。

2.2.2 肩关节周围炎 将140例慢性肩周炎患者随机分为对照组和研究组，每组70例。对照组采用推拿疗法治疗，研究组在对照组治疗基础上加用针刺疗法和身痛逐瘀汤加杜仲、补骨脂、桑寄生、木香内服治疗。方药组成：杜仲12g、补骨脂12g、桑寄生10g、川芎12g、桃仁9g、红花9g、秦艽10g、羌活10g、没药6g、当归9g、五灵脂6g、香附6g、木香9g、牛膝9g、地龙12g、甘草9g。每日1剂，常规水煎分早晚温服。两组患者均治疗1个月。结果显示，研究组的有效率为95.71%，对照组有效率为84.29%[22]。

2.2.3 颈椎病 随机抽取90例作为研究群体，并随机分为对照组和研究组各45例。对照组采取中医骨伤手法治疗，研究组在对照组基础上加用身痛逐瘀汤加减：包括秦艽15g、川芎12g、桃仁12g、红花9g、甘草6g、羌活12g、没药6g、五灵脂3g、香附15g、地龙6g、当归12g、牛膝15g加减。每日1剂用水煎服，早晚两次饭后温服。结果显示，研究组有效率为88.88%，对照组为75.55%[23]。

2.2.4 椎管狭窄 以腰椎侧方椎管狭窄症的80例老年患者作为观察对象，将其随机分配为对照组和研究组各40例。对照组给予传统手术治疗，研究组给予后路椎间盘镜联合身痛逐瘀汤治疗，术后辨证予身痛逐瘀汤，其方为红花、桃仁、牛膝、当归各15g，甘草、川芎、没药、地龙、五灵脂（炒）各10g，香附、秦艽、羌活各5g。早晚水煎服各100ml，治疗2个月。治疗结果显示，研究组患者的优良率为92.5%，对照组优良率为70.0%[24]。

2.2.5 骨质疏松 选取肾虚血瘀型骨质疏松症腰背疼痛患者98例，并随机分为对照组和研究组各49例。对照组采用基础治疗，研究组在基础治疗上给予加味身痛逐瘀汤治疗，其方药组成包括黄芪30g，川芎、当归、牛膝、红花各15g，桃仁、羌活、地龙、香附各10g，没药、灵脂、甘草各6g。随症加减：伴气血不足者加党参、白芍、生地、鸡血藤，伴肝肾亏损者加狗脊、杜仲、菟丝子、女贞子，伴腹胀纳呆者加神曲、陈皮，伴下肢麻木较甚者加乌蛇、全蝎、僵蚕。用水煎服，每日1剂，分早晚温服，连续治疗3个月。结果显示，对照组总有效率为83.67%，研究组总有效率为95.92%[25]。

选取骨质疏松疼痛患者90例，随机分为对照组与研究组各45例。对照组采用钙尔奇D片联合鲑降钙素注射液治疗，研究组在对照组基础上使用身痛逐瘀汤加骨碎补、续断，方药组成：骨碎补30g、当归20g、川牛膝20g、香附15g、羌活15g、秦艽10g、桃仁10g、红花10g、地龙10g、五灵脂10g、续断10g、甘草5g。使用煎药机每日煎1次，分2次温服，早晚各1次，每次200ml。结果显示，研究组治疗总有效率95.56%，对照组总有效率80.00%[26]。

2.3 内分泌与代谢性疾病

糖尿病周围神经病变 随机将60例糖尿病周围神经病变患者分为对照组和研究组，每组30例。对照组给予西医治疗，口服甲钴胺片，普瑞巴林胶囊。研究组在对照组基础上给予身痛逐瘀汤治疗。基本组方：红花15g、桃仁15g、香附6g、五灵脂12g、没药12g、秦艽6g、羌活6g、地龙6g、牛膝12g、当归15g、川芎15g、赤芍15g、甘草6g。湿热者加黄柏、知母；伴四肢麻木者加木瓜、桑枝；气虚者加党参、白术；血虚者加熟地黄、阿胶。水煎煮，每日1剂。两组共治疗6周。结果显示，研究组治疗总有效率为96.7%，对照组为73.3%[27]。

将64例患者采用双盲法对患者进行随机为对照组、研究组，各组32例。对照组口服甲钴胺片，同时每日用普瑞巴林胶囊。研究组在此基础上加用中药汤剂身痛逐瘀汤，方剂组成：桃仁、赤芍、当归、川芎、红花各15g，没药、牛膝、五灵脂各12g，香附、羌活、秦艽、地龙、甘草各6g。湿热者加黄柏、知母各10g，四肢麻木者加木瓜、桑枝、姜黄各15g，气虚者加党参、白术各10g，血虚者加熟地黄、阿胶各15g。以清水浸泡煎煮，每日1剂，分早晚两次服用，疗程为40天。结果显示，对照组有效率为87.5%，研究组有效率为96.9%[28]。

将74例患者按随机数字表法分为研究组38例，对照组36例。两组均进行基础治疗，对照组口服甲钴胺片，研究组给予身痛逐瘀汤加味基本方，基本组方：川芎12g、桃仁15g、当归15g、红花15g、赤芍12g、秦艽6g、羌活6g、没药12g、五灵脂12g、香附6g、牛膝15g、地龙6g、甘草9g。加减：气虚较重加党参、白术；血虚较重加熟地黄、阿胶；阳虚寒盛加附子、干姜；湿热偏重加黄柏、知母；偏于下肢加木瓜；偏于上肢加桑枝、威灵仙；兼瘀血加鸡血藤。每天1剂，水煎取汁200ml，分2次口服。研究组同时口服甲钴胺片。2组连续治疗6周。治疗期间停用其他治疗神经病变的药物及曲马多等镇痛剂。结果显示，对照组总有效率为63.9%，研究组总有效率为86.9%[29]。

【使用注意】月经过多者、经期前后均忌用本方；孕妇忌服。

【按语】

1.痹证之分型及其"瘀血说" 痹证主要是由于机体正气不足，感受风、寒、湿、热之邪所致，病理机制为气血运行不畅，其主要特征表现为筋骨肌肉、关节等处的疼痛、酸楚、麻木和关节肿胀、屈伸不利。《黄帝内经·素问·痹论》曰："风、寒、湿三气杂至，合而为痹也"。在临床上主要可分"风痹""寒痹""湿痹"和"热痹"四种。按病变部位又可细分为"筋痹""骨痹""皮痹""心痹""胞痹""食痹""五脏痹"等多种类型。王清任认为，痹证的病变部位可为肩、臂、腰、腿，或周身，主要症状为以上部位疼痛，活动不利，或肌肤不仁。身痛逐瘀汤为治"瘀血痹"而设，该方由《丹溪心法》之趁痛散去乳香加川芎、秦艽而来。朱氏趁痛散为治疗"痛风"方，医家王清任则根据其对瘀血致痹的认识予以补充完善，他指出正气虚，推动无力是瘀血的主要成因，故血瘀证皆属虚中夹实，因而他倡导"补气活血"和"逐瘀活血"两大法则，即著名的"瘀血说"。

2.痹证组方治疗之"三要义" 治疗痹证的组方规律可总结为以下三点：①治痹之要，止痛为先。痹证首要表现为疼痛，不通则痛，故宣通是治疗痹证的要点。治疗痹证在于辨证施药，如寒痹用附子、乌头，热痹用防己、秦艽，虚痹用当归、白芍配以活血止痛的延胡索，或制乳香。该类药物一般能够迅速止痛，为选药配伍之关键。②通络活血，配伍必用。由于痹证关键在于经络不通，因此方中必用通络之药是痹证配伍特色，一般为具有通经活络的藤类药和虫蛇类药。《妇人大全良方》论述痹证时云："医风先医血，血行风自灭"。痹证感受风邪，当先调理气血，气血顺畅则风邪自除，故活血药也是治痹方的必配之品。一般初期邪气轻浅，多用宜散行血之川芎、姜黄；中期痛重，多用活血止痛之乳香、丹参；后期常有阴血不足，多用补血活血之当归、鸡血藤；若关节变形痰瘀胶结，又常配软坚破血之药。③风寒湿热痰瘀，分清主次轻重。痹证多为风寒湿热痰瘀之邪所致，各类成因常互相兼挟而致病，因此需辨清先后主次轻重。痹证又多虚实挟杂，但虚实之中，必有标本缓急。因此，只有辨证分明，才能正确选择药物，决定药量。配伍之中尚须注意阴阳互根之理，阳虚者用温补，宜佐以滋阴之品；阴虚者益阴补血，须佐以温阳之药，这样使补中有疏，动中有静，相反相成而获良效。

3. 引经药妙用化裁五逐瘀汤 王清任最为擅长活血化瘀的立法和组方思路，创制血府逐瘀汤、膈下逐瘀汤、少腹逐瘀汤、通窍活血汤、身痛逐瘀汤等活血化瘀名方，被后世概称为"五逐瘀汤"。川芎、当归、红花、桃仁、赤芍等为五逐瘀汤的核心，具有活血祛瘀止痛之效。而其不同之处主要体现在引经药的应用，引导活血药至不同瘀滞处：①血府逐瘀汤主治胸部之瘀血证，方中配伍行气开胸之桔梗、枳壳，一升一降，可宣通胸胁气滞，化血府之瘀滞；②膈下逐瘀汤主治膈下之瘀血气滞证，膈下与肝经关系密切，方中配以乌药、香附疏肝理气，枳壳调和一身气机，诸药协同，膈下瘀血得化；③通窍活血汤中生姜、大枣共用调和营卫，配以老葱解表，辛香通窍之力较好，主治头瘀阻头面诸证；④少腹逐瘀汤配以小茴香、官桂行温经止痛之效，主治少腹寒凝瘀血证；⑤身痛逐瘀汤配以宣痹止痛之秦艽、羌活等，故宣痹止痛之力较好，主治瘀血所致之头身疼痛。由中国中医药出版社出版的《名老中医之路》一书中指出"引经药"在方剂中的重要地位，即"血府逐瘀汤中柴、半、桔、枳的上下升降，通窍活血汤中葱、姜、麝香的升散开窍，少腹逐瘀汤中茴、姜、肉桂的温通下焦，身痛逐瘀汤中芎、龙、灵脂的祛风通络，膈下逐瘀汤中乌、枳、香附的疏肝理脾，补阳还五汤中黄芪、地龙的补气熄风，引经药都起着重要作用。方中活血药可以更替，而此等药不能偏废。否则一方可代六方，就没有区分血府、通窍、少腹、身痛、膈下和补阳还五的必要了"。因"痹久入络，久延为瘀"，法当逐瘀止痛、活血祛风，故身痛逐瘀汤为治疗痹证的代表方。

4. 方中五灵脂之关键问题 五灵脂为鼯鼠科动物复齿鼯鼠 Trogopterus xanthipes Milne-Edwards 的干燥粪便，其性温、味咸、甘，归肝经，长于行血破血，为活血散瘀之要药，有活血、化瘀、止痛的功效。作为我国传统的行血止痛中药，五灵脂临床应用广泛。妇科名方"失笑散"出自清代张锡纯所著《医学衷中参西录》，由五灵脂和蒲黄各半组成，可治一切血瘀作痛。《本草纲目》言其："失笑散，不独治妇人心痛血痛；凡男女老幼，一切心腹、胁肋、少腹痛、疝气并胎前产后，血气作痛，及血崩经溢，百药不效者，俱能奏效，屡用屡验，真近世神方也。"《中国药典》2020版有19个品种含有五灵脂。《国家中成药标准汇编》《新药转正标准》《卫生部药品标准中药成方制剂》共收载含五灵脂的成方制剂120余种，其中有调经姊妹丸、开郁舒肝丸、九气心痛丸、胃痛散、五灵止痛胶囊等7个制剂以五灵脂为君药。

然而近代以来，复齿鼯鼠野生资源稀缺，一度面临灭绝困境，《中国药典》2020年版已不再收录五灵脂，目前关于五灵脂的记载仅存在于部分地方药材标准中。1977年与1990年版《中国药典》只记载了五灵脂的来源和性状等信息，《陕西省药材标准》2015年版在此基础上虽然增加了其显微和薄层色谱鉴别，但仍未涵盖指标性成分TLC鉴别和含量测定，现代关于五灵脂的质量标准研究较为薄弱。由于缺乏质量标准，加之野生资源稀缺，现代五灵脂伪品较多。一些不法商贩以老鼠和其他动物粪便冒充五灵脂，或用侧柏枝叶粉碎后加其他材料压制成伪品，也有用纯泥土制作的伪品。

现今复齿鼯鼠在河北、陕西等地有大规模人工养殖，以陕西商洛地区养殖者品质最佳。有研究表明养殖品较野生品所含化学成分无明显差异，甚至药效成分含量优于野生品。综上所述，笔者认为应保留原方内容，选用鼯鼠科鼯鼠属动物复齿鼯鼠 Trogopterus xanthipes Milne-Edwards 的干燥粪便入药。并且应加强五灵脂的质量标准研究。

身痛逐瘀汤所载五灵脂为"炒五灵脂"。但自清代以来多认为醋五灵脂可入肝行止血止痛之效，因此五灵脂的主流炮制方法多为醋炒，并延续至今形成醋五灵脂的炮制规格，历版《中国药典》记载五灵脂的炮制方法均为"醋炒"。明代《本草蒙筌》提出："行血宜生，止血须炒"，此观点为大多数医家认同。现代有学者提出"身痛逐瘀汤"中五灵脂药材应按照《中国药典》中"醋五灵脂"的规范进行炮制加工。目前并无针对"炒五灵脂"与"醋五灵脂"功效差异的研究。笔者认为此方为"痹有瘀"者而设，法当活血祛瘀、通经止痛，因此选用行血力强的"炒五灵脂"或更为恰当。此外，五灵脂以鼯鼠粪便入药，容易导致微生物超标等问题，药材有腥臭味，入汤液后，气味难闻，使人难以接受。有观点认为可用其他功效类似的药物如"郁金"等替换"身痛逐瘀汤"中的五灵脂。

参考文献

［1］李兵，傅庆林，但宇超，等.经典名方身痛逐瘀汤片剂的制备工艺研究［J］.生物化工，2020，6（1）：76-78.

［2］王琳，蒋燕萍，江华娟，等.经典名方身痛逐瘀汤物质基准UPLC指纹图谱建立及其5种成分含量测定［J］.中国中药杂志，2022，47（2）：334-342.

［3］董昌盛，焦丽静，王菊勇，等.身痛逐瘀汤对骨癌痛大鼠痛觉行为学的影响［J］.世界中西医结合杂志，2016，11（1）：24-28.

［4］王志福，俞向梅，龚德贵，等.身痛逐瘀汤对大鼠神经病理性疼痛及脊髓p38 MAPK蛋白表达的影响［J］.江西中医药大学学报，2015，27（2）：87-90.

［5］冯宇，杨明会，窦永起，等.身痛逐瘀汤对DOMS模型大鼠骨骼肌微损伤和炎症因子的影响［J］.环球中医药，2017，10（4）：416-418.

［6］任炳旭，马正良，靳艳卿，等.身痛逐瘀汤对骨癌痛小鼠痛行为及脊髓星形胶质细胞活化的影响［J］.中国中西医结合杂志，2011，31（3）：381-385.

［7］王锦波.身痛逐瘀汤对佐剂关节炎大鼠纤维蛋白原水平的影响［D］.乌鲁木齐：新疆医科大学，2008.

［8］孙志新.身痛逐瘀汤及其配伍对佐剂性关节炎大鼠的实验研究［D］.哈尔滨：黑龙江中医药大学，2008.

［9］佟德民，孙凤杰，冯福盈，等.身痛逐瘀汤对大鼠中重度退变腰椎间盘髓核内TNF-α，IL-1β的影响［J］.中国中医急症，2019，28（4）：603-605.

［10］Han Y，Wang J，Jin M，et al. Shentong Zhuyu Decoction Inhibits Inflammatory Response，Migration，and Invasion and Promotes Apoptosis of Rheumatoid Arthritis Fibroblast-like Synoviocytes via the MAPK p38/PPARγ/CTGF Pathway［J］. Biomed Res Int，2021：6187695.

［11］刘晓东，薛玉英，谢林，等.大鼠灌胃川芎、当归及其复方后阿魏酸的药代动力学［J］.中国药科大学学报，2003，34（5）：62-65.

［12］韦小双.冯兴华教授运用身痛逐瘀汤治疗痹病经验探析［D］.北京：北京中医药大学，2012.

［13］张绍峰，徐世杰，李冀.国医大师段富津应用身痛逐瘀汤治疗风湿血瘀证经验［J］.中华中医药杂志，2019，34（8）：3507-3509.

［14］马凯，孙敬宣，王四平，等.国医大师李士懋治寒凝型胸痹常用中药药对探析［J］.中华中医药杂志，2021，36（2）：827-830.

［15］李武卫，郭秋红，刘真，等.邢月朋主任医师应用身痛逐瘀汤治疗冠心病经验［J］.河北中医药学报，2006，21（1）：33-34，47.

［16］刘朝圣.熊继柏教授运用身痛逐瘀汤治疗重度腰椎间盘突出症60例临床观察［J］.湖南中医药大学学报，2014，34（1）：34-36.

［17］郭心鸽，姚欣艳，刘侃，等.国医大师熊继柏辨治腰痛的临床经验［J］.湖南中医药大学学报，2021，41（7）：982-985.

［18］白国梁.身痛逐瘀汤联合针灸治疗坐骨神经痛临床观察［J］.光明中医，2019，34（9）：1403-1404.

［19］吴家民，谭汶键，吴锦镇，等.皮肤针叩刺联合身痛逐瘀汤治疗气滞血瘀型带状疱疹后遗神经痛临床观察［J］.河北中医，2018，40（2）：283-286.

［20］钱程，税毅冬，廖天南，等.身痛逐瘀汤治疗血瘀型腰椎间盘突出症的疗效分析［J］.智慧健康，2019，5（1）：161-162.

［21］李顶.联合应用身痛逐瘀汤和针灸疗法治疗腰椎间盘突出症的疗效探究［J］.当代医药论丛，2014，12（14）：28-29.

［22］叶锐，张光彩，吴林，等.中医综合疗法治疗慢性肩关节周围炎临床研究［J］.中医学报，2017，32（10）：1985-1988.

［23］刘俊杰.身痛逐淤汤结合理筋手法治疗神经根型颈椎病的疗效分析［J］.临床医药文献电子杂志，2020，7（37）：37.

［24］余乐周，黄燕辉，袁朝勇，等.后路椎间盘镜联合身痛逐淤汤治疗老年腰椎侧方椎管狭窄症的临床观察［J］.医学理论与实践，2017，30（10）：1477-1478.

［25］周世友，卢丽香，张红参，等.加味身痛逐瘀汤治疗肾虚血瘀型骨质疏松症腰背疼痛的效果分析［J］.现代中药研究与实践，2021，35（3）：84-87.

［26］韩鹏勃，于继岗.加味身痛逐瘀汤对骨质疏松性疼痛患者的干预效应研究［J］.辽宁中医杂志，2019，46（12）：2571-2573.

［27］张佳佳.身痛逐瘀汤在糖尿病神经病变治疗中的效果观察［J］.实用中西医结合临床，2021，21（2）：21-22.

［28］贺恰仁，曾小红.身痛逐瘀汤联合普瑞巴林、甲钴胺治疗痛性糖尿病周围神经病变的疗效观察［J］.中医临床研究，2018，10（32）：40-42.

［29］陈文实，李仁柱，王欣辉.身痛逐瘀汤联用甲钴胺治疗糖尿病周围神经病变疗效观察［J］.实用全科医学，2007，5（10）：882-883.

除湿胃苓汤

清《医宗金鉴》

Chushiweiling Tang

【概述】除湿胃苓汤最早见于明代陈实功《外科正宗》"卷四·痈疽阴证歌"。清代吴谦《医宗金鉴·外科心法要诀》载其方药组成为："苍术（炒），厚朴（姜炒），陈皮，猪苓，泽泻，赤茯苓，白术（土炒），滑石，防风，山栀子（生，研），木通各一钱，肉桂、甘草（生），各三分"，具有清热除湿、健脾利水之效，主治脾肺二经湿热壅遏，致生火丹，作烂疼痛。本方由胃苓汤加栀子、木通、滑石清热利湿，少佐防风祛风胜湿，散肝舒脾。

后世医家对本方的理论和应用进行了丰富的研究，提出了脾虚湿滞、肺脾湿热、湿热蕴毒的主要病机。除湿胃苓汤主要具有调节免疫功能等药理作用。临床上常用于丹毒、蛇串疮即带状疱疹等皮肤病，现代广泛用于治疗湿疹、荨麻疹、银屑病、特异性皮炎、脂溢性皮炎、脱发以及难治性皮肤病天疱疮等皮肤病，用于治疗带状疱疹、湿疹等疗效显著。

【历史沿革】

1.原方论述　清代吴谦《医宗金鉴》载："此证俗名蛇串疮，有干湿不同，红黄之异，皆如累累珠形……湿者色黄白，水疱大小不等，作烂流水，较干者多疼，此属脾肺二经湿热，治宜除湿胃苓汤。"汤剂组成：苍术（炒），厚朴（姜炒），陈皮，猪苓，泽泻，赤茯苓，白术（土炒），滑石，防风，山栀子（生，研），木通各一钱，肉桂、甘草（生），各三分。水二盅，灯心五十寸，煎八分，食前服。

2.后世发挥　带状疱疹归属中医的"缠腰火丹""蛇串疮""蜘蛛疮"等范畴。从除湿胃苓汤原文可见，本方原为"缠腰火丹"的脾肺二经湿热偏盛而设。根据原文及后世历代医家的论述，除湿胃苓汤所主治缠腰火丹，其病因病机历代均较为清晰，病位主要在肺脾两脏，病机为脾虚湿滞，湿郁化热，湿热搏结，蕴热成毒，外溢皮肤而生；或从外感毒邪，湿热火毒蕴积肌肤而成。

后世医家在应用本方时，将其病机概括为脾虚湿滞、肺脾湿热和湿热蕴毒。

清代鲍相璈《验方新编》载："缠腰火丹……湿者色黄白，串起小泡，大小不等，溃流黄水，较干者多疼，此脾肺二经湿热，治宜除湿胃苓汤。"清代吴杖仙《吴氏医方汇编》载"丹毒……湿者，色多黄白，大小不等，流水作痒，乃脾肺之湿热，用除湿胃苓汤。"清代祁坤《外科大成》载："丹毒者，色白而湿烂，流黄水，痒痛不时者，为风丹，属脾肺湿热，宜除湿胃苓汤。"清代易凤翥《外科备要》载："除湿胃苓汤，治脾肺湿热，发为火丹。"清代郑玉坛《彤园医书》载："蛇串疮……湿者色黄，串起水泡大小不等，溃流黄水，较前多疼，此属脾肺湿热，治宜除湿胃苓汤。"清代时世瑞《疡科捷径》曰："缠腰火丹蛇串名，红黄干湿各分形，肝心脾肺风湿热，缠遍腰间药不灵，除湿胃苓汤湿烂作痒者用。"从历代医家论述可见，本病或因外感时邪上犯，湿热之邪蕴积肌肤，或因饮食不节，湿热内生，蕴于皮下所致。

【名方考证】

1.本草考证

1.1 苍术 "术"始载于《神农本草经》。经考证，本方所用苍术为菊科植物茅苍术 *Atractylodes lancea*（Thunb.）DC. 的干燥根茎。《中国药典》2020年版载苍术为菊科植物茅苍术 *Atractylodes lancea*（Thunb.）DC. 或北苍术 *Atractylodes chinensis*（DC.）Koidz. 的干燥根茎。

1.2 厚朴 "厚朴"之名最早见于《神农本草经》。经考证，本方所用厚朴为木兰科厚朴属植物厚朴 *Magnolia officinalis* Rehd. et Wils. 的干燥干皮、根皮及枝皮。《中国药典》2020年版记载厚朴为 *Magnolia officinalis* Rehd.et Wils. 或凹叶厚朴 *Magnolia officinalis* Rehd.et Wils var *biloba* Rehd.et Wils 的干燥干皮、根皮及枝皮。

1.3 陈皮 "陈皮"原名"橘皮"，最早见于《神农本草经》。经考证，本方所用陈皮为芸香科植物橘 *Citrus reticulata* Blanco 及其栽培变种的干燥成熟果皮，与《中国药典》2020年版记载一致。

1.4 猪苓 "猪苓"之名最早见于《神农本草经》。经考证，本方所用猪苓为多孔菌科真菌猪苓 *Polyporus umbellatus*（Pers.）Fries 的干燥菌核，与《中国药典》2020年版记载一致。

1.5 泽泻 "泽泻"之名始载于《神农本草经》。经考证，本方所用泽泻为泽泻科植物泽泻 *Alisma orientale*（Sam.）Juzep. 的干燥块茎。《中国药典》2020年版载泽泻为泽泻科植物东方泽泻 *Alisma orientale*（Sam.）Juzep. 或泽泻 *Alisma plantago-aquatica* Linn. 的干燥块茎。

1.6 赤茯苓 "赤茯苓"别名赤茯、赤苓。经考证，本方所用赤茯苓为多孔菌科茯苓属真菌茯苓 *Poria cocos*（Schw.）Wolf 的干燥菌核近外皮部的淡红色部分，与《安徽省中药饮片炮制规范》2019年版记载一致。

1.7 白术 "术"始载于《神农本草经》。经考证，本方所用白术为菊科植物白术 *Atractylodes macrocephala* Koidz. 的干燥根茎，与《中国药典》2020年版记载一致。

1.8 滑石 "滑石"之名最早见于《神农本草经》。经考证，本方所用滑石为硅酸盐类矿物滑石族滑石，主含含水硅酸镁 $[Mg_3(Si_4O_{10})(OH)_2]$，与《中国药典》2020年版记载一致。

1.9 防风 "防风"之名最早见于《神农本草经》。经考证，本方所用防风为伞形科植物防风 *Saposhnikovia divaricata*（Turcz.）Schischk. 的干燥根，与《中国药典》2020年版记载一致。

1.10 栀子 以"卮子"之名最早见于《神农本草经》。经考证，本方所用栀子为茜草科植物栀子 *Gardenia jasminoides* Ellis 的干燥成熟果实，与《中国药典》2020年版记载一致。

1.11 木通 以"通草"之名最早见于《神农本草经》。经考证，本方所用木通为木通科木通属 *Akebia quinata*（Thunb.）Decne. 的干燥藤茎。《中国药典》2020年版载木通来源于木通科植物木通 *Akebia quinata*（Thunb.）Decne.、三叶木通 *Akebia trifoliata*（Thunb.）Koidz. 或白木通 *Akebia trifoliata*（Thunb.）Koidz. var. *australis*（Diels）Rehd.

的干燥藤茎。

1.12 肉桂 《神农本草经》中仅记载"箇桂""牡桂"，未提及"肉桂"。宋元时期，牡桂树皮被称为"肉桂"。经考证，本方所用肉桂为樟科植物肉桂 *Cinnamomum cassia* Presl 的干燥树皮，与《中国药典》2020年版记载一致。

1.13 甘草 "甘草"之名最早见于《神农本草经》。经考证，本方所用甘草为豆科甘草属植物甘草 *Glycyrrhiza uralensis* Fisch. 的干燥根和根茎。《中国药典》2020年版载甘草为豆科植物甘草 *Glycyrrhiza uralensis* Fisch.、胀果甘草 *Glycyrrhiza inflata* Bat. 或光果甘草 *Glycyrrhiza glabra* L. 的干燥根和根茎。

1.14 灯心草 "灯心草"之名最早见于《开宝本草》，经考证，本方所用灯心草为灯心草科植物灯心草 *Juncus effusus* L. 的干燥茎髓，与《中国药典》2020年版记载一致。

2.炮制考证

2.1 苍术 除湿胃苓汤中苍术的炮制方法为"炒"。现代炮制品有清炒苍术。

2.2 厚朴 除湿胃苓汤中厚朴的炮制方法为"姜炒"。现代炮制品有姜厚朴。

2.3 白术 除湿胃苓汤中白术的炮制方法为"土炒"。现代炮制品有土炒白术。

2.4 其他 其他药物应为生品。

3.剂量考证

3.1 原方剂量 苍术（炒），厚朴（姜炒），陈皮，猪苓，泽泻，赤茯苓，白术（土炒），滑石，防风，山栀子（生，研），木通各一钱，肉桂、甘草（生），各三分。

3.2 折算剂量 清代1钱合今之3.73g，1分合今之0.373g。即本方剂量苍术（炒）3.73g，厚朴（姜炒）3.73g，陈皮3.73g，猪苓3.73g，泽泻3.73g，赤茯苓3.73g，白术（土炒）3.73g，滑石3.73g，防风3.73g，栀子3.73g，木通3.73g，肉桂1.12g，甘草1.12g。灯心草165cm（或者20根）。

3.3 现代用量 根据周慎编著的《全科医生常用方剂手册》，本方剂量为苍术、厚朴、陈皮、猪苓、泽泻、赤茯苓、白术、滑石、防风、栀子、木通各3g，肉桂0.9g，生甘草0.9g，加灯心草150cm。

【药物组成】 苍术（炒），厚朴（姜炒），陈皮，猪苓，泽泻，赤茯苓，白术（土炒），滑石，防风，山栀子（生，研），木通各一钱，肉桂、甘草（生），各三分。

【功能主治】 清热除湿，健脾利水。主治脾肺二经湿热壅遏，致生火丹，作烂疼痛；用于缠腰火丹（俗名蛇串疮）属湿者，色黄白，水疱大小不等，作烂流水等症。

【方义分析】 本方主治脾肺二经湿热，外受风邪，袭于皮肤，郁于肺经；或饮食不节，脾失健运，湿热内蕴，外溢皮肤；或从外感毒邪，湿热火毒蕴积肌肤而生。脾肺二经湿热壅遏，至生火丹，作烂疼痛者。治宜清热除湿，健脾利水。

除湿胃苓汤由运脾燥湿、行气和胃的平胃散（厚朴、陈皮、苍术，甘草）及利水渗湿、温阳化气的五苓散（猪苓、茯苓、白术、泽泻、桂枝）合方，加栀子、木通、滑石、防风以清热祛风除湿，使全方有清热健脾利湿之效。方中苍术味苦性温而燥，入中焦长于健脾燥湿，使湿去而脾运有权，脾健而湿邪得化；厚朴芳香行气消满，苦燥行气祛湿，与苍术相伍，燥湿以健脾，行气以化湿，湿化气行则脾气自健；陈皮理气和胃，芳香醒脾，以助苍术、厚朴之力；甘草健脾和中，调和诸药。泽泻甘淡性寒，利水渗湿；茯苓、猪苓淡渗，能增强泽泻利水渗湿之功；白术健脾通阳而运化水湿，使水津四布；滑石、木通清热利湿，利水通淋，使湿邪下行从小便而出；栀子通行三焦，清热利湿；防风发表散风，胜湿止泻，内外兼顾；肉桂温经通脉，通行气血。诸药合用，共奏健脾和中，兼以清热燥湿之效。

配伍特点：全方补泻兼施，寒热互用，补而不留邪，泻而不伤正，寒而不凝滞，热而不燔灼，于平衡稳健中以求标本同治之功。

【用法用量】

1.古代用法用量 以上十三味，水二盅，加灯心五十寸，煎八分，食前服。

2.现代用法用量 以上十三味，加水400ml，加灯心草165cm或20根，煎至320ml，分为3次服用。饭前服用。

【药学研究】

1.资源评估 方中厚朴、陈皮、白术、肉桂、甘草目前均以人工栽培为主。

苍术多生长在丘陵、杂草或树林中喜凉爽温和湿润的气候，耐寒力较强，但怕强光和高温高湿，生长期要求温度15~25℃，幼苗能耐−15℃左右低温，以半阳半阴、土层深厚、疏松肥沃、富含腐殖质、排水良好的砂质壤土栽培为宜，苍术是华中、华东、东北3个道地药材产区的优势道地药材品种，南苍术又名茅苍术，主要分布于湖北、江苏、浙江、安徽、河南、陕西、重庆、四川、湖南、江西等省，其中江苏省镇江市茅山地区历史上曾是茅苍术道地药材的主产区，北苍术主要分布于黑龙江、内蒙古、辽宁、吉林、河北、山西、陕西、甘肃、山东、宁夏、青海等省（自治区）。

厚朴生长于海拔300~1500米的山地林间，喜温凉湿润气候和排水良好的酸性土壤，厚朴作为重要的三木类药材广泛种植，道地产区与主产区基本一致，如四川的都江堰、北川、宝兴平武及湖北的恩施、鹤峰、建始、利川、来凤等地，四川省都江堰建有厚朴GAP种植基地。

橘适合生长于高温多湿的亚热带气候，宜选阳光充足，地势高燥，土壤深厚，降水充裕、通气性能良好的砂质壤土或壤土栽培为宜，陈皮主产于广东新会、四会、市郊、江门，重庆江津、合川、江北；四川简阳、蒲江、新津，浙江黄岩、温州、台州，江西南丰、樟树等地。

猪苓一般生长在桦树、柞树等根系附近，腐殖土中带有蜜环菌（Armillariella mellea）菌索，菌核有白色、灰色和黑色3种（俗称"白苓""灰苓"和"黑苓"），每年4~5月份，当地温升高到约10℃，土壤含水量在30%~50%时，菌核开始萌动，主产于陕西、河北、四川、云南等地。

泽泻喜温暖湿润的气候，沼生植物，多在水源充足的河滩、烂土塘、水沟等地生长，幼苗喜荫蔽，成株喜阳光，怕寒冷，在海拔800米以下地区均可生长，喜含腐殖质丰富而稍带黏性的壤土或水稻土，主要分布于四川、福建、江西、广东、广西、云南、贵州、湖南、浙江、上海、江苏、安徽。以福建产泽泻为道地药材。

赤茯苓多分布于海拔700~1000米的地方，茯苓孢子萌发的最适温度为22℃，菌丝生长最适温度为22~23℃，湿度70%为宜，要求疏松通气，保温保湿的偏酸性土壤，现主产于云南、安徽、湖北、河南、湖南、广东、福建等地。野生者以云南所产，质量最优，称"云苓"，人工栽培以安徽、湖北产量最大，安徽产者称"安苓"，湖北产者称"鄂苓"。

白术生于山区丘陵地带，山坡草地及山坡林下，喜凉气候耐寒，怕湿热干旱，以疏松排水良好的砂质壤土为宜，主产地有安徽亳州、河北安国、湖北来凤、重庆秀山、湖南邵阳、四川雅安、四川乐山等，以浙江嵊州市、新昌地区产量最大，於潜所产品质最佳，药材气清香，甜味强而辣味少，特称为"于术"。

滑石资源丰富，多产于变质岩、石灰岩、白云岩、菱镁矿及页岩中，产于山东莱阳、栖霞、莱州，辽宁本溪、海城、宽甸，江西鹰潭等，此外，广东、四川、云南、河北等省亦产。

防风耐寒、耐干旱，忌过湿和雨涝，多生长于草原、丘陵、多砾石山坡，以地势高燥的向阳土地最适宜，主要产于东北、内蒙古一带，称为"关防风"。

栀子生于海拔10−1500米处的旷野、丘陵、山谷、山坡、溪边的灌丛或林中，除四川万源、巴中一带在海拔在700米以上，适宜生长在气候温暖，全年平均气温10~18℃的亚热带和中亚热带季风性湿润气候区，喜疏松肥沃、排水良好的酸性轻黏壤土地，主产于江西、四川、湖南、湖北、浙江、福建等省，其中以湖南产量大，浙江品质佳。

木通为多年生藤本，喜凉爽湿润的环境，常生于半阴处的林中，现代主产于四川、湖南、湖北、广西、浙江、江苏等省。

肉桂喜温暖、怕霜雪，要求雨量分布均匀，

年平均降雨量1200~2000mm，大气相对湿度在80%以上的地区种植为好，对土壤的要求较严，以排水和透水性良好，土层疏松深厚、肥沃湿润、土壤pH值4.5~5.5酸性的红壤、红褐壤和山地黄红壤为好，现今主产于广西桂平、玉林、容县、平南、大瑶山、上思、宁明、贵县，广东德庆、信宜、茂名、肇庆、罗定，云南、福建、四川、浙江等地，以广西平南、苍梧，广东高要等最为适宜，并在广东省德庆县武垄镇建立了肉桂生产基地。

甘草喜凉爽、干燥气候，喜光、耐旱、耐寒，对土壤适应性较强，甘草原野生于草原钙质土上，是抗盐性很强的植物，草在我国北方地区分布广泛，甘草主产于内蒙古、甘肃、宁夏、新疆，以内蒙鄂尔多斯的杭锦旗、阿拉善盟阿拉善旗及甘肃、宁夏所产品质最佳。

灯心草为一年生草本植物，可再生性强，植物资源比较丰富，通常生长在阴湿环境处，为长日照植物，性喜湿润气环境，耐寒性不强，忌干旱，对土壤条件要求不严，通常生长在水沟，河边，池旁，沼泽等阴湿环处，野生灯心草在河北、黑龙江、江苏、四川、贵州等地均有发现，但以南方为多，药用灯心草在全国栽培地较少，主产销于江苏苏州、吴县，四川武胜，云南陆良等地，今以江苏产者最著名。

2.制剂研究

2.1 制备方法 原文载："水二盅，灯心五十寸，煎八分，食前服"。清代时期一盅水约合400ml，煎八分即煎至约320ml。参考《医疗机构中药煎液室管理规范》，除湿胃苓汤剂的制备方法：取本方，加水400ml，加灯心草165cm，煎煮至320ml，得标准汤剂。一日一剂，饭前服用。

2.2 制备工艺 原方是汤剂，无现代制剂开发报道。除湿胃苓汤14味药，开发中成药难度大，其中苍术、厚朴、陈皮、白术、防风、肉桂均含挥发油，也是药效成分，猪苓、茯苓、泽泻、栀子、木通、甘草、灯心草通常用水提取，但滑石粉不溶于水。现有报道：①苍术—厚朴药对的超临界萃取工艺研究，最优工艺：萃取压力26MPa，温度50℃，解析压力8MPa，解析温度35℃。萃取物中和厚朴酚、厚朴酚及苍术素的平均含量为9.81%、12.52%、7.26%[1]。②基础方五苓散配方颗粒制备工艺：提取白术、桂枝的挥发油，挥发油用β-环糊精包合备用，收集药渣备用；茯苓加80%乙醇回流提取3次每次1小时，提取液合并滤过并浓缩成相对密度为1.08~1.10（60℃）的清膏；茯苓药渣与白术、桂枝药渣及泽泻、猪苓加水煎煮3次每次1小时，煎液合并滤过离心浓缩成相对密度为1.08~1.10（60℃）的清膏，上述清膏合并混匀。取一半清膏喷雾干燥过筛，加入糊精混匀作为载体，其余清膏作为粘合剂流化喷雾制粒，加入β-环糊精包合物，混匀制成颗粒[2]。

3.质量控制 该方含有挥发油、黄酮类、多糖等物质，可以将其作为质量控制的指标。现有文献报道建立了苍术的特征图谱，同时对苍术素醇、苍术素和白术内酯Ⅱ进行了含量测定[3]。采用气相色谱"一测多评"对苍术多种倍半萜类成分进行了含量测定[4]。

【药理研究】

1.药效作用 根据除湿胃苓汤的功能主治进行了药效学研究，主要具有免疫调节、抗炎作用。

调节免疫功能 除湿胃苓汤（0.35g/ml）以14g/kg剂量对肥胖湿浊型湿疹小鼠模型灌胃1个月可使血清干扰素γ（IFN-γ）水平明显升高，白细胞介素-4（IL-4）水平降低，治疗肥胖湿浊型湿疹小鼠疗效显著[5]。

2.体内过程 苍术水提液生药浓度1.5g/ml，给予大鼠15g/kg灌胃，苍术素在大鼠体内的达峰时间 T_{max} 为（62.32±13.26）min、最大浓度 C_{max} 为（28.26±6.37）ng/ml、半衰期 $T_{1/2}$ 为（16.36±21.22）min、$AUC_{0\to\infty}$ 为（2748.54±226.3）ng/（ml·min）；苍术素在大鼠体内的达峰时间 T_{max} 为（37.28±9.23）min、最大浓度 C_{max} 为（17.83±4.65）ng/ml、半衰期 $T_{1/2}$ 为（96.48±18.34）min、$AUC_{0\to\infty}$ 为（2065.42±206.51）ng/（ml·min）[6]。

按照厚朴苷A对照品9、27、81mg/kg的剂量分别给予三组SD大鼠灌胃，厚朴苷A在大鼠体内$AUC_{0 \to t}$分别为402.52、1228.12、4446.23（ng·h）/ml；体内平均滞留的时间（MRT）分别为2.49h、1.98h、2.53h；达峰时间（T_{max}）均为0.75h；清除率CL_x分别为19.29、21.73、18.07L/（h·kg）；达峰浓度C_{max}分别为180.01、522.98、1336.22ng/ml，厚朴苷A在大鼠体内呈现线性动力学过程[7]。

【临床应用】

1. 临床常用

1.1 临床主治病证 除湿胃苓汤常用于治疗因脾虚湿滞、肺脾湿热和湿热蕴毒所致的缠腰火丹、蛇串疮即带状疱疹等皮肤病，临床表现为自汗畏风，体倦乏力，口多不渴，纳差口黏，腹胀便溏等，临床应用以疱疹色黄白、水疱大小不一、流水、疼痛甚为辨证要点。

脾虚湿蕴证 水疱大而多者，加生薏米、车前草、土茯苓以加强利水祛湿作用；发于下肢者，加牛膝、黄柏以引药下行；皮损继发感染者可加蒲公英，连翘。

1.2 名家名师名医应用

1.2.1 带状疱疹 中医名家赵炳南认为皮肤干燥脱屑瘙痒也是内湿的外在表现，甚至皮肤干燥、肥厚增生而明显瘙痒的皮损属于顽湿聚结之证，具有"散者一尺，聚者一寸"的特点·属于脾胃不和，导致水液代谢异常者。赵老根据此除湿胃苓汤化裁为加减除湿胃苓汤，去掉桂枝、生姜、大枣，加入滑石、炒枳壳、炒黄柏而成[8]，其功效为健脾利湿，和中利水，多用于治疗湿热蕴结以湿邪较盛的带状疱疹。临床在治疗时常加入板蓝根、土茯苓以清热解毒，加入延胡索、川芎以行气止痛[9]。

以湿热内蕴，感受毒邪为病机，认为带状疱疹发病与湿热闭阻，湿毒火盛，经络阻塞，气滞血瘀有关，初期清热利湿；中期清火利湿、解毒止痛；后期行气活血、化瘀清余毒；辨证分为肝火型治以龙胆泻肝汤，湿热型治以除湿胃苓汤加减或参术健脾汤；气滞血瘀型方以逍遥散加减。

1.2.2 湿疹 中医名家杨杏萱在治疗湿疹时强调对湿热之邪的变化，要重视脾运功能。凡热盛则重用清热药，但也不能忽视健脾利湿药，对于湿盛则重用健脾利湿药，也不能忽视清热药。湿热结合难解难分，湿不去则热不清，湿去则热不存。因此祛湿是治疗本病的关键，同时也应重视脾胃，选用除湿胃苓汤治疗亚急性湿疹临床收效较佳。

中医名家陈凯[10]在湿疹的辨治中创"清调补理论"，并推龙胆泻肝汤、除湿胃苓汤、当归饮子为清、调、补三法治疗湿疹的代表方，针对正邪斗争的不同状态及标本虚实，把这三首赵炳南先生最常用的方剂顺序应用于湿疹急性、亚急性、慢性三阶段的治疗。

2. 临床新用 除湿胃苓汤在临床上常用于皮肤病的治疗，尤其对湿疹、荨麻疹、银屑病、特异性皮炎、脂溢性皮炎、脱发以及难治性皮肤病天疱疮等皮肤病疗效确切。

2.1 皮肤病

2.1.1 亚急性湿疹 将60例亚急性湿疹患者随机分为对照组和研究组各30例。对照组30例给予口服盐酸左西替利嗪胶囊治疗，每晚1粒，治疗8周。研究组给予口服除湿胃苓汤及外擦湿疹霜治疗，组方：苍术15g，陈皮10g，厚朴15g，白术15g，茯苓20g，泽泻20g，猪苓20g，白鲜皮15g，地肤子15g，滑石15g，木通10g，甘草10g。加减：滋水过多者，加防己、薏苡仁、苦参；胸闷腹胀者，加大腹皮；食少纳差者，加藿香、佩兰；湿蕴化热者，加黄芩、连翘。冷水浸泡半个小时后，煎沸15分钟，取汁300ml。每日1剂，每日3次，每次100ml，饭后温服。10天为1个疗程，治疗1~4个疗程。结果：研究组患者总有效率为90%，对照组为63%；研究组复发率为12.5%，对照组为46.2%[11]。

将119例脾虚湿蕴型亚急性湿疹患者分为研究组79例、对照组40例。对照组用西药依巴斯汀片联合派瑞松软膏外用，研究组用除湿胃苓汤配合针刺治疗及外用派瑞松软膏，方药组成：苍术15g，地肤子15g，厚朴15g，白鲜皮15g，白芍12g，茯苓10g，白术10g，防风10g，猪苓10g，滑石20g，山栀子6g，肉桂3g，陈皮8g，甘草6g。每天1剂，水煎，早晚服用。针刺每周2~3次。结果显示，研究组的有效率为89.9%，对照组为72.5%；研究组不良反应发生率0，对照组12.5%；研究组复发率4.2%，对照组13.8%[12]。

2.1.2 慢性湿疹　将400例慢性湿疹患者随机分为对照组和研究组各200例。对照组采用口服盐酸依匹斯汀胶囊每次10mg，2次/天，研究组盐酸依匹斯汀胶囊联合除湿胃苓汤。方药组成：苍术15g，地肤子15g，白鲜皮15g，土茯苓15g，厚朴15g，白芍12g，茯苓10g，附子10g，防风10g，白术10g，陈皮8g，甘草6g。每天1剂，水煎，早晚分服。两组均外用复方氟米松软膏3次/天治疗，治疗4周。结果显示，研究组的有效率为94.00%，对照组有效率为81.50%[13]。

将100例脾虚湿阻型湿疹患者随机分为对照组和研究组各50例。对照组给予氯雷他定片、复方甘草酸苷胶囊口服联合复方樟脑乳膏外用。研究组口服加减除湿胃苓汤联合灸法治疗及复方樟脑乳膏外用，方药组成：苍术、白术、陈皮、厚朴、猪苓、茯苓、泽泻各9g，滑石15g，栀子、川木通、防风、甘草各6g，肉桂3g。疗程均为8周。结果显示，研究组的有效率96.0%，对照组有效率76.0%；停药后2周内，研究组复发率0，对照组复发率8.0%[14]。

2.1.3 肛周湿疹　将72例湿热下注型肛周湿疹患者随机分为对照组和研究组各36例。对照组给予院内制剂肛门熏洗药外用熏洗。研究组给予加减除湿胃苓汤外用熏洗，方药组成：苍术10g，厚朴10g，陈皮15g，猪苓15g，泽泻15g，赤茯苓15g，白术15g，滑石20g，防风10g，栀子10g，肉桂15g，苦参20g，黄柏20g。加1000ml水，文火煮20分钟，过滤，滤液熏洗。疗程均为14天。结果显示，研究组的有效率91.67%，对照组有效率80.56%；停药后30天内，研究组复发率14.81%，对照组复发率42.86%[15]。

2.2 荨麻疹　将140例慢性荨麻疹患者随机

分为对照组和研究组各70例。对照组口服地氯雷他定片，每次5mg，每日1次；马来酸氯苯那敏片，每次4mg，每日3次；甘草酸二胺肠溶胶囊，每次150mg，每日3次。研究组口服加味除湿胃苓汤，方药组成：苍术（炒）15g，厚朴（姜炒）12g，陈皮12g，猪苓15g，泽泻20g，赤茯苓20g，白术（土炒）20g，滑石20g，防风12g，山栀子12g，龙胆草10g，桂枝12g，甘草10g，白芷12g，牡丹皮20g，白鲜皮20g，紫草15g，通草6g，当归12g，郁金15g，合欢皮15g。每日1剂，每日2次。疗程均为8周。结果显示，研究组的有效率为91.43%，对照组的有效率为68.57%[16]。

2.3 痤疮　将126例慢性荨麻疹患者随机分为对照组和研究组各63例。对照组采用红光照射治疗，研究组采用红光照射治疗联合口服加减除湿胃苓汤，药方组成：苍术9g，厚朴9g，陈皮9g，猪苓9g，泽泻9g，茯苓9g，白术9g，滑石9g，防风9g，栀子9g，桂枝6g，甘草3g。红光照射每周2次，每次治疗20分钟，每次间隔2~3天，4周1个疗程。治疗4周后，研究组有效率为86%，对照组有效率70%[17]。

2.4 银屑病　将60例脾虚湿热型寻常型银屑病患者随机分为对照组和研究组各30例。对照组口服雷公藤片治疗，每次10mg，3次/天。研究组口服除湿胃苓汤，药方组成：苍术12g，厚朴10g，陈皮10g，茯苓15g，泽泻10g，猪苓10g，桂枝10g，炒白术15g，薏苡仁30g，土茯苓30g，白花蛇舌草30g。分2次水煎服400ml，早晚饭后半小时温服。治疗30天后，研究组有效率80.00%，对照组有效率56.67%[18]。

2.5 脂溢性皮炎　将188例脾虚湿热型脂溢性皮炎患者随机分为对照组和研究组各94例。对照组口服维生素B_2片每次10mg、3次/天，维生素B_6片20mg/次、3次/天，西替利嗪每次10mg、1次/天，并给予二硫化硒洗剂（国药准字H10800003）涂抹于皮损处，根据面积一般一次涂抹10~30ml，保留10~30分钟后温水冲洗，2次/周。研究组给予除湿胃苓汤加减方，药方组成：苍术10g，厚朴10g，陈皮10g，滑石30g，茯苓15g，白术15g，泽泻15g，猪苓10g，白鲜皮10g，桂枝6g，浙贝母10g，山楂8g，防风10g，栀子10g，蒲公英10g，白花蛇舌草10g，甘草6g。加减：瘙痒明显者，加苦参10g，地肤子10g；湿重者，加藿香10g，佩兰10g；大便干燥者，加瓜蒌10g；日久不愈者，加全蝎6g，威灵仙10g。1剂/天，水煎2次，取汁400ml，早晚各服用200ml，最后再煎1次，取汁2000ml进行外洗。两组患者均以3周为1个疗程，连续治疗2个疗程。结果显示，研究组有效率为95.74%，对照组有效率为76.60%[19]。

2.6 特应性皮炎 将114例脾虚湿蕴型特应性皮炎患者随机分为对照组和研究组各57例。对照组口服氯雷他定片每次10mg，1次/天。研究组口服加减除湿胃苓汤，方药组成：苍术6g，厚朴6g，陈皮9g，滑石12g，炒白术12g，猪苓12g，炒黄柏12g，炒枳壳9g，泽泻9g，赤苓12g，炙甘草9g。日1剂，水煎200ml，每日两次分服，儿童用量酌减。治疗期间两组均外用北京中医医院自制维生素E乳膏，2次/天，搽患处。经过8周治疗后，研究组特应性皮炎评分（SCORAD）、瘙痒视觉模拟量表（VAS）、皮肤病生活质量调查表（DLQI）评分，以及皮肤屏障指标pH值、油脂、水分改善明显优于对照组[20]。

2.7 脱发 将61例脾虚湿热型女性型脱发患者随机分为对照组30例和研究组31例。对照组运用2%米诺地尔外用治疗，每日2次外擦，并在局部轻揉按摩。研究组口服除湿胃苓汤加减方，方药组成：苍术10g，厚朴15g，白术10g，陈皮10g，猪苓10g，泽泻10g，茯苓15g，薏苡仁10g，防风10g，牛膝10g，黄柏10g，侧柏叶10g，首乌藤10g，墨旱莲10g，车前子6g，甘草6g。加减：瘙痒较甚者，酌加白鲜皮、地肤子、徐长卿；气虚较甚者，加炙黄芪、党参；大便不爽者，酌加枳壳、大黄；肝胆湿热者，加龙胆草、茵陈、虎杖；睡眠较差者，加合欢皮、远志、茯神；月经不调者，加生地黄、当归、白芍、香附。治疗12周后，结果显示研究组有效率为87.09%，对照组有效率为63.33%[21]。

【使用注意】 此方燥脾利湿功效明显，辨证要点是脾虚湿盛，或肺脾湿热；阴虚内热或肝阳上亢、内有火热者不宜服用；临证应用，当中病即止，或辨证施治、合理化裁。

【按语】

1.关于方源演变 从方源看，明代陈实功《外科正宗·痈疽阴证歌》首载除湿胃苓汤，清代吴谦《医宗金鉴·外科心法要诀·缠腰火丹》引用本方，两方主治、组成、剂量基本一致，仅灯心剂量单位有所差异，从方源分析，当以陈实功为首出。然因《医宗金鉴》是当时政府编纂的一部医学丛书，并且成为医学生学习医学的教材性书籍，《四库全书总目》称赞其"有图、有说、有歌诀，俾学者既易考求，又便诵习"，足见其影响之大。由此导致后世学者误以为本方从《医宗金鉴》而出。

从方剂演变看，除湿胃苓汤具有清热除湿，健脾利水的功效，本方由胃苓汤加栀子、木通、滑石、防风而成。胃苓汤由平胃散和五苓散组成。方中平胃散（苍术、厚朴、陈皮、甘草）燥湿运脾、行气和胃；五苓散（白术、泽泻、茯苓、猪苓、肉桂）健脾助阳、化气利水渗湿；"风淫于内，治之辛凉"，因此加栀子、木通、滑石清热利湿，少佐防风祛风胜湿，散肝舒脾。

胃苓汤出自《增补内经拾遗》卷三引《局方》，组成：苍术（泔浸）八钱，陈皮，厚朴（姜制）五钱，甘草（蜜炙）三钱，泽泻二钱五分，猪苓，赤茯苓（去皮），白术各一钱半，肉桂一钱。用法：上为粗末，每服一两，以水二盏，加生姜三片，大枣二枚，炒盐一捻，煎八分食前温服。功用为祛湿和胃；主治脾湿过盛，浮肿泄泻，呕吐黄疸，小便不利。《普济方》引《如意方》：沉冷证小便不利，及胃虚不和，早晨心腹痛。《丹溪心法》认为提出其治疗阴囊肿，状如水晶，时痛时痒出水小腹按之作声，小便频数，脉迟缓。

2.关于本方木通基原考证 除湿胃苓汤最

早见于明代陈实功《外科正宗》"卷四·痈疽阴证歌"。清代吴谦《医宗金鉴·外科心法要诀》"第六十四卷·缠腰火丹"引用本方。据基原考证和用药沿革，方中木通科木通 *Akebia quinata*（Thunb.）Decne. 在清代以前一直是木通药材的正品和用药主流，其品种变迁应发生在近现代。《中国药典》（1963年版）对木通科木通、毛茛科川木通、马兜铃科关木通同时收录；由于木通科木通资源缺乏，《中国药典》（1977年版）将其删去；后关木通 *Aristolochia manshuriensis* 因发生肾毒事件被2005年版删除，同时为保证木通药材临床供应，重新收载植物木通，并增收历史上作木通使用的三叶木通 *Akebia trifoliata*（Thunb.）Koidz. 和白木通 *Akebia trifoliata*（Thunb.）Koidz. var. *australis*（Diels）Rehd. 为新基原，此后沿用。据基原考证和用药沿革，方中"木通"形态特征最符合2020年版《中国药典》木通项下规定木通科木通 *Akebia quinata*（Thunb.）Decne.。

3.关于赤茯苓的炮制和质量控制　赤茯苓，别名：赤茯、赤苓，为多孔菌科真菌茯苓 *Poria cocos*（Schw.）Wolf 的干燥菌核近外皮部的淡红色部分。

赤茯苓目前仅《安徽省中药饮片炮制规范》（2019年版）有收载："9月采挖，除去泥沙、杂质，加工成茯苓个；或先切除茯苓外皮，再切取皮下棕红色或淡红色部分，切成厚片或小方块，阴干"，其性状项下规定："本品为大小不一的厚片或小方块。切面淡红色或棕红色，颗粒性。质坚实。气微，味淡，嚼之粘牙。"但无明确的含量指标，近年来有其初步药材质量控制标准研究。

赤茯苓质量标准研究：（1）显微鉴别：本品粉末浅棕色或棕色。不规则颗粒状团块和分枝状团块棕红色。菌丝浅棕色、棕色或深棕色，细长，稍弯曲，有分枝，直径2~8μm；少数至11μm，长短不一。（2）薄层色谱鉴别：取本品粉末1g，加乙醚50ml，超声处理10min，滤过，滤液蒸干，残渣加甲醇1ml使溶解，作为供试品

溶液。另取赤茯苓对照药材1g，同法制成对照药材溶液。照薄层色谱法（中国药典2015年版四部通则）试验，吸取上述两种溶液各2μl，分别点于同一硅胶G薄层板上，以石油醚（60~90℃）–甲苯–乙酸乙酯–甲酸（1∶20∶5∶0.5）为展开剂，展开，取出，晾干，再放入展缸中继续展至相同的溶剂前沿，取出，晾干，喷以2%香草醛硫酸溶液–乙醇（4∶1）混合溶液，在105℃在加热至斑点显色清晰。供试品色谱中，在与对照药材色谱相应的位置上，显相同颜色的主斑点。（3）水分不得过16.8%；（4）总灰分不得过1.1%；（5）酸不溶性灰分不得过0.5%；（6）浸出物照醇溶性浸出物测定法，用稀乙醇作溶剂，不得少于9.3%。

茯苓主要化学成分是茯苓多糖和三萜类化合物。三萜类化合物具有抗肿瘤、抗炎、利尿、免疫调节等作用。有研究表明，茯苓三萜类化合物含量总和及大部分单一茯苓三萜类化合物在不同药用部位的中含量均是茯苓皮＞赤茯苓＞茯神＞茯苓。

4.关于临床应用演变　带状疱疹归属中医的"缠腰火丹""蛇串疮""蜘蛛疮"等范畴，除湿胃苓汤原为"缠腰火丹"的脾肺二经湿热偏盛而设，主治病证的病因病机历代较为清晰。从中医整体观念出发，带状疱疹虽为湿热郁滞皮肤，其发生发展又与肺脾失调相关，因肺主皮毛，脾主运化水湿，治疗又当以调理肺脾为本，清化湿热为标。然而，临床又当分湿热偏重，随证加减可也。当代临床在本方治疗带状疱疹的基础上，根据异病同治原则扩展到湿疹、荨麻疹、银屑病、特异性皮炎、脂溢性皮炎、脱发等疾病，并在难治性皮肤病寻常型天疱疮和局限型大疱性类天疱疮上取得良好的治疗效果，值得系统总结推广。

5.关于药物制备与有效性　除湿胃苓汤14味药，其中苍术、厚朴、陈皮、白术、防风、肉桂均含挥发油，也是药效成分；猪苓、茯苓、泽泻、栀子、木通、甘草、灯心草用水提取，且滑石粉不溶于水，提取工艺方法考察和剂型选择是关键，开发中成药难度大。病案研究发

现，除湿胃苓汤原剂量考证与临床实际使用情况之间存在较大的差别，多数医家选择较大剂量起效。中医临床是一个有证、有方、有药、有量的辨证思维过程。自古有云："中医不传之秘在药量"，亦说明方药剂量直接关乎中医药的临床疗效。病案研究发现，除湿胃苓汤原剂量考证与临床实际使用情况之间存在较大的差别，多数医家选择较大剂量起效。应因病施量、因方施量、因药施量、因人施量等综合考虑除湿胃苓汤经典名方开发。

参考文献

［1］王姿媛，何泽民.苍术－厚朴药对超临界萃取工艺研究及质量控制［J］.中国实验方剂学杂志，2013，19（4）：155-158

［2］胡又丹.五苓散配方颗粒药学部分研究［D］.成都：成都中医药大学，2005.

［3］王爱妮，刘玉强，才谦.3种苍术的特征图谱及苍术素醇、苍术素和白术内酯Ⅱ含量测定研究［J］.药物分析杂志，2016，36（1）：91-95.

［4］陈文婷，陈阳，崔波，等.气相色谱"一测多评"用于苍术多成分含量测定的可行性研究［J］.中国中药杂志，2018，43（3）：551-556.

［5］程仕萍，王立，吴永波，等.除湿胃苓汤对肥胖湿浊型湿疹Th1/Th2细胞漂移的影响研究［J］.药品评价，2016，13（7）：50-52.

［6］蒋美玲，张天柱，樊湘泽.苍术水提液与苍术素大鼠体内药代动力学比较［J］.中药药理与临床，2015，31（2）：25-27.

［7］杨林，殷永红.厚朴苷A在大鼠体内的药动学研究［J］.化学研究，2022，33（1）：42-46，61.

［8］何佳丽，高如宏，徐静.除湿胃苓汤加减治疗皮肤病体会［J］.江西中医药，2015，46（8）：19-21.

［9］张苍.赵炳南辨治皮肤湿病理法探究［J］.北京中医药，2019，38（11）：1059-1062.

［10］张苍.多思善悟广纳百家：陈凯教授生平与学术［J］.北京中医药，2009，28（11）：851.

［11］张颖，符润娥，罗方梅.除湿胃苓汤加减联合湿疹霜治疗亚急性湿疹30例临床观察［J］.中国民族民间医药，2016，25（6）：117-118.

［12］苏婕.除湿胃苓汤联合针刺治疗脾虚湿蕴型亚急性湿疹的临床疗效观察［J］.东南大学学报（医学版），2016，35（1）：75-78.

［13］谭凌玲.除湿胃苓汤治疗慢性湿疹200例［J］.西部中医药，2018，31（12）：66-68.

［14］杜军兴，方诺.除湿胃苓汤加减方联合灸法及复方樟脑乳膏治疗脾虚湿阻型湿疹临床研究［J］.新中医，2021，53（7）：42-46.

［15］吴欣悦.加减除湿胃苓汤熏洗治疗（湿热下注型）肛门湿疹的临床研究［D］.长春：长春中医药大学，2020.

［16］王怡冰，李喜顺，朱新朋.加味除湿胃苓汤治疗慢性荨麻疹70例［J］.中医研究，2016，29（5）：18-20.

［17］兰燕琴，解凡，许经纶.加减除湿胃苓汤联合红光照射治疗痤疮的疗效观察［J］.中国妇幼健康研究，2017，28（S3）：340-341.

［18］尚华.除湿胃苓汤治疗寻常型银屑病脾虚湿蕴证60例疗效观察［J］.宁夏医学杂志，2018，40（12）：1210-1211.

［19］林皆鹏.除湿胃苓汤加减治疗脾虚湿热型脂溢性皮炎的临床观察［J］.实用中西医结合临床，2017，17（8）：47-49.

［20］郭昕炜，李冠汝，李萍，等.加减除湿胃苓汤治疗脾虚湿蕴型特应性皮炎的临床疗效观察［J］.中华中医药杂志，2020，35（1）：458-460.

［21］侯慧先，王莹，蒋金艳，等.加减除湿胃苓汤治疗女性型脱发（脾虚湿热型）的临床疗效观察［J］.中医药信息，2016，33（6）：104-105.

枇杷清肺饮

清《医宗金鉴》

Pipaqingfei Yin

【概述】枇杷清肺饮之名最早见于清代祁坤《外科大成》。《医宗金鉴·外科心法要诀》载其方药组成为：人参三分，枇杷叶二钱（刷去毛，蜜炙），甘草三分（生），黄连一钱，桑白皮二钱（鲜者佳），黄柏一钱。水一盏半，煎七分，食远服。具有"疏风宣肺、清热化湿"之效，主治肺风酒刺。后世医家对本方的理论和应用进行了丰富的研究，提出了肺经风热、肺胃湿热、肺经血热的主要病机。目前有报道进行了枇杷清肺饮加减方的制剂研究。枇杷清肺饮主要具有抗炎、抗菌等药理作用。临床上常用于痤疮、酒糟鼻等。现代常应用于多种皮肤病，如用于治疗痤疮、酒糟鼻、脂溢性皮炎、激素依赖性皮炎、脂溢性脱发、马拉色菌毛囊炎、面部色斑等疗效显著。

【历史沿革】

1.原方论述　清代吴谦《医宗金鉴·外科心法要诀》（刊于1742年）"鼻部·肺风粉刺"载："肺风粉刺肺经热，面鼻疙瘩赤肿痛，破出粉汁或结痂，枇杷颠倒或收功。注：此证由肺经血热而成。每发于面鼻，起碎疙瘩，形如黍屑，色赤肿痛，破出白粉汁，日久皆成白屑，形如黍米白屑。宜内服枇杷清肺饮，外用颠倒散，缓缓自收功也。"该汤剂组成：人参三分，枇杷叶二钱（刷去毛，蜜炙），甘草三分（生），黄连一钱，桑白皮二钱（鲜者佳），黄柏一钱。水一盏半，煎七分，食远服。

2.后世发挥

2.1 肺胃湿热论　清代时世瑞《疡科捷径》载"肺风粉刺太阴经，酒湿熏蒸出此形。焮肿色红如赤豆，枇杷清肺饮多灵。"痤疮多由肺胃火热上蒸头面，血热郁滞阻于肌肤所致；或因过食肥甘、油腻、辛辣食物，脾胃蕴热，湿热内生，熏蒸于面所致。临证时应用枇杷清肺饮清泄肺胃蕴热、解毒凉血，可获佳效。

2.2 肺经血热论　清代郑玉坛《彤园医书·外科》载："鼻起碎疙瘩，形如黍屑，色赤肿痛，破出粉汁，日久成白屑，或成黍粒，皆由肺经血热而成"，宜内服枇杷清肺饮；又载"枇杷清肺饮，治肺郁血热，鼻生粉刺"。清代易凤翥《外科备要》援引《医宗金鉴》："肺风粉刺，每发于面鼻，起碎疙瘩，形如黍屑，色赤肿痛，破出白粉汁，久成白粒如发黍米状，由肺经血热而成。宜服枇杷清肺饮（洪），外敷颠倒散（称），缓缓自收功也"。《外科备要》载枇杷清肺饮主治"治肺郁血热，鼻生粉刺。"民国张宗祥《本草简要方》："肺风粉刺，主治：泻肺，和胃，清热，消痰，呕逆，热咳，脚气，妇人产后口干。"

【名方考证】

1.本草考证

1.1 人参　"人参"之名最早见于《神农本草经》，经考证，本方所用人参为五加科植物人参 *Panax ginseng* C. A. Mey.的干燥根和根茎，与《中国药典》2020年版记载一致。

1.2 枇杷叶　"枇杷叶"之名最早见于《名医别录》，经考证，本方所用枇杷叶为蔷薇科植物枇杷 *Eriobotrya japonica*（Thunb.）Lindl.的干燥叶，与《中国药典》2020年版记载一致。

1.3 甘草　"甘草"之名最早见于《神农本草经》，经考证，本方所用甘草为豆科甘草属甘草 *Glycyrrhiza uralensis* Fisch.的干燥根和根茎。《中国药典》2020年版载甘草为豆科植物甘草

Glycyrrhiza uralensis Fisch.、胀果甘草 *Glycyrrhiza inflata* Bat. 或光果甘草 *Glycyrrhiza glabra* L. 的干燥根和根茎。

1.4 黄连 "黄连"之名最早见于《神农本草经》，经考证，本方所用黄连为毛茛科植物黄连 *Coptis chinensis* Franch.、三角叶黄连 *Coptis deltoidea* C.Y.Cheng et Hsiao 或云连 *Coptis teeta* Wall. 的干燥根茎，与《中国药典》2020年版记载一致。

1.5 桑白皮 "桑根白皮"之名最早见于《神农本草经》，《药性论》中简称桑白皮。经考证，本方所用桑白皮为桑科植物桑 *Morus alba* L. 的干燥根皮，与《中国药典》2020年版记载一致。

1.6 黄柏 "黄柏"之名最早见于《伤寒论》。经考证，本方所用黄柏为芸香科植物黄皮树 *Phellodendron chinense* Schneid. 的干燥树皮，与《中国药典》2020年版记载一致。

2.炮制考证

2.1 枇杷叶 枇杷清肺饮中枇杷叶的炮制方法为"刷去毛，蜜炙"，国家中医药管理局和国家药品监督管理局联合发布的《古代经典名方关键信息表（7首方剂）》建议枇杷清肺饮中枇杷叶对应炮制规格为蜜枇杷叶。现代有炮制品蜜枇杷叶。

2.2 其他 其他药物应为生品。

3.剂量考证

3.1 原方剂量 人参三分，枇杷叶二钱（刷去毛，蜜炙），甘草三分（生），黄连一钱，桑白皮二钱（鲜者佳），黄柏一钱。

3.2 折算剂量 清代1钱合今之3.73g，1分合今之0.373g。即本方剂量人参1.12g，枇杷叶7.46g，甘草1.12g，黄连3.73g，桑白皮各7.46g，黄柏3.73g。

3.3 现代用量 根据周慎编著的《全科医生常用方剂手册》，本方剂量为枇杷叶6g，桑白皮6g，黄连3g，黄柏3g，人参0.9g，甘草0.9g。

【药物组成】 人参三分，枇杷叶二钱（刷去毛，蜜炙），甘草三分（生），黄连一钱，桑白皮二钱（鲜者佳），黄柏一钱。

【功能主治】 疏风宣肺，清热化湿。主治面部粉刺，色红疼痛，破出白汁等证。

【方义分析】 方中枇杷叶清肺止咳，降逆止呕；桑白皮泻肺平喘，利水消肿，两药合用清肺热、泻肺实，共为君药。黄连归心、脾、胃经，清热燥湿，泻火解毒；黄柏归肾、膀胱经，清热燥湿，泻火解毒，除骨蒸，两药相伍共为臣药。人参大补元气，补脾益肺，生津，安神益智，本方中小剂量配伍使用，扶助正气，以为佐药。甘草补脾益气，清热解毒，调和诸药，是为使药。诸药合用疏风宣肺，清肺胃湿热，解毒消疮。

配伍特点：全方综合宣肺、清热、化湿于一体；清补并用，使清而不伤正，补而不助热。

【用法用量】

1.古代用法用量 以上六味，水一盏半，煎七分，食远服。

2.现代用法用量 加水300ml，煎至140ml。服药时间尽量错开吃饭时间。

【药学研究】

1.资源评估 方中人参、枇杷叶、桑白皮、黄连、黄柏、甘草目前均以人工栽培为主。

人参为多年生、长日照、阴生性草本植物，生长在海拔200~900m的山区针阔混交林下。常在阴坡或半阴坡生长，对环境条件要求较严格。喜凉爽，耐严寒，喜湿润、怕干旱，要求土壤水分适当，排水良好。喜弱光、散射光和斜射光，怕强光和直射光，野生人参主要分布于长白山脉和小兴安岭东南部的山林地带，现在所用的人参主要是园参，主产于吉林抚松、集安、长白、靖宇、安图、通化、浑江、敦化、桦甸、舒兰、辽宁桓仁、宽甸、新宾、本溪、清原、黑龙江五常、尚志、东宁、宁安等地。

枇杷的适宜温度生长条件以红壤山地为主，年均气温17.6~18.6℃，年积温5547~5913℃，无霜期286~311天，年均降雨量14897mm为宜，枇杷叶在全国各地广行栽培，浙江杭州塘栖、福建莆田和苏州东山是中国三大枇杷叶产地。

甘草喜凉爽、干燥气候，喜光、耐旱、耐寒，对土壤适应性较强，甘草原野生于草原钙质土上，是抗盐性很强的植物，在我国北方地区分布广泛，现主产于内蒙古、甘肃、宁夏、新疆，以内蒙鄂尔多斯的杭锦旗、阿拉善盟阿拉善一带及甘肃、宁夏所产品质最佳。

桑树，树皮厚，呈灰色，喜日照，适宜在25~30℃、海拔1200m以下的条件下生长，需大量水，但不耐涝；适宜在土层厚度50cm以上、pH值为6.5~7.0（中性偏酸）、肥沃、疏松的壤土或砂壤土中生长，目前主产安徽、河南、浙江、江苏、湖南等地。

黄连喜高寒冷凉的环境，喜阴湿、忌强光直射和高温干燥，栽培时宜选海拔1400~1700m半阴半阳的缓坡地最为适宜，以土层深厚、肥沃、疏松、排水良好、富含腐殖质的壤土和沙壤土为好，味连主产于重庆石柱县，四川洪雅、峨眉等地，湖北、陕西、甘肃等地亦产，雅连主产于四川洪雅、峨眉等地，云连主产于云南德钦、碧江及西藏东南部。

黄皮树喜温和、湿润的气候环境，具有较强的耐寒、抗风能力，苗期稍能耐荫，成年树喜光照湿润，不适荫蔽、不耐干旱，常混生于稍荫蔽的山间河谷及溪流附近或老林及杂木林中，以土层深厚、湿润疏松的腐殖质壤土生长最好，主要分布于湖北、湖南西北部、四川东部，常混生于海拔900m以上稍荫蔽的山间河谷及溪流附近或老林及杂木林中。

2.制剂研究

2.1 制备方法 原文载："以上六味，水一盏半，煎七分，食远服。"未说明详细的制备方法。

此方清代时期一盏水约合200ml，参考目前《医疗机构中药煎药室管理规范》，确定枇杷清肺饮的制备方法：取本方，加水300ml，煎煮至140ml，食远顿服。

2.2 制备工艺 原方是汤剂，现有报道均为该方加减方的制剂研究。枇杷清肺饮加减方——枇杷叶（蜜炙）、桑白皮、黄连、关黄柏、甘草、山楂、党参、石膏进行胶囊剂研制：①指标性成分分析方法的建立，应用TLC法对方中枇杷叶、桑白皮、黄连、黄柏进行了定性鉴别，采用

HPLC法以十八烷基硅烷键合硅胶为填充剂，以甲醇：5%醋酸水溶液（31：69）（每100ml 5%醋酸水溶液含3.3ml三乙胺）为流动相，选择盐酸小檗碱的特征吸收峰345nm作为测定波长，测定方中盐酸小檗碱的含量，此法主要用于制剂质量的控制。②药材提取、纯化工艺的研究：以总黄酮、总三萜酸得率为工艺指标，采用单因素及响应面法优选蜜枇杷叶、桑白皮、甘草、党参与山楂药效成分提取工艺参数。确定最佳工艺为药材加16.5倍量66%乙醇回流提取3次，每次2h。总黄酮得率为43.9mg/g生药，总三萜酸得率为43.85mg/g生药。采用单因素及正交法优选蜜枇杷叶、桑白皮、甘草、党参与山楂药效成分纯化工艺。确定其最佳工艺为提取液合并，浓缩，盐酸调pH为4.0，1.5倍体积等pH酸水稀释5000rpm离心，取上清液调pH值1.0二次酸沉，5000rpm离心，合并两次沉淀水洗至无色，置于真空干燥箱内60℃真空干燥得浸膏Ⅰ。浸膏Ⅰ得率为0.04g/g生药，浸膏Ⅰ中总有效成分含量为64.9%。总黄酮得率为6.37mg/g生药，总三萜酸得率为32.15mg/g生药。纯化后有效成分损失较多。以季铵总碱得率为工艺指标，根据单因素试验结果，进行响应面设计，确定黄连、关黄柏最佳提取工艺为药材加18倍量水回流提取4次，每次1h，季铵总碱得率为66.44mg/g生药。提取液浓缩至约生药1g/ml，调提取液pH值为12，用1倍量乙酸乙酯萃取剂连续萃取6次，合并各次萃取相，回收萃取溶剂，得纯化浸膏Ⅱ，浸膏Ⅱ得率为0.043g/g生药，浸膏Ⅱ中季铵总碱含量为66.13%[1]。③采用正交设计对成型工艺进行了研究，优选了将两种提取物粉末按比例混合，石膏和乳糖的配比为1：1，润湿剂为50%乙醇，用量为12%（即100g药粉加入12ml 50%乙醇），微粉硅胶为胶囊的助流剂，其用量为0.4%。测定了制粒后颗粒的堆密度为0.56g/ml，临界相对湿度为60%[2]。

3.质量控制 该方含多种生物碱、黄酮等物质，也是主要药效成分。现有文献报道参照《古代经典名方关键信息考证原则》和《古代经典名

方关键信息表（7首方剂）》来制备枇杷清肺饮水煎液，采用UPLC-DAD方法建立了枇杷清肺饮水煎液的指纹图谱，同时对盐酸黄柏碱、绿原酸、盐酸小檗碱、盐酸巴马汀、甘草酸铵5种指标性成分进行了含量测定[3]。

【药理研究】

1.药效作用 枇杷清肺饮的功能主治进行了药效学研究，主要具有抗炎等作用。

抗炎 体外实验采用LPS诱导HaCaT细胞，建立HaCaT细胞炎症模型，发现枇杷清肺饮含药血清低剂量组（25µl）、中剂量组（50µl）、高剂量组（175µl）能不同程度地抑制HaCaT细胞炎症模型中IL-1β、IL-4、TNF-α、AKR1B1 mRNA及蛋白的表达，抑制P38-MAPK和JNK-MAPK的磷酸化以及NF-κB p65向细胞核内的转录[4]。

2.体内过程 给予大鼠黄连总生物碱800mg/kg灌胃，2小时后测定总碱中药根碱、黄连碱、巴马汀和小檗碱的组织分布。结果表明：小檗碱和巴马汀主要分布在动物的肺部，其次分布在肝脏，而药根碱和黄连碱主要分布在动物的肝脏，其次分布在肺部[5]。给予大鼠黄连水提物1.3g/kg灌胃，体内小檗碱的平均C_{max}为11.39µg/L，其他4种生物碱（黄连碱、表小檗碱、药根碱、巴马汀）$C_{max} < 3$µg/L，说明这些生物碱在正常大鼠体内生物利用度较差[6]。研究发现，小檗碱在胃肠道比较稳定，代谢转化主要是发生在吸收进入血液后。分离得到的代谢物主要为葡萄糖醛酸和硫酸结合物，代谢的基本历程推测为小檗碱在肝药酶或其他酶的催化下脱去连二氧亚甲基或甲基，然后在肝脏或其他器官中葡萄糖醛酸转移酶和硫酸转移酶的催化下生成最终的代谢物[7]。

【临床应用】

1.临床常用

1.1 临床主治病证 枇杷清肺饮常用于治疗"肺风粉刺"，临床表现主要为粉刺、丘疹、脓疱、结节、囊肿及瘢痕等皮损，临床以舌边尖红，苔薄黄，脉滑数等为辨证要点。

肺风粉刺 可去人参，酌加黄芩、连翘，加大清肺热的力度。脓头较多者酌加蒲公英、白花蛇舌草等；大便干者，往往属肺热下移大肠，可酌加生大黄以泄腑通便。清热药物易伤脾胃，有不适者可酌加陈皮、半夏。症见颜面、胸背部散在或泛发粉刺、炎性丘疹或脓疱、囊肿，皮疹红肿疼痛，如针头或黄豆大小，渐增多，顶端有黑头，可挤压出粉刺，颜面油亮光滑，常选枇杷清肺饮合黄连解毒汤加减。症见颜面、经久不消，渐形成黄豆大小肿物，触之疼痛，按之如囊，或多个囊肿相连形成核桃大的肿块，皮肤粗糙或有轻度色素沉着，头皮、颜面油腻或有轻度脱屑，常选海藻玉壶汤合参苓白术散[8]。

1.2 名家名师名医应用

痤疮粉刺 皮肤名医朱仁康认为痤疮属于中医"肺风粉刺"或"酒刺"的范畴。辨证论治主要分为肺风型和痰瘀型。肺风型多因过食油腻，脾胃积热，上熏于肺，外受于风；临床表现为面部起红丘疹，挤之有粉渣；治宜清理肺胃积热，用枇杷清肺饮加减。朱仁康经验方中枇杷叶、桑白皮清肺火，黄芩清上焦肺火，石膏清中焦胃火，知母上能清肺火、中能清胃火、下能泻肾火，牡丹皮、赤芍、生地清热凉血，甘草调和诸药。诸药合用，共奏清理肺胃积热之功。

全国名中医艾儒棣认为痤疮病机为素体阳热偏盛，营血日渐偏热，血热外涌，体表脉络充盈，气血郁滞，发为病。临床分为两个证型：①脾虚蕴湿证，治宜健脾除湿、清热散结，方用四君子汤合清肺饮加减；②肺经风热证，治宜疏风宣肺清热，方用枇杷清肺饮合消风散加减。艾氏临床上常在枇杷清肺饮基础上化裁，原方减人参、黄连，加山栀子、薏苡仁、白花蛇舌草，治疗痤疮收效甚佳。此外，在临床应用上，若舌苔黄腻者，为胃肠有湿热，可加茵陈、藿香、佩兰等或合用二术煎，以清热除湿；大便干结者，为肺胃气机不通，可加瓜蒌仁、火麻仁、草决明、生大黄等以通腑泻热；有脓疱者为热已化毒，可加金银花、连翘、野菊花、紫花地丁、蒲公英、蚤休等清热解毒；若有结节、囊肿者为痰湿阻滞，可加郁金、夏枯草、皂角刺、丹参、山慈菇、白芥子等行气化痰散结；皮损瘙痒者为兼夹风邪，宜加地肤子、白鲜皮、紫荆皮等祛风止痒；面部油脂分泌较多者，可加生山楂、槐花等减少油脂分泌；有失眠者为血虚肝旺，加酸枣仁、柏子仁、夜交藤、合欢皮、龙齿、珍珠母等养血安神，此为随症加减。若见脾虚者可加异功散；肝肾阴虚，冲任不调，可加二至丸、制首乌、刺蒺藜等；气血亏虚，月经不调，可加圣愈汤或八珍汤等；痛经加焦艾、延胡索、制乳香、制没药等；月经夹块，舌边有瘀点等血瘀症状者加丹参、益母草、红花、鸡血藤等；月经提前者可加丹皮、山栀子、生地、白芍、当归、川芎等。此为因证施药[9]。

中医名家钟以泽认为痤疮多由于肺经风热，阴虚热伏为主要病机，治疗要点在于滋阴与透邪并举。方药在枇杷清肺饮基础上，予青蒿透邪，二至丸养阴。根据虚实稍加清泄之药，常用桑白皮、牡丹皮、紫荆皮以清泄在皮之热，二至丸、地骨皮、银花藤养阴透热，配合白茅根引热下行，全方配伍，注重外热内虚的病机基础，清热与透热并举，扶正与祛邪兼顾，注重气机流动，则热去阴存，疾病难复[10]。

全国名老中医药李发枝在治疗肺经火毒，血液瘀滞所成的痤疮，往往运用枇杷清肺饮加味。李老活用前人之法，在运用枇杷清肺饮清热解毒的基础上，提出达郁之法。其在运用本方时，从"清热"和"达郁"两个方面来选方用药。"清热"之品，以原方枇杷叶、桑白皮泻肺清热；黄柏、黄连清胃肠结热；重用白花蛇舌草以增强疗效。"达郁"之药，常伍以荆芥、防风达气分之郁结；再配以丹参、牡丹皮、紫草达血分之郁结。诸药为伍，使热毒得清、郁结得达、瘀血得化、滞气得行。临床在运用本方时，常去人参、甘草，以使其清热达郁之功力专效显。若伴有皮肤瘙痒较甚者，重用地肤子、土茯苓；伴有咽喉不利，加清半夏；若背部出痘较甚者，加羌活；若属郁热较甚者，加重紫草用量[11]。

秦万章常结合痤疮皮疹形态处方，认为寻常型痤疮，多为肺热血热型，临床可见皮损以面部眉间及下颏部为主，呈多形性，如红色丘疹、黑头粉刺、脓疱等，伴有面部潮红、皮肤瘙痒，舌质红苔薄黄，脉弦数。治以宣肺清热，兼以凉血。方用枇杷清肺饮加减：枇杷叶、桑白皮、黄芩、生山栀、黄柏、知母、生地、野菊花、蝉衣、马齿苋、生甘草。此外，脓疱型痤疮以清热凉血解毒法为主，以泻心汤加味；结节型痤疮以清热活血软坚为主，药用白花蛇舌草、桑白皮、当归、赤芍、栀子、白芷、丹参、桃仁、红花等；囊肿型痤疮治宜清热化痰散结，药用当归、丹参、夏枯草、贝母、半夏等；瘢痕型痤疮治宜活血化瘀，药用当归、赤芍、红花、丹参、皂角刺、牡蛎等；聚合型痤疮治宜清热凉血活血，药用丹参、生地黄、土茯苓、当归、桃仁、夏枯草、三棱、莪术等。

张志礼将粉刺分为以下几种类型：肺胃湿热型（多为初起，以丘疹、粉刺为主），方用枇杷清肺饮加减；湿热蕴结型（多为中、重度，皮疹红肿疼痛，或有脓疱），方用枇杷清肺饮合黄连解毒汤加减。以枇杷叶、桑白皮、黄芩、栀子、黄连清肺胃和三焦之火；金银花、连翘、蒲公英清热解毒；牡丹皮凉血；辅以薏苡仁、车前子清利湿热；熟大黄泻热通便，使邪有出路[12]。

欧阳恒将痤疮主要分为肺热、肺胃湿热和阴虚火旺3个证型。肺热证，治宜清宣肺热、泻浊通腑，自拟抑痤汤，药用金钱草、蒲公英、旱莲草、白花蛇舌草、生大黄等；肺胃湿热证，治宜疏风清肺、清热凉血，以枇杷清肺饮为主要方剂，药用黄连、黄芩、桑白皮、当归、牡丹皮等；阴虚火旺证，治宜滋阴降火、清热凉血，药用牡丹皮、泽泻、生地黄、知母、黄柏、生石膏、白芍、黄芩等。

马绍尧[13]以脏腑理论为指导对粉刺进行辨证论治，认为无论何种致变因素，均是在影响脏腑功能的基础上显示其致病作用，而引起疾病过程。临床具体治疗常分痰湿积聚证、肺热阴虚证和肺经风热证3种证型，其中肺经风热证治宜疏风清肺，方用枇杷清肺饮加减，药用桑白皮、药用枇杷叶、黄芩、黄柏、桑白皮、地骨皮、平地木、南北沙参等。

2.临床新用 枇杷清肺饮在临床上常用于各类皮肤病，尤其对痤疮、酒槽鼻脂溢性皮炎、激素依赖性皮炎、脂溢性脱发、马拉色菌毛囊炎、面部色斑等多种皮肤病疗效确切。

2.1 寻常型痤疮 将100例肺经风热型寻常性痤疮患者随机分为对照组和研究组各50例。对照组予以美满霉素口服，每次0.1g，2次/天。研究组采用加减枇杷清肺饮，药方组成：枇杷叶20g，桑皮20g，黄芩20g，黄连20g，黄柏20g，生地黄15g，丹参10g，人参20g，甘草15g；温服，每次100ml，2次/天。治疗8周。结果显示，研究组患者总有效率为90.0%，对照组为80.0%[14]。

将60例肺经风热型寻常性痤疮患者随机分为对照组和研究组各30例。对照组用枇杷清肺饮加减方，药方组成：枇杷叶10g，桑白皮10g，黄芩10g，石膏15g，知母10g，甘草6g。加减：皮脂溢出多者，加木瓜10g，白花蛇舌草10g；有感染者，加蒲公英10g，鱼腥草10g；形成囊肿或结节者，加夏枯草10g；月经不调者，加益母草15g；留有痘印者，加丹参20g。每天1剂，水煎2次，早晚温服；研究组用枇杷清肺饮加减联合火针治疗，每周1次。治疗8周后，结果显示，研究组患者总有效率为93.33%，对照组为66.67%[15]。

将142例胃蕴热型痤疮患者随机分为对照组70例和研究组72例。对照组用枇杷清肺饮加减方，药方组成：枇杷叶25g，黄芩15g，桑白皮15g，赤芍12g，栀子9g，甘草10g，牡丹皮15g，蒲公英15g，薏苡仁20g，山楂15g。加减：痤疮红肿较甚者，加金银花、野菊花、蒲公英、紫花地丁、紫背天葵各15g；形成硬结者，加夏枯草20g，红花10g；形成脓疱者，加皂角刺15g，桔梗15g，冬瓜子15g；大便秘结者，加大黄15g，火麻仁15g。水煎，分早晚2次饭后半小时温服。研究组用枇杷清肺饮加减方联合刺络放血拔罐治疗，放血拔罐每天选6个穴位。治疗1周后，结

果显示，研究组患者总有效率为94.44%，对照组为71.14%[16]。

2.2 酒渣鼻 将92例肺胃热盛型酒渣鼻患者随机分为对照组和研究组各46例。对照组用加味枇杷清肺饮，药方组成：枇杷叶15g，党参12g，甘草6g，桑白皮12g，黄连6g，黄芩9g，栀子12g，牡丹皮12g，赤芍12g，生地黄15g。加减：伴丘疹、脓疱多者，加蒲公英、紫花地丁、金银花；伴口渴喜饮者，加知母、石膏、天花粉；大便秘结者，加大黄、虎杖；经前加重者，加香附、益母草；失眠多梦者，加酸枣仁、首乌藤等。一天一剂，水煎，早晚服用。研究组用加味枇杷清肺饮联合激光治疗，治疗3个月后，结果显示，研究组患者总有效率为95.65%，对照组为80.43%[17]。

2.3 头部脂溢性皮炎 将82例头部脂溢性皮炎患者随机分为对照组和研究组各41例。对照组用红蓝光，照射方法：先使用蓝光治疗单元照射10分钟，换用红光治疗单元照射10分钟，3次/周。研究组用红蓝光联合枇杷清肺饮加减，药方组成：枇杷叶15g，槐花10g，当归10g，桑白皮10g，黄芩9g，生地黄30g，薏苡仁30g，山楂15g，地肤子30g，黄连10g，大黄10g，甘草5g。治疗6周后，结果显示，研究组患者总有效率为95.12%，对照组为58.54%[18]。

2.4 脂溢性脱发 将106例脂溢性脱发患者随机分为对照组和研究组各53例。对照组口服养血生发胶囊，4粒/次，2次/天。研究组用七宝美髯丹联合枇杷清肺饮加减，药方组成：炙枇杷叶15g，桑白皮15g，炒黄芩15g，炒黄柏15g，泽泻20g，菟丝子15g，枸杞子10g，怀牛膝15g，茯苓20g，当归15g，补骨脂5g，生地黄15g，牡丹皮10g，制何首乌30g，制黄精30g，女贞子15g，墨旱莲15g，侧柏叶10g，川芎10g，防风10g，天麻6g。加减：皮脂溢出明显者，加滑石15g，泽泻20g；便溏不爽者，加茵陈15g，苍术10g，白术10g；失眠者，加酸枣仁15g，首乌藤30g，龙骨30g；气虚乏力者，加黄芪15g，党参15g；腹胀纳差者，加砂仁6g，白豆蔻10g，陈

皮15g。每2天1剂，分3次服用。治疗3个月后，结果显示，研究组患者总有效率为94.3%，对照组为77.4%[19]。

2.5 激素依赖性皮炎 156例激素依赖性皮炎患者分为寻常痤疮66例、激素依赖性皮炎48例、脂溢性皮炎42例。服用枇杷清肺饮加减方，药方组成：人参5g、炙枇杷叶60g、甘草5g、黄连5g、桑白皮15g、黄柏5g。每天1剂，水煎，早晚餐后半小时服用。服药期间停用其他一切药物。治疗8周后，症状明显缓解，寻常痤疮、激素依赖性皮炎和脂溢性皮炎有效率分别为92.5%、83.4%和85.8%[20]。

2.6 马拉色菌毛囊炎 将74例马拉色菌毛囊炎患者随机分为对照组和研究组各37例。对照组口服伊曲康唑每次0.1g，2次/天，连服14天。研究组口服枇杷清肺饮加减方，中药配方颗粒药方组成：枇杷叶、桑白皮、黄芩、虎杖、蒲公英、连翘、防风、浙贝母、生牡蛎、皂角刺、丹参、白鲜皮、苦参。每天1剂，每天2次。治疗2周后，结果显示，研究组患者总有效率为84.78%，对照组为57.14%[21]。

【使用注意】临床此方偏于寒凉，辨证要点是阴虚热伏，不可久用；阳虚或平素有寒者，脾胃功能较差者不宜服用；临证当丘疹、脓疱、肿胀等消退后，当中病即止，或辨证施治、合理化裁。

【按语】

1.关于方源演变 从方源看，清代祁坤《外科大成·肺风酒刺》（刊于1665年）首载枇杷清肺散，清代吴谦《医宗金鉴·外科心法要诀·肺风粉刺》（刊于1742年）载枇杷清肺饮，两方主治、组成、剂量均一致，从方源分析，当以祁坤为首出。然《医宗金鉴》在外治上，提出使用大黄、硫黄组成的颠倒散，由此形成了内服枇杷清肺饮，外用颠倒散治疗肺风粉刺的系统策略，两方共同成为治痤的经典名方。

2.关于临床应用演变 痤疮属中医"肺风粉刺"范畴，枇杷清肺饮为治疗肺风粉刺之专方，主治病证的病因病机历代较为清晰。从中医整体观念出发，痤疮虽为湿热郁滞皮肤，其发生发展又与肺脾失调相关，因肺主皮毛，脾主运化水湿，治疗又当以调理肺脾为本，清化湿热为标。临床又当分湿热偏重，随证加减可也。

而痤疮的临床表现不仅有粉刺，还有脓肿、结节、囊肿、瘢痕等，枇杷清肺饮为经典的寻常型肺风酒刺的专方专药，至于脓肿、结节、囊肿、瘢痕等症，单纯枇杷清肺饮则力有不逮。临床当与茵陈蒿汤、黄连解毒汤、海藻玉壶汤、二陈汤、桃红四物汤等联合化裁使用，应该说是中医临床辨治痤疮在枇杷清肺饮基础上有了更多的丰富与进步。

3.关于药物剂量 清代医家王清任曾指出"药味要紧，分量更要紧"。明清时期度量衡制度较为清晰，故方药剂量折算较为明确，而本方剂量应用的要点在于苦寒药物容易中伤脾阳，所以方中黄连的剂量应用当需谨慎。有学者研究显示，现代医家应用黄连具有宽泛的剂量阈，剂量范围在1~120g之间。并且临床病案研究发现，多数医家选择较大剂量起效，应综合考虑枇杷清肺饮经典名方开发。

4.关于枇杷清肺饮产业化生产 枇杷清肺饮在黄连药材资源上综合产业化考虑，建议使用当前市场上主流产品味连，即毛茛科植物黄连 *Coptis chinensis* Franch.的干燥根茎，味连主产于重庆、湖北，多为栽培品。桑白皮原文标注"鲜者佳"，可以使用鲜品，但并未排斥使用干品。

参考文献

［1］徐骅.加味枇杷清肺胶囊提取物的制备初步药效学研究［D］.镇江：江苏大学，2009.

［2］徐蓉.加味枇杷清肺胶囊的制剂学研究［D］.镇江：江苏大学，2009.

［3］吴安.经典名方枇杷清肺饮物质基准研究［D］.广州：广东药科大学，2021.

［4］韩晓晴，吴景东，侯殿东，等.枇杷清肺饮基于MAPK/NF-κB信号通路调控HaCaT细胞炎性损伤机制研究［J］.中国免疫学杂志，2022，38（10）：1189–1195.

［5］王亮，叶小利，李学刚，等.黄连生物碱在大鼠体内的代谢转化及分布［J］.中国中药杂志，2010，35（15）：2017.

［6］俞森，俞蕴莉，卢守四，等.黄连中5种小檗碱型生物碱在糖尿病大鼠体内的药动学［J］.中国药科大学学报，2008，39（6）：526–529.

［7］谢辉，毛春芹.原小檗碱型生物碱口服给药体内过程研究进展［J］.中国实验方剂学杂志，2011，17（14）：302–305.

［8］赵东瑞，赵杭.新析痤疮因证论治［J］.浙江中医药大学学报，2020，44（10）：949–952，955.

［9］李莹.艾儒棣教授自拟枇杷清肺饮治疗痤疮经验点滴［J］.四川中医，2016，34（5）：21–23.

［10］邹大涛.基于"伏邪"理论自拟"青蒿透邪饮"治疗玫瑰痤疮（肺胃热盛证）的临床疗效观察［D］.成都：成都中医药大学，2019.

［11］吕翠田，刘金涛.李发枝教授治疗痤疮经验［J］.中医学报，2016，31（9）：1312–1314.

［12］杨岚，朱慧婷，王萍，等.张志礼辨证论治寻常痤疮经验［J］.北京中医药，2020，39（8）：825–827.

［13］傅佩骏.马绍尧脏腑辨证法治疗痤疮经验撷要［J］.江苏中医药，2005，26（10）：11–12.

［14］郑迪，张泓博.枇杷清肺饮加减治疗肺经风热型寻常性痤疮临床疗效［J］.临床军医杂志，2019，47（6）：606–607.

［15］熊蓉，谌莉媚.枇杷清肺饮联合火针治疗寻常痤疮（肺经风热型）30例［J］.江西中医药大学学报，2018，30（5）：37–39.

［16］钟玲，杨世强，覃媛春.枇杷清肺饮联合刺络放血拔罐治疗肺胃蕴热型痤疮72例［J］.中医药临床杂志，2017，29（4）：572–574.

［17］焦芳芳，朱金土.激光联合枇杷清肺饮治疗肺胃热盛型酒渣鼻46例［J］.江西中医药大学学报，2017，29（2）：46–48.

［18］陈桂升，管志强，张翠侠.枇杷清肺饮加减联合红蓝光治疗头部脂溢性皮炎41例临床观察［J］.江苏中医药，2018，50（4）：37–39.

［19］刘永信，杨春梅.七宝美髯丹合枇杷清肺饮加减治疗脂溢性脱发临床观察［J］.中国社区医师，2018，34（35）：100–102.

［20］李宗超，叶伟.枇杷清肺饮治疗肺胃蕴热型皮肤病的临床研究［J］.世界中医药，2015，10（12）：1894–1896.

［21］蔡虹，黄桂香，赵雅梅，等.加味枇杷清肺饮治疗马拉色菌毛囊炎作用机理研究［J］.当代医学，2012，18（22）：129–130.

黄连膏

清《医宗金鉴》

Huanglian Gao

【概述】黄连膏始载于中医最早的外科专著《刘涓子鬼遗方》，后被在《圣济总录》《医宗金鉴》所载，"黄连、黄柏、姜黄各三钱，当归尾五钱，生地黄一两组成"，为"治鼻窍生疮，干燥疼痛方"。具有清火解毒的功效，主治肺经壅热，上攻鼻窍，聚而不散，致生鼻疮，干燥肿疼，皮肤湿疹，红肿热疮，水火烫伤，乳头碎痛。随着不同朝代对黄连膏的理论及应用进行了丰富的研究与发挥，如具有清热解毒泻火、清热利湿止痒等。目前有报道进行了黄连膏软膏剂的制剂研究。黄连膏主要具有抗炎镇痛等药理作用，现代广泛应用于皮肤科、五官科、肛肠科、妇科等各类病证，如用于湿疮湿疹、眼疾、口疮、水火烫伤、乳头碎痛等疗效显著。

【历史沿革】

1.原方论述　清代吴谦《医宗金鉴》载"此

证生于鼻窍内，初觉干燥疼痛，状如粟粒，甚则鼻外色红微肿，痛似火炙。由肺经壅热，上攻鼻窍，聚而不散，致成此疮。内宜黄芩汤清之，外用油纸捻粘辰砂定痛散，送入鼻孔内。若干燥者，黄连膏抹之立效。"该汤剂组成：黄连三钱，当归尾五钱，生地一两，黄柏三钱，姜黄三钱。香油十二两，将药煤枯，捞去渣；下黄蜡四两溶化尽，用夏布将油滤净，倾入瓷碗内，以柳枝不时搅之，候凝为度。将膏匀涂于纱布上，贴敷患处。

2. 后世发挥

2.1 疏风燥湿散热论

清代吴谦《医宗金鉴》载："发际疮生项后发际，形如黍豆，项白肉赤坚硬，痛如锥刺，痒如火燎，破津脓水，亦有浸淫发内者，此内郁湿热，外兼受风相搏而成也。初宜绀珠丹汗之，次用酒制防通圣散清解之，外搽黄连膏效。"亦载："针眼生于眼皮毛睫间，由脾经风热而成，形如豆粒有尖。初起轻者宜用如意金黄散，盐汤冲洗，脓不成即消矣。风热甚者，色赤多痛，洗之不消，脓已成也，候熟针之，贴黄连膏。"

2.2 清热利湿解毒论

清代顾世澄《疡医大全》载："足三阴湿热，腿脚红肿，皮破流脂，类乎血疯，浸淫不止，痒痛非常，当用黄连膏治之。先用桐油一斤入锅，熬起白星为度，加黄蜡一两五钱熔化，入研细炒黑大黄末一斤搅匀，入冰片二分摊贴。"清代祁宏源《外科心法要诀》载："臭田螺疮由胃经湿热下注而生。脚丫破烂，其患甚小，其痒搔之不能解，必搔至皮烂，津腥臭水觉疼时，其痒方止，次日仍痒，经年不愈，极其缠绵。法宜甘草薏苡仁煎汤洗之，嚼细茶叶涂之，干则黄连膏润之。"近代丁甘仁（1866-1926）《丁甘仁医案》载："潘左，外痔，痛，脱肛便血，气阴两虚，大肠湿热留恋，今拟调益气阴，清化湿热。可外用黄连膏。"张寿颐《疡科纲要》载："各家论述此膏所治诸症，皆在柔嫩肌肉，既不能用拔毒薄贴，如掺提毒化腐之药，则倍增其痛，且致加剧。故制是方清热解毒，亦能去腐生新，但必须时常洗涤挹干毒水，用之始有速效。"

3. 同名异方

黄连膏的同名异方分析见表95-1。

表95-1 黄连膏同名异方分析表

朝代	作者	出处	药物组成	功能主治	制法及用法	变化情况（与原方比较）
晋末	刘涓子	《刘涓子鬼遗方》	黄连、生胡粉（各三两），白蔹（二两），大黄（二两），黄柏（二两）	温热诸疮	上五味为末，用猪脂以意调和涂之	黄连膏始载于中医现存最早的外科专著《刘涓子鬼遗方》，与《医宗金鉴》原方相比，该方以清利湿热为组方原则，主治湿热诸疮
宋	王怀隐、陈昭遇等	《太平圣惠方》	黄连一两（去须），黄柏半两，川升麻半两，蕤仁一两（去赤皮，研），细辛一两，石胆一豆许（研）	眼赤痛不开。眼赤涩，疼痛不开，兼飞血赤痛	锉细，以水三大盏，煎至一盏半，绵滤去滓，入白蜜四两相和，煎令稠，入研了石胆，拌均匀。每日点少许于两目眦头	该方与《医宗金鉴》原方相比去掉当归尾、姜黄、生地黄；加入了具有发表、透疹解毒的升麻和疏风散热、养肝明目的蕤仁，祛风止痛的细辛，更加突出其清热泻火的功效
宋	太医院	《圣济总录》	黄连（去须）一两，黄柏（去粗皮，炙）一两，蛇床子（炒）一两，菌茹一两，礜石（火煅，别研）一两，水银（手掌内唾研如泥入膏中）一两	小儿癣疥赤肿，及湿癣久不愈	捣罗前四味为末，以腊月猪脂四两，同入铫子内，煎四-五，下礜石末，又煎三四沸，取下良久，下水银，搅如稀泥候冷。先以清泔皂荚汤洗，拭干，以火炙痒涂之，日三次	此方与《医宗金鉴》原方相比加入了燥湿祛风、杀虫止痒的蛇床子，并且明确了各味药物的炮制处理方法

续表

朝代	作者	出处	药物组成	功能主治	制法及用法	变化情况（与原方比较）
元	朱震亨	《活法机要》	黄连末一斤，生地黄自然汁一斤，白莲藕汁一斤，牛乳汁一斤	生津液，除干燥，长肌肉。主燥在上焦，多饮水而少食，大便如常，小便清利	将汁熬成膏，搓黄连末为丸，如桐子大。每次二十丸，少呷温水送下，日十次	与《医宗金鉴》中黄连膏相比此方去掉当归尾、黄柏、姜黄。更加突出生津液、去燥的作用
明	王肯堂	《证治准绳·类方》	黄连八两，杏仁一两，菊花一两，栀子一两，黄芩一两，黄柏一两，龙胆草一两，防风一两，当归一两，赤芍药一两，生地黄一两	目中赤脉如火，溜热炙人	以水煎浓汁，去滓再煎，滤净，碗盛，放汤瓶口上重汤蒸顿成膏，滴入水中可丸为度，以阳丹收为丸。临用加片脑少许研和，以井水化开，鸭毛蘸点眼	此方与《医宗金鉴》原方相比更显著突出其清热泻火的功效
明	朱橚	《普济方》	白矾一两（烧灰），硫黄一两（细研），黄连一两半（去须），雌黄一两（细研），蛇床子三分（末）	诸疥干痒	上研令匀，以炼猪脂和如饧。每用先以盐浆洗令净，拭干涂之	此方与《医宗金鉴》原方大不相同，除了一味黄连，方中的硫黄、白矾、蛇床子突出了其杀虫止痒、清热燥湿的功效
清	张景颜	《外科集腋》	黄连五钱（炒黑），大黄末一斤，冰片二分	足三阴经湿热所致烂皮湿热，其症腿部红肿，所损不过一层薄皮，流脂成片，类乎血风，浸淫不已	桐油一斤，入锅内，熬起白星，加上药，搅匀。摊贴	此方与《医宗金鉴》原方相比，药味少，制法简单，且其功效不同
清	时世瑞	《疡科捷径》	黄连一两，黄芩一两，大黄二两，黄蜡六两，麻油二斤	诸风痒疮	先用三黄入麻油煎枯，去滓再熬，临好收入方上黄蜡，瓷杯收贮。用时先以手擦患处发热，以膏搽之	此方与《医宗金鉴》原方相比，更加突出了止痒的功效
清	华岳	《华氏医方汇编》	川连一两，川柏三两（为末），大黄三两（为末），当归五两	湿毒脚癣溃烂	以麻油二斤，煎至归枯，滓滤去，入黄占三两烊化，再下三黄末，搅匀陈用	与《医宗金鉴》原方相比，去掉了生地黄和姜黄，加了大黄，增强其泻热毒，行瘀血的功效作用
清	马培之	《外科传薪集》	黄连五钱，黄柏五钱，姜黄三钱，归尾三钱，白芷三钱，丹皮三钱，赤芍三钱，生地一两，合欢皮一两，大黄一钱，黄芩三钱，秦艽三钱，紫草一两，白鲜皮五钱	多年臁疮湿毒，鼻疮结毒	上药用麻油二十两，煠枯，捞去渣，下黄白蜡各二两，溶化收膏，入瓷瓶内，以油纸摊贴患处	此方在《医宗金鉴》黄连膏的基础上加白芷、牡丹皮、赤芍、合欢皮、大黄、黄芩、秦艽、紫草、白鲜皮等9味药，增强了清热解毒燥湿的功效，是黄连膏加减药味最多的处方
民国	张寿颐	《疡科纲要》	川古勇连四两，川柏皮四两，元参四两，大生地六两，生龟板六两，当归（全）三两	眼癣，漏眼疮，鼻癣（匿虫），唇疮，乳癣，乳疳，脐疮，脐漏，及肛疡诸痔，茎疳阴蚀	用麻油五斤，文火先煎生地、龟板二十分钟，再入诸药，煎枯漉净滓，再上缓火入黄蜡二十两化匀，密封候用	各家论述此膏所治诸症，皆在柔嫩肌肉，既不能用拔毒薄贴，如掺提毒化腐之药，则倍增其痛，且致加剧。故制是方清热解毒，亦能去腐生新，但必须时常洗涤挹干毒水，用之始有速效

【名方考证】

1.本草考证

1.1 黄连 "黄连"之名最早见于《神农本草经》，经考证，本方所用黄连为毛茛科植物黄连 *Coptis chinensis* Franch.、三角叶黄连 *Coptis deltoidea* C.Y. Cheng et Hsiao 或 云 连 *Coptis teeta* Wall. 的干燥根茎，与《中国药典》2020年记载一致。

1.2 当归尾 "当归"之名最早见于《神农本草经》，经考证本方所用当归为伞形科植物当归 *Angelica sinensis* (Oliv.) Diels 的干燥支根，与《广东省中药材标准》中记载一致。

1.3 生地（地黄） "地黄"以"干地黄"之名最早见于《神农本草经》，经考证，本方所用生地为玄参科植物地黄 *Rehmannia glutinosa* Libosch. 的新鲜或干燥块根，与《中国药典》2020年版记载一致。

1.4 黄柏 "黄柏"原名"檗木"，最早见于《神农本草经》，经考证，本方所用黄柏为芸香科植物黄皮树 *Phellodendron chinense* Schneid. 的干燥树皮，与《中国药典》2020年版记载一致。

1.5 姜黄 "姜黄"之名最早见于《新修本草》，经考证，本方所用姜黄为姜科植物姜黄 *Curcuma longa* L. 的干燥根茎，与《中国药典》2020年版记载一致。

2.炮制考证 所有药味均为生品。

3.剂量考证

3.1 原方剂量 黄连三钱，当归尾五钱，生地一两，黄柏三钱，姜黄三钱。

3.2 折算剂量 清代1两合今之37.3g，1钱合今之3.73g。故处方量为：黄连11.19g，当归尾18.65g，生地黄37.3g，黄柏11.19g，姜黄11.19g。

3.3 现代用量 根据全国中医药行业高等教育"十四五"规划教材《方剂学》，处方量为黄连9g，当归尾15g，生地30g，黄柏9g，姜黄9g。

【药物组成】 黄连三钱，当归尾五钱，生地一两，黄柏三钱，姜黄三钱。

【功能主治】 清火解毒。主治肺经壅热，上攻鼻窍，聚而不散，致生鼻疮，用于干燥肿疼，皮肤湿疹，红肿热疮，水火烫伤，乳头碎痛等症。

【方义分析】 本方主治诸症皆为湿热相搏、火热伤津所致，遂成热毒湿盛，疮疡肿痛之证。清代吴谦《医宗金鉴》记载："此证生于鼻窍内，初觉干燥疼痛，状如粟粒，甚则鼻外色红微肿，痛似火炙。由肺经壅热，上攻鼻窍，聚而不散，致成此疮。若干燥者，黄连膏抹之立效"。火热致病炎上、易伤津液、易动血伤风、易扰心神，热盛则伤津；而风热客于肺经，火热伤津，鼻窍失养。《眼科精微》记载"因脾土蕴积湿热，脾土衰不能化湿。"湿邪浸淫肌肤，则见湿疹，流出秽浊脓水，疮面潮湿不净。湿与热相搏，出现鼻窍干燥红肿，眼目瘀肉攀睛，眼弦赤烂，口舌生疮等症状，皆为热盛湿滞、荣卫不通征象。治宜清火解毒。

方中黄连味苦性寒，归心、肝、胃、大肠经，具有清热燥湿、泻火解毒的作用，为君药；黄柏归肾、膀胱、大肠经，苦寒沉降、清热燥湿、泻火解毒、清退湿热，长于清泻下焦湿热，可加强君药作用，为臣药；当归尾甘、辛、温，归肝、心、脾经，用于补血生肌、活血行血、散瘀止痛、消肿排脓；姜黄性辛味苦，归肝、脾经，可活血行气，通经止痛、祛风疗痒、消痈散肿；生地味甘、苦，性寒；归心、肝、肾经，具清热凉血、养阴生津之功效。五药配伍，诸药合用，共奏清热解毒、燥湿、止痛之功。

配伍特点：清中寓疏，降中寓升，泻中寓补。

【用法用量】

1.古代用法用量 上五味，以香油十二两，将药煠枯，捞去渣；下黄蜡四两熔化尽，用夏布将油滤紧，倾入瓷碗内，以柳枝不时搅之，候凝为度，涂抹患处。

2.现代用法用量 用香油450g将五味药炸至无水分后捞出药渣，加入蜂蜡150g至其完全溶解后纱布过滤，倾入瓷碗内的同时不断搅拌后过滤，放冷至室温，即得，外敷于患处。

【药学研究】

1.资源评估 方中黄连、当归尾、地黄、黄柏、姜黄目前均以人工栽培为主。

三角叶黄连、云南黄连均收录于《国家重点保护野生植物名录》，属国家二级保护植物。黄连喜高寒冷凉的环境，喜阴湿、忌强光直射和高温干燥。栽培时宜选海拔1400~1700m半阴半阳的缓坡地最为适宜，以土层深厚、肥沃、疏松、排水良好、富含腐殖质的壤土和沙壤土为好。忌连作。黄连用种子进行繁殖，从播种到收获根茎，整个生长发育期需要6~7年，即育苗2年，大田培育4~5年。秋季采挖，除去须根和泥沙，干燥，撞去残留须根。味连主产于重庆石柱县，四川洪雅、峨眉等地，湖北、陕西、甘肃等地亦产，主要为栽培品，野生已多不见，为商品黄连的主要来源。雅连主产于四川洪雅、峨眉等地，为栽培品，极少野生。云连主产于云南德钦、碧江及西藏东南部，多为野生，现有少量栽培。黄连以粗壮、坚实、断面皮部橙红色、木部鲜黄色或橙黄色味极苦者为佳。

当归野生产于高山地区，对温度的要求严格，喜凉爽，怕高温，在海拔1500~3000m的高寒山区生长适宜，向低海拔引种时往往因夏季高温的影响而失败。近年来，我国培育了多个产量高、抗病耐寒的新品种，如岷归1号、岷归2号、岷归3号和岷归4号。当归在微酸性至中性土壤中生长较好，宜选择土层深厚，肥沃疏松，排水良好，富含有机质的砂壤土、腐殖土，忌连作，轮作期2~3年。育苗移栽后当年或直播繁殖后的第二年10月中下旬采收。甘肃在秋末采挖，云南在立冬前后采挖。采挖前，先将地上部分茎叶割去，采挖后，摊开于干燥通风处，晾晒至水分稍蒸发，根变软时捆成小把，架于棚顶上，熏干，不宜阴干或太阳晒，否则品质低。当归主产于甘肃岷县、渭源、漳县、武都、文县一带及云南省曲靖市沾益县，其中以岷县所产的"岷归"产量最大，质量最佳，销往全国并出口东南亚。除上述地区外，当归还在我国多个省份有分布，包括甘肃宕昌，云南维西、丽江、德钦、香格里拉，四川九寨沟、宝兴、汉源、平武，湖北恩施、巴东、鹤峰、利川的"川归"，陕西陇县、

平利、镇坪的"秦归"，宁夏固原的西吉，青海贵德、湟中、大通，贵州习水、威宁、黄平，山西吕梁、运城等。当归以主根大、身长、支根少、断面黄白色、气味浓厚者为佳。

地黄喜温暖气候，较耐寒，以阳光充足、土地深厚、疏松、肥沃的砂质土壤栽培为宜。忌连作、前作宜选禾本科作物，不宜选棉花、芝麻、豆类、瓜类等作为，否则病害严重。块根繁殖为主，种子繁殖多在繁育新品种时应用。种用块根来源于倒栽法，窖藏及春地黄露地越冬等，以倒栽法的地黄种产量高、质量好。怀地黄最佳采收期为11月中下旬顶芽枯萎至第二年2月底萌发芽之前，采挖时有人工采挖和机械采挖两种方式。现人工种植的主产区为河南、河北、山东、山西等地，其中主产于河南焦作地区的道地药材被称为怀地黄。鲜生地以粗壮、色红黄者为佳。生地黄以块大、体重、断面乌黑者为佳。

黄皮树喜温和、湿润的气候环境，具有较强的耐寒、抗风能力，苗期稍能耐荫，成年树喜光照湿润，不适荫蔽、不耐干旱，常混生于稍荫蔽的山间河谷及溪流附近或老林及杂木林中。以土层深厚、湿润疏松的腐殖质壤土生长最好，在干旱瘠薄的山谷或黏土层上虽有分布，但生长发育不良，在沼泽地带不宜生长，适宜生长的气候条件一般为：年均气温-1~10℃，年降水量500~1000mm，最冷月均温-30~-5℃，最热月均温20~28℃，无霜期100~180天。黄柏主要分布于湖北、湖南西北部、四川东部，常混生于海拔900m以上稍荫蔽的山间河谷及溪流附近或老林及杂木林中。黄柏以身干，皮厚，断面色鲜黄，粗皮去净，皮张均匀，纹细，体洁、味极苦者为佳。

姜黄喜温暖湿润气候，阳光充足，雨量充沛的环境，怕严寒霜冻，怕干旱积水。宜在土层深厚，上层疏松，下层紧密的砂质土壤栽培，忌连作，栽培时多与高秆作物套种。四川、陕西等地多于夏至前后栽种，浙江地区在清明前后栽种，种植两年后可采收，多在冬季茎叶枯萎时采挖，

洗净，煮或蒸至透心，晒干，除去须根。主根茎称"母姜"，侧根茎称"白三色"。姜黄主产于四川犍为、沐川、双流、秀山、崇庆等地，广东、广西、福建、贵州及云南均有产，以四川产品为优。目前我国主要有两大姜黄产区：一是四川省犍为、宜宾等县的家种姜黄，主要作药用；二是云南金平县、河口县等所产野生姜黄，主要作提取色素用。姜黄以质坚实，断面金黄，香气浓厚者为佳。

2.制剂研究

2.1 制备方法　原文载："香油十二两，将药煠枯，捞去渣；下黄蜡四两溶化尽，用夏布将油滤净，倾入瓷碗内，以柳枝不时搅之，候凝为度"。清代一两约为40g，因此制备方法为姜黄粉碎至一号筛，取香油480g香油武火将药煎炸后去渣，加入黄蜡160g至溶解，纱布过滤后倒入瓷碗中，柳枝搅拌至凝固。

按照清代度量衡制结合《中国药典》2020年版计量单位，其制备方法为取姜黄研碎过一号筛；蜂蜡149.2g打碎至每一小块4~8cm，取447.6g香油武火加热至沸腾，用文火沸腾10分钟后去除油面泡沫。相继加入姜黄11.19g、生地37.3g、黄柏11.19g、黄连11.19g、当归尾18.65g各煎炸5min炸至油焦味微起，趁热过滤，滤液与149.2g蜂蜡混匀，不断地搅拌至蜂蜡完全溶解，再过滤，即得药油，于室温下冷凝后成为药膏。实际制备中，应结合现代临床煎药机构煎煮规范来研究。

2.2 制备工艺　黄连膏曾有很多剂型，比如以口服途径给药的浓缩丸剂、煎膏剂；外用的油膏剂、浸膏剂和糊剂；眼部给药的散剂等。根据经典名方的要求和黄连膏制备方法的特点，建议将黄连膏制成软膏制剂或者凝胶贴膏。前者不仅具有润滑、保护作用而且能增强药物的局部疗效，后者具有使用方便，保护病灶部位的作用。有报道对黄连膏进行改良，研制了黄连膏软膏剂：①质量控制方法的建立，以软膏剂的性状（浅黄色、细腻、无粗糙感、有光泽且具有香油芳香气味的膏状）、粒度（三次镜检平均粒度

<180μm）、微生物检测结果作为制剂评价指标。以姜黄素为指标成分的分析方法，采用HPLC法选择姜黄素的特征吸收峰430nm作为测定波长，测定方中姜黄素的含量，可用于药材提取条件的筛选和含量测定分析。此外，选择合适的油性基质成为制剂稳定的重要因素，据报道HLB值处在12~13的基质最稳定，并确定使用tween-span复配体系制备黄连软膏稳定可行。②药材提取、纯化工艺研究，选择药材粒度、煎炸时间、煎炸温度、浸泡时间作为影响因素，姜黄素总量作为评价指标。③采用三因素四水平正交试验以姜黄素总量指标优化提取工艺，考察得到最佳工艺为：饮片不浸泡而直接投入5倍量香油中，200℃下煎炸4小时。④黄连膏稳定性考察，经过2500r/min离心20min无明显沉淀，45℃烘箱恒温8h或-15℃冰箱内放置24h均无分层现象，常温下观察2个月无发粗、无霉变现象。⑤黄连膏刺激性试验及药效学试验表明成年大鼠均未产生过敏现象，刺激性较小。0.05~1.0μg黄连膏提取物有较强的抗炎作用，黄连膏长期临床实践表明其对鼻疮、干燥肿疼、皮肤湿疹、湿疮、疮疡肿毒、红肿热疮、水火烫伤等临床症状具有确切疗效[1-3]。

3.质量控制　该方含有生物碱、挥发油等物质，可以将其作为质量控制的指标。现有文献报道以方中药材所含主要成分小檗碱、姜黄素等成分的薄层色谱结果为质量控制指标之一[3]。另采用HPLC法测定黄连膏中小檗碱、姜黄素的含量，以二者含量作为含量测定指标成分[2, 4]。

【药理研究】

1.药效作用　根据黄连膏的功能主治进行了药效学研究，主要具有抗炎、促创面愈合等作用。

1.1 抗炎作用　建立HaCat细胞体外炎症模型，考察0.05、0.5、1μl/ml黄连膏提取油的体外抗炎活性，结果表明：炎性趋化因子TARC、MDC水平随着黄连膏提取油浓度升高而降低，并呈现剂量依赖性[5]。

1.2 促创面愈合作用　建立全皮层皮肤缺损

小鼠创面模型，小鼠创面涂抹黄连膏，2次/天。治疗14天后，小鼠创面愈合率达到93%，创面组织胶原纤维排列整齐，炎症细胞减少，肌成纤维细胞减少，新生血管及胶原蛋白沉积较多[6]；进一步研究发现，显著升高CD31表达水平，且通过AKT/VEGF/eNOS通路增加bFGF、PDGF、VEGF-A水平，促进模型小鼠创面的血管生成，从而起到创面愈合作用[7]。

【临床应用】

1.临床常用

1.1 临床主治病证　黄连膏常用于治疗热毒湿盛，疮疡肿痛证，临床表现主要为皮肤疮疡溃烂，红肿痒痛等，临床应用以皮肤疮疡溃烂或红肿痒痛、舌苔腻黄、脉滑数为辨证要点。

1.1.1 湿疮湿疹　治疗多年臁疮湿毒，鼻疮结毒，加白芷、牡丹皮、赤芍、合欢皮、大黄、黄芩、秦艽、紫草、白鲜皮等9味药，如《外科传薪集》黄连膏，增强了清热解毒燥湿的功效。治疗眼癣、漏眼疮、鼻（匿虫）、唇疮、乳癣、乳疳、脐疮、脐漏，及肛疮诸痔，茎疳阴蚀，减去姜黄，加玄参、生龟板两味药，如《疡科纲要》卷下之薄贴各方。

1.1.2 眼疾、口疮　治诸般外障，赤脉贯睛，怕日羞明，沙涩难开，胞弦赤烂，星翳覆瞳，加杏仁、赤芍、龙胆草等，如《证治准绳·类方》阳丹，增强其清火散风、泻热消肿的功效。

1.2 名家名师名医应用

1.2.1 耳目疼痛　丁甘仁老中医治疗风火时眼，赤肿作痛，迎风流泪等症，方药组成以黄连膏加制甘石五钱、地栗粉五钱、朱砂五钱、冰片一钱五分、蕤仁霜二钱、海螵蛸九钱、煅硼砂四钱、麝香九分共研极细末，和白蜜调。

1.2.2 溃疡　赵炳南教授运用阴蚀黄连膏治疗女阴溃疡，过敏性阴茎部溃疡，方药组成以黄连膏240g、乳香粉30g、青黛面30g，上药调匀成膏外敷患处。

2.临床新用　黄连膏在临床上广泛应用于治疗五官科、皮肤科、肛肠科等疾病，尤其对口鼻生疮、皮肤炎症、肛周脓肿疗效确切。

2.1 五官科疾病

2.1.1 鼻部疾病　将82例慢性鼻前庭炎患者随机分组，中药研究组42例，西药对照组40例。中药研究组使用复方黄连膏治疗，由黄连、黄柏、姜黄各20g，当归尾30g，生地60g，麻油、凡士林各500g熬制而成。外敷患处，每日2次。西药对照组外敷环丙沙星软膏，每日2次。两组连续用药7天，随访观察3个月。结果显示，研究组总有效率为93%，对照组总有效率为70%[8]。

2.1.2 口腔疾病　将105例口腔颌面间隙感染患者分成2组，对照组51例，研究组54例。对照组采用单纯抗菌药物进行基础治疗，研究组在对照组基础上加用黄连膏（黄连、黄柏、姜黄、当归尾等组成）纱条引流治疗。比较两组治疗后临床效果，对照组治愈率为43.13%、总有效率为78.43%；研究组治愈率为61.11%、总有效率为92.59%；对照组病原菌清除率为88.24%，研究组为96.3%；对照组并发症发生率为7.84%、研究组为1.85%[9]。

2.2 皮肤疾病

2.2.1 皮肤溃疡、湿疹　将慢性皮肤溃疡患者54例作为对照组，清理创口后用0.1%的利凡诺纱条敷于溃疡面，再用无菌纱布覆盖。另选取经黄连膏护理的慢性皮肤溃疡患者54例作为研究组，采用黄连膏（黄连30g、生地15g、当归尾15g、黄柏15g、姜黄7.5g、麻油500ml）进行护理干预，清理创口后根据患者溃疡面积将黄连膏薄涂于无菌纱布，再将纱布敷于溃疡面，最后以胶布固定。两组均每日换药1次，共治疗45天。结果显示，研究组临床疗效优于对照组；研究组平均祛腐时间、平均生肌时间、平均愈合时间均短于对照组；研究组护理满意度高于对照组[10]。

以90例湿疹患儿为研究对象，随机分为两组，各45例。对照组采取外用炉甘石洗液治疗，局部外用，在摇匀之后取适量涂于患儿的患处。研究组采取四物汤加减黄连膏外用治疗，于患儿清洁皮肤之后，将黄连膏涂抹于患处，轻轻拍打皮肤直至完全吸收。两组均连续用药7天，每天2次。结果显示，对照组有效率为71.11%，研究组有效率为91.11%[11]。

2.2.2 烧伤 将烧伤患者82例随机分为研究组和对照组，每组41例。对照组采用碘伏进行消毒后，使用无菌纱布进行包扎，抬高患者肢体并进行保温治疗，外用涂抹湿润烧伤膏进行治疗，每日2次。同时给予常规补液、补充维生素以及抗感染等对症支持治疗。研究组在对照组治疗的基础上给予自制黄连膏（黄连9g，当归15g，黄柏9g，生地黄30g，姜黄9g，麻油360g，黄蜡120g）治疗，将制备好的药膏涂抹患处，每日2次。结果显示，研究组治疗总有效率为95.12%；对照组治疗总有效率为78.05%[12]。

2.2.3 带状疱疹 将早期带状疱疹患者60例随机分为对照组和实验组，每组各30例。两组患者病变部位皮肤用盐水清洗后，用棉球蘸干。对照组以棉签蘸病毒唑软膏均匀涂抹；研究组采用医院自制的黄连膏涂擦，黄连膏制作方法：取黄连、黄柏、当归适量，将黄连干燥后碾为细末，黄柏、当归投入麻油中浸泡数小时后置锅内煎炸，至药材色焦褐为度，滤渣，待冷却后加入黄蜡搅拌成流质状，再加入黄连粉，搅拌后做无菌处理，冷却后即制得。两组均涂擦3次/天，10天为1个疗程。结果显示，对照组显效18例，有效6例，无效6例，总有效率为80%；研究组显效22例，有效8例，总有效率为100%[13]。

2.2.4 皮炎 选择斑块状银屑病患者80例，分为研究组和对照组，每组各40例。两组均给予龙葵银消片每次2.4g口服，外用院内制剂尿囊素维他乳膏，每天2次，对照组给予窄谱中波紫外线（NB-UVB）照射治疗，研究组在对照组基础上联合黄连膏涂抹，治疗8周后观察两组的治疗疗效和不良反应。结果显示，研究组银屑病皮损面积与严重程度指数（PASI）评分明显低于对照组，研究组治愈率明显高于对照组，研究者和对照组不良反应发生率分别为7.50%和12.50%[14]。

将100例尿布皮炎患儿随机分为对照组和研究组，每组50例，对照组清水洗浴后用无菌棉签蘸适量氧化锌软膏均匀涂抹，研究组清水洗浴后用院内配制的黄连膏涂擦患处，黄连膏制作方法：取黄连、黄柏、当归适量，将黄连干燥后研为细粉，黄柏、当归投入麻油中浸泡数小时后，置锅内煎炸，至药材色焦褐为度，滤渣，将油冷却后加入黄蜡搅拌成流质状，后加入黄连粉，搅拌后作无菌处理，冷却后即制得。两组均涂擦2次/天，7天为1个疗程。结果显示，对照组的有效率为76%，研究组有效率为100%[15]。

2.3 肛肠科疾病

2.3.1 溃疡性直肠炎 将78例溃疡性直肠炎患者分为研究组40例及对照组38例，研究组采用黄连膏直肠灌注治疗。对照组晚睡前用6g锡类散混于100ml温盐水中，保留灌肠。研究组的用药方法为将黄连膏和小麻油按一定比例稀释成稀糊状，晚睡前用20ml注射器抽吸15~20ml药液，再套上输液器上橡皮管后将药液注入肛管直肠内，两组治疗1次/天，疗程为20天。结果显示，研究组治愈率为62.5%，总有效率为97.5%；对照组治愈率为36.84%，总有效率为84.21%[16]。

2.3.2 肛周脓肿 选择符合纳入标准的低位肛周脓肿术后患者66例，随机分为研究组与对照组，每组各33例。研究组的患者术后换药使用黄连膏，对照组的患者术后换药时应用呋喃西林，分别记录两组患者疼痛、创面愈合率、创面愈合时间、创面水肿情况、创面出血情况等临床观察指标情况。通过临床观察发现外敷呋喃西林的对照组有效率为93.3%，外敷黄连膏的研究组有效率为100%[17]。

2.3.3 外痔 将炎性外痔患者74例用黄连膏外敷加苦参汤加减外洗肛门作为研究组，对照组66例用肤痔清软膏外敷加聚维酮碘溶液外洗肛门。观察黄连膏外敷加苦参汤加减外洗治疗炎性外痔的效果。结果显示，对照组临床治愈率、显效率分别为30.30%、27.27%，研究组临床治愈率、显效率分别为51.35%、32.43%[18]。

2.4 其他 为观察黄连膏直肠灌注治疗老年慢性心力衰竭患者便秘的临床疗效，将老年慢性心力衰竭并有便秘的患者80例，分为研究组和对照组，每组各40例。对照组给予便通胶囊口服3粒/次，每天2次，连续治疗2周。研究组给予黄连膏直肠灌注，给药前黄连膏中调入适量小麻油搅拌呈稀稠状油膏，黄连膏以黄连、黄芪、黄柏、姜黄、生地、当归等各100g，浸入香油4000g中，24小时后用文火煎熬至药枯，去渣滤清，再加入500g黄蜡适量，文火熬至具有适当稠度的半固体状态收膏便成黄连膏。观察两组临床疗效，治疗前、治疗1周及2周后采用便秘症状及疗效评估问卷和便秘生活质量量表（PAC-QOL）评价临床疗效和生活质量。经过2周的治疗后，研究组总有效率为92.5%，对照组的总有效率为80.0%[19]。

【使用注意】 晦暗阴疮者禁用。涂抹时注意局部卫生，以免感染。

【按语】

1. 关于方名的理解 在我国古代方剂命名传统中，方剂命名含义通常分为两部分，即方名和剂名。方名是表现方剂的药材种类、药理属性和方剂疗效，剂名则是表现方剂的形态，如"十全大补汤"和"三物备急丸""十全"和"三物"阐明药材种类，"大补"和"备急"诠释方剂疗效，其"汤"和"丸"则明确药材熬制后的状态。决定一方之名大致有以下规律：方名取义于方中药物（黄连膏、桂枝汤）；方中药味数（五味消毒饮、十全大补汤）；全方主治病症（疟疾饮、黄病丸）；书名或人名（金匮肾气丸、指迷茯苓丸）；方中主药的炮制方法（七制香附丸、九制大黄丸）等命名规律。现有研究通过对《中医方剂大辞典》中收录的方剂进行梳理，发现方剂中虽"方名"各异，但"剂名"通常可分为汤、饮、煎、丸等，作为方剂特有的命名规律。

关于黄连膏方名，方中包括黄连、黄柏、姜黄、当归尾、生地，功能清火解毒，主治肺经壅热所致的鼻疮，干燥肿疼，皮肤湿疹等症状。方中以黄连为君，主清上焦湿热；黄柏可加强君药作用，主清下焦湿热；姜黄行气破瘀，通经止痛，行内滞之郁，疏内滞之气；当归尾活血祛瘀，方用黄连、黄柏清热解毒，合以当归尾、姜黄活血，生地润燥。全方围绕黄连君药之功，调气血，清中寓疏，降中寓升，泻中寓补，共奏清热燥湿，泻火解毒之功。方中黄连为君，发挥主要作用，且此方剂型为膏剂，故以黄连膏为名，符合方剂命名以方名加剂命名的原则，通俗易懂，一目了然。

2. 关于剂型的思考 黄连膏剂型多种多样，有浓缩丸剂、煎膏剂等口服制剂。丸剂作为传统剂型之一，黄连膏浓缩丸早在金元时期的《活法机要》时已经用于临床；《奇效良方》还记载："牛乳汁、生地黄熬膏，搓黄连末为丸，如小豆大，主消渴，口舌干……"。在《圣惠方》中记载："黄连（去须，捣为末）、地黄汁、蜜于银器中以慢火熬成膏"，由此可见，黄连膏可作为煎膏剂内服使用。还有油膏剂、浸膏剂和糊剂等外用制剂，《鬼遗》卷五和《普济方》卷二八中均是药粉用猪脂调成膏剂；亦有采用麻油煎炸药物后制备黄连膏油膏。用于眼部给药，使用散剂，《圣济总录》记载："先将蕤仁去膜，于铜器中用槐木杵为极细末，次入黄连末、胡粉，合和更研，取细为度，每夜卧点1黍米大在目眦头……"。

黄连膏始载于《鬼遗》，随之制剂多元化，使其疾病应用也更为广泛。古代记载，黄连膏用于外科治疗，如《圣济总录》中治疗"湿蟨、一切久癣和积年不愈"，《普济方》中主治"诸疥干痒"，《鬼遗》卷五中主治"温热诸疮"。用于治疗眼部疾病，如《宣明论》中："主治一切眼目疼痛，瘀肉攀睛，风痒泪落不已"。还用于治疗口腔疾病，在《圣济总录》和《普济方》中对久患口疮和咽喉塞不利、口燥有很好的疗效。黄连膏也应用于儿科，治疗小儿眼烂眦痒痛泪出，不能视物以及癣疥赤肿，湿癣久不愈者。此外，黄连膏在《医方类聚》中用于久痢，《奇效良方》中主消渴，《医碥》用于咳喘等。在现代，黄连膏多应用于外科，临床广泛用于紫癜、玫瑰糠疹、扁平疣、病毒性角膜炎、阴道炎、中耳炎口腔干槽症、痤疮、臁疮、静脉性溃疡、丹毒、糖尿病足等多种疾病。因此，黄连膏制成外用膏剂，可达到药物缓慢吸收，持久发挥疗效的作用，较其他剂型减少了药物刺激性与毒副作用，临床应用范围更加广泛。

3.关于辅料香油与黄蜡的讨论　黄蜡即蜂蜡，色黄，故称黄蜡。明代李时珍《本草纲目·卷三九·虫部·蜜蜡》："取蜜后炼过，滤入水中，候凝取之，色黄者，俗名黄蜡"。《本草易读》记载黄蜡"甘，微温，无毒。治下痢脓血，金疮疮。生肌止痛，补中续绝，益气耐饥"。《玉楸药解》记载黄蜡"味淡，气平，入手太阴肺、足厥阴肝经。敛血止痢，接骨续筋。黄蜡凝聚收涩，止泄痢便脓，胎动下血，跌打金刃，汤火蛇咬，冻裂，一切诸疮。愈破风"。黄蜡是一种取自蜂巢的粗制蜜蜡。可用作硬化剂，打蜡剂中亦含有。可见黄蜡不仅可以作为黄连膏的硬化剂，其本身还具有一定的药效，真正实现了"药辅合一"。

麻油是芝麻油，来源于胡麻科植物脂麻 *Sesamum indicum* L.的成熟种子，通过压榨法而得，亦有"胡麻油""脂麻油""汪油""香油"之名。研究发现，胡麻中含有芝麻素等成分，利用其胡麻油炒制或烤制食品时，芝麻素即可分解出芝麻酸和芳香类等化合物，这些香味物质可在常温下挥发，其产生的香味浓郁、清雅、诱人食欲，故在民间经常食用。在传统中医学中，则认为：本品性味甘、凉，具有润肠通便、解毒生肌之功效。据《本草纲目》上记载："有润燥、解毒、止痛、消肿之功"；《别录》曰："利大肠，胞衣不落。生者摩疮肿，生秃发"。临床还用麻油来煎熬膏药，具有生肌止痛、消痈肿、补皮裂的作用。因此，可食用的麻油制药，一方面可以增加药物的顺应性，另一方面有辅助黄连膏共奏消肿止痛之功。

4.关于当归不同药用部位的讨论　当归因其部位不同，药效也有很大区别，当归头（根头）主要是活血，在需要促进血液循环时就要多用当归头；当归身（主根）主要是补血、养血，因此当归身可用于女性的调经；当归尾（侧根及侧根梢部）的功效与作用是破血，即散去瘀血，全当归（全根）的功效与作用是既可补血又可活血。方中所用当归为当归尾，取其散瘀消肿之功。

参考文献

[1] 王厚伟.复方黄连膏实用制剂工艺研究[J].中国实用医药，2008，3（12）：144-146.

[2] 王远茜，韩冰，王丹，等.黄连膏提取工艺优化及其体外抗炎活性[J].中成药，2020，42（8）：1977-1982.

[3] 宋瑜，何强.黄连膏的稳定性考察[J].新疆中医药，2013，31（2）：40-41.

[4] 孙光文，胡华明，杨先哲，等.HPLC测定黄连膏中小檗碱的含量[J].中成药，2004，10（26）：25-26

[5] 王远茜，韩冰，王丹，等.黄连膏提取工艺优化及其体外抗炎活性[J].中成药，2020，42（8）：1977-1982.

[6] 张晓芬，孙桂芳，陈亚峰，等.黄连膏对全层皮肤缺损小鼠创面愈合的影响及相关机制[J].中华烧伤杂志，2016，32（12）：714-720.

[7] 张晓芬，宋静，李洪昌，等.黄连膏通过PI3K/AKT/eNos通路促进模型小鼠创面血管生成的实验研究[J].世界科学技术–中医药现代化，2018，20（4）：527-533.

[8] 姜志辉，刘树春.复方黄连膏治疗慢性鼻前庭炎42例临床观察[J].中国临床医生，2010，38（11）：43-44.

[9] 徐频频，江银华，王一龙.口腔颌面间隙感染黄连膏纱条与抗菌药物的临床研究[J].中华医院感染学杂志，2014，24（8）：1894-1896.

[10] 张冬芳.黄连膏在慢性皮肤溃疡患者护理中的应用效果及对患者满意度的影响[J].当代护士，2018，25（22）：150-152.

[11] 徐萍萍，孙晨，王乐.四物汤加减+黄连膏外用治疗小儿湿疹的临床分析[J].中医临床研

究，2019，11（1）：87-88..

［12］谢龙炜，顾在秋，蔡良良.黄连膏治疗早期烧伤41例［J］.河南中医，2014，34（12）：2487-2488.

［13］李琳.黄连膏治疗带状疱疹疗效观察［J］.湖北中医杂志，2014，36（7）：40.

［14］乐倩莲，李影，赵旖，等.窄谱中波紫外线联合黄连膏治疗斑块状银屑病的临床疗效观察［J］.中国中西医结合皮肤性病学杂志，2021，20（3）：287-289.

［15］李琳.黄连膏治疗婴儿尿布皮炎疗效观察［J］.护理学杂志，2012，27（9）：50.

［16］田社清，刘行稳.黄连膏直肠灌注治疗溃疡性直肠炎疗效观察［J］.中西医结合研究，2010，2（2）：75-76.

［17］都先爽.黄连膏治疗低位肛周脓肿术后创面愈合的临床应用研究［D］.长春：长春中医药大学，2015.

［18］刘莹，唐太春，杜勇军，等.黄连膏加苦参汤加减治疗炎性外痔临床观察［J］.实用中医药杂志，2013，29（1）：40.

［19］王丽珍，张鹏，周玉莲.黄连膏灌注治疗老年慢性心力衰竭患者便秘的疗效观察［J］.时珍国医国药，2018，29（5）：1128-1130.

五味消毒饮

清《医宗金鉴》

Wuweixiaodu Yin

【概述】五味消毒饮之名首见于清代吴谦《医宗金鉴·外科心法要诀》卷七十二方，原方记载其药物组成为："金银花（三钱），野菊花、蒲公英、紫花地丁、紫背天葵子（各一钱二分）"，具有清热解毒，消散疔疮之功，是治疗疔疮疖肿最常用之方剂。主治疔疮初起，症见发热恶寒，疮形如粟，坚硬根深，形状如铁钉；或痈疡疖肿，红肿热痛，舌红苔黄，脉数。五药合用，气血同清，三焦同治，不但能治体表之痈疮疔肿，对湿热所致的痢疾、肠痈等亦有良效。清代、近现代医药学家对五味消毒饮的理论及应用进行了丰富的研究与发挥，如利湿消肿论等。目前有报道进行了五味消毒饮分散片、滴丸、微丸、口服液等剂型研究。五味消毒饮主要具有抗炎、抗菌、调节机体免疫功能的药理作用。临床常用于湿毒蕴结证内侵三焦、火毒结聚之疔疮、乳痈等热毒症。现代广泛应用于免疫系统等疾病，用于治疗痤疮、皮疹、带状疱疹、乳腺炎、盆腔炎、关节炎、脂肪肝等疗效显著。

【历史沿革】

1.原方论述 清代吴谦《医宗金鉴》载："夫疔疮者，乃火证也……初起俱宜服蟾酥丸汗之；毒势不尽，憎寒壮热仍作者，宜服五味消毒饮汗之。"该汤剂组成：金银花三钱，野菊花、蒲公英、紫花地丁、冬葵子各以一钱二分。水二盅，煎八分，加无灰酒半盅，再滚二、三沸时，热服。渣，如法再煎服，被盖出汗为度。

2.后世发挥 消散疗疮论 清代林珮琴《类证治裁》载："黑靥疔多生耳窍牙缝，胸腹腰肾隐处，黑斑紫，顽硬如钉，属肾经火毒，五疔应五脏而生，初服蟾酥丸，葱汤下，汗之。寒热仍作，宜五味消毒饮汗之。"清代鲍相璈《验方新编》载："羊毛疔，初起恶寒发热，状类伤寒，当先验其前心后心起有紫黑斑点，或如疹子者，急用针挑破刮出如羊毛方是疔苗。前心后心共挑数处，用黑豆、荞麦研末涂之，内服五味消毒饮取汗"，即如《内经》所说"汗出则疮已"。清代何廉臣《重订广温热论》载："为透营泄卫，使伏邪从营分而透，转气分而解……次与五味消毒饮加紫金片，清解余秽。"自清代以来，五味消毒饮均为消散疔疮的要药，临床根据病症加减用药即可。

3.同名异方 五味消毒饮的同名异方分析见表96-1。

表96-1 五味消毒饮同名异方分析表

朝代	作者	出处	药物组成	功能主治	制法及用法	变化情况（与原方比较）
清	黄廷爵	《青囊全集秘旨》	金银花、蒲公英、紫花地丁草、野菊花、天葵子、皂刺（为引）	疔疮	酒兑煎服。取汗	该方用药剂量与五味消毒饮有所不同，另外加入皂刺
清	张琰	《种痘新书》	防风、荆芥、甘草、牛蒡、连翘、金银花	痘后疮毒	水煎服	与五味消毒饮组方明显不同，主治痘疹所致疮毒
清	沈巨源	《痘科正传》	银花、连翘、生地、甘草、粘子、防风、荆芥、当归、丹皮、赤芍、木通	疹后余毒未尽，或因发汗过迟，以致蕴热未散，发为疮疥	水煎服	方中仅君药保留为银花，与《医宗金鉴》所载差异大
清	闵纯玺	《胎产心法》	蒲公英、紫花地丁、当归（酒洗）、白芍（醋炒）、赤芍、丹皮、地骨皮、天花粉、陈皮、生草、灯心	乳痈、乳痛	上用水三钟，煎一钟，食后服。仍以槐、艾叶水不时洗之	与《医宗金鉴》所载五味消毒饮组方明显不同，蒲公英作用君药
1991年	李小清	《女科宝鉴》	银花、野菊花、蒲公英、紫花地丁、紫背天葵、牡丹皮、桃仁、冬瓜仁、芒硝、益母草、红藤、败酱草、鱼腥草	解毒活血	水煎服	本方为五味消毒饮合大黄牡丹汤去大黄，加益母草、红藤、败酱草、鱼腥草

【名方考证】

1.1 金银花 "金银花"之名最早见于《苏沈良方》。经考证，本方所用金银花为忍冬科植物忍冬 Lonicera japonica Thunb. 的干燥花蕾或带初开的花，与《中国药典》2020年版记载一致。

1.2 野菊花 "野菊花"之名最早见于《本草纲目》。经考证，本方所用野菊花为菊科植物野菊 Chrysanthemum indicum L.的干燥头状花序，与《中国药典》2020年版记载一致。

1.3 蒲公英 "蒲公英"原名蒲公草，始载于《新修本草》。经考证，本方所用蒲公英为菊科植物蒲公英 Taraxacum mongolicum Hand.-Mazz.、碱地蒲公英 Taraxacum borealisinense Kitam. 或同属数种植物的干燥全草，与《中国药典》2020年版记载一致。

1.4 紫花地丁 "紫花地丁"之名最早见于《儒门事亲》。经考证，本方所用紫花地丁为堇菜科植物紫花地丁 Viola yedoensis Makino 的干燥全草，与《中国药典》2020年版记载一致。

1.5 紫背天葵子（天葵子） "紫背天葵子"又名"天葵子""千年老鼠屎"，始载于《本草纲目拾遗》。经考证，本方所用紫背天葵子为毛茛科植物天葵 Semiaquilegia adoxoides（DC.）Makino 的干燥块根，与《中国药典》2020年版天葵子记载一致。

2.炮制考证 五味消毒饮中未明确药味炮制方法，所有药物应为生品。

3.剂量考证

3.1 原方剂量 金银花三钱，野菊花、蒲公英、紫花地丁、紫背天葵子各一钱二分。

3.2 折算剂量 清代1两合今之37.3g，1钱合今之3.73g，即本方剂量金银花11.19g，野菊花、蒲公英、紫花地丁、紫背天葵子各4.48g。

3.3 现代用量 根据全国中医药行业高等教

育"十四五"规划教材《方剂学》，本方处方量为金银花20g、野菊花10g、蒲公英15g、紫背天葵9g、紫花地丁15g。

【药物组成】金银花三钱，野菊花、蒲公英、紫花地丁、紫背天葵子各一钱二分。

【功能主治】清热解毒，消散疔疮。主治疔疮初起，发热恶寒，疮形如粟，坚硬根深，状如铁钉，以及痈疡疖肿，红肿热痛，舌红苔黄，脉数，用于湿毒蕴结证内侵三焦、火毒结聚之疔疮、乳痈等热毒症。

【方义分析】本方主治诸症皆为风、寒、暑、湿、燥诸邪毒化热生火导致的热毒。热毒又可分为外热与内热，外热搏于皮肤，可令人皮溻肉烂；内热即脏腑实热外发，蕴于皮肤，不得外泄。遂可致皮肤疾患。由于外感热邪，则可使皮损色红、糜烂、脓疱、灼热、作痒、作痛，可伴身热、口渴、便秘、尿赤、苔黄、脉数；而脏腑实热，则可引发皮疹、灼热、痒痛、溃烂、流脓等。此即皆为热毒所致皮肤病的征象。治宜清热解毒，消肿疔疮。

方中金银花为君药，清热解毒，甘润辛散，归肺、心、胃经。既善清解全身热毒，又具清宣疏散之性，为痈疽溃后之圣药。野菊花为臣药，味辛芳香透邪，苦降寒清泄热，入肺、肝经。清热解毒之力强于菊花，为治热毒疮痈之要药。蒲公英与紫花地丁共为佐药，蒲公英善于清热解毒、消散痈肿、凡热毒壅盛所致之疮痈肿毒，不论内痈外痈，蒲公英均为常用其药。紫花地丁入心肝经，具有与蒲公英相似的清热解毒、消痈散结的功效，并能凉血消肿，尤善解疔毒，故常与蒲公英合用，善清血分之热结；天葵子为使药，可清热解毒，消肿散结，能入三焦，善除三焦之火。五药合用，气血同清，三焦同治，兼能开三焦热结。

配伍特点：气血同清，三焦同治。

【用法用量】

1.古代用法用量 水二盅，煎八分，加无灰酒半盅，再滚二三沸时热服。渣如法再煎服。被盖出汗为度。

2.现代用法用量 用水400ml，煎至320ml，加无灰酒100ml，再滚二三沸，去渣热服。盖被取汗。

【药学研究】

1.资源评估 方中金银花、野菊花、蒲公英、紫花地丁、天葵子目前主要以野生药材为主。

金银花生态适应性较强，喜温耐寒、喜光，喜湿润，耐旱、耐涝、对土壤的要求不严。多栽培于海拔600~1200m地形开阔、遮阴较少的地区。生长区环境以气温条件11~25℃，年平均气温11~14℃，全生育期≥0℃，无霜期185天；年日照时数1800~1900小时，日照时数在7~8小时/天；年降水量750~800mm，空气相对湿度60%~75%之间，以湿润、肥沃、深厚、pH5.8~8.5的沙壤土为宜。分布于除西藏、宁夏、内蒙古、青海和新疆外的大部分地区。这些地区均适宜其生长尤以山东平邑、费县、苍山、日照以及河南新密、原阳、封丘等地最为适宜。主产于河南、山东其中尤以河南新密为道地产区，所产银花质量最佳商品称"密银花"；山东产的"东银花""济银花"产量大质量也较好，销全国并出口。此外安徽、四川、江苏、山西、陕西、浙江、江西、湖北、湖南、贵州等地亦产。四川所产的金银花包括全省均产产量大且绿原酸含量高的灰毡毛忍冬主产于宜宾、泸州、南江、沐川等地，细毡毛忍冬主产于南江、沐川，淡红忍冬主产于雅安、宜宾等地。

野菊是一个多型性的种，有许多生态的、地理的或生态地理的居群，表现出体态、叶形、叶序、伞房花序式样以及茎叶毛被性等诸特征上的极大的多样性。山东、河北滨海盐渍土为滨海生态型；江西庐山叶下多毛被物；江苏南京及浙江地区在干后成橄榄色。野菊花喜阳光充足，忌烈日照射，为短日照植物，多生长在平原及丘陵地带矮疏林及密灌林四周，阳坡和半阳坡居多，以壤土为主，兼有砾石土、沙土。同时，野菊比较耐寒，地下部分能耐负10℃低温，15~25℃为野菊生长的适宜温度。每年10月中、下旬至11月上、中旬盛花，花期30~40天，头状花序花期为15~20天，朵花期5~7天，为野菊花最佳采摘期。野菊花虽然在全国分布广泛，但以湖北、河南、安徽等区域为主要产区。野菊花药材主要依赖野生，但随着野生资源的破坏和减少，单纯靠采集野生的菊花势必无法满足市场需求，野生抚育、人工栽培将成为必然趋势。

商品的蒲公英药材来源包括野生型和栽培型两种，野生型有效成分含量高，因此，蒲公英药材主要为野生型。蒲公英属短日照植物，高温短日照条件下有利于抽薹开花；较耐荫，但光照条件好，则有利于茎叶生长适应性强，抗逆性强，耐干旱、寒冷和酸碱土壤。蒲公英繁殖采用种子繁殖，春季地温1~2℃时开始萌发生长，常在春末长日照来临之前开花。蒲公英主产于东北、华北、西北、西南；东北蒲公英、异苞蒲公英主产于东北；亚洲蒲公英主产于东北、西北及内蒙古、河北、四川等地；红梗蒲公英主产于东北及内蒙古、新疆等地。蒲公英以叶片肥大、叶多色绿、锯齿较深、根茎粗壮者为佳。

紫花地丁为多年生草本，生于田间、荒地、山坡草丛、林缘或灌丛中，喜温暖或凉爽气候，忌涝。宜选排水良好的砂质壤土、粘壤土栽培，可种子撒播或条播，当苗长至5片叶以上时即可移栽。紫花地丁采收时间为春、夏、秋均有，有学者认为因紫花地丁分布广、地理气候差异较大所致，亦因紫花地丁以全草入药，以及花果期时间较长所致。也有研究表明，紫花地丁花期不一，种子成熟期也不一致，必须分批分期采收，5月份采收的紫花地丁种子的质量要优于10月份采收的种子。目前紫花地丁多为野生。野生紫花地丁产地以安徽、江苏、浙江为主，现全国各地均有分布，朝鲜、日本及俄罗斯远东地区也有分布。目前天葵子多源于野生资源，生于海拔100~1050米疏林下、路边或山谷较阴处。天葵属畏寒怕热的植物，中性偏微酸，富含有机物的腐殖质土、黑色石灰土、沙壤土十分有利于紫背天葵的生长。

野生天葵子分布于河南、江苏、安徽、浙江、江西、福建、湖北、湖南、广东、广西、陕西、四川、贵州等省区，安徽、贵州为主产区。天葵子以个大，断面皮部色白者为佳。

2. 制剂研究

2.1 制备方法 原文载："金银花三钱，野菊花、蒲公英、紫花地丁、冬葵子各以一钱二分。水二盅，煎八分，加无灰酒半盅，再滚二、三沸时，热服。渣，如法再煎服，被盖出汗为度"。

参照目前《医疗机构中药煎药室管理规范》，确定五味消毒饮标准汤剂的制备方法：称取金银花饮片11.25g，野菊花、蒲公英、紫花地丁、冬葵子各4.50g，置于不锈钢锅中，加600ml纯水，加盖，用电炉煮沸至水大约为480ml，加入无灰酒150ml，再煎至沸腾2~3次，趁热过滤，滤渣如法再煎一次，合并两次煎液即得标准汤剂。

2.2 制备工艺 原方是汤剂，现代有报道对五味消毒饮开发为口服液的研究：①指标性成分分析方法的建立，采用HPLC法选择绿原酸的特征吸收峰327nm和木犀草苷的特征吸收峰350nm分别作为测定波长，测定方中君药金银花的主要有效成分绿原酸和指标性成分木犀草苷的含量，此法用于药材提取条件的筛选。②药材提取、纯化工艺的研究，以绿原酸、木犀草苷和干膏得率作为综合评价指标，采用正交设计法优选出提取工艺为：按处方量取五味药材，加10倍量水，其中第一次加12.2倍量水浸泡30分钟，回流提取3次，每次提取1小时；采用正交设计法优选出纯化工艺：取五味消毒饮提取液低温减压浓缩至相对密度为1.10g/ml（60℃），加入95%乙醇，使乙醇含量达到70%，静置36小时，滤过即得。③添加剂用量研究，选用三氯蔗糖、蜂蜜、甜蜜素作为矫味剂，结果以三氯蔗糖用量为3mg/ml时口感最好；选用苯甲酸钠（用量为0.2%）为防腐剂。④对五味消毒饮口服液质量标准进行研究，应用TLC法对方中金银花、野菊花、紫花地丁进行了定性鉴别，应用HPLC法测定方中君药金银花的绿原酸和木犀草苷的含量，应用HPLC法建立五味消毒饮口服液指纹图谱，为五味消毒饮制剂质量标准提供参考。⑤五味消毒饮口服液的初步药效学研究表明按照优化工艺所制得的五味消毒饮口服液对急性炎症具有显著抑制作用[1]。

此外，也有将五味消毒饮开发为分散片的研究：①指标性成分分析方法的建立，采用HPLC法测定具有较强药理活性的绿原酸、咖啡酸的含量，应用TLC法对方中金银花、野菊花、紫花地丁进行定性鉴别，为五味消毒饮制剂质量标准提供参考。②药材提取、纯化工艺的研究，以绿原酸、咖啡酸含量和干膏得率作为综合评价指标，采用正交设计法优选出提取工艺为：按处方量取五味药材，加10倍量水溶液浸泡30分钟，加热回流提取3次，每次提取1小时，最终得到绿原酸含量为65.68mg/g、咖啡酸含量为2.61mg/g、干浸膏得率为30.17%；采用单因素考察优选出纯化工艺：取五味消毒饮提取液生药1.9g/1.5ml的浓缩液，加入95%乙醇，使乙醇含量达到70%，静置24小时，滤过即得，绿原酸含量为58.35mg/g，干浸膏得率为15.2%。③五味消毒饮提取物的药效学研究表明五味消毒饮具有较好的抗炎退热作用，对乙型溶血性链球菌所致小鼠感染及化脓性革兰阳性菌和阴性菌所致大鼠皮肤感染均有一定的保护作用。④五味消毒饮分散片的制备工艺研究，最终确定分散片片重为每片300mg，主药含量为45%，MCC（40.5%）作为填充剂，PVPP（7%）、CCMC-Na（6%）为崩解剂，阿司帕坦（1%）为矫味剂，95%乙醇为黏合剂制软材，30目筛制粒，60℃干燥4小时，30目筛整粒，加入0.5%硬脂酸镁，混合均匀后压片。制得的分散片外观良好、硬度适中，崩解时限为2.35min±0.14min，绿原酸相对含量为98.52%±0.20%，溶出百分率达到90%以上。⑤五味消毒饮滴丸制备工艺研究，通过考察载药量及辅料用量和冷凝剂种类对滴丸圆整度、拖尾情况、崩解时限的影响，确定载药量、辅料用量的大致范围和冷凝剂种类。采用正交实验优选处方，确定最佳处方为PEG4000∶PEG6000（1∶3）、药∶基质（1∶1）、冷凝剂为液体石蜡-二甲基硅油（1∶1）。采用正交试验优选滴丸的滴制工艺为冷凝液温度10℃，药液温度为85℃，滴距为6cm，滴速为每分钟30滴。最终得到的滴丸硬度适中、圆整度较好，溶解时限为7.11min±0.14min，平均丸重差异为2.26%，绿原酸溶出率为90.2%[2]。

3.质量控制 该方含有有机酸、挥发油、黄酮类等物质，可以将其作为质量控制的指标。现有文献报道采用HPLC法建立了五味消毒饮标准煎液的指纹图谱[3-5]，并同时对10种成分含量进行了测定[4]。

【药理研究】

1.药效作用 根据五味消毒饮的功能主治进行了药效学研究，主要具有抗炎、抗菌、提高机体免疫功能等作用。

1.1 与功能主治相关的药理作用

1.1.1 抗痤疮 五味消毒饮煎煮浓缩为4.68g/ml，给药量为8.8、4.4、2.2g/kg，连续给药2周，可降低家兔耳痤疮形成强度、耳痤疮反应，表皮增厚，真皮炎症细胞浸润[6]。

1.1.2 抗肠炎 五味消毒饮水煎煮浓缩为1g/ml，给药量为20g/kg，连续给药3天，可降低致病性大肠埃希菌所致小鼠血清的IL-10升高，其改善机制与其促进小鼠免疫机能发挥作用有关[7]。

1.1.3 抗急性乳腺炎 五味消毒饮煎煮浓缩为1g/ml，给药量为0.8、0.4、0.2g/ml，连续给药2天，可显著改善致病性大肠杆菌所致奶牛乳腺上皮细胞的存活率，对奶牛乳腺上皮细胞炎症模型有显著的保护作用[7]。五味消毒饮水煎液煎煮浓缩为1g/ml，给药剂量为0.2g/kg，连续给药7天，可显著降低夏季隐性乳房炎模型奶牛的体细胞数和N-乙酰-β-氨基葡萄糖苷酶（NAGase）活性及丙二醛（MDA）含量，明显升高血浆超氧化物歧化酶（SOD）活性、谷胱甘肽过氧化物酶（GSH-Px）活性[8]。

1.1.4 抗急性盆腔炎 五味消毒饮浓缩至2g/ml，给药量为16、8、4g/kg，连续给药3周，能明显减轻急性盆腔炎模型大鼠的子宫膜细胞微观病理损伤，降低外周血中炎症因子TNF-α、IL-8、CRP的含量及子宫组织中p-JAK2、 p-STAT3和PIAS3蛋白表达水平，且五味消毒饮各剂量组具有剂量依赖性[9]。五味消毒饮煎煮浓缩至生药0.2g/ml，给药剂量为0.56g/kg，口服治疗，每日2次，连续给药2周，可显著降低急性盆腔炎（APID）患者的CRP、TNF-α和IL-6的水平，提高治疗效果[10]。五味消毒饮加减方给药浓度为生药1.1g/ml，给药剂量为2.36g/kg，灌肠治疗，连续给药3个月经周期，经期停止给药，可明显改善盆腔炎性疾病后遗症患者的临床症状和体征，提高患者生活质量，并能调节细胞免疫功能和炎症因子起到明显的效果和疗效[11]。

1.1.5 抗痛风性关节炎 五味消毒饮水煎液浓缩至1g/ml，给药剂量为1.43g/kg，每天2次，连续给药7天，可降低急性痛风性关节炎模型患者的血尿酸（BUA）、血沉（ESR）、C-反应蛋白（CRP）的含量及关节肿痛总分，改善急性痛风性关节炎患者临床症状[12]。

1.1.6 抗急性鼻咽炎 五味消毒饮浓缩为生药0.29g/ml，给药10ml/kg，每天2次，连续给药7天，可明显降低急性鼻咽炎模型大鼠的异常白细胞，改善急性鼻咽炎模型大鼠的鼻炎组织急性炎症[13]。

1.2 其他药理作用

1.2.1 抗肾损伤 五味消毒饮能降低大鼠的蛋白尿，减轻肾组织损伤情况，其作用机制可能与抑制NF-κB信号通路及其相关炎症因子的过度表达有关[14]。

1.2.2 抗脊柱感染 五味消毒饮提取物通过降低机体炎症反应，减少局部组织细菌培养阳性率，能治疗脊柱感染大鼠[15]。

1.2.3 抑菌 五味消毒饮能抑制金黄色葡萄球菌、大肠埃希菌、绿脓杆菌、乙型溶血性链球菌[16]。

1.2.4 增强免疫功能 五味消毒饮可明显增加溶血空斑均值、淋转率、巨噬细胞吞噬率和吞噬指数，提高巨噬细胞的Yc-花环形成率和肠道菌群菌数[17]。五味消毒饮可通过其抗原呈递作用及分泌的IL-1来激活Th细胞和B细胞而增强特异性免疫应答[18]。

2.体内过程 五味消毒饮方中的两味主药金银花与野菊花，所含的主要有效成分均包括了绿原酸、咖啡酸两种有机酸。绿原酸进入体内后，少量以原型在胃和小肠吸收，然后在肠黏膜的酯酶和肠道菌群的作用下水解为咖啡酸、阿魏酸；大部分进入结肠后，经过了广泛代谢，透过肠道屏障的绿原酸、咖啡酸和奎尼酸在肝脏中经甲基化反应、氧化反应、还原反应、结合反应4个途径进行进一步的代谢。绿原酸口服给药生物利用度低，在给予大鼠绿原酸生药200mg/kg剂量下，生物利用度仅为34.28%[19]，在胃组织中的表现为药时曲线下面积[（mg·min)/L]、达峰时间（min）、峰浓度（mg/L）分别为：339.39±16.03、23.00±6.71、2.43±0.39；给予大鼠生药50mg/kg绿原酸灌胃液，计算可得大鼠口服绿原酸单体的绝对生物利用度仅为4.80%[20]，在胃组织中的表观药时曲线下面积[（mg·h)/L]、达峰时间（h）、峰浓度（mg/L）、药物的半衰期（h）分别为：2.09±0.92、0.49±0.32、0.52±0.20、2.66±0.48。静脉注射生物利用度显著提高，会导致血液中绿原酸局部浓度过高，谷胱甘肽结合能力有限，过多的绿原酸可能与蛋白的巯基共价结合，导致过敏性不良反应等发生[21-22]。在给大鼠静脉注射5mg/kg绿原酸时，其表观药时曲线下面积[（mg·h)/L]、达峰时间（h）、峰浓度（mg/L）、药物的半衰期（h）分别为：2.09±0.92、0.91±0.10、9.99±0.73。咖啡酸极性大，灌胃后绝对生物利用度低。大鼠灌胃给予咖啡酸后，吸收迅速，消除半衰期较短，其绝对生物利用度只有14.7%[23]，其在胃组织中的表观药时曲线下面积[（μg·h)/L]、达峰时间（h）、峰浓度（μg/L）、消除相半衰期（h）分别为：355.4±32.5、0.33±0.12、250.4±37.6、2.13±0.75。绿原酸主要通过肾脏排泄，代谢消除快，口服给药绿原酸主要以代谢产物的形式从尿液排出，从粪便排泄较少。

【临床应用】

1.临床常用

1.1 临床主治病证 五味消毒饮常用于火毒

结聚之疗疮。临床表现主要为皮肤上起一粟粒样脓栓，自觉微痒或麻，疮顶突出，根脚深且硬，一周溃脓，2周脓栓排出，疮口渐敛。临床应用以疮疡初起，疮形如粟，坚硬根深，状如铁钉，以及痈疡疖肿，红肿热痛，舌红苔黄，脉数为辨证要点。

1.1.1 皮肤热毒之证 治疗热毒过盛，热壅肌肉，发为痈肿疔毒者，可加黄芩、黄连、板蓝根。用于治疗皮肤热毒之证中期，皮肤肿疡，正气不虚，肿疡尚未溃破或溃破后脓出不畅，热毒依然炽盛，皮肤仍可见疔疮、疖、痈诸疮疡，红斑，斑点，皮肤扪之灼热者，用五味消毒饮联合透托方加减。治疗皮肤热毒之证后期，体虚毒恋，正气不足，机体可出现面色苍白或萎黄，头晕目眩，四肢倦怠，气短懒言，心悸怔忡，可加人参、白术、茯苓、川芎等，如八珍汤加减五味消毒饮[24]。

1.1.2 湿毒蕴结证 治疗湿毒蕴结证之带下量多，黄绿如脓，或赤白相兼，或五色杂下，状如米泔，臭秽难闻可用五味消毒饮酌加土茯苓、薏苡仁。治疗湿热蕴结下焦，膀胱气化失司，热毒弥漫三焦，可用黄连解毒汤合五味消毒饮。治疗疮毒内陷，湿热内侵三焦，可加栀子、猪苓、淡竹叶、小蓟、蒲黄、当归，如五味消毒饮合小蓟饮子加减。治疗肺、脾、肾三脏虚弱，水邪侵犯，复感湿热侵犯上、中、下三焦，其中上焦湿热使用五味消毒饮加黄芩、黄连、半枝莲。

1.2 名家名师名医应用

1.2.1 痈疽 国医大师段富津以五味消毒饮为基本方加减治疗燥热内盛，蕴为热毒所致的痈疽，治之首当清热泻火解毒，但需兼顾养阴润燥。方药组成以五味消毒饮加减：白花蛇舌草20g，知母15g，天花粉15g，栀子15g，大黄7g，甘草15g，水煎服[25]。

1.2.2 火热毒邪 国医大师洪光祥用五味消毒饮合大柴胡汤加减治疗梗阻性胆管炎，证属湿热夹瘀，腑气不通，治宜泄热散瘀，通腑解毒。洪光祥大师认为，高年梗阻性胆管炎，起病急骤，病势凶险，当崇《内经》"六腑以通为用""通则不痛"之宗旨，着力泄热通腑。方中蒲公英30g，紫花地丁20g，天葵子15g，黄芩10g，败酱草20g，虎杖20g，生大黄10g，柴胡15g，广木香10g，桃仁10g，玄明粉10g（冲服）。其服药方法打破一日1剂之常规，大胆采用一日2剂，专通腑泄热，故而急腹症顿除，病告痊愈。

1.2.3 口糜 国医大师颜正华使用五味消毒饮加减治疗口疮、口糜，证属热毒上攻，血热有瘀，兼有阴虚。治以清热解毒，凉血化瘀，地兼以养阴调经。方药组成以五味消毒饮加减：板蓝根20g，连翘15g，炒山栀10g，丹皮10g，赤芍12g，干地黄10g，益母草15g。

1.2.4 疹 国医大师班秀文治疗火热之毒郁闭于营分，血络透出肌肤形成之疹，治以凉血解毒为主，此外妇女多以治血为主，且病发在经行之时，见红必治血，在辛凉解毒的基础上，适当加入凉血活血之品。方药组成以五味消毒饮加当归、赤芍、紫草、牡丹皮、桃仁、秦艽、防风；治痒不忘风，要加入秦艽、防风等辛润祛风之品，则疗效显著。

1.2.5 丹毒 国医大师李士懋在临床上灵活运用五味消毒饮治疗热毒所致丹毒，治以清热解毒、凉血退热。方中紫草20g，金银花20g，连翘15g，牡丹皮10g，蒲公英20g，黄连10g，黄芩8g，紫花地丁15g，大黄4g，地黄10g，赤芍10g，野菊花15g，羚羊角4g（另煎兑服）。若其有痒，则加僵蚕、蝉衣以祛风止痒，且能透疹。

1.2.6 乳痈 国医大师李士懋同时运用五味消毒饮加减治疗乳汁蓄积，致使气血壅滞，化热而成，或肝胃毒热而致乳痈。该方用大量清热解毒之品，佐以通乳散结之药，治以清热解毒、消痈，方中金银花15g，蒲公英20g，荆芥穗6g，紫花地丁18g，紫苏叶6g，连翘12g，玄参15g，野菊花15g，鸡血藤15g，瓜蒌18g，白芷6g，橘叶10g。

2.临床新用 五味消毒饮在临床上广泛用于治疗生殖系统、消化系统、皮肤科等，尤其对盆腔炎、皮疹、急性冠周炎、脂肪肝等疗效确切。

2.1 生殖系统疾病 将105例急性盆腔炎患

者分为对照组52例和研究组53例，对照组给予头孢西丁钠＋盐酸多西环素静脉滴注治疗。研究组在此基础上加用五味消毒饮合大黄牡丹皮汤加减治疗，组成：金银花15g，野菊花6g，蒲公英6g，紫花地丁6g，天葵子6g，大黄12g，牡丹皮9g，桃仁12g，冬瓜子30g，芒硝9g，可酌情加入红藤、败酱草、赤芍、乳香、没药等。水煎服，每日1剂，早晚各服用150ml，连续治疗2周。结果显示，研究组临床疗效的总有效率为96.23%，对照组临床疗效的总有效率为84.62%[26]。

2.2 皮肤科疾病 将60例口服EGFR-TKIs出现皮疹的肺癌患者随机分为对照组和研究组各30例。两组均给予常规治疗。对照组在常规治疗基础上每日于患处外涂尿素软膏3或4次。研究组在常规治疗基础上给予五味消毒饮口服联合外洗，组方为金银花30g，野菊花30g，蒲公英15g，紫花地丁15g，天葵子15g。每日1剂。两组疗程均为2周。结果显示，试验组临床疗效及中医证候疗效总有效率分别为73.3%、80.0%，对照组分别为40.0%、50.0%[27]。

2.3 消化系统疾病

2.3.1 急性冠周炎 将98例患者随机分为2组，对照组42例采用西医常规方法治疗，研究组56例在西医常规治疗基础上加服五味消毒饮加减，组方：金银花20g，野菊花、蒲公英、紫花地丁各15g，桔梗、黄芩、甘草各10g。每天1剂，水煎，分2次饭后服，疗程为7天。结果显示，研究组总有效率为91.07%，对照组为71.43%[28]。

2.3.2 脂肪肝 将68例脂肪肝患者随机分为对照组30例，研究组38例。对照组服用舒降之，治疗组服用五味消毒饮加味，组方：金银花、野菊花、蒲公英、败酱草、天葵子、紫花地丁、山楂、丹参各15g，可酌情加入莪术、三棱、法半夏、白术等。水煎服，每日1剂，分2次温服，连续治疗8周。结果表明，研究组总有效率为92.1%，对照组总有效率为73.3%[29]。

【使用注意】本方煎服加酒，煎后热服，且应"被盖出汗为度"方可效佳。1.阴疽肿痛者忌用。2.脾胃虚弱、大便溏薄者慎用。

【按语】

1.使用五味消毒饮异病同治的理解 辨证论治、整体观念是中医的特色及精髓，异病同治是辨证论治的具体体现[30]五味消毒饮是临床上常用方剂，具有清热解毒之功。临床上带状疱疹、口疮、口腔溃疡、痛风、乳用等疾病表现不一，但其基本病机都为热毒壅盛，故治疗皆以清热解毒为大法予以五味消毒饮治之。因上述三种疾病临床表现各具特色，主症不一，故以五味消毒饮加减，并根据每种疾病的特点及病理机制，辨证辨病相结合，治疗不同的疾病加入了针对性的药物以便取得较好的临床疗效。当不同的疾病出现病机相同的同一证候时，应根据共同的病机及疾病之间不同的病因、病理、临床表现特点而选择药物，最终在方中体现出具有共性及个性之中药，这样方能在临床上取得较好疗效。

2.关于热毒与血瘀的关系 初期热邪位于气分，随着病情发展热邪入营血分，热迫血行则可引起出血，热毒可损伤津液，导致津液亏虚，血液黏滞，形成瘀血。治疗当以清热解毒为主，佐以凉血散瘀，从而标本兼顾。邪毒乘势侵入，热毒炽盛，与湿瘀混杂，与冲任胞宫气血相搏结，邪正交争，营卫不和，邪毒壅盛，气血瘀滞，壅遏不行，则导致湿毒壅盛兼血瘀，现代疾病中的口腔溃疡、盆腔炎、急性冠周炎相对应，故确定以清热解毒为主、祛湿活血化瘀为辅的中医药治疗手段[2,31]。

3.关于五味消毒饮剂型 五味消毒饮功能清热解毒，现代研究其在抗菌、抗炎等方面展示出良好优越性，具有副作用少，耐药率低等特点，因此五味消毒饮现代制剂的开发具有广阔前景。目前对其剂型的研究有分散片、滴丸、微丸等。但要使其达到"安全、有效、稳定、可控"需要制订严格的质量控制标准，例如指标性成分分析方法的建立、五味消毒饮提取纯化工艺的研究、药效学研究、制备工艺研究等。

参考文献

[1] 杨晓琴.五味消毒饮口服液制备工艺及初步药效学研究[D].成都:成都中医药大学,2018.

[2] 张宇.五味消毒饮分散片及滴丸研究[D].沈阳:沈阳药科大学,2008.

[3] 郑艳萍,张晓琳,彭云,等.五味消毒饮标准煎液指纹图谱的建立[J].中南药学,2021,19(9):1893-1897.

[4] 沈晗,黄玉宇,沈夕坤,等.五味消毒饮HPLC指纹图谱建立及10种成分同时测定[J].中成药,2021,43(1):22-28.

[5] 杨晓琴,吴亿晗,白俊毅,等.五味消毒饮口服液HPLC指纹图谱的建立及6种指标性成分定量测定[J].中草药,2017,48(24):5151-5157.

[6] 陈略,陈志明.五味消毒饮治疗痤疮的实验研究[J].新医学,2013,44(10):676-680.

[7] 谷静娟,赵璐,历世伟,等.五味消毒饮对炎症模型的作用研究[J].中兽医医药杂志,2014,33(3):13-17.

[8] 王义翠,刘延鑫,孙宇,等.五味消毒饮对夏季隐性乳房炎奶牛乳和血液相关生理生化指标的影响[J].黑龙江畜牧兽医,2020,3(22):128-131.

[9] 杨伟娜,杨军娜,姚伊.五味消毒饮对急性盆腔炎模型大鼠JAK2/STAT3信号通路及炎性因子的影响[J].中医学报,2019,34(10):2138-2143.

[10] 张秀焕,冯书娟,李瑛.五味消毒饮加减对急性盆腔炎患者CRP、TNF-α、IL-6的影响及疗效观察[J].中国中医急症,2015,24(5):869-870.

[11] 胡春芳,简皓,陈姣洁,等.清热调血汤内服联合五味消毒饮灌肠治疗湿热瘀滞证盆腔炎性疾病后遗症的临床观察[J].中国实验方剂学杂志,2020,26(20):111-116.

[12] 张朝仁,吕宗蓉,周太安.五味消毒饮加味治疗急性痛风性关节炎的临床研究[J].中医药导报,2016,22(23):96-98.

[13] 黄水仙,田道法,江志超.五味消毒饮治疗大鼠实验性急性鼻咽炎的疗效观察[J].中国中西医结合耳鼻咽喉科杂志,2006,14(1):11-13,71.

[14] 张禹,王广伟,吕哲,等.基于NF-κB炎症通路探讨五味消毒饮对IgA肾病大鼠的抗炎机制[J].中国实验方剂学杂志,2021,27(10):15-22.

[15] 张四清,张观辉,林鹏,等.五味消毒饮提取物对脊柱感染大鼠模型的作用价值探讨[J].光明中医,2019,34(3):376-377,444.

[16] 邹文,周明,侯慧铭,等.清热解毒法体外抑菌作用的实验研究[J].中国中医药现代远程教育,2018,16(12):97-99.

[17] 王志龙.五味消毒饮对小鼠免疫功能的影响[J].牡丹江医学院学报,2010,31(3):57-59.

[18] 石学魁,张晓莉,宋宝辉,等.五味消毒饮增强小鼠免疫功能的研究[J].细胞与分子免疫学杂志,2000,16(1):85.

[19] 任静,蒋学华,邓盛齐,等.绿原酸大鼠口服吸收绝对生物利用度研究[J].中国抗生素杂志,2012,37(11):847-850

[20] 齐伟.抗肿瘤中药白英化学成分及药物动力学研究[D].沈阳:沈阳药科大学,2009

[21] 谢岑,钟大放,陈笑艳.鉴定大鼠注射绿原酸后体内的代谢产物[J].药学学报,2011,46(1):88-95.

[22] Kang J, Liu Y, Xie M X, et al. Interactions of human serum albumin with chlorogenic acid and ferulic acid[J].Biochimica et Biophysica Acta, 2004, 1674(2):205-214

[23] 曾洁,王素军,杨本坤,等.咖啡酸在大鼠体内的绝对生物利用度及其在肠道吸收特性的研究[J].中国中药杂志,2013,38(23):4152-4156.

[24] 蔡小华,洪文乐,曹浩林,等.五味消毒饮治疗皮肤病热毒之证的应用体会[J].中国中医药现代远程教育,2020,18(12):76-78.

［25］赵雪莹，李冀.段富津教授辨治糖尿病并发症验案举隅［J］.云南中医中药杂志，2007，28（9）：1-3.

［26］高金鸟，黄秀锦，李芳，等.五味消毒饮合大黄牡丹皮汤加减联合西药治疗急性盆腔炎的临床疗效观察［J］.中国中医基础医学杂志，2017，23（10）：1422-1426.

［27］陈学武，姜靖雯，林海峰.五味消毒饮治疗肺癌患者表皮生长因子受体酪氨酸激酶抑制剂相关皮疹30例临床观察［J］.中医杂志，2016，57（10）：847-851.

［28］蔡君，彭植锋，谢春回，等.中西医结合治疗急性冠周炎56例疗效观察［J］.新中医，2005，37（8）：59-60.

［29］向爱民，方红纹.五味消毒饮加味治疗脂肪肝38例疗效观察［J］.新中医，2002，34（1）：24-25.

［30］詹雪芳，王振贤，甘惠玲.加味五味消毒饮联合常规治疗对热毒壅滞型脓毒血症患者的临床疗效［J］.中成药，2021，43（5）：1191-1195.

［31］李红菊.五味消毒饮微丸的研究［D］.沈阳：沈阳药科大学，2007.

❧ 桃红四物汤 ❧

清《妇科冰鉴》

Taohongsiwu Tang

【概述】桃红四物汤处方是由四物汤加味而来，其最早出自《医垒无戎》，后《玉机微义》引用收录，方名首见于《医宗金鉴》。该方剂是首批公布古代经典名方关键信息的7首方剂之一，明确其处方来源为清代柴得华所著《妇科冰鉴》，原书记载："生地三钱（酒洗），当归四钱（酒洗），白芍钱五分（酒炒），川芎一钱，桃仁十四粒（去皮尖研泥），红花一钱（酒洗"）；其功效为养血、活血、逐瘀，主治血虚血瘀证，症见妇女月经不调、血多有块、色紫质黏、腹痛腹胀等。方中生地、当归、白芍、红花均采用酒炙法炮制，增强了原方活血化瘀的功效。目前有报道进行了桃红四物汤颗粒的制剂研究。桃红四物汤主要具有补血、抗凝、抗血栓、降血脂、扩血管、抗炎、抗氧化、抗休克、提高免疫力、神经保护等药理作用。临床上主要用于血虚血瘀证引发的各类疾病，常用于女子月经不调，现代广泛应用于妇科疾病、内科疾病、外科疾病、骨科疾病、皮肤科疾病、眼科疾病等各类病症，如用于治疗冠状动脉粥样硬化性心脏病（简称"冠心病"）、骨折、深静脉血栓、黄褐斑、糖尿病周围神经病变、腰椎间盘突出、关节炎、带状疱疹后神经痛、脑梗死等疗效显著。

【历史沿革】

1.原方论述 清代柴得华《妇科冰鉴》载："先期而至，脉见洪数之类，证兼喜冷者，热也。大率血分诸病，四物汤主之……血多有块，色紫稠粘者，有瘀停也，桃红四物汤随其流以逐之。"该汤剂组成：生地三钱（酒洗），当归四钱（酒洗），白芍钱五分（酒炒），川芎一钱，桃仁十四粒（去皮尖研泥），红花一钱（酒洗）。右六味，水煎温服。

2.后世发挥 自清代柴得华之后，有两位医家对桃红四物汤的应用进行了拓展，介绍如下。

清代郑玉坛《彤园医书·妇人科》记载桃红四物汤："桃红四物汤，治先期经行，脉实便秘，血多有块，紫赤稠粘，瘀血停者。""桃红四物汤，见前先期。治后期经行，脉沉而数，血多色赤，腹中胀痛，此气滞血瘀，用此破之。酒兑煎服。""熟地（三钱，血热改用生地）、白芍（二钱，血瘀改用赤芍）、当归（二钱）、川芎（钱半）、红花一钱、去皮尖研桃仁七粒"。书中体现了桃红四物汤的临床辨证使用，若是血热将熟地改为生地，则药物组成与《妇科冰鉴》中记载一致，血瘀症较重时可用赤芍代替白芍。服用方法由水煎煮改为酒兑煎服，与《妇科冰鉴》中生地、当归、红花酒洗，白芍酒炒有相似之处，以酒增加活血通络、行药势的作用。

清代刘仕廉《医学集成》记载桃红四物汤治疗胃痛："痛不移处，为死血，桃红四物加丹皮、枳壳、元胡，甚者加酒军"；治疗腰痛："痛如锥刺，跌打瘀血也，桃红四物加元胡、肉桂、乳香、没药、牛膝、炒军、甜酒"；桃红四物汤调经："将行腹痛为血滞，桃红四物加元胡、木通、牛膝、泽兰""过期不行，因血凝胀痛，桃红四物加香附、莪术、木通、木香、肉桂、甘草。""经来色紫，桃红四物汤，或生地四物，用归尾、赤芍，加香附、丹皮、黄连、甘草"；治疗崩漏："闪挫跌扑，赤芍四物用归尾，加桃红、丹皮、龟板、枳壳、酒军；或桃红四物加香附"；治疗胎死腹中："死胎不下，桃红四物加肉桂"；治疗产后病症："恶露不行，桃红四物加肉桂"；治疗杂症："跌打，桃红四物加山楂、大黄、童便、甜酒。伤筋，加月季花；伤骨，加骨碎补（炒）。外桐炭烧红，石臼捣细，加黄糖，捣如酱敷，兼治刀伤。"《医学集成》成书于1873年，此时桃红四物汤的应用以治疗瘀血阻滞引发的痛症为基础，已拓展到许多疾病领域，为现代临床提供了依据。

3.同方异名 桃红四物汤的同方异名分析见表97-1。

表97-1 桃红四物汤同方异名分析表

朝代	作者	出处	药物组成	功能主治	制法及用法	变化情况（与原方比较）
明	徐彦纯	《玉机微义》	当归、川芎、白芍药、熟地黄，每半两，桃仁、红花	瘦人血枯经闭者四物汤加桃仁、红花或越鞠丸	水煎服	在四物汤的基础上加味而来，故方中所用地黄并非《妇科冰鉴》中凉血滋阴的生地黄，而是传统补血方四物汤中补血滋阴的熟地黄。未明确其中桃仁、红花的用量及制法。对适用证型进行了阐释，适用于月经不调兼有经闭
明	武之望	《济阴纲目》	当归、川芎、芍药（酒炒）、熟地黄（酒洗）各等分，每服四钱，桃仁、红花	血滞不通，四物汤加桃仁、红花	水煎服	在《玉机微义》的基础上，明确了芍药、熟地黄的炮制方法
清	吴谦	《医宗金鉴》	当归、川芎、白芍药、熟地黄、桃仁、红花	若血多有块，色紫黏稠，乃内有瘀血，用四物汤加桃仁、红花破之，名桃红四物汤		首次出现桃红四物汤的具体方名，因源于四物汤，方中仍是用熟地黄，其功能主治描述与《妇科冰鉴》相似，但未明确方中各药的用量
清	何梦瑶	《三科辑要》	地黄或生或熟，芍药或赤或白，当归各二钱，川芎一钱，桃仁、红花	桃红四物汤，即四物汤加桃仁、红花	水煎服	对方中地黄的炮制规格、芍药的品种进行了描述，未对桃红四物汤的功效主治进行描述
清	董西园	《医级》	红花、桃仁、生地、当归、白芍、川芎	红桃四物汤，治血滞经闭，或吐衄屎黑，喜忘瘀痛及下利脓血等症，此即元戎四物汤也	未明确记载	药物组成与《妇科冰鉴》相同，没有明确药材炮制规格和剂量，且主治之证不同，原书将其归于伤寒类方卷

【名方考证】

1.本草考证

1.1 地黄 "地黄"之名最早见于《神农本草经》。经考证，本方所用地黄为玄参科植物地黄 *Rehmannia glutinosa* Libosch.的新鲜或干燥块根，与《中国药典》2020年版记载一致。

1.2 当归 "当归"之名最早见于《神农本草经》。经考证，本方所用当归为伞形科植物当归 *Angelica sinensis*（Oliv.）Diels 的干燥根，与《中国药典》2020年版记载一致。

1.3 白芍 "白芍"之名最早见于《本草经集注》。经考证，本方所用白芍为毛茛科植物芍药 *Paeonia lactiflora* Pall.的干燥根，与《中国药典》2020年版记载一致。

1.4 川芎 原名芎䓖，始载于《神农本草经》，"川芎"之名最早见于《汤液本草》。经考证，本方所用川芎为伞形科植物川芎 *Ligusticum chuanxiong* Hort.的干燥根茎，与《中国药典》2020年版记载一致。

1.5 桃仁 "桃仁"最早见于《神农本草经》。经考证，本方所用桃仁为蔷薇科桃属植物桃 *Prunus persica*（L.）Batsch 或山桃 *Prunus davidiana*（Carr.）Franch.的干燥成熟种子，与《中国药典》2020年版记载一致。

1.6 红花 "红花"之名最早见于《开宝本草》。经考证，本方所用红花为菊科植物红花 *Carthamus tinctorius* L.的干燥花，与《中国药典》2020年版记载一致。

2.炮制考证

2.1 地黄 桃红四物汤中明确地黄的炮制方法为"酒洗"。国家中医药管理局和国家药品监督管理局联合发布的《古代经典名方关键信息表（7首方剂）》建议桃红四物汤中地黄对应炮制规格为酒地黄。现代炮制品有生地黄（酒洗）。

2.2 当归 桃红四物汤中明确当归的炮制方法为"酒洗"。国家中医药管理局和国家药品监督管理局联合发布的《古代经典名方关键信息表（7首方剂）》建议桃红四物汤中当归对应炮制规格为酒当归。

2.3 白芍 桃红四物汤中明确白芍的炮制方法为"酒炒"。现代有炮制品酒白芍。

2.4 川芎 桃红四物汤中未明确川芎的炮制方法，应为生品。现代炮制品有生川芎。

2.5 桃仁 桃红四物汤中明确桃仁的炮制方法为"去皮尖研泥"。国家中医药管理局和国家药品监督管理局联合发布的《古代经典名方关键信息表（7首方剂）》建议桃红四物汤中桃仁对应炮制规格为燀桃仁（研泥）。现代炮制品有燀桃仁。

2.6 红花 桃红四物汤中明确红花的炮制方法为"酒洗"。国家中医药管理局和国家药品监督管理局联合发布的《古代经典名方关键信息表（7首方剂）》建议桃红四物汤中红花对应炮制规格为酒红花。可参考《中国药典》2020年版酒炙法炮制。

3.剂量考证

3.1 原方剂量 生地三钱，当归四钱，白芍钱五分，川芎一钱，桃仁十四粒，红花一钱。

3.2 折算剂量 清代1两合今之37.3g，1钱合今之3.73g，1分约合今0.373g。即本方剂量酒地黄11.19g、酒当归14.92g、酒白芍5.60g、川芎3.73g、酒红花3.73g。

3.3 现代用量 根据全国中医药行业高等教育"十四五"规划教材《方剂学》，处方量为酒生地12g、酒当归9g、酒白芍9g、川芎生品6g、燀桃仁（研泥）9g、酒红花6g。

【**药物组成**】生地（酒洗）三钱，当归（酒洗）四钱，白芍（酒炒）钱五分，川芎一钱，桃仁十四粒（去皮尖研泥），红花（酒洗）一钱。

【**功能主治**】养血，活血，逐瘀。主治血虚血瘀证，用于妇女月经不调，血多有块，色紫质黏，腹痛腹胀等症。

【**方义分析**】本方主治血虚血瘀证。血虚证是指因人体先天体质差、久病、思虑过度、脾胃虚弱、失血过多等因素导致的血液不足，不能充分濡养脏腑、经络、形体，现代医学多常见于贫血、心律失常、高血压、神经性头痛等，表现为血常规中各种血细胞的降低。血瘀证是中医临床中最常见的病证之一，凡能影响血液正常运行的因素均能导致血瘀，血瘀是高血压、冠心病、脑梗死等心脑血管疾病多种复杂性重大疾病的共同证候。血虚与血瘀是血失常的主要病机，两者相互影响，密切相关，血虚可致血瘀，血瘀日久必加重血虚。

方中生地滋阴生血、活血祛瘀，酒洗后可增强其活血作用；当归养血活血，此方中以活血为主，二者共为君药；其余四味均为臣药：川芎活血行滞；白芍敛阴养血；加入活血祛瘀的红花、桃（核）仁，增强活血化瘀的作用。全方使瘀血祛、新血生，行中有补，则行而不泄，补中有行，则补而不滞。诸药共奏活血补血之功。

配伍特点：补中有行，破中有收，补而不滞，行而不伤。

【用法用量】

1. **古代用法用量** 水煎温服。

2. **现代用法用量** 水煎服。

【药学研究】

1. **资源评估** 方中生地黄、当归、白芍、川芎、桃仁、红花目前均以人工栽培为主。

生地黄喜温暖气候，较耐寒，以阳光充足、土地深厚、疏松、肥沃的砂质土壤栽培为宜，目前生地黄药材主产于河南、河北、山东、山西等地，其中主产于河南焦作地区的道地药材被称为怀地黄。

当归在微酸性至中性土壤中生长较好，当归目前主产于甘肃岷县、渭源、漳县、武都、文县一带及云南省曲靖市沾益县，其中以岷县所产的"岷归"产量最大，质量最佳，销往全国并出口东南亚。

白芍是多年生草本植物，喜湿温、耐寒冷，适于在平坝、丘陵或较低山地栽培，目前白芍主要分布于安徽亳州、浙江磐安、四川中江和山东菏泽，亳州市谯城区十八里镇建立了亳白芍GAP生产基地，四川中江、渠县，浙江杭州等地也已建立了GAP基地。

川芎多栽培于海拔450~1000m的平坝或丘陵，主产于四川，产区集中分布在金马河上游以西的盆地西缘，山地与平原交错区，包括都江堰、彭州、郫都、崇州、新都等地，其中都江堰市石羊镇一带为其历史传统道地产区，彭州市敖平镇是目前全国最大的川芎产区，四川绿色药业科技发展股份有限公司、四川新绿色药业科技发展股份有限公司、四川新荷花中药饮片股份有限公司都已建立了川芎的GAP生产基地。

桃仁以嫁接为主，全国均有产，桃仁的原植物桃和山桃均喜光，耐寒耐旱，对自然环境的适应性强，7~8月结果。

红花喜光，有抗寒、耐旱和耐盐碱能力，适应性较强，一年生，生活周期短，红花目前主产于光热资源丰富的新疆、云南、甘肃等地，在新疆裕民、吉木萨尔、伊宁建有四个红花GAP基地。

2. **制剂研究**

2.1 **制备方法** 原文载"生地三钱（酒洗），当归四钱（酒洗），白芍钱五分（酒炒），川芎一钱，桃仁十四粒（去皮尖研泥），红花一钱（酒洗）。水煎温服。"未说明详细的制备方法。参考目前《医疗机构中药煎液室管理规范》，确定桃红四物汤标准汤剂的制备方法：称取桃红四物汤饮片三剂，加10倍量水，煎煮时间1h，煎煮两次。

2.2 **制备工艺** 原方为汤剂，现代有报道[19]对桃红四物汤进行颗粒制剂的研究：①醇提工艺研究：对桃仁、红花、当归、川芎四味药材进行乙醇提取，以总黄酮含量和浸膏得率为考察指标，以乙醇浓度、乙醇用量、提取时间和提取次数为考察因素，采用正交试验法优选得到桃红四物颗粒的最佳醇提工艺为：根据药材重量加入6倍量的80%乙醇，以加热回流方式提取3次，每次1.5小时。②水提工艺研究：将醇提后的药渣与熟地黄、白芍合并进行水提，以芍药苷和浸膏得率作为考察指标，以加水量、提取时间和提取次数作为考察因素，采用正交试验法优选得到桃红四物颗粒的最佳水提工艺为：将醇提后药渣与白芍、熟地黄二味药合并，加入12倍量水提取3次，每次1.5小时。③浓缩工艺研究：提取后得到的醇提液以减压方式进行浓缩，以总黄酮含量为评价指标，考察其在不同温度下的浓缩效果；水提液以芍药苷为评价指标，考察在常压和减压两种方式下的浓缩效果。最终优选得到桃红四物颗粒的最佳浓缩工艺条件为：分别将醇提液、水提液在70℃的温度条件下以减压浓缩方式浓缩至相对密度为1.15。④干燥工艺研究：采用喷雾干燥的方式对浓缩液进行干燥，对喷雾干燥时浓缩液的相对密度、进风温度以及进样量等进行单因素考察，优选得到其最佳喷雾干燥工艺条件为：将浓缩液合并后加入质量分数3%的糊精，在进风温度为180℃，进样量为30%的条件下进行喷雾干燥。⑤成型工艺研究：对桃红四物颗粒的成型工艺进行试验研究，将干燥后的药粉中加入不同辅料制粒，对制得颗粒的成型率和吸湿率进行测定，综合评分后筛选最佳的辅料。同时考察制粒时所需润湿剂的种类和用量。最终得到桃红四物汤颗粒剂的最佳成型工艺为：将干燥后得到的药粉与糊精按1∶1的比例混匀后研细，喷入约19%的90%乙醇进行制粒，60℃鼓风干燥。

3. 质量控制 该方含有黄酮、生物碱、酚酸、多糖等物质，可以将其作为质量控制的指标。现有文献报道按照古籍中记载的煎煮方法制备桃红四物汤水煎液，并制成冻干粉后，采用HPLC法建立了桃红四物汤的指纹图谱，同时对其多成分含量进行了测定[20]。采用分光光度法对桃红四物汤的总黄酮[21]、总酚酸[22]进行了含量测定，采用挥发油提取器测定桃红四物汤挥发油的得率，同时采用GC/MS联用法对挥发油化学成分进行了分析[23]。

【药理研究】

1. 药效作用

1.1 与功能主治相关的药理作用 根据桃红四物汤的功能主治进行了药效学研究，主要具有补血、抗凝、抗血栓、镇痛等作用。

1.1.1 补血 桃红四物汤给药剂量为16g/（kg·d），连续12天，能显著升高^{60}GO射线照射所致血虚证模型大鼠的白细胞、红细胞、血红蛋白及血小板数量[24]。

1.1.2 抗凝、抗血栓 桃红四物汤给药剂量为6、6.9g/（kg·d），连续7天，可显著降低双后肢根部结扎诱导的血瘀型大鼠血液及肝组织中的NO、ET含量，升高NO/ET的比值，降低全血黏度、全血还原黏度、血浆黏度，且大剂量组的作用更为明显[25]。

桃红四物汤给药剂量为11、22、44g/（kg·d），连续6天，能显著延长电刺激大鼠体内血栓形成时间及凝血时间，显著降低血瘀大鼠的全血比黏度、血浆比黏度及血清比黏度、体外血栓长度、湿质量和干质量[26]。同时，还能显著降低下腔静脉结扎大鼠体内静脉血栓湿质量和干质量，显著缩短静脉注射ADP和肾上腺素所致小鼠肺栓塞时间[27]。

桃红四物汤给药剂量为22g/kg，每日2次，连续7天，能显著降低股静脉结扎所致深静脉血栓大鼠模型血清中的炎症因子IL-6和TNF-α水平[28]。

桃红四物汤给药剂量为8.5g/kg，每日2次，给药时间为2、8、24、48、168小时，能下调定量化重量击打法所致损伤血瘀证模型大鼠血清中TNF-α、IL-1β、IL-8的含量[29]。

桃红四物汤给药剂量为8g/（kg·d），连续7天，能使急性血栓综合征模型大鼠WBV、PV、TT、APTT和FIB的水平恢复至正常状态[30]。

1.1.3 镇痛 桃红四物汤给药剂量为4.5、9、18g/（kg·d），连续给药7天，能显著降低缩宫素致痛经模型大鼠30分钟内扭体次数、扭体发生率、大鼠子宫组织PGF2α含量，显著升高大鼠血浆β-EP含量，且高剂量组较低剂量组效果明显。桃红四物汤给药剂量为5.5、11、22g/（kg·d），连续给药7天，能显著提高热板法小鼠痛阈值[31]。

1.2 其他药理作用

1.2.1 保护缺血心肌 桃红四物汤可有效降低结扎冠状动脉左前降支的急性心肌缺血模型犬体内的丙二醛水平，提高超氧化物歧化酶活性，减少心肌细胞坏死[32]。

1.2.2 促进骨折愈合 桃红四物汤能明显升

高右侧开放型股骨干骨折大鼠的骨体积分数和骨矿化密度，加快骨痂成骨进程，促进软骨细胞大量凋亡，促进成骨细胞的增多和骨基质的分泌且加强钙化，以高剂量的桃红四物汤作用最为明显[33]。

1.2.3 保肝 桃红四物汤能显著降低花生油溶液引起的肝硬化模型大鼠血清天冬氨酸氨基转移酶、丙氨酸氨基转移酶、胶原Ⅳ、透明质蛋白、白蛋白水平，显著下调α-平滑肌肌动蛋白和转化生长因子-β1 mRNA和胶原蛋白Ⅰ的表达水平，改善肝功能，降低血清和肝组织的胶原沉积[34]。桃红四物汤能显著抑制慢性肝病模型小鼠的肝坏死和纤维化，降低VEGF、Flt-1、KDR、Akt和pAkt mRNA和蛋白的表达[35]。

1.2.4 改善皮肤光老化 桃红四物汤能显著降低紫外线照射所致皮肤光老化模型小鼠MMP-1、MMP-3、MMP-12的mRNA及蛋白表达，升高TIMP-1、TIMP-2的mRNA及蛋白表达，显著调控MMPs/TIMPs系统，抑制皮肤光老化进展[36]。

1.2.5 抗肿瘤 桃红四物汤能显著降低B16黑色素瘤小鼠肿瘤重量、黑色素瘤血管内皮细胞KDR/FLK-1的表达和微血管密度计数[37]。

1.2.6 抗炎 桃红四物汤能显著降低加速型抗肾小球基底膜肾炎模型大鼠尿液中的尿蛋白量、血清中的肌酐、肾皮质内血小板活化因子、血栓素B_2含量，改善肾脏组织病理改变[38]。

1.2.7 抗疲劳与耐缺氧 桃红四物汤灌服给药观察20~25分钟后，进行耐缺氧实验及游泳实验，能显著延长实验小鼠的死亡时间[39]。

1.2.8 降血脂 桃红四物汤能有效改善高脂饲料喂养所致高脂血症大鼠的主动脉及肝脏病理组织病理改变，明显降低血清甘油三酯、胆固醇含量，增加血清一氧化氮含量[40]。桃红四物汤能显著降低高脂饲料喂养的动脉粥样硬化模型大鼠的总胆固醇、三酰甘油、低密度脂蛋白及胆固醇含量，升高高密度脂蛋白胆固醇含量[41]。

2.安全性评价 桃红四物汤中含有小毒中药桃仁，其毒性成分为苦杏仁苷分解后的氢氰酸，有呼吸系统毒性。肠道菌丛中含有的葡萄糖苷酶（如苦杏仁酶）可以将苦杏仁苷水解为野樱皮苷、扁桃腈，再分解成有毒物质氢氰酸、苯甲醛，若大量的苦杏仁苷未被分解而口服进入肠道，会引起呼吸系统中毒，严重可致窒息死亡[42]。桃红四物汤中的桃仁经过燀法炮制，使苦杏仁苷被破坏，且方中桃仁去皮亦具有减毒作用，方中用量也较小，在安全用药范围内。

3.体内过程 桃红四物汤水煎液浓度为3g/ml，予痛经模型大鼠给药体积为10ml/kg，连续给药3天，采用UHPLC-MS/MS测定血浆中苦杏仁苷、咖啡酸、阿魏酸和芍药苷的浓度，DAS软件计算主要药动学参数。苦杏仁苷在大鼠血浆中的$AUC_{0\to t}$（mg/L·h）、$AUC_{0\to\infty}$[mg/(L·h)]、$t_{1/2z}$（h）、T_{max}（h）、C_{max}（mg/L）分别为1.67±0.53、1.71±0.57、1.01±0.32、0.05±0.07、1.31±0.30，咖啡酸在大鼠血浆中的$AUC_{0\to t}$、$AUC_{0\to\infty}$、$t_{1/2z}$、T_{max}、C_{max}分别为65.35±18.32、78.97±32.14、8.07±2.18、4.00±0.00、5.78±1.85，阿魏酸在大鼠血浆中的$AUC_{0\to t}$、$AUC_{0\to\infty}$、$t_{1/2z}$、T_{max}、C_{max}分别为0.73±0.59、0.91±0.82、1.67±1.26、0.63±0.53、0.26±0.14，芍药苷在大鼠血浆中的$AUC_{0\to t}$、$AUC_{0\to\infty}$、$t_{1/2z}$、T_{max}、C_{max}分别为32.94±1.05、48.57±10.61、5.16±2.59、0.75±0.35、6.65±0.60[43]。

【临床应用】

1.临床常用

1.1 临床主治病证 桃红四物汤主要用于血虚血瘀导致的各种类型月经不调，临床表现主要为妇女月经不调，血多有块，色紫质黏，腹痛腹胀等，临床应用以经行量少，色紫黑，有血块，小腹胀痛拒按，血块排出后胀痛减轻，舌正常，或紫黯，或有小瘀点，脉细涩或弦涩为辨证要点。

1.1.1 血瘀型 若经前或经期小腹剧痛、拒按，血量少，有块，舌紫黯有瘀点，脉弦滑，证属血瘀内阻型。多因血瘀内阻，血滞胞中所致，治宜活血化瘀。《济阴纲目》记载，桃红四物汤加莪术、延胡索、木香，也可加五灵脂、没药、延胡索。

1.1.2 血虚气滞型 治疗血虚气滞型，经水过期不行,法当补血行气,如《易简方论》加香附、莪术、木通、甘草(炙)、肉桂,是为"过期饮"。

1.1.3 血气亏虚型 若经期或经后小腹隐隐作痛,喜按,月经量少,色淡质稀薄,神疲乏力,头晕心悸,面色苍白者,证属气血亏虚型,多因身体素虚,气血不足,行经之后,气血更虚,胞脉失养。治宜补气养血,扶脾止痛,桃红四物汤加党参、黄芪、桂枝、生姜;或加延胡索、党参、黄芪、山药。

1.1.4 血瘀气滞型 若经前或经期小腹胀痛,拒按者证属气滞血瘀型,多因情志抑郁,气机不畅,气滞则血行瘀阻。治宜行气止痛。《济阴纲目》中载桃红四物汤加延胡索、蓬莪术、香附、砂仁,也可加香附、枳壳、乌药,或加木香、香附、延胡索、枳壳。

1.1.5 寒凝血瘀型 若经前或经期小腹冷痛拒按,得热痛减,经色黯黑有块,畏寒肢冷者证属寒凝血瘀型,多因寒湿与血相搏,伤及胞宫,血被寒凝,经血下行受阻。治宜散寒祛瘀,桃红四物汤加小茴香、干姜、熟附子、吴茱萸;或加桂枝、干姜、小茴香、延胡索。

1.1.6 湿热瘀阻型 若经前小腹疼痛拒按,痛连腰骶,经色黯红,质稠有块,带下黄稠臭秽者,伴舌红,苔黄腻,证属湿热瘀阻型,治宜化湿逐瘀,桃红四物汤加黄连、栀子、萹蓄、瞿麦。

1.1.7 肝肾亏虚型 若经前或经后小腹绵绵作痛,腰酸腿软,头晕耳鸣,证属肝肾亏虚型,因素体虚弱,早婚或分娩次数多,损伤肝肾,精血亏少,冲任失养,经行之后,胞脉更虚。治宜调补肝肾。桃红四物汤加白术、山药、山萸肉、巴戟天、杜仲;或加枸杞子、延胡索、杜仲。

1.2 名家名师名医应用

1.2.1 血瘀气滞型痛经 国医大师李今庸用桃红四物汤加减,行气活血,祛瘀止痛治疗血瘀气滞型痛经。方药组成:当归、赤芍、川芎、桃仁、红花、制香附、制乳香、制没药各10g,酒制大黄8g。方中用当归、赤芍活血,川芎、香附行气,桃仁、红花、酒大黄祛瘀,乳香、没药活血止痛。用药后可使气顺血调,瘀滞排除,疼痛自止。

1.2.2 肝郁血虚型痛经 国医大师王绵之在治疗肝郁血虚型痛经时,常以逍遥散合四物汤加减治疗。在具体用药上,以疏肝为主,但方中舒肝药仅用1~2味,且用量亦小,如柴胡仅用3~5g,而当归、芍药用量则较大,其意在顺肝体阴用阳之性,以重量养血之品养其体,少量疏肝之药以顺其性,则肝血充、肝气条达而月经条畅,痛自愈[44]。

1.2.3 血热内结型痛经 国医大师班秀文在治疗血热内结之痛经时,用桃红四物汤加丹参、川楝子、莪术、益母草,以清热凉血,化瘀散结[45]。

1.2.4 痛经 首都国医名师冯建春指出桃红四物汤中,桃仁有通腑之意,有助于通调腑气。根据痛经伴有的其他症状随证加减,如伴有头痛、颈项痛可加桂枝等通经活络,借鉴针灸中的通经止痛法。区别于邪客于上焦可引起头痛,瘀血重可加重活血化瘀之品。阴虚火旺可经后加石膏、知母等养阴清热之品调理[46]。

1.2.5 肾虚血瘀型月经不调 中医专家李军活用桃红四物汤治疗肾虚血瘀型月经不调。由于肾阳虚弱,阳气不能温煦血液,瘀血阻络引发肾虚血瘀证,治当温补肾阳,活血化瘀,故在桃红四物汤基础上加入仙茅、淫羊藿二药,创立二仙桃红四物汤(仙茅15g、淫羊藿15g、桃仁12g、红花122g、当归10g、川芎15g、白芍12g、熟地黄12g),此方也可用于肾虚血瘀引起的腰肌劳损、慢性肾炎等病症。方中仙茅入肾、肝经,具有温肾阳、壮筋骨、祛寒除湿之功[47]。

1.2.6 崩漏 国医大师班秀文在治疗瘀血内阻,心血不能归经之出血,本"通因通用"之旨,用桃红四物汤加川断、益母草、泽兰、苏木等生血化瘀,俾瘀祛新血归经[27]。

2.临床新用 桃红四物汤在现代临床上主要用于治疗血虚血瘀证,在妇科疾病、内科疾病、外科疾病、骨科疾病广泛应用,皮肤科疾病、眼科疾病常用，尤其对冠心病心绞痛、骨折、深静脉血栓、黄褐斑、糖尿病周围神经病变、腰椎间盘突出、关节炎、带状疱疹后神经痛、脑梗死等疗效确切。

2.1 妇科疾病

2.1.1 盆腔炎 慢性盆腔炎患者随机分为对照组与研究组各60例，对照组给予左氧氟沙星片每次200mg，一天2次，联合替硝唑片口服，每次500mg，首次1000mg，一天2次治疗，研究组在对照组基础上给予桃红四物汤加味治疗。其方剂组成为：桃仁15g、红花15g、赤芍15g、当归15g、川芎10g、熟地黄10g、益母草10g、薏苡仁10g、白芷10g、黄柏10g、甘草6g，随症加减。1天1剂。两组均连续治疗30天。治疗后，研究组临床总有效率为96.7%，对照组78.3%[30]。

2.1.2 药物流产 自愿进行药物流产的88例健康孕妇随机分为研究组和对照组。两组患者药物流产后，对照组口服益母草胶囊，3次/日，每次3粒。研究组服用加味桃红四物汤，药物组成为：桃仁、三七粉、甘草各5g，红花3g，干地黄、牛膝各15g，川芎、白芍（炒）、当归10g，随症加减，水煎服，每日1剂，分2次服用。7天为1个疗程，观察2个疗程。结果显示，研究组总有效率为90.9%，对照组总有效率为75%[31]。

2.1.3 异位妊娠 异位妊娠患者80例随机分为治疗研究组和对照组。对照组患者给予米非司酮保守治疗，25mg口服，2次/日。研究组患者在对照组基础上给予桃红四物汤辨证加减治疗，方药组成为：熟地15g、当归15g、白芍10g、川芎8g、桃仁9g、红花6g组成，水剂煎服，1剂/日。两组均连续治疗5天，必要时重复1个疗程。研究组总有效率为94.44%，对照组总有效率76.39%[32]。

2.1.4 子宫内膜异位症 144例子宫内膜异位症患者随机分为对照组与治疗研究组。对照组采用米非司酮治疗，于空腹或进食后1小时口服，每次25mg，2次/日。研究组在对照组基础上采用桃红四物汤治疗，处方组成为白芍10g、熟地黄15g、桃仁9g、当归15g、川芎15g、

红花10g组成，水煎至400ml，取100ml作灌肠用（睡前排空大便，将药液加热至37~40℃，插入直肠15~20cm，灌肠后抬高臀部并保持0.5~1小时），剩余300ml分2次口服，1剂/日。30天为1个疗程，两组均连续治疗4个疗程。结果显示，研究组治疗总有效率为94.44%，对照组为76.39%[33]。

2.1.5 乳腺癌 乳腺癌患者78例，按照治疗方法分成研究组和对照组，每组39例，对照组采用新辅助化疗治疗，方案为乳腺癌新辅助化疗方案，即静脉滴注环磷酰胺600mg/m^2+表阿霉素80mg/m^2+氟尿嘧啶500mg/m^2，1次/日。研究组采用桃红四物汤结合新辅助化疗治疗。化疗方案为乳腺癌新辅助化疗方案，剂量同上；桃红四物汤组方为：桃仁、川芎、白芍各10g，红花、当归各6g，熟地黄15g，加水500ml煎至200ml，温服，1剂/日，分两次服用，3周为1个疗程，共治疗3个疗程。两组患者治疗后，中医症状评分均下降，研究组下降水平明显优于对照组；研究组治疗总有效率为87.2%，高于对照组的51.3%[34]。

2.2 内科疾病

2.2.1 冠心病与心绞痛 冠心病心绞痛患者101例，根据随机数字表法将患者分为对照组（50例）和研究组（51例）。对照组给予常规综合治疗，研究组在对照组的基础上联合人参合桃红四物汤治疗。药方组成：人参30g，桃仁、红花、当归、川芎、白芍、熟地黄、茯苓、盐泽泻各15g，炙甘草10g。以上药材水煎300ml，每次100ml，早中晚各1次，饭后30分钟服药，连续治疗4周。结果显示，研究组治疗后临床总有效率为94.12%，对照组为74.00%[35]。

2.2.2 糖尿病肾病 糖尿病肾病患者90例，随机分成对照组和研究组。对照组应用拜糖平进行降糖治疗，研究组在对照组基础上应用桃红四物汤治疗，方剂组成为：桃仁10g，川芎10g，红花10g，赤芍10g，当归15g，熟地黄15g，每日1剂，加水煎至300ml，分早晚2次服用。两组患者均连续治疗6周。治疗后，研究组总有效率为

93.33%，对照组为82.22%[36]。

2.2.3 高血压病　老年高血压血瘀证患者60例，随机分为2组，对照组采用苯磺酸氨氯地平片治疗，每天用药1次，每次的剂量为5mg，连续用药4周。研究组在对照组基础上应用桃红四物汤，药物组成为当归20g，白芍20g，白术20g，川芎20g，红花15g，桃仁15g，熟地黄15g，党参10g，香附10g，甘草8g，水煎300ml，早晚2次温服，每天1剂，连续用药4周。干预后，研究组的总有效率为93.33%，对照组为76.67%[37]。

2.2.4 糖尿病周围神经病变　100例糖尿病周围神经病变患者，按治疗方法的不同均分为研究组和对照组。2组患者均给予运动疗法、饮食疗法以控制体质量、血糖，并辅以口服降糖药物，必要时给予胰岛素等控制其空腹血糖和餐后血糖。对照组采用西药治疗，取依帕司他胶囊50mg口服，每天3次。研究组在对照组基础上，加用桃红四物汤加味治疗，组方如下：熟地黄、宣木瓜各20g，当归、地龙、鸡血藤各15g，丹参12g，赤芍、川芎、桃仁各10g，红花8g。煎煮后取汁200ml，每天1剂，分2次服用。以15天为一个疗程，2组均持续治疗3个疗程。结果显示，研究组的临床总有效率为92.00%，对照组为68.00%[38]。

2.2.5 偏头痛　140例偏头痛患者，将其均分为2组，对照组患者实施口服西药治疗，发作期口服2.5mg舒脑宁，每天2次，缓解期口服1mg苯噻啶，每天2次。研究组患者应用加味桃红四物汤联合耳针进行治疗，药物组方为：桃仁15g，红花10g，当归10g，熟地黄10g，川芎10g，赤芍15g，丹参15g，全蝎5g，土鳖虫5g。每天1剂，用水煎服，早晚服用。连续治疗20天。治疗后，研究组有效率为91.1%；对照组有效率为71.3%[39]。

2.2.6 脑梗死　脑梗死患者100例，按随机数字表法分为研究组和对照组。两组患者入院后给予相同的降压、降脂、抗血小板聚集、控制血糖及改善脑缺血等基础治疗，研究组患者加用桃红四物汤，组方为：当归、熟地黄、川芎、白芍、桃仁、红花各15g。水煎服，分早、晚服，每日服用100ml。总疗程为2周。与治疗前比较，研究组患者治疗后神经功能缺损评分及中医证候积分下降程度优于对照组；研究组患者治疗后大脑前、中动脉流速上升程度优于对照组[40]。

2.2.7 椎基动脉供血不足性眩晕　椎基底动脉供血不足性眩晕76例患者随机分为研究组和对照组。对照组行西医常规治疗，研究组运用桃红四物汤加味治疗，药物组成：桃仁15g，红花20g，生地黄9g，赤芍15g，当归10g，川芎10g，葛根15g，冲三七粉10g，黄芪15g，辨证加减，每天1剂，分早晚服。2组均连续治疗14天。结果显示，研究组总有效率92.1%，对照组总有效率71.1%[41]。

2.2.8 带状疱疹后遗神经痛　带状疱疹后遗神经痛134例患者按密封信封法随机分为两组，均加以常规对症治疗，在此基础上，对照组67例加以普瑞巴林治疗，每次75mg，2次/日，1周内增加至每次150mg，2次/日。研究组在对照组基础上联合桃红四物汤加减治疗。药方组成为桃仁、红花、白芍、乳香、没药各10g，熟地黄、当归各15g，川芎9g，全蝎3g（研末，冲服），蜈蚣1条（去头足，研末冲服），甘草6g，水煎后早晚饭后温服，随证加减，每日1剂。两组均治疗4周。治疗后，研究组与对照组总好转率分别为92.54%与79.10%[42]。

2.3 外科疾病

2.3.1 下肢动脉粥样硬化闭塞症　86例下肢动脉粥样硬化闭塞症患者按不同治疗方案随机分为对照组和研究组，每组43例。对照组给予口服西洛他唑，每次100mg，2次/日。研究组在对照组的基础上加用桃红四物汤，每日1剂，早晚分2次服用；桃红四物汤处方：桃仁15g，红花15g，熟地黄20g，当归20g，川芎20g，白芍20g。两组均治疗12周。结果显示，研究组临床总有效率为83.72%（36/43），对照组为62.79%（27/43）[43]。

2.3.2 糖尿病足　气阴两虚兼血瘀型糖尿病足患者118例，按随机数字表法分为对照组和研究组各59例。对照组采用常规治疗，并给予甲钴胺注射液静脉滴注，每天1次，每次0.5mg，研究组在对照组基础上采用桃红四物汤治疗。处方组成为：桃仁、红花、川芎、当归、熟地黄、黄芪各12g，赤芍、白术、地龙各10g，乳香、没药、炙甘草各6g，每天1剂，煎煮至400ml，分早晚各200ml，服下。结果显示，研究组总有效率为91.53%，对照组为72.88%，研究组白细胞介素-6、白细胞介素-12、肿瘤坏死因子-α、高敏C-反应蛋白水平、低切变率下全血黏度较对照组降低更多，研究组左右足背动脉内径、左右两侧血流速度改善优于对照组，研究组面色无华、神疲乏力、少气懒言、腰疼、浮肿、肌肤甲错、麻木各项评分均显著低于对照组[44]。

2.3.3 深静脉血栓 准备进行腰椎手术的121例病人，随机分为两组，对照组术后第二天给予常规抗凝治疗，研究组在抗凝的基础上加用桃红四物汤，药物组成：桃仁9g，红花6g，熟地黄12g，川芎6g，赤芍9g，当归9g。每日1剂，早晚各一次。疗程为2周。两周后复查，研究组术后深静脉血栓发生率为1.78%，对照组为4.92%[45]。

2.3.4 混合痔 混合痔术后水肿患者86例随机分为研究组和对照组。对照组采用1∶5000高锰酸钾溶液加温水3000ml坐浴。研究组采用桃红四物汤加味外敷治疗，药物组成为：桃仁15g，红花15g，赤芍12g，川芎12g，当归10g，生地黄12g，地榆12g，五倍子10g，苦参10g，血竭15g。水煎液300ml，加温水稀释至3000ml坐浴。两组均采用先熏后洗，每天2次，每次20分钟，7天为1个疗程，共2个疗程。结果显示，研究组总有效率为90.7%，对照组为62.9%[46]。

2.4 骨科疾病

2.4.1 骨折 骨折出院的1986例患者，随机分为研究组和对照组，2组均进行骨折固定治疗，在此基础上对照组给予五水头孢唑啉钠治疗，研究组给予桃红四物汤治疗，随症加减，方剂组成：当归20g，川芎12g，桃仁15g，白芍20g，赤芍12g，熟地黄15g，牛膝12g，丹参20g。

1剂/天，水煎取汁400ml，分早晚2次温服，7天为一个疗程，2组均治疗28天。治疗后，研究组治疗总有效率为97.58%，对照组为95.37%[47]。

2.4.2 腰椎间盘突出 60例腰椎间盘突出患者随机分为对照组和研究组。对照组采用常规药物治疗，布洛芬缓释胶囊1粒，口服，日1次；腿部麻木者注射用腺苷钴铵1.5mg，日1次，疼痛缓解后适当行腰背肌功能锻炼。桃红四物汤组方为：桃仁20g，红花20g，当归15g，白芍15g，川芎10g，熟地黄20g，日1剂，分早晚2次温服，两组均治疗4周。结果显示，研究组优良率为90%，对照组为60%[48]。

2.4.3 关节炎 200例痰瘀痹阻型的类风湿性关节炎患者，随机分为两组。对照组使用西药治疗，口服甲氨蝶呤片4片/次，1次/周，持续用药4周。研究组在对照组基础上加入加味桃红四物汤治疗。基础配方为：酒当归10g，熟地黄10g，炒白芍10g，川芎6g，燀桃仁6g，红花4g随症加减，加水煎服，1剂/天，持续用药4周。治疗后，研究组总有效率为91%，对照组为79%[49]。

2.4.4 股骨头坏死 股骨头坏死80例患者，随机均等分组，对照组单纯应用微创小切口人工全髋关节置换术，术后常规给予抗生素药物预防感染，进行为期2~3周时间抗凝，在早期阶段进行关节康复锻炼。研究组在对照组基础上辅以中药汤剂加味桃红四物汤，加味桃红四物汤药方组成如下：红花、茯苓、川芎、当归等各10g，白芍、熟地黄各15g，牛膝、桃仁各12g，穿山甲5g，甘草6g，1剂/天，水煎200ml，早晚服用。治疗7天为1个疗程，连续治疗4个疗程。治疗后，研究组患者术后出现感染、深静脉血栓、髋关节后脱位等并发症出现例数少于对照组，术后住院时间、术后首次下床活动时间短于对照组，术后膝关节功能评分（Harris）高于对照组[50]。

2.4.5 颈椎病 80例交感型颈椎病患者为研究对象，按照随机数字表法分为对照组与研究组，每组40例。对照组患者进行针刀松解治疗，研究组患者在对照组基础上加用桃红四物汤治疗，药方成分为：熟地黄15g，当归15g，桃仁9g，白芍10g，红花10g，川芎10g，加入清水煎熬至300ml，1剂/日，分早晚两次温服，连续治疗3周。治疗3周后，研究组患者中医证候积分、全血黏度、血浆黏度、纤维蛋白原水平较对照组低[51]。

2.5 皮肤科疾病

2.5.1 黄褐斑　女性黄褐斑患者134例，随机分为两组。对照组予以氨甲环酸片治疗，研究组在对照组基础上予以桃红四物汤治疗，随症加减。组方为熟地15g，炒白术15g，当归12g，茯苓12g，川芎10g，桃仁10g，赤芍10g，红花6g。水煎500ml，早晚分服，1剂/日。3周为1个疗程，2组均治疗4个疗程。治疗后，研究组治疗总有效率为86.57%，对照组为71.64%[52]。

2.5.2 扁平疣　70例扁平疣患者作为研究对象，分为研究组和对照组。对照组给予左旋咪唑等常规西药治疗。研究组则给予桃红四物汤加减治疗，其药方组成包括：生地黄、当归、赤芍、金银花各15g，桃仁、川芎各9g，红花3g，薏苡仁、茯苓各30g，浮萍、牡丹皮各12g。水煎，早晚各服1次，持续治疗6周。两组患者治疗后给予6~12月随访。结果显示，研究组患者治疗有效率为94.3%，对照组患者治疗有效率为77.1%[53]。

2.5.3 神经性皮炎　神经性皮炎患者266例，采用随机数字表法为对照组和研究组，对照组接受糠酸莫米松乳膏治疗，涂抹患处治疗，每日1次。研究组在对照组的基础之上联合桃红四物汤，研究组方为：当归、熟地黄、川芎、白芍、桃仁、红花各15g，水煎汤剂500ml，于早晚分2次服用。两组均持续治疗8周。治疗后，研究组患者的2周、4周、6周和8周的湿疹区和严重程度指数均低于对照组，治疗后研究组患者半年复发率低于对照组[54]。

2.6 眼科疾病

2.6.1 视网膜静脉阻塞　非缺血性视网膜分支静脉阻塞86例，对照组39例采用复方血栓通胶囊，2粒/次，3次/日。研究组47例采用加味

桃红四物汤治疗，处方组成为：地黄、川芎、赤芍各15g，当归、桃仁、红花、莪术、益母草各10g，黄芪、丹参各20g，2次/天，每次300ml。两组均连续治疗24天。治疗后研究组总有效率为89.4%，对照组为61.5%[55]。

2.6.2 玻璃体积血　112例玻璃体积血患者随机分为对照组和研究组，对照组采用常规方法治疗，研究组在常规治疗基础上，采用加味桃红四物汤辨证治疗，具体方法为：①发病初期（病程＜2周），药方组成为：红花10g、桃仁10g、当归10g、生地黄10g、蒲黄10g、丹皮10g、川芎10g；②发病中期（病程2周至2个月），药方组成为：红花15g、桃仁15g、熟地黄10g、当归10g、赤芍10g、川芎10g、浙贝母10g、全瓜蒌10g；③发病后期（即病程＞2个月），药方组成为：红花15g、桃仁15g、黄芪15g、赤芍15g、川芎10g、熟地黄10g、昆布10g、三棱10g、当归尾10g。两组均连续用药1个月。经过治疗，研究组患者临床总有效率（91.07%）明显高于对照组（73.21%）[56]。

【使用注意】无瘀血证者禁用；体质虚弱者慎用。

【按语】

1.桃红四物汤补血活血的组方特点　桃红四物汤是古代经典方剂四物汤的类方之一。四物汤出自唐代蔺道人所著《仙授理伤续断秘方》，方药组成为熟地黄、当归、白芍、川芎四味药，各等分。原方用治跌打损伤，失血瘀血等外伤疾患。至宋代《太平惠民和剂局方》始将四物汤作为治疗妇人诸疾的专方，用以补血调血，治疗营血虚滞证。此后历代医家在四物汤的组方基础上，根据中医辨证理论对其进行加减变化形成诸多四物汤的衍生类方，比如荆芩四物汤、芩连四物汤、八物汤、桃红四物汤，可治疗多种证型的妇科月经病。其中治疗血虚血瘀型月经不调，常用以四物汤加桃仁、红花，即桃红四物汤。桃红四物汤以四物汤补血，桃仁、红花行血逐瘀，达到活血化瘀、养血补血的双重功效，治疗血虚血瘀之症。方中熟地黄滋阴补血为君，臣以当归补

血活血，既助君温补营血，又能活血化瘀，行营血之滞，佐以白芍养血柔肝，桃仁、红花活血化瘀，川芎行气活血止痛，六药合用，补血而不滞血，活血而不伤血，为治血要剂。在现代中医临床被广泛应用于妇科、骨科、内科血虚血瘀证。

2.桃红四物汤中地黄、芍药使用规格的演变 桃红四物汤是由四物汤加味演变而来，六味药物组成最早见于明代徐彦纯所著《玉机微义》卷四十九："当归、川芎、白芍药、熟地黄，每半两，桃仁，红花"，而后清代吴谦著《医宗金鉴》卷四十四中记载："当归、川芎、白芍药、熟地黄、桃仁、红花……名桃红四物汤"，首次出现"桃红四物汤"的方名。清代《三科辑要》中记载："地黄或生或熟，芍药或赤或白，当归各二钱、川芎一钱……桃红四物汤，即四物汤加桃仁、红花。"可见，在《妇科冰鉴》之前，桃红四物汤组方的变化主要体现在地黄、芍药两味药物的规格上。《玉机微义》《医宗金鉴》中主要沿用了四物汤中使用的熟地黄、白芍，而在《三科辑要》中，桃红四物汤的组方就出现了生地黄、赤芍的使用，此变化，原书中并未有所解释。笔者查阅同时期的有关古籍，发现生地黄活血化瘀功效确切，如《本草从新》云："平诸血逆。消瘀通经，治吐衄崩中（诸血证）"；《本经逢原》云："生地黄乃新掘之鲜者，为散血之专药"；《本草求真》云："生地黄甘苦大寒，力专清热泻火，凉血消瘀"。而赤芍则在凉血的基础上，长于活血化瘀，故改用赤芍。《妇科冰鉴》中地黄使用的规格为生地黄，芍药则仍为白芍，究其原因，可能与白芍的养血调经，柔肝止痛相关，能保留原方活血功效的同时，也能用于妇科的月经不调。

3.桃红四物汤中4味药物酒炙的理解 《妇科冰鉴》中记载桃红四物汤中地黄、当归、红花三味药物的炮制方法均为酒洗。现代对"酒洗"炮制法的标准鲜有报道，仅现行《上海市中药炮制规范》中有大黄、当归酒洗炮制方法的记载，其中当归的酒洗方法为"取当归，喷洒黄酒，拌匀，使之吸尽，晒或低温干燥"。2020年11月国家中医药管理局发布《古代经典名方关键信息表（7首方剂）》进一步明确了"桃红四物汤"中三味"酒洗"药物炮制的方法："鉴于古代'酒洗'炮制方法演变到现代，与'酒炙'法内涵基本一致，且有国家标准，建议采用酒炙法。"充分体现了遵古宜今的经典名方制剂研究的指导思想。此外，方中白芍采用酒炒，即酒炙。故该方六味药物中，有四味采用酒炙，是取酒活血通络、宣利血脉之功，以助桃红四物汤全方活血化瘀之功。

4.桃仁用量的考证 《妇科冰鉴》原书对桃红四物汤中桃仁的用量记载为十四粒，以数量作为计量方式，并未明确其具体重量。北京中医药大学郝万山教授发表文章指出桃仁50粒约合现在15g，14粒则为4.2g。在桃红四物汤关键信息中公布，桃仁的用量为燀桃仁（研泥）3.78g，即去皮尖研泥后采用3.78g。笔者所在课题组收集15批桃仁药材，进行称重，14粒桃仁去皮尖后的平均重量为（3.60±0.20）g，与古代经典名方关键信息表（7首方剂）公布的桃红四物汤中桃仁剂量3.78g基本相符。

5.桃红四物汤临床异病同治的认识 《中医名方精释》中提出桃红四物汤临床施治不必拘泥于妇科疾病，凡遇血虚血瘀之证，其他各科皆可应用。血虚证和血瘀证是中医临床常见证候，血虚可致血瘀，血瘀日久必加重血虚，两者相互影响，密切关联。桃红四物汤作为补血活血的基础方剂，被广泛用于治疗各种血瘀兼血虚之证，对于妇产科疾病、骨科疾病、皮肤科疾病、心脑血管疾病等均有较好的疗效。除此以外，利用其补而不滞、行而不伤的特点，也将其广泛地应用于治疗气滞血瘀所致的瘀点、瘀斑、肿块、结节等多种皮肤科疾病以及血虚血瘀所致的心脑血管疾病。总体来看，桃红四物汤现代应用拓展到骨折、深静脉血栓、关节炎、冠心病心绞痛、脑梗死、糖尿病、黄褐斑、乳腺癌等。桃红四物汤的药理作用主要为补血、抗凝、抗血栓、镇痛、抗炎、降血脂、扩血管、促进骨折愈合等，这些作用都很好地支撑了其古籍记载的主治病证和现代临床应用。

参考文献

[1] 李珊珊.桃红四物颗粒的制备工艺、质量控制及初步药效学研究[D].合肥:安徽中医药大学,2015.

[2] 成颜芬,江华娟,王琳,等.经典名方桃红四物汤化学指纹图谱及9种成分含量测定研究[J].中草药,2020,51(3):653-661.

[3] 郭春燕,李振良,张力.分光光度法测定桃红四物汤中总黄酮含量[J].中草药,2002,33(4):34-35.

[4] 杨辉,张季,刘丰熙,等.ISC-HPLC法同时测定桃红四物汤中酚类物质[J].中草药,2014,45(24):3565-3568.

[5] 居一春,武露凌,李祥,等.桃红四物汤挥发油化学成分GC-MS联用分析[J].医药导报,2008,27(4):374-376.

[6] 李明.四物汤及其加味方的药效作用比较[D].北京:北京中医药大学,2002.

[7] 许柳青.桃红四物汤对损伤瘀血模型大鼠血管内皮舒缩因子和血流变的影响[D].济南:山东中医药大学,2011.

[8] 韩岚,许钒,章小兵,等.桃红四物汤活血化瘀作用的实验研究[J].安徽中医学院学报,2007,26(1):36-38.

[9] 韩岚,彭代银,许钒,等.桃红四物汤抗血栓形成作用研究[J].安徽中医学院学报,2010,29(1):47-49.

[10] 柳景红,刘登义,陈振中,等.桃红四物汤对急性深静脉血栓模型大鼠血清IL-6和TNF-α水平的影响[J].湖南中医药大学学报,2019,39(1):32-34.

[11] 蓝肇熙,李红果,张进陶,等.桃红四物汤对大鼠损伤血淤证的影响[J].华西药学杂志,2008,23(3):286-287.

[12] Ma Q, Li P L, Hua Y L, et al.Effects of Tao-Hong-Si-Wu decoction on acute blood stasis in rats based on a LC-Q/TOF-MS metabolomics and network approach[J].Biomed Chromatogr., 2018,

32(4):4144.

[13] 刘冬,谭秦莉,李玉宝,等.桃红四物汤治疗原发性痛经实验研究[J].安徽中医学院学报,2009,28(2):46-48.

[14] 张国民,朱伟,刘慧萍,等.桃红四物汤抗急性心肌缺血的实验研究[J].中医药学刊,2003,21(9):1425,1451.

[15] 李汪洋.桃红四物汤调控间充质干细胞归巢在骨折愈合中的分子机制研究[D].长沙:湖南中医药大学,2020.

[16] Wang T, Wu D, Li P, et al. Effects of Taohongsiwu decoction on the expression of α-SMA and TGF-β1 mRNA in the liver tissues of a rat model of hepatic cirrhosis[J]. Experimental and therapeutic medicine, 2017, 14(2), 1074-1080.

[17] Xi S, Shi M, Jiang X, et al. The effects of Tao-Hong-Si-Wu on hepatic necroinflammatory activity and fibrosis in a murine model of chronic liver disease[J]. Journal of Ethnopharmacology, 2016, 180, 28-36.

[18] 张宇.桃红四物汤对光老化小鼠TGF-β/Smads信号通路及MMPs/TIMPs影响的实验研究[D].沈阳:辽宁中医药大学,2015.

[19] 王淑美.桃红四物汤抗血管生成作用及其机制研究[D].重庆:重庆医科大学,2004.

[20] 任国辉,叶任高,李幼姬,等.桃红四物汤对实验性肾炎肾内血小板活化因子、血栓素B2的影响[J].中国中西医结合杂志,1996,16(S1):91-93,284.

[21] 张华,李灵.桃红四物汤对小白鼠耐缺氧及抗疲劳试验报告[J].浙江中医杂志,1989,24(5):229.

[22] 李晓萍.化痰法与祛瘀法调脂作用的对比实验研究[D].武汉:湖北中医学院,2006.

[23] 周恬,宁凯笛,李正胜,等.桃红四物汤对动脉粥样硬化大鼠血脂水平的调节作用[J].中国医药科学,2020,10(17):36-38.

[24] 许亚韬,孙飞,孟江,等.桃仁燀制机制探讨[J].中国实验方剂学杂志,2014,20(22):1-4.

［25］刘立，段金廒，刘培，等.桃红四物汤在正常和痛经模型大鼠体内的药代动力学特征［J］.湖北中医药大学学报，2017，19（6）：37-42.

［26］李岩.王绵之教授治疗妇科疾病经验采撷［J］.北京中医药大学学报，1994，17（5）：37-38.

［27］李莉.班秀文治疗月经病经验撷萃［J］.陕西中医，1993，14（6）：260-261.

［28］杨欣.冯建春名老中医治疗痛经的经验浅析［J］.继续医学教育，2019，33（8）：156-158.

［29］史嵩海，赵欢，张金培.李军教授应用桃红四物汤临床经验总结［J］.环球中医药，2018，11（9）：1462-1465.

［30］王娟，薛鹏飞.桃红四物汤加味治疗慢性盆腔炎的临床研究［J］.中外女性健康研究，2016，4（12）：153，170.

［31］杨尚契，夏洁.加味桃红四物汤治疗药物流产后出血疗效及对性激素水平影响研究［J］.陕西中医，2018，39（3）：351-353.

［32］张显蓉，胡晓蓉.桃红四物汤辨证加减联合西药保守治疗异位妊娠的临床观察及干预效果［J］.中国妇幼保健，2015，30（35）：6365-6367.

［33］蒋琼.桃红四物汤联合米非司酮治疗对子宫内膜异位症患者相关炎性因子与激素水平的影响［J］.中国妇幼保健，2017，32（7）：1380-1383.

［34］董洁.桃红四物汤结合新辅助化疗对乳腺癌患者生存质量的影响［J］.中医药导报，2014，20（5）：41-43.

［35］陈建昊，王金良，曾明珠.人参合桃红四物汤对冠心病心绞痛患者心功能及血脂的影响［J］.中国医药导报，2019，16（24）：135-138.

［36］雷根劳.糖尿病肾病血液流变学改变及桃红四物汤的治疗作用观察［J］.内蒙古中医药，2017，36（16）：10-11.

［37］娄永亮，李爱君.桃红四物汤联合西药治疗老年高血压血瘀证的临床观察［J］.光明中医，2018，33（21）：3218-3220.

［38］魏勤，彭海民，彭明发.桃红四物汤联合西药治疗糖尿病周围神经病变临床观察［J］.光明中医，2021，36（3）：449-451.

［39］潘颖.加味桃红四物汤联合耳针治疗偏头痛［J］.云南中医中药杂志，2016，37（11）：56-58.

［40］黄清霞，钟应虎.桃红四物汤对脑梗死神经血管单元的临床疗效［J］.深圳中西医结合杂志，2018，28（12）：49-50.

［41］郭晓丽.桃红四物汤加味治疗椎基底动脉供血不足性眩晕73例［J］.医药论坛杂志，2011，32（21）：101-102，105.

［42］樵书宏，寇鹏涛，郭娟莉，等.桃红四物汤联合普瑞巴林治疗带状疱疹后遗神经痛疗效及机制研究［J］.陕西中医，2019，40（9）：1251-1254.

［43］王崇宝，呼兴华，李玲.桃红四物汤联合西洛他唑对下肢动脉粥样硬化闭塞症的临床疗效观察［J］.中医药学报，2020，48（11）：63-67.

［44］朱永芝，曹培谦，徐金平.桃红四物汤治疗气阴两虚兼血瘀型糖尿病足临床研究［J］.新中医，2020，52（13）：52-56.

［45］芮敏劼，杨增敏，陈其义，等.桃红四物汤联合低分子肝素预防腰椎术后深静脉血栓的临床研究［J］.中医药临床杂志，2021，33（3）：543-546.

［46］张宁，郑发鹍，吴映书，等.桃红四物汤加味外用治疗混合痔术后水肿的临床疗效观察［J］.结直肠肛门外科，2010，16（1）：40-41.

［47］文海峰.桃红四物汤治疗骨折临床观察［J］.光明中医，2021，36（4）：514-516.

［48］陈敏扬，梁学芹，李铭，等.手法联合中药治疗急性腰椎间盘突出症疗效观察［J］.实用中医药杂志，2018，34（9）：1033-1034.

［49］阮荣国，阮德明.加味桃红四物汤治疗痰瘀痹阻型类风湿性关节炎临床观察［J］.实用中医内科杂志，2020，34（12）：98-100.

［50］师宝森.加味桃红四物汤联合微创小切口人工全髋关节置换术治疗股骨头坏死的疗效［J］.实用中医内科杂志，2021，35（8）：54-56.

［51］高辉.桃红四物汤联合针刀松解治疗交感型颈椎病的效果［J］.临床医学，2021，41（3）：117-119.

［52］李清峰，张芳，杨华，等.加味桃红四物汤联合氨甲环酸片治疗女性面部黄褐斑的临床研究

[J].中国医疗美容，2017，7（7）：70-72.

[53] 王艳萍.桃红四物汤加减对扁平疣的治疗价值探讨[J].光明中医，2016，31（24）：3600-3602.

[54] 郝远荣.桃红四物汤治疗神经性皮炎临床观察[J].光明中医，2020，35（7）：976-977，995.

[55] 宋艳敏，吕沛霖，屈进学.加味桃红四物汤治疗视网膜分支静脉阻塞86例[J].陕西中医，2010，31（9）：1163-1164.

[56] 刘士刚.加味桃红四物汤治疗玻璃体积血患者56例临床研究[J].亚太传统医药，2015，11（14）：121-122.

❀ 散偏汤 ❀

清《辨证录》

Sanpian Tang

【概述】散偏汤最早见于清代陈士铎《辨证录·头痛门》，方药组成为："白芍五钱，川芎一两，郁李仁一钱，柴胡一钱，白芥子三钱，香附二钱，甘草一钱，白芷五分"。川芎为血中气药，可上通于巅顶，下达于气海，祛风止痛，祛瘀通络，重用为君药。本方功效为疏肝解郁，活血止痛。主治郁气不宣，风邪袭于少阳之偏头痛。目前，有报道进行了散偏汤颗粒和口服液的制剂研究。现临床主要用于治疗血管性疼痛和偏头痛，如风痰交搏型血管性头痛、急性缺血性中风偏瘫、顽固性头痛、慢性头痛、育龄期妇女经前头痛等，还可用于治疗多囊卵巢综合征、眶上神经痛。

【历史沿革】

1.原方论述　清代陈士铎《辨证录·头痛门》载："人有患半边头风者，或痛在右，或痛在左，大约痛于左者为多，百药治之罔效，人不知其故。此病得之郁气不宣，又加风邪袭之于少阳之经，遂致半边头痛也。其病有时重有时轻，大约遇顺境则痛轻，遇逆境则痛重，遇拂抑之事而更加之风寒之天，则大痛而不能出户。痛至岁久，则眼必缩小，十年之后，必至坏目，而不可救药矣。治法急宜解其肝胆之郁气。虽风入于少阳之胆，似乎解郁宜解其胆，然而胆与肝为表里，治胆者必须治肝。况郁气先伤肝而后伤

胆，肝舒而胆亦舒也。方用散偏汤。"该汤剂组成：白芍五钱，川芎一两，郁李仁一钱，柴胡一钱，白芥子三钱，香附二钱，甘草一钱，白芷五分，水煎服。毋谕左右头疼，一剂即止痛，不必多服。

【名方考证】

1.本草考证

1.1 白芍　"芍药"一词最早见于《神农本草经》，南北朝陶弘景在《本草经集注》中首次提出芍药有"赤白"之分。经考证，本方所用白芍为毛茛科植物芍药 *Paeonialactiflora* Pall.的干燥根，与《中国药典》2020年版记载一致。

1.2 川芎　"川芎"原名芎䓖，始载于《神农本草经》，"川芎"之名最早见于《汤液本草》。经考证，本方所用川芎为伞形科植物川芎 *Ligusticum chuanxiong* Hort.的干燥根茎，与《中国药典》2020年版记载一致。

1.3 郁李仁　"郁李仁"之名始载于《神农本草经》。经考证，本方所用郁李仁为蔷薇科植物欧李 *Prunus humilis* Bge.、郁李 *Prunus japonica* Thunb.或长柄扁桃 *Prunus pedunculata* Maxim.的干燥成熟种子，与《中国药典》2020年版记载一致。

1.4 柴胡　"柴胡"之名始载于《神农本草经》。经考证，本方所用柴胡为伞形科植物柴

胡 *Bupleurum chinense* DC. 或狭叶柴胡 *Bupleurum scorzonerifolium* Willd. 的干燥根，与《中国药典》2020年版记载一致。

1.5 白芥子（芥子） "白芥子"之名始载于《名医别录》。据考证，本方所用白芥子为十字花科芸苔属植物白芥 *Sinapis alba* L. 的干燥成熟种子，《中国药典》2020年版记载芥子为十字花科植物白芥 *Sinapis alba* L. 或芥 *Brassica juncea*（L.）Czern. et Coss. 的干燥成熟种子。

1.6 香附 "香附"之名始载于《名医别录》。经考证，本方所用香附为莎草科植物莎草 *Cyperus rotundus* L. 的干燥根茎，与《中国药典》2020年版记载一致。

1.7 甘草 "甘草"之名最早见于《神农本草经》。经考证，本方所用甘草为豆科甘草属甘草 *Glycyrrhiza uralensis* Fisch. 的干燥根茎和根。《中国药典》2020年版记载甘草为豆科植物甘草 *Glycyrrhiza uralensis* Fisch.、胀果甘草 *Glycyrrhiza inflata* Bat. 或光果甘草 *Glycyrrhiza glabra* L. 的干燥根和根茎。

1.8 白芷 "白芷"之名最早见于《神农本草经》。经考证，本方所用白芷为伞形科植物白芷 *Angelica dahurica*（Fisch.ex Hoffm.）Benth. et Hook. f. 或杭白芷 *A.dahurica*（Fisch. ex Hoffm.）Benth. et Hook. f. var.*formosana*（Boiss.）Shan et Yuan 的干燥根，与《中国药典》2020年版记载一致。

2.炮制考证 散偏汤中未明确8种药味的炮制方法，因此本方中所有药物应为生品。

3.剂量考证

3.1 原方剂量 白芍五钱，川芎一两，郁李仁一钱，柴胡一钱，白芥子三钱，香附二钱，甘草一钱，白芷五分。

3.2 折算剂量 清代1两合今之37.3g，1钱合今之3.73g。即本方处方量为白芍18.65g，川芎37.3g，郁李仁3.73g，柴胡3.73g，白芥子11.19g，香附7.46g，甘草3.73g，白芷1.87g。

3.3 现代用量 根据现代临床常用处方，本方处方量为川芎30g，白芍15g，白芷10g，白芥子10g，柴胡10g，制香附10g，郁李仁6g，生甘草3g。

【药物组成】白芍五钱，川芎一两，郁李仁一钱，柴胡一钱，白芥子三钱，香附二钱，甘草一钱，白芷五分。

【功能主治】疏肝解郁，活血止痛。主治郁气不宣，用于风邪袭于少阳之偏头痛。

【方义分析】本方主治郁气不宣，风邪袭于少阳经之半边头风。肝为风木之脏，主疏泄而藏血，其气升发，喜条达而恶抑郁，疏通畅达，故肝虚则导致气血运行不畅。胆属甲木应春气以舒畅条达、温和为常，而行生长发陈之令，故胆虚则失去条达之性。大病之后，肝胆气郁，内生痰湿，经络阻滞，气血运行不畅，郁而为痛。肝胆互为表里，其气相通，肝舒而胆亦舒也，少阳胆气升发，疏泄正常。肝胆气得以宣发，瘀阻得以消，气机自然畅通，以此达到"通则不痛"的治疗效果。

本方因服用后能驱散偏头风之疼痛，效果相当显著而得名。方中川芎为血中气药，可上通于巅顶，下达于气海，祛风止痛，祛瘀通络，重用为君药；白芷祛风散寒，且有止头痛之长；香附为气中血药，行气止痛，入血分以助川芎祛瘀通络止痛；郁李仁理气解郁，郁李仁为辅药；柴胡引药入于少阳，且可载药升浮，直达头面；白芥子引药深入，直达病所，兼有通窍蠲痰之功；白芍敛阴而防辛散太过，又有缓急止痛之长，皆用为佐药；使以甘草缓急，调和诸药。诸药合用，共奏祛风清热，通络止痛之功。

配伍特点：全方疏泄相配，肝胆尽舒，风邪无处可藏，达到气机调畅、气血通达、头痛向愈的目的。

【用法用量】

1.古代用法用量 水煎服。

2.现代用法用量 水煎服。

【药学研究】

1.资源评估 方中川芎、白芷、白芍、柴胡、香附、白芥子、郁李仁、甘草目前均以人工栽培为主。

川芎多栽培于海拔450~1000m的平坝或丘

陵，喜气候温和、雨量充沛、日照充足而又较湿润，春秋两季日间晴朗，清晨有雾，昼夜温差大的亚热带季风气候的环境。主产于四川，都江堰市石羊镇一带为川芎历史传统道地产区，其中彭州市敖平镇是目前全国最大的川芎产区。

白芷喜温暖、湿润、阳光充足的生长环境：怕高温，耐寒。目前白芷主要产于四川、河南、河北、安徽等地，其中以四川所产川白芷产量最大，质量最佳，而四川又以遂宁为中心的涪江流域所产白芷质量最佳，并于遂宁市建立了横跨船山区、射洪县及蓬溪县的白芷GAP基地。

白芍喜湿温、耐寒冷；适于在平坝、丘陵或较低山地栽培。主产于安徽亳州、浙江磐安、四川中江和山东菏泽。亳州白芍产量最大，且亳州气候土壤非常适合白芍生长，因此在亳州市谯城区十八里镇建立了亳白芍GAP生产基地。同时随着芍药栽培产业则不断发展，四川中江、渠县，浙江杭州等地也已建立了GAP基地。

柴胡广泛分布于海拔200~2800m的半干燥山坡、林缘、草丛及沟渠旁，适宜生长在砂质土、栽培土、腐殖质土上，土壤pH值在7左右。主产于甘肃、山西、陕西、黑龙江、四川、内蒙古、河北、河南。

香附生于田野、河边、洼地等处。喜温和潮湿气候，宜选疏松湿润的砂质壤土。干旱缺水时，将明显影响植株正常生长，生活力很强，耐寒，北京可露地越冬，香附野生资源分布全国，除黑龙江、内蒙古、宁夏、新疆及西藏等省、自治区外，各地田野及阴湿地常见生长。以浙江、山东、河南、湖南、安徽为多。其产区自唐朝以来，广东、广西及浙江地区始终为香附的优质产区。其中广东省西部地区产者习称"广香附"，浙江产者习称"南香附"。

白芥主要分布在温暖湿润的地区，忌涝。现主要分布于安徽、河南、山东、四川等地。

郁李仁生于荒山坡或沙丘边，性喜光对气候条件要求不严，耐旱，喜湿润，忌涝，对土壤适应性较强。小李仁主产于辽宁海城，盖平、凤城、辽阳，内蒙古东部，河北省北部等地。大李仁主产于内蒙古、河北、山东、辽宁、吉林、黑龙江等地，此外山西、陕西、湖北等省亦有生产。

甘草喜凉爽、干燥气候，喜光、耐旱、耐寒，对土壤适应性较强，甘草原野生于草原钙质土上，是抗盐性很强的植物，在我国北方地区分布广泛，主产于内蒙古、甘肃、宁夏、新疆，以内蒙鄂尔多斯的杭锦旗、阿拉善盟阿拉善旗及甘肃、宁夏所产品质最佳。

2.制剂研究

2.1 制备方法 原文载："白芍五钱，川芎一两，郁李仁一钱，柴胡一钱，白芥子三钱，香附二钱，甘草一钱，白芷五分。水煎服。"有研究报道，参考目前《医疗机构中药煎液室管理规范》，确定散偏汤基准汤液的制备方法：称取川芎饮片40g，白芍20g，芥子（捣碎）12g，香附8g，甘草4g，柴胡4g，郁李仁（捣碎）4g，白芷2g，置不锈钢锅中，加9倍量水，加盖，浸泡1小时，用电炉煮沸后保持微沸30分钟，8层纱布趁热滤过，滤渣加7倍量水，电炉煮沸后微沸20分钟，8层纱布趁热滤过，合并滤液，滤液放冷后加水定容至1000ml，得基准汤液。

2.2 制备工艺 原方是汤剂，现代有报道对散偏汤进行颗粒剂和口服液的研究：（1）散偏汤颗粒制备工艺：①饮片提取温度为80℃，加入16倍量的水，分两次回流提取90分钟；提取液在18000r/min的转速下离心10分钟；离心液减压浓缩（-0.08Mpa：70℃）至相对密度1.08~1.12（60℃）。②干燥方法选择喷雾干燥（进风口温度150℃，出风口温度80℃）；制粒方法选择干法制粒（压片频率20Hz，送料频率22Hz，制粒频率25Hz），加入适量的糊精和阿斯帕坦作为辅料，用量干膏粉：糊精：阿斯帕坦为6.3：2.6：0.1。③散偏汤颗粒质量标准研究，采用TLC法对白芍和甘草进行定性鉴定；对药味的指标性成分阿魏酸、芍药苷、芥子碱硫氰酸盐、苦杏仁苷、柴胡皂苷a、柴胡皂苷d、甘草苷、甘草酸铵，分别确定各指标成分的含量范围[2]。（2）散偏口服液制备工艺：采用三因素四水平正交试验，以阿魏酸含量为考核指标，得到最佳工艺为，煎煮3次，每次用12倍量水煎煮2小时。按优选水提取工艺煎煮后，滤过，合并滤液并减压浓缩至相对密度为1.20~1.25（50~60℃），加入挥发油，摇匀在搅拌的情况下加乙醇至含醇量为70%，静置24小时，滤过，滤液减压回收乙醇；加入适量甜菊苷，加水至规定量，调节pH值至6~7，然后将该溶液冷藏24小时，滤过，灌装，灭菌，即得成品散偏口服液[1]。

3. 质量控制 该方含有机酸、皂苷、生物碱等物质，可以将其作为质量控制的指标。现有文献报道按照古籍记载的剂量制备散偏汤水煎液和冻干粉，采用HPLC法建立了温胆汤水煎液和冻干粉的指纹图谱，同时对其君药川芎和物质基准冻干粉样品中指标性成分进行量值传递研究[2, 3]。

【药理研究】

1. 药效作用 散偏汤颗粒剂给药剂量为9.1g/（kg·d），灌胃7天，可以抑制伤害性感受传导通路中CGRP的基因及蛋白表达，升高三叉神经节中PENK蛋白的表达，对偏头痛大鼠CGRP基因及蛋白的表达起抑制作用，能抑制痛觉信息的传递，并对内啡肽系统的镇痛作用有一定影响[4]。

2. 安全性评价 目前未见散偏汤及其相关制剂的安全性评价研究报道。有研究报道，白芍中的白芍总苷大剂量（2160μg/kg）使用导致大鼠体重增重减低、对胎仔和胎盘发育具有胚胎毒效应[5]；川芎水煎液对胚胎和鼻黏膜具有弱毒性[6-7]。因此在将散偏汤开发成为新药时，安全性评价要严格按照GLP规范进行相关研究。

3. 体内过程 大鼠以川芎嗪0.2g/kg灌胃，药物吸收后可分布于各组织，服药30min后以肝脏含量最高，肾次之，脑居第3位。给药后不同时间，大肠中均含有少量川芎嗪，可能有少量随粪便排出。正常志愿者肌注川芎嗪40mg后，体内过程符合一室开放模型，$T_{1/2}$为27.5min，表观分布容积为1.33L/kg[8]。大鼠以白芍总苷162.0mg/kg灌胃（白芍总苷中芍药苷和白芍苷的含量分别为32.94%和9.39%），血浆中的芍药

苷和白芍苷最大血浆浓度分别为（947.9±46.8）ng/ml和（275.3±124.2）ng/ml，最大血浆浓度时间点分别为（19.0±2.3）min和（19.0±2.2）min，消除速率常数分别为（0.0113±0.0028）ml/min和（0.0118±0.0031）ml/min，消除半衰期分别为（64.9±19.4）min和（63.0±21.0）min，血浆浓度-时间曲线下面积分别为（94891.4±18067.9）（ng·min）/ml和（27825.4±11725.2）（ng·min）/ml[9]。

【临床应用】

1. 临床常用

1.1 临床主治病证 散偏汤常用于治疗肝郁血瘀，郁气不宣，风邪袭于少阳之偏头痛，临床表现主要为半边头痛，时作恶心，呕吐，畏光畏音等，临床应用以偏侧头痛，胀痛跳痛或刺痛，反复发作，时轻时重，遇顺境则痛轻，遇逆境则痛重，情志抑郁或卧眠不安其痛更甚，心烦易怒，善太息，胸胁胀闷，可伴呕恶眩晕等。舌质黯或有瘀斑、瘀点，苔薄白，脉弦或涩为辨证要点。

1.1.1 气滞血瘀型 治疗气滞血瘀型偏头痛，在散偏汤的基础上，加入当归、羌活、全蝎、蜈蚣。伴有颈肩痛、颈椎病，酌加葛根和加减白芍用量。伴痰多、头重者加半夏、白术、天麻、胆南星。伴口苦者加黄芩。感受风寒而发者，加防风、荆芥。伴心烦、失眠者加栀子、茯神、远志[10]。

1.1.2 肝阳上亢型 头痛偏于头部一侧，头部胀痛，心烦易怒，目赤口苦，伴有面红，口干，小便黄，大便干，舌红苔黄，脉弦而数，治以平肝潜阳，息风止痛。散偏汤去白芥子，加郁金、龙胆草、夏枯草[11]。

1.1.3 肝肾阴虚型 头痛时轻时重，伴有头晕失眠，视物模糊，神疲乏力，耳鸣失眠，五心烦热，咽干口燥，腰膝酸软，舌红少苔，脉弦细数，治以滋养肝肾，益髓止痛。散偏汤去白芷，加生地、何首乌、女贞子、枸杞子、旱莲草[11]。

1.1.4 气血两虚型 头痛隐隐反复发作，时发时止，遇劳加重，畏风怕冷，心悸不宁，食少纳呆，自汗气短，神疲乏力，面色苍白，舌质淡

苔薄白，脉细弱，治以益气养血，通络止痛。散偏汤去白芥子、香附、白芷，加黄芪、党参、黄精、当归、酸枣仁[11]。

1.1.5 痰浊内阻型 头痛如锥刺或胀闷跳痛，痛处固定，面色黧黑，呕吐痰涎，恶心纳呆，口渴欲饮，舌暗或有瘀斑苔厚腻，脉弦滑，治以化痰开窍，祛痰通络。散偏汤去白芍，加半夏、白术、天麻、竹茹[11]。

1.1.6 瘀阻脉络型 头痛如锥刺，痛处固定，日轻夜重，病程较长，反复发作，经久不愈，健忘心悸，面色晦滞，经色暗或挟血块，唇色紫黧，舌紫或有瘀斑瘀点苔薄白，脉沉细或细涩，治以活血化瘀，通络止痛。散偏汤加桃仁、红花、石菖蒲、全蝎[11]。

1.1.7 其他 散偏汤与耳尖放血法合用，可治疗肝阳上亢型普通型偏头痛[12]；其还可用于治疗预防性寒凝血瘀证型[13]、肝郁血瘀型偏头痛[14]。

1.2 名家名师名医应用

头痛 天津市名中医黄文政教授，采用散偏汤经历3个疗程治疗冲击性头痛[15]。首先采用散偏汤原方，再采用散偏汤加丹参30g、桃仁10g、细辛3g，最后采用散偏汤加桑叶10g、菊花10g、天麻10g、钩藤10g。

云南省名中医罗铨教授认为肝胆气郁、少阳经腧不利的顽固性偏头痛，可从疏通少阳经气为主入手治疗，兼顾厥阴经腧，疗效可期。通过加减散偏汤予以治疗，疗效甚好，方药组成以散偏汤加枳壳10g，天麻15g，当归15g，丹参15g，酸枣仁30g[16]。

王为兰老中医使用散偏汤原方，日服两剂治疗内伤偏头痛[17]。

2. 临床新用

散偏汤在临床上广泛用于治疗各种类型偏头痛，现有研究发现其还可用于治疗中风后抑郁症。

中风后抑郁症 70例患者随机分为治疗组36例，对照组34例。两组患者均给予脑中风内科常规治疗以及康复锻炼等。在此基础上，治疗组给予散偏汤加味治疗。基本方药组成：柴胡12g，川芎30g，白芍15g，白芷、白芥子、香附各10g，郁李仁12g，生甘草6g水煎服，1天1剂，早晚各服药一次。加减：心神不安者加龙骨、牡蛎；瘀血阻滞加丹参、炒莪术；痰浊闭阻者加半夏、石菖蒲；肝郁化火者加龙胆草、黄芩；食欲不振者加焦三仙、鸡内金；30天为1个疗程，共治疗2个疗程。对照组给予帕罗西汀治疗，每日1次，每次20mg，晨起口服，治疗2个月。结果显示，治疗组患者治疗后总有效率为97.2%，对照组为85.3%，治疗后治疗组汉密尔顿积分明显低于对照组[18]。

【使用注意】不论左右疼痛，一剂即止痛，不必多服。服药期间暂停服用牛奶、蛋类食品。

【按语】

1. 散偏汤为治疗偏头痛专方 偏头痛又称偏头风，是临床常见疾病。其表现以疼痛暴作，痛势剧烈，偏侧头痛，或左或右，或连及眼齿，呈胀痛、刺痛或跳痛，可反复发作，经久不愈，痛止如常人为特点。关于偏头痛的病因病机，历代医家多从风邪、情志内伤、饮食不节、忧思劳累、久病致瘀等造成肝脾肾等脏腑功能失调进行论述。风为阳邪，其性轻扬。《素问》"伤于风者，上先受之""高巅之上，惟风可到"，头为诸阳之会，而头为诸阳之会，位居高巅，三阳六腑清阳之气皆会于此，三阴五脏精华之血亦皆注于此。因此风邪易侵袭而致偏头痛。《张氏医通》曰："偏头风者，其人平时先有痰湿，加以风邪袭之，久而郁热为火，总数少阳、厥阴二经。"在外感六淫中，风为百病之长，素有痰浊、瘀血等加之风邪侵袭，最终可致肝郁气滞血瘀，肝脾肾等脏腑功能失调。散偏汤具有疏肝解郁、活血止痛之功，用于治疗肝郁血瘀之半边头风者。方中川芎为君药，行气活血止痛，上行头目，为"头痛要药"，白芷助川芎以祛头风、通经络、止头痛；白芍与川芎相配，平肝气、生肝血，血行风自灭；香附疏肝开郁，行血止痛；柴胡散肝胆之郁热，载药上行，使药力直达头面；白芥子消痰利气，通络止痛；郁李仁柔润下气，佐制大量川芎较强的行散之力，行气活血，荡涤邪风之力不至过亢；甘草和中调药，斡旋气机。全方疏泄相配，肝胆尽舒，则风邪无处可藏，从而达到气机调畅、气血通达、头痛向愈的目的。

2.散偏汤治疗偏头痛的药效作用机制和制剂质量研究亟待加强　散偏汤用于治疗偏头痛，自古以来疗效确切，不论左右疼痛，一剂即止痛，不必多服。但根据现有文献报道，其临床疗效的科学内涵还未有效揭示，对其药理作用机制和药效成分的现代研究较少。中药具有多成分、多靶点、多途径的整体作用特点，散偏汤作为一个复杂中药方剂体系，其中复杂化学成分与药效靶点、作用通路之间的互作网络关系是阐明散偏汤治疗偏头痛的关键。同时，由此得到的与功能主治相关的化学成分，在满足有效性、传递与溯源性、可测性的前提下，可作为散偏汤的质量标志物，建立其质量控标准和体系，为制剂研究和质量控制提供依据。因此，亟待加强对散偏汤的现代研究，揭示科学内涵，建立其科学合理的质量标准体系，为经典名方制剂上市后应用与质量保障奠定基础。

参考文献

［1］房方，李根林，王磊.散偏口服液制备工艺研究［J］.中成药，2005，27（10）：1220-1223.

［2］莫雨佳，王彦，齐琪，等.经典名方散偏汤HPLC指纹图谱的建立及川芎的量值传递研究［J］.中国中药杂志，2020，45（3）：572-578.

［3］刘雪纯，莫雨佳，张晴，等.经典名方散偏汤的物质基准量值传递分析［J］.中国中药杂志，2022，47（8）：2099-2108.

［4］刘燕，赵永烈，刘金民.散偏汤对偏头痛模型大鼠中脑、三叉神经节CGRP、PENK基因、蛋白表达的影响［J］.中国中医急症，2018，27（8）：1325-1328.

［5］张彤，徐莲英，蔡贞贞.2种实验模型评价5种中药提取物的鼻黏膜毒性［J］.中国新药与临床杂志，2005，24（9）：716-718.

［6］韩珍，贺弋.白芍总苷的药理作用及其毒性研究进展［J］.宁夏医学院学报，2008，30（4）：538-541.

［7］夏荃，鲍倩，蒋德菊，等.基于小鼠胚胎干细胞实验模型评价川芎水煎液的胚胎毒性［J］.中成药，2018，40（9）：1910-1915.

［8］王爱洁，隋在云，刘瑾，等.中药川芎的药代动力学研究新进展［J］.辽宁中医药大学学报，2015，17（4）：104-106.

［9］Zhao M M，Gao M，Tian Y l，et.al. Pharmacokinetic and tissue distribution studies of paeoniflorin and albiflorin in rats after oral administration of total glycosides of paeony by HPLC-MS/MS［J］. Journal of Chinese Pharmaceutical Sciences，2014，23（6）：403-411.

［10］郭明福.加味散偏汤治疗气滞血瘀型偏头痛112例临床观察［J］.内蒙古中医药，2018，37（8）：13-14.

［11］王丹丹，崔应麟.浅谈加味散偏汤对治疗偏头痛的分析［J］.中医临床研究，2018，10（12）：1-3.

［12］吕金丹.耳尖放血合散偏汤治疗肝阳上亢型普通型偏头痛临床研究［J］.湖北中医杂志，2014，36（12）：6-7.

［13］苟成钢，苗治国.散偏汤预防性治疗偏头痛寒凝血瘀证的疗效观察［J］.中国实用神经疾病杂志，2014，17（16）：52-53.

［14］梁增坤，姚国周，梁新才.散偏汤结合电针治疗偏头痛疗效分析［J］.实用中医药杂志，2011，27（6）：366-368.

［15］刘锦锦，王耀光.黄文政教授运用散偏汤治疗偏头痛验案1例［J］.内蒙古中医药，2014，33（34）：181.

［16］秦百君，陈蕊，江柳庆，等.罗铨运用加减散偏汤辨治顽固性偏头痛经验［J］.湖南中医杂志，2020，36（2）：16-18.

［17］林杰豪.王为兰老中医运用散偏汤治疗偏头痛的经验［J］.广西中医药，1988，11（3）：32-33.

［18］熊芹俊，柏云飞.散偏汤加味治疗中风后抑郁症36例［J］.世界最新医学信息文摘，2016，16（34）：127.

清燥救肺汤

清《医门法律》

Qingzaojiufei Tang

【概述】清燥救肺汤最早见于明代秦景明《症因脉治》,《医门法律·卷四·伤燥门·秋燥论》中载其方药组成:桑叶三钱(去枝梗),石膏二钱五分(煅),甘草一钱,人参七分,胡麻仁一钱(炒,研),真阿胶八分,麦门冬一钱二分(去心),杏仁七分(炮,去皮尖,炒黄),枇杷叶一片(刷去毛,蜜涂炙黄)。具有清燥润肺,养阴益气的功效,主治温燥伤肺诸症。清代、近现代医药学家对清燥救肺汤的理论及应用进行了丰富的研究与发挥,如清燥润肺论、培土生金论等。清燥救肺汤主要有抗炎、增强免疫、抑制癌细胞增殖、促进肺癌细胞凋亡等药理作用。临床上常用于治疗燥热伤津所致的咳嗽、喘证、肺痿、喉痹等,现代广泛应用于呼吸系统疾病、五官科疾病、儿科疾病、皮肤科等,如用于治疗感染后咳嗽、慢性咳嗽、急慢性支气管炎、特发性肺纤维化、支气管哮喘、支气管扩张、放射性肺损伤、小儿百日咳、慢性咽炎、寻常型银屑病、鼻炎等疗效显著。

【历史沿革】

1. 原方论述 清代喻嘉言《医门法律》载:"治诸气膹郁,诸痿喘呕。"该汤剂组成:桑叶三钱(去枝梗),石膏二钱五分(煅),甘草一钱,人参七分,胡麻仁一钱(炒,研),真阿胶八分,麦门冬一钱二分(去心),杏仁七分(炮,去皮尖,炒黄),枇杷叶一片(刷去毛,蜜涂炙黄)。水一碗,煎六分,频频二三次滚热服。

2. 后世发挥 自清代中医药学家喻嘉言之后,后世医家对清燥救肺汤的理解阐释内容丰富,进行了充分挖掘、整理、传承与发挥,介绍如下。

2.1 清燥润肺论 燥证理论在明清时期得到了重要的进展,叶天士继承并发展了喻嘉言的燥证理论,并在《三时伏气外感篇》突出强调秋燥一证必须与风寒、风温区别,认为秋燥是深秋初凉时节,感受燥邪,令肺气受病,治疗当以辛凉甘润之方,令气燥自平则愈,并告诫要慎用苦燥,以防劫烁胃津。《时方歌括》载清燥救肺汤:"喻氏宗缪仲醇甘凉滋润之法制出此方,名曰清燥,实以滋水,即《易》所谓'润万物者,莫润乎水'是也;名曰救肺,实以补胃,以胃土为肺金之母也"。认为本方以甘寒润肺养阴生津,实则是培土生金之义,《时方歌括》载:"人参甘寒柔润,补助肺气"。吴鞠通又系统论述外感秋燥之治用桑杏汤清气分之燥,后世多版本方剂学认为清燥救肺汤和桑杏汤虽均治温燥,但本方以清肺燥和养气阴的药物组成,较桑杏汤的养阴润肺作用更强,故温燥外袭,肺津受灼之轻证,症见身热不甚,干咳少痰,右脉数大者,宜桑杏汤;若燥热甚而气阴两伤之重证,症见身热,干咳,气逆而喘,胸膈满闷,脉虚大而数者,宜用清燥救肺汤。

2.2 培土生金论 柯韵伯云:"要知诸气膹郁,则肺气必大虚",或见短气体倦,脉虚大等,燥热伤肺,肺气阴两虚,"虚则补其母",培土以生金,尤以人参为要药。《医宗金鉴》做出了具体的阐述,经云:"损其肺者益其气。肺主诸气故也。然火与元气不两立,故用人参、甘草甘温而补气,气壮火自消,是用少火生气之法也""要知诸膹郁,则肺气必大虚,若泥于肺热伤肺之说而不用人参,郁必不开,而火愈炽,皮聚毛落,喘咳不休而死矣,此名之救肺,凉而能补之谓也。若谓实火可泻,而久服芩、连,苦从火化,亡可立待耳"。因此本方用药除消宣肺燥外，并用人参、甘草益气和中，使脾土旺盛，而能生养肺津。但方内石膏、麦冬等药，性皆寒凉，与人参、甘草配伍，成为甘凉滋润培土。

3.同名异方 清燥救肺汤的同名异方分析见表99-1。

表99-1 清燥救肺汤同名异方分析表

朝代	作者	出处	药物组成	功能主治	制法及用法	变化情况（与原方比较）
明	秦景明	《症因脉治》	桑叶、石膏、甘草、人参、桑白皮、阿胶、麦冬、杏仁、枇杷叶、知母、地骨皮	清燥润肺。主治外感燥火伤肺，身发寒热，喘促气逆，咳嗽不止，咳痰带血，甚则引动胃气，呕吐痰涎，脉燥疾	水煎服	出自卷二咳嗽总论中伤燥咳嗽，未记录药物剂量，对伤燥咳嗽的症、因、脉、治进行了详细阐述。伤燥咳嗽之症：口渴唇焦，烦热引饮，吐痰不出，或带血缕，二便带赤，喘急咳嗽。伤燥咳嗽之因：天行燥烈，燥从火化，肺被燥伤，则必咳嗽。伤燥咳嗽之脉：多见燥疾，或见数大，或见沉数，或见浮急。后世《医门法律》药物组成相近，本方无阿胶，增加桑白皮、地骨皮、知母，清肺胃热之力较强，减少阿胶滋阴之力
清	吴谦	《删补名医方论》	桑叶（经霜者，三钱）、石膏（炒，二钱五分）、甘草（一钱）、胡麻仁（炒、研，一钱）、真阿胶（八分）、人参（七分）、麦冬（一钱二分）、杏仁（去皮尖，炒黄，七分）、枇杷叶（去毛，蜜炙）	治诸气郁，诸痿喘呕	上九味，以水一碗，煎六分，频频二三次，滚热服。痰多加贝母、栝蒌。血枯加生地。热甚加犀角、羚羊角，或加牛黄	标明其引自于《医门法律》
清	陈念祖	《时方歌括》	经霜桑叶三钱、石膏二钱五分、甘草、黑芝麻各一钱、人参、杏仁（去皮尖）各七分、真阿胶八分、枇杷叶（去毛，蜜炙）一片、麦冬一钱二分	治诸气郁，诸痿喘呕	水煎热服，痰多加贝母、血枯加生地、热加犀角、羚羊角	明确标明其引自于喻嘉言之《医门法律》，并对其病机进行了详细论述，指出"古人以辛香之品解郁，固非燥症所宜；即用芩、连泻火之品，而苦先入心，反从火化，又非所宜也，喻氏宗缪仲醇甘凉滋润之法制出此方，名曰清燥，实以滋水，即《易》所谓'润万物者，莫润乎水是也'；名曰救肺，实以补胃，以胃土为肺金之母也。"将胡麻仁以黑芝麻替代，胡麻仁在古今中外有两说，为亚麻子或黑芝麻，黑芝麻有养阴润肺之功，故原方中的清燥救肺汤的胡麻仁以黑芝麻更为适宜
1914	周选堂	《时病论歌括新编》	麦冬、阿胶、杏仁、麻仁、桑叶、枇杷叶、人参、甘草、石膏	治诸气膹郁，诸痿喘呕之因于燥者	煎服	明确标明其引自于喻嘉言之《医门法律》，继承了《时方歌括》中的清燥救肺汤

【名方考证】

1.本草考证

1.1 桑叶 "桑叶"之名最早见于《神农本草经》。经考证，本方所用桑叶为桑科植物桑 *Morus alba* L.的干燥叶，与《中国药典》2020年版记载一致。

1.2 石膏 "石膏"之名最早见于《神农本草经》。经考证，本方所用石膏为硫酸盐类矿物硬石膏族石膏，主含含水硫酸钙（$CaSO_4 \cdot 2H_2O$），与《中国药典》2020年版记载一致。

1.3 麦门冬（麦冬） "麦门冬"之名最早见于《神农本草经》。经考证，本方所用麦冬为百合科麦冬 *Ophiopogon japonicus* (L.f) Ker-Gawl的干燥块根，与《中国药典》2020年版麦冬一致。

1.4 杏仁（苦杏仁） "杏仁"之名最早见

于《神农本草经》。经考证，本方所用杏仁为蔷薇科植物的干燥种子。《中国药典》2020年版记载苦杏仁为山杏 *Prunus armeniaca* L.var.ansu Maxim.、西伯利亚杏 *Prunus sibirica* L.、东北杏 *Prunus mandshurica*（Maxim.）Koehne 或杏 *Prunus armeniaca* L. 的干燥成熟种子。

1.5 枇杷叶 "枇杷叶"之名最早见于《新修本草》。经考证，本方所用枇杷叶为蔷薇科植物枇杷 *Eriobotrya japonica*（Thunb.）Lindl. 的干燥叶，与《中国药典》2020年版记载一致。

1.6 真阿胶（阿胶） "阿胶"之名始载于《神农本草经》。经考证，本方所用阿胶为马科动物驴 *Equus asinus* L. 的干燥皮或鲜皮经煎煮、浓缩制成的固体胶，与《中国药典》2020年版记载一致。

1.7 胡麻仁（黑芝麻） "胡麻"之名始载于《神农本草经》。经考证，本方所用胡麻仁为脂麻科植物脂麻 *Sesamum indicum* L.的干燥成熟种子，与《中国药典》2020年版记载一致。

1.8 人参 "人参"之名始载于《神农本草经》。经考证，本方所用人参为五加科植物人参 *Panax ginseng* C.A.Mey.的干燥根茎和根，与《中国药典》2020年版记载一致。

1.9 甘草 "甘草"之名始载于《神农本草经》。经考证，本方所用甘草为豆科甘草属植物甘草 *Glycyrrhiza uralensis* Fisch.的干燥根和根茎。《中国药典》2020年版记载甘草为豆科植物甘草 *Glycyrrhiza uralensis* Fisch.、胀果甘草 *Glycyrrhiza inflata* Bat. 或光果甘草 *Glycyrrhiza glabra* L.的干燥根和根茎。

2.炮制考证

2.1 石膏 清燥救肺汤中石膏的炮制方法是"煅"。现代炮制品有煅石膏。

2.2 胡麻仁（黑芝麻） 清燥救肺汤中胡麻仁炮制方法为"炒"。现代炮制品有炒黑芝麻。

2.3 杏仁（苦杏仁） 清燥救肺汤中杏仁炮制方法为"去皮尖，炒黄"。现代炮制品有炒苦杏仁。

2.4 枇杷叶 清燥救肺汤中枇杷叶炮制方法

为"刷去毛，蜜涂炙黄"。现代炮制品有蜜枇杷叶。

2.5 其他 其他药味应为生品。

3.剂量考证

3.1 原方剂量 桑叶三钱、石膏二钱五分、麦门冬一钱二分、杏仁七分、枇杷叶一片、真阿胶八分、胡麻仁一钱、人参七分、甘草一钱。

3.2 折算剂量 清代1两合今之37.3g，1钱合今之3.73g。故本方中处方量为：桑叶11.19g，煅石膏9.325g，甘草3.73g，人参2.611g，炒黑芝麻3.73g，阿胶2.984g，麦冬4.476g，燀苦杏仁2.611g，蜜枇杷叶3g。

3.3 现代用量 根据全国中医药行业高等教育"十四五"规划教材《方剂学》，即本方剂量桑叶9g、煅石膏8g、甘草3g、人参2g、炒黑芝麻3g、真阿胶3g、麦门冬4g、燀苦杏仁2g、蜜炙枇杷叶3g。

【药物组成】桑叶三钱、石膏二钱五分、麦门冬一钱二分、杏仁七分、枇杷叶一片、真阿胶八分、胡麻仁一钱、人参七分、甘草一钱。

【功能主治】清燥润肺。主治温燥伤肺。主治头痛身热，干咳无痰，气逆而喘，咽喉干燥，鼻燥，胸满胁痛，心烦口渴等证。

【方义分析】本方主治诸症皆为温燥伤肺所致，遂成肺燥津伤、气阴两虚之证。清代喻嘉言《医门法律》记载"治诸气膹郁，诸痿喘呕"。燥者，天之气也，湿者，地之气也，水流湿，火就燥，各从其类，此胜彼负，两不相谋，在《黄帝内经》中记载"燥胜则干""西方生燥，燥生金"，并有"燥者润之"，然《素问·生气通天论》仅言："秋伤于湿，上逆而咳"，并无"秋伤于燥"的论说，刘完素将其补充为"诸涩枯涸，干劲皴揭，皆属于燥"。清之诸医将"燥病的析义"推助完善，喻嘉言在《医门法律》中指出《黄帝内经》的"秋伤于湿"应为"秋伤于燥"，并做《秋燥论》，自制清燥救肺汤，燥邪有温凉之别，凉燥者，临床上多属感秋风瑟寒袭肺之故，以至气机凝聚，局部津液不布，然整体津液无损；温燥者，临床上多具邪侵肺卫，卫有燥热，津液耗伤之属。秋燥为病，无殊于温燥也。秋燥是燥热之邪泛滥，燥热致病最易耗津伤液，但燥邪为病，不仅必然造成津液干燥，而且引起体内邪热亢盛，秋燥致病，首先伐肺，温燥之伤，可伤及气分和卫分，导致气阴两伤。燥伤肺经气分，则头痛身热；燥伤肺津，肺系失润，则干咳无痰、鼻干、舌干、咽燥。治宜清燥润肺，养阴生津。

方中以桑叶质轻性寒入肺，清透肺中燥热之邪，为君药。石膏、麦冬清肺经之热，润肺金之燥，共为臣药，君臣相合，宣中有清，清中有润。石膏质重沉寒但量较少，不碍桑叶清宣之性，杏仁、枇杷叶宣降肺气，使肺气肃降有权，阿胶、胡麻仁润肺养阴，使肺得濡润，人参益气生津，共为佐药。甘草益气和中，调和药性，为使药。诸药合用，使燥邪得宣，气阴得复而奏清燥救肺之功。

配伍特点：宣、清、润、降四法并用，宣散而不耗气，清热而不伤中，滋润而不腻胃。

【用法用量】

1.古代用法用量 水一碗，煎六分，频频二三次滚热服。

2.现代用法用量 水约300ml，煎至240ml，去滓，频频热服。

【药学研究】

1.资源评估 方中桑叶、麦冬、苦杏仁、黑芝麻、枇杷叶、人参、甘草目前均以人工栽培为主，阿胶主要来自人工养殖驴，石膏基本为野生资源。

麦冬喜温暖气候和较潮湿环境，稍能耐寒，以疏松肥沃，湿润和排水良好的中性或微碱性的夹砂土为好，道地产区古今基本一致，以四川绵阳、三台县，浙江余姚、杭州所产者为道地，并且雅安三九中药材科技产业化有限公司、四川新荷花中药饮片股份有限公司和神威药业（四川）有限公司有建立麦冬的GAP生产基地。

苦杏仁喜光照，在干旱贫瘠的土壤中也可栽培，但不耐涝，主要产地为新疆地区，其次是河北和山东省。

枇杷的适宜温度生长条件以红壤山地为主，年均气温17.6~18.6℃，在全国各地广行栽培，浙江杭州塘栖软、福建莆田和苏州东山是中国三大枇杷叶产地。

黑芝麻应选择土质疏松、透气性好、肥力中等偏上的沙壤土或壤土，现今在山东、河北、河南、四川、安徽、江西、湖北等地均有产，且以河南驻马店所产为最佳。

人参喜凉爽，耐严寒，喜湿润、怕干旱，要求土壤水分适当，排水良好。喜弱光、散射光和斜射光，怕强光和直射光，主产于吉林抚松、集安、长白、靖宇、安图、通化、浑江、敦化、桦甸、舒兰、辽宁桓仁、宽甸、新宾、本溪、清原、黑龙江五常、尚志、东宁、宁安等地。

甘草喜凉爽、干燥气候，喜光、耐旱、耐寒，对土壤适应性较强，甘草原野生于草原钙质土上，是抗盐性很强的植物，在我国北方地区分布广泛，主产于内蒙古、甘肃、宁夏、新疆，以内蒙鄂尔多斯的杭锦旗、阿拉善盟阿拉善旗及甘肃、宁夏所产品质最佳。

石膏主要来源于石膏矿，湖北应城为道地产区，其他各地如安徽、四川、贵州、湖南等地均有分布。阿胶自东汉起以山东省东阿县所产的东阿阿胶最为正宗、道地，现主产于山东、浙江。山东产者最为著名，浙江产量最大。

2.制剂研究

2.1 制备方法 原文载："水一碗，煎六分，频频二三次滚热服"。原方的煎煮加水量较为笼统，未说明详细的制备方法。参考目前《医疗机构中药煎药室管理规范》，确定清燥救肺汤标准汤剂的制备方法：称取桑叶9g、煅石膏8g、甘草3g、人参2g、炒黑芝麻3g、真阿胶3g、麦冬4g、焯苦杏仁2g、蜜炙枇杷叶3g，置不锈钢中，加水以浸过药面2~5cm左右，浸泡30分钟，用电炉煮沸后保持微沸30分钟，纱布趁热滤过，滤渣加水浸过药面2cm左右，电炉煮沸后微沸20分钟，纱布趁热滤过，混合合并两次滤液即可。

2.2 制备工艺 根据经典名方的特点和开发要求，建议将清燥救肺汤开发为颗粒剂（具有药效作用快、服用携带方便、体积较小等特点），或开发为丸剂（"丸者缓也"，具有药效持久、服用携带方便、节省药材等特点）。提取工艺研究：以苦杏仁苷、绿草酸、甘草酸含量及得膏率为考察指标，采用正交试验设计考察乙醇体积分数、提取时间、提取次数对工艺的影响。结果显示，各因素对实验结果影响大小为乙醇体积分数＞提取时间＞提取次数，最佳提取工艺为用8倍量70%乙醇提取2次，每次2h[1]。

3. 质量控制 该方含有多糖、皂苷、有机酸等物质，可以将其作为质量控制的指标。现有文献报道，建立HPLC色谱法测定清燥救肺汤中苦杏仁苷、绿草酸和甘草酸的含量[2]。

【药理研究】

1. 药效作用 根据清燥救肺汤的功能主治进行了药效学研究，主要具有抗炎、增强免疫、抑制癌细胞增殖、促进肺癌细胞凋亡等作用。

1.1 与功能主治相关的药理作用

1.1.1 抗炎 将清燥救肺汤（1g/ml）以每只0.3ml的剂量对肺炎支原体感染小鼠模型给药2周，可降低TNF-α、INF-γ的含量，升高INF-γ含量[3]。

1.1.2 增强免疫 将清燥救肺汤（1g/ml）以每只0.3ml的剂量对肺炎支原体感染小鼠模型灌胃2周，发现可升高CD_3^+、CD_4^+含量、CD_4^+/CD_8^+比值，降低CD_8^+含量[4]。

1.2 抗肿瘤 将清燥救肺汤以11g/（kg·d），5.5g/（kg·d），2.75g/（kg·d）剂量对肺癌小鼠模型给药4周，显著降低肿瘤质量，且具有量效关系[5]。清燥救肺汤按高、中、低剂量 [15.2g/（kg·d），7.6g/（kg·d），3.8g/（kg·d）] 对结肠癌小鼠模型给药4周，抑瘤率分别为60.98%、44.39%、21.46%[6]。将清燥救肺汤按11g/（kg·d），5.5g/（kg·d），2.75g/（kg·d）剂量对肺癌小鼠模型灌胃4周，均出现肿瘤组织显著的凋亡现象，可通过抑制Janus蛋白酪氨酸激酶2（JAK2）/信号转导和转录活化因子3（STAT3）信号通路，上调其下游凋亡相关蛋白Bax蛋白表达，下调其下游细胞周期蛋白D_1（CyclinD$_1$）蛋白表

达[7]。

2. 安全性评价 目前未见清燥救肺汤及其相关制剂的安全性评价研究报道。由于清燥救肺汤中含有毒性中药苦杏仁，其毒性成分主要在于苦杏仁苷分解所产生的氢氰酸，因较大量的氢氰酸对延髓各生命中枢先兴奋后麻痹，并抑制酶的活性，阻碍新陈代谢，引起组织窒息而中毒。苦杏仁苷的毒性与给药途径密切相关，小鼠静脉注射的LD_{50}为25g/kg，而灌胃的LD_{50}为887mg/kg。大鼠静脉注射的LD_{50}为25g/kg，腹腔注射为8g/kg，灌胃给药为0.6g/kg。小鼠、兔、犬静脉注射或肌肉注射的MTD均为3g/kg，而灌胃均为0.075g/kg[8]。但苦杏仁经过一定的加热处理后，酶被破坏，苦杏仁苷在体内只能在胃酸的作用下缓慢分解，产生微量的氢氰酸而奏止咳平喘功效，不致中毒，因此适宜的剂量和炮制方法是避免中毒的方式。临床证实，成人对苦杏仁用量若限制在10~20g，即为"无毒"，而超过20g，即为"有毒"[9]。常用的苦杏仁炮制方法有炒法、煮法，炒法较煮法温度要求更高，在炒法中，加热温度低于180℃时，酶活性很高；降至130℃时，酶才能完全灭活，但是苦杏仁苷的分解也较明显。苦杏仁的炮制原理是通过加热降低苦杏仁中苦杏仁酶的活性，减少苦杏仁苷分解为氢氰酸，保持苦杏仁止咳平喘功效，降低毒性，因此中药苦杏仁的炮制研究在理论方面证明了古人"得火者良"的说法。清燥救肺汤中的苦杏仁的炮制方法是去皮尖、炒黄，剂量约为3g，在现代药理研究的安全范围之内，说明此方中的苦杏仁较为可靠安全。后面进行新药开发时建议：一是后续安全性评价要按照GLP规范进行相关研究；二是可在清燥救肺汤中采用不同炮制品的苦杏仁（燀苦杏仁、炒苦杏仁、去皮尖苦杏仁、未去皮尖苦杏仁）进行安全性评价，以评估采用何种苦杏仁的清燥救肺汤的安全性更高。

3. 体内过程 清燥救肺汤中的苦杏仁的有效成分是苦杏仁苷。苦杏仁苷属于毒性药物，体内过程符合二室开放模型，生物半衰期不长，排泄快，药物除分布于血液及其血流丰富的器官或组

织外，还有相当部分分布于肌肉组织。苦杏仁生品、燀制品、炒制品的毒性和药效作用与苦杏仁苷的含量成正相关，苦杏仁苷以原形药物经尿液、粪便进行排泄[9]。苦杏仁苷仅口服时会被肠道细菌产生的β-葡萄糖苷酶水解成氰化物而出现危险的氰化物中毒。静脉给药则经尿排出而没有氰化物的产生。

【临床应用】

1.临床常用

1.1 临床主治病证 清燥救肺汤常用于治疗温燥伤肺，气阴两伤证，临床表现为用于头痛身热，干咳无痰，气逆而喘，咽喉干燥，鼻燥，胸闷胁痛、心烦口渴等证。临床应用应以头痛身热、干咳无痰、心烦口渴为辨证要点。

1.1.1 燥热伤津型咳喘 治疗痰热在肺，痰热壅阻肺气，表现为身热势高、咳喘气逆、咯痰黄稠或痰中带血、胸闷、胸痛、苔黄、脉数可加贝母、瓜蒌、竹茹清热化痰；治疗胸闷胸痛、痰中带血或呈铁锈色痰，面唇青紫，或瘀血发斑等，可加丹参、桃仁、郁金、川芎活血化瘀；治疗热象明显时，如高热、口渴，可加大石膏剂量；治疗高热、神昏谵语者，加犀角、羚羊角。

1.1.2 肺痿 治疗咳痰带血者可加白茅根、三七粉；治疗咳吐脓痰量多者，可加鱼腥草、瓜蒌；治疗唇甲发绀舌暗者加丹皮、赤芍，气短肢冷畏寒者去生石膏加蛤蚧、肉桂；治疗热象明显兼津伤者，口渴、鼻咽干燥明显者，可加知母或者天花粉；治疗疾病后期气虚明显之自汗或汗出不止，面色苍白，肢倦神疲，少动懒言，气短息促等，而加人参、西洋参、太子参、党参、沙参、黄芪、甘草等。

1.1.3 其他 治疗肺燥之虚火喉痹之咽干鼻燥、舌红少苔、脉数者，可加射干、玉蝴蝶。用于治疗肺肾阴虚，虚火上炎，邪毒结于咽喉之乳蛾，表现为咽痛，咽干，咽痒，干咳无痰或痰少而粘，异物感，遇风、冷、热诱使上述症状反复发作或加重者可加玄参、浙贝母、牡蛎。用于治疗脾虚肺燥之鼻槁，表现为鼻孔干燥，咽喉燥痛，手足烦热，全身倦怠者，可加党参、黄芪、山药。治疗肺燥津伤之鼻衄，表现为咽干鼻燥，鼻衄，血色鲜红者可加仙鹤草、侧柏叶、生地黄。用于治疗血虚风燥之皮肤瘙痒症，表现为皮肤瘙痒剧烈，搔抓后出现抓痕、血痂、皮肤肥厚等症者可加白术、茯苓、生地黄。治疗气阴两虚，痰热阻肺之痿证，表现为四肢无力，眼间下垂，咳嗽声低，痰黏难咯，痰色黄，口干多汗者可加浙贝母、连翘、薏苡仁、芦根、草决明、木蝴蝶。

1.2 名家名师名医应用

1.2.1 燥热伤津型咳喘 国医大师颜正华使用清燥救肺汤治疗燥热咳嗽，治宜解表清肺润燥，方药组成：生石膏（先煎）20g，桑叶、麦冬、苦杏仁、枇杷叶（去毛）、阿胶（烊化）各10g，胡麻仁15g，人参、生甘草各5g[10]。国医大师路志正使用清燥救肺汤治疗肺气阴两虚之久咳，治以宜养肺阴，清燥热，方药组成以清燥救肺汤加减：沙参15g、麦冬10g、桑叶10g、苦杏仁10g、炙枇杷叶12g、阿胶（烊化）6g、胡麻仁9g、甘草6g；若咽喉不利，可加青果、玉蝴蝶以润肺利咽，理气止咳；若脾胃气阴两亏，可加山药、扁豆以培土生金。云南名医来春茂临床应用清燥救肺汤为基本方加减治疗咳嗽、痰证、喘证、哮病、肺胀、咯血等，西医辨病为急慢性支气管炎、支气管扩张症、支气管哮喘、慢性阻塞性肺疾病、肺结核等[11]。

1.2.2 肺痿 国医大师张灿玾用清燥救肺汤为基本方加减治疗肺痿，证属肺脏久伤，气阴两虚，继成肺燥，治拟益气养阴，清燥热。方药组成：人参一钱半、麦冬四钱、生石膏三钱、炒杏仁二钱、炙杷叶一钱、黑芝麻二钱、霜桑叶四钱、天冬二钱、川贝二钱、阿胶二钱（烊化）、生甘草二钱。

1.2.3 其他 便秘（肺津不布之便秘）国医大师李今庸用清燥救肺汤治疗肺燥津伤不布的大便秘结，治疗拟以清燥救肺，润肠通便，方药组成以清燥救肺汤加减：冬桑叶10g、石膏10g、党参10g、炙枇杷叶10g、麦冬10g、胡麻仁10g、杏仁10g（去皮尖，炒，打）、甘草8g、阿胶10g（烊化）。

2.临床新用 清燥救肺汤在临床上广泛用于治疗呼吸系统疾病、五官科疾病、儿科疾病、皮肤科疾病等，尤其对感染后咳嗽、慢性咳嗽、急慢性支气管炎、特发性肺纤维化、支气管哮喘、支气管扩张症、放射性肺损伤、小儿百日咳、慢性咽炎、寻常型银屑病、鼻炎等疗效确切。

2.1 呼吸系统疾病

2.1.1 慢性咳嗽 将118例慢性咳嗽患者随机分为研究组和对照组各49例。两组均使用西医常规治疗手段，对照组联合复方甲氧那明胶囊，研究组联合清燥救肺汤，药物组成为：桑叶18g，生石膏9g，麦冬9g，人参6g，胡麻仁12g，阿胶6g，杏仁12g，枇杷叶15g，全蝎6g，僵蚕9g，甘草6g；每日1剂，水煎400ml早晚分2次温服。两组治疗2周。结果显示，研究组的有效率为95.92%，对照组的有效率为81.63%。研究组的症状积分低于对照组，LCQ评分高于对照组[12]。

2.1.2 感染后咳嗽 将70例风燥伤肺型感染后咳嗽患儿随机分为研究组35例和对照组35例。对照组患者服用孟鲁司特钠咀嚼片。研究组患者服用清燥救肺汤加减，组成为：桑叶15g，苦杏仁5g，北沙参15g，麦冬15g，枇杷叶10g，桔梗15g，蝉蜕7.5g，紫菀10g，防风15g，木蝴蝶10g，甘草10g，颗粒冲服，每天2次，饭前口服。两组疗程为14天。结果显示，研究组的总有效率为93.75%，对照组的总有效率为78.89%[13]。

2.1.3 支气管哮喘 将168例痰热阻肺型慢性持续期支气管哮喘患儿随机分为中药组、西药组和联合组各56例，中药组给予清燥救肺汤加减治疗，组成为：桑叶、杏仁、黄芩、黄连、百部各8g，白术、桑白皮、枇杷叶、麦冬各5g，人参、蝉蜕、鱼腥草、辛夷、甘草各3g。西医组给予晚上睡前口服孟鲁司特钠咀嚼片。联合组：同时给予清燥救肺汤加减和孟鲁司特钠进行治疗。疗程共8周。结果显示，研究组（中西药联用组）的总有效率为98.04%，对照组（西药组）的总有效率为83.02%[14]。

2.1.4 支气管扩张 将60例支气管扩张患者随机分为研究组和对照组各30例。对照组给予左氧氟沙星片治疗。研究组给予泻白散联合清燥救肺汤加减治疗，药物组成：石膏（先煎）、太子参、鱼腥草、瓜蒌皮各30g；胡麻仁、阿胶、麦冬、枇杷叶、薏苡仁各10g；桑白皮、地骨皮、桑叶、北杏仁、甘草各6g。每日1剂，水煎服，早晚分服。两组疗程为2周。结果显示，研究组的总有效率为96.7%，对照组的总有效率为70.0%[15]。

2.1.5 反复呼吸道感染 将132例反复呼吸道感染患儿随机分为研究组和对照组各66例。对照组给予常规西医治疗，研究组联合清燥救肺汤加减治疗，药物组成：桑叶12g，黄芪12g，石膏10g，白术10g，茯苓10g，麦冬6g，枇杷叶6g，陈皮6g，太子参3g，杏仁3g，甘草10g。水煎取汁250ml，每日1剂，早、晚餐后服用，疗程为10周。结果显示，研究组的总有效率为95.5%，对照组的总有效率为84.8%[16]。

2.1.6 小儿百日咳 将60例百日咳患儿随机分为研究组和对照组各30例。两组均给予西医常规治疗，研究组联合清燥救肺汤治疗，药物组成：桑白皮9g，生石膏15g，党参6g，炙枇杷叶7g，黄芩5g，杏仁7g，麦冬7g，川贝母7g，桔梗7g，炙百部7g，厚朴7g，甘草3g。疗程为10天。结果显示，研究组的总有效率为93.3%，对照组的总有效率为83.3%[17]。

2.1.7 放射性肺损伤 将64例肺癌放射性肺损伤患者随机分为研究组和对照组各32例，对照组给予泼尼松及钙立得治疗，研究组联合清燥救肺汤治疗，药物组成：桑叶15g、生石膏15g、胡麻仁12g、阿胶12g、制枇杷叶12g、人参9g、杏仁9g、麦冬9g、甘草3g。疗程为15天。结果显示，研究组的总有效率为84.4%，对照组的总有效率为62.5%[18]。

2.1.8 慢性支气管炎 将140例风燥伤肺型慢性支气管炎急性加重患者随机分为对照组和研究组各70例，两组均给予西医常规治疗，对照组联合杏苏止咳颗粒；研究组联合清燥救肺汤治疗，药物组成：霜桑叶15g，石膏30g（先煎），甘草6g，枇杷叶10g，沙参15g，麦冬10g，苦杏仁10g，桔梗10g，海浮石15g，百合15g。分早、晚2次温服，1剂/天，疗程为14天。结果显示，研究组的治疗总有效率为93.65%，对照组为81.67%[19]。

2.2 五官科疾病

2.2.1 慢性咽炎　将60例慢性咽炎患者随机分为研究组和对照组各30例。对照组患者采用复方草珊瑚含片，研究组采用清燥救肺汤治疗，药物组成：甘草4g、生石膏12g、枇杷叶6g、阿胶4g、生地黄12g、杏仁8g、玄参6g、薄荷4g、冬桑叶10g、金银花12g。用法用量：水煎服，1剂/天，每剂200ml，分早晚2次服用，2周为1个疗程，共治疗4个疗程。结果显示，研究组患者的总有效率为90.0%，对照组的总有效率为70.0%[20]。

2.2.2 鼻炎　将73例燥邪伤鼻型鼻炎患者随机分为研究组和对照组36例、37例。两组均采用西医常规治疗，研究组联合清燥救肺汤治疗，药物组成：生石膏15g、阿胶6g、麦冬10g、北沙参10g、桑叶10g、枇杷叶10g、苦杏仁10g、甘草3g，开水冲服，每日1剂。疗程为4周。结果显示，研究组总有效率为88.89%，对照组总有效率为54.06%[21]。

2.2.3 喉源性咳嗽　将60例喉源性咳嗽患者随机分为研究组和对照组各30例。对照组给予非那根糖浆10ml睡前口服；丙卡特罗片25μg早晚各1次口服；喷托维林片25mg早中晚各1次口服。研究组给予清燥救肺汤治疗，药物组成：桑叶15g，生石膏15g，党参10g，胡麻仁10g，麦冬10g，枇杷叶10g，杏仁10g，烊化阿胶6g，甘草3g。每天1剂，水煎两次混合药液，早晚2次，缓慢呷服。21天为1个疗程。结果显示，研究组中的总有效率为86.67%，对照组的总有效率为66.67%[22]。

2.3 皮肤科疾病

寻常型银屑病　将108例血燥型寻常型银屑病患者随机分为研究组和对照组各54例。研究组给予清燥救肺汤加减，药物组成：桑叶15g，

石膏30g，甘草6g，人参10g，胡麻仁10g，阿胶10g，麦冬10g，杏仁10g，枇杷叶15g。每天1剂，水煎服，两煎后取400ml，分早晚2次服，饭后服用。对照组给予当归饮子。疗程为8周。结果显示，研究组的总有效率为81.5%，研究组的总有效率为64.8%[23]。

【使用注意】肺胃虚寒者禁用本方；临床使用暂未见有不良反应的报道，但由于其药方中含有苦杏仁，有小毒，因此在临床使用时应注意选择适宜的炮制杏仁和剂量。

【按语】

1.关于"燥"的理解　《黄帝内经》始载"燥胜则干"，并有"燥者润之"的论述，在病机十九条中并无燥邪致病的条文。刘元素在《素问玄机原病式》提出"诸涩枯涸，干劲皴揭，皆属于燥"，丰富了燥邪致病的理论。明代李梴在《医学入门》分内燥和外燥，外燥位列外感六淫之属，此时外燥才引起医家重视。燥分为凉、温；凉燥者，临床上多属感寒秋袭肺之故，以至气机凝聚，局部津液不布，然整体津液无损；而温燥致病者，临床上多具邪侵肺卫，卫有燥热，耗气伤津。喻嘉言则是创始秋燥病门，自制清燥救肺汤，认为秋燥为病，无殊于温燥也，因此在治疗上应以辛凉甘润为主，同时尚须辅以解表以透邪外出，此外用药方面应宜柔润，忌苦燥。初期即须用滋润药物，并且甚忌苦寒，因苦燥易伤阴而加重燥象。虽燥性近火，但迥于火。前人提出："治火可用苦寒，治燥必用甘寒；火郁可以发，燥胜必用润；火可以直折，燥必用濡养"。清燥救肺汤由桑叶、石膏、麦门冬、苦杏仁、枇杷叶、胡麻仁、阿胶、甘草组成，全方构成宣清降润的组方特点，祛邪与扶正共奏其效，共济清燥救肺，养肺阴、益肺气之效，现在多数方剂学将其归属于"治燥剂"，但根据其制方特点和具体药物，笔者认为其不仅可以治疗外感温燥或秋燥，肺胃气阴两伤证，亦可治疗内生热邪，肺胃气阴两伤之证。

2.关于原方中"石膏"的用法　喻嘉言所创立的清燥救肺汤原方中指出使用煅石膏，因

"禀清肃之气极清肺热"。然而近年来对该方石膏是否煅用争议较大。"十一五"规划教材《方剂学》第七版与第八版均认为："喻氏将其煅，且用量极轻，是取其清肺热而不伤胃气之意。""十二五"第九版则言："清肺不可过于寒凉，故石膏煅用。"但"高等医药院校教材"《方剂学》（五版），方中石膏用"生"不用"煅"，取其清肺经之热功用，切中病机。因此究竟是使用生石膏或煅石膏颇具争议，故溯本求源，该方出现的时代背景：喻嘉言可能受到明代医家薛己为代表的温补学派的影响，强调"人以脾胃为本"，用药善用甘温之味，力戒苦寒，因此喻氏治病也重视脾胃，载："大约以胃气为主"。故其选择煅石膏减其苦寒之性可能是起到固护脾胃的作用。从药性功用来看，煅石膏味甘、涩，主要功效为收湿、生肌、敛疮、止血，《中国药典》也明确规定："内服用生石膏，外用多用煅石膏"。生石膏味辛甘，主要功效为清热泻火，除烦止渴。且张锡纯谓："《神农本经》原谓其微寒，其寒凉之力远逊于黄连、龙胆草、知母、黄柏等药，而其退热之功效则远过于诸药"。结合清燥救肺汤为清宣外燥剂，治疗温燥伤肺，气阴两伤证，《医门法律》曰："治燥病者……济胃中津液之衰；使道路散而不结，津液生而不枯，气血利而不涩，则病日已矣"。张锡纯言："石膏有透表解肌之力，外感有实热者，放胆用之直胜金丹"。若误服煅石膏则："能将人之外感之痰火及周身之血脉皆凝结锢闭"。《蒲辅周医疗经验·方药杂谈》亦曰："解肌退热宜用生石膏，熟石膏不行"。因此笔者认为，清燥救肺汤中石膏以使用生石膏为宜。

3.关于方剂学中"干咳无痰"的理解　在清燥救肺汤的主治证候中对于"干咳无痰"这点值得商榷，喻嘉言在《医门法律》中清燥救肺汤后文指出："痰多加贝母、栝蒌……"。《医门法律·咳嗽续论》亦曰："伤燥之咳，痰粘气逆"。且方中杏仁、枇杷叶兼具止咳祛痰功效，《得配本草》曰："杏仁，泄肺降气，行痰散结；枇杷叶，清肺和胃，消痰止嗽"。笔者认为，燥邪易伤肺津，灼津成痰，出现干咳少痰或痰黏难咯等症状。因此清燥救肺汤的主治证候应为"干咳无痰"或"痰少而黏"，而并非单纯为"干咳无痰"。

参考文献

［1］吴振起，平静，于艳，等.综合评分法优化清燥救肺汤的提取工艺［J］.中国实验方剂学杂志，2013，19（22）：12-15.

［2］吴振起，刘光华，平静，等.HPLC法同时测定清燥救肺汤中3种成分含量［J］.中华中医药学刊，2014，32（5）：978-980.

［3］吴振起，敏娜，岳志军，等.清燥救肺汤及其分解剂对肺炎支原体感染小鼠肺部炎症相关因子的影响［J］.中国实验动物学报，2018，26（1）：120-127.

［4］吴振起，高畅，严峰，等.清燥救肺汤及其分解剂对肺炎支原体感染小鼠免疫功能影响［J］.辽宁中医药大学学报，2018，20（2）：5-8.

［5］陈江涛，徐彬智，余功，等.清燥救肺汤对荷Lewis小鼠肺癌细胞增殖相关糖酵解乳酸生成的影响［J］.中国实验方剂学杂志，2018，24（15）：120-124.

［6］谢斌，谢雄，余功，等.清燥救肺汤对结肠癌侵袭转移相关蛋白NF-κB，VEGF，VEGFR-1，MMP-9表达的影响［J］.中国实验方剂学杂志，2017，23（17）：110-114.

［7］李佳萍，余功，谢斌.清燥救肺汤对肺癌JAK2/STAT3信号通路及其下游凋亡相关蛋白表达的影响［J］.中国实验方剂学杂志，2020，26（4）：48-53.

［8］蔡莹，李运曼，钟流.苦杏仁苷对实验性胃溃疡的作用［J］.中国药科大学学报，2003，34（3）：60-62.

［9］李熙民，陆婉琴，秦芝玲，等.苦杏仁苷药物动力学及其毒理初步研究［J］.新药与临床，1986，5（3）：141-143.

［10］邓娟.颜正华教授临床治疗咳嗽病经验［J］.世界中西医结合杂志，2008，3（5）：249-251.

［11］曹东，来圣丽，来圣祥.来春茂运用清燥救肺汤治疗肺系病变68例［J］.云南中医中药杂志，1995，16（2）：17-19.

［12］朱腾西.清燥救肺汤加减联合西药治疗慢性咳嗽49例［J］.光明中医，2017，32（2）：268-270.

［13］何增.清燥救肺汤加减方治疗小儿感染后咳嗽风燥伤肺证的临床观察［D］.哈尔滨：黑龙江中医药大学，2018.

［14］张辉果，董志巧，王晓利，等.清燥救肺汤加减联合西药治疗小儿哮喘痰热阻肺证的疗效观察［J］.中药材，2018，41（1）：214-217.

［15］张景荣，徐一辛，李诚.泻白散合清燥救肺汤加味治疗支气管扩张症临床观察［J］.智慧健康，2017，3（5）：226-227，255.

［16］张磊，陈杰，骆伟，等.清燥救肺汤加减联合西药治疗对反复呼吸道感染患儿血清免疫球蛋白及症状积分的影响［J］.四川中医，2017，35（6）：78-81.

［17］李喜梅.清燥救肺汤加减治疗小儿百日咳30例［J］.甘肃中医，2010，23（5）：41-42.

［18］李瑞萍，宋伟，王一然.清燥救肺汤联合泼尼松及钙立得治疗肺癌放射性肺损伤疗效及对动脉血氧分压和血清CRP、TGF-β_1水平的影响［J］.现代中西医结合杂志，2019，28（3）：308-310，314.

［19］刘永萍，杨如意.清燥救肺汤加减治疗青海高原地区慢性支气管炎急性加重的临床分析［J］.中国实验方剂学杂志，2018，24（19）：207-212.

［20］张建伟.清燥救肺汤治疗慢性咽炎疗效观察［J］.亚太传统医药，2015，11（20）：128-129.

［21］卢金香.清燥救肺汤加减联合西医常规治疗燥邪伤鼻型鼻炎36例临床观察［J］.甘肃中医药大学学报，2019，36（1）：39-42.

［22］黄莹.清燥救肺汤加减治疗喉源性咳嗽的临床体会［J］.光明中医，2015，30（2）：295-296.

［23］唐志铭，翟晓翔，荆梦晴，等.清燥救肺汤治疗寻常型银屑病血燥证54例临床观察［J］.湖南中医杂志，2016，32（2）：69-70.

凉血地黄汤

清《外科大成》

Liangxuedihuang Tang

【概述】凉血地黄汤之名最早见于金元时期李东垣《脾胃论》，后方剂经加减化裁收载于清朝祁坤的《外科大成》，书中载其方药组成为："归尾一钱五分，生地二钱，赤芍一钱，黄连（炒）二钱，枳壳一钱，黄芩一钱（炒黑），槐角三钱（炒黑），地榆二钱（炒黑），荆芥一钱（炒黑），升麻五分，天花粉八分，甘草五分。右一剂。"其功能为清热燥湿，凉血止血，主治湿热侵犯直肠之痔疮肿痛出血。清代、近现代医药学家对凉血地黄汤的理论及应用进行了丰富的研究与发挥，如清泄胃热论、凉血止血论等。凉血地黄汤主要具有缩短凝血时间、促进创面愈合等药理作用。临床上常用于湿热侵犯直肠、风热血热之痔疮肿痛出血、白疕、紫癜等。现代常应用于治疗肛肠科疾病、皮肤科等各类疾病，如用于治疗肛裂、痔疮、湿疹、寻常型银屑病、过敏性紫癜、皮炎等疗效显著。

【历史沿革】

1. 原方论述 清代祁坤《外科大成》载："治痔肿痛出血"。该汤剂组成：归尾一钱五分，生地二钱，赤芍一钱，黄连（炒）二钱，枳壳一钱，黄芩一钱（炒黑），槐角三钱（炒黑），地榆二钱（炒黑），荆芥一钱（炒黑），升麻五分，天花粉八分，甘草五分。右一剂。加生侧柏二钱，用水二大盅，煎一盅，空心服三、四剂，则痛止肿消，更外兼熏洗。

2.后世发挥 自清代中医药学家祁坤之后，后世医家对凉血地黄汤的理解阐释内容丰富，进行了充分挖掘、整理、传承与发挥，介绍如下。

凉血止血论 后世《集验良方》卷三、《青囊全集秘旨》卷上等载凉血地黄汤，与《外科大成》中的凉血地黄汤的方药稍有不同，但已将其功能主治扩展至火盛血热妄行、吐血、衄血、血分有热妄行、胃火热盛吐血等，着重于生地黄、当归尾、赤芍、槐角、地榆、黄芩、黄连之清热凉血之力，从而达到凉血止血之效果，故适用于血热迫血妄行诸证、血分证。

3.同名异方 凉血地黄汤的同名异方分析见表100-1。

表100-1 凉血地黄汤同名异方分析表

朝代	作者	出处	药物组成	功能主治	制法及用法	变化情况（与原方比较）
金	李东垣	《脾胃论》卷中	黄柏（去皮、剉、炒）、知母（剉、炒）各一钱、青皮（不去皮瓤）、槐子（炒）、熟地黄、当归各五分	主治时值长夏，湿热大盛，客气胜而主气弱，肠澼病甚	上㕮咀，作一服，用水一盏，煎至七分，去滓温服	《脾胃论注释》载："黄柏、知母燥湿清热为主，熟地黄、当归滋血和血为辅，青皮理气为助，槐实入肠凉血为引"，本方较后世《外科大成》减枳壳、赤芍、地榆、升麻、天花粉，故清热凉血行气减弱
金	李东垣	《兰室秘藏》	黄芩、荆芥穗、蔓荆子各一分、黄柏、知母、藁本、细辛、川芎各二分、黄连、羌活、柴胡、升麻、防风各三分、生地黄、当归各五分、甘草一钱、红花少许	主治妇人肾水阴虚，不能镇守包络相火，而致血崩	上㕮咀，作一服，水三大盏，煎至一盏，去滓，稍热空心服	本方与原方差异较大，主治亦不同，主治阴虚血崩，《济阴纲目》载："血属阴，阴不自升，故诸经之血，必随诸经之气而后升；若气有所陷，则热迫血而内崩矣"
明	李恒	《袖珍方大全》	生地黄、赤芍药、当归、川芎各等分	主治荣中有热及肺壅鼻衄生疮，一切丹毒	上㕮咀，水二盏，煎至一盏，去滓，食后温服	明确记载其引自《经验方》，主治与后世《外科大成》凉血地黄汤差距大
明	万全	《片玉痘疹》	黄连、生地、玄参、归尾、甘草、山栀仁	"痘后靥后毒入于里，迫血妄行，致衄血、吐血、便血、溺血"	未明确记载	与《外科大成》所载相比，本方药味组成差距较大，功效不同，本方具凉血解毒之效，主治痘疮初出，毒在血分，头焦带黑者
明	龚廷贤	《寿世保元》	犀角（乳汁磨，临服入药内；或剉末煎）四分、生地黄（酒洗）一钱、牡丹皮二钱、赤芍七分、黄连（酒炒）一钱、黄芩（酒炒）一钱、黄柏（酒炒）五分、知母一钱、玄参一钱、天门冬（去心）一钱、扁柏叶三钱、茅根二钱	主治虚火妄动，血热妄行，吐血、衄血、溺血、便血	上剉，水煎，入十汁饮同服	与原方相比，本方增加犀角、牡丹皮、黄柏等，清热凉血之力更强
明	陈实功	《外科正宗》	川芎、当归、白芍、生地、白术、茯苓各一钱、黄连、地榆、人参、山栀、天花粉、甘草各五分	主治脏毒已成未成，或肿不肿，肛门疼痛，大便坠重，或泄或秘，常时便，头晕眼花，腰膝无力	水二钟，煎八分，食前服	本方与《外科大成》所载相比，方中加人参、白术、茯苓增加益气之功

朝代	作者	出处	药物组成	功能主治	制法及用法	变化情况（与原方比较）
明	朱麟	《治痘全书》	当归、川芎、白芍、生地、白术、升麻、甘草、黄连、人参、山栀、玄参	主治室女痘，经水不止，热入血室	未载	方中未提及具体的药物用量及煎煮方法
清	梁文科	《集验良方》	犀角、赤芍、丹皮、玄参、扁柏叶、天门冬、黄连（酒炒）、黄芩（酒炒）、黄柏、知母、茅根各一钱	主治火盛血热妄行，吐血、衄血，倾盆盈碗	未载	与《外科大成》所载凉血地黄汤主治和药物组成有较大差距，但其与《寿世保元》所载凉血地黄汤药物组成及主治均相似，均主治火盛迫血妄行诸症
清	黄廷爵	《青囊全集秘旨》	小生地黄五钱、牡丹一钱五分、生栀子一钱五分、黄芩一钱、归尾一钱五分、丹参二钱、槐花三钱、生地榆一钱、辛夷一钱	主治血分有热，鼻血不止，吐血，下血，腹痛	童便或白马尿兑付	与《外科大成》凉血地黄汤相比，其减去枳壳、升麻、荆芥、天花粉，增加辛夷，实则增加止鼻衄之功，减少其辛燥之
近	洪春圃	《内外科百病验方大全》	生地四钱、白芍二钱、丹皮一钱、犀角一钱（要尖子佳）、黄芩二钱、甘草五分、栀子（炒）二钱、黄连一钱、川柏二钱	主治胃火热盛吐血、衄血、嗽血、便血、蓄血如狂，漱水不欲咽及阳毒发斑	水煎服	与《外科大成》所载凉血地黄汤药物组成差距较大，其功能胃火炽盛，故其保留了大量的清热药物，减去了辛温行气之药，是恐其有动血之弊

【名方考证】

1. 本草考证

1.1 当归尾 "当归"之名最早见于《神农本草经》。经考证，本方所用当归为伞形科当归 *Angelica sinensis*（Oliv.）Diels 的干燥支根，与《广东省中药材标准》中记载一致。

1.2 生地黄 "地黄"之名最早见于《神农本草经》。经考证，本方所用生地黄为玄参科植物地黄 *Rehmannia glutinosa* Libosch. 的干燥块根，与《中国药典》2020年版记载一致。

1.3 赤芍 "芍药"之名最早见于《神农本草经》。经考证，本方所用赤芍为毛茛科植物芍药 *Paeonia lactiflora* Pall. 或川赤芍 *Paeonia veitchii* Lynch 的干燥根，与《中国药典》2020年版记载一致。

1.4 黄连 "黄连"之名最早见于《神农本草经》。经考证，本方所用黄连为毛茛科黄连 *Coptis chinensis* Franch.、三角叶黄连 *Coptis deltoidea* C.Y.Cheng et Hsiao 或云连 *Coptis teeta* Wall. 的干燥根茎，与《中国药典》2020年版记载一致。

1.5 枳壳 "枳壳"以"枳实"之名最早见于《神农本草经》。经考证，本方所用枳壳为芸香科植物酸橙 *Citrus aurantium* L. 及其栽培变种的干燥未成熟果实，与《中国药典》2020年版记载一致。

1.6 黄芩 "黄芩"之名最早见于《神农本草经》。经考证，本方所用黄芩为唇形科植物黄芩 *Scutellaria baicalensis* Georgi 的干燥根，与《中国药典》2020年版记载一致。

1.7 槐角 "槐角"之名最早见于《神农本草经》，名为"槐实"，今名槐角。经考证，本方所用槐角为豆科植物槐 *Sophora japonica* L. 的干燥成熟果实，与《中国药典》2020年版记载一致。

1.8 地榆 "地榆"之名最早见于《神农本草经》。经考证，本方所用地榆为蔷薇科植物地榆 *Sanguisorba officinalis* L. 或长叶地榆 *Sanguisorba officinalis* L. var. *longifolia*（Bert.）Yü et Li 的干燥根，与《中国药典》2020年版记载一致。

1.9 荆芥 "荆芥"以"假苏"之名最早见于《神农本草经》。经考证，本方所用荆芥为

唇形科植物荆芥 *Schizonepeta tenuifolia* Briq. 的干燥地上部分，与《中国药典》2020年版记载一致。

1.10 升麻 "升麻"之名最早见于《神农本草经》。经考证，本方所用升麻为毛茛科升麻属植物升麻的干燥根茎。《中国药典》2020年版记载升麻为毛茛科植物大三叶升麻 *Cimicifuga heracleifolia* Kom.、兴安升麻 *Cimicifuga dahurica* （Turcz.）Maxim. 或升麻 *Cimicifuga foetida* L. 的干燥根茎。

1.11 天花粉 "天花粉"之名最早见于《本草图经》。经考证，本方所用天花粉为葫芦科植物栝楼 *Trichosanthes kirilowii* Maxim. 或双边栝楼 *Trichosanthes rosthornii* Harms 的干燥根，与《中国药典》2020年版记载一致。

1.12 甘草 "甘草"始载于《神农本草经》。经考证，本方所用甘草为豆科甘草属植物甘草 *Glycyrrhiza uralensis* Fisch. 的干燥根和根茎。《中国药典》2020年版载甘草为豆科植物甘草 *Glycyrrhiza uralensis* Fisch.、胀果甘草 *Glycyrrhiza inflata* Bat. 或光果甘草 *Glycyrrhiza glabra* L. 的干燥根和根茎。

2.炮制考证

2.1 黄连 凉血地黄汤中黄连的炮制方法是"炒"。现代炮制品有炒黄连。

2.2 黄芩 凉血地黄汤中黄芩的炮制方法是"炒黑"。现代炮制品有黄芩炭。

2.3 槐角 凉血地黄汤中槐角的炮制方法是"炒黑"。现代炮制品有槐角炭。

2.4 地榆 凉血地黄汤中地榆的炮制方法是"炒黑"。现代炮制品有地榆炭。

2.5 荆芥 凉血地黄汤中荆芥的炮制方法是"炒黑"。现代炮制品有荆芥炭。

2.6 其他 其余药味应为生品。

3.剂量考证

3.1 原方剂量 归尾一钱五分，生地、黄连、地榆二钱，赤芍、枳壳、黄芩、荆芥一钱，槐角三钱，升麻五分，天花粉八分，甘草五分。

3.2 折算剂量 清代1两合今之37.3g，1钱合今之3.73g，即本方处方量为当归尾5.595g，生地黄7.46g，赤芍3.73g，炒黄连7.46g，枳壳3.73g，黄芩炭3.73g，槐角炭11.19g，地榆炭7.46g，荆芥炭3.73g，升麻1.865g，天花粉2.984g，甘草1.865g。

3.3 现代用量 根据全国中医药行业高等教育"十四五"规划教材《方剂学》，处方量为当归尾、生地黄、黄连、地榆各6g，赤芍、枳壳、黄芩、荆芥、天花粉、升麻各3g，甘草1.5g，槐角9g。

【药物组成】归尾一钱五分，生地二钱，赤芍一钱，黄连（炒）二钱，枳壳一钱，黄芩一钱（炒黑），槐角三钱（炒黑），地榆二钱（炒黑），荆芥一钱（炒黑），升麻五分，天花粉八分，甘草五分。

【功能主治】清热凉血止血。主治风湿热搏结，肠络损伤，用于痔疮肿痛，出血等证。

【方义分析】本方主治诸证皆为风湿热博结肠络所致，遂成肠络损伤之证。清·祁坤《外科大成》记载"治痔肿痛出血"。痔是一个古老的病名，首见于《山海经》，是中医学最早记载的疾病之一。金元时期李东垣提出"湿热风燥四气合而为病"的观点。风邪可引起下血，因风多夹热，热伤肠络，血不循经而下溢，血色鲜红，如线而射。湿邪与热相结可使肛门部气血纵横，经络交错而发内痔。故热伤络脉，湿性秽浊，则下血色如烟尘；热邪侵袭，或内热蕴毒，因燥热内结而伤津液，无以下润大肠，则大便干结；久之气血不畅，瘀滞不散，不通则痛，热邪迫血妄行，则下血。治宜清热凉血止血。

方中生地黄清热凉血止血，为君药。赤芍增强其清热凉血之力，当归尾活血祛瘀，枳壳行气止血，以期"气调则血调"，共为臣药。地榆炭、槐角凉血泄热，荆芥炒用入血分而止血，共为佐药。黄芩、黄连、天花粉清心肺胃肠之热，升麻升阳举陷，共为使药。甘草调和药性，为佐使药。诸药合用，共奏清热燥湿，凉血止血疏风之功，使风热、湿热邪毒得清，则疼痛便血自止，诸证可愈配伍特点：行气于清热凉血止血之中，气血同调；寄疏风于清肠之内，相辅相成。

【用法用量】

1.古代用法用量 右一剂。加生侧柏二钱，用水二大盏，煎一盏，空心服三、四剂，则痛止肿消，更外兼熏洗。

2.现代用法用量 加侧柏叶8g，水400ml，煎至200ml。空腹服用3~4剂，疼痛和肿胀就可消退。也可用汤剂熏洗。

【药学研究】

1.资源评估 方中当归、生地、黄连、地榆、赤芍、枳壳、黄芩、荆芥、槐角、升麻、天花粉、甘草均以人工栽培为主，川赤芍只有野生资源，云连多为野生资源。

当归在微酸性至中性土壤中生长较好，宜选择土层深厚，肥沃疏松，排水良好，富含有机质的砂壤土、腐殖土，主产于甘肃岷县、渭源、漳县、武都、文县一带及云南省曲靖市沾益区，其中以岷县所产的"岷归"产量最大，质量最佳，销往全国并出口东南亚。

地黄喜温暖气候，较耐寒，以阳光充足、土地深厚、疏松、肥沃的砂质土壤栽培为宜，现主产区为河南、河北、山东、山西等地，其中主产于河南焦作地区的道地药材被称为怀地黄。

赤芍有抗旱、耐寒以及喜光的特性，种植选择壤土以及沙壤土为宜，赤芍主产于内蒙古、河北、辽宁等地，川赤芍主要分布于西藏东部、四川西部及甘肃。其中，以内蒙古多伦野生品为佳。目前芍药栽培产业则不断发展，四川中江、渠县，安徽亳州，浙江杭州等地已建立了GAP基地。

黄连喜高寒冷凉的环境，喜阴湿、忌强光直射和高温干燥，以土层深厚、肥沃、疏松、排水良好、富含腐殖质的壤土和沙壤土为好，味连主产于重庆石柱县，四川洪雅、峨眉等地，湖北、陕西、甘肃等地亦产，雅连主产于四川洪雅、峨眉等地，为栽培品，极少野生。云连主产于云南德钦、碧江及西藏东南部。

枳壳来源于酸橙，酸橙喜温暖湿润、雨量充沛、阳光充足的气候条件，相对湿度以75%左右为宜，主要分布在四川、江西、湖南、浙江等省，道地产区与主产区基本一致。

黄芩喜温暖凉爽气候，耐严寒，耐旱，耐瘠薄，以阳光充足、土层深厚、肥沃的中性或微碱性壤土或砂质壤土栽培为宜。主要分布于东北、华北、西南和部分华中地区，遍及黑龙江、吉林、辽宁、河北、内蒙古、山西、山东、河南、陕西、甘肃、宁夏等省份，其中河北、内蒙古、陕西、山西、山东分布较多。河北热河一带（河北省燕山坝上和承德地区）为黄芩道地产区，有"热河黄芩"之称。

槐角来源于槐树，槐树喜干燥冷凉的气候条件，具有喜光、喜肥、耐寒、抗风、抗污染特性，选择向阳、疏松肥沃、排水良好的中性沙壤土为好，现产地集中于天津、北京、河南上蔡、虞城、沁阳、清丰、罗山，山东济南、菏泽、高密，江苏沭阳、泗阳，安徽固镇，庐江，陕西长武、丹凤，河北石家庄、陕西等地。

地榆喜温暖湿润气候、耐寒、在高温多雨季节生长最快，主产于河南、东北、江西、江苏等地。

荆芥喜温暖、湿润气候，喜阳光充足、怕干旱、忌积水，主产于在河北、江苏、浙江、江西、湖北、湖南和东北三省等地，并且在河北省唐山市玉田县建有荆芥GAP种植基地。

升麻野生资源多生于阴坡或阳坡的落叶松林、针阔混交林、阔叶林、林缘、灌木丛、沟塘或溪边等，对土壤要求不严，在有含腐殖质的棕色壤土、棕褐色壤土、黑色壤土、肥力较弱风化弱性黏质土等各类土壤中均可生长，兴安升麻主产于黑龙江、河北、山西、内蒙古、辽宁、吉林、河南、湖北亦产；大三叶升麻主产于辽宁、吉林、黑龙江等地；升麻主要以四川为其道地产区。

天花粉来源于栝楼，喜温暖潮湿的环境，较耐寒，不耐干旱，忌积水。野生栝楼主要分布于我国西南、中南、华南及陕西、甘肃等地，河南为天花粉道地产区，现代栝楼主要为人工栽培品,主产区在河南、陕西、河北、四川等地;主产区与道地产区基本一致。目前我国已认证的天花粉GAP基地为河北省邢台市南和县天花粉GAP种植基地。

甘草喜凉爽、干燥气候,喜光、耐旱、耐寒,对土壤适应性较强,甘草原野生于草原钙质土上,是抗盐性很强的植物,在我国北方地区分布广泛,主产于内蒙古、甘肃、宁夏、新疆,以内蒙鄂尔多斯的杭锦旗、阿拉善盟阿拉善旗及甘肃、宁夏所产品质最佳。

2.制剂研究

2.1 制备方法 原文载:"用水二大盅,煎一盅,空心服三、四剂"。原方的煎煮加水量较为笼统,未说明详细的制备方法。参考目前《医疗机构煎液室管理规范》,确定凉血地黄汤标准汤剂的制备方法:称取当归尾、生地黄、黄连、地榆各6g,赤芍、枳壳、黄芩、荆芥、天花粉各3g,甘草2g,置不锈钢中,加水以浸过药面2~5cm左右,浸泡30分钟,用电炉煮沸后保持微沸30分钟,纱布趁热滤过,滤渣加水浸过药面2cm左右,电炉煮沸后微沸20分钟,纱布趁热滤过。

2.2 制备工艺 根据经典名方的特点和开发要求,建议将凉血地黄汤开发为颗粒剂(具有药效作用快、服用携带方便、体积较小等特点),或开发为丸剂("丸者缓也",具有药效持久、服用携带方便、节省药材等特点)。凉血地黄汤中生地黄的工艺研究:最佳炮制工艺组合应为鲜地黄在75℃下烘焙透心,堆放发汗12小时后,切4~5mm厚片。以外观性状、梓醇、毛蕊花糖苷、地黄苷A、D及益母草苷含量为指标进行综合评分时,堆放发汗时间对地黄中成分含量的影响最大,其次为烘焙温度。药材提取、纯化工艺的研究,以4种环烯醚萜苷类成分(梓醇、桃叶珊瑚苷、地黄苷D、地黄苷A)含量为评价指标,分别考察煎煮法、超声法、回流法、浸渍法对4种环烯醚萜苷类成分的影响,通过单因素试验并结合响应面分析法对生地黄环烯醚萜苷类成分的提取工艺进行优化,得到最佳提取工艺为浸渍温度在35℃,加入10倍量20%乙醇,浸渍时间为36小时,减压干燥温度控制在60℃左右最佳[1]。

3.质量控制 该方主要有苷类、挥发油、生物碱等物质,可以将其作为质量控制的指标。现有文献报道,采用HPLC法建立了生地黄的指纹图谱,并采用HPLC-ESI-MS对生地黄所含成分进行了定性分析[2]。

【药理研究】

1.药效作用 根据凉血地黄汤的功能主治进行了药效学研究,主要具有缩短凝血时间、促进创面愈合等药理作用。

1.1 与功能主治相关的药理作用

1.1.1 缩短凝血时间 将267例肝炎后肝硬化患者随机分为治疗组和对照组134例、133例,两组患者均给予西医常规治疗,治疗组联合凉血地黄汤加减治疗,每剂为煎药机煎取400ml,每次200ml,早晚各1次,口服,30天为1个疗程。结果显示,治疗组治疗后血浆凝血酶原时间、活化部分凝血活酶时间降低程度,凝血酶原活动度和纤维蛋白升高幅度均优于对照组[3]。

1.1.2 促进创面愈合 将80例混合痔手术后患者随机分为治疗组和对照组各40例,两组患者均予西医常规治疗,治疗组联合凉血地黄汤加减治疗,7天为1个疗程。结果显示,治疗组的窗口平均愈合时间短于对照组,术后第3、7天,治疗组的血清中转化生长因子-β、表皮生长因子、Ⅰ型胶原蛋白水平高于对照组[4]。

1.2 其他药理作用

1.2.1 抗抑郁 地黄乙醇提取物及地黄药渣水提物显著缩短了小鼠的不动时间,逆转了体温降低[5]。

1.2.2 调节糖脂代谢 地黄多糖可升高糖尿病小鼠的胰岛素、GLP及GIP水平[6]。

2.体内过程 凉血地黄汤中地黄的主要有效成分为梓醇。梓醇在大鼠体内的药代动力学研究,选用剂量为200mg/kg梓醇作为高剂量,100mg/kg作为中剂量,选用中剂量浓度的一半为低剂量。大鼠灌胃给药后,各剂量组间的$t_{1/2}$分别为：1.8、1.7和2.6小时，消除较快，无明显蓄积作用，且消除与给药剂量无关，但中高剂量组半衰期随剂量增加而延长，呈现非线性动力学特征。梓醇在大鼠体内吸收迅速，但与剂量倍数不成线性，表现为随着剂量的增加吸收相有所延长，梓醇在大鼠小肠段的吸收达到饱和，部分梓醇在大鼠大肠段被吸收，即吸收有滞后，而剂量越高，吸收滞后越明显[7]。

【临床应用】

1.临床常用

1.1 临床主治病证 凉血地黄汤常用于治疗湿热侵入直肠，血络损伤证，临床表现主要为痔疮肿痛、便血等，临床应用以痔疮出血、血色鲜红，伴肿胀疼痛，舌红苔黄腻，脉滑数为辨证要点。

1.1.1 痔疮出血 治疗湿热侵犯直肠，血络损伤而湿邪较重之痔疮出血者，可加茯苓、猪苓、泽泻等，用于治疗湿热侵犯直肠之痔疮出血，大便干结者，可加大黄、火麻仁、郁李仁等；用于治疗湿热瘀阻直肠，气机不畅之痔疮出血，疼痛甚，可加厚朴、川楝子等；用于治疗气血虚衰、湿热瘀阻直肠之痔疮出血、血色淡红者，可加黄芪、白术、川芎等。

1.1.2 痔疮肿痛 治疗湿热侵犯直肠，直肠气机不畅而气滞较甚之胀痛重者，可加厚朴、川楝子、木香等；用于治疗瘀热阻滞甚之刺痛甚、痔色鲜红，可加牡丹皮、玄参等；用于治疗气血虚衰、湿热瘀阻之痔疮肿痛，伴全身倦怠、乏力，可加黄芪、人参等。

1.2 其他 用于治疗湿热迫血妄行之皮肤出现瘀斑、瘀点，伴有关节酸痛、腹痛者，可加紫草、丹皮、茜草、秦艽、木瓜等；用于治疗营血亏损、化燥生风、肌肤失于濡养而成之全身皮肤散在丘疹或红斑，覆银白色鳞屑，刮除后有点状出血或同形反应者，可加防风、知母、蝉蜕、大力、益母草、鸡血藤等；用于治疗风热血热蕴于肌肤而成之面部皮肤潮红肿胀发亮、红色丘疹、干燥脱屑、灼痒刺痛，严重时皲裂渗出等，可加丹皮、苦参、刺蒺藜、地肤子、白鲜皮等；用于治

疗血热火旺，蕴于肌肤之出现周身皮肤灼热瘙痒剧烈，时重时轻，可加苦参、白鲜皮、蝉衣、地肤子等。

2.临床新用 凉血地黄汤在临床上广泛用于治疗肛肠科疾病、皮肤科疾病等，尤其对肛裂、痔疮等疗效确切。

2.1 肛裂 将80例血热肠燥型肛裂患者随机分为研究组和对照组各40例。对照组给予1∶5000高锰酸钾溶液坐浴同时配合凡士林纱条外敷换药，研究组给予凉血地黄汤加减熏洗坐浴并配合生肌玉红膏纱条外敷换药，药物组成：川芎、当归、赤芍、甘草、生地、白术、槐花、槐角、黄连、地榆炭、荆芥炭、山栀、天花粉、五倍子各30g，疗程为15天，分别在第5天、第10天、第15天比较两组患者疼痛积分、便血积分。结果显示，研究组在第5天、第10天、第15天的疼痛积分和便血积分均低于对照组，研究组的总有效率为100%，对照组的总有效率为35%[8]。

2.2 混合痔 将110例混合痔患者随机分为对照组和研究组各55例。对照组采用口服地奥司明片治疗，研究组在对照组基础上加凉血地黄汤治疗，药物组成为生地黄25g，黄芪20g，穿心莲15g，地榆15g，枳壳15g，升麻12g，黄芩10g，槐角10g，黄柏10g，赤芍10g，荆芥炭10g，黄连9g，炙甘草6g。每日1剂，水煎取200ml药液，分早晚2次服用，药渣煎水熏洗，每日早晚各1次。两组治疗7天。结果显示，研究组患者的治疗总有效率为94.5%，对照组为81.8%，治疗6个月后研究组无复发者，对照组复发4例，复发率为7.3%[9]。

2.3 内痔 将120例风伤肠络型内痔患者随机分为研究组与对照组各60例。对照组外用太宁栓塞肛，研究组加用凉血地黄汤内服，药物组成：黄连6g，黄芩、槐角、槐花、荆芥各9g，地黄、赤芍、当归、地榆炭各12g，阿胶（烊）15g，甘草3g，每天1剂，水煎，早晚分服。两组疗程均为14天。结果显示，研究组的总有效率为70.0%，对照组的总有效率为41.7%[10]。

【使用注意】 阴虚者、脾胃虚寒者不宜使用

本方；临床使用暂无明确不良反应的报道。

【按语】

1.关于凉血地黄汤中的"地黄" 地黄在宋代开始被分为生地黄和熟地黄，其"生"并非是取"鲜"之意，而是为了区分，以"生"作"干"为意，有凉血清热的功效，还可生津养阴，继续加热炮制为熟地黄，性转温，其功效由清转补，以滋阴补血为主。根据本方功能主治：清热燥湿，凉血止血，故其应选用生地黄，且熟地黄较为滋腻，使用后不仅不能清热，反而碍胃生湿生热，此外，生地黄活血化瘀的功效亦不能忽略，《神农本草经》已明确生地黄有逐血痹之功，《名医别录》则强调，干者"破恶血，通血脉"，生者"主胎不落，瘀血"，两者皆可化瘀血。明代《本草正》载："生地黄，味苦、甘，气凉。气薄味厚，沉也，阴也。鲜者更凉，干者微凉。能生血，补血，凉心火，退血热，去烦躁、骨蒸、热痢下血，止呕血、衄血，脾中湿热或妇人血热而经枯，或上下三消而热渴。总之，其性颇凉，若脾胃有寒者，用宜斟酌"。因此生地黄在本方中不仅有清热凉血以止血之功，更有活血化瘀以止痛之效。

2.关于临床应用衍变 《集验良方》《青囊全集秘旨》与《外科大成》之凉血地黄汤组成有变化，而主治由"痔疮肿痛出血"扩展为血分有热、火热迫血妄行之出血病变等，现代临床上广泛应用于治疗各种"血证""血热"证，如鼻衄、呕血、便血等。

参考文献

［1］张振凌，吴若男，于文娜，等.生地黄产地加工炮制一体化工艺研究［J］.中草药，2018，49（20）：4767-4772.

［2］宋青青，赵云芳，张娜，等.生地黄HPLC指纹图谱的建立及其HPLC-ESI-MS分析［J］.中草药，2016，47（23）：4247-4252.

［3］梁保丽，南月敏，付娜，等.凉血地黄汤对肝硬化患者凝血指标的影响［J］.临床合理用药杂志，2009，2（20）：18-19.

［4］查德华，张玉玲，汪伟，等.凉血地黄汤加减对混合痔术后创面愈合时间的影响及其机制研究［J］.安徽中医药大学学报，2020，39（4）：17-20.

［5］王君明，冯卫生，崔瑛，等.地黄醇提物及其药渣水提物抗抑郁作用的比较研究［J］.中国药学杂志，2014，49（23）：2073-2076.

［6］蔡春沉，王洪玺，王肃.地黄多糖对肥胖糖尿病大鼠模型的治疗作用及对血清中GLP-1、GIP水平的影响［J］.中国老年学杂志，2013，33（18）：4506-4507.

［7］武丽南，陆榕，谷元，等.梓醇在大鼠体内的药代动力学和生物利用度研究［J］.中国临床药理学与治疗学，2012，17（2）：126-130.

［8］张慧，胡晓阳，彭迎迎，等.凉血地黄汤联合生肌玉红膏治疗血热肠燥型肛裂的临床观察［J］.江西中医药，2018，49（2）：46-47.

［9］赵生伟.地奥司明片加凉血地黄汤治疗混合痔55例疗效观察［J］.中国肛肠病杂志，2019，39（4）：16-17.

［10］郑易，褚卫健，陆森炯.凉血地黄汤配合太宁栓治疗内痔出血风伤肠络证60例［J］.浙江中医杂志，2012，47（10）：750.

参考书目

安徽省药品监督管理局.安徽省中药饮片炮制规范（2019年版）[S].合肥：安徽科学技术出版社，2019.

班秀文.班秀文妇科奇难病论治[M].北京：中国医药科技出版社，2014.

鲍相璈，梅启照.验方新编·下册[M].北京：人民卫生出版社，1990.

北京中医医院.赵炳南临床经验集[M].北京：人民卫生出版社，2016.

浠水县卫生局.伤寒总病论释评[M].武汉：湖北科学技术出版社，1987.

蔡铁如，宁泽璞，王利广.国医大师专科专病用方经验第2辑（脾胃肝胆病分册）[M].北京：中国中医药出版社，2018.

蔡毅东，温艳东.温胆汤[M].北京：中国中医药出版社，2019.

沧县地方志编纂委员会.沧县志[M].北京：线装书局出版社，2011.

曹颖甫.经方实验录[M].上海：上海科学技术出版社，1979.

常章富.颜正华临证验案精选[M].北京：学苑出版社，1996.

陈潮祖.中医治法与方剂[M].北京：人民卫生出版社，2012.

陈嘉谟.本草蒙筌[M].北京：中医古籍出版社，2009.

陈明.伤寒名医验案精选[M].北京：学苑出版社，1998.

陈明.刘渡舟临证精选[M].北京：学苑出版社，2007.

陈士林.经典名方开发指引[M].北京：科学出版社，2019.

陈修园.景岳新方砭[M].北京：中国中医药出版社，2012.

陈自明.妇人大全良方[M].北京：人民卫生出版社，2006.

成都中医学院主编.中医病因病机学[M].贵阳：贵州人民出版社，1988.

成无己.注解伤寒论[M].北京：人民卫生出版社，1972.

丁光迪.诸病源候论校注[M].北京：人民卫生出版社，2013.

段富津.方剂学[M].上海：上海科学技术出版社，1995.

段治钧.胡希恕经方精义笔录[M].北京：科学技术出版社，2017.

方邦江，周爽.国医大师朱良春治疗疑难危急重症经验集[M].北京：中国中医药出版社，2013.

费德升，张忠贤.周富明医学经验辑要[M].北京：中国中医药出版社，2017.

冯世纶，张长恩.经方传真[M].北京：中国中医药出版社，2017.

高德.伤寒论方医案选编[M].长沙：湖南科学技术出版社，1981.

高锦庭.疡科心得集[M].南京：江苏科技出版社，1983.

广州中医学院.方剂学[M].上海：上海科学技术出版社，1979.

国家计量总局.中国古代度量衡图集[M].北京：文物出版社，1984.

郭正忠.三至十四世纪中国的权衡度量[M].北京：中国社会科学出版社，1993.

胡志希.国医大师验方集（第1辑）[M].北京：人民军医出版社，2014.

黄煌.黄煌经方沙龙（第一期）[M].北京：中国中医药出版社，2007.

黄培新，黄燕.神经科专病中医临床诊治[M].北京：人民卫生出版社，2000.

贾波.方剂学[M].北京：中国中医药出版社，2016.

江涵暾.奉时旨要[M].北京：中国中医药出版社，2009.

焦树德.焦树德临床经验辑要[M].北京：中国医药科技出版社，1998.

寇宗奭.本草衍义[M].上海：商务印书馆，1957.

雷载权.中药学[M].上海：上海科学技术出版社，2003.

李红毅，欧阳卫权，禤国维.当代中医皮肤科临床家丛书：禤国维[M].北京：中国医药科技出版社，2015.

李济仁.痹证痿病通论[M].北京：中国医药科技出版社，2014.

李今庸.李今庸[M].北京：中国医药科技出版社，2010.

李经纬，余瀛鳌，蔡景峰，等.中医大辞典（2版）[M].北京：人民卫生出版社，2004.

李克绍.伤寒解惑论[M].济南：科学技术出版社，1978.

李莉.国医大师班秀文学术经验集成[M].北京：中国中医药出版社，2010.

李杨，葛元靖，杨建宇.中医泰斗脾胃病医案妙方[M].郑州：中原农民出版社，2018.

李士懋，田淑霄.李士懋田淑霄医学全集（下卷）[M].北京：中国中医药出版社，2015.

李用粹.证治汇补[M].北京：人民卫生出版社，2006.

刘渡舟.新编伤寒论类方[M].太原：山西人民出版社，1984.

刘翰，马志.开宝本草[M].合肥：安徽科学技术出版社，1998.

刘奎.松峰说疫[M].北京：人民卫生出版社，1987.

刘兰芳.新编中医痛证临床备要[M].北京：科学技术文献出版社，1998.

刘平.国医大师验案良方：妇儿卷[M].北京：学苑出版社，2010.

施仁潮.中医经典名方100首[M].北京：中国医药科技出版社，2019.

宋太平，巩跃生，宋光瑞.肛肠病临证经验实录[M].北京：中国中医药出版社，2018.

孙其新.李可临证要旨[M].北京：人民军医出版社，2011.

陶弘景.本草经集注[M].北京：人民卫生出版社，1999.

田元祥.内科疑难病名家验案1000例评析（下册）[M].北京：中国中医药出版社：2005.

王怀隐.太平圣惠方[M].北京：人民卫生出版社，1958.

王莒生.名老中医经验集（第2集）[M].北京：中国中医药出版社，2011.

王振国，傅芳，范吉平，等.丁甘仁医著大成[M].北京：中国中医药出版社，2019.

吴澄.不居集[M].北京：中国中医药出版社，2000.

吴大真.国医大师经方临证实录[M].北京：中国医药科技出版社，2014.

吴谦.医宗金鉴·外科心法要诀[M].北京：人民卫生出版社，1963.

吴塘.吴鞠通医案[M].北京：中国中医药出版社，2006.

吴仪洛.成方切用[M].北京：中国医药科技出版社，2019.

吴以岭.经方梦——南京中医药大学国际经方学院成立纪念文集[M].北京：中国中医药出版社，2016.

吴仗仙.中医古籍珍稀抄本精选——吴氏医方汇编[M].上海：上海科学技术出版社，2004.

浠水县卫生局.伤寒总病论释评［M］.武汉：湖北科学技术出版社，1987.

许宏.金镜内台方议［M］.北京：人民卫生出版社，1986.

杨明.中药药剂学［M］.第10版.北京：中国中医药出版社，2016.

易凤翥.外科备要［M］.北京：中医古籍出版社，2011.

佚名.黄帝内经［M］.北京：人民卫生出版社，2010.

俞根初.三订通俗伤寒论［M］.北京：中医古籍出版社，2002.

俞根初.重订通俗伤寒论［M］.北京：中国中医药出版社，2011.

张常喜，王龙成.支气管哮喘的中西结合诊疗及健康管理［M］.银川：阳光出版社，2020.

张栋.名老中医屡试屡效方［M］.北京：人民军医出版社，2009.

张介宾.景岳全书译注［M］.北京：中国人民大学出版社，2010.

张介宾.类经图翼［M］.北京：人民卫生出版社，1965.

张佩青.国医大师临床经验实录：国医大师张琪［M］.北京：中国医药科技出版社，2011.

张奇文，柳少逸，郑其国.名老中医之路［M］.北京：中国中医药出版社，2010.

张锡纯.医学衷中参西录［M］.北京：中医古籍出版社，2016.

张学文，乔富渠.张学文谈中医内科急症［M］.北京：中国医药科技出版社，2014.

张志远.国医大师张志远习方心悟［M］.北京：中国医药科技出版社，2017.

张志远.国医大师张志远妇科讲稿［M］.北京：中国医药科技出版社，2018.

张宗祥.本草简要方［M］.上海：上海书店，1985.

赵信.圣济总录［M］.北京：中国中医药出版社，2018.

郑金生.中医临床必读丛书·得配本草［M］.北京：人民卫生出版社，2011.

郑玉坛.彤园外科［M］.天津：天津科学技术出版社，2010.

《中医辞典》编辑委员会.简明中医辞典［M］.北京：人民卫生出版社，1979.

朱肱.类证活人书［M］.上海：商务印书馆，1955.

朱良春.国医大师朱良春［M］.北京：中国医药科技出版社，2011.

朱橚.普济方［M］.北京：人民卫生出版社，1959.

朱震亨.丹溪心法［M］.北京：人民卫生出版社，2005.

竹林寺僧.竹林寺女科秘传［M］.太原：山西科学技术出版社，2012.

王琦，盛增秀.经方应用［M］.银川：宁夏人民出版社，1981.

缩略词表

缩略词	英文全称	中文全称
MMP-3	Matrix metalloproteinase 3	基质金属蛋白酶3
Cr	Creatinine	肌酐
MTL	Motilin	胃动素
SP	Substance P	P物质
T1/2	Half-time	半衰期
5-HIAA	5-hydroxyindole acetic acid	5-羟吲哚乙酸
5-HT	5-hydroxytryptamine	5-羟色胺
5-HT1A	Serotonin 1A receptor	血清素1A受体
6-Keto-PGF1α	6-keto prostaglandin F1α	6-酮前列素F1α
8-OHDG	8-Hydroxydeoxyguanine	血清8-羟基脱氧鸟苷
AA	Adjuvant induced arthritis	佐剂性关节炎
ABCA1	ATP-binding cassette transporter A1	三磷酸结合盒转运体A1
ABCG8	ATP Binding Cassette G8	三磷酸结合盒转运体G8
Ach	Acetylcholine	乙酰胆碱
ACO	Acetoacetyl coenzyme A oxidase	乙酰辅酶A氧化酶
ADME	Absorption,distribution, metabolism and excretion	（药物的）吸收、分布、代谢与排泄
ADP	Adenosinediphosphate	二磷酸腺苷
ADRA2A	α2-adrenoceptor	α-2A肾上腺素能受体
AI	Arthritis Index	关节炎指数
Akt	Protein kinase B	蛋白激酶B
ALB	Albumin	白蛋白
ALDH2	Acetaldehyde dehydrogenase2	乙醛脱氢酶2
ALT	Alanine aminotransferase	谷丙转氨酶
APTT	Activated partial thromboplastin time	活化部分凝血活酶时间
AQP5	Aquaporin 5	水通道蛋白5
AST	Aspartate aminotransferase	谷草转氨酶
ATP	Adenosine triphosphate	三磷酸腺苷
AUC	Area Under Curve	药时曲线下面积
Bax	Rabbit monoclonal antibody	兔抗人单克隆抗体
Bcl2	B-cell lymphoma-2	B淋巴细胞瘤-2基因
BCS	Biopharmaceutics classification system	生物药剂学分类系统
BDNF	Brain derived neurotrophic factor	脑源性神经营养因子
bFGF	Basic fibrobast growth factor	碱性成纤维细胞生长因子
BFU-E	Burst-forming unit-erythroid	爆式红系集落形成单位

续表

缩略词	英文全称	中文全称
BMNC	Blood mononuclear cell	血单核细胞
BUA	Blood uric acid	血尿酸
BUN	Blood Urea Nitrogen	尿素氮
cAMP	Cyclic adenosine monophosphate	环磷酸腺苷
cGMP	Cyclic guanosine monophosphate	环磷酸鸟苷
Ca^{2+}–Mg^{2+}–ATP	Calcium pump	钙泵
Caspase–3	Cysteinyl aspartate specific proteinase–3	半胱氨酸天冬氨酸蛋白酶–3
Caspase–8	Caspase–8	半胱氨酸蛋白酶–8
CAT	Catalase	过氧化氢酶
CCI	Chronic construction injury	坐骨神经慢性压迫损伤模型
CCMC–Na	Carboxymethylcellulose sodium	羧甲基纤维素钠
CD3+	CD3 monoclonal antibody	T淋巴细胞CD3
CD–31	Platelet endothelial cell adhesion molecule–1，PECAM–1/CD31	血小板–内皮细胞黏附分子
Cdc25	Cell division cycle protein 25 antibody	细胞分裂周期蛋白25抗体
CDK4	Cyclin–dependent kinases 4	细胞周期蛋白依赖性激酶4
CFA	Complete Freund's Adjuvant	弗氏完全佐剂
CFU–E	Colony–forming unit–erythroid	红细胞系集落形成单位
CFU–GM	Colony–forming unit–granulocyte–macrophage	粒细胞–巨噬细胞集落形成单位
CFU–MK	Megakaryocyte colony forming unit	巨核细胞集落形成单位
CGRP	Calcitonin Gene–Related Peptide	降钙素基因相关肽
ChAT	Choline Acetyltransferase	乙酰胆碱转移酶
CHRM1	Cholinergic Receptor, Muscarinic 1	毒蕈碱型胆碱受体M1
CIA	Collagen–induced arthritis	胶原诱导性关节炎
CK	Creatine kinase	肌酸激酶
CM	Ciliary movement	气管纤毛运动
C_{max}	Peak concentration	最大血药浓度值
CMDI	Colonic mucosal damage index	结肠黏膜损伤指数
CMS	Congenital Myasthenic Syndromes	先天性肌无力综合征
COL	Collagen	胶原蛋白
COX–2	Cyclooxygenase–2	环氧化物酶2
CRP	C–reactive Protein	C反应蛋白
CTGF	Connective tissue growth factor	结缔组织生长因子
CYP	Cytochrome P	细胞色素酶
CYP7A1	Cholesterol 7–alpha hydroxylase	胆固醇7α羟化酶
DA	Dopamine	多巴胺
DA2R	D2 dopamine receptor	多巴胺受体2
DAI	Disease activity index	疾病活动指数
DAO	Diamine oxidase	二胺氧化酶
D–GalN	D–galactosamine	d–半乳糖胺
DLCO	Diffusing capacity of the lungs for carbon monoxide	一氧化碳弥散量
DNA	Deoxyribonucleic acid	脱氧核糖核酸

缩略词	英文全称	中文全称
DOMS	Delayed onset muscle soreness	延迟性肌肉酸痛症
E2	Estradiol	雌二醇
EGFR	Epidermal growth factor receptor	表皮生长因子受体
EGF	Epidermal growth factor	表皮细胞生长因子
ELSD	Evaporative Light-scattering Detector	蒸发光散射检测器
eNos	endothelial nitric oxide synthase	内皮一氧化氮合成酶
ER	Eestrogen receptor	雌激素受体
Erk	Extracellular signal regulated kinase	细胞外信号调节激酶
ESR	Erythrocyte sedimentation rate	红细胞沉降率
ET	Endothelin	内皮素
Fas	Fatty acid synthase	脂肪酸合成酶
FD	Functional dyspepsia	功能性消化不良
FEV1/FVC	Forced expiratory volume in one second /Forced vital capacity	呼气量占用力肺活量比值
FGF	Fibroblast growth factor	成纤维细胞生长因子
FIB	Fibrinogen	血浆纤维蛋白原
FLK	vascular rpidemal growth factor receptor	血管内皮生长因子受体
FLK-1	vascular rpidemal growth factor receptor-1	血管内皮生长因子受体-1
FSH	Follicle-stimulating hormone	卵泡刺激素
FSHR	Follicle-stimulating hormone receptor	促卵泡激素受体
FST	Forced swimming test	小鼠强迫游泳实验
FVC	Forced vital capacity	肺活量
GAP	Good Agricultural Practice	中药材生产质量管理规范
GAS	Gastrin	胃泌素
GCS	Glasgow coma scale	格拉斯哥昏迷评分
GFAP	Glial fibrillary acidic protein	胶质纤维酸性蛋白
GLP	Good Laboratory Practice	药物非临床研究质量管理规范
GM-CSF	Granulocyte-macrophage colony stimulating factor	粒细胞-巨噬细胞集落刺激因子
GSH	Glutathione	谷胱甘肽
GSH-Px	Glutathione peroxidase	谷胱甘肽过氧化物酶
H_2O_2	Hydrogen peroxide	双氧水
HA	Hualuronic acid	透明质酸
HCT	Red blood cell specific volume	红细胞比容
HDL-C	High-density lipoprotein	高密度脂蛋白胆固醇
HGB	Hemoglobin	血红蛋白
HIF	Hypoxia-inducible factors	缺氧诱导因子
HMGB1	High Mobility Group Protein 1	高迁移率族蛋白B1
HMGCR	3-hydroxy-3-methyl glutaryl coenzyme A reductase	HMG-CoA还原酶
HNE	Humanneutrophielastase	弹性蛋白酶
HO-1	Heme oxygenase-1	血红素氧合酶-1
HP	Helicobacter pylori	幽门螺杆菌感染
HPLC	High Performance Liquid Chromatography	高效液相色谱法

续表

缩略词	英文全称	中文全称
HPLC-DA	High-Performance Liquid Chromatography-Diode Array Detection	高效液相色谱-二极管阵列检测器
HPLC-ELSD	High-Performance Liquid Chromatography-Evaporative Light-Scattering Detector	高效液相色谱-蒸发光散射检测器
HR-HPV	High risk- human papilloma virus	高危型人乳头瘤病毒
HS	Histochemistry score	病理组织学评分
HSC	Hepatic stellate cell	肝星状细胞
HSP70	Heat shock protein 70	热休克蛋白70
HTR1A	5-Hydroxytryptamine Receptor 1A	5-羟色胺受体1A
HUVEC	Human umbilical vein endothelial cells	人脐静脉内皮细胞
ICAM-1	Intercellular adhesion molecule-1	细胞间黏附分子-1
IFN-λ	Interferon-λ	干扰素λ
IgA	Immunoglobulin A	免疫球蛋白A
IgE	Immunoglobulin E	免疫球蛋白E
IgG	Immunoglobulin G	免疫球蛋白G
IgM	Immunoglobulin M	免疫球蛋白M
IL-1	Interleukin-1	白细胞介素-1
IL-10	Interleukin-10	白细胞介素-10
IL-13	Interleukin-13	白细胞介素13
IL-17	Interleukin-17	白细胞介素-17
IL-1β	Interleukin-1β	白细胞介素1β
IL-2	Interleukin- 2	白细胞介素-2
IL-21	Interleukin-21	白细胞介素-21
IL-4	Interleukin-4	白细胞介素-4
IL-5	Interleukin-5	白细胞介素-5
IL-6	Interleukin- 6	白细胞介素-6
IL-8	Interleukin-8	白细胞介素-8
IR	Insulin resistance	胰岛素抵抗
IκB	Inhibitor nuclear factor kappa-B	核因子κB抑制蛋白
JNK	c-Jun N-terminal kinase	应激活化蛋白激酶
Ka	Absorption rate	吸收速度常数
KDR	Kinase domain receptor	血管内皮细胞生长因子受体
Ke	Elimination rate	末端消除速率
LAK	Lymphokine-activated killer cell	淋巴因子激活的杀伤细胞
LD$_{50}$	Lethal dose 50%	半数致死量
LDH	Lactic dehydrogenase	乳酸脱氢酶
LDL-c	Low-Density Lipoprotein Cholesterol	低密度脂蛋白胆固醇
L-FABP	Liver-fatty acid binding protein	肝型-脂肪酸结合蛋白
LH	Luteinising Hormone	黄体生成素
LN	Laminin	层粘蛋白
LPO	Lipid PerOxide	过氧化脂质
LPS	Lipopolysaccharide	内毒素

续表

缩略词	英文全称	中文全称
LTC4	Leukotrienes C4	白细胞三烯 C4
LVSP	Left venteicular systolic pressuer	左心室收缩压
LXRα	Recombinant Liver X Receptor Alpha	肝 X 受体 -α
MAO	Monoamine Oxidase	单胺氧化酶
MAPK	Mitogen-activated protein kinase	丝裂原活化蛋白激酶
MAPK p-p38	Phospho-P38 mitogen-activated proteinkinase	P-P38 丝裂原活化蛋白激酶
MBP	Mean arterial pressure	平均动脉压
MCC	Microcrystalline cellulose	微晶纤维素
MCP-1	Monocyte chemoattractant protein-1	单核细胞趋化蛋白 -1
MDA	Malonic dialdehyde	丙二醛
MDC	Macrophage-derived chemokine	巨噬细胞源性趋化因子
MIC	Minimum inhibitory concentration	最低抑菌浓度
MMP	Matrix metalloproteinase	基质金属蛋白酶
MMP-3	Matrix metalloproteinase-3	基质金属蛋白酶 3
MMP-9	Tissue Inhibitor of Metalloproteinase-9	基质金属蛋白酶抑制剂 -9
MOT	Motilin	血清胃动素
MPO	Myeloperoxidase	髓过氧化物酶
mRNA	Messenger RNA	信使核糖核酸
MRT	Mean ResidenceTime	平均驻留时间
MSC	Mesenchymal stem cells	间充质干细胞
mTOR	Mammalian target of rapamycin	哺乳动物雷帕霉素靶蛋白
MVD	Microvascular density	微血管密度
Na+, K+-ATP	Sodium-Potassium ATP	钠钾 ATP
NAFLD	Nonalcoholic fatty Liver disease	非酒精性脂肪肝
NAGase	N-Acetyl-β-D-glucosaminidase	N- 乙酰 -β- 氨基葡萄糖苷酶
NB-UVB	Narrowband -ultraviolet radiation b	窄谱中波紫外线
NE	Norepinephrine	去甲肾上腺素
NF-κB	Nuclear factor kappa-B	核因子 κB
NGF	Mus musculus nerve growth factor	神经生长因子
NK	Natural killer cell	自然杀伤细胞
NK1R	Neurokinin1 receptor	神经激肽受体 1
NLRP3	NOD-like receptor thermal protein domain associated protein 3	NOD 样受体热蛋白结构域相关蛋白 3
NO	Nitrous oxide	一氧化氮
NPY	Neuropeptide Y	神经肽 Y
OPN	Osteopontin	骨桥蛋白
OVA	Ovalbumin	卵蛋白
p38MAPK	p38 Mitogen-activated Protein Kinase	p38 丝裂原活化蛋白激酶
PAF	Platelet activating factor	血小板活化因子
PASI	Psoriasis Area and Severity Index	银屑病面积和严重程度指数
PC12	Rat pheochromocytoma cells 12	嗜铬细胞瘤 PC12
PC Ⅲ	Procollagen Ⅲ	Ⅲ 型前胶原

缩略词	英文全称	中文全称
p-CREB	Phosphorylated cAMP-responsive Element Binding Protein	磷酸化环磷酸腺苷效应元件结合蛋白
PDGF	Platelet-derived growth factor	血小板衍生生长因子
PEG	Polyethylene glycol	聚乙二醇
PEG6000	Polyethylene glycol 6000	聚乙二醇 6000
PGE2	Prostaglandin E2	前列腺素 E2
PGF2α	Prostaglandin F2α	前列腺素 F2α
PI3K	Phosphatidylinositol-3-kinase	磷脂酰肌醇三激酶
PIAS3	Protein inhibitor of activated STAT 3	活化STAT 3 的蛋白抑制剂
p-JAK2	Phosphorylation-Just another kinase2	磷酸化非受体型蛋白酪氨酸激酶2
PKA-CREB	Protein kinase A cAMP-responsive element binding protein	蛋白激酶A-环磷酸腺苷效应元件结合蛋白
PLGC	Precancerous lesions of gastric cancer	抗胃癌前病变
PLT	Platelet	血小板
PPAR-α	Peroxisome proliferators-activated receptor-alpha	过氧化物酶体增殖物激活受体α
PPARγ	Receptor γ	受体γ
PPARγ/α	Peroxisome proliferator activated receptor gamma/aerfa	过氧化物酶体增殖物激活受体γ/α
PPD	Protopanaxadiol	原人参二醇
PR	Progesterone receptor	孕酮受体
p-STAT3	Phosphorylation-Signal Transducer And Activator Of Transcription 3	磷酸化信号传导及转录激活蛋白3
PV	Plasma viscosity	血浆黏度
PVPP	Polyvinyl Polypyrrolidone	聚乙烯醇
RA-FLS	Rheumatoid arthritis fibroblast-like synoviocytes	类风湿性关节炎成纤维细胞样滑膜细胞
RANTES	Regulated upon Activation, Normal T Cell Expressed and Presumably Secreted	重组人趋化因子
RBC	Red blood cell	红细胞
RNA	Ribonucleic Acid	核糖核酸
ROM	Range of motion	关节活动度
ROS	Reactive oxygen species	活性氧
RPL	Prolactin	泌乳素
SDF	Stromal cell-derived factor	基质细胞衍生因子
Smad3	SMAD family member 3	果蝇母体抗颓废蛋白3
Smad7	SMAD family member 7	果蝇母体抗颓废蛋白7
SOD	Superoxide dismutase	超氧化物歧化酶
SP	Substance P	P物质
SR-B I	Scavenger receptor class B type I	清道夫受体B类 I 型
SREBP	Sterol regulatory element binding proteins	固醇调节元件结合蛋白
STAT	Signal transducer and activator of transcription	单个核细胞信号转导子和转录激活因子
STAT3	Signal transduction and transcriptional activator 3	信号转导与转录激活因子3
STZ	Streptozotocin	链脲佐菌素
$T_{1/2}$	Half-life	半衰期
T2DM	Diabetes mellitus type 2	2型糖尿病

续表

缩略词	英文全称	中文全称
TARC	Recombinant Human Thymus and Activation Regulated Chemokine (CCL17)	重组人胸腺活化调节趋化因子
TBA	Total bile acid	总胆汁酸
TBiL	Total bilirubin	总胆红素
TC	Serum total cholesterol	总胆固醇
TchE	Total cholinesterase	总胆碱酯酶
TG	Triacylglycerol	甘油三酯
TGF	Transforming growth factor	转化生长因子
TGF-β	Transforming growth factor-β	转化生长因子-β
TGF-β1	Transforming growth factor-β1	转化生长因子-β1
TIMP	Tissue inhibitor of metalloproteinase	金属蛋白酶组织抑制剂
TIMP-1	Tissue inhibitor of metalloproteinase-1	基质金属蛋白酶组织抑制因子-1
TLC	Thin layer chromatography	薄层法
TLR4	Toll-like receptor 4	Toll样受体4
T_{max}	Time to peak drug concentration	达峰时间
TNBS	Trinitrobenzenesulfonic acid sol.	三硝基苯磺酸
TNF	Tumor necrosis factor	肿瘤坏死因子
TNF-α	Tumor necrosis factor-α	肿瘤坏死因子-α
T_{peak}	Peak time	达峰时间
Treg	Regulatory cells	调节性T细胞
TRPV1	Transient receptor potential cation channel subfamily V member 1	辣椒素受体
TST	Tail suspension test	小鼠悬尾实验
TT	Thrombin time	凝血酶时间
TXB2	Thromboxane	血栓素B2
UAP	Unstable Angina Pectoris	不稳定型心绞痛
UC	Ulcerative colitis	溃疡性结肠炎
UHPLC-DAD	Ultra-high performance liquid chromatography-diode array detection	超高效液相色谱—二极管阵列检测器检测法
UPLC	Ultra Performance Liquid Chromatography	超高效液相色谱
UPLC-MS/MS	Ultra Performance Liquid Chromatography Tandem Mass Spectrometry	超高效液相色谱三重四极杆质谱
UPLC-Q-TOF-MS	Ultra performance liquid chromatography-quadrupole-time of flight-mass spectrometry	超高效液相色谱-飞行时间质谱联用技术
VEGF	Vascular endothelial growth factor	血管内皮生长因子
VEGF-A	Vascular endothelial growth factor-A	血管内皮生长因子A
VPT	Vibration perception threshold	震动感觉阈值
WBC	White blood cell	白细胞
WBV	Whole blood viscosity	全血黏度
α1-AT	α-1-antitryp sin	α1-抗胰蛋白酶
α-SMA	Alpha-smooth muscle actin	α平滑肌动蛋白
β-EP	β-endorphin	β-内啡肽

笔画索引

音序索引